HANDBUCH DER ERBBIOLOGIE DES MENSCHEN

IN GEMEINSCHAFT MIT

K. H. BAUER
BRESLAU

E. HANHART
ZÜRICH

J. LANGE†
BRESLAU

HERAUSGEGEBEN VON

GÜNTHER JUST
BERLIN-DAHLEM

VIERTER BAND

ERBBIOLOGIE UND ERBPATHOLOGIE KÖRPERLICHER ZUSTÄNDE UND FUNKTIONEN

II

REDIGIERT VON K. H. BAUER · E. HANHART · G. JUST

ERSTER TEIL

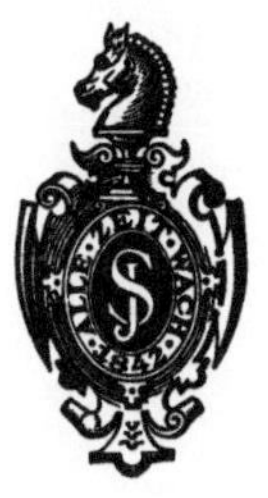

SPRINGER-VERLAG BERLIN HEIDELBERG GMBH 1940

ERBBIOLOGIE UND ERBPATHOLOGIE KÖRPERLICHER ZUSTÄNDE UND FUNKTIONEN

II

BEARBEITET VON

W. ALBRECHT · K. H. BAUER · R. DEGKWITZ · K. DIEHL
H. EULER · M. GÄNSSLEN · K. GUTZEIT · E. HANHART
T. KEMP · H. KIRCHMAIR · F. KRÖNING · K. LAMBRECHT
W. LEHMANN · R. LOTZE · R. RITTER · S. SCHERMER
O. THOMSEN · E. WEHEFRITZ · M. WERNER

MIT 397 ZUM TEIL FARBIGFN ABBILDUNGEN IM TEXT
UND AUF EINER TAFEL

INNERE KRANKHEITEN

ERSTER TEIL

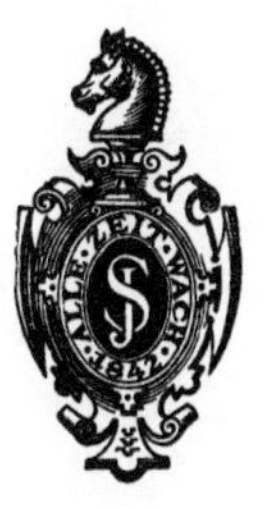

SPRINGER-VERLAG BERLIN HEIDELBERG GMBH 1940

ISBN 978-3-642-89051-2 ISBN 978-3-642-90907-8 (eBook)
DOI 10.1007/978-3-642-90907-8

URSPRUNGLICH ERSCHIENEN BEI JULIUS SPRINGER IN BERLIN 1940
SOFTCOVER REPRINT OF THE HARDCOVER 1ST EDITION 1940

Additional material to this book can be downloaded from http://extras.springer.com

Inhaltsverzeichnis.

Zweiter Teil (S. 527—1272).

Erbbiologie und Erbpathologie des Verdauungsapparates.

Erbpathologie des Stoffwechsels.

Von Dozent Dr. ERNST HANHART, Zürich. (Mit 54 Abbildungen im Text und auf einer Tafel).

Erbbiologie und Erbpathologie des Harnapparates.

Von Dozent Dr. M. Werner, Frankfurt a. M. (Mit 38 Abbildungen). Seite

Erbbiologie und Erbpathologie des Geschlechtsapparates.

Vererbung und Disposition bei Infektionskrankheiten.

Von Professor Dr. RUDOLF DEGKWITZ und Dr. H. KIRCHMAIR, Hamburg.
(Mit 3 Abbildungen)

Erbpathologie der Geschwülste.

Erbbiologie und Erbpathologie des Verdauungsapparates.

Die Erbanlagen für Gebiß und Zähne.

Von H. EULER und R. RITTER, Breslau.

Mit 20 Abbildungen[1].

Wie sämtliche Organe und Teile unseres Körpers, so ist auch unser Gebiß, sein Aufbau, seine Funktionen von Erbanlagen abhängig und geformt, wobei natürlich auch die Umwelt einen wesentlichen Einfluß ausübt. Zwar haben wir Menschen alle ein in der Grundgestaltung ähnliches Gebiß, kurz gekennzeichnet durch je 4 Incisivi, 2 Canini, 4 Prämolaren und 6 Molaren im Ober- und Unterkiefer, ferner durch eine in der Aufsicht im Oberkiefer ellipsenförmige und im Unterkiefer parabelförmige Anordnung der Zahnreihen, doch ähnelt außer bei EZ ein Gebiß kaum einem anderen so, daß eine Verwechslung möglich wäre. Abgesehen davon, daß zahlreiche exogene Ursachen mannigfache Veränderungen im Aufbau oder in der Funktion des Gebisses verursachen, beherrschen Erbfaktoren maßgebend Kiefergestaltung und Gebiß selbst. Sind die, den einzelnen Teilen des Gebisses entsprechenden Gene krankhaft verändert oder fehlen einige, so kommt es, wie auch sonst auf erbpathologischem Gebiet zu Mißbildungen, von denen hier zunächst die Anomalien der Zahnzahl besprochen werden sollen.

I. Anomalien der Zahnzahl und Vererbung.

Bei den Anomalien der Zahnzahl ist zu trennen die *Überzahl* und die *Unterzahl*. Bei der Überzahl unterscheidet man eine wirkliche und eine scheinbare Überzahl, wobei die letztere nur durch Stehenbleiben der Milchzähne *(Milchzahnpersistenz)* vorgetäuscht wird; bei der Unterzahl wird die gleiche Unterscheidung in eine wirkliche und eine scheinbare Unterzahl getroffen, wobei die letztere Form besagt, daß die Zähne zwar angelegt sind, aber nicht sämtlich zum Durchbruch gelangten *(Zahnretention)*. Bei allen vier Formen kann die Vererbung eine Rolle spielen, nur ist die Rolle dabei so verschieden, daß schon deshalb eine getrennte Betrachtung notwendig wird.

Wirkliche Überzahl. Für das Zustandekommen selbst werden zweierlei Erklärungen gegeben: Einmal Abspaltung von regulären Zahnkeimen und dann Überproduktion der Zahnleiste. Die Abspaltung, die zu vollständiger oder unvollständiger Zwillingsbildung führt, wird zunächst auf mechanische Einflüsse während der Entwicklungszeit zurückzuführen sein; als typisches Beispiel dafür kann die Zwillingsbildung des oberen seitlichen Schneidezahnes bei der Lippen-Kieferspalte angesehen werden, über die an anderer Stelle berichtet wird. Soweit

[1] Die Abb. 1, 2, 8—15 und 18—20 sind entnommen aus RITTER: Über die Vererbung der Anomalien der Kiefer und der Zähne. Leipzig: Hermann Meusser 1937.

die Kieferspalte unter den Erbgang fällt, wird man ihn auch mit diesen Fällen von Zahnüberzahl ohne weiteres in Zusammenhang bringen können; es scheint aber, als ob namentlich auch die unvollständige Zwillingsbildung, die durch eine abnorme Breite der Zahnkrone leicht erkenntlich ist, öfter im Erbgang entsteht, wenigstens werden von den Patienten selbst gelegentlich darauf hindeutende Angaben gemacht. Eine exakte Familienforschung auf diesem Gebiet fehlt leider noch.

Bei der Überproduktion der Zahnleiste ist das auffällige, daß bestimmte Zahntypen relativ oft in einfacher Überzahl erscheinen: Schneidezähne, Prämolaren, Molaren. Unter diesen Umständen ist es verständlich genug, wenn man hier zu der phylogenetischen Deutung im Sinne eines Rückschlages in eine frühere Zahnformel (3 J, 1 C, 4 P, 4 M) kam. In neuester Zeit rücken aber fast alle Autoren mit Ausnahme der BOLKschen Schule davon ab. MATHIS möchte höchstens die (1 bis 2) überzähligen Prämolaren als Rückschlagserscheinung gelten lassen, das Auftreten von überzähligen Zahngebilden im Schneidezahn- und Molarenbereich dagegen betrachtet er mit ADLOFF und anderen als eine paratypische Überproduktion der Zahnleiste. Unter den Gründen, die zur Ablehnung der atavistischen Deutung führten, werden besonders hervorgehoben: 1. Daß es auch eine Eckzahnüberzahl gibt, die in die phylogenetische Normenformel überhaupt nicht hineingeht; 2. daß die meisten überzähligen Zähne so wenig Ähnlichkeit mit normalen Zähnen haben; 3. daß die Entwicklung der überzähligen Zähne zeitlich so oft ganz anders liegt wie die der regulären beiden Dentitionen.

Die Ablehnung der stammesgeschichtlichen Deutung kann aber nicht zur Ablehnung der Möglichkeit des Erbganges überhaupt führen, denn es gibt doch auch gar wichtige Gründe, die für diesen sprechen, nämlich a) die klinische Beobachtung mit der Häufigkeit des symmetrischen Auftretens der gar nicht so geringen Zahl von gleichem Auftreten in Milch- und bleibendem Gebiß bei dem gleichen Individuum, dem gelegentlichen Auftreten bei mehreren Geschwistern (z. B. Bericht PAPADANOPOULOS), b) die Zwillingsforschung, die bemüht ist, eine Beantwortung der Frage nach der Ätiologie herbeizuführen.

Allerdings sind die Beobachtungen, die bisher an Zwillingen gemacht worden sind, noch gering. So berichten AHLFELD und PRAEGER von je einem EZ-Paar mit konkordant sich manifestierenden Zapfenzähnen hinter den natürlichen oberen mittleren Schneidezähnen. SIEMENS und HUNOLD haben einen Zapfenzahn bei nur einem Partner eines EZ-Paares beobachtet.

Einen von den bisherigen Berichten, die sich nur auf verkümmerte Zähne beziehen, abweichenden Befund hat KORKHAUS veröffentlicht, der einen überzähligen, in der Form gut ausgebildeten, unteren linken seitlichen Schneidezahn diskordant bei einem ZZ-Paar beobachtet hat.

Diskordante Befunde hat RITTER ferner bei 2 ZZ-Paaren gefunden, die überzählige Zapfenzähne im Bereiche der Schneidezähne aufweisen. Bemerkenswert ist, daß die Partnerin eines dieser ZZ-Paare gleichzeitig Unterzahl aufweist, da ihr der rechte obere seitliche Schneidezahn fehlt, während der homologe Zahn der linken Seite verkümmert ist. Diskordanz hinsichtlich überzähliger Zähne hat RITTER auch bei einem EZ-Paar beobachtet, wobei das Zwillingsmädchen, das einen überzähligen seitlichen oberen linken Schneidezahn hat, gleichzeitig auf derselben Seite mit einer Gaumenspalte behaftet ist.

Die erwähnten Befunde tragen jedoch wenig zur Klärung der genotypischen Ätiologie der überzähligen Zähne bei. RITTER hat deshalb im Tierzuchtversuch die Frage noch weiter zu klären versucht. Bei einem weiter unten noch näher zu besprechenden Kreuzungsversuch zwischen einem aus einer Hochzucht stammenden Schäferhund mit normal bezahntem Gebiß von der Formel $\frac{J^3\,C^1\,P^4\,M^2}{J_3\,C_1\,P_4\,M_3}$ und einer Boxerhündin, die ebenfalls aus einer Hochzucht gestammt hat, bei der aber P_1 gefehlt und P^1 verdoppelt gewesen ist, sind die aus der Stammbaumtafel ersichtlichen Anomalien der Zahnzahl zustandegekommen (Abb. 1).

In der F_2-Generation, gezüchtet durch Kreuzung der einen überzähligen letzten linken unteren Molaren aufweisenden F_1-Hündin mit dem F_1-Hund, der einen überzähligen mittleren oberen Schneidezahn aufweist, hat sich ebenfalls Überzahl eingestellt. Auch bei der Rückkreuzung zwischen einer normal bezahnten F_1-Hündin und einem normal bezahnten Boxer weitläufigen Stammbaumes ist wieder Zahnüberzahl aufgetreten, und zwar bei 4 von 9 Bastarden.

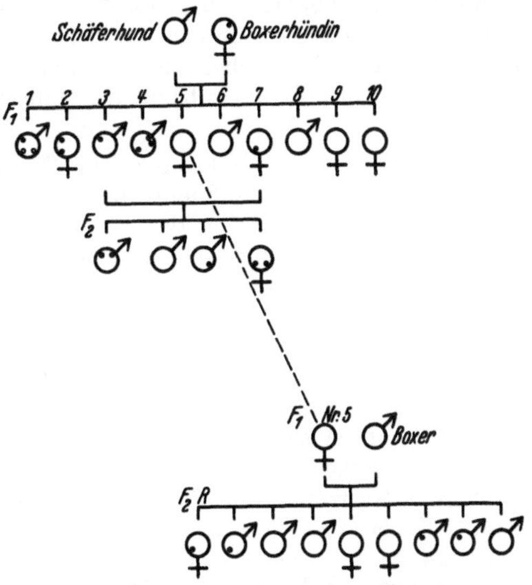

Obwohl erfahrungsgemäß sämtliche Hunderassen im Zahnbestand starke Schwankungen zeigen (HILZHEIMER hat z. B. unter 400 Haushundeschädeln 95 mit anormalem Zahnbestand gefunden) kann man doch hieraus folgern, daß die Überzahl genotypisch bedingt ist. Wahrscheinlich handelt es sich beim Hund und vielleicht auch beim Menschen um eine dominante, sich labil manifestierende Anlage, deren Quantität aber erheblichen Schwankungen unterworfen ist, wie das Auftreten von kleinsten verkümmerten Zapfenzähnen bis zum voll ausgebildeten Doppelzahn beweist.

Abb. 1. Stammbaum der Hundezucht für Zahnüber- bzw. Zahnunterzahl. ◐ Über- bzw. Unterzahl im rechten Ober- und Unterkiefer; ◔ Überzahl im linken Oberkiefer; ◟ Überzahl im linken Unterkiefer; ◞ Überzahl im rechten Unterkiefer.

Milchzahnpersistenz (scheinbare Überzahl). Sie hat vor allem 3 Gründe: a) Der Nachfolger im bleibenden Gebiß ist nicht angelegt, b) der Nachfolger im bleibenden Gebiß ist angelegt, aber am Durchbruch verhindert, c) der Kiefer ist abnorm groß. Wie außerordentlich wichtig und umfangreich die Rolle der Vererbung bei den beiden ersten Gründen ist, wird in den nachfolgenden Unterabschnitten „Unterzahl" und „Retention" noch eingehender dargelegt, so daß es sich erübrigt, hier weiter darauf einzugehen, aber auch bei dem dritten Grund wird man ohne Annahme einer Erbanlage meist nicht auskommen.

Wirkliche Unterzahl. Diese ist eine verhältnismäßig recht oft vorkommende Erscheinung, jedenfalls wesentlich häufiger als die Überzahl. Während die letztere nach der Statistik von STAFNE (berechnet nach 48550 Röntgenstatus) 9,1 im *Tausend*satz entspricht, fanden sich nach den Untersuchungen von DOLDER an 10000 Schulkindern 340 Kinder mit im ganzen 709 Nichtanlagen = 3,4 im *Hundert*satz. Als Gründe für die Unterzahl werden hauptsächlich drei angegeben: 1. Stammesgeschichtlich verankerte Rückbildungserscheinung als Folge verringerter Funktion, 2. Unterzahl im Rahmen weitgehender Entwicklungsstörungen im Ektodermalbereich, 3. Unterzahl zurückzuführen auf interkurrente Erkrankungen nach der Geburt, wobei hauptsächlich Infektion und Trauma voranstehen. Von den vorstehenden Gründen scheidet der dritte für die Vererbungsfrage ohne weiteres aus, da es sich ja um nachträgliche

Schädigung an sich gesunder Zahnkeime handelt, eine um so größere Rolle aber spielt die Erbanlage bei den beiden ersten Gründen.

Bei der zweiten oben angegebenen Ursache für die Zahnunterzahl handelt es sich mehr um ektodermale Störungen und die Unterzahl stellt hier lediglich eine Teilerscheinung dar, allerdings eine Teilerscheinung, die recht umfangreich sein und bis zum fast völligen Zahnmangel gehen kann. Andere Erscheinungen im gleichen Rahmen sind hauptsächlich Mangel an Schweißdrüsen und mangelhafte Ausbildung der Nägel. Daß das Grundleiden, die ektodermale Störung, und mit ihr der Zahnmangel in dominantem Erbgang vererbt werden können, ist hinreichend bekannt; bemerkenswert ist aber nach vorliegenden Berichten, daß die übrigen Erscheinungen im Erbgang verschwinden können und nur noch der Zahnmangel in wechselndem Umfange in den folgenden Generationen erscheint. Ausführlichere Beobachtungen hierzu haben Gardner, Baltersby u. a. mitgeteilt.

Was Punkt 1, die phylogenetische Reduktion, anlangt, so kehren ganz bestimmte Zähne, oder vielmehr ihre Unterzahl, mit einer solchen Häufigkeit wieder, daß schon dadurch der Gedanke an eine Vererbung auf viel weiterer Grundlage zwingend wird, und zwar handelt es sich (in statistischer Reihenfolge) um den Weisheitszahn, den seitlichen Schneidezahn und den zweiten Prämolaren. In der Tat gibt es heute auch nur ganz vereinzelte Autoren (Trauner, Preisecker), die eine solche Deutung nicht ohne weiteres anerkennen wollen. Sie könnten sich darauf stützen, daß die Familienforschung (soweit eine solche überhaupt betrieben wurde!) im Verhältnis zu den vielen Fällen von Unterzahl recht selten die Vererbung eindeutig erkennen lassen, so fand Dolder bei den vorhin angegebenen 340 Kindern mit Unterzahl nur 18 = 5% mit sicheren familiärem Auftreten der Reduktion, Plaetschke sah bei 1000 Kleinkindern unter 7 Fällen von Unterzahl nur einmal sichere Vererbung. Diesen Angaben steht eine ganze Fülle von Berichten gegenüber, nach denen durch eine Reihe von Generationen hindurch die Unterzahl aufgetreten ist, so in dem Fall von Bradlaw, in dem beide Großeltern Unterzahl des oberen seitlichen Schneidezahnes hatten und von 14 Nachkommen 11 die gleiche Unterzahl aufwiesen. Interessant ist auch ein Bericht von McLead über die Wahrnehmungen bei 4 Familien mit Unterzahl, die untereinander versippt waren. Die bisher vorliegenden Ergebnisse der Zwillingsforschung haben ebenso wertvolles Material für die Bedeutung der Erbanlage bei der Zahnunterzahl erbracht, so berichten Siemens und Hunold, daß sie 5mal bei EZ Unterzahl beobachteten.

Ritter kann folgenden Stammbaum verzeichnen:

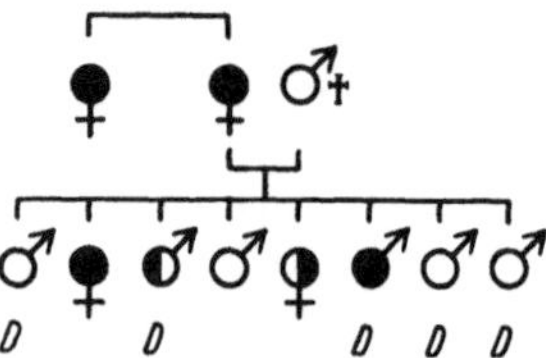

Abb. 2. Stammbaum über das Fehlen der seitlichen Schneidezähne. ● die seitlichen Schneidezähne 2|2 fehlen; ◐ linksseitiges, ◑ rechtsseitiges Fehlen der seitlichen Schneidezähne. *D* Diastema.

Korkhaus hat 2 EZ-Paare und 1 ZZ-Paar mit konkordanter Zahnunterzahl beobachtet, und zwar fehlen bei einem EZ-Paar die seitlichen Incisivi des Oberkiefers, bei dem anderen Paar die zweiten Prämolaren des Unterkiefers. Bei einem Partner der ZZ sind die seitlichen oberen Incisivi als verkümmerte Zapfenzähne ausgebildet gewesen, während bei dem anderen Partner der linke seitliche Incisivus ganz gefehlt und der rechte ebenfalls nur als Zapfenzahn erschienen ist. Auch Praeger beschreibt 1 EZ-Paar, bei dem ein oberer Prämolar konkordant gefehlt hat. Zu diesen Befunden stehen diejenigen von Ritter in einem gewissen Gegensatz, der hinsichtlich Zahnunterzahl 6 diskordante EZ-Paare und 9 ZZ-Paare, von denen nur 2 eine ungleichmäßige Konkordanz aufweisen, untersucht hat.

Bei diesen 6 EZ-Paaren haben gefehlt: 1. die seitlichen unteren Schneidezähne bei einer Zwillingsschwester, 2. bei einem anderen Paar ist der linke obere seitliche Schneidezahn bei einem Zwilling verkümmert (Abb. 3), 3. von einem weiteren Paar ist der linke seitliche Schneidezahl des Unterkiefers bei einem Partner nicht ausgebildet, 4. eine von den bekannten Vierlingsmädchen aus Beuthen (Oberschlesien), die 2mal EZ darstellen, weist den rechten seitlichen unteren Schneidezahn nicht auf (Abb. 16), 5. auch im Bereich der oberen Prämolaren hat sich bei einem EZ-Paar Diskordanz gezeigt, und zwar ist bei einem Mädchen der zweite linke Prämolar des Oberkiefers nicht angelegt. Ganz besonders interessant ist folgender Befund: 6. Bei einem EZ-Paar fehlen bei einem Jungen die seitlichen oberen Schneidezähne, bei dem Partner sind sie vorhanden, in der Form normal, jedoch sehr klein ausgebildet. Bei 2 älteren Schwestern (13 und 15 Jahre) der Zwillinge fehlen die seitlichen Schneidezähne des Oberkiefers ebenfalls, während sie bei dem jüngeren Bruder (8 Jahre) nur als Zapfenzähne ausgebildet sind. Sämtliche untersuchten 6 EZ- und 9 ZZ-Paare sind 8—14 Jahre alt gewesen. Die Vermutung, daß die fehlenden Zähne früher extrahiert oder durch Unfall verloren gegangen sind, ist von den Eltern nicht bestätigt worden, und im Fall 5 hat der Zahnwechsel noch gar nicht stattgefunden.

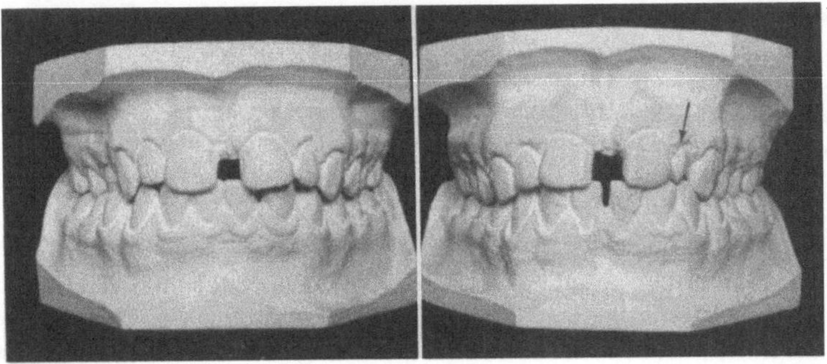

Abb. 3. Konkordantes Diastema bei EZ, 15 J. Zapfenzahn, ∟ 2, nur bei einem Zwilling.

Würden uns nicht die Befunde von erblicher Zahnunterzahl an Hand von Familienuntersuchungen und Zwillingsbefunden zur Verfügung stehen, und würden nicht die 3 Geschwister eines der EZ-Paare ebenfalls Unterzahl aufweisen, so gäben die Befunde von Ritter wohl Veranlassung anzunehmen, daß Unterzahl von Zähnen mit dem Genotypus keinen Zusammenhang habe. Es ist aber eine bekannte Erscheinung in der Erbpathologie, daß viele Anomalien sich häufig in verschiedenen Graden dokumentieren. Auch am Zahnsystem kennen wir diese Gradunterschiede. Das Fehlen eines oder mehrerer Zähne, über die makroskopische zur lediglich mikroskopischen Unterentwicklung einerseits, und die Mehrfachbildung vom kleinen überzähligen Höckerchen über den Zwillingszahn bis zum voll ausgebildeten Doppelzahn andererseits, wären sechs mögliche Abartungen der Manifestation der normalen Erbfaktoren des Zahnsystems.

Während die Diskordanz bei den ZZ uns durchaus natürlich erscheint, bzw. die teilweise vorliegende Konkordanz auf gleiche peristatische Einflüsse zurückzuführen wäre, muß man hinsichtlich der Zahnunterzahl für die EZ-Paare, wenn exogene Ursachen zur Erklärung nicht vorhanden sind, annehmen, daß die Quantität der anomalen Anlage bedeutende Unterschiede gehabt hat, die vielleicht auf peristatischen Ursachen beruhen. Qualitativ kann die pathologische Anlage der seitlichen Schneidezähne im Fall 6 als dieselbe angesehen werden, da es bei beiden Zwillingen zu einer Defektbildung gekommen ist. Unterschiede in der Intensität müssen in dem bezeichneten Fall ebenfalls zur Geltung gekommen sein; denn während bei einem Partner die pathologische Erbanlage sich vollkommen durchgesetzt hat, erscheint sie bei dem anderen in abgeschwächter Form, und bei den übrigen 5 Fällen ist sie äußerlich gar nicht in Erscheinung getreten. Die Intensität ist bestimmend für das Prävalenzverhältnis gegenüber dem normalen Allel. Ein pathologischer Faktor kann sich manifestieren, wenn er imstande ist, den normalen Paarling zu verdrängen, d. h. wenn er dominant ist. Hat er dagegen recessiven Charakter, so kann allgemein betrachtet, nur Homozygotie zur Manifestation führen, während er sich in heterozygotem Zustande recessiv verhalten kann, meistens seinen pathologischen Einfluß aber doch ausübt, aber häufig nur vom geübten Auge erkannt wird.

Zusammenfassend kann man also sagen, daß Zahnunterzahl auf Grund der bisherigen Familienuntersuchungen und der allerdings noch nicht sehr zahlreichen Zwillingsbefunde ein Erbmerkmal darstellt. Die Befunde Ritters an 6 EZ-Paaren sprechen eigentlich dagegen. Da es sich aber aller Wahrscheinlichkeit nach um eine Erbanlage handelt, die zwar dominant ist, deren Manifestation aber sehr von peristatischen Bedingungen abhängig ist, so kann man die Befunde nur unter diesen Gesichtspunkten werten.

Zahnretention (scheinbare Unterzahl). Die größere Zahl von Fällen, vor allem die Fälle von Einzelretention sind zweifellos peristatisch zu erklären, während bei den Fällen mit gehäufter Zahnretention vor allem eine Erkrankung als letzte Ursache dahinter steht, über deren Vererbbarkeit heute keine Zweifel mehr bestehen, das ist die Dysostosis cleidocranialis. Oft ist es gerade die multiple Zahnretention, die den Anstoß zur Untersuchung und Diagnosestellung gibt.

1. Vererbung der Zahn- und Wurzelzahl.

Anomalien der Wurzelzahl und Vererbung. Während die Wurzelzahl bei den Milchzähnen eine verhältnismäßig hohe Konstanz aufweist, ist sie bei den bleibenden Zähnen recht erheblichen Schwankungen unterworfen. Das gilt am meisten für die oberen, weniger die unteren Weisheitszähne, bei denen sich eine sichere Angabe, wie viel Wurzeln ein solcher Zahn hat, nie vorher machen läßt, so daß geradezu eine Kontraindikation für die konservierende Behandlung draus erwachsen kann. Aber von Einzelzähnen ganz abgesehen wiederholt sich namentlich *eine* Erscheinung ganz allgemein sehr häufig, das ist die Vereinigung mehrerer Wurzeln zu einem gemeinsamen Wurzelstock, und zwar so häufig, daß hier nicht mehr von einer Anomalie gesprochen werden kann. Infolgedessen läßt sich auch von einer eigentlichen Wurzel*unterzahl* als Anomalie nichts sagen und als wirkliche Abweichung von der Norm können lediglich die *überzähligen* Wurzeln gelten. Hier lassen sich allerdings um so vielfältigere Beobachtungen machen, so daß man gut tut — gerade vom Standpunkt der Vererbungsbetrachtung aus — eine gewisse Gruppierung vorzunehmen. Es sind nämlich zu trennen die Fälle von „scheinbarer“ Überzahl, bei denen es sich in Wirklichkeit um die Verwachsung zweier benachbarter Zahngebilde handelt, deren Wurzeln getrennt verlaufen, dann die Fälle, bei denen schon regulär 2 Wurzelkanäle in einer Wurzel verlaufen und nur durch Aufspaltung dieser Wurzel jeder Kanal auch seine selbständige Wurzel erhält und endlich die Fälle von reiner Überzahl, d. h. mit Bildung einer neuen, einer „akzessorischen“ Wurzel.

Für die „scheinbare“ Wurzelüberzahl gilt dasselbe hinsichtlich der Vererbung, was bei der Überzahl der Zähne ausgeführt wurde, d. h., daß wenigstens für einen bescheidenen Teil der Fälle die Annahme eines Genotypus sicher berechtigt erscheint. Für die beiden anderen Gruppen aber ist es insofern schwierig, zuverlässiges Material für die Vererbungsforschung zu erlangen, als die Wurzelüberzahl gewöhnlich nur als Zufallsbefund bei der Extraktion erscheint und auch das Röntgenbild hier leicht Täuschungen aufkommen lassen kann. Familien- und Zwillingsforschung vermag deshalb hier nur wenig zu fördern, dagegen ist zunächst eine praktische Beobachtung vom Standpunkt einer Vererbungsmöglichkeit aus betrachtet recht wichtig, das ist das häufige symmetrische Auftreten von Wurzelüberzahl bei gleichnamigen Zähnen der beiden Seiten. Hat z. B. der 1. Molar in der linken Unterkieferhälfte statt zwei 3 Wurzeln oder der 1. Molar im linken Oberkiefer statt drei 4 Wurzeln, so liegt aus der Erfahrung heraus der Verdacht immer nahe, daß auf der andern Seite die gleichen Verhältnisse zu treffen sein dürften. Dann müssen aber hier wenigstens die Versuche Erwähnung finden, gewisse Fälle von Wurzelüberzahl von der stammesgeschichtlichen Seite her zu erfassen, Versuche, die vor allem an Bolk und seinem Schüler de Jonge Cohen geknüpft sind. Zu diesen Fällen sind zu rechnen: zweiwurzelige untere Eckzähne, dreiwurzelige obere Prämolaren, zweiwurzelige untere Prämolaren — alles recht häufige Vorkommnisse. Bei den Eckzähnen wird dabei an eine fortschreitende Anpassung an die Prämolaren (mit gleichzeitiger stärkerer Entwicklung des tuberculum), eine „Prämolarisation", bei den genannten Prämolaren an eine Anpassung an die Molaren, eine „Molarisation" gedacht. Auch die Wurzelüberzahl des 1. Molaren soll wenigstens zum Teil stammesgeschichtlich erklärbar sein, insofern als es sich hier um den Rest eines verloren gegangenen Prämolaren aus der früheren Formel P 4 handeln könnte, weshalb auch von den beiden genannten Autoren diese überzählige Wurzel mit dem Namen „radix praemolarica" belegt wurde. Neuerdings hat v. Reckow in eingehender Untersuchung gezeigt, daß mit den überzähligen Molarenwurzeln meist auch charakteristische feine Veränderungen an der Krone verbunden sind. Es könnten demnach umgekehrt auch die Erfahrungen über eine genotypische Bedingtheit der Zahnkrone unter Umständen auf die Wurzeln übertragen werden und für eine weitere Anzahl von überzähligen Wurzeln in der Vererbung eine Erklärung gefunden werden.

2. Vererbung der Kronenform.

Eine Charakteristik der Kronenform der einzelnen Zähne des menschlichen Gebisses hier zu geben, würde zu weit führen. Nur einzelne Gruppen und an ihnen hervortretende Merkmale sollen hinsichtlich ihres Geno- oder Phänotypus hier gekennzeichnet werden.

Jedes fertige Gebiß stellt den Endzustand einer durchschnittlich 14—16jährigen Entwicklung dar. Winzige peristatisch-pathologische Einflüsse in der ersten Entwicklungszeit können entscheidenden Einfluß auf die Gestaltung des Gebisses und auf die Kronenform ausüben. Diese, zu den Ausnahmen zählende und noch weiter unten zu besprechende Formgestaltung der Zahnkronen tritt jedoch gegenüber der Grundgestaltung zurück, die genotypischer Art ist.

Die Kronenform der einzelnen Zähne ist individuell verschieden. Reine Typen, die sich hinsichtlich der oberen Schneidezähne in das von Williams erstmalig erwähnte Schema der quadratischen, dreieckigen und ovalen Zahnform einordnen lassen, sind verhältnismäßig selten zu finden. Die Mischtypen überwiegen bei weitem. Noch seltener finden wir das von Williams angestrebte und in der zahnärztlichen Prothetik zu berücksichtigende Ideal vertreten, daß nämlich zu einem länglichen, ovalen, quadratischen oder in der Grundform dreieckigen Gesicht gleichgeformte Zähne gehören.

Durch den Kauakt, durch Caries, durch Unfälle ist die Unversehrtheit der Zähne nur von kurzer Dauer und für Erbstudien, die die Kronenform betreffen, deshalb auch wenig geeignet. Es eignen sich für diese Zwecke auch nur Zwillinge im Alter von 8 bis durchschnittlich 16 Jahren, da bei älteren Individuen die Feinheiten der Kronenform durch den Kauakt bereits verloren gegangen sind. Unmöglich ist es, Familienstudien in dieser Hinsicht vorzunehmen, da die Eltern ja meistenteils schon einen Teil ihrer Zähne eingebüßt haben, wenn wir die Kinder untersuchen, ganz zu schweigen von den Großeltern.

Charakteristisch für die oberen Sechsjahrmolaren ist, daß sie häufig auf der palatinalen Seite das sog. CARABELLIsche *Höckerchen* aufweisen.

Eineiige Zwillinge weisen bei vorhandener Manifestation des erwähnten Höckerchens stets vollkommene Konkordanz auf (Abb. 4). ZZ-Paare zeigen diese regelmäßige Konkordanz nicht.

Unter 126 ZZ-Paaren sind z. B. 10 Paare mit einem Tuberc. Carabelli von fast gleicher Form und Größe vertreten, bei 4 Paaren sind quantitative Unterschiede vorhanden und bei 8 Paaren besteht vollkommene Diskordanz.

Die Befunde an den EZ-Paaren zeigen, daß es sich bei dem Tuberc. Carabelli um ein genotypisches Merkmal handelt. Unterschiede in der Quantität machen sich oft besonders schön bemerkbar, sieht man doch Manifestationsgrade von

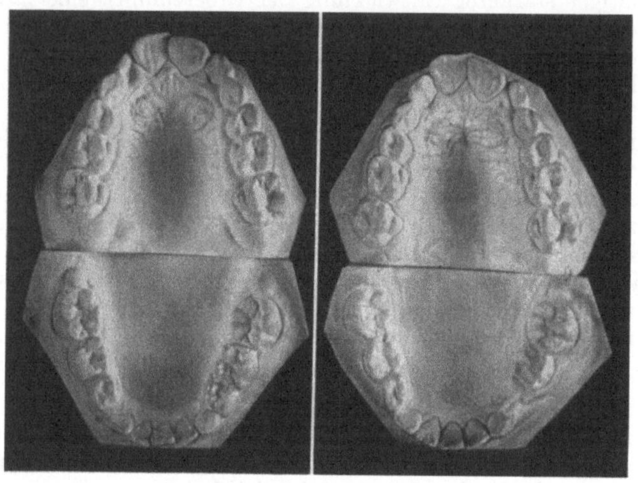

Abb. 4. EZ ♂, Tuberculum Carabelli, gleichmäßig schmaler Oberkiefer, Protrusion der oberen Frontzähne, Engstand, keine Lutschprotrusion.

der kleinsten Andeutung bis zum fast kauhöckergroßen Tuberculum. Bei EZ ist die Manifestation stets dieselbe, Unterschiede in der Quantität zeigen sich dagegen bei ZZ und bei Geschwistern. Der Erbgang ist dominant.

Während für einzelne Merkmale der menschlichen Zähne der genotypische Charakter nachzuweisen ist und durch Zwillingsstudien auch ersichtlich ist, daß die Kronenform und -größe als solche genotypisch festgelegt wird, denn EZ haben stets dieselbe Kronengröße und Kronenform, kann man doch andererseits nichts sicheres über die Entstehung der Mischformen sagen, die viel zahlreicher vertreten sind als die reinen Typen. Zwar sind dem ungeübten Auge feinere Unterschiede in der Kronenform nicht auffällig, für den Kenner bestehen aber diese Unterschiede doch und sind besonders an den oberen Schneidezähnen zu erkennen.

Will man deshalb auch den genotypischen Charakter der Mischformen nachweisen, so muß man sich des Tierzuchtversuchs bedienen, indem man zwei verschiedene Genotypen miteinander kreuzt. Bei der bereits erwähnten Kreuzung von Schäderhund und Boxerhündin, die nicht nur im Gebißaufbau, sondern auch in der Kronenform erhebliche Unterschiede zeigten, haben sich in der F_1-Generation die Folgen dieser Bastardierung bereits bemerkbar gemacht. Die Zähne des Schäferhundes sind kräftig entwickelt, Höcker und Fissuren sind gut geformt gewesen. Die Zähne der Boxerhündin sind, was die Form der Höcker und Fissuren anbetrifft, nicht so gut durchgebildet. Schneide- und Eckzähne sind viel schlanker, haben nicht die breite und lebhafte Prägung der Frontzähne des Schäferhundes.

Die F_1-Generation zeigt die beschriebenen Unterschiede nicht mehr, weder in der Form noch in der Größe der Zähne, die eine Zwischenstellung zu den elterlichen Zahnformen und -größen einnehmen.

Es ist nicht anzunehmen, daß beim Menschen andere Gesetzmäßigkeiten gelten. Die intensive Bastardierung hat auch die oben beschriebenen Grundformen verwischt, die infolgedessen nur selten sich manifestieren, wenn homozygote Genotypen zur Kreuzung gelangen. Ob irgend eine von den 3 Grundformen der menschlichen oberen Schneidezähne dominanten oder recessiven Charakter hat, erscheint unwahrscheinlich, ist auch nicht zu beweisen.

3. Vererbung der Zahngröße.

Ähnlich wie die Zahnform ist auch die Zahngröße nicht einheitlich, sondern individuell verschieden. Meistens wird angenommen, daß die Zahngröße mit der Körpergröße, zumindest aber mit der Größe der Kiefer und des Gesichtes in Korrelation stehen müßte. Durchschnittlich trifft dies auch zu, in einer aber gar nicht so geringen Anzahl von Fällen ist die Korrelation nicht vorhanden. Äußere Einflüsse haben auf die in der Entwicklung begriffenen Zähne, insbesondere des sichtbaren Teiles, der Krone, nur einen beschränkten Einfluß.

Hauptsächlich scheint die Zahngröße genotypischen Einflüssen wie die Kronenform zu unterliegen. W. ABEL hat die Beobachtung z. B. bei den Buschmann-, Hottentotten-, Negerbastarden gemacht, und RITTER hat im Tierzuchtversuch dafür den Beweis erbringen können. Dabei ist gleichzeitig auch ein Vergleich zu den ABELschen Untersuchungsergebnissen bezüglich der Korrelation zwischen Zahn- und Kiefergröße möglich gewesen. W. ABEL hat bei seinen Untersuchungen festgestellt, daß Zahn- und Kiefergröße nicht immer miteinander harmonieren, daß sie manchmal einer getrennten Vererbung unterliegen und daß durch diese Diskordanz Anomalien des Gebisses entstehen können. Diese, in der zahnärztlichen Orthopädie zur Zeit noch bestrittene Feststellung hat einer Nachprüfung bedurft, die auf breitester Basis an menschlichen Gebissen oder durch systematische Kreuzung von Tieren (Hunden) mit verschiedener Zahngröße vorgenommen werden mußte. Da man jedoch aus menschlichen Gebissen über den vorliegenden Zahngrößen-Genotypus nie Klarheit gewinnen, sondern nur Vermutungen hegen kann, es sei denn, daß reine Rassen zur Kreuzung gelangen, hat sich die Kreuzung zweier, aus einer Hochzucht stammender Hunde mit verschiedenen Zahngrößen als zweckmäßiger erwiesen.

Wie bereits oben erwähnt, ist auch die Kiefergröße der beiden Elternhunde verschieden gewesen.

So betrugen z. B. die Summe der mesio-distalen Zahnbreiten des Oberkiefers

	beim Schäferhund	119,5 mm
	bei der Boxerhündin	92,0 mm
die Kieferlänge, gemessen von J^1—M^2		
	beim Schäferhund	113,0 mm
	bei der Boxerhündin	85,0 mm
die Zahnbogenbreite des Oberkiefers, gemessen bei P^4		
	beim Schäferhund	59,0 mm
	bei der Boxerhündin	64,0 mm
Die größte Zahnbogenbreite betrug		
	beim Schäferhund	114,0 mm
	bei der Boxerhündin	125,0 mm

Die elterlichen Maße unterscheiden sich also ziemlich erheblich.

Die F_1-Bastarde haben, was Zahngröße, Zahnbreite und Kieferlänge anbetrifft, eine Zwischenstellung zu den elterlichen Größen aufgewiesen. Auch die Zahnbogenbreite ist bei 3 Bastarden intermediär, 7 erreichen aber nicht einmal die geringere Breite des Vaters. Auch die Jochbogenbreite des Schäferhundes wird von 4 Bastarden nicht erreicht, 2 sind ihm gleich und 4 nähern sich den größeren Breitenmaßen der Mutter.

Wie aus den Angaben bereits ersichtlich ist, besteht eine strenge Gebundenheit zwischen Zahn- und Kiefergröße nicht. Aus dieser Tatsache hat ABEL bereits gefolgert, daß dadurch Anomalien des Gebisses entstehen können. Zwar wird man nicht zu befürchten brauchen, daß durch diese Disharmonie schwere Bißanomalien entstehen, aber einzelne Stellungsanomalien (s. unten) sind höchstwahrscheinlich doch darauf zurückzuführen.

II. Vererbung pathologischer Erscheinungen am Zahnsystem.

1. Hypoplasien.

Wenn im folgenden von Hypoplasie die Rede ist, so wird damit die mangelhafte Schmelzbildung gemeint, wie sie am durchgebrochenen Zahn in den charakteristischen Formen der Grübchen, Furchen, Bänder usw. auftritt und in der Regel auch mit gewissen Veränderungen im Dentinbild verbunden ist. Die Ursache ist in Kalkstoffwechselstörungen während der Schmelzbildungszeit zu suchen, die ihrerseits die allermannigfaltigsten Gründe haben, also z. B. Rachitis, Tetanie, Dysfunktion der glandulae parathyreoideae anderer Art, Avitaminosen (und zwar nicht nur D-Avitaminose!), Infektionskrankheiten usw. Hier die Frage der Vererbbarkeit aufwerfen, heißt nichts anderes als prüfen, welche der verursachenden Krankheiten direkt oder in ihrer Disposition vererbbar sind, wobei naturgemäß in erster Linie an Rachitis als die häufigste Ursache für (Schmelz-) Hypoplasien gedacht wird. Daneben muß es aber, wie wir aus einem selbstbeobachteten Falle und eigenen histologischen Untersuchungen schließen müssen, auch eine dominante, nicht geschlechtsgebundene Vererbbarkeit einer verringerten Schmelzbildung geben, die nur eine ganz dünne Schmelzglasur an den Milch- und bleibenden Zähnen zustande kommen läßt. In dem betreffenden durch 3 Generationen verfolgbaren Falle gehörten auch Ärzte den Familien an, die aus naheliegenden Gründen besonders sorgfältig, aber vergeblich nach irgend welchen Kalkstoffwechselstörungen gefahndet hatten. Immerhin scheinen *diese* Fälle recht selten zu sein. Dem Buchstaben nach korrekt, dem zahnärztlichen Sprachgebrauch nach irreführend werden gelegentlich auch als Hypoplasien Fälle bezeichnet, die man treffender als rudimentäre Zähne oder Verkümmerungsformen anspricht. Hier kann eine dominante, nicht geschlechtsgebundene Vererbbarkeit ohne weiteres als gesichert gelten. Einen besonders charakteristischen Fall derart hat KLEY, allerdings auch unter der irreführenden Bezeichnung Hypoplasie veröffentlicht, in dem durch 4 Generationen hindurch die bleibenden Zähne verkümmert waren.

Bei dem zweifellos interessantesten und häufigsten Vorkommen der Hypoplasien, dem auf dem Boden der Kalkstoffwechselstörungen ist die Frage, wie weit hier der Vererbung eine Bedeutung zukommt, in dem letzten Jahrzehnt ganz wesentlich durch die Zwillingsforschung gefördert worden. PRAEGER, WEITZ, SIEMENS und HUNOLD hatten bereits auf Grund ihrer Untersuchungen auf die Möglichkeit einer idiotypischen Disposition hingewiesen, hauptsächlich neben dem konkordanten Auftreten der Hypoplasien an sich bei EZ-Paaren auch bestimmt durch die auffallende Ähnlichkeit in den Hypoplasieformen. Dann aber hat KORKHAUS 1930 einen eingehenden Bericht über die Frage erstattet, aus dessen Zusammenhang zwei Sätze herausgegriffen werden sollen: „Die Zwillingsbefunde zeigen bezüglich der Hypoplasien, daß eine nicht geringe idiotypische Disposition zu den Krankheiten besteht, die für die Schmelzhypoplasien verantwortlich gemacht werden können“ und „Unterschiede in der

Ausbildung der Hypoplasien, die auch bei eineiigen Zwillingen vorkommen können, sind lediglich ein äußeres Zeichen von paratypischen Entwicklungsdifferenzen!" 1936 konnte RITTER die hohe Konkordanz hinsichtlich der Hypoplasien an den Zähnen bei EZ bestätigen. Im gleichen Jahre erschien noch eine ausführliche Abhandlung von W. LEHMANN über die Bedeutung der Erbveranlagung bei der Entstehung der Rachitis, wobei auch die Zähne eine eingehende Würdigung fanden. Als wichtigstes Ergebnis dieser Abhandlung ist die Feststellung zu verzeichnen, daß es in der Tat einen Genotypus „Rachitisdisposition" gibt und zwar monomerer Anlage. In dem untersuchten Material fanden sich unter 50 ZZ-Paaren 12 konkordant = 25%, eine Zahl, die „sich zwischen den bei einfach dominantem Erbgang zu erwartenden 33% und dem bei einfach recessiven Erbgang zu erwartenden 14,3% bewegt". Der Genotypus „Rachitisdisposition" manifestiert sich phänotypisch nicht immer einheitlich; die phänotypische Manifestationsschwankung beträgt ungefähr 5%. Diese Feststellungen sind natürlich auch für die Zahnheilkunde von grundlegender Bedeutung.

Eine eigenartige Erscheinung, die mitunter auch den Hypoplasien zugerechnet wird, sei hier noch erwähnt. Es handelt sich um die Abnützung namentlich der Frontzähne weit über die Berührungs- („Okklusions-") möglichkeit hinaus. Meist ergibt allerdings die genaue Nachprüfung, daß es sich um chronische chemische Schädigungen handelt. Nach einer Feststellung von HODGE und FINN bei 3 Familien scheint es aber doch, daß auch eine mangelhafte Verkalkung — durch den Erbweg bedingt — zu einer solchen abnormen Abnutzung führen kann. Damit erfahren ältere Berichte über ähnliche Fälle, ebenfalls im Erbgang aufgetreten, von KAFTAN (1926) und von KESSLER (1934) ihre Bestätigung. Charakteristisch für solche Zähne ist die abnorme Translucenz, die Weichheit der harten Zahnsubstanz und die Neigung zu Verfärbung neben der raschen Abnutzbarkeit. Die beiden letztgenannten Autoren glauben die Erscheinung der „Odontochronose" zuteilen zu müssen.

2. Zahncaries.

Bei der Caries — und für die Parodontose gilt genau dasselbe — kann die Beurteilung der Rolle, welche der Vererbung zukommt, nur unter allem Vorbehalt geschehen, denn jede Prüfung der Frage stößt immer wieder auf die gleiche Schwierigkeit: das Cariesproblem im ganzen ist noch viel zu wenig geklärt! Nach wie vor sehen die einen in der Caries einen rein lokalen Prozeß, die anderen eine reine Konstitutionsfrage, wieder andere ein Zusammenwirken von beiden Faktorengruppen; selbst der Gedanke, daß es sich lediglich um einen Infektionsprozeß mit einer ganz bestimmten Erregergruppe handelt, hat heute noch wie früher seine große Anhängerschar.

Diese Unsicherheit mag mit ein Grund sein, warum die Frage der Vererbung bei der Caries bis heute in der zahnärztlichen Literatur noch keine umfangreichere Bearbeitung gefunden hat; vielleicht ist sie auch mit ein Grund dafür, daß die bis jetzt vorliegenden Arbeitsergebnisse in der Auswertung keineswegs völlig übereinstimmen. Insofern ist es wohl zu begrüßen, daß zunächst das Grundproblem der Caries in den letzten Jahren nachdrücklicher angegangen wurde und dabei Teilresultate erzielt wurden, die gerade für die Vererbungsforschung auch von größerem Interesse sein dürften. Mit Rücksicht hierauf sei zunächst ein kurzer Bericht über diese Arbeiten eingeschaltet. Zielsetzung war, in ähnlicher Weise wie das PRAEGER in seiner Arbeit über die Vererbungspathologie des menschlichen Gebisses schon versucht hat, nur eben in ganz systematischer Form und unter möglichster Berücksichtigung der Umweltbedingungen die Entwicklung der Caries im Laufe der letzten 4 Jahrtausende zu prüfen, die wichtigsten Erscheinungen im Laufe dieser Entwicklung herauszuarbeiten und daraus die entsprechenden Schlußfolgerungen, besonders für die Cariesprophylaxe zu ziehen.

Die Untersuchungen wurden vorerst im Gebiet des heutigen Schlesiens von EULER und WERNER durchgeführt, und zwar beginnend mit dem Ende der Steinzeit, für welche Epoche 120 Grabfunde zur Verfügung standen. Die Cariesfrequenz betrug damals für das Milchgebiß 0,7% auf die Zähne und 4,35% auf die Person berechnet, für das bleibende Gebiß 1,76% auf die Zähne und 22% auf die Person berechnet. Über die weitere Entwicklung orientieren am besten die Kurven in Abb. 5, von denen Ziffer 3 die schlesische Kurve für carieskranke Menschen und Ziffer 4 die schlesische Kurve für carieskranke Zähne bis zur Gegenwart darstellen. Der erste Blick zeigt schon, wie der verheerende Anstieg in der Erkrankung erst in die letzten Jahrhunderte, teilweise erst in das 18. Jahrhundert fällt.

Im Hinblick auf die *Rassenfrage*, dann auch im Hinblick auf eventuelle Unterschiede in den Umweltbedingungen der damaligen Zeit wurden nun nach den gleichen Gesichtspunkten wie in Schlesien in andern Gebieten des heutigen Deutschland Paralleluntersuchungen durchgeführt, so in Süddeutschland (von KRAUS), in Mitteldeutschland (von MOHAUPT) und im Westen des Reichs (von GRETH). Die Annahme von gewissen umweltbedingten Unterschieden bereits für das Ende der Steinzeit erwies sich als richtig und kam unter anderem auch in verhältnismäßig großen Abweichungen von der schlesischen Carieszifer zum Ausdruck. Sonst aber war in den Hauptpunkten eine für das ganze Cariesproblem und die Entwicklung zum heutigen Umfang recht wichtige Übereinstimmung zu verzeichnen. Danach ist die Zunahme in der Cariesfrequenz vor allem durch folgende Punkte gekennzeichnet: 1. ein immer stärkeres Auftreten der Fissurencaries; 2. die Ausbreitung der Approximalcaries von den Backzähnen allmählich nach vorn zu den Schneidezähnen; 3. die Zunahme der Milchzahncaries und 4. dementsprechend eine immer häufigere Erkrankung der 6-Jahr-Molaren. Hand in Hand mit diesen 4 Kennzeichen der Erkrankungszunahme laufen folgende Beobachtungen: 1. Änderung in der Zusammensetzung der Nahrung, 2. Änderung in der Zubereitung der Nahrung, 3. Änderung im Getreidemahlverfahren und in der Brotform, 4. Nachlassen der funktionellen Beanspruchung der Zähne (d. h. Nachlassen des Grades der Abkauung), 5. Zunahme im Verbrauch von Zucker und Süßigkeiten, 6. Minderung im Einfluß von Luft und Sonne. Am auffälligsten war überall die Übereinstimmung in der Beziehung zwischen dem Grad der Abkauung und der Cariesfrequenz: je geringer die Abkauung, um so mehr Caries! Dadurch wurde diesem Faktor (Nachlassen der funktionellen Beanspruchung) ein gewisses Übergewicht vor den andern Punkten zuteil.

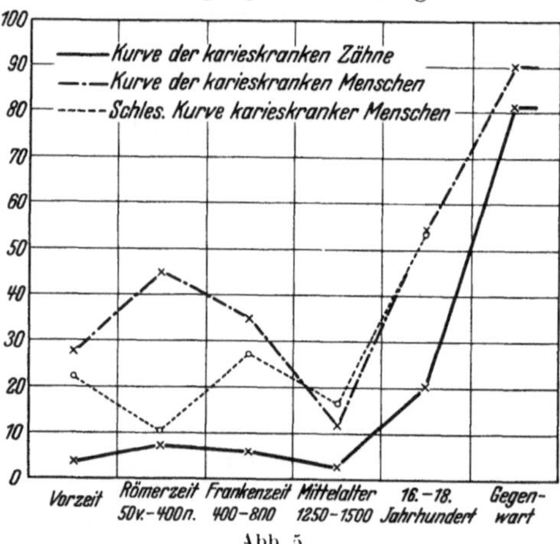

Abb. 5.

Ein besonderes Interesse verdienten die Paralleluntersuchungen aus dem Westen des Reiches, speziell vom Mittelrhein, wo sich am deutlichsten zeigen mußte, wie stark die Auswirkungen auf die Cariesfrequenz sein würden, wenn — wie hier durch das Jahrhunderte währende Auftreten der Römer — von anderwärts gewisse Änderungen in die Lebensverhältnisse hineingetragen werden. Das Ergebnis ist aus den Kurven Ziffer 1 und 2 in Abb. 5 zu ersehen und zugleich der Vergleich mit Schlesien unmittelbar möglich. Beachtenswert ist dabei unter anderem zweierlei: einmal, daß der Anstieg verhältnismäßig rasch ging, der Abstieg der Kurve aber recht langsam, d. h.: die Zahnverhältnisse sind rasch verschlechtert gewesen, aber nur langsam wieder besser geworden! Und zweitens: wie sehr auch hier der Unterschied zwischen der Zahl bzw. Linie der erkrankten Zähne und derjenigen der erkrankten Menschen ins Auge fällt. Also nicht darin ist der Anstieg der Cariesfrequenz zu sehen, daß zuerst cariesdisponierte Menschen mehr kranke Zähne bekamen, sondern daß zunächst die Zahl der Menschen zunimmt, die erste Anzeichen von Caries aufweisen. Das kann doch wohl nur so gedeutet werden, daß nicht einzelne auf dem Vererbungsweg ein schlechteres Gebiß bekommen, sondern daß die Umweltbedingungen in ihrer Veränderung das Auftreten der Caries überhaupt begünstigen. Diese letztere Annahme wird erhärtet durch das, was vorhin in Punkt 1—4 als Kennzeichen der Cariesfrequenzsteigerung aufgezählt wurde, d. h. daß die Entwicklung der Caries durch die Jahrtausende nicht durch die Vererbung immer der gleichen Erscheinungen, sondern durch das Auftreten immer neuer Erscheinungen gekennzeichnet ist. Eine andere merkwürdige Übereinstimmung bei allen Bearbeitungen ist die, daß um das 12. Jahrhundert in allen Teilen Deutschlands ein ganz auffälliger Rückgang der Carisfrequenz zu verzeichnen ist, der beinahe bis an die niedrigen Ziffern der Steinzeit herangeht und wohl schwer mit Vererbungsfragen, aber vielleicht eher mit einer um diese Zeit überall in Deutschland aufgetretenen Vereinfachung der Lebenshaltung erklärt werden könnte. Gegenüber so vielen Übereinstimmungen ist eine Nichtübereinstimmung besonders herauszuheben: das Alter, in dem die Erkrankung der bleibenden Zähne einsetzte, ist in den verschiedenen Teilen Deutschlands sehr verschieden gewesen.

Neben diesen mehr geschichtlichen Studien liefen noch histologische Untersuchungen (EULER) an den Kiefern und Zähnen von Versuchstieren, welche einer veränderten Ernährung (Mangelnahrung) unterworfen waren. In Bestätigung der Beobachtungen von WALKHOFF u. a. konnte gezeigt werden, wie wenig Tage Fehlernährung etwa bei einem trächtigen Meerschweinchen nötig sind, um bei den Zahnanlagen der Tierfeten schon deutliche pathologische Veränderungen hervorzurufen. Auch diese Feststellung dürfte bei einer Prüfung der Vererbungsfrage von Interesse sein.

Damit soll der Bericht über diese Gruppe von Arbeiten abgeschlossen sein; bei den nun folgenden Einzelerörterungen, für die der Übersicht halber nach dem Beispiel von PRAEGER die Unterteilung in Rassenforschung, Familienforschung und Zwillingsforschung gewählt wurde, wird sich ja mehrfach Gelegenheit ergeben, die erzielten Resultate dieser Arbeiten zu kritischen Bewertungen heranzuziehen.

Rassenforschung. Wenn man nach den großen Statistiken aus amerikanischen ethnographischen Sammlungen einen bündigen Schluß ziehen will, dann dürfte eigentlich überhaupt kein Zweifel mehr darüber bestehen, daß zwischen Rasse und Cariesfrequenz die engsten und stärksten Beziehungen bestehen. Sie werden damit erklärt, daß die rassenmäßige Schädelform auch rassenmäßig die Zahnstellung bestimmt und hieraus bei der einen Rasse mehr, bei der anderen weniger eine Cariesdisposition erwächst; weiterhin kann die Bißform rassenmäßig bedingt sein, die auch in Beziehung zur Cariesfrequenz gebracht wird. Im einzelnen auf diese Dinge hier einzugehen, erübrigt sich. Es bliebe hier somit nur die Kronenform als mögliches Rassenmerkmal, das als genotypischer Faktor bei der Cariesdisposition eine Rolle spielt. Die Möglichkeit hierzu wäre, wie bei der Fissurencaries noch gezeigt wird, sehr wohl denkbar, aber gerade im Zusammenhang mit der Rassenfrage spielt sie ganz gewiß nur eine höchst untergeordnete Rolle.

Im übrigen liegen durchaus nicht nur zustimmende Urteile in der Abhängigkeit der Cariesfrequenz von der Rassenfrage vor; das gilt ganz besonders soweit die Schädelform als Rassenmerkmal in Betracht kommt. Zwar glaubt LENHOSSEK an Hand des Schädels von Nagysap, der dem ersten Vertreter der brachycephalen Menschen in Europa am Ende des Diluviums entspreche und auch die erste sichere Caries aufgewiesen habe, dartun zu können, daß erst mit dem Auftreten der Brachycephalen die Caries eingesetzt habe; in der Folge sind auch mehrfach Veröffentlichungen, so von SCHULTKA, erschienen, die ihm zustimmen und auch PRAEGER schreibt: Tatsache ist und bleibt, daß wir mit dem Erscheinen des Kurzkopfes auch die Cariesepidemie vorfanden. Der gleiche Autor PRAEGER mußte aber bei den von ihm untersuchten Funden der Ofnetstraße (aus der Zeit etwa 13500 Jahre vor Christus) feststellen, daß sich die Gebisse mit Caries auf das ganze Gebiet von der Kurz- bis zur Langschädeligkeit verteilten. Und SCHULTKA schreibt im Anschluß an seine Untersuchungsergebnisse, daß allerdings das Material von PROELL sich nicht mit seinen Beobachtungen decke. Die Ansicht, daß die Langgesichter durchschnittlich mehr Caries haben als die Breitgesichter, war schon von ROESE auf Grund seiner Untersuchungen vertreten worden und SCHULTKA glaubte, an den Alemannenschädeln eine Bestätigung dafür gefunden zu haben, daß schon die Mesocephalen, aber noch mehr die Brachycephalen eine höhere Cariesfrequenz aufwiesen. Wir selbst können nach unseren eigenen Untersuchungen an den zahlreichen schlesischen Grabfunden aus der Jungsteinzeit nur das unterstreichen, was PRAEGER bezüglich der Ofnetleute gesagt hat, denn auch wir fanden die damaligen Fälle von Caries ganz unterschiedslos auf die verschiedenen Schädelformen verteilt und auch die Paralleluntersuchungen ergaben im großen und ganzen dasselbe. Wir müssen deshalb bei vorsichtiger Formulierung zu der Überzeugung kommen, daß über die Bedeutung der Rasse für Cariesdisposition, speziell soweit die Schädelform als Rassenmerkmal in Betracht kommt, das letzte Wort noch gesprochen werden dürfte; zur Zeit jedenfalls scheint uns nach den eigenen Beobachtungen eine solche Bedeutung noch keineswegs erwiesen.

Offen bleibt dabei natürlich immer die Möglichkeit, daß mit der Versetzung einer Rasse in eine andere Umwelt und Ernährungsweise, wie sie die ersten Völkerwanderungen mit sich gebracht haben, auch günstigere Bedingungen peristatischer Art für die Entstehung und Verbreiterung der Caries geschaffen wurden. Daß das aber nicht immer der Fall sein muß, geht daraus hervor, daß mit dem Einbruch der Slawen in Deutschland vom Osten her dank deren einfachen Lebensform ein ausgesprochenes Nachlassen der Cariesfrequenz — für Schlesien zahlenmäßig leicht nachzuweisen — eingetreten ist. Eine andere, schon mehrfach diskutierte Frage ist die, wie weit aus den bei solchen Wanderungen sich ergebenden Rassenmischungen wie überhaupt aus der *Rassenmischung* heraus eine Beeinflussung der Cariesfrequenz — natürlich nach der ungünstigen Seite hin — sich ergibt. ABEL hat den Einfluß der Rassenmischung auf Kiefer und Zähne an Schädeln von Buschmännern, Hottentotten, Nergern und Mischlingen dieser Rasse untersucht und gefunden, daß auf dem Wege über Disharmonien von Größenverhältnissen zwischen Zähnen und Kiefern, vielleicht auch durch Korrelationsstörungen in den Wachstumsbeziehungen der Zähne und Kiefer Stellungsanomalien und Engstand der Zähne auftreten können, die zu prädisponierenden Momenten für die Cariesentwicklung führen. WITTHAUS sowie WINKLER pflichten ihm in dieser Auffassung durchaus bei und SCHULTKA glaubt sogar bei den Germanen aus der Mischung von Germanen und Kelten eine Verschlechterung im Gesundheitszustand der Zähne im damaligen Deutschland ableiten zu können. Auch hierzu kann aus unseren Paralleluntersuchungen keinerlei Bestätigung erbracht werden, obwohl eine solche durch die Aufteilung in verschiedene Untersuchungsgebiete am ehesten hätte erwartet werden dürfen.

Als Gegenbeweis hat man schon oft angeführt, daß es auch heute noch Völker gibt mit einem fast cariesfreien Gebiß, daß also doch etwas an der rassenmäßigen Bedingtheit sein müßte. In der Tat haben sehr umfangreiche Untersuchungen in Grönland, in Südamerika, in Südafrika (durch PROELL), wie sie gerade in den letzten 10 Jahren durchgeführt worden sind, das Vorhandensein solcher Völker durchaus bestätigt. Aber immer kann man dabei zweierlei feststellen: 1. daß solche Völker in ihrer Ernährung und Lebensweise der Natur näher geblieben sind und 2. daß sie sehr rasch schlechte Zähne bekamen, wenn, etwa als Folge ihrer „Entdeckung", nun eine andere Lebensweise eintrat. Ein Beispiel für Punkt 1: PROELL fand einen Volksstamm in Südafrika mit einer Carieszi ffer, die ungefähr gleich war wie die Zahl am Ende der Steinzeit in Deutschland; aber die Brotmühle, die dort heute noch in Benutzung steht, ist ganz genau die gleiche Art, wie sie damals im heutigen Deutschland benutzt wurde. Und ein Beispiel für Punkt 2, auf das auch HRUSKA hinweist und das die nomadisierenden Lappen betrifft: solange sie für sich lebten, waren die Zahnverhältnisse sehr gut; sobald sie aber in den südlicheren Kulturbereich kamen, konnten sie geradezu von einer Carieswelle erfaßt werden. In diesem Zusammenhang sei auch nochmals auf die Carieskurve verwiesen, die in Abb. 5 gebracht wurde und den Einfluß der verfeinerten römischen Kultur am deutlichsten illustriert. Schon die Schnelligkeit, mit der eine Verschlechterung der Zahnverhältnisse aus solchen Gründen entstehen kann, spricht nicht gerade dafür, daß es sich bei den Betroffenen um genotypische Momente beim Anstieg der Cariesfrequenz handelt. So kann man im ganzen nur KORKHAUS zustimmen, wenn er sagt, die rassenmäßigen Unterschiede sind recht wenig beweisend für eine genotypische Grundlage der Caries, da man unter ihrem suggestiven Einfluß zu leicht vergißt, die gänzlich verschiedenen Lebensverhältnisse dieser Völker, die besondere Zusammensetzung ihrer Nahrung und ihre vielfach fern von aller Kultur ablaufende Körperentwicklung in Rechnung zu stellen.

Recht als Bestätigung der Ansicht von KORKHAUS kann man die Tatsache bezeichnen, daß es durchaus nicht notwendig ist, nur auf Völkeruntersuchungen sich in dieser Hinsicht zu stützen; man kann schon im eigenen Lande ähnliche Beobachtungen machen. So fand sich z. B. bei unseren Untersuchungen (KOLODZIEJ) in einem schlesischen Landbezirk ein Dorf, das durch seine vorzüglichen Zähne (und zwar auch bei den Kindern) auffiel. In diesem Dorf wurde das Brotbacken nach alter Sitte im Gemeindebackofen streng weitergeführt, für die Lieferwagen mit Weißbrot aus Stadtbäckereien war hier kein Absatz möglich! Das eindruckvollste Bild in dieser Hinsicht entrollt die Schilderung von SEILER und noch mehr die ungemein lebendige Darstellung von ROOS über die Zahnverhältnisse im Gomser Tal in Wallis. An Hand der beigefügten Karten kann man studieren, wie fast von Poststation zu Poststation sich die Dinge ändern!

Im Zusammenhang mit der Ernährungsfrage sei hier auch der Theorie von KRANZ gedacht. Nach seiner Ansicht läßt sich die Caries zum großen Teil als die Reaktion des Organismus auf eine Abänderung der Zusammensetzung der Nahrung deuten, an die er sich im Laufe unzähliger Generationen angepaßt hat. Mehr Anhänger hat allerdings die Darstellung gefunden, wie sie in einer gleichzeitig erschienenen Veröffentlichung von BÖHME im Anschluß an die Arbeiten von STEPP gebracht wird. Darnach wäre die Cariesfrequenzsteigerung so zu erklären, daß bei den großen Ernährungsfehlern vieler Generationen, besonders aber bei dem langen B-Mangel auf dem Erbweg eine größere Anfälligkeit für Caries infolge Gen-Änderung eintreten mußte.

Im Rahmen der gesamten Rassenfrage wird ohnehin des öfteren die Frage erörtert, wie weit die hohe Cariesfrequenz der Gegenwart auf eine *Entartung des menschlichen Gebisses* zurückzuführen sei etwa im Sinne der SIEMENSschen Definition, nach der Entartung die Zunahme idiotypischer Krankheiten von Generation zu Generation bedeutet. Schon die Tatsache allein, daß die Krankheitsausbreitung so rasch fortschreite, wird auf wenigstens zum Teil vererbliche Entstehungsfaktoren zurückgeführt. KNOCHE hat sich in einer längeren Arbeit mit der Frage der Degeneration des Gebisses beschäftigt. Er glaubt, daß der schlechte Gebißzustand der europäischen Rassen durch Herabsetzung seines Selektionswertes ausreichend erklärt sei; da mit einer Erhöhung des Selektionswertes im Bereich der abendländischen Kultur nicht zu rechnen wäre, so blieben eben auch die Faktoren, die die rassenmäßige Verschlechterung des Gebisses verursacht haben, weiterhin bestehen. KROEMER, um noch eine andere Ansicht hier wiederzugeben, glaubt viel weniger an eine spezielle Degeneration des menschlichen Gebisses als solche als vielmehr an eine viel weitergehende Form, nämlich eine Systemerkrankung des *ganzen* Stützgewebes, bei der die Caries nur eine der konsekutiven Gesundheitsstörungen darstellt. Nun, die Bedenken, die bereits bei dem vorausgegangenen mitgeteilt worden sind, lassen sich ohne weiteres auch hier ins Feld führen; es muß aber in diesem

Zusammenhang auch noch besonders auf die eingangs erwähnten Tierexperimente sowie auf Kleinkinderuntersuchungen hingewiesen werden, von denen nachher noch genaueres berichtet werden wird, um daran zu erinnern, wie rasch eine an sich gute Zahnanlage in der intrauterinen Zeit ungünstig beeinflußt ist, und andererseits, wie leicht unter Umständen die gute Zahnanlage noch gefördert werden kann. Mit einer erbmäßig verankerten Gebißdegeneration lassen sich diese Beobachtungen schlecht vereinbaren!

Familienforschung. Berücksichtigt man, daß die Caries heute die verbreitetste Volkskrankheit ist und über 80% der Menschen *mindestens einen* an Caries erkrankten oder behandelten Zahn aufzuweisen haben, so liegt die Frage nahe genug, ob unter diesen Umständen von der Familienforschung überhaupt viel zu erwarten sein dürfte. Immerhin liegen verschiedene Arbeiten auf diesem Gebiet vor und es ist interessant die Ergebnisse zu verfolgen. Von PFANNER wurden 100 Familien auf die Möglichkeit einer Vererbung der Zahncaries untersucht. Das Ergebnis, zu dem der Verfasser kam, lautet: Die Caries und die Cariesresistenz sind vor allem erbbedingt, während die äußeren Momente, Ernährung, soziale Verhältnisse, Zahnpflege usw. nur eine zusätzliche Rolle spielen. In einem Referat über diese Arbeit kommt HELD zu der Bemerkung, es scheine, daß die Caries ein dominanter (!) Faktor ist. LENZ meint in bezug auf die gleiche Arbeit sowie eine ähnliche von DIETRICH, sie hätten gezeigt, daß Elternpaare mit schlechten Zähnen in der Regel Kinder mit schlechten Zähnen, Elternpaare mit guten Zähnen auch Kinder mit guten Zähnen haben; Umweltseinflüssen käme insofern eine Rolle zu, als Ernährungsstörungen im Säuglingsalter ungünstig auf die Beschaffenheit der bleibenden Zähne wirkten. Dann berichtet auch PECKERT über Familienuntersuchungen, die auf seine Veranlassung unternommen wurden, und zwar nach Maßgabe schlechter Zähne bei Schulkindern im Hinblick auf die Vererbung schlechter Zähne und nach Maßgabe guter Zähne, namentlich bei Soldaten, im Hinblick auf die Vererbung guter Zähne. Er kommt zu folgendem Schluß: ,,Unter den Ursachen, welche die strukturelle Beschaffenheit eines Gebisses und damit seine Widerstandsfähigkeit bestimmen, scheint mir die Vererbung mit in vorderster Linie zu stehen. Die angestellten Untersuchungen haben die nicht mehr gefühlsmäßige, sondern mit Zahlen belegte Bestätigung erbracht, in wie hohem Maße die elterliche Gebißbeschaffenheit maßgebend ist für die Erhaltung des Gebisses der Kinder und deren Krankheitsbereitschaft gegenüber dem Cariesangriff.“

Die stark positive Einstellung dieser Autoren, zu denen sich unter anderen auch noch E. HATTON gesellt hat, wird erst recht verständlich, wenn man sich einzelne Ziffern aus der vorhin zitierten, unter Leitung von HANHART entstandenen Arbeit von DIETRICH vor Augen hält. Darnach bestand, wenn beide Eltern keine bis mäßige Caries aufwiesen, bei den Kindern ein Verhältnis von 32 mit keiner bis mäßigen Caries zu 6 mit starker Caries. Hatten aber beide Eltern starke Caries, so ergab sich für deren Kinder das Verhältnis von 19 Kindern mit keiner bis mäßiger Caries zu 84 mit starker Caries. Wenn 1 Elter keine bis mäßige Caries, der andere aber starke Caries zeigte, so ergab sich bei den Kindern ein Verhältnis von 147 mit keiner bis mäßiger zu 127 Kindern mit starker Caries. Unter der Leitung von HANHART ist noch eine Reihe anderer Arbeiten entstanden, die hier Erwähnung verdienen: JÖHR und WALKER haben andere Gegenden in der Schweiz untersucht wie DIETRICH, ebenfalls Gegenden mit starker Inzucht, und dabei nur eine Bestätigung der Resultate von DIETRICH gesehen. A. ZEHNDER hat die Verhältnisse bei mongoloider Idiotie, E. ZEHNDER beim endemischen Kretinismus geprüft. Beide Autoren konnten eine erhöhte Cariesanfälligkeit gegenüber Normalen nicht feststellen.

Von unserer Seite aus sind Untersuchungen veranlaßt worden, die man im gewissen Sinne ebenfalls der Familienforschung zurechnen könnte und die besser als viele Worte die Schwierigkeit einer Familienforschung bzw. deren Auswertung bei der Caries dartun; von URBAN und KOLODZIEJ wurden zahlreiche Kleinkinder untersucht und besonders in Fällen von gehäufter Caries die Ernährung der Mutter speziell in der Schwangerschaft und Stillperiode eingehend geprüft. Eine sehr vielsagende Beobachtung war dabei folgende: In einem von unbemittelten Eltern beschickten Kleinkindergarten hatten die Kinder bis zu 95% gute Milchzähne; in einem anderen von Eltern gleicher wirtschaftlicher Lage beschickten Hort wiesen die Kinder 95% schlechte Milchzähne auf! Die Nachforschung ergab, daß die Eltern im ersteren Falle fast alle ein Stück Schrebergarten besaßen und den Ertrag gut ausnutzten, im andern Falle die Schrebergärten und mit ihnen die Erträgnisse, Salat, Gemüse, Obst fehlten und statt dessen Suppen eine Hauptrolle in der Ernährung während der Schwangerschaft und Stillzeit bildeten. Die Untersuchungen wurden von der Großstadt auch auf die Kleinstadt und das Land ausgedehnt (KOLODZIEJ) und stets wurde das erste Ergebnis bestätigt.

Allein schon nach diesen Feststellungen erscheint die Frage berechtigt, ob man bei den vorliegenden Ergebnissen der Familienforschung nicht wenigstens eine Umstellung vornehmen müßte, d. h. daß nicht das wichtigere das mitgegebene Erbgut bei den Zähnen ist, sondern die Ernährung und jede einzelne ernährungsbedingte Zahnentwicklung und daß die Vererbung nur zusätzliche Bedeutung hat — sofern man überhaupt nicht trotz der eindrucksvollen Zahlen von DIETRICH die Bedeutung in Zweifel ziehen will. Nach den großzügigen Klassenexperimenten von Frau MELLANBY, nach den Ernährungsexperimenten in holländischen Internaten, in einem Schwangerenheim (Frau Dr. TOVERUD) wird man geradezu zwangsläufig zu dem Gedanken geführt, daß es wirklich nicht allzuschwer zu fallen scheint, bei den Kindern ohne Rücksicht auf die Zahnbeschaffenheit der Eltern einen mehr oder minder ausgesprochenen Stillstand der Caries zu erreichen. Schließlich sind in diesem Zusammenhang auch die Erfolge der Schulzahnpflege nicht zu vergessen! Daß das alles möglich sein soll, wenn der Vererbungsfaktor in der Familie überwiegt, ist nicht gut vorstellbar.

Überblickt man das Vorstehende, so muß hinsichtlich der Bedeutung der Familienforschung für die Frage der Cariesvererblichkeit gesagt werden, daß trotz vorliegender scheinbar stark positiver Familienforschungsresultate doch sehr gewichtige Einwände bestehen, die geeignet sind, die Bedeutung dieser Art von Forschung etwas einzuschränken. Auf alle Fälle könnte immer nur innerhalb der Familie eine Disposition zur Caries vererbt werden, aber natürlich nie die Caries selbst.

Zwillingsforschung. Zwillingsforschungen liegen auch auf dem Gebiete der Caries bereits in etwas größerem Umfange vor. Eine der ersten genaueren Untersuchungen stammt von PRAEGER. Er ging von der Überzeugung aus, daß im allgemeinen eine Caries nicht vorkommt außer an den sog. 4 Prädilektionspunkten, nämlich Fissuren, Approximalflächen, foramina coeca, Winkel zwischen Zahn und Zahnfleisch am Zahnhals. Von diesen sei wohl der letzte paratypisch, die andern 3 aber seien alle idiotypisch, und zwar Punkt 1, weil die Kronenform festliege und erblich sei, Punkt 2, weil die Raumenge, die zur Approximalcaries führe, auch erblich sei, und Punkt 3 aus dem gleichen Grunde. PRAEGER fand im übrigen eineiige Zwillinge an gleichen Zähnen rechts und links in 40% erkrankt, an dem gleichen Zahn der gleichen Seite in 4%; derselbe einzelne Zahn, jedoch auf der Gegenseite erkrankt, fand sich in 2%, derselbe Zahn der gleichen

Seite, dazu noch ein gleicher Zahn der Gegenseite in 17% bei EZ. Aus alledem kam Praeger zu dem Schluß, daß die Caries zu $^1/_2$ bis $^2/_3$ in erblichen Faktoren begründet sei.

In einer im gleichen Jahre (1924) erschienenen Arbeit kommt Weitz zu einer ähnlich positiven Einstellung. Auch er sieht eine wichtige Bestätigung für die Berechtigung hierzu in der Tatsache, daß bei EZ die Caries gewöhnlich die einander entsprechenden Zähne befällt und daß die Erkrankung an den gleichen Stellen und im gleichen Umfang eintritt; Abweichungen hiervon stellten ausgesprochene Ausnahmen dar. Man kann all das, meint Weitz, ohne Annahme einer den entsprechenden Zähnen gemeinsamen in der Erbanlage begründeten Anfälligkeit gegen Caries auf keine Weise erklären. Nach Türckheim, der sich dabei auf Untersuchungen von Kaufmann stützt, ist übrigens nicht so sehr die Übereinstimmung von Carieserkrankung an typischen Stellen, sondern das symmetrische Auftreten an atypischen Stellen das wichtigste Moment für die konstitutionelle Bedingtheit der Caries und damit auch für die Erbforschung. Ähnliche Gesichtspunkte wie die vorstehenden wurden auch von Lewin bei seinen Zwillingsforschungen berücksichtigt und teilweise mit erstaunlich hohen übereinstimmenden Ziffern belegt, die zum Teil noch erheblich über die von Praeger hinausgehen. Insbesondere spielt bei der Übereinstimmung auch wieder die Kauflächencaries und der 1. Molar eine große Rolle. Trotzdem möchte übrigens der Autor nicht ganz die rückhaltlose Bejahung der Erblichkeit aussprechen wie Praeger. Diesen Autoren, die in der Hauptfrage doch grundsätzlich stark positiv eingestellt sind und zu denen neuerdings noch Ursula Frölich getreten ist, stehen vor allem Siemens und Hunold sowie Korkhaus gegenüber, die aus ihrem Zweifel an der Bedeutung der Vererbung bei der Caries keinen Hehl machen. Die beiden ersteren gelangen auf Grund ihrer statistischen Erhebungen zu dem Ergebnis, daß den Erbanlagen eine praktisch irgendwie ins Gewicht fallende Bedeutung nicht zukommt. Korkhaus meint zwar, daß der Wechsel der Carieslokalisation auf eine phylogenetisch veränderte Form der Zahnkronen und auf eine heute ungünstigere Form des Interdentalraumes hindeute, Momente, die als idiotypische Faktoren cariesfördernd wirken; ob ihr Einfluß jedoch im Zusammenspiel mit den andern sehr groß sei, könne mit Recht bezweifelt werden; keinesfalls ließe sich bis jetzt mit Bestimmtheit etwas über erbliche Disposition zur Caries sagen, soweit die strukturelle Minderwertigkeit im Aufbau in Betracht kommt. Ritter möchte die genotypische Bedeutung bei der Caries höchstens auf die Fälle beschränkt wissen, bei denen symmetrische Verkalkungsstörungen eine Disposition für ihre Entstehung schaffen würden.

Korkhaus hat auch die wichtigsten Punkte, die für Praeger und seine Einstellung maßgeblich waren, mit guten Gründen widerlegt, so daß nurmehr wenig dazu zu sagen bleibt. Vor allem eine wichtige Feststellung, nachdem immer die Vererbung einer veränderten Kronenform und vertiefter Furchen als idiotypischer Grund herausgehoben wird: von Weidemann sind die Zähne der schlesischen Grabfunde aus der Jungsteinzeit auf das genaueste nach dieser Richtung untersucht worden und nichts hat sich — abgesehen von den Weisheitszähnen — deutlich verändert erwiesen außer der Größe der Pulpahöhle. Die Cariesziffer aber betrug, wie schon erwähnt, damals 1,73% und der Anteil an Fissurencaries war gleich Null; selbst im 17. Jahrhundert, wo doch die Cariesziffer bereits deutlich hinaufgegangen war, war nach den Untersuchungen von Gerhardt die Fissurencaries fast noch unbekannt — wenigstens in Schlesien. Weiterhin: wenn hauptsächlich vom 1. Molaren und dem symmetrischen Auftreten der Caries gerade an diesem Zahn als positivem Beweisbefund bei der Zwillingsforschung gesprochen wird, so ist nicht zu vergessen, daß es ja der

Zahn ist, der zuerst von der 2. Dentition in dem in 90% milchzahncariesverseuchten Mund auftritt und am längsten in diesem Milieu stehen muß; die darin liegende große Gefahr gilt doch für den 1. Molaren der rechten Seite genau so wie für den der linken Seite! Damit decken sich auch die Untersuchungen von STEVENS (zit. nach TÜRCKHEIM), daß die Milchzahncaries direkt proportional der Erkrankung der 1. Molaren ist. Nun hat man, und zwar gerade auch wieder im Hinblick auf den 1. Molaren und sein so häufiges Befallensein von Hypoplasien davon gesprochen, daß die enorme Carieszıffer dieses Zahnes durch die ererbte strukturelle Minderwertigkeit bedingt sei. Wie schon früher von CALTEUX, so ist neuerdings von KOLDE indessen gezeigt worden, daß speziell die Hypoplasien (als Ausdruck struktueller Minderwertigkeit) nur dann zur Cariesbegünstigung werde, wenn die nach der Geburt eingetretenen Kalkstoffwechselstörung zu solchen Defekten im Schmelz geführt hat, welche eine Retention von gärungsfähigem Material begünstigten. Daß diese Schmelzdefekte symmetrisch an den 1. Molaren auftreten, ist ganz selbstverständlich, da ja alle vier 1. Molaren auch gleichmäßig von der eingetretenen Kalkstoffwechselstörung befallen werden.

Man sieht, im ganzen bleiben von den als beweiskräftig bei der Zwillingsforschung angegebenen Punkten nur wenige, die als unwidersprochen gelten können. Dazu gehören vor allem der Engstand der heutigen Zähne und die heute so häufigen Stellungsanomalien sowie ungünstige Bißverhältnisse. Aber darüber wird ja an anderer Stelle ausführlicher berichtet. Im übrigen sind schon vor 4000 Jahren Stellungsanomalien der Zähne keineswegs etwas seltenes gewesen, nur die Caries war selten!

Die bisherigen Ausführungen könnten den Eindruck erwecken, als ob mit Ausnahme der ganz zuletzt aufgezählten Punkte der Vererbung bei dem Cariesproblem überhaupt jede Bedeutung abgesprochen werden sollte. Davon ist keine Rede! Nur daß das, was bis jetzt als Beweis für eine dominierende Rolle des Vererbungsfaktors, sei es aus der Rassen-, der Familien- oder der Zwillingsforschung vorgebracht worden ist, nicht ausreichen kann, um von dieser dominierenden Rolle zu überzeugen, das ist das eine, was hier als Zusammenfassung gesagt werden muß. Bis jetzt hat man im Gegenteil viel stärker den Eindruck, daß gerade bei der Caries die Ernährung und Umweltfaktoren, also die peristatischen Momente vor allem aber die funktionelle Seite viel entscheidender sind als idiopathische Momente. Und doch kann man sich, insbesondere beim Blick über die jahrtausende alte Entwicklung der Cariesfrequenz, dem Eindruck nicht entziehen, daß es sowohl eine vererbbare Cariesresistenz wie eine erhöhte vererbbare Cariesanfälligkeit geben muß; aber dieses — günstige oder ungünstige — Erbgut genauer zu erfassen, das muß wohl noch der Zukunft überlassen bleiben, wobei zu wünschen wäre, daß vor allem *auswahlsfreie* Zwillingsuntersuchungen (und nicht nur eineiige, sondern auch zweieiige und Pärchenzwillinge!) in großer Zahl mithelfen, dieses Ziel recht bald zu erreichen.

3. Parodontose.

Im Eingang zu dem Abschnitt Zahncaries ist bereits gesagt worden, daß auch bei der Parodontose das Grundproblem erst noch einer völligen Klärung bedarf. Ganz besonders ist es das Gebiet der Ätiologie, dem ja auch die Frage der Ererbbarkeit zuzurechnen wäre, auf dem die Unterschiede in der Ansicht noch stark auseinandergehen. Früher unterschied man „Lokalisten“ (die nur in örtlichen Momenten die Ursache sahen), „Konstitutionalisten“ (die ausschließlich von konstitutionellen Momenten eine Entstehung ableiteten) und die „Fusionisten“ (die in einem Zusammenwirken von örtlichen und konstitutionellen

Faktoren die Ursache erblickten). Heute könnte man fast noch die gleiche Unterscheidung treffen, nur daß die „Konstitutionalisten" außerordentlich an Boden gewonnen haben und — damit auch die Anhänger einer Vererbungsmöglichkeit! Die Schwierigkeit liegt aber nicht nur in der Verschiedenheit der Auffassung von der Ätiologie, sondern viel mehr noch in der Verschiedenheit der Auffassung von dem Begriff Parodontose überhaupt und — was aber schließlich auch anderwärts vorkommt — in der unterschiedlichen Auffassung von dem Begriff Konstitution. Die einen gehen bei dem Begriff Parodontose von dem bekannten klinischen Bilde der Lockerung, Entblößung, Taschenbildung und eventuellen Absonderung aus (also einem letzten Endes rein entzündlichen Zustand, der sog. Parodontitis), die andern gehen von dem aus, was vorher aufgetreten sein muß, damit sich dieses Bild überhaupt erst hat entwickeln können und diese zweite, große Gruppe führt natürlich ihr Weg im besonderen zum Begriff der Konstitution. Gemeinsam ist beiden Gruppen aber wenigstens die eine Erkenntnis, daß, sobald sich gleichviel aus welchen Gründen am Zahnhalteapparat erst pathologische Zustände eingestellt haben, schon die physiologische Belastung genügen kann, um sich als pathologisch auszuwirken und die Erkrankung zu dem unerfreulichen Ende des Zahnverlustes zu führen. Um so mehr ist eine besondere und weit verbreitete Art von Überbelastung allgemein gefürchtet, die in dem Zähneknirschen und -pressen (dem sog. Karolyi-Effekt) besteht. Diese Überbelastung soll schon bei Kindern in 80% vorkommen und man hat beobachtet, daß sie in manchen Familien bei allen Angehörigen verbreitet ist. Jarner spricht geradezu von einem Knirschertypus, zu dem unter anderen Spasmophile und Neurastheniker ein Hauptkontingent stellen sollen.

Unter den geschilderten schwierigen Verhältnissen läßt sich die Rolle der Vererbung übersichtlich nur behandeln, wenn wir von einer klaren Einteilung der krankhaften Zustände am Zahnhalteapparat ausgehen. Als Sammelname dient die Bezeichnung „*Parodontopathieen*", das sind die Parodontosen im weitesten Sinne, also alle pathologischen Erscheinungen am Zahnhalteapparat überhaupt. Sie zerfallen in zwei große Gruppen, die *Parodontosen im engeren Sinne*, die an sich entzündungsfrei sind und bei denen erst sekundär die Entzündung hinzutritt, und die *Parodontitiden*, bei denen die entzündlichen Erscheinungen von Anfang an das Bild beherrschen. Die Parodontosen im engeren Sinne sind zunächst rein als quantitative regressive Metamorphosen im Sinne der Atrophie oder aber als qualitative regressive Metamorphose im Sinne einer Gewebsminderwertigkeit aufzufassen. Die Parodontitiden (gemeint sind jetzt nur die hier allein in Betracht kommenden marginalen Formen) zerfallen in eine rein örtlich bedingte Untergruppe (die Parodontitis marginalis superficialis) und in eine konstitutionell plus örtlich bedingte Untergruppe (Parod. marg. progressiva), die entweder vom Anfang der Erkrankung an mit dem Bilde der Entzündung klinisch feststeht oder als beinahe unvermeidliche Folge sich an die Parodontosen im engeren Sinne anschließt.

Die vorstehende Einteilung läßt mit den beigegebenen kurzen Erläuterungen schon ungefähr erkennen, wo überall der Erbeinfluß zur Geltung kommen kann. Am stärksten muß er sich ja bei der ersten Gruppe, den Parodontosen im engeren Sinne, bemerkbar machen, insofern sie fast ganz auf ein und dieselbe Formel gebracht werden kann: konstitutionelle Bereitschaft für die Erkrankung des Zahnhalteapparates; aber auch für die zweite Gruppe, die Parodontitiden mit ihrer infektiösen Entzündung kann der Erbfaktor insofern ebenfalls zum Verhängnis werden, als er gleicherweise den Widerstand gegen die Infektion wie auch die reparatorischen und regeneratorischen örtlichen Leistungen zu beeinflussen vermag. Insofern also kann man Bober und Munzel nur Recht geben, wenn sie sagen: „Die Parodontose ist zu einem Problem der Konstitutionsmedizin geworden; Konstitutionsforschung aber ist nicht möglich ohne Erbforschung.“

Vielfach wird angegeben, daß bestimmte Konstitutionstypen, so die pyknischen und hypertonischen Formen, dann der asthenische Typ wegen der Begünstigung der Entstehung von Dystrophien, viel mehr zu Parodontose prädisponieren wie andere Typen. Nach CITRON sollen 80% aller Parodontotiker Vagotoniker sein, nach BOEHNHEIM und CITRON sollen 60—75% einen veränderten Grundumsatz haben. Gern wird auch mit dem Schlagwort Arthritismus gearbeitet, wofür aber BOBER und MUNZEL keine Berechtigung gefunden haben; am meisten findet man aber in der Literatur Hinweise auf das neurovegetative und endokrine System. Nun wäre natürlich grundfalsch, alles der Vererbung zuzuschieben, es gibt vielmehr, wie WESKI richtig sagt, keine Allgemeinstörung, die nicht für das Auftreten parodontaler Erscheinungen verantwortlich zu machen wäre. Bezeichnend dafür ist, daß wir z. B. bei Tieren, die unter Vitamin C-Mangelnahrung standen, alle Veränderungen am Zahnhalteapparat feststellen konnten, die vorhin im Rahmen der Parodontopathien aufgezählt wurden. Etwas ähnlich verhält es sich auch mit den erworbenen Störungen der innersekretorischen Funktion. Es handelt sich eben nicht um eine einzige bestimmte Ursache, die Parodontose ist „vielmehr eine Störung im Aufbau des konstitutionellen Gesamtgefüges der Person und steht somit gleichwertig *neben* innersekretorischen, nervösen, funktionellen und morphologischen Abwegigkeiten im Sinne extremer Variation als Krankheitsdisposition überhaupt“ (BOBER und MUNZEL).

Nunmehr noch ein paar spezielle Angaben, und zwar zunächst über die *Rassenforschung*. Die stärkste Betonung einer Beziehung zwischen Rasse und Parodontose finden wir bei HRUSKA, der aber doch etwas über das Ziel hinausschießen dürfte, wenn er (zum Teil auf Grund von Studien in Lappland) meint, es habe den Anschein als ob die Parodontose eine solche Erbständigkeit besitze, daß die Umwelterscheinungen auf sie keinen Einfluß hätten. Nach seiner Ansicht stellte die Parodontose, soweit sie nicht auf Stellungsanomalie und Überlastung zurückzuführen ist, eine Erscheinung dar, die in Europa nur bei solchen Menschen vorkomme, welche Erbteile vorderasiatischer und südasiatischer Völker in sich tragen. Eine rasche Widerlegung erfolgte durch eine Zahnärztin in Abessinien, Frau DABBERT, die feststellte, daß in Äthiopien, wo wir es mit hamitischen (orientalisch-negritischen) Rassen zu tun hätten, die ganz bestimmt Erbteile der südasiatischen Rassen in sich trügen, die Rolle der Umwelt für das Vorkommen der Parodontose *sehr* betont sei. Die Europäer, die nach Abessinien kämen, würden auch schon parodontosekrank, aber nur wegen der radikalen Änderungen der Lebensverhältnisse und der einschneidenden Klimaänderung. KOCH berichtet aus Brasilien, daß die Zahnverhältnisse dort im allgemeinen um so besser wären, je stärker die Pigmentierung ist, also am besten bei den Negern; dagegen seien sie schlecht in den Großstädten, die hauptsächlich von einer rassisch-gemischten Bevölkerung besiedelt seien. Im übrigen glaubt KOCH, daß auch die Parodontose durch Domestikation gefördert werde und erfährt hierin durch STÄRKE eine Zustimmung. KNOCHE spricht von einer degenerationsbedingten Beeinträchtigung der Funktion bei den Gebissen der europäischen Rassen.

Im Zusammenhang mit dieser Frage der Rassenforschung ist es vielleicht interessant, etwas über die Verhältnisse bzw. der Parodontose in frühesten Zeiten zu hören. Daß bei den alten Ägyptern, wahrscheinlich schon Jahrtausende vor Christus, die Parodontose verbreitet war, kann als sicher gelten und wird zum Teil mit der überfeinerten Kultur erklärt. Von europäischen Funden glaubt man am Schädel von La Chapelleaux-Saints und noch sicherer am Ehringsdorfer Unterkiefer I Parodontose nachgewiesen zu haben. Bei den Grabfunden der Jungsteinzeit war — wenigstens nach unseren eigenen Untersuchungen — zwar zusammen mit reichlich Zahnstein die harmlosere Parodontitis marginalis superficialis gar nicht selten, aber die progressive Form, um die es sich ja hier hauptsächlich dreht, ist bestimmt auch schon vorgekommen, und zwar in Mitteldeutschland, nicht aber im Osten des heutigen Deutschlands, wobei allerdings Umweltbedingungen die Hauptrolle gespielt haben dürften.

Sehr aufschlußreich haben sich die anthropologischen Untersuchungen gestaltet, wie sie neuerdings von A. J. HELD, dann aber auch von R. SCHWARZ u. a. durchgeführt worden sind. Mit ihren Ergebnissen decken sich vollkommen die Resultate, zu denen EULER bei der Betrachtung der geschichtlichen Entwicklung der Parodontosen kam: Als einen wichtigen ätiologischen Faktor bei der heutigen starken Verbreitung der Parodontosen müssen wir eine hauptsächlich durch Fehlernährung allmählich entstandene biologische Minderwertigkeit des Zahnstützgewebes ansehen. Diese findet ihren Ausdruck a) in einer verminderten Widerstandsfähigkeit gegenüber der Ausbreitung der Zahnfleischrandentzündung nach der Tiefe zu; b) im Wegfall eines kompensatorischen Knochenanbaues gegenüber dem entzündlichen Abbau am Margo alveolaris; c) in der verlorengegangenen Fähigkeit, gewisse Okklusionsschwierigkeiten durch starke Abkauung auf natürlichem Wege auszugleichen. Dazu kommt, daß der gefährliche Überbiß allmählich häufiger und immer hochgradiger wird.

Familienforschung. Auf diesem Wege ist bisher noch nichts uneingeschränkt Verwertbares für die Bedeutung der Vererbung bei der Parodontose geliefert worden. Es liegt zwar ein Bericht vor, wonach unter 61 Parodontosepatienten im Alter von 21—46 Jahren bei 35%, d. h. also über 50% erbliche Belastung, „festgestellt" worden sei. Da der betreffende Autor aber hierzu bemerkt: „unter erblicher Belastung waren alle Fälle zusammengefaßt, die angegeben hatten, daß bei ihren Familienangehörigen in verhältnismäßig jungen Jahren die Zähne von allein herausgefallen seien, ferner Nachkommen von Stoffwechsel-, Kreislauf- und Nervenkranken sowie Kranken mit endokrinen Störungen", so kann man einem solchen Material keine wissenschaftliche Beweiskraft zusprechen. Solange die Familienforschung bei der Parodontose nicht streng nach den geltenden Richtlinien geführt wird, dürfte man kaum von dieser Seite her eine Förderung unserer Kenntnisse über die Vererbungsbedeutung erfahren.

Zwillingsforschung. Hier liegen die Dinge insofern ähnlich wie bei der Familienforschung, als sicheres Material zur Zeit noch nicht vorliegt, wobei freilich zugegeben werden muß, daß gerade hier eine Beschaffung außerordentlich schwierig ist, denn in dem günstigsten Alter der Forschung bei Zwillingen gibt es im allgemeinen noch keine Parodontosen. PRAEGER ist anscheinend der einzige, der darüber etwas mehr sagt, wobei er allerdings gleich hinzufügt, daß das Material, das vorliegt (er hatte zwei in Betracht kommende Paare) nicht sehr reichhaltig ist; er glaubte aber gleichwohl darin einen Fingerzeig für die Bedeutung der erblichen Faktoren bei der Parodontose sehen zu können. WEITZ fand Zahnstein bei einem Zwilling des ersten Paares, woraus kaum ein Schluß zu ziehen wäre, obwohl „damit nicht gesagt ist, daß idiotypische Einflüsse bei seiner (des Zahnsteins) Entstehung nicht außerdem noch mitspielen. In der Tat finden sich in der zahnärztlichen Literatur auch sonst mancherlei Hinweise, daß der Zahnstein, der ja als eine der hauptsächlichsten *lokalen* Ursachen bezeichnet wird, erbmäßig in reichlicher Menge gebildet wird, wobei teilweise an ererbte besondere Speichelverhältnisse gedacht wird.

Zusammenfassend ist über die Rolle der Vererbung bei der Parodontose folgendes zu sagen: Daß die Rolle sehr bedeutend ist, wesentlich bedeutender vielleicht als bei der Caries, darüber herrscht bei den Autoren gleich viel welcher Richtung eine weitgehende Übereinstimmung. Worin aber im einzelnen die Rolle besteht, darüber bestehen zur Zeit lediglich Vermutungen; nur so fiel scheint sicher zu sein, daß die Vererbung — gleichwertig mit anderen Faktoren wie Vitaminmangel, Störung der inneren Sekretion, nervösen und funktionellen Komponenten — direkt oder indirekt zur Bereitschaftsstellung für die Erkrankung des marginalen Zahnhalteapparates erheblich beitragen kann. Sonst ist es aber leider derzeit noch so, wie der bekannteste Interpret der Parodontose, WESKI, vor einiger Zeit in bezug auf den gesamten endogenen Ursachenkomplex gesagt hat: „Lediglich allgemeine Formulierungen sind das bisherige Ergebnis diesbezüglicher Forschungen gewesen." Um so mehr ist zu wünschen, daß weitere Untersuchungen im Sinne von BOBER und MUNZEL bald auch über die Einzelheiten bei der Rolle der Vererbung Klarheit verschaffen.

III. Die Vererbung der Anomalien der Kiefer.

1. Bißanomalien.

Das menschliche Gebiß unterliegt, wie bereits erwähnt worden ist, sehr starken peristatischen Einflüssen, so daß es schwierig ist, die vorwiegend genotypisch bedingten Eigenschaften der Über- und Unterzahl von Zähnen, des Tuberculums Carabelli, der Kronenform und Größe der Zähne zu erkennen. Die Schwierigkeiten steigern sich aber noch bei der Entscheidung der Frage nach der genotypischen oder peristatischen Bedingtheit der Bißanomalien und der Stellungsanomalien einzelner Zähne.

Von anerkannt erblichem Charakter sind unter den Bißanomalien die *Progenie* und der *Deckbiß*, unter den Stellungsanomalien das *Diastema* zwischen den mittleren oberen Schneidezähnen, wobei aber, das sei vorausgeschickt, zwischen dem echten und falschen Diastema zu unterscheiden ist, welches peristatischer Natur ist und weiter unten noch näher charakterisiert wird. Wenn auch der genotypische Charakter der Progenie, des Deckbisses und des Diastemas erkannt ist, so ist andererseits der Erbgang dieser Anomalien bisher noch unklar gewesen.

Ein großes Verdienst in der Erforschung der Progenie fällt RUBBRECHT zu. An Hand von Bildnissen ist es ihm gelungen, die bekannte Progenie oder wie der Laie sagt, die hängende *Unterlippe der Habsburger* über 5 Jahrhunderte zu verfolgen, wobei er festgestellt hat, daß dort, wo homozygote Progenieanlagen zur Kreuzung gelangt sind, die Anomalie ganz besonders stark in Erscheinung getreten ist. Von den wahrscheinlich intermediären Formen, die man im orthodontischen Sprachgebrauch mit Retrognathie und mit Rückstand der oberen Frontzähne zu bezeichnen pflegt, nimmt RUBBRECHT an, daß sie zwar peristatischer Natur sein können, häufig aber auch genotypischen Charakter haben. Progenie und Retrognathie sind nach RUBBRECHTs Feststellungen dominante Erbmerkmale. RITTER hat unter 96 EZ-Paaren 2 Paare mit konkordanter Progenieanlage und bei 122 ZZ-Paaren 1 Paar beobachtet, bei dem nur ein Zwilling eine Progenie gehabt hat. Vater und Großvater und die älteste Schwester dieses ZZ-Paares haben ebenfalls eine Progenie, während die ältere Schwester keine Bißanomalien hat (Abb. 6 und 7). Bei 3 weiteren ZZ-Paaren findet sich ferner eine Progenieanlage nur bei einem Zwilling.

RUBBRECHT hat bereits darauf hingewiesen, daß die phänotypische Auswirkung der Progenieanlage recht verschiedene Grade annehmen kann. RITTER hat diese Ansicht an seinem Zwillingsmaterial bestätigt gefunden und im Tierzuchtexperiment verschiedene Abstufungen von der normalen Okklusion bis zur voll ausgebildeten Progenie herausgezüchtet. Den Zuchtversuchen hat folgende Überlegung zugrunde gelegen:

Zur Erklärung der Bißanomalien sind bisher hauptsächlich peristatische, auf das Gebiß einwirkende Faktoren herangezogen worden. Nur der Progenie, dem Deckbiß und dem Diastema hat man erblichen Charakter zugestanden. Es besteht wohl auch darüber Einigkeit, daß ein gutgeformtes, fehlerfreies Gebiß genotypischer Art und frei von Einflüssen der Umwelt ist. Über die zahlreichen

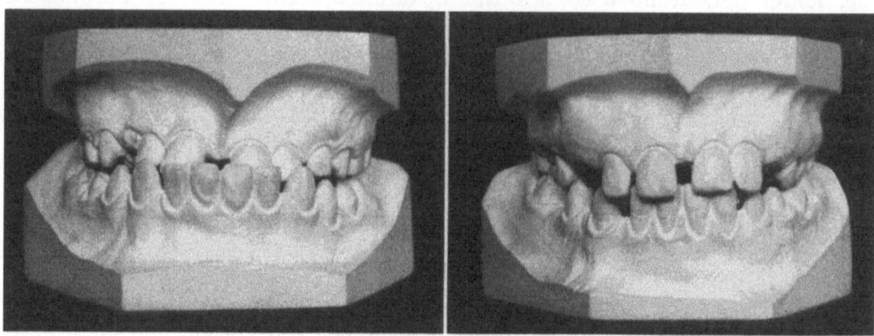

Abb. 6. ZZ ♂, 10 J. Progenie in der Entwicklung nur bei einem Zwilling; verschieden großes Diastema bei beiden Zwillingen.

Formen zwischen normal und anormal, über die intermediären Typen, sei es, daß es sich nur um Stellungsanomalien einzelner Zähne oder um Bißanomalien handelt, sind die Ansichten aber durchaus verschieden. RITTER ist deshalb, um auch hier zu einer Entscheidung beizutragen, von der Voraussetzung ausgegangen, daß Anomalien des Gebisses, wenn sie nicht nur peristatischen, sondern auch

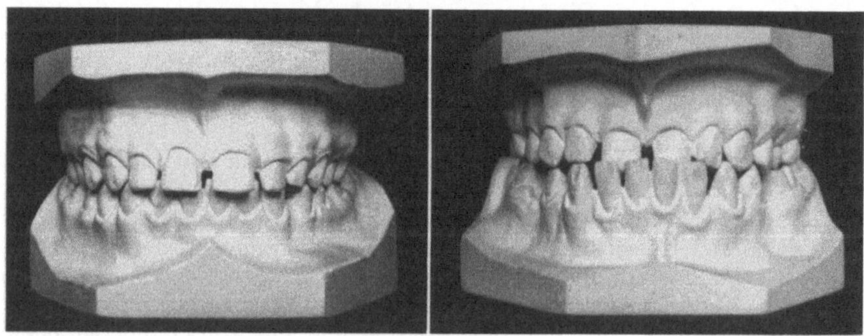

Abb. 7. Zwei ältere Schwestern der ZZ in Abb. 6. Progenieanlage bei einem Mädchen. Lücken zwischen den Zähnen.

genotypischen Charakter haben, auch durch eine bestimmte Zuchtwahl, nämlich durch Kreuzung im Genotypus verschiedener Gebißformen gezüchtet werden können. Beim Menschen ist eine solche Zuchtwahl nicht möglich, deshalb ist der Tierzuchtversuch zur Anwendung gekommen.

Bei der oben bereits erwähnten Kreuzung zwischen einem langschädeligen Schäferhund und einer breitschädeligen Boxerhündin sind die sonst intermediär erscheinenden 10 Bastarde der F_1-Generation in der Gebißgestaltung hauptsächlich dem Gebiß des Schäferhundes ähnlich gewesen. Nur bei 3 Bastarden haben sich Anomalien bemerkbar gemacht, und zwar ist bei einem Hund ein sog. Kopfbiß der Schneidezähne, bei einem anderen ein Vorbiß der linksseitigen und bei einem dritten Hund ein Vorbiß sämtlicher unteren Schneidezähne aufgetreten. Die voneinander verschiedenen elterlichen Gebißformen haben also bei der F_1-Generation teilweise Anomalien im Schneidezahnbereich hervorgerufen, die man sonst wohl nicht als Unterform einer Progenie ansehen würde. Da aber hier die Progenie der Boxerhündin bekannt ist, dürfte an dieser Diagnose kein Zweifel bestehen. Die beschriebenen Anomalien sind jedoch nur geringfügige Abweichungen von der sonst dominant gebliebenen Gebißart des Schäferhundes.

Die Dominanz hat aber nur phänotypische Bedeutung, indem sie das äußere Erscheinungsbild bestimmt. Genotypisch ist sie bedeutungslos, da ein mit dominanten Eigenschaften ausgestatteter Bastard dieselben reinen Geschlechtszellen bei der weiteren Fortpflanzung bildet, wie ein Bastard mit intermediärem Erscheinungsbild.

Wie stark die Verschiedenartigkeit der elterlichen Gebißgenotypen sich auf die Gebißgestaltung der Nachkommenschaft auswirken kann, geht hauptsächlich aus folgendem Kreuzungsversuch hervor: Die aus der F_1-Generation stammende, mit dem linksseitigen Vorbiß der unteren Schneidezähne behaftete Hündin (Nr. 5) ist mit einem aus einer Hochzucht stammenden Boxer rückgekreuzt worden. Vergleicht man die Schädel der aus der Rückkreuzung stammenden Bastarde, so erkennt man, daß das dominante Schäferhundgebiß sich auch heterozygot manifestiert hat, während die recessive Erbanlage des Boxergebisses nur im homozygoten Zustand phänotypisch klar in Erscheinung getreten ist. Bei der Kreuzung der heterozygoten F_1-Hündin mit dem homozygoten recessiven Boxergebiß (Progenie) hätten zur Hälfte Schäferhund- und Boxergebisse entstehen müssen, was aber auch ungefähr den Tatsachen entspricht; denn 4 Gebisse sind dem Boxer- und 5 dem Schäferhundgebiß ähnlich. Allerdings muß bemerkt werden, daß das recessive Boxergebiß sich in reiner Form nur einmal findet, die 3 übrigen Gebisse stellen bereits intermediäre Typen dar. Von den restlichen 5 Gebissen sind ebenfalls 2 intermediärer Art, sind aber schon mehr dem Schäferhundgebiß ähnlich, die übrigen 3 aber gehören zum Typus des Schäferhundgebisses.

Bei der Rückkreuzung haben sich also ganz besonders die verschiedenen intermediären Typen manifestiert. Die Quantität des Schäferhund- oder Boxergebisses zeigt sich in gleichmäßiger Abstufung. Die Intensität des progenen Boxergebisses hat sich nur in homozygotem Zustande infolge ihrer Recessivität behaupten können. Teilweise ist aber die Intensität doch so stark, daß sie auf die zum Gebißtypus des Schäferhundes gehörige Gebißart ihren unverkennbaren Einfluß ausübt (Abb. 8—15).

Für die Frage der peristatischen oder genotypischen Ätiologie der Biß- oder Stellungsanomalien dürfte noch die bei drei von den Rückkreuzungsbastarden sich in fast identischer Form dokumentierende Asymmetrie von Bedeutung sein. Es ist wohl nicht möglich, daß eine fast identische Asymmetrie bei 3 Hunden sich in gleicher Weise auf peristatischer Grundlage dokumentieren sollte. Die Asymmetrie der Okklusion im Schneidezahnbereich scheint also genotypischer Art zu sein. Vielleicht ist sie zustande gekommen infolge verschiedener zeitlicher Auswirkung der gleichen Erbfaktoren, vielleicht ist aber auch das Interferenzprodukt der elterlichen Paarlinge auf beiden Seiten verschieden gewesen.

Die geschilderten Tierzuchtversuche zeigen also, daß es wohl möglich ist, Anomalien des Gebisses zu züchten. Die Verhältnisse können wir ohne weiteres auf den Menschen übertragen. Sehr selten, man kann vielleicht sogar sagen, nie ist hinsichtlich der Gebiß- oder Gesichtsgestaltung, ihrer Größe und Form eine *bewußte* Gattenauslese getroffen worden. Breit- und Schmalgesichter, kräftige große und grazile kleine Gebisse gelangen wahllos zur Mischung. Nicht immer braucht daraus eine Anomalie des Gebisses oder eine Disharmonie der Gesichtszüge zu entstehen. Es besteht durchaus die Möglichkeit, daß die Kreuzung zweier extremer Typen einen intermediären Typ ergeben, den wir noch als normal

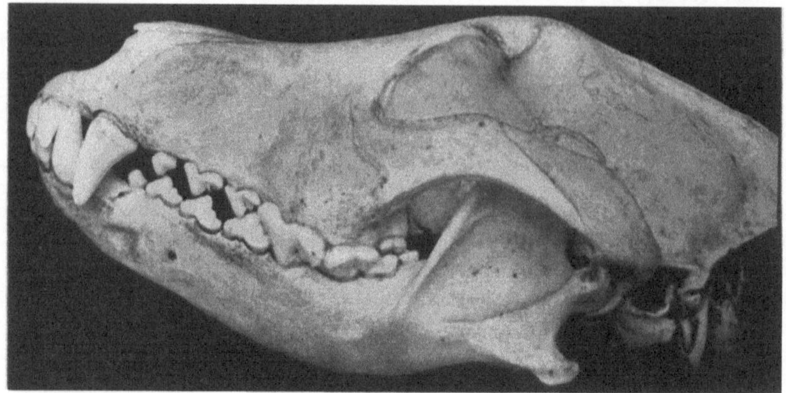

Abb. 8. Deutscher Schäferhund-Stammhund nachfolgender Zucht, aus einer Hochzucht stammend.

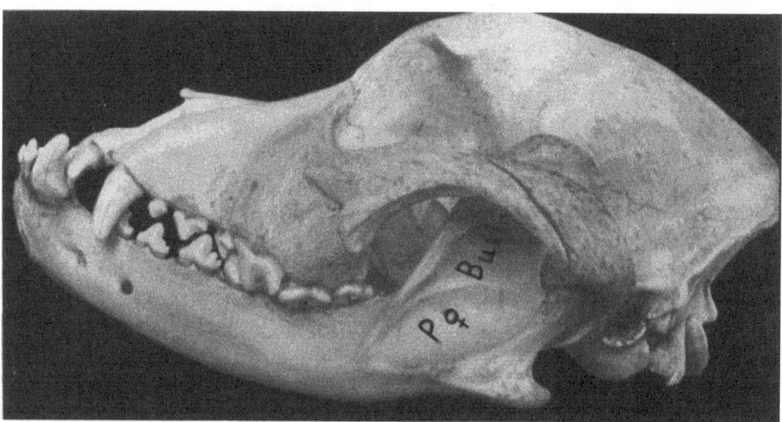

Abb. 9. Boxerhündin-Stammhündin nachfolgender Zucht, aus einer Hochzucht stammend. Breiter, kurzer Oberliefer, oberer rechter 1. Prämolar verdoppelt, unterer rechter 1. Prämolar fehlt.

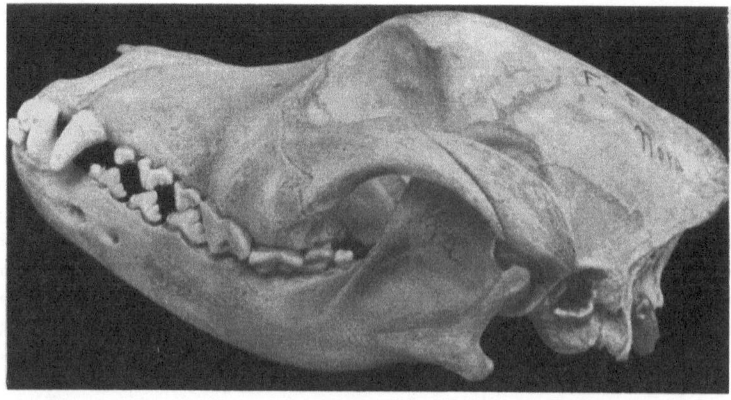

Abb. 10. Hündin F_1, Nr. 5. Mutter von den Rückkreuzungsbastarden. Linksseitiger Vorbiß der unteren Schneidezähne.

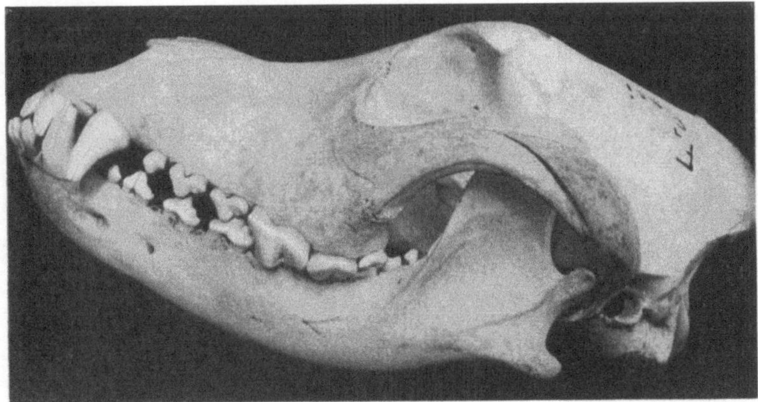

Abb. 11. Hündin F_1, Nr. 7. Mutter von der F_2-Generation. Vorbiß der unteren Schneidezähne, überzähliger 4. unterer linker Molar.

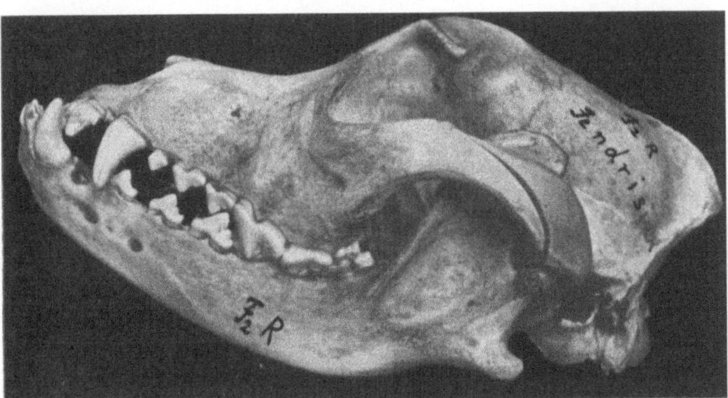

Abb. 12. Hund F_2R, Nr. 2. Retrognathe Stellung des Oberkiefers, jedoch nicht mehr in dem Maße wie bei der Stammhündin Abb. 9. Asymmetrische Okklusion der 3. oberen Schneidezähne, der linke okkludiert distal vom linken unteren Eckzahn, der rechte steht mit dem rechten unteren Eckzahn auf fast gleicher Höhe. Überzähliger unterer 1. Prämolar im linken Unterkiefer. Bei der Macerierung des Schädels sind der normale und der überzählige Prämolar verlorengegangen.

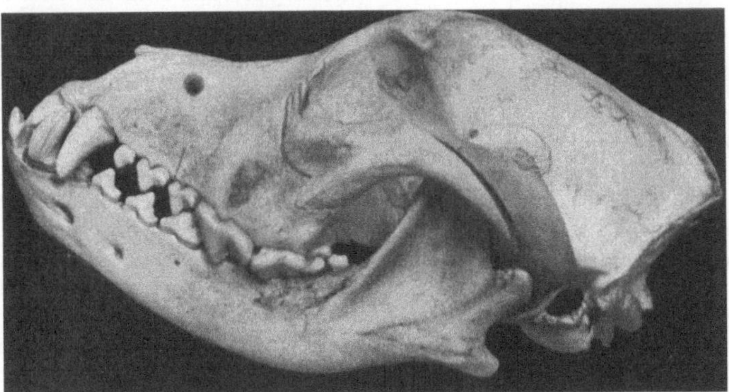

Abb. 13. Hündin F_2R. Nr. 5. Vorbiß der unteren Schneidezähne. Die oberen 3. Schneidezähne okkludieren bereits vor den unteren Eckzähnen, so daß die typische retrognathe Stellung des Oberkiefers (wie bei der Stammhündin und F_2R, Nr. 1 sowie teilweise auch bei F_2R, Nr. 2, 3 und 4) nicht mehr vorhanden ist.

empfinden. Andererseits können aber doch die verschiedensten Zwischenformen auftreten, die besonders beim Gebiß, wo die einzelnen Teile (Zähne) für die

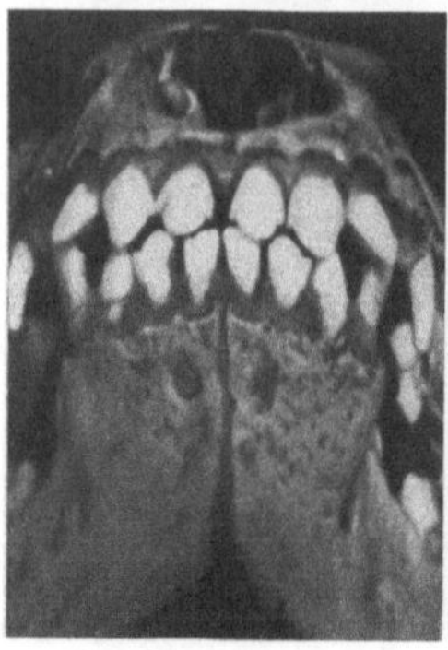
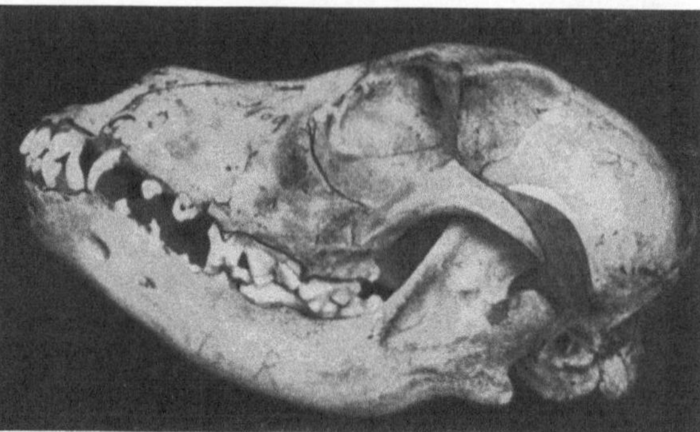

Abb. 14. Hund F_2R, Nr. 9. Die retrognathe Erbanlage der F_1-Bastardhündin (Nr. 5) und des Vaters (Boxer) hat sich bei diesem Hunde gar nicht bemerkbar gemacht. Die bereits durchgebrochenen Schneidezähne okkludieren genau so wie z. B. bei dem rassereinen Schäferhund (Abb. 8). Leider hat dieser Hund getötet werden müssen (Staupe), als der Zahnwechsel noch nicht beendet gewesen ist.

Normalokklusion sehr genau aufeinander abgestimmt sein müssen, zu Anomalien Veranlassung geben. Treten zu den genotypischen Ursachen, die eine Anomalie des Gebisses bewirken können, noch äußere deformierende Kräfte hinzu, so ergibt sich oft das Bild schwerster Entstellung. Die Abgrenzung der kausalen genotypischen und peristatischen Momente ist in solchen Fällen nicht leicht und deshalb mit Vorsicht zu beurteilen.

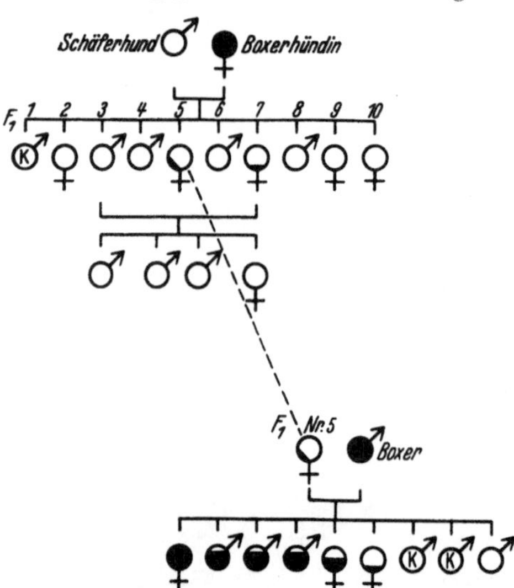

Abb. 15. Stammbaum der Hundezucht für die Vererbung der unterschiedlichen Gebißmerkmale. ○ Schäferhundgebiß; ● Boxergebiß; Ⓚ Kopfbiß der Schneidezähne; ◔ linksseitiger Vorbiß der unteren Schneidezähne; ◓ symmetrischer Vorbiß der unteren Schneidezähne; ◕ und ◒ intermediäre Gebisse.

Auf Grund der bisherigen Untersuchungsbefunde ergibt sich die weitere Aufgabe zu prüfen, ob nicht der Rückstand des Unterkiefers, der *Distalbiß* oder die zu weit nach vorn gerichtete Entwicklung des Oberkiefers, die *Prognathie*, ebenfalls unter genotypischen Einfluß stehen. Zweifellos sind für diese beiden Anomalien exogene Faktoren mehrfach die Ursache. Zu nennen wären hier vor allem die als Säugling begonnene und in der Kindheit fortgeführte Unart des Fingerlutschens, ferner die adenoiden Wucherungen. Die durch sie entstehende erschwerte Nasenatmung soll einen allseitig komprimierenden Druck auf den Kiefer ausüben, wodurch es zur Kompression, hauptsächlich des Oberkiefers und zur Protrusion der oberen Frontzähne kommt. Nun kann man aber auch die Beobachtung machen, daß Patienten wohl einen Distalbiß, aber keine Kompression der Kiefer und keine adenoiden Wucherungen haben. Andererseits sieht man häufig normal gestaltete Gebisse mit starken adenoiden Wucherungen vergesellschaftet. Wahrscheinlich haben auch diese Anomalien oft eine viel weiter zurückliegende Ursache, die im Genotypus begründet ist.

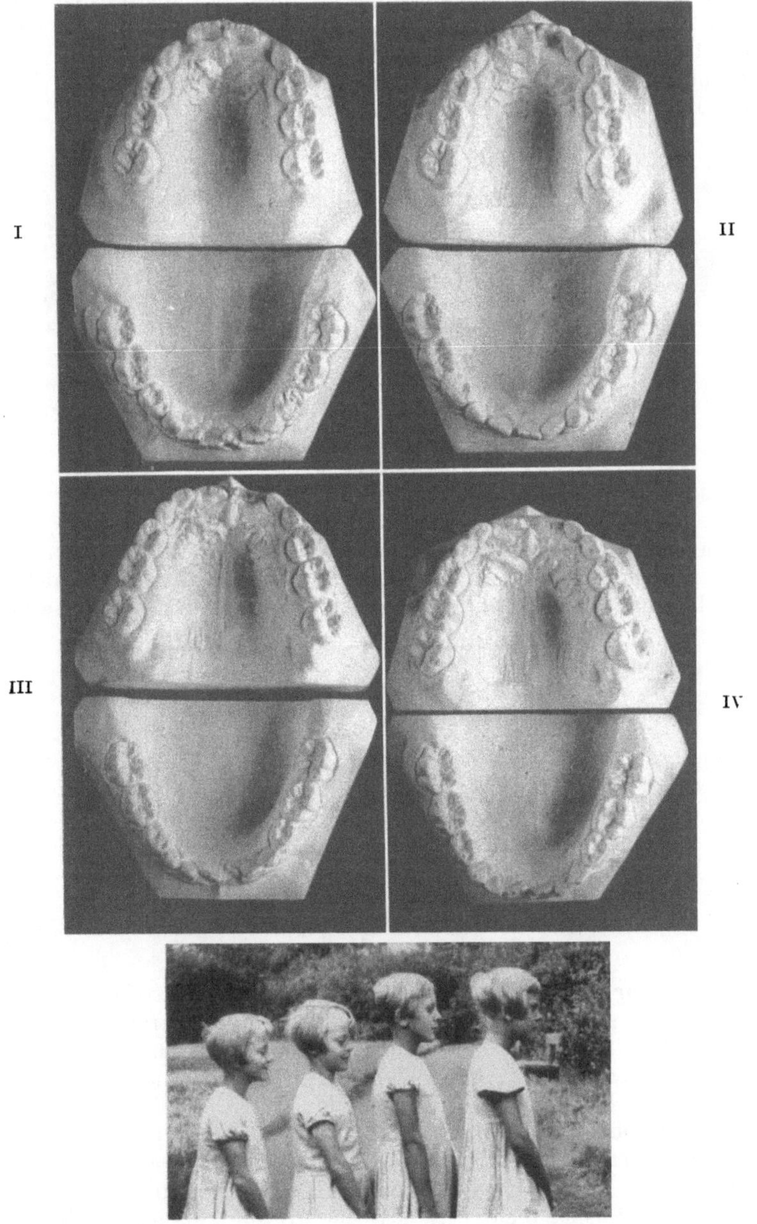

Abb. 16. Vierlinge ♀ (2mal EZ), 8 J. Bei Vierling II fehlt 2|. Gleichmäßiger Schneidezahnwechsel bei Vierling I und II bzw. III und IV.

Ritter hat 6 EZ-Paare mit konkordantem beiderseitigem und 1 EZ-Paar mit einem konkordantem rechtsseitigen (links Höcker auf Höckerbiß) Distalbiß beobachtet. Ein EZ-Paar hat linksseitigen Kopfbiß gehabt, während bei einem weiteren EZ-Paar ein Zwilling beiderseitigen, der andere einseitigen Distalbiß, auf der anderen Seite Höcker- auf Höckerbiß gehabt hat. Auch von den bekannten Vierlingsmädchen in Beuten (Oberschlesien) hat ein Paar, nämlich das größere und stärkere einen konkordanten Distalbiß und eine gleichmäßige Kompression des Oberkiefers mit leichter Protrusion der oberen Frontzähne. Das kleinere und schwächere Pärchen hat ein normal gestaltetes Gebiß (Abb. 16). Nur zwei EZ-Paare haben Diskordanz hinsichtlich des Distalbisses gezeigt. Von den ZZ-Paaren hat nur 1 Paar konkordanten Distalbiß, 12 Paare sind diskordant.

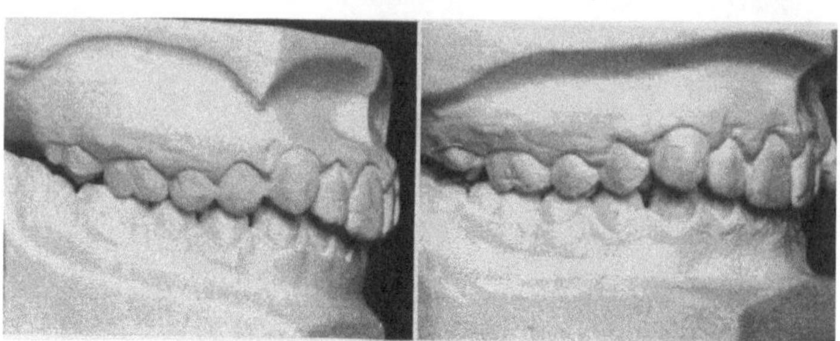

Abb. 17. EZ ♂, 12 J. Konkordanter Distal- und Deckbiß.

Entschieden fällt hier die hohe Konkordanz bei den EZ-Paaren und die Diskordanz bei den ZZ-Paaren auf, so daß man, wenn peristatische Faktoren mit Sicherheit ausgeschaltet werden können, auch dieser Anomalie genotypische Eigenschaft zuerkennen muß. Auch Rubbrecht, der der Entwicklung des Distalbisses eine längere Betrachtung gewidmet hat, folgert, daß der Distalbiß und

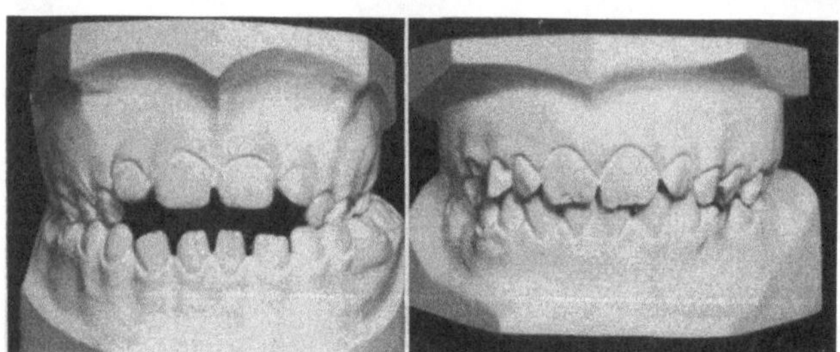

Abb. 18. ZZ ♀, 8 J. Offener Biß bei einem Zwilling, Hypoplasien an den mittleren Schneidezähnen bei dem anderen.

die Prognathie zwar nicht streng erblich sind, daß aber diese oder jene in unterschiedlichem Maße sich forterbe und sogar dominanten Charakter habe. Seine Ansicht gilt jedoch nur in beschränktem Umfange. Nicht immer wird sich eine Anomalie in gleicher Form vererben, Variationen zum Normalen und extremen Anormalen werden hier und da in Erscheinung treten. Daß die verschiedenen Formen des Distalbisses, insbesondere auch des Deckbisses in einer nicht geringen Anzahl von Fällen erblicher Art sind (Abb. 17), beweist Rubbrecht durch Familienbefunde. Auch in der Manifestation des Distalbisses gibt es mannigfache Abstufungen, die, falls sie nicht peristatischer Art sind, als intermediäre Typen zu deuten sind, was Rubbrechts Ansicht widerspricht, der Dominanz annimmt; denn es besteht die Möglichkeit, daß normale elterliche Erbanlagen hinsichtlich Kiefergröße und -form oder die der Vorfahren disharmonieren und zur Entstehung des Distalbisses oder einer Prognathie bei Kindern oder Enkeln Veranlassung gegeben haben. Mangels eines geeigneten Tierversuches kann hier nur die Vermutung ausgesprochen werden.

WEIDENREICH hat sich bereits ähnlich geäußert: „Es ist also nicht nur nicht unmöglich, daß etwaige Disharmonien der Kiefer auf Disharmonien des Erbgutes zurückgehen, sondern von vornherein das Nächstliegende, womit nicht gesagt sein soll, daß das für alle oder auch nur für die Mehrzahl der Fälle zutreffen muß. Denn, wie ZEIGER schon hervorhob, es können auch Umweltsfaktoren der mannigfachsten Art auf in sich harmonisches Erbgut derart verändernd einwirken, daß Disharmonien entstehen".

Eine Anomalie, die noch der Besprechung bedarf, ist der *offene Biß*. Ob er genotypischen oder peristatischen Ursprungs ist, ist noch nicht erwiesen. RITTER hat die Anomalie bei einem einzigen EZ-Paar konkordant und bei 6 ZZ-Paaren diskordant beobachtet. Weitere Zwillingsbefunde liegen noch nicht vor, das Material ist also noch zu gering, um daraus die genotypische oder peristatische Bedingtheit der Anomalie abzuleiten. Der offene Biß ist häufig mit hypoplastischen Zähnen vergesellschaftet, was einen Kalkmangel in der Entwicklungszeit als Ursache der Anomalie vermuten läßt. Oft ist diese Kombination aber nicht vorhanden. So hat z. B. das eben erwähnte EZ-Paar keine hypoplastischen Zähne gehabt, ebenso 3 ZZ-Paare, die offenen Biß diskordant aufweisen. Andererseits ist bei 2 ZZ-Paaren der offene Biß mit Hypoplasien der Zähne (bei einem Partner) verbunden gewesen, während bei einem anderen Paar gerade das Mädchen offenen Biß hat, das an den Zähnen keine Hypoplasien zeigt, die Zwillingsschwester dagegen zwar Hypoplasien, aber keinen offenen Biß hat (Abb. 18).

2. Die Vererbung von Stellungsanomalien einzelner Zähne.

Wenn man den Kiefer- und Bißanomalien in einer gewissen Anzahl von Fällen den genotypischen Charakter nicht mehr absprechen kann, so bleibt doch noch zu prüfen, welcher Art die anormale Stellung einzelner Zähne ist. Zweifellos werden Stellungsanomalien häufiger durch peristatische als durch genotypische Einflüsse hervorgerufen und zwar besonders durch Verstümmelung des Milchgebisses. Es gibt Kinder, die der Unart des Lutschens an einem oder mehreren Fingern noch zur Zeit des Zahnwechsels fröhnen und sich auf diese Weise nicht nur das Milch- sondern auch das bleibende Gebiß verstümmeln. Der Lutschfinger, der den Frontzähnen des Oberkiefers anliegt und gleichzeitig auf die unteren Schneidezähne drückt, zwingt diese in eine von der Norm abweichende, gedrehte oder gekippte Stellung. Bei EZ, die häufig dieselben Gewohnheiten haben, ergibt sich oft dasselbe Bild, so daß man ein genotypisches Merkmal zu erkennen glaubt. Eine genaue Anamnese kann hier vor Fehlentscheidungen bewahren, auf die auch KORKHAUS hingewiesen hat. Eine gewisse Form von Zahndrehungen, die sich besonders im Oberkiefer schön manifestieren, ist allerdings für den Genotypus charakteristisch, und zwar nicht als Anomalie selbst, sondern als Folge genotypischer Einflüsse. Sie zeigen eine besonders hohe Konkordanz bei EZ-Paaren. KORKHAUS bringt sie mit der Kieferkompression in Zusammenhang und macht mit A. M. SCHWARZ ferner darauf aufmerksam, daß gewisse Drehungen besonders der oberen Schneidezähne, der Lagerung der Zahnkeime zweiter Dentition entsprechen, wenn sie noch im kindlichen Kiefer ruhen. Hier liegen sie dachziegelartig über- und untereinander, die mittleren Schneidezähne häufig auch in spitzen, nach palatinal geöffnetem Winkel. Normalerweise gleicht sich diese gedrängte Lage der Zahnkeime im Laufe des Kieferwachstums wieder aus. Unter pathologischen Verhältnissen (Lutschen, Kompression der Kiefer durch erschwerte Nasenatmung, behindertes Wachstum durch rachitische Einflüsse) bleibt dieser Zustand erhalten. Die von RITTER erhobenen Zwillingsbefunde lassen aber auch einen starken genotypischen Einfluß erkennen. Wahrscheinlich sind auch Stellungsanomalien Folgeerscheinungen der menschlichen Bastardierung, die stattgefunden hat zwischen großkieferigen und kleinkieferigen, zwischen langkieferigen und breitkieferigen, zwischen Menschen mit großen und solchen mit kleinen Zähnen. Zweifellos tritt, wie an den

Hundebastarden erwiesen ist, im Genotypus eine intensive Mischung der elterlichen genotypischen Eigenschaften auf. Kommt z. B. eine Kombination zwischen großen Zähnen und kleinen Kiefern zustande, so muß die unabweisliche Folge eine Bißanomalie der Kiefer oder eine gedrängte, mit Drehungen verbundene Zahnstellungsanomalie sein. Die umgekehrte Kombination — kleine Zähne, große Kiefer — hat Lücken zwischen den Zähnen zur Folge, die allerdings nicht als Anomalie aufgefaßt werden (Abb. 6 und 7).

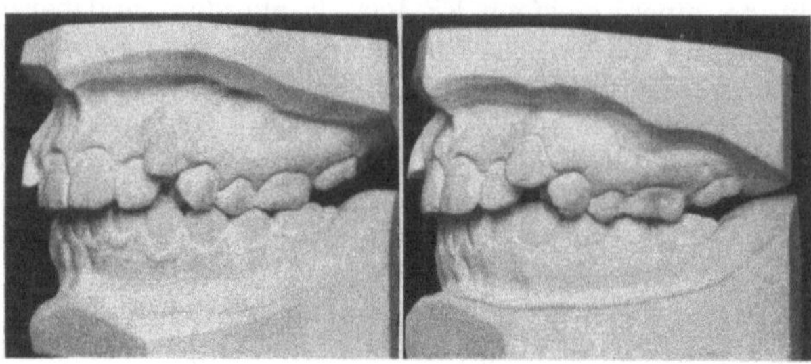

Abb. 19. EZ ♂, 12 J. Konkordanter Eckzahnhochstand.

Für jeden Organismus ist eine Wachstumsgrenze gesetzt, die endgültige Form und Größe ist genotypisch bestimmt, die allerdings durch peristatische Einflüsse in negativem oder positivem Sinne beeinflußt werden kann. Ein Eckzahnhochstand kann z. B. durch vorzeitigen Verlust der als Platzhalter wirkenden Milchzähne zustande kommen. Genotypischen Charakter erhält die Anomalie aber dann, wenn ein beschränktes, genotypisch festgelegtes Kieferwachstum ihn daran vielleicht gehindert hat, in die obere Zahnreihe sich normal einzugliedern.

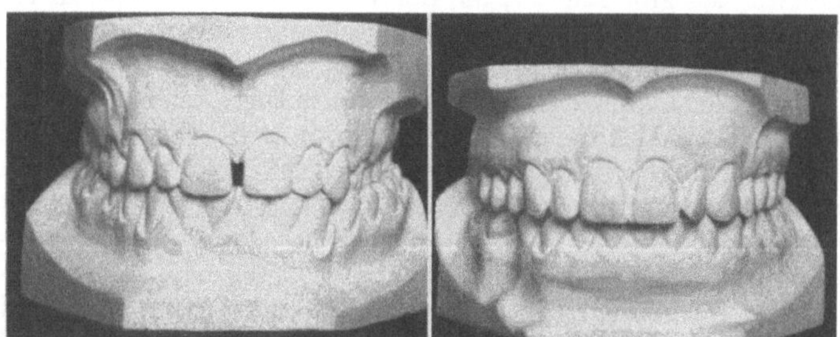

Abb. 20. ZZ ♀, 23 J. Diskordantes Diastema.

Besonders eindrucksvoll manifestiert sich der (nicht immer!) genotypische Charakter dieser Anomalie an EZ, wo ihn Ritter an 4 von 95 EZ-Paaren konkordant beobachtet hat (Abb. 19), während unter 122 ZZ-Paaren sich kein einziger konkordanter Fall befunden hat. Zwar werden bei ZZ-Paaren häufig dieselben gleichzeitigen Milchzahnverluste zu verzeichnen sein, so daß es ebenfalls zu Eckzahnhochstand und anderen konkordanten Anomalien kommt, die als Extraktionsfolgen zu verzeichnen wären. Die Konkordanz der Anomalie bei 4 EZ spricht doch aber sehr für häufig genotypisch bedingte Ursachen der Anomalie.

Eine besondere Besprechung erfordert das echte Diastema zwischen den mittleren Schneidezähnen des Oberkiefers (Abb. 3 und 20), das nur genotypischen Ursprungs ist und mit dem erworbenen Diastema nicht verwechselt werden darf. Genotypischen Charakter hat das Diastema nur dann, wenn in einem vollbezahnten ausgewachsenen Gebiß zwischen den mittleren Schneidezähnen eine Lücke klafft, über deren Breite Beobachtungen von 2—8 mm vorliegen. Auch bei einem im Wachstum begriffenen Gebiß kann eine Lücke zwischen den mittleren Schneidezähnen sowohl des bleibenden als auch des Milchgebisses auftreten. Häufig kommt aber im Laufe des Wachstums noch ein vollkommener Lückenschluß zustande, so daß die letzte Entscheidung über die genotypische oder peristatische Natur der Lücke erst nach beendetem Durchbruch der bleibenden Zähne getroffen werden kann. Über die Ätiologie des Diastemas bestehen verschiedene Theorien, deren Aufzählung hier nicht möglich ist. Oft beobachtet man, daß nicht nur eine Lücke zwischen den mittleren Schneidezähnen, sondern auch zwischen den übrigen Zähnen des Oberkiefers und auch des Unterkiefers vorhanden ist. Vielleicht sind dies Fälle, wo die zu geringe Größe der Zähne zur Größe der Kiefer in Disharmonie steht und infolge dessen zwischen den Zähnen Lücken auftreten. Vielleicht ist die Entstehung des Diastemas überhaupt auf diese Disharmonie zurückzuführen, nur die Manifestation, ob Lücke zwischen den mittleren oder auch zwischen den übrigen Zähnen, besonders den Schneidezähnen, mag verschieden sein.

Zusammenfassend läßt sich also von den Stellungsanomalien der Zähne sagen, daß ein Teil peristatischen Ursprungs ist, ein gewisser Prozentsatz aber genotypischen Charakter hat. Der Erbgang des Diastemas scheint dominant zu sein, vielleicht stellt es aber auch eine Intermediärerscheinung dar, die bedingt ist durch eine Disharmonie zwischen Zahn- und Kiefergröße in der Kombination: kleine Zähne — große Kiefer.

Schrifttum.

ABEL, W.: Zähne und Kiefer in ihren Wechselbeziehungen bei Buschmännern, Hottentotten, Negern und deren Bastarden. Z. Morph. u. Anthrop. **31** (1933). — ADLOFF: Einige Bemerkungen über die überzähligen Zähne in der Schneidezahngegend des Menschen. Dtsch. Mschr. Zahnheilk. **1918, 1.**

BOLK: Das CARABELLIsche Höckerchen. Vjschr. Zahnheilk. **1915**, 81. — Die überzähligen oberen Incisivi des Menschen. Dtsch. Mschr. Zahnheilk. **1917**, 185.

DIETRICH, OTTO: Familienforschungen über die Zahnverhältnisse im oberen Schächental. Diss. Zürich 1932.

FRÖHLICH, EUGEN: Die Erblichkeit der Dysostosis cleidocranialis. Dtsch. Mschr. Zahnheilk. **1937**, H. 3, 157.

GASPAR, JOH.: Analyse der Erbfaktoren des Schädels bei einer Paarung von Ceylon-Nackthund und Dackel. — GOLDSCHMIDT, R.: Physiologische Theorie der Vererbung. Berlin: Julius Springer 1927. — GÜTT-RÜDIN-RUTTKE: Gesetz zur Verhütung erbkranken Nachwuchses. Gesetz und Erläuterungen, 2. Aufl. 1936.

HERRMANN, M.: Ein Fall von Dysostosis cleidocranialis. Vjschr. Zahnheilk. **1932**, 471. — HESSE, G.: Weitere Befunde am Zahnsystem dysostotischer Individuen. Z. Stomat. **1926**. H. 3. — HODGE and FINN: Hereditary opalescent Dentin. J. Hered. **1938**, H. 9, 359.

JÖHR, A. C.: Reduktionserscheinungen an den oberen seitlichen Schneidezähnen. Arch, Klaus-Stiftg **9**, H. 1 (1934).

KAFTAN: Eigenartige Verfärbungen und Zerstörungen der Zähne. Zahnärztl. Rdsch. **1926**, H. 13, 222. — KESSLER: Eine eigenartige ererbte Konstitutionsanomalie der Zähne (Odontochromose ?). Zahnärztl. Wschr. **1934**, 700. — KORKHAUS: Die erste Dentition und der Zahnwechsel im Lichte der Zwillingsforschung. Vjschr. Zahnheilk. **1929**. — Zahnkaries und Vererbung. Ergebnisse der Zwillingsforschung. Dtsch. zahnärztl. Wschr. **1929**. — Die Vererbung der Anomalien der Zahnzahl. Korresp.bl. Zahnärzte **1929**. — Der erbliche Anteil an der Entstehung der Zahnwurzelform. Schweiz. Mschr. Zahnheilk. **1929**. — Anormale Merkmale der äußeren Kronen- und Wurzelform und die Frage ihrer erblichen Bedingtheit. Dtsch. Mschr. Zahnheilk. **1930**, 593. — Die Vererbung der Zahnstellungsanomalien und Kieferdeformitäten. Z. Stomat. **1930**. — Die Vererbung der Zahnfarbe. Beitr. zur Zwillingsforschung. Z. Konstit.lehre **1930**. — Ätiologie der Zahnstellungs- und Kieferanomalien. Fortschr. Orthodont. **1931**. — KNOCHE: Die Progenie in der Nachkommenschaft Goethes. Dtsch. Mschr. Zahnheilk. **1916**, 220. — KRANZ: Die innere Sekretion als biologischer Faktor bei der Entwicklung des Skeletts, spez. der Zähne der Säugetiere. Dtsch. Mschr. Zahnheilk. **1916**.

LEHMANN, W.: Die Bedeutung der Erbveranlagung bei der Entstehung der Rachitis. Z. Kinderheilk. **1936**.

MEYER, W.: Normale Histologie und Entwicklungsgeschichte der Zähne des Menschen, 1932.

PETER, K.: Atlas der Entwicklung der Nase und des Gaumens beim Menschen, 1913. — PFANNER, K.: Vererbung der Zahnkaries. Schweiz. Mschr. Zahnheilk. **1937**, H. 2, 200. — PRAEGER, W.: Pathologische Befunde bei einem Zwillingspaar. Dtsch. zahnärztl. Wschr. **1933**.

RITTER, R.: Anomalien an Hundegebissen. Fortschr. Orthodont. **1933**. — Untersuchungen über die mesio-distalen Größenverhältnisse der Zähne des Oberkiefers zu denen des Unterkiefers. Fortschr. Orthodont. **1933**. — Vererbung von Anomalien der Kiefer und Zähne. Berlin: Hermann Meußer 1937. — RUBBRECHT: Der Unterkieferprognathismus und dessen Vererbung nach dem MENDELschen Gesetz. Province dent. **1930**, 322. — Die Unterkieferprognathie im Hause Habsburg und ihre Vererbung. Rev. belge Stomat. **1930**, 175. — Über maxillo-faziale, sagittale Variationen und die Erblichkeit nach MENDEL. Rev. belge Stomat. **1930**, 1, 61, 119.

SCHWARZ, A. M.: Der Wandel in unserer Auffassung über die Genese der Okklusionsanomalien. Fortschr. Orthodont. **1931**.

TRAUNER, R. u. O. PREISSECKER: Zur Klinik und Vererbung der Zahnunterzahl. Z. Stomat. **1933**, 1159.

VERSCHUER, O. v.: Die vererbungsbiologische Zwillingsforschung. Ihre biologischen Grundlagen. Studien an 102 eineiigen und 45 zweieiigen Zwillings- und an 2 Drillingspaaren. Erg. inn. Med. **1927**. — Die Konstitutionsforschung im Lichte der Vererbungswissenschaft. Klin. Wschr. **1929**. — Erbpathologie, 1934.

WALKER, RUDOLF: Familienforschungen über die Zahnverhältnisse in 3 urnerischen Tälern. Diss. Zürich 1936. — WEIDENREICH: Körperbautypus, Gesichts- und Kiefergestaltung und die Selbstregulation von Disharmonien. Paradentium **1931**, H. 1. — WEITZ: Über die Bedeutung der Erbmasse für das Gebiß nach Untersuchungen von eineiigen Zwillingen. Dtsch. Mschr. Zahnheilk. **1924**. — Über die Vererbungsfragen in der menschlichen Pathologie. Klin. Wschr. **1926**. — WILLNER, HANS: Ektodermale Mißbildungen. Dtsch. Z. Mund- und Kieferheilkde **1936**.

ZEHNDER, ARNOLD: Zur Kenntnis der Somatologie der mongoloiden Idiotie unter besonderer Berücksichtigung der Kiefer- und Zahnverhältnisse auf Grund der Untersuchung von 36 Fällen. Diss. Zürich 1937. — ZEHNDER, EUGEN: Zur Kenntnis der Somatologie des endemischen Kretinismus unter besonderer Berücksichtigung der Kiefer- und Zahnverhältnisse auf Grund der Untersuchung von 78 Fällen. Diss. Zürich 1937. — ZILKENS: Zahnbefunde bei zwei Fällen von Dysostosis cleidocranialis. Dtsch. Mschr. Zahnheilk. **1927**, H. 11.

Erbpathologie der Lippen-Kiefer-Gaumenspalten.

Von **W. Lehmann**, Breslau und **R. Ritter**, Breslau.

Mit 11 Abbildungen.

I. Entwicklung des normalen Gaumens.

Mehrere Gewebsleisten umrahmen bei einem 4 Wochen alten Embryo die Mundbucht, und zwar setzen sie sich zusammen aus dem Stirnfortsatz, den paarigen Ober- und Unterkieferfortsätzen, die dem ersten Kiemenbogen entstammen. Der Stirnfortsatz zerfällt wieder in den Proc. nasalis medialis und in die Proc. nasales laterales, die die Nasenöffnung umschließen. Die Mundwinkel werden durch einen Einschnitt zwischen Ober- und Unterkieferfortsätzen angedeutet. Seitliche Nasenwand und Nasenflügel entstehen später aus den äußeren Nasenfortsätzen, während der mittlere Nasenfortsatz, das Nasenseptum, den mittleren Teil der Oberlippe und den Zwischenkiefer bildet. Die Oberlippenseitenteile und die Unterlippe entstehen durch Einsenkung des verdickten Epithels aus den Kieferfortsätzen, wobei sich gleichzeitig der Mundvorhof, das Vestibulum oris anzudeuten beginnt. Die Verkleinerung der zunächst noch verhältnismäßig großen Mundspalte nimmt von den Mundwinkeln ihren Ausgang.

Während der eben geschilderten Vorgänge schreitet die Entwicklung in der Mundhöhle selbst auch ständig fort. Um die 8. Embryonalwoche herum entstehen an der Innenfläche der Oberkieferfortsätze Leisten, die sich allmählich entgegenwachsen, um schließlich miteinander und mit dem Zwischenkiefer zur Gaumenplatte zu verschmelzen. Canalis incisivus, Sutura palatina und Sutura incisiva stellen später noch die Verschmelzungsstellen dar.

II. Entstehung der Lippen-Kiefer-Gaumenspalten.

Aus jeder der eben geschilderten Vereinigungsstellen kann nun bei der Entwicklung das Zusammenwachsen ganz oder teilweise ausbleiben, woraus sich die außerordentliche Mannigfaltigkeit der Spalten ergibt. Obwohl die genealogische Mißbildungsforschung noch immer eifrig bemüht ist, die Ätiologie der Spaltbildungen zu erforschen, so scheint sich aber doch gerade in den letzten Jahren die Erkenntnis Bahn gebrochen zu haben, daß die Spalten weniger auf fehlerhafter Entwicklung beruhen, sondern in der Erbanlage verankert sind. G. Just kennzeichnet den gegenwärtigen Stand der Vererbungsforschung um die Lippen-Kiefer-Gaumenspalten wie folgt:

„Wenn sich aus dem Für und Wider der bis in die neuere Zeit hinein geführten Diskussion über *amniogene* oder *genische Bedingtheit von Hasenscharten und Gaumenspalten* als Ergebnis in aller Klarheit herausstellte, daß die auf mechanische Verursachung zurückführbaren Gesichtsspalten der genannten Art durchaus in der Minderzahl gegenüber den *erblichen* Gesichtsspalten sind, so läßt sich auf die sich nun sofort erhebende Frage nach der spezifischen Art und Weise, in welcher diese erblichen Mißbildungen vererbt, bzw. ererbt werden, auf die Frage also nach ihrem Erbgang, keine so eindeutige Antwort geben. Dies erscheint vielleicht auch als nicht weiter verwunderlich, wenn man allein daran denkt, daß Charakter und Ausmaß dieser Spaltbildungen in außerordentlich weiten Grenzen zu variieren vermögen." Birkenfeld glaubt, daß eine größere Anzahl von Erbfaktoren für die Ausbildung der verschiedenen Grade der Spaltbildung notwendig ist". C. H. Schröder vertritt die Auffassung, „daß es mehrere verschiedene Biotypen der Lippen-Kiefer-Gaumenspalte gibt, deren jede für sich erblich ist", wobei der Erbgang am häufigsten recessiv, daneben geschlechtsgebunden recessiv und unregelmäßig dominant zu sein scheint.

Die amniogene Mißbildungstheorie, die von v. Winkel, Fronhöfer und Draudt besonders vertreten worden ist, wird jetzt fast ausschließlich abgelehnt. Die in den Spalten beobachteten Reste von Simonartschen Bändern werden von H. Coenen als Folge, nicht aber als Ursache der Spalten bezeichnet. C. H. Schröder nimmt an, daß Amnionstränge sich in den offenen Scharten oder an dem vorspringenden Zwischenkiefer verfangen und auch verwachsen. Da diese Amnionstränge häufig mit anderen Mißbildungen auftreten, folgert er daraus, „daß die primäre Entwicklungsstörung nicht nur die Frucht selbst, sondern auch den frühembryonalen Ektodermabkömmling, das Amnion betrifft". Bei gleichzeitiger Frucht- und Amnionmißbildung scheint eine gemeinsame kranke Erbanlage die Ursache zu sein, wobei eine Amnionmißbildung keine Fruchtmißbildung zur Folge zu haben braucht, also eine Spalte ursächlich nicht durch Amnionverwachsungen im Bereich der Spalte entstanden ist. Als amniogen bezeichnet C. H. Schröder nur solche Spalten, die nicht den physiologischen embryonalen Furchen entsprechen. Es herrscht hier eine gewisse Systemlosigkeit, die auch Debrunner, Hellner und Kiewe bei anderen durch amniotische Einflüsse verursachten Mißbildungen des menschlichen Körpers beobachtet haben.

Auch Axhausen lehnt die amniogene Entstehungsursache ab: „Die lange Zeit angeschuldigte Wirkung amniotischer Stränge darf heute wohl als gegenstandslos betrachtet werden".

Die Nachkommen eines Lippen-Kiefer- oder Gaumenspaltenträgers können erfahrungsgemäß, wenn Vererbung stattfindet, die mannigfachsten Formen der Spaltbildung erben, angefangen von der kleinsten Lippenkerbe bis zur breit klaffenden Lippen-Kiefer-Gaumenspalte. Diese Manifestationsmöglichkeiten sind scheinbar ganz von der Intensität oder der Durchschlagskraft des pathologischen Gens gegenüber dem normalen Allel, vielleicht aber auch von der Stärke peristatischer Einflüsse einerseits und dem individuellen Widerstand des Genotypus andererseits abhängig. Lenz vermutet, daß ein und dieselbe Anlage verschieden schwere Grade zur Folge haben kann, daß es sich also um eine entwicklungslabile Anlage handelt. G. Just rechnet mit der Möglichkeit, „daß bei der Vererbung der Gesichtsspalten mit ihrer hohen Variabilität quantitative Gen-Verschiedenheiten eine Rolle spielen könnten, daß also hier ein Prinzip gültig sein könnte, das neuerdings (vgl. Just, 1930, 1934) auch in der menschlichen Erbbiologie eine immer höhere Bedeutung zu gewinnen beginnt: das Prinzip der multiplen Allelie.

Wie Just bereits betont hat, ist eine genaue Prüfung der erwähnten ätiologischen Möglichkeiten jedoch schwer durchzuführen.

„Erstens ist es nicht immer ohne weiteres möglich, Schwere des klinischen Befundes und Schwere der Störung des Entwicklungsgeschehens als solcher gleichzusetzen. Eine relativ leichte Störung im Entwicklungsverlauf, über deren Wesen im Sinne kausalentwicklungsphysiologischen Verständnisses wir ja für die Gesichtsspalten nicht genügend wissen, könnte doch zu einem, was den individuellen Endzustand der Entwicklung betrifft, schwer krankhaften Prozeß führen, oder könnte, je nachdem, in welche entwicklungsphysiologische Gesamtsituation der Störungsvorgang jeweils individuell hineinfiele, zu einem bald leichteren, bald schwereren pathologischen Endergebnis führen.

Zweitens muß die Variabilität berücksichtigt werden" (Just).

Grundsätzlich unterscheidet man zwischen zwei verschiedenen Phänotypen von Spaltbildungen, nämlich zwischen den quantitativen Variationen nach dem Grad der Mißbildung (Lippenkerbe bis zur durchgehenden einseitigen Kiefer-Gaumenspalte) und zwischen den Schwankungen nach der symmetrischen oder asymmetrischen Ausdehnung des Merkmals. Beide können dieselbe Ursache haben. Oft tritt die Mißbildung bilateral-symmetrisch auf, öfter jedoch einseitig rechts oder links, wobei wieder die linke Seite häufiger bevorzugt wird. Darin ist eine erb- oder umweltbedingte Disposition zu erblicken, wofür zur Zeit noch keine Erklärung gegeben werden kann. So sah C. H. SCHRÖDER unter 255 Fällen 83 Patienten mit linksseitiger (32,6%) 40 Patienten mit rechtsseitiger (15,7%) und 64 Patienten mit doppelseitiger (25,1%) Spaltbildung. Die restlichen 68 Fälle (26,6%) betrafen mediane Spalten des harten oder weichen Gaumens.

H. FUSS stellte bei 64 Mißbildeten 29mal Linksseitigkeit und 16mal Rechtsseitigkeit fest (64,4% : 35,6%).

C. H. SCHRÖDER mißt dem vorwiegenden Befallensein des männlichen Geschlechts für die Beurteilung der Erblichkeit besondere Bedeutung bei. Unter den eben genannten 255 Fällen betrafen das männliche Geschlecht 164 (64,3%) und das weibliche 91 (35,7%) Fälle. J. SANDERS verzeichnete unter 392 Spaltenträgern 63,8% männliche und 36,2% weibliche. BIRKENFELD stellte unter 385 Fällen 61,3% männliche und 38,7% weibliche fest. Schließlich beobachteten noch H. FUSS ein Verhältnis von 62,5% : 37,5%, EICKER (unter 69 Fällen) 58,3% : 41,7% und LOFFING 56,4% zugunsten des männlichen Geschlechts. H. FUSS glaubt das Überwiegen des männlichen Geschlechts bei den Spaltbildungen damit zu erklären, daß mit einer Spalte behaftete Männer mehrfach zur Fortpflanzung kommen, als entstellte Frauen. „Da aber die Mißbildung häufiger gleichgeschlechtlich als wechselgeschlechtlich übertragen wird, könnte so ein Überwiegen des männlichen Geschlechts resultieren. Allerdings ist damit das Überwiegen bei recessivem Erbgang nicht geklärt. Doch kann hier gelegentlich der „von SCHRÖDER beobachtete geschlechtsgebundene Erbgang eine Rolle spielen“.

III. Familien- und Zwillingsbeobachtungen zur Erbpathologie der Lippen-Kiefer-Gaumenspalten.

Bei den Lippen-Kiefer-Gaumenspalten handelt es sich in vielen Fällen um eine schwere und auffällige Mißbildung. Trat nun einmal eine derartige Mißbildung nicht nur bei einem Mitglied einer Sippe auf sondern vielleicht bei mehreren Geschwistern, bei einem Elternteil und deren Kindern oder gar in drei und mehr Generationen, so konnte ein solches Vorkommnis nicht verborgen bleiben und führte dazu, daß derartige Familien genauer untersucht und als besonders interessant beschrieben und veröffentlicht wurden. Daher ist es nicht verwunderlich, daß Familien, in denen mehrere Sippenangehörige Gesichtsspalten haben, schon seit langem immer wieder beobachtet worden sind. Das Schrifttum, besonders das der älteren Zeit, weist nun eine ganze Anzahl derartiger Beobachtungen auf.

Die älteste Aufzeichnung über das Vorkommen von Gesichtsspalten in einer Sippe ist wohl die von JAK. TREW aus dem Jahre 1757 im ersten Band der Nova Acta der Kaiserlich Leopoldinischen Deutschen Akademie der Naturforscher in Halle. TREW berichtet über Hasenscharten und Gaumenspalten und sonstige Spaltbildungen, die nicht beschrieben sind, bei 10 von insgesamt 18 aufgezählten Familienmitgliedern, die sich auf 4 Generationen verteilen. Schon diese erste Sippenbeobachtung läßt zweierlei erkennen (Abb. 1). Erstens, daß das männliche Geschlecht häufiger als das weibliche von der Mißbildung befallen ist und zweitens, daß nicht eine bestimmte Spaltbildung bei allen betroffenen Familienangehörigen vorherrscht, sondern daß neben einfachen Hasenscharten auch Gaumenspalten und sonstige allerdings nicht näher bezeichnete Spaltbildungen in Erscheinung traten. Das Vorkommen von Gesichtsspalten in mehreren Geschlechtern deutet auf dominanten Erbgang hin. Noch in dem gleichen Jahrhundert (1795) sah Lucas 4 Geschwister mit einer Hasenscharte. Auf die Möglichkeit, daß eine erbliche Anlage die Ursache für diese Spaltbildung sein könnte, geht der Autor nicht ein. Die Rolle der Erblichkeit betont hingegen Anna, der 1805 eine Familie beschrieb, in der der Proband an einer Hasenscharte litt. Sein Vater war äußerlich gesund. Mit seiner ersten Frau hatte dieser 9 Kinder, von denen sieben tot zur Welt kamen, die zwei lebenden hatten einen Wolfsrachen. Das erste Kind seiner zweiten Frau hatte ebenfalls eine Hasenscharte wie auch das dritte. In der Verwandtschaft des Vaters fanden sich noch zwei Hasenschartenträger. In den folgenden Jahrzehnten berichten eine ganze Anzahl von Autoren über Sippen mit gehäuftem Auftreten von Spaltbildungen. Derartige Mitteilungen liegen vor von Meckel (1812), Nicati (1822), Steinhausen (1836), Houston (1842), Canard (1845), Rennert (1846) und Roux (1848). Da es sich zunächst nur um kasuistische Beobachtungen an Sippen handelt, lohnt es sich nicht, im einzelnen auf sie einzugehen.

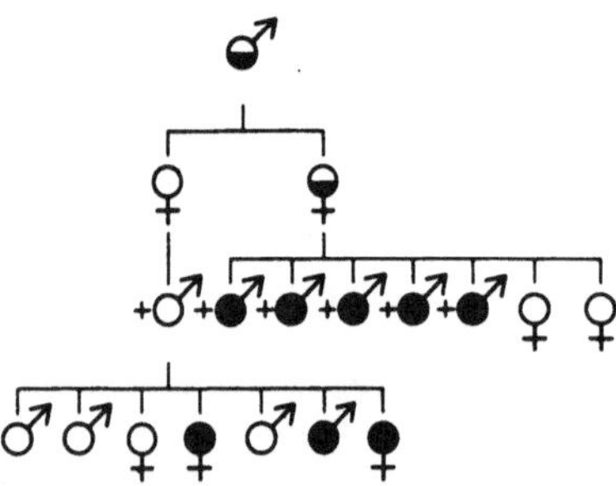

Abb. 1. Stammbaum aufgestellt nach den Angaben von Jak. Trew aus dem Jahre 1757; der zweite nicht angegebene Elter kann als gesund betrachtet werden. (Nach Schröder.) ◒ doppelseitige Hasenscharte; +○ höckeriger, ungleichmäßig geformter Gaumen; ● Lippen-Kiefer-Gaumenspalte; +● sonstige Spaltbildungen.

Eingehendere Beobachtungen von gehäuftem Vorkommen von Lippen-Kiefer-Gaumenspalten in 3 Familien hat Demarquay (1845) veröffentlicht. Er betont, daß eine erbliche Anlage eine wichtige Rolle bei der Entstehung der Spalten in diesen Sippen spielen dürfte. In dieser Hinsicht ist auch eine Mitteilung von J. J. Murray aus dem Jahre 1860 lehrreich. In der von Murray beschriebenen Familie hatten der Vater und einige seiner 8 Kinder Mißbildungen. Während bei dem Vater eine doppelseitige Lippen-Kiefer-Gaumenspalte aufgetreten war, hatte die älteste Tochter nur eine Gaumenspalte. Das dritte Kind, ein Mädchen, litt wie der Vater auch an einer doppelseitigen durchgehenden Spalte, das jüngste Kind, ein Knabe, hatte diese Mißbildung ebenfalls, aber nur linksseitig. Murray fand unter den 8 Geschwistern noch weitere Anomalien. Ein Kind wies eine Syndaktylie auf, ein anderes einen hohen und spitzen Gaumen. Eine Syndaktylie konnte übrigens auch noch bei der Großmutter väterlicherseits der Kinder nachgewiesen werden. Spaltbildungen sogar in 5 Generationen will Fergusson (zit. nach Rischbieth) gesehen haben. Einzelheiten hierüber sind uns nicht bekannt, da uns die Originalmitteilung nicht zugänglich war. Erwähnenswerte Sippenbeobachtungen liegen noch aus den drei folgenden Jahren vor. So berichtet 1861 Richet über familiäres Auftreten doppelseitiger Hasenscharten in 3 Generationen. Die betroffenen Sippenmitglieder zeigten gleichzeitig noch einen vorstehenden Zwischenkiefer und eine Mißbildung des Unterkiefers. 1862 hat Passavant die Stammtafel einer Sippe veröffentlicht, die wir nebenstehend abbilden (Abb. 2). In dieser 24köpfigen Familie kamen bei 6 Mitgliedern in buntem Wechsel Hasenscharten und Wolfsrachen vor. Beachtenswert erscheint, wie ein Blick auf die Stammtafel lehrt, daß mehrfach Spaltbildungen bei Sippenmitgliedern in Erscheinung traten, deren Eltern oder Nachkommen offenbar frei von einer Mißbildung geblieben waren, so daß eine direkte Vererbung des Merkmals anscheinend nicht vorlag. Schließlich verdient noch die Beobachtung von SPROULE (1863) hervorgehoben zu werden, da sie sich auf seine eigene Familie erstreckt. Sein älterer, gesunder Bruder hatte eine Tochter, die mit einer Hasenscharte behaftet war. Bei seinem jüngeren Bruder war eine Lippen-Kiefer-Gaumenspalte aufgetreten. Bei 3 von dessen 8 Kindern zeigten sich ebenfalls Gesichtsspalten.

Es lassen zwar die bisher im Schrifttum wiedergegebenen Familienbeobachtungen von gehäuftem Vorkommen von Spaltbildung in zwei und mehr Generationen vermuten, daß bei der Entstehung dieser Mißbildung ein Erbfaktor eine Rolle spielt, man darf jedoch nicht übersehen, daß es sich hierbei lediglich um rein kasuistische Mitteilungen handelt, die eine Auslese nach „interessanten" Fällen darstellt.

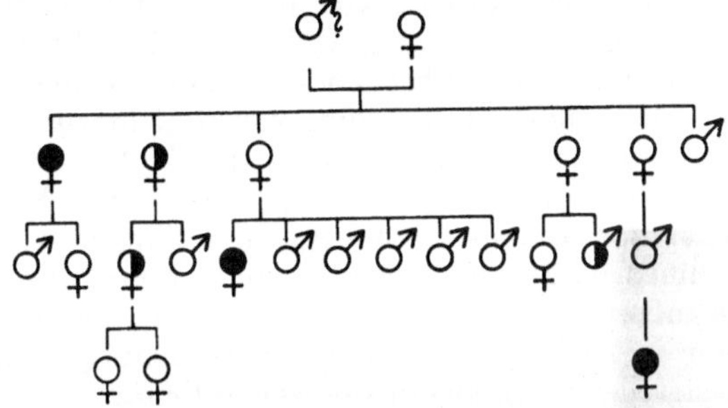

Abb. 2. Familie mit Hasenscharten und Gaumenspalten (nach den Angaben) von PASSAVANT (1862).
● Hasenscharte + Gaumenspalte; ◐ Hasenscharte; O? ob mißbildet, unsicher.

Die Frage nach der Ätiologie der Spaltbildungen nahm an Bedeutung zu, als es in der zweiten Hälfte des vorigen Jahrhunderts den Chirurgen durch die Ausarbeitung besonderer operativer Methoden gelang, Träger von Lippen-Kiefer-Gaumenspalten durch eine Plastik von ihrer oftmals stark entstellenden Mißbildung weitgehend zu befreien. Aus den Jahrzehnten nach 1870 haben nun eine ganze Reihe von chirurgischen Kliniken in Deutschland und in der Schweiz durch Dissertationen Statistiken über durchgeführte Operationen von Gesichtsspalten veröffentlichen lassen. In diesen Arbeiten nimmt die Frage nach der Rolle eines etwaigen Erbfaktors einen mehr oder weniger breiten Raum ein. Angeregt durch die früher im Schrifttum niedergelegten Familienbeobachtungen versuchten die Autoren in den ihnen zur Verfügung stehenden Krankengeschichten nach weiteren Fällen von Gesichtsspalten in den Sippen der einzelnen Probanden zu fahnden. Allerdings stützen sich die Nachforschungen durchweg nur auf Anamnesen und nicht auf intensive Sippenuntersuchungen. Die Nachteile derartiger anamnestischer Erhebungen für die Erbforschung liegen auf der Hand, so daß nicht näher auf diese eingegangen zu werden braucht. Mit Hilfe solcher Methoden wird man niemals die gesamte Sippe der Probanden erfassen und beurteilen können. Es ist daher nicht verwunderlich, daß die Ergebnisse der

Tabelle 1. Dissertationen über Hasenschartenoperationen aus Chirurgischen Kliniken Deutschlands und der Schweiz zwischen 1870 und 1900.

Autoren	Zahl der Fälle	Davon erblich	%	Autoren	Zahl der Fälle	Davon erblich	%
1878 FRITZSCHE	50	10	20,0	1890 FIEGE	29	4	13,8
1883 STOBWASSER	70	4	5,7	1892 SALOMON	24	5	20,0
1884 HERRMANN	197	7	3,6	1892 BOSCH	78	2	2,5
1884 DISSMANN	287	5	1,8	1896 FRICCIUS	116	22	1,9
1885 GOTTHELF	56	3	7,0	1896 FAHRENBACH	210	12	5,7
1885 EIGENBRODT	55	5	9,1	1899 WIES	50	3	6,0
1886 MÜLLER	270	32	12,0	1900 SCHMITZ	43	1	2,3
1890 RENTEL	53	4	7,5	1900 FRANKE	35	3	8,5
1890 BEIN	52	9	19,0				

Nachforschungen recht unterschiedlich sind. Der Hundertsatz des Vorkommens von weiteren Fällen von Spaltbildungen in den Sippen der Ausgangsfälle schwankt bei den einzelnen Autoren zwischen 1% und 20%, wie aus der vorhergehenden Tabelle 1 zu ersehen ist.

Der Vollständigkeit wegen führen wir die Namen einiger Autoren an, die in der Zeit zwischen 1870 und 1900 über familiäres Auftreten von Lippen-Kiefer-Gaumenspalten in zwei und mehr Generationen berichteten. Derartige Mitteilungen liegen vor von THIELEMANN (1885), PLICQUE (1890), FEIN (1896) und FRONHÖFER (1896). Da diese Familienbeobachtungen keine neuen Gesichtspunkte zur Frage der Erbanlage bei der Entstehung der Gesichtsspalten enthalten, erübrigt sich die Besprechung derselben.

Im Laufe des 19. Jahrhunderts hat es nun nicht an Stimmen gefehlt, die sich mehr oder weniger stark gegen die Bedeutung der Mitbeteiligung eines Erbfaktors bei der Entstehung der Lippen-Kiefer-Gaumenspalten ausgesprochen haben. Nach Ansicht von ROUX und GEOFFROY ST. HILAIRE spielt die Erbveranlagung eine geringe Rolle. Auch v. BRUNS spricht sich dahin aus, daß die Erblichkeit gegenüber anderen ursächlichen Faktoren unwesentlich sei. Die Anschauung der Entstehung von Gesichtsspalten auf erblicher Grundlage schien gegen Ende des Jahrhunderts durch die amniogene Theorie von v. WINCKELs (s. oben) ins Wanken zu geraten. Mit Hilfe seiner Theorie glaubte von v. WINCKEL die Entstehung der Lippen-Kiefer-Gaumenspalten erklären zu können. Gegen die Ansichten von v. WINCKELs hat sich sehr bald (1903) HAYMANN geäußert. Zwar konnte er in seinem Material von 244 Hasenschartenträgern nur in 20% weitere Fälle von Gesichtsspalten in den Sippen der Probanden feststellen, doch aus theoretischen Erwägungen heraus lehnt er die ausschließlich amniogene Entstehung der Gesichtsspalten ab. Er machte darauf aufmerksam, daß bei Trägern von Gesichtsspalten nicht selten andere Anomalien gleichzeitig vorkommen. Seine Meinung formuliert er folgendermaßen: „Nehmen wir hierzu das häufige Zusammentreffen von Hasenscharten mit Bildungshemmungen des Hirns, des Rückenmarks, der Sinnesorgane, des Gefäßsystems, des Urogenitalsystems und der Bauchdecken, vergegenwärtigen wir uns endlich, daß mit 11 Hasenschartenfällen statt der vom mechanischen Standpunkte aus zu erwartenden amniogenen Amputation Polydaktylien verbunden waren, dann erscheint uns die Hasenscharte nicht als amniogenes Trauma, sondern als *primäre Bildungshemmung aus inneren Ursachen*." Die endogene Entstehung der Gesichtsspalten erscheint HAYMANN also als die wichtigste Ursache. Als erster setzte sich übrigens HAYMANN dafür ein, daß zur Aufklärung der Ätiologie dieser Mißbildung genaue Stammbäume aufgestellt werden müßten.

Die Anschauungen HAYMANNs unterstützte ein Jahr später HAUG durch seine Untersuchungen an Hasenschartenträgern. Unter 555 Fällen fand er in den Sippen von 66 Probanden weitere Mitglieder, die mit der Mißbildung behaftet waren (rund 12%). HAUG führt insbesondere an, daß gegen die häufige Entstehung von Gesichtsspalten durch amniotische Bänder eine Reihe von Bedenken erhoben werden könnten. „Es bleibt so völlig unerklärlich, warum die Hasenscharten häufiger links als rechts entstehen, warum bei Knaben häufiger als bei Mädchen."

Diesen Arbeiten aus den ersten Jahren nach der Wiederentdeckung der MENDELschen Regeln, als man sich den Fragen der Erblichkeit der Krankheiten und Mißbildung in erhöhtem Maße zuwandte, kommt eine besondere Bedeutung zu. Eindeutig setzen sich HAYMANN und HAUG für die endogene Entstehung der Lippen-Kiefer-Gaumenspalten ein.

Auch in der Folgezeit hat man sich immer wieder durch die Mitteilung von Familienbeobachtungen um die Aufklärung der Ätiologie der Gesichtsspalten bemüht. RISCHBIETH kommt das Verdienst zu, 75 bis zum Jahre 1909 bekannt gewordene Stammbäume von Sippen mit Spaltbildungen zusammengetragen und in der Sammlung „*Treasury of Human Inheritance*" veröffentlicht zu haben. Ein großer Teil der Stammbäume ist allerdings nicht sehr vollständig und beschränkt sich nur auf wenige Familienmitglieder. Immerhin vermittelt die Zusammenstellung eine gute Übersicht über das Schrifttum bis zum Jahre 1909. Nach dem Jahre 1910 sind noch eine Reihe weitere Familienbeobachtungen hinzugekommen. Wir nennen die Mitteilungen von TICHY (1920), LENZ (1921), BROPHY (1924), LEVEN (1928) und Frenzel (1936). Zum Teil enthalten die Veröffentlichungen recht eindrucksvolle Stammtafeln mit gehäuftem Vorkommen von Gesichtsspalten in mehreren Generationen. Wir erwähnen schließlich noch einige statistische Arbeiten, in denen von den Autoren Angaben über mehrfaches Auftreten von Spaltbildungen in den Sippen der untersuchten Ausgangspersonen gemacht wurden. EDBERG (zit. nach BIRKENFELD) errechnete, daß in seinem Material in 10% weitere familiäre Fälle von Gesichtsspalten vorhanden waren, BIRKENFELD (1926) in 20%, EICKER (1930) in 32%, LOFFING (1930) in 11,4%, HÄNTZSCHEL (1935) in 20,4%, FUSS (1935) in 19%, ÜBERMUTH (1938) in 14% und GEBIGKE (1938) in 34%. Auch bei diesen statistischen Arbeiten fallen ähnliche starke Schwankungen in den mitgeteilten Prozentsätzen der erblichen Belastung auf, wie wir sie bereits bei den oben erwähnten Dissertationen aus den Jahren nach 1870 antrafen. Die Unterschiede dürften durch eine verschieden intensive Durchforschung der Sippen der Ausgangspersonen bedingt sein.

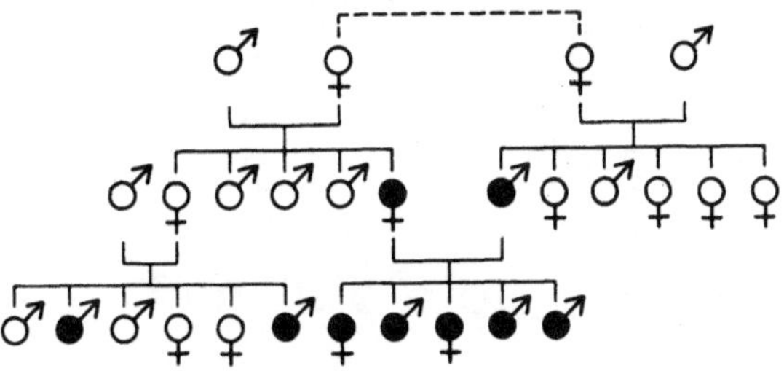
Abb. 3. Sippe mit Hasenscharten nach CUNNINGHAM (umgezeichnet).

Eine eindrucksvolle Sippentafel, die von CUNNINGHAM stammt, sei an dieser Stelle eingefügt (Abb. 3). Ein Elternpaar mit Hasenscharten hatte 5 Kinder, die ebenfalls alle Gesichtsspalten aufwiesen. Die Eltern waren blutsverwandt. In der Verwandtschaft fanden sich noch 2 weitere Fälle von Hasenscharten.

Überschauen wir das bisher mitgeteilte Beobachtungsmaterial zur Erbpathologie der Lippen-Kiefer-Gaumenspalten, so erkennen wir, daß die Forschung über eine Fülle von einzelkasuistischen Familienbeobachtungen mit gehäuftem Vorkommen von Gesichtsspalten verfügt. Auch eine Anzahl statistischer Arbeiten liegen vor, die sich, gestützt auf eine mehr oder weniger große Zahl von Ausgangspersonen, bemühen, die Häufigkeit des Vorkommens von weiteren Fällen von Spaltbildungen in den Sippen der Probanden festzustellen. Wir vermissen jedoch Untersuchungen, die sich auf eingehende, lückenlose Nachforschungen berufen können. Wie wir sehen werden, sind derartige Untersuchungen nötig, damit in den Sippen nicht nur die auffällig mißbildeten Verwandten der Probanden erfaßt werden, sondern auch jene Personen, die auf den ersten Blick zwar keine deutliche Spaltbildung aufweisen aber vielleicht nur eine Mikroform der Mißbildung etwa nur eine Zahnstellungsanomalie oder dergleichen, zeigen. Auch zu statistischen Berechnungen von Erbgängen sind lückenlose Untersuchungen an möglichst vielen Sippen ein Erfordernis.

Die erste Arbeit, die sich bemüht, an einem unausgelesenem Ausgangsmaterial intensive Familienforschungen an möglichst vielen Sippenangehörigen durchzuführen, ist die von SCHRÖDER, die 1931 erschien. Das Ausgangsmaterial stellten 180 operierte Personen mit Hasenscharten und Gaumenspalten dar. In 35 Familien (20%) konnte SCHRÖDER weitere Verwandten mit Gesichtsspalten ausfindig machen. Er betont aber, daß dieser Prozentsatz eher zu niedrig ist.

Der Autor ist der Ansicht, daß am häufigsten ein recessiver daneben auch ein recessiv-geschlechtsgebundener und unregelmäßiger Erbgang vorzukommen scheint. SCHRÖDER hat in den folgenden Jahren Erblichkeitsuntersuchungen an weiteren 75 Trägern von Gesichtsspalten angestellt und das Ergebnis 1935 veröffentlicht. Unter diesen 75 Probanden fand er durch eingehende Familienuntersuchungen in den Sippen von 32 Ausgangspersonen (42,7%) weitere Verwandte mit einer Gesichtsspalte. Die Durchmusterung der wiedergegebenen Stammtafeln läßt erkennen, daß in den Familien schwere und leichte Formen der Gesichtsspalten in buntem Wechsel vorkommen. SCHRÖDER hat besonders auf Zahnstellungsanomalien in den Sippen geachtet. Betrafen diese den Eckzahn, d. h. jene Stelle, wo sich bei Merkmalsträgern eine Spalte befindet, so faßte er derartige Stellungsanomalien als rudimentäre Manifestierung der krankhaften

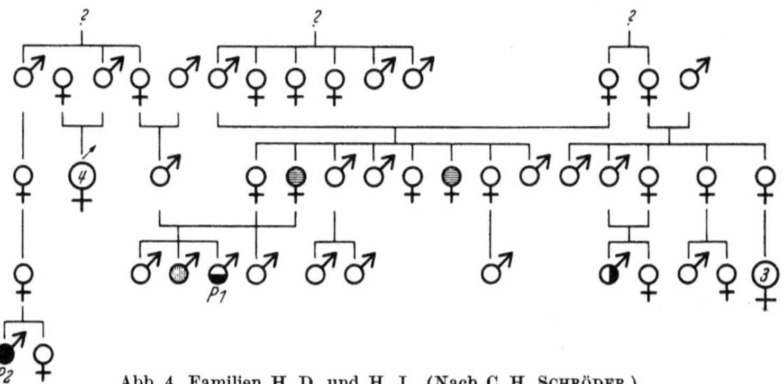

Abb. 4. Familien H. D. und H. J. (Nach C. H. SCHRÖDER.)
P1, Hasenscharte, links; Lippen-Kiefer-Gaumenspalte, links; *P2*, Lippen-Kiefer-Gaumenspalte, doppelseitig; Zahnstellungsanomalie; Angeborener Hydrocephalus, mit $3^1/_2$ Jahren gestorben; Gesunde Geschwisterschaft, bei der die Zahl im Kreis die Geschwisterzahl angibt.

Anlage auf. Mehrfach konnte er eine solche Anomalie bei einem äußerlich gesunden Elter oder bei anderen Verwandten feststellen. Analog hierzu betrachtet SCHRÖDER als rudimentäre Ausprägung einer Gaumenspalte oder Hasenscharte die Zäpfchenspalte bzw. den Einkniff am Lippenrot. Das Vorkommen von Zahnstellungsanomalien in den Sippen von Trägern von Lippen-Kiefer-Gaumenspalten war übrigens schon FRITZSCHE, HAYMANN und anderen aufgefallen (Abb. 4). Auf die erbbiologische Bedeutung dieser Mikroformen der Erbanlage kommen wir später noch zurück. Die Ergebnisse der Untersuchungen SCHRÖDERs in bezug auf den Erbgang der Mißbildung werden wir in einem gesonderten Abschnitt besprechen.

Eine zweite Arbeit, die sich auf eine Durchforschung einer großen Zahl von Sippen stützt, bedarf der Erwähnung. SANDERS veröffentlichte 1934 eine umfangreiche Untersuchung, die sich auf 392 operierte Ausgangsfälle der Kliniken in Rotterdam und Schiedam gründet. Ein großer Teil der Probanden entstammte nahe beieinanderliegenden ländlichen Bezirken. SANDERS konnte nun mittels genauer genealogischer Nachforschungen eine nicht unerhebliche Blutsverwandtschaft unter den Probandeneltern feststellen. Eine solche bestand bei 175 von den 392 Probandeneltern, d. h. bei rund 45%. Diese Tatsache erklärt den Hundertsatz von Fällen, in denen SANDERS in den Sippen der Probanden weitere Verwandte fand, die Träger der Mißbildung waren. Der festgestellte Prozentsatz belief sich nämlich auf 44,5. Seine Ansichten über die Erbgangsverhältnisse werden wir später erörtern.

Schließlich sei noch eine dritte, 1939 erschienene Sippenuntersuchung von MENGELE hervorgehoben. Die umfangreiche Arbeit geht von 17 Probanden aus, die größtenteils durchgehende Lippen-Kiefer-Gaumenspalten aufwiesen. 1222 Personen wurden erfaßt, von denen in 746 Fällen ärztliche Befunde vorlagen. 583 Sippenangehörige konnte MENGELE persönlich untersuchen. Bei seinen Erhebungen über die Erblichkeitsverhältnisse stieß der Autor in 8 von den 17 untersuchten Sippen auf je einen weiteren Sippenangehörigen mit einer Spaltbildung im Bereich der Lippe, des Kiefers oder des Gaumens. In einer weiteren Sippe konnte MENGELE eine „Mißgeburt“ mit einer Lippen-Kiefer-Gaumenspalte und 6 Fingern und 6 Zehen feststellen. Somit ließ sich in ungefähr der Hälfte der durchforschten Sippe der Nachweis der Erblichkeit erbringen, und zwar waren dreimal Spaltbildung bei dem Probanden und einem Elter, einmal bei Proband und Bruder der Mutter und fünfmal Spaltbildung zum zweitenmal bei einem entfernten Blutsverwandten aufgetreten. Das kleine Material gestattet zwar nicht eine Errechnung der prozentualen Häufigkeit der familiären Fälle, MENGELE glaubt jedoch, daß die von ihm festgestellte Erblichkeit der Lippen-Kiefer-Gaumenspalten etwa den Zahlen nahekommt, die von SANDERS mit 44,5% und SCHRÖDER mit 42,7% angegeben wurden.

Auch diese Arbeit, die sich auf eine sehr gründliche Sippendurchforschung stützen kann, zeigt, daß in ungefähr der Hälfte der untersuchten Familien die Erblichkeit sich nicht unmittelbar nachweisen ließ. MENGELE wirft nun die Frage auf, ob in diesen Sippen mit recessivem Erbgang gerechnet werden muß, oder ob es sich um nichterbliche Fälle handelt. Wie schon aus älteren Untersuchungen, insbesondere der von SCHRÖDER hervorging, äußert sich das Merkmal „Lippen-Kiefer-Gaumenspalte“ nicht nur in typischer Weise, sondern oftmals nur in rudimentärer Form als Zäpfchenspalte, Einkniff am Lippenrot oder Zahnstellungsanomalie, d. h. also in Gestalt einer *Mikroform* der Anlage. Diese Beobachtungen weisen darauf hin, daß es sich bei dem Merkmal „Lippen-Kiefer-Gaumenspalte“, wie MENGELE sich ausdrückt, um eine „labil manifestierende“ Anlage handelt. Auf das Auftreten von Kleinformen des Merkmals hat MENGELE nun besonders geachtet. Zu diesen rechnet er: 1. submuköse Gaumenspalte; 2. ganz oder teilweise gespaltenes Zäpfchen, Kerbe des Zäpfchens; 3. Einkniff in der Oberlippe; 4. hoher, steiler, spitzbogiger oder dachreiterförmiger, meist schmaler Gaumen; 5. Verdoppelung, median gelegene Kerbenbildung, Reduktion oder Fehlen des Incisivus 2, einseitig und doppelseitig, und 6. Stellungsanomalien des (meist reduzierten) Incisivus 2 und Caninus. Meist „Verkantung“ oder „Vertauschung“. Die Beziehungen der unter 1—3 genannten Kleinformen mit den Spaltbildungen sind klar. Aber auch die restlichen Mikroformen sind, wie MENGELE betont, mit großer Wahrscheinlichkeit als Folgeerscheinung der Hemmungsbildung, d. h. des gestörten Spaltenschlusses anzusehen, wenn man die Entwicklungsgeschichte der Gesichtsbildung bzw. die Entstehungsbedingungen, die zu den Lippen-Kiefer-Gaumenspalten führen, berücksichtigt. Allerdings dürfen die genannten Anomalien nicht ohne weiteres immer als Kleinformen der Spaltbildung herangezogen werden, weil einige von ihnen mit einer gewissen Häufigkeit auch in der Durchschnittsbevölkerung auftreten. Vorsicht in der Bewertung ist demnach am Platz. Auch bei bestimmten Systemerkrankungen und auch als Degenerationszeichen bei Geisteskrankheiten (PROELL) finden sich Zahnstellungsanomalien und hoher Gaumen. Die Heranziehung der Kleinformen in den Kreis der Manifestationsformen der Lippen-Kiefer-Gaumenspalten darf daher, wie MENGELE hervorhebt, nur nach kritischen differentialdiagnostischen Erwägungen vorgenommen werden. Für den Nachweis der Erblichkeit des Merkmals „Lippen-Kiefer-Gaumenspalte“ fordert dann MENGELE, daß außer den Hauptformen des Merkmals mindestens zwei verschiedene Mikroformen bei ein und derselben Person oder im gleichen engeren Erbkreis vorhanden sein müssen. Nur so wird vermieden, daß eine solche Kleinform als Manifestation der Spaltbildung angesehen wird, während sie in Wirklichkeit in einer bestimmten Familie für sich erblich vorkommt. Nach Einbeziehung auch der Mikroformen des Merkmals konnte Mengele in 13 von den 17 untersuchten Sippen den Erbnachweis erbringen. In 8 Familien davon war der Beweis der Erblichkeit schon durch das Auffinden eines weiteren

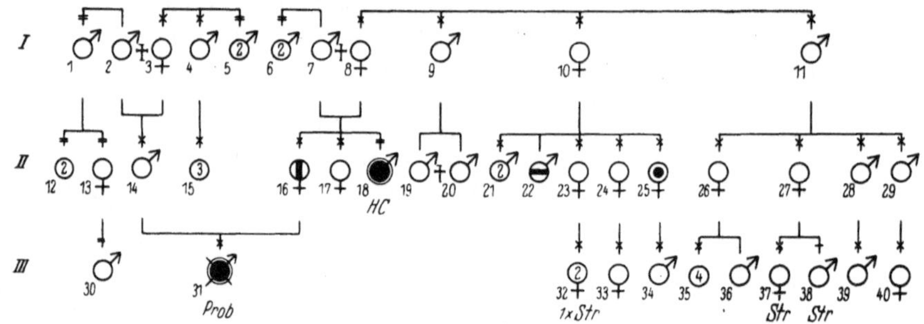

Abb. 5. Sippe mit Kleinformen der Spaltbildung. (Nach Mengele.)
Lippen-Kiefer-Gaumenspalte; hoher, spitzer, steiler Gaumen; Zäpfchenspalte oder submuköse Gaumenspalte; typischer Zahnstellungsfehler bzw. Fehlen des Incisivus 2.

Sippenangehörigen mit einer Lippen-Kiefer-Gaumenspalte gelungen. In den restlichen 5 Sippen kamen Mikroformen des Merkmals zur Beobachtung, so daß auch in diesen Fällen die Erblichkeit sehr wahrscheinlich gemacht werden konnte. Eine Sippe mit Kleinformen bei mehreren Blutsverwandten zeigt die Abb. 5.

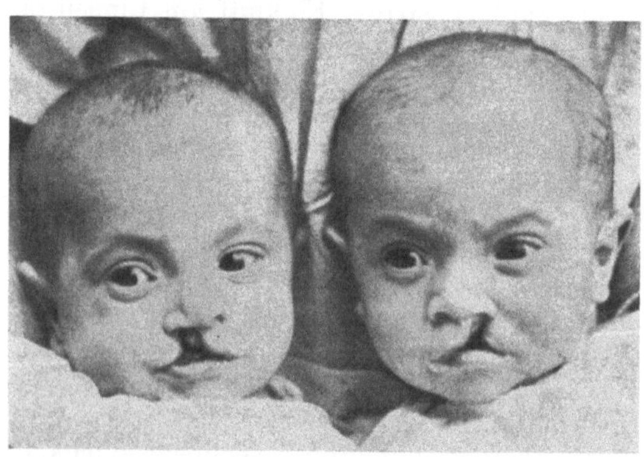

Abb. 6. Eineiige Zwillinge: Hildegard B. (Hasenscharte links) und Irmgard B. (Hasenscharte rechts) im Alter von 5 Monaten. (Nach W. Birkenfeld.)

Die sehr sorgfältige Arbeit von Mengele läßt zwar wegen der kleinen Zahl der erfaßten Sippen nicht die Möglichkeit der Errechnung einer prozentualen Häufigkeit der familiären Fälle zu, bedeutet aber einen Fortschritt in der Erforschung der Erbpathologie der Lippen-Kiefer-Gaumenspalten, weil auf die Bedeutung und die Rolle der Mikromanifestation des Merkmals hingewiesen wird. Dadurch wird auch ein neues Licht auf die Erbgangsverhältnisse geworfen, wovon noch im folgenden Abschnitt zu sprechen sein wird.

Soweit die bisher vorliegenden Familienforschungen über die Lippen-Kiefer-Gaumenspalten. Wir schließen hieran die im Schrifttum niedergelegten *Zwillingsbeobachtungen*. In den Arbeiten von Birkenfeld (Abb. 6), Sanders und Schröder finden sich einige unausgelesene Serien, die nur eine geringe Zahl von Paaren enthalten. Eine umfassende Bearbeitung einer großen unausgelesenen Reihe von Zwillingen mit Gesichtsspalten gibt es bisher noch nicht. Im Schrifttum verstreut sind nur eine Anzahl kasuistischer Beobachtungen vorhanden. In der nachstehenden Übersicht haben wir das gesamte Material unter Benutzung früherer Zusammenstellungen von Just und Brander, die wir ergänzt haben, geordnet.

Betrachten wir die Übersicht, so geht aus ihr hervor, daß von 33 EZ und Doppelbildungen 18 Paare sich konkordant und 15 diskordant verhalten. Auf der anderen Seite findet sich Konkordanz bei den 16 ZZ und PZ nur bei *einem* PZ-Paar; bei allen übrigen erbverschiedenen Zwillingen wies jeweils nur ein Paarling eine Mißbildung auf. Aus dem Konkordanz-Diskordanzverhältnis kann

Tabelle 2. Zwillinge mit Gesichtsspalten unter Benutzung von Zusammenstellungen von JUST und BRANDER. (Nach dem neueren Schrifttum ergänzt.)

I. Zwillinge.		EZ K[1]	EZ D[1]	ZZ K	ZZ D	PZ K	PZ D
DISSMANN	1894	—	—	—	—	—	1
WOLFFSON	1901	1	—	—	—	—	—
LEDEGANK	1902	1	—	—	—	—	—
DAVIS	1922	1	—	—	—	—	—
DAHLBERG	1926	—	—	—	1	—	—
BIRKENFELD	1927	1	—	—	—	1	2
v. VERSCHUER	1927	—	1	—	—	—	—
SCHRÖDER	1931	—	—	—	—	—	2
NITSCHE u. ARMKNECHT	1933	—	1	—	—	—	1
SANDERS	1934	—	1	—	2	—	3
DE SNOO (zit. n. SANDERS	1934)	—	1	—	—	—	—
BRANDER	1935	—	1	—	—	—	—
ORGLER	1935	—	1	—	—	—	—
FRENZEL	1936	—	—	—	—	—	1
STEINER	1935	—	2	—	—	—	—
LEHMANN	1936	—	2	—	—	—	—
AXHAUSEN[2]	1937	—	2	—	—	—	—
LEHMANN-RITTER	1939	—	2	—	—	—	2
SCHRÖDER	1939	2	—	—	—	—	—
		6	14	—	3	1	12

II. Doppelmißbildungen.	EZ K[1]	EZ D[1]	ZZ K	ZZ D	PZ K	PZ D
	6	14	—	3	1	12
AHLFELD	1	—				
THOMAS	1	—				
DULOROY	1	—				
MAYER (zit. n. AHLFELD)	1	—				
SCHORR	1	—				
RIETZ (BROMANN)	1	—				
TULPIUS	1	—				
BARKOW	—	1				
SOEMMERING I	1	—				
„ II	1	—				
VAN DEN BROOK (zit. n. SANDERS)	1	—				
POPPIUS	1	—				
MARCHAND (n. SCHORR)	1	—				
	18	15	—	3	1	12

III. Zwillingspaare, von denen nicht bekannt, ob EZ oder ZZ		K	D
FRITZSCHE	1878	1	—
BRAMANN	1890	1	—
DISSMANN	1894	1	—
FRICIUS	1896	1	—
FRONHÖFER	1896	1	—
BIRKENFELD	1927	1	3
SANDERS	1934	1	—

gefolgert werden, daß die Erbanlage sicherlich eine bedeutende Rolle bei der Entstehung der Lippen-Kiefer-Gaumenspalte spielt. Wir sind uns aber darüber im klaren, daß die Schlußfolgerung, die wir soeben aus den vorliegenden kasuistischen Beobachtungen gezogen haben, nur mit Vorbehalt ausgesprochen werden dürfen, da auslesefreie Zwillingsreihen noch nicht vorliegen.

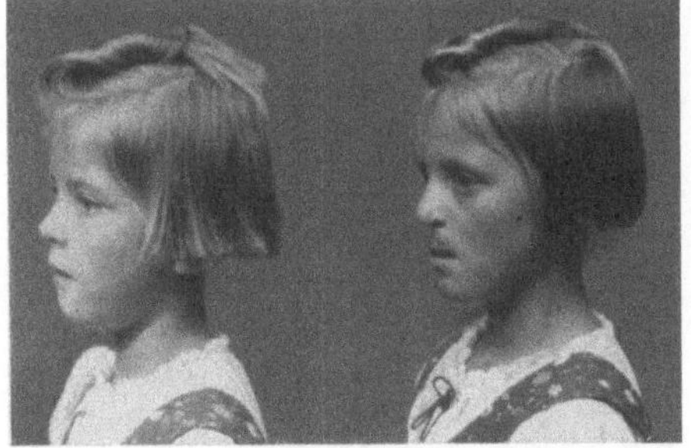

Abb. 7. EZ Eva und Ruth L., 8½ Jahre. Diskordante Lippen-Kiefer-Gaumenspalte links. Keine Anlage (auch röntgenologisch) bei dem phänotypisch gesunden Mädchen zu erkennen. (Beobachtung W. LEHMANN und RITTER.)

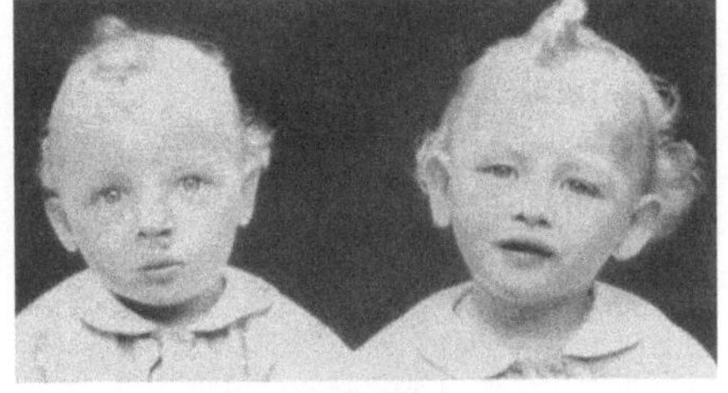

Abb. 8. EZ Ack., 1½ Jahre. Diskordante Lippen-Kieferspalte links. (Beobachtung W. LEHMANN und RITTER.)

Wir möchten noch auf die nicht unbeträchtliche Zahl von diskordanten EZ-Paaren (Abb. 7, 8, 9) hinweisen, die zeigen, daß die Anlage zu Spaltbildung

[1] K Konkordant, D Diskordant. — [2] Briefliche Mitteilung.

des Gesichtes *Manifestationsschwankungen* unterliegt. Derartige Schwankungen in der Manifestation der Anlage zeigten sich schon in den bereits erwähnten zahlreichen Familienbeobachtungen und werden durch die Zwillingsforschung bestätigt.

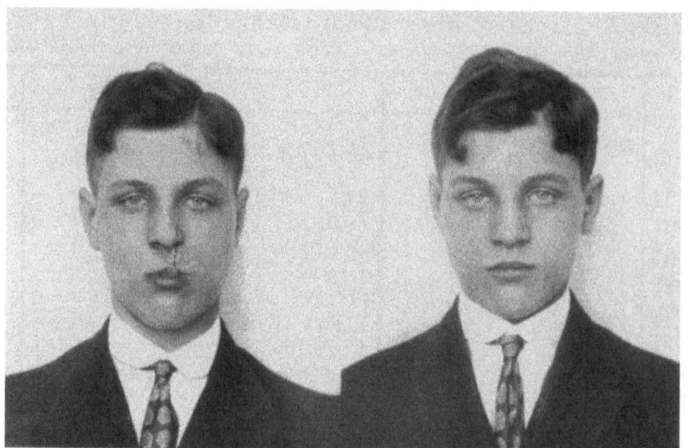

Paarling I Paarling II

Abb. 9. EZ. Paarling I mit Lippen-Gaumenspalte, Paarling II frei von einer Spaltbildung. (Nach CLAUSSEN.)

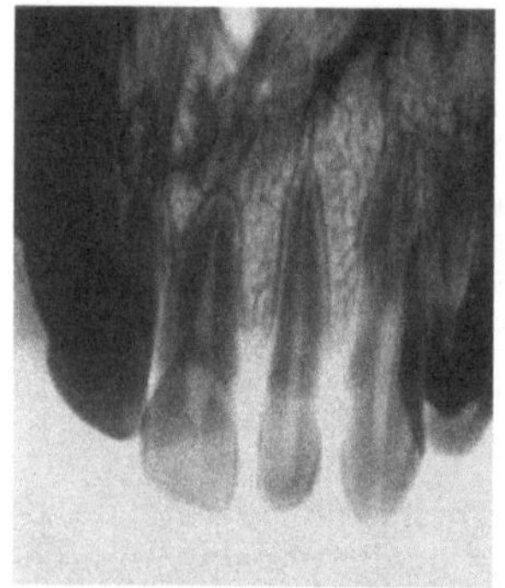

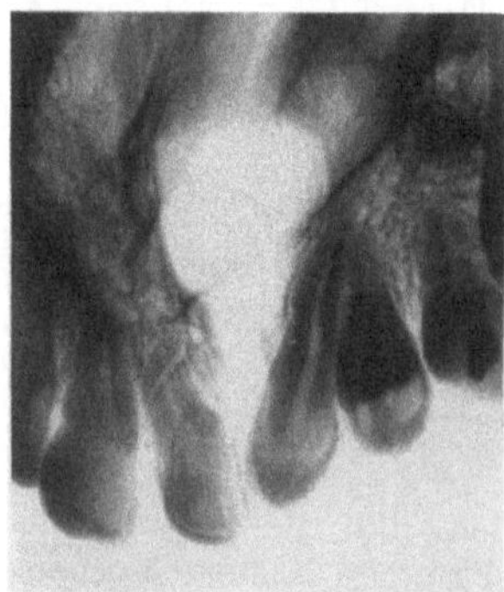

Abb. 10. Röntgenbilder der Zähne von Paarling I. (Nach CLAUSSEN.)

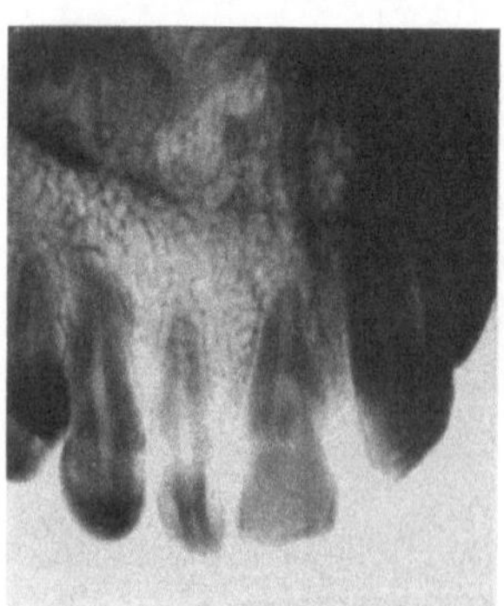

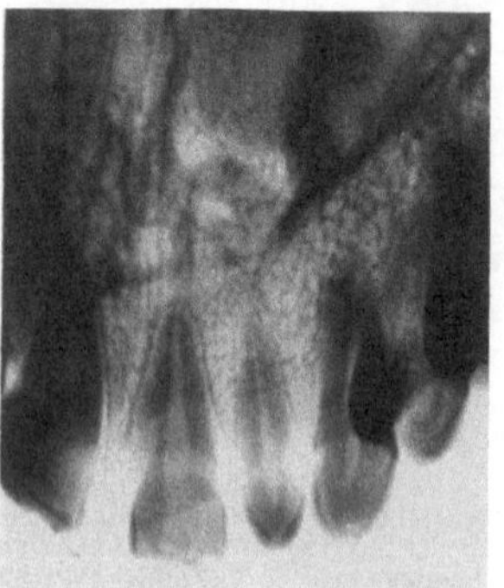

Abb. 11. Röntgenbilder der Zähne von Paarling II. (Nach CLAUSSEN.)

Nun wird es verständlich, warum in manchen Sippen außer dem Probanden sich überhaupt keine oder nur ganz wenige weitere Merkmalsträger finden. Die Ergebnisse der Zwillingsforschung beweisen, daß die Anlage sich in einer Anzahl von Fällen bei genotypisch als krank anzusehenden Menschen überhaupt nicht bzw. nur in Mikroformen manifestiert. Leider geht aus den Arbeiten der Autoren, die diskordante EZ beschrieben haben, nicht immer hervor, ob sie auf Mikroformen bei den äußerlich gesunden Paarlingen geachtet haben. Nitsche und Armknecht untersuchten EZ mit Konkordanz bezüglich einer Skoliose. Der eine Paarling wies außerdem noch einen Wolfsrachen auf, der andere hatte einen hohen Gaumen. Auf Grund dieses Befundes kann dieses Paar als scheinbar diskordant angesehen werden, wenn man den „hohen Gaumen" als Mikromanifestation des Merkmals betrachtet. Wie sehr man bei der Untersuchung von diskordanten Zwillingen auf die Mikromanifestierung der Anlage zu Spaltbildungen achten soll, geht ebenfalls aus der nachfolgenden Beobachtung hervor.

Bei dem von v. Verschuer 1927 beschriebenen diskordanten EZ-Paar wurde bei einer durch Claussen vor kurzem vorgenommenen Nachuntersuchung ein bemerkenswerter Befund bei dem gesunden Paarling erhoben. Claussen fand eine geringfügige Reduktion des linken oberen seitlichen Schneidezahnes. Gegenüber dem rechten war er deutlich kleiner und kegelförmig. Da die Verkleinerung den Schneidezahn betrifft, der im Verlauf der beiden Partner vorhandenen typischen Kieferspalte liegt, liegt der Schluß nahe, daß die Verkleinerung bei dem gesunden Paarling eine Mikroform der Spaltung darstellt (Abb. 9—11). Zahnärztlicherseits wurde dieser Schluß für richtig gehalten. Diese Beobachtung zeigt, wie wichtig die eingehende Untersuchung des gesunden Paarlings ist, wenn es sich um diskordante EZ-Paare handelt.

Auffällig war auch noch, daß beide Paarlinge einen angeborenen Herzfehler und deutlichen Hypogenitalismus aufwiesen. Dieser war bei dem Gesichtsspaltenträger etwas ausgesprochener als bei seinem Paarling.

IV. Der Erbgang der Lippen-Kiefer-Gaumenspalten.

Bei Betrachtung der zahlreichen im Schrifttum niedergelegten Stammtafeln möchte man annehmen, daß die Anlage zu Lippen-Kiefer-Gaumenspalten dem *dominanten* Erbgang folgt, da sehr oft das Leiden durch zwei und mehr Generationen verfolgt werden konnte. Kasuistische Mitteilungen stellen, wie wir schon früher betonten, zumeist eine Auslese nach „interessanten Fällen" dar; es darf nicht allzuviel aus ihnen herausgelesen werden. Aber auch in den zahlreichen statistischen Arbeiten der zweiten Hälfte des vorigen Jahrhunderts wird hin und wieder über das Vorkommen von Gesichtsspalten bei einem Elternteil berichtet. Sehr oft wurden allerdings auch nur Spaltbildung bei Kindern gesehen, deren Eltern phänotypisch gesund waren.

Zur Frage des Erbganges haben sich neben anderen Autoren ausführlich Birkenfeld, Sanders und Schröder geäußert. Die Autoren sind sich darin einig, daß in der Hauptsache die Lippen-Kiefer-Gaumenspalten dem recessiven Erbgang folgen. Birkenfeld nimmt in 80% seiner Fälle Recessivität an und in 20% Dominanz. Er glaubt, die in seinen Sippen gefundene verschiedenartige Ausprägung der Erbmerkmale durch eine „größere Anzahl von Erbfaktoren" erklären zu können. Schröder gelangte 1935 zu ähnlichen Prozentsätzen für recessiven bzw. dominanten Erbgang wie Birkenfeld. Die Variabilität in der Manifestierung der Erbanlage erklärte Schröder durch die Annahme „mehrerer verschiedener Biotypen der Spaltbildung, deren jeder für sich erblich ist". Auch Sanders sprach sich dahin aus, daß die Gesichtsspalten nach dem recessiven Erbmodus weiter gegeben werden. Nach seinen Berechnungen kommt aber nicht Monomerie sondern nur Polymerie in Frage. Fünf Erbfaktoren führen seiner Ansicht nach zu Spaltbildungen und zwar je 2 Faktoren für die Oberlippe (rechts und links), je zwei für den harten Gaumen und je einer für den weichen Gaumen (s. Schema):

	männliches Geschlecht:		*weibliches Geschlecht:*	
	rechts	links	rechts	links
Oberlippe	/	/	/	/
harter Gaumen	/	/	/	/
weicher Gaumen		/		/

Eine besondere Berücksichtigung erfordert die Annahme von Sanders, daß auf Grund seiner Forschungsergebnisse die Gesichtsspalten dem recessiven Erbgang folgen sollen. Lenz hat gegen diese Ansicht schwerwiegende Bedenken erhoben. Er führt hierzu aus: „Sanders, der für recessiven Erbgang eintritt, hat zwar in vielen Fällen „Belastung" von beiden Seiten gefunden; da sein Material zum großen Teil aber aus einer Kleinstadt stammt, in der rund 1% aller Kinder mit Kieferspalten geboren wurden, mußten bei eingehender genealogischer Nachforschung auf jeden Fall zahlreiche Träger des Leidens mit doppelter „Belastung" gefunden werden. So erklärt es sich auch, daß er „Belastung" in rund 45% fand, während frühere Untersucher nur rund 20% gefunden hatten. Die Fälle von Blutsverwandtschaft, die Sanders beigebracht hat, betreffen bezeichnenderweise fast alle entfernte Grade, während bei recessivem Erbgang eine ausgesprochene Häufung von Vetternehen ersten Grades zu erwarten wäre".

Erwähnt werden soll noch, daß Fortuyn und Droogleever auf Grund einer statistischen Bearbeitung der von Birkenfeld, Schröder und Sanders beigebrachten Familienbeobachtungen zu folgender Hypothese über den Erbgang der Lippen-Kiefer-Gaumenspalten gelangte. Sie sprechen von 2 recessiven Genen; das eine soll in einem Autosom, das andere im Geschlechtschromosom gelagert sein. Zu dieser Hypothese ist zu bemerken, daß sie schon deshalb wenig an Wahrscheinlichkeit gewinnen kann, weil es nach unserer Ansicht nicht möglich ist, das Familienbeobachtungsmaterial dreier Autoren, das hinsichtlich des Umfangs und der verschieden intensiven Durchforschung ungleichwertig ist, miteinander erbstatistisch zu bearbeiten und daraus Schlüsse über die Erblichkeitsverhältnisse zu ziehen.

Zu den Ansichten der genannten Autoren ist anzuführen, daß sicherlich recessiver Erbmodus in manchen Sippen vorkommen mag, daß dieser aber der hauptsächlichste Erbgang sei, ist noch nicht bewiesen. Nicht außer acht gelassen werden darf, daß ein nicht unerheblicher Teil der Sippentafeln dominante Vererbung zeigt. Am ungezwungensten dürfte die Annahme von Lenz und v. Verschuer sein, daß ein unregelmäßig dominanter Erbgang für die meisten Fälle in Betracht kommt. Diese Vermutung gewinnt um so mehr an Wahrscheinlichkeit, als zu bedenken ist, daß die Manifestation der Anlage, wie die Zwillingsforschung zeigt, erheblichen Schwankungen unterworfen ist. Sehr oft prägt sich die Anlage eben überhaupt nicht aus oder nur als Mikroform. Da die Bedeutung der Kleinformen des Merkmals besonders in den älteren Arbeiten nicht erkannt bzw. nicht genügend gewürdigt worden ist, wird es verständlich, warum die Autoren einen recessiven Erbgang annehmen zu müssen glaubten, wenn sich außer dem Probanden in vielen Sippen kein weiterer Blutsverwandter mit einer typischen Lippen-Kiefer-Gaumenspalte auffinden ließ. Nach Einbeziehung auch der Mikroformen des Merkmals in den Erbkreis der Lippen-Kiefer-Gaumenspalten schließt Mengele aus seinen oben schon ausführlich erwähnten Sippenbefunden, daß ein unregelmäßig einfach dominanter Erbgang der Anlage am wahrscheinlichsten ist. Die von Lenz und v. Verschuer geäußerte Vermutung über den Erbgang der Lippen-Kiefer-Gaumenspalten erhält durch die Untersuchungen Mengeles eine wichtige Stütze.

Nicht geklärt ist die Frage, wie man sich die verschiedenen Grade der Ausprägung des Erbmerkmals in den Sippen erklären soll. Wir erwähnten schon Birkenfeld, der hierfür „eine größere Anzahl von Erbfaktoren" verantwortlich macht, und Schröder glaubt, „mehrere Biotypen der Spaltbildung, deren jeder für sich erblich ist", annehmen zu müssen. Lenz hat sich in der 1936 erschienenen letzten Auflage des Standardwerkes „Baur, Fischer, Lenz: Menschliche Erblehre, Bd. 1", dahin ausgesprochen, daß die verschieden schweren Formen der Gesichtsspalten durch sog. entwicklungslabile Anlagen bedingt werden. Was Lenz unter „Entwicklungslabilität" versteht, geht am deutlichsten aus seinen eigenen Ausführungen hervor, die wir darum wörtlich zitieren:

„Es gibt Unterschiede der Entwicklung, z. B. Polydaktylie an einer Hand, während die andere normal ist, oder eine Hasenscharte bei nur einem von zwei eineiigen Zwillingen, die man nicht auf Unterschiede der Erbmasse, aber auch nicht auf Umwelteinflüsse im gewöhnlichen Sinne zurückführen kann. Ich vermute vielmehr, daß sie durch sozusagen zufällige kleine Schwankungen während der frühen Embryonalentwicklung zustande kommen. Ich vergleiche sie jenen kleinen Schwankungen, die bei einem Springbrunnen zu der immer wechselnden Auflösung des Wasserstrahles in einzelne Tropfen führen. Die Gestaltung der einzelnen Tropfen ist nicht durch die Anlage des Brunnens, auch nicht durch das Zusammenwirken mit äußeren Ursachen, wie der Luftströmung, bestimmt; sie entsteht vielmehr infolge kleinster Schwankungen der Ausbalancierung des Strahles, die man etwa BRAUNschen Molekularbewegungen vergleichen kann. Im ähnlichen Sinne zufällig, wie die Gestaltung dieser Tropfen es ist, dürfte bei gegebener Anlage die Ausbildung bzw. Nichtausbildung eines überzähligen Fingers oder einer Hasenscharte sein. Da ein Einfluß im allgemeinen um so größere Folgen hat, auf je früherer Entwicklungsstufe er wirksam wird, können es ganz geringfügige Unterschiede der Entwicklungsbedingungen sein, die man den sonstigen Umwelteinflüssen nicht an die Seite stellen kann. Das ist es, was ich ‚Entwicklungslabilität‘ genannt habe; und Anlagen, die in dieser Weise modifizierbar sind, nenne ich eben entwicklungslabil".

Am Schlusse dieses Abschnittes streifen wir kurz die Hypothese, die JUST 1934 über den Erbgang der Gesichtsspalten aufgestellt hat (vgl. S. 562). Auf Grund des Studiums der im Treasury of Human Inheritance von RISCHBIETH gesammelten dominanten und recessiven Stammtafeln glaubt JUST, daß erstens „reine Hasenscharten vorzugsweise dominanten, Gaumenspalten demgegenüber in höherem Maße recessiven Erbgang" zeigen und zweitens „bei einer Intensitätssteigerung der Manifestation in dem Sinne, daß in den betreffenden Familien neben Hasenscharten Lippen- Kiefer-Gaumenspalten auftreten, sind die Fälle recessiven Erbgangs vermehrt". JUST betont nun, daß nicht eine „*absolute Deckung* von Mißbildungsgrad und spezifischen Erbgang" erwartet werden dürfe, sondern nur eine „*Häufigkeitsbeziehung* zwischen beiden". Der Grund hierfür liegt in den weiten Schwankungsgrenzen der Phänovariabilität der Anlage zu Spaltbildungen des Gesichtes. Die Prüfung der Stammbäume im Treasury, die JUST unternahm, führte zu den schon unter 1. und 2. genannten Ergebnissen. Nach der Ansicht von JUST ergeben sich somit einige Hinweise dafür, daß mit der Möglichkeit des Nachweises der multiplen Allelie bei der Vererbung der Gesichtsspalten gerechnet werden kann. Diese Annahme bezeichnet JUST ausdrücklich als Arbeitshypothese, da die Verarbeitung eines kasuistischen Stammbaummaterials nur mit Vorbehalt erfolgen kann. Zum Nachweis der von JUST postulierten Häufigkeitsbeziehungen zwischen der Schwere der Spaltbildung einerseits und Erbgang andererseits kann nur an einem großen, unausgelesenem Material von Stammtafeln erfolgen, das zur Zeit noch nicht vorliegt. SCHRÖDER glaubt durch seine Familienbeobachtungen, die Hypothese von JUST unterstützen zu können. In einer Anzahl von Sippen mit geringgradigen Spaltbildungen war ein Überwiegen der Fälle mit dominantem Erbgang zu erkennen, während recessiver Erbgang dort häufiger vorkommt, wo hochgradige Spalten in den Sippen auftreten. Die Zahl der von SCHRÖDER beigebrachten Sippen ist aber zu klein, so daß nach wie vor die Annahme JUSTs der Nachprüfung an einem großen Material bedarf.

V. Das Vorkommen von Gesichtsspalten und anderen Mißbildungen und Anomalien.

Schon im älteren Schrifttum finden sich Hinweise, daß Träger von Lippen-Kiefer-Gaumenspalten neben der Gesichtsmißbildung auch andere Anomalien der äußeren Körperform zeigten. Aber nicht nur bei den Merkmalsträgern selbst wurden andere Anomalien vorgefunden, sondern bei Verwandten, die frei von Gesichtsmißbildungen geblieben waren. In neuerer Zeit hat man sehr auf das Zusammentreffen von Gesichtsspalten und anderen Mißbildungen geachtet. RISCHBIETH hat im Traesury 122 Fälle von gemeinsamen Vorkommen der Lippen-Kiefer-Gaumenspalten mit anderen Anomalien, wie Mißbildungen an den Gliedmaßen (Poly- und Syndaktylien), unvollständiger Spaltenschluß an Schädelknochen und Wirbelsäule (Spina bifida, Meningocystocele), Spaltbildungen am Auge (Iris- und Aderhautkolobome), Ohrmuschelmißbildungen, Hernien, Klumpfüße, Kryptorchismus, Hypogenitalismus, sowie Schwachsinn und andere geistige Störungen beschrieben. Auch BIRKENFELD, SANDERS, ÜBERMUTH, HÄNTZSCHEL u. a. haben ähnliche Beobachtungen gemacht.

So veröffentlichte SCHRÖDER eindrucksvolle Sippentafeln, in denen bei verschiedenen Sippenangehörigen in buntem Wechsel Lippen-Kiefer-Gaumenspalten, Klumpfuß, Gabelung der oberen Wirbelsäule, Spina bifida, Hydrocephalus und Bauchspalte aufgetreten waren. Kompe berichtete von mehreren Geschwistern einer Sippe, von denen ein Mädchen neben einer Lippen-Kiefer-Gaumenspalte mit Spalthänden und Spaltfüßen behaftet war; eine Schwester wies ebenfalls eine Lippen-Kiefer-Gaumenspalte mit völlig angeborenem Defekt von Zwischenkiefer und Filtrum auf; bei einem Bruder fand sich eine Hasenscharte. Fuss beschrieb u. a., daß in 3 Fällen von doppelseitigen Lippen-Kiefer-Gaumenspalten in einem Fall eine Regelwidrigkeit in der Anlage der Knochenkerne der oberen Halswirbel nebst Hydrocephalus bestand, in einem weiteren Fall Spalthände und Spaltfüße angetroffen wurden und im dritten Fall neben den Gesichtsspalten eine Luftröhrenmißbildung und Nabelbruch vorhanden waren. Aus dem Schrifttum ließen sich noch weitere Beobachtungen anführen.

In der schon mehrfach genannten Arbeit von Mengele finden sich ebenfalls ganz ähnliche Angaben über das Vorkommen anderer Mißbildungen und Anomalien des Körpers und des Geistes, die, soweit möglich, in ihrer Häufigkeit mit dem Auftreten derselben in der Durchschnittsbevölkerung verglichen werden. So errechnete Mengele z. B. für Hernien in seinen Sippen eine Häufigkeit von 8,4%, während diese in der Durchschnittsbevölkerung nur mit etwa 5,0% vorkommen. Der Autor betont, daß in der Gesamtheit seines Materials andere Mißbildungen und Anomalien des Körpers und des Geistes sicher häufiger als in der Durchschnittsbevölkerung vorkommen; ein exakter Vergleich läßt sich jedoch nicht durchführen, da genaue Zahlen über die Häufigkeit des Auftretens der genannten Mißbildungen und Anomalien in der Durchschnittsbevölkerung nicht vorliegen.

Die Beobachtungen der Autoren weisen also darauf hin, daß neben den Lippen-Kiefer-Gaumenspalten, die durch eine Entwicklungshemmung bedingt werden, noch andere Hemmungsmißbildungen, wie ein mangelnder Spaltenschluß der Wirbelsäule und der Schädelknochen, ferner Differenzierungsstörungen der Gliedmaßen (Poly- und Syndaktylien) bei den Trägern von Gesichtsspalten oder bei ihren Blutsverwandten auftreten können. Diese Tatsachen veranlaßten Mengele zu folgender Hypothese: „Wir möchten also die Erbanlage für die Lippen-Kiefer-Gaumenspalte zwar für eine selbständig mendelnde Anlage halten, die jedoch in einem Teil der Fälle als Erbanlage für eine allgemeine Entwicklungsstörung anzusehen ist oder bei anderweitigen Entwicklungsstörungen manifest wird.“ Seine Befunde, wonach in seinen Sippen Mißbildungen und Anomalien, die auf eine Störung der Gesamtentwicklung und Differenzierung beruhen, gehäuft auftreten, sind eine wichtige Unterlage für seine Behauptung. Angefügt sei noch, daß sich v. Verschuer, ausgehend von den Untersuchungen Mengeles, kürzlich (1939) zu folgender Auffassung bekannte. Seiner Ansicht nach gibt es mehrere Erbtypen der Lippen-Kiefer-Gaumenspalten, wobei zunächst zwischen einer allgemeinen und einer lokal begrenzten Entwicklungshemmung zu unterscheiden ist.

Sosehr die Anschauungen von Mengele und v. Verschuer einen Fortschritt bezüglich unserer Kenntnisse über die Erblichkeitsverhältnisse der Lippen-Kiefer-Gaumenspalten bedeuten, so kann zu ihnen noch nicht endgültig Stellung genommen werden, da das bis heute vorliegende Beobachtungsgut über die Gesichtsspalten, insbesondere über das Vorkommen anderer Anomalien, die durch eine Entwicklungshemmung verursacht werden, noch unzureichend ist. Zukünftige umfangreiche Sippenuntersuchungen werden bestrebt sein müssen, genaue Zahlenangaben über die prozentuale Häufigkeit jener Anomalien und Mißbildungen beizubringen, die dann mit der Durchschnittsbevölkerung verglichen werden können. Dies setzt allerdings voraus, daß derartige Zahlen für die Durchschnittsbevölkerung bekannt sind, was bislang noch nicht der Fall ist. Die Untersuchungen Mengeles, wie auch die neueren von Schröder (1939), weisen die Richtung, in der sich weitere Forschungen bewegen müssen, damit die Frage der erblichen Beziehungen der Lippen-Kiefer-Gaumenspalten zu anderen körperlichen Mißbildungen und Anomalien weitgehend aufgeklärt wird.

VI. Exogene Entstehungsmöglichkeiten der Spaltbildungen.

Seit Jahrzehnten bemüht man sich vergeblich, für die Lippen-Kiefer-Gaumenspalten eine einheitliche Ätiologie festzulegen. Die Mannigfaltigkeit der Phänotypen läßt alle Versuche dieser Art scheitern. Nun scheint es fast, als ob die Vererbungsforschung die exogene Mißbildungstheorie der Spaltbildungen verdrängen würde. Es ist vielleicht auch überflüssig, in einem Handbuch der Vererbungslehre zu dieser fast schon überholten Theorie nochmals das Wort zu ergreifen. Da sie aber lange Zeit doch die herrschende war, seien ihr noch einige Zeilen gewidmet.

Als häufigste exogene Ursachen werden genannt: Amnionstränge, zu starker intrakranieller Druck, Fruchtwassermangel, überzählige Zähne, Tumoren der Zunge, Nabelschnurumschlingungen, Haltungsanomalien der Extremitäten, Krankheiten der Mutter im entscheidenden Moment des Zusammenwachsens der Gaumenplatten. Die Literatur darüber ist so umfangreich, daß es unmöglich ist, hier näher darauf einzugehen. Es seien deshalb nur die wichtigsten Vertreter der exogenen Mißbildungstheorie genannt.

Die meisten Anhänger hat wohl die amniogene Spaltbildungstheorie gefunden, deren Hauptvertreter v. Winckel gewesen ist. H. Coenen erwähnt dagegen, daß die in den Spalten gefundenen Reste der Simonartschen Bänder nicht die Ursache, sondern die Folge der Spaltbildung sind. H. Coenen und C. H. Schröder weisen darauf hin, daß die offenen Kieferspalten sehr oft die Ursache dafür sein können, daß Amnionstränge sich darin verfangen, besonders an dem vorspringenden Zwischenkiefer, bei doppelseitiger Spalte später verwachsen und dann irrtümlich als Ursache der Spalte angesehen werden, während der wahre Grund der Spalte oder des verbildeten Amnions im kranken Genotypus zu suchen ist.

Einige Beobachtungen von Panum und Birkenfeld deuten darauf hin, daß eine Spalte gelegentlich durch eine zwischengelagerte Extremität verursacht wird, was aber nur selten eintreten kann, da, wie Schorr erwähnt, das Gesicht im 2. Fetalmonat infolge der Nackenbeuge gegen die Brust gepreßt ist und die Extremitäten noch zu kurz sind.

Gelegentlich können natürlich Tumoren der Zunge, des Zahnfleisches oder der Lippen ätiologisch für eine Spaltbildung des Gesichtes in Frage kommen. Solche Beobachtungen sind aber selten (Kirmisson, Fernet, Lanelongue, Ritter).

Vielleicht verhindert die Zunge gelegentlich selbst auch den Zusammenschluß der Gaumenplatten. Dursy, His, Friedrich, Fick, Kramer äußern diese Ansicht. Diese, nur für Gaumenspalten gültige Entstehungsmöglichkeit soll dann eintreten, wenn die Zunge gegen Ende des 2. Fetalmonats sich nicht unter die Gaumenplatten senkt.

Ahlfeld glaubt, daß ein starker intrakranieller Druck es verhindern könne, daß die Gaumenplatten zusammenwachsen.

Schorr beobachtete Feten mit Hydrocephalus und vermutete nur ein zufälliges Zusammentreffen von Spaltbildung und Hydrocephalus.

Warnekros bringt fast alle Lippen- und Gaumenspalten mit einem überzähligen Zahn oder einer Zahnanlage in ursächlichen Zusammenhang. Nach unserer heutigen Kenntnis sind aber überzählige Zähne nicht die Ursache für eine Spalte, sondern Folgeerscheinungen einer stattgefundenen Spaltung, die auch die Zahnkeime in frühester Anlage betroffen hat. Wir können oft feststellen, daß nicht nur die Milchzähne, sondern auch die *bleibenden* Zähne (meistens die oberen seitlichen Schneidezähne) gespalten sind, die zur Zeit der Spaltbildung, vor der 7.—8. Woche, mikroskopisch in ihrer Anlage noch nicht nachweisbar sind. Diese zunächst erstaunliche Tatsache der Spaltung der bleibenden Zähne, die erst in der 13.—14. Woche gebildet werden, erklärt sich aber nach den einwandfreien Untersuchungen von W. Meyer einfach daraus, daß aus der Epithelzunge, die aus dem Milchzahnkeim sozusagen heraus und von dort nach lingual zu weiter wächst, die Ersatzzähne entstehen. Wird ein Milchzahn bei einer Gaumenspalte gespalten, so entstehen zwei selbständige Milchzähne und als deren Nachfolger zwei (wenn auch gewöhnlich verkleinerte) bleibende Zähne.

Bennecke vermutet, daß Platzmangel im Uterus ätiologisch für die Spaltbildungen in Betracht gezogen werden muß. Seine diesbezüglichen Erklärungen sind aber nicht recht beweiskräftig. Neben einem besonders starken Wachstum des Fetus soll Enge des Amnions die Ursache sein. Die Zunge soll von unten her zwischen die Gaumenfortsätze gepreßt werden und deren Zusammenschluß verhindern, denn eine Gaumenspalte finde sich oft mit anderen Mißbildungen vereinigt, die auf eine Raumbeengung im Amnion hinweisen.

Auch K. Peter schließt sich, was die exogene Entstehungsmöglichkeit der Spalten anbetrifft, der Ansicht von Bennecke an, der Raumbeengung im Amnion als Ätiologie bezeichnet.

Die exogene Mißbildungstheorie gewann einen gewissen Auftrieb, als es Hoenicke gelang, durch Einwirkung von Alkohol und abnorme Ernährung Spaltbildungen bei Mäusen zu erzeugen. Seitdem besteht die Vermutung, daß akute oder chronische Krankheiten, Ernährungsstörungen oder Gifteinflüsse bei der Mutter zur Zeit des Zusammenwachsens der Gaumenfortsätze hindernd und die Spaltbildung begünstigend wirken können. Axhausen spricht auch die Vermutung aus, daß Krankheit oder Entwicklungsschwäche des Fetus zur Spaltbildung führen kann.

Natürlich kann dieselbe peristatische Ursache nicht bei allen Individuen die gleiche Wirkung, nämlich eine Spaltbildung haben. Dafür ist vielleicht eine gewisse genotypische Bereitschaft anzunehmen, die, durch die Peristase ausgelöst, dann ihre verhängnisvolle Entwicklung nimmt.

Allgemein betrachtet, hat aber die exogene Spaltbildungstheorie keine überzeugende Beweiskraft erworben. Sie verliert auch immer mehr an Bedeutung gegenüber den sehr eindrucksvollen Ergebnissen der Familienforschung, bei denen in einem verhältnismäßig hohen Prozentsatz und trotz schwieriger Nachforschungsarbeit sich die genotypische Bedingtheit der Spaltbildungen ergab.

Schrifttum.

I. Zusammenfassende und umfangreiche Arbeiten.

Birkenfeld, W.: Vererbungspathologische Untersuchungen an Zwillingen mit Lippen-Kiefer-Gaumenspalten. Bruns' Beitr. **141**, 257—267 (1927). — Brander, T.: Beobachtungen über die geistige und körperliche Entwicklung bei Zwillingen. Mschr. Kinderheilk. **61**, 414—431 (1935).

Just, G.: Über eine weitere Möglichkeit des Nachweises multipler Allelie beim Menschen. Z. Morph. u. Anthrop. **34**, 120—126 (1934).

Peter, K.: Atlas der Entwicklung der Nase und des Gaumens beim Menschen, 1913.

Rischbieth, H.: Hare-lip and deft palate. In: Treasury of human inheritance, Part IV. London 1910.

Sanders, J.: Inheritance of Harelip and Cleft Palate. Genetica ('s-Gravenhage) **15**, 433—510 (1934). — Schröder, C. H.: Untersuchungen über die Vererbung der Hasenscharte und Gaumenspalte mit besonderer Berücksichtigung des Erbganges. Arch. klin. Chir. **182**, 299—330 (1935).

II. Einzelarbeiten.

Ahlfeld, Fr.: Beiträge zur Lehre von den Zwillingen. Arch. Gynäk. **9**, 196—261 (1876). — Die Mißbildungen des Menschen. Leipzig 1880. — Anna, F. J.: Beschreibung und Abbildung eines Wolfsrachens. Med.-chir. Z. **4**, 209—212 (1805).

Barkow, J. C. L.: Commentatio anatomico physiologica de monstris duplicibus vesticibus inter se junctis. Cum tabulis aeneis, IV. Leipzig: Leop. Voß 1821. Zit. nach Schwalbe. — Bein, G.: Zweiundfünfzig Fälle von Hasenscharten usw. Inaug.-Diss. Bern 1890. — Birkenfeld, W.: Über die Erblichkeit der Lippenspalte und Gaumenspalte. Arch. klin. Chir. **141**, 729—753 (1926). — Bosch, B.: Über das Schicksal der Hasenschartenkinder. Inaug.-Diss. Erlangen 1892. — Bramann, F.: Über die Dermoide der Nase. Arch. klin.

Chir. **40**, 101—136 (1890). — Brook, van den: Zit. nach Sanders. — Brophy, T.: South. California Practitioner **1911**, Nr 7. Zit. nach Birkenfeld. — Cleft palate in joung infants. N. Y. State J. Med. **24**, 483—488 (1924). Ref. Z.org. Chir. **28**, 142 (1924). — Bruns, V. v.: Handbuch der praktischen Chirurgie, Bd. 1, Abt. 2, S. 268—272. Tübingen 1859.

Canard, E.: Recherches sur le bec-de-lièvre. Thèse présenté à le faculté de medicine de Strasbourg. Strasbourg 1845. Zit. nach Rischbieth. — Claussen, F.: Nachuntersuchungen an Zwillingen nach 10 Jahren. Verh. dtsch. Ges. Rassenforsch. **9**, 50—52 (1938). — Phänogenetik vom Menschen. Z. Abstammgslehre **76**, 14—46 (1939). — Coenen, H.: Chirurg **1931**, 501. — Cunningham, B.: Inheritance of Harelip. J. Hered. **15**, 370 (1924).

Dahlberg, G.: Twin birth and twins from a heriditary point of view. Stockholm 1926.— Davis, Albert D.: Tripartite cleft palate and double harelip in „identical" Twins. Surg. etc. **35**, 586—592 (1922). Ref. Z.org. Chir. **21**, 342 (1923). — Demarquay, J. N.: Quelques considérations sur le bec-de-lièvre. Gaz. Med. et Chir. Paris **13**, 52—54 (1945). Zit. nach Rischbieth. — Bec-de-lièvre. Nouveau Dictionarie de Médecine et Chirurgie practique, Tome IV, p. 655—715. Paris 1866. Zit. nach Rischbieth. — Dissmann, C.: Die Hasenscharten in der Bonner Klinik in den letzten 20 Jahren. Inaug.-Diss. Bonn 1884. — Draudt: Beitrag zur Genese der Gesichtsspalten. Dtsch. Z. Chir. **82**, 226—232 (1906). — Droogleever-Fortuyn, A. B.: Inheritance of harelip and cleft palate in man. Genetica ('s-Gravenhage) **17**, 349—369 (1935). — Duloroy: Monstres doubles et dystocie foetale. Bull. Soc. Anat. Paris **70**, 278 (1895).

Edberg: Sv. Läkartidn. **20**, Nr 19, 441. Zit. nach Birkenfeld. — Eicker, K.: Die Hasenscharten unter Berücksichtigung des Materials der chirurgischen Klinik aus den Jahren 1918—1930. Inaug.-Diss. Marburg 1930. — Eigenbrodt, K.: Beitrag zur Statistik der Hasenschartenoperationen. Berl. klin. Wschr. **1887 I**, 87—91. — Ernst, Fr.: Über die Erfolgsmöglichkeiten der chirurgischen Beseitigung der Hasenscharten und Gaumenspalten. Kinderärztl. Prax. **5**, H. 3.

Fahrenbach, E.: Die Hasenscharten auf der Göttinger chirurgischen Klinik von April 1885 bis Oktober 1895. Dtsch. Z. klin. Chir. **44**, 81—100 (1896). — Fein, J.: Ein Fall von vererbter Gaumenspalte. Wien. klin. Wschr. **1896 I**, 982—983. — Fergusson, Sir Wm.: Meeting Roy. Med. a. Chir. Soc., 25. Nov. 1862. — Lancet **1862 I**, 718. — Fiege, W.: Die Hasenscharten der Greifswalder Klinik 1885—1890. Inaug.-Diss. Greifswald 1890. — Francke, G.: Die Hasenscharten der chirurgischen Poliklinik des Anscharkrankenhauses zu Kiel 1896—1900. Inaug.-Diss. Kiel 1900. — Frenzel, A.: Die erbbiologische Bedeutung der Hasenscharten. Erbarzt **3**, 10, 11 (1936). — Friccius, P.: Ein Beitrag zurHasenschartenstatistik aus der chirurgischen Poliklinik und dem Anscharkrankenhaus zu Kiel. Inaug.-Diss. Kiel 1896. — Fritzsche, Ch. F.: Beiträge zur Statistik und Behandlung der angeborenen Mißbildungen des Gesichtes. Zürich 1878. — Fronhöfer, E.: Die Entstehung der Lippen-Kiefer-Gaumenspalten infolge amniotischer Adhäsionen. Arch. klin. Chir. **52**, 883—901 (1896). Fuss, H.: Über Hasenscharten und ihre Behandlung. Arch. klin. Chir. **182**, 253—272 (1935).

Gebigke, E.: Zur Frage der Erblichkeit der Lippengaumenspalte. Inaug.-Diss. Köln 1938. — Geoffroy, St. et J. Hilaire: Histoire générale of particulière des anomalies de l'organisation chez l'homme et les animaux, Tome I, p. 583, 584. Paris 1832. Zit. nach Rischbieth. — Gotthelf, F.: Die Hasenscharten der Heidelberger Klinik 1877—1883, mit besonderer Berücksichtigung der Mortalitätsstatistik und einem Beitrag zur Odontologie. Arch. klin. Chir. **32**, 355—402, 573—605 (1885).

Häntzschel, K.: Die eugenische Bedeutung der angeborenen Spaltbildungen im Bereiche von Lippe, Kiefer und Gaumen. Inaug.-Diss. Leipzig 1935. — Haug, G.: Beitrag zur Statistik der Hasenscharten auf Grund von 555 Fällen der von Brunsschen Klinik. Bruns' Beitr. **44**, 254—277 (1904). — Haymann, Th.: Amniogene und erbliche Hasenscharten. Arch. klin. Chir. **70**, 1033—1077 (1903). — Hermann, E.: Beiträge zur Statistik und Behandlung bei Hasenscharten. Inaug.-Diss. Breslau 1884. — Houston, J.: Meeting Surg. Soc. Ireland Dublin Med. Press., 2. Mar. 1842, Vol. 7, p. 129. Zit. nach Rischbieth.

Just, G.: Spezielle Vererbungslehre. Im Brugsch-Lewy: Biologie der Person, Bd. I. Berlin 1926.

Kirmisson-Deutschländer: Chirurgische Krankheiten angeborenen Ursprungs. Stuttgart: Ferdinand Enke 1899. — Kompe, K.: Kasuistische Beiträge zur Lehre von den Mißbildungen. Münch. med. Wschr. **1903 I**, 165, 166. — Kramer: Zur Entstehung der angeborenen Gaumenspalte. Zbl. Chir. **1911**, Nr 11, 385.

Ledeganck: 30 Jahre Hasenschartenchirurgie 1871—1901. Zit. bei Haug. — Lehmann, W.: Die Bedeutung der Erbveranlagung bei der Entstehung der Rachitis. Z. Kinderheilk. **57**, 603—643 (1936). — Lehmann, W. u. R. Ritter: Die Stellung der Lippen-Kiefer-Gaumenspalten im Gesetz zur Verhütung erbkranken Nachwüchses. Z. menschl. Vererbslehre **22**, 1–16 (1939). — Lenz, F.: Ein Stammbaum über Hasenscharten und Gaumenspalte. Arch. Rassenbiol. **25**, 220—222 (1931). — In Baur-Fischer-Lenz: Menschliche Erblehre, Bd. 2, 4. Aufl. 1936. — Wer wird schizophren? Erbarzt **1937**, 154—157. — Leven: Familiäres Auftreten von Hasenscharten und Gaumenspalten. Arch. Rassenbiol. **20**, 71 (1928). — Loffing, W.: Die Hasenscharten und Gaumenspalten der chirurgischen Universitätsklinik zu Göttingen aus den Jahren 1921—1929. Inaug.-Diss. Göttingen 1930. — LUCAS, J.: Remarks upon pecularities in the Human System apparently arisuig from disease before birth. Mem. med. Soc. Lond., Vol. IV, p. 101. London 1795. Zit. nach RISCHBIETH.

MARCHAND: Zit. nach SCHORR. — MECKEL, J. F.: Handbuch der pathologischen Anatomie, Bd. I, S. 19—20 u. 521—548. Leipzig 1812. Zit. nach RISCHBIETH. — MENGELE, J.: Sippenuntersuchungen bei Lippen-Kiefer-Gaumenspalte. Z. menschl. Vererbgslehre **23**, 17—42 (1939). — MEYER, W.: Normale Histologie und Entwicklungsgeschichte der Zähne des Menschen, 1932. — MÜLLER, E.: Die Hasenscharten der Tübinger chirurgischen Klinik. Bruns' Beitr. **2**, 220—309 (1886). — MURRAY, J. J.: Un described malformation of the lower lip occurring in four members of one family. Brit. med. chir. Rev. **26**, 502—509 (1860). Ref. Arch. klin. Chir. **3** (1862).

NICATI, C.: De labii leporini congeniti natura et origine Specimen inaugurale, Trajecti ad Rhumm et Amstelodami 1822, p. 62. Utrecht u. Amsterdam 1822. Zit. nach RISCHBIETH. — NITSCHE, F. u. PH. ARMKNECHT: Orthopädische Leiden bei Zwillingen. Z. Orthop. **58**, 518—537 (1933).

ORGLER, A.: Über Erbgleichheit eineiiger Zwillinge. Med. Klin. **1935 I.**

PASSAVANT, G.: Zweiter Artikel über die Operation der angeborenen Spalten des harten Gaumens und der damit komplizierten Hasenscharten. Arch. Heilk. **3**, 305—338 (1862). — PLICQUE, A. F.: Note sur l'hérédité du bec-de-lièvre. Progrès méd. II. s., **12**, 294 (1890). Zit. bei RISHBIETH. — POPPIUS: Finska Läk.sällsk. Hdl. **1927**, 633. Zit. nach BRANDER. — PROELL, F.: Vererbung von Zahn- und Kieferleiden. Fortschr. Erbpath. u. Rassenhyg. **1**, 121—134 (1935).

REED, SH. C. and H. D. SHELL: Harelip, a new mutation in the house mouse. Anat. Rec. **51**, 43—50 (1931). — RENNERT: Trois cas de conture congéniale de la lèvre supérieure ou bec-de-lièvre cicatricé dans le ventre de la mère. Gazette des Hôspitaux, p. 117. 1848. — RENTEL, W.: Beitrag zur Statistik der Hasenscharten. Inaug.-Diss. Berlin 1890. — RICHET: Bec-de-lièvre double et vice de conformation fort intéressant de la lièvre inférieure. Gazette des Hôspitaux, p. 174. Paris 1861. — Bull. Soc. Chir. Paris, II. s. **2**, 280 (1861). Zit. bei RISCHBIETH. — ROUX: Du bec-de-lièvre et des opérations proposées contre cette difformité. Gazette des Hôspitaux, p. 45, 46. Paris 1846. — Bec-de-lièvre unilateral. Gazette des Hôspitaux, p. 274. Paris 1847. Zit. nach RISCHBIETH.

SALOMON, A.: Über die Ergebnisse der Hasenscharten-Operationen an der Würzburger Klinik seit 1886. Inaug.-Diss. Würzburg 1892. — SCHMITZ, C.: Statistik der vom 1. Oktober 1895 bis 1. Oktober 1899 in der Bonner kgl. Klinik und im St. Johannis-Hospital operierten Hasenscharten. Inaug.-Diss. Bonn 1900. — SCHORR: Zur Entwicklungsgeschichte des sekundären Gaumens (bei einigen Säugetieren und beim Menschen). Anat. Anz. **30**, 24—26 (1907). Anat. H. **36**, 69—106 (1908). — Über Wolfsrachen vom Standpunkt der Embryologie und pathologischen Anatomie. Virchows Arch. **197**, 16—39 (1909). — SCHRÖDER, C. H.: Die Vererbung der Hasenscharten und Gaumenspalte. Arch. Rassenbiol. **25**, 369—394 (1931). — Eineiige Zwillinge mit Hasenscharte und Gaumenspalte. Zbl. Chir. **1939**, Nr 42, 2299—2308. — Mißbildungsvererbung in der Chirurgie. Erg. Chir. **32**, 457—526 (1939). — Erbliche Beziehungen der Hasenscharte und Gaumenspalte zu anderen körperlichen Mißbildungen, insbesondere zu Wirbelsäulenmißbildungen. Bruns' Beitr. **169**, 402—413 (1939). — SCHWALBE, E.: Die Morphologie der Mißbildungen des Menschen und der Tiere, Teil I. Jena 1906. — SOEMMERING, S. T.: Abbildungen und Beschreibungen einiger Mißbildungen. Mainz 1791. — SPROULE, J.: Heredity Nature of Hare-lip. Brit. med. J. **1**, 412 (1863). — STEINER, F.: Nachgeburtsbefunde bei Mehrlingen und Ähnlichkeitsdiagnose. Arch. Gynäk. **159**, 509—523 (1935). — STEINHAUSEN: Merkwürdige Heilung einer Hasenscharte. Med. Z. **5**, 73, 74 (1836). — STOBWASSER, C.: Die Hasenscharten in der Göttinger chirurgischen Klinik von Oktober 1875 bis Juli 1882. Dtsch. Z. klin. Chir. **19**, 11—23 (1884).

THIELEMANN, M.: Hasenscharten und ihre Bedeutung. Inaug.-Diss. Würzburg 1885. — TICHY, H.: Beitrag zur Vererbung der Hasenscharten. Münch. med. Wschr. **1920 II**, 1356. — TRENDELENBURG, F.: Verletzungen und chirurgische Krankheiten des Gesichtes. BILLROTH u. LUECKE: Deutsche Chirurgie, Bd. 2, S. 220—309. 1886. — TREW, CH. JAC.: Sistens plura exempla palati deficientis. Nova Acta phys.-med. Acad. Caes. Leop. Car. **1**, Obs. C III, 445—447 (Norimbergae 1757). — TULPIUS: Zit. nach SOEMMERING.

ÜBERMUTH, H.: Über die erbbiologische Bewertung der Lippen- und Gaumenspalten. Arch. klin. Chir. **193**, 224—229 (1938).

VERSCHUER, O. v.: Die vererbungsbiologische Zwillingsforschung. Ihre biologischen Grundlagen. Studien an 102 eineiigen und 45 gleichgeschlechtlichen zweieiigen Zwillingen und an 2 Drillingspaaren. Erg. inn. Med. **31**, 35—120 (1927). — Woran erkennt man die Erblichkeit körperlicher Mißbildungen? Arch. klin. Chir. **193**, 185—203 (1938). — Bemerkungen zur Genanalyse beim Menschen. Erbarzt **7**, 65—69 (1939).

WARNEKROS, L.: Gaumenspalten, 2. Aufl. Berlin: August Hirschwald 1909. — Arch. f. Laryng. **21**, H. 1 (1909). — WIES: Zit. nach HAYMANN. — WINCKEL, v.: Slg klin. Vortr. **1904**, 373. — WOLFFSON: Über ein Zwillingspaar mit angeborenem gleichem Gaumendefekt. Dtsch. Mschr. Zahnheilk. **19**, 479 (1901).

Erbpathologie des Verdauungsapparates.

Von K. GUTZEIT, Breslau und W. LEHMANN, Breslau.

Mit 20 Abbildungen.

Vorbemerkungen.

Bei der handbuchmäßigen Darstellung eines Kapitels über die Erbpathologie der Krankheiten des Verdauungsapparates stellt sich, wenn man die vorhandene Literatur berücksichtigt, immer wieder die Tatsache heraus, daß nur in ganz wenigen Arbeiten des Schrifttums die grundlegenden Bedingungen berücksichtigt sind, aus denen man einen sicheren Schluß auf den Anteil von Erbe und Umwelt für diese Erkrankungen ableiten könnte. Bei allen Erkrankungen des Verdauungsapparates, auch wenn exogene Entstehungsbedingungen noch so stark im Vordergrund stehen, wird ein endogenes Entstehungsmoment mehr oder weniger mit eine Rolle spielen. Die Bedeutung dieser endogenen Faktoren und ihr prozentualer Anteil an der Entstehung von Verdauungskrankheiten und -anomalien ist aber in den allermeisten Fällen weder allgemein noch im speziellen Fall heute übersehbar und wird ein wichtiges Gebiet zukünftiger Forschung darstellen. Wir haben heute nach der Kenntnis der Krankheitsverläufe und nach dem Wissen um Art und Zeit der Krankheitsentstehung vielfach nur einen ungewissen Eindruck davon, ob in dem einen Fall genetische Faktoren, im anderen Fall Umweltfaktoren zur Manifestation pathologischen Krankheitsgeschehens geführt haben. Daß beim Fehlen gröberer äußerer Anlässe genetische Bedingungen eine hervorstechende Rolle spielen, nehmen wir allgemein an. Aber auch beim Bestehen von sichtbaren äußeren Bedingungen ist es nur selten möglich, das Mitwirken von pathologischen Erbfaktoren an der Entstehung von Verdauungskrankheiten überhaupt und an der Ausbildung bestimmter Formen derselben mit einer gewissen Sicherheit auszuschließen. Vielfach werden Erbfaktoren erst beim Vorhandensein äußerer Anlässe manifest, und andererseits können die gleichen äußeren Anlässe ganz verschiedene Erbfaktoren in Erscheinung treten lassen und so mannigfaltige Folgeerscheinungen zeitigen. Ist eine solche Verflechtung von erbbedingten Krankheitsanlagen und äußeren Umständen ganz allgemein für die Entstehung von Krankheiten von Bedeutung, so insbesondere auch für die Störung von seiten der Verdauungsorgane.

Wenn wir nun aber die weitere Frage stellen, wie groß und wie wichtig der genetische und der peristatische Einfluß auf die Entstehung einer Erkrankung im Verdauungskanal ist, so stoßen wir überall auf die schon oben bezeichneten Schwierigkeiten. Eine sichere Auskunft über diese Verhältnisse könnte eine auslesefreie Zwillingsstatistik für die einzelnen Erkrankungen geben, zu deren Vervollständigung eine Familienuntersuchung notwendig wäre. Eine solche Statistik scheint uns bisher nicht zu existieren. Auch der von CAMERER angestellten Zwillingsuntersuchung beim Ulcus ventriculi und duodeni kann unseres Erachtens das Urteil der Auslesefreiheit nicht zuerkannt werden, weil das biologische Verhältnis der Zahl der eineiigen und zweieiigen Zwillinge nicht eingehalten ist, und es sich offenbar hierbei um eine Auslese nach Eineiigen handelt.

So sind wir also bei der Zusammenstellung der an sich sehr zahlreichen Familien- und Einzelkasuistiken bezüglich des Ergebnisses aller dieser Arbeiten auf eine sehr vorsichtige Bewertung angewiesen, weil die zur Verfügung stehenden Untersuchungen entweder Einzelfälle oder Erhebungen auf Grund von Anamnesen und Rundfragen enthalten, lückenlose Zwillings- und Familienserien aber im Gesamtmaterial fast völlig entbehrt werden.

Um eine einigermaßen objektive Abgrenzung des Stoffes zu erreichen, haben wir uns entschlossen, die Abhandlung auf diejenigen Erkrankungen und Krankheitszustände zu beschränken, über die im Schrifttum durch Beobachtungen belegte Beziehungen zur Vererbung bestehen. Über diese hinaus gibt es zweifelsohne eindrucksmäßig noch viele Erkrankungen, die ihre Entstehung und ihren Verlauf zu einem mehr oder weniger großen Teil pathologischen Erbanlagen verdanken. Da sie aber zur Zeit nicht genügend erforscht sind, wollen wir auf ihre Darstellung verzichten.

I. Oesophagus.

1. Anomalien, Lage- und Formveränderungen.

Für eine Reihe von Anomalien und Erkrankungen des Oesophagus spielen Erbfaktoren ganz sicher eine Rolle. Dazu gehören insbesondere verschiedene *Entwicklungsanomalien,* wie die kongenitalen Atresien der Speiseröhre, die kongenitalen Oesophagotrachealfisteln und deren Residuen, die angeborenen Divertikel der vorderen Oesophaguswand in der Höhe der Bifurkationsstelle der Trachea. Auch cystische Geschwülste an dieser Stelle können als Reste solcher Fistelgänge in Erscheinung treten. Nach der vorliegenden Literatur ist über familiäres Auftreten und Erblichkeit dieser Mißbildungen zwar nichts bekannt, doch muß bei der meist tödlichen Auswirkung solcher Entwicklungshemmungen das Vorhandensein von Letal- und Subletalfaktoren für die derzeitige Unkenntnis über die Erbgenese verantwortlich gemacht werden.

In zweiter Linie kommen *Verengerungen der Speiseröhre* an den 13 ringförmigen physiologischen Engen des Oesophagus (Mehnert) in Betracht. Sind diese stark ausgeprägt, so liegen sie in der Höhe des Ringknorpels, der Bifurkation und des Zwerchfells. Über die Erblichkeit dieser Stenosen ist aus dem Schrifttum nichts Sicheres bekannt.

Oesophaguserweiterungen haben, falls nicht reine Stauungserweiterungen, entzündliche Prozesse (Oesophagitis) oder neurogen bedingte Erkrankungen vorliegen, wahrscheinlich eine vorwiegend erbbedingte Genese. Sie sind von Arnold und Luschka als angeborene Anomalien zuerst beschrieben und unter anderem auch von Zenker und Fleiner beobachtet worden. Als partielle sackartige Ektasien der unteren Speiseröhre können sie im Sinne degenerativer Stigmata beschwerdelos verlaufen, sind im anderen Falle aber auch in der Lage, funktionelle Störungen im Ablauf der Speisepassage zu erzeugen. Sie sitzen unmittelbar ober- oder unterhalb des Foramen oesophageum des Zwerchfells und werden auch als „Vormagen“ oder als „Antrum cardiacum“ bezeichnet. Da sie angeboren sind und äußere Ursachen zu fehlen scheinen, werden sie wahrscheinlich durch pathologische Erbfaktoren verursacht.

Lageveränderungen der Speiseröhre verdanken ihre Entstehung verschiedenen Einflüssen der Oesophagusumgebung. So können Verkrümmungen der Wirbelsäule, Vergrößerungen des Herzens und Erweiterungen der Aorta, Tumoren des Mediastinums, der Bronchien und der Schilddrüse, entzündliche Erkrankungen der Lungen u. a. sekundär zu Verlagerungen der Speiseröhre führen. Erbliche Momente spielen für das Zustandekommen solcher Lageanomalien kaum eine Rolle.

2. Entzündungen der Speiseröhre,

sei es unspezifischer oder spezifischer Natur (Tuberkulose, Syphilis, Pilzerkrankungen u. a.), sei es akuten oder chronischen Verlaufs sind von Erbeinflüssen unabhängig.

Das Ulcus pept. oesophagi dürfte die gleichen Erb- und Umweltbeziehungen haben wie das später noch zu beschreibende Ulcus ventriculi und duodeni. Soweit seine Entstehung von der Anwesenheit von Magenschleimhautinseln im Oesophagus abhängig gemacht wird (Fränkel, Tileston), können erbliche Faktoren verantwortlich gemacht werden, da Keimversprengungen Bildungsanomalien darstellen. Sichere Anhaltspunkte für solche Möglichkeiten sind in der Literatur jedoch nicht zu finden.

3. Oesophagusvaricen

sind im allgemeinen Folge von Stauungen im Pfortaderkreislauf. In seltenen Fällen sind beim Erwachsenen lokalisierte Oesophagusvaricen mit Blutungen als konstitutionelle Anomalie ohne Beteiligung des übrigen Venensystems von Vorpahl beobachtet worden. Bei kleinen Kindern kommen Varicenbildungen mit tödlichen Hämorrhagien ebenfalls ohne nachweisbare Zirkulationshindernisse (Dionisi, Ebert, Friedrich, Jolasse, Marchand, Rokitansky, Schleifke) vor. Daß auch Mißbildungen der Pfortader zu Varicenbildungen führen können, haben Beizke, Pick, Riesel und Versé beschrieben. Soweit es sich dabei nicht um Entwicklungsstörungen oder keimplasmatische Hemmungsbildungen handelt, kann mit erblichen Einflüssen gerechnet werden. Sichere Familien- oder Zwillingsbeobachtungen sind nicht vorhanden.

4. Neuro-muskuläre Störungen

des Oesophagus kommen in verschiedener Form und in Abhängigkeit von mannigfaltigen Ursachen vor.

Der *Oesophaguskrampf* kann das gesamte Organ erfassen, tritt aber vorzugsweise an den vorgebildeten Engen der Speiseröhre und ihrer unmittelbaren Umgebung auf. Er wird entweder als lokale Äußerung einer allgemeinen neuropathischen Anlage oder in Abhängigkeit von Erkrankungen des Zentralnervensystems beobachtet. Gelegentlich spielen auch Umgebungsveränderungen des Oesophagus (Drüsenschwellungen) für die Krampfauslösung eine Rolle und schließlich kommen Reflexkrämpfe von entferntliegenden Organen vor. Es ist anzunehmen, daß für die meisten dieser Krampfzustände eine gewisse Krampfbereitschaft vorhanden ist, die als Teilerscheinung einer neuropathischen Konstitution angesehen werden muß. Gesonderte Erbfaktoren für das Auftreten solcher Krämpfe können somit ausgeschlossen werden. Das Zusammenwirken vieler Erbfaktoren hingegen ist für die Krampfentstehung immerhin wahrscheinlich. Das hervorstechendste Symptom dieser Erkrankung ist die schmerzhafte Empfindung beim Schlucken (Dysphagie) und das oesophageale Erbrechen. Treten die Krämpfe vornehmlich an der Kardia auf, so kommt es bei länger dauernden Störungen zur sog. kardiospastischen Dilatation des Oesophagus, die röntgenologisch leicht nachgewiesen werden kann. Diese Erweiterung ähnelt in der Form den noch später zu beschreibenden idiopathischen, spindelförmigen Erweiterungen des Oesophagus, wenn sie auch meist weniger hochgradig als die letzteren sind.

Lähmungen und Atonien der Speiseröhre, wie sie im Tierexperiment nach Vagusdurchschneidung zur Beobachtung gelangen, treten beim Menschen bei toxischer oder infektiöser Schädigung des zentralen oder peripheren Vagusanteils auf. Erbbedingte Lähmungen und Atonien des Oesophagus sind nicht bekannt.

Die *Schlußfähigkeit* der Kardia ist bei den einzelnen Menschen unterschiedlich. Das drückt sich z. B. in der mehr oder weniger großen Schwierigkeit mancher Menschen zum Erbrechen und Aufstoßen aus. Bei der *Kardiainsuffizienz* tritt beim Schluckakt ein in der Norm nicht hörbares Durchspritzgeräusch (KRONECKER, MELTZER) auf. Infolge von Überdruck im Abdomen kommt eine Regurgitation von Speisen in den Oesophagus, unter Umständen bis in den Mund zustande. Bei *Rumination* oder Merycismus steigen Speisen oder Bissen gewohnheitsmäßig bis in den Mund nach der Nahrungsaufnahme auf. Diese werden dann je nach Geschmack ausgespuckt oder wiedergekaut. Bei dieser Schluckanomalie wird die Zugehörigkeit der betreffenden Personen zu neuropathischen Familien immer wieder betont. Auch mehrere Mitglieder derselben Familie weisen solche Störungen auf. Dabei spielt einerseits der Nachahmungstrieb, andererseits aber auch eine erbliche Veranlagung offenbar eine Rolle. Von den meisten Autoren wird der Nachahmungstrieb als Ursache der Familiarität solcher Störungen abgelehnt.

In den Arbeiten über die Rumination von JOHANNESSEN und KÖRNER finden sich kurze Hinweise über familiäres Auftreten dieser Anomalie bei Vater und Sohn (WINDTHIER, ZEPPENFELD, v. GULAT-WELLENBERG). LEVA und LÖWE fanden diese Störung bei einem Elter und mehreren Kindern der gleichen Familie. Mit besonderem Lustempfinden (Wohlgeschmack) gingen diese Störungen in einem Fall eines 20jährigen jungen Mannes einher, der von Kindheit an ruminierte, und dessen Vater das gleiche Leiden hatte (KÖRNER). In einer vielköpfigen Wiederkäuerfamilie (L. R. MÜLLER) vererbte sich diese Anomalie direkt durch mehrere Generationen, wobei die Imitation offenbar keine Rolle spielte. In anderen Fällen fand man solche Ruminatoren auf Jahrmarktvorstellungen. So produzierte sich ein 63jähriger Mann durch 30maliges Austrinken eines Wasserbehälters mit lebenden Fröschen und Fischen mit folgender Rumination. Eine Schwester von ihm und sein Sohn brachten bereits als Säuglinge alle Milch wieder heraus. In einer Beobachtung von CURSCHMANN hatten von 6 Probanden 2 noch weitere Verwandte, die ebenfalls ruminierten. In einem Fall handelte es sich um die Großmutter und die Mutter, im anderen Fall um Vater und Sohn.

Über den Erbgang der Rumination ist aus diesen Beobachtungen kein Schluß zu ziehen, immerhin könnte in einer Reihe von Fällen dominante Erbfolge vorgelegen haben.

5. Erweiterungen der Speiseröhre.

Neben den oben erwähnten lokalen Erweiterungen im unteren Speiseröhrenabschnitt, die als konstitutionelle Anomalien angesehen werden, ist die häufigste Form der Speiseröhrenerweiterung die diffuse gleichmäßige Dilatation (Synonyma: idiopathische, atonische, spasmogene, kardiospastische Dilatation; konstitutioneller Megaoesophagus; spindelförmige Ektasie). Diese Erweiterungen der Speiseröhre sind heute durch das Röntgenverfahren leicht nachweisbar. Der Oesophagus ist im Kardiateil zugespitzt, in Bifurkationshöhe weit und im oralen Abschnitt wieder etwas enger. Das Fassungsvermögen des Oesophagus kann in solchen Fällen bis auf 1—$1^1/_2$ l gesteigert sein. Die Oesophagusmuskulatur ist hypertrophisch, in seltenen Fällen auch atrophisch. Häufig bestehen neben hypertrophischen atrophische Areale von Muskelfasern. Die Peristaltik läuft über die Oesophaguswand in tiefdurchschneidenden Wellen ab, ohne daß es zu einer Entleerung durch die Kardia in den Magen kommt. Die Ansichten über die Pathogenese dieser Störungen gehen weit auseinander. Die Ätiologie der spindelförmigen Oesophagusdilatation ist wohl auch nicht ganz einheitlicher Natur. Neben dem primären Kardiospasmus wird von einigen Autoren die primäre Atonie der Speiseröhre mit sekundärer Entzündung als Ursache für die Speiseröhrenerweiterung angenommen. Auch primäre Oesophagitiden sind beschuldigt worden. Am meisten Verbreitung hat die Ansicht von KRAUS erfahren, wonach Störungen in der parasympathischen Innervation das Symptomenbild herbeiführen sollen. Vagusschädigungen haben im Tierversuch eine Erschlaffung der

Oesophagusmuskulatur und einen abnormen Kardiaschluß zur Folge. Das Auftreten solcher Innervationsstörungen beim Menschen ist zwar nicht bewiesen, wird dadurch aber wahrscheinlich gemacht, daß Kranke mit Oesophagusdilatation oft Familien mit den mannigfaltigsten neuropathischen Stigmata angehören. Da aber andere Symptome einer parasympathischen Innervationsinsuffizienz zu fehlen pflegen, ist es unwahrscheinlich, daß eine Vagusschädigung allein dem krankhaften Bild zugrunde liegt, und so wird heute die Zurückhaltung der Speisen im Oesophagus und dessen sekundäre Erweiterung auf eine mangelhafte Koordination zwischen Oesophagusperistaltik und Kardiaöffnung zurückgeführt, während echte Spasmen der Kardia mit schmerzhaften Sensationen nicht aufzutreten pflegen. Über die Erblichkeit solcher Motilitätsstörungen im Oesophagus-Kardiagebiet liegt in der Literatur keine Angabe vor. Die eigenen Erfahrungen bei solchen Kranken sprechen nicht für einen wesentlichen Einfluß von Erbfaktoren.

Der von ZUSCH beschriebene Fall einer Oesophagusdilatation (Beschwerden bei Bruder und Schwester) gibt infolge eines zwar sehr genauen, untersuchungstechnisch aber unvollkommenen Untersuchungsbefundes keine sichere Auskunft über die Art des vorliegenden Beschwerdebildes. Wenn ZUSCH ohne brauchbare Röntgenuntersuchung eine idiopathische Dilatation nur des unteren Oesophagusendes (s. oben) annimmt, so kann es sich nach unseren heutigen Erfahrungen bei dem erhobenen Untersuchungsbefund auch um eine diffuse Speiseröhrendehnung infolge mangelhafter motorischer Koordination handeln. Als konstitutionelle Anomalien infolge einer angeborenen Mißbildung und eines Widerstandsmangels der Oesophaguswand werden Speiseröhrendilatationen von BARD, FAURE, GOUDET, OETTINGER und CABALLERO, REBATTU, SARGNON u. a. beschrieben. Sie werden von ALEZAIS und BARD als lokal viscerale Riesenwuchsformen bezeichnet (BARD). Von HELM und PENNATO ist das gleichzeitige Vorkommen von Megacolon und Megaoesophag beobachtet worden, und in einem Fall von BAUMGARTNER bestand bereits bei 6 Wochen alten Säuglingen eine solche Dilatation.

Das Auftreten von Oesophaguserweiterungen in früher Jugend spricht bis zu einem gewissen Grade für eine konstitutionelle Anlage des Leidens. Doch sind alle die Beobachtungen der älteren Literatur diagnostisch so stark angreifbar, daß es fast unmöglich ist, sich über die Art der pathologischen Veränderung ein einigermaßen klares Bild zu machen. Inwieweit erbliche Einflüsse an der Entstehung von Speiseröhrenerweiterungen maßgeblich beteiligt sind, ist nach dem vorhandenen Beobachtungsgut nicht zu erschließen. Bewiesen ist die Erblichkeit solcher Erkrankungen bisher in keinem einzigen Falle.

6. Divertikel der Speiseröhre.

Es werden nach der Entstehungsart Pulsions- und Traktionsdivertikel des Oesophagus unterschieden. Während die Traktionsdivertikel ätiologisch überwiegend auf Umgebungsveränderungen der Speiseröhre, meist entzündlicher Art, zurückzuführen und erbpathologisch ohne Bedeutung sind, liegen die Pulsionsdivertikel, ganz gleichgültig welcher Lokalisation, an muskelschwachen Stellen des Oesophagus. Teils sind diese Partien wie z. B. an der Grenze zwischen Pharynx und Speiseröhre präformiert und geben den Boden für die an der Hinterwand des oberen Oesophagus im von Längsmuskulatur entblößten sog. LAIMERschen Dreieck gelegenen ZENKERschen Divertikel ab, teils entwickeln sich die schwachen Stellen der Oesophaguswand erst im Laufe des Lebens und sind im allgemeinen an Gefäß- und Nervendurchtrittsstellen sowie an Fettgewebslücken gebunden. Schon der Sitz an solchen bevorzugten Orten läßt erbliche Einflüsse für die Entstehung des Leidens vermuten.

So berichtete UMBER über eine Beobachtung eines ZENKERschen Divertikels bei einem 57jährigen Mann, dessen Beschwerden im 15.—16. Lebensjahr begonnen hatten und zuletzt in Schluckschmerzen bestanden. Röntgenologisch wurde in der Höhe des Ringknorpels ein Pulsionsdivertikel festgestellt. Sein Vater hatte viele Jahre unter ähnlichen Beschwerden gelitten. Beim Essen und Trinken floß ihm das eben Verschluckte aus Mund und Nase wieder herauf. Nähere Angaben wurden von UMBER nicht gemacht.

Alle Pulsionsdivertikel werden heute als erworben betrachtet. Sie sind nicht angeboren, entwickeln sich vielmehr erst im Laufe des Lebens und treten meist erst nach dem 40. Lebensjahr in Erscheinung. Ihr spezieller Sitz an den physiologischen Engen erklärt sich einerseits aus dem Vorhandensein präformierter schwacher Stellen der Oesophaguswand und andererseits aus dem an den Engen gesteigerten Innendruck im Oesophaguslumen. Die Tatsache der Spätentstehung solcher Divertikel spricht nicht gegen ihre Abhängigkeit von erblichen Anlagen. Das altersbedingte Nachlassen der Festigkeit des Stützapparates könnte genotypisch angelegte Schwächen der Oesophaguswand in Erscheinung treten lassen und aus der latenten Wandschwäche eine manifeste Divertikelbildung entstehen lassen. Einwandfreie Beobachtungen hingegen über familiäres Auftreten von Oesophagusdivertikeln sind ebensowenig bekannt wie Zwillingsuntersuchungen, so daß ein Beweis für die Erblichkeit solcher Störungen bisher nicht erbracht ist.

II. Magen und Zwölffingerdarm.

1. Lage des Magens.

Der normale Magen liegt mit seinem Fornix-Corpusteil in der linken und mit seinem Antrumgebiet in der rechten Bauchhälfte und ändert seine Lage mit der Körperhaltung. Durch einige Aufhängebänder locker fixiert, ist der Magen seitlich verschieblich und je nach dem Füllungszustand dehnbar. Der untere Magenpol befindet sich je nach Körperbau höher oder tiefer, im Mittel etwa in der Höhe des Nabels oder der Verbindungslinie der Cristae iliacae ant. sup. Die Magenlage ist von dem gesamten Bauchinhalt, von der Bauchpresse, von Lage und Füllung des Darmes und vom Kontraktionszustand des Zwerchfelles abhängig. Sie kann durch verschiedene krankhafte Prozesse der Magenwand und ihrer Umgebung (Verwachsungen, Tumoren, u. a.) verändert werden. Erbeinflüsse spielen hierbei keine Rolle.

Eine Lageveränderung besonderer Art stellt der *Situs inversus* dar. Während bei seiner „totalen" Ausprägung alle visceralen Organe seitlich vertauscht vorgefunden werden, liegen beim Situs partialis nur die abdominellen Organe seitenverkehrt. In beiden Fällen ist die Magenverlagerung lediglich ein Teilsymptom. Ein reiner Situs inversus des Magens ist nicht bekannt. Der Situs inversus totalis ist eine sehr seltene Erscheinung. Er kommt im Sektionsmaterial von Le Wald in der Häufigkeit von 1:5000 vor, wird nach Mattisson bei physikalischen Untersuchungen im Verhältnis von 1:35000 und bei Röntgenbefunden in 1:1400 Fällen gefunden. Die durchschnittliche Frequenz dürfte bei 1:3000 liegen (Mattisson). In einer Reihe von Fällen ist familiäres Vorkommen beobachtet worden.

Kegel, Leroux, Löwenthal, Ochsenius, Reid berichten über Situs inversus bei 2 Brüdern, Carpenter, Liotto, Ôshima bei 3 Brüdern, Bianchi, Brimblecombe, Cahan, Cockayne, Curschmann, Feldman, Hofmann, Manson, Neuhof, Ochsensius, Rogi bei Bruder und Schwester, Fröhlich bei 2 Brüdern und einer Schwester, Gall und Woolf, Günther, Mittelbach, Müller-Pollack bei 2 Schwestern. In 2 Generationen fand Meyer-Hürlimann diese Anomalie bei Vater und Sohn. Die röntgenologische Bestätigung wurde aber nur bei dem Vater erbracht, während Matisson bei Mutter und Tochter die Diagnose durch Röntgenuntersuchung erhärten konnte. Cockayne erwähnt schließlich, daß Randolph Situs inversus bei einem Knaben und dessen Großvater mütterlicherseits feststellte und Katzmann bei 2 Basen mit gleichem Zunamen, wobei dieser Autor nicht erwähnte, ob die Väter oder Großväter dieser Basen Brüder waren. Cockayne selbst beobachtete die Anomalie in 2 Fällen bei Onkel und Neffe. Über die Art der Diagnosestellung läßt sich Cockayne allerdings nicht näher aus.

Über das Vorkommen von Situs inversus bei Zwillingen finden sich im Schrifttum einige wenige Hinweise.

Reinhardt, Boccia und Maglione sowie Cockayne konnten konkordantes Auftreten von Situs inversus bei sehr ähnlichen Zwillingen, höchstwahrscheinlich EZ, feststellen. Dubreuil-Chambardel sah ebenfalls sehr ähnliche Zwillinge, von denen jedoch nur ein Paarling die Anomalie aufwies, während bei dem anderen die Organe regelrecht gelagert waren. Schließlich enthält das Schrifttum noch 3 weitere Zwillingsbeobachtungen mit unsicherer Eiigkeitsdiagnose. Konkordanz bezüglich eines Situs inversus zeigte sich bei den von Pezzi und Camgati sowie von Araki beschriebenen Zwillingspaaren, während Miller Zwillinge erwähnt, von denen nur der eine Paarling invers gelagerte Organe hatte.

Wir haben in unserem klinischen Material (Med. Klinik, Breslau) von 3 Probanden ausgehend deren Familien zum Teil recht genau röntgenologisch untersucht. In keinem Falle konnte diese Anomalie bei einem weiteren Familienmitglied aufgefunden werden.

Während Mattisson auf Grund des vorliegenden Materials eine Erbbedingtheit dieser Anomalie annimmt, wird von Günther diese Ansicht bestritten, da bei zahlreichen Kreuzungsversuchen zwischen seitenverschieden angelegten Versuchsobjekten (Schnecken) niemals inverse Nachkommen beobachtet wurden. Die Ansicht Günthers, daß auch beim Menschen keine Inversionen in mehr als einer Generation gefunden worden sind, ist durch die Beobachtung von Meyer-Hürlimann, Mattisson (1933) und Pernkopf widerlegt. Die nicht geringe Anzahl von Beobachtungen über das Vorkommen von Situs inversus bei Geschwistern oder in zwei Generationen sowie auch die Zwillingsbeobachtungen, sprechen für die Erblichkeit dieser Anomalie; ein einwandfreier Beweis erscheint uns jedoch noch nicht erbracht zu sein. Hinsichtlich des mutmaßlichen Erbganges hat sich Cockayne auf Grund erbstatistischer Erwägungen dahin ausgesprochen, daß die Anomalie durch ein einfaches recessives autosomales Gen vererbt wird. Das Vorkommen von Inversionen in zwei Generationen läßt aber auch die Möglichkeit eines dominanten Erbganges zu. Zur Klärung der Erblichkeitsverhältnisse muß für zukünftige Forschungen die Forderung nach der röntgenologischen Untersuchung *aller* Sippenangehörigen erhoben werden. Dieses Erfordernis erscheint uns nur in wenigen der bisher mitgeteilten Beobachtungen erfüllt worden zu sein.

Eine besonders interessante Beobachtung hat kürzlich Pernkopf mitgeteilt.

Er konnte ein bald nach der Geburt verstorbenes Kind untersuchen, bei dem eigentlich nur der Magen ein ausgesprochen inverses Verhalten aufwies, während die übrigen Organe zum Teil normale und zum Teil partiell inverse Lage- und Formverhältnisse darboten. Bei manchen Organen (Herz, Leber, Nabelschleife, Duodenum) zeigte sich eine Tendenz zur Symmetrie. Das Herz z. B. war in der Mitte des Brustkorbes zwischen den beiden Lungenflügeln eingebettet. Die Herzspitze war fast direkt „ventricaudal", also weder nach links noch nach rechts gerichtet. Die Leber dehnte sich fast gleichmäßig nach beiden Seiten aus, lag also fast in der Mitte. Bei der röntgenologischen Untersuchung der Eltern hatte die Mutter normal gelagerte Organe, während beim Vater Herz, Magen, Gallenblase, Duodenum, Blinddarm und Colon seitenverkehrt angelegt waren.

Als Erklärung für die eigenartige Bildungsanomalie glaubt Pernkopf an das Zusammenwirken einer normalisierenden mütterlichen und einer invertierenden väterlichen Tendenz, die in einer Art intermediärer Vererbung zu dieser merkwürdigen Form geführt hat. Eltern und Geschwister des Vaters hatten normale Eingeweideverhältnisse. Hieraus glaubt Pernkopf eine „unmittelbar erbliche Übertragung der Anlage zur Inversion" ablehnen und als Ursache für das abnorme kindliche Verhalten eine einzelne, „atypisch konstruierte" invers gerichtete Keimzelle des Vaters annehmen zu können. Infolge der ungenügenden Durchschlagskraft sowohl der normalisierenden als auch der invertierenden Tendenz soll ein intermediärer Vererbungsmodus zur Ausbildung gelangt sein.

So interessant diese Beobachtung von Pernkopf auch ist, so ist sie vorläufig die einzige ihrer Art und muß auch als solche gewertet werden. Aus den Veröffentlichungen von Mattisson und Meyer-Hürlimann gehen ähnliche Feststellungen nicht hervor.

2. Form des Magens.

Der Magen besteht aus dem unmittelbar unter dem Zwerchfell gelegenen Magengewölbe (Fornix) mit der Magenblase, dem Magenkörper (Corpus), dem an der Umbiegungsstelle der großen Kurvatur und am Angulus gelegenen Sinus ventriculi, sowie dem Antrum pylori. Fornix, Corpus und Sinus stellen den Längsmagen dar und gehören zum sog. Saccus digestorius (FORSELL), während das Antrum pylori als Canalis egestorius mit dem Sinus zusammen den Quermagen bildet. Der caudale Pol des Magens liegt beim normalen Menschen ungefähr in Nabel- bzw. Cristahöhe.

Zwei große Formentypen des Magens, die Angelhakenform (RIEDER) und die Stierhornform (HOLZKNECHT) werden als physiologisch angesehen. Der sog. Langmagen stellt eine besonders verlängerte Angelhakenform dar und zeichnet sich durch einen tiefstehenden Pylorus und eine große Hubhöhe aus. Die Magenform hängt zum großen Teil mit dem Wachstumstyp der verschiedenen Menschen zusammen; im allgemeinen ist die Stierhornform dem pyknischen und die Angelhakenform dem asthenischen und athletischen Konstitutionstyp zugeordnet. Bei besonders schmalen, langaufgeschossenen Menschen pflegt der Langmagen die Regel zu sein. Immerhin sind Übergänge der einzelnen Magenformen in Abhängigkeit von äußeren Bedingungen beobachtet worden. So übt die Bauchpresse, die Gravidität, die Lagerung des Menschen einen wesentlichen Einfluß auf die Gestaltung des Magens aus, auch der Fettgehalt und die Füllung der Eingeweide spielen eine nicht unwesentliche Rolle. Das Zwerchfell hat ebenfalls Einfluß auf die Magenform. So geht die Relaxatio diaphragmatis und die Hernia diaphragmatica oft mit Lage- und Formveränderungen des Magens einher. Einseitige Zwerchfellatrophien mit abnormem Hochstand einer Zwerchfellhälfte kommen zwar angeboren vor, ohne daß über die Erblichkeit solcher Störungen etwas bekannt ist. Ebensowenig sind bisher bei der Hernia diaphragmatica genotypische Einflüsse aufgefunden worden.

Die *Gastroptose* besteht in einem Tiefstand des caudalen Magenpols mit gleichzeitigem Tiefertreten des Pylorus. Dabei liegt der Sinus ventriculi nicht selten tief im kleinen Becken. Sie ist häufig nur eine Teilerscheinung der Enteroptose bzw. Splanchnoptose. Als Entstehungsbedingungen sind außer dem Korsetttragen Formveränderungen des Brustkorbes, Tonusverlust der Bauchdecken, mangelhafte Festigkeit der Ligamente, Magenwanderschlaffungen, Störungen der vegetativen Innervation mit Dysergie im statischen Tonus- und Haltungssynergismus der Bauchhöhle (KATSCH) verantwortlich gemacht worden. Immer wieder zieht sich durch die gesamte Literatur entsprechend der Ansicht STILLERs und TANDLERs von der „asthenischen" und „hypotonischen" Konstitution der Gedanke, daß bei der Gastroptose außer äußeren Ursachen für die angetroffene Gewebsschlaffheit ein Veranlagungsfaktor maßgeblich beteiligt ist. Nach WEITZ ist die Gastroptose eine Anomalie, die dem dominanten Erbgang folgt. Wenn auch diese Ansicht sich nur auf Grund von Eindrücken aus Einzelbeobachtungen gebildet hat, so würde die Tatsache, daß sowohl WEITZ als auch LENZ für den asthenischen Habitus einen dominanten Erbgang für möglich halten, mit dieser Meinung gut übereinstimmen. Die Gastroptose stellt an sich noch kein pathologisches Stigma dar. Unkompliziert ist sie mit einer vollkommen normalen Magenfunktion und mit Beschwerdefreiheit vereinbar. Erst bei der Manifestation der für solche Menschen charakteristischen Bereitschaft zur Neurose, die ebenfalls konstitutionell begründet sein kann, kommt es zum Beschwerdebild und zur Krankheit. Meist pflegt in solchen Fällen zur einfachen Gastroptose eine Hypotonie der Magenmuskulatur hinzuzutreten. Die bei der einfachen Ptose erhaltene peristolische Magenfunktion ist bei der Atonie erloschen, so daß der Speisebrei, ohne von der Magenwand festgehalten zu werden, in Klumpen bis zum caudalen Pol hinabfällt. Der Magen füllt sich hierbei von unten nach oben auf, während dies in der Norm umgekehrt ist.

Ebenso wie bei der Gastroptose kann auch bei der *Magenatonie* bzw. *Hypotonie* eine völlig normale Entleerungsfunktion bestehen. Immerhin disponiert die hypotonische Magenform und das peristolische Versagen zur Austreibungsschwäche. Nach ROEMHELD soll die Magenatonie der Ausdruck einer erbbedingten motorischen Organminderwertigkeit sein und die Disposition zur motorischen Insuffizienz des Magens und zur akuten Dilatation nach Bauchoperation und bei toxisch infektiösen Einflüssen schaffen. Auch nach GROTE soll die Magenatonie erblich sein und das Milieu für die Ausbildung verschiedener Magenerkrankungen darstellen. Diese Ansicht ist aber lediglich eindrucksmäßig gewonnen (persönliche Mitteilung).

Hypertonische Magenformen, zu denen früher auch die reinen Stierhornmägen gerechnet wurden, findet man im allgemeinen als Symptom bei vegetativen Schmerzanfällen (Gallen-Nierenkoliken) und bei allgemeiner parasympathischer Übererregbarkeit. Der Angelhakenmagen kann infolge von Hypertonisierung seiner Muskulatur zu einem Stierhornmagen werden, ohne daß letzterer allgemein auf einem Hypertonus zu beruhen braucht. Über die Erbbedingtheit des Hypertonus ist nichts bekannt. Während hypertonische Mägen eher klein sind, erscheinen hypotonische Mägen eher groß.

Von diesen Veränderungen werden 2 Magenformen abgetrennt, die man als Mikro- und Megalogastrie bezeichnet hat. Während die letztere unter dem Einfluß der Polyphagie in Erscheinung treten soll, ist für die Mikrogastrie eine besondere Entwicklungshemmung angenommen worden. Es erscheint uns jedoch zweifelhaft, ob es überhaupt eine echte Mikrogastrie als Bildungsanomalie gibt. Es ist vielmehr anzunehmen, daß in solchen Fällen pathologische Organveränderungen (Scirrhus, Linitis plastica, Schrumpfungen) die besondere Kleinheit des Magens verursachen. Auch die Megalogastrie erscheint uns als Bildungsanomalie recht problematisch. Polyphagen haben häufig einen keineswegs vergrößerten Magen. Echte Megalogastrie kann mit oder ohne akromegale Wachstumsstörungen bei hypophysären Überfunktionszuständen in Erscheinung treten, meist als Teilerscheinung einer Splanchnomegalie.

Magenform und *-lage* sollen nach Untersuchungen von WEITZ an eineiigen Zwillingen (EZ) im wesentlichen von *erblichen Einflüssen* abhängig sein. Bei 45 EZ bestand meist eine so auffallende Ähnlichkeit der Magenform und -größe, daß man bei Betrachtung der Magenbilder die zusammengehörenden Paare leicht herausfinden konnte. Einige Besonderheiten seien erwähnt.

Bei zwei 14jährigen, nicht besonders kräftigen Mädchen fanden sich gegen die Erwartung Stierhornmägen, bei zwei 46jährigen kräftigen Frauen dagegen ausgesprochen ptotische Magenformen. Bei einem anderen Paar bestanden ebenfalls Langmägen, obwohl ein Paarling $6^1/_2$ cm größer war als der andere. Daß aber auch Umwelteinflüsse von Bedeutung sind, zeigt ein weibliches Zwillingspaar, dessen Partner infolge eines starken Fettbauches sich durch einen 2,8 cm betragenden höheren Stand des unteren Magenpols auszeichnete.

Somit erscheint die Magenform zwar von erblichen Einflüssen abhängig zu sein, Umweltbedingungen können aber Form und Lage des Magens verändern.

In einem weiteren von WEITZ beschriebenen Zwillingspaar scheint auch die *Entfaltungstendenz* des Magens von Erbfaktoren beeinflußt zu werden.

Ein 9jähriges ♀ EZ-Paar hatte einen Sackmagen, dessen Form von WEITZ auf eine mangelhafte Einfaltung des Pylorusteiles zurückgeführt wurde. Es erscheint uns nicht ausgeschlossen, daß hier organische Veränderungen (Ulcus, Pylorusgastritis) für diese eigenartigen Formveränderungen des Magens verantwortlich gemacht werden können.

Eigene Untersuchungen an 3 EZ-Paaren und 1 ZZ-Paar bestätigen und ergänzen die von WEITZ gemachten Beobachtungen.

Bei dem einen ♂ 30jährigen EZ-Paar bestanden eine große Magenblase, verbreiterte, im Corpus wirr durcheinander laufende Schleimhautfalten und ein konisch zugespitztes und später gut entfaltbares Antrum. Nach Vollfüllung zeigte sich bei beiden Paarlingen ein Hakenmagen mit glatten Konturen und mittelgrober Kerbung der großen Kurvatur. Die Form beider Mägen war vollkommen gleich. Der caudale Pol stand ein querfingerbreit unterhalb der Cristahöhe, die Peristaltik war träge, die Bulbuskonfiguration dreieckförmig und überaus ähnlich. Selbst eine kleine Duodenalschleife war bei beiden Brüdern in gleicher Form vorhanden. Nur die Entleerungszeit des Magens war verschieden. Während der eine Magen nach 3 Stunden noch halb gefüllt war, zeigten sich beim anderen zu gleicher Zeit nur noch Restbeschläge im Antrum und Bulbus duodeni.

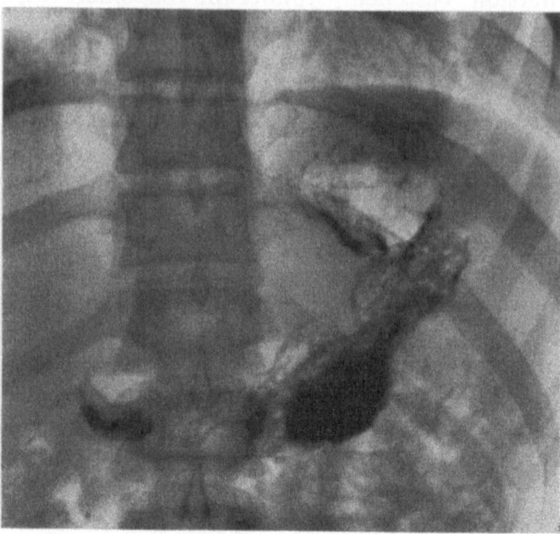

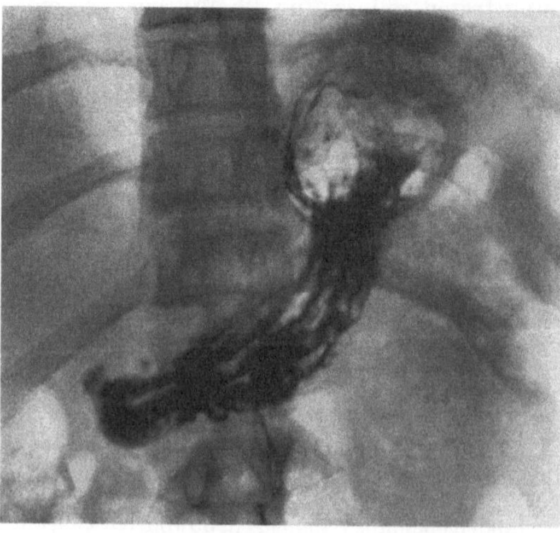

Abb. 1. ZZ ♂, Magenreliefaufnahmen.
(Aufnahmen von Dr. Rating, Med. Klin., Breslau.)

Bei dem zweiten ♀ 25jährigen EZ-Paare fand sich ein sehr schlaffer Langmagen von gleicher Form mit einem drei querfingerbreit unterhalb der Cristahöhe stehenden caudalen Pol. Die gleichmäßig zarten Schleimhautfalten zogen glatt durch, der Bulbus duodeni hatte die gleiche Form und Lage, während die Magenblase bei etwas verschiedener Größe die gleiche Form aufwies. Die Peristaltik setzte bei beiden nahezu gleichzeitig ein und die Entleerung war nach 3 Stunden gerade erfolgt.

Bei einem dritten 20jährigen ♀ EZ-Paar zeigte sich bei beiden Paarlingen Hakenform des Magens, breite Schleimhautfalten im Magen und Zwölffingerdarm und beschleunigte Passage der oberen Dünndarmschlingen. Verschieden war dagegen der Tonus und die Peristaltik. Während Paarling II einen guten Tonus und sofort einsetzende und gut ablaufende Peristaltik aufwies, hatte Paarling I einen hypotonischen Magen und sehr trägen Ablauf der Peristaltik. Auch bezüglich der Magenentleerung waren Unterschiede zu beobachten. Bei Paarling I war nach $2^1/_2$ Stunden ein noch geringfügiger Restbeschlag zu sehen, dagegen war dieser bei Paarling II noch 3 Querfinger hoch.

Daraus ergeben sich bei den EZ-Paaren gleiche Form der Magenblase, des ganzen Magens, der Magenfalten, des Schleimhautfaltenverlaufes, der Schleimhautfaltenbreite, die gleiche Lage des caudalen Pols; gleiche Verhältnisse im zeitlichen Beginn und im Ablauf der Peristaltik bestanden jedoch nur bei zwei von den 3 Paaren. Sehr ähnliche Verhältnisse konnten bezüglich der Bulbusform und des Duodenalverlaufes beobachtet werden. Die Magenentleerung hingegen war nur bei dem einen Paar zur gleichen Zeit beendet, bei den beiden anderen EZ-Paaren waren Abweichungen vorhanden.

Bei den von uns beobachteten 27jährigen ♂ ZZ zeigten sich schon Unterschiede in der Oesophaguspassage. Während bei dem einen Paarling eine leichte Hemmung des Breidurchtrittes in Höhe des Aortenknopfes bestand, passierte der Kontrastbrei bei dem anderen Partner glatt. Beide hatten eine hochliegende Kaskade mit vorderem Ablauf, deren Größe bei dem einen Paarling wesentlich ausgeprägter als beim anderen war. Verbreiterte Schleimhautfalten fanden sich bei beiden. Beide Mägen wiesen Angelhakenform auf. Der Stand des caudalen Pols variierte um eine Querfingerbreite. Die Konfiguration der Kurvatur war sehr ähnlich, die Bulbuskonfiguration dagegen unähnlich. Die Magenentleerung war zu gleicher Zeit beendet (Abb. 1).

Hieraus geht hervor, daß gewisse Unähnlichkeiten in der Oesophaguspassage, in der Magenform und in der Standhöhe des caudalen Magenpols bei unseren ZZ vorhanden waren.

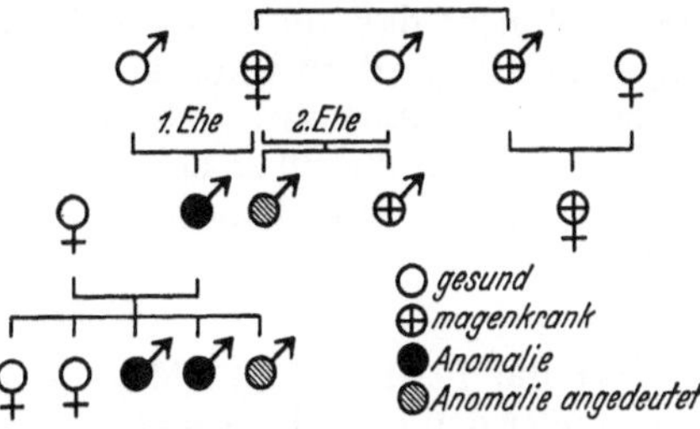

Abb. 2. Sippe mit Häufung einer Duodenalanomalie. (Nach HASEMEYER und KUHLMANN.)

Aus diesen wenigen Beobachtungen läßt sich natürlich noch nichts Eindeutiges über den Einfluß des Erbgutes auf die Magenform und die funktionellen Verhältnisse aussagen. Weder unsere Untersuchungen noch die von WEITZ reichen zur Beantwortung der Frage nach Umweltbedingungen und Erbeinflüssen auf die Gestaltung des Magens aus, da unser Material noch zu klein ist und das von WEITZ keine Beobachtungen über erbverschiedene Zwillingspaare enthält.

Der *Kaskadenmagen* stellt eine besondere Magenform dar. In vielen Fällen ist er sicherlich von Umweltbedingungen abhängig. Er wird beim Ulcus ventriculi, bei Adhäsionen in abdomine, bei Colonblähungen und Lageanomalien des Darmes, bei Zwerchfellhernien, bei Leber- und Pankreaserkrankungen angetroffen und ist nicht selten mit dem Symptom der Ärophagie nosologisch verbunden. Auch bei nervösen Störungen, wie bei der Tabes und nach der FOERSTERschen Hinterstrangdurchtrennung ist er beobachtet worden. Ob auch Erbeinflüsse für die Ausbildung des Kaskadenmagens von Bedeutung sind, ist bisher noch eine offene Frage.

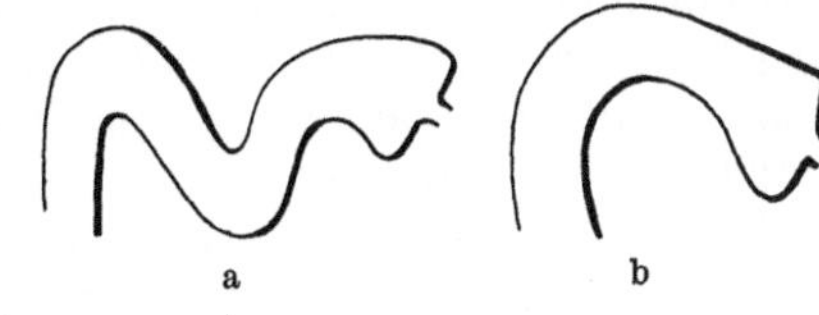

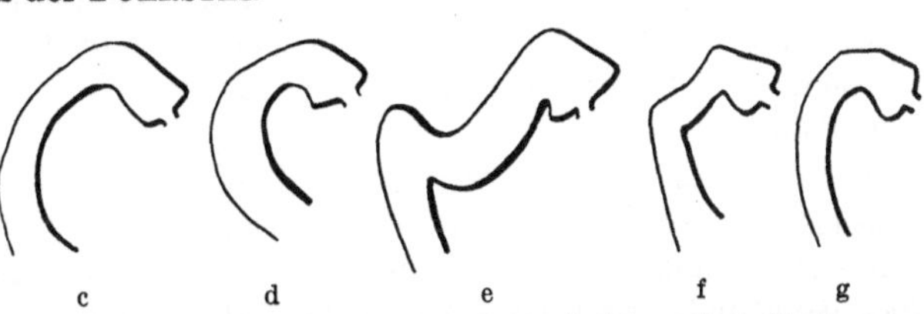

Abb. 3 a—g. Pars superior horizontalis duodeni. Schematische Zeichnungen nach Röntgenaufnahmen. Sippe mit Häufung einer Duodenalanomalie nach HASEMEYER und KUHLMANN.

3. Duodenalform.

Über die Häufung einer Duodenalanomalie in einer Familie berichten HASEMEYER und KUHLMANN. Bei dieser Anomalie handelt es sich um die Pars superior horizontalis duodeni, die stark verlängert und in einem nach unten gerichteten Bogen verlaufen kann und die als Schleifenbildung oder auch als Schlingenbildung des oberen Duodenalastes bezeichnet wird.

Gelegentlich einer Röntgenuntersuchung von 2 magenkranken Brüdern wurden die Autoren auf die mögliche Vererbung dieser Anomalie aufmerksam. Es gelang ihnen jedoch erst bei der Durchleuchtung eines weiteren Kranken mit einer Schleifenbildung am Duodenum auch weitere Familienmitglieder zu untersuchen. Bei dem Probanden, der seit Jahren magenkrank war, fand sich neben einem hochgradig verändertem Bulbus duodeni am oberen Duodenum eine deutliche Schleife (Abb. 3a), das übrige Duodenum zeigte normalen Verlauf. Bei 2 Söhnen des Probanden — 10 und 4 Jahre alt — (Abb. 2 und 3e und f) konnten HASEMEYER und KUHLMANN ebenfalls eine deutliche Schleifenbildung und ein verlängertes oberes Duodenalstück beobachten, während bei dem jüngsten Sohn (Abb. 3g) der oberste Duodenalabschnitt ebenfalls stark ausgebildet war, aber gradlinig verlief. Die

Pars superior duodeni war bei dem Stiefbruder des Probanden (vgl. Abb. 2 und 3b) relativ lang und verlief horizontal. Nach den Beobachtungen der Autoren war die Anomalie bei dem Probanden und 2 Söhnen deutlich ausgeprägt, bei einem dritten Sohn und dem Stiefbruder nur angedeutet vorhanden.

Sie schließen aus ihren Befunden, daß es sich um eine vererbliche Anomalie handelt, wobei die Geschlechtsbegrenzung auffällig ist. HASEMEYER und KUHLMANN betonen, daß diese Anomalie nach ihren Erfahrungen sehr häufig mit Magen-Zwölffingerdarmerkrankungen einhergeht, sie geben jedoch nicht an, wie häufig die Anomalie auch bei magengesunden Menschen zur Beobachtung gelangt. Solange hierüber keine Klarheit herrscht, bleibt die Behauptung der Autoren unseres Erachtens noch unbewiesen.

4. Magenmotorik.

Über die *Peristaltik* des Magens und ihre Abhängigkeit von Erbeinflüssen liegen außer den oben bereits erwähnten Zwillingsbeobachtungen im Schrifttum keine Untersuchungen vor. In den von uns untersuchten 3 EZ-Paaren und 1 ZZ-Paar zeigte sich bei 2 EZ-Paaren eine auffallend ähnliche bei dem dritten EZ-Paar und dem ZZ-Paar eine verschiedene Peristaltik. In diesem Zusammenhang sei noch auf ein im Ulcuskapitel erwähntes ♂ EZ-Paar mit konkordantem Auftreten von Ulcus duodeni verwiesen. Auch bei diesem bestand bei beiden Paarlingen gleichmäßig ablaufende Peristaltik. Wenn wir für die Diskordanz im Peristaltikablauf bei unseren dritten ♀ EZ-Paar eine Erklärung zu geben versuchen, so konnte daran gedacht werden, daß der Paarling mit einem trägen Peristaltikablauf wegen Cholecystitis, Ischias und Zahngranulomen in Behandlung kam, während die Zwillingsschwester zur gleichen Zeit beschwerdefrei und gesund war. Es könnte also für die Diskordanz in diesem Falle das gleichzeitige Bestehen anderer Krankheiten verantwortlich gemacht werden.

Wenn auch aus diesem verhältnismäßig kleinen Material noch kein sicherer Schluß auf die idiopathische Bedingtheit der Peristaltik abgeleitet werden darf, so ist doch die große Ähnlichkeit bei den EZ auffallend. Es scheinen demnach für den Ablauf peristaltischer Vorgänge im Magen Erbeinflüsse nicht ohne Bedeutung zu sein.

Die *Verweildauer der Speisen* im Magen ist von einer Vielheit von Faktoren abhängig, wobei neben dem Tonus der Magenmuskulatur und der Peristaltik, also motorischen Funktionen, auch die Menge der Saftabscheidung eine gewisse Bedeutung hat. Es ist wahrscheinlich, daß erbliche Momente für die Verweildauer von Bedeutung sein können, wobei es bei der Vielheit der möglichen Einflüsse im Einzelfall schwer sein dürfte, erbliche und peristatische Faktoren zu trennen. An einem von uns bereits oben beschriebenen EZ-Paar konnten deutliche Unterschiede in der Magenentleerung festgestellt werden, während bei dem ZZ-Paar eine gleiche Entleerungszeit in Erscheinung trat.

Zu den *pathologischen Bewegungsvorgängen* im Magen gehört

1. die schon im Kapitel Oesophagus erwähnte *Regurgitation* und *Rumination*. Wir können auf das oben Gesagte verweisen und erinnern an das familiäre Auftreten dieser Störung in einer Reihe von Fällen.

2. Das *Erbrechen* als habituelle Erscheinung. An sich ist das Erbrechen ein physiologischer Vorgang, der eine Schutzvorrichtung des Organismus darstellt. Zu seinem Zustandekommen bedarf es eines sehr komplizierten neuromuskulären Mechanismus, zu dessen Auslösung Ekelempfindungen und gewisse Reizungen des vegetativen Nervensystems und des Brechzentrums von Bedeutung sind, wodurch Kontraktionen der Bauch- und Oesophagusmuskulatur in Bewegung gesetzt werden. Beim Brechakt wird der Pylorus geschlossen, das Antrum

kontrahiert, die Nahrung in den Fornix emporgedrückt und durch die offenstehende Kardia in den Oesophagus regurgitiert. Eine retrograde Oesophagusbewegung sorgt dann für die Bewegung nach außen. Neben exogenen Umständen (Magenüberladung, Aufnahme und Ausscheidung von Giftstoffen, allgemeine Intoxikation, Urämie, Reizungen des Brechzentrums, des Vestibularapparates u. a. m.) und abdominellen Erkrankungen (Gastritis, Ulcus ad pylorum, Gallen- und Nierenkoliken u. a.) führen offenbar auch gelegentlich endogene Bedingungen zum Erbrechen, das dann gewohnheitsmäßig aufzutreten pflegt. Welcher Teil des komplizierten Brechmechanismus in diesen Fällen zunächst in Bewegung gesetzt wird, läßt sich meist nicht beurteilen. Familiäre Beobachtungen über diese Anomalie liegen nicht vor.

Lediglich v. VERSCHUER beschreibt ein ♀ EZ-Paar mit gewohnheitsmäßigem Erbrechen. Beide Paarlinge litten von Kindheit an an häufigem Erbrechen und Durchfällen. Paarling II erbrach jeden Morgen vor dem Gang in die Schule, während sie in den Ferien beschwerdefrei war. Paarling I verlor das Erbrechen, seitdem sie besseres Essen bekam.

Auffallend ist bei dieser Zwillingsbeobachtung, daß in einem Fall offenbar eine Ekelempfindung vor der Schule, also ein rein psychisches Moment, im anderen Fall die Nahrungsqualität den Brechakt in Bewegung gesetzt haben. Es dürfte eher für eine *erbliche* Anlage sprechen, wenn bei dieser Anomalie ganz verschiedene äußere Ursachen zur gleichen Erscheinung führen.

Spasmen des Magens gehören zu den pathologischen Bewegungsvorgängen. Sie kommen als „viscero-viscerale Krämpfe“ (v. BERGMANN) bei verschiedenen Erkrankungen der Bauch- und Brusteingeweide vor. Auch bei Vergiftungen (Morphium u. a.) sind sie nicht selten. Als totale oder partielle Spasmen, intermittierende oder Dauerspasmen haben sie ein unterschiedliches Erscheinungsbild. Über Erblichkeit dieser Vorgänge ist nichts bekannt. Eine besondere Rolle spielen die *Pylorusspasmen* des Säuglingsalters. Sie werden nach HOFMEIER zu häufig diagnostiziert und sollten vom habituellen Spucken streng abgetrennt werden. Ein echter Magenpförtnerkrampf liegt nach Ansicht der meisten Kinderärzte nur dann vor, wenn klinisch oder operativ eine Hypertrophie der Pylorusmuskulatur besteht. Die Beziehungen des Pylorospasmus zur erblichen Veranlagung geht aus zahlreichen Familien- und Zwillingsuntersuchungen hervor.

Zwillingsbeobachtungen über im ganzen 6 EZ-Paare wurden von VARDEN, BILDERBACK, MOORE (beide zit. nach VARDEN) von SOMMER, LANZ und SMIDT VAN GELDERN (zit. nach HALBERTSMA) mit dem Ergebnis durchgehender Konkordanz des Pylorospasmus gemacht.

Nur der Fall von SOMMER ist eingehend beschrieben worden. Die weiblichen EZ erkrankten $1^1/_2$ Wochen nach der Geburt an Erbrechen, hatten beide einen dicken, durch die Bauchdecken tastbaren Pylorustumor und genasen sofort nach Durchführung der RAMSTEDTschen Operation. In einer von DAVIS mitgeteilten Zwillingsbeobachtung mit operativ als fibröser Pförtnerhypertrophie verifizierten, konkordanten Pyloruspasmus fehlt leider die Eiigkeitsdiagnose. Während somit bei EZ überwiegend Konkordanz besteht, erkrankte bei zwei verschiedengeschlechtlichen Zwillingspaaren in je einer Beobachtung von HALBERTSMA und von LEHMANN jeweils nur der männliche Partner. Pylorospasmus ist nach allgemeiner Erfahrung bei ♂ ungleich *viel* häufiger als bei ♀. Die Diagnose bei dem von HALBERTSMA beschriebenen Zwilling wurde durch die Obduktion, bei dem von LEHMANN beschriebenen Paarling durch die Operation gesichert. Weiterhin sah MONRAD unter 228 Kindern mit Pylorospasmus 3mal Zwillinge, von denen jeweils nur der eine Paarling erkrankt war. Über die Eiigkeit fehlen Angaben.

Diese Zwillingsbeobachtungen sind, da sie eine Auslese nach EZ darstellen, für die Erblichkeit des Pylorospasmus noch nicht beweisend, so daß Beobachtungen an einer auslesefreien Serie, sowie an ZZ dringend notwendig sind.

Über familiäres Vorkommen von Pylorospasmus liegen im kinderärztlichen Schrifttum eine ganze Anzahl von Mitteilungen vor. Das Auftreten bei 2, 3 oder gar 4 Geschwistern haben eine ganze Reihe von Autoren beobachtet [HENSCHEL, IBRAHIM, RAMSTEDT, LIEFMANN, REICHE, FINKELSTEIN, HEUBNER, FEER,

SCHULTEN (zit. nach FEER), ASHBY, BRATUSCH-MARRAIN, SAUER, HEILE, ROSENHAUPT, BOMMERS, FREUND, SCHOTTEN und HALBERTSMA]. HALBERTSMA, dem eingehende Angaben über Pylorospasmus bei Geschwistern in mehreren Familien zu verdanken sind, erwähnt auf Grund persönlicher Mitteilungen noch eine Anzahl weiterer Autoren, die Pylorospasmus gehäuft unter Geschwistern auftreten sahen (SCHIPPERS, CARSTENS, GORTER, SMIDT VAN GELDERN). COCKAYNE schließlich hat 4 Sippentafeln mit Pylorospasmus bei Vettern oder Basen I. bzw. II. Grades veröffentlicht. In einem großen Teil der kasuistischen Mitteilungen, auf die wir im einzelnen nicht eingehen, wurde die Diagnose Pylorospasmus durch eingehende klinische Untersuchung bzw. Operation oder Autopsie gesichert. In einer Anzahl der Mitteilungen sind die klinischen Angaben allerdings nur sehr allgemein gehalten.

Über das Vorkommen von Pylorospasmus bei einem Elter und Kindern ist mehrfach berichtet worden.

Nach ASHTON sollen Mutter und Kind daran gelitten haben. CAULFIELD operierte ein Kind, dessen Vater an einer gutartigen Pylorusstenose gelitten hatte. Ob es sich bei dem Vater um einen echten Pylorospasmus gehandelt hatte, erscheint jedoch zweifelhaft. HALBERTSMA sah die gleiche Erkrankung bei Vater und 2 Söhnen. Allerdings ist die Diagnose bei dem Vater nicht ganz sichergestellt.

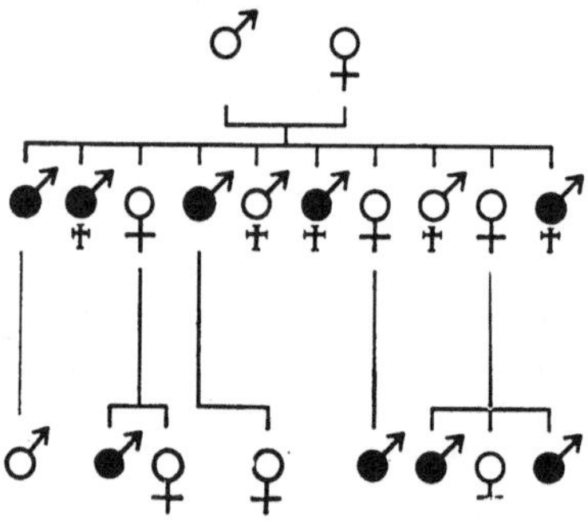

Abb. 4. Geschlechtsgebundener Erbgang bei Pylorospasmus. (Nach BRENDLE [gekürzt] aus HOFMEIER.)

Von Wichtigkeit ist eine umfangreiche Sippe von BRENDLE. In ihr waren von 10 Kindern 5 Brüder an einem Pylorospasmus erkrankt, 3 davon starben in den ersten Lebensmonaten an ihren Leiden. Die bisher einzigen Kinder der männlichen Mitglieder in dieser Sippe waren gesund, während die männlichen Kinder der gesunden Töchter in dieser Sippe wiederum an Pylorospasmus litten (s. Sippentafel, Abb. 4). Deutet die Beobachtung dieser Sippe auf Geschlechtsgebundenheit der Anlage hin, so muß doch einschränkend gesagt werden, daß offenbar die Diagnose nicht in allen Fällen durch eigene klinische Untersuchungen gesichert, sondern bei einigen Familienmitgliedern nur auf Grund von Anamnesen gestellt wurde, ein Mangel, der den Wert der vorliegenden Mitteilung sehr herabmindert.

Die bisher vorliegenden Einzelbeobachtungen über Pylorospasmus bei Zwillingen und in Familien machen es wahrscheinlich, daß eine erbliche Anlage bei der Entstehung dieses Leidens von Bedeutung ist. Zur genauen Klärung der Frage des Umfanges des Erbanteiles sind auslesefreie Untersuchungen an Zwillingen und Familien sehr notwendig, die bisher noch völlig fehlen. Auf Grund des vorliegenden Materials kann auch die Frage noch nicht geklärt werden, ob es sich beim Pylorospasmus um eine echte Mißbildung (Pylorushypertrophie) handelt, wie HALBERTSMA annehmen möchte, oder um einen Spasmus auf konstitutioneller Grundlage. Im Sinne der letzteren Möglichkeit würden die Beobachtungen einer ganzen Anzahl von Autoren sprechen, die in manchen Sippen der Pylorospastiker bei den Kranken und den Verwandten gehäuft neuropathische Erscheinungen festgestellt haben wollen. Allerdings sind die Angaben hierüber zumeist sehr allgemein gehalten. Es ist die Rede von „nervösen“ bzw. neurasthenischen Kindern. HOFMEIER spricht aus diesem Grunde von dem Magenpförtnerkrampf als einer Teilbereitschaft der „neuro-psychasthenischen Diathese“ oder „Neurallergie“. HOFMEIER, der diesen Begriff eingeführt hat, faßt hierunter alles zusammen, „was uns beim Kinde als erblich bedingte „Schwäche“ von Funktionen imponiert, die durch das Nervensystem und das, was wir als „Psyche" bezeichnen, beherrscht werden. Derartige „Funktionsschwächen" sind bisher z. B. als Neuropathie, Psychopathie, Neurasthenie, Psychasthenie, Vagotonie, Nervosität, Hysterie, Zwangsneurose, u. a. m. bezeichnet worden." Die Einordnung des Pylorospasmus in diese Diathese erscheint HOFMEIER zwar gewagt, doch glaubt er sich hierzu auf Grund eigener Beobachtungen berechtigt. Er fand bei der überwiegenden Mehrzahl aller von ihm und von anderen beobachteten Fällen eine recht deutliche Belastung der Kranken im Sinne der neuro-psychasthenischen Diathese. Eine endgültige Klärung auch dieser Frage wird erst erfolgen können, wenn genügende Unterlagen an zahlreichen Familien vorliegen, wobei gerade auf das gehäufte Vorkommen von Psychopathien usw. in solchen Sippen mit Pylorospasmus sorgfältig geachtet werden muß. Es wird sich dann herausstellen, in wieweit solche Sippen wirklich „belastet" sind, oder ob es sich nur um ein zufälliges Zusammentreffen verschiedener Anlagen handelt.

Wie unsicher noch die Bedingungen für das Auftreten des Pylorospasmus sind, beweist die ganz andersartige Auffassung STOLTES, der diese Erkrankung überwiegend häufig bei Brustkindern findet, bei deren Müttern noch keine totale Rückbildung des Uterus eingetreten ist. STOLTE nimmt das Übertreten von wachstumsfördernden Stoffen vom mütterlichen auf den kindlichen Organismus durch die Brustnahrung an und sieht bei ♂ Kindern den Pylorus, bei ♀-Säuglingen den Uterus hyperthrophieren.

Abschließend wäre noch auf den vermutlichen Erbgang der Anlage zum Pylorospasmus kurz einzugehen. Die Mehrzahl der Beobachtungen sprechen für einen recessiven Erbgang der Anlage, da Pylorospasmus im allgemeinen nur bei Geschwistern gefunden wurde. Die wenigen oben erwähnten Beobachtungen über das Auftreten von Pförtnerkrampf bei einem Elternteil halten kritischen diagnostischen Forderungen nicht stand. Auffallend ist, daß die Erkrankung häufiger bei Knaben als bei Mädchen auftritt. Dies würde für eine gewisse Geschlechtsbegrenzung der Anlage sprechen. Doch ist diese keineswegs eine absolute, wie die Erkrankung ♀ EZ im Falle von SOMMER eindeutig zeigt.

5. Magensekretion und Magenchemismus.

pflegen wir heute methodisch einheitlich mittels der von KATSCH und KALK in Deutschland eingeführten Magenverweilsondenmethode zu untersuchen. Wir achten dabei auf die Nüchternsekretmenge, ihre Farbe, ihre Acidität und ihren Schleimgehalt, auf den Verlauf der Aciditätskurve nach einer Reizlösung. Bei der Beurteilung der Aciditätskurve ist ihr Höchstwert, der Zeitpunkt des Kurvengipfels, die Dauer der Sekretion, die Nachsekretion, die Entleerungsgeschwindigkeit und der Kurvenablauf zu berücksichtigen. Daneben ist für die Erkennung organischer Substanzen im Magen der Abstand der Werte für die freie Säure und die Gesamtacidität von Bedeutung. Aus einer so gearteten Untersuchungsmethodik kann durch kurvenmäßige Darstellung ein gewisser Anhalt für die sekretorische Magentätigkeit gewonnen werden, wobei jedoch zu berücksichtigen ist, daß Kurvenform und festgestellte Aciditätsverhältnisse nicht von der Säuresekretion allein, sondern auch von der Motorik und der Entleerungsfunktion des Magens wesentlich abhängig sind. Wir wollen uns entsprechend den Grenzen dieser Darstellung auf die Frage beschränken, inwieweit 1. die Menge und Art des Nüchternsekretes, 2. die Aciditätsverhältnisse, 3. die Mengenverhältnisse des auf den Reiztrunk sezernierten Magensaftes, 4. die Sekretionsdauer nach Reiztrunk, 5. die Reiztrunkentleerungszeit mehr von peristatischen oder idiotypischen Bedingungen abhängig sind.

Über die Untersuchungen der Magenfunktion mit Hilfe der Verweilsondenmethode liegt eine größere Untersuchung an Zwillingen von GLATZEL vor.

Glatzel stellte Untersuchungen an 12 EZ und 12 ZZ im Alter zwischen 12 und 23 Jahren an. Die Zwillinge waren gesund, insbesondere litt keiner von ihnen zur Untersuchungszeit an irgendwelchen Krankheitserscheinungen von seiten des Magen-Darmkanals. Die Prüfung der Magenfunktion wurde in üblicher Weise mittels der fraktionierten Ausheberung nach Alkoholprobetrunk mit Zusatz von Methylenblau vorgenommen (Methode nach Katsch). Glatzel untersuchte 1. das erste Nüchternsekret und die Menge des gewonnenen Magensaftes, wobei er fand, daß der mathematische Unterschied in der Differenz der gewonnenen Mittelwerte für die freie Säure und die Sekretmengen bei EZ und ZZ nicht gesichert war. Das gleiche galt für die zweite Nüchternsekretausheberung. Zu denselben Ergebnissen kam er 2. bei Bestimmung der Gesamtacidität. Sie erwies sich bei der ersten und zweiten Nüchternausheberung bei vereinzelten ZZ verschieden, während EZ die gleiche Gesamtacidität im Nüchternsekret erkennen ließen. Folgerungen werden wegen der Kleinheit des Materials nicht gezogen. 3. Die Farbe des Sekretes bei der ersten und zweiten Nüchternausheberung war bei EZ häufiger gleich als bei ZZ. Trotz der Kleinheit des Materials wird ein Einfluß der Erbanlagen bezüglich der Farbe des Sekretes angenommen. 4. Das Maximum der Gesamtacidität nach Probetrunk wurde bei EZ viel häufiger gleich gefunden als bei ZZ, so daß trotz der Kleinheit der Zahlen ein deutlicher Einfluß erblicher Faktoren erkennbar war. Dasselbe gilt 5. für den Zeitpunkt des Säuregipfels, während 6. im Abstand zwischen den Werten für die Gesamtacidität und die freie Säure EZ und ZZ keine deutlichen Unterschiede aufwiesen. 7. Der Vergleich der Kurventypen ließ bei einer mathematischen Verarbeitung aller Kurven keine deutlichen Unterschiede zwischen EZ und ZZ erkennen. Doch zeigte sich, daß bei der gruppenweisen Betrachtung sich immerhin einige Unterschiede zwischen EZ und ZZ herausfinden ließen. 8. Die Entleerungszeit und die Nachsekretionsmenge verhielten sich diskordant, während der Rückfluß von Duodenalinhalt bei EZ eine weitgehende Konkordanz, bei ZZ eine ebenso große Diskordanz erkennen ließ.

Die Untersuchungen von Glatzel an einem Zwillingsmaterial sind trotz der relativ geringen Zahl von Fällen mit einer einwandfreien Methodik durchgeführt worden. Sie gestatten also einen zuverlässigen Schluß auf den Anteil von Erbe und Umwelt bei einer Reihe von Einzelheiten der Magenfunktion. Glatzel fand 1. daß Erbfaktoren als gesichert anzusehen sind bezüglich der Farbe des Nüchternsekrets, der Höhe des Aciditätsmaximums nach Eingießung des Reiztrunkes, des Kurventyps und der Duodenalrückflußmenge. 2. Nicht gesichert werden konnte die idiotypische Bedingtheit des Zeitpunktes des Aciditätsmaximums nach Einguß des Reiztrunkes und die Veränderung der Sekretion auf den mechanischen Sondenreiz. 3. Bei der phänotypischen Ausgestaltung der Merkmale: Menge und Acidität des Nüchternsekrets, Abstand der Aciditätskurven, Entleerungszeit und Menge der Nachsekretion spielen Erbfaktoren offenbar eine untergeordnete Rolle. Betrachtet man nach Glatzel idiotypisch beeinflußte und umweltbedingte Merkmale als Teilfaktoren eines übergeordneten „Merkmals“, so scheinen Höhe und zeitlicher Ablauf der Säureabscheidung vorwiegend erbbedingt, Kurvenabstand als Ausdruck der Schleimsekretion und Entleerungszeit vorwiegend umweltbedingt zu sein.

Werner hat fraktionierte Ausheberungen nach Alkoholprobetrunk und nach subcutaner Injektion von 0,6 mg Histamin bei 10 EZ und 10 ZZ vorgenommen. Nach diesen Untersuchungen war die Höhe der Gesamtsäure und der freien Säure bei den ZZ im Durchschnitt unterschiedlicher als bei den EZ. Daß für die festgestellten Unterschiede in der Reaktionsweise des Magens auf Histamin bei den ZZ neben Umwelteinflüssen auch Verschiedenheiten der Erbanlage maßgebend sind, konnte statistisch gesichert werden.

Die Nachprüfung einer auf Grund von Eindrücken geäußerten Behauptung von Hurst (1922), nach der die Teilfunktionen des Magen-Darmkanals bei Familienmitgliedern sehr ähnlich verlaufen sollten, veranlaßten Apperley und Norris zu einer ausgedehnten Familienuntersuchung der Mageninhaltsverhältnisse nach Alkoholprobetrunk. Sie wurden hierzu durch eine Beobachtung von Apperley bestärkt, in der in 2 Fällen eine große Ähnlichkeit in den Probefrühstücksbefunden bei Eltern und Kind bestand.

Die Autoren führten ihre Ausheberungsversuche an 86 Personen durch, die 31 Familien angehörten. Sie berücksichtigten bei den einzelnen Versuchen 1. die Entleerungszeit, 2. den Verlauf der Kurven und 3. die Aciditätsverhältnisse und verglichen die Befunde bei den Mitgliedern der einzelnen Familien. Ihre Untersuchungsergebnisse in den einzelnen Familien teilten sie in mehrere Gruppen, je nachdem die Familienmitglieder in allen drei der oben genannten Punkte, oder nur in zwei, einem oder in keinem eine Ähnlichkeit erkennen ließen. Das Ergebnis der Untersuchungen ergibt sich aus der folgenden Übersicht:

Gruppe	I (10	Familien mit	29	Mitgliedern)	Ähnlichkeit in	3 Merkmalen
„	II (6	„ „	14	„)	„ „	2 „
„	III (5	„ „	15	„)	„ „	1 Merkmal
„	IV (6	„ „	20	„)	„ „	keinem Merkmal

Apperley und Norris schließen ganz allgemein aus der weitgehenden Übereinstimmung in zwei oder drei Merkmalen bei der Mehrzahl der Familien auf die Mitbeteiligung von Erbfaktoren bei der Ausprägung der Magenfunktionen, die durch fraktionierte Ausheberung des Magensaftes erfaßt werden können.

Unter *Hyperchlorhydrie* wird die vermehrte Säurekonzentration des Magensekretes verstanden, die unter geeigneten Nebenbedingungen zur Superacidität des Mageninhaltes führen kann. Während eine Reihe von Physiologen der Meinung huldigen, daß das abgeschiedene Magensekret stets die gleiche Acidität habe (Isochlorhydrie) und daß Aciditätsschwankungen des Mageninhaltes lediglich durch variable Nebenabscheidungen und Motilitätsverhältnisse ihre Erklärung finden, gibt es nach Rosemann physiologische Schwankungen der Konzentration des Magensekretes in Abhängigkeit von der Reizstärke, so daß das Symptom der Hyperchlorhydrie sowohl von dem stattgefundenen Reiz als auch von der Reizbarkeit der Magenschleimhaut abhängen kann. Während der variable Reiz einen exogenen Charakter hat, könnte die Reizbarkeit mit einer Konstitutionsanlage in Beziehung stehen, also unter Umständen auch erblichen Charakter tragen. So wird also immerhin mit der erblichen Bedingtheit von Hyperchlorhydrie und Hypochlorhydrie als Ausdruck der vermehrten oder verminderten Reizbarkeit der Magenschleimhaut zu rechnen sein. J. Bauer hat in diesem Zusammenhang von einer organischen Minderwertigkeit des Magens gesprochen und nimmt scheinbar auch hierfür erbliche Faktoren an.

Grote betrachtet die Übersäuerung des Magens als partielle Konstitutionsanomalie, die einer angeborenen, niedrigen Reizschwelle der sekretorischen Nerven ihre Entstehung verdankt.

Während die Hyperchlorhydrie klinisch als Symptom nicht mit absoluter Sicherheit nachweisbar ist, sondern sich nur unter Berücksichtigung aller sekretorischen und motorischen Funktionsabläufe des Magens erschließen läßt, ist die *Acidität des Magensaftes* und seine Feststellung Gegenstand direkter Prüfung durch die Alkalititrationsmethode.

Die *Superacidität* ist nach Katsch eine Störung der Nivellierfähigkeit, die eine Harmonisierung zu den motorischen und sekretorischen Leistungen darstellt. Sie ist also abhängig vom Säuregehalt des Sekretes, von der Flüssigkeitssekretion, von der Schleimsekretion, von der Pylorusfunktion und der Peristaltik des Magens, also die Resultante aus einer komplexen Zahl von Faktoren. Nach Glatzel scheint dieses Sammelsymptom „Acidität" von erblichen Einflüssen abhängig zu sein. Das gilt natürlich nur vom gesunden Magen, beim kranken Magen könnten exogene Einflüsse und pathologische Veränderungen z. B. die Pylorusstenose diese Verhältnisse wesentlich verändern.

Eine normale Acidität im wahrsten Sinne des Wortes gibt es nicht. Es gibt gesunde Menschen mit einer verhältnismäßig geringen und andere mit einer verhältnismäßig hohen Acidität des Magensaftes. Die Höhe der Acidität ist konstitutionell bedingt. Wenn aber J. Bauer in New York und Krakau gehäuft

Superacidität gefunden hat, während in Wien und Innsbruck eine solche Aciditätssteigerung im allgemeinen vermißt wurde, so hängt das unseres Erachtens nach nicht mit konstitutionellen und erblichen Einflüssen, sondern mit größererWahrscheinlichkeit mit regionärenVerschiedenheiten in der Ernährung und im Lebensstil zusammen. Das gleiche gilt auch für die von WESTPHALEN beschriebene regionäre Verbreitung der Superacidität, die der Autor ganz unverständlicherweise in einer ererbten Anlage auf Grund einer vorwiegenden Fleischkost früherer Generationen erblicken möchte. Das würde die Vererbung erworbener Eigenschaften bedeuten, eine Ansicht, die heute allgemein abgelehnt wird. Wenn RIEGER und v. TABORA für gewisse Fälle idiotypischer Hyperchlorhydrie konstitutionelle Entstehungsmomente annehmen und JUNG familiäres Auftreten solcher Sekretionsmerkmale gehäuft angetroffen hat, so würden diese Beobachtungen Parallelen zu den exakten an Zwillingen gewonnenen Untersuchungsergebnisse von GLATZEL und WERNER und zu den Familienbeobachtungen von APPERLEY und NORRIS darstellen, nach denen die sekretorische Magenfunktion von erblichen Einflüssen abhängig ist. Andererseits bestätigen diese Beobachtungen die Ansicht von GROTE und KATSCH von der konstitutionellen Bedingtheit der Reizantwort der Magenschleimhaut auf äußere Einflüsse. Ob dieses Konstitutionsmerkmal in der Funktionsstärke des sezernierenden Epithels (v. STRÜMPELL) oder der nervösen Regulation oder einer besonders niedrigen Reizschwelle besteht, dafür gibt es bisher keine sicheren Anhaltspunkte.

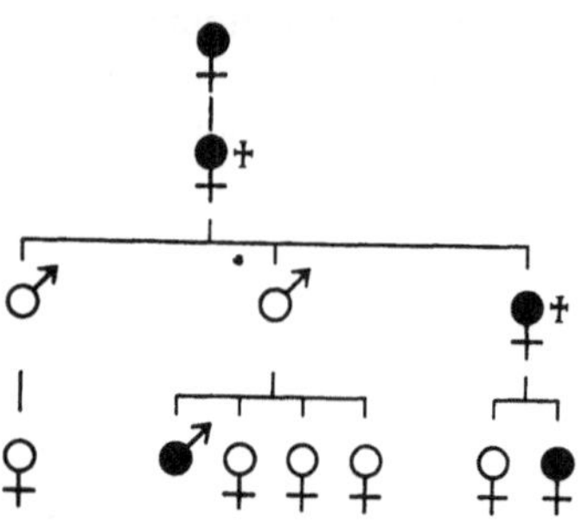

Abb. 5. Sippe mit QUINCKEschem Ödem. (Nach STROEBE.)

Die *Supersekretion* des Magens, der Magensaftfluß, früher als REICHMANNsche Krankheit, später von RIEGER als Funktionsstörung angesehen, hat im Laufe der Jahre immer mehr die Bedeutung einer Krankheit verloren und die Bedeutung eines Symptoms angenommen. Sie ist das konstanteste Symptom des Ulcus duodeni und der Magenausgangsstenose geworden. Wir nehmen eine Supersekretion an, wenn eine Sekretanhäufung im Magen besteht und Anzeichen eines verlängerten Sektretionsvorganges wie z. B. bei der Nachsekretion oder der Sekretion ohne Nahrungszufuhr festgestellt wird. Außer beim Ulcus duodeni besteht ein Magensaftfluß in periodischer Form bei verschiedenen organischen Erkrankungen des Nervensystems wie z. B. bei der tabischen Krise, weiterhin aber auch bei allergischen Paroxysmen wie beim QUINCKEschen Ödem. Zustände von QUINCKEschem Ödem mit Anfällen von Magensaftfluß sind verschiedentlich beobachtet und zuerst von STRÜBING 1885 beschrieben worden.

KATSCH berichtet von einem jungen Soldaten, den er wochenlang wegen Hautödem und danach abwechselnd auch wegen Magenkoliken behandelt hat, bis er ihn schließlich wegen schwersten Glottisödems tracheotomieren mußte.

Die Periodicität von Ödemanfällen und Saftsekretionsparoxysmen soll nach CASSIRER weniger bei den Fällen von toxisch-infektiöser Form des QUINCKEschen Ödems auftreten als gerade bei der hereditären Form. STROEBE hat 1922 festgestellt, daß das erbliche neuropathische Ödem bei Männern häufiger vorkommt als bei Frauen und auch durch Männer häufiger weiter vererbt wird. Bei 78 von ihm zusammengestellten Fällen von QUINCKEschem Ödem sind 27 Kranke mit Magenkoliken verzeichnet. In einer von STROEBE beschriebenen Familie waren QUINCKEsche Ödeme in 4 Generationen aufgetreten (Abb. 5).

Bei einer Anzahl von Familienmitgliedern bestanden Magenbeschwerden zum Teil von Kindheit an. Nach psychischen Erregungen oder geistiger Überanstrengung kam es bei ihnen zu plötzlich auftretenden „Magenkoliken“ mit Erbrechen und leicht aufgetriebenem Leib. Die Ödeme traten an verschiedenen Stellen des Körpers auf, entweder im Gesicht und an den Gliedmaßen oder im Rachen. Ein Zusammenhang mit bestimmten aufgenommenen Speisen konnte nicht beobachtet werden.

Die Sippentafel zeigt, daß die allergische Anlage durch mehrere Generationen lückenlos weitergegeben wird. Dies spricht sehr für einen dominanten Erbgang. STROEBE hat aus dem Schrifttum eine Anzahl ähnlicher Familienbeobachtungen (DINKELACKER, OSLER, SCHLESINGER, STRÜBING, KÜLL, MENDEL, HARBITZ, STRÄUSSLER, GRIFFITH, MORRIS, BOLTEN) herangezogen. Die Durchsicht der in diesen Arbeiten mitgeteilten Anamnesen ergibt, daß einige Familienmitglieder neben der Erkrankung an Ödemen auch an Magen-Darmbeschwerden, die zum Teil schon lange Jahre bestanden, gelitten haben.

Schließlich sei noch eine Untersuchung von BONORINO erwähnt. Die spanische, in Südamerika erschienene Originalarbeit lag uns nicht vor, wir geben nur das Referat wieder. BONORINO gelangte auf Grund der Untersuchung von 86 Patienten zu der Ansicht, daß eine weitgehende Übereinstimmung zwischen gewissen Konstitutionstypen und bestimmten Magensaftsekretionsverhältnissen besteht. Die schlanken Astheniker neigten seiner Beobachtung nach mehr zu Achylien und Subaciditäten, während die übrigen Konstitutionstypen mehr mit Superaciditäten behaftet waren. Hieraus ergeben sich seiner Meinung nach wichtige diätetische Fingerzeige.

Nach allen diesen Untersuchungen ist heute die Annahme berechtigt, daß neben mannigfachen äußeren Einflüssen auf die Sekretions- und Aciditätsverhältnisse des Magens auch idiotypische Besonderheiten die sekretorischen Magenfunktionen grundlegend steuern. Wie stark die Erbeinflüsse ins Gewicht fallen, läßt sich im Einzelfalle schwer abschätzen. Je stärker aber die endogene Anlage zur vermehrten Säurebildung in Erscheinung tritt, um so geringer brauchen die äußeren Einflüsse zu sein, um Übersäuerungen hervorzubringen. Für das Zustandekommen der Magenübersäuerung spielt also die Bereitschaft zur Säurebildung als idiotypisches Merkmal wahrscheinlich eine nicht unwesentliche Rolle.

Ebenso wie die Hyperchlorhydrie, die Peracidität und die Supersekretion sowohl auf einer Magenschleimhautfunktionsanomalie als auch auf einem Koordinationsmangel der motorischen und sekretorischen Magenfunktionen beruhen können, so gilt das gleiche auch für die entsprechenden Minusvarianten, die Hypochlorhydrie, die Subacidität und die Subsekretion. Während die Plusvarianten in der Pathogenese des Ulcus ventriculi von einiger Bedeutung sind, haben die letzteren pathogenetische Beziehungen zu einer Reihe von Verdauungsstörungen, die sich im Bereich des Darmkanals auswirken (Dyspepsie, gastrogene Diarrhoe).

Im allgemeinen ist damit zu rechnen, daß die Hypochlorhydrie, die Subsekretion, die Subacidität auf einer Sekretionsschwäche des Magens beruhen, aber es sind auch Zustände denkbar, bei denen dieses Symptomenbild auch bei normaler Magenschleimhaut mit herabgesetzter Reizbarkeit zu finden ist. Man hält diese Störungen heute für einen geringeren Grad des als *Achylia gastrica* bezeichneten Endzustandes, bei dem die Salzsäuresekretion und die Fermentproduktion auch bei Anwendung stärkster Reize (Histamin) nicht mehr zustande kommt. EINHORN hat erstmalig die Verminderung oder das Versiegen der sekretorischen Magentätigkeit auch ohne das Vorhandensein einer Parenchymschädigung beschrieben und MARTIUS hat diese Form der Achylia gastrica mit einer Konstitutionsanomalie in Zusammenhang gebracht, der eine angeborene Sekretionsschwäche, eine konstitutionelle Magenschwäche, zugeordnet sein sollte. Die Untersuchungen von EINHORN und MARTIUS haben das Verdienst, darauf hingewiesen zu haben, daß die Konstitution für die Magenarbeit eine Rolle zu spielen in der Lage ist. Sie haben aber andererseits den Mangel, die Schleimhautverhältnisse bei solchen Mägen nicht genügend untersucht zu haben. Das war damals methodisch nicht möglich, und so konnten denn FABER, KUTTNER u. a. später zeigen, daß bei den achylischen Mägen fast durchweg entzündliche

Schleimhautveränderungen vorhanden waren. Die Frage, ob eine primäre Magenschleimhautschwäche zur Entzündung geführt hatte oder eine primäre Entzündung sekundär die Schleimhautsekretion zum Versiegen gebracht hatte, blieb ungeklärt. Wenn R. SCHMIDT (zit. nach J. BAUER) die Diagnose einer konstitutionellen Achylie von einem möglichst wenig spezialistischen und einem möglichst umfassenden allgemein medizinischen Standpunkt gefaßt wissen möchte, so muß dazu doch gesagt werden, daß man eine Achylie eben nur aus der ganz spezialistischen Untersuchung der Magenfunktionsprüfung diagnostizieren kann. Woher die Achylia gastrica kommt, ist dann eine weitere Frage. Es ist heute bei der klaren Erfassungsmöglichkeit der Sekretionsverhältnisse des Magens durch die Verweilsondenmethode und durch Anwendung stärkster Reize (Histamin) einwandfrei möglich, eine Achylia gastrica zu erkennen oder sie auszuschließen. Andererseits kann mit einwandfreier Methodik (Gastroskopie) festgestellt werden, ob eine Magenschleimhautentzündung (Gastritis) vorliegt oder nicht, und bei entsprechender Anwendung beider Methoden ist die Feststellung, ob es eine Achylia gastrica bei unveränderter Schleimhaut gibt oder nicht, einwandfrei möglich. Bei solchen Untersuchungsbedingungen ergibt sich, daß es eine Achylia gastrica bei unveränderter Magenschleimhaut *nicht* gibt. Sie kommt nur vor, wenn die Magenschleimhaut entzündlich verändert ist oder wenn sie atrophisch ist. Die Atrophie könnte der Restzustand einer Entzündung, sie könnte aber auch der Ausgang degenerativer Veränderungen sein und schließlich auf einer mangelhaften Anlage der Schleimhaut beruhen. Letzteres ist bisher in keinem Falle sicher nachgewiesen worden und deswegen höchst unwahrscheinlich. Auch die primäre Entwicklung einer rein degenerativen Magenschleimhautatrophie ist noch niemals beobachtet worden. Allein bekannt und untersuchungstechnisch genau festgelegt und wiederholt bestätigt ist die Entwicklung der Magenschleimhautatrophie aus akuten oder chronisch rezidivierenden Gastritiden. Die Tatsache, daß ALBU bei Kindern unter 10 Jahren familiär gehäuft eine sog. angeborene Sekretionsschwäche der Magenschleimhaut als konstitutionelle Anomalie des Protoplasmas der Drüsenzellen (STILLER) gefunden haben will, spricht nicht gegen diese Auffassung, zumal ALBUs Kinder auch sonst keineswegs gesund waren, sondern an Blutarmut und sonstigen Magen-Darmstörungen gelitten haben. Also auch bei ihnen bestand die Möglichkeit, daß eine sog. konstitutionelle Sekretionsschwäche bzw. die Achylia gastrica aplastica, wie sie ALBU nennt, das Resultat rezidivierender von früher Jugend an bestandenen Gastritiden gewesen ist (s. auch GROTE, ROEMHELD, KUTTNER).

Die Frage, ob es eine konstitutionelle Achylie, die familiär und erblich ist, gibt oder nicht, verschiebt sich nach dem soeben Gesagten zu der Frage, ob eine besondere konstitutionell bedingte Entzündungsbereitschaft des Magens existiert, die sich in solchen Fällen nicht erst im späteren Leben wie gewöhnlich, sondern schon im frühen Kindesalter auswirkt. Dann würde die in früher Jugend entstandene Magenentzündung zum frühzeitigen Auftreten der Achylia gastrica führen können. Der sog. schwache Magen, der vielfach familiär und erblich vorkommt, würde also in diesem Falle einem durch abgelaufene Entzündungsprozesse geschwächten, empfindlich gewordenen und widerstandsarmen Organ entsprechen. Was nun die familiäre Häufung und die erbliche Bedingtheit solcher Mägen angeht, so ist zu bedenken, daß auch in früher Jugend bereits ungünstige oder gar schädliche, familiengebundene Umweltbedingungen (Ernährungstorheiten im Kindesalter) auch ohne idiotypische Anlagen Gastritiden und Magen- und Darmentzündungen hervorbringen können. Wenn in solchen Fällen nicht alle Familienmitglieder und alle Kinder hieran erkranken, so kann das in Resistenzschwankungen ihren Grund haben, die anlagemäßig bedingt sein können, die aber ebenso gut auch durch exogene Momente (Infektion, schlechte Ernährung, Vitaminmangel) erworben sein können. So ist heute nach objektiven Maßstäben gemessen unsere Kenntnis über die Erbbedingtheit des empfindlichen Magens und das von genotypischen Einflüssen abhängige familiäre Vorkommen des sog. schwachen Magens noch keineswegs gesichert und bleibt vorerst ein durch ärztliche Beobachtung immer wieder verstärkter und gefestigter Eindruck. Auf keinen Fall soll aber ein Erbeinfluß für das Vorhandensein einer Resistenzschwäche der Magenschleimhaut gegenüber äußeren Einflüssen abgelehnt werden. Ja, eine ganze Reihe von Beobachtungen sowie die allgemein ärztliche Erfahrung spricht durchaus dafür. So beschreibt WEITZ in seiner ersten größeren Zwillingsarbeit EZ, „von denen beide EZ einen schwachen Magen hatten, der ein Erbstück aus der Familie des Vaters war. Schwere Speisen konnten sie nicht vertragen, besonders kein neugebackenes Brot und keinen Kuchen." WEITZ fügt hinzu, er habe den Eindruck, daß ein „empfindlicher Magen" auch häufig in einfacher Dominanz vererbt wird.

In diese Reihe gehören weiterhin Beobachtungen von R. SCHMIDT, bei denen neben einer Achylia gastrica eine Lingua geographica, Lingua scrotalis, Syndaktylie, Lageanomalien des Colons, Fehlen der Würg- und Konjunktivalreflexe angetroffen wurden. Auch sind Beobachtungen von KATSCH über das Vorhandensein von Achylia gastrica in ausgesprochenen Fällen von Infantilismus und Morbus Addisonii, sowie von ZONDEK über Achylie bei polyglandulärer Insuffizienz im Zusammenhang mit der Frage der konstitutionellen Achylie beschrieben worden. Dabei ist jedoch zu bedenken, daß Veränderungen in der Inkretorik mit ihrem Einfluß auf das vegetative Nervensystem erbliche Bedingtheit haben können, aber nicht zu haben brauchen. Ganz abwegig scheint es uns zu sein, die Achylie in Kropfgegenden, bei Myxödem, bei Stoffwechselleiden, wie beim Diabetes und bei der Gicht und bei chronischen Arthritiden als konstitutionell oder gar als erblich anzusehen. Denn alle diese Erkrankungen gehen mit so vielen Änderungen im Chemismus des Organismus, in der vegetativen und endokrinen Gesamtsituation einher, daß genügend äußere Momente für das Auftreten solcher Achylien Bedeutung gewinnen könnten. Über die Achylia gastrica der perniziösen Anämie soll in diesem Kapitel nur andeutungsweise gesprochen werden, weil an anderer Stelle darauf eingegangen werden wird (s. Abschnitt Blutkrankheiten). Auch bei dieser Form der Achylia gastrica, die der Anaemia perniciosa stets vorangeht, wird die Frage nach der Entstehung der Anadenie so beantwortet werden müssen, wie das für die gewöhnliche Achylie in unseren Ausführungen bereits geschehen ist. Man hat allerdings bei der Achylia gastrica der perniziösen Anämie — das soll eigens betont werden —, in der Mehrzahl der Fälle bei der gastroskopischen Untersuchung den morphologischen Eindruck, als handele es sich hierbei um eine viel gleichmäßigere und allgemeinere Störung der Magenschleimhaut. Während die gewöhnliche Form der Achylie sich im allgemeinen durch fleckförmige, atrophische Magenschleimhautveränderungen auszeichnet, fanden wir bei der perniziösen Anämie fast ausschließlich eine sehr gleichmäßige und diffuse Atrophie (Anadenie) der Schleimhaut. Wenn es sich hierbei nicht um diffuse, degenerative, anlagemäßig bedingte Veränderungen handelt, wie heute von der Mehrzahl der Autoren angenommen wird und wofür auch das familiäre Vorkommen sprechen könnte (MARTIUS u. a.), so muß damit gerechnet werden, daß diese totale Atrophie im Falle ihrer entzündlichen Genese bis zu ihrer Ausbildung eine sehr lange Zeit benötigt hat, in der von Jugend an entzündliche Vorgänge schließlich die Gesamtschleimhaut völlig vernichtet haben. Hierüber existieren bisher nur vereinzelte Untersuchungen. Wir selbst kennen einige Fälle, in denen die perniziöse Anämie sich erst jahrelang nach der gastroskopischen Feststellung einer echten Gastritis entwickelt hat, so daß auch bei der Entstehung der perniziösen Anämie die gastritische Genese der Anämie zumindest möglich erscheint. Wenn man andererseits die gastroskopische Erfahrung berücksichtigt, daß selbst ausgedehnte und schwere Atrophien der Magenschleimhaut innerhalb kurzer Zeit nach akut verlaufenden Gastritiden sich entwickeln können, so muß heute auch für die Entstehung der perniziösen Anämie viel mehr als früher die entzündliche Genese der Magenschleimhautanadenie Berücksichtigung finden und auch für die Bewertung von erblichen Faktoren bei der Anämieentstehung in Anschlag gebracht werden. Es könnte — und da müssen wir auf das Gastritiskapitel verweisen — die Magenschleimhaut, die ja an sich nur recht einförmige formale Reaktionsmöglichkeiten hat und auf die verschiedenen äußeren Schädigungen mit Entzündung antwortet, bei solchen zur Perniciosa disponierten Menschen, konstitutionell zu einer Form der Entzündung neigen, die zur Atrophie strebt.

Eine seltene Sekretionsanomalie ist die *Gastro-myxorrhoe*, die von DAUBER und KUTTNER 1905 als Schleimsekretionsneurose angesehen und von den üblichen Schleimvermehrungen, wie bei der Gastritis eindeutig abgetrennt wird. Diese Erkrankung wird von KUTTNER und von ALDOR mit der Colica mucosa des Darmes analogisiert. Sicherlich sind diese Störungen sehr selten, wir selbst haben bei einem sehr großen Magenmaterial ähnliche Beobachtungen noch nie gemacht. Daß bei starken Brechneigungen sehr viel Schleim aus dem Magen erbrochen wird, ist bekannt. Insbesondere findet man bei der akuten Gastritis sehr hochgradige Schleimmengen im Magen. Entzündliche Zustände scheinen uns bei der Entstehung hochgradiger Schleimsekretion aber doch immer eine Rolle zu spielen. In einem Fall der Literatur (FRENKEL-TISSOT) ist eine solche Gastro-myxorrhoe familiär gehäuft vorgefunden worden.

Es handelt sich um eine magenkranke Familie, bei der die Probandin von Kindheit an Magenschleimabsonderungen litt, die stets digestiv und besonders oft im Anschluß an saure Speisen auftraten. Die Kranke mußte oft unmittelbar nach dem Genuß solcher Speisen eine mehr oder weniger große Menge Schleim ausbrechen. Danach erfolgte ein Magenkrampf. Diese Erscheinung trat mit großen Unterbrechungen auf. Ihre 44jährige Schwester litt an Asthma und starken Schleimanfällen, die im 26. Lebensjahr erstmalig im Anschluß an Magen-Darmbeschwerden sich entwickelt hatten. Damals begann die Erkrankung mit einem Magenkatarrh. Mit 38 Jahren wurde ein Magenulcus und 2 Jahre danach ein zweites Ulcus ad pylorum festgestellt. Ihre 23jährige Tochter (von FRENKEL-TISSOT nicht selbst untersucht) soll sehr nervös gewesen sein und besonders glänzende Augen gehabt haben. Seit dem 15. Lebensjahr litt sie ebenfalls an Schleimkoliken, besonders nach Genuß von sauren Speisen.

In dieser Beobachtung tritt der Zusammenhang von Schleimerbrechen und Magenschleimfluß mit organischen Magenerkrankungen deutlich hervor, soweit genauer untersucht worden ist. Bei der Probandin und bei ihrer Nichte sind genaue Untersuchungen offenbar nicht vorgenommen worden, so daß sich über organische Magenerkrankungen nichts aussagen läßt. Auch KUTTNER findet diese Schleimsekretionsneurose bei subaciden Gastritiden und bei Ulcuskranken, bisweilen im Wechsel mit salzsauren Supersekretionszuständen. Für erbliche Anlage bei solchen Gastromyxorrhoen lassen sich aus der Literatur keine weiteren Anhaltspunkte gewinnen.

Sodbrennen ist eine schmerzhafte brennende Empfindung, die vom Magen in den Oesophagus hinaufsteigt. Früher überwiegend mit Übersäuerungszuständen im Magen in Zusammenhang gebracht, wird diese Erscheinung bei genauer Untersuchung sowohl bei Säureüberschuß als auch bei normaler Acidität als auch sogar bei Inacidität gefunden. Es besteht die Ansicht, daß das Sodbrennen durch Übertritt von Magensaft in den Oesophagus bei offenstehender Kardia entsteht, wobei der Säuregehalt des Magensaftes von unwesentlicher Bedeutung zu sein scheint; denn auch bei Magenresizierten kommt Sodbrennen vor und ist wohl der Regurgitation von Darmsaft in den Oesophagus zuzuschreiben.

Nach gastroskopischen Untersuchungen besteht bei einer großen Zahl von Fällen von Sodbrennen eine Oesophagitis im kardialen Abschnitt, so daß auch ohne Rückfluß diese Oesophagitis allein Grund genug zur Beschwerde darstellen kann. Über erbliche Einflüsse auf das Zustandekommen dieses Symptoms ist nichts bekannt. Lediglich eine Beobachtung von WEITZ zeigt ein familiäres Vorkommen dieser Störungen durch 4 Generationen.

In einer von CLOSS übernommenen Arztsippe (Abb. 6) litt der Vater des Probanden nach anamnestischen Nachforschungen an Sodbrennen, lebte aber zur Untersuchungszeit nicht mehr. Ein Bruder und zwei Schwestern des Probanden waren frei von Beschwerden. Zwei seiner Söhne, von denen einer Arzt war, hatten das gleiche Leiden. Bei dem einen von ihnen bestanden erhöhte Säurewerte (90 freie Salzsäure, 120 Gesamtacidität). Der Proband wurde über $1^1/_2$ Jahre wegen eines Magenkatarrhs mit Salzsäurewerten von 45 freier Salzsäure und 60 Gesamtacidität behandelt. Eine Schwester der beiden Brüder zeigte das Symptom nicht, während ein Sohn des peraciden Arztes bereits im Alter von $2^1/_2$ Jahren Sodbrennen gehabt haben soll. Im gleichen Familienstammbaum sind dann noch drei weitere Angehörige mit Sodbrennen verzeichnet, und zwar der Bruder des verstorbenen Vaters und zwei echte Vettern des Probanden.

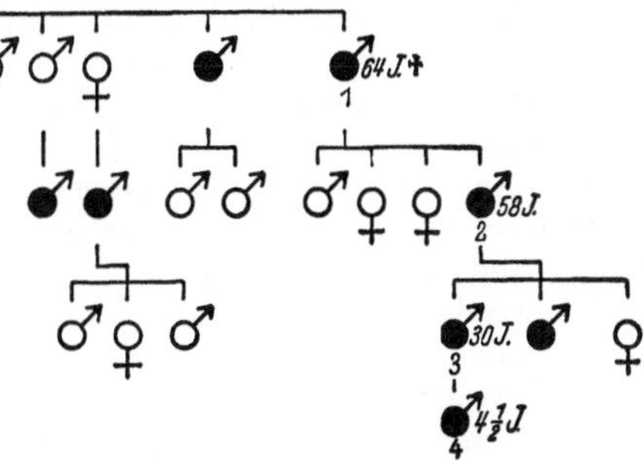

Abb. 6. Sodbrennen. (Nach CLOSS, aus WEITZ.)

Es scheint sich in dieser Familie also um einen dominanten Erbgang des Sodbrennens zu handeln. Doch darf nicht verschwiegen werden, daß diese Familie dauernd Natron mit sich herumtrug und sogar in Kutschen und Autos Natriumbicarbonat dauernd vorrätig hielt. So muß bei diesem sehr eindrucksvollen Stammbaum zumindest erwogen werden, ob wirklich eine echte Erblichkeit vorlag oder ob nicht vielmehr familien-eigentümliche Mißbräuche, wie die zur Peracidität führende Natronüberfütterung als exogener Faktor die Erscheinung in dieser Familie hervorgerufen hat.

6. Gastritis.

Die Lehre von der Gastritis, durch BROUSSAIS auf Grund von falscher Deutung kadaveröser Veränderungen 1803 begründet, hat eine eigenartige Entwicklung genommen. Schon in Frankreich wurde ihre Bedeutung bald abgelehnt, in Deutschland konnte sie unter dem Einfluß funktioneller Betrachtungsweise in der Zeit LEUBEs, RIEGELs, REICHMANNs, EINHORNs und MARTIUS neben den Begriffen „Super- und Subacidität, Supersekretion und Dyspepsie“ lange nicht an Boden gewinnen. Erst seit FABER (1924) wurde die Gastritisdiagnose häufiger, war aber noch an vielen Orten geradezu verpönt. Heute hat die exakte Magendiagnostik durch Röntgenuntersuchung und Gastroskopie die überragende Bedeutung und Häufigkeit der Gastritis für die Pathologie der Verdauungskrankheiten einwandfrei sichergestellt. Wir unterscheiden klinisch die subacide, die normacide und die peracide Form der Gastritis, oberflächenanatomisch den Oberflächenkatarrh, den Schwellungskatarrh, die hypertrophische und atrophische Gastritis, und wir trennen ätiologisch die exogene von der endogenen Gastritis ab. Sowohl exogene als auch endogen entstandene Magenentzündungen brauchen keine Beziehungen zu genotypischen Anlagen zu haben. Diätfehler, verdorbene Nahrungsbestandteile, Ätzgifte als exogene Faktoren, aber auch endogen entstandene Gifte wie bei der Urämie, bei Infektionskrankheiten, bakterielle und bakteriotoxische Gifte und schließlich reflexogene Beeinflussungen der Magenschleimhaut z. B. von einer Appendicitis aus können zur Gastritis führen. Nach KAUFFMANN spielen körperfremd gewordene Eiweißzerfallprodukte bei jeder Infektion für die Entstehung der Gastritis eine nicht unwesentliche Rolle. Andererseits wissen wir heute durch chirurgische (ORATOR) und gastroskopische Erfahrungen (GUTZEIT, HENNING, TEITGE), daß beim Ulcus ventriculi stets neben der periulcerösen auch gleichzeitig eine ulcusferne Begleitgastritis vorhanden ist (GUTZEIT). Diese Tatsache zwingt geradezu dazu, die Pathogenese des Ulcus ventriculi und der Gastritis unter einem gemeinsamen übergeordneten Gesichtspunkt zu sehen. Bei der großen Zahl von exogenen und endogenen, im Laufe des Lebens auf die Magenschleimhaut einwirkenden Schädlichkeiten, die zur Gastritis führen, wird denn auch vielfach an eine idiotypische Anlage bei der Entstehung der Gastritis nicht gedacht oder eine solche sogar abgelehnt. So überzeugend eine solche Einstellung bei der Vielzahl der magenwirksamen Schädigungsmöglichkeiten auch zunächst sein mag, so ist doch ebenso wie für die Sekretions- und Motilitätsstörungen des Magens auch für den sog. „schwachen Magen", der bei genauerer gastroskopischer Diagnostik immer mehr in das Bild der Gastritis unterzugehen scheint, zumindest die Betrachtungsweise berechtigt, ob nicht hinter den durch exogene und endogene Schäden zum Ausbruch gelangenden Gastritiden doch eine erblich angelegte Minderwertigkeit der Magenschleimhaut steckt, die erst die Grundlage für eine leichtere Angreifbarkeit der sog. exogenen Noxen an der Magenschleimhaut darstellt. Eine solche Betrachtungsweise ist um so mehr berechtigt, als eine ganze Reihe von Gastritiden entstehen, ohne daß wir in der Lage wären, wirksame äußere Bedingungen aufzudecken oder die vermuteten ätiologischen Faktoren als genügend wirksam anzuerkennen. Eine Reihe von Gastritiden entsteht ohne Hervortreten einer eindrucksvollen Schädigung, so z. B. bei unregelmäßger Lebensweise, bei Menschen mit einem überstürzten Arbeitstempo, die sich nicht genügend Muße zum Essen nehmen können, in anderen Fällen tritt die Gastritis nach sog. Diätfehlern auf. Ist schon im ersten Falle eine eigentliche Ursache für die Entstehung der Krankheit nicht offenkundig, so gilt das erst recht vom sog. Diätfehler. Die gleiche Kost verursacht beim einen Menschen den Beginn der Magenentzündung, beim andern wird sie anstandslos vertragen. Hier treten also schon individuelle und dispositionelle Momente für die Krankheitsbereitschaft hervor. Auch diese könnten erworben sein. Wir erinnern an das bei der Achylia gastrica im Kindesalter Gesagte. Es bestehen bisher keine Untersuchungen über die Häufigkeit in früher Kindheit durch exogene Bedingungen z. B. Ernährungstorheiten, aber auch durch Infektionskrankheiten erworbener Gastritiden und über den Einfluß ihrer Restzustände für die Disposition zu erneuten gastritischen Schüben im späteren Leben.

Immerhin fällt dem Kenner sowohl bei der Mehrzahl der Ulcusträger als auch bei den an Gastritis leidenden Menschen die Zugehörigkeit zu einem besonderen Menschentyp auf. v. BERGMANN und JAENSCH haben diese Typen als B- und T-Typen bezeichnet. Es sind Menschen, die sich nicht in die KRETSCHMERschen Konstitutionen, die asthenischen oder pyknischen Körperbautypen, einordnen lassen, sondern sich durch besondere Reaktionen oder durch Reaktionsbereitschaften, abnorme Ansprechbarkeiten oder gewisse Torpiditäten des vegetativen Nervensystems auszeichnen, ohne daß das eine oder andere Symptom dabei analytisch immer einwandfrei zu fassen wäre. Begriffe wie „vegetative Dysharmonien" oder „Dysergien" ohne feste Beziehungen entweder zum Sympathicus oder zum Parasympathicus scheinen uns diese Erscheinungen noch am besten zu charakterisieren. Kalte und feuchte Hände, Schweißneigung, große glänzende Augen, Neigung zu Tachykardien, innere Spannungen, Neigung zu Situationsneurosen, abnorme Gefäßreaktionen, Dermographismen u. a. m. sind einige Symptome solcher Korrelationsstörungen. Oft sind auch die hormonalen Funktionen verändert. Über- oder Unterfunktionen einer oder mehrerer endokriner

Drüsen treten hervor, oft deutlich, oft untersuchungstechnisch nicht recht faßbar, mehr eindrucksmäßig bestehend. So tritt immer wieder die Frage auf, ob diese meist auf dem vegetativen Boden sich abspielenden Abwegigkeiten, zumal sie in Familien gehäuft gefunden werden, nicht doch ein Stück Erbe in ihrem Entstehungskomplex eingeschlossen haben, und ob auch für die Entstehung der Gastritis idiotypische Faktoren von Bedeutung sind. Es dürfte sich bei solcher Erbgebundenheit wohl kaum um ein Gen, sondern um ein vielfaches Zusammenwirken von Erbfaktoren handeln, wenn solche überhaupt eine Rolle spielen. Diese Rolle wäre zu suchen in einer mangelhaften Widerstandsfähigkeit der Magenwand gegenüber den verschiedenen und vielfältigen äußeren Schädigungsmöglichkeiten, und man wird um so eher eine solche Widerstandsverminderung des Magens annehmen können, je geringgradiger die äußeren Anlässe zu sein brauchen, in deren Gefolge eine Gastritis in Erscheinung tritt. Wenn wir diese Eigenschaft der Resistenzschwäche der Magenwand analytisch aufspalten wollen, so müssen wir einerseits an die Beschaffenheit des HCl sezernierenden Drüsenparenchyms, andererseits an die Funktion der motorischen und sekretorischen Innervation und schließlich an die Tätigkeit des ernährenden Gefäßapparates denken. An allen diesen Teilen dieses komplexen Mechanismus, der nur im Falle einer fein abgestimmten Regulation den normalen Gewebsbestand und Funktionsablauf des Magens garantiert, kann eine Störung bei äußeren Anlässen auftreten und dann zum Schaden und zur reaktiven Entzündung führen. v. BERGMANN hat diese Zustände treffend mit „Betriebsstörung“ bezeichnet und BÜCHNER hat, den Magensaft und seine im Tierversuch erweisbaren Schädigungsmöglichkeiten mehr in den Vordergrund stellend, von einer Störung der Korrelation Magensaft-Magenwand gesprochen. Beide Ansichten liegen auf dem gleichen Boden, betonen lediglich Teilerscheinungen stärker. Wir möchten dem Magensaft und der Salzsäure keine so große Rolle zuweisen wie BÜCHNER. Abnorme Arbeit der Drüsen, der Muskulatur oder auch nur die mechanische Beanspruchung des Oberflächenepithels ohne genügende und entsprechende Ernährung durch einen nervös und humoral regulierten, je nach Bedarf ansprechenden Gefäßapparat, genügen, wie wir doch heute vom Herzen wissen, um Gewebsschädigungen und Entzündungen auch am Magen hervorzubringen.

So löst sich also die Frage nach den erblichen Einflüssen für die Entstehung der Gastritis in verschiedene Teilfragen auf: Spielen Erbeinflüsse entweder eine Rolle

a) für die Innervation der Magenwand,

1. der Drüsen,
2. der Muskulatur,
3. der Magenwandgefäße?

In allen Fällen könnten erbpathologische Bedingungen zum Schleimhautschaden und zur Gastritis führen. Oder sind Erbeinflüsse von Bedeutung

b) für das korrelative Zusammenspiel aller zur Magenfunktion notwendigen Zell- und Gewebskomplexe mit Einschluß des motorischen und sekretorischen Nervensystems und des ernährenden Gefäßsystems und seiner Innervation?

Es gibt keinen von den Einzelfaktoren: Drüsenparenchym, Gefäßsystem und seine neuro-muskuläre Versorgung, der nicht gesondert für die Entstehung der zur Gastritis oder zum Ulcus ventriculi führenden Magenwandschädigungen verantwortlich gemacht worden wäre. In Tierversuchen, auf deren fast unübersehbare Fülle hier nicht eingegangen werden kann, ist es denn auch vielfach gelungen, durch Einzelschädigung aller dieser Elemente Gastritiden und Ulcerationen im Magen zu erzeugen. Und beim Menschen ist es vor allem das Capillarsystem, das bei Ulcus- und Gastritisträgern durch OTFRIED MÜLLER und seine

Schule und von pathologisch-anatomischer Seite durch SCHMINCKE als verändert vorgefunden wurde. Allein hierin könnte also bereits ein wesentlicher dispositioneller Faktor für die Entstehung entzündlicher Magenerkrankungen gegeben sein, zumal diese Capillaranomalien mit ihren Strömungsveränderungen nicht nur in der Magenschleimhaut, sondern auch in anderen Körpergebieten wie Lippe und Nagelfalz bei solchen Menschen anzutreffen sind. LEHMANN und HARTLIEB haben die große Ähnlichkeit der Hautcapillaren bei EZ und die auffällige Unähnlichkeit bei ZZ und damit ihre erbliche Abhängigkeit wahrscheinlich machen können. So ist also auch nach diesen Untersuchungen für die Entstehung entzündlicher Magenerkrankungen bei ihrer Abhängigkeit von der capillaren Blutversorgung die Mitwirkung erblicher Einflüsse verständlich.

Es darf nun aber nicht übersehen werden, daß, wie ebenfalls Untersuchungen aus der OTFRIED MÜLLERschen Schule ergeben haben (GAENSSLEN u. a.), Capillarweite, Capillarform und Capillarströmung von der Umwelt beeinflußbar sind, wobei neben der Kälte und der Wärme wahrscheinlich auch die Ernährung eine große Rolle spielt. So sah GAENSSLEN bei einer überwiegenden Fleischnahrung geschlängelte und ungleichmäßig weite Capillaren mit einer trägen Strömung und bei Rohkost eine Streckung der Capillaren und Strömungsvermehrung auftreten. Es zeigt sich also, daß bei aller Anerkennung der Ergebnisse der Zwillingsforschung über die Eigenschaften der Hautcapillaren und bei noch so großer Wahrscheinlichkeit der Zusammenhänge zwischen Capillarform und -funktion mit erblichen Einflüssen, Umweltfaktoren eine eindrucksvolle Wirkung auf den Capillarapparat und seine Funktion auszuüben in der Lage sind. So ist es außerordentlich schwierig, bei einer Koinzidenz von Capillaranomalien und Darmerkrankungen in späteren Lebensjahren zu entscheiden, ob diese Capillaranomalien durch Umwelteinflüsse erworben oder erblich angelegt sind. Eine Beantwortung dieser Frage wäre unseres Erachtens nur dann möglich, wenn Capillaruntersuchungen bei Angehörigen von Gastritikerfamilien und gastritisfreien Sippen in großer Zahl ganz systematisch durchgeführt würden.

Eigenartigerweise bestehen über die Erblichkeit der Gastritis in der Literatur bisher überhaupt keine Beobachtungen. Es ist hierin deswegen kein Nachteil zu erblicken, weil die exakte Gastritisdiagnose nicht ganz leicht ist und einer geschulten Untersuchungsmethodik bedarf. Die exakte Diagnose der Gastritis muß unbedingt für solche Untersuchungen Grundlage sein. Sie läßt sich heute lediglich mit dem Gastroskop stellen. Bei der Schwierigkeit, geringgradige anatomische Veränderungen gastroskopisch zu erkennen, werden trotzdem immer noch eine Reihe von Fällen übrig bleiben, deren Gastritis durch keine klinische Methode erkannt werden kann. Die Tatsache, daß es eine ganze Reihe von Gastritiden gibt, die, ohne Beschwerden zu verursachen, erhebliche Grade erreichen können, und daß es andererseits nur mit dem Gastroskop gelingt, eine Gastritis sicher zu stellen, muß alle aus Umfragen, Anamnesen und klinischem Beschwerdebild auch unter Einschluß der Röntgenuntersuchung gewonnenen Untersuchungen über die Erblichkeit der Gastritis wertlos machen.

Die einzige Zwillingsbeobachtung der Literatur über Gastritis stammt von SIEMENS, der bei sehr ähnlichen Zwillingen (EZ?) gleichzeitig einen Magenkatarrh fand, in dessen Verlauf sich bei beiden ein Ikterus einstellte. Wir verweisen weiterhin auf das von uns im Abschnitt Motilität beschriebene EZ-Paar, bei dem eine Vergröberung und eine Verbreiterung der Magenfalten das Bestehen einer Gastritis, übrigens ohne Beschwerden, sehr wahrscheinlich machte. Eine von diesen Zwillingen hat in späterer Zeit Magenbeschwerden bekommen, während die andere zwei Jahre nach unserer Untersuchung beschwerdefrei geblieben ist. Beobachtungen an ZZ oder Familienbeobachtungen fehlen für die Gastritis in der Literatur völlig.

Sind schon Untersuchungen über die Vererbung der Gastritis oder der Bereitschaft zu entzündlichen Magenveränderungen bisher überhaupt nicht in Angriff genommen worden, so gilt das natürlich auch für die genotypische Bedingtheit der Gastritisart, d. h. ihrer pathologisch-anatomischen Ausdrucksform. Wie erwähnt, unterscheiden wir zwischen Oberflächen-, Schwellungskatarrhen, hypertrophischen und atrophischen Gastritiden. Es ist oft und lange danach gesucht worden, ob die Magenschleimhaut auf bestimmte Noxen mit einer bestimmten gastritischen Reaktionsform anspricht. Aber nach gastroskopischen Befunden können bei allen äußeren und inneren Schädlichkeiten alle Formen der Entzündung in Erscheinung treten. Selbst bei ganz eindeutigen, regelmäßig auf die Magenschleimhaut schädlich einwirkenden Giften (Blei u. a. m.) treten bei einem Menschen einfache Schwellungskatarrhe, beim anderen atrophische und bei wieder anderen hypertrophische Magenschleimhautveränderungen zutage (GUTZEIT). Es scheint demnach die Reaktionsform der Magenschleimhaut auf die verschiedenen Noxen beim einzelnen Menschen überwiegend individuell gebunden zu sein, so daß der Gedanke nahe liegt, daß für diese individuellen Reaktionen erbliche Einflüsse von Bedeutung sind (s. Abschnitt Achylia gastrica bei perniciöser Anämie).

Untersuchungen zu dieser Frage fehlen aber bisher völlig. Sie müßten an einem Zwillingsmaterial unter Zuhilfenahme der Gastroskopie zu einem einwandfreien Ergebnis führen und würden weit über die Gastritis hinaus für die Erb- und Umweltbedingtheit der Entzündungsreaktionen überhaupt Bedeutung haben müssen.

7. Ulcus pepticum ventriculi, duodeni, jejuni, oesophagi.

Das Magen- und Zwölffingerdarmgeschwür, sowie das Ulcus jej. pept. und das seltene Ulcus oesophagi können gemeinsam abgehandelt werden, weil alle diese Geschwüre unserer heutigen Auffassung gemäß pathogenetisch eine Einheit bilden. Sie kommen nur an Stellen vor, an die der Magensaft hingelangen kann, (Ulcus pepticum) und haben ihren Sitz am häufigsten im Zwölffingerdarm und im Magen und in letzterem vornehmlich in der Nähe des Winkels der kleinen Kurvatur und in der Pylorusgegend. Im kardialen Oesophagus, im operativ angeschlossenen Jejunum (bei der Gastroenteroanastomose) oder im Dünndarm neben einem von Magenschleimhaut ausgekleideten MECKELschen *Divertikel* kommt das Geschwür ebenso selten vor wie aboral vom Bulbus duodeni in der Pars descendens duodeni. Schon dieser Sitz des Ulcus pepticum auf oder in unmittelbarer Umgebung einer peptisches Verdauungssekret produzierenden Schleimhaut weist auf die Magensalzsäure als einen für die Entstehung solcher Ulcera wichtigen Faktor hin, und in der Tat geht ein großer Teil der Magen- und Zwölffingerdarmgeschwüre mit peraciden Säurewerten im Magensaft einher. Der Säurefaktor ist für die Genese des Ulcus pepticum gerade in neuerer Zeit (BÜCHNER, KALK) auf Grund von experimentellen Beobachtungen am Tier wieder stark in den Vordergrund gerückt worden, während von anderen Autoren (v. BERGMANN, GUTZEIT u. a.) seine überragende oder ausschließliche Bedeutung trotz der positiven Tierversuche geleugnet oder doch wesentlich niedriger bewertet wird. Auch für die Anerkennung erblicher Einflüsse auf die Geschwürsbildung ist dieser Meinungsstreit nicht ganz ohne Belang, weil ja, wie wir oben ausgeführt haben, die Höhe der Magensaftacidität von idiotypischen Bedingungen abhängig zu sein scheint. Unterstellt man die Richtigkeit dieser Annahme, so wäre es nur ein kurzer Weg, über die erbliche Aciditätssteigerung des Magensaftes auch seine Folge, die Ulcusbildung, als Resultat genotypischer Einflüsse aufzufassen. Doch die Dinge liegen offenbar viel komplizierter. Wir kennen die Ausbildung von peptischen Geschwüren in subaciden Mägen, ja in sicher inaciden Mägen (GUTZEIT) z. B. bei der perniciösen Anämie, wir wissen, daß die Säurewerte nicht beim Ulcus ventriculi, sondern gerade beim Ulcus duodeni am höchsten liegen, ohne daß es bei letzterem auch zum Ulcus ventriculi zu kommen braucht. Nur in verhältnismäßig seltenen Fällen tritt ein Ulcus ventriculi neben einem Duodenalgeschwür gleichzeitig auf, obwohl der Magensaft im Magen natürlich viel konzentrierter als in dem von neutralisierendem Duodenalsekret bespülten Zwölffingerdarm sein muß. Gerade die letztere Tatsache spricht vielmehr dafür, daß die Übersäuerung des Magens beim Ulcus ein sekundäres, von dem Sitz des Ulcus mitabhängendes Symptom darstellt und keine überwiegende oder gar ausschließliche Bedingung für die Ulcusgenese sein kann. Trotzdem wird auch von uns die Bedeutung der Anwesenheit peptischen Magensaftes als mitwirkendes Moment bei der Geschwürsbildung nicht geleugnet; nur für das Zustandekommen des ersten Magenwandschadens glauben wir andere Vorgänge für wichtiger und ausschlaggebender ansehen zu müssen. Die Form des Magengeschwürs mit seinem infarktähnlichen Charakter hat schon von jeher an Gefäßverschlüsse als Geschwürsursache denken lassen. Diese Lehre hat HAUSER auf Grund pathologisch-anatomischer Studien festbegründet, und die besten Kenner des Ulcus unter den Klinikern haben sich dieser Ansicht angeschlossen, weil sie auch mit der Klinik des peptischen Ulcus am besten vereinbar ist (v. BERGMANN u. a.). Sie erklärt am ungezwungensten die Trichterform des akuten und vieler chronischer Ulcera, das plötzliche Entstehen oberflächlicher, aber auch tiefer penetrierender Ulcera oft innerhalb weniger Stunden, die große Heilungstendenz des Ulcus, die in der überwiegenden Zahl der Geschwüre fehlende Weiterentwicklung nach der Tiefe zu und die geradezu als Rarität anzusehende Entwicklung eines Ulcus aus einer oberflächlichen Erosion (GUTZEIT) und vieles andere mehr. Die Gastroskopie hat für die Lehre von der Gefäßbedingtheit der Ulcusentstehung wesentliche Stützen beibringen können.

Dieser Gefäßtheorie der Ulcusentstehung steht die von ASCHOFF begründete mechanischen Ursachen Raum gebende Ansicht gegenüber, die, von der Lokalisationsregel der Ulcera an der kleinen Kurvatur und am Pylorus ausgehend (K. H. BAUER, STROHMEYER, ASCHOFF) in den Engen des Magens, die ASCHOFF im Kriege bei eben verstorbenen Soldaten feststellte, eine wesentliche Bedingung für die Ulcusbildung sieht. Hier sollen mechanisch entstandene Schleimhautdefekte infolge der dort besonders stark anbrandenden Peristaltik nicht zur Heilung gelangen und sich zum Ulcus weiterentwickeln. Für die Erstentstehung des Ulcus hat diese Theorie ebenso wie für die Bildung akuter tiefer Geschwüre nach gastroskopischen Erfahrungen wenig Wahrscheinlichkeit für sich. Lediglich für die mangelhafte Heilungstendenz mancher Ulcera, insbesondere der großen chronischen, mag in solchen mechanischen Bedingungen die Ursache oder ein Ursachenfaktor liegen. Eine größere Bedeutung hat die mangelhafte Fältelungstendenz der Schleimhaut an diesen Stellen (GUTZEIT), die festere Fixation der Schleimhaut auf ihrer Unterlage, sowie die andersartige Gefäßversorgung an der kleinen Kurvatur. Für die Frage der Ulcusentstehung sind aber funktionelle mechanische Gründe sicher von untergeordneter Bedeutung.

Und schließlich hat sich KONJETZNY u. a. besonders für die Ulcusentstehung auf dem Boden einer Gastritis eingesetzt, nachdem er an Resektionsmägen immer wieder die enge örtliche Verbindung von Ulcus und Gastritis in den gleichen Mägen feststellen konnte. So wichtig diese Tatsache sowohl für die Lehre der Gastritis als auch für die Klinik des Ulcus pepticum geworden ist, so hat sich diese Ansicht von der engen Kausalverknüpfung von Ulcus und Gastritis doch nicht allgemein durchsetzen können. Besonders die Gastroskopie mit ihren am lebenden Magen vorhandenen Erkennungs- und Verlaufbeobachtungsmöglichkeiten hat die Lehre von der gastritischen Genese des Ulcus nicht zu bestätigen vermocht. Außer vereinzelten Beobachtungen (KORBSCH, HENNING) über die Ausbildung von echten Ulcera aus oberflächlichen gastritischen Erosionen, haben andere Autoren (GUTZEIT, TEITGE u. a.) bei einem riesigen Magenmaterial solche Verläufe nie gesehen und deshalb letztere als Regel abgelehnt. Ja, es kann sogar im gleichen Magen die Bildung eines Ulcus auf einem relativ unveränderten Schleimhautbezirk bei gleichzeitig vorhandener ulcusferner Gastritis beobachtet werden, so daß die Ulcusentstehung an gastritisch besonders stark veränderte Schleimhautareale sicher nicht gebunden ist. Ja, man kann sogar gelegentlich den Eindruck haben, als ob das Ulcus hochgradigere gastritisch veränderte Mägen geradezu vermeidet, um in anderen Fällen wieder neben oder auch auf entzündlichen Schleimhautteilen zur Entstehung zu gelangen. Es gibt eine große Zahl chronischer recidivierender Gastritiden, die über ein Jahrzehnt und länger bestehen, ohne daß es jemals zu einer Ulcusbildung kommt, obwohl Säure in genügender Menge vorhanden ist. Ebenso wie es nun falsch wäre, die gastritische Genese und *nur* die gastritische Genese des Ulcus anzuerkennen, wäre es völlig abwegig, etwa die zeitliche und örtliche Koincidenz von Gastritis und Ulcus zu leugnen. Sie besteht ganz sicherlich. Lediglich die Zusammenhänge dieser Erkrankungen erscheinen uns in einem anderen Licht. Wir sind auch nicht der Meinung, daß man, wie es BÜCHNER, ORATOR u. a. wollen, die sog. Ulcusgastritis von anderen Gastritiden pathogenetisch abtrennen müßte, weil es z. B. nicht gelingt, im Tierversuch mit Salzsäure eine reine, nicht ulcuskomplizierte Gastritis zu erzeugen. Wir hatten schon gesagt, daß wir in der Säurebildung einen wichtigen, aber doch nur sekundären Faktor für die Ulcusbildung sehen. Vielmehr sind wir der Ansicht, daß Ulcus, Ulcusgastritis und unkomplizierte Gastritis zusammen gehören. Denn sie kommen oft im gleichen Magen zeitlich und örtlich zusammen, alternierend oder periodisch abwechselnd vor und befallen im allgemeinen die gleichen Menschen, jene Menschen, die wir im Gastritiskapitel als besonders kenntlich und konstitutionell stigmatisiert bezeichnet haben. Wie für die Gastritisträger gilt auch für die Ulcuskranken die abnorme Ansprechbarkeit des vegetativen Nervensystems mit Neigung zu Dysergien, die abwegige Reaktionsfähigkeit des Gefäßsystems und die von OTFRIED MÜLLER und seiner Schule auf dem Wege der Capillarmikroskopie und von SCHMINCKE durch pathologisch-anatomische Untersuchungen festgestellten Abnormitäten im feineren Gefäßaufbau und in den Strömungsverhältnissen.

Unter Zugrundelegung der HAUSERschen Untersuchungen über die Ulcusform und deren Hinweis auf Gefäßverstopfungen als erste Bedingung für die Geschwürentstehung, unter sinnvoller Anlehnung an die Ansichten WESTPHALs über den Gefäßspasmus und v. BERGMANNs über den Magenwandspasmus als ersten Faktor für die Sauerstoff- und Nahrungsnot der Gewebe und den folgenden Gewebsschaden, und unter Einbeziehung der vielen Hunderte von Tierexperimenten, in denen es gelungen ist, durch Manipulationen am vegetativen Nervensystem, an den Gefäßnerven, am Gefäßsystem selbst oder durch toxische Schädigungen dieser Apparatur Ulcera oder Gastritiden oder beides zu erzeugen, muß für die Ulcusentstehung ebenso wie für die Gastritisgenese dem Gefäßsystem und seiner Funktion die größte Bedeutung zuerkannt werden. Unsere Vorstellung gipfelt in der Überzeugung, daß nur ein optimal ansprechendes und auf das Nahrungs- und Atmungsbedürfnis der Gewebe, das eine Funktion seiner Arbeit und seiner Beanspruchung ist, fein einreguliertes reaktionsfähiges Gefäßsystem den Magenwandschaden vermeiden kann, der unter dem Einfluß der peptischen Verdauungskraft schnell festgelegt und unter Umständen vergrößert wird. Tritt ein solcher Schaden infolge mangelhafter Korrelation von Durchblutungsgröße und mechanischer, chemischer oder toxischer Gewebsbeanspruchung ein, dann hängt es für die Frage, ob ein Ulcus oder eine Gastritis zustande kommt, nur noch davon ab, wie groß das Gefäß ist, dessen Ansprechbarkeit versagt, einen wie großen Schleimhautbezirk es versorgt, und wie lange die Regulation auf sich warten läßt, d. h. wie lange die Ischämie des zugehörigen Gewebes dauert und welchen Grad sie erreicht, wobei daran zu denken ist, daß Durchblutungsstörungen im feinsten Capillargebiet immer fleckförmig, in der Ausdehnung aber ausgedehnt sind, während solche in größeren Gefäßen mehr einen lokalen Charakter zu haben pflegen, so daß aus dieser eigentümlichen Anordnung auch manche für Ausdehnung und Form von Gastritis und Ulcus charakteristischen Eigenschaften ihre Erklärung finden. Diese unsere Ansicht nähert sich also sehr stark der Auffassung v. BERGMANNs, daß das Ulcus ventriculi bei Menschen zu finden ist, bei denen Schwankungen im vegetativen Nervensystem mit krisenhaften Veränderungen der Innervationslage gehäuft vorkommen. Folge solcher Innervationskrisen sind dann Funktionsstörungen im Betriebe: „Motilität, Sekretion, Durchblutung" und erste Ursache für die Entstehung des Magenwanddefektes.

Diese Anschauung führt mitten in das Problem der Ulcuskonstitution hinein, jene Auffassung, die die Ulcuskrankheit nicht als eine lokale, sondern als eine Allgemeinerkrankung ansieht. Dieser Konstitution hat v. BERGMANN sowohl für die Ulcusentstehung als auch für die mangelhafte Heilungstendenz chronischer Ulcera eine hervorragende Rolle zugeschrieben. Es muß dabei betont werden, daß die früheren Ansichten, daß das Ulcus ventriculi beim Habitus asthenicus STILLER infolge mechanischer Verhältnisse (Tailleneinschnürungen, Langmagen mit Zerrung der kleinen Kurvatur) entstünde, heute als verlassen gelten müssen. Es ist auch die sog. Ulcuskonstitution ganz sicher nicht gebunden an die Konstitutionstypen des Habitus asthenicus STILLER und des Typus respiratorius SIGAUD, auch hat die Ulcuskonstitution sicher nichts gemein mit den von KRETSCHMER aufgestellten Konstitutionstypen, dem leptosomen, dem pyknischen und athletischen Habitus. Es sind vielmehr jene Menschen, die wir im Gastritiskapitel bereits kurz charakterisiert haben, und die sich durch eine Labilität des Gefäßsystems, durch Wechsel von Hautrötung und Hautblässe, Glanzauge, abnorme Schweiße, feuchte, warme und kalte Hände auszeichnen. Von J. BAUER und BERTA ASCHNER ist auf Grund statistischer Berechnungen festgestellt worden, daß das Ulcus ventriculi nicht häufiger beim Habitus asthenicus bzw. respiratorius vorkommt als bei anderen Habitusformen. Die Ulcuskonstitution kommt nach großen klinischen Erfahrungen in gewissen Familien ganz sicher gehäuft vor, wodurch die Vererbung dieser Konstitution und damit auch die Vererbung des Ulcus immer wieder nahe gelegt wird.

Die Frage nach der Erblichkeit des Ulcus ventriculi und duodeni ist im Schrifttum in ganz verschiedener Form behandelt und zu lösen versucht worden. Kasuistischen Mitteilungen über familiäre Häufungen dieser Erkrankung stehen statistische Familienuntersuchungen über die familiäre Ulcushäufung gegenüber. Daneben finden sich Zwillingsbeobachtungen in geringer Zahl, die aus dem Konkordanz-Diskordanzverhältnis Anhaltspunkte über den Erb- und Umweltanteil an der Entstehung peptischer Geschwüre zu gewinnen sich bemüht haben. Wegen der Wichtigkeit der Frage nach dem Wert des zur Zeit vorliegenden Untersuchungsmaterials und nach der Bedeutung der aus diesen Untersuchungen abgeleiteten Schlüsse für unsere Kenntnisse bezüglich der Erblichkeit und des Erbganges des Magengeschwürsleidens werden wir auf die Einzelbeobachtungen näher einzugehen und zu den Ergebnissen kritisch Stellung zu nehmen haben.

a) Kasuistische Familienbeobachtungen.

Schon das Jahr 1910 bringt zwei recht eindrucksvolle Zufallsbeobachtungen. Die eine stammt von CZERNECKI. Bei einer seit 12 Jahren magenkranken Frau im 53. Lebensjahr, deren vier Kinder (1 ♂ und 3 ♀) ebenfalls an Magenbeschwerden litten, wurde auf Grund von Anamnese und klinischem Befund ein Ulcus ventriculi angenommen. Die gleiche

Diagnose wurde bei den Kindern gestellt, obwohl nur bei der jüngsten Tochter eine operative Bestätigung erfolgen konnte. Bedauerlicherweise steht die diagnostische Sicherung des Ulcusleidens auf recht schwankendem Boden. Wesentlich wertvoller, weil diagnostisch einwandfrei, ist eine zweite Mitteilung von PLITEK (1910). Der Bruder seines 35jährigen, an Darmbeschwerden leidenden Probanden wurde wegen eines perforierenden präpylorischen Ulcus und ein Vetter väterlicherseits wegen zwei perforierender Ulcera operiert. Eine Magenblutung, an der der Bruder des letzteren verstarb, erfolgte nach dem Sektionsbefund ebenfalls aus einem perforierten präpylorischen Ulcus. Schon diese Beobachtungen lassen die Bedeutung einer Erbanlage für das Auftreten von Magengeschwüren vermuten. War im Fall von PLITEK die Ulcuserkrankung in zwei Generationen einwandfrei erwiesen, so finden wir in einer Mitteilung von REICH (1913) das Vorhandensein von Ulcera in drei Generationen verzeichnet, und bei einer späteren Untersuchung der inzwischen herangewachsenen Sippenangehörigen der vierten Generation sollen wieder mehrere Mitglieder an Magengeschwüren gelitten haben. Leider sind die Angaben von REICH recht spärlich. Das abwechselnde Befallensein von Männern und Frauen in den einzelnen Generationen deutet der Autor als den Ausdruck eines alterosen dominanten Erbgangs (Abb. 7). Eine weitere, wesentlich besser untersuchte Sippe mit familiärer Häufung von Magengeschwüren und anderen Magenbeschwerden in vier Generationen stammt von KALK (Abb. 8),

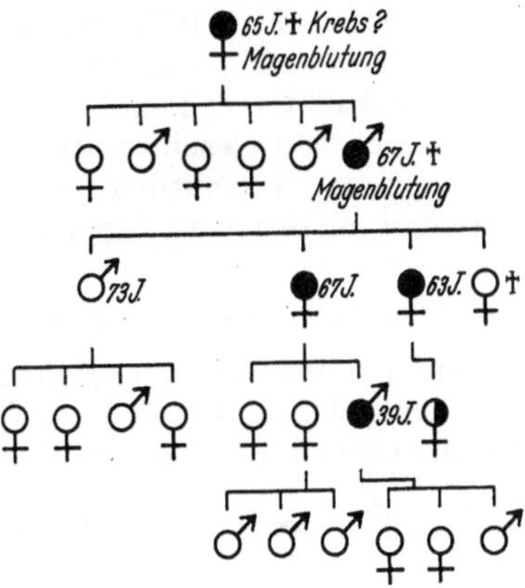

Abb. 7. Magengeschwür. (Nach REICH.)

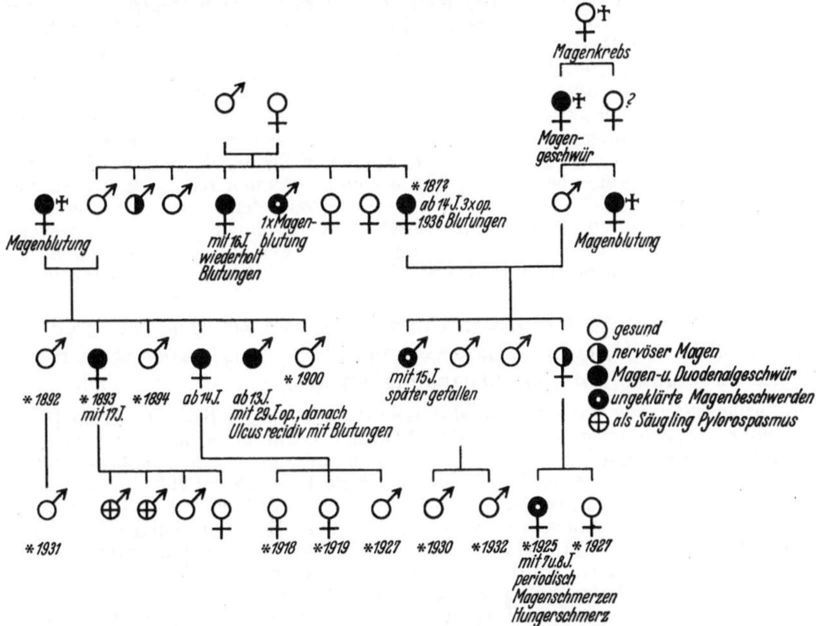

Abb. 8. Ulcus ventriculi. (Nach KALK [umgezeichnet] aus CLAUSSEN.)

dessen Befunde offenbar teils durch Operation, teils durch genaue klinische Untersuchung sichergestellt worden sind. Nach dem Geschwürsauftreten in mehreren Generationen hintereinander muß an einen dominanten Erbgang gedacht werden. 10 Sippenmitglieder in vier Generationen (Vater, 2 Söhne, 5 von den 6 Enkeln, 2 Urenkel) waren schließlich in der einen Beobachtung von PICCO teils an Magen-, teils an Zwölffingerdarmgeschwüren erkrankt (2 : 8), während in einer zweiten Familie des gleichen Autors der Vater und 2 von seinen 5 Söhnen an Ulcera duodeni litten. Nur der Vollständigkeit halber seien noch Beobachtungen von GROTE und D'AMATO erwähnt, die uns in ihren Einzelergebnissen aber nicht zugänglich waren.

Die genannten einzelkasuistischen Beiträge über das familiäre Auftreten von Magengeschwüren lassen erkennen, daß in einzelnen Sippen mehrere Generationen befallen waren. Besonders wertvoll sind uns dabei die Mitteilungen von PLITEK wegen der durch Operation oder Sektion gesicherten Diagnosestellung. Viel weniger aufschlußreich ist die Mitteilung von REICH, während die von KALK beobachteten Familien offenbar gut untersucht wurden und bei dem Vorkommen von Geschwürserkrankungen in vier aufeinanderfolgenden Generationen zu der Vermutung berechtigten, daß in dieser Sippe ein dominanter Vererbungsmodus vorgelegen hat.

b) Statistische Familienbeobachtungen und -untersuchungen stützen sich zunächst auf Befragungen von Familienmitgliedern Ulcuskranker nach der gleichen Belastung und tragen bei kleinem Material und bei lediglich anamnestischen Erhebungen einen großen Unsicherheitsfaktor in sich. Unter diesen Gesichtspunkt müssen die folgenden Beobachtungen von DAUWE, NORRLIN, WESTPHAL und HUBER gewertet werden.

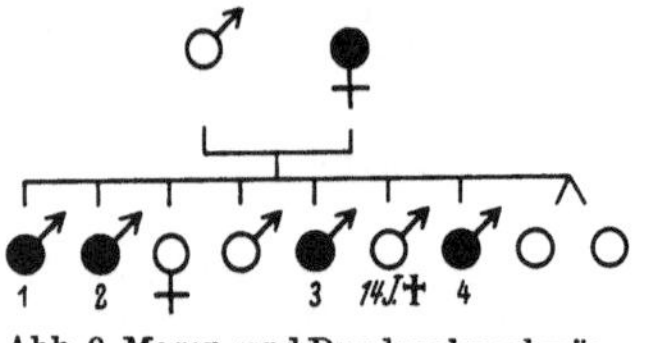

Abb. 9. Magen- und Duodenalgeschwür. (Nach HUDDY.)

Während DAUWE (zit. nach MATTISSON) in 8 Ulcusfamilien aus ausführlichen Familienanamnesen eine erbliche Belastung von 25% schätzt und eine vorwiegende Übertragung der Disposition durch die Mütter annimmt, findet NORRLIN (zit. nach MATTISSON) bei 37 Familien von Kranken mit perforierten Magen- und Zwölffingerdarmgeschwüren 11 mal (= fast 30%) mehr als ein magenleidendes Familienmitglied. Zu einem ähnlichen Hundertsatz kommt WESTPHAL bei einem Ausgangsmaterial von 50 Kranken, wenn in 14 Fällen entweder Vater oder Mutter bzw. ein oder zwei Geschwister ebenfalls an Magengeschwüren gelitten haben. Offenbar handelt es sich in diesen Untersuchungen ebenso lediglich um familienanamnestische Erhebungen wie bei HUBER, der bei der Auswahl von 11 geschwürskranken Familien aus einem größeren Material eine erbliche Belastung in 15% errechnete, während der gleiche Autor bei der Bearbeitung eines fremden Krankengutes zu einer erblichen Belastung von 33% gelangte. Bedauerlicherweise fehlt auch bei einer sonst sehr ausführlichen Beschreibung OHLYS über Geschwürsvorkommen in mehreren Generationen und deren Seitenlinien bei 9 Sippen die Angabe, inwieweit die Diagnose gesichert wurde, wenn auch bei einzelnen Sippenangehörigen Magen- oder Duodenalulcera operativ gefunden wurden.

Von einem wesentlich größeren Untersuchungsmaterial gehen nun die folgenden Berichte von STRAUSS, HEISSEN und HUDDY aus. Aber auch hier bauen sich die Ergebnisse auf Familienanamnesen auf.

So erhielt STRAUSS von 218 Ulcuskranken die Angabe, daß in 70 Fällen (= fast $^1/_3$) noch weitere Familienmitglieder magenkrank waren; darunter befanden sich 17 Krebsfälle, nach deren Abzug immer noch 53 = 24,3% mit einer positiven Familienanamnese verblieben. Zu wesentlich anderen Ergebnissen gelangte HEISSEN bei 296 Kranken mit „vagotonischen Magenleiden" (Ulcera und Dyspepsien). Denn er fand nur in 16 Fällen = 5,5% eine positive Familienamnanese, und so schloß er, daß die Erbanlage bei der Ulcusentstehung von geringer Bedeutung ist. Während in den bisherigen Beobachtungen lediglich von Ulcuskranken ausgegangen wurde, versuchte HUDDY (Abb. 9) das Ulcusvorkommen in Familien festzulegen, deren Probanden magengesund waren. Fand er so in den Sippen von 300 Kranken mit Magen- und Zwölffingerdarmgeschwüren, Magencarcinomen und Gallensteinleiden anamnestisch 137 = 46% weitere Kranke mit „Abdominalleiden", so konnte er in den Familien von 100 Magengesunden nur in 16% noch weitere Fälle von Magenleiden feststellen. Daß er hieraus eine erbliche Veranlagung bei der Entstehung der genannten Leiden erschließt, ist verständlich.

Schon die großen Unterschiede in den Belastungszahlen dieser Familien zeigen, wie wenig einheitlich die Ergebnisse aus rein anamnestischen Nachforschungen sind. Ihr Wert ist sehr gering. Wenn aber gar, wie bei den Erhebungen von HUDDY, verschiedene Krankheitsbilder — Geschwüre, Krebs und Gallenblasenleiden — unter den Oberbegriff „Abdominalleiden" zusammengefaßt werden, so kann eine solche Sippenforschung als bedenklich angesehen werden und die Ergebnisse geradezu ins Gegenteil des Wirklichen verdrehen.

Gesonderte Betrachtung verdienen Untersuchungen von KALK, weil sie einen neuen Gesichtspunkt in die statistischen Familienerhebungen hineinbringen. Ausgehend von dem Gedanken, daß in früher Jugend auftretende Erkrankungen unter dem Einfluß anlagemäßiger Faktoren, in späteren Jahren in Erscheinung tretende Leiden hingegen mehr unter der Wirkung konditioneller, umweltbedingter Momente zustande kommen werden, hat KALK die Belastungsgröße von Familien festzustellen versucht, deren Ausgangsprobanden ihr Ulcusleiden schon vor dem 20. Lebensjahr hatten.

Aus einem großen Ulcusmaterial mit sicherem Ulcus ventriculi oder duodeni wurden 25 Kranke (19 Ulcera duodeni, 3 Ulcera ventriculi, 2 Ulcus ventriculi und duodeni, 1 Ulcus duodeni und wahrscheinlich Ulcus jejuni pepticum) herausgezogen, deren Erkrankung *vor* dem 20. Lebensjahr begonnen hatte. Eine weitere Unterteilung in 1. 17 Kranke, die *vor* dem 20. Lebensjahr, 2. in 8 Kranke, die zwischen dem 20.—24. Lebensjahr behandelt wurden, aber nach der Anamnese schon vor dem 20. Lebensjahr erkrankt waren, erwies sich, wie die Ergebnisse zeigen, als zweckmäßig. Denn während in der ersten Gruppe in 53% (= 9) der Familien [1] Magenleiden und in 41% Magen- und Zwölffingerdarmgeschwüre vorkommen, wies die zweite Gruppe von 8 Kranken nur in einem Falle bei der Mutter des Probanden ein Geschwür auf. Nach Ansicht von KALK seien die Belastungszahlen sicher noch viel zu niedrig, weil er seine Erhebungen nur auf Anamnesen gegründet habe. Er rechnet damit, daß „in 75—80% aller Ulcuspatienten unter 20 Jahren eine hereditäre Belastung vorliegt“ und fand eine erbliche Belastung geradezu bei den Ulcuskranken, die vor dem 16. Lebensjahr erkrankt waren.

So bestechend diese Ergebnisse auch sind, so darf nicht vergessen werden, daß sie sich nur auf ein kleines Material stützen, das keineswegs fehlerstatistisch gesichert ist. Die Erhebungen KALKs erscheinen aber bemerkenswert, wenn sie an einem umfangreichen Material bestätigt würden.

In einer letzten Gruppe von Arbeiten gehen die Autoren zwar ebenfalls nur von Familienanamnesen aus, legen aber doch ein großes Ausgangsmaterial zugrunde und versuchen, zu genaueren Feststellungen über die Geschwürsbelastung der einzelnen Verwandschaftsgrade (Eltern, Geschwister, Kinder usw.) zu gelangen.

Von einem Gesamtmaterial von 1200 Kranken ausgehend fand PLÖNIES (1905) bei 491 Geschwürskranken 375 = 76,2% (159 ♂ = 68,5%, 216 ♀ = 83,4%) erblich belastet. In 50 Fällen = 31,5% hatte offenbar der Sohn die Anlage vom Vater geerbt, in 97 Fällen = 61% hatte die Mutter und bei 12 Kranken beide Eltern das Leiden. Im Falle der Erkrankung eines weiblichen Familienmitgliedes stammten in 52 Fällen (= 24%) die Anlage vom Vater, in 144 Fällen (= 66,6%) von der Mutter und nur in 20 Fällen (= 9,4%) von beiden Eltern. So ist nach PLÖNIES der Einfluß der Mutter bei der Vererbung der Anlage auf beide Geschlechter außerordentlich groß.

ADLER stützte sich auf Fragebogenerhebungen und ging von 280 Kranken mit Ulcus ventriculi und duodeni aus. Daneben wurden zum Vergleich anamnestische Erhebungen bei 280 Magengesunden angestellt. Das Ergebnis ist aus der folgenden Tabelle ersichtlich:

	Positive Familienanamnese	Magenleiden kommen in der Familie vor	
		mehrfach	einfach
280 Geschwürskranke . . .	168 (60%)	93 (33%)	75 (27%)
280 Magengesunde	54 (19%)	13 (4%)	41 (15%)

Auf Grund dieser Zahlen ergibt sich, daß Ulcuskranke durch eine familiäre Geschwürsbelastung 3mal so häufig ausgezeichnet sind als Magengesunde. Aufschlußreich ist weiterhin die Verteilung der Magenerkrankungen auf die einzelnen Verwandtschaftsgrade. Denn am häufigsten waren die Geschwister der Probanden gleichzeitig erkrankt, und im Fall der elterlichen Belastung übertrafen die Mütter um ein Vielfaches die Väter. In den Seitenlinien

[1] Von 17 Kranken hatten 9 = 53% Magenleidende in der Familie, und zwar bestanden 7mal Magen- und Zwölffingerdarmgeschwüre und 2mal Magenkrebs, 5mal bei einem Elter, 2mal bei beiden Eltern, je 1mal bei der Schwester und dem Großvater.

der magenkranken Probanden hatten 19mal die väterlichen, 31mal die mütterlichen Geschwister und 37mal ein Großelter ein Magenleiden, während bei den magengesunden Probanden nur 12mal Magenerkrankungen in den Seitenlinien aufzufinden waren.

Die Erhebungen ADLERs kranken nicht nur daran, daß die Diagnosen sich lediglich auf Anamnesen stützen, sondern daß nicht nur Ulcera, sondern auch andere Magenerkrankungen, wie Magencarcinom oder „ulcusähnliche“ bzw. „unbestimmte Magenbeschwerden“ in einen Topf geworfen wurden. Die Ergebnisse sind also ebensowenig gesichert und von genau so zweifelhaftem Wert wie viele der oben besprochenen Untersuchungen, selbst wenn sie an einem großen Material durchgeführt worden sind.

Waren die erwähnten Arbeiten ohne Rücksicht auf den statistischen Fehler ausgeführt, so muß im folgenden auf Untersuchungen eingegangen werden, deren Ergebnisse fehlerstatistisch gesichert zu sein scheinen und die Autoren deshalb dazu ermuntert haben, bestimmte Ansichten über den Erbgang der Ulcusanlage zu äußern.

SPIEGEL ging 1918 von 121 Kranken mit Ulcus ventriculi und duodeni aus. Die Untersuchungen der zugehörigen Familien erfolgten größtenteils auf Grund anamnestischer Erhebungen und ergaben, daß bei den Ulcuskranken in 61,1% gastrointestinale Erkrankungen in der Familie vorkamen, während bei 200 zum Vergleich herangezogenen Magengesunden dies nur in 15,5% der Fall war.

Der Autor gibt selbst zu, daß das Ergebnis seiner Untersuchungen nur einen bedingten Wert hat, weil Magenkranke viel eher über ähnliche Erkrankungen in ihrer Sippe im Bilde sind, als Magengesunde. Dennoch glaubt er, daß die Vererbung eine nicht zu unterschätzende Rolle spielt. Aber noch aus einem anderen Grunde halten die Untersuchungen einer strengen Kritik nicht stand. Weder sind die Diagnosen, auf die sich die Erhebungen stützen, gesichert noch ist eine genügende Abtrennung der verschiedenen Erkrankungen voneinander garantiert. Denn die von den Ulcuskranken gemachten familienanamnestischen Angaben werden wie folgt vermerkt: Ulcusähnliche Beschwerden, Carcinoma ventriculi, Carcinom des übrigen Digestionstraktes, vage Angaben über Magenbeschwerden. Die Verteilung der in den Familien vorkommenden Fälle von Magenkranken auf diese Diagnosengruppen ergibt sich aus der nachstehenden Tabelle:

Die Familienanamnese weist auf	Ulcusähnliche Beschwerden	Carcinoma ventriculi	Carcinom des übrigen Digestionstractus	Vage Angaben
bei 121 Ulcuspatienten . .	32 (26,4%)	18 (14,8%)	4 (3,3%)	20 (16,5%)
„ 200 Magengesunden . .	11 (5,5%)	5 (2,5%)	2 (1%)	13 (6,5%)

Gründliche Nachforschungen bei kranken Sippenangehörigen zur Sicherung der Diagnose hat SPIEGEL offenbar überhaupt nicht angestellt.

Eine ganz ähnliche, auch auf rein anamnestische Angaben sich stützende Erhebung auf breiter Grundlage hat B. ASCHNER 1922 angestellt. Sie ging von 134 Kranken mit sicherem Ulcus ventriculi bzw. duodeni aus und stellte ein Kontrollmaterial von 200 Magengesunden mit etwa gleichem Altersaufbau und gleicher Geschlechtsverteilung gegenüber.

Das Ergebnis der familienanamnestischen Erhebungen geht aus der folgenden Tabelle hervor:

Die Familienanamnese ergab:	a) Ca.-ventr.	b) Ca. des übrigen Digestionstraktes	c) Ulcus	d) Sonstige chronische Magenerkrankungen
unter 134 Ulcuskranken .	17 (12,7%)	5 (3,7%)	12 (9%)	28 (20,9%)
„ 200 Magengesunden .	9 (4,5%	3 (1,5%)	15 (7,5%)	15 (7,5%)

Die Unterschiede in der Häufigkeit der in den Familien der Ulcuskranken und der Magengesunden aufgetretenen Magenleiden seien nach ASCHNER fehlerstatistisch gesichert und damit sei erstmalig der exakte Beweis erbracht, daß in der „Ascendenz bzw. bei Geschwistern Ulcuskranker das Ca-ventriculi und intestini, das Ulcus und die nervös-konstitutionelle Dyspepsie häufiger vorkommen, als in den Familien Magengesunder“. Die Nachprüfung des SPIEGELschen (s. Tabelle) Zahlenmaterials durch ASCHNER hat ebenfalls eine fehlerstatistische Sicherung der dort gefundenen Unterschiede ergeben. Bei aller Anerkennung der Richtigkeit der ASCHNERschen Berechnungen fehlt die zweite Voraussetzung für den Wirklichkeitswert der Schlußfolgerungen dieser Arbeit, nämlich die exakte klinische Diagnosestellung des den Berechnungen zugrunde liegenden Materials. In keinem Falle der sog. magenkranken Sippenangehörigen scheint eine exakte eigene oder fremde ärztliche Diagnose gestellt zu sein; daraus erklären sich auch verschwommene Bezeichnungen wie „sonstige chronische Magenerkrankungen“ (s. obige Tabelle), worunter Fälle von „jahrelang dauernden Magenleiden mit ungenügender oder atypischer Anamnese, also zum Teil Ulcera, welche sich mangels näherer Angaben nicht genügend sicher stellen ließen, zum Teil nervös-konstitutionelle Dyspepsien, wobei es auf deren spezielle Formen, ob Achylie, Superacidität, Atonie usw. nicht ankommt“, verstanden werden sollen. Daß eine solche die Vorbedingungen für den Wirklichkeitswert gröblichst vernachlässigende Untersuchung auch durch noch so genaue mathematische Berechnungen keinen Anspruch auf eine Verläßlichkeit der Ergebnisse gewinnen kann, steht außer allem Zweifel. Damit sind eigentlich auch alle weiteren Untersuchungen über den Erbgang der Anlage bei Magenerkrankungen, die ASCHNER mit Hilfe der Wahrscheinlichkeits- und Korrelationsrechnung nach BRAVAIS angestellt hat, von geringer Bedeutung. Bauen sie doch ebenfalls auf der schon kritisierten völlig unzuverlässigen Diagnostik auf. Sie sollen aber trotzdem Erwähnung finden, um mit den Erfahrungen anderer Autoren in Parallele gesetzt zu werden.

ASCHNER fand das Bestehen positiver Korrelationen zwischen der Ulcuskrankheit, eines Sippenangehörigen und dem Vorkommen von chronischen Magenleiden (Carcinom, Ulcus, nervöse Dyspepsie) in seiner Familie. Sie schließt hieraus, daß diesen drei Magenerkrankungen die Erbanlage „Organminderwertigkeit des Magens“ gemeinsam zugrunde liegen müßte, eine Ansicht, der sich auch J. BAUER angeschlossen hat. Den Erbgang dieser Erbanlage „Organminderwertigkeit des Magens“ hält ASCHNER für recessiv, weil Magenerkrankungen bei den Eltern nur sehr selten gefunden wurden. Nach einer von ASCHNER gemeinsam mit J. BAUER ausgearbeiteten „Kompensations- bzw. Exklusionsmethode“ (s. die entsprechenden Kapitel) fand ASCHNER 10,8% kranke Kinder, wenn beide Eltern gesund waren (Kreuzungen zweier Heterozygoten), 25,7% kranke Kinder, wenn nur ein Elter gesund war (Kreuzungen eines recessiven Homozygoten mit einem Heterozygoten). Nach diesen Zahlen ergeben sich für ASCHNER entweder die Möglichkeit des Vorliegens eines monogen recessiven Erbganges mit einer etwa 50%igen Manifestation der genotypisch angelegten Organminderwertigkeit oder die Möglichkeit des Vorhandenseins einer digenen Erbanlage mit einem wesentlich höheren Prozentsatz phänotypischer Verwirklichung.

Zu ganz ähnlichen Ergebnissen mit sehr ähnlicher Methodik gelangte MATTISSON. Auch er sammelte sein Material durch Fragebogen, die „naturgemäß populär“ gehalten waren. Also auch er verzichtete auf eine gesicherte Diagnostik. Sein Ausgangsmaterial bestand aus 879 Ulcuskranken (350 ♂, 529 ♀) und 300 Magengesunden. In den 879 Sippen von Ulcuskranken fand sich in 24,3%, in 300 Sippen von Magengesunden nur in 8,6% familiäres Vorkommen von Ulcus und Magen-Darmblutung. Für die Carcinome des gesamten Digestionstraktes und die Magenkrebse lag in den Ulcusfamilien der Hundertsatz bei 23,2 bzw. 22,3, bei den gesunden Sippen entsprechend bei 14,0 bzw. 0. Auch „andere chronische Magenerkrankungen“ fanden sich bei den magenkranken Probanden familiär häufiger als bei den magengesunden Ausgangspersonen. Nach der ASCHNERschen Korrelationsberechnung fand MATTISSON denn auch positive Korrelationen zwischen Ulcusträgern und dem Auftreten von chronischen Magenkrankheiten in ihrer Familie und hält damit die BAUER-ASCHNERschen Behauptungen, nach denen die chronischen Magenerkrankungen durch einen gemeinsamen konstitutionellen Faktor bedingt werden, für bewiesen. Auch er glaubt, einen dominanten Erbgang ausschließen zu können, da nur in 27,6% ein Elter

Merkmalsträger war und hält das Bestehen eines recessiven Erbganges für wahrscheinlich Der Versuch MATTISSONs, mit Hilfe der ASCHNERschen Exklusions- bzw. Kompensationsmethode seine Schlüsse über den Erbgang zu begründen, kommt zu folgenden Mendelzahlen:

	Kompensationsmethode Mendelzahl	Exklusionsmethode Mendelzahl
1. Gruppe der heterozygoten Kreuzungen (Mm × Mm)	11,8%	11,4%
	BAUER-ASCHNER 10,8%	BAUER-ASCHNER 10,2%
2. Gruppe der heterozygoten Kreuzungen (Mm × mm)	18,5%	17,8%
	BAUER-ASCHNER 25,7%	BAUER-ASCHNER 26,3%
3. Gruppe der homozygoten Kreuzungen (mm × mm)	17,7%	16,6%

Nach diesen, den von ASCHNER angegebenen sehr nahekommenden Mendelzahlen von MATTISSON hält dieser Autor den Beweis für erbracht, daß die Organminderwertigkeit des Magens sich in einem einfachen recessiven Erbgang vererbt. Wenn dabei die erwarteten Hundertsätze nicht erreicht werden, so müßten dafür äußere Einflüsse verantwortlich gemacht werden.

Gegen die ASCHNERschen Untersuchungen hat 1925 bereits WEITZ sowohl nach der Richtung der Auswahl und Sicherung des Materials als auch bezüglich der statistischen Verarbeitung desselben berechtigte Bedenken erhoben. Daß anamnestische Erhebungen wie in den Arbeiten von SPIEGEL und ASCHNER diagnostisch völlig unzuverlässig sind, ist schon von uns betont worden. Auf der einen Seite werden Sippenangehörige, über die in der Verwandtschaft nichts mehr bekannt ist, nicht mit erfaßt werden, andererseits findet in den Familien von Magenkranken eine positive Auswahl nach Magenleiden statt, weil die Aufmerksamkeit für solche Erkrankungen bei den kranken Probanden größer ist als bei den gesunden und weil in Sippen, in denen Krebs vorgekommen ist, schon aus Furcht mehr Sippenangehörige als gewöhnlich auf ihre Bauchorgane achten und ärztlichen Untersuchungen zustreben (WEITZ). Gegen die statistische Verarbeitung des ASCHNERschen Materials erhebt WEITZ den Einwand der Inhomogenität. Da ganz verschiedene Krankheitsbilder einfach zusammengefaßt worden sind, sei die Berechnung des Erbganges auf dieser Grundlage völlig unmöglich. Auch dem letzten Einwand von WEITZ, daß die sogenannte Organminderwertigkeit des Magens unmöglich auf einer einzigen Erbanlage beruhen könne, weil unter dem Oberbegriff „Organminderwertigkeit" ganz verschiedene Krankheiten bzw. Anomalien (Magencarcinom, Intestinalcarcinom, Magenlues, Gastroptose, Atonie, Achylie, Subazidität, Superazidität) vereinigt werden, können wir uns voll anschließen. Die gleiche Kritik trifft auch die Untersuchungen von MATTISSON, da seine Arbeit lediglich eine Erweiterung der J. BAUER-ASCHNERschen darstellt. Wir können uns deshalb eine eigene kritische Besprechung ersparen, zumal auch LENZ sich gegen die Schlußfolgerungen J. BAUERs, B. ASCHNERs und MATTISSONs wegen der methodischen Unzulänglichkeit dieser Untersuchungen gewandt hat.

Es ist bedauerlich, daß auch die neuesten Familienuntersuchungen zur Frage der Erblichkeit und des Erbganges von CAMERER (1936), einem Schüler von WEITZ, die gleiche Kritik herausfordern wie die soeben aufgezeigten Arbeiten von SPIEGEL, ASCHNER und MATTISSON. Denn in den Familien von 385 Ulcuskranken, deren Diagnose durch Röntgen- oder Operationsbefunde gesichert war, erfolgte die Materialansammlung von kranken Eltern und Geschwistern der Probanden auch wieder nur durch Fragebogenerhebungen, eine Methode, deren

Verläßlichkeit WEITZ bei der kritischen Stellungnahme zu der ASCHNERschen Arbeit mit Recht beanstandet hatte. Wenn auch für die Ulcusdiagnose nur ärztliche Feststellungen verwendet wurden, so fehlen doch Angaben über die Sicherung der Diagnosen durch Röntgen- oder Operationsbefunde. Hinter so allgemein gehaltenen Diagnosen, wie „unbestimmte chronische Magenbeschwerden", können sich sowohl Ulcera, als auch Gastritiden und Carcinome verstecken, denn diese Angaben stammen von Laien und sind für erbstatistische Erhebungen von Wert unbrauchbar. Findet CAMERER bei 38,7% seiner 385 magenkranken Probanden eine positive Familienanamnese und bei 385 Magengesunden nur in 24,1% der Fälle familiäres Geschwürsvorkommen, so ist der Unterschied zwar auffallend, aber bei Berücksichtigung unserer Einwände keineswegs beweisend. Wenn CAMERER dann an Hand seiner Zahlen den Nachweis versucht, daß die Anlage zum Ulcus ventriculi und duodeni dem dominanten Erbgang folgt, so fehlt leider auch diesen Schlußfolgerungen, weil sie sich auf die unzureichende Fragebogenmethode gründen, jede Beweiskraft.

Eine letzte Untersuchungsreihe von SCHUHMACHER (1938) liegt bisher nur in Form einer vorläufigen Mitteilung vor und kommt zu dem Ergebnis, daß bei der Entstehung des Ulcus ventriculi et duodeni eine erbliche Anlage eine entscheidende Rolle spielt. Eine Stellungnahme hierzu ist solange unmöglich, bis die ausführliche Bearbeitung vorliegt.

Wie ersichtlich, haben sich recht viele Autoren auf Grund von Sippenforschungen mit der Frage der Erblichkeit und des Erbganges von Magen-Darmerkrankungen und insbesondere der Geschwürskrankheit beschäftigt. Leider sind die Ergebnisse nicht entsprechend fruchtbar gewesen, und unsere Kenntnis über den Anteil von Erbe und Umwelt an der Entstehung dieser Erkrankungen steht auch heute noch in einem gewissen Mißverhältnis zu der für die Familienuntersuchungen aufgewandten Mühe. Zwar kommen fast alle Untersucher zu dem Schluß, daß ein Erbfaktor bei der Entstehung des Geschwürsleidens oder anderer Magen-Darmkrankheiten beteiligt sein müßte, und besonders bei einigen Stammbäumen (REICHE, KALK) scheint die Manifestation der Erkrankungen in 3 und 4 Generationen dieser Ansicht Recht zu geben, doch reichen alle Sippenforschungen, auch die fehlerstatistisch gesicherten nicht aus, um ganz allgemein solche Erbeinflüsse für das Magengeschwürsleiden zu beweisen. Wohl scheint erwiesen, daß in einzelnen Sippen eine Erblichkeit besteht, ob genotypische Einflüsse aber generell angenommen werden können und wie groß ihre Bedeutung ist, entbehrt vorläufig noch einer genügenden Sicherung. Denn die behandelten Magen-Darmleiden gehören mit zu den häufigsten Erkrankungen überhaupt, und so könnte ihre gefundene Häufung in Familien mit kranken Probanden auch ein Zufallsergebnis sein. Die von den verschiedenen Untersuchern gefundenen prozentualen Belastungszahlen der magenkranken Sippen sind dann auch recht unterschiedlich groß, je nachdem welche Subsummierung der einzelnen Erkrankungsgruppen vorgenommen wurde. Die Diagnose des Magen- und Zwölffingerdarmgeschwürs ist heute nur mit dem Röntgenverfahren zu stellen, und auch dieses reicht vielfach nicht aus, um die Abtrennung dieser Erkrankung gegen die Gastritis vorzunehmen. Dazu bedarf es der Gastroskopie. Aus rein anamnestischen Familienerhebungen diagnostische Schlüsse und Einordnungen vorzunehmen, wie das eigentlich in allen bisher vorliegenden Sippenforschungen geschehen ist, ist eine völlig unzulängliche Methode und macht alle die so gewonnenen Ergebnisse mehr oder weniger wertlos. Dazu kommt, daß ein großer Teil der kranken Familienmitglieder gar nicht miterfaßt wird, weil die Magen-Darmerkrankungen oft latent bestehen und dem Bewußtsein entgehen können, und weil auch ein Teil der zum Vergleich herangezogenen gesund erscheinenden Probanden mit ihren Familien gar nicht gesund zu sein brauchen, sondern mit der latenten Krankheit unbewußt belastet sein können.

Ist somit das Ausgangsmaterial hinsichtlich der Zugehörigkeit zum Merkmal „gesund“ oder „krank“ schon nicht einwandfrei, so gilt das erst recht von den nur anamnestisch entdeckten Sippenangehörigen. Wie unsicher die Diagnostik ist, ergibt ein Blick auf die Abtrennung der Krankheitsgruppen in den Familienstatistiken. Begriffe wie „ulcusähnlich“, „sonstige chronische Magenerkrankungen“ u. a. zeigen, deutlich genug, wie verschwommen die diagnostische Begriffsbestimmung ist und mit welchem Grad von Willkürlichkeit die Einordnung der verschiedenen Erkrankungen in die Statistiken stattgefunden hat. Sogar von „Abdominalleiden“ wird gelegentlich gesprochen. Es ist demnach auch gar nicht verwunderlich, daß eine Reihe von Autoren wohl wegen der Unmöglichkeit einer exakten Diagnosestellung sich überhaupt nicht mehr der Mühe unterzog, die verschiedenen Magen-Darmerkrankungen (Ulcus, Carcinom, Gallenblasenleiden, Dyspepsie u. a.) von einander zu trennen, sie vielmehr unter dem übergeordneten Begriff „Abdominalleiden“ zusammenfaßte und für diese einen gemeinsamen Erbfaktor konstruierte. Exakte und kritische Forschungen hätten aber wohl den umgekehrten Weg beschreiben müssen, zunächst exakt zu analysieren und zu trennen und erst dann Zusammengehöriges zur Synthese zu bringen. Hieraus ergibt sich klar, wie unzuverlässig alle diese Untersuchungen sind und wie wenig sie etwas für die Erblichkeit der Magen-Darmkrankheiten auszusagen vermögen. Die gleichen Bedenken gelten natürlich auch gegenüber dem Versuch, den Erbgang dieser Erkrankungen festzulegen; denn auch diese Spekulationen stützen sich auf die gleichen ungenügenden diagnostischen Grundlagen.

c) Zwillingsbeobachtungen.

Zwillingsuntersuchungen zur Frage der Erblichkeit beim Ulcus ventriculi und duodeni finden sich im Schrifttum verstreut als Einzelbeobachtungen und als Serienuntersuchungen. Wir gehen zunächst auf die einzelkasuistischen Mitteilungen ein.

Die erste stammt von J. Bauer und bezieht sich auf höchstwahrscheinlich EZ (Ärzte) Ob die Diagnose: Ulcus gesichert wurde, ist nicht ersichtlich. Bei einem 58jährigen EZ-Paar von Weitz hatte ein Paarling mit 56 Jahren Bluterbrechen. der andere starke Magenbeschwerden, ohne daß röntgenologisch ein krankhafter Befund erhoben werden konnte. Trotzdem wird von Weitz bei Paarling I mit Sicherheit, bei Paarling II mit Wahrscheinlichkeit ein Ulcus angenommen. Curtius und Korkhaus sahen weibliche Zwillinge, von denen der eine an einem klinisch festgestellten Ulcus gelitten haben soll. v. Verschuer (nach einer Mitteilung von Beck) erwähnt EZ, die in kurzen Abständen an einem perforierten Geschwür operiert wurden. Eine ähnliche Beobachtung über männliche, von Jugend an magenleidende Zwillinge im Alter von 38 Jahren, die in Abständen von 3 Monaten wegen eines perforierten Magengeschwürs operiert wurden und Geschwüre an der Vorderfläche der kleinen Kurvatur und in Pylorusnähe hatten, berichtet Schindler, leider ohne auf die Eiigkeitsdiagnose einzugehen. Aus den beigefügten Bildern kann jedoch auf EZ geschlossen werden. Bei 20jährigen ♀ EZ, die seit dem 17. Lebensjahr an Magenbeschwerden litten, fand v. Mentzingen zur Zeit der Untersuchung (1933) nur bei dem einen Paarling ein Ulcus duodeni, obwohl der andere Paarling gleichfalls unter typischen Beschwerden litt. Erst etwa ein Jahr später war auch bei ihm ein deutlicher Fleckschatten im Duodenum vorhanden.

Unser eigenes Zwillingsmaterial enthält schließlich ebenfalls eine Beobachtung eines EZ-Paares mit konkordantem Auftreten von Ulcus duodeni:

21jährige ♂ Zwillinge T., die seit dem 9. Lebensjahr an Magenbeschwerden litten, klagten über Schmerzen einige Zeit nach dem Essen, Druckschmerz in der Magengegend, Nüchternschmerz und saures Aufstoßen. Bei Paarling I wurde 1930 ein Magenleiden festgestellt (Diagnose nicht gesichert), bei Paarling II waren die Beschwerden 1931 besonders stark. Bei Einhaltung einer Diät waren sie beide einigermaßen beschwerdefrei. 1936 lag Paarling I wegen einer Leistenbruchoperation in der chirurgischen Universitätsklinik Breslau. Dort wurde röntgenologisch ein Ulcus duodeni gefunden. Die Zwillingseigenschaft wurde von uns auf Grund der Ähnlichkeitsuntersuchung zweifelsfrei als „eineiig“ erkannt. Nach der Röntgenuntersuchung zeigten beide Paarlinge postulceröse Bulbusdeformierungen und eine Ulcusnarbe im Bulbus. Die Befunde waren auffällig ähnlich (Abb. 10). Bei beiden fand sich außerdem eine Gastroenteritis, auch die Form und Lage des Magens sowie der Ablauf der Peristaltik war bei beiden Brüdern sehr ähnlich. Beide Zwillinge hatten sehr schlechte Gebisse, Paarling I trug eine Prothese im Ober- und Unterkiefer, Paarling II eine Teilprothese im Oberkiefer. Die fraktionierte Ausheberung ergab bei beiden superacide Werte. Beide hatten eine Acne vulgaris. Bei Paarling II bestand ebenfalls eine Leistenbruchanlage.

Die einzige größere bisher bekannt gewordene Zwillingsuntersuchung stammt von CAMERER. Sie umfaßt 7 EZ und 7 ZZ bzw. PZ und soll eine weitgehend auslesefreie Serie darstellen, weil sie überwiegend einer großen Zwillingssammlung eines bestimmten Bezirkes entnommen wurde. Dem widerspricht jedoch die Zahl der erbverschiedenen Zwillinge, die erwartungsgemäß mindestens 3mal so groß

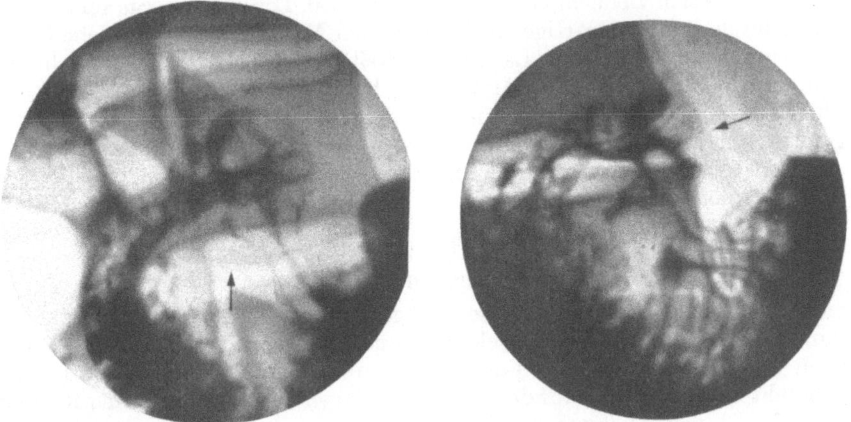

Abb. 10. EZ ♂, Ulcusnarbe im Bulbus duodeni.

sein müßte wie die der EZ, und so ist denn auch das Ergebnis der Untersuchungen nur mit Vorsicht verwertbar.

Bei 7 EZ bestand 6mal Diskordanz, nur bei einem hatte ein Paarling ein Ulcus duodeni, der andere ein präpylorisches Ulcus. Bei den erbverschiedenen Zwillingen zeigte sich bei einem Paar Konkordanz. Beide Paarlinge hatten ein Ulcus duodeni, die übrigen 6 Paare verhielten sich diskordant. Danach hält CAMERER auf Grund überwiegender Konkordanz der Geschwürskrankheit in der kasuistischen Zwillingsliteratur (s. oben) die Bedeutung erblicher Faktoren beim Zustandekommen der Ulcuskrankheit für erwiesen, folgert jedoch aus der geringen Konkordanz der EZ seiner eigenen Serie, daß die Manifestation einer vorhandenen Anlage nur in einer Minderzahl erfolgt, vorausgesetzt, daß eine erbliche Anlage bei der Erkrankung stets eine Rolle spielt.

Die geringe Konkordanz bei der CAMERERschen Serie zeigt jedenfalls, daß äußere Einflüsse bei der Ulcusentstehung eine wichtige Rolle spielen müssen. Die Zwillingssammlung CAMERERs ist aber noch viel zu klein, als daß ein abschließendes Urteil über den Anteil von Erbe und Umwelt beim Zustandekommen dieses Leidens gefällt werden könnte. Vor allem ist die Erfassung älterer Zwillingspaare notwendig, weil bei der Jugendlichkeit der diskordanten EZ-Paare CAMERERs der gesunde Partner noch Ulcusträger werden kann, so daß nur eine scheinbare Diskordanz besteht.

So ist also auch die Zwillingskasuistik der Ulcuskrankheit bei dem vorliegenden spärlichen Material noch nicht geeignet, sichere Schlüsse auf den Anteil von Erbe und Umwelt bei der Entstehung des Geschwürsleidens zuzulassen. Wenn auch nach dem klinischen Eindruck ein erblicher Faktor zu bestehen scheint und dieser Eindruck durch einige Zwillingsbeobachtungen auch verstärkt wird, so ist bisher ein Beweis weder für die Bedeutung genetischer Einflüsse noch für eine wesentliche Rolle von Umweltfaktoren bei der Ulcusentstehung erbracht worden.

8. Andere Magenkrankheiten.

Das *Magencarcinom* wird in diesem Kapitel nicht besprochen, ebensowenig die gutartigen Magengeschwülste. Wir verweisen auf die Darstellung von K. H. Bauer.

Die *Magensyphilis* und die *Magentuberkulose* haben als spezielle Lokalisationen der übergeordneten Infektionskrankheiten keine Beziehung zu genotypischen Anomalien.

Die *Magen-* und *Duodenaldivertikel* finden sich an ganz bestimmten Prädilektionsstellen, am Magen am häufigsten subkardial, im Duodenum in der Gegend der Papilla Vateri und an den Umbiegungsstellen der Flexura inferior und der Flexura duodenojejunalis. Sie kommen kongenital so gut wie niemals vor, entwickeln sich vielmehr erst nach dem 40.—50. Lebensjahr. Sie sind charakterisiert durch die hernienartige Ausstülpung der Mucosa durch schwache Stellen der Muskelschicht und in ihrer Lage an Muskellücken im Bereich der Durchtrittsstellen der Gefäße und der Papilla Vateri gebunden. Ob eine gewisse Anlage zu solchen Lückenbildungen angeboren und erblich ist, kann bisher nach dem vorliegenden Schrifttum nicht entschieden werden. Erblichkeit und Familiarität dieser Anomalie ist nicht erwiesen. Auch über die Erblichkeit der sehr seltenen *Magenvaricen* ist nichts bekannt.

III. Der Darm.

1. Lage und Form

des Darmes ist in großen Umrissen festgelegt und konstant. Aber wohl in keinem Organgebiet gibt es, wie pathologisch-anatomische und röntgenologische Beobachtungen zeigen, soviel Lage- und Formvarianten wie gerade im Gebiet des Darmes. Das beruht nach J. Bauer auf den komplizierten embryologischen Entwicklungsverhältnissen, den Drehungen, Verschiebungen und sekundären peritonealen Verlötungen, die der Darm im Laufe der Entwicklung durchmacht und eingeht. Krankheitserscheinungen kommen bei solchen Lage- und Formvarianten meist nicht vor, nur in einzelnen Fällen sehen wir z. B. bei abnormer Beweglichkeit gewisse Darmabschnitte Volvulus und Ileus als Krankheitsbilder auftreten. Die Länge des Dickdarmgekröses ist bei den verschiedenen Menschen unterschiedlich. Neben einem langen gibt es sehr kurze Mesocola, wodurch Unterschiede in der Darmlage hervorgerufen werden können. Von der völligen Umlagerung der Eingeweide, dem *Situs inversus*, war oben schon die Rede. Der Situs viscerum abdominis inversus totalis, bei dem der Magen rechts, Coecum und Colon ascendens links und Colon descendens und Sigmoid rechts gelagert sind, auch meist eine Rechts-Linksverlagerung von Leber und Milz besteht und eine Seitenvertauschung der Brusteingeweide sich hinzugesellen kann, kommt durch eine der Norm umgekehrte Drehung der Nabelschleife zustande. Eine Teilverlagerung tritt beim Situs viscerum abdominis partialis superior, bei dem nur Magen und Duodenum eine abnorme Drehung erfahren haben, und beim Situs abdominis partialis inferior auf, bei dem nur die abwärts vom Duodenum gelegenen Darmabschnitte der Nabelschleife eine umgekehrte Drehung erfahren haben. Dabei ist Magen und Duodenum normal, Dünn- und Dickdarm aber seitenverkehrt gelagert. Daß es sich hierbei um Entwicklungsstörungen handelt, ist unzweifelhaft. Über ihre Erblichkeit ist im Schrifttum nichts bekannt. Auch Verlagerungen einzelner Darmteile sind bekannt. Völlige Rechtsverlagerung des ganzen Colons, aber auch totale Linkslagerungen desselben einschließlich des Coecums kommen vor und sind bei der Diagnose der Appendicitis dann von entscheidender Bedeutung. Retropositionen des Colons, bei denen das Colon transversum hinter dem Duodenum gelagert ist, haben meist keine klinische Bedeutung.

In nicht seltenen Fällen trifft man *Dystopien des Coecums* an. Entweder liegt dieser Darmteil in solchen Fällen unmittelbar unterhalb der Leber, weil der Descensus zum Becken ausgeblieben ist, oder man findet ihn im linken statt im rechten Unterbauch. Die letztere Lageanomalie wird auch bei verlängertem Mesocolon des Coecums angetroffen.

Mesocolonverlängerungen können aber auch viele andere Lage- und Formvarianten des Darmes zur Folge haben. Abnorme Schlingenbildungen des Dickdarmes kommen in allen Teilen vor. Abnormer Tiefstand des ganzen oder nur einzelner Teile des Colons gehört ebenfalls zu den Folgen der Mesocolonverlängerungen. Abnorme Beweglichkeiten, wie das Coecum mobile mit ihrer Disposition zu Abknickungserscheinungen, zum Torsionsileus und zum Volvulus seien nur kurz erwähnt. Über alle diese Störungen und Anomalien ist zur Frage der Erblichkeit nichts bekannt, so daß nicht näher auf sie eingegangen werden soll.

Bei Röntgenuntersuchungen findet man gelegentlich ohne klinisches Beschwerdebild das *Mesenterium commune*, bei dem der gesamte Darm und insbesondere der Dünndarm in der rechten Bauchseite gelegen ist. Diese Anomalie ist eine Folge davon, daß eine Verlötung des Dickdarmgekröses mit der hinteren Rumpfwand, die im 4.—5. Fetalmonat erfolgt, ganz oder teilweise ausgeblieben ist. Eine abnorme Beweglichkeit dieser Darmteile ist dabei unausbleibliche Folge.

Da weder für das Mesenterium commune noch für andere Anomalien der Mesenterien, die zu abnormen Dünndarmlagerungen, auch zu Schlingenbildungen, z. B. im Duodenum, Anlaß sein können, erbliche Einflüsse bekannt sind, sei hier nur kurz auf ihr Vorkommen hingewiesen.

Neben der Lageveränderung des Darmes sind *Anomalien der Darmlänge und der Darmweite* von Bedeutung. Sie machen häufig auch Krankheitserscheinungen, wenn der Kottransport Schaden gelitten hat. Das Längenwachstum des Darmes ist schon in der Norm nicht unbeträchtlichen Schwankungen unterlegen. Ihre Abhängigkeit von der Ernährungsweise in den Kinderjahren (BROMAN) scheint möglich, ihr Abhängigkeit von den Ernährungsgewohnheiten der Vorfahren (LARDENNOIS und AUBOURG) höchst unwahrscheinlich. Sicherlich spielen erbliche Anlagefaktoren für die Ausbildung der Darmlänge und -weite eine wichtigere Rolle als Umwelteinflüsse, wenn auch Einflüsse des Lebens, wie Ernährung und Darmerkrankungen die Darmform zu beeinflussen in der Lage sind. Andererseits ist daran zu denken, daß abnorme Darmformen auch zu Darmkrankheiten und zu mangelhafter Heilungstendenz von Entzündungen des Darmes die Disposition schaffen können. *Abnormes Längenwachstum des Colons (Dolichocolie)* kommt neben *abnormer Verkürzung des Dickdarmes* vor. Während ersteres zu Schlingenbildungen, zu Tiefstand des Dickdarmes zu führen in der Lage ist und die Disposition zu Drehungen und Abknickungen einzelner Darmteile schafft, könnte die abnorme Verkürzung zu Verdauungsstörungen Anlaß geben, wird aber meist Krankheitserscheinungen nicht hervorbringen.

Am häufigsten finden sich Größenanomalien an der Sigmaschlinge, entweder in Form von reinen Verlängerungen, so daß abnorme Schlingen des Sigmoids im Mittel- und Unterbauch gefunden werden oder auch bis zum Colon transversum, zur linken oder gar rechten Colonflexur aufsteigen. Sie kommen aber auch als Weiten- oder Längenveränderungen vor, stehen dann der HIRSCHSPRUNGschen Erkrankung nahe und werden als sogenannter partieller Morbus *Hirschsprung* bezeichnet. Die *einfache Verlängerung der Sigmoidschlinge (Dolichosigmoid)* oder anderer Teile des Colons ist eine Bildungsanomalie und hat mit Wahrscheinlichkeit enge Abhängigkeit von idiotypischen, erblichen Bedingungen. Sichere Beobachtungen im Schrifttum über die Vererbung solcher Anomalien sind aber bisher nicht bekannt geworden.

Eine Familienbeobachtung von ZIPPERLEN weist auf erbliche Einflüsse bei Veränderungen der Darmweite und Länge hin.

Der Ausgangsfall hatte außer einer Oesophagusdilatation röntgenologisch ein etwas langes, aber normal breites Colon einschließlich des Sigmoids mit ausgedehnten Schlingenbildungen an beiden Flexuren. Auch der 9jährige Sohn des Probanden zeigte ein verlängertes und etwa vier Querfinger breites Colon ascendens, descendens und sigmoideum mit einer Schlingenbildung in der Gegend der rechten Flexur. Ein weiteres Kind des Probanden, ein 8jähriges Mädchen, und ein Bruder von ihm weisen ähnliche, wenn auch nicht ganz so ausgeprägte Colonveränderungen auf.

Auch RÖSSLE hat einige hierhergehörende Beobachtungen gemacht.

Bei der Sektion fand er bei einem 89jährigen Mann einen Volvulus des Coecum, bei einem seiner Söhne eine lange Schleife im Bereich der Flexura sigmoidea, bei einem zweiten Sohn eine Drehung des Coecums um 90° wie beim Vater. In einer zweiten Familie fand RÖSSLE abnorme Schlingenbildung des Quercolon und Megacolon sigmoideum bei einem 55jährigen Vater, dessen eines von vier jung verstorbenen Kindern ein um 180° gedrehtes Coecum und eine nach oben bis an den Nabel reichende Schleife im Bereich des Flexura sigmoidea aufwies.

Die HIRSCHSPRUNG*sche Erkrankung* stellt eine allgemeine Erweiterung und Verlängerung des ganzen Colons dar. Sie wurde 1888 erstmalig von HIRSCHSPRUNG in Kopenhagen beschrieben. In der Folgezeit sind eine ganze Reihe von Krankheitsbildern bekannt geworden, bei denen nur Teile des Colons und insbesondere des Colon sigmoideum an der Erweiterung teilnehmen. In den schweren Graden besteht die Krankheit von frühester Kindheit an und äußert sich in hartnäckigen Obstipationen, bei leichteren Graden kann die Krankheit lange latent verlaufen und erst im späteren Lebensalter, jedenfalls nach dem Kindesalter erstmalig Erscheinungen hervorbringen. Hervorstechendes Symptom ist die hochgradige Stuhlverstopfung.

Wir beobachteten einen Kranken im Alter von 28 Jahren, der schon in der Jugend an Stuhlverstopfung litt. Er kam 1936 erstmalig in die Klinik, nachdem er seit mehreren Monaten keinen Stuhl mehr gehabt hatte. Röntgenologisch fand sich eine enorme Erweiterung des unteren Colons. In der Folgezeit suchte er in Abständen von etwa 6 Monaten immer wieder die Klinik auf, um sich durch subaquale Darmbäder wieder zu erleichtern, da er zu Hause niemals zu Stuhl gehen konnte. Bei seiner letzten Aufnahme im März 1938 gab er an, daß er nur ein einziges Mal im September 1937 spontan Stuhl entleerte und ein zweites Mal ganz geringe Mengen vor der Aufnahme.

Für die Pathogenese der Erkrankung stehen sich zwei Anschauungen gegenüber. HIRSCHSPRUNG und viele andere Autoren sehen in ihr eine kongenitale Mißbildung, die in einer abnormen primären Weite des Colons und einer abnormen Wandverdickung desselben besteht. Das ist wohl auch heute noch die verbreitetste Ansicht. In einer Reihe von Fällen ist die Darmerweiterung aber doch wohl sekundärer Natur und beruht auf einer Entleerungsstörung des Dickdarmes, die entweder durch eine funktionelle Störung des Afters mit einem mangelhaften Öffnungsreflex des Sphincters, durch einen Sphincterkrampf oder durch abnorme Abknickung oder Klappenbildung im Sphinctergebiet bzw. im S-Romanum zustandekommt. Daß es infolge der hierdurch bedingten Stuhlretentionen zu Erweiterungen des Colon und auch zu kompensatorischen Wandverdickungen kommen muß, ist einleuchtend. Ja, die nie vermißte Hypertrophie der Darmwand findet zweifellos bei dem Bestehen eines Entleerungshindernisses eine ungezwungenere Erklärung als bei der Annahme einer kongenitalen Anlage der Darmerweiterung. In der Mehrzahl der Fälle wird aber kein Hindernis organischer Art gefunden, so daß an funktionelle Hemmungen in der Kotentleerung gedacht werden muß. Solche Hindernisse brauchen aber nicht primär vorhanden zu sein, sie können vielmehr und werden wohl auch häufig die Folge des kongenital zu weit und zu lang angelegten Colons sein und erklären sich dann aus Abknickungen, Drehungen, Abbiegungen der abnorm beweglichen und erweiterten abhängigen Darmteile. So würde auch die Wandhypertrophie beim Megacolon congenitum eine einfache Erklärung finden.

Das Megacolon kommt oft genug als Einzelerscheinung bei nur einem Mitglied einer Familie vor. Es wird aber auch ausgesprochen familiär angetroffen, so daß mit der Erblichkeit dieser Störung zu rechnen ist. Auch das häufigere Befallensein des männlichen Geschlechtes spricht sehr für den maßgebenden Einfluß genotypischer Besonderheiten für das Zustandekommen dieser Störung.

Über das Vorkommen von Megacolon in derselben Familie hat bereits HIRSCHSPRUNG in seiner ersten Veröffentlichung 1888 berichtet. Er konnte einen 10jährigen Jungen beobachten, bei dessen älterem Bruder ähnliche Erscheinungen bestanden haben sollen. Megacolon bei zwei Brüdern oder Schwestern haben weiterhin JUDD-THOMPSON, WELT-KAKELS, MACHELL, BING, BRÜNING, SCOTTI-DOUGLAS und MORELLI festgestellt. In der Mehrzahl der Fälle wurde die Dickdarmerweiterung durch Röntgenuntersuchung oder Operation gefunden, nur in wenigen Fällen verließen die Autoren sich auf die Anamnese oder auf das klinische Bild. Über das Vorkommen dieser Anomalie bei drei Geschwistern hat ASK UPMARCK Krankengeschichten publiziert. Die Diagnose konnte röntgenologisch gesichert werden. ASK UPMARCK berichtet auch über Familienanamnesen in zwei weiteren Fällen von Megacolon bei Geschwistern. DALLA VALLE ALBERTO (zit. nach ASK UPMARCK) sah sechs Geschwister, von denen zwei (im Alter von 9 bzw. 16 Monaten) sicher ein Megacolon hatten und daran gestorben sind. Bei zwei weiteren nach dem 6. bzw. 14. Lebenstag verstorbenen Geschwistern bestanden stark verdächtige Symptome, zwei weitere Geschwister hatten keine derartige Anomalie.

Über familiäres Vorkommen der HIRSCHSPRUNGschen Krankheit berichten auch PROVINCIALI, FINNEY und DUHAMEL (zit. nach ASK UPMACK). Die ausländischen Originalarbeiten waren uns nicht zugänglich.

Handelte es sich in allen diesen Fällen nur um Geschwisterbeobachtungen, so ist auch das Vorkommen des Morbus *Hirschsprung* in mehreren Generationen bekannt.

Ein junges Mädchen, dessen Vater eine Darmresektion wegen eines Megacolon früher durchgemacht hatte, mußte von KIRSCHNER der gleichen Erkrankung wegen operiert werden. ROMANI traf diese Anomalie sogar in drei Generationen. Mutter, drei Söhne und ein Enkel waren erkrankt. Bei zwei Söhnen und dem Enkel wurde das Leiden röntgenologisch sichergestellt. In einer Sippe von BUTTERSACK fanden sich in zwei Generationen vier Fälle, von denen drei durch die Operation bzw. Sektion als Megacolon verifiziert werden konnten, während bei einem Sippenmitglied das Leiden nur klinisch festgestellt wurde. Sehr eindrucksvoll gibt ein Stammbaum von GÄNSSLEN die Erblichkeit der HIRSCHSPRUNGschen Krankheit über drei Generationen zu erkennen. Die erbliche Belastung zeigt Abb. 11. Nicht weniger als 16 waren erkrankt. Leider sind Einzelheiten über das klinische Bild und die Art der Diagnosestellung unbekannt.

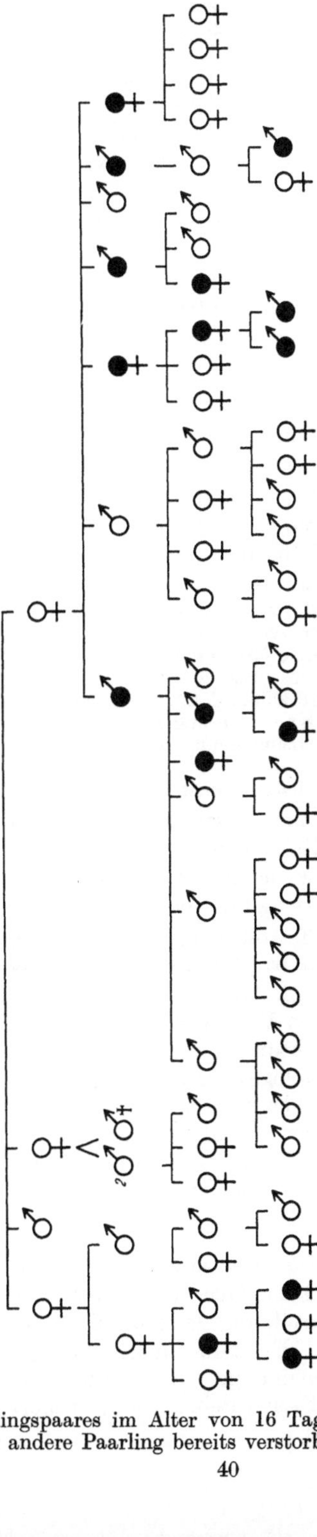

Abb. 11. HIRSCHSPRUNGsche Krankheit. (Nach GÄNSSLEN.)

Neben den Familienbeobachtungen des Morbus *Hirschsprung* finden sich im Schrifttum auch einige Zwillingsuntersuchungen.

So konnte POPPER bei einem Paarling eines Zwillingspaares im Alter von 16 Tagen röntgenologisch ein Megacolon feststellen, während der andere Paarling bereits verstorben war, nach der Krankengeschichte aber wohl auch ein Megacolon gehabt hatte. Greinbäumer fand eine Dickdarmerweiterung bei einem 5jährigen Knaben, dessen Zwillingsbruder an einem chronisch aufgetriebenen Bauch mit Obstipation gelitten und im Alter von 20 Wochen verstorben war. Und schließlich untersuchte Ask Upmarck einen 16jährigen Zwilling mit Megacolon, dessen Bruder röntgenologisch neben einem großen und gewundenen Sigmoid ein in toto hypertrophisches, über 3 Liter fassendes Colon aufwies. Nach der Ähnlichkeit hat es sich offenbar um EZ gehandelt.

Aus den wenigen Zwillingsbeobachtungen läßt sich hinsichtlich der Vererbung der Hirschsprungschen Krankheit nichts Abschließendes sagen. Es dürfte bei der Seltenheit dieser Anomalie auch nicht mit zahlreichen Zwillingsfällen zu rechnen sein. Die mannigfachen angezogenen Familienbeobachtungen, besonders jene, die sich über mehrere Generationen erstrecken, machen es jedoch sehr wahrscheinlich, daß eine Erbanlage bei der Entstehung dieser Anomalie eine Rolle spielt. Wir möchten nach der Sippe von Gänsslen annehmen, daß eine dominante Vererbung bislang am meisten Wahrscheinlichkeit für sich hat.

Von weiteren Anomalien in der Bauchhöhle kommen

2. Größenunterschiede des Netzes

vor, über deren erbliches Vorkommen nichts Sicheres bekannt ist.

Atresien der verschiedenen Darmabschnitte, insbesondere des Duodenums und des Enddarmes sind als echte Hemmungsmißbildungen aufzufassen. Auch für sie sind erbliche Einflüsse wahrscheinlich, aber nicht erwiesen. Das Schrifttum enthält nur wenige hierher gehörende Mitteilungen.

Metcalfe beobachtete ein neugeborenes, anscheinend von gesunden Eltern stammendes Kind mit einer angeborenen Atresie des Mastdarmes, des ganzen Dickdarmes und der untersten Dünndarmschlingen. Ein 14 Monate später geborenes Geschwister wies genau dieselbe Mißbildung auf. Über eine Zwillingsbeobachtung mit einer derartigen Mißbildung berichtet Ilberg: Ein monamniotisches Zwillingspaar von 25 bzw. 24 cm Scheitelsteißlänge zeigte konkordant außer einer Atresia ani eine Skoliose der unteren Wirbelsäule, Cysten am Kreuzbein und an der Lendenwirbelsäule, einen Bauchspalt und eine Eventeration der Baucheingeweide. Windle wie auch Enderlen konnten bei 2 weiteren Zwillingspaaren (EZ ?) eine Atresia ani und Bauchspalt konkordant feststellen. Thoracopagen, die Duloroy sah, hatten ebenfalls keine Analöffnung.

Aus diesen wenigen Beobachtungen ist über die Erblichkeit derartiger Mißbildungen nichts Sicheres zu erschließen. Bei der Seltenheit solcher Befunde sollte bei jedem Fall die Familie insbesondere nach den Todesursachen etwa als Säugling verstorbener Geschwister durchforscht werden.

Es soll nicht unerwähnt bleiben, daß eine Reihe von Autoren, wie Kleinschmidt, Hofmeier u. a. außer Mißbildungen des Darmes auch andere Anomalien, Überzahl von Zehen, Klumpfuß, Hypospadie u. a. entweder bei derselben Person oder bei nahen Blutsverwandten gesehen haben. Bei diesen Beobachtungen kann es sich um ein rein zufälliges Zusammentreffen verschiedener pathologischer Erbanlagen handeln. Man wird aber auch damit rechnen können, daß sich dieselbe krankhafte Erbanlage als Mißbildung am Darm und an anderen Stellen des Organismus gleichzeitig manifestieren kann. Erst an einem größeren Material mit sorgfältigen Familienuntersuchungen wird man eine Entscheidung treffen können.

3. Divertikel.

Das Meckelsche *Divertikel* findet sich als Rest des Ductus omphalomesentericus im Dünndarm bei einem kleinen Prozentsatz von Menschen und stellt eine Ausstülpung des Dünndarmes ungefähr 1 m oberhalb der Bauhinschen Klappe dar. Es kann durch Verlagerungen, Strangulationen, Abknickungen, Ileuserscheinungen hervorrufen, und ist gelegentlich durch das Vorhandensein von peptischer Schleimhaut ausgezeichnet. An seinen Randteilen kann es in solchen

Fällen zu Geschwürsbildungen kommen. Über *Erblichkeit* MECKEL*scher Divertikel* ist wenig bekannt. Einige Zwillingsbeobachtungen sowie einige Familienbefunde lassen aber doch darauf schließen, daß erbliche Einflüsse bestehen können.

So erwähnt RÖSSLE MECKELsche Divertikel bei den Paarlingen sehr ähnlicher, offenbar EZ. Von GREBE stammt eine Beobachtung bei männlichen neugeborenen Drillingen, deren Divertikel völlig gleich ausgebildet waren. Eine sichere Ähnlichkeitsdiagnose konnte nicht gestellt werden. Auf Grund des Eihautbefundes nimmt GREBE an, daß es sich wahrscheinlich um mehreiige Drillinge handelt. Er möchte aber Erbgleichheit der drei Geschwister nicht sicher ausschließen.

MECKELsche Divertikel bei drei Geschwistern, die daran gestorben sein sollen, beschreibt 1874 RIETKOHL. Auch RÖSSLE fand bei zwei Personen einer Familie diese Anomalie. Die Mutter hatte ein typisches Divertikel, bei ihrem $3^1/_2$jährigen Sohn fand sich zwischen Ileum und Nabel ein Strang, der als Rest des Ductus omphalomesentericus aufgefaßt wurde.

Die angeführten Mitteilungen lassen sichere Schlüsse auf die Erblichkeit der MECKELschen Divertikel nicht zu, weil sie zahlenmäßig zu gering sind.

Darmdivertikel kommen vereinzelt im Dünndarm, viel häufiger aber im Dickdarm, und zwar besonders im Colon sigmoideum vor. Sie werden meist multipel angetroffen und haben klinisch Bedeutung wegen gelegentlich auftretender Diverticulitis. Multiple Divertikelbildungen im Sigmoid können infolge von pericolitischen Entzündungen Colontumoren vortäuschen, die oft mit Carcinomen verwechselt worden sind.

Für die Bildung dieser Divertikel sind schwache Stellen in der Darmwand verantwortlich gemacht worden. Eine konstitutionelle Disposition für die Divertikelbildung im Dünndarm ist ebenso wie für die im Duodenum auftretenden gleichen Erscheinungen wohl anzunehmen, zumal sie nicht ganz selten in Verbindung mit anderen Mißbildungen beobachtet werden. Eine Erblichkeit dieser Anomalien ist in der Literatur nicht bekannt geworden, sie ist bislang auch nicht bewiesen.

4. Die Obstipation

kann sekundär als Folge von Darmverengerungen, von Verlagerungen, Verlängerungen und Erweiterungen des Darmes (s. HIRSCHSPRUNGsche Erkrankung), aber auch primär ohne ersichtliches Hindernis im Kottransport zustande kommen. In solchen Fällen können äußere Einflüsse, Ernährung, Lebensweise, Domestikation, auslösend wirken oder ihre Entstehung hervorrufen. Aber auch ohne die Mitwirkung von ersichtlichen äußeren Faktoren ist die Obstipation als gewohnheitsmäßige Erscheinung, als familiäres und erbliches Leiden beobachtet und als konstitutionelle Obstipation bezeichnet worden. Ihre Ursache liegt in einer mangelhaften Koordination der Dickdarmbewegungen. Man unterscheidet die hypokinetische (atonische) mit Untererregbarkeit oder Untererregung des Darmmuskelnervenapparates einhergehende von der hyperkinetischen (spastischen) Form der Obstipation, die eine Übererregbarkeit oder eine abnorme Reizung der neuromuskulären peristaltischen Apparate vermuten läßt. Konstitutionelle Faktoren könnten also in einer abnormen Veranlagung der neuromuskulären Regulation gegeben sein. Bei einer so häufigen Störung wie der Obstipation und ihrem so oft in Lebensgewohnheiten liegenden Bedingungskomplex, ist aber eine Entscheidung darüber, ob es eine konstitutionelle, sich vererbende Obstipation überhaupt gibt, äußerst schwierig, und die Literaturnachweise sind sehr unbefriedigend.

WEITZ und seine Schüler glauben erbliche Einflüsse für das Zustandekommen der Obstipation an Zwillingen nachgewiesen zu haben. CAMERER und SCHLEICHER haben lediglich durch Fragebogen anamnestische Erhebungen an einem Zwillingsmaterial von 1500 Paaren angestellt und unter anderem auch nach Obstipation bei diesen Zwillingen gefragt. Von 10 EZ-Paaren erhielten sie die Antwort, daß 6 Paare bezüglich der Neigung zu Verstopfung Konkordanz und 4 Paare Diskordanz aufwiesen. Bei 9 ZZ-Paaren litt nur 1 Paarling an Obstipation. Aus diesem Konkordanz-Diskordanzverhältnis glauben die Autoren auf eine erbliche Veranlagung zur Obstipation schließen zu können.

Den Untersuchungen von CAMERER und SCHLEICHER kann keine Beweiskraft beigemessen werden, weil Fragebogenerhebungen diagnostisch unzuverlässig sind. Weder über die Art der Obstipation noch über die Bedingungen, die zu der Störung geführt haben, weder über die Geschlechtszugehörigkeit noch über die Lebensbedingungen, ihre Gleichheit oder ihre Verschiedenheit ist etwas Genaueres bekannt, weder über das Vorhandensein von sonstigen Magen-Darmerkrankungen, die wie die Gastroenteritis sekundär zur Obstipation Anlaß sein können, noch über deren Folgen scheinen Erhebungen angestellt worden zu sein. In diesem Zusammenhang wäre es auch wichtig gewesen, über den Gebrauch von Abführmitteln etwas in Erfahrung zu bringen, weil solche Laxantien durch sekundäre Darmreizungen erst künstlich eine solche Störung zustande zu bringen vermögen und aus einer akuten Erkrankung ein chronisches Leiden zu machen in der Lage sind. Unter Berücksichtigung aller dieser mannigfachen Verursachungen einer Obstipation wird es noch vieler Untersuchungen und genauer Beobachtungen bedürfen, um die falls überhaupt vorhandenen erblichen Einflüsse einigermaßen klar zu fassen.

J. BAUER hat in Anlehnung an Untersuchungen AD. SCHMIDTs, der bei Obstipationen eine gesteigerte Nahrungsausnutzung und eine verminderte Kotbildung nachweisen konnte und diese Eupepsie auf eine Steigerung des Celluloselösungsvermögens im Darm zurückführte, die Möglichkeit zur Diskussion gestellt, daß es sich hierbei um eine konstitutionelle Funktionssteigerung des Darmes handeln könnte. Da es ein cellulosespaltendes Ferment im menschlichen Darm nicht gibt und die Kotverminderung bei Obstipationen sich aus der Nachverdauung in Cellulose eingeschlossener Nahrungsmittel bei längerem Dickdarmaufenthalt durch die eingedrungenen Fermente (HEUPKE) erklärt, also als Folge der Obstipation aufzufassen ist, hat diese sogenannte Eupepsie mit konstitutionellen, die Darmtätigkeit steigernden Faktoren nichts zu tun.

Auf ebenso schwachen Füßen steht die Annahme J. BAUERs, daß konstitutionelle Gründe für eine unterschiedliche

5. Durchlässigkeit der Darmwand

für artfremdes Eiweiß eine entscheidende Rolle spielen. Es ist heute bekannt, daß sowohl der kindliche als auch der erwachsene Darm für artfremdes Eiweiß durchlässig ist (ASCOLI). Und zwar hängt die Durchlässigkeit von der Belastung ab (GUTZEIT, KALK, MÜLLER). Steigerung der Durchlässigkeit kommt bei Schwächezuständen und entzündlichen Magen- und Darmkrankheiten (GUTZEIT, MÜLLER u. a.) vor, ist also vom Gesamtzustand des Körpers und des Darmes abhängig und ist durch Erkrankungen des Darmes wesentlich beeinflußbar. Wenn bei Säuglingen die Toleranz für Hühnereiweiß Schwankungen unterlegen ist und bei exsudativer Diathese die Toleranzgrenze sinkt, so dürfte hieraus noch keine konstitutionelle Bedingtheit für die Eiweißdurchlässigkeit der Darmwand zu erschließen sein. Auch die Annahme, daß alimentäre Idiosynkrasien auf solchen konstitutionell bedingten Durchlässigkeitsschwankungen des Darmes beruhen, bedarf vorläufig noch des Beweises. Inwieweit die Enteritis, die mit Sicherheit mit Permeabilitätsstörungen der Darmwand vergesellschaftet und so auch zu alimentären Idiosynkrasien zu führen in der Lage ist, konstitutionell bedingt sein kann, wird im entsprechenden Abschnitt abgehandelt werden. Zur Zeit ist über die Erblichkeit von Veränderungen der Darmdurchlässigkeit jedenfalls nichts Beweisendes bekannt geworden.

Ebenso dürftig sind unsere derzeitigen Kenntnisse über *Veränderungen der Bakteriendurchlässigkeit* des Darmes und über Anomalien der *Darmflora auf konstitutionellem und erblichem Boden,* obwohl J. BAUER auf solche Möglichkeiten hingewiesen hat.

Das als

6. Colitis membranacea,

Colica mucosa oder auch als Myxoneurosis intestinalis membranacea bezeichnete Krankheitsbild, bei dem mit oder ohne Koliken große Schleimmembranen bei meist bestehender Obstipation mit dem Kot abgehen, wird heute unter die allergischen Erkrankungen subsummiert. Eine rein entzündliche oder infektiöse Genese wird zumeist abgelehnt. Die Ursachen der Allergie bleiben jedoch in der Mehrzahl der Fälle unbekannt. Da es sich hierbei, wie beim Asthma, der Migräne und den allergischen Dermatitiden, um eine gesteigerte Empfindlichkeit der Dickdarmschleimhaut handelt und auch das Symptom der Eosinophilie häufig positiv gefunden wird, da weiterhin das weibliche Geschlecht mit 80—90% aller Kranken ganz überwiegend befallen ist, ist unter Berücksichtigung der Tatsache, daß bei einer Reihe allergischer Erkrankungen familiäre Häufungen nachzuweisen sind und idiotypische Faktoren für ihre Genese angenommen werde, wohl auch für die Colitis membranacea mit erblichen Einflüssen zu rechnen. Spezielle Untersuchungen und Beobachtungen hierüber liegen im Schrifttum allerdings bislang nicht vor.

7. Diarrhöe, Darmdyspepsie, Darmkatarrh.

Weitz sagt: „Stark von erblichen Einflüssen abhängig ist der empfindliche, oft auch als nervös bezeichnete Darm, der auf leichte Diätfehler oder auf nervöse Einflüsse mit Störung seiner Funktion, vor allem mit Durchfällen reagiert. Ich habe bei ihm öfters dominante Vererbung gefunden."

Eine solche allgemeine Fassung ist äußerst angreifbar, dürfte auch kaum den Tatsachen entsprechen, denn schon die Diagnose ist unexakt. Wenn Durchfälle durch Peristaltikvermehrung und vor allem durch Flüssigkeitstranssudation in den Darm zustande kommen, so ist zwar an der Möglichkeit ihres nervösen Zustandekommens nicht zu zweifeln, wir wissen aber, daß ein durch Krankheiten veränderter Darm z. B. nach Typhus und Ruhr und am häufigsten bei Entero-Colitiden oder Gastroenteritiden genau die gleichen Reaktionen auf nervöse Einflüsse erkennen läßt und mit Durchfällen reagiert. Auch sie haben oft den Charakter sogenannter „nervöser Durchfälle". Hieraus geht schon hervor, wie wenig glücklich solche Fassungen wie die von Weitz sind. Und was verbirgt sich nicht alles hinter den sogenannten nervösen Durchfällen! Wenn man untersucht, findet man meist Gastroenteritiden, die zwar latent verlaufen; bei diätetischen und nervösen Belastungen büßt der Darm aber seine Kompensationen ein, so daß Durchfälle zustande kommen. Wollen wir erbliche Beziehungen bei Krankheiten feststellen, so ist zunächst einmal eine genaue Diagnosestellung notwendig. Durchfälle als solche sind lediglich ein Symptom, und Symptome von Krankheiten sind nicht erblich.

Ebenso wie beim Magen ist zur Darmfunktion ein fein reagierendes und gut einreguliertes System von motorischen und sekretorischen, neuro-humoral gesteuerten, sehr komplexen Partialmechanismen erforderlich. Der Ausfall einer von ihnen führt zur Betriebsstörung, wenn gewisse Sicherungen versagen. Diese Betriebsstörung, die sich in schlechter Verdauungstätigkeit ausdrückt, wird seit Nothnagel als Darmdyspepsie bezeichnet. Wir unterscheiden, je nachdem ob Kohlehydrate, Eiweiß oder Fette Gegenstand mangelhafter Verdauung darstellen eine Gärungs-, eine Fäulnis- und eine Fettdyspepsie. Ihre Scheidung kann klinisch zur Artbestimmung der Störung und für die Therapie wichtig sein. Im vorliegenden Rahmen interessiert, ob bestimmte Organ- oder Funktionsmängel im einzelnen solchen Störungen zugrunde liegen. Ein *Fermentmangel* besteht hierbei in der Regel nicht, höchstens insofern, als der bei Dyspepsien meist beschleunigte Nahrungstransport durch den Dünndarm zur rechtzeitigen

Aufschließung der Nahrung eine das normale Maß an Fermenten überschießende Menge nötig machen würde, damit trotzdem eine normale Verdauungsfunktion garantiert wird. Die Funktionsstörung besteht vielmehr in einer Transportbeschleunigung der Ingesta, einer hierdurch bedingten ungenügenden Resorption und als Folge davon in einer bakteriellen Nachverdauung in den unteren Dünndarmteilen und im Coecum. So kommt es zu abnormen Gärungs- und im Falle einer vermehrten Darmsekretion zu Fäulnisvorgängen. Sahen Schmidt und Strasburger die Ursache einer Darmdyspepsie in einer rein funktionellen Störung, so konnte v. Noorden wahrscheinlich machen, daß den meisten Fällen von Dyspepsie eine organische Darmerkrankung, meist eine Enteritis zugrunde liegt, und diese Meinung hat durch Porges, Gutzeit, Kuhlmann u. a. weiteren Boden gewonnen, nachdem die Passagebeschleunigung im Dünndarm und die Sekretvermehrung daselbst als Enteritissymptome röntgenologisch einwandfrei erkannt werden (Gutzeit und Kuhlmann) und gastroskopisch bei solchen Störungen eine Gastritis in der überwiegenden Zahl solcher Fälle festgestellt werden konnte (Gutzeit). Gastritis und Enteritis sind somit durch den Pylorus zwar lokalisatorisch trennbare Erkrankungen, bei der funktionellen Einheit des Verdauungsrohres aber funktionell zusammengehörig und lediglich als Teilstörungen mehr oder weniger großer Teile des ganzen Magen-Darmkanales aufzufassen. Und die Dyspepsie ist ein Symptom dieser Gastro-Entero-Colitis. Sie braucht mit äußeren Durchfällen nicht einherzugehen, macht sogar oft Obstipation, anscheinend infolge einer Art Ausgleichsfunktion des Dickdarmes (Stepp, Kuhlmann) oder infolge Übererregbarkeit des letzteren (spastische Obstipation), um die inneren Dünndarmdurchfälle (Dünndarmpassagebeschleunigung und Sekretionsvermehrung im Darm) abzufangen und dem Körper größere Flüssigkeitsverluste zu ersparen. Nur in Zeiten starker Beanspruchung des primär kranken Organs durch nervöse oder diätetische Einflüsse hält diese Kompensation nicht mehr, und dann kommt es zu Durchfällen, die dann als „nervöse“ angesehen werden oder als Ausdruck eines „empfindlichen Darmes“ in Erscheinung treten, in Wirklichkeit also nichts weiter als Symptome einer organischen Darmerkrankung sind. So verschiebt sich auch die Frage nach der Erblichkeit des sogenannten „empfindlichen, schwachen Darmes“ und die Frage der „nervösen Durchfälle“ nach der Frage, ob genotypische Einflüsse bei der Entstehung des Darmkatarrhs eine Rolle spielen. Es soll endlich nicht geleugnet werden, daß es in Ausnahmefällen, aber immer nur ganz vorübergehend, bei allgemein nervösen Menschen, rein funktionelle nervöse Durchfälle gibt (z. B. Situationsdiarrhöen als Teilerscheinung von Situationsneurosen).

Die Entstehung des Darmkatarrhs muß, da der Darm ähnlichen Schädigungen ausgesetzt ist wie der Magen, aber auch den gleichen neuro-humoralen Regulationen gehorcht, und schließlich als Teilstück des gesamten Verdauungsschlauches mit dem Magen organisch und funktionell ganz eng gekuppelt ist, unter den gleichen Gesichtspunkten betrachtet werden wie die Entstehung der Gastritis, wie es denn auch untersuchungstechnisch in der überwiegenden Mehrzahl der Fälle gelingt, wo eine Gastritis vorhanden ist, auch eine Enteritis festzustellen oder zumindest die gleichzeitig vorhandene Funktionsstörung des Darmes zu erkennen. Indem wir auf die Gedankengänge, die im Ulcus- und Gastritiskapitel über die Entstehung dieser Krankheiten niedergelegt sind, verweisen, ohne sie hier für den Darm wiederholen zu wollen, stehen wir auf dem Standpunkt, daß dieselben Bedingungen, die für die Gastritisentstehung verantwortlich zu machen sind, auch für die Entstehung des Darmkatarrhs von Bedeutung sind. Es sind neben erworbenen (exogenen und endogenen) Schädigungen idiotypische Faktoren, die in Frage kommen und von denen man die letzten ganz allgemein als Anlageschwäche des gesamten zum Betriebe notwendigen Apparates bezeichnen kann. Im speziellen muß daran gedacht werden, daß ein mangelhaft angelegtes oder leicht aus dem Geleise zu bringendes Zusammenwirken von Motorik, Sekretorik und Durchblutung zum Gewebsschaden und zur Entzündung führt, wobei im Falle des Darmes noch die Funktion der Resorption Beachtung verdient, wohl aber doch selten primär gestört ist. Auch hier sind es Schwankungen im vegetativen Gleichgewicht, krisenhafte Zustände, die Korrelationsstörungen im Gebiet der Darmwand als Erfolgsorgan herbeiführen, zum Gewebsschaden Anlaß sind und Darmentzündungen hervorrufen, dieselben inneren Abwegigkeiten, die auch für die Entstehung der Gastritis verantwortlich zu machen sind, nur mit dem einen Unterschied, daß das Erfolgsorgan anatomisch anders angelegt ist und funktionell mit seiner eigenen Charakteristik reagieren muß. Die Erblichkeit der Dyspepsie bzw. der Enteritis ist sicher nicht allgemein vorhanden. Außer Schädlichkeiten, Infektionen, Giften verschiedener Art, wie Blei u. a., spielen auch Ernährungsunsitten und ungünstige Lebensgewohnheiten in einer Reihe von Fällen für die Entstehung der Enteritis eine große Rolle. Je geringwertiger aber die äußeren Bedingungen sind und je weniger wir einen rechten Grund für die Ausbildung der Störung aufzufinden in der Lage sind, um so mehr haben wir mit der Wirksamkeit idiotypischer Faktoren beim Zustandekommen der Enteritis zu rechnen. Wir können diese erbbedingte Anfälligkeit nicht

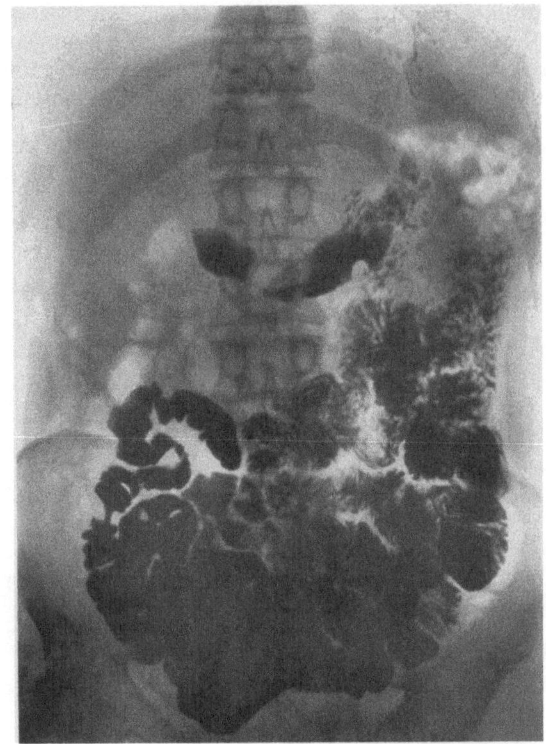

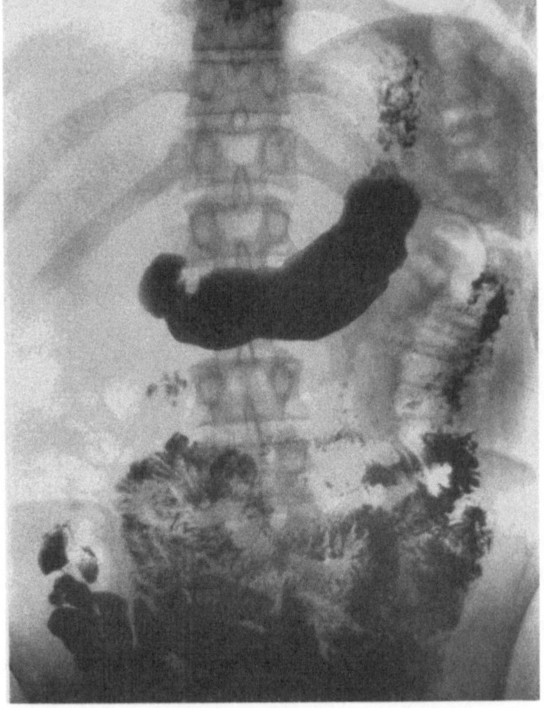

Abb. 12. EZ ♂. Aufnahme 3 Stunden nach Breimahlzeit.

nur des Magens, sondern des ganzen Magen-Darmkanals als mangelnde Widerstandsfähigkeit gegenüber äußeren Belastungen ansehen, als eine Resistenzschwäche oder eine ungenügende Anpassungsfähigkeit auffassen und werden vorläufig bei diesen, zwar etwas verschwommenen, nicht exakt definierten und definierbaren Vorstellungen bleiben müssen, solange wir noch nicht wissen, an welcher Stelle oder welchen Stellen das primäre Versagen eintritt.

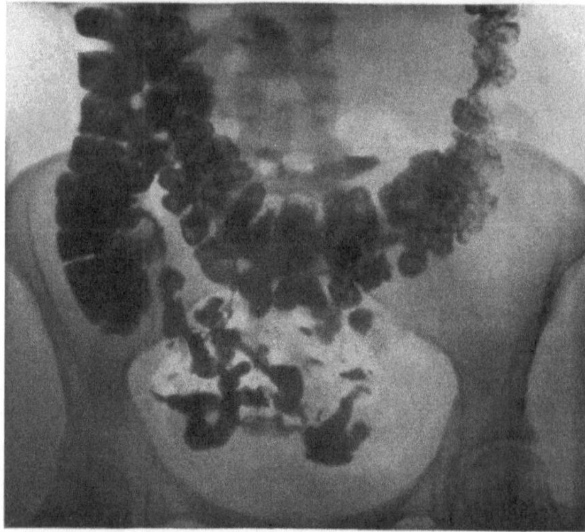

Abb. 13. EZ ♀. Aufnahme 3 Stunden nach Breimahlzeit.

Für die Enteritis, die Enterocolitis, die Gastroenteritis sowie für Teilerkrankungen anderer Abgrenzung der Gastroenterocolitis im Erwachsenenalter, die Duodenitis, die Jejunitis, die Ileitis, die Typhlitis und die reine Colitis sind weder Familienbeobachtungen noch entsprechende Zwillingsuntersuchungen an einem größeren Material bisher bekannt, so daß weder über die Frage der Erblichkeit noch des Erbganges dieser Erkrankungen zur Zeit irgend etwas Abschließendes gesagt werden kann. Auch analoge Beobachtungen über Dyspepsien des Erwachsenenalters liegen nicht vor, so daß für die Klärung von Erb- und Umweltanteil an der Entstehung solcher Darmerkrankungen und -störungen noch alles zur Untersuchung übrigbleibt. So ist zu wünschen, daß einmal von einem auslesefreien Gastroenteritiskrankenbestand umfassende genealogische Untersuchungen ausgeführt werden und andererseits ein möglichst großes, ebenfalls auslesefreies Zwillingsmaterial mit einwandfreier Untersuchungstechnik auf das Bestehen oder Nichtbestehen dyspeptischer Beschwerden und objektiv faßbarer gastroenteritischer Befunde genau durchuntersucht wird.

Mit solchen Zwillingsuntersuchungen haben wir begonnen und wollen im folgenden über 3 EZ-Paare berichten:

1. Das ♂ EZ-Paar D., von dem ein Paarling wegen Magen-Darmbeschwerden in die Klinik zur Untersuchung kam, während der Zwillingsbruder gesund war, zeigte gleichmäßig einen

wirren Faltenverlauf im Corpus ventriculi, eine mittelgrob-gekerbte große Kurvatur, eine rasche Passage, durch die oberen Dünndarmschlingen und ein fleckiges, zerhacktes Dünndarmfüllungsbild im Jejunum und oberen Ileum. Während die Magenentleerung ungleichmäßig bei beiden Zwillingen vonstatten ging, fand sich nach 3 Stunden bei beiden Paarlingen ein vergröbertes Relief im ganzen Dünndarm, und der Brei war gleichmäßig in den unteren Coecumpol eingetreten. Bei beiden Zwillingen bestand also eine Gastroenteritis (Abb. 12).

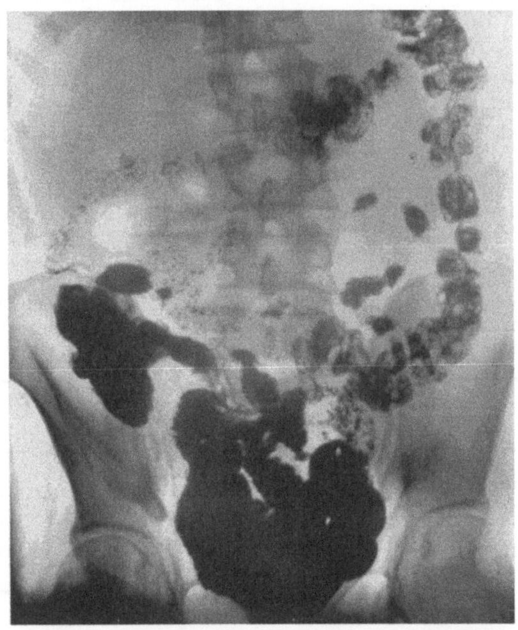

Das zweite ♀ EZ-Paar B, wurde im 28. Lebensjahr untersucht, weil bei einem Paarling unbestimmte Magendarmbeschwerden bestanden. Das Zwillingspaar B. ist bereits im Gastritiskapitel besprochen und verhielt sich konkordant. Die Dünndarmdurchleuchtung zeigte bei beiden eine sehr unregelmäßige Füllung der mittleren und unteren Schlingen, abnorm starke Kontraktion daselbst und eine erhebliche Passagebeschleunigung, so daß nach 3 Stunden das Colon bei beiden Paarlingen bereits bis zur linken Flexur gefüllt war (Abb. 13).

Beim dritten ♂ EZ-Paar, T., das wir ebenfalls bereits im Ulcuskapitel wegen einer konkordant bestehenden postulcerösen Bulbusdeformierung erwähnt hatten (vgl. S. 618), war wiederum der eine Paarling gesund während der andere wegen seiner Magen-Darmbeschwerden die Klinik aufsuchte. Der Dünndarm zeigte röntgenologisch bei beiden außer einer diskontinuierlichen Füllung der mittleren und unteren Schlingen eine erhebliche Beschleunigung der Breipassage, die beim einen Paarling nach $2^1/_2$ Stunden zu einer Colonfüllung bis zum Sigmoid, beim andern zu einer solchen bis zur Descendensmitte geführt hatte (Abb. 14).

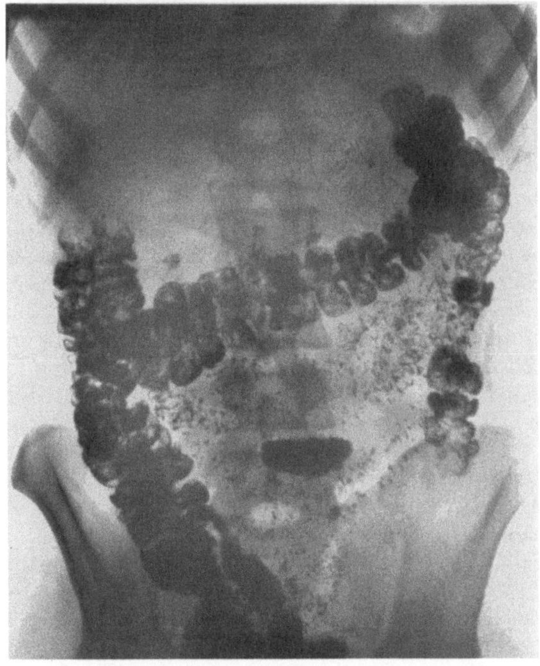

Abb. 14. EZ ♂. Aufnahme $2^1/_2$ Stunden nach Breimahlzeit.

So bestand also bei unseren Beobachtungen an 3 EZ-Paaren ganz unabhängig von einem bestehenden Krankheitsgefühl nach röntgenologischer Untersuchung des Magen-Darmkanals eine Enteritis mit einer abnormen Breipassage, einem diskontinuierlichen Füllungsbild und vergröbertem Relief im Dünndarm. Es bestand also in allen 3 Fällen eine auffallende Konkordanz der Darmbefunde.

Aus diesen Einzelbeobachtungen leiten wir bisher keine Schlüsse auf die Erblichkeit der Enteritis ab. Wir glauben uns aber nach unseren Ausführungen über die Entstehung der Enteritis auf Grund so gleichmäßiger Befunde für berechtigt, genotypische Entstehungsursachen für diese Erkrankung zu vermuten.

Im Gegensatz zum Fehlen von Familien- und Zwillingsbeobachtungen über die Dyspepsie der Erwachsenen sind im Schrifttum einige Mitteilungen vorhanden, die sich mit der Erblichkeit dieser Krankheitsgruppe im *Säuglings- und Kleinkindesalter* beschäftigen. Während Familienbeobachtungen fehlen, haben eine Reihe von Autoren Zwillingsbeobachtungen dyspeptischer Säuglinge mitgeteilt.

WEITZ, v. VERSCHUER, CURTIUS, GLATZEL, GEBBING, ROHR, STRANSKY, ORGLER und COCKAYNE haben dyspeptische Zwillinge im Säuglings- und Kleinkindesalter beobachtet. Aus ihren Mitteilungen ist, soweit überhaupt nähere Angaben gemacht werden, ersichtlich, daß Magen-Darmkrankheiten ganz verschiedener Art vorgelegen haben: Ernährungsstörungen ex alimentatione und ex infectione. Da es nicht möglich ist, die Zwillingsbeobachtungen dieser Autoren nach Diagnosen und Ätiologien zu trennen, begnügen wir uns mit einer tabellarischen Übersicht, die das Konkordanz-Diskordanzverhältnis der einzelnen Zwillingsgruppenbeobachtungen der Autoren erkennen läßt.

	EZ		ZZ	
	++[1]	+—[2]	++	+—
ROHR, WEITZ, v. VERSCHUER, STRANSKY, ORGLER, CURTIUS, COCKAYNE	12	4	9	3
GLATZEL	11	9	6	4
GEBBING	36	8	18	9
	59	21	33	16

Betrachtet man in dieser Übersicht das Konkordanz-Diskordanzverhältnis bei EZ und ZZ so scheint es uns nicht berechtigt, erblichen Faktoren eine nennenswerte Mitbeteiligung an der Dyspepsieentstehung einzuräumen. Umwelteinflüsse scheinen vielmehr von ausschlaggebender Bedeutung zu sein. Da von den Autoren Magen-Darmkrankheiten ganz verschiedener Art und Ätiologie unter der allgemeinen Diagnose Ernährungsstörungen, Dyspepsie usw. zusammengefaßt wurden, läßt sich aus diesen völlig heterogenen Zwillingsbeobachtungen, unter denen nur einige Paare genauer beschrieben worden sind (STRANSKY, ROHR, ORGLER), überhaupt kein sicherer Schluß auf den Anteil von Erbe und Umwelt beim Zustandekommen dieser Erkrankung ableiten. So muß also für künftige Untersuchungen gefordert werden, daß ein auslesefreies, klinisch gut bearbeitetes, diagnostisch nach einwandfreier Methodik gesichertes Zwillingsmaterial zusammengetragen wird. Erst dann werden sich unsere Kenntnisse über den Anteil von Erbe und Umwelt bei der Entstehung dieser Ernährungsstörungen des Säuglings- und Kleinkindesalter über vage Vermutungen und Eindrücke erheben können.

Für jene Krankheitsbereitschaft des Säuglings, die von v. PFAUNDLER als *dystrophische Diathese* bezeichnet wurde, hat sich LEHMANN bemüht, ein auslesefreies, klinisch einwandfrei diagnostiziertes Zwillingsmaterial zu beschaffen. Als dystrophische Diathese bezeichnet man eine Krankheitsbereitschaft des Säuglings gegenüber chronischen Ernährungsstörungen bestimmter Art, die sich in Verkümmerung des Organismus äußert und sich in manchen Fällen bis zur Erschöpfung steigern kann. Das Wesen der Dystrophie liegt in der herabgesetzten oder vollständig aufgehobenen Assimilationsfähigkeit des Organismus. Zum Krankheitsbild gehören weniger Störungen der Verdauung, als vielmehr Störungen in der Nahrungsverwertung.

[1] ++ konkordant. [2] +— diskordant.

LEHMANN konnte im ganzen 41 Zwillingspaare (16 EZ, 14 ZZ und 11 PZ) sammeln, von denen beide Paarlinge oder nur der eine wegen einer Dystrophie in einem Krankenhaus gelegen hatte. Je nach Ähnlichkeit bzw. Verschiedenheit im Beginn, Verlauf und Ausgang der Dystrophie wurde das Material in 3 Gruppen geteilt. Das Ergebnis der auf diese Weise vorgenommenen Untersuchungen zeigt die nachstehende Tabelle.

	Gruppe I sehr ähnlich	Gruppe II ähnlich	Gruppe III sehr verschieden	Summe
EZ	10	2	4	16
ZZ	3	4	7	14
PZ	2	3	6	11
	15	9	17	41

Bei Gegenüberstellung der ähnlichen und unähnlichen Krankheitsverläufe (Gruppe I und III) und ihrer Inbeziehungsetzung zur Eiigkeitsdiagnose der Zwillinge ergibt sich, daß bei 14 EZ 10mal, bei 18 ZZ und PZ nur 5mal ähnliches Krankheitsverhalten beobachtet wurde, während bei den EZ nur 4mal, bei den ZZ und PZ aber 13mal der Krankheitsverlauf sich völlig unähnlich gestaltete.

Diese Gegenüberstellung zeigt eindeutig, daß bei der Entstehung der Dystrophie die Erbanlage eine wichtige Rolle spielt. Umweltfaktoren sind aber nicht ohne Bedeutung, wie aus der relativ hohen Diskordanzziffer bei den EZ hervorgeht. Der Versuch, das ungleiche Verhalten der 4 EZ der Gruppe III zu klären, und Aufschluß darüber zu erhalten, warum sich bei gleicher Erbanlage die Dystrophie nur bei einem Paarling manifestierte, führte zu einer genauen Durchforschung der Umwelt, vermochte aber keine Verschiedenheiten peristatischer Einflüsse aufzudecken. Es wurde deswegen an Schädigungen gedacht, die während der fetalen Entwicklung nur einen Paarling betroffen haben könnten. Geburtsbefunde waren leider nicht zu erhalten. Immerhin wurde ein beträchtlicher Gewichtsunterschied bei den Paarlingen dergestalt offenbar, daß der dystrophische Zwilling ein geringeres Geburtsgewicht hatte als der gesund gebliebene, und aus den Fürsorgeberichten ging hervor, daß der dystrophische Paarling auch später in der Entwicklung hinter seinem Partner zurückgeblieben und ein deutlicher Gewichtsunterschied permanent vorhanden war. Die Gewichtsunterschiede schwankten zwischen 500 und 1000 g. Diese Befunde weisen auf Schädigungen hin, die den später dystrophisch gewordenen Paarling während der fetalen Entwicklung betroffen haben.

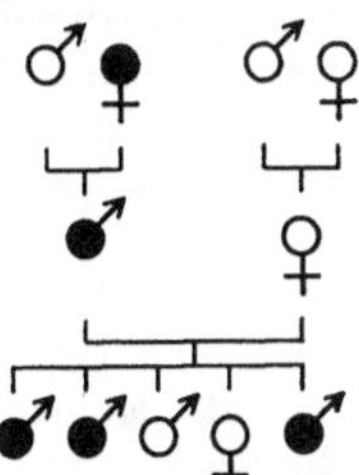

Abb. 15. Dystrophische Diathese. (Nach v. PFAUNDLER.)

Familienforschungen zur Frage der Erblichkeit der Dystrophie durchzuführen, dürften in den allermeisten Fällen sehr schwierig sein, weil etwaige Mitteilungen über derartige Erkrankungen der Eltern oft nicht zu gebrauchen sind, wenn objektive Unterlagen, wie Krankenblätter nicht zu beschaffen sind. Von v. PFAUNDLER, der sich sehr eingehend mit der Erblichkeit der kindlichen Diathesen befaßt hat, stammt die vorstehende Sippentafel (Abb. 15).

Diese Sippe zeigt das Auftreten von Dystrophien in 3 Generationen, eine Tatsache, die für dominante Erbanlage spricht. Wenn auch aus einer solchen vereinzelten Sippenbeobachtung nur mit großer Vorsicht eine allgemeinere Bedeutung des Erbgutes für die Entstehung der kindlichen Dystrophien vermutet werden darf, so ist es doch nicht uninteressant, daß auch FRIEDJUNG auf familiäre Beziehungen von Verdauungsstörungen bei Eltern und deren Kindern hinweist. Seine Beobachtung, daß die Eltern von Brustkindern, die trotz sorgfältigster Pflege an Ernährungsstörungen erkrankten, zu einem großen Teil in ihrer Jugend ebenfalls an Verdauungsstörungen gelitten hatten, während die Eltern gut gedeihender Brustkinder zu einem guten Teil sich einer guten Verdauung erfreuten, eine Tatsache, die nach LENZ für starke Beteiligung dominanter Erbanlagen bei der dystrophischen Diathese spricht, scheint uns deswegen wichtig, weil hierdurch die Erblichkeit der kindlichen Dystrophien eine weitere Stütze erhält.

Darüber hinaus aber bedarf diese Tatsache noch einer besonderen Betonung, weil sie uns möglicherweise den Schlüssel zu dem Problem der des öfteren behandelten konstitutionellen Minderwertigkeit und Widerstandslosigkeit des Magen-Darmkanals (s. Ulcus-Gastritis-Enteritiskapitel) vermittelt, einem Problem, dem wir immer wieder begegnen, wenn wir bei den verschiedenen Menschen ohne sichtbare äußere Ursachen sowohl vereinzelt als auch familiär entzündliche Erkrankungen des Magens und des Darmes (Gastritis, Gastroenteritis) auftreten sehen. Möglicherweise vermag die genaue familiäre Forschung nach Dystrophikerfamilien auch auf gewisse Familieneigentümlichkeiten im Erwachsenenalter Licht zu werfen, die als „nervöser", „schwacher", „anfälliger" Magen-Darmkanal in Laienkreisen durchaus bekannt sind, in der Wissenschaft aber noch kein festes Bürgerrecht gewonnen haben, die als Dyspepsie in früherer Zeit zur Diagnose erhoben wurden und heute bei genügend genauer Diagnose auch als Gastritis, Gastroenteritis, objektiv untersuchungstechnisch einwandfrei wenigstens in einer Reihe von Fällen erkannt werden können.

8. Appendicitis.

Die Entzündung der Appendix ist eine recht häufige Erkrankung. Nach statistischen Erhebungen an großem Sektionsmaterial findet man bei rund 75—80% aller Erwachsenen Zeichen einer abgelaufenen Appendicitis. Aber bei weitem nicht alle Entzündungen des Wurmfortsatzes machen sich durch klinische Erscheinungen bemerkbar, sondern nur in schweren Fällen manifestiert sich die Erkrankung durch die bekannten Symptome. Über die Vorbedingungen, die zur Entzündung führen, gibt es eine ganze Reihe von Ansichten. Am häufigsten werden anatomische Veränderungen des Wurmfortsatzes für die Entstehung einer Blinddarmentzündung verantwortlich gemacht. Lageveränderungen des Coecums und der Appendix, abnorme Länge, Abknickungen oder Krümmungen, sehr enges Lumen des Wurmfortsatzes und dergleichen mehr werden bei Operationen gefunden und ursächlich beschuldigt. Stauung des Inhalts sowie Sekretretentionen im Wurmfortsatz bei solchen Anomalien sollen die Ansiedlung pathogener Keime begünstigen.

Besonders in früherer Zeit hat man dem Eindringen von Fremdkörpern, Nahrungsresten und auch von Parasiten (Oxyuren, Trichocephalen) in die Appendix neben der Bildung von Kotsteinen bei der Entstehung einer Wurmfortsatzentzündung eine Rolle zuerkannt.

Nach anderen Beobachtungen ergaben sich Beziehungen zwischen lymphatischer Diathese und Appendicitis. Man sah Blinddarmentzündungen nach Anginen auftreten. Solche Kranke wiesen Hyperplasien des lymphatischen Apparates, besonders des Nasen-Rachenraumes auf. Das Bestehen derartiger Beziehungen erschien deshalb gerechtfertigt, weil der Wurmfortsatz sehr reich an Lymphgewebe ist. Man stellt sich vor, daß auf hämatogenem Wege von einer Angina lacunaris aus eine Wurmfortsatzentzündung entsteht. SAHLI hat daher in Parallele zur Angina des Rachens von einer „Angina des Wurmfortsatzes" gesprochen.

Schließlich hat man festgestellt, daß Blinddarmentzündungen auch dann entstehen können, wenn sich in der Umgebung entzündliche Prozesse abspielen (Coecum, Adnexe, Gallenblase bei hoch hinaufragender Appendix). Auch kann die Appendix mitbeteiligt sein, wenn der gesamte Darm in Mitleidenschaft gezogen ist (z. B. Typhus, Cholera, Influenza). Somit können also eine ganze Reihe von Faktoren ätiologisch eine Rolle bei der Entstehung einer Appendicitis spielen. Gleichzeitig ergibt sich aus dieser Einleitung eine Gruppierung für die nachstehenden zahlreichen Arbeiten, die sich auf Grund von Familienbeobachtungen mit der Frage der Erblichkeit der Appendicitis beschäftigen.

Gehäuftes Vorkommen von Blinddarmentzündungen in manchen Familien findet schon frühzeitig im chirurgischen Schrifttum Erwähnung, und schon 1895 hat sich LENNANDER auf Grund von familiärer Häufung bei 5 von 75 Appendicitiskranken für eine familiäre Disposition zu Appendicitiden ausgesprochen, wobei er ursächlich eine erblich abnorme Lagerung der Appendix beschuldigt. In der Folgezeit sah HANSEMANN unter den Nachkommen desselben Elternpaares 7 Personen mit einer Blinddarmentzündung und hielt vererbte Lageveränderungen der Appendix und Anomalien der GERLACHschen Klappe beim gehäuften Auftreten von Appendicitis in dieser Sippe für wichtig. KÜMMEL und HOFFMANN fanden Appendicitiden nicht nur unter mehreren Geschwistern, sondern auch in der Ascendenz. Auffallend hoch ist der Prozentsatz (48% unter 332 Fällen) von familiärer Blinddarmentzündung im Material von MELCHIOR, der besonders die retrocöcale Lage der Appendix und eine abnorme Länge des Processus vermiformis bei 5 operierten Kranken derselben Familie antraf. Diese abnorme Wurmfortsatzlänge fand auch ALBERRAN (zit. nach COLLEY) bei 4 Kindern der gleichen Familie, die im akuten Stadium einer Appendicitis operiert wurden. Demgegenüber wird von BALOGH gerade die abnorme Kürze der Appendix als Ursache für die familiäre Häufung der Blinddarmentzündungen beschuldigt. In seiner Sippe (s. Sippentafel Abb. 16), die über zwei Generationen Appendicitiden aufwiesen, befanden sich unter 10 Geschwistern 6 Schwestern, deren Appendices mittels eines

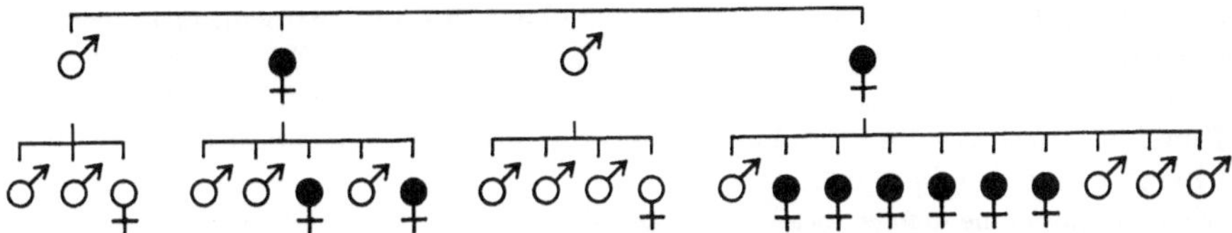

Abb. 16. Appendicitissippe. (Nach BALOGH, aus HOFMEIER.)

auffallend weiten Lumens mit dem Coecum kommunizierten. BALOGH faßt die Kürze der Appendices und die weiten Mündungen als Hemmungsmißbildungen auf, wobei die GERLACHsche Klappe nicht zur Ausbildung gekommen ist.

Anatomische Besonderheiten familiärer Art fand auch COLLEY bei Sippenmitgliedern in drei Generationen (Großvater, Vater, 3 von 4 Kindern). Bei der Operation wegen Appendicitis wiesen die Wurmfortsätze durchgehend in einer Ausdehnung von 1—2 cm an der Spitze kein Mesenteriolum auf, so daß die Blutversorgung des Wurmfortsatzes an seiner Spitze ungenügend war. In einer zweiten Familie bestand bei Mutter und Sohn die gleiche Abnormität, bei der Mutter fehlte das Mesenteriolum und bei dem Sohn war dieses narbig verkürzt. Die erblichen Besonderheiten dieser Familie werden von COLLEY in einem veränderten Gefäßverlauf gesehen. Und schließlich sei noch einer dritten Familie gedacht, bei der angeborene Abknickungen und Verlagerungen der Appendix als Ursache des familiären Auftretens der Appendicitis betrachtet werden.

Daß auch noch andere Autoren in der Erblichkeit gewisser anatomischer Veränderungen an der Appendix die Ursache für das familiäre Auftreten der Appendicitis in ein bis vier Generationen erblickten (LANZ, FLESCH, ZONDEK, OREL und BAKER), sei nur der Vollständigkeit halber hinzugefügt.

Die Übersicht der vorstehenden Familienbeobachtungen zeigt in gewissen Sippen operativ gefundene vererbte Anomalien an der Appendix, die offenbar die Entstehung einer Appendicitis begünstigten. Nach den Beobachtungen von BALOGH, MELCHIOR, ALBERRAN, COLLEY sind in einigen Familien ganz bestimmte anatomische Anomalien oder Mißbildungen an der Appendix erblich, so daß man von Familientypen dieser erblichen anatomischen Anomalie sprechen könnte. So sind es in der einen Sippe eine abnorme Länge, in einer anderen Abknickungen oder Verlagerungen des Wurmfortsatzes, die die Neigung zu Appendicitis begünstigen. Der Wert dieser Beobachtungen ist durch die operative Festlegung der Befunde gesichert.

Die Ansicht über die Beziehungen der lymphatischen Diathese (insbesondere der lymphatischen Organe des Nasen-Rachenraumes) zur Appendicitis hat ebenfalls eine Reihe von Autoren auf den Plan gerufen, die in Familienuntersuchungen das gleichzeitige Vorkommen von Anginen und Appendicitis fanden und diese Erscheinung auf den gleichen erblichen Nenner zu bringen versuchten.

Am eindeutigsten sprach sich BAHRDT für solche Beziehungen aus, zumal er in fünf Familien mit gehäuftem Auftreten von Appendicitis auch häufig Anginen vorkommen sah. Ebenso erblickten LANZ, HAIM, COMBY, LIEBLEIN und MILOSLAVICH in den engen Beziehungen zwischen lymphatischer Diathese und Appendicitis die Ursache für das familiäre Auftreten von Blinddarmentzündungen.

Auf Grund dieser Beobachtungen müßte angenommen werden, daß die Disposition zu Appendicitis in diesen Sippen eng an die bestehende lymphatische Diathese gebunden ist, die, wie wir aus Zwillings- und Familienuntersuchungen wissen, sicher erbbedingt ist. Zur Vererbung lymphatischer Erscheinungen müßte in diesen Sippen noch eine besondere Disposition zu Appendicitis hinzukommen, weil keineswegs jeder, der häufig unter Anginen leidet und starke Wucherungen der lymphatischen Apparate des Nasen-Rachenraumes aufweist, auch eine Appendicitis bekommt. Die vorliegenden Beobachtungen reichen aber zur Klärung der Frage der Beziehungen zwischen lymphatischer Diathese und Blinddarmentzündungen keineswegs aus, so daß zunächst einmal an einem statistisch gut durchgearbeiteten Material zu erweisen wäre, ob tatsächlich eine positive Korrelation zwischen lymphatischer Diathese und Appendicitis besteht. Bislang fehlen solche Untersuchungen, so daß die Frage zur Zeit noch ungeklärt bleiben muß. Nach den bisherigen Untersuchungen liegt ein zufälliges Zusammentreffen von lymphatischen Erscheinungen und Blinddarmentzündungen durchaus im Bereich der Möglichkeit.

Kausale Zusammenhänge zwischen Appendicitis und Magen-Darmkatarrhen werden unter anderen von HAYEM LE GENDRE und HOFFMANN angenommen. Solche Menschen seien mit „schlechten Verdauungsorganen" behaftet und litten an einer erblichen Gastritis „parenchymatosa" bzw. familiären Magen-Darmkrankheiten. Demgegenüber hält SCHMIDT die Disposition zur Dyspepsie für erblich und sieht in ihr den Grund für die familiäre Häufung von Blinddarmentzündungen. Diese Ansichten stehen zunächst ohne objektiven Beweis als Behauptung da. Ihre Richtigkeit ist an den vorliegenden wenigen Beobachtungen nicht zu ersehen. Nur an einem umfangreichen Material könnten die Beziehungen zwischen Störungen der Magen-Darmfunktion und Appendicitisvorkommen geklärt werden, was um so notwendiger wäre, als COMBY bei Kindern ohne Verdauungsstörungen und Enteritis-Blinddarmentzündungen auftreten sah.

In weiteren Familienbeobachtungen mit gehäuftem Auftreten von Appendicitis fanden sich Kotsteine mit einer gewissen Regelmäßigkeit, so daß DIEULAFOY, FAISANS und TALAMON die Kotsteingenese der Appendicitis huldigen. OREL, der in 4 Fällen einer Sippe Kotsteine bei der Operation fand, bringt die Kotsteinbildung mit Abweichungen in Bau oder Lage der Appendix in Zusammenhang, während DIEULAFOY und FAISANS an eine Diathese analog der Gallenstein- und Nierensteindiathese denken. Die Berechtigung solcher Spekulationen geht aus den wenigen Beobachtungen nicht hervor.

Und schließlich wird eine „nervöse" Belastung für die familiäre Häufung von Appendicitiden gelegentlich beschuldigt und von SCHAUMANN an Hand von 12 Familien mit gehäuftem Appendicitisvorkommen dadurch wahrscheinlich zu machen versucht, daß hier familiär Neurasthenie, Hysterie, Epilepsie und andere Geisteskrankheiten vorhanden waren. Zur gleichen Ansicht neigen ADLER und MACDOUGALL. Der Wert dieser älteren Arbeiten ist deswegen gering, weil der Begriff „nervöse Belastung" zu ungenau gefaßt ist und bei der Häufigkeit von Appendicitis und Neurasthenien ein zufälliges Zusammentreffen verschiedenster Anlagen mit Appendicitis eine Kausalverknüpfung nur vorgetäuscht hat.

Eine Sonderstellung nach Größe und Verarbeitung des Materials nimmt eine Arbeit von BACKMANN ein. Von 804 operierten Appendicitiskranken ausgehend, wurden familienanamnestische Erhebungen angestellt und genaue Untersuchungen der Probanden über Körperbau, Ernährungszustand, Vorkommen von Gastroptose, Costa fluctuans und Dyspepsie gemacht. Dabei ergaben sich eine Familiendisposition zu Appendicitis in 29,3%, „nervöse" Belastung (Epilepsie, Hysterie, Neurasthenie) und tuberkulöse Belastung bei etwa 50% der Appendicitisfälle. Die Probanden selbst hatten zu 49% einen schlechten Ernährungszustand, zu 57,7% eine schwächliche Körperkonstitution, zu 34,7% eine Gastroptose, zu 51% eine Dyspepsie, zu 76,8% Alterationen am Nervensystem und zu 15—20% eine Tonsillarhypertrophie.

Wenn aus diesen Untersuchungen für die Ätiologie der Appendicitis ein konstitutionelles Moment geschlossen wird, wobei es gleichgültig sei, welche besondere Namen, ob Morbus asthenicus (STILLER), Lymphatismus, hypoplastische Konstitution (BARTHEL) oder exsudative Diathese man dieser Konstitution gebe, so kann doch der kritische Leser gewisse Bedenken kaum unterdrücken, zumal die Diagnose der Gastroptose, gewisser neurologischer

Störungen und die Abgrenzung von Neurasthenie und Hysterie nicht kritisch genug vorgenommen ist. Ohne eine exakte Stellung der Diagnose läßt sich eine „nervöse" Belastungsstatistik aber nicht aufstellen.

Einen ganz anderen Weg zur Klärung der Frage der Mitbeteiligung erblicher Faktoren bei der Entstehung der Appendicitis hat WEITZ durch eine Umfrage bei den württembergischen Ärzten, die verheiratet sind und Kinder haben, eingeschlagen.

In den verschickten Fragebogen wurde um Auskunft über die Familienverhältnisse (Alter der Eltern, Zahl und Alter der Kinder) und das Vorkommen von Appendicitis sowie von Scharlach und Diphtherie gebeten. Der Rundfrage lag die Erwägung zugrunde, daß eine Mitwirkung erblicher Faktoren bei Entstehung der Krankheit wahrscheinlich sei, wenn der Prozentsatz der behafteten Kinder am geringsten bei Nichtbefallensein beider Eltern, größer bei Belastung nur eines Elters und am größten bei Appendicitisvorkommen bei beiden Eltern wäre. Wir betrachten hier nur das Ergebnis der Appendicitisenquete, die in der folgenden Tabelle wiedergegeben ist:

Tabelle 1. Appendicitisenquete nach WEITZ.

	Zahl der Familie	Zahl der Kinder	Zahl der Kranken	Hundertsatz der kranken Kinder
1. Gruppe (beide Eltern gesund)	455	1282	113	8,8
2. Gruppe (1 Elter krank) . . .	181	510	57	11,2
3. Gruppe (beide Eltern krank) .	25	66	12	18,2
Insgesamt	661	1858	182	9,8

Der Tabelle ist zu entnehmen, daß der Hundertsatz der erkrankten Kinder tatsächlich am größten war, wenn beide Eltern von einer Appendicitis befallen waren, während am wenigsten kindliche Appendicitiden im Falle der Gesundheit beider Eltern vorkamen. Dazwischen liegt der Prozentsatz von erkrankten Kindern bei Belastung nur eines Elternteiles. Der unterschiedliche Hundertsatz der Erkrankungshäufigkeit der Kinder der einzelnen Gruppen kann nach WEITZ nicht durch einen verschiedenen Altersaufbau erklärt werden, da die Eltern der Gruppe 1 im Durchschnitt nicht jünger als die der Gruppe 2 oder 3 waren. Auch gemeinsame Infektionen spielten in dem Material keine Rolle. Die Zahlen sprechen nach WEITZ für die Mitwirkung erblicher Faktoren bei der Entstehung der Appendicitis.

Auch wir halten diese Untersuchung zur Klärung der Frage des Erbanteils bei der Appendicitisentstehung deswegen für besonders wichtig, weil die Erhebungen bei einer Personengruppe (Ärzte) durchgeführt wurde, deren Angaben sicherlich ein großes Maß von Zuverlässigkeit zukommt, können allerdings den Einwand nicht unterdrücken, daß Eltern und insbesondere auch Ärzte, die selbst eine Appendicitis gehabt haben, sich im Falle unklarer Bauchbeschwerden ihrer Kinder viel leichter zur Diagnose Appendicitis entschließen und operieren lassen werden, während sich solche ohne Appendektomie sicher konservativer verhalten werden. Und da eine ganze Reihe von akuten Magen-Darmkatarrhen gerade im Kindesalter wie eine Appendicitis imponieren und katarrhalische Appendicitiden im Kindesalter oft genug auch ohne Operation heilen, so ist anzunehmen, daß der Prozentsatz der kindlichen Appendicitiden im Falle der Gesundheit beider Eltern in Tabelle 1 zu klein und der Hundertsatz der kindlichen Erkrankungen in der Gruppe 3, in der beide Eltern befallen waren, zu hoch ausgefallen ist. So müssen auch gegen die Richtigkeit des Ergebnisses dieser statistischen Untersuchung Zweifel erhoben werden.

Eine Reihe von Autoren haben in ihren Arbeiten nur allgemein von familiärem Auftreten der Appendicitis oder nur kurze Mitteilungen über Familienbeobachtungen gemacht (LÄWEN und BURCKARD, v. HABERER, FORCHHEIM, TAYLOR, RENDU, BERGER, TUFFIER, BRUNS und ROUTIER, JELAGUIR, KARRENSTEIN (die letzten 6 zit. nach COLLEY). Demgegenüber stellen andere Autoren trotz mehrfachen familiären Auftretens von Appendicitis eine Familiendisposition in Abrede. So glaubt SPRENGEL nur an ein zufälliges Zusammentreffen mehrerer Appendicitisfälle in Familien. In ähnlicher Weise hat sich SCHNITZLER geäußert. Weniger ablehnend verhalten sich WINKLER und NOWICKI, während MACLEAN das familiäre Auftreten von Blinddarmentzündungen eher als eine Folge gemeinsamer Ernährungsschäden als aus einer ererbten Disposition erklären.

Das Vorkommen von Appendicitiden, die größtenteils operiert wurden, in 4 Generationen zeigt eine eindrucksvolle Sippentafel von Weitz (Abb. 17).

Betrachten wir zusammenfassend die besprochenen Beobachtungen, so ergibt sich die Feststellung, daß Blinddarmentzündungen mehrfach nicht nur in einer Generation, sondern auch in zwei, drei und auch in vier Generationen aufgetreten waren. Ein solcher Erbgang würde für *dominante Erbanlage* bei der Appendicitis sprechen. Über das Ausmaß von familiärem Vorkommen von Blinddarmentzündungen schwanken die Angaben allerdings sehr erheblich. Während auf der einen Seite (Melchior) Belastungen bis 48% gefunden wurden, konnte auf der anderen Seite Kümmel, Hoffmann, Backmann u. a. nur eine Erkrankungshäufigkeit von 5—32% auffinden. Daraus geht, worauf wir schon häufig

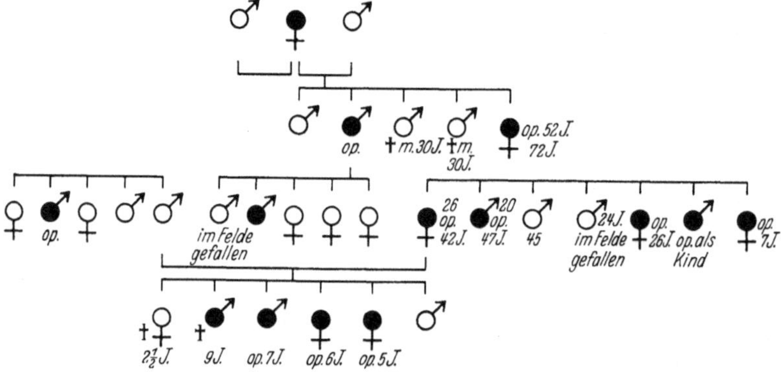

Abb. 17. Appendicitis. (Nach Weitz aus Claussen.)

kritisch hingewiesen haben, erneut hervor, wie unzuverlässig solche, auf anamnestische Erhebungen sich gründende Untersuchungen in ihrem Ergebnis für die Erbforschung sind. So würde es auch für die familiäre Appendicitisforschung in Zukunft dringend notwendig sein, genaue Familienuntersuchungen mit eingehender persönlicher Befragung und Untersuchung aller Sippenmitglieder anzustellen. Erst solche genauen Familienforschungen werden dazu beitragen können, die oben schon angedeuteten Fragen, inwieweit in Appendicitisfamilien Magen-Darmerkrankungen, Anginen usw. vorkommen, zu klären und die Beziehungen derartiger Erkrankungen zur Appendicitis richtig zu bewerten.

Wir gehen nun zu den *Zwillingsbeobachtungen* über.

Zwillinge mit Appendicitis sind von einer ganzen Anzahl von Autoren beschrieben worden (Siemens, v. Verschuer, Curtius und Korkhaus, Camerer und Schleicher, Gebbing, Lehmann). Die Ergebnisse der Untersuchungen der einzelnen Autoren haben wir in der nachstehenden Übersicht zusammengestellt:

	EZ		ZZ		PZ	
	++	+—	++	+—	++	+—
Siemens	—	1	—	1	—	—
v. Verschuer	—	1	—	—	—	—
Curtius-Korkhaus	—	2	—	—	—	—
Camerer-Schleicher	4	10	3	16	—	13
Gebbing	1	9	1	17	1	9
Lehmann	1	—	—	1	—	1

Zu den bisher veröffentlichten Zwillingsuntersuchungen kommt noch eine neuere, 1938 von Lüth veröffentlichte Serie hinzu. An sämtliche sich in der Kartei des Kaiser Wilhelm-Instituts für Anthropologie in Berlin-Dahlem befindenden Zwillingspaare wurden

Fragebogen versandt, in denen um Beantwortung der Frage gebeten wurde, ob und wann der betreffende Paarling eine Blinddarmentzündung oder -operation durchgemacht hatte. LÜTH konnte brauchbare Angaben von insgesamt 332 EZ-, 273 ZZ- und 173 PZ-Paaren verwerten. Für die positiven Antworten wurden nach Möglichkeit Krankengeschichten und ärztliche Berichte herangezogen. Das Ergebnis ist aus der nachstehenden Tabelle ersichtlich:

	ZZ			EZ		
	Konk.	Disk.	v. H. d. Disk.	Konk.	Disk.	v. H. d. Disk.
Appendicitis (ärztlich bestätigte Fälle)	8	60	88 ± 4	14	17	55 ± 9
Appendicitis (ärztlich bestätigte und ärztlich nicht bestätigte Fälle) . .	9	75	89 ± 3	16	27	63 ± 5

LÜTH weist auf die Differenz der Prozentsätze der diskordant erkrankten ZZ- und EZ-Paare hin, die außerhalb des dreifachen mittleren Fehlers liegt. Er hebt ferner hervor, daß ein Teil der gesunden Partner bei den diskordanten Paaren noch an Appendicitis erkranken werden, wobei zu erwarten ist, daß die gesunden Paarlinge bei den EZ stärker daran beteiligt sein werden als bei den ZZ. Aus seiner auslesefreien Zwillingssammlung folgert LÜTH, daß eine erbliche Disposition zur Erkrankung an Appendicitis besteht. Zu diesen Erhebungen ist zu bemerken, daß die Zwillingsserie wohl auslesefrei gewonnen wurde und daß daher die statistischen Erhebungen nicht angezweifelt werden sollen, dennoch bleiben eine Reihe von Bedenken bestehen, die wir unten ausführlich erörtern werden. Der Autor gibt im übrigen selbst die Unzulänglichkeit seiner Untersuchungen zu, wenn er schreibt, daß seine summarische Zusammenstellung Fälle von Appendicitis enthält, „die durch verschiedene äußere Ursachen ausgelöst worden sind und die unterschiedlichsten Verlaufsformen gezeigt haben, also auch solche Fälle, bei denen eine exogene Noxe den überwiegenden Anteil an der Entstehung gehabt haben.“ Die Erhebungen LÜTHs, so sorgfältig sie auch durchgeführt sein mögen, bedeuten keinen Fortschritt in unserer Kenntnis über die Erbpathologie der Appendicitis.

Hatte man nach den Familienbeobachtungen den Eindruck gewinnen müssen, daß familiäres Vorkommen von Appendicitis keine Seltenheit darstellt, so ergeben die Zwillingsbeobachtungen recht auffallende Befunde. Sehen wir von den einzelkasuistischen Mitteilungen ab und betrachten wir nur die größeren Zwillingsreihen von CAMERER-SCHLEICHER und GEBBING, so zeigt sich, daß die Diskordanzziffern bei den ZZ zwar recht erheblich sind, die Konkordanzziffern bei den EZ im Gegensatz dazu aber niedrig bleiben. In dem Material von CAMERER-SCHLEICHER verhielten sich von 14 EZ nur 4 Paare konkordant, und unter 10 EZ konnte GEBBING eine Konkordanz nur bei einem Paar feststellen. Das Konkordanz-Diskordanzverhältnis bei erbgleichen und erbverschiedenen Zwillingen sprechen nicht für eine erhebliche Mitbeteiligung der Erbveranlagung bei der Entstehung der Appendicitis, deuten vielmehr auf den überwiegenden Einfluß der Umwelt bei der Appendicitisentstehung hin. Diese Ergebnisse stehen zunächst im Widerspruch zu den aus Familienuntersuchungen gewonnenen. Sie sind aber, ebenso wie die früher genannten genealogischen Forschungen, angreifbar. Zwar stammt das Zwillingsmaterial von CAMERER-SCHLEICHER aus einer auslesefreien Reihe, doch gründen sich die Ergebnisse lediglich auf Fragebogenerhebungen, aus denen der Grad der Sicherung der Diagnose nicht hervorgeht. Angaben von Laien über Diagnosen sind immer unzuverlässig und deswegen als Unterlagen für Zwillingsstatistiken unbrauchbar. Es kommt hinzu, daß das Alter der konkordanten und diskordanten Zwillinge keine Berücksichtigung fand. Zwei Drittel der 1500 angefragten Zwillinge sollen sich zwischen Säuglingsalter und 30. Lebensjahr befunden haben. Wenn aber z. B. die diskordanten EZ überwiegend jugendlich wären und demnach noch eine erhebliche Erkrankungsaussicht hätten, während die konkordanten im allgemeinen dem höheren Lebensalter angehörten, so würde sich das Konkordanz-Diskordanzverhältnis bei einer nach Jahren vorgenommenen erneuten Auswertung des gleichen Materials erheblich verschieben müssen. Die gleichen Bedenken erheben sich hinsichtlich des Gebbingschen Materials, das bei 1009 erfaßten Paaren 814 Jugendliche im Alter von 6—14 Jahren befindliche Paare enthält. Es stellt nur eine beschränkt repräsentative Serie im Sinne Luxenburgers dar. Zur Beantwortung der Frage nach dem Anteil von Erbe und Umwelt bei der Appendicitis bleibt also die Notwendigkeit der Sammlung einer auslesefreien und jeder Kritik bezüglich der Durcharbeitung standhaltenden Zwillingsserie bestehen. Dabei müßte nicht nur der Altersaufbau der Paare berücksichtigt werden, sondern es müßte jeder Zwilling genau röntgenologisch auf das Bestehen von abgelaufenen entzündlichen Veränderungen der Appendix untersucht, und im Falle stattgefundener Operation der Operationsbericht und am besten auch noch der histologische Befund zur Stellung der Diagnose zugrunde gelegt werden. Denn es ist nötig, klar zu erfassen, ob anatomische Besonderheiten an der Appendix bei erkrankten Zwillingen gehäuft vorhanden sind, und auszuschließen, daß unter den operierten Appendices nicht normale Blinddärme mit in die Belastungsstatistik eingehen, was bei der heutigen Einstellung vieler Ärzte zur Appendixoperation durchaus im Bereich der Möglichkeit liegt. Daß bei so kritischer Sichtung des Materials auch genaue anamnestische Erhebungen und gründliche Magen-Darmuntersuchungen Beziehungen der Appendicitis zu anderen Leiden aufzudecken in der Lage sind, bedarf keiner weiteren Begründung.

IV. Leber und Gallenwege.

1. Der Ikterus

ist eines der häufigsten Symptome der Leber- und Gallenwegserkrankungen. Man unterscheidet den dynamischen, anhepatischen oder hämolytischen Ikterus von den hepatischen Gelbsuchtsformen.

Der *hämolytische Ikterus* oder die hämolytische Konstitution (Gaensslen) findet an anderer Stelle eingehende Besprechung. Pathologische Erbfaktoren spielen für das Zustandekommen dieser Anomalie eine überragende Rolle.

Der *hepatische Ikterus* kommt durch das Übertreten von Galle in die Lymphe oder das Blut innerhalb der Leber zustande. Ein solcher Übertritt erfolgt entweder infolge von Verlegung der abführenden Gallenwege (Stauungsikterus, Obstruktionsikterus) im Bereich der großen Gallengänge durch endo- oder pericholangische Hindernisse (Stein, Tumor, Drüsen u. a.) oder infolge von Leberzellschädigung und abwegige Leitung des Gallenstromes (hepatocellulärer Ikterus).

Daß der *Stauungsikterus* keine erbpathologische Bedeutung hat, bedarf keiner besonderen Erläuterung. Höchstens seine Ursachen, die Gallensteindiathese, Dyskinesien der Gallenwege, die Gallenthrombenbildung bei infektiösen Cholangien, maligne Tumoren u. a. m. könnten erblichen Bedingungen folgen. Darüber ist in den einzelnen Kapiteln Näheres abgehandelt.

Der *hepatocelluläre Ikterus* als solcher hat ebenfalls keine direkten Beziehungen zu pathologischen Erbanlagen. Er ist Symptom einer Leberzellschädigung und abhängig von der Schwere und der Ausdehnung der Parenchymerkrankung der Leber. Die letztere hat im wesentlichen peristatische Ursachen. Gifte verschiedener Art (Chloroform, Alkohol, Phosphor u. a.) vermögen die Leber zu schädigen. Deren Widerstandsfähigkeit gegen Gifte und ihre Regenerationsfähigkeit ist außer von Umwelteinflüssen (Ernährung u. a.) mit Wahrscheinlichkeit wohl auch von der Beschaffenheit der Erbanlage abhängig. Anders ist die unterschiedliche Giftfestigkeit der gleichen Tierart unter gleichen Umweltbedingungen wohl kaum erklärbar. Beim Menschen sind solche Unterschiede in der Verträglichkeit von Giften und in ihrer Wirkung auf die Leberzelle schwer objektiv zu fassen, eindrucksmäßig und erfahrungsgemäß aber vorhanden. Sie werden in den einzelnen Abschnitten, soweit Familien- oder Zwillingsbeobachtungen vorliegen, Erwähnung finden.

Zwei Sonderformen des Ikterus, die sich nicht ohne weiteres in die üblichen Einteilungsprinzipien — cholämischen und dynamischen Ikterus — einreihen lassen, sind der Icterus ex emotione oder der Schreckikterus und der Ikterus der Neugeborenen.

Der *Schreckikterus (Icterus ex emotione)* ist eine seltene Erscheinung. Er tritt wenige Stunden nach einer Gemütsbewegung ohne jede Vorboten auf und ist in der Literatur verschiedentlich beschrieben worden. In einem Falle UMBERs (Handbuch der inneren Medizin) war der Ikterus wenige Minuten nach einer schreckbedingten Ohnmacht bei einem 33jährigen gesunden Mädchen entstanden. UMBER glaubt als Ursache ein multilokuläres Zerreißen von Gallencapillaren infolge plötzlicher Drucksteigerung im Gallengangssystem annehmen zu sollen. Solche Abflußbehinderungen der Galle infolge krampfartiger vagotonischer Verschließung der Gallenwege sind von WESTPHAL und SCHÖNDUBE sowie von v. BERGMANN als Dyskinesen beschrieben worden. Sie sollen ebenso wie die Betriebsstörungen der Magenfunktion konstitutionelle Besonderheiten darstellen und würden dann wohl auch von Erbeinflüssen abhängig sein. Beobachtungen über Erbeinflüsse beim emotionellen Ikterus liegen in der Literatur jedoch nicht vor.

Der *Icterus neonatorum* stellt hingegen ein häufiges Ereignis dar und kommt in den verschiedenen Statistiken in 20—80% der Fälle vor. Die Bedingungen seines Zustandekommens sind bislang noch nicht genügend klar. Neben einer hämolytisch-dynamischen Komponente, die sich in einer indirekten Bilirubinämie ausdrückt, scheint auch ein cholämischer oder Retentionsfaktor bei der Entstehung dieser Gelbsucht beteiligt zu sein, da Symptome der Gallensäureintoxikation, wie Hautjucken und Schlafsucht, in schweren Fällen beobachtet werden. Eine Erklärung für den Icterus neonatorum ist also noch nicht gefunden. Es mag sein, daß beim Neugeborenen eine gewisse Ikterusbereitschaft (A. HIRSCH) besteht, und daß die fetale Leber leichter als die Erwachsenenleber Gallenfarbstoff ins Blut übertreten läßt (YLLPÖ). Ob diese Insuffizienz der fetalen Leber anlage- und erbbedingt ist, ist zur Zeit noch nicht genügend bekannt.

Zur Klärung der Frage, inwieweit die Erbanlage bei der Entstehung des Icterus neonatorum eine Rolle spielt, haben OSTERTAG und SPAICH, Schüler von WEITZ, sich der Zwillingsforschung bedient.

An die Eltern jüngerer Zwillinge aus dem großen Zwillingsmaterial, das WEITZ seinerzeit am Krankenhaus in Cannstadt gesammelt hatte, wurden Fragebogen versandt. Die Angaben über 130 EZ-Paare, 120 ZZ-Paare und 50 PZ-Paare wurden verwertet. Dabei ergab sich, daß von 260 EZ 97 (= 37,6%), von 240 ZZ 66 (= 37,5%) und von 100 PZ 28 (= 28%) einen Icterus neonatorum gehabt hatten. OSTERTAG und SPAICH stellten weiter fest, daß sich unter den 130 EZ-Paaren 37 Frühgeburten (= 28,5%) befanden und unter den 170 ZZ und PZ-Paaren ebenfalls 37 (= 21,8%). Von den 74 EZ, die zu früh geboren waren, hatten 74 einen Ikterus, während von den 74 zu früh geborenen ZZ und PZ nur 20 (=27%) ikterisch gewesen sind.

Ikterische EZ wiesen nach OSTERTAG und SPAICH eine Konkordanzhäufigkeit von 86,5% auf, während sich die ZZ und PZ nur in 80,8% konkordant verhielten. Das Verhältnis der Diskordanzhäufigkeit von ZZ + PZ : EZ ergab einen Quotienten von 1,42 und zeigte, daß der Ikterus häufiger bei EZ als bei ZZ, bzw. PZ konkordant vorkommt. Besonders groß ist die Konkordanzziffer bei den zu früh geborenen EZ.

OSTERTAG und SPAICH haben bei ihren Umfragen weiterhin nach dem Vorkommen von weiteren Ikterusfällen unter den Geschwistern der Zwillinge gefahndet. Von den Eltern wurde dies in 48,1% der Fälle bejaht, wenn die Zwillinge Ikterus gehabt hatten.

Bei anikterischen Zwillingen hingegen war nur in 5,8% der Fälle der Ikterus unter den Geschwistern in Erscheinung getreten.

Auch aus diesen Zahlen folgert WEITZ, daß eine erbliche Anlage beim Auftreten des Icterus neonatorum mitbeteiligt ist. Er glaubt weiterhin die Behauptung ABELs (zit. nach WEITZ) widerlegt zu haben, nach der in einer Sippe entweder alle Geschwister ikterisch oder alle nicht ikterisch seien.

Die Schwierigkeit in der Beurteilung der Erhebungen von OSTERTAG und SPAICH liegt darin, daß das gewonnene Material sich lediglich auf Fragebogenanamnesen stützte. Schon wiederholt sind wir auf die Unzuverlässigkeit derartiger Umfragen näher eingegangen. Selbst WEITZ scheint von der Zuverlässigkeit der von seinen Schülern angewandten Methode nicht restlos überzeugt zu sein. Seine Empfehlung, die ganze Frage der Erblichkeit des Icterus neonatorum durch Zwillingsuntersuchungen zu klären, spricht jedenfalls in diesem Sinne. Auch unserer Meinung nach reichen die vorliegenden Untersuchungen zur Beurteilung der Anteile von Erbe und Umwelt für die Entstehung des Icterus neonatorum nicht aus, so daß die Frage einer gründlichen erneuten Bearbeitung bedarf, die an größeren geburtshilflichen Kliniken durch Zwillingsuntersuchungen ohne Schwierigkeit durchgeführt werden könnte.

Eine weitere besondere Form des Ikterus stellt der Icterus infectiosus und die WEILsche *Krankheit* dar. Im Gegensatz zu vielen anderen, wahrscheinlich auch auf infektiösem Wege zustande kommenden Ikterusformen ist bei letzterer sowohl der Erreger als auch der Infektionsweg bekannt. Die Infektionsquelle stellen Ratten dar, die den Erreger, die Spirochaeta icterogenes, mit dem Harn ausscheiden. Ob es je nach den Erbanlagen eine gesteigerte oder herabgesetzte Anfälligkeit bestimmter Menschen und Haftfähigkeit der Erreger gibt, ist bisher nicht bekannt. Das relativ seltene Auftreten der Erkrankung bei gleichmäßig exponierten Menschen läßt aber an solche Resistenzschwankungen, die auch in exogenen Bedingungen: Ernährung, Beschaffenheit des Magen-Darmkanals u. a. m. begründet liegen könnten, denken.

Unter

2. Hepatitis

wird eine Schädigung der Leberzellen verstanden, die entweder durch infektiöse oder toxische Einflüsse zustande kommt. Als Weg, auf dem die Noxe an die Leberzelle gelangt, wird bei dieser Erkrankung von einer Reihe von Autoren (UMBER) überwiegend der hämatogene oder lymphogene anerkannt, während die sekundären unter Vermittlung der Gallenwege an die Leberzelle herangetragenen Schädigungen seit NAUNYN von den gleichen Autoren als toxische oder infektiöse Cholangien bezeichnet werden. Klinisch, aber auch anatomisch macht es zumeist nicht geringe Schwierigkeiten, den Weg, den die Noxe genommen hat, einwandfrei zu erfassen, und meist ist es die Anamnese, die noch am ehesten über die Pathogenese der Leberzellschädigung Auskunft zu geben vermag. So ist es für die vorliegende Darstellung von geringem Wert, zwischen Hepatitis und Cholangien scharf zu trennen. Auch ob die Leberzellschädigung entzündlicher oder degenerativer Natur ist, also ob eine Hepatitis oder eine Hepatose vorliegt, kann klinisch häufig nicht entschieden werden und ist vom erbpathologischen Gesichtspunkt aus betrachtet von keiner wesentlichen Bedeutung, zumal nach dem meist nur anamnestisch erfaßbaren Krankenmaterial diese Trennung klinisch heute noch kaum durchführbar ist.

Die akute Hepatitis bzw. die akute Cholangie weist eine akut auftretende Leberschwellung mit einer geringgradigen, oft auch fehlenden Schmerzhaftigkeit, eine meist vorhandene Milzschwellung, Fiebersteigerungen und einen latenten oder manifesten Ikterus mit Steigerung des Serumbilirubins auf. In leichten

Fällen verläuft die Erkrankung innerhalb von 2—3 Monaten prognostisch günstig. Sie tritt im Gefolge der verschiedenen Infektionskrankheiten, wie z. B. des Morbus Weil, der Malaria, der Dysenterie, des Gelbfiebers, der Recurrens, aber auch bei banalen Allgemeininfektionen wie Scharlach, Pneumonie u. v. a. auf. Neben solchen echten Infekten führen spezielle Gifte wie Phosphor, Chloral, Chloroform, aber auch die Reihe der Barbitursäurepräparate u. a. und besonders die Pilzvergiftungen zu mehr oder weniger schweren Leberzellschädigungen mit dem klinischen Bilde der Hepatitis bzw. Hepatose.

Neben den hepatotropen Noxen bei solchen Infekten und Intoxikationen ist es sicher der Allgemeinzustand und damit die augenblickliche Organresistenz und die milieubedingte Widerstandsfähigkeit der Leberzelle, die für die Entstehung der Leberzellschädigung von maßgeblichem Einfluß ist. Darüber hinaus aber müssen erbliche Einflüsse, die für die Giftfestigkeit der Leberzelle von Bedeutung sein können, mindestens in Betracht gezogen werden, wenn auch spezielle Beobachtungen über das familiäre Vorkommen der Hepatitis oder der Cholangien ebensowenig wie in diesem Sinne verwendbare Zwillingsuntersuchungen in genügender Zahl vorliegen. Es sei denn, daß man Einzelbeobachtungen von AHLFELD an Zwillingen und Familienbeobachtungen von JENDRASSIK und KALK schon heute mit dem Vorhandensein von pathologischen Erbanlagen in Beziehung setzen will.

Über das Vorkommen von Icterus katarrhalis bei Zwillingen gibt es bisher nur eine kleine Anzahl kasuistischer Mitteilungen. SIEMENS zitiert in seiner Zwillingspathologie eine Beobachtung von AHLFELD über sehr ähnliche weibliche Zwillinge, die gleichzeitig einen Magenkatarrh hatten und im Anschluß daran einen Ikterus von genau gleicher Dauer bekamen. Zwei diskordante Zwillingspaare von SIEMENS, von denen das weibliche EZ-Paar erst 8 Jahre, das weibliche ZZ-Paar erst 9 Jahre alt war, sind wenig verwertbar, weil im Laufe des Lebens noch genügende Möglichkeiten zur Erkrankung des zweiten Paarlings bestanden haben. CURTIUS und KORKHAUS erwähnen 3 EZ-Paare. Bei 2 Paaren litten beide Partner an einem Icterus simplex, bei dem 3. Paare nur der eine. Drei ZZ-Paare verhielten sich völlig diskordant. Die Autoren glauben aus ihren Beobachtungen auf eine erhebliche Bedeutung des Erbanteiles bei der Entstehung des Icterus simplex schließen zu können.

Schließlich erkrankten bei 2 von 3 EZ-Paaren GLATZELs die Partner offenbar gleichzeitig, bei dem 3. Paar in Abständen von 10 Jahren an einem Ikterus, während ein 4. EZ-Paar sich ebenso diskordant verhielt wie 4 ZZ-Paare, von denen eines noch im Abschnitt über die Erblichkeit von Gallensteinen Erwähnung finden wird.

Fassen wir alle bekannt gewordenen Zwillingsbeobachtungen bei Icterus simplex (Hepatitis) zusammen, so verhalten sich von 9 EZ-Paaren 6 konkordant und 3 diskordant, während bei den 8 ZZ-Paaren immer nur ein Paarling erkrankt war.

Soweit es überhaupt gestattet ist, erbbiologische Schlüsse aus einer solchen Sammelkasuistik zu ziehen, ergibt sich aus dem Konkordanz-Diskordanzverhältnis bei EZ und ZZ, daß bei der Entstehung des Icterus „katarrhalis" die Erbanlage von Bedeutung zu sein scheint. Immerhin verhalten sich ein Drittel der EZ nach dieser Zusammenstellung diskordant, eine Tatsache, die die Bedeutung von Umweltfaktoren ins rechte Licht zu setzen in der Lage ist. Da aber bindende Schlüsse aus solchen Sammelkasuistiken zu unvermeidlichen Fehlern führen können, sind alle diese Beobachtungen zur Zeit noch ungeeignet, ein sicheres Urteil über die Erb- und Umweltanteile für die Entstehung der Hepatitis bzw. der Hepatose mit dem Symptomenbild des Icterus simplex zu vermitteln, so daß Untersuchungen an auslesefreien Serien dringend notwendig erscheinen.

Über familiäres Auftreten von Icterus katarrhalis haben wir im Schrifttum nur 2 Mitteilungen gefunden.

In einer Beobachtung von PÉJU (zit. nach JENDRASSIK) bekamen 5 Mitglieder einer Familie bei jeder noch so unbedeutenden febrilen Erkrankung einen Icterus simplex, und

KALK behandelte einen 8jährigen ikterischen Jungen, dessen Vater bereits zweimal und dessen 10jährige Schwester einmal an einem Ikterus gelitten hatten.

Ebenso wie bei den erwähnten Zwillingsbeobachtungen können auf Grund dieser Familienbeobachtungen Erbeinflüsse für die Ikterusgenese wohl vermutet, aber nicht als bewiesen erachtet werden.

Die akute Hepatitis verläuft in leichten Fällen unter dem Bilde des Icterus simplex und ist ausheilbar. Bei hochakuten und schweren Verlaufsformen finden sich alle Übergänge zur akuten gelben Leberatrophie, zur chronisch verlaufenden, sog. roten Form der Leberatrophie mit ihrem Ausgang in den allgemeinen Funktionszusammenbruch der Leberzellen, das Leberkoma, oder mit dem Endstadium der Lebercirrhose als „Ausheilungsstadium mit Defekt". Mehr chronisch verlaufende Hepatitiden oder Hepatosen können sicher auch direkt ohne das Zwischenstadium der Leberatrophie im Falle der Nichtausheilung allmählich zur Cirrhosis hepatis führen.

3. Die akute, subakute und chronische Leberatrophie.

Die akute gelbe Leberatrophie ist seit 1842 durch ROKITANSKIs anatomische Beschreibung bekannt und gehört klinisch seit der klassischen Darstellung von FRERICHS im Jahre 1858 mit zu den markantesten Krankheitsbildern. Das Auftreten und die Häufigkeit dieser Erkrankung ist periodischen Schwankungen unterlegen und scheint von äußeren Bedingungen wesentlich abhängig zu sein. GUTZEIT sah 1933 und 1934 allein in Berlin 5 Fälle dieser an sich seltenen Erkrankung innerhalb weniger Monate, während er seit 1934 bis 1938 in Breslau keinen einzigen typischen Fall erlebte. UMBER betont das Anschwellen der Erkrankungsziffer in der Nachkriegszeit und glaubt, hierfür die schlechten Ernährungsverhältnisse der Nachkriegszeit beschuldigen zu sollen. Mit Wahrscheinlichkeit ist heute erwiesen, daß die Leberzelle in ihrer Widerstandsfähigkeit und in ihrer Funktion von Ernährungseinflüssen abhängig ist. Der Glykogengehalt der Leber ist gleichzeitig Schutz und Funktionsbasis für das Leberparenchym. Sicher sind es aber nicht nur quantitative Ernährungsfaktoren, sondern, wie z. B. die in letzter Zeit gefundene Beziehungen des Kohlehydratgehalts der Kost zum B_1-Vitamin und der Einfluß des letzteren auf die Speicherungsfähigkeit der Leberzelle für Glykogen beweisen, auch Veränderungen in der qualitativen Nahrungszusammensetzung, die die Vitalität der Leberzelle und ihre Funktion beeinflussen. So spielen auch die unter dem Einfluß von B_2-Vitamin in der Darmwand und auch in der Leber ablaufenden Phosphorylierungsvorgänge (VERZAR) eine für die Leber lebenswichtige Rolle.

Die Ätiologie sowohl der akuten als auch der subakuten und chronischen Leberatrophie ist sicher keine einheitliche. Die hepatotropen Noxen bleiben vielfach unbekannt. Auch ihr Weg zur Leber ist häufig nicht erkennbar, wenn auch die frühen gastroenteritischen Erscheinungen darauf hinweisen, daß der Schaden oft vom Magen-Darmkanal entweder auf den Gallenwegen oder unter Vermittlung des Pfortadersystems zur Leberzelle gelangt. Ernährungseinflüsse schaffen eine Bereitschaft zum Zusammenbruch der Leberfunktion. Ob und in welchem Ausmaß erbbedingte Minderwertigkeiten das Zerstörungswerk hepatotroper Noxen begünstigen oder auch in anderen Fällen überhaupt erst zustandekommen lassen, ist mangels einschlägiger Beobachtungen im Schrifttum heute noch nicht zu entscheiden. Groß scheinen solche Erbeinflüsse aber nicht zu sein. Daß sie jedoch völlig fehlen, ist schon a priori nicht sehr wahrscheinlich und darf bei der Seltenheit des Leidens an sich nicht dazu verleiten, erblichen Einflüssen bei der Entstehung und beim Verlauf des Leidens eine Bedeutung völlig abzuerkennen.

4. Die Lebercirrhosen.

Die Lebercirrhosen zeichnen sich gegenüber den verschiedenen Formen der Leberatrophien durch ihren vielfach unbemerkten Beginn und ihren langhingezogenen überaus chronischen Verlauf aus. Auch bei ihnen steht die Schädigung des Leberparenchyms im Mittelpunkt der Erscheinungen und des endgültigen pathologisch-anatomischen Befundes, wenn auch der herdförmige Charakter und die zunächst geringgradige Ausdehnung der Parenchymschädigung, sowie das reichliche Vorhandensein normalen oder regenerierten Lebergewebes über lange Zeit hin merkbare Leberfunktionsstörungen in den Hintergrund treten lassen. Am Schluß der Erscheinungen stehen ebenso wie bei den Leberatrophien, wenigstens bei einem Teil der Fälle, der Zusammenbruch der Leberfunktion mit dem klinischen Bild des Coma hepaticum, bei einem anderen Teil der Fälle die Folgen der Portalvenenstauung mit dem klinischen Bild entweder der Verblutung aus Oesophagusvaricen oder des Marasmus auf Grund von hochgradigen Darmresorptionsstörungen oder Eiweißverlusten, von denen die letzteren mit notwendig werdenden Bauchpunktionen ursächlich zusammenhängen.

Der Meinungsstreit, ob die Lebercirrhose primär durch eine Parenchymschädigung oder durch eine abnorme Wucherungstendenz des mesenchymalen Apparates ihren Ausgang nimmt, scheint uns bei der Entstehung der Frage nach der Beteiligung von Erbfaktoren beim Zustandekommen der Erkrankung von untergeordneter Bedeutung zu sein. Dagegen bedarf die anatomische Trennung der Cirrhoseformen noch einer kurzen Besprechung. Pathologisch-anatomisch wird bekanntlich auch heute noch zwischen der LAËNNECschen atrophischen oder ascitischen Cirrhose und der HANOTschen Form der hypertrophischen, meist ohne Ascites, aber mit auffälligerer Milzschwellung einhergehenden Lebercirrhose unterschieden. Wenn nun schon anatomisch ganz reine Bilder dieser Typen zu den Ausnahmen gehören und Vermischungen und Kombinationsformen wesentlich häufiger beobachtet wurden — nach mündlicher Mitteilung unseres Pathologen, Prof. Dr. STAEMMLER, für dessen Beratung bei einer Reihe pathologisch-anatomischer Fragen der Leberpathologie wir dankbar sind, kommen reine Formen der HANOTschen Cirrhose in Deutschland kaum vor — so verwischen sich klinisch die Krankheitsbilder beider Typen bei Betrachtung des Gesamtverlaufes mit seinen verschiedenen Stadien noch öfter, so daß wir ikterische Formen mit Ascites nicht viel seltener sehen als asciteslose Formen ohne Ikterus. Vom ätiologischen Standpunkt aus gesehen bringen oft dieselben Noxen, soweit sie überhaupt erkennbar werden, einerseits echte ikterische, splenomegale HANOTsche und andererseits typische atrophische, ascitische, LAËNNECsche Formen der Cirrhose oder aber auch Mischformen hervor. Vom klinischen Standpunkt pflegen wir also heute einer strengen Trennung der Lebercirrhoseformen in hypertrophische und atrophische Formen nicht mehr großen Wert beizumessen, zumal die LAËNNECsche atrophische Abart in einem Entwicklungsstadium stets eine vergrößerte Leber erkennen läßt und der Ikterus, das führende Symptom der HANOTschen Cirrhose, auch bei der LAËNNECschen Form als Serumbilirubinvermehrung in Latenz stets vorhanden zu sein pflegt. Demgegenüber könnten Erbfaktoren, falls sie überhaupt bei der Entstehung und dem Verlauf einer Cirrhose eine Rolle spielen, außer für die Cirrhosebereitschaft an sich auch für die Ausbildung einer bestimmten Cirrhoseform von Bedeutung sein. Wenn wir das Endergebnis einer hypothetischen Schädigung der Leber als eine Reaktion des Organismus dieser Schädigung gegenüber auffassen — und zu solcher Betrachtungsweise sind genügend Gründe vorhanden —, dann würde man, zumal ein deutlicher Einfluß eines bestimmten Giftes auf die Ausbildung einer bestimmten Cirrhoseform im allgemeinen nicht erkennbar ist, die Art der Reaktion und ihr anatomisches und funktionelles Erscheinungsbild als individuell charakteristisch und damit als erbgebunden oder erbabhängig ansehen können. Es würde demnach in Zukunft bei den familiären oder Zwillingsbeobachtungen von Cirrhose zu beachten sein, ob eine Cirrhose an sich besteht und ob die spezielle Form der Cirrhose familiäre Ähnlichkeiten ausweist.

Wir wissen heute, daß eine große Anzahl von exogenen und endogenen Noxen hepatotrope Wirkungen auszuüben in der Lage ist. Wir wissen weiter, daß bei den meisten Menschen viele hepatotrope Noxen innerhalb des Lebens zur Wirkung gelangen. Wir können solche Leberschädigungen im Verlauf der verschiedenen Infektionskrankheiten und vieler banaler Infekte nachweisen, wir kennen die leberschädigende Wirkung von Phosphor, Arsen, Blei und anderen Schwermetallen, von Helvellasäure bei den Pilzvergiftungen, von Thyroxin, Adrenalin und vielen anderen Noxen und können die hiernach auftretenden Leberschädigungen sowohl klinisch als auch anatomisch einwandfrei feststellen; und doch erkrankt von allen so geschädigten Lebern immer nur ein kleiner Teil an einer Lebercirrhose. Der weit größere Teil heilt ohne Rückstand restlos aus. Ist auch der Grund hierfür sicher zum Teil in einer für die Ausbildung einer Cirrhose unzureichenden Giftdosis zu suchen, so kennen wir von Tierversuchen her eine unterschiedliche Resistenz verschiedener Tiere und Tierarten der gleichen Giftdosis gegenüber, so daß auch Differenzen in der Abwehrfähigkeit der Leberzelle vorhanden sein müssen. Diese könnten ebenfalls peristatische Gründe haben und in wechselndem Glykogengehalt der Leberzelle begründet sein. Aber auch der Glykogengehalt der Leber erklärt nicht oder nicht allein, warum im Einzelfall die Resistenz herabgesetzt oder gesteigert erscheint. Denn weder beim Diabetes mellitus noch bei kachektisierenden Erkrankungen findet man häufiger als sonst eine Lebercirrhose, und bei der hypophysären Kachexie (Morbus *Simmonds*) besteht trotz des langen Bestehens der geradezu klassischen Abmagerung und der Glykogenverarmung keineswegs gehäuft eine Cirrhosis hepatis. Im Falle des Fehlens bekannter hepatotroper Gifte wird das Zustandekommen schwerer Leberparenchymschädigungen durch die Annahme von Kombinationsschäden durch mehrere im einzelnen unterschwellige Gifte erklärt, wobei der Beweis für das Vorhandensein solcher kombinierter Schädigungen meist schuldig geblieben wird.

Mag nun auch in einer Reihe von Fällen ein solcher Kombinationsschaden wirklich vorliegen und auch Ursache einer zur Lebercirrhose führenden Leberzellschädigung sein, mag auch gelegentlich Glykogenmangel für die herabgesetzte Resistenz der Leber verantwortlich sein, so bleiben doch eine große Reihe von Fällen übrig, in denen alle diese ätiologischen Erklärungsmöglichkeiten nicht befriedigen. In diesen Fällen müßten wir damit rechnen oder doch danach suchen, ob nicht anlagemäßig Abwegigkeiten in der Entgiftungsfunktion und in der Abwehrbereitschaft der Leber auch physiologischen im Stoffwechsel entstehenden Noxen gegenüber bestehen, die erblichen Charakter tragen. Es scheint uns damit die Möglichkeit gegeben, daß die Erbanlage der Leber ihre Resistenz gegenüber dem Einfluß der verschiedenen während des Lebens auf die Leberzellen einwirkenden Schädlichkeiten bestimmt. Bei einer erbgebundenen Resistenzschwäche der Leber müßte die Tendenz zur Parenchymdegeneration groß sein und die Leberzellschädigung schon bei unbedeutenden umweltbedingten Anlässen erfolgen.

Ist eine Leberzellschädigung erfolgt, so könnte die Reaktion der Leber ebenfalls individuell verschieden erfolgen und je nach der genotypisch gesteuerten Reaktionsrichtung im einen Falle eine hypertrophische, im anderen eine atrophische Form und in wieder anderen Fällen eine Mischform der Cirrhose zur Entwicklung kommen lassen. Wenn auch alle diese Entstehungsmöglichkeiten der Cirrhose und ihrer Form aus genotypischen Abartungen heute noch keineswegs bewiesen oder auch nur beweisbar sind, so scheint uns doch sowohl aus allgemein pathologischen als auch klinischen Erfahrungen heraus für die Berechtigung solcher pathogenetischen Betrachtungen eine gewisse Wahrscheinlichkeit zu bestehen.

Eine weitere für die Entstehung der Lebercirrhose bedeutungsvolle Fragestellung ergibt sich aus der Tatsache, daß die Lebercirrhose nur ausnahmsweise als primäre Erkrankung in Erscheinung tritt, daß sie vielmehr in überwiegendem Maße als Sekundärleiden oder Folgezustand einer vorausgehenden anderen Erkrankung angetroffen wird. Die postinfektiösen Cirrhosen bei Lues, Malaria, Morbus Bang u. a., sowie jene durch bekannte Gifte wie Phosphor, Antimon, Kieselsäure u. a. hervorgerufenen Cirrhoseformen spielen in der Häufigkeitsskala gegenüber den sog. ursächlich unbekannten Cirrhosen nur eine unbedeutende Rolle. Auch innersekretorische Störungen, wie der Morbus Basedow führen zwar zu Leberschädigungen; echte Cirrhosen hierbei sind aber wohl nicht häufiger als auch sonst im Bevölkerungsdurchschnitt. Das größte Kontigent der Cirrhosen wird ursächlich dem Alkohol und seinen Schäden zur Last gelegt. Je länger man sich hingegen mit der Ätiologie der Cirrhose beschäftigt, um so häufiger wird der Alkohol jedoch auch bei peinlichster und kritischer Anamnese als einleuchtender ätiologischer Faktor vermißt, oder er müßte denn, da lebenslängliche Antialkoholiker im Cirrhosealter heute kaum existieren, mit genau dem gleichen Recht auch für die Ätiologie die meisten anderen Erkrankungen im späteren Lebensalter ursächlich verantwortlich gemacht werden. Das geht aber nicht an und wird auch vernünftigerweise nicht behauptet. Wenn es nun im Tierversuch nicht gelingt, durch parenterale Alkoholgaben eine Lebercirrhose zu erzeugen, während viele andere der auch für den Menschen leberschädigenden Gifte im Tierversuch bei parenteraler Einführung hepatotrop wirken, dann liegt unseres Erachtens kein Anlaß mehr vor, dem Alkohol für die Entstehung der Lebercirrhose eine so überragende Bedeutung beizumessen, wie das im Schrifttum lange geschehen ist und heute noch überwiegend geschieht. Wir müssen uns endlich damit abfinden, daß der Alkohol nicht direkt und primär hepatotrop wirkt, und müssen ihn als alleinige, entscheidende und maßgebliche Cirrhoseursache entthronen, weil seine vermutete Sonderstellung in der ätiologischen Cirrhoseforschung jeden Fortschritt gedanklich verbaut. Es nützt auch nichts, wenn von manchen Seiten ausweichend betont wird, daß die Alkoholwirkung die Leberzelle nicht direkt zu treffen braucht, sondern daß sie durch Schädigungen der Leberzelle den Angriff der Darmtoxine vorbereite (Hoppe-Seyler) oder daß Alkoholschädigungen der Erythrocyten sekundär zu Leberzellschädigungen führen oder das toxische Cholangien oder aufsteigende Cholangitiden unter dem Einfluß des Alkoholgenusses entstünden und den Schaden an die Leberzelle herantrügen. Wichtig ist zu erkennen, daß mit und ohne Alkohol, sowohl mit als auch ohne die oben erwähnten bekannten infektiösen und toxischen hepatotropen Noxen Cirrhosen zur Ausbildung gelangen, und daß diese Cirrhosen an Zahl alle anderen ätiologisch bekannten Formen weitaus überwiegen. Erst nach solcher klarer Erkenntnis kann die Suche nach dem häufigsten cirrhoseerzeugenden Faktor wirksam gestaltet werden.

Schon lange ist bekannt, daß zu den gewöhnlichsten präcirrhotischen Erscheinungen Klagen von seiten der Verdauungsorgane gehören. Verdauungsstörungen verschiedener Art, Obstipation im Wechsel mit Durchfällen, Flatulenz, Spannungsgefühl im Leib, drückende Empfindungen nach der Nahrungsaufnahme, also kurz Verdauungsstörungen treten als sog. dyspeptisches Vorstadium der Cirrhose auf. Trotz dieser Kenntnis wurde aber nur selten der Schluß gezogen, daß der Magen-Darmkanal vor der Lebercirrhose erkrankt sein müßte. Vielmehr wird auch heute noch durch die meisten Lehr- und Handbücher die Ansicht fortgetragen, daß diese Magen-Darmstörungen zwar klinisch frühzeitig in Erscheinung träten, in Wirklichkeit aber schon Ausdruck einer zwar noch nicht sicher feststellbaren, aber wahrscheinlich anatomisch bereits vorhandenen Cirrhose seien. Für diese Ansicht gibt es aber keine auch nur einigermaßen gesicherte Beweise. Ja, in einer großen Reihe von Fällen bestehen zwar unbeachtet gebliebene und zur Gewöhnung gewordene, aber bei genauer anamnestischer Erhebung doch einwandfrei herauslösbare dyspeptische Symptome seit vielen Jahren, die allerdings erst Monate oder wenige Jahre vor der Diagnosestellung der Cirrhose stärker und merkbarer in Erscheinung getreten sind. Untersucht man genauer, so findet man im Frühstadium der Cirrhose mit Regelmäßigkeit eine Gastroenteritis, die gastroskopisch und röntgenologisch an Passageveränderungen im Dünndarm, Spiegelbildungen, Faltenverbreiterungen und klinisch an gärungs- oder fettdyspeptischen Stühlen einwandfrei erkannt werden kann.

Das Vorstadium der Cirrhose ist also eine Gastroenteritis, wobei teils die Duodenitis oder die Jejunitis oder die Ileitis stärker in Erscheinung tritt. Diese Erkrankung verdankt, wie oben in dem entsprechenden Kapitel ausgeführt, einer Koordinationsstörung im Betriebe der Magen-Darmfunktion im vegetativen Gleichgewicht, d. h. einer neuromuskulären und neurovasculären und neurohumoralen Betriebsstörung in der Mehrzahl der Fälle ihre Entstehung. Daß auch exogene Bedingungen wie Alkoholabusus, unzweckmäßige Lebens- und Essensweise u. a. an der Auslösung und Verstärkung der enteritischen Erscheinungen mitwirken, ist fraglos. Aber auch in diesen Fällen spielt der Alkohol nur eine Partialrolle und hat häufig genug gar keine Bedeutung für den Beginn und den Fortgang der Magen-Darmerkrankung, die ebenso wie die Lebercirrhose sowohl bei Nichtalkoholikern als auch bei Frauen auftritt, die nie oder nie in ausschlaggebenden Mengen Alkohol genossen haben.

Der Weg, auf dem die Lebercirrhose aus der Gastroenteritis entsteht, ist ein zweifacher. Entweder werden durch verstärkte Resorption von normalen Darmgiften oder von pathologischen Verdauungsprodukten, sei es daß sie aus den Ingestis, den Verdauungssekreten oder der abnormen Keimbesiedlung stammen, auf dem Portalwege hepatotrope Noxen an die Leberzelle herangetragen, oder es setzt sich die unter anderem auch im Duodenum lokalisierte Entzündung der Darmschleimhaut unter dem Einfluß der den Klappen- und Entleerungsmechanismus an der Papilla Vateri störenden Entzündungszustände kontinuierlich auf die Gallenwege fort und führt zur infektiösen Cholangie, wobei ein Übergreifen an der Stelle der feinsten Gallencapillaren auf die Leberzelle selbst (cholangitische Cirrhose) stattfindet.

Bei diesem so aufgezeigten häufigsten Entstehungsmechanismus der Lebercirrhose ergeben sich auch für die Erbforschung wichtige Hinweise, weil die als Vorkrankheit der Lebercirrhose wichtige Gastroenteritis erst in einer Reihe von Fällen aus der erblich bedingten Leberresistenzschwäche die Leberparenchymschädigung mit ihren Folgen der Lebercirrhose zur Manifestation bringen würde. Auch die Gastritis und die Gastroenteritis weisen familiäre Häufungen und wahrscheinlich genotypische Entstehungsbedingungen auf, und so wird beim Vorhandensein einer erblichen Resistenzschwäche der Leber das Bestehen einer erblichen Anlage zur Funktionsstörung im Magen-Darmkanal fördernd und in vielen Fällen überhaupt erst entscheidend die Manifestation der krankhaften Leberanlage ermöglichen.

Es ist also vom erbpathologischen Standpunkt aus erforderlich, die Entstehung der Lebercirrhose von drei Gesichtspunkten aus zu betrachten, und das wird auch für die zukünftige Forschung wichtig sein, wenn Manifestationsschwankungen, die sicher vorkommen, auf Verständnis stoßen sollen.

1. Besteht ein Erbfaktor für eine funktionelle oder organische Magen-Darmerkrankung?

2. Besteht ein Erbfaktor für eine Leberschwäche überhaupt?

3. Sind gewisse Lebercirrhoseformen erblich?

Bislang sind solche Unterscheidungen und Differenzierungen im Erbgut bei Lebercirrhosen, die in familiärer Häufung angetroffen wurden, nicht gemacht worden. Bei den Fällen des Schrifttums hat die nachträgliche Fahndung nach verschiedenen genotypischen Bedingungen deshalb ihre Schwierigkeiten, weil wir nicht wissen, ob bei der Untersuchung und Beschreibung der Fälle auf die hier angeschnittenen Fragen genügend geachtet wurde. Aus den meisten Beobachtungen und Aufzeichnungen des Schrifttums geht geradezu klassisch hervor, daß das nicht geschehen ist. Insbesondere gilt diese Unterlassung zumeist für den oben aufgeführten Punkt 1 und 3 unserer Forderungen. Die entsprechende Art der Cirrhose ist aus dem klinischen Bild, wie oben begründet, vielfach überhaupt nicht abzulesen. Über die Cirrhoseform kann meist erst der Anatom entscheiden. Ob weiterhin eine Magen-Darmstörung im Sinne einer Dyspepsie bzw. einer Gastroenteritis vorgelegen hat, und ob sie frühzeitig und präcirrhotisch bestanden hat, ist aus den Beschreibungen im Schrifttum oft auch dann nicht zu ersehen, wenn genaue Aufzeichnungen vorhanden sind. Das liegt daran, daß eine Gastroenteritis lange Zeit beschwerdefrei verlaufen kann und auch bei guter Anamnese solange unerkennbar bleiben kann, bis speziell mit guter Untersuchungstechnik danach gefahndet wird. In anderen Fällen dürften bei den häufig recht dürftigen Aufzeichnungen Angaben über das Bestehen präcirrhotischer Magen-Darmsymptome deshalb fehlen, weil der betreffende Autor bei der allgemein verbreiteten und in Hand- und Lehrbüchern wiederzufindenden Ansicht, daß es sich hierbei um Symptome einer bereits bestehenden Lebercirrhose handelt, gar keinen Grund hatte, die Magen-Darmerkrankung pathogenetisch zur Cirrhoseentstehung in Beziehung zu setzen. So müssen wir also Angaben sowohl über die Cirrhoseform als auch über Magen-Darmstörungen in der Cirrhoseliteratur unter dem bezeichneten Gesichtspunkt werten. Das Fehlen von Angaben über Magen-Darmsymptome in den familiären Cirrhosefällen darf nicht als Beweis für das Fehlen einer präcirrhotischen Magen-Darmerkrankung betrachtet werden, während das Vorhandensein einer präcirrhotischen Verdauungsstörung nicht als Symptom der Cirrhose, sondern vielmehr unter dem Gesichtspunkt einer pathogenetisch wichtigen Vorkrankheit angesehen werden muß.

Bei der Sichtung des Schrifttums werden wir wieder zwischen Zwillingsbeobachtungen und Familienuntersuchungen trennen, um im einzelnen zum Wert und zum Ergebnis Stellung zu nehmen. Daß bei der Lebercirrhose erbliche Entstehungsbedingungen überhaupt eine Rolle spielen können, zeigen *Zwillingsbeobachtungen*, bei denen beide Partner gleichartig erkrankt waren. Die Zahl solcher Beobachtungen ist allerdings gering und die älteren von ihnen sind wenig verwertbar, weil über die Eiigkeitsdiagnose nichts bekannt ist.

So stammt die älteste aus dem Jahre 1850 (zit. nach SIEMENS), nach der ein Paarling von 60jährigen Vergoldern und Säufern laut Obduktionsbefund an einer Lebercirrhose, der andere an einem anderen Ort in der gleichen Stunde an demselben Leiden verstorben sein soll. Den gleichen Mangel in der Zwillingsdiagnose hat eine Beobachtung von ELY THEODORE (zit. nach SCHUSCIK), bei der es sich um gleichzeitig an einer Lebercirrhose erkrankte 4jährige Zwillinge handelt, die seit ihrem 15. Lebensmonat täglich Kognak bekommen hatten. Die dürftigen klinischen Befunde lassen nur mit Vorsicht eine gleichartige Erkrankung vermuten, und pathologisch-anatomisch ist lediglich bei einem Paarling eine mit Miliartuberkulose komplizierte atrophische Cirrhose gesichert.

Aus jüngerer Zeit sind von UMBER und von LANGBEIN je ein EZ-Paar mit Lebercirrhose eingehender beschrieben worden.

Umbers EZ infizierten sich am gleichen Tage in ihrem 24. Lebensjahr an der gleichen Person mit einer Lues, wurden in der Folgezeit ausgiebig antiluisch behandelt, so daß die Wa.R. seit Jahren negativ und luische Krankheitserscheinungen niemals aufgetreten waren. Obwohl Alkoholmißbrauch von beiden Zwillingen nicht getrieben worden war, erkrankte der eine Paarling im 51. Lebensjahr an einer typischen Laënnecschen Lebercirrhose mit hartem Milztumor, Darmblutungen, Leberverkleinerung, Ascites, Subikterus und Urobilinogenurie bei negativem Wa.R. und starb noch im gleichen Jahre. Sein Zwillingsbruder erkrankte 3 Jahre später ebenfalls an den klassischen Zeichen einer Laënnecschen Cirrhose mit typischem graubraunen, subikterischen Kolorit, Meteorismus, Caput medusae und Ascites, Milztumor und Urobilinurie, ebenfalls ohne Zeichen einer seropositiven Lues.

Auch bei den von Langbein beschriebenen Zwillingen handelt es sich mit großer Wahrscheinlichkeit um EZ.

Der eine Paarling war von Beruf Gastwirt und hatte dem Alkohol fleißig zugesprochen, ohne indessen als Säufer gegolten zu haben. Sein Bruder, von Beruf Flaschner, liebte ebenfalls den Alkohol und trank zeitweise 13 Schoppen Wein täglich. Dieser erkrankte im 55. Lebensjahr. Er wurde kurzatmig, bekam Ödeme an den Beinen und hatte ein unbehagliches Gefühl im Leib. Außerdem litt er an Verstopfung. Später trat Ascites hinzu, der Leib wurde hart und gespannt, die Beinödeme nahmen zu. Die Leber überragte den Rippenbogen um Handbreite. Im Krankenhaus wurde die Diagnose Lebercirrhose gestellt. Sein Zwillingsbruder starb mit 56 Jahren ebenfalls an einer ärztlich diagnostizierten Lebercirrhose, nachdem schon wenige Jahre vor dem Tode ein Ascites aufgetreten war.

Das sind aber die einzigen Zwillingsbeobachtungen über Lebercirrhose, die wir im Schrifttum auffinden konnten. Die älteren Mitteilungen haben, wie erwähnt, keinen Wert, weil Eiigkeitsuntersuchung, klinische und anatomische Befunde völlig unzureichend sind. Die neueren Mitteilungen über konkordante EZ von Umber und Langbein stellen einen ersten Anhaltspunkt für das Vorhandensein genotypischer Faktoren beim Auftreten einer Cirrhosis hepatis dar, ohne bislang Beweiskraft zu besitzen. Der gleichzeitige luische Infekt am gleichen Partner bei dem Umberschen Fall und die ebenfalls überaus ähnliche Gestaltung der Lebensbedingungen (Alkoholmißbrauch) bei den Langbeinschen Zwillingen läßt die Möglichkeit offen, daß nicht das Erbe, sondern die Umwelt mit ihren gleichen Schädlichkeiten bestimmend auf die Entwicklung der Lebercirrhose und damit auf die Konkordanz Einfluß genommen hatte; und so läßt sich einerseits wegen der Dürftigkeit des vorliegenden Materials und andererseits wegen der sehr ähnlichen und möglicherweise entscheidenden Umweltbedingungen in den angezogenen Fällen ein positiver Schluß für den Erbeinfluß beim Zustandekommen der Lebercirrhose aus diesen Zwillingsbeobachtungen nicht ziehen.

Im Gegensatz zu der geringen Zahl von Zwillingsbeobachtungen wird das *familiäre Vorkommen* von Lebercirrhose viel häufiger beschrieben und besonders im kinderärztlichen Schrifttum finden sich solche Befunde in großer Zahl. Die ersten Beobachtungen über familiäres Vorkommen von Cirrhosen stammen von amerikanischen Autoren aus den letzten 2 Jahrzehnten des vorigen Jahrhunderts.

Marsh berichtete ohne nähere Angaben von einem 18jährigen Mädchen mit Lebercirrhose, dessen Vater 1 Jahr vorher an diesem Leiden gestorben war. Staples zufolge litt ein 16jähriger Junge an einer Cirrhose, dessen 2 Schwestern innerhalb von 2 Jahren dem Leiden ebenfalls erlegen waren. Genauere Beschreibungen und Sektionsbefunde fehlen. Nach Howard erkrankten Bruder und Schwester im Alter von 8 bzw. 9 Jahren nacheinander an einer ziemlich akut verlaufenden Cirrhose mit Fieber, leichtem Ikterus, Anämie, Leukopenie, Ascites, Ödemen, Milz- und Leberschwellung. Sie starben an ihrer Krankheit. Die Sektion bestätigte die Diagnose. Eine ähnliche Beobachtung ohne nähere Angaben teilte Jollye mit. In seinem Falle erkrankten Bruder und Schwester mit 9 bzw. 11 Jahren.

Die erste Beobachtung aus Deutschland stammt von Hasenclever (1898).

Die Krankengeschichten dieser jugendlichen Geschwister (2 Mädchen, 1 Junge) lassen die Zeichen einer Lebercirrhose einwandfrei erkennen. Die genaue Untersuchung der übrigen Familienangehörigen ergab keine Anhaltspunkte für Leber- und Milzvergrößerungen. Blutsverwandtschaft der Eltern bestand nicht. Irgendwelche maßgeblichen hepatotropen Noxen wie Alkohol und Lues konnten in der Familie und bei den erkrankten im Wachstum gehemmten Geschwistern ausgeschlossen werden. Im Gegensatz hierzu wurde von Gleinitz bei einem cirrhotischen Geschwisterpaar eine kongenitale Lues verantwortlich gemacht. Doch hält die Sicherung dieser Ätiologie, die bei dem einen Partner auf Grund der Autopsie, bei dem anderen auf Grund der Anamnese und der günstigen Jodkaliwirkung erfolgte, einer strengen Kritik nicht stand. Gleichartige Störungen bei 3 Familienmitgliedern in 2 Generationen sah PLEHN. Zwei Geschwister (Mädchen von 16 Jahren und junger Mann von 26 Jahren) litten an Ikterus, Leber- und Milzschwellung und Anämie, und der Vater soll in der Kindheit oft Gelbsucht und später eine große Leber und Milz gehabt haben. PLEHN nahm eine ererbte Disposition für die Entstehung des bei beiden Geschwistern gutartig verlaufenden Leidens in dieser Familie an. Es läßt sich aus der vorliegenden Beschreibung zwar nicht sicher feststellen, aber vermuten, daß es sich bei der Beobachtung von PLEHN um Fälle von familiärer splenomegaler Cirrhose (s. später) gehandelt hat.

Auffälligerweise nehmen die Beobachtungen über kindliche familiäre Cirrhosen im Schrifttum einen recht großen Raum ein. Sie sind noch mehr als die Untersuchungen bei Erwachsenen geeignet, Licht auf die erblichen Bedingungen beim Zustandekommen dieser Lebererkrankung zu werfen.

Im frühkindlichen Alter fand SCHUSZIK Cirrhosen bei 3 Kindern gesunder Eltern. Zunächst erkrankten nacheinander 2 Schwestern im Alter von $2^1/_2$ und $2^1/_4$ Jahren an einer schleichend beginnenden, tödlich verlaufenden Gelbsucht, die mit Obstipation, acholischem Stuhl und Bilirubinurie einherging. Später kam ein drittes Kind mit $1^3/_4$ Jahren aus derselben Familie mit den gleichen Symptomen in klinische Behandlung und starb nach 7 Monaten an einer autoptisch festgestellten HANOTschen Lebercirrhose. Lues oder Alkoholmißbrauch waren nicht feststellbar. Eine weitere Beobachtung von WUNDERLICH, bei der in einer Familie 2 Schwestern an einer Lebercirrhose nach Alkoholmißbrauch erkrankten, finden sich in der gleichen Arbeit von SCHUSZIK kurz zitiert. In weiteren Fällen von BISCHOFF und BRÜHL erkrankten 3 Schwestern zwischen 11 und 16 Jahren nacheinander etwa im 11. Lebensjahr an einem chronischen Ikterus mit bedeutender Leber- und Milzschwellung. Die Erkrankung verlief bei den Geschwistern in Remissionen mit akuten Verschlimmerungen, wurde mit zunehmendem Alter der Kranken immer schwerer und führte bei der ältesten Schwester schließlich zum Tode. Die körperliche Entwicklung dieser Mädchen war vom Auftreten der ersten Beschwerden an ebenso gehemmt wie in den später erwähnten Fällen von SZANTÓ, bei denen drei Geschwister an einer familiären, splenomegalen, atrophischen Lebercirrhose litten. Auch die von BISCHOFF und BRÜHL beschriebenen Beobachtungen gehören möglicherweise zu den splenomegalen Cirrhosen (s. später).

Ähnliche Entwicklungsverzögerungen fanden ferner DEBRÉ, SEMELAIGNE und LAMY bei einer Hepatosplenomegalie von zwei Schwestern, von denen die ältere neben der Leber- und Milzvergrößerung einen starken Ikterus, Pruritus, acholische Stühle, Bilirubinurie, Urobilinurie, und Cholurie aufwies, während bei der jüngeren Schwester der Ikterus fehlte und im Urin nur wenig Urobilin, Spuren von Gallensäure und kein Bilirubin nachweisbar war. Kürzlich (1938) haben DEBRÉ und SERINGE über ganz ähnliche Krankheitserscheinungen bei einem später geborenen Kind aus derselben Geschwisterschaft berichtet. Bei dem Knaben traten etwa um das 4. Lebensjahr zuerst acholische Stühle und ein Pruritus auf. Die Leber war vergrößert. Wenig später stellte sich ein zunehmender Ikterus ein. Neben der Lebervergrößerung fand sich auch eine große Milz, ferner Bilirubinurie und Urobilinurie. Im Laufe der folgenden 2 Jahre nahmen die Krankheitserscheinungen, insbesondere die Leber- und Milzvergrößerung, langsam zu. Möglicherweise gehört auch diese Beobachtung zu den splenomegalen Cirrhosen (s. später).

Weitere von HALBERTSMA beschriebene Geschwister, drei von LANGMEAD beobachtete Brüder im Alter von 9, 11 und 13 Jahren und zwei Geschwister von PATTERSON im Alter von 2 und 4 Jahren gehören ebenfalls zu den familiären Lebercirrhosen, bieten aber keine Besonderheiten.

Man könnte vermuten, daß bei familiären Häufungen der kindlichen Cirrhosefälle äußere Schädlichkeiten gleichsam als familiäres Charakteristikum bestehen, einwirken und so stark in den Vordergrund treten, daß sie als äußere Entstehungsbedingungen zur Ausbildung einer Lebercirrhose völlig ausreichen. Dann würde die Familiarität nicht genotypisch, sondern durch eine familientraditionelle Peristase bedingt sein. Demgegenüber muß jedoch festgestellt werden, daß einerseits von solchen äußeren Bedingungen in den betreffenden Beobachtungen nichts bekannt geworden ist (wie in den Beobachtungen von SCHUSZIK), und daß andererseits in einzelnen Familienbeobachtungen, bei denen sich der Hinweis auf eine vermutete Noxe findet, diese nur bei einem Teil der Erkrankungen von Bedeutung sein konnte, bei anderen Familienmitgliedern aber keine ausschlaggebende Rolle gespielt haben kann. Das zeigt recht eindrucksvoll eine Familienbeobachtung von DEUSCH, wo Mutter, Sohn und Tochter an einer Lebercirrhose litten.

Während die Mutter der kranken Geschwister eine typische Lebercirrhose auf luischer Basis aufwies und bei antiluischer Behandlung gebessert wurde, ging der Sohn an einer Lebercirrhose zugrunde, ohne daß Zeichen von Lues bei ihm gefunden wurden. Eine Tochter litt an einer beginnenden Cirrhose. Deusch hält es für sehr wahrscheinlich, daß neben der Lues der Mutter eine konstitutionelle Disposition bei der Entstehung der Lebercirrhose wirksam gewesen ist.

Aus diesen Beispielen scheint uns hervorzugehen, daß die Lebercirrhose in einer nicht ganz kleinen Zahl von Familien gehäuft vorkommt, so daß an konstitutionelle Faktoren für die Entstehung dieser Erkrankung zu denken ist. Diese Faktoren scheinen nicht in den familiären eigentümlichen Lebensbedingungen begründet zu liegen, teils weil spezielle hepatotrope Noxen in den Umwelteinflüssen bei diesen Familien in der Mehrzahl der Fälle nicht auffindbar waren, teils weil selbst in dem einen Beobachtungsfall von Deusch, bei dem eine Lues zwar beim Zustandekommen der mütterlichen Erkrankung eine Rolle spielte, bei der Cirrhose zweier Kinder aber ohne Bedeutung war, soweit sich das aus den guten Beschreibungen der Fälle ohne Obduktionsbefund schließen läßt. Gegen die ausschlaggebende und entscheidende Bedeutung von Umwelt- und Lebensbedingungen für die Entstehung der familiär gehäuft auftretenden Lebercirrhose spricht aber noch ein weiteres Argument. Nur in einzelnen Zwillingsbeobachtungen (Umber, Langbein) war die Cirrhose wie gewöhnlich eine Alterserkrankung. In der überwiegenden Zahl der Familienuntersuchungen bevorzugte die Cirrhose die jugendlichen Jahrgänge (Hasenclever, Plehn) und in einer beträchtlichen Beobachtungsreihe sind geradezu die kindlichen Lebensalter befallen (Schuszik, Bischoff, Brühl u. a.). Das spricht sehr zugunsten einer erbbedingten Anlagestörung, die sich auch ohne begünstigende Umweltfaktoren schon in früher Jugend zu manifestieren vermag. Wenigstens gilt das für die jugendlichen und kindlichen Cirrhosen. Ob auch die Alterscirrhosen, die das größte Kontingent aller derartiger Erkrankungen darstellen, ebenfalls idiotypischen Entstehungsbedingungen folgt, ist aus dem bislang bekannt gewordenen Material nicht zu erschließen. Eine gewisse Möglichkeit liegt aber auch hier vor, wenn man den wenigen Zwillingsbeobachtungen von Umber und Langbein Bedeutung beimessen will. Immerhin besteht bei den meisten von ihnen eine erkennbare peristatische ätiotrope Noxe, so in dem Fall von Umber eine Lues und bei dem von Langbein Alkoholabusus. Es könnte also die Konkordanz in diesen Fällen auch durch gleiche Umweltschädlichkeiten zustande gekommen sein. Doch müssen weitere Zwillingsbeobachtungen abgewartet werden, bis sich die Frage entscheiden läßt, ob auch die Cirrhose höherer Lebensalter erbeigentümliche Entstehungsbedingungen hat. Bis zur Herbeischaffung größeren Zwillingsmaterials kann schon heute für die jugendlichen Cirrhosen angenommen werden, daß ihre Entstehung entscheidend durch krankhafte Erbanlagen beeinflußt wird. Die Schädigungen, die im Laufe eines ganzen Lebens die Leber zu treffen vermögen, sind so vielgestaltig und so zahlreich, daß mit großer Wahrscheinlichkeit auch die Ungunst der Umweltbedingungen allein in der Lage ist, den einzigen oder überwiegenden Grund für die Entwicklung der Lebercirrhose abzugeben. Ob nicht aber auch bei überwiegender hepatotroper Peristase doch ein Anlagefaktor auch bei den Spätcirrhosen mitbeteiligt ist, erscheint uns deswegen nicht unwahrscheinlich, weil fast alle bekannten hepatotropen Noxen auch andersartig organotrop, z. B. vasotrop, cardiotrop, medullotrop zu wirken in der Lage sind. So erscheint uns die Annahme zum mindesten als Arbeitshypothese nicht unberechtigt, daß vornehmlich jene Menschen ihre Cirrhose erleben, id est: an ihr erkranken, bei denen neben der Auswirkung hepatotroper peristatischer Noxen auch ein Anlagefaktor für die Ausbildung einer Lebercirrhose vorhanden ist. Wie im Entstehungskomplex vieler Erkrankungen würden dann im Falle der überwiegenden Bedeutung des Anlagefaktors die Leber schon im Rahmen ihrer physiologischen, assimilatorischen und dissimilatorischen Tätigkeit unter der Fülle ihrer Entgiftungsaufgaben erliegen und mit einer cirrhotischen Umbildung antworten. So würden sich die in kindlichen und jugendlichen Lebensaltern manifestierenden Cirrhosen erklären. Im Falle geringerer Valenz dieses Anlagefaktors würden erst massivere Schädlichkeiten oder deren Häufung in einem längeren Leben voraussichtlich zur Lebercirrhose führen. Bei fehlender Anlage werden im Falle gleicher ungünstiger peristatischer Bedingungen frühzeitiger Organkrankheiten anderer Art in den Vordergrund treten, bevor eine Lebercirrhose zur Entstehung gelangen konnte. Oder anders ausgedrückt: Manifestationsschwankungen des genotypischen Cirrhosefaktors erklären sich aus der peristatischen Zusatzsymptomatik.

So nehmen wir heute als wahrscheinlich an, daß äußeren Faktoren für die Entstehung der Lebercirrhose keine ausschlaggebende Bedeutung zuzukommen scheint. Während Anlagefaktoren beim Zustandekommen der Cirrhose grundlegend mitwirken, sind Umwelt- und Schädigungsfaktoren höchstens im Sinne der Begünstigung oder der Auslösung von Einfluß.

In den mitgeteilten Familienbeobachtungen fällt auf, daß bei den genauer beschriebenen Cirrhosefällen das äußere Erscheinungsbild der Erkrankung eine zum Teil auffällige Ähnlichkeit aufweist. Bei den Fällen von typischer LAËNNECscher atrophischer Lebercirrhose ist in der Regel ein Ascites vorhanden, während Ikterus und Milztumor im Erscheinungsbild zurücktreten und meist fehlen. Daß sub finem vitae sich ein Ikterus entwickeln kann und in einzelnen Fällen der Ikterus auch frühzeitiger auftritt, sei nicht bestritten, aber die Regel ist das nicht. Wenn nun in den Fällen familiärer Erkrankung, wie z. B. bei den Beobachtungen von HOWARD, PLEHN, SCHUSZIK, BISCHOFF und BRÜHL, DEBRÉ, SEMELAIGNE und LAMY neben dem Ascites der Ikterus und der Milztumor besonders in Erscheinung tritt und bei allen Erkrankten gleichmäßig angetroffen wird, so muß diese Tatsache auffällig erscheinen und könnte unseren früher ausgesprochenen Gedanken stützen, daß nicht nur die Entstehung der Lebercirrhose an sich erblichen Einflüssen gehorcht, sondern auch die Extensität und Intensität, die Art und die Verteilung der pathologischen Reaktionen innerhalb des betroffenen Organs idiotypisch gelenkt wird. Ganz gleichgültig, ob der Ikterus bei der Lebercirrhose durch Stauung in den Gallencapillaren oder durch Gallenübertritt aus den geschädigten Parenchymzellen ins Lymph- und Blutgefäßsystem zustandekommt, er kann nur entstehen, wenn in den geschädigten und gestauten Gebieten Galle produziert wird, und wenn diese Gebiete eine größere Ausdehnung haben. Wenn im Verlaufe einer atrophischen Cirrhose der Ikterus im allgemeinen zu fehlen pflegt, so kann der Grund nur darin liegen, daß die cirrhotischen Teile ihre gallenbildende Funktion entweder eingestellt oder im Verhältnis zum Gesamtorgan eine geringe Ausdehnung haben. Tritt also der Ikterus bei familiären Cirrhosen überwiegend häufig und anscheinend schon frühzeitig zutage, so muß entweder die Extensität der cirrhotischen Gewebsveränderungen im Gegensatz zu denen der Alterscirrhosen eine größere sein oder die gallebildende Funktion der erkrankten Gebiete muß noch erhalten sein, während sie bei den typischen Alterscirrhosen frühzeitig darniederliegen würde. Jedenfalls liegt hier eine beachtenswerte Besonderheit der familiären Cirrhosen vor, der in zukünftigen Untersuchungen Rechnung getragen werden muß.

Aber nicht nur das symptomatische Erscheinungsbild der Cirrhosen weist große Ähnlichkeit auf, sondern auch die Form der Cirrhose im anatomischen Sinne scheint genotypische Charakteristika zu haben. Auch an diese Möglichkeit hatten wir bereits gedacht. Die Beobachtung von UMBER über konkordantes Auftreten von LAËNNECscher Cirrhose bei EZ ist ein markantes Beispiel hierfür.

Das Bestehen einer HANOTschen Cirrhose bei 3 Geschwistern im Kleinkindesalter (BISCHOFF und BRÜHL) bringt die erste Bestätigung für diese Annahme. Weitere müssen abgewartet werden. Es erscheint notwendig, in Zukunft auch dem pathologisch-anatomischen Zustandsbild familiärer Cirrhosen die gleiche Beachtung zu schenken wie dem klinischen Erscheinungsbild, um die Frage der Entscheidung zuzuführen, ob neben der Anlage zur Cirrhoseentstehung ein weiterer Faktor für die Ausbildung einer bestimmten Cirrhoseform verantwortlich gemacht werden muß.

Eine besondere Form der Cirrhose, sowohl bezüglich des klinischen Krankheitsbildes als auch des pathologisch-anatomischen Befundes, liegt bei den sogenannten *splenomegalen Cirrhosen* (EPPINGER) vor. Wie schon der Name besagt, ist das Auffällige dieser Erkrankung ein großer Milztumor. Wenn auch bei den anderen Cirrhoseformen die Milzvergrößerung eine im einzelnen wechselnde, im allgemeinen aber konstante Begleiterscheinung darstellt, so bleiben ihre Ausmaße bei den gewöhnlichen Cirrhosen doch in mäßigen Grenzen. Aber schon die HANOTsche Cirrhose zeigt neben dem charakteristischen Ikterus oft recht große Milztumoren. Die echten splenomegalen Cirrhosen, deren Milz oft um das 8—10fache der Norm vergrößert ist und den leukämischen Milzen nur um Unwesentliches nachzustehen brauchen, zeichnen sich aber noch durch charakteristische Blutbildveränderungen aus, die den gewöhnlichen Cirrhosen nicht oder wenigstens nicht in so ausgesprochenem Maße eigentümlich sind. Leukopenien, Thrombopenien und langsam fortschreitende sekundäre Anämien hyper- oder meist hypochromen Charakters stellen dabei so auffällige und konstante Symptome dar, daß es noch heute diskutabel ist, ob man diese Erkrankungen zu den Blutkrankheiten, zu den Erkrankungen der Leber, der Milz oder des Reticuloendothels rechnen soll, zumal die Blutveränderungen schon vor der Ausbildung echter Cirrhosen in Erscheinung zu treten pflegen. Während GUTZEIT und WENDT Erkrankungen dieser Art, die übrigens überwiegend bei Jugendlichen auftreten und oft unter der falschen Diagnose einer Milzvenenthrombose laufen, als Folge und in Abhängigkeit von Gastroenteritiden gesehen und beschrieben haben und damit die Schädigung des hepatolienalen Systems durch portal transportierte Toxine in den Mittelpunkt des ätiologischen Geschehens gestellt haben, erscheint auch jene andere Ansicht diskutabel, die die Schädigung von Leber und Milz vom großen Kreislauf her aus der Quelle von Allgemeininfektionen kommen sehen. Doch ist das hier ohne Belang. Wichtig erscheint für das klinische Bild nur, daß das hauptsächlich und zunächst erkrankte Organ die Milz ist; denn ihre Sonderstellung im Krankheitsgeschehen verursacht nicht nur die Blutveränderung, sondern ihre Entfernung (Splenektomie) bringt sie auch schlagfertig zum Verschwinden. Die große Ähnlichkeit dieser Krankheit mit dem BANTIschen Syndrom, das in unseren Breiten nicht existiert (EPPINGER), hat oft zu Verwechslungen beider Krankheiten im Schrifttum geführt. Bei beiden ist im Frühstadium nur die Milz vergrößert, während die Leber nur leichte oder noch gar keine periportalen Rundzellenherde mit oder ohne cirrhotische mesenchymale Reaktion erkennen läßt. Die Lebererkrankung folgt sekundär, wahrscheinlich unter dem Einfluß der hyperspleniscben Milz und der von ihr stammenden Überschüttung der Leber mit Blutabbauschlacken. Denn die Funktionsstörungen der Leber (Ikterus, Galaktose- und Lävuloseintoleranz) können im Falle noch vorhandener Regenerationskraft nach der Splenektomie völlig verschwinden. Als Synonyma finden sich in der Literatur die Bezeichnungen: Hypoleukia oder Aleucia splenica (FRANK) und die ebenfalls von FRANK inaugurierte splenopathische Markhemmung.

Die splenomegale Cirrhose wird gelegentlich familiär angetroffen. In der Literatur sind die Fälle oft schwer aufzufinden, weil sie unter den verschiedenen

Krankheitsbezeichnungen laufen. Neben der Bezeichnung „LAËNNECsche oder HANOTsche Cirrhose" sind sie unter BANTIschem Syndrom, unter Blutkrankheiten wie Hypoleukien, Agranulocytosen, hämolytischen Anämien, Purpuraerkrankungen, hämorrhagischen Diathesen u. a. rubriziert.

Eine bemerkenswerte Familienbeobachtung stammt von OPITZ, die einerseits wegen der für splenomegale Cirrhosen typischen, von GUTZEIT und WENDT beschriebenen enteritischen Vorsymptome und andererseits wegen der ebenso charakteristischen therapeutischen Wirksamkeit der Splenektomie, wohl als sichere splenomegale Cirrhosen anzusprechen ist.

Erkrankt waren zwei Geschwister im Alter von 6 und 10 Jahren (Abb. 18). Die 10jährige Katharina litt im Säuglingsalter an heftigen Durchfällen, die zum Teil mit Gelbsucht einhergingen. Damals soll schon ein Lebertumor und Milzvergrößerung bestanden haben. Mit 3 Jahren trat Ascites auf, der mehrfach abgelassen werden mußte. Später wurde mehrfach die Milz mit Röntgenstrahlen behandelt. Bei der Aufnahme ins Krankenhaus hatte das Kind eine bretthарte, unebene, vergrößerte Leber. Die Milz war ebenfalls sehr groß. Ferner bestand eine Leukopenie (1800) und eine Thrombopenie (14700). Die Lävuloseprobe war positiv. Nach der Splenektomie stiegen die Leukocyten bald an, das Kind fühlte sich wohl. Bei dem 6jährigen Bruder war die Anamnese ganz ähnlich. Auch er litt im Säuglingsalter an durchfälligen Stühlen. Frühzeitig wurde bei ihm eine Leber- und Milzschwellung festgestellt. Bei der Krankenhausaufnahme hatte er auf dem Leib von der Mitte des Brustbeines bis zur linken Leistenbeuge einen verdickten Venenstrang und noch weitere Venenkonvolute. Leber und Milz waren stark vergrößert. Es bestand eine Leuko- und Thrombopenie. Leider konnte eine Milzexstirpation nicht durchgeführt werden. Die Eltern und zwei weitere Brüder im Alter von 14 und 10 Jahren waren gesund. Alkoholismus der Eltern konnte ebenso wie Lues ausgeschlossen werden.

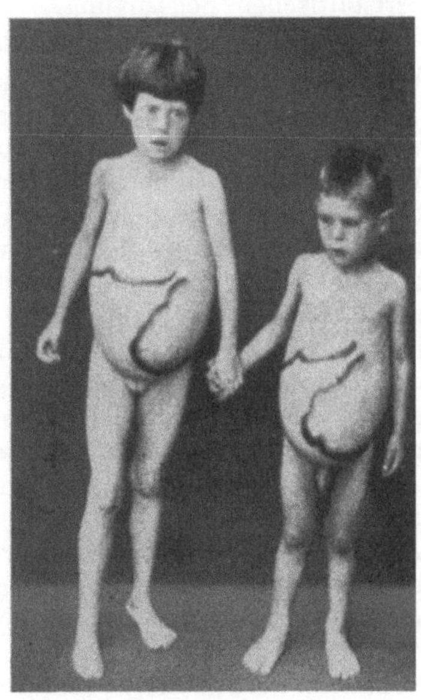

Abb. 18. Splenomegale Cirrhose bei Geschwistern. (Nach OPITZ.)

Einige weitere Beobachtungen von familiärem Auftreten splenomegaler Cirrhose werden von den Autoren zum BANTIschen Syndrom gerechnet.

BASTAI sah bei drei Mitgliedern derselben Familie die Erkrankung langsam einsetzen, ohne daß anfänglich irgendwelche Beschwerden bestanden. Die Milz wurde bei den Kranken langsam größer. Dieses Wachstum dauerte mehrere Jahre. Hieran schloß sich eine zweite Periode, in der es zu einer Mitbeteiligung der Leber kam. Auch Ascites trat allmählich hinzu. Im Blutbild zeigte sich eine Oligocythämie und Oligochromämie. Auch eine Leukopenie trat auf. Diese Periode dauerte 1 Jahr, schließlich starben die Kranken. Bei der anatomischen bzw. mikroskopischen Untersuchung wies die Milz bei den Kranken ähnliche Verhältnisse wie beim Morbus Banti (Bindegewebswucherung um die Zentralarterie, Hyperproduktion der elastischen Fasern und des Reticulum) auf. Über die Ätiologie konnte nichts sicheres festgestellt werden. Ähnliche Erkrankungen waren in der Aszendenz nicht aufgetreten. Alkohol, Malaria oder Infektionskrankheiten konnten ausgeschlossen werden.

In einer weiteren Beobachtung von GUNN handelte es sich um jugendliche Geschwister, bei denen klinisch eine Milzvergrößerung mit Anämie bestand. Auch die Leber war bei beiden vergrößert. Bei der Autopsie fand man neben einer Lebercirrhose eine Fibrosis und Fibroadenie der Milz wie beim Morbus Banti oder bei der EPPINGERschen splenomegalen Cirrhose.

Wenn nun auch diese wenigen Beispiele familiären Vorkommens einer splenomegalen Cirrhose noch nicht ihre Erblichkeit beweist, so ist doch die Tatsache, daß bei einer so seltenen Erkrankung überhaupt eine familiäre Häufung nachweisbar ist, Grund genug, für diese Erkrankung mit erblichen Entstehungsfaktoren zu rechnen, zumal wir auch für die Ausbildung anderer Cirrhoseformen Anhaltspunkte für das Vorhandensein einer genotypen krankhaften Anlage in ausreichendem Maße besitzen. Die Gleichartigkeit im Krankheitsbild, in den Blutveränderungen, in dem Ausmaß der Beteiligung von Milz und Leber am Krankheitsgeschehen läßt schließlich auch für die leuko-thrombopenischen Formen der splenomegalen Cirrhose idiotypische Besonderheiten in der Reaktionsweise des Organismus vermuten, die deutlich von jenen Erbfaktoren zu unterscheiden sind, die z. B. zur HANOTschen Cirrhose zu führen geeignet sind. Inwieweit bestimmte Vorkrankheiten oder gerichtete Schäden für die Ausbildung einer bestimmten Cirrhoseart ätiologisch mit bedeutungsvoll sind, kann aus dem vorliegenden Beobachtungsgut weder entschieden noch vermutungsweise angedeutet werden. Unsere eigene Meinung geht dahin, daß erbliche Bedingtheiten wesentlich stärker für die Cirrhoseform Bedeutung haben als die Art der peristaltischen Schädigung.

Schließlich soll noch eine letzte Form der Lebercirrhose, wie sie bei der WILSON-WESTPHAL-STRÜMPELLschen Krankheit (Hepatolentikuläre Degeneration) vorliegt, unter dem Gesichtspunkt der Vererbung gesondert besprochen werden. Diese Erkrankung wurde ursprünglich als die WILSONsche und als WESTPHAL-STRÜMPELLsche Pseudosklerose in der Literatur getrennt behandelt. Seit den grundlegenden Untersuchungen von SPIELMEYER wird die Einheitlichkeit beider Formen allgemein anerkannt. Die Krankheit beginnt in der Regel im Kindesalter zwischen dem 7. und 15. Lebensjahr, in manchen Fällen erst mit 20 Jahren und später. Sie pflegt meist in wenigen Jahren tödlich zu verlaufen, kann sich aber auch auf viele Jahre erstrecken. Nach LÜTHY werden drei Stadien unterschieden. Während des *ersten* Stadiums, in dem der Lebertumor mit Gelbsucht, Urobilinurie, Milzschwellung und Ascites im Vordergrund steht, gehen die Kranken nicht selten bereits zugrunde, bevor es zur Ausbildung von neurologischen Störungen gekommen ist. KEHRER hat diese Fälle als „Abdominal-WILSON“ bezeichnet. Das *zweite* Stadium ist durch das Auftreten extrapyramidaler Symptome (Rigor der Arme und Beine, Maskengesicht, Sprachstörungen) charakterisiert. Während die Lebererkrankung jetzt mehr zurücktritt, wird der typische FLEISCHNERsche Hornhautring immer deutlicher. Im *dritten* Stadium, in das die Kranken erst im höheren Lebensalter kommen, werden die Sprachstörungen das Eindrucksvollste.

Im Vordergrund dieser Erkrankung steht die Lebercirrhose, wie dies schon WILSON bei der ersten Beschreibung des Krankheitsbildes betont hat. Auch KEHRER vertritt den Standpunkt, daß alles dafür spricht, daß das „Ursprüngliche eine fehlerhafte Anlage der Leber darstellt, die Hirnveränderungen aber nur Folgeerscheinungen der erblichen Lebererkrankung sind“. Die Mehrzahl der Autoren neigt zu der Annahme, daß die Leberschädigung durch ein unbekanntes, endotoxisches Agens hervorgerufen wird. Ob und auf welche Weise die Nervenelemente durch dieses Agens sekundär geschädigt werden, wie WILSON sich die Entstehung der lentikulären Degeneration vorstellte, ist noch völlig ungeklärt. Zu Unrecht wird unseres Erachtens die WILSONsche Krankheit unter die Erkrankungen des Nervensystems eingereiht. Sie gehört vielmehr, da die Lebercirrhose das führende Symptom ist, zu den Lebererkrankungen.

Pathologisch-anatomisch findet man meist eine verkleinerte Leber mit grobhöckriger Oberfläche und eine vergrößerte Milz. Im Gehirn sind die Stammganglien, besonders das Putamen, der Sitz der degenerativen anatomischen Veränderungen, die auch auf andere Gehirnteile, z. B. auf die Capsula interna, das Claustrum usw. übergreifen können.

In der Literatur sind zahlreiche Familien (KEHRER, BOSTROEM, HAL, STERTZ STADLER u. a.) mit Vorkommen der WILSONschen Erkrankung unter mehreren Geschwistern beschrieben worden.

KEHRER hat das bis 1930 vorliegende Schrifttum kritisch gesichtet und sich bemüht, an Hand von eigenen und der niedergelegten Familienbeobachtungen der anderen Autoren, sowie mit Hilfe der WEINBERGschen Geschwistermethode den Erbgang aufzuklären. Er fand (nach Abzug der Frühverstorbenen) 51 sicher Kranke unter 208 Gesunden, d. h. 24,5 zu 100. Dieses Verhältnis von Kranken zu Gesunden kommt nun dem Hundertsatz sehr nahe, den man bei einem einfachen recessiven Erbgang erwartet. Hierzu würde auch passen, daß niemals kranke Eltern gefunden wurden, hier und da aber Kranke in den Seitenlinien (DE LISI). Der Nachweis einer überdurchschnittlichen Häufung von Verwandtenehen bei den Probandeneltern läßt sich jedoch an Hand des vorliegenden Materials nicht erbringen.

Nach KEHRER ist die Ursache für die Entstehung der WILSONschen Erkrankung eine krankhafte Erbanlage, zu der möglicherweise noch eine äußere Noxe als auslösender Faktor hinzutritt. Diese krankhafte Erbanlage scheint CURTIUS mit dem Hinweis darauf, daß sowohl bei den Eltern von Wilsonkranken als auch bei ihnen selbst eine erhöhte Bereitschaft zum Erwerb einer degenerativen oder infektiösen Chorea besteht, in einer allgemeineren Anfälligkeit des striären Systems zu erblicken. Neuere Beobachtungen über WILSONsche Erkrankung bei Geschwistern stammen von GRAF, LHERMITTE, MÜLLER und SCHWYN, ohne daß in diesen Fällen wesentlich neue Gesichtspunkte enthalten wären.

Nach allen diesen Familienbeobachtungen stellt sich uns die WILSONsche Erkrankung als ein erbliches Leiden dar, wobei der Erbgang mit einer gewissen Wahrscheinlichkeit als recessiv angesehen werden kann.

5. Die Gallenwege.

Die Erkrankungen der Gallenwege haben enge Beziehungen zu jenen der Leber, weil die Störung der Gallenströmung sowohl in den intra- als auch in den extrahepatischen Gallenwegen eine der Hauptursachen für Erkrankungen des Leberparenchyms und -mesenchyms darstellen. Die endothellose Verbindung zwischen Leberzelle und intraacinösen Gallencapillaren einerseits und die Nachbarschaft der Schaltstücke der Präcapillaren, der terminalen oder intraacinösen Gallengänge andererseits, sowohl mit dem peripheren Läppchenparenchym als auch mit dem mesenchymalen Blutgefäß- und Fasersystem erklären das Fortschreiten von Gallenwegserkrankungen auf die Leber zur Genüge. Ob in solchen Fällen die gröberen Gallengänge im pathologisch-anatomischen Sinne als erkrankt angetroffen werden müssen, ob Entzündungen von den distalen zu den proximalen Gallenwegen aufsteigen müssen, oder ob die Erkrankung an der Achillesferse (ASCHOFF) des intrahepatischen Gallenwegssystems, den Schaltstücken, beginnt und sowohl absteigend als auch aufsteigend fortschreitet, soll hier ebensowenig zur Diskussion gestellt werden wie die Frage, auf welchen Wegen die infektiös-toxischen Noxen in das Gallenwegssystem hineingelangen, ob hämatogen, enterogen oder lymphogen, ob auf dem arteriellen oder dem portalen Wege des Kreislaufes. Das sind Streitpunkte, die für die Pathogenese der Erkrankungen der Gallenwege und der Leber heute immer noch nicht einwandfrei entschieden sind, die auch wohl gar nicht nach der einen oder anderen Richtung entschieden werden können, weil mit der Vielgestaltigkeit und Mannigfaltigkeit der genetischen Möglichkeiten auch die Inanspruchnahme dieser Möglichkeiten im Einzelfalle variabel und wechselvoll sein wird.

Sowohl für die infektiös-toxische Cholangie NAUNYNs und UMBERs als auch für die enterogen aufsteigende Cholangitis, sowohl für die hämatogen portale als auch für die hämatogene Infektion vom großen Kreislauf aus werden heute das Zusammenwirken zweier Faktoren beim Zustandekommen der entzündlichen Gallenwegserkrankungen allgemein anerkannt: die Stauung und die Infektion.

Das Vorhandensein von Keimen in den Gallenwegen allein, ganz gleichgültig, ob sie ascendierend oder descendierend in die letzten hineingelangen, führt nicht zur Erkrankung der Gallenwege, nicht zur Cholangitis und Cholecystitis, ebenso wie die Gallenstauung nur als eine Vorbedingung der Infektion und damit der Entzündung betrachtet werden kann. Erst das Zusammenwirken von Stauung und Keimanwesenheit gibt den saprophytisch in den Gallenwegen befindlichen Erregern pathogene Eigenschaften, die zur Entzündung führen. Die gleiche Frage nach der Pathogenese stellt sich auch immer wieder bei der zweiten großen Krankheitsgruppe der Gallenwege, den Gallensteinen. Läßt sich beim betroffenen Kranken wegen der pathomorphologischen Kombination von Steinbildungen und Entzündung häufig nicht mehr erkennen, ob die Entzündung oder die Steinbildung pathogenetisch vorausgegangen ist und läßt sich eine reine Scheidung zwischen beiden Krankheitsgeschehnissen ätiologisch oft nicht durchführen, so kennen wir doch zweifellos Krankheitsverläufe, bei denen die Steinerkrankung und andere, bei denen die Entzündung im Vordergrund der Erscheinungen steht.

Ebenso wie für die Entzündung wird auch für die Steinbildung die Kombination von Stauung und Infektion wenigstens für die Anfangsstadien verantwortlich gemacht (NAUNYN). Ob auch ohne Infektion, entweder auf metabolischem Wege oder nur durch Stauung und abnorme Eindickung der Galle Wandschädigungen der Gallenwege mit Epithelabschilferungen das Punctum cristallisationis für Steinbildung abgeben können (ASCHOFF), darüber sind übereinstimmende Antworten heute trotz einer fast unübersehbaren Forschungsarbeit noch nicht möglich, weil der Tierversuch mit seiner abweichenden Zusammensetzung der Galle versagt. Die von NAUNYN inaugurierte Lehre vom cholangiogenen Schub als dem ersten steinbildenden Moment ist auch heute keineswegs widerlegt. Daneben mögen physikalisch-chemische Entmischungsvorgänge der Galle mit elektrischen Entladungserscheinungen der Kolloide eine unterstützende, möglicherweise auch entscheidende Rolle spielen. Immerhin bleibt sowohl für die Entzündung als auch für die Steinbildung neben dem infektiösen Moment der Stauungsfaktor von maßgeblicher Bedeutung.

Einer Erklärung noch nicht zugänglich ist die Frage, warum es bei den gleichen Vorgängen von Stauung und Infektion nicht in allen Fällen zu den gleichen Auswirkungen kommt, warum in einem Teil der Fälle die Gallensteinbildung das Krankheitsgeschehen beherrscht, in anderen Fällen hingegen die Entzündung vorherrschend und entscheidend den Krankheitsverlauf beeinflußt, ohne in extremen Fällen jemals zur Steinbildung zu führen. Diese Erscheinung kann kaum anders erklärt werden als mit Unterschieden in der physikalisch-chemischen Beschaffenheit der Galle selbst. Ob diese Änderungen im physikalisch-chemischen Milieu der Galle als Auswirkungen einer abartigen Sekretion der Leberzelle, als Ausdruck von Stoffwechselstörungen oder anlagemäßigen oder erworbenen Minderwertigkeiten der Zellfunktion oder als Folge abnormer Beimischungen zur sezernierten Galle aus dem Drüsenapparat der extrahepatischen Gallenwege oder als Auswirkung andersartiger Resorption von Gallenbestandteilen in der Gallenblasenwand anzusehen ist, muß heute ebenfalls noch als offene Frage betrachtet werden. Ebenso wenig gibt es bisher eine Antwort auf die Frage, warum nur in einem Teil der Fälle der cholangiogene Schub nur kurzzeitig und einmal erfolgt, zur Gallensteinbildung führt und dann nie wieder auftritt oder im Falle seines Wiederauftretens jedenfalls keine längerdauernde oder gar bleibende Infektion der Gallenwege macht, so daß die aufgetretene Entzündung nur akut lithogen wirkt, aber nicht zur chronischen Cholangitis wird. Es könnte eingewandt und erklärt werden, daß für diese Unterschiede im Verlauf und in den Auswirkungen der Infektion Zufälligkeiten, wie z. B. die Dauer der als Bedingung notwendigen Stauung eine Rolle spielen dürften. Uns vermag diese Erklärung deswegen nicht zu befriedigen, weil genügend Fälle bekannt sind, bei denen die Entzündung im Krankheitsgeschehen trotz abundanter und in mehreren Schüben aufgetretener Steinbildung ganz zurücktritt oder überhaupt nicht nachweisbar ist, während bei chronischen Entzündungen die Steinbildung völlig und auf die Dauer zu fehlen vermag. Daß es genügend Fälle von Cholelithiasis mit chronischen und rezidivierenden Entzündungserscheinungen gibt, findet trotz der geäußerten Bedenken darin eine ungezwungene Erklärung, daß die Cholelithiasis geradezu zur Stauung disponiert und damit den einen Faktor für die Infektion geradezu in Permanenz kultiviert.

Für das Zustandekommen von Gallensteinen einerseits und von Entzündungen der Gallenwege andererseits bei den gleichen in Stauung und Infektion bestehenden Bedingungen, liegt es nahe, einen Anlagefaktor als dispositionelles Moment verantwortlich zu machen, der im einen Fall in einer besonders ausgeprägten Infektionsresistenz und möglicherweise auch in der Sekretion einer kolloidlabilen Galle zu suchen ist, im anderen Falle geradezu einer Entzündungsbereitschaft Vorschub leistet und eine kolloidstabile Galle zur Folge hat. Wir halten es für möglich, auf dem Wege der Zwillingsforschung und vielleicht auch auf genealogischem Wege diesen Fragen der Analyse zur Gallensteinbildung und zur Gallenwegsentzündung näher zu kommen und ihre Beantwortung zu fördern. Bisher fehlt es an solchen Untersuchungen völlig.

Aschoff und seine Schule unterscheidet zwischen entzündlich entstandenen Bilirubinkalkkonkrementen und nichtentzündlichen Cholesterinsolitären. Diese Ansicht ist heute wohl die vorherrschende. Auch die Cholesterinsolitärsteine enthalten aber ein Zentrum von Bilirubinkalk, so daß für die Erstentstehung der letzteren auch Aschoff den toxisch-infektiösen cholangiogenen Schub zur Steinbildung, wie ihn Naunyn inauguriert hat, nicht völlig abzulehnen vermag. Muß man somit für die Erklärung der Erstentstehung der Steinkerne immer wieder auf die Infektion zurückgreifen, so würde das Wachstum der Bilirubinkalksteine als weitere Infektionsfolge angesehen werden, das Wachstum der Cholesterinsolitäre hingegen durch Anlagerung von Cholesterin mit Oberflächenwirkungen einer an sich nicht als krankhaft anzusehenden Galle in Zusammenhang gebracht werden müssen. Auch unter Zugrundelegung dieser Ansicht lösen sich die oben schon diskutierten Fragen wieder unbeantwortet heraus, warum in einem Fall die Infektion mit ihren Schüben, im anderen Fall die Steinbildung ohne manifest werdende begleitende Infektion das pathologische Geschehen so klar beherrschen. Zur Klärung dieser Verhältnisse wären Zwillingsuntersuchungen mit der Fragestellung wichtig, ob bei eineiigen Zwillingen Art und Zusammensetzung der Steine konkordanten oder diskordanten Regeln gehorchen. Solche Untersuchungen bestehen unseres Wissens zur Zeit noch nicht, sind auch überaus schwierig durchzuführen.

Eine weitere Untersuchung verdient die Frage nach dem Anteil von erblicher oder peristatischer Bedingtheit der beiden grundlegend wichtigen Vorbedingungen für die Gallenwegsleiden: Infektion und Stauung.

Die *Infektion der Gallenwege* ist an die Anwesenheit von Erregern im Gallengangssystem gebunden. Da die Leber nicht nur ein Sekretions-, sondern auch ein Exkretionsorgan darstellt, können in die Blut- oder Lymphbahn gelangte Keime hier ebenso wie in den Harnwegen zur Ausscheidung gelangen. Man kann diesen Vorgang geradezu als physiologisch ansehen. Da aber die gewöhnlichen Eitererreger doch nur in einem kleinen Hundertsatz der Fälle als pathogene Entzündungserreger in den Gallenwegen Bedeutung gewinnen, während Darmbakterien von der Coli-Enterokokkengruppe den überwiegenden Anteil bei infektiösen Vorgängen im Gallenwegssystem ausmachen, so muß der Darm und seine Funktion für das Hineingelangen der Keime in die Gallenwege eine weitaus größere Rolle spielen, als infektiös-septische Allgemeininfektionen, wie z. B. banale Eiterungen, Anginen, orale Infekte oder andere mit dem großen Kreislauf in Verbindung stehende bakteriell eitrige Krankheitsprozesse. Die Darmbakterien können sowohl auf dem Pfortaderweg als auch ascendierend über die Papillensperre ins Gallenwegssystem eintreten, und so kann geradezu die Funktionsstörung des Darmes mit seiner konkomittierenden pathologischen Coli- und Enterokokkenflora im oberen Dünndarm und Duodenum als eine der häufigsten Vorbedingungen oder doch begünstigenden Faktoren für die Bakteriocholie angesehen werden. Freilich bedeutet der Bakteriengehalt der Galle noch keine Infektion. Sie wird erst manifest bei gleichzeitig bestehender Stauung, weil der gleichmäßige Gallenstrom für die Ansiedlung der Erreger in der Schleimhaut ungünstige Bedingungen schafft. Da aber entzündliche und dyspeptische Magen-Darmerkrankungen (s. Kapitel Gastritis, Enteritis) der Wanderung von Darmkeimen in die Gallenwege Vorschub leisten, so werden die früher besprochenen für die Entstehung und Unterhaltung entzündlicher Magen-Darmerkrankungen in Anspruch genommenen erbpathologischen Bedingungen auch für die Ausbildung der Bakteriocholie und damit der Gallenwegsinfektion Bedeutung gewinnen müssen.

Der zweite, für die Gallengangsinfektion wichtige Faktor, die *Gallenstauung*, kann verschiedene Ursachen haben. Schon die Entzündung der oberen Dünndarmteile kann eine dieser Ursachen darstellen. Wenn auch der Papillenschleimpfropf in seiner Bedeutung für die Cholostase heute besonders auf Grund anatomischer Untersuchungen an Leichenmaterial entthront worden ist (Aschoff), so ist damit doch nur eine Möglichkeit der Gallengangsverlegung erfaßt, und da das Leichenmaterial mit seinem Tonus- und Turgorverlust sich überhaupt nicht zur Entscheidung der Frage der Lumenweite von Sphincteren von Hohlorganen eignet, kann auch diese Ablehnung noch nicht als ein endgültiges Ergebnis angesehen werden. Aber selbst wenn die Annahme zu Recht bestünde, daß Stauungszustände in den Gallenwegen infolge von mechanischen Verschlüssen der Papille durch Schleimpfropfbildungen nicht vorkämen, so wäre es kaum zu verstehen, daß bei Entzündungen der Duodenalschleimhaut und Anschwellungen ihrer Falten, die wir röntgenologisch leicht sehen und zur Darstellung bringen können, die enge Öffnung der Papilla Vateri ausgerechnet und allein von solchen Schwellungszuständen ausgenommen wäre. Stellt sie doch auch nur einen Teil des Duodenums dar. So halten wir trotz aller Einwände von pathologisch-anatomischer Seite am mechanischen Schwellungsverschluß der Papille mit ihren Folgen für die Stauung als Ursache der Infektion der Gallenwege fest. Da im Falle einer Gastroenteritis und einer Duodenitis als Partialerkrankung auch die Bakterienflora im Duodenum einerseits wegen des Wegfalls der bakteriziden Wirkung der Duodenalschleimhaut, andererseits wegen der im entzündeten Darm veränderten Wachstumsverhältnisse pathologisch wird und gerade aus denjenigen Bakterien besteht, die auch in den Gallenwegen am häufigsten gefunden werden (Coli, Enterococcus, Bakt. Proteus), so wäre es gesucht, solche direkten Übergänge der Duodenalflora auf die Gallenwege unter dem Einfluß entzündlicher Papillenverschwellungen völlig abzulehnen. Wenn aber schon die Gegend der Papilla Vateri in den Entzündungsbereich von der Darmseite her mit einbezogen wird, was große Wahrscheinlichkeit für sich hat, dann besteht die weitere Möglichkeit, daß der Sphincter im unteren Choledochusgebiet kein hermetisches Hindernis für die Ausbreitung der Entzündung auf die Choledochusschleimhaut darstellt, genau so wenig wie der Pylorus die Grenze darzustellen pflegt für Entzündungen im Verdauungskanal, die nach unserer Erfahrung im überwiegenden Teil der Fälle nicht am Pylorus als Gastritis Halt machen, sondern auf das Duodenum, Jejunum usw. als Enteritis sich fortsetzen. Die theoretische Begrenzung von Entzündungsvorgängen an gewissen Sphincteren erscheint uns als eine allzu mechanistische Vorstellung, die wir ablehnen.

Unter Berücksichtigung der Annahme einer direkten Aszension der Entzündung auf die Gallenwege aus dem Darm würden zur Begünstigung der Entstehung einer Cholangitis und Cholecystitis also auch alle die genotypischen Bedingungen zur Verantwortung zu ziehen sein, die für die Entstehung der Gastritis und Gastroenteritis in einem früheren Kapitel bereits eine eingehende Besprechung erfahren haben.

Wenn wir im folgenden von dem reinen Steinverschluß als Ursache der Stauung absehen, dessen Zustandekommen beim Vorhandensein von Steinen rein zufällige und mechanische Ursachen haben dürfte, so bedürfen für die Entstehung der Stauung in den Gallenwegen endlich noch neuere einerseits von Rhode und Schmieden, andererseits von Westphal, v. Bergmann und Schöndube auf Grund eingehender Forschungen geäußerte Ansichten einer Erwähnung. Schmieden hat für die Gallenstauung und damit als prädisponierenden Faktor für die Steinbildung nicht entzündlicher Genese (reiner Cholesterinsolitärstein Aschoffs) mechanische Hindernisse im Collum-Cysticusgebiet verantwortlich gemacht. Er sah das klinische Bild der Stauungsgallenblase mit maximal gespannter Wand bei Gallensteinoperationen, bei denen sich Steine als Erklärung für die Schmerzanfälle nicht fanden und konnte diese Zustände durch Cholecystektomie heilen. Er nahm als Grund für die Stauung in diesen Fällen eine Steigerung des Cysticusverschlußapparates an, der mit dem S-förmig gekrümmten Ductus cysticus und dem dreifachen Klappenapparat der Valvula Heisteri den Eintritt der Galle in die Gallenblase zwar leicht gestatte, den Austritt derselben aber schon physiologischerweise hemme und ihn im Falle einer Störung wie ein Ventil einseitig völlig verhindere. In einer anatomischen Anomalie, in einer zu kräftigen Ausbildung dieses Klappenmechanismus oder in einer gestörten neuromuskulären Innervation könnten Ursachen für Betriebsstörungen dieses Klappenmechanismus gegeben sein, die auf konstitutionelle Besonderheiten und anlagebedingten Abartungen beruhen. So könnten die reinen Cholesterinsolitäre nicht entzündlicher Genese auf dem Boden solcher erbbedingter Anlagestörungen im Gebiet der Valvula Heisteri zur Entwicklung gelangen. Ob dem wirklich so ist, können lediglich Zwillingsuntersuchungen mit der Zeit klären.

Bei seinen weiteren Forschungen über die Bedingungen für die Behinderung des Gallenabflusses hat dann Schmieden der Erwerbung des aufrechten Ganges durch den Menschen und der dadurch bedingten Drehung der Leber um 90° besondere Bedeutung zuerkannt. Mit Rhode zusammen hat Schmieden dann eine Reihe von mechanischen Gründen aufgezeigt, die zu Entleerungsstörungen der Gallenblase Anlaß sein können. Zu ihnen gehören z. B. die intrahepatische Lage (Parenchymblase), die Pendellage des Gallenblasenfundus, die Sanduhrform, klappenähnliche Verengerung zwischen dem Corpus und dem Infundibulum, Cysticusdivertikel, rechtwinklige Ausmündung des Cysticus, angeborene Mißbildungen des Organs u. a. Anomalien, die von erblichen Bedingungen abhängig sein können. In diesen Fällen würden, da der Stauungsfaktor auf dem Boden anlagebedingter Lageanomalien der Gallenwege zustande käme, auch die Auswirkungen der Stauung, die Gallensteinbildung und die Infektion der Gallenblase als Folge genotypischer Anomalien anzusprechen sein.

Wird nach den Untersuchungen von Schmieden also dem mechanischen Faktor von Lage- und Formänderungen im Gebiet der extrahepatischen Gallengänge für die Genese der Gallenstauung Bedeutung zugeschrieben, so erkennen

v. BERGMANN und seine Schule, WESTPHAL, KALK und SCHÖNDUBE diesen Verhältnissen höchstens eine mitwirkende, aber nicht ausschlaggebende Rolle zu, indem an die Stelle der mechanischen Behinderungen des Gallenflusses dynamische Entleerungsstörungen gesetzt werden. Diese Autoren betrachten das Gallenwegssystem mit seinem Entleerungsmechanismus unter dem Gesichtspunkt einer synergistischen neuromuskulären Regulation, der die Gallenblase mit ihrer Kontraktions- und Erschlaffungsmöglichkeit, der HEISTERsche Collum-Cysticusklappenapparat und schließlich der ODDIsche Sphincter im Choledochus in einer Art Arbeitsgemeinschaft unterstehen. Dabei sollen nach v. BERGMANN Gallenblasenmuskulatur und Sphincter Oddi antagonistisch arbeiten, so daß der Öffnung des Sphincters eine Gallenblasenkontraktion entspricht. WESTPHAL hat überzeugend nachgewiesen, daß es Kontraktionen und Spasmen des Sphincter Oddi gibt, die zu mehr oder weniger starker Stauung im Gallengangssystem führen können. Die Störungen im neuromuskulär gesteuerten Entleerungsmechanismus der Gallenwege, die von v. BERGMANN und WESTPHAL als Dyskinesien bezeichnet werden, können, da das Nervensystem an ihrer Auslösung maßgebend beteiligt ist, von den verschiedensten Stellen der neuralen Bahn, also auch von der Psyche ihren Ausgang nehmen. So finden auch jene Zustände von Icterus ex emotione, von denen früher die Rede war, eine ungezwungene Erklärung. Aber diese durch neurale Funktionsstörungen zustande kommenden Entleerungsstörungen der Gallenwege müßten auch für die Gallensteinbildung und für die Ausbildung einer Gallenwegsinfektion eine maßgebliche Bedeutung gewinnen.

Untersuchen wir schließlich die Frage nach dem peristatischen und nach dem idiotypischen Anteil solcher dyskinetischer Betriebsstörungen, so kommen wir bezüglich der Umwelteinflüsse auf mannigfache Möglichkeiten. Kältereize, abundante Mahlzeiten, sitzende Lebensweise, Gravidität u. a. können eine solche Regulationsstörung auslösen. Erbliche Bedingungen dürfen aber auch hierbei nicht vergessen werden. Das geordnete Zusammenspiel des vegetativen Nervensystems in seinen neuromuskulären und neurosekretorischen Auswirkungen ist nach klinisch-ärztlichen Erfahrungen eine am Erbe verankerte Eigenschaft. Es gibt Familien, in denen diese vegetative Regulation durchgehend in geordneten Bahnen verläuft und andere, in denen sie fehlt. Für den Magen-Darmkanal haben wir diese familiären Besonderheiten schon aufzuzeigen versucht, für die Gallenwege bestehen sie sicher auch. Je nach der Sicherung dieser Regulationen werden auch für das Gallenwegssystem äußere peristatische Einflüsse entweder zur Auswirkung gelangen können oder nicht. Handelt es sich bei den für die Auslösung von Gallenwegserkrankungen verantwortlichen peristatischen Einflüssen (Kältereize, unvernünftige Ernährungsgewohnheiten, fette Speisen u. a.) doch zumeist um Schädigungen und Ereignisse, die im Leben jedes Menschen nicht einmal, sondern wiederholt auftreten, und da doch nur ein ganz kleiner Teil von Menschen an Gallenwegsleiden erkrankt, so mag daraus hervorgehen, einen wie großen Einfluß eben doch krankhafte Erbanlagen für die Entstehung von Gallengangserkrankungen haben müssen. Die Neigung zur vegetativen Dysharmonie aus Erbeinflüssen dürfte für die Erkrankungen der Gallenwege eine ähnlich große Bedeutung haben, wie für die früher besprochenen Erkrankungen der Magen-Darmschleimhaut. Und so sind denn auch Zwillingsbeobachtungen und Familienuntersuchungen bekannt geworden, die die erblichen Bedingtheiten der Gallenwegserkrankungen zu beweisen oder doch wahrscheinlich zu machen scheinen.

Bei diesen Untersuchungen ist eine Trennung nach entzündlichen und lithogenen Veränderungen der Gallenwege vielfach nicht durchgeführt worden. Ja, in einer Reihe von Familienbefragungen sind auch das Gallenwegscarcinom und Lebererkrankungen verschiedener Art in die statistischen Erhebungen und das angefallene Zahlenmaterial mit einbezogen. Solche summarische Rubrizierungen ohne vorausgegangene analytische Trennung verschiedenartiger Erkrankungen haben natürlich nur sehr bedingten Wert für die Klarstellung von Erbe und Umwelt bei Gallenwegserkrankungen. Der Mangel an scharfer diagnostischer Trennung beruht zum Teil darauf, daß die Einordnungen entweder nur nach Fragebogenerhebungen und nach anamnestischen Angaben oder im Falle durchgeführter körperlicher Untersuchungen ohne Anwendung des modernen Rüstzeugs der Gallenwegsdiagnostik (Duodenalsondierung, Röntgenuntersuchung, Cholecystographie) stattfanden, ein Verfahren, an dem heute noch sehr viele Zwillingsbeobachtungen und genealogische Untersuchungen kranken, und dessen Mängel und Unsicherheit für die Abtrennung peristatischer von genotypischen Entstehungsbedingungen wir schon des öfteren hervorgehoben haben. Es bleibt der zukünftigen Forschung vorbehalten, in großen Untersuchungsreihen auslesefreier Zwillingsserien und umfassender Familienuntersuchungen einerseits eine genügende Trennung entzündlicher und lithogener Gallenwegserkrankungen vorzunehmen und andererseits den Erbgang und den Anteil der Umwelteinflüsse mit einer einwandfreien modernen Untersuchungsmethodik genügend scharf herauszuarbeiten.

Trotz der geäußerten Bedenken über die Verwertbarkeit der vorliegenden Untersuchungen für die Frage der Abgrenzung von Erbe und Umwelt bei der Entstehung von Erkrankungen der Gallenwege sollen im folgenden die im Schrifttum niedergelegten Beobachtungen angefügt werden. Systematische *Zwillingsuntersuchungen* sind bisher nicht angestellt worden. Nur einige kasuistische Berichte liegen vor.

Die erste Mitteilung über das Vorkommen von Gallensteinen bei Zwillingen stammt offenbar von J. BAUER. Er konnte 2 EZ-Paare beobachten, bei denen in beiden Fällen beide Partner eine Cholelithiasis hatten. GLATZEL hat 1931 ein diskordantes, weibliches ZZ-Paar beschrieben, von denen der eine Paarling seit der vierten Schwangerschaft an typischen Cholelithiasisanfällen mit Ikterusattacken litt. Der andere Paarling blieb gesund und hatte keine Kinder. Zwei weitere Beobachtungen von STEINER sollen, da sie klinisch gut durchuntersucht sind, näher aufgeführt werden.

EZ-Paar 1, ♀. Paarling I litt seit dem 29. Lebensjahr an Gallensteinkoliken. 1934 wurde röntgenologisch nach intravenöser Jodtetragnostinjektion ein länglicher, wenig kontrastreicher Gallenblasenschatten ohne Steinbildung festgestellt. Im Februar 1935 wurde der Paarling operiert. Nach den Angaben des Paarlings wurden mehrere Steine aus der Gallenblase entfernt. Paarling II wurde mit 29 Jahren operiert. Man fand bei ihr einen kirschgroßen Solitärstein in der Gallenblase.

EZ-Paar 2, ♂. Paarling I litt seit dem 28. Lebensjahr an Gallenblasenbeschwerden. Mit 35 Jahren Verstärkung derselben. Im 38. Lebensjahr Operation: Im Ductus choledochus ein haselnußgroßer Stein, in der Gallenblase mehrere kleine Steine. Bei Paarling II bestehen keine Gallensteinbeschwerden, sondern Magenbeschwerden mit Inacidität und Obstipation. Eine genauere Untersuchung auf das Vorhandensein von Gallensteinen scheint nicht erfolgt zu sein.

Die noch unveröffentlichten Krankengeschichten eines dritten EZ-Paares mit Gallensteinen haben uns M. WERNER und W. PORTIUS freundlicherweise zur Verfügung gestellt: Es handelte sich um 47jährige ♀ Zwillinge. Paarling I leidet seit 1934 an Schmerzen im rechten Oberbauch und in der Magengegend. Die Anfälle traten in Abständen von 4—6 Wochen auf. Anfang 1937 wurde im Krankenhaus eine Cholecystektomie vorgenommen. *Befund:* Gallenblasenempyem mit 300—400 kleinen Steinen. Paarling II leidet seit 1916 anfallsweise an Gallenblasenkoliken und heftigen Schmerzen in der Magengegend. 1924 erfolgte die Gallenblasenexstirpation. Vermutlich waren auch bei ihr Gallensteine vorhanden, doch war ein Operationsbericht nicht mehr zu bekommen.

Weitere Zwillingsbeobachtungen sind nicht bekannt geworden. 4 konkordante und 2 diskordante EZ-Paare und 1 diskordantes ZZ-Paar sind ein zu spärliches Material, als daß irgendwelche Schlüsse hieraus abzuleiten sind, zumal es sich um Einzelbeobachtungen und nicht um auslesefreie Serien handelt.

Familienuntersuchungen sind in größerer Zahl vorhanden. Aber auch sie kranken daran, daß die Untersuchungsmethodik strengen Forderungen nicht entspricht.

Im älteren Schrifttum gehen die Meinungen über die Häufigkeit des familiären Vorkommens von Gallensteinen sehr auseinander. So beobachtete Kehr bei den Eltern von 289 in den Jahren 1904—1906 operierten Gallensteinkranken 22mal (= 7,6%) Cholelithiasis; und zwar 13mal bei der Mutter und 9mal beim Vater der Probanden. Nach Schwarz (zit. nach Kehr) sollen unter 147 Cholelithiasisfällen bei den Eltern von 17 Kranken (= 11,6%) ähnliche Erscheinungen vorgelegen haben (anamnestische Erhebungen). Auch Paus (zit. nach Kehr) kommt zu einer ähnlichen Prozentzahl wie Kehr. In 7,3% von Gallensteinoperierten waren auch die Eltern gallensteinleidend, in 7,3% die Kinder, in 7,3% entfernte Verwandte und in 2,7% deren Kinder. Zahlenmäßige Feststellungen von G. Lehmann bei 40 Kranken decken sich mit denen von Kehr. Unter seinen 40 Fällen wurden 3mal mit Sicherheit Gallensteine bei der Mutter, 1mal bei einem Bruder gefunden. Unter Berücksichtigung nur der drei sicheren Fälle von Cholelithiasis beträgt der Hundertsatz des familiären Vorkommens 7,5%, entspricht also dem von Kehr.

Kehrs Urteil zu allen diesen Erhebungen gründet sich auf die Tatsache, daß jeder 10. Mensch Gallensteinträger ist und geht dahin, daß aus den oben angegebenen Prozentsätzen von 7,6, 7,3 und 11,6 kein sicherer Schluß auf die Erblichkeit der Cholelithiasis abgeleitet werden könne. Die auffallende Häufung von Gallensteinen in manchen Familien legte aber Kehr die Mitbeteiligung eines Erbfaktors trotzdem bereits nahe und ließ ihn an eine Erblichkeit der „Cholesterindiathese" denken.

Die Erhebungen sowohl von Kehr als auch von Schwarz und Paus beruhen auf anamnestischen Erfragungen, so daß hiermit höchstens die manifesten Ausfallskranken erfaßt sind, wobei auch andere als Gallenkoliken möglicherweise mit in das Cholelithiasismaterial einbezogen sind. Auf der anderen Seite werden viele der sogenannten stummen Cholelithiasisfälle nicht in die Statistiken mit einbezogen sein, so daß die Verringerung der familiären Gallensteinerkrankungen durch anamnestische Nichterfassung der anfallsfreien Erkrankungen und die Erhöhung durch Miteinrechnung von andersartigen Kolikerkrankungen große und gar nicht absehbare Zahlenveränderungen in der Statistik hervorzubringen in der Lage sind. Und in der Tat kommen andere Zusammenstellungen, wie die von Derfourt und Huddy zu wesentlich höheren Hundertsätzen in der familiären Belastung.

Derfourt (zit. nach Ewald) fand unter 228 Fällen in 35% der Fälle „Leberkrankheiten" in der Aszendenz und „glaubt", daß davon sicher 20% auf Gallensteine entfallen. Keine erbliche Belastung bestand bei den 338 Fällen nur 92mal. Huddy hat anamnestische Erhebungen bei 57 operierten Gallensteinkranken durchgeführt und bei 24 (= 42%) in der Verwandtschaft ähnliche Beschwerden gefunden, während bei 100 gesunden Vergleichspersonen nur in 16% cholelithiasisartige Erscheinungen unter den Verwandten erfragt werden konnten.

So ist also die familiäre Belastungsquote bei Gallensteinerkrankungen bei den verschiedenen Untersuchungen sehr unterschiedlich hoch gefunden worden. Wie groß die Unsicherheit solcher Untersuchungen bisher ist, geht unter anderem aus den Aufstellungen von Derfourt hervor, der alle Fälle von „Leberkrankheiten" offenbar mit in seine Statistik eingerechnet hat. Daß solche vagen Eingruppierungen, die sich nicht einmal die Mühe einer einigermaßen gesicherten Diagnostik machen, zu völlig irreführenden Ergebnissen führen müssen, kann kaum zweifelhaft sein. Und so sind alle bisher vorliegenden Statistiken über familiäres Vorkommen von Gallensteinen nicht recht zu verwerten, weil aus den betreffenden Arbeiten zumeist nicht deutlich hervorgeht, inwieweit die Diagnosen durch Operation oder durch eine eingehende klinische Untersuchung der Familienangehörigen gesichert sind. Das wird aber die Voraussetzung für zukünftige Erhebungen ähnlicher Art sein müssen.

Wenn wir zum Schluß der Familienbeobachtungen noch eine weitere Beobachtungsreihe von Körner aus dem Jahre 1937 zitieren, so tun wir das nur deshalb, weil diese Arbeit auf Grund von eingehenden Untersuchungen sich bemüht, über die Genauigkeit der erwähnten hinaus von der familiären Häufung der Gallenwegserkrankungen ein Bild zu zeichnen, das durch die angewandte Kritik doch einen gewissen Anspruch auf Beachtung verdient.

Körner unterscheidet zunächst „familiäre Häufung“ von Vererbung und betont, daß gerade bei Gallenblasenerkrankungen exogenen Faktoren eine gewisse Bedeutung nicht abgesprochen werden dürfe. Die Definition seines Begriffes „Häufung“, die dann vorliegen soll, wenn in einer Familie mehr als eine Gallenwegserkrankung vorkommt, ist allerdings auch angreifbar, wenn 10% aller Menschen Gallensteinträger sind. Bei Untersuchungen von 16 Sippen, die eine Auslese nach familiärer Häufung darstellen, kommt er zu dem Ergebnis, daß bei Gallenblasenerkrankungen mit einer gelegentlichen familiären Häufung zu rechnen ist. Bindende Schlüsse werden wegen der Auswahl des Materials vermieden. Seinen Vorschlag, Reihenuntersuchungen anzustellen, verwirklicht er durch Nachforschungen, Befragungen, körperliche Untersuchungen, Beschaffung von Krankengeschichten der Hausärzte und Krankenhäuser über Familienangehörige, zu deren Kenntnis er auf Grund positiver Gallenblasenbefunde des im Jahre 1935 angefallenen Sektionsmaterials im Gießener Pathologischen Institut gelangte.

Auf diese Weise konnten 57 Familien erfaßt werden. 52 weitere Familien schieden aus, weil Sippenangehörige nicht erreichbar waren. In 27 von 57 Familien (= 47,3%) lag eine sichere „Häufung“ (s. oben) von Gallenblasenerkrankungen (Cholecystitis, Empyem, Pericholecystitis, Cholelithiasis, Carcinom der Gallenblase) vor. Rechnete er alle Familien mit „vermutlicher Belastung“ und nicht gesicherter aber wahrscheinlicher Diagnose, wozu er auch Appendicitiden, Asthma bronchiale, Ulcus ventriculi seu duodeni, Adipositas, Gicht u. a. zählt, mit in diese Statistik hinein, so zeigten 9 Familien eine solche „vermutliche“ Belastung und nur 12 von 57 Familien erwiesen sich als belastungsfrei. Eine Vergleichsuntersuchung von 57 Familien, die aus einem gallenblasengesunden Ausgangsmaterial gewonnen waren, ergab nur in 2 Familien eine Häufung von Gallenblasenerkrankungen, während eine „vermutliche Belastung“ in 33 Familien und keine Belastung in 24 Familien bestand. Körner stellte eine familiäre Häufung der Gallenwegserkrankungen in 47,4% seiner Fälle fest und fand in Familien gallenblasenkranker Ausgangspersonen Gallenblasenkrankheiten 5mal häufiger als in solchen gallenblasengesunder Probanden.

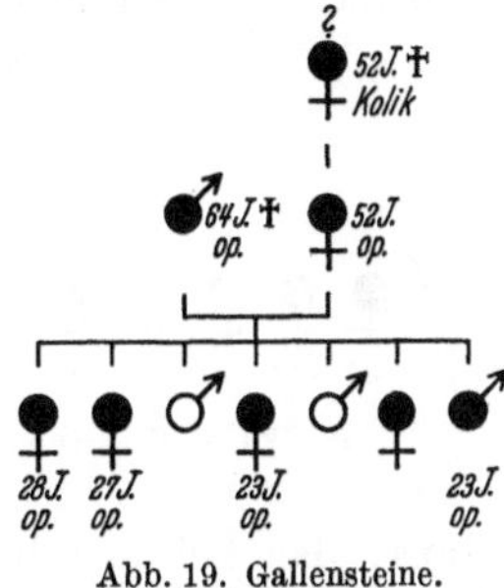

Abb. 19. Gallensteine. (Nach Weitz.)

Diese Ergebnisse können als statistisch gesichert betrachtet werden und verdienen deshalb Beachtung. Die Prozentzahlen in der Belastung der Familien von gallenblasenkranken und -gesunden Probanden bleiben auch dann noch sehr unterschiedlich, wenn man die Hundertsätze und das Material kürzt, das in der sogenannten „vermutlichen Belastung“ steckt. Immerhin wird damit zu rechnen sein, daß eine Erhöhung der Hundertsätze von Familienerkrankungen sicher zustandekäme, wenn wirklich alle Personen cholecystographiert worden wären. Solange diese Methode noch nicht durchgehend bei solchen Familienuntersuchungen angewandt wird, können Angaben über die familiäre Häufigkeit von Gallenwegserkrankungen keinen Anspruch auf Wirklichkeitswert erheben. Zur Frage des Erbganges vermögen die Untersuchungen jedoch nichts auszusagen.

Schließlich finden sich im Schrifttum einzelne Mitteilungen über Einzelsippen, in denen eine Häufung von Gallenwegserkrankungen (Cholecystitis, Empyem, Carcinom der Gallenwege) feststellbar war.

Beck (zit. nach Ewald) beschrieb eine Familie von 10 Mitgliedern, „bei denen Großmutter und Enkelin an Gallensteinen litten“. Huddy beobachtete in einer Familie über 3 Generationen Erkrankungen an Cholelithiasis, die bei 4 Sippenmitgliedern durch die Operation bestätigt, bei 2 anderen Nichtoperierten durch das Bestehen typischer Kolikanfälle diagnostisch wahrscheinlich war. In einer von Lenz abgebildeten, aus dem Material von Agnes Bluhm stammenden Sippentafel, waren Gallensteine in 4 Generationen aufgetreten. Das Leiden wurde nicht in allen Fällen lückenlos weitergegeben, sondern auch Übertragung durch gesunde Personen kam vor. Außer an Gallensteinen litten zwei Kranke noch an Gicht. Genaue Angaben, die sich zum Teil auf Sektionsprotokolle stützen, hat Gruber über eine Sippe veröffentlicht. Die Erkrankten in dieser Familie litten nicht nur an Gallensteinen, sondern auch an Coronarsklerosen. Weiterhin haben Marcuse, Kalk und Weitz (Abb. 19) über einzelne Sippen mit gehäuftem Vorkommen von Gallensteinen berichtet. Die umfangreichste Sippschaftstafel mit 118 Mitgliedern stammt endlich von Laun. Es handelt sich um 2 verschwägerte Familien, in denen bis zum Zeitpunkt der Veröffentlichung von Laun (1935) 19 Gallenblasenkranke gezählt wurden.

Eine eigene Beobachtung über 5 Gallensteinerkrankungen in zwei Generationen bei 17 Familienmitgliedern sei der Vollständigkeit halber ebenfalls noch kurz erwähnt.

Der Proband leidet seit 2 Jahren an kolikartigen Beschwerden in der rechten Nierengegend, die in der letzten Zeit sehr stark zugenommen haben. Bei ihm ergab die Röntgenuntersuchung in der Gegend des rechten Ureterenostiums einen kleinen konkrementverdächtigen Schatten. Gallensteine fanden sich nicht bei ihm. Von seinen neun lebenden Geschwistern litten vier an Gallensteinkoliken. Bei zwei von diesen wurden röntgenologisch Gallensteine nachgewiesen, zwei weitere wurden operiert. Man fand ebenfalls bei ihnen Gallensteine. Die Mutter des Probanden litt seit dem 40. Lebensjahr an typischen Gallensteinkoliken (s. Sippentafel! Abb. 20).

Damit ist das mitgeteilte Beobachtungsmaterial über Zwillingsuntersuchungen und Familienbeschreibungen bei Gallenwegserkrankungen erschöpft. Überblicken wir zum Schluß noch einmal kritisch die aus diesen Untersuchungen zu folgernden Ergebnisse für die Frage der Abgrenzungen von Erbe und Umwelt, so entbehren sie leider durchgehend der Möglichkeit irgendwelcher wirklich begründeter Schlüsse. Auslesefreie Zwillingsserien liegen nicht vor. Einzelzwillingserhebungen ergaben bei 6 EZ 4mal Konkordanz und 2mal Diskordanz, ein Ergebnis, das bei der hohen Diskordanzhäufigkeit der EZ die Bedeutung der Umwelt für die Gallenwegserkrankungen erkennen läßt. Die Familienbeobachtungen größeren Materials kommen zu ganz verschieden hohen Häufigkeitsquoten je nach dem Ausgangsmaterial und nach der mehr oder weniger strengen Abgrenzung der Gallenwegsleiden von anderen symptomähnlichen Erkrankungen. Dabei scheint einzig und allein die Körnersche Untersuchungsreihe eine familiäre Häufung von solchen Erkrankungen statistisch zu sichern. Aber auch bei ihr sind entzündliche, lithogene und sogar carcinomatöse Gallenwegsveränderungen nicht getrennt, sondern in einen Topf geworfen, und wenn zur sogenannten „vermutlichen Belastung“ neben der Appendicitis auch z. B. Gicht und Adipositas gerechnet werden, so wird die Unsicherheit auch dieser noch am besten untersuchten Serie schlagartig klar. Immerhin scheint eine gewisse Häufung von Gallenwegserkrankungen in einzelnen Familien dadurch wahrscheinlich gemacht zu sein. Worauf aber diese Häufung beruht, ob Erbeinflüsse hierbei eine Rolle und eine wie große Rolle sie spielen, oder ob gleichartige Umwelt- und Lebensbedingungen von familientypischem Charakter bei der Häufung von Bedeutung sind, muß zur Zeit noch unentschieden bleiben. Und schließlich verdient bei dieser von Körner durchgeführten Familienuntersuchung der Begriff „Häufung“ einer weitgehenden Kritik. Wenn unter Häufung das Anfallen von mindestens 2 Gallenblasenerkrankungen in einer Familie verstanden wird, so muß bei der Kenntnis, daß 10% aller Menschen Gallensteinträger sind, bei großen Familien über 20 Mitglieder ein Ansatzfehler auftreten, weil mit dem Vorhandensein von 2 Gallenblasenkranken in solchen Familien die gewöhnliche durchschnittliche Erkrankungsziffer gar nicht überschritten wäre und eine Häufung von Gallenwegserkrankungen in Wirklichkeit gar nicht bestände. Bei einer im Ansatz richtigen Statistik müßte demnach der Begriff Häufung mit der Zahl der untersuchten Familienmitglieder einer Sippe in Beziehung gesetzt werden, wenn nicht eine durchschnittliche Erkrankungszahl ebenfalls als Häufung imponieren und in Erscheinung treten soll. Das ist aber in der Statistik Körners nicht geschehen.

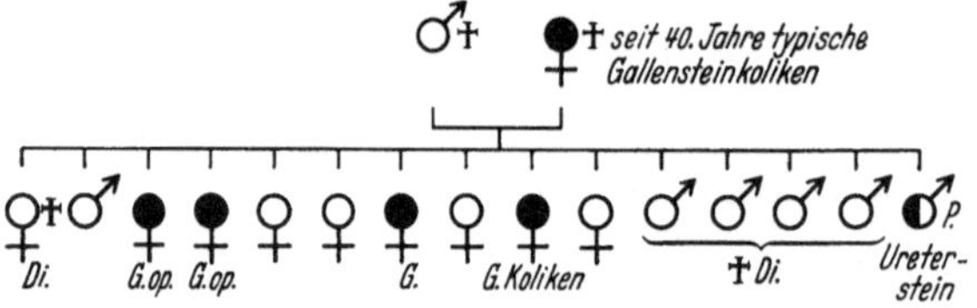

Abb. 20. Gallensteine. (Eigene Beobachtung.)

So bleibt also nach der augenblicklichen Kenntnis der Verhältnisse nichts weiter als die Vermutung übrig, daß in einzelnen Familien eine familiäre Häufung von Gallenwegsleiden besteht, und daß das Erbe für familiäre Erkrankungen von Bedeutung sein könnte. Gesicherte Schlüsse über den Anteil von Erbe und Umwelt an dem Entstehen der besprochenen Erkrankungen gestattet das vorliegende Material aber nicht. Damit hat das mitgeteilte Beobachtungsmaterial über Zwillingsuntersuchungen, Familienerhebungen über die Häufigkeit familiärer Belastungen und von Einzelsippen seinen Abschluß gefunden.

Schrifttum.

I. Zusammenfassende Arbeiten.

BAUER, J.: Konstitutionelle Disposition zu inneren Krankheiten. Berlin 1917. — BERGMANN, G. v.: Funktionelle Pathologie, 2. Aufl. Berlin 1936. — BERGMANN, G. v. u. G. KATSCH: Die Erkrankungen des Magens. BERGMANN-STAEHELINS Handbuch der inneren Medizin, 2. Aufl., Bd. 3/I. Berlin 1926.

CURTIUS, F.: Die organischen und funktionellen Erbkrankheiten des Nervensystems. Stuttgart 1935.

GUTZEIT, K.: Über die Gastroenteritis. München 1933 (Lit.!).

HOFMEIER, K.: Die Bedeutung der Erbanlage für die Kinderheilkunde. Stuttgart 1938.

LENZ, F.: E. BAUR, E. FISCHER u. F. LENZ' Menschliche Erblehre und Rassenhygiene, 4. Aufl., Bd. 1. 1936. — LÜDIN, M.: Erkrankungen des Oesophagus. BERGMANN-STAEHELINS Handbuch der inneren Medizin, 2. Aufl., Bd. 3/I. Berlin 1926.

MARTIUS, F.: Konstitution und Vererbung in ihren Beziehungen zur Pathologie. Berlin 1914.

SIEMENS, H. W.: Einführung in die allgemeine und spezielle Vererbungspathologie des Menschen. Berlin 1923. — Die Zwillingspathologie. Berlin 1924.

UMBER, F.: Erkrankungen der steinfreien Gallenwege und ihre Folgen. Verh. dtsch. Ges. inn. Med. **1932**, 289—301.

VERSCHUER, O. v.: Erbpathologie, 2. Aufl. Dresden u. Leipzig 1937.

WEITZ, W.: Die Vererbung innerer Krankheiten. Stuttgart 1936.

II. Einzelarbeiten.

ADLER: Über Appendicitis in „nervösen" Familien. Neur. Zbl. **1901**, 161, 162. — ADLER, E.: Über hereditäres Vorkommen des Magen- und Zwölffingerdarmgeschwürs. Arch. Verdgskrkh. **37**, 393—408 (1926). — AHLFELD: Zit. nach SIEMENS. — ALBERRAN: Zit. nach COLLEY. — ALBU, A.: Die Bewertung des Visceralptosis als Konstitutionsanomalie. Berl. klin. Wschr. **1909 I**, 289—292. — Die verschiedenen Formen der Achylia gastrica, ihre Pathogenese und Behandlung. Ther. Gegenw. **1913**, 433—439. — ALDOR, v.: Zit. nach G. KATSCH: Handbuch der inneren Medizin, 2. Aufl., Bd. 3/I. Berlin 1926. — ALEZAIS: Zit. nach LÜDERS. — D'AMATO, H.: Die Bedeutung der Erblichkeit und der Prädisposition beim Ulcus ventriculi. Arch. argent. Enferm. Apar. digest. **7**, 769 (1932). — APPERLEY, FR. L. and J. H. NORRIS: The familial influence in gastric function. Brit. med. J. **1931**, Nr 3658, 255. — ARAKI, B.: Nagasaki-Igakkai-Zasshi **12**, 640 (1935). Zit. nach COCKAYNE. — ARNOLD: Untersuchungen im Gebiete für Anatomie und Physiologie, 1838. S. 211. — ASCHNER, B.: Über Konstitution und Vererbung beim Ulcus ventriculi und duodeni. Z. Konstit.lehre **9**, 6—46 (1924). — ASCHOFF, L.: Über den Engpaß des Magens. Jena 1918. — Über Orthologie und Pathologie der extrahepatischen Gallenwege. 47. Kongreß dtsch. Ges. Chir. 1923. Arch. klin. Chir. **126**, 233—263 (1923). — ASHBY, H.: A case of congenital stenosis of the pylorus. Arch. of Pediatr. **14**, 498—505 (1897). — ASHTON, L. O.: Pyloric stenosis in mother and infant. Arch. of Pediatr. **46**, 651—652 (1929). — ASK-UPMARK, E.: Studien über Megacolon mit besonderer Berücksichtigung der Pathogenese und der Spätresultate. Bruns' Beitr. **151**, 73—126, 267—317 (1930).

BACKMANN, W.: Von der Bedeutung des konstitutionellen Momentes in der Ätiologie der Appendicitis. Z. klin. Med. **93**, 358—380 (1922). — BAKER, E. G. ST.: A familiy pedigree for appendicitis. J. Hered. **28**, 187—191 (1937). — BALOGH, E.: Beitrag zur Lehre von der Erblichkeit der Erkrankung an Appendicitis. Dtsch. Z. Chir. **245**, 325—331 (1935). — BARD: Arch. des Mal. Appar. digest. **9**, 541. Zit nach LÜDIN. — BASTAI, P.: Eine familiär vorkommende Form von Splenomegalie mit Lebercirrhose. Haematologica (Palermo) **3**, 370—412 (1922). — BAUER, J. u. B. ASCHNER: Konstitution und Vererbung bei Ulcus ventriculi und duodeni. Klin. Wschr. **1922 II**, 1250—1252, 1298—1302. — BAUER, K. H.:

Das Lokalisationsgesetz der Magengeschwüre und daraus sich ergebende neue Fragestellungen für das Ulcusproblem. Mitt. Grenzgeb. Med. u. Chir. **32**, 217—259 (1920). — BAUMGARTEN: Ref. Wien. klin. Wschr. **1907 I**, 179. Zit. nach LÜDIN. — BECK: Zit. nach EWALD. — BEIZKE: Charité-Ann. **34**. Zit. bei LÜDIN. — BERGER: Zit. nach COLLEY. — BILDERBACK: Zit. bei VARDEN. — BIANCHI, S.: Riv. med. Milano **35**, 189 (1927). Zit. nach COCKAYNE. — BING, A.: Zur Kenntnis der „HIRSCHSPRUNGschen Krankheit" und ihrer Ätiologie. Arch. Kinderheilk. **44**, 59—85 (1906). — BISCHOFF, H. u. R. BRÜHL: In der Pubertät entstandener familiärer Ikterus mit Leberzirrhose. Z. Kinderheilk. Orig. **40**, 702—715 (1926). — BLUHM, A.: Zit. bei F. LENZ. — BOCCIA, D. y R. MAGGLIONE: Dos casos de „Situs Viscerum Inversus". Rev. med.-amer. Endocrinol. **10**, 705—715 (1927). — BOLTEN, G. C.: Ein Fall familiären angioneurotischen Ödems, kompliziert mit Tetanie. Z. Nervenheilk. **63**, 360—367 (1919). — BOMMERS: Ein Fall von hypertrophischer Pylorusstenose bei einem Säugling. Med. Klin. **1907 II**, 1318. — BONORINO, P. C.: Konstitution und Erblichkeit in der Verdauungspathologie. Arch. argent. Enferm. Apar. digest. **11**, 243—308 (1936). Ref. Kongreßzbl. inn. Med. **86**, 584. — BRATUSCH-MARRAIN, A.: Über familiäres Auftreten von Pylorospasmus. Arch. Kinderheilk. **85**, 93—96 (1928). — BRENDLE, E.: Familiäres Vorkommen von Pylorospasmus. Mschr. Kinderheilk. **68**, 295 (1937). — BRIMBLECOMBE, S. L.: Transposition of viscera in two Members of one Family. Brit. med. J. **1920 II**, 889, 890. — BROMANN, J.: Normale und abnorme Entwicklung des Menschen. Wiesbaden 1918. — BROUSSAIS: Histoire des phlegmasies ou inflammations chroniques. Paris 1803. Zit. nach G. KATSCH: Handbuch der inneren Medizin, 2. Aufl., Bd. 3/I. Berlin 1926. — BRÜNING, F.: Zur Ätiologie und Therapie der HIRSCHSPRUNGschen Krankheit. Arch. klin. Chir. **138**, 435—448 (1935). — BRUN, ROUTIER u. JELAGUIR: Zit. nach COLLEY. — BÜCHNER: Die Pathogenese der peptischen Veränderungen. Jena 1931. — BUTTERSACK, P.: Über familiäres Vorkommen der HIRSCHSPRUNGschen Krankheit. Münch. med. Wschr. **1927 II**, 1626—1628.

CAHAN, J. M.: Transposition of all the Viscera. Med. J. a. Rec. **120**, 75, 76 (1925). — CAMERER, J. W. u. R. SCHLEICHER: Die Bedeutung der Erbveranlagung für die Entstehung einiger häufig vorkommender Krankheiten nach Anamnesen von 1500 Zwillingspaaren. Erbarzt **1935**, 75—77. — CAMERER, J. W.: Die Bedeutung der Erblichkeit für die Entstehung des Magen- und Zwölffingerdarmgeschwürs. Z. Konstit.lehre **19**, 416—431 (1936). — CARPENTER: Zit. nach LICHTMAN. — CARSTENS: Zit. bei TJ. HALBERTSMA. — CASSIERER, R.: Die vasomotorisch-trophischen Neurosen, 2. Aufl. Berlin 1912. — CAUFIELD, E. J.: Familial incidence of pyloric stenosis. Amer. J. Dis. Childr. **32**, 706—708 (1926). — CHAPMAN, A. W. and A. BARBER: Familial liver cirrhosis. Report of three cases in brothers. Arch. of Pediatr. **48**, 316—325 (1931). — CLAUSSEN, F.: Über Erblichkeit innerer Krankheiten. Zbl. inn. Med. **58**, 897—943 (1937). — CLOSS: Zit. bei WEITZ; Vererbung innerer Krankheiten. Stuttgart 1936. — COCKAYNE, E. A.: Disease in homogenous twins. Brit. J. Childr. Dis. **8**, 487—491 (1911). — The Genetics of the Transposition of the Viscera. Quart. J. Med., N. F. **1938**, Nr 27, 479—493. — Congenital pyloric stenosis in first and second cousins. Arch. Dis. Childr. **13**, 249—253 (1938). — COMBY, J.: Appendicite chronique chez les enfants. Arch. Kinderheilk. **50**, 133—140 (1909). — COLLEY, F.: Beiträge zur Klärung der Frage von der Erblichkeit der Entzündung des Blinddarmanhangs. Arch. klin. Chir. **103**, 177—208 (1914). — CURTIUS, F. u. G. KORKHAUS: Klinische Zwillingsstudien. Z. Konstit.lehre **15**, 229—267 (1930). — CURSCHMANN, H.: Zur Kenntnis seltener familiärer Mißbildungen. I. Familiärer Situs viscerum inversus. Anat. H. **57**, 403—437 (1919). — Die konstitutionelle Anlage bei der Entstehung der Rumination. Z. Konstit.lehre **6**, 191—204 (1920). — CZERNECKI, W.: Über den Einfluß der Heredität auf die Bildung des Magengeschwürs. Wien. med. Wschr. **1910 I**, 587.

DALLA VALLA ALBERTO: Zit. nach ASK UPMARK. — DAUBER: Über kontinuierliche Magenschleimsekretion. Arch. Verdgskrkh. **2**, 167—181 (1896). — DAUWE, F.: L'hérédité de ulcère rond de l'estomac. Arch. des Mal. Appar. digest **7** (1913). — DAVIS, H. H.: Congenital hypertrophic pyloric stenosis in twins. J. amer. med. Assoc. **83**, 686 (1924). — DEBRÉ, R., G. SEMELAIGNE et M. LAMY: Cirrhose biliaire congenitale et familiale. Arch. Méd. Enf. **33**, 677—682 (1930). — DEBRÉ, R. et PH. SERINGE: Cirrhose hépatique familiale avec ictère chronique chez trois enfant d'une même fratrie. Sclérose du foie, maladie du genotype. Bull. Soc. méd. Hosp. Paris, Sitzg 10. Juni **1938**, No 21. — DERFOURT: Zit. bei EWALD. — DEUSCH, G.: Zur Klinik der Lebercirrhose. Med. Klin. **1935 II**, 1364, 1365. — DIEULAFOY: Zit. nach BACKMANN. — DINKELACKER: Über akutes Ödem. Inaug.-Diss. Kiel 1882. — DIONISI: Policlinico **1902 I**. Zit. bei LÜDIN. — DUBREUIL-CHAMBARDEL, L.: La dextrocardie chez les jumeaux. Presse méd. **35 II**, 1157 (1927). — DUHAMEL: Zit. nach ASK-UPMARK. — DULOROY: Monstres doubles et dystocie foetale. Bull. Soc. Anat. Paris **70**, 278 (1895).

EBERTH, C. A.: Tödliche Blutung aus Varicen des Oesophagus. Dtsch. Arch. klin. Med. **27**, 566—569 (1880). — EINHORN, M.: On Achylia gastrica. Med. Rec., 11. Juni **1892**. — ELY THEODORE: Zit. nach SCHUSZIK. — ENDERLEN: Über Blasenektopie. Wiesbaden 1904. — EWALD, C. A.: Die Leberkrankheiten. Leipzig 1913.

Faber, K.: Die chronische Gastritis. Erg. inn. Med. **6**, 491—530 (1910). — Die Krankheiten des Magens und Darmes. Berlin 1924. — Faisans: Zit. nach Colley. — Faure: Thèse de Paris **1894**. Zit. nach Lüdin. — Feer, E.: Die angeborene Pylorusstenose. Handbuch der Kinderheilkunde, 3. Aufl., Bd. 3. 1924. — Feldman, W. M.: Transposition of the Viscera, behavinas a Medelian Recessive Character with Congenital Absence of the Appendix. Proc. roy. Soc. Med. **28**, 753—756 (1935). — Finkelstein, H.: Lehrbuch der Säuglingskrankheiten, 2. Aufl. Berlin 1921. — Finney: Zit. nach Ask-Upmark. — Flesch, M.: Zur Pathologie der Appendicitis. Münch. med. Wschr. **1907 I**, 207—211. — Forchheim: The heredity of appendicitis. Amer. J. med. **1901**. Zit. nach Colley. — Forsell: Über die Beziehungen der Röntgenbilder des Magens zu seinem anatomischen Bau. Hamburg 1913. — Fränkel, A.: Über die nach Verdauungsgeschwüren der Speiseröhre entstehenden narbigen Veränderungen. Wien. klin. Wschr. **1899 II**, 1039—1045. — Frenkel-Tissot, H. C.: Über „familiäre Schleimneurosen" des Magens auf dem Boden der Vagotonie. Berl. klin. Wschr. **1921 I**, 409, 410. — Freund, W.: Über Pylorusstenose im Säuglingsalter. Mitt. Grenzgeb. Med. u. Chir. **11**, 309—326 (1903). — Friedjung, J. K.: Die Ernährungsstörungen der Brustkinder und Konstitution. Vortr. pädag. Sekt. Ges. inn. Med. u. Kinderheilk. ,Sitzg 31. Okt. 1912. Ref. Z. Kinderheilk. **4**, 595 (1914). — Friedrich, P.: Über Varicen des Oesophagus. Dtsch. Arch. klin. Med. **53**, 487—497 (1894). — Fröhlich, Th.: Situs transversus hos 3 soskende etc. Forh. med. Selsk. **1920**, 119, 148 (Kristiana 1921). Zit. nach Mattisson.

Gaensslen, M.: Der Einfluß veränderter Nahrung auf den peripheren Gefäßabschnitt. I. Fleischkost und vegetabilische Kost. Klin. Wschr. **1927 I**, 786—791. — Vererbung innerer Krankheiten. Z. Abstammgslehre **54**, 299 (1930). — Gall, E. A. and V. F. Woolf: Situs inversus viscerum totalis in siblings. Ann. int. Med. Lancaster, Pa. **7**, 1370—1375 (1934). — Gebbing, M.: Interne und neurologische Zwillingsstudien. Dtsch. Arch. klin. Med. **178**, 472—496 (1936). — Geinitz: Zit. bei Schuszick. — Glatzel, H.: Beiträge zur Zwillingspathologie. Z. klin. Med. **116**, 632—668. (1931). — Die Erbanlage in ihrer Bedeutung für die normale Magenfunktion. Z. klin. Med. **118**, 242—260 (1931). — Gondet: Thèse de Lyon. **1919** Zit. nach Lüdin. — Gorter: Zit. bei Tj. Halbertsma. — Graf, J.: Über Wilsonsche Krankheit. Z. Neur. **137**, 537—551 (1931). Grebe, H.: Männliche Drillinge mit konkordantem Meckelschen Divertikel. Erbarzt **1937**, 101, 102. — Grein-Bäumer: Heilbarkeit der Hirschsprungschen Krankheit. Inaug.-Diss. Halle 1918. Zit. nach Ask-Upmark. — Griffith: Zit nach Stroebe. — Grote, L. R.: Über den Einfluß der Konstitution auf die Pathogenese der Magen- und Darmerkrankungen. Halle a. d. S. 1920. — Gruber, G. B.: Ein Beitrag zur konstitutionellen Seite der Arteriosklerosen-Frage. Zbl. Herzkrkh. **16**, 97—100, 115—122 (1924). — Gulat-Wellenberg, v.: Ein außerordentlicher Fall von menschlichen Wiederkäuern. Münch. med. Wschr. **1913 II**, 2568, 2569. — Günther, H.: Die biologische Bedeutung der Inversionen. Biol. Zbl. **43**, 175 (1923). — Gunn, F. D.: Familiäl juvenite cirrhosis of liver. Arch. of path. **1**, 527—541 (1926). — Gutzeit, K. u. F. Kuhlmann: Röntgendiagnose der Gastroenteritis. Fortschr. Röntgenstr. **47**, 141—152 (1933). — Gutzeit, K. u. H. Teitge: Die Gastroskopie. Berlin 1937. — Gutzeit, K. u. H. Wendt: Chronische Gastroenteritiden als Ursache von hepatolienalen Erkrankungen mit und ohne Leuko-Thrombopenie. Dtsch. Arch. klin. Med. **168**, 312—330 (1930).

Haberer, H.: Erkrankungen des Wurmfortsatzes. Clairmont, Denk, Haberer u. Ranzi: Lehrbuch der Chirurgie, Bd. 1, S. 731. 1930. — Haim: Die Appendicitis eine Infektionskrankheit. Prag. med. Wschr. **1907 I**. Zit. bei Colley. — Halbertsma, Tj.: Beiträge zur Klinik der Lebercirrhose beim Kind. Z. Kinderheilk. **53**, 295—303 (1932). — Über Pylorusspasmus (kongenitale hypertrophische Pylorusstenose) im Anschluß an eine Anzahl familiärer Fälle. Mschr. Kindergeneesk. **5**, 24—34 (1935). — Die Ätiologie des Pylorusspasmus (hypertrophische Pylorusstenose) Typ Hirschsprung. Acta paediatr. (Stockh.) **18**, 463—473 (1936). — Hansemann, D. v.: Ätiologische Studien über die Epityphlitis. Mitt. Grenzgeb. Med. u. Chir. **12**, 514—531 (1903). — Harbitz, F.: Kasuistik über Angioneurosen. 1. Akutes paroxystisches Ödem mit tödlichem Verlauf. 2. Symmetrische Gangrän. Münch. med. Wschr. **1911 II**, 2557—2559. — Hasemeyer, H. u. F. Kuhlmann: Familiäre Häufung von Duodenalanomalien. Erbarzt **1939**, 27, 28. — Hasenclever: Hypertrophische Lebercirrhose mit chronischem Ikterus und Milztumor bei drei Kindern derselben Familie. Berl. klin. Wschr. **1898 I**, 997—1000. — Hauser, G.: Peptische Schädigungen des Magens und Darms. Henke-Lubarsch' Handbuch der speziellen pathologischen Anatomie und Histologie, Bd. 4, Teil 1. Berlin 1926. — Hayem le Gendre: Zit. nach Colley. — Hehn: Med. Klin. **1918 I**, 666. Zit. nach Lüdin. — Heile, B.: Ergänzendes zur Operation des Pylorusspasmus der Säuglinge. Zbl. Chir. **1930**, 19—24. — Heisen, F.: Zur Frage der Erblichkeit vagotonisch bedingter Krankheiten. Münch. med. Wschr. **1920 II**, 1406, 1407. — Henning, N.: Neuere Ergebnisse in der Diagnostik und Therapie der Magenkrankheiten. Med. Klin. **1931 I**, 269—273. — Henschel, A.: Über Magenerweiterung im Säuglingsalter. Arch. Kinderheilk. **13**, 32—68 (1891). — Heubner, O.: Über

Pylorospasmus. Ther. Gegenw. **1906**, 433—440. — Hirsch, A.: Die physiologische Ikterusbereitschaft des Neugeborenen. Z. Kinderheilk. **9**, 196—207 (1913). — Hirschsprung: Stuhlträgheit Neugeborener infolge von Dilatation und Hypertrophie des Colons. Jb. Kinderheilk. **27**, 1—7 (1888). — Hoffmann, H.: Erfahrungen und Resultate unserer Perityphlitisbehandlung bei 4000 operierten Fällen. Bruns' Beitr. **79**, 305—418 (1912). — Hofmann, A. H.: Familiärer Situs inversus. Zbl. Chir. **53**, 1633, 1634 (1926). — Holzknecht, G. u. S. Jonas: Die Röntgenuntersuchung des Magens und ihre diagnostischen Ergebnisse. Erg. inn. Med. **4**, 455—492 (1909). — Hoppe-Seyler, G.: Über Lebercirrhose. Med. Klin. **1909 I**, 875—879. — Huber, A.: Über die Heredität beim Ulcus ventriculi. Münch. med. Wschr. **1907 I**, 204—207. — Huddy, G. P. B.: A study of the family histories of 300 Patients suffering from chronic upper abdominal lesions. Lancet **1925 II**, 276—278. — Hurst, A. F.: An adress on the „hypersthenic gastric diathesis" and the pathology, prophylaxis, and treatment of duodenal ulcer. Lancet **203**, Nr. 27, and the pathology, prophylaxis, and treatment of duodenal ulcer. Lancet **1922**, 1369—1373.

Ibrahim, J.: Sitzgsber. naturhist.-med. Ver. Heidelberg, 12. Mai 1903. Münch. med. Wschr. **1903 II**, 1359. — Die angeborene Pylorusstenose im Säuglingsalter. Berlin 1905. — Ilberg, G.: 4 Fälle von Bauchspalt, Skoliose, Eventration, teilweisem Fehlen und andere Anomalien der unteren Extremitäten. Z. Geburtsh. **115**, 463—475 (1937).

Jaensch, W.: Grundzüge einer Psychologie und Klinik der psychophysischen Persönlichkeit. Berlin 1926. — Jendrassik, E.: Die hereditären Krankheiten. Lewandowskys Handbuch der Neurologie, Bd. 2, S. 337. 1911. — Johannessen, A.: Über das Wiederkäuern beim Menschen. Z. klin. Med. **10**, 274—297 (1886). — Jolasse: Varicenbildung im Oesophagus. Sitzgsber. Münch. med. Wschr. **1909 I**, 948. — Jollye: Zit. bei Gunn. — Judd-Thompson: Minnesota Med. **7**, 339 (1928). Zit. nach Ask-Upmark. — Jung, Fr. A. C.: Die Häufigkeit und Erblichkeit von Magen-Darmbefunden in Familien. Arch. Verdgskrkh. 8, 86—102 (1902).

Kalk, H.: Das Ulcus der Jugendlichen. Z. klin. Med. **108**, 225—230 (1928). — Über die Erblichkeit von Krankheiten des Verdauungskanals. Dtsch. med. Wschr. **1934 II**, 1465—1468. — Konstitution und Erbfragen in der inneren Medizin. W. Jaenschs Konstitutions- und Erbbiologie in der Praxis der Medizin. Leipzig 1934. — Karrenstein: Zit. nach Colley. — Katsch, G. u. H. Kalk: Statik und Kinetik des Magenchemismus. Arch. Verdgskrkh. **32**, 201—218 (1923). — Katzmann, E. E.: Rev. franç. Pédiatr. **9**, 640 (1933). Zit. nach Cockayne. — Kegel, G.: Über Situs inversus totalis. Z. Konstit.lehre **10**, 686—720 (1925). — Kehr, H.: Cholelithiasis. Kraus-Brugsch' Spezielle Pathologie und Therapie innerer Krankheiten, Bd. 6, 2. Hälfte, Teil III. Wien u. Berlin 1923. — Kehrer, F.: Zur Ätiologie und Nosologie der Pseudosklerose Westphal-Wilson. Z. Neur. **129**, 488—542 (1930). — Kirschner, M.: Operationslehre. Berlin 1933.— Koerner, G.: Über die familiäre Häufung der Gallenblasenkrankheiten. Z. menschl. Vererbgslehre **20**, 526—582 (1937). — Koerner, O.: Beiträge zur Kenntnis der Rumination beim Menschen. Dtsch. Arch. klin. Med. **33**, 544—577 (1883). — Konjetzny, G. E.: Entzündliche Genese des Magen-Duodenalgeschwürs. Arch. Verdgskrkh. **36**, 189—226 (1925). — Kraus, F.: Die Erkrankungen der Speiseröhre. Wien 1902. — Kronecker: Zit. bei Lüdin. — Küll, M.: Familiäre Erkrankung von akutem umschriebenem Hautödem. Med. Klin. **1909 II**, 1890, 1891. — Kümmel, H.: Erfahrungen über 1000 Operationen. Dtsch. med. Wschr. **1905 I**, 617—623. — Kuttner, L.: Zur Frage der „Achylia gastrica". Z. klin. Med. **45**, 1—28 (1902). — Störungen der Sekretion. Kraus-Brugsch' Spezielle Pathologie und Therapie innerer Krankheiten, Bd. 5. 1921.

Laewen u. Burckhardt: Die Chirurgie des Wurmfortsatzes. Kirschner-Nordmanns Handbuch der Chirurgie, Bd. 15, S. 230. — Langbein, A.: Über konkordantes Vorkommen von Lebercirrhose bei eineiigen Zwillingen. Erbarzt **1935**, 82,83. — Langmead, F.: Cirrhosis of the liver and splenomegaly in three brothers. Proc. roy. Soc. Med. **27**, 939—942 (1934). — Lanz: Wullstein-Wilms, Lehrbuch der Chirurgie. Jena 1912. — Zit. bei Halbertsma. — Lardennois, G. et P. Aubourg: J. Radiol. et Electrol. **1**, 65 (1914). Zit. nach J. Bauer. — Laun, A.: Zit. bei Körner. Inaug.-Diss. Gießen 1935. — Lehmann, G.: Beitrag zur Klinik der Cholelithiasis. Med. Klin. **1921 I**, 67—69. — Lehmann, Walter: Die Ätiologie der sog. spastischen Erkrankungen des Magen-Darmkanals (Pylorusspasmus, Kardiospasmus Hirschsprung). Bruns' Beitr. **151**, 395—470, 501—508 (1931). — Lehmann, Wolfgang: Zwillingspathologische Untersuchungen über die dystrophische Diathese. Dtsch. Ges. Vererbgswiss., Ber. 8. Hauptverslg Jena **1935**, 128—132. — Die Bedeutung der Erbanlage bei der Entstehung der Rachitis. Z. Kinderheilk. **57**, 603—643 (1936). — Lehmann, Wolfgang u. J. Hartlieb: Capillaren bei Zwillingen. Z. menschl. Vererbgslehre **21**, 217—285 (1937). — Lennander: Über die Appendicitis. Wien u. Leipzig 1895. — Leroux, Labbé et Barret: Inversion viscerale totale chez deux frères de 13 et de 7 ans. Bull. Soc. Pédiatr. Paris **14** (1912). — Leube, W. O.: Nervöse Dyspepsie. Dtsch. Arch. klin. Med. **23**, 98—114 (1879). — Leva, J.: Zur Lehre des Merycismus. Münch. med. Wschr. **1890 I**, 351—353, 369—372. — Le Wald, L. Th.: Complete transposition of the viscera. J. amer. med.

Assoc. **84**, Nr 4 (1925). — Lhermitte, J.: La cirrhose familiale splénomégalique. Forme hépatique de la dégéneration hepato-lenticulaire de Wilson. Rev. méd.-chir. Mal. Foie etc. **5**, 133—140 (1930). — Lichtman, S. S.: Isolated congenital dextrocardia. Arch. int. Med. **48**, 683—717, 866—903 (1931). — Lieblein, V.: Zur Kenntnis der lymphatischen Pseudoappendicitis. Wien. klin. Wschr. **1912 I**, 560—563. — Liefmann, E.: Über das Schicksal von Säuglingen mit Pylorusspasmus und habituellem Erbrechen. Mschr. Kinderheilk. Orig. **12**, 714—748 (1914). — Liotto, D.: „Situs viscerum inversus" complicato a stenosi dell' Arteria polmonare e communicazione interventricolare. Riforma med. **43**, 869—872 (1927). — Loewe, K.: Über Ruminatio humana. Münch. med. Wschr. **1892 I**, 474, 475. — Löwenthal, L.: Transposition of the viscera occuring in brothers. Lancet **1909 I**, 461. — Lüth, K. F.: Über erbliche Disposition zu Appendicitis. Erbarzt **1938**, 88, 89. — Lüthy, F.: Über hepato-lentikuläre Degeneration. Z. Nervenheilk. **123**, 101—181 (1932). — Luschka, H.: Die spindelförmige Erweiterung der Speiseröhre. Virchows Arch. **42**, 473—477 (1868).

MacDougall: Lancet **1903**, Febr.-Heft. — Machell: Canad. J. Med. a. Surg. **34** (1913). Zit. nach Ask-Upmark. — Marchand: Zit. bei Jolasse. — Marcuse, M.: Zur Erblichkeit der Psoriasis und der Cholecystitis (Cholelithiasis) und über Vererbung beider Leiden in einer Familie. Arch. Rassenbiol. **22**, 50, 51 (1922). — Marsh: Zit. bei Schuszik. — Martius, F. u. Lubarsch: Achylia gastrica. Wien 1897. — Mattisson, K.: Das Magengeschwür. Berlin u. Wien 1931. — Zur Frage der Heredität bei Situs inversus viscerum totalis. Z. Konstit.lehre **17**, 325—344 (1933). — Manson, J. D.: Two cases of transposition of the Viscera in one family. Brit. med. J. **1935 I**, 1171. — McLean: Ätiologie der Appendicitis. Mitt. Grenzgeb. Med. u. Chir. **21**, 36—54 (1909). — Mehnert, E.: Über die klinische Bedeutung der Oesophagus- und Aortenvariationen. Arch. klin. Chir. **58**, 183—245 (1899). — Melchior, E.: Über familiäre Appendicitis. Verh. dtsch. Ges. Chir., 41. Kongreß **1912**, 59. — Meltzer, S. J.: Zu den Schluckgeräuschen. Berl. klin. Wschr. **1884 I**, 447—450, 462—466. — Mendel: Das akute circumscripte Ödem. Berl. klin. Wschr. **1902 II**, 1126 bis 1128. — Mentzingen, A. v.: Über ein erbgleiches Zwillingspaar mit Ulcus duodeni und hypophysären Störungen. Z. menschl. Vererbgslehre **19**, 432—436 (1936). — Metcalfe, R. F.: Repeat of a rare congenital malformation of intestine with case report. Amer. J. Surg. **21**, 294—296 (1933). — Meyer-Hürlimann: Situs inversus totalis. Med. Klin. **1916 I**, 525. — Miller: Über homologe Zwillinge. Jb. Kinderheilk. **36**, 331 (1893). — Miloslavich, E.: Zur Pathogenese der Appendicitis. Wien. klin. Wschr. **1912 I**, 442, 443. — Mittelbach, F. jun.: Appendicitis acuta bei Situs viscerum totalis. Med. Klin. **1930 II**, 1784. — Monrad: Kurze Mitteilung über 228 Fälle von Stenosis pyloris congenita. Mschr. Kinderheilk. **37**, 473—481 (1927). — Moore: Zit. bei Varden. — Morris: Amer. J. med. Sci. **1905**, 382. Zit. bei Stroebe. — Müller, L. R.: Bericht über eine Wiederkäuerfamilie. Münch. med. Wschr. **1902 II**, 1293—1296, 1503—1504. — Müller, O.: Die feinsten Blutgefäße des Menschen in gesunden und kranken Tagen. Stuttgart 1937. Bd. I. — Müller-Pollack, F.: Über das Elektrokardiogramm bei Kindern mit Situs inversus Mschr. Kinderheilk. **43**, 475—479 (1929).

Neuhof, S.: A case of congenital familial dextrocardia. J. amer. med. Assoc. **60**, 1064, 1065 (1913). — Noorden, C. v.: Über Durchfall- und Verstopfungskrankheiten. München 1922. — Norrlin, L.: Bidrag till Kämedomen om och behandlingen af perforande enkla ventrikuli-och duodenalsår. Uppsala 1915. Zit. nach Mattisson. — Nowicki, W.: Anatomische Untersuchungen über Appendix und Appendicitis. Virchows Arch. **195**, 175—227 (1909).

Ochsenius, K.: Über familiären Situs inversus. Z. Kinderheilk. **19**, 27—33 (1920). — Oettinger et Caballero: Arch. des Mal. Appar. digest. **1921**. Zit. nach Lüdin. — Ohly, A.: Familiäres Auftreten von Ulcus im Gastroduodenaltractus. Münch. med. Wschr. **1923 II**. 1180—1182. — Opitz, H.: Beitrag zur familiären Lebercirrhose. Jb. Kinderheilk. **144**, 1—10 (1935). — Orel, H.: Kleine Beiträge zur Vererbungswissenschaft. VIII. Mitteilung. Z. Konstit.lehre **15**, 748 (1931). — Orgler, A.: Beobachtungen an Zwillingen. Mschr. Kinderheilk. **1**, 170—180 (1910). — Oshima, M.: Mitt. Grenzgeb. Med. u. Chir. **1929**, III, XI, 1509. Zit. nach Cockayne. — Osler: Hereditary angioneurotic oedema. Amer. J. med. Sc. **95**, Nr 5, 362 (1888). — Ostertag, M. u. D. Spaich: Zit. nach W. Weitz: Vererbung innerer Krankheiten. Stuttgart 1936.

Palmer Howard: Zit. nach Schuszik. — Paterson, D.: Familial hepatomegaly: Two cases occuring in brothers. Proc. roy. Soc. Med. **27**, 1327, 1328 (1934). — Paus: Zit. bei Kehr. — Péju, G.: Zit nach Jendrassik. — Pennato: Giorn. Clin. med. **1924**, 121. Zit. nach Lüdin — Pernkopf, E.: Asymmetrie, Inversion und Vererbung. Z. menschl. Vererbgslehre **20**, 606—656 (1937). — Pezzi, C. e L. Carugati: Cuore e Circolazione. Roma **8**, 361 (1924). Zit. nach Cockayne. — Pfaundler, M. v.: Über Wesen und Behandlung der Diathesen im Kindesalter. Verh. dtsch. Ges. inn. Med. Wiesbaden **1911**, 22—71. — Pick, L.: Über totale hämangiomatöse Obliteration des Pfortaderstammes und über hepatopetale Kollateralbahnen. Virchows Arch. **197**, 490—530 (1909). — Plehn, A.: Familiäre Milz- und Lebervergrößerung mit Anämie und gutartigem Verlauf. Dtsch. med. Wschr.

1909 II, 1749—1751. — PLITEK, V.: Über das familiäre Auftreten des Ulcus ventriculi. Arch. Verdgskrh. **20**, 461 (1910). — PLÖNIES, W.: Die Pathogenese des Ulcus und die Erosionen des Magens, ihre Beeinflussung durch Geschlecht, erworbene und ererbte Anlage und ihre Beziehungen zur Prophylaxis. Med. Klin. **1906 I**, 222—224. — POPPER, J.: Congenital megacolon (HIRSCHSPRUNG's disease). With a report of a case in twins. N. Y. med. J. **112**, 1030, 1031 (1920). — PROVINCIALI: Zit. nach ASK-UPMARK.

RAMSTEDT: Zur Operation der angeborenen Pylorusstenose. Med. Klin. **1912 II**, 1702 bis 1705. — RANDOLPH, M. A.: N. Y. med. J. a. med. Rec. **82**, 1053 (1905). Zit. nach COCKAYNE. — REBATTU: J. Méd. Lyon **1924**, 477. Zit. nach LÜDIN. — REICH, F.: Erblichkeit der Disposition für Magengeschwüre. Z. Abstammgslehre **38**, 258, 259 (1925). — REICHE, A.: Anhaltspunkte für die Prognose des Pylorusspasmus und das fernere Schicksal der von der Krankheit geheilten Kinder auf Grund der im K.A.V.-Haus an 47 Fällen gemachten Erfahrungen. Z. Kinderheilk. **21**, 67—72 (1919). — REICHMANN, M.: Ein Fall von krankhaft gesteigerter Absonderung des Magensaftes. Berl. klin. Wschr. **1882 I**, 606—608. — REID, D. MCK.: Transposition of the Viscera occuring in brothers. Lancet **1909 I**, 717. — REINHARDT: Ein Fall von Situs viscerum totalis bei Zwillingen (Rekruten). Dtsch. mil.ärztl. Z. **41**, 932—934 (1912). — RENDU: Zit. nach COLLEY. — RIEDER H.: Radiologische Untersuchungen des Magens und Darmes beim lebenden Menschen. Münch. med. Wschr. **1904 II**, 1548—1551. — RIEGEL, F. u. D. v. TABORA: Die Erkrankungen des Magens II. NOTHNAGELs Handbuch der speziellen Pathologie und Therapie, Bd. 16, 2/2, 2. Aufl. 1908. — RISEL, W.: Ein Beitrag zur thrombotischen Obliteration und kavernösen Umwandlung der Pfortader. Dtsch. med. Wschr. **1909 II**, 1685—1690. — ROEMHELD, L.: Der Magen in seinen Wechselbeziehungen zu den verschiedenen Organsystemen des menschlichen Körpers. Halle a. d. S. 1920. — ROGI, E.: Spirimentale **1880**, S. 376. Zit. nach H. GÜNTHER. — RÖSSLE, R.: Die innere (oder anatomische) Ähnlichkeit blutsverwandter Personen. Verh. path. Ges., 29. Tagg, Breslau **1936**. — ROHR, F.: Ernährungsstörungen gleichartigen Verlaufs bei eineiigen Zwillingen. Z. Kinderheilk. Orig. **26**, 304—308 (1920). — Eineiige Zwillinge. Dtsch. med. Wschr. **1923 I**, 916, 917. — ROKITANSKY, C.: Lehrbuch der pathologischen Anatomie. Wien 1861. — ROMANI: Zit. nach BRÜNING. Ref. Zbl. Chir. **1925 I**. 611. — ROSEMANN: Zit. nach KATSCH. — ROSENHAUPT: Zur Pathologie und Therapie des Pylorospasmus der Säuglinge. Wien. klin. Wschr. **1907 II**, 1160, 1161.

SAHLI: Zit. bei J. STRASBURGER. v. BERGMANN-STAEHELINs Handbuch der inneren Medizin, 2. Aufl., Bd. 3, Teil 2. 1926. — SARGNON: J. Méd. Lyon **1921**, 779. Zit. nach LÜDIN. — SAUER, L. W.: Hypertrophie pyloric stenosis. Arch. of Pediatr. **51**, 145—170 (1924). — SCHAUMANN, O.: Sind irgendwelche genetischen Beziehungen zwischen den allgemeinen Neurosen und der Appendicitis denkbar? Dtsch. med. Wschr. **1900 I**, 711 bis 713. — SCHINDLER, E.: Ulcus perforatum bei Zwillingen. Chirurg. **1935**, 327—330. — SCHIPPERS: Zit. bei TJ. HALBERTSMA. — SCHLEIFKE: Zit. bei LÜDIN. — SCHLESINGER: Über die familiäre Form des akuten circumscripten Ödems. Wien. klin. Wschr. **1898 I**, 335—338. — SCHLESINGER, H.: Hydrops hypostrophos. Münch. med. Wschr. **1899**, 1137—1440. — SCHMIDT, R.: Über die „konstitutionelle" Achylie. Med. Klin. **1912 I**, 595 bis 599. — SCHMIDT, R.: Klinik der Darmkrankheiten. Wiesbaden 1914. — Klinik der Magen-Darmerkrankungen. Wien 1916. — SCHMIEDEN, V. u. C. ROHDE: Die Stauungsgallenblase mit besonderer Berücksichtigung der Ätiologie der Gallenstauungen. Arch. klin. Chir. **118**, 14—53 (1921). — SCHMINCKE, A.: Über anatomische Befunde an Ulcusmägen. Münch. med. Wschr. **1923 II**, 1525, 1526. — SCHNITZLER: Über einige Irrtümer in der Beurteilung und Behandlung der Appendicitis. Wien. klin. Rdsch. **1910**, Nr 1/2. — SCHOTTEN: Zit. bei VARDEN. — SCHUHMACHER, G.: Familienuntersuchungen bei Ulcuskranken. Zbl. inn. Med. **1938**, 251—255. — SCHULTEN: Zit. bei FEER. — SCHUSZIK, O.: Über einen Fall von familiärer kindlicher Lebercirrhose. Arch. Kinderheilk. **68**, 144—149 (1921). — SCHWARZ, H.: Zit. bei KEHR. — SCHWYN, H.: Über zwei Fälle von WILSONscher Krankheit bei einem Geschwisterpaar. Schweiz. Arch. Neur. **40**, 1—25 (1937). — SCOTTI-DOUGLAS, R. e N. MORELLI: Megacolon congenita familiare. Arch. Med. e Chir. **6**, 19—28 (1928). — SMIDT VAN GELDERN: Zit. bei HALBERTSMA. — SOMMER, R.: Pylorusspasmus bei weiblichen Zwillingen. Dtsch. Z. Chir. **232**, 398—402 (1931). — SPIEGEL, E.: Beiträge zur klinischen Konstitutionspathologie II. Organdisposition bei Ulcus pepticum. Dtsch. Arch. klin. Med. **126**, 45—60 (1918). — SPIELMEYER, W.: Die histopathologische Zusammengehörigkeit der WILSONschen Krankheit und der Pseudosklerose. Z. Neur. **57**, 312—351 (1920). — SPRENGEL: Appendicitis. Deutsche Chirurgie, Lief. 46. 1906. — STADLER, H.: Die Erkrankungen der WESTPHAL-WILSONschen Pseudosklerose auf Grund anatomischer, klinischer und erbbiologischer Untersuchungen. Z. Neur. **164**, 583—643 (1939). — STAPLES: Lancet **1886** 828. Zit. bei SCHUSZIK. — STEINER, F.: Untersuchungen zur Erblichkeit der BASEDOWschen Krankheit, des BIEDEL-LAWRENCEschen Syndroms und der Cholelithiasis. Z. menschl. Vererbgslehre **20**, 73—77 (1936). — STRÄUSSLER, E.: Über einen Todesfall durch das sog. akute menschliche Ödem (QUINCKEsche Krankheit). Prag. med. Wschr. **1903 II**. Zit. nach STROEBE. — STRANSKY, E.: Beiträge zur Zwillingspathologie.

Mschr. Kinderheilk. Orig. **31**, 613—625 (1926). — STRAUSS, H.: Über hereditäres und familiäres Vorkommen von Ulcus ventriculi und duodeni. Münch. med. Wschr. **1921 I**, 274, 275. — STROEBE, F.: Die erbliche Form des akuten umschriebenen Ödems. Inaug.-Diss. Freiburg i. Br. 1922. — STROHMEYER, F. R.: Die Pathogenese des Ulcus ventriculi, zugleich ein Beitrag zur Frage nach den Beziehungen zwischen Ulcus und Carcinom. Beitr. path. Anat. **54**, 1—67 (1912). — STRÜBING, P.: Über akutes (angioneurotisches) Ödem. Z. klin. Med. **9**, 361—396 (1885). — SZANTÒ, J.: Familiär auftretende splenomegale Lebercirrhose. Mschr. Kinderheilk. **36**, 393—400 (1927).

TALAMON: Erblichkeit der Appendicitis. Méd. moderne **1896**, No 9 und 18. Zit. nach COLLEY. — TAYLOR, A.: Zit. nach COLLEY. — TILESTON: Amer. J. med. Sci. **132**, 240 (1906). Zit. nach LÜDIN. — TUFFIER: Zit. nach COLLEY.

UMBER, F.: Erweiterungen der Speiseröhre. Arch. Verdgskrkh. **16**, 26—34 (1910). — Erkrankungen der Leber, der Gallenwege und des Pankreas. BERGMANN-STAEHELINS Handbuch der inneren Medizin, 2. Aufl., Bd. 3, Teil 2. Berlin 1926.

VARDEN, A. E.: Hypertrophic pyloric stenosis in twins. J. of Pediatr. **3**, 493—497 (1933). — VERSCHUER, O. v.: Die vererbungsbiologische Zwillingsforschung. Ihre biologischen Grundlagen. Studien an 102 eineiigen und 42 gleichgeschlechtlichen zweieiigen Zwillings- und an 2 Drillingspaaren. Erg. inn. Med. **31**, 35—120 (1927). — VORPAHL, F.: Über einen Fall von Melaena neonatorum, hervorgerufen durch Blutungen aus angeborenen Phlebektasien des Oesophagus. Arch. Gynäk. **96**, 377—388 (1912).

WEITZ, W.: Studien an eineiigen Zwillingen. Z. klin. Med. **101**, 115—154 (1924). — Zur Vererbung des Magengeschwürs. Z. Konstit.lehre **11**, 776—779 (1925). — Über die Bedeutung der Erblichkeit bei der Entstehung des Scharlachs, der Diphtherie und der Appendicitis. Erbarzt **1936**, 8, 9. — WELT-KAKELS: Amer. J. Obstetr. **65**, 364 (1912). Zit. nach ASK-UPMARK. — WERNER, M.: Erbunterschiede bei einigen Funktionen des vegetativen Systems nach experimentellen Untersuchungen an 30 Zwillingspaaren. Verh. dtsch. Ges. inn. Med. Wiesbaden **1935**, 444—449. — WESTPHAL, K.: Untersuchungen zur Frage der nervösen Entstehung peptischer Ulcera. Dtsch. Arch. klin. Med. **114**, 327—395 (1914). — WESTPHALEN, H.: Petersburg. med. Wschr. **1893 II**, 467. Zit. nach JUL. BAUER. — WILSON, S. A. K.: Progressive lentikuläre Degeneration. LEWANDOWSKI: Handbuch der Neurologie, Bd. 5, S. 953. — WINDLE: A note on identical malformations in twins. J. of Anat. **26**, 495 (1892). — WINDTHIER: J. Méd. Gauthier de Claubry **1820**. Zit. bei JOHANNESSEN. — WINKLER: Die Erkrankungen des Blinddarmanhanges. Jena 1910. — WUNDERLICH: Zit. bei SCHUSZIK.

YLLPÖ, A.: Icterus neonatorum (inkl. I. n. gravis) und Gallenfarbstoffsekretion beim Foetus und Neugeborenen. Z. Kinderheilk. **9**, 208—318. (1913).

ZEPPENFELD: Zit bei O. KOERNER. — ZIPPERLEN, V.: Kasuistischer Beitrag zur Ätiologie der idiopathischen Oesophagusdilatation. Röntgenprax. **2**, 811—813 (1930). — ZONDEK, H.: Über pluriglanduläre Insuffizienz. Dtsch. med. Wschr. **1923 I**, 339—343. — ZONDEK, M.: Appendixdivertikel und Perityphlitis. Berl. klin. Wschr. **1911 II**, 1983, 1984. — ZUSCH, O.: Über spindelförmige Erweiterung der Speiseröhre im untersten Abschnitt. Dtsch. Arch. klin. Med. **73**, 208—280 (1902).

Erbpathologie des Stoffwechsels.

Von **Ernst Hanhart**, Zürich.

Mit 54 Abbildungen im Text und auf einer Tafel.

Einleitung.

Stoffwechsel ist ein komplexer Begriff, der „die Gesamtheit der Vorgänge der steten Stoffabgabe und Stoffaufnahme, des steten Zerfalles, Ersatzes und der Erneuerung der den Pflanzen- und Tierkörper zusammensetzenden Bestandteile" (J. Munk) umfaßt[1]. Während der Gesamtstoffwechsel als „Kraftwechsel" ein vorwiegend energetisches Problem darstellt, so bedürfen die klinischen Varianten abnorm starken bzw. geringen Fettansatzes, die Fettsucht und die Magersucht, ferner der Diabetes mellitus, die Gicht sowie die Sediment- und Steinbildungen und vor allem die Aminosäurendiathesen (Cystinurie, Alkaptonurie) und Porphyrinurien zunächst einer physiologisch-chemischen Betrachtungsweise, ohne welche man der verwickelten Pathogenese dieser Zustände und Prozesse niemals gerecht wird. Es hat sich hierbei nun allerdings gezeigt, daß trotz der enormen Bemühungen der in Deutschland besonders durch F. v. Müller geförderten physikalisch-chemischen Richtung das Wesen der Entstehung gerade der klassischen sog. Stoffwechselleiden: Fettsucht, Zuckerkrankheit und Gicht noch nicht befriedigend geklärt werden konnte.

Der Ausdruck „*Stoffwechselkrankheit*" ist willkürlich, aber in seiner jetzigen Bedeutung kaum auszurotten. Da es kein Naturgeschehen ohne physikalisch-chemische Zustandsänderungen gibt, ist es einseitig, nur gerade eine gewisse Kategorie von Störungen derart zu kennzeichnen (G. v. Bergmann).

Wie auf zahlreichen anderen Gebieten der Medizin dürfte es der durch die Fortschritte der Erbbiologie vertieften konstitutionellen Betrachtungsweise vorbehalten sein, die von den führenden Vertretern der klinisch-chemischen Arbeitsmethode zugegebene Stagnation zu überwinden und die ebenso praktisch wie theoretisch hochaktuelle Forschung nach der Ätiologie dieser größtenteils bedenklich häufig gewordenen Volkskrankheiten wieder in Fluß zu bringen.

Beobachtungen an eineiigen Zwillingen zeigten immer deutlicher, daß der Anteil der erblichen Veranlagung denjenigen der verschiedenen Umwelteinflüsse weit öfter übertrifft und daß entsprechende Erbanlagen bei so gut wie allen irreversiblen Stoffwechselstörungen nicht nur eine obligate Bedingung, vielmehr den wichtigsten ätiologischen Faktor, ja meist die eigentliche Ursache ausmachen.

Persönliche Erfahrungen lehrten mich, wie widerstrebend die Kliniker der bis anhin einzig geltenden und zweifellos immer noch sehr erfolgreichen und vielversprechenden Schule sich gegenüber den unabweisbaren Folgerungen der Ergebnisse von Familien- und Zwillingsforschungen auf diesem heiklen Gebiete folgen. Es erscheint mir deshalb vor allen Dingen notwendig, in diesem Kapitel

[1] Diese umfassende Definition ist in der Praxis ähnlich schwer verwendbar wie diejenige der Gesamtkonstitution. S. G. Zondek wollte deshalb unter Stoffwechsel nur das verstanden wissen, was als energieliefernde Oxydation aufzufassen ist; hiegegen betont v. Bergmann mit Recht, daß man den Voll-Basedow dann als eine Stoffwechselkrankheit anerkennen müßte, den Diabetes dagegen nicht.

auf die Natur jedes einzelnen Merkmales soweit einzugehen, daß wenigstens keine Mißverständnisse in diagnostischer Hinsicht aufkommen können. Gerade „Fettsucht", „Magersucht", ja sogar die gemeinhin gebrauchte Bezeichnung als „Diabetes mellitus" bedeuten nichts weiter als Symptome, wie GIGON mit Recht bemerkt, wenn sie nicht durch eine genauere Untersuchung näher belegt werden und mindestens eine längere Phase der Verlaufs bekannt ist; umgekehrt beweist, wie wir weiter unten näher ausführen werden, auch ein dauernd erhöhter Harnsäurespiegel im Blute noch keineswegs das Vorhandensein einer echten Gicht.

Gänzlich fern liegt es uns, die hauptsächlich bei den häufigsten Formen von Fettsucht sowie bei der eben genannten Arthritis urica jedem unvoreingenommenen Betrachter sofort in die Augen springende, sicher für die Manifestation vielfach ausschlaggebende *Rolle „exogener" Momente* (Überernährung, einseitige Kost, Mangel an Bewegung) nicht genügend hervorzuheben. Beiläufig ist zu erwähnen, daß die uns schon aus dem Abschnitt *„Allgemeines über Konstitution"* (Bd. II) als nicht eindeutig und klar bekannten Begriffe „endogen" und „exogen" in der Stoffwechselphysiologie der Kernsubstanzen (Nucleine) eine vom sonstigen Sprachgebrauch abweichende Sonderbedeutung empfangen haben.

Kaum nötig ist festzustellen, daß das was man gewöhnlich unter „Stoffwechselleiden" versteht und als „Konstitutionskrankheiten" bezeichnet, nämlich Fettsucht, Diabetes und Gicht nicht etwa die einzigen Affektionen sind, bei denen einerseits der Stoffwechsel und andererseits die Konstitution von entscheidender Bedeutung sind.

Die *Einteilung der Stoffwechselphänomene* geschieht nach der chemischen Zusammensetzung der im Körper umgesetzten Stoffe (Eiweißkörper, Nucleine, Kohlenhydrate, Fette, Lipoide, Cholesterine, Gallensäuren, Blut- und Gallenfarbstoffe, Pigmente, Mineralstoffe, Vitamine, Hormone) und bezieht auch dessen Wasserhaushalt ein (S. J. THANNHAUSER). Nach den hauptsächlichsten physiologischen Aufgaben lassen sich mit F. BERTRAM drei *Funktionstypen* unterscheiden: Der *Bau-*, *Betriebs-* und der *Regelungsstoffwechsel,* wovon der erste eine Sonderleistung des Eiweißes darstellt.

Das Kriterium des Gesamtstoffwechsels ist diejenige Wärmemenge gemessen in großen Kalorien, die von einem Menschen innerhalb 24 Stunden bei völliger Muskelruhe und fehlender Nahrungsaufnahme erzeugt wird (sog. *Grundumsatz* oder besser *Ruhe-Nüchternwert*). Dieser Wert hängt außer von Gewicht und Körpergröße bzw. Oberfläche vom Alter, Geschlecht sowie der Konstitution ab, ist jedoch so konstant, daß dafür Normen aufgestellt werden konnten, welche die mit den *Istumsätzen* zu vergleichenden *Sollumsätze* enthalten. Neben Herabsetzung der Außentemperatur und vor allem neben Muskelarbeit vermag auch Nahrungszufuhr den Stoffwechsel zu steigern, und zwar in erster Linie das *Eiweiß*, das den Grundumsatz bis gegen 50% erhöhen kann (sog. *spezifisch-dynamische Eiweißwirkung* zum Teil identisch mit dem Begriffe der Luxuskonsumption).

Nach den Untersuchungen M. WERNERs an 18 eineiigen und 20 zweieiigen gesunden Zwillingspaaren beiderlei Geschlechts im Alter von 7—32 Jahren erwiesen sich die ZZ in sämtlichen, allerdings meist kaum über die Fehlergrenze hinausgehenden Werten als unähnlicher als die EZ, woraus der Autor auf die Mitwirkung konstitutioneller Momente schließt.

Deutlichere Unterschiede fand WERNER in den *Blutzuckerkurven* von je 20 gesunden EZ und ZZ nach Belastung mit Traubenzucker, so daß wir mit v. VERSCHUER die Vererbung einer Teilfunktion des Kohlehydratstoffwechsels annehmen können.

Sehr aufschlußreich sind diese Ergebnisse noch nicht. Es käme darauf an, eineiige Zwillinge, die unter stark verschiedenen Umweltbedingungen bezüglich Quantität und Qualität der Nahrung sowie Körperbewegung aufwuchsen, zu untersuchen. Hierbei wäre dann weniger Wert auf die, wie es sich herausstellte, konstitutionell nur selten typische und damit wenig belangreiche Bilanz zwischen zugeführter und verbrauchter Energie (Grundumsatz und spezifisch-dynamische Eiweißwirkung) zu legen, als auf die Erfassung der viel wichtigeren, aber auch schwieriger feststellbaren *Vorgänge des intermediären Stoffwechsels*, welche über die Verteilung der dem Organismus gelieferten Energie Auskunft geben und nicht nur beim Diabetes mellitus und der Arthritis urica, sondern auch bei der Fett- und Magersucht und den übrigen Stoffwechselanomalien eine ausschlaggebende Rolle spielen.

Mit Recht macht J. Bauer auf die geradezu wunderbare Präzision aufmerksam, mit welcher der mehr oder weniger durch sämtliche Körperzellen repräsentierte und dadurch enorm komplizierte Stoffwechselapparat die ihm zugemuteten Aufgaben beim normalen Menschen löst. Schon deshalb ist es sehr wahrscheinlich, daß dauernde Störungen dieser so weitgehend anpassungsfähigen Regulationen auf einer Beeinflussung der zugehörigen Erbanlagen beruhen müssen, ferner daß bei entsprechender Peristase zahlreiche extreme Varianten nach unten und oben im Bereich der Norm vorkommen. Da die für den Umsatz maßgebenden Momente: Körperbewegung und Ernährung noch in vielen Völkern starke soziale Unterschiede zeigen, wird man immer auch mit *Klassenvarianten* zu rechnen haben und nur bei Populationen, die unter übereinstimmenden Grundbedingungen leben, den Faktor *Rasse* als Ursache von Gruppenverschiedenheiten gelten lassen können. Tatsächliche, d. h. durch die somatischen oder psychischen Eigentümlichkeiten einer Untergruppe des Genus humanum bedingte *Rassendispositionen* dürften wie allgemein, so auch auf dem Gebiet der Stoffwechselanomalien nicht leicht zu beweisen sein, wie gerade bei Besprechung der unzweifelhaft erhöhten Bereitschaft der *Juden* zu Diabetes mellitus erläutert werden soll. Auf jeden Fall bezieht man besser eine Abweichung erst dann auf die Rasse ihres Trägers, nachdem die übrigen, häufig näherliegenden Erklärungsmöglichkeiten erschöpft sind. Ganz und gar nicht würde es sich empfehlen, etwa von dem durch Billroth geprägten, medizinischen und damit leider unscharfen Begriff der „*pathologischen Rasse*" auszugehen, unter dem man wohl die Stoffwechselpatienten aller Länder vereinigen könnte, ebensogut aber auch sämtliche sonst irgendwie manifest erbkranken Individuen. Wir haben hier vielmehr die Fiktion einzelner Normalrassen aufrechtzuerhalten, die als Ergebnis von Mutationen anthropologisch und konstitutionell erbbeständige Merkmalsgefüge ausmachen.

Was nun die *konstitutionellen Wurzeln der Stoffwechselvorgänge* betrifft, zeigt sich immer deutlicher, daß sie wie die anderen lebenswichtigen Regulationen (z. B. für die Gemeingefühle, sowie Trophik, Temperatur usw. des Körpers) *primär in bestimmten Hirnzentren* und nicht etwa in einzelnen Hormondrüsen zu suchen sind und daß auch das Zusammenspiel aller möglichen inkretorischen und vegetativ-nervösen Mechanismen nicht die letzte Instanz ist, die für den normalen Ablauf dieser Prozesse verantwortlich gemacht werden kann. Gerade aus dem Nachweis verschiedenartigster Stoffwechselstörungen erblichen Ursprungs müssen wir auf die Mitwirkung einer größeren Zahl von Erbeinheiten beim Zustandekommen der physiologischen Funktion schließen. Ob dabei einmal sowohl mit *Haupt-* als *Nebengenen* zu rechnen sein wird, läßt sich heute noch nicht entscheiden. Die Annahme eines solchen, im Züchtungsversuch an der *Drosophila* sichergestellten Erbmodus würde das *alternierende* und *vikariierende Auftreten* der sog. Trias: Fettsucht, Diabetes und Gicht verständlicher machen, doch fragt es sich zunächst, inwieweit diese „klassischen" Stoffwechselkrankheiten miteinander tatsächlich abwechseln und sich gegenseitig ersetzen können. Wie wir sehen werden, besteht die immer wieder, so auch von His (1911) angenommene „Korrelation" nur sehr bedingt und teilweise zurecht, so daß daraus keinerlei sichere Schlüsse gezogen werden dürfen. Von einer gemeinsamen Krankheitseinheit, welche die Fettsucht, Zuckerkrankheit und Gicht je nach Terrain und Milieu zum Vorschein kommen läßt, wie W. Ebstein sich das seinerzeit vorstellte, kann schon deshalb nicht gesprochen werden, weil namentlich die beiden ersten Bestandteile dieser Pseudotrias an und für sich uneinheitlicher Genese sind, was sich — wie wir sehen werden — unter anderem auch in Verschiedenheiten des Erbganges kundgibt. Die von autoritativer Seite vertretene Annahme einer Polyphänie dieser praktisch wichtigsten Stoffwechselkrankheiten scheint bewirkt zu haben, daß sich die Familienforschung bis vor kurzem auffällig wenig mit den einzelnen Merkmalen beschäftigte und deren getrennten Erbgang nur sehr zögernd ins Auge zu fassen wagte. Mit dem Nachweis der voneinander unabhängigen Dominanz von Anlagen zu Fettsucht und Gicht und der einfachen Recessivität der meisten Fälle von Diabetes mellitus ist das alte Vorurteil, daß diese drei Stoffwechselstörungen von ein und derselben Veranlagung herrührten, endlich überwunden worden, ganz abgesehen von der klinischen Erfahrung, daß ja fast nur die leichteren Grade von Fettsucht und Zuckerkrankheit zusammenzutreffen pflegen und eine Kombination von ausgesprochenem Diabetes mellitus mit Arthritis urica sogar ungewöhnlich selten vorkommt; auch lehrt die Statistik, daß die früher allem nach wesentlich häufigere Gicht immer mehr zu den Raritäten gehört, während der Diabetes in den letzten Jahrzehnten eine sehr bedenkliche Zunahme erfuhr. Inwieweit sich der trotz alledem immer noch diskutierbare Begriff des *Neuroarthritismus*, dem J. Bauer u. a. in Deutschland Eingang verschaffte und der die genannte „böse Trias" als wichtigsten Bestandteil enthält, mit unserer derzeitigen Erkenntnis vereinen läßt, ist im Abschnitt über die Dispositionen und Diathesen ausgeführt worden. So groß das Verdienst W. Ebsteins ist, die relative Zusammengehörigkeit der drei klassischen Stoffwechselkrankheiten hervorgehoben zu haben, so wenig können wir heute seiner Anschauung — es handle sich dabei um „*allgemeine Erkrankungen des Protoplasmas* mit vererbbarer Anlage" — mehr beipflichten. Dieser erfahrene Kliniker hat übrigens selbst betont, daß sehr viele hochgradig Fettsüchtige niemals gichtkrank werden und umgekehrt nicht wenige schwerste Gichtiker zeitlebens dürr und mager bleiben.

Damit sind wir zur Frage des Zusammenhanges zwischen dem *Habitus* und der Veranlagung zu Stoffwechselleiden gelangt. Am bekanntesten ist die sich oft schon im 2. Jahrzehnt äußernde Neigung der *Pykniker* zu einer gewissen Beleibtheit und diejenige der *Leptosomen* zur Magerkeit; beidemal haben wir es jedoch nur mit mehr oder weniger extremen Varianten des Normalen zu tun. Eigentliche Fettsucht kommt auch oft genug bei sehr grazil gebauten und Magersucht umgekehrt bei knochigen Individuen vor. Andererseits betreffen weder die schweren Formen von Diabetes noch von Gicht vorzugsweise Leute von pyknischem Habitus, wenn auch nicht gerade das Gegenteil der Fall ist. Systematische Untersuchungen in dieser Richtung, wie sie R. Priesel und R. Wagner (1929) bei diabetischen Kindern und S. Bondi (1919) bei erwachsenen Zuckerkranken unternommen haben, liegen noch nicht in ausreichendem Umfang vor. Eine gewisse „endokrine Stigmatisierung" mancher Stoffwechselkranker ist wohl öfter vorhanden, kommt aber körperbaulich nur relativ selten als Dysplasie zum Ausdruck; sie ist durch v. Noorden beim Diabetes sicher überschätzt, durch J. Bauer bei der Fettsucht dagegen richtig als Folge- bzw. Konvergenzerscheinung gewertet worden. Auf keinen Fall läßt sich aus irgendwelchen

Eigentümlichkeiten im Körperbau mit nur einiger Sicherheit voraussagen, daß einem Menschen diese oder jene Stoffwechselstörung droht mit Ausnahme der stark übergewichtigen Riesenkinder, wie sie bei Anlage zu Fettsucht zuweilen geboren werden.

Ähnlich undurchsichtig sind die Beziehungen zu den *funktionellen Konstitutionstypen*. Zwar sind es zweifellos die vegetativ Stigmatisierten im Sinne v. BERGMANNs, die sowohl leichter magersüchtig, als diabetisch und gichtisch werden. Daß etwa darunter die „Vagotoniker" zu anderen Stoffwechselstörungen disponiert seien als die „Sympathikotoniker", konnte von S. ISAAC und G. REITER aus dem Studium von Blutzuckerkurven und solchen hinsichtlich des gleichzeitigen Sauerstoffverbrauchs nach Insulininjektionen nicht nachgewiesen werden. Sicher bestehen Zusammenhänge zwischen allgemeiner Hypoplasie bzw. Asthenie und Magersucht sowie zwischen Hyperplasie und Fettsucht, dagegen viel weniger deutlich zwischen Hypoplasie und Diabetes.

Eine sichere Korrelation zwischen einem Konstitutionstyp und einer Stoffwechselstörung ergeben uns die *Hyperthyreosen* und vor allem der *Morbus Basedow*, bei dem der gesteigerte Energieverbrauch der Zellen aufs deutlichste in dem sehr erheblich erhöhten Gaswechsel zum Ausdruck kommt, so daß der Grundumsatz 70—100% gegenüber der Norm betragen kann. Es scheint aber auch unzweifelhafte Basedowfälle zu geben, die neben gleichzeitigen Myxödemsymptomen zu einer nicht unbeträchtlichen echten Fettsucht führen (ZONDEK), während sonst eine mehr oder weniger ausgesprochene Magerkeit zum Bilde dieses allerdings uneinheitlichen und nicht mehr auf rein endokrinen Ursprung zurückführbaren Syndroms gehört.

Was die verschiedenen Konstitutionsanomalien im Bereich des *Nervensystems* betrifft, so ist deren zweifellos *hohe Korrelation* zu den klassischen Stoffwechselkrankheiten, auf welche CURTIUS und neuerdings J. A. SCHNEIDER (1939) aufmerksam machten, im einzelnen noch näher zu klären. Sehr bemerkenswert ist z. B. das von F. PANSE beschriebene häufige Zusammengehen von *Diabetes mellitus* und *Chorea Huntington*, ferner die starke Belastung der Zuckerkranken mit *Geistesstörungen* und *Selbstmord*, auf die HANHART (1939) und kurz darauf H. THEN BERGH (1939) auf Grund ihrer Sammelforschungen hingewiesen haben. Einen sehr eigenartigen Fall von dreimaligem Rezidivieren einer offenbar cerebral bedingten Fettsucht zusammen mit *psychischer Depression* schilderte B. KUGELMANN (1931). Sowohl die vegetativ- als zentralnervösen Krankheitserscheinungen dürften den begleitenden Stoffwechselleiden, so auch der Fettsucht, Gicht und der Steindiathese koordiniert sein und von der Störung eines gemeinsamen Regulationszentrums herrühren. Dasselbe gilt schon für die Varianten des normalen Temperamentes; sind doch die Choleriker nicht etwa nur mager wegen ihrer erhöhten Reizbarkeit und die Phlegmatiker nicht nur oft fett wegen ihrer unerschütterlichen Ruhe, vielmehr weil beides: Temperament und Fettansatz von der gleichen Ursache stammt. Es ist klar, daß daneben noch gegenseitige Beeinflussungen in Betracht gezogen werden müssen. W. JAENSCH (1937) handelte über *„körperlich-seelische Auswirkungen des Stoffwechsels"*.

Ausdrücklich muß am Schluß dieser Einleitung darauf hingewiesen werden, daß die *Pathogenese* so gut wie aller konstitutioneller Stoffwechselstörungen noch nicht hinreichend geklärt ist und daß gerade deshalb dem, wie wir sehen werden, oft leicht zu führenden Nachweis erblicher Bedingtheit eine um so größere Bedeutung zukommt, weil aus der von den Einflüssen der Umwelt weitgehend unabhängigen Ätiologie gewisse Rückschlüsse auf die Art der Entstehung und damit auch einer wirklich kausalen Verhütung der einschlägigen, zum Teil überaus verbreiteten Krankheiten abgeleitet werden können.

I. Erbbiologie der Fettleibigkeit und Fettsucht (Adipositas).

Mit *Fettleibigkeit* sei jener allgemein vermehrte Fettansatz bezeichnet, der oft das Anfangsstadium einer eigentlichen *Fettsucht* bildet, jedoch nicht unbedingt in eine solche überzugehen braucht und der mehr ein Konstitutionsmerkmal als ein Krankheitssymptom darstellt. Sie kann während der Hochblüte des vollentwickelten Weibes noch innerhalb des Physiologischen einen ziemlich hohen Grad erreichen und kennzeichnet außerdem beim männlichen Geschlecht vom Erwachsenenalter an stets, wenn auch mehr oder weniger deutlich, die pyknische Variante des normalen Körperbaus. „Ein wenig fetter, ein wenig magerer, wie viel Schicksal liegt in so wenigem“ sagte ahnungsvoll schon NIETZSCHE.

Insofern als sie die Fähigkeit einer guten Ausnützung der Nährstoffe und das Vorhandensein verfügbarer Vorräte bezeugt, mag die Fettleibigkeit in ihren leichten Formen einen individuellen Vorteil bieten; auch wird sie vom Versicherungsmediziner, wenn sie sich bei früher Tuberkulosegefährdeten gegen die mittleren Lebensjahre einstellt, als günstiges Zeichen erachtet, während er auf Grund seiner Sterbestatistiken der eigentlichen *Fettsucht* das ominöse Risiko einer frühzeitigen Erkrankung an Herz- und Gefäßleiden zuspricht. Bei der Beurteilung auf die erbbiologische Bedeutung einer bloßen Fettleibigkeit kommt es darauf an, ob sie sich bereits im jugendlichen Alter äußert und damit eine eventuell sich später weit stärker manifestierende Anlage verrät und ob Fettsucht in der betreffenden Familie auftritt, die sich nicht einfach aus einem groben Mißverhältnis zwischen Nahrungsaufnahme und Körperbewegung erklärt.

Entgegen früheren Anschauungen wird das Vorkommen einer rein *exogenen Adipositas* (sog. *Mast-* oder *Faulheitsfettsucht*[1]) heute für wesentlich seltener gehalten, wenn nicht von einzelnen Autoren geradezu bestritten (BIEDL, GIGON). Für die Richtigkeit dieser neueren Anschauung zeugen außer den bekanntlich oft bescheidenen Erfolgen der Therapie vor allem die Ergebnisse der Familien- und Zwillingsforschung.

Von einer „*Mastfettsucht*“ mag dann noch mit einigem Recht gesprochen werden, wenn erst im 4. Jahrzehnt in deutlicher Abhängigkeit vom Milieu bei Männern jener Typ mit mächtigem Rumpf auf relativ dünnen Beinen entsteht, dessen klassisches Extrem die Figur eines Falstaff darstellt. Während S. J. THANNHAUSER diese Form anerkennt und als häufige Folge bestimmter Berufe (Bierbrauer, Bäcker, Fleischer, Gastwirte usw.) ansieht, leugnet J. BAUER an Hand seiner großen Statistik, daß die Fettsucht unter deren Vertretern verbreiteter sei, als in der übrigen Bevölkerung.

Andererseits sind die erwiesenermaßen größtenteils erblich bedingten Fettsuchtsfälle wohl nie rein endogener Natur, sondern stets auch mehr oder weniger von Umweltmomenten mitbeeinflußt, wobei oft der naheliegende Circulus vitiosus zustande kommt. Die Bezeichnung der Fettsucht als einer *konstitutionellen Krankheit* ist darum durchaus gerechtfertigt. Stellt uns doch jeder einzelne Fall ein *verwickeltes Konstitutionsproblem*, dessen Lösung selbst bei genauester Kenntnis der Stärke der entsprechenden Erbanlage und der Wertigkeit der verschiedenen Umweltfaktoren noch nicht gelingen wird, weil außerdem eine Reihe weiterer von der Konstitution abhängiger Momente (Habitus, Muskelkraft, Zustand des Gehapparates, ferner der Zirkulations-, Respirations-, Verdauungs- und Ausscheidungsorgane, sowie das habituelle Nahrungs- und Schlafbedürfnis und vor allem das psychische Tempo, Temperament, „Gesundheitsgewissen“ und die seelische Widerstandskraft) mitberücksichtigt sein wollen,

[1] Da eine echte Fett*sucht* bei diesen Fällen nicht vorzuliegen braucht, spricht man mit UMBER besser von „*Mastfettleibigkeit*“.

von denen die meisten allerdings ihrerseits bei einer schwereren endogenen Fettsucht sekundär stark gelitten haben können.

Die tägliche Anschauung lehrt, daß der gesunde Mensch im Alter zwischen 20 und 60 Jahren unter den verschiedensten Ernährungs- und Arbeitsbedingungen sein Gewicht fast stets innerhalb weniger Kilogramme beibehält, also einen ähnlich genauen Regulationsmechanismus erkennen läßt, wie wir ihn bei der Körpertemperatur, dem Blutdruck usw. bewundern (FR. v. MÜLLER). Wohl sind die meisten Individuen in engeren Grenzen einer gewissen Mästung fähig, während andere trotz sehr reichlicher Nahrungsaufnahme und wenig Bewegung dauernd mager bleiben. Umgekehrt gibt es genug Fettsüchtige, die sich normal bewegen und niemals sehr viel aßen. Im allgemeinen pflegt freilich der Appetit der Dicken sehr viel besser zu sein als der der Mageren, weshalb einige Autoren als primären Grund für die Fettsucht eine *Instinktstörung im Sinne unmäßiger Eßsucht* (Dysorexie UMBERS) in den Vordergrund stellten (F. v. MÜLLER, F. KISCH). Die Probleme um „*Hunger, Appetit und Ernährung*“ sind unlängst von S. LAUTER (1937) monographisch bearbeitet worden. Über die Grundlagen, Bedeutung und Leistungsgrenzen der automatischen Regulierung der Nahrungsaufnahme durch Instinkt, Appetit und Geschmackssinn äußerte sich auch H. SCHUR (1937). Nach v. BERGMANN sind das „falsche Hungergefühl“, d. h. der vermehrte Nahrungstrieb und die Fettsuchtstendenz des Organismus zwei verschiedene Ausdrucksformen derselben vegetativen Regulationsstörung[1].

Sowohl mit dieser als mit der Auffassung v. MÜLLERS und KISCHS wird die immer noch gebräuchliche Unterscheidung einer *endogenen* von einer *exogenen* Fettsucht als völlig unscharf entlarvt. Letzterer Ausdruck ist übrigens auch gelegentlich für jene Formen der Adipositas gebraucht worden, die nach Kastration, Encephalitis oder Hypophysenerkrankungen, also erst nach einer einschneidenden Änderung der primären Konstitution auftreten.

Unerläßlich zum Verständnis des reichlich komplizierten Merkmales „*Fettsucht*“ ist die Tatsache, daß wir es dabei nicht selten neben einer Anomalie des Fettstoffwechsels mit einer Störung des *Wasserhaushaltes* zu tun haben, woraus sich fließende Übergänge zum echten Ödem ergeben[2]. Aber auch das *Fett* selbst soll nach GIGON beim Fettsüchtigen chemisch nicht identisch mit demjenigen gesunder Menschen sein, was freilich von S. J. THANNHAUSER bestritten wird.

Auf Grund der verschiedenen Avidität der einzelnen Körperpartien zur Fettspeicherung und der Tatsache, daß das an den jeweiligen Prädilektionsstellen (Mammae, Bauch, Nates, Hüften, Oberschenkel, Waden) lokalisierte Fett beim sonstigen Schwund dieses Gewebes häufig so hartnäckig bestehen bleibt und Lipome sogar bei keiner Kachexie verschwinden, hat G. v. BERGMANN (1908) seine *Hypothese* von der „*lipomatösen Tendenz*“ aufgestellt und allmählich zur Theorie ausgebaut. Sie ist „nicht etwa nur in dem Sinne zu verstehen, daß das Fettgewebe autochthon erkrankt ist, sondern schließt den Deutungsversuch ein, daß die Fettzellen als Erfolgsorgan auf eine Schädigung ihrer neuro-endokrinen Beziehung mit starker und unangreifbarer Fettfüllung reagieren“ (LICHTWITZ).

---

[1] In dem schon in der Einleitung erwähnten Fall von B. KUGELMANN stellte sich bei der betreffenden, allem nach manisch-depressiven Patientin jeweilen zu Beginn einer Depression ein so unerträgliches Hungergefühl ein, daß sie neben ihrer sehr reichlichen Kost pro Tag noch 25—30 „Stullen“ Brot aß und dann auch in kurzer Zeit 15—20 Pfund zunahm. Mit Besserung der Stimmungslage wurde jeweilen der Nahrungstrieb wieder normal und sie nahm nun so lange ab, bis ihr Normalgewicht wieder erreicht war. Es ist klar, daß man hier trotz der enormen Überernährung nicht im gewöhnlichen Sinne von einer „Mastfettsucht“ sprechen kann.

[2] Manche Fettsüchtige zeigen eine latente Ödembereitschaft ähnlich wie Schwangere. Manifeste Ödeme können dabei völlig fehlen. Außerdem gibt es Fettleibige, die verkappte Kreislaufdekompensierte sind (E. BARÁTH und P. WEINER, 1933).

Auch H. GÜNTHER, der den Ausdruck „*Lipophilie*" verwendet, rechnet mit einer derartigen Reaktionsbereitschaft des Erfolgsorgans.

Auf jeden Fall versagt die rein bilanzmäßige Auffassung der Fettsucht, die durchaus nicht etwa auf die einfache Formel einer mangelhaften Intensität der Verbrennungsprozesse zurückgeführt werden kann; hat sich doch der Stoffwechsel in der großen Mehrzahl der Fälle als gar nicht herabgesetzt, gelegentlich sogar als erhöht herausgestellt. Eine 1934 von J. BAUER organisierte Umfrage bei sieben namhaften Forschern (G. v. BERGMANN, H. BERNHARDT, A. GIGON, E. GRAFE, L. R. GROTE, FR. v. MÜLLER) auf diesem Gebiete ergab, daß man deshalb auf eine *Bestimmung des Grundumsatzes* und der *spezifisch-dynamischen Nahrungswirkung* verzichten kann und sein Augenmerk statt dessen auf die sicher auch bei der Fettsucht entscheidenden *Störungen im intermediären Stoffwechsel* zu richten hat.

Nach B. KUGELMANN (1931) hat der Fettsüchtige nur in vermindertem Ausmaß die Fähigkeit, Kohlehydrate in Form des Glykogens zu speichern, da er davon nur einen kleinen Teil verbrennt und die größere Menge zum Fettansatz verwendet. Sein Lehrer v. BERGMANN spricht deshalb als Ursache auch der Fettsucht eine „*erbliche Disposition zur Störung im Kohlehydratstoffwechsel*" an, die einerseits zur Adipositas, andererseits zum *Diabetes* führen könne, wie er unter anderem aus einem von KUGELMANN mitgeteilten Stammbaum, den ich bei Besprechung des Diabetes zur Darstellung gebracht habe (s. Abb. 45 auf S. 765), schließt. Für den unzweifelhaften, aber seinem Wesen nach sehr schwierig zu erfassenden Zusammenhang zwischen diesen beiden häufigsten Stoffwechselkrankheiten wird angeführt, daß FRERICHS auf 400 Diabetiker 15% Adipöse, ferner SEEGEN 30%, BOUCHARD 45%, v. NOORDEN 35% und E. P. JOSLIN 40% Fettsüchtige unter ihren sich zum Teil auf Tausende belaufenden Diabetikern fanden. KISCH meint geradezu, daß jugendliche Fettsüchtige besonders häufig zuckerkrank würden und BERTA ASCHNERs Statistik an dem großen Beobachtungsgut J. BAUERs kommt zum Schluß, daß Fettsuchtsfamilien häufig auch Diabetesfamilien seien, eine Annahme, die sich zum Teil daraus erklärt, daß die beiden letzteren Autoren die Fettsucht in gut 90% für „konstitutioneller", d. h. erblicher Natur halten. Auch H. SECKEL fand unter den Diabetikern der UMBERschen Klinik 34% Fettsüchtige, dagegen unter den 148 Fällen von *diabète gras* nur 4% mit „endogener Adipositas", was mit der Erfahrung v. NOORDENs übereinstimmt, daß es sich bei weitaus den meisten fettleibigen Zuckerkranken um exogene Fettsucht handle. Diese sehr wichtige Frage kann wohl nur durch Auszählung einer größeren Zahl sehr gründlich erforschter Sippen gelöst werden. Ein einziger Fall familiärer Häufung beweist noch nichts. Der leider jeglicher näherer Angabe bezüglich des Charakters der beiden so vielgestaltigen Merkmale: Diabetes und Fettsucht ermangelnde Stammbaum von KUGELMANN ist wohl recht auffällig, kann indessen noch keineswegs als Beweis für den strittigen Zusammenhang betrachtet werden; stammt er doch aus einer jüdischen Sippe, in der die Anlagen zu beiden Stoffwechselleiden vererbt worden sein können und die andererseits vielleicht auch relativ schwache Anlagen zu Adipositas durch die in diesen Kreisen übliche Überernährung bei mangelnder Körperbewegung, also auf exogenem Wege, sich verstärkt manifestieren ließ. Jedenfalls haben die unten ausführlich geschilderten Familienforschungen LIEBENDÖRFERs aus dem Schwäbischen Volke ein nur ausnahmsweises Zusammengehen von Diabetes mit Fettsucht ergeben.

L. LICHTWITZ betont den engen Zusammenhang der *endogenen Adipositas* mit dem *Nervensystem* und dem *arteriellen Hochdruck*. Die Krankheit sei seit dem Weltkriege wesentlich häufiger als zuvor, betreffe ausschließlich das *weibliche Geschlecht* und beginne mit wenigen Ausnahmen nicht vor dem

30. Jahr (vgl. hierzu jedoch unsere Ausführungen über die kindliche Fettsucht!). Mit dem Einsetzen der Fettsucht mache sich eine oft hochgradige körperliche Schwäche, besonders bei Magenleere, bemerkbar und in vielen Fällen komme es neben *gesteigerter Reizbarkeit* zu *depressiven Zuständen* begleitet von Kreuzschmerzen und Kopfdruck. Da die Hälfte der Patientinnen dieses Autors jüdischer Rasse gewesen sein sollen, sind seine Erfahrungen nicht von allgemeiner Gültigkeit.

Ich selbst betrachte die Fettsucht aber auch als Ausdruck einer konstitutionellen Minderwertigkeit, weil ich sie regelmäßig mit verschiedenen Defektzuständen und Stigmen, vor allem im Bereiche des Nervensystems verbunden fand. Man achte bei Fettsüchtigen stets besonders genau auf das Vorhandensein anderweitiger Zeichen von Entartung, auch z. B. jener unscheinbaren Abweichungen wie die einer Kamptodaktylie, Vierfingerfurche, Lingua plicata höheren Grades usw. und wird dann oft allmählich auch auf schwerer wiegende Anomalien (Frigidität, Psychopathie) stoßen. Auffallend lange bleibt selbst bei hochgradiger Fettsucht die Fruchtbarkeit erhalten (F. KEHRER), was von hohem rassehygienischem Interesse ist und vom Verhalten beim *Diabetes mellitus* stark abweicht.

Die für den Erbbiologen meines Erachtens heuristisch bedeutsamste Auffassung der *Pathogenese der Fettsucht* stammt von RAAB, der in Analogie zum Wärmezentrum ein „*Fettzentrum*“ postuliert, das in Abhängigkeit von der Hypophyse stehen soll. Auf jeden Fall wird der *Fettansatz nicht nur hormonal, sondern auch zentral, d. h. vom Gehirn aus reguliert.*

Die *Ätiologie der Fettsucht* ist, wie wir sehen werden, in *spezifischen Erbanlagen* zu suchen. Ihre Erforschung mit den modernen erbbiologischen Methoden steht zwar noch ganz in den Anfängen, hat aber immerhin bereits einige bemerkenswerte Ergebnisse gezeitigt. Eine ständig mit der Klinik zusammenarbeitende, streng individualisierende Familienforschung dürfte künftig Wesentliches zur Klärung der leider so problematischen Pathogenese der Fettsucht beitragen und die bisher recht unzulängliche Einteilung der Adipositas in verschiedene Formen erleichtern. Stets muß das so uneinheitliche Merkmal *Fettsucht* möglichst genau beschrieben und selbstverständlich außer zum Alter und Geschlecht immer auch zur Körpergröße sowie zum Habitus und den nachweisbaren Partialkonstitutionen (vegetatives und zentrales Nervensystem!) in Beziehung gesetzt werden.

1. Zur Diagnostik der einzelnen Fettsuchtsformen.

So unbefriedigend die derzeitige Klassifizierung der einzelnen Fettsuchtsarten sein mag, so hat sich der Erbforscher doch zunächst an die geltenden Kriterien zu halten. Es sollen diese daher im folgenden kurz abgehandelt und dabei vor allem gezeigt werden, daß die Kennzeichnung einer Fettsucht als „*endokrin*“ — sei es in bezug auf eine einzelne Blutdrüse oder das ganze Hormonsystem — oder aber als „*cerebral*“ meist ein gewisses Wagnis darstellt und mindestens durch eine Reihe entsprechender Befunde belegt werden muß, wobei es dann immer noch dem kritischen Leser überlassen bleibt, dieselben anders zu deuten.

Entscheidend für die Diagnose einer Fettsucht ist deren *Lokalisation* sowie das Vorhandensein bzw. Fehlen von Begleiterscheinungen, die auf den Ausfall von Regulationen schließen lassen, welche erfahrungsgemäß mit dem Stoffwechsel und der Trophik etwas zu tun haben. Die Frage, ob dem eine Zeitlang in dieser Hinsicht erheblich überschätzten Blutdrüsensystem oder den nervösen Zentren im Gehirn das Primat zukomme, wird heute immer mehr im letzteren Sinne beantwortet. Trotzdem ist die von AD. OSWALD (1925) für die rasche Orientierung gegebene Einteilung der Fettsucht in *endokrine* und *cerebrale Formen* unter diesem Vorbehalt immer noch brauchbar.

Die von H. ZONDEK (1923) damals zwar „letzten Endes auf eine Störung der hormonalen Korrelation" und nicht auf den Einfluß einer einzelnen Blutdrüse bezogene *endokrine Fettsucht* wurde von diesem Autor immerhin noch in eine *thyreogene, hypophysäre, pineale, genitale, pankreatogene* und *Nebennierenrindenfettsucht* eingeteilt.

a) Endokrine und cerebrale Fettsuchtsformen.

Die *thyreogene Fettsucht* wird auch von S. J. THANNHAUSER, der unseres Erachtens mit Recht für das Vorkommen dieses Typs eintritt als verhältnismäßig selten bezeichnet. HERTOGHE will sie in meist mäßigem, selten exzessivem Grade bei seiner „*Hypothyreoidie bénigne chronique*" gefunden haben. OSWALD sah sie bei einem 22jährigen Mädchen mit 84 kg Gewicht auf 138 cm Körpergröße, dessen zwei Brüder von *Myxödem* befallen waren. Die Fettverteilung dieses Typs ist universell. Die dafür verantwortlich gemachte Unterfunktion der Schilddrüse läßt sich aus deren Größe nicht erkennen. *Weibliche* Individuen sind ausgesprochen prädisponiert. Der Grundumsatz soll häufig, aber durchaus nicht immer herabgesetzt sein. Aus der guten Wirkung von Schilddrüsenpräparaten darf diese Art Fettsucht niemals allein erschlossen werden, da auch die Mastfettsucht auf eine solche sehr prompt reagiert. FR. V. MÜLLER leugnet, daß eine *Hypothyreose* überhaupt eine „richtige Fettsucht machen könne" und warnt davor, das *Myxödem* mit einer solchen zu verwechseln. Dieser Altmeister der Konstitutionspathologie erachtet das Verhalten bei Schilddrüsenmangel geradezu als Beweis dafür, daß eine Verminderung der Verbrennungsvorgänge im Körper nichts mit der wirklichen Fettsucht zu tun habe! Auf jeden Fall erscheint es fast gewagt, nach alledem noch die Diagnose: Thyreogene Fettsucht stellen zu wollen, vor allem in Kropfgebieten, wo wegen der allgemeinen Häufigkeit hypothyreoter Zustände rein zufällige Kombinationen mit der ja nirgends seltenen erbbedingten Fettsucht oft genug zu erwarten sind.

Noch problematischer ist der von FALTA (1913) geprägte Begriff einer *pankreatogenen Fettsucht,* obwohl es ohne weiteres einleuchtet, daß eine „primär verstärkte Funktion des Inselapparates" zu einer Fettsucht führen könnte, da mit Insulin zweifellos eine echte Fettmast und nicht bloß eine Wasseranreicherung der Gewebe zu erzielen ist. Wir dürfen aber nicht vergessen, daß die für den Organismus so wichtige Regulation im Blutzuckerhaushalt primär zentral vor sich geht und bei überschießender Produktion des Inselinkretes sicher rasch ausgleichende Reaktionen erfolgen würden. Jedenfalls sind die Spontan-Hypoglykämiker zumeist nicht fett, eher dagegen die Diabetiker jenseits der 40er Jahre, bei denen FALTA gerade eine relative Insulinunempfindlichkeit als charakteristisches Merkmal bezeichnet und deren Fettsucht deshalb kaum pankreatogen sein dürfte, wie ZONDEK annimmt. C. V. MEDVEI (1933) fand übrigens, daß Doppelbelastungskurven mit Dextrose nach STAUB-TRAUGOTT bei 12 von 15 untersuchten Fettsüchtigen einen pathologischen, d. h. „diabetischen" Verlauf zeigten, was gegen eine Überfunktion des Inselorgans bei der Entstehung der Adipositas spricht.

Ungleich besser belegt, wenn auch nicht etwa eindeutig und einzig auf eine bestimmte Partie des Gehirnanhanges zu beziehen, ist die sogenannte *hypophysäre Fettsucht (Dystrophia adiposo-genitalis* FRÖHLICH 1901) mit der so überaus charakteristischen Fettverteilung an Bauch, Hüften, Oberarmen und Oberschenkeln bei *genitaler Entwicklungshemmung* und nicht seltenem Zurückbleiben im allgemeinen Wachstum bis zum ausgesprochenen Zwergwuchs (vgl. Abb. 7 u. 8 auf S. 696), sowie bei Hypophysengeschwülsten mit gelegentlicher bitemporaler Hemianopsie und symptomatischem Diabetes insipidus. Die leichten Formen dieser sogenannten FRÖHLICHschen *Krankheit* werden oft übersehen, wie FR. v. MÜLLER mit Recht betont und J. A. SCHNEIDER (1939) neuerdings durch seine Erfahrungen über *getarnt-hypophysäre* Krankheitsfälle eindrucksvoll belegt.

Die zahlreichen Fälle von „*hypophysärer Fettsucht*" ohne Läsion der Hypophyse sind cerebral (Zwischenhirn-Thalamussystem) bedingt, und zwar sowohl die verschiedenen auf Vererbung als auch die auf äußeren Ursachen beruhenden Formen, wie z. B. die *postencephalitische Adipositas*.

Als Prototyp einer ganz sicher cerebralen Fettsucht darf jene Form von *Dystrophia adiposo-genitalis* gelten, die mit Schwachsinn, Pigmentdegeneration der Retina und Skeletmißbildungen, vor allem Syndaktylie und Polydaktylie einhergeht und als LAURENCE-BIEDLsches oder LAURENCE-MOON-BARDETsches *Syndrom* bekannt ist, wobei aber nur die Fettsucht hypophysären Typs sowie die „Retinitis pigmentosa" obligate Symptome sind.

Das Vorkommen einer *cerebralen Fettsucht* ist durch Tierexperimente belegt; sie kann nach Stichverletzungen an der Hirnbasis von Ratten groteske Formen annehmen (PH. E. SMITH) und dürfte auf eine Schädigung von Hirnzentren für die Speicherung von Fett, Salz und Wasser zurückzuführen sein.

b) Morbus Cushing.

Ein *basophiles Adenom* des Hypophysenvorderlappens gilt als typisch für den meist mit einer ungeheuren Appetitsteigerung verbundenen *Morbus Cushing*, macht jedoch nach E. J. KRAUS (1937) weder dessen Ursache noch dessen Wesen aus, während E. RUTISHAUSER (1933) den von H. CUSHING (1932) herausgestellten Zusammenhang als gegeben erachtet. Die für dieses Krankheitsbild charakteristische *Stammfettsucht* mit besonders reichlicher Lokalisation am Bauch bei Bestehen ausgedehnter *Striae cutis distensae* sowie eines sogenannten *Vollmondgesichtes* mit mehr oder weniger ausgedehnter Hypertrichose kann nicht nur zu Hyperglykämie und Glykosurie, vielmehr zu einer ausgeprägten Zuckerkrankheit führen („diabète des femmes à barbe"), ferner zu hochgradiger Blutdruckerhöhung und Blutungen an Haut und inneren Organen. Die befallenen Männer werden impotent, die Frauen amenorrhoisch. Die geklagten Schmerzen rühren hauptsächlich von der begleitenden *Osteoporose* her: Die Diagnose wird vielmehr an Hand der Anamnese und des Exterieurs denn auf Grund anderer klinischer Untersuchungsmethoden gestellt (J. RATNER 1936).

Die sogenannte *pineale* oder *epiphysäre Fettsucht*, die bei Tumoren der Zirbeldrüse zugleich mit *Pubertas praecox*, aber auch ohne solche beobachtet wird, scheint weder auf einer Funktionssteigerung, wie MARBURG annimmt, noch auf einer Hypofunktion dieser Blutdrüse, wie OSWALD angibt, zu beruhen; sondern ähnlich wie viele Fälle von hypophysärer Fettsucht auf einer Schädigung des Zwischenhirns, was jedoch die verfrühte Geschlechtsentwicklung nicht erklären würde. Jedenfalls ist der Zusammenhang einer Fettsucht mit einer Veränderung der Glandula pinealis noch unklar und vielleicht kein direkter.

Auch die ebenso seltene *epinephrogene*, d. h. *Nebennierenrindenfettsucht* ist bei einer Tumorbildung im präpuberalen Alter von einer *Pubertas praecox* begleitet und zugleich mit einer Frühreife des ganzen Körpers. Besonders ausgesprochen ist die Fettsucht bei den Manifestationen am bereits entwickelten Organismus, die ausschließlich bei *weiblichen* Individuen und zwar zuweilen in Verbindung mit Uterusinvolution, Hypertrichosis und auch sonstiger Vermännlichung beobachtet wurden. Differentialdiagnostisch wichtig gegenüber dem bei *Morbus Cushing* beobachteten *Interrenalismus* ist, daß es hier zu einem eigentlichen *Hirsutismus* kommt, beim letzteren jedoch nur zu einer viel weniger ausgesprochenen Hypertrichose im Sinne eines virilen Behaarungstypus.

Als relativ reinster endokriner Typ mag die *genitale Fettsucht* (Kastrations- oder ovarielle Fettsucht) gelten, obwohl auch hier keine obligate Bedingtheit zwischen dem Ausfall der hormonalen Funktion und dem Grad des Fettansatzes besteht. Bekanntlich werden durchaus nicht alle Frauen mit vor- oder rechtzeitiger Menopause dick, noch zeigt sich bei ihnen jene charakteristische Lokalisation am Bauche, der Innenseite der Oberschenkel und den Oberarmen verbunden mit einer frühzeitigen Verwischung der sekundären Geschlechtsmerkmale. Immerhin dürfte es sich hierbei um die *weitaus häufigste* Form von Fettsucht handeln, die vor allem das Aussehen so vieler von unseren Matronen bestimmt als sogenannte *klimakterische Fettsucht* (vgl. Abb. 2a u. b auf S. 689). Bei jüngeren Individuen ist die Unterscheidung von dem hypophysären Typ oft gar nicht leicht, da das Längenwachstum bei diesem nicht vermindert, bei jenem nicht, wie z. B. bei den Eunuchoiden vermehrt zu sein braucht. Vom *Hodenhormon* weiß man, daß es den Fettansatz an denjenigen Körperstellen hemmt, welche bei der *Dystrophia adiposo-genitalis* (FRÖHLICH) die charakteristische Lokalisation ausmachen; auch das Nebennierenrindenhormon soll einen bestimmten Verteilungstypus bevorzugen.

Auch der genitale Typ der endokrinen Fettsucht ist umstritten, wie denn die Rolle des hormonalen Apparates, insbesondere diejenige einzelner Blutdrüsen heute für weit unerheblicher erachtet wird, als zu Zeiten der Hochkonjunktur der Anwendung dieses an sich so fruchtbaren Gebietes auf die Pathologie. J. BAUER sah sich geradezu veranlaßt, den Ausdruck „*pseudoendokrine Fettsucht*" zu prägen und unter anderem davor zu warnen, eine hypogenitale oder hypopituitäre Fettsucht auf Grund zu spät eingetretener, seltener oder spärlicher Menses zu diagnostizieren. Auch H. R. RONY (1932), der 50 nicht besonders ausgewählte Fettsuchtsfälle im Alter von 7—18 Jahren untersuchte, vermutet, daß es Beziehungen zwischen endokrinen Anomalien und Fettsucht gebe, die keine ätiologischen sind. Damit sind wir zur

c) Fettsucht im Kindesalter

gelangt.

Daß eine genitale Fettsucht im Vorpubertätsalter noch nicht vorkommt, ist klar. J. BAUER hat auf die häufigen Fehldiagnosen in diesem Alter aufmerksam gemacht und betont, daß es sich bei solchen „Fettkindern" nicht um hormonal bedingte, sondern fast stets um hereditäre Fälle handelt. Wie ein von T. SCHUCANY (1919) beschriebener Fall bei einem 13jährigen Mädchen von 127 cm Größe und nicht weniger als 77 kg Gewicht beweist, fand sich in diesen Jahren aber auch ohne ausgesprochene Belastung (Eltern und 6 Geschwister waren hier keineswegs fettsüchtig und von den Großeltern nur 2 im späteren Alter) eine konstitutionelle Fettsucht, die auf Schilddrüsenmedikation (Thyrakrin) sehr prompt reagierte und nach dem ganzen Habitus auf eine thyreogene Ursache schließen ließ. In einem ganz andersartigen Fall von H. OREL (1928), der einen fast gleichaltrigen Jungen, aber von 173,5 cm Größe und 97 kg Gewicht betrifft, kann hingegen nicht von einer vorwiegenden Fettsucht, vielmehr nur von einem Entwicklungsexzeß gesprochen werden, der immerhin dadurch zustande gekommen zu sein scheint, daß der Vater sowie dessen Vater und Bruder fettsüchtig waren und in der Familie der Mutter sowohl Fett- als Hochwuchs gehäuft auftrat. Der Vater soll mit 9 Monaten schon 15 kg, der Sohn bei der Geburt $5^1/_2$ kg gewogen haben. Der Grundumsatz erwies sich bei dem so sehr stark übergewichtigen Sohne als erhöht. Man spricht bei diesen Fällen von Adipositas-Gigantismus (KELLER, OPITZ).

Nicht genug kann davor gewarnt werden, bei fettsüchtigen Kindern vor dem Pubertätsalter eine „*Dystrophia adiposo-genitalis*", d. h. ein äußerst schwerwiegendes Leiden anzunehmen allein, weil das äußere Genitale in den Fettmassen relativ klein aussieht und der zu dieser Zeit ganz normalerweise kindliche, sexuell noch undifferenzierte Körper jenem Krankheitsbilde rein äußerlich gleicht [1]. M. BORNHARDT (1936) mußte bei den von ihr untersuchten 44 fettsüchtigen Mädchen und 21 Knaben, also in 65 Fällen, nur ein einziges Mal diese ominöse Diagnose stellen und konnte sonst bei der Mehrzahl eine normale Ausreifung konstatieren. Die adipösen Mädchen zeigten dabei häufig sogar eine auffallend frühe Geschlechtsentwicklung, blieben aber weitaus öfter dick als die eher verhältnismäßig spät ausreifenden Knaben. 16 dieser Kinder (9 Mädchen und 7 Knaben) sollen ein Geburtsgewicht von über 4 kg gehabt haben.

Über *angeborene Fettsucht* von 4 bzw. 3 Kindern zweier Schwestern berichtet CHRISTIANSEN: Alle waren bei der Geburt groß und fett und entwickelten hernach einen so riesigen Appetit, daß sie groteske Fettmassen ansetzten; nur eines überlebte das erste Lebensjahr. Die Autopsie eines der gestorbenen Kinder zeigte weder am Blutdrüsensystem noch sonst eine krankhafte Veränderung. Bei seinen Nachuntersuchungen von 32 Wiener „*Riesenkindern*" mit über 5 kg Geburtsgewicht stieß OREL (1932) auf eines, dessen Vater 98 kg und dessen Mutter auf 168 cm Größe sogar 130 kg wog. Letztere hatte 3 fettsüchtige Geschwister und eine ebensolche Tante.

Auch S. HERING (1938) betont die hohe Bedeutung konstitutioneller Faktoren für die Entstehung der von ihr untersuchten 30 Fälle von kindlicher Fettsucht, wovon 9 schon ein hohes Geburtsgewicht und 14 eine Belastung mit Fettsucht in der Aszendenz zeigten. Im Gegensatz dazu hält O. CHIARI (1938) die Mehrzahl seiner Wiener Fälle für durch *Mast* bedingt, ebenso R. PRIESEL und L. FREY (1938), die in ihrem Buche über die *Fettsucht im Kindesalter* diese Genese fast überall da annehmen, wo kein Hypothyreoidismus oder kein LAURENCE-BIEDLsches Syndrom vorliegt. Nach H. VOGT (1939) ist die Fettsucht im Kindesalter in Westfalen verbreiteter als sonst in Deutschland, aber anscheinend nicht etwa allein wegen der dort häufigen Überernährung.

d) Altersdisposition der Fettsucht.

Wie aus dem Vorangehenden zu entnehmen ist, kommt die endogene Fettsucht vom Neugeborenen- bis zum Greisenalter vor. Bevorzugt ist die Pubertät, während der sich eine entsprechende Anlage häufig erstmals verrät, ferner das Alter zwischen 40. und 60. Jahr, beim Weibe vor allem die Zeit nach der Menopause; eine weitere temporale Disposition zeigt sich hier während der Gravidität und im Wochenbett, letzteres besonders bei länger stillenden Frauen.

e) Geschlechtsdisposition der Fettsucht.

Eine solche besteht bei der endogenen Fettsucht unverkennbar für das *weibliche Geschlecht*, wohl wegen der überwiegenden Häufigkeit sogenannter genitaler Formen der Adipositas. Von den seltenen Spezialformen der Fettsucht unterscheiden sich die FRÖHLICHsche Dystrophie vom *Morbus Cushing* dadurch, daß erstere mehr bei Jünglingen und letztere mehr bei jungen Mädchen oder Frauen vorkommt. Die Adipositas dolorosa (DERCUM) findet sich überhaupt nur beim Weibe.

Daß trotz der ausgesprochenen Prädilektion der Fettsucht für das weibliche Geschlecht dennoch die „Schwergewichtsrekorde" auf *Männer* (der Kalifornier TOM TOM z. B. soll 745 englische Pfund = 338 kg gewogen haben!) entfallen, weist uns auf deren noch größere Kapazität der Nahrungsverwertung hin, da dergleichen Grade von Fettsucht kaum ohne enorme Mästung verbunden allerdings mit einer selten starken Disposition erreicht werden dürften.

[1] Vgl. den Beitrag von ZELLER, Bd. II dieses Handbuches.

f) Rassendisposition der Fettsucht.

Inwieweit die *Rasse* als solche zu krankhaftem Fettansatz disponiert, ist noch sehr wenig geklärt. Die Angaben der Autoren beziehen sich ja nur auf *Völker*, d. h. auf rassisch stets mehr oder weniger stark gemischte Menschengruppen. Auf die diesbezügliche Veranlagung der *Juden* bzw. vor allem der Jüdinnen hat schon die ältere französische Schule (CHARCOT, LANCEREAUX, FÉRÉ) aufmerksam gemacht; sie wird von J. M. GUTMANN sowie ROLLESTON u. a. bestätigt. Eine schon als beträchtliche Fettsucht zu bezeichnende Korpulenz wird bei orientalischen Juden künstlich gefördert (sogenanntes Nudeln der Jüdinnen in Tunis), also offenbar als Schönheitsideal betrachtet. Sie könnte deshalb — ähnlich wie der Fettsteiß der Hottentottinnen — ein Auslesemerkmal darstellen. Jedenfalls darf man die *Semiten* nicht etwa samt und sonders in dieser Richtung disponiert halten, da ja die deren reinsten Typus ausmachenden Beduinen im Gegenteil durch ihren überaus schlanken, sehnigen Körperbau auffallen.

Auch vom vollblütigen Araberpferd ist bekannt, daß es selbst bei reichlichem Futter und wenig Bewegung kaum je seine edlen Formen verliert (vgl. Graf WRANGELs Buch vom Pferde).

Ob die *Osmanen*, *Magyaren* und *Lappen*, wie NAUNYN angibt, allgemein oder nur in bestimmten Zweigen und Mischungen zu Fettleibigkeit höheren Grades neigen, wäre noch zu untersuchen; ebenso welcher Teil des 400 Millionen zählenden *Chinesen*volkes tatsächlich diesen Ruf verdient. Auch dort dürften Auslesevorgänge mitgespielt haben, deutet doch schon der majestätische Leibesumfang der meisten Götterstatuen auf eine entsprechende Wahlverwandtschaft hin. Viel eher auf ein übertriebenes Nahrungsbedürfnis und vor allem den allzu reichlichen Alkohol-, namentlich Biergenuß ist dagegen die recht häufige Beleibtheit der *Holländer* und *Deutschen* zurückzuführen, die den meist in jedem Alter mager bleibenden Amerikanern und Engländern so sehr auffällt. Der Umstand, daß in Dänemark und Schweden bei ungefähr denselben, wenn nicht noch wesentlich mehr ins Gewicht fallenden Eß- und Trinkgewohnheiten, sehr viel weniger Dicke herumlaufen, weist entschieden auf die Mitwirkung von Rassefaktoren hin. Da weder für die nordische, noch die dinarische Rasse volle Körperformen charakteristisch sind, wohl aber für die fälische und besonders die ostische, so ist an die fettmachende Wirkung derartiger Einschläge zu denken, außerdem jedoch auch noch an die Möglichkeit einer Entstehung von Stoffwechselstörungen durch *rassische Dysharmonien* (W. HILDEBRANDT). Hierbei ist allerdings nie zu vergessen, daß wir auf Grund des erwiesenen dominanten Erbgangs als Grundursache für die große Mehrzahl der Fälle von sogenannter endogener sowie auch der wohl stets nur teilweise exogenen Fettsucht entsprechende *Mutationen* annehmen müssen und nicht etwa irgendwelche Mixovariationen.

Jener hypophysäre Typ der Adipositas, den K. LANDGRAF (1934) als „*Bastardfettsucht*“ bezeichnete, wäre z. B. eine *Mixovariation*, entstanden aus Kreuzungen nordischer Personen von langem Obergesicht mit kurzschädligen ostischen, wodurch sich eine hoch und steil stehende Türkensattellehne ergebe, welche durch Druck störend auf die Verbindung von Hypophyse und Zwischenhirn einwirken würde, was aber nur bei verspätetem Eintritt der Pubertät zu befürchten sei. Die beste Therapie sei hier deshalb die Beförderung der geschlechtlichen Entwicklung. Wieviel an dieser ebenso problematischen wie interessanten Hypothese richtig ist, sei den sich immerhin lohnenden Nachprüfungen überlassen.

Es könnte sich wohl bei der eugenisch einzig bedeutsamen *erblichen Fettsucht* hauptsächlich fragen, ob dem Faktor Rasse bzw. Rassenmischung irgendein Einfluß im Sinne einer Erhöhung der Rate von Spontanmutationen zukomme. Diese grundsätzliche Erwägung gilt natürlich für alle Erbkrankheiten und -anomalien.

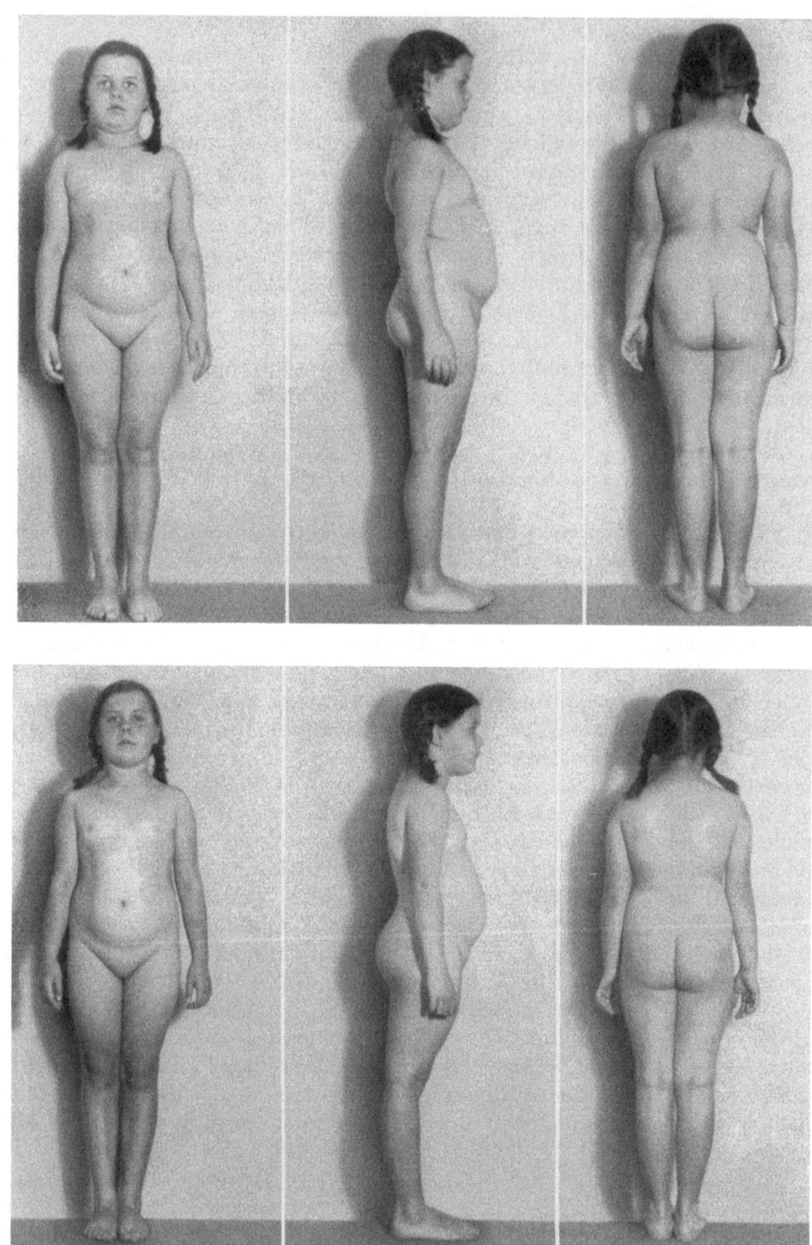

Abb. 1a und b. Mäßige Fettsucht bei eineiigen Zwillingsschwestern im Dentitionsalter. $7^{1}/_{2}$jährige EZ von 127,0 bzw. 128,3 cm Körpergröße, 33,7 bzw. 34,7 kg Gewicht und 74,5 bzw. 74,0 cm Bauchumfang (über dem Nabel). Übergewicht 8,2 bzw. 8,4 kg. Außer Masern und Windpocken keine früheren Krankheiten. Appetit nicht überdurchschnittlich. Blutzuckerkurven normal. Blutdruck relativ hoch: 120/80 mm Hg. Erbliche Belastung: Mutter und 2 von deren Schwestern stärker fettleibig. (Nach J. W. CAMERER und R. SCHLEICHER, 1935.)

g) Idiotypische Bedingtheit der Fettsucht.

Drei Beobachtungen an *eineiigen Zwillingspaaren* weiblichen Geschlechts zeigen, daß vorwiegend „genitale“ Formen der Adipositas ziemlich rein erblichen

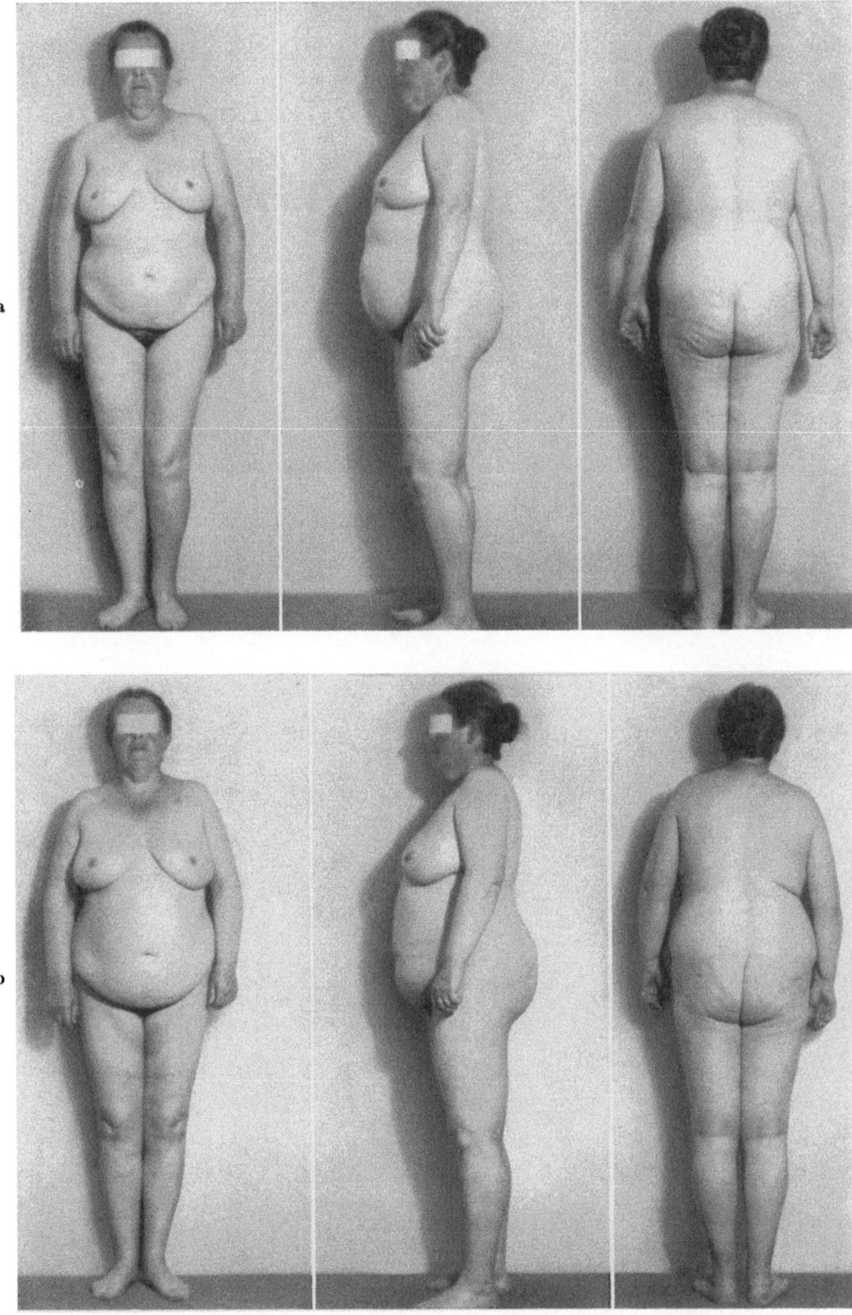

Abb. 2a und b. Mäßige Fettsucht bei eineiigen Zwillingsschwestern kurz nach der Menopause. 53jährige EZ von 159,6 bzw. 160,6 cm Körpergröße, 80,0 bzw. 89,8 kg Gewicht, 95 bzw. 103 cm Bauchumfang (über dem Nabel) und 7,6 bzw. 7,7 cm Bauchfaltendicke. Menarche im 14. Jahr. Beide von Jugend auf fettleibig trotz normalen Appetits; beide sind Krankenschwestern und körperlich immer stark tätig gewesen. Zwilling 2a ledig, 2b seit dem 42. Jahr kinderlos verheiratet. Menopause bei beiden im 52. Jahr. Bei beiden bestehen rheumatische Beschwerden in den Kniegelenken und der linken Schulter seit Ende der 40er Jahre. Kein Anhalt für endokrine Störungen. Sehr ähnliche Fettverteilung. Erbliche Belastung: Mehrere Geschwister sowie die Mutter etwas fettleibig. (Nach J. W. CAMERER und R. SCHLEICHER, 1935.)

a

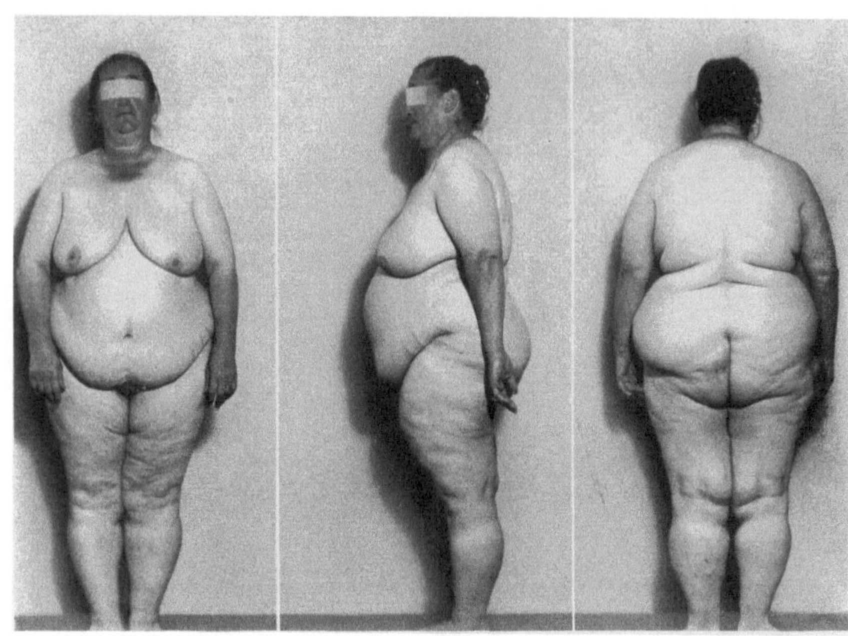

b

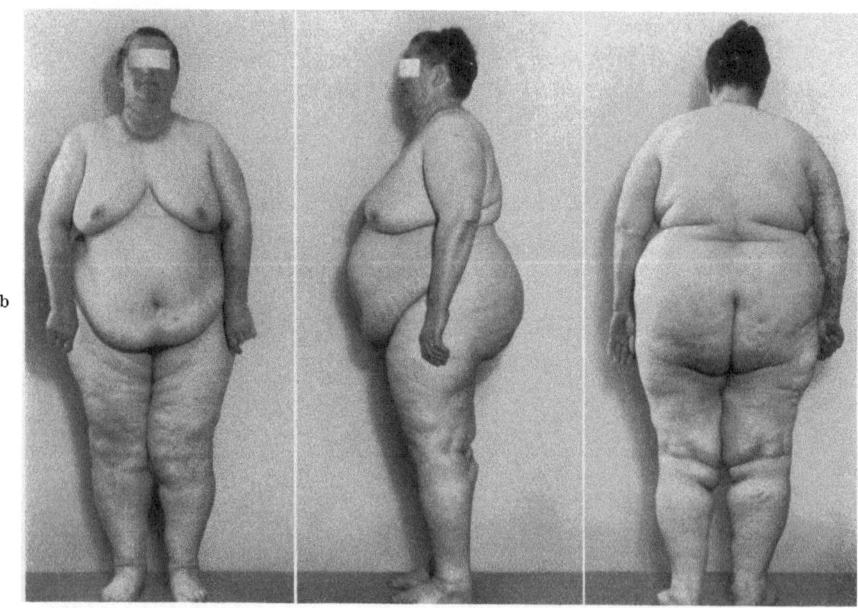

Abb. 3a und b. Hochgradige Fettsucht bei eineiigen Zwillingsschwestern im Matronenalter. 55jährige EZ von 157,7 bzw. 159,6 cm Körpergröße, 110,1 bzw. 131,8 kg Gewicht und 112,0 bzw. 131,5 cm Bauchumfang (über dem Nabel). Menarche mit 15 Jahren, Menses regelmäßig, 3—4 Tage, eher schwach. Beide Zwillinge sind verheiratet, 3a hat zwei, 3b vier Kinder. Zwilling 3a mit 49 Jahren wegen Uterusmyoms röntgenkastriert, 3b hatte seit dem 45 Jahre immer spärlichere Menses. Eßlust stark, körperliche Bewegung nicht gering. Beginn stärkerer Fettsucht seit dem 40. Jahr. Auftreten eines Gewichtsunterschiedes erst seit 1 Jahr deutlich, erklärt sich zum Teil durch Einhaltung quantitativer und qualitativer Diät seitens der ersten, um fast 22 kg leichteren Partnerin. Beide Zwillinge leiden seit einigen Jahren an Rheuma der Schultermuskeln. Beide haben Hypertension: die leichtere maß 205/105, die andere 190/105 mm Hg. (Nach J. W. CAMERER und R. SCHLEICHER, 1935.)

Ursprungs sein müssen, denn es besteht eine derartig *ausgeprägte Konkordanz* sowohl hinsichtlich des *Zeitpunktes der Manifestation* als auch des *Grades* und der *Verteilung des Fettansatzes* sowie der Begleiterscheinungen (Hypertension, Rheumatismus) bei den jeweiligen Partnern, daß dabei kaum von Zufall gesprochen oder die teilweise gleiche Umwelt dafür verantwortlich gemacht werden kann (J. W. Camerer und R. Schleicher 1935).

Da diese Beobachtungen aus der Schule von W. Weitz im Schrifttum bisher einzig dastehen, seien die sie belegenden, eindrücklichen Bilder hier sämtlich gleich groß wie dort und mit allen wichtigen Daten wiedergegeben, obschon Fall 2a und b bloß einen relativ schwachen Grad von Fettsucht darstellt und auch Fall 1a und b noch nahe an der Grenze der Norm steht; er geht aber doch wohl kaum über den Bereich der extremen Varianten nach oben hinaus. Die bei aller sonstigen Übereinstimmung sehr beträchtliche Gewichtsdifferenz von gegen 22 kg des dritten Paares beweist, daß auch der *Peristase* eine erhebliche Bedeutung bei der Entwicklung einer vorwiegend postklimakterisch entstandenen Fettsucht zukommt.

Hierfür spricht unter anderem der Entfettungsrekord von Short (1938) aus U.S.A., dem es gelang, eine 180 kg schwere Frau in 20 Monaten ohne Beeinträchtigung ihres Allgemeinbefindens um 109 kg zu erleichtern und sie auf ihrem Normalgewicht von etwa 70 kg zu halten.

2. Erblichkeit und Erbgang der Fettsucht.

Bei einem von Danforth in San Francisco gezüchteten *Mäuse*stamm konnte der *einfach-dominante Erbgang* einer offenbar mutativ entstandenen Fettsucht nachgewiesen werden. Bemerkenswerterweise ließen sich dabei weder makro- noch mikroskopische Veränderungen am Zentralnervensystem und den Blutdrüsen auffinden, ein Umstand, der — wenn ihn die dringend erwünschten Nachprüfungen bestätigen sollten — für die v. Bergmannsche Hypothese einer von den Zellen des Fettgewebes selbst ausgehenden Fettsuchtsform sprechen würde.

Die *familiäre Häufung* der Fettsucht beim Menschen ist längst aufgefallen. Sie kann nur teilweise auf eine überlieferte Gewohnheit, zu viel zu essen, zurückgeführt werden. Bouchard fand bei 46% seiner Fettsüchtigen eine Fettsucht der Aszendenz, Brugsch gibt eine *Heredität* von 40% bei Fettsucht, Lichtwitz eine solche von 50%, v. Noorden nach eigener umfangreicher Statistik eine solche von 70% und J. Bauer sowie A. Gigon gar von 90% an, welch letztere Werte sowohl von Grafe als von Fr. v. Müller als zu hoch eingeschätzt werden.

Das Vorwiegen endogen und exogen gemischter Formen von Fettsucht erschwert die Beurteilung der Ergebnisse von Familienforschungen bei diesem komplexen Merkmal wesentlich. Es war deshalb sehr verdienstvoll, daß Weitz mit seinem Schüler Th. Liebendörfer in den Hungerjahren der Nachkriegszeit, ausgehend von Tübinger Poliklinikpatienten, Erhebungen über die Belastungsverhältnisse von 25 ausgeprägt Fettsüchtigen anstellte. Bei allen war Fettsucht in der Familie nachzuweisen, und zwar fast immer auch bei einem von den Eltern der Probanden, die zum größten Teile zwischen 45 und 60 Jahren zählten. Unter den eruierten Fettsüchtigen überwiegen die Frauen deutlich. *Echte Gicht* wurde in keiner einzigen Familie gefunden, *Diabetes mellitus* bemerkenswerterweise auch nur 2mal, was ganz gegen die Gültigkeit der in der Einleitung diskutierten Korrelation der drei klassischen Stoffwechselleiden spricht. Auch eine Häufung von Schlaganfällen wurde nur in einer einzigen Familie von Fettsüchtigen jener sonst erwiesenermaßen an Blutdruckkranken auffällig reichen Gegend beobachtet.

LIEBENDÖRFER rechnet mit dem Vorhandensein einer ganzen Reihe idiotypischer Faktoren, die Fettsucht bedingen, hält es jedoch für wahrscheinlich, daß sie alle dem *dominanten Erbgang* folgen.

Da die von ihm abgebildeten drei Sippentafeln noch das Wertvollste sind, was die in dieser Beziehung sehr kärgliche Literatur bietet, habe ich sie alle zur Darstellung gebracht (Abb. 4a—c).

Die erste von LIEBENDÖRFERS Sippentafeln, in der das jüngste Glied einer doppelseitig manifest belasteten vierköpfigen Geschwisterschaft bereits 69 Jahre zählte, ist leider nicht weiter belegt und hat auch sonst eine weit geringere

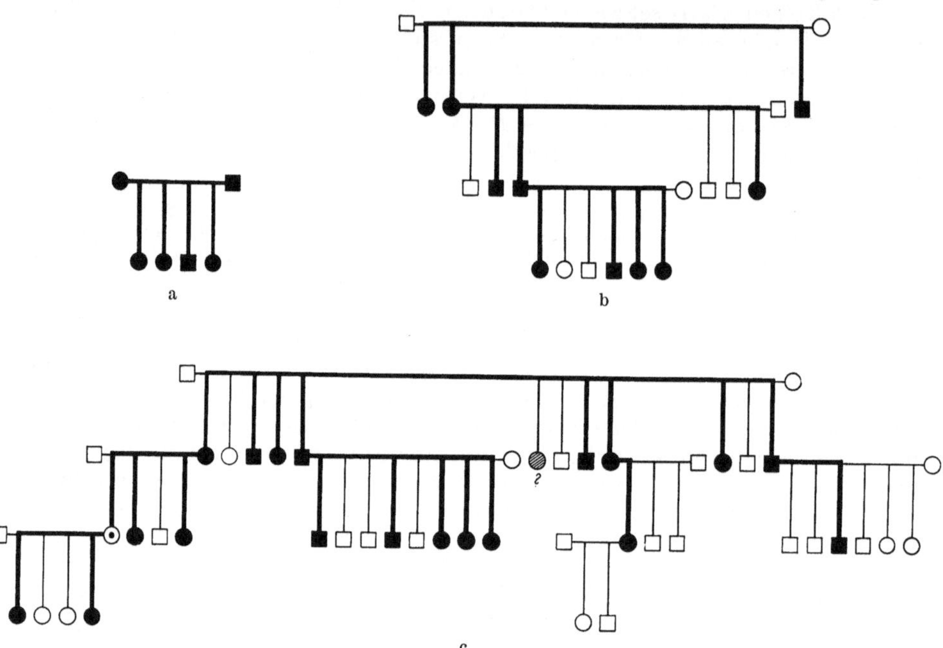

Abb. 4a—c. Sippentafeln über die Vererbung der Fettsucht. (Nach TH. LIEBENDÖRFER 1923.)

Beweiskraft als die ähnliche durch beistehendes Bild belegte Beobachtung von J. BAUER.

Die zweite Tafel dagegen weist mit ihren je 3—5 Merkmalsträgern in drei aufeinanderfolgenden Generationen klar auf *einfach-dominanten Erbgang* hin.

Die dritte, noch umfangreichere Tafel ist deshalb wertvoll, da sie zum Teil eine *unterbrochene Dominanz* zeigt, wie sie vom Autor noch in drei weiteren Fällen gemeldet wird. Seine Erklärung solchen „Überspringens einer Generation“ mit zu dürftiger Ernährung bei zu schwerer Arbeit oder der Möglichkeit, daß die betreffende, merkmalsfrei angegebene Person früher eine zur Zeit der Erhebung vergessene Fettsucht gehabt haben könnte, befriedigt nur halb.

Das Besondere an folgendem hochgradigen Fall erblicher Fettsucht von J. BAUER ist, daß sämtliche 14 Kinder — 1 Tochter und 13 Söhne — zweier sehr fetter Eltern ebenfalls sehr stark adipös waren und daß dieses Merkmal auch hier mehrfach in drei Generationen vorkommt. Trotz der angegebenen Stigmen im Sinne einer geschlechtlichen Unterentwicklung spricht BAUER nicht von einer genitalen, sondern von einer „*konstitutionellen heredofamiliären* Fettsucht“, als ob diese übrigens pleonastische Bezeichnung einem einheitlichen Phänotyp oder gar Genotyp entspräche.

In einem eigenen Fall derart *universeller Adipositas* bei einer erst 26jährigen und bloß 165 cm großen, aber nicht weniger als 153 kg netto wiegenden, kinderlos verheirateten Frau bestand eine gleichartige Belastung von der Urgroßmutter, Großmutter und Mutter her. Die Familie stammt aus jenem an erblichen Anomalien reichen appenzellischen Inzuchtgebiet, in welchem sich eine Sippe mit jenem *recessiven Zwergwuchs* fand, für den HANHART eine Zwischenhirnpathogenese wahrscheinlich machte.

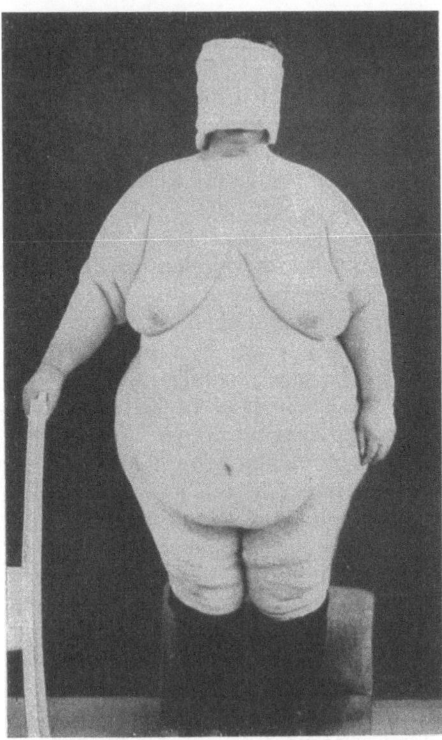

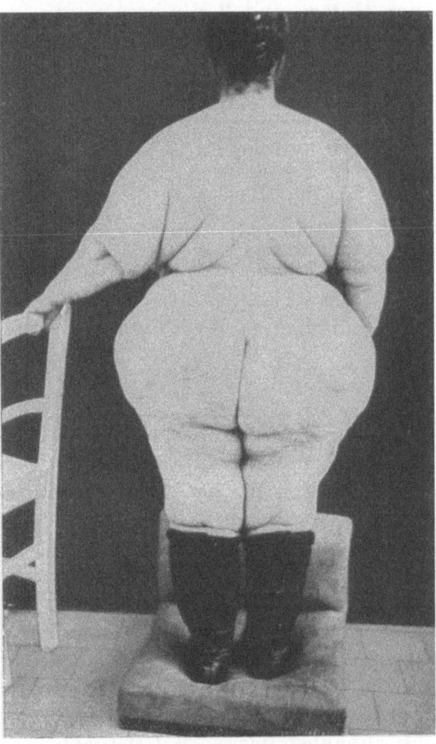

Abb. 5. Konstitutionelle heredofamiliäre Fettsucht. 49jähr. Frau mit 123 kg Körpergewicht. Als 16jähr. Mädchen 90 kg. Crines axillares fehlen, crines pubis sehr spärlich, mäßig entwickelter Schnurrbart. Mutter und Vater der Frau sehr fettleibig, ebenso alle ihre 13 Brüder. Zahlreiche Kinder dieser Brüder gleichfalls fettleibig. 2 Schwestern und 3 Brüder der Mutter adipos. Die Kinder dieser, also die Cousins und Cousinen der abgebildeten Frau, fast durchwegs adipos. Eine Tochter des Mutterbruders wiegt z. B. mit 16 Jahren über 100 kg. (Aus J. BAUER 1924.)

Der diffuse Fettansatz bei dieser Probandin geht aus den folgenden Maßen hervor: Brustumfang 126,5 : 125, Taillenumfang 125, Bauchumfang 162, Oberarmumfang 52, Unterarmumfang 37, Handgelenk 21, Unterschenkel 57, Fußgelenk 24 cm. Psychisch war die Frau annähernd normal, doch bestand eine Neurose zufolge ehelicher Schwierigkeiten und des ständigen Gejohles der Jugend, das die monströse Unförmigkeit zwangsläufig erzeugt.

Daß auch eine doppelseitige manifeste Belastung mit Fettsucht sich nur bei 3 von 6 Kindern gleichartig zu äußern braucht, zeigt die folgende kleine Sippentafel nach DAVIES, die außerdem insofern interessiert, als sie bei Mutter, Tochter und Sohn eine Kuppelung[1] von *Adipositas mit Diabetes* aufweist, die jedoch bei dem fettsüchtigen Sohne des letzteren aufhört, obwohl jener möglicherweise noch von der zugeheirateten Mutter her mit einer Anlage zu Fettsucht belastet ist. So wahrscheinlich der genetische Zusammenhang der Narkolepsie

[1] Ja nicht zu verwechseln mit dem Begriff „Kopplung“ der Genetiker.

dieses Probanden mit seiner offenbar ererbten somnambulen Anlage ist, so wenig wissen wir über deren Beziehungen zur Fettsucht. Doch weist die Häufung von Störungen des intermediären Stoffwechsels sowie der Schlaffunktion auf eine Schädigung unweit voneinander gelegener Regulationszentren im Gehirne hin.

Nicht leicht zu deuten ist auch eine von R. RIEBLER (1936) mitgeteilte Sippentafel einer Familie aus Wels (Oberösterreich), die 4 Fälle von *Psoriasis* vergesellschaftet mit Struma und einer *„cerebral-hypophysären Fettsucht"* bei einer Mutter und 3 Kindern zeigt.

Bei der Häufigkeit des Kropfes in jenem Land möchte ich allerdings dieser bei beiden Eltern — insbesondere auch der mit den Hauptmerkmalen Fettsucht und Psoriasis nicht behafteten Probandenmutter — vorhandenen Struma keine Bedeutung im Sinne einer endokrinen Stigmatisierung beimessen; noch eher der psychischen und vegetativen Neuropathie der Merkmalsträger, obwohl sie sich nicht nur auf diese, vielmehr auch auf die genannte Mutter und einen ebenfalls nicht behafteten Sohn bezieht. Zu bemerken ist, daß es sich bei dem 36jährigen Exploranden im Verhältnis seines Gewichtes von 92 bis 102 kg zu der seltenen Körpergröße von 190 cm keineswegs um eine höhergradige Fettsucht gehandelt haben kann. Auch fragt es sich sehr, ob das Zusammengehen von Fettsucht und Psoriasis, das von R. BERNHARDT ja auch nur in 10% bei Psoriatikern gefunden wurde, in Anbetracht der allgemeinen Häufigkeit beider Merkmale nicht rein zufällig erfolgt sein könnte. Zwar führt BETTMANN (1932) eine 75jährige Patientin an, bei der nach einer Strumektomie im 62. Lebensjahr gleichzeitig eine Psoriasis und Fettsucht ausbrach.

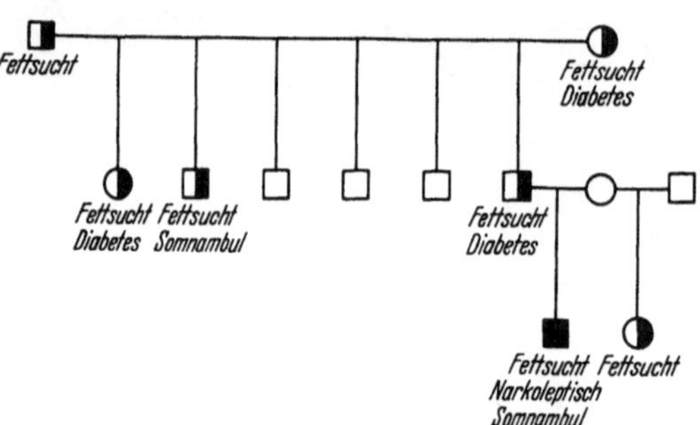

Abb. 6. Dominante Fettsucht z. T. mit Diabetes und Somnambulismus. (Dargestellt nach H. DAVIES 1935.)

Viel zu wenig wird in der Literatur die nach meiner Erfahrung *enge Beziehung zwischen erblicher Fettsucht und Magersucht* betont. Eine solche äußert sich zunächst darin, daß manche später stark Fettsüchtigen in der Pubertät und oft noch in den 20er Jahren abnorm mager waren, ferner, daß hochgradige Ausprägungen beider Zustände in ein und derselben Geschwisterschaft vorkommen, auch wenn deren einzelne Glieder im Alter nicht sehr stark differieren. Es ist deshalb mit der Möglichkeit zu rechnen, daß sowohl die Fett- als die Magersucht auf der gleichen, erblichen Regulationsstörung beruhen könnten, welche Annahme allerdings noch durch entsprechende Beobachtungen an eineiigen Zwillingen, wie sie bisher noch nicht vorliegen, gestützt werden müßte.

Damit kommen wir zur

Vererbung der Fettsucht als Symptom komplexer Krankheitseinheiten.

Bei der am längsten bekannten *Dystrophia adiposo-genitalis* (FRÖHLICH) scheint im Gegensatz zur Dominanz von Anlagen zur gewöhnlichen, universellen Fettsucht ein *einfach-recessiver Erbgang* vorzuherrschen.

J. M. ALBERDI Y COÑI (1934) hat aus Spanien 2 Geschwisterfälle enormer Fettsucht vom FRÖHLICHschen Typ mitgeteilt, die sich schon seit dem 7. Lebensmonat manifestiert haben sollen und eine Tochter und einen Sohn *blutsverwandter Eltern* betrafen, in deren Familie zahlreiche Fälle von Fettsucht vorgekommen sein sollen. Die Differentialdiagnose gegenüber den oben genannten Typen von

CHRISTIANSEN sowie von LAURENCE-MOON-BIEDL soll dabei leicht gewesen sein. Schwieriger dürfte diese fallen bei den von J. TROISIER und MONNEROT-DUMAINE (1929) aus einer Familie beschriebenen 6 weiblichen Fällen mit einem adiposo-genitalen Syndrom, deren Geburtsgewicht das doppelte des Normalen betragen haben soll und deren Menses bereits zwischen dem 8. und 12. Jahr begannen, um gegen das 20. Jahr nahezu oder ganz zu verschwinden. Der angeblich hypophysäre Charakter dieser Störungen wird weiter durch die Angabe einer begleitenden Oligurie und Insomnie zu belegen versucht. Eine der Patientinnen habe im Anschluß an eine Antityphus-Paratyphusimpfung mit dreiwochenlanger Fieberreaktion ihre Menses wieder regelmäßig bekommen und innerhalb 10 Monaten von 123 kg auf 83 kg an Gewicht abgenommen, welch *fabelhaften Heilerfolg* wohl noch niemand bei einer wirklich hereditären Adipositas erzielt hat. Die von den Franzosen sonst so überreichlich herangezogene luische Ätiologie, die hier nicht bestanden zu haben scheint, vermag bei äußerlich vollkommen dem FRÖHLICHschen Krankheitsbilde entsprechenden, aber derart paratypisch entstandenen Fällen tatsächlich eine völlige Ausheilung zu erklären, wie unter anderem eine von NONNE (1918) mitgeteilte Beobachtung beweist; Voraussetzung ist dabei allerdings, daß die antisyphilitische Therapie vor erreichtem 20. Jahr einsetzt.

Manches spricht dafür, daß auch eine ex juvantibus als sicher luisch aufzufassende Dystrophia adiposo-genitalis nicht ohne eine gewisse Anfälligkeit des Zwischenhirn-Hypophysensystems zustande gekommen wäre. So ist es z. B. kaum Zufall, daß ein lange Jahre von mir behandelter *Diabetiker*, welcher vor der Ehe eine Lues erwarb, als erstes Kind einen Sohn zeugte, der als kongenitaler Luetiker eine typisch „hypophysäre" Fettsucht nebst doppelseitiger Opticusatrophie aufweist; es wäre wenigstens möglich, daß eine erbliche Fehlanlage im Bereich derselben Zentren beim Vater den Diabetes und beim Sohn die Fettsucht bewirkt hätte, und zwar bei letzterem auf dem Umwege einer seltenen Lokalisation des syphilitischen Infektes. Ähnlich ist vielleicht der Fall von T. LUCHERINI (1933) zu erklären, wobei der Vater zwar bloß eine stark positive Wassermannreaktion, der 21jährige Sohn eine ausgesprochene Dystrophia adiposo-genitalis und 2 seiner Schwestern eine gewöhnliche Fettsucht hatten. Auch S. RAHLFS (1926) seltene Beobachtung dreier Brüder im Alter von 16, 18 und 20 Jahren mit Dystrophia adiposo-genitalis läßt sich, wie auch der Autor trotz Fehlens weiterer Anzeichen von kongenitaler Lues es tut, am ehesten auf die 4 Jahre vor Geburt des ersten Kranken vom Vater akquirierte und ungenügend behandelte Syphilis zurückführen, da die bei allen Dreien mehrfach negativ befundene Serumreaktion (Wa.) nach den Erfahrungen NONNEs und anderer Autoren nicht gegen eine derartige Genese spricht. Eine fetale Lues kann selten einmal auch eine angeborene Taubstummheit bei 3 Geschwistern verursachen, wie ein Fall von KAY aus USA. beweist, ein weiteres Beispiel, daß selbst solch reichliches Befallensein einer Geschwisterschaft noch nichts mit einer bestimmten Erbanlage zu tun zu haben braucht, wohl aber wahrscheinlich mit einer unspezifischen Organminderwertigkeit, die sich erst nach Einwirkung einer äußeren Noxe, in diesen Fällen der luischen manifestiert.

Eine ausgesprochene *Dystrophia adiposo-genitalis* bildet das Kardinalsymptom des HANHARTschen Typs von *recessivem Zwergwuchs*, von dem sich 3 Herde mit jeweils verschiedenem Sippencharakter in 2 Alpentälern und in einem Karsttal einer Insel der Adria (Krk[1]) fanden. Die Zwerge des letzteren Gebietes zeigen die stärkste Genitodystrophie und einige von ihnen auch eine stärkere Fettleibigkeit, während diejenigen der übrigen Gebiete mehr nur die für die FRÖHLICHsche Krankheit charakteristische Fettverteilung aufweisen.

[1] Italienisch: Veglia.

Diese letztere kommt jedoch sehr deutlich bereits lange vor der Pubertät zum Vorschein, wie die vier ersten von den folgenden Bildern dartun, die sich auf jene drei 8, 10 bzw. 11jährigen Zwerggeschwister beziehen, welche rechts außen auf der im Abschnitt „Mutationen beim Menschen" (Bd. I dieses Handbuches) abgebildeten Sippentafel verzeichnet sind.

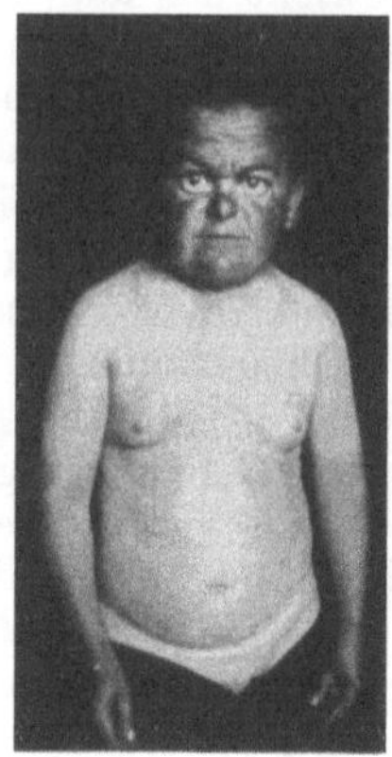

a b

Abb. 7a und b. Zwei Vertreter der Zwergsippe aus O. (Appenzell J./Rh.). a Das 10jähr. Zwergmädchen Kath. Sch. Körpergröße 88,3 cm. b Der 27jährige Seppetoni Lo., 99 cm groß.

Eine, wie oben gezeigt wurde, durch weitere Symptome („Retinitis pigmentosa", Schwachsinn, Syndaktylie, Polydaktylie usw.) komplizierte Spezialform von *Dystrophia adiposo-genitalis* stellt das LAURENCE-MOON- bzw. BARDET-BIEDL*sche Syndrom* dar, das von den beiden ersten Autoren bereits 1866 an 4 von 10 Geschwistern beobachtet wurde; nur eines der behafteten Kinder wies hier eine Fingermißbildung (Polydaktylie) auf, alle dagegen die typische Adipositas mit Genitodystrophie, die Pigmentdegeneration der Retina, Gangstörungen infolge mangelhafter Knochenentwicklung und Geistesschwäche, während die Merkmalsfreien vollständig normal waren. BARDET (1920) wies darauf hin, daß es sich um eine hypophysäre Fettsucht handle, die anscheinend kongenital oder wenigstens schon in den ersten Lebensmonaten auftrete und

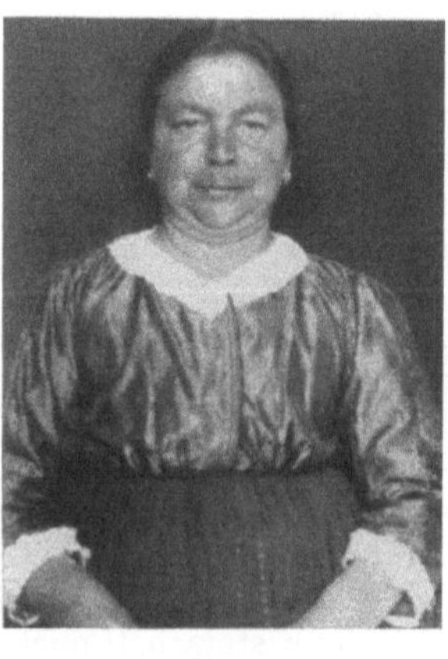

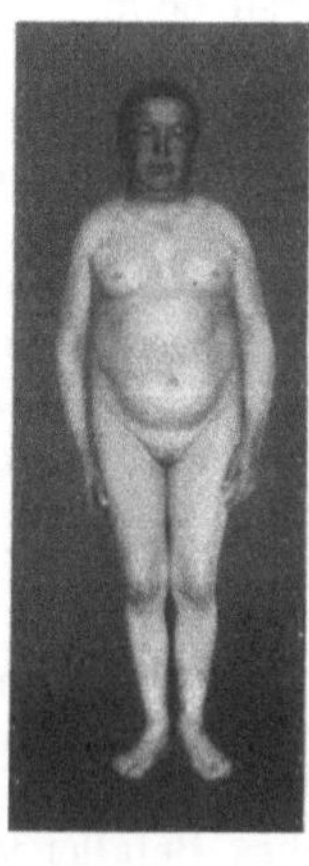

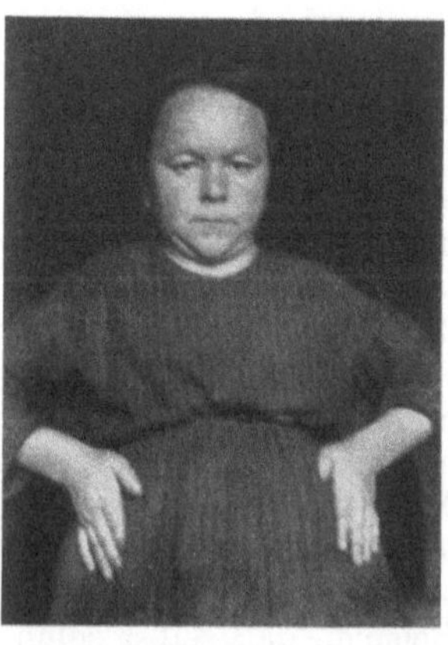

a b c

Abb. 8a—c. Drei Geschwister aus der Zwergsippe auf der Insel Veglia bei Fiume. Dystrophia adiposo-genitalis bei recessivem Zwergwuchs (Typ HANHART). a Anna Du., 34jähr., 132 cm groß. b Vinko Du., 33jähr. 128 cm groß. c Antonia Du., 30jähr., 125 cm groß.

bei der die genannten übrigen Symptome meist bestehen, aber auch fehlen können, ohne daß das Wesen des Krankheitsbildes grundsätzlich geändert würde. Ähnlich äußerte sich W. RAAB (1924). BIEDL und ELSCHNIG (1922) bezogen dieses dann angesichts der Intaktheit der Hypophyse auf eine Störung im Zwischenhirnbereich. Als *obligate Symptome* betrachtet man heute nur noch die Fettsucht und die „Retinitis pigmentosa", als wertvollen Anhaltspunkt für die Diagnose außerdem die *Familiarität* (REILLY und LISSER,

L. v. BOGAERT), obschon eine solche nur in 25 von den 77 bis 1931 veröffentlichten Fällen erwähnt wird. Es ist wichtig, daß bei diesen 25, wie wir jetzt annehmen dürfen, *hereditären* Fällen sämtliche 5 Kardinalsymptome gefunden wurden.

Der *Erbgang* des BARDET-BIEDL*schen Syndroms* ist aller Wahrscheinlichkeit nach *einfach-recessiv*, vor allem wegen der sehr großen Häufigkeit *elterlicher Blutsverwandtschaft*, die — ähnlich wie bei den sicher entsprechend vererbten Merkmalen: „Retinitis pigmentosa", sporadische Taubstummheit, FRIEDREICHsche Ataxie — nach der Berechnung PANSEs aus 61 Geschwisterschaften des Schrifttums mit gesicherten Fällen 24,6% beträgt. Unter den 43 Geschwisterschaften von D. K. COCKAYNE und A. SORSBY (1935), von denen nur bei 23 diese Frage beantwortet wurde, wiesen 9 eine Konsanguinität der Eltern auf.

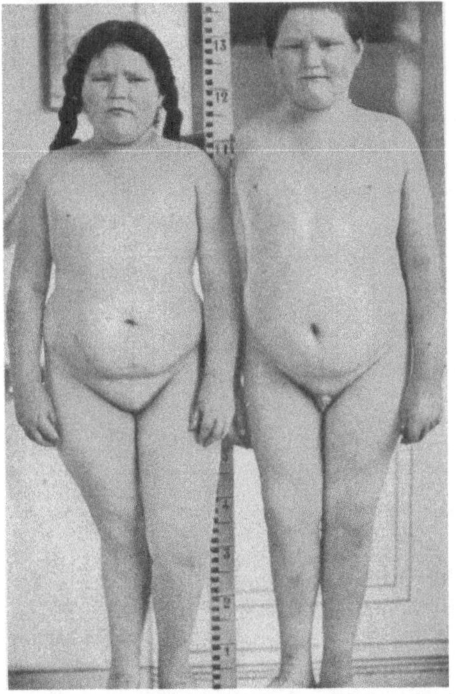

Abb. 9. Geschwister mit BARDET-BIEDELschem Syndrom. (Nach H. WILLI 1931.)

Eine besonders typische Beobachtung ist diejenige von H. WILLI (1931) aus einem relativen Inzuchtgebiet der Ostschweiz:

Hier sind die ausdrücklich als *mager* bezeichneten *Eltern Geschwisterkinder* und die beiden ersten ihrer 3 Kinder von dem Merkmal betroffen. Außer typischer *Dystrophia adiposo-genitalis* (s. Abb. 9), Schwachsinn und Syndaktylien bestanden Sehstörungen (Myopie, Astigmatismus, Maculadefekte, Farbensinnschwäche aber nur bei dem Mädchen Retinitis pigmentosa!), ist bei dem Jungen noch eine hochgradige, angeborene, beidseitige *Coxa vara* vorhanden, sowie nach meiner persönlichen Feststellung (1935) eine sehr ausgesprochene *Vierfingerfurche* an beiden Handtellern.

Der *Appetit* dieses seither hochgradig fettsüchtig gewordenen, sehr phlegmatischen Jungen wurde mir vom Anstaltsleiter als *enorm* bezeichnet.

Während die *Genitodystrophie* bei diesem Kranken von mir noch im Alter von 17 Jahren annähernd unverändert vorgefunden wurde, ist bei dem von ED. DENZLER (1925) beschriebenen und von H. WILLI im Alter von 22 Jahren nachuntersuchten Fall eines männlichen Individuums mit hypophysärer Fettsucht, typischer „Retinitis pigmentosa" und Hexadaktylie an den Füßen im Gegensatz zu früher eine volle Entwicklung des Genitale und der sekundären Geschlechtsmerkmale eingetreten.

Keine Blutsverwandtschaft dagegen soll bei den Eltern zweier Brüder in einer vierköpfigen Geschwisterschaft aus Nordbrabant zu eruieren gewesen sein, deren Sippe L. VAN BOGAERT (1936 und 1937) beschrieb und die hier trotzdem wiedergegeben sei, weil wir die einzelnen Bestandteile des komplexen Syndroms darin zum Teil selbständig auftreten sehen, so daß die Mutter der Merkmalsträger mit dem Vollbilde dieser multiplen Abartung ebenso wie eine ihrer Schwestern bloß eine periphere „Retinitis pigmentosa" aufweist, zwei weitere ihrer Schwestern dagegen keine Defekte am Sehorgan, jedoch Fettsucht, Hypogenitalismus und Geistesstörungen.

v. BOGAERT betont, daß die Trias: geistige Defekte, Augenerkrankung und adiposo-genitale Dystrophie hier das Wesentliche seien, die Polydaktylie, Mikroglossie, Schädelmißbildungen usw. hingegen weniger konstant aufträten, so daß es sich dabei vielleicht nur um koordinierte körperliche Defekte handle. Besonders wichtig ist die sich aus dem mütterlichen Zweig dieser Sippe ergebende Tatsache, daß das offenbar für die Vererbung der Anlage zu dem gesamten Syndrom entscheidende Symptom „Retinitis pigmentosa", die bemerkenswerterweise durch eine einfache Opticusatrophie ersetzt sein kann, in direkter Folge bei dem Sohne genannter Muttersschwester auftritt. Wir haben es deshalb wahrscheinlich in dieser belgischen Sippe mit einem dominanten Erbgang einer in ihrer Manifestation stark wechselnden Anlage zu tun und erinnern uns

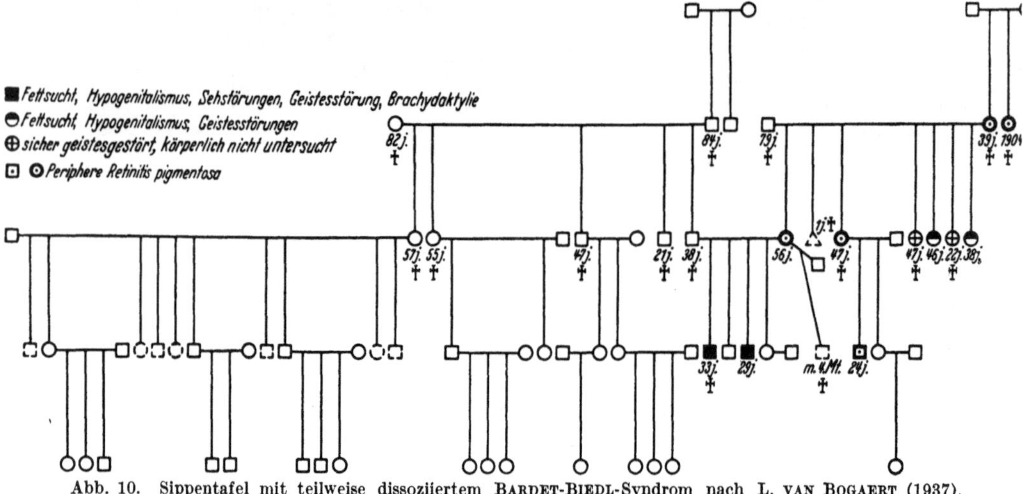

Abb. 10. Sippentafel mit teilweise dissoziiertem BARDET-BIEDL-Syndrom nach L. VAN BOGAERT (1937), dargestellt vom Verfasser.

der Beobachtungen von KUFS sowie von CURTIUS über heterophäne Vererbung ähnlicher Merkmale.

Da die Fingermißbildungen (Syndaktylien, Polydaktylien) innerhalb dieses Syndroms besonders schwierig verständlich sind, auch wenn man sich der interessanten Versuchsergebnisse K. BONNEVIEs an Mäusen mit Schädel- und zugleich Extremitätenmißbildungen erinnert, hat ORNSTEEN, der die vier Hauptsymptome auf eine erbliche segmentale Entwicklungshemmung des Gehirns zurückführt, diese als zufällige Nebenbefunde erklären wollen, was angesichts der Tatsache, daß die an und für sich seltene Polydaktylie in nicht weniger als 50% der Fälle von BARDET-BIEDLschem Syndrom vorkommt, natürlich gänzlich von der Hand zu weisen ist. Dies wird auch von JENKINS und PONCHER (1935) betont, die — ähnlich wie v. BOGAERT die „Retinitis pigmentosa" — das Symptom der Polydaktylie bei einzelnen, im übrigen gesunden Familiengliedern von Trägern des Vollbildes beobachteten. Diese Autoren glauben, deshalb eine *Koppelung* zwischen mindestens drei verschiedenen Erbfaktoren annehmen zu müssen, von denen einer für die Fettsucht und den Hypogenitalismus, ein zweiter für die Retinitis pigmentosa und ein dritter für die Polydaktylie verantwortlich wäre. MACKLIN (1936), der in den von ihm untersuchten 53 Familien sämtliche Kinder der Probanden erfaßte, vermutet ebenfalls, daß mehrere Erbanlagen zusammenwirken, und zwar ein dominant autosomales und ein recessiv-geschlechtsgebundenes Faktorenpaar. Trotzdem halte ich die oben vertretene Annahme eines *monohybrid-recessiven Erbganges mit Heterophänie* für ungleich wahrscheinlicher [1].

Der gleichen Auffassung ist FR. PANSE (1937), der das BARDET-BIEDL*sche Syndrom* unter anderem bei der Schwester einer mongoloiden Idiotin entdeckte und auch diese multiple Abartung auf eine primäre Störung im Zwischenhirn bezieht. Die erste der beiden Sippentafeln dieses Autors geht von einer vierköpfigen Geschwisterschaft aus, die nicht weniger als drei typische Fälle und ein abortives Zustandsbild dieses Syndroms enthält und väterlicherseits durch Potus, Geisteskrankheiten sowie Psychopathie, mütterlicherseits durch Fettsucht belastet ist; die zweite Familie mit je einem Fall von BARDET-BIEDLschem Syndrom und dem erwähnten Mongolismus weist auf der Seite des Vaters eine weniger schwere, neuropathische Belastung, auf derjenigen der „affekt-inkontinenten" Mutter dagegen, bei deren Tante und einer Enkelin einer weiteren Schwester des Großvaters schweren Schwachsinn auf, in letzterem Fall verbunden mit starkem Rigor der Extremitäten, Pyramidenbahnzeichen und rotatorischem Nystagmus. Inwieweit diese von den klassischen Komponenten unseres Syndroms stark abweichenden nervösen Defekte ebenfalls als Zwischenhirnsymptome aufzufassen sind, muß allerdings dahingestellt bleiben. So notwendig es ist, sich in der Erbbiologie von jeder einseitigen Betrachtung einzelner, in die Augen springender Merkmale loszulösen, so gefährlich bleibt es, nun auf einmal alle möglichen Belastungen auf ein und dieselbe Grundanlage beziehen zu wollen. PANSE, dem wir übrigens in dieser Arbeit eine mustergültige Übersicht über die gesamte Kasuistik des BARDET-BIEDL*schen Syndroms* zu verdanken haben, ist sich immerhin der Gefahr eines Abgleitens in die Annahme einer polymorphen Vererbung bewußt und tritt unbedingt für die Abgrenzung bestimmter Erbkreise ein. Seine Bestrebungen zur Verwertung der neueren entwicklungsphysiologischen Ergebnisse (Organisatorwirkungen) für die Erbpathologie tragen sicher dazu bei, deren Beziehungen zu den somatischen Konstitutionstypen zu klären. Ausdrücklich sei betont, daß seine Arbeitshypothese der „genbedingten Wirksamkeit eines Zwischenhirnorganisationsfeldes", die das Zusammengehen striärer und besonders pallidärer Zustandsbilder mit Stoffwechselstörungen, wie Fettsucht und Diabetes sowie mit Wachstumsanomalien, wie Syndaktylie und Polydaktylie verständlich erscheinen lassen, durchaus zu den Anschauungen paßt, die ich selbst auf Grund meiner umfangreichen Familienforschungen gewonnen habe.

Von einer der fettsüchtigen, hypogenitalen und geistesgestörten Tanten der Probanden in obiger Sippe v. BOGAERTs heißt es, daß sie ein „aufgequollenes Mondgesicht" habe, also eines der für den *Morbus Cushing* charakteristischen Zeichen. Erfahrungen, die für das erbliche Vorkommen dieser allerdings erst seit 1932 bekannten und sehr seltenen Form von konstitutioneller Adipositas sprächen, scheinen bisher zu fehlen.

Obwohl, wie wir sahen, die häufigen Formen „*konstitutioneller Adipositas*" sehr deutlich eine Bevorzugung gewisser Körperregionen aufweisen, also nur recht bedingt „universell" zu nennen sind, stellt man ihnen dennoch als „*Lipomatosis*" die auf bestimmte Orte des Leibes beschränkten krankhaften Fettanhäufungen gegenüber (H. GÜNTHER 1919). Dieser Autor rechnet hierzu nicht nur die durch eine Kapsel gegen das Nachbargewebe abgegrenzten *Lipome*,

[1] So gut wie sicher ist ja auch die in dem einen von WILLIs Fällen vorgefundene *Coxa vara duplex* Ausdruck der so mannigfach teratogenetisch wirkenden Anlage, ebenso die bei dem isolierten Falle W. BECKERs (1937) als Nebenbefund leider nicht spezialistisch untersuchte *Taubstummheit*, die gerade im Hinblick auf die mit *erblicher Taubheit* ja auch sonst hie und da vergesellschaftete *Pigmentdegeneration der Retina* volle Beachtung verdient hätte.

wie sie sich als echte, aber harmlose Geschwülste vor allem bei Männern finden, sondern auch — im Gegensatz zu UMBER — jene diffusen, doch lokalen Fettansammlungen, die mehr das weibliche Geschlecht heimsuchen und mit Schmerzhaftigkeit verbunden sind. Eine deutliche Sexualdisposition besteht jedenfalls insofern, als sich beim Manne eine solche Lipomatose außer am Bauch hauptsächlich am Nacken und Schultern, beim Weibe dagegen vorwiegend am Becken und den Oberschenkeln zeigt. GÜNTHER unterscheidet *cervicale, humerale, abdominale, coxale Typen,* wovon der letztere den *Subtypus pugalis,* d. h. die Steatopygie sowie den Untertypus *trochantericus* (J. BAUERs „Reithosentyp") umfaßt, ferner einen *membralen* und einen *retroperitonealen* Typ der Lipomatosis.

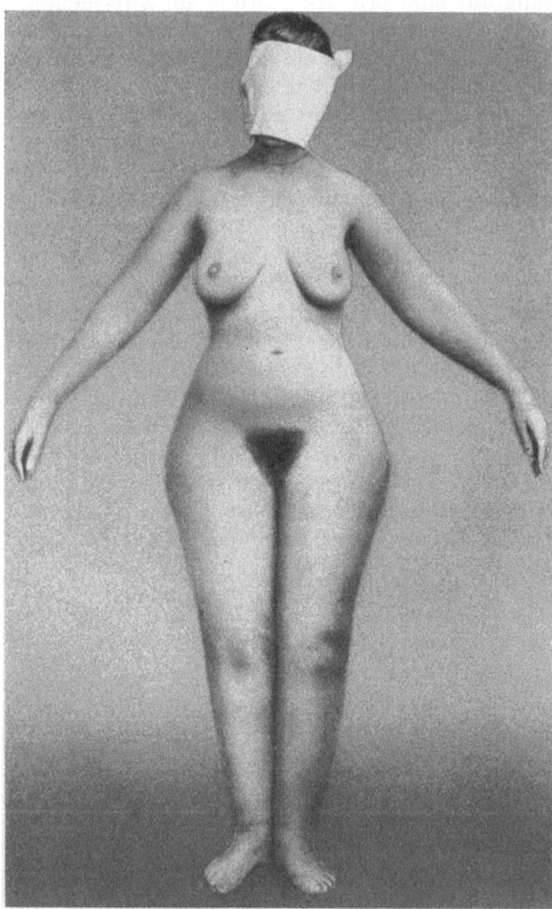

Abb. 11. 31jährige Kranke mit *Fettsucht der unteren Körperhälfte,* die seit $1^1/_2$ Jahren spärliche Menses hat, fast frigid wurde und über Herzklopfen, Kopfschmerzen, Haarausfall sowie sehr druckempfindliche Schwellungen an Armen, Hüften, Oberschenkeln und Waden klagt. Vor 7 Jahren ein Abortus, keine Graviditäten. Puls 68, Blutdruck 105/70 mm Hg. Nierenfunktion und Blutbild normal. Keine Polyurie. Augenhintergrund und Sella turcica o. B. Grundumsatz an der oberen Grenze der Norm. Nach ausgiebiger Thyreoidinmedikation erhebliche Besserung der Empfindlichkeit, aber trotz Abnahme um 9 Pfund in 8 Wochen keine Verminderung der Lipomatose! (Nach H. ZONDEK, 1923.)

Eine sehr ausgesprochen *pugale* Fettverteilung bei meist breitem bis sehr breitem Becken und ausgesprochener Eutokie habe ich in vier aufeinander folgenden Generationen einer ganz vorwiegend nordischen Sippe beobachtet; sie stellt eine Art Familieneigentümlichkeit dar, die nach zuverlässigem Bericht schon bei der Urgroßmutter meiner Probandin bestand und von mir bei deren Mutter, Großmutter, zwei Tanten und drei Kusinen festgestellt werden konnte.

Nicht ganz selten beschränkt sich eine *Lipomatose* bei Frauen so vollständig auf die untere Körperhälfte, daß Unkundige sie mit der im nächsten Abschnitt über die *Magersucht* zu besprechenden *Lipodystrophia progressiva* (BARRAQUER-SIMONS) verwechseln, obwohl die dafür typische Abmagerung der oberen Körperhälfte, insbesondere des Gesichtes fehlt, wie beistehendes Bild allerdings nur erraten läßt.

Der Beginn der Lipomatose- bzw. Lipomentstehung fiel in den sieben diesbezüglich verwertbaren Fällen H. GÜNTHERs auf das 30. Lebensjahr. Wichtig ist die von ihm festgestellte Kombination mit *Angiomatosen, Muskeldefekten, überzähligen Brustwarzen, Minderwuchs, Imbezillität.*

Zwei von den insgesamt 18 Fällen GÜNTHERs beziehen sich auf *Brüder* innerhalb einer Geschwisterschaft von 11 Kindern: Der eine, 59jährig, seit 20 Jahren Schnapstrinker, ließ 34 symmetrische, haselnuß- bis hühnereigroße, kaum druckempfindliche *Lipome* erkennen, von denen 30 an den Extremitäten und nur 4 am Rumpfe waren; der andere, 3 Jahre jüngere, hatte bloß ein haselnußgroßes Lipom am linken Unterarm und 2 an der linken Brustseite.

Während die genannten regionären Fettlokalisationen größtes erbbiologisches Interesse verdienen, da sie wesentlich zur Gestaltung der Körperform beitragen — J. BAUER hat bekanntlich die Unterscheidung weiblicher Habitustypen einzig darauf gründen wollen —, so gehören die ihrer Ursache nach noch ungeklärten *multiplen Lipome* wohl allem nach zu den Stigmen im Sinne konstitutioneller Minderwertigkeit, indessen nicht ins Gebiet der sog. Stoffwechselkrankheiten, wie UMBER mit Recht bemerkt.

Während eine gewisse Druckempfindlichkeit der Fettpolster, hin und wieder sogar spontane Schmerzhaftigkeit bei vielen Fettsüchtigen vorkommt, ist das von dem amerikanischen Chirurgen DERCUM (1888) beschriebene Krankheitsbild der sog. *Adipositas dolorosa* wenigstens in Europa — mit Ausnahme vielleicht von Frankreich —, sicher aber in Deutschland, eine große Rarität (E. GRAFE). Anfang 1904 haben SAINTON und FERRAUD aus dem sehr zerstreuten Schrifttum 42 Fälle zusammengestellt und seitdem wächst die Kasuistik jedes Jahr um einige weitere Beobachtungen an.

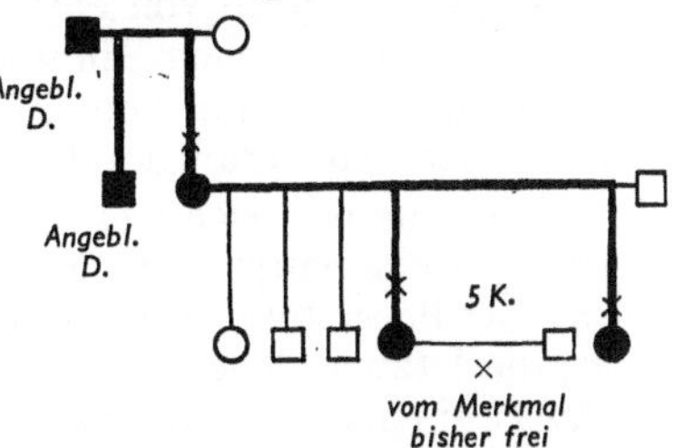

Abb. 12. Dominante *Adipositas dolorosa* (DERCUM). (Nach NÖLLE.)

Die Hauptsymptome der DERCUM*schen Krankheit*, die fast ausschließlich weibliche Personen vorgerückten Alters[1] betrifft, sind stark schmerzhafte Fettablagerungen im Unterhautzellgewebe in zuweilen symmetrischer Anordnung, verbunden mit hochgradiger Muskelschwäche und nervösen bis psychopathischen Störungen. Differentialdiagnostisch ist die *Neurofibromatosis* (RECKLINGHAUSEN) in Betracht zu ziehen, da dabei ebenfalls multiple, symmetrische, schmerzhafte Lipome auftreten.

Die Pathogenese dieses von DERCUM auf eine „Dysthyreoidie" bezogenen Leidens ist ungeklärt. Die pathologisch-anatomischen Befunde vermochten die Annahme einer endokrinen Entstehung bisher nicht sicher zu stützen. Die öfter beobachtete Periodizität der Schmerzen rührt nach GRAFE von Wasseransammlungen im Fettgewebe her.

Daß es sich bei der *Adipositas dolorosa* tatsächlich um eine selbständige Krankheitseinheit handelt, geht aus deren *Heredität* hervor. HAMOND (1904) sah 2 Schwestern, ABRAHAMS (1905) Mutter und Tochter daran erkrankt. Angeblich in drei aufeinanderfolgenden Generationen kam das Syndrom in der von NÖLLE (1922) studierten Familie vor, in welcher schon der Großvater und Onkel der Probandin gleich befallen gewesen sein soll; dabei fand sich zwar bei deren Mutter bloß ein einziger Lipomknoten. Da die Diagnose hinsichtlich der drei Ausgangsfälle gesichert zu sein scheint, sei die kleine, für einfache Dominanz sprechende Sippentafel hier zur Darstellung gebracht (s. Abb. 12).

[1] Ein von E. GRAFE geschilderter Fall betrifft zwar ein 21jähriges Mädchen, das schon mit 14 Jahren an einer schweren *Adipositas dolorosa* erkrankte, aber bemerkenswerterweise weder bei Druck noch sonst eigentliche Schmerzen hatte, vielmehr nur ein Gefühl inneren Verbrennens, stärkster Spannung und Vergrößerung des Körpers, sowie ein deutlich schubartiges An- und Abschwellen der die Fettablagerungen offenbar begleitenden *Ödeme*.

Noch viel weniger erforscht als die der Fettsucht ist die

Erbbiologie der Magerkeit und Magersucht.

Die *Magerkeit* stellen wir hier der Fettleibigkeit gegenüber und betrachten sie deshalb ebenfalls als eine zwar an sich wichtige *Konstitutions-* und *Habitusvariante*, die ziemlich stark umweltbedingt ist und wenigstens in jüngeren Jahren der Norm näher steht als jene. Sie umfaßt alle die Personen, welche bei ausreichender Ernährung etwa bis zu 15% unter dem Durchschnittsgewicht ihrer Altersklasse bleiben.

Bei stärkerem Untergewicht kann von *Magersucht* natürlich nur dann gesprochen werden, wenn keine sonstige Erklärung (Unterernährung, Infektionen usw.) dafür vorliegt.

Die Unzulänglichkeit der Einteilung der Fettsucht in endokrin bedingte Formen zeigt sich unter anderem auch darin, daß die Aufstellung entsprechender Kontrasttypen von Magersucht nur mangelhaft gelingt.

So kann z. B. wohl von einer *thyreogenen Magerkeit* (THANNHAUSER), nicht jedoch von einer solchen *Magersucht* die Rede sein, selbst wenn ein Morbus Basedow eine Erhöhung von über 100% im Grundumsatz aufweist und zeitweise zu einer hochgradigen Kachexie führt.

Andererseits läßt sich das so eindrucksvolle Bild der *hypophysären Kachexie* (SIMMONDS) überhaupt nicht als Gegensatz zur „hypophysären Fettsucht" auffassen, da die erstere ja mit einer Atrophie des Hirnanhangs einherzugehen pflegt, die letztere dagegen nicht etwa auf dessen Hypertrophie, vielmehr eher ebenfalls auf einer Unterfunktion dieser komplex zusammengesetzten Blutdrüse, wenn nicht auf einer Schädigung im Thalamus-Zwischenhirnsystem beruht. Der theoretisch bedeutsamste Befund bei der allem nach eine erworbene Krankheit darstellenden SIMMONDS*schen Kachexie* ist die mit völligem Verlust des Appetits verbundene *Erniedrigung des Grundumsatzes um 30—60%* als Folge einer intermediären Regulationsstörung (v. BERGMANN).

Die weitere Einteilung THANNHAUSERs in „Magerkeiten rein epinephralen" und „epinephral-hypergenitalen" sowie „neuralen" Typs ist sicher zu eng, dürften doch — ähnlich wie bei der Fettsucht — sehr viele Fälle von anscheinend endokrin bedingter Magersucht *cerebralen* Ursprungs sein. Hierfür spricht auch jene Beobachtung THANNHAUSERs, daß ein vorher Fettsüchtiger ohne äußeren Anlaß plötzlich zu einem Magersüchtigen wurde.

Entgegen der bilanzmäßigen Auffassung, die bei der Magersucht viel eher durchweg eine Intensivierung der Verbrennungsvorgänge annehmen ließe, hat sich als vorläufig bestes diagnostisches Kriterium derselben die *Verringerung des Grundumsatzes* herausgestellt. Charakteristisch soll nach v. BERGMANN auch die auffällige *Intoleranz* gegenüber *Insulin* sein, so daß es nicht gelinge, einen endogen Magersüchtigen damit zur Mast zu bringen (Gefahr schwerster hypoglykämischer Shocks!).

Ein besonderer Typ *infantiler Magerkeit* infolge „primärer Verdauungshypofunktion" wird von G. SURÁNYI (1938) postuliert.

Beobachtungen an eineiigen Zwillingen mit eigentlicher Magersucht fehlen noch. Die zwei weiblichen EZ, die von J. W. CAMERER und R. SCHLEICHER (1935) als solche beschrieben wurden, sind wie aus beistehenden Abbildungen hervorgeht, bloß mager, wie sehr viele andere Personen auch.

Eine sich auf den Oberkörper beschränkende Magersucht, die von einigen Autoren fälschlich den Lipomatosen zugerechnet wurde, weil der Unterkörper dabei nicht nur normalen, sondern sogar vermehrten Fettansatz aufweisen kann, ist die

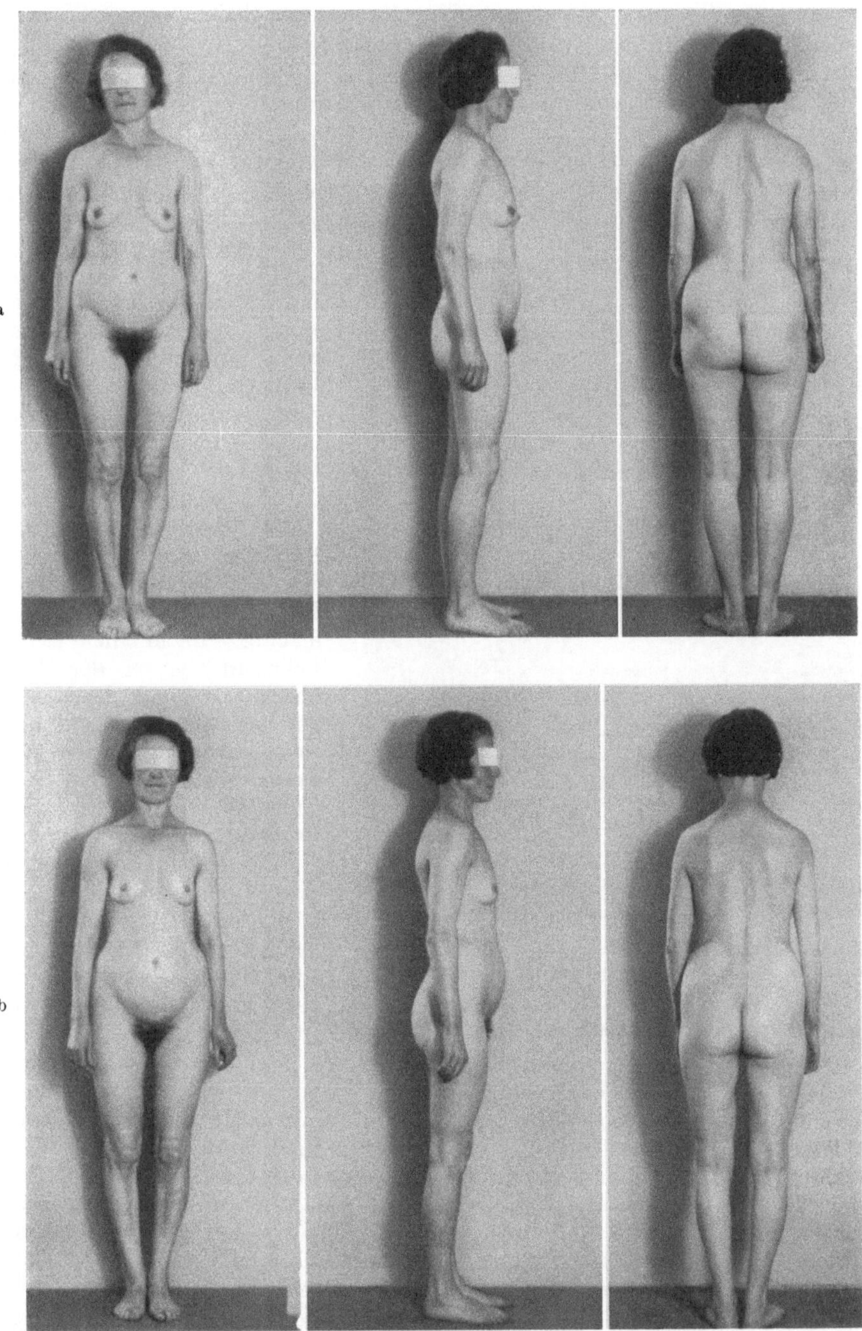

Abb. 13a und b. 45jährige eineiige Zwillingsschwestern von 158,3 bzw. 158,0 cm Körpergröße, 48,3 bzw. 50,4 kg Gewicht und 66 bzw. 68 cm Bauchumfang. Menarche mit 17 bzw. 18 Jahren, Menopause bei Zwilling 2 im 45. Jahr, bei Zwilling 1 Röntgenkastration mit 38 Jahren. Beide stets mager trotz guten Appetits. Zwilling 1 hat mit 23 Jahren geheiratet und 2 gesunde Kinder, Zwilling 2 heiratete mit 32 Jahren und ist kinderlos. Trotzdem Zwilling 2 zwischen dem 20. und 38. Jahre mehrfach an aktiver Lungentuberkulose krank war, ist sie nicht etwa magerer, vielmehr um über 2 kg schwerer als die stets gesunde Partnerin! Zeichen für einen M. Basedow, Diabetes oder eine beginnende SIMMONDSsche Kachexie fehlen, dagegen besteht eine leichte Trockenheit der Haut, geringe Akrocyanose, relativ niedriger Blutdruck (105/75 bzw. 95/65 mm Hg) und eine deutliche Steigerung der Sehnenreflexe. (Nach J. W. CAMERER und R. SCHLEICHER.)

Lipodystrophia progressiva (BARRAQUER-SIMONS).

Bei dem von SIMONS (1911) beschriebenen Fall bestand neben völligem Fettschwund an Gesicht, Rumpf und Armen eine auffallende Verfettung am Gesäß, ähnlich der Steatopygie von Hottentottinnen, sowie an den lateralen, dem Becken benachbarten Teilen der Oberschenkel. Charakteristisch ist die vor allem am Gesicht hochgradige, fast zur Skeletierung führende, den Musculus zygomaticus besonders stark hervortreten lassende Abmagerung (sog. Totenkopfgesicht), die so grotesk wirken kann, daß die Betroffenen dadurch sozial schwer geschädigt werden und die außerdem ein beständiges Frieren mit sich bringt. Im übrigen sei der nur beim *weiblichen* Geschlecht beobachtete, zu den *Trophoneurosen* gehörige Zustand harmlos, wenn auch unheilbar (W. KARLSTON 1933).

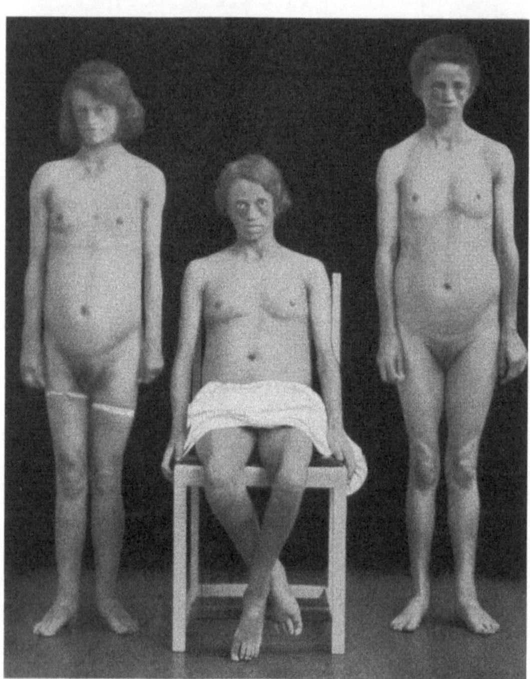

Abb. 14. Drei Schwestern mit Lipodystrophia progressiva, Otosklerose, Knochencysten und geistiger Debilität. (Nach H. C. VAN LEEUWEN.)

L. BARRAQUER-FERRÉ (1935), der schon 1906 und 1907 auf das Vorkommen eines derartig regionären Fettschwundes aufmerksam machte, gibt in einem seiner Fälle an, es sei der Anamnese nach auch die Mutter und Muttersmutter gleicherweise disproportioniert gewesen. Seinen Abbildungen nach kann die betreffende Probandin jedoch selbst nicht als überzeugendes Beispiel für eine Lipodystrophie angesehen werden; daß die Aufnahmen erst nach mehrmonatiger Therapie erfolgten, erklärt den Mangel des Typischen nicht, denn die Affektion ist einer Behandlung ja gar nicht zugänglich.

Daß sie dennoch von hohem erbpathologischem Interesse ist, weil sie mit verschiedenen Störungen im Knochensystem sowie mit Schwachsinn verbunden sein kann, beweist die Beobachtung H. C. VAN LEEUWENs (1933), der aus Leiden (Holland) 3 Schwestern beschreibt, die sämtlich nach vorher normaler Entwicklung im 6. Lebensjahr eine *progressive Lipodystrophie, Otosklerose, Knochencysten* bekamen und *geistig debil* wurden. Alle 3 Mädchen sind minderwüchsig, aber im Verhältnis zu ihrer geringen Körpergröße von annähernd normalem Gewicht, trotzdem ihre Arme und vor allem das Gesicht vollständig fettlos sind, wie aus den Abb. 14 u. 15 recht deutlich hervorgeht.

Während Brust und Bauch bei diesen 3 Schwestern einen ziemlichen Fettansatz zeigen, ist die untere Körperhälfte wieder eher mager bei kräftiger Muskulatur. Die Haut des Rumpfes weist abnorme Pigmentationen nebst vielen Hämangiomen sowie Folliculitiden auf. Die Achselbehaarung ist sehr gering, im Gesicht und an den Gliedmaßen findet sich deutlich Lanugo. Mammae und Uterus sind infantil. *Menarche* im 16., 18. bzw. 17. Jahre.

Die Nase ist gegen die Spitze hin gesattelt, das Gesicht totenkopfähnlich, die Pneumatisierung der Oberkiefer zu gering, die Sella turcica dagegen röntgenologisch normal. In verschiedenen Extremitätenknochen ließen sich kleine *Cysten* feststellen.

Das Vorhandensein einer *Otosklerose* ist spezialistisch gesichert[1], aber nicht durch nähere Befundangabe belegt.

Anhaltspunkte für Lues fehlen vollständig.

Die *Autopsie* ergab bei der an Osteochondrosarkom der rechten Tibia gestorbenen mittleren Schwester völlig *normale Verhältnisse im endokrinen Apparat*, insbesondere auch in der Hypophyse, ferner das Fehlen des Thymus.

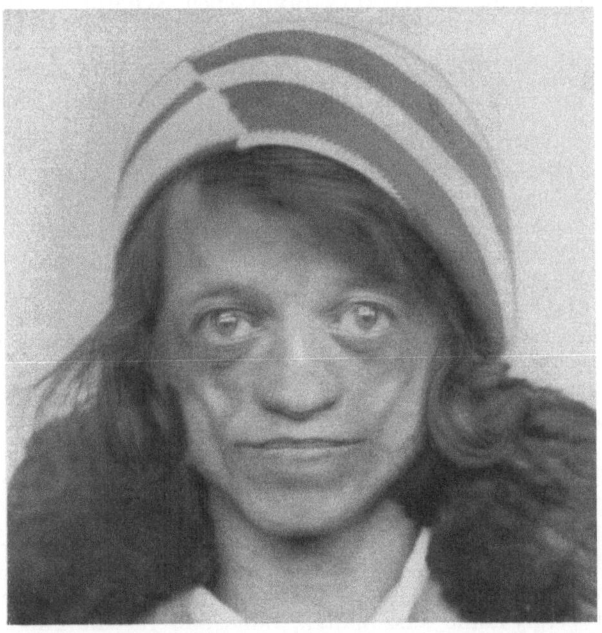

Abb. 15. Kopf der jüngsten von obigen drei Schwestern mit progressiver Lipodystrophie usw. (Nach H. C. van Leeuwen.)

Da der normale Vater je einen „tauben" und „schwerhörigen" Bruder und eine anscheinend ähnlich wie seine 3 befallenen Töchter veranlagte Kusine haben soll (vgl. die Sippentafel Abb. 16) und von der Tochter seines schwerhörigen Bruders ebenfalls ein Gehördefekt gemeldet wird — leider ohne otologische Diagnosen —, ist das Vorliegen eines *einfach-recessiven Erbgangs* hier stark in Betracht zu ziehen, um so mehr, als ja auch eine Blutsverwandtschaft IV. Grades bei den Eltern der 3 Probandinnen bestehen soll.

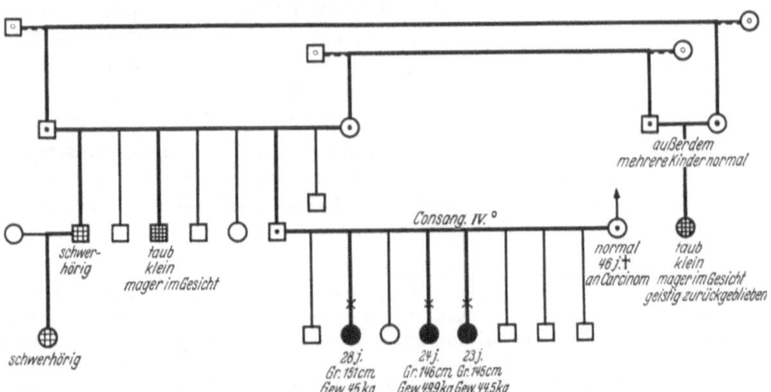

Abb. 16. Anscheinend einfach recessive Lipodystrophia progressiva mit Otosklerose, Knochencysten und geistiger Debilität. (Dargestellt nach H. C. van Leeuwen 1933.)

Eine genealogische Untersuchung der Aszendenz aller mutmaßlichen Heterozygoten, wie wir sie in unserer Darstellung dieser Sippentafel mit zentralen Punkten bzw. Kreislein angemerkt haben, würde sich hier sehr lohnen und sehr wahrscheinlich den Nachweis von deren gemeinsamer Abstammung erbringen lassen, ähnlich wie mir dies bei sicher recessiven Merkmalen so oft in überraschender Weise gelang; man vergleiche die zahlreichen Beispiele in dem von mir verfaßten Abschnitt über die Neuentstehung von Erbanlagen (Mutationen) im Band I dieses Handbuches.

[1] Durch die Untersuchung des Leidener Otologen van Gilse.

Die Annahme van Leeuwens, daß das von ihm beschriebene, in der Weltliteratur einzig dastehende Syndrom auf Koppelung verschiedener krankhafter Erbanlagen beruhe, weisen wir aus denselben Gründen zurück, wie sie bei der Besprechung des Bardet-Biedlschen Syndroms erläutert wurden.

II. Erbbiologie der Glykosurien und des Diabetes mellitus.

„Der Zucker ist der Brennstoff des Lebens."
Macleod.

1. Glykosurien.

Die *Glykosurien* verhalten sich zur Zuckerkrankheit insofern ähnlich wie die Fettleibigkeit und Magerkeit zu Fettsucht bzw. Magersucht, als sie sowohl physiologische Zustände, wie Vorstadien oder leichte Ausprägungen einer Anlage zu Diabetes mellitus sein können; Maclean vergleicht ihre diesbezügliche Beziehung mit derjenigen der Albuminurie zur Nephritis.

Die Häufigkeit *nichtdiabetischer Glykosurien* wird von den meisten Praktikern unterschätzt. Nach A. Marble (1934) waren nicht weniger als 15,8% von 9000 in Joslins Bostoner Kliniken wegen Diabetes mellitus eingewiesenen Patienten *nicht* zuckerkrank, sondern mit einer anderweitigen Glykosurie behaftet.

Die bekannteste, aber auch nur relativ physiologische Form von harmloser Zuckerausscheidung im Urin ist die *alimentäre Glykosurie*, die nach starker Kohlehydratzufuhr als Folge einer entsprechenden *Hyperglykämie* auftritt, aber gewöhnlich erst, wenn der Blutzucker gegen 0,18—0,2 mg-% ansteigt[1]. Da der Blutzuckergehalt beim normalen Organismus sehr konstant die Werte zwischen 0,08—0,12 mg-% einhält, vermag dieser also eine recht beträchtliche Hyperglykämie auszuhalten, ohne daß für die Niere ein Anreiz zur Zuckerausscheidung gegeben ist. Eine Unterform der alimentären Glykosurie ist diejenige beim unterernährten oder hungernden Organismus wegen einer damit verbundenen Erniedrigung der sogenannten Nierenschwelle (sogenannte *cyclische renale Glykosurie* der Skandinavischen Schule).

Sehr wichtig ist es auch, die *nichtdiabetischen Glykosurien* infolge von *Infektionen*[2] und *Intoxikationen* (Phlorrhizin, ferner Kohlenoxyd, Chloroform, Morphin, Curare, Strychnin, Coffein, Diuretin, Chromsalzen, Sublimat, d. h. Quecksilberbichlorat, Uran) sowie nach Anästhesierung und Erstickungszuständen zu kennen und zu wissen, daß ähnlich wie bei der berühmten „piqûre" Claude Bernards Hirnschädigungen durch Tumoren, Blutungen usw. zu Zuckerausscheidungen im Urin führen können und daß solche häufig bei vasculärer Hypertonie, chronischer Nephritis, Nephrosen, Leberleiden, insbesondere Cirrhosen und schließlich bei malignen Tumoren beobachtet werden[3].

[1] J. E. Holst (1922) fand bei nicht weniger als 31 von 159 Personen (wovon 14 Gesunde und 145 Patienten mit verschiedenen Leiden) eine Glykosurie nach zuckerreichen Mahlzeiten (Süßsuppen, Fruchtgrütze, Malzbier), und zwar am häufigsten bei Lungenkranken und Rheumatikern. Weder Salicylpräparate noch Fieberzustände schienen dabei von Einfluß zu sein. Der Autor bezieht diese alimentären Glykosurien auf eine „weniger gute Funktion des Kohlehydratstoffwechsels", da auch bei den Blutzuckeruntersuchungen nach Glucoseeinnahme größere Steigerungen als im Durchschnitt gefunden wurden.

[2] Nach N. A. Nielsen (1934) wären die alimentären Glykosurien bei akuten Infekten durch toxische Leberschädigung verursacht.

[3] Während des *Tabakrauchens* soll der Blutzucker rasch bis über 50% des Ausgangswertes steigen, wahrscheinlich infolge vermehrter Ausschwemmung von Adrenalin, welche Reaktion bei *Diabetikern* stärker auftrete (E. Lundberg und St. Thyselius-Lundberg, 1931). Aus der eingehenden klinischen Studie dieser Autoren geht hervor, daß bei innersekretorischem Gleichgewicht ein geringerer Maximalwert im Blutzuckergehalt erreicht wird als bei endokrinen Störungen. Eine *reflektorische Hyperglykämie von der Mundschleimhaut aus* hat R. Pannhorst (1935) nach Mundspülungen mit Saccharin bei Normalen und Zuckerkranken feststellen können.

Außerdem bewirkt die starke Abhängigkeit aller vegetativen Regulationen vom Blutdrüsensystem, daß auch abgesehen von Erkrankungen des Pankreas selbst eine Überproduktion von Sekreten der Schilddrüse, Hypophyse und des Nebennierenmarkes zu kürzerer oder längerer Glykosurie Anlaß geben kann. Man nimmt an, daß es bei den Hyperthyreosen, ähnlich wie bei den sogenannten renalen Diabetes zu einer Herabsetzung der Nierenschwelle komme, beim Hyperpituitarismus dagegen zur Reizung nervöser Zentren an der Hirnbasis und bei der auf dem Wege einer Adrenalinausschüttung entstehenden Glykosurie zu einer Hyperglykämie infolge vermehrten Glykogenabbaues in der Leber.

Ebenfalls als renaler Natur wird die sogenannte *Schwangerschaftsglykosurie* betrachtet, die nach J. T. Williams (1925) bei 500 Graviditäten in 13,6% gefunden wurde, und zwar 4mal häufiger in der zweiten als in der ersten Schwangerschaftshälfte. Bei manchen Frauen besteht eine Glykosurie so regelmäßig bereits im Beginn einer Gravidität, nicht mehr aber nach Abschluß einer solchen, daß sie gelegentlich mit zur Schwangerschaftsdiagnose verwertet werden kann. Sehr viel seltener geht eine zu dieser Zeit erstmals manifeste Glykosurie in echten Diabetes über, wie z. B. in dem von Lauter und Hiller (1925) aus der Klinik Fr. v. Müllers geschilderten Fall, wobei die im 4. Monat einer ersten Schwangerschaft aufgetretene, scheinbar rein renale Zuckerausscheidung nach Totgeburt eines Riesenkindes im 8. Monat weiter andauerte und ein schwerer Diabetes entstand, der unter Koma letal endigte und, wie die Autopsie ergab, durch hochgradige Pankreasveränderungen bedingt war. Einen Todesfall wegen eines typischen Coma diabeticum bei wahrscheinlich reiner Schwangerschaftsglykosurie im 7. Monat hatten schon Umber und Rosenberg (1924) als bisher unbekanntes Ereignis beschrieben. Das Auftreten einer Azidose darf aber gerade in der Gravidität noch keineswegs als Beweis für einen echten Diabetes betrachtet werden, da eine bloße Kohlehydratbeschränkung, geschweige denn deren Entziehung in dieser Zeit an sich schon zu einer sehr beträchtlichen Ketonurie führen kann. Andererseits ist zu erwähnen, daß nicht jede Melliturie in der Gravidität eine Glykosurie zu sein braucht, sondern hier und da auch einmal eine Laktosurie ist, wie man sie bei stillenden Frauen sehr gewöhnlich antrifft.

Eine das ganze Leben gleichmäßig persistierende, wahrscheinlich angeborene, *extrainsuläre Glykosurie* infolge ständig herabgesetzter Nierenschwelle haben wir bei dem stets in Erwägung zu ziehenden sogenannten

„*Diabetes renalis*“

vor uns, der als idiopathische Form renal bedingter Glykosurie von den genannten passageren Zuckerausscheidungen infolge tiefer Nierenschwelle zu unterscheiden ist und wie wir sehen werden, eine *dominant erbliche Konstitutionsanomalie* darstellt, der nicht nur differentialdiagnostisch, sondern auch pathogenetisch eine große Bedeutung zukommt.

Sie ist wohl ihrer *großen Seltenheit* wegen noch viel zu wenig bekannt. A. F. Fowler (1933) fand sie unter 4000 Glykosuriefällen der Klinik von Montreal (Kanada) 7 und A. Marble (1934) unter den 9000 entsprechenden Fällen der Kliniken Joslins nur 15mal typisch und 7mal atypisch vorhanden, was auf die Gesamtzahl der 13000 Fälle berechnet bloß $0{,}92^0/_{00}$, also nicht einmal 1 Fall auf Tausend ausmacht. Der Prager Kliniker Rud. Schmidt erklärt sogar, unter den „vielen Tausenden von Blutzuckerbestimmungen“, die er zwischen 1920 und 1930 machen ließ, keinen einzigen renalen Diabetes gesehen zu haben. Die meisten Fälle sind bei Lebensversicherungsuntersuchungen entdeckt worden. Wenn nun aber J. Maclaren (zit. nach C. D. de Langen, 1935) in seinem Buche über „Medical Insurance Examination“ behauptet, daß es sich hierbei um ein „häufiges Krankheitsbild“ handle, das in manchen Krankenhäusern bei 50—60% der Glykosurien gefunden werde, so leistet er sich hier eine sehr starke Übertreibung. Immerhin fand MACLEAN, der einige Jahre lang alle Studenten des St. Thomas-Spitals in London Zuckerbelastungskurven an sich selbst ausführen ließ, in jeder Klasse 1—3 Fälle von renaler Glykosurie und J. E. HOLST unter 200 zufällig entdeckten Zuckerausscheidungen nur 60, d. h. 30% echt diabetische. Für deutsche Verhältnisse repräsentativ ist die Statistik der UMBERschen Klinik in Berlin, wo zwischen 1914 und 1924, d. h. in 10 Jahren, 35 renale Glykosurien, wovon 6 atypische, zur Beobachtung kamen.

Das Hauptsymptom der renalen Glykosurien ist der *normale Blutzuckergehalt* nüchtern sowie nach Belastung mit Kohlehydraten, was sich in einer weitgehenden Unabhängigkeit von der Kost äußert. Weiter ist charakteristisch,

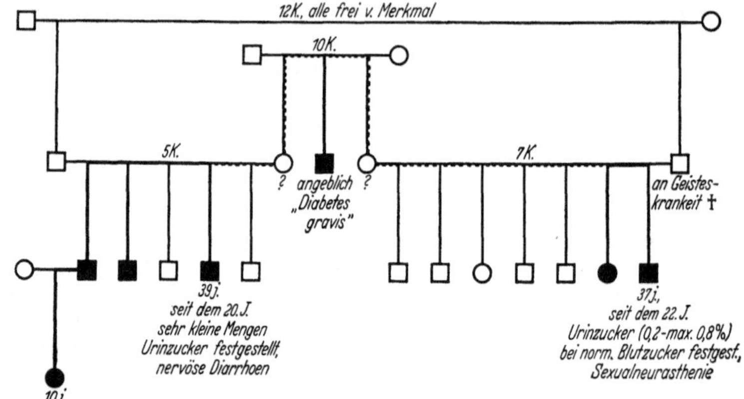

Abb. 17. Renale Glykosurie. „Diabetes innocens der Jugendlichen." (Nach Angaben von H. SALOMON 1914. Dargestellt vom Verf.)

daß sich ständig Zucker im Urin findet, meist in geringer Menge (unter 1%), zuweilen aber auch in Quantitäten von über 100 g pro Tag, so daß dem Organismus daraus nicht leicht zu nehmende Blutzuckerverluste erwachsen. Bei der sehr oft familiären idiopathischen Form renaler Glykosurie, die schon im Kindesalter auftritt und nach den diesbezüglich allerdings nur sehr allgemein gehaltenen Angaben der Autoren mit vegetativer und psychischer Übererregbarkeit verbunden ist, fehlt jede Tendenz zur Progression, d. h. zum Schlimmerwerden der an sich harmlosen Anomalie, welche dementsprechend auch alle übrigen Symptome des echten Diabetes mellitus vermissen läßt und höchstens hier und da zu einer Hungeracetonurie, niemals jedoch zu einem Koma führt. Da später sehr bösartige Fälle von Zuckerkrankheit Jugendlicher zunächst eine Zeitlang dieses harmlose Zustandsbild bieten können, darf die Diagnose: renaler Diabetes *erst nach mindestens 3jähriger Beobachtung* gestellt werden, während welcher Frist vorsichtshalber auf eine Beschränkung der Kohlehydratzufuhr zu dringen ist; bei gesicherter Diagnose ist indessen von einer solchen Diät direkt abzuraten, noch viel mehr von einer Insulinbehandlung, deren Wirkungslosigkeit übrigens zu den Kennzeichen dieser Anomalie gehört, die von UMBER und ROSENBERG besonders hervorgehoben wurden[1].

Wie fatal die Verkennung einer bloß renalen Glykosurie sein kann, zeigt ein Fall von A. GRATTON (1936) aus Canada, wobei ein junger Mann von einer Lebensversicherungsgesellschaft abgelehnt, 8 Jahre als Diabetiker behandelt und trotz häufiger Anginen nicht tonsillektomiert wurde, so daß er, der nie erhöhten Blutzucker und eine von der Kohlehydratzufuhr fast unabhängige Glykosurie hatte, schließlich einer schweren Angina mit Bronchopneumonie zum Opfer fiel.

[1] Nach W. FALTA (1936) dagegen hat die Insulinresistenz nichts mit dem renalen Diabetes zu tun.

Nachdem Lèpine (1895) und Klemperer (1896) erstmals auf das Vorkommen eines „*renalen Diabetes*“ aufmerksam gemacht hatten und M. Bönniger (1908) nachträglich festgestellt hatte, daß der Sohn des von ihm beschriebenen Potators mit typischem Diabetes renalis eine gleichartig harmlose Glykosurie aufwies, hat H. Salomon (1914) aus der v. Noordenschen Klinik in Wien die Sippentafel (Abb. 17) veröffentlicht.

Diese weist auf *Dominanz* einer entsprechenden Anlage zum „*Diabetes innocens der Jugendlichen*“, wie der Autor den Diabetes renalis nennt, hin. Der Umstand, daß die beiden wahrscheinlich auch mit dem Merkmal behafteten Schwestern jenes angeblich schweren Diabetikers zwei Brüder heirateten, ist belanglos, höchst bemerkenswert dagegen wäre die leider eben nicht gesicherte echte Zuckerkrankheit dieses im Mittelpunkt unserer Tafel stehenden Bruders. Die neuropathischen Begleiterscheinungen (nervöse Diarrhöen, Sexualneurasthenie) der beiden 39- bzw. 37jährigen Vettern mit Diabetes renalis können

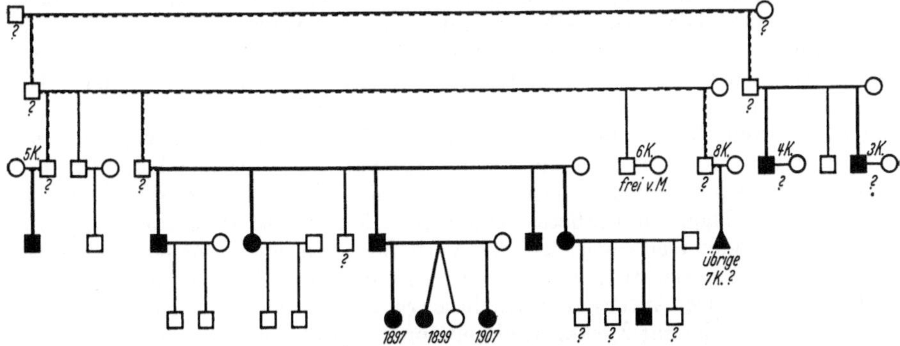

Abb. 18. Sippe mit renaler Glykosurie, dominant. (Nach Th. Brugsch und K. Dresel 1919.)

nicht einfach mit der uns beschäftigenden Konstitutionsanomalie in Verbindung gebracht werden, da sie ja am ehesten mit der Veranlagung des an „Geisteskrankheit“ verstorbenen Vaters des einen und zugleich Onkels des anderen zusammenhängen dürften. In 5 anderen von den insgesamt 13 Fällen Salomons scheinen dagegen nervöse Erregungszustände eine gewisse auslösende Rolle gespielt zu haben. Einige der einschlägigen Beobachtungen halten der heutigen Kritik übrigens kaum stand. Der Ausdruck „Diabetes innocens“ ist durch den Begriff der renalen Glykosurie zu ersetzen, wie es in der Arbeit von E. Jarlöv und Sv. Kraunsöe (1918) geschieht, die eine solche bei 3 Geschwistern und 3 Kindern des einen davon, sowie einem Sohne des anderen, also 2mal in zwei aufeinanderfolgenden Generationen beobachteten.

Kein Diabetes mellitus findet sich in der erheblich größeren, von Th. Brugsch und K. Dresel (1919) beschriebenen Sippe, in deren Mittelpunkt ein nicht weniger als über 19 Jahre auf seine leichte, aber selbst bei fast völliger Enthaltung von Kohlehydraten persistierende Zuckerausscheidung kontrollierter Vater von 4 Töchtern steht, von denen 3 im Alter von 17, 15 und 7 Jahren als durchaus gleichartig behaftet befunden wurden. Wie sich aus beistehender Sippentafel ergibt, erwiesen sich nicht nur 4 Geschwister und 1 Vetter sowie 1 Vetter und 1 Nichte, sondern auch 2 Vettern des Vaters dieses Probanden als Träger der Anomalie, so daß wir hier also mindestens bei 13 von 55 Nachkommen eines 5 Generationen zurückliegenden Ahnenpaares und sehr wahrscheinlich auch die anamnestisch nicht mehr zu erfassenden Zwischenglieder der zweiten und dritten Generation als mit Diabetes renalis behaftet annehmen müssen. Da seit dieser Veröffentlichung bereits 20 Jahre vergangen sind, wird seither noch eine weitere Generation befallen worden sein[1]. Der *dominante Erbgang* ist aber ohnehin als so gut wie sicher anzunehmen.

Noch viel eindrucksvoller und für die *einfache Dominanz* des Diabetes renalis völlig beweisend ist der große, bis zum Anfang des 18. Jahrhunderts zurückreichende Stammbaum einer Sippe aus Schweden von U. HJÄRNE (1927), der merkwürdigerweise bisher weder im erbbiologischen Schrifttum noch — mit Ausnahme des Buches über die Zuckerkrankheit von W. FALTA (1936) und einigen speziellen Publikationen über Diabetes renalis — in der Fachliteratur über Glykosurie und Diabetes zitiert wurde. Er zeigt nicht nur ein sechsmaliges Aufeinanderfolgen von Diabetes renalis in zwei, sondern ebenso oft in drei Generationen und umfaßt insgesamt deren sechs mit meist sehr kinderreichen Einzelfamilien (vgl. Abb. 19 auf Tafel 1). Von den darin enthaltenen 199 Nachkommen zweier 1707 bzw. 1714 geborener Stammeltern konnten 141 untersucht werden: 20 davon hatten eine Glykosurie bei normalem Blutzucker; weitere 13, die Zucker ausschieden, aber auf ihren Blutzucker nicht geprüft werden konnten, hatten keine Symptome eines Diabetes mellitus, sind also sehr wahrscheinlich als Träger eines Diabetes renalis zu betrachten. Außer den so gekennzeichneten 33 Glykosurikern waren 6 Leute, bei denen HJÄRNE einen latenten Zustand gleicher Art annimmt, weil sie nach Belastung mit Glucose eine Zuckerausscheidung bekamen. Obwohl sich in dieser kinderreichen Sippe noch 7 Fälle von *Diabetes mellitus* fanden, kam es in keinem einzigen Fall zu einer gleichzeitigen Behaftung mit beiden Stoffwechselstörungen. Auch schien der letztere die Übertragung der Anlagen zu Diabetes renalis in keiner Weise zu beeinflussen und umgekehrt. Andererseits bewirkte das Vorhandensein einer renalen Glykosurie beider Eltern keinerlei Steigerung der Anlage im Sinne eines Diabetes mellitus bei den Kindern. Der Autor hält die in dieser Sippe bestehende Vergesellschaftung von Diabetes renalis mit Zuckerkrankheit für ein zufälliges Ergebnis der Auslese und vermutet einen verschiedenen Ursprung der zugehörigen Erbanlagen. Wir werden bei Besprechung des einfach-recessiven Erbganges beim Diabetes mellitus auf die Abb. 19 zurückkommen.

Dieser ganz seltene, weil nicht nur genealogisch, sondern auch bezüglich des erst auf Grund eingehender Untersuchungen und jahrelanger Beobachtung sicherzustellenden Merkmals best durchforschte Stammbaum ist in der umfangreichen, englisch geschriebenen Originalarbeit U. HJÄRNEs nicht mit der wünschenswerten Übersichtlichkeit zur Darstellung gelangt; die dort als Fig. III angefügte Tafel enthält überdies zwei allerdings nicht sehr belangreiche Fehler gegenüber den Angaben im Texte. Ich habe sie deshalb korrigiert umgezeichnet und die mutmaßlichen Belastungslinien für beide Anlagen getrennt eingetragen.

Ebenfalls in drei aufeinanderfolgenden Generationen, nämlich einem Großvater, zweien seiner Söhne und dem Sohne des einen davon, haben BROWN, MARSHALL und POLESHUCK (1935) eine renale Glykosurie festgestellt, die keinerlei Beschwerden mit sich brachte.

Die einzige Beobachtung der Literatur mit unterbrochener Dominanz findet sich in dem von BOWCOCK (1929) veröffentlichten Stammbaum, da dort die angeblich nicht glykosurische Tochter und Schwester zweier Merkmalsträgerinnen mit einem diesbezüglich freien Mann drei Kinder mit Diabetes renalis erzeugt haben soll. Diese auffällige Ausnahme von der Regel bedarf einer Nachprüfung.

In einer der von UMBER und ROSENBERG (1924) beobachteten Familien, in welcher Zwillinge verschiedenen Geschlechts sowie deren Vater und Vatersbruder mit Diabetes renalis behaftet waren, ging die manifeste Belastung von der Linie des *jüdischen* Vaters aus und blieb von der Beimischung deutschen Blutes von dessen Frau her unbeeinflußt. Die beiden Autoren erwähnen noch

[1] Eine Weiterführung dieser Sippentafel wäre sehr zu wünschen und wahrscheinlich noch möglich.

einen Fall von Diabetes renalis bei einem *Japaner* und weisen darauf hin, daß der *Diabetes mellitus* trotz des sehr reichlichen Kohlehydratgenusses in Japan ziemlich selten sei und fast nie schwer auftrete. Von dem Stammvater der großen Sippe aus Schweden berichtet HJÄRNE, daß er wahrscheinlich *Wallone*, d. h. von alpin-mediterraner Mischung gewesen sei; hierzu ist zu bemerken, daß die auf jenes gemeinsame Ahnenpaar zurückführende Belastung ja auch ebensogut von der Stammutter ausgegangen sein kann. Eine *Rassendisposition* ist bei den renalen Glykosurien noch viel unsicherer als bei der eigentlichen Zuckerkrankheit festzustellen.

Die immer noch ungelöste Frage, ob zwischen der renalen Glykosurie und dem Diabetes mellitus nicht doch ein genetischer Zusammenhang besteht, ist von größter theoretischer und praktischer Bedeutung. Schon jetzt läßt sich sagen, daß angesichts des von mir erstmals erbrachten Beweises der einfachen Recessivität weitaus der meisten schweren Formen von Zuckerkrankheit höchstens ein Diabetes hierbei in Frage kommt, der ebenso wie der sogenannte renale Diabetes dem einfach-dominanten Erbgang folgt. Letztere Möglichkeit ist nach den vorliegenden Beobachtungen wohl nicht von der Hand zu weisen.

Sehr auffällig ist z. B. die Beobachtung von A. JOHNSSON (1922), der eine Familie aus Finnland beschreibt, in welcher der Vater an Zuckerkrankheit gestorben sein soll, während von seinen 4 Kindern das erste und dritte nach zuverlässiger Angabe einen *leichten* Diabetes mellitus und das vierte einen durch alle Kontrollen über 16 Jahre lang bestätigten *Diabetes renalis* zeigte.

In einem der Fälle von B. HATLEHOL (1924) hatte die eine von den beiden Töchtern eines zuckerkranken Vaters wieder einen Diabetes mellitus, die andere dagegen einen Diabetes renalis. Noch viel merkwürdiger ist jene Beobachtung dieses Autors, wobei eine Mutter und deren zwei Brüder Diabetes mellitus, von ihren 9 Kindern jedoch 2 einen bloßen Diabetes renalis aufwiesen, während die übrigen 7, ebenso wie der Vater und dessen 10 Geschwister frei von jeglicher Glykosurie waren. In einer anderen Familie hatte der eine Sohn einen Diabetes renalis, der andere von den zusammen 7 Geschwistern einen Diabetes mellitus, welch letztere Stoffwechselkrankheit auch bei einem Muttersbruder vorlag, während die Eltern selbst von beiden Merkmalen frei gewesen sein sollen.

In einer von G. R. CONSTAM (1930) durchforschten Familie waren drei Geschwister mit sicherem Diabetes renalis dadurch mit Diabetes mellitus belastet, daß ihr Vater einen allem nach zuckerkranken Vetter und einen ebensolchen Großneffen aufwies.

Auch J. E. HOLST (1926) beschreibt 3mal das Vorkommen von Diabetes mellitus und Diabetes renalis in ein und derselben Geschwisterschaft, sowie 2 Fälle, wobei jeweilen ein echt diabetischer Elter 2 Söhne mit Diabetes renalis hatte, der eine der letzteren sogar wieder einen Sohn mit Diabetes mellitus, so daß hier also eine renale Glykosurie als Bindeglied zwischen zwei Fällen von Diabetes mellitus der ersten bzw. dritten Generation steht. Die Familie X. aus dem reichen Material dieses dänischen Klinikers zeigt hingegen das gerade umgekehrte Verhalten, indem dort nicht nur — wie erwähnt — ein Vater mit Diabetes mellitus zwei Söhne mit Diabetes renalis hat, sondern seinerseits von einem angeblich nur mit renaler Glykosurie behafteten Vater abstammt, so daß hier ein echter Diabetiker zwischen einem Großvater und zwei Enkeln mit bloßem Diabetes renalis stünde. In einem solchen Fall könnte man vermuten, daß die renale Glykosurie eben durch die diabetische verdeckt worden wäre; kann doch, wie von HOLST (1932) später dargetan wurde, eine niedrige Nierenschwelle“ mit einem echten Diabetes mellitus verbunden sein, was diagnostisch von großer Wichtigkeit ist. Die Auffassung von FABER und NORGAARD (1920), wonach die sogenannte *Nierenschwelle* eine *individuelle Konstante* sei, wird dadurch bestätigt.

UMBER und ROSENBERG (1925), die 1924 einen Diabetes renalis bei Vater und Sohn schilderten, sahen Fälle, die hinsichtlich der Kardinalsymptome dem renalen Diabetes glichen, aber auch klinische Kennzeichen des Diabetes mellitus aufwiesen. Leichte Ermüdbarkeit kommt bei unzweifelhaft renalen Glykosurien an sich schon vor (A. MARBLE 1934), ebenso stärkere Acetonurien (P. BONEM und P. HECHT, W. DRIGALSKI), ganz abgesehen von den erwähnten Azidosen normaler Frauen in graviditate.

Auch THANNHAUSER (1929) warnt davor, Glykosurien mit kaum erhöhtem Blutzuckergehalt für harmlos zu halten, selbst bei Auftreten derartiger Fälle in der direkten oder auch verzweigten Deszendenz, denn es könne sich im zweiten oder dritten Lebensjahrzehnt ein richtiger Diabetes mellitus daraus entwickeln. F. RATHERY (1936) will die renalen Glykosurien sogar zu den diabetischen Zuständen im weiteren Sinne gerechnet wissen, die mit irgendwelchen Störungen des Kohlehydratstoffwechsels einhergehen und vielfach nur ein Anfangsstadium des Diabetes mellitus darstellen[1].

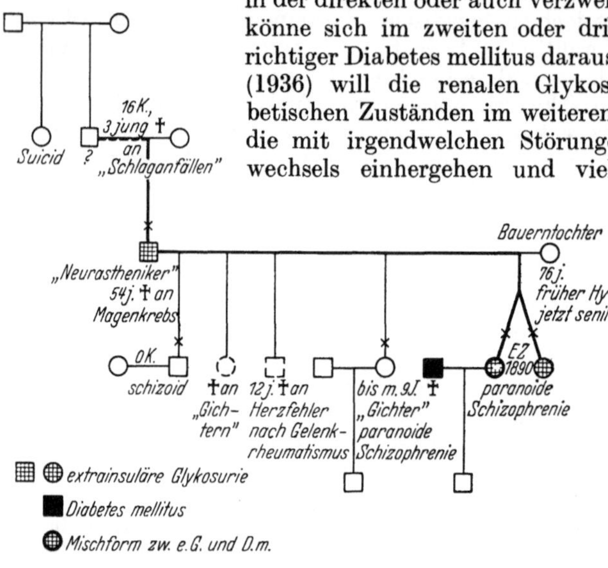

Abb. 20. Sippentafel mit *dominanter extrainsulärer Glykosurie*, die bei zwei schizophrenen EZ insofern eine teilweise Diskordanz aufweist, als der ältere Partner nach der Zuckerbelastungskurve auch eine insuläre Komponente verriet (nach A. VON MENTZINGEN 1935).

Jedenfalls darf das Moment *dominanter Erblichkeit* noch nicht als ausschlaggebend für die Diagnose eines renalen Diabetes betrachtet werden, selbst wenn die meisten übrigen Charakteristika zutreffen sollten. Es bleibt jedoch ein sehr wichtiges Kriterium des Diabetes renalis, wie der auf diesem Gebiete besonders erfahrene Wiener Stoffwechselpathologe W. FALTA (1936) ausdrücklich betont; letzterer Autor u. a. kennt eine Familie, in der auffälligerweise nicht wenigerals 6 von 7 Kindern renale Glykosurien haben. Nach FALTA ist weder die Geringfügigkeit noch das paradoxe Auftreten der Glykosurie charakteristisch für den Diabetes renalis, da es dabei auch schwere Fälle mit hochgradiger Zuckerausscheidung gebe und die Unabhängigkeit der Glykosurie von der Kohlehydratzufuhr durchaus nicht für alle Fälle, vor allem nicht die leichten gelte. Schwere Fälle von reinem Diabetes renalis, die nach FALTA zu täglichen Zuckerverlusten von 100—200 g führen können und überdies sehr häufig von bedenklichen nervösen Symptomen begleitet sein sollen, beweisen, daß auch diese sonst harmlose Anomalie sich zur eigentlichen Stoffwechselkrankheit auswachsen kann. FALTA fand sie nicht selten mit *Morbus Basedow* sowie gelegentlich mit echtem, d. h. hyperglykämischem Diabetes kombiniert. U. WINKLER (1934) schildert einen seltenen Fall von schwerem insulärem Diabetes mit extrainsulärem Einschlag, bei dem trotz der Herabsetzung des Blutzuckers mit Insulin und Diät die Urinzuckerkurve annähernd gleich blieb wie vorher.

[1] Wenn S. VATCHER und M. DOUGLAS (1935) die renale Glykosurie „in einigen wenigen Fällen" als Restzustand eines geheilten Diabetes mellitus hinstellen, so dürften sie mit dieser Anschauung ziemlich allein bleiben.

Daß eine derartige Mischform leichteren Grades sogar bei dem einen von zwei eineiigen Zwillingen mit sonst konkordanter extrainsulärer Glykosurie vorkommen kann, zeigt die wertvolle Beobachtung A. von Mentzingens (1935) aus der Siebeckschen Klinik. Sie berichtet zum Unterschied mit den diesbezüglich durchwegs sehr unbestimmten Angaben anderer Autoren auch über die hier in reichem Maße vorhandenen Begleiterscheinungen nervöser Natur eingehend, so daß die entsprechenden Diagnosen auf beistehender Sippentafel recht gut belegt sind.

Wohl mit Recht schließt die Autorin aus der allerdings noch weiter zu bestätigenden Vergesellschaftung nervöser Defekte mit extrainsulären Glykosurien auf das Zugrundeliegen primärer Regulationsstörungen, wie sie Leschke auch für den insulären Diabetes annahm, der ja gleichfalls vor allem in neuropathisch belasteten Familien vorkommt.

Zum Schluß sei erwähnt, daß W. Drigalski (1937), der über zwei Schwestern mit erheblicher, von der Nahrungszufuhr unabhängiger Zuckerausscheidung (bis 60 g pro Tag) bei normaler Blutzuckerbelastungskurve berichtet, diese Konstitutionsanomalie genotypischer Natur auf ein zentrales, wahrscheinlich im Zwischenhirn gelegenes Substrat bezieht, eine Annahme, die recht nahe liegt, und auch — wie wir sehen werden — für den Diabetes mellitus geltend gemacht werden kann.

2. Diabetes mellitus.

Diejenige „Stoffwechselkrankheit", die theoretisch und praktisch weitaus das größte Interesse verdient, ist der *Diabetes mellitus*. Praktisch schon deshalb, weil es sich hier um das Leiden handelt, das heute in Deutschland, gemessen an der Dauer der Krankenhausbehandlung, an dritter Stelle hinter der Tuberkulose und dem Krebs steht (H. Lemser 1938).

Die Zunahme des Diabetes mellitus ist nach zuverlässigen Statistiken so beträchtlich, daß sie keinesfalls als bloß scheinbar betrachtet und aus verbesserter Diagnosestellung sowie aus der Überalterung der Bevölkerung erklärt werden kann. Während die *Letalität* des Diabetes mellitus vor allem dank der Entdeckung des Insulins in sehr erfreulicher Weise zurückging, ist die *Mortalität* in den verschiedensten Kulturländern weit über den Grad gestiegen, den sie vor der Insulinära bereits erreicht hatte. War die *Todesursache: Diabetes mellitus* vor 50 Jahren noch eine relative Seltenheit, so nahm sie 1933 nach Joslin bereits den 10. Platz ein. Ihre höchsten Ziffern hat sie in USA. erreicht, wo die weiblichen Personen schon vom Alter von 30 Jahren an häufiger der Zuckerkrankheit als der Tuberkulose erliegen! Selbst innerhalb eines Zeitraums von 5 und weniger Jahren ließen sich fast durchwegs *erhebliche Anstiege* in der *Diabetessterblichkeit* für die einzelnen Länder feststellen, wie sich aus dem Vergleich der Jahre 1927 und 1932 für folgende Staaten ergibt:

Vereinigte Staaten von Amerika	17,5	(1927)	22	(1932)	je 100 000
Holland	16,3	(1927)	17,7	(1931)	
Dänemark	13,0	(1927)	15,9	(1931)	
England	12,6	(1927)	14,5	(1931)	
Preußen[1]	15,2	(1929)			
Schweiz	10,3	(1927)	14	(1935)	

[1] In *Preußen* hat die Diabetes-Sterblichkeit seit dem Jahre 1877 um das 20fache zugenommen, und zwar besonders stark beim weiblichen Geschlecht (K. Pohlen, 1934). Über die *Morbidität* und *Mortalität* des Diabetes mellitus in den deutschen Städten im Dezennium 1926—1935 und der Periode von 1931—1935 orientiert die Statistik von E. Fürth (1936), der feststellt, daß nur die Frauen über 60 Jahre jene besondere Zunahme zeigen, und zwar nicht etwa wegen ihrer größeren Diabetesletalität, vielmehr wohl nur, weil sie zahlreicher vertreten seien als die gleichalterigen Männer.

Über die wichtigsten statistischen Daten bezüglich Morbidität und Mortalität des Diabets vgl. auch H. Lemser (1939).

Im Gegensatz zu der hohen *Diabetesmortalität* dieser Länder steht die niedrige von Spanien 9,4 (1929), Italien 8,2 (1930) und gar von Japan mit 3,5 (1930), aber auch hier dürften Zunahmen stattgefunden haben; so hatte z. B. Italien 1927 bloß 7,1.

Allein von 1900—1910 ergibt sich für USA. ein Anstieg um nicht weniger als 50% für die Sterblichkeit an Diabetes mellitus, und auch in England war diese 1931 um 45% höher als 1920.

Diesen enormen Zunahmen entsprechen solche der *Morbidität* an Diabetes, über welche wir einstweilen nur aus USA. durch zuverlässige Statistiken genauer orientiert sind, am besten über den Staat Massachusetts, wo eine Zählung von Haus zu Haus vorgenommen und die Zahl von 15000 Zuckerkranken gefunden wurde, d h. 1 Fall auf 1000 Einwohner. Nach der von JOSLIN mit dem Lebensversicherungsstatistiker DUBLIN (1934) gemachten Schätzung ist für ganz USA. mit 350000—400000 Diabetikern zu rechnen. Davon leben 90000 in New York, wo A. TIBER (1936) eine Zunahme an neuen Diabetespatienten im Bellevuespital von 310% für die Periode 1929—1934 gegenüber derjenigen von 1911—1916 angibt.

Beträgt die Diabetesmorbidität in USA. zwischen 2,5 und 3‰, so in Dänemark nach der umfassenden Statistik K. A. HEIBERGs (1930) nur 1,3‰ oder 1,5‰ nach NORGAARD (1933), was eine absolute Zahl von 5000—6000 Zuckerkranken für dieses kleine Land von nur 3,3 Millionen Einwohnern ergäbe. Sehr wahrscheinlich übertrieben ist die Annahme von LUNDBERG von 1%, d. h. 61000 Zuckerkranken in Schweden, ebenso die prozentual gleich hohe RABINOWITSCHs für Canada, die eine absolute Zahl von über 100000 Diabetikern ergäbe, während diese von JOSLIN auf etwa 30000 geschätzt wird.

Besonders gute Unterlagen für die Berechnung der *Diabetesmorbidität* stehen uns für *Deutschland* (d. h. das Altreich) zur Verfügung; in der seinerzeit 268000 Einwohner zählenden Stadt *Stettin* fand GOTTSCHALK 640 Zuckerkranke, d. h. 2,37‰, also eine Zahl, die mit der Schätzung JOSLINs für USA. gut übereinstimmt. Auf das damalige Reich von 66 Millionen Einwohnern bezogen ergäbe das etwa 150000 Diabetiker für Deutschland. Diese Zahl dürfte eher zutreffen als diejenige UMBERs von 100000—120000, die u. a. auch von BERTRAM (1939) als zu niedrig betrachtet wird. Wenn letzterer Autor die Vermutung äußert, die „Erbanlage für Zuckerkrankheit“ sei sehr viel verbreiteter, als im allgemeinen angenommen werde, so meint er zweifellos damit homozygote Anlagen. E. FISCHER und H. LEMSER (1938), die von rund 200000 manifesten Diabetikern in Deutschland[1] ausgehen, rechnen mit Rücksicht auf die vielfach erst in mittlerem und höherem Alter erfolgende Manifestation der Zuckerkrankheit sogar mit mindestens 400000 homozygoten Anlageträgern, d. h. mit 6‰ der Gesamtbevölkerung.

Hieraus folge, daß 14%, d. h. ungefähr jeder 7. Mensch dort *Heterozygot* für Diabetes mellitus wäre, unter Voraussetzung gleichmäßiger Recessivität und Panmixie, was beides immerhin als „nicht ganz berechtigt“ hingestellt wird.

Die dieser Schätzung zugrunde liegenden Annahmen treffen meines Erachtens beide nicht zu, da wir trotz der vielfachen Beweise für das überwiegende Vorkommen einfach-recessiven Erbgangs dennoch mit echt dominanten Formen von Zuckerkrankheit zu rechnen haben und andererseits mit einer ungleichmäßigen Verteilung der recessiven Mutationen, die im einen Inzuchtgebiet zu einer stark überdurchschnittlichen, in einem anderen zu einer ungewöhnlich geringen Diabetesmorbidität führt, wie sich bei meiner über die ganze *Schweiz*

[1] Gemeint ist auch hier das Altreich mit 66 Millionen Einwohnern.

ausgedehnten Sammelforschung zeigte. So hat z. B. der Kt. Uri sehr wenig Diabetes mellitus, der Kt. Schwyz dagegen ganze Herde recessiver Zuckerkrankheit.

In der *Schweiz* wären nach den Erhebungen von H. HUNZIKER und seines Mitarbeiters E. ZUBER (1936) rund 12000 Diabetiker anzunehmen, sofern die für den Kt. Basel-Stadt berechnete Diabetesfrequenz[1] als repräsentativ gelten kann.

Für die Periode 1918/19 vermochte HUNZIKER die Basler Diabetesfälle so gut wie lückenlos zu erfassen, so daß wir aus dem Vergleich mit seiner Zählung von 1929/30, die nicht weniger als 1,9 ‰ mehr ergab, ebenfalls eine recht beträchtliche Zunahme der Zuckerkrankheit registrieren dürfen.

Sehr wahrscheinlich ist die Zahl der Diabetiker in der Schweiz ganz bedeutend größer als 12000, vor allem wegen der hier in den ländlichen Gebieten zum Teil sehr erheblichen *Inzucht,* dann aber auch wegen der in diesem Lande besonders vorgeschrittenen *Überalterung* und der beispiellos hohen Lebenshaltung mit einem verhältnismäßig recht starken Genuß von *Fleisch* und *Alkohol.* Daß dem genannten Moment der Vererbung dabei weitaus die Hauptrolle zukommt, beweist die erschreckende Zunahme des *juvenilen Diabetes,* worunter auch der Fälle im 1. Lebensjahrzehnt (SÖDERLING 1936, HANHART 1939).

Die naheliegende Vermutung, daß die Frequenz des Diabetes mit dem *Zuckerverbrauch* parallel gehe, ist längst widerlegt worden (LESCHKE, JOSLIN); er spielt, wenn überhaupt eine, keine entscheidende Rolle. Eine vorwiegende Ernährung mit *Kohlehydraten* scheint im Gegenteil weit weniger zu Diabetes mellitus zu prädisponieren, als eine solche mit viel Fleisch und namentlich Fett. Dies lehrt sowohl das Massenexperiment des Weltkrieges, als die Diabetesstatistik aus verschiedenen Ländern, wie u. a. der Londoner Diabetesforscher H. P. HIMSWORTH (1935) betont. Schon THALLER hatte die von ihm festgestellte Seltenheit des Diabetes mellitus in *Kroatien:* 21 fast durchwegs leichtere Fälle auf 22792 Kranke in 10 Jahren — auf die dort beinahe ausschließliche Kohlehydratkost bei geringem Bierkonsum bezogen; ebenso J. A. URRA, A. ALONSO und E. DOMINGUEZ (1934) die relative Seltenheit des Diabetes mellitus in *Spanien* gegenüber Nord- und Mitteleuropa. Aus ähnlichen Gründen scheint die Zuckerkrankheit in *Irland* nur wenig, bei den meist im Alkoholgewerbe tätigen Iren in USA. dagegen viel häufiger vorzukommen. Noch mehr spricht die ganz auffällige Verschiedenheit der Diabetesmorbidität der *Chinesen* in *China* von derjenigen in USA. für das Mitspielen ausschlaggebender äußerer Momente. Während nämlich der Diabetes mellitus in China selten und mild auftritt (MILLS, SHU-HSIEN-WANG), so überschreitet die Diabetesmortalität der Chinesen in USA. sogar das hohe dortige Landesmittel (JOSLIN). Auch der amerikanische Neger, der früher als immun gegen Diabetes galt, erwies sich in USA. neuerdings davon ähnlich stark betroffen, wie die weiße Bevölkerung, und zwar besonders im jugendlichen Alter, in welchem die sonst hochgradig zu Diabetes mellitus disponierten *Juden* wenigstens in New York noch relativ selten daran erkranken.

Die sehr hohe Diabetesmortalität der *Juden* ist längst und an verschiedenen Orten aufgefallen, so in Frankfurt a. M. für den Zeitraum 1872—1890 (WALLACH), in Budapest 1902—1907 (AUERBACH), in Boston 1895—1913 (MORRISON), in New York City 1900 (STERN) und in ganz USA. 1890 (BILLINGS). Das Verhältnis der Diabetestodesfälle aller Alter bei Juden und Nichtjuden ist nach

---

[1] Diese bezieht sich auf die 126 596 Krankenkassenmitglieder, also die große Mehrzahl der damals 152552 Menschen umfassenden Einwohnerschaft, deren Rest von 25904 Personen größtenteils dem bessergestellten Bevölkerungsteil angehört, der sicher eher wesentlich mehr als weniger Diabetiker enthält.

JOSLIN (1934) 9:5, d. h. die ersteren bemessen sich um 80% höher als die letzteren; die Jüdinnen zwischen 55—64 Jahren sterben sogar in nicht weniger als 11,5%! an Zuckerkrankheit. Bei den Juden Berlins soll es sich in mehr als $^3/_4$ der Fälle um einen leichten bis mittelschweren Diabetes mellitus gehandelt haben (H. STRAUSS 1933). So weit überhaupt von einer Rassendisposition der Juden zu Diabetes mellitus gesprochen werden kann, dürfte diese einzig in der Neigung zu relativ spätem Auftreten und mildem Verlauf bestehen. Ein sprechendes Beispiel bilden die auf S. 762 u. 763 beschriebenen Verhältnisse in einer stark mit Diabetes belasteten jüdischen Sippe aus der Schweiz. An der schon oben erwähnten Häufung von Diabetesfällen im Kindesalter in der Schweiz sind die Juden jedoch ganz auffallend wenig beteiligt (HANHART 1939). Das Vorliegen einer echten, d. h. mit den anthropologischen Merkmalen des jüdischen Rassengemisches genetisch zusammenhängenden Rassendisposition ist schon deshalb unwahrscheinlich, da ja andererseits gerade die Länder mit vorwiegend nordischer Bevölkerung nach den Statistiken eine weit höhere Diabetesmortalität aufweisen als diejenigen im Süden und Osten Europas sowie allem nach auch Asiens. LENZ hat wohl recht, wenn er die unbestreitbare Häufigkeit des Diabetes mellitus bei den Juden in erster Linie auf deren stärkere Inzucht zurückführt, sowie außerdem auf deren im Verhältnis zur Gesamtbevölkerung bedeutend vermehrte Tendenz zum Wohlleben ohne Ausgleich durch körperliche Arbeit. Sicher spielen auch noch gewisse konstitutionelle Bereitschaften, sei es zu erhöhter Labilität des gesamten, vor allem des vegetativen Nervensystems, ferner zu endokrinen Störungen oder zu Idiosynkrasien und anderen Äußerungen des sog. Arthritismus, besonders aber zur sog. endogenen Fettsucht dabei wesentlich mit. Es sind dies jedoch alles Entartungserscheinungen, die zwar infolge negativer Auslese und Häufung von Blutsverwandtenehen bei Juden erheblich öfter vorkommen, ohne indessen irgendwie durch deren spezifische Rassenzusammensetzung bedingt sein zu müssen Daß wir dem Begriff *Rassendisposition* nicht etwa den einer sog. pathologischen Rasse zugrunde legen dürfen, wurde schon bei Besprechung der erblichen Fettsucht hervorgehoben.

Mehr als Rassenunterschiede kommen in der Diabetesstatistik solche der *sozialen Lage* zur Geltung, am meisten dort, wo die Lebensbedingungen der höher und tiefer gestellten Gesellschaftsschichten stark voneinander abweichen. Man braucht hierbei nicht etwa gleich an das auffallend häufige Vorkommen von Diabetes mellitus in den höheren Kasten der *Hindu* zu denken, die übrigens zugleich rassisch sehr wesentlich von den unteren abweichen. Es ist bemerkenswert, daß die Zuckerkrankheit den indischen Ärzten schon im 6. Jahrhundert v. Chr., also vor mehr als 2500 Jahren bekannt war. Für die von JOSLIN (1935) sehr stark betonte Rolle des Wohllebens bei der Auslösung des Diabetes mellitus spricht einerseits, daß seine jüdischen Diabetiker zu etwa 90% übergewichtig waren und andererseits nach WILLIAMSON die Zuckerkrankheit bei den armen Juden Londons nicht häufiger gefunden wird, als in der englischen Arbeiterbevölkerung. Im allgemeinen sind die Städte weit mehr von Diabetes mellitus betroffen, als das Land, in USA. um 1929 nach JOSLIN (1934) sogar um 70%. Es mögen dort allerdings nicht unerhebliche Fehlerquellen bei der Erfassung der Krankheit mitspielen, meint doch z. B. TIBER schon von den etwa 90000 Diabetikern New Yorks, daß sie fast zur Hälfte nicht um ihr Befallensein wissen! Die diesbezüglich sicher viel zuverlässigere Diabetesstatistik H. CURSCHMANNS aus *Mecklenburg* beweist, daß ein norddeutsches Agrarland eine ebenso hohe Diabetesmorbidität haben kann wie die ständisch und rassisch sehr viel uneinheitlicher zusammengesetzte Bevölkerung einer Großstadt, wie Berlin.

a) Die Pathogenese des Diabetes mellitus

ist trotz eines enormen Aufwandes von Forscherarbeit immer noch nicht geklärt. Der wesentlichste Fortschritt in deren Erkenntnis war die Entdeckung von CLAUDE BERNARD (1877), daß der *Blutzuckergehalt* dabei stets mehr oder weniger stark erhöht ist; damit fiel die frühere Annahme einer renalen Entstehung der „Zuckerharnruhr" und man weiß seither, daß die Nieren dabei bloß eine passive Rolle spielen, indem sie den vermehrten Blutzucker teilweise in den Harn übertreten lassen. So sicher nun der Diabetes mellitus als *Störung des intermediären Zuckerstoffwechsels* aufzufassen ist, so wenig ist bekannt, worin diese eigentlich besteht. „Ist es" — so fragt G. v. BERGMANN 1932 in seiner „Funktionellen Pathologie" — „die Unfähigkeit des Organismus, den Zucker zu verbrennen oder wird er vermehrt aus den Depots ausgeschieden und auch vermehrt fabriziert?" Vieles spreche dafür, daß beides der Fall sei, ja vielleicht lasse sich beides auf eine übergeordnete Veränderung des Verhaltens aller Zellen beim Diabetes mellitus zurückführen. v. BERGMANN vertritt mit letzterer Hypothese eine Auffassung, die zu der von ihm angenommenen Pathogenese der angeblich mit dem Diabetes genetisch eng verwandten Fettsucht paßt und dem schon vor 40 Jahren von W. EBSTEIN geprägten Begriffe „vererbbarer cellularer Stoffwechselkrankheiten" entspricht.

Viel näher liegt es indessen angesichts des berühmten Experimentes von v. MERING und MINKOWSKI und der allerdings durchaus nicht konstant nachweisbaren pathologisch-anatomischen Veränderungen in den LANGERHANSschen Inseln der Bauchspeicheldrüsen Diabetischer sowie der großartigen Wirkung des Insulins, jenen endokrinen Teil des Pankreas in den Vordergrund zu stellen und mit UMBER jeden echten Diabetes mellitus auf eine *insuläre Minusfunktion* zu beziehen. Jedenfalls wird eine Theorie der Entstehung des Diabetes mellitus unbedingt mit der Physiologie der Insulinwirkungen in Einklang stehen müssen (THANNHAUSER 1929, M. BÜRGER 1937).

Nach letzterem Autor wäre dabei zugleich auch das von MURLIN als *Glucagon* bezeichnete hyperglykämisierende Prinzip des Pankreas, eine Begleitsubstanz des Insulins zu berücksichtigen, deren übermäßige Produktion bei normaler Insulinbildung die *Dyszooamylie* erklären könnte.

Während BÜRGER das nicht selten völlige Fehlen von Degenerationserscheinungen usw. am Inselapparat durch eine derartige Pathogenese verständlich machen will, betonen ANSELMINO und HOFFMANN (1935) die weitgehende Beeinflußbarkeit des Kohlehydratstoffwechsels durch den *Hypophysenvorderlappen* und bestreiten, daß die praktisch so wertvolle Entdeckung des Insulins die Pathogenese des Diabetes aufgehellt habe.

Indem sie im Nüchternblut von Zuckerkranken sowohl ein *Kohlehydrat-* als ein *Fettstoffwechselhormon* abnorm angereichert und im Urin deren krankhaft gesteigerte Ausscheidung fanden, haben sie zum Verständnis des Zusammenhanges von Diabetes und Fettsucht beigetragen.

Außer ihren Untersuchungsergebnissen sprechen zahlreiche klinische Erfahrungen für die Bedeutung der Hypophyse bei der Entstehung gewisser Diabetesfälle. So vor allem deren Vergesellschaftung mit *Akromegalie* (FLATER 1929, GRAY 1929, RALLY 1931, ROGER, MATTEI und ODDO 1933, ULRICH 1929), *Morbus* CUSHING[1] sowie mit Hypophysentumoren ohne diese beiden

[1] In einem klinisch völlig als Diabetes mellitus mit Zwischenhirnsymptomen (enormer Durst, Freß- und Schlafsucht, Psychose) imponierenden Fall von J. GOTTSCHICK (1935), der wegen einiger Züge (vorwiegende Stammfettsucht, Vollmondgesicht, auffallender Bartwuchs, Striae am Abdomen) an den Morbus CUSHING erinnert (Ref.), aber weder klinisch noch anatomisch genügend untersucht wurde, scheint eine *Encephalitis* im Bereich der *Substantia nigra* bestanden zu haben, während der Diabetes des Vaters und Vatersbruders der betreffenden 33jährig verstorbenen Zuckerkranken, der sich erst im 47. bzw. 57. Jahr manifestierte, außer mit pyknischem Habitus mit keinerlei konstitutionellen Besonderheiten verbunden war und nicht von dem gewohnten Bilde abwich.

Zustandsbilder (HOUSSAY 1932, E. J. KRAUS 1923, MAINZER 1936, VERRON 1921); ferner eventuell die auffallenden Besserungen, die ALVAREZ (1937) bei schwer Zuckerkranken durch Bestrahlung der Hypophyse erzielt haben will.

Bei einem Patienten von F. RATHERY und P. FROMENT (1938) bestand seit 20 Jahren Akromegalie und erst seit 4 Jahren Diabetes mellitus, welch letzterer durch Bestrahlung der Hypophyse soweit besserte, daß die Hyperglykämie sank und die Glykosurie fast völlig verschwand und nur bei KH-Belastung wieder auftrat.

Demnach gäbe es Fälle von Diabetes mellitus, die viel weniger durch eine insuläre Minusfunktion als eine hypophysäre Pluskomponente bedingt wären und A. SCHÜPBACH (1936) hat sicher nicht mit Unrecht die Frage aufgeworfen, inwiefern sich unser Bild vom Wesen des Diabetes mellitus veränderte. Mit R. PICK (1937) ist anzunehmen, daß der Inselapparat wohl einen wichtigen Motor im Getriebe des Regulationsmechanismus für die Verwertung der Kohlehydrate im Organismus darstellt, daß sein Zustand jedoch für eine Störung desselben weder allein in allen Fällen verantwortlich, noch für eine primäre Erkrankung desselben beweisend sein kann.

Auf jeden Fall ist mit einer ganzen Reihe von endogenen Hilfsmomenten bei der Entwicklung eines Diabetes mellitus zu rechnen, namentlich mit solchen seitens der endokrinen Drüsen. Außer der Hypophyse kommt hier vor allem auch die *Thyreoidea* in Betracht, und zwar auch hier eine Plusfunktion; während auffällig viele Diabetiker Zeichen von Hyperthyreoidismus, seltener einen ausgesprochenen M. Basedow aufweisen, schließt andererseits ein stärker hypothyreotischer Zustand eine Zuckerkrankheit beinahe gänzlich aus, und wo, wie im Falle von BOULIN, UHRY und KAPLAN (1937) sich ein Myxödem auf einen bestehenden Diabetes mellitus aufpfropft, pflegt dieser sich wesentlich zu bessern.

Mit Recht will v. NOORDEN sämtliche innersekretorischen Störungen schon in der Familienanamnese der Diabetiker berücksichtigt wissen. Er geht jedoch entschieden viel zu weit, wenn er die Diabetesbereitschaft nur als einen „Ausschnitt aus vererbter Minderwertigkeit des gesamten endokrinen Drüsensystems“ bezeichnet.

So uneinheitlich sich die *Pathogenese* des Diabetes mellitus darstellt, so wahrscheinlich ist es, daß wir dennoch allen Fällen von Zuckerkrankheit eine *Erbanlage* zugrunde legen müssen, deren phänotypische Auswirkung zwar durch die verschiedensten Realisationsfaktoren begünstigt bzw. gehemmt wird. Es geht, wie wir zeigen werden, aus den bisherigen Ergebnissen der Erbpathologie dieses Merkmals klar hervor.

Haben doch die Kliniker von jeher eine *Unterteilung des Diabetes mellitus* nicht nur nach verschiedenen Schweregraden, sondern auch in *gegensätzliche Typen* versucht, ohne daß hierin eine grundsätzliche Einigung erreicht worden wäre.

Schon den alten indischen Ärzten soll die Unterscheidung jener beiden Typen von Zuckerkrankheit geläufig gewesen sein, die der französische Kliniker LANCEREAUX (1877) als „*diabète maigre*“ und „*diabète gras*“ charakterisierte. R. SCHMIDT und sein Schüler J. ST. LORANT (1923 und 1930) haben diese Zweiteilung der klinischen Formen des Diabetes mellitus durch Gegenüberstellung eines „*asthenischen Unterdruck-Diabetes*“ der Jugendlichen und eines „*sthenischen Überdruck-Diabetes*“ des mittleren bis höheren Alters weiter ausgebaut und dabei folgende sonstigen Merkmale dafür aufgestellt:

Asthenischer Unterdruck-Diabetes.	*Sthenischer Überdruck-Diabetes.*
Alter: Meist unter 30 Jahren.	*Alter:* Von 40 Jahren aufwärts[1].
Heredität: In Aszendenz Tuberkulose.	*Heredität:* Direkt, nicht selten beide Eltern zuckerkrank. Aszendenz oft langlebig.
Habitus: Grazil, Magersucht, Muskelschwäche, Pigmentarmut. Stamm- und Extremitätenbehaarung gering.	*Habitus:* Knochig, muskulös, oft Fettsucht. Pigmentreichtum, Glatze. Hyper- und Allotrichosis.
Blutdruck: Meist normal, zuweilen Hypotension.	*Blutdruck:* Meist gesteigert.
Patellarreflexe: Meist erloschen.	*Patellarreflexe:* positiv eventuell gesteigert.
Psyche: Schlaff, energielos, ängstlich bis zu Torpor und Hypochondrie.	*Psyche:* Hohe Spannung, starke Aktivität, Erethismus bis zu Nosophobie.
Durstgefühl: Stets sehr stark.	*Durstgefühl:* Oft fehlend.
Verlauf: Starke Neigung zu Ketonurie und Koma.	*Verlauf:* Keine Neigung zu Ketonurie, Koma selten, Gangrän häufig.
Insulinwirkung: Meist sehr gut.	Oft relative *Insulinresistenz.*
Prognose: Meist infaust (ohne Insulin).	*Prognose*[2]*:* Meist gut (Insulin viel weniger nötig).
Begleitkrankheiten: Asthenische Symptome, Tuberkulose.	*Begleitkrankheiten:* Angina pectoris, Sinusbradykardie; Allergien, Gallen-, Nieren- und Blasensteine, Gicht, Ischias, HEBERDENsche Knoten, DUPUYTRENsche Kontraktur, Rheumatismus. Psoriasis, Furunkulose, angeblich auch Krebsdisposition.
Vermutete Pathogenese: Primäre absolute Insulininsuffizienz.	*Vermutete Pathogenese:* Primär suprarenale (hypophysäre ?) Überfunktion, sekundär — wenigstens in den Anfangsstadien — nur relative Insulinsuffizienz.

An der Tatsache, daß sich der Diabetes der Jugendlichen von dem im späteren Alter erheblich unterscheidet, ist nicht zu rütteln; es fragt sich nur, ob damit die Lehre von der Einheitlichkeit unseres Merkmals: Zuckerkrankheit von vorneherein unhaltbar wird oder ob nicht vielleicht nur die andersartigen Dispositionen im früheren bzw. vorgerückteren Alter es sind, welche aus ein und derselben Anlage so verschiedene Krankheitsbilder hervorgehen lassen. Schon G. GRAUL (1910) hat darauf aufmerksam gemacht, daß der Diabetes mellitus bei Asthenikern vor dem 30. Jahr ausbricht, und im Gegensatz zu SCHMIDT und LORANT auch dessen Heredität hervorgehoben. DE CANDIA (1936), ein Schüler PENDEs, spricht neuerdings von einem „*hypoplastischen Diabetes der Jugendlichen*“ und sucht dessen Konzeption eines „*pluriglandulären Diabetes*“ pathologisch-anatomisch zu stützen; über letzteren Begriff handelt auch SEYDERHEIM (1937).

Viel besser als der Blutdruck eignet sich die *Insulinempfindlichkeit* als Leitsymptom in der Typologie des Diabetes mellitus (FALTA, FENZ), da sie weit eher Aufschluß über Verschiedenheiten in der Pathogenese gibt. FALTA versteht unter „Insulinempfindlichkeit“ schlechthin das Gegenteil von „Insulinresistenz“ und ließ durch FENZ (1936) nachweisen, daß letztere entgegen der üblichen Ansicht keineswegs selten, vielmehr bei der Hälfte von 360 Diabetikern festzustellen war, verbunden „im allgemeinen mit verhältnismäßig hohen Blutdruckwerten“, Fettleibigkeit und erhöhter Neigung zu Komplikationen. Eine *dauernde Insulinresistenz* im Sinne FALTAs ist im *Kindesalter* äußerst selten

[1] Auch E. KYLIN (1923) will die sonst allgemein vom 50 J. an geltende untere Grenze des Altersdiabetes auf das 40. Jahr herabsetzen.

[2] BECKMANN (1938) belegt statistisch, daß der Altersdiabetes, d. h. der Diabetes mellitus jenseits des 50. Jahres keine harmlose Erkrankung ist, weil die Gefahr eines Komas genau so groß wie beim Diabetes mellitus der Jugendlichen sei und im Alter wegen der schlechteren Kreislaufverhältnisse eine viel schwerere Komplikation bedeute.

und wurde von WHITE und JOSLIN unter 533 Kindern nie beobachtet[1]; im Gegensatz dazu neigen die Diabetiker dieses Alters stark zu hypoglykämischen Anfällen. In vorgerückterem Alter sollen die insulinresistenten Formen bei weitem überwiegen und die insulinempfindlichen immer seltener werden, während sich die in FENZ' Statistik 14,4% ausmachenden *Mittelformen* ziemlich gleichmäßig auf das mittlere und höhere Lebensalter verteilen. Die Beziehung zwischen der Insulinempfindlichkeit und der Schwere des Diabetes mellitus ist insofern nicht ganz eindeutig, als initiale Fälle von insulinempfindlicher Zuckerkrankheit *leicht* und solche mit ausgesprochener Insulinresistenz auch einmal *schwer* sein können, die Regel bildet jedoch das umgekehrte Verhalten. Da wir die Wirkung des Insulins noch nicht genau kennen, ist mit dieser Unterscheidung für die Erkenntnis des Wesens des Diabetes mellitus noch nicht viel gewonnen.

FALTA hält es vorderhand für am wahrscheinlichsten, daß der *insulinresistente* Diabetes mellitus von denselben Stoffen beeinflußt wird, die auch im normalen Organismus den *Gegenregulationseffekt* bedingen, und bezieht letzteren auf einen Regulationsvorgang im *Zentralnervensystem.*

Mit PRIESEL und WAGNER (1929) ist zu bedenken, daß der Insulinbedarf keine lineare Funktion ist, sondern etwas Komplexes, von mehreren Variablen Abhängiges, wie dem Erkrankungsalter, der Krankheitsdauer, der Wirkung interkurrenter Schäden (Infekte!) und nicht zuletzt der Lebensweise sowie der Behandlung.

Wichtig ist in diesem Zusammenhang die von BANSE (1938/39) aus der Klinik von KATSCH experimentell bestätigte Erfahrung von HIMSWORTH, daß *Fettkost* die Insulinempfindlichkeit vermindert, was den von FALTA so stark in den Vordergrund geschobenen Unterschied im Verhalten junger und älterer Leute zum Teil erklären könnte.

Noch viel wichtiger ist die Feststellung von REISS (1939), daß die Hypophysektomie Tiere insulinempfindlich macht und die betreffende Blutdrüse als übergeordnetes Organ bei der Fettverwertung betrachtet werden muß; es bestehe somit die Möglichkeit, daß die seltenen Fälle von völliger Insulinresistenz, die, wie in einem Falle WIENERS, Gaben von bis 3250 E. Insulin erfordern können, auf Lipämie beruhen. Jedenfalls blieb die Untersuchung des Serums in genanntem Fall bezüglich eines „kontrainsulären Hormons" negativ.

JOSLIN (1935) betont gegenüber FALTA, daß es auch im höheren Alter noch typisch insulinempfindliche Leute mit hohem Glucoseäquivalent und trotzdem ausgesprochener vasculärer Hypertonie gebe und andererseits auch eine dauernde Insulinresistenz nicht immer mit Hochdruck verbunden sei.

M. LABBÉ (1938) hebt hervor, daß die Frage, weshalb die *Nierenschwelle* bei den verschiedenen Diabetikern große Unterschiede zeigt, bis heute ungelöst ist. Die Bestimmung der Nierenschwelle ist praktisch wichtig bei all den Pat. mit diabetischen Symptomen ohne Glykosurie sowie denjenigen mit Dauerglykosurie, jedoch ohne diabetische Symptome. Auch dieses Moment müßte also eigentlich bei einer Einteilung des Diabetes in verschiedene Formen berücksichtigt werden.

Was die *Einteilung des Diabetes mellitus nach klinischen Schweregraden* betrifft, so haben dafür erst STÖTTER und SCHÜTTE (1938) brauchbare Unterlagen geschaffen, fußend auf einer auslesefreien Statistik über 574 diabetische Männer und Frauen, die in der Leipziger Medizinischen Universitätspoliklinik mindestens 3 Jahre lang behandelt worden waren. Ihre Einteilung ist insofern neu, als sie von vorneherein darauf verzichtet, die einzelnen Formen auf bestimmte Altersstufen festzulegen. Da die übliche Unterscheidung in *leichte,*

---

[1] R. D. LAWRENCE (1927) berichtet immerhin von einem 19jährigen Patienten, der seit 2 Jahren Diabetes hatte, daß er 80—160 E. Insulin pro Tag bedurfte und selbst mit 400 E. keine Senkung des Blutzuckers nach Nahrungsaufnahme zeigte; Aussetzen des Insulins ließ den Mann nach 5 Tagen in eine schwere Ketose verfallen, von der er nur mit Insulin gerettet werden konnte.

mittelschwere und *schwere* Formen von Diabetes mellitus der klinischen Mannigfaltigkeit nicht genügend Rechnung trägt, differenzieren sie sowohl *5 Altersstufen* als *5 klinische Typen*, ohne diese miteinander zu identifizieren:

Form I findet sich zwar hauptsächlich, aber eben nicht nur bei den „jugendlichen Diabetikern". Sie neigt in höchstem Grade zu bedrohlichen Acidosen und führt oft schon nach Unterlassung einer einzigen Insulininjektion zu einem Präkoma. Der Insulinbedarf ist hier kein Gradmesser der Schwere des Diabetes mellitus, da er bei der sehr starken Insulinempfindlichkeit dieser Fälle oft 40—60 E. nicht übersteigt.

Form II verträgt schon eine Unterbrechung der Insulinbehandlung von einigen Tagen, bis ein Koma entsteht. Benötigt werden hier meist über 60 E.

Form III zeichnet sich bei knapper Diät immer noch durch beträchtliche Glykosurie und relative Neigung zu Acidose aus, wenn nicht 30—60 E. Insulin gegeben werden. Ungenügende Insulinmengen, welche die Glykosurie nur wenig beeinflussen, vermögen hier eine vorhandene Azidose dauernd zum Verschwinden zu bringen.

Form IV umfaßt die Diabetiker, die schon bei knapper Diät dauernd eine gute Stoffwechsellage aufweisen und nur vorübergehend bei Komplikationen (z. B. Infekten) Insulin benötigen. Bei längerer Zuckerausscheidung kann es aber auch hier noch zu Koma kommen.

Form V ist die leichteste Form der diabetischen Stoffwechselstörung, die selbst eine hohe und langdauernde Glykosurie erträgt, ohne daß eine Beeinträchtigung des Allgemeinbefindens oder gar eine Azidose auftritt. Wichtig ist, daß nur ein Teil dieser Patienten auffällig schlecht auf Insulin anspricht, ein anderer Teil dagegen genau so gut wie alle anderen Formen von Diabetes mellitus.

Nennen wir die Form I die sehr schwere, II schwer, III mittelschwer, IV leicht und V sehr leicht, so verteilen sie sich folgendermaßen auf die 5 Altersstufen dieser Autoren (Tabelle 1). Die beiden Autoren betonen, daß es sich

Tabelle 1. Übersicht über die Verteilung der klinischen Diabetesformen nach je 5 Gruppen bezüglich Beginn und Schwere des Krankheitsbildes. [Nach G. Stötter und E. Schütte (1938) dargestellt.]

Gruppe	Beginn des Diabetes mellitus	Zahl der Kranken		Häufigkeit der klinischen Form nach deren Schwere
		m	w	
I	1—15 J.	16	10	Vorwiegend sehr schwere, daneben einige nur schwere Formen
II	16—30 „	24	17	Zur Hälfte noch sehr schwere, zur anderen immerhin schwere, zu kleinem Teil mittelschwere und ganz vereinzelt leichte bis sehr leichte Formen
III	31—45 „	41	59	Noch Vorwiegen schwerer bis mittelschwerer neben bereits zahlreicheren leichten und vereinzelten sehr leichten Formen
IV	46—60 „	113	181	Vorwiegen mittelschwerer, bei weiterer Abnahme der sehr schweren Formen, Auftreten leichter und sehr leichter Diabeten bei $^1/_3$ bzw. $^1/_7$ des Totals dieser Gruppe
V	über 61 „	42	71	Nurmehr ausnahmsweises Vorkommen sehr schwerer und schwerer Formen, Vorwiegen mittelschwerer und Häufigerwerden leichter Formen
		236	338	

dabei um verschiedene Formen derselben Krankheit handeln müsse, weil schwerste Formen auch noch nach dem 60. Altersjahr und andererseits sowohl mittelschwere als leichte Formen des Diabetes mellitus schon vor dem 30. Jahr auftreten können und zwischen dem 30. und 40. Jahr bereits an Häufigkeit zunehmen. Mit diesen sich auf ein zwar noch nicht statistisch ausreichendes, aber repräsentatives Beobachtungsgut stützenden Feststellungen wird den — wie wir sahen, übrigens keineswegs befriedigenden — Versuchen, beim Diabetes zwei oder mehrere, kontrastierende Typen zu unterscheiden, der Boden entzogen.

So einleuchtend es ist, den insulinempfindlichen Diabetes mellitus der Jugendlichen als *rein pankreatogen* aufzufassen, so wenig berechtigt erscheint dies angesichts der relativen Häufigkeit ungenügender pathologisch-anatomischer Unterlagen (HERXHEIMER), es sei denn, man glaube mit ALLEN an eine *funktionelle Minderwertigkeit* noch gut erhaltenen Inselgewebes.

BERTRAM (1939) definiert den Diabetes mellitus neuerdings als „*chronische Erkrankung des gesamten neuroendokrinen Apparates*, bei der eine *Unterfunktion der Bauchspeicheldrüse im Vordergrund steht*“, betont dabei aber, daß für manche — wenn nicht alle — Fälle von Diabetes mellitus eine *Störung im Hypophysenvorderlappen* ursächlich verantwortlich sei. Diese Umschreibung befriedigt den Konstitutionsforscher ebensowenig wie die obenerwähnten Versuche, die Fettsucht aus Defekten im Blutdrüsensystem zu erklären.

Schon bei Besprechung der kaum zufälligen *Vergesellschaftungen von Zuckerkrankheit mit sog. renalem Diabetes* mußte in Erwägung gezogen werden, daß selbst der „Pankreasdiabetes“ eine Regulationsstörung sein könnte, bei der die Bauchspeicheldrüse bloß das Erfolgsorgan wäre, wie die Niere bei der renalen Glykosurie. Die Bedeutung des Nervensystems bei den in Betracht kommenden Vorgängen, namentlich der Glykogenie ist außer von manchen führenden Ärzten, wie z. B. KREHL, auch von den hierfür kompetentesten Physiologen, vor allem E. PFLÜGER, hervorgehoben worden. LESCHKE bezeichnete den insulären Diabetes mellitus geradezu als eine *zentral-vegetative Regulationsstörung des Kohlehydratstoffwechsels.* M. BÜRGER (1937) betont, daß der ganze Stoffwechsel beim Diabetiker irritabler als in der Norm sei und spricht von einer reizbaren Schwäche des Kohlehydratstoffwechsels mit beschleunigtem Umsatz von anderem Material (Fette ?) in Kohlehydrate. HANHART (1939) nahm die Störung einer zentralen Regulation unter anderem wegen des in schweren Fällen von Diabetes mellitus so oft zu beobachtenden *Schwankens zwischen hochgradiger Hyper-* und *Hypoglykämie*[1] an, dann aber auch wegen des von ihm erstmals sichergestellten *einfach-recessiven Erbgangs* nach Art einer Heredodegeneration im Bereich des zentralen Nervensystems. Eine Reihe besonderer Fälle, die für eine cerebrale Genese bei Diabetes mellitus sprechen, sind zu wenig beachtet worden:

So hat G. ANTON (1908) das sehr eigenartige Zustandsbild einer „*Dementia choreo-asthenica mit juveniler knotiger Hyperplasie der Leber*“, verbunden mit typischem, schwerem Diabetes mellitus, beschrieben.

Sie betraf ein 14jähriges Mädchen, das wie ein 8jähriges aussah, eine Sprachstörung, Zwangslachen, zappelnden Gang und unkoordinierte Bewegungen zeigte und nach längerer Beobachtung in der Klinik v. MEHRINGS, wo 5% Zucker und Neigung zu Azidosis festgestellt wurde, wahrscheinlich an Coma diabeticum zugrunde ging. Autoptisch fand sich neben einem *auffällig großen Pankreas* und einer *hypertrophischen Lebercirrhose* eine Erweichung der linken oberen Stirnwindung, Ponsatrophie sowie eine fast symmetrische partielle Linsenkernerweichung im mittleren Teil bei knotigen Verdickungen in den Basalarterien.

Es sei hier daran erinnert, daß auch die *Kohlenoxydvergiftung*, die von H. CURSCHMANN als einzige äußere Noxe betrachtet wird, welche unter Umständen einen Diabetes mellitus hervorrufen könne, unter anderem *symmetrische Erweichungen im Linsenkern* erzeugt.

Recht auffällig ist auch die Beobachtung von H. KÜCKENS (1925), wobei in einer Sippe aus Hessen zuerst unregelmäßig dominant *Paralysis agitans* auftrat und dann bei einem diesbezüglich mehrfach belasteten Mann ein Diabetes

[1] P. MAURIAC (1935) berichtete über 3 Fälle von „*intermittierender Zuckerkrankheit*“ sowie über zwei diabetische Kinder im Alter von 3 und 7 Jahren, bei denen ein auffallender Wechsel von hyper- und hypoglykämischen Erscheinungen bei relativ hohen Insulingaben festzustellen war. Eine ähnliche Beobachtung hat AUBERTIN (zit. bei MAURIAC) bei einem 13jährigen Knaben gemacht. Dergleichen starke Schwankungen können nur einerseits durch eine ebenso kurze wie brüske Insulinwirkung und andererseits durch eine sehr rasch über das Ziel hinausschießende Gegenregulation des neuro-endokrinen Systems erklärt werden.

mellitus, der schon mit 34 Jahren zu tödlichem Koma führte, so daß das Alter für die eventuelle Manifestation des ersteren Leidens längst nicht erreicht wurde. Die beiden Söhne dieses Diabetikers, zwei EZ., die auf Tabelle 2 verzeichnet sind, erkrankten schon mit 15 Jahren an schwerem Diabetes mellitus.

Ebenfalls sehr merkwürdig ist das sicher hereditäre, weil eineiige Zwillinge betreffende Befallensein zweier 27jähriger Diabetiker von *Strabismus convergens* des linken, hochgradig *amblyopischen,* etwas protrusen Auges mit horizontalem *Nystagmus* beim einen und gleichartigen Veränderungen des rechten Auges beim anderen Partner sowie konkordanter doppelseitiger *Schwerhörigkeit* labyrinthären Charakters und sexueller *Neurasthenie* (BUNCE und DOUGHERTY 1929).

Einen allem nach cerebral bedingten Diabetes mellitus bei *Stirnhirntumor,* d. h. einem linksseitigen Gliom, das weit gegen die Stammganglien gewuchert und den subthalamischen Zentren unmittelbar benachbart war, hat K. HAUG (1934) beschrieben. Es handelte sich dabei nicht etwa bloß um eine temporäre Glykosurie, sondern um eine richtige Zuckerkrankheit, die zu Azidose führte, aber durch Insulin gut zu beeinflussen war.

Ganz im selben Sinne lassen sich die Erfahrungen F. PANSEs (1938) über die Häufung von Diabetes mellitus in Familien von *Erbchoreatikern* verwerten, ebenso diejenigen über Vergesellschaftungen von Diabetes mellitus mit *hereditärer Ataxie* (FRIEDREICH), wie sie von MELTZER, ROSSI, HARRIS BEST, BURR, MINGAZZINI und PERUSINI, K. FREY, KALINOWSKY, BASCH, SCHLOSS, WICHTL (hier mit hirnanatomischem Befund), ferner von F. CURTIUS, F. K. STÖRRING und K. SCHÖNBERG (1935, s. hier die Literaturangaben) sowie neuerdings von mir selbst beobachtet wurden[1]. Nach dem negativen Gehirnbefund, den WICHTL in seinem Falle erhob, wären wir allerdings nicht berechtigt, eine den Diabetes bedingende zentrale Veränderung anzunehmen; auch CURTIUS lehnt für die von ihm beschriebenen Geschwisterfälle mit ausgesprochener FRIEDREICHscher Krankheit und schwerem bzw. mittelschwerem Diabetes mellitus eine zentrale Genese des letzteren ab. Letztere wird indessen durch die auffallend häufige Kombination des Diabetes mellitus mit endogener *Fettsucht,* d. h. einer Erbkrankheit, die allem nach meist cerebral bedingt ist, so wahrscheinlich gemacht, daß wir allen Anlaß haben, unsere Aufmerksamkeit auch auf diese Möglichkeit zu richten.

Auch BARTELHEIMER (1939) aus der Schule von KATSCH rechnet neuerdings mit einer *nervösen Auslösung echter Pankreasdiabeten,* da so viele Beziehungen zwischen Zuckerkrankheit und Nervensystem bestünden, und C. H. TUTTLE (1931) hat, gestützt auf zwei Hypothesen von MACLEOD, nämlich der direkten Reizbarkeit des Inselsystems durch bestimmte Vagusfasern und der Wirkung eines Blutzuckeranstieges auf ein wahrscheinlich im Vaguskern des Gehirns liegendes Zentrum, bereits manche primären Diabeten auf eine teilweise oder vollständige Lähmung vagaler Nervenfasern zurückführen wollen, die das Zuckerzentrum mit den LANGERHANSschen Inseln im Pankreas verbinden.

An experimentell gefundenen Tatsachen, die in diesem Sinne sprechen, seien hier nur die besonders interessanten Ergebnisse von RANSON, FISCHER und INGRAM (1938) erwähnt: Diese Forscher konnten bei einem Affen durch Verletzung des Hypothalamus sowohl eine Fettsucht als auch einen Diabetes mellitus erzeugen, welch letzterer mit hohen Blutzuckerwerten, starker Glykosurie und Acetonurie verbunden war, aber merkwürdigerweise auch ohne Diät und Insulin beschwerdefrei verlief. Autoptisch fand sich eine hydropische Degeneration in den LANGERHANSschen Inseln, dagegen keine histologische Veränderung in Hypophyse, Schilddrüse und Nebennieren, welche die Stoffwechselstörung erklären könnte.

Bevor wir zur eigentlichen Erbpathologie des Diabetes mellitus übergehen, seien kurz noch die verschiedenen *auslösenden Faktoren* in Betracht gezogen. Daß solche eine beträchtliche Rolle mitspielen müssen, geht aus den Erfahrungen über die gar nicht seltene relative oder selbst „absolute“ *Diskordanz* der

[1] Das differentialdiagnostisch hier zu berücksichtigende Fehlen der Eigenreflexe beim Diabetes mellitus an und für sich ist selten (R. MELANDER, 1931).

Manifestation bei EZ. hervor. Derartige Fälle sind am ehesten geeignet, Licht in diesen noch recht unklaren Fragenkomplex zu bringen. Zunächst sind insofern „endogene" von „exogenen" Auslösungen praktisch zu unterscheiden, als den ersteren sicher eine besonders große Rolle zukommt, wie aus dem bis über 12 Jahre betragenden Intervall zwischen der Manifestation auch bei Diabeten jüngerer EZ. hervorgeht, die unter gleichen Umwelteinflüssen aufwuchsen.

Weitaus der stärkste Einfluß scheint hierbei wiederholten *Schwangerschaften* zuzukommen, wie die beiden auffälligen Beobachtungen H. LEMSERS (1938) an bereits über 10 Jahre lang absolut diskordanten EZ. dartun; in einem Falle von J. L. FONYO (1933) soll ein an sich ganz leichter Diabetes mellitus im Verlauf von 13 Jahren sich während mehrerer Graviditäten immer wieder bedeutend verschlechtert haben. Von einem „Schwangerschaftsdiabetes" zu sprechen, wie FRANK und NATHMANN (1920) es taten, geht trotzdem nicht an. Das Manifestwerden eines Diabetes pflegt während der ersten Zeit der Gravidität zu erfolgen und ein dann schon bestehender Diabetes mellitus sich regelmäßig stark zu verschlechtern, während nach der Feststellung amerikanischer und englischer Autoren in den letzten Monaten jeweilen eine beträchtliche Besserung der Stoffwechsellage erfolgt, da der Fetus dann bereits über eigenes Insulin verfügt und der Mutter damit aushilft (PRIESEL und WAGNER 1929). Die wichtige Frage der Bedeutung der Schwangerschaft für den Diabetes mellitus wurde von J. KRAUS (1936) auch vom eugenischen Standpunkt gewürdigt, dürfte ihre wesentlichste Förderung aber erst durch weitere Beobachtungen an EZ. erfahren.

So sicher die verschiedensten *Infektionen* zu einer raschen und oft lebensgefährlichen Verschlimmerung sonst relativ harmloser Diabetesfälle führen können, so wenig erwiesen ist deren Bedeutung für die Entstehung einer Zuckerkrankheit. Wie ein Blick auf unsere Tabellen über die bisherigen Zwillingsbeobachtungen lehrt, kommen Infekte nur ganz vereinzelt zur Erklärung der auch bei EZ. ziemlich häufigen Diskordanzen hinsichtlich eines klinischen Diabetes mellitus in Betracht.

Am ehesten mag noch die *Lues* gelegentlich eine sonst latent gebliebene Diabetesanlage manifest machen, wie die Fälle von F. UMBER, R. EHRMANN, A. ALBU, J. ROSENBLOOM, J. E. PAULLIN und H. M. BOWCOCK (zit. nach v. NOORDEN, 1927) zu beweisen scheinen, bei denen der Diabetes mellitus nach spezifischer Behandlung der frischen Syphilis wieder verschwand. Ob aber auch mit den anderen verschiedenen Möglichkeiten einer luischen Diabetesauslösung zu rechnen ist, bleibt sehr zweifelhaft.

Der einzige Fall der Zwillingsliteratur, derjenige von R. PANNHORST (1934), ist deswegen nicht sicher auf Lueswirkung zu beziehen, weil von dieser nur eine stark positive Wa.R. und M.K.R. festzustellen war und die betreffende Frau (vgl. Tabelle 4 auf S. 736) innerhalb von 6 Jahren nicht weniger als 4 Geburten und 1 Fehlgeburt durchgemacht hatte, welch letzteres Moment, wie wir sahen, allein schon die hier bestehende absolute Diskordanz hinsichtlich eines Diabetes mellitus sowie auch eines Prädiabetes im Sinne einer pathologischen Blutzuckerkurve nach Belastung mit Glucose erklären könnte.

Bei seiner Verarbeitung von 400 Diabetesfällen gelangte H. CURSCHMANN (1934) weder zur Anerkennung einer ursächlichen Bedeutung von akuten noch von chronischen Infekten (Tuberkulose und Lues), noch von sonstigen Schäden in Beruf und Lebensweise bei der Pathogenese des Diabetes mellitus; er nimmt immerhin in 2 Fällen einen direkten Zusammenhang zwischen *Kohlenoxydvergiftung und schwerer Zuckerkrankheit* an. Im selben Sinne sprechen die Ergebnisse S. MOESCHLINS (1939) aus der Klinik von W. LÖFFLER, die sich auf 35, wovon 14 schwere CO-Intoxikationen beziehen, in 17% eine Glykosurie und in 57% eine Erhöhung des Blutzuckers (max. bis 390 mg-%), in den schweren Fällen sogar in 93% nachweisen ließen, wobei die Kurven zum Teil denjenigen bei Diabetes mellitus gleichen. Da nach neuen Untersuchungen O. SCHMIDTS (1939) inhaliertes Zigarrenrauchen ziemlich hohe CO-Werte im Blut nachweisen läßt, ist, abgesehen von den übrigen Schäden des Tabakmißbrauchs, auch mit diesem Faktor bei der Auslösung eines Diabetes mellitus zu rechnen, um so mehr, als M. STAEMMLER und G. W. PARADE (1939) nach Kohlenoxydvergiftungen Hypertonien auftreten sahen, die sie auf eine Hypertrophie des Nebennierenmarkes als Folge eines zentralen Reizzustandes beziehen.

Während der *Alkohol* in mäßigen Dosen ziemlich allgemein als wertvolle Beigabe in der Diabetestherapie geschätzt wird, scheint sein chronischer Mißbrauch zuweilen eine latente Diabetesanlage zur Manifestation bringen zu können.

In einem Falle F. UMBERs (1934) war von zwei 59jährigen EZ. nur derjenige, und zwar mit 37 Jahren an Diabetes mellitus erkrankt, der als Gastwirt früher viel getrunken hatte, der andere dagegen, der eine ausgesprochen krankhafte Blutzuckerkurve aufweist, ist seither aglykosurisch geblieben (s. Nr. 3 auf Tabelle 3, S. 734), wie eine Nachprüfung LEMSERs (1938) ergab.

Im Sinne dieser Annahme sprechen die Ergebnisse der Moskauer Forscher GOJCHER, WEILAND und TARNOPOLSKAJA (1933), die große Schwankungen des Zuckergehaltes und eine ***bedeutende Erhöhung des hyperglykämischen Koeffizienten im Blute chronischer Alkoholiker*** fanden sowie eine Verschiebung des Säure-Alkali-Gleichgewichtes nach Richtung der Azidose.

Denkbar ist vor allem, daß der Alkoholismus auf dem Wege von *Lebererkrankungen* diabetesauslösend wirken könnte. Wenn Diabetes mellitus bei *Lebercirrhose* auftritt, ist das gleichzeitige Bestehen einer interacinösen *Pankreatitis* wahrscheinlich (OPIE 1910, HEIBERG 1914, zit. nach v. NOORDEN 1927). Daß *Leberschädigungen*, wie namentlich französische Autoren annehmen, in der Ätiologie bzw. Pathogenese des Diabetes mellitus eine größere Rolle spielen, ist nicht erwiesen.

H. UNGER (1934) will bei 19 durch einen sog. *Icterus catarrhalis* komplizierten Diabetesfällen sogar eine deutliche Toleranzverbesserung im Anschluß an die Gelbsucht beobachtet haben. Andererseits berichtet R. ENGEL (1934) über ein insulinrefraktäres Stadium bei einem 43jährigen Kranken, der 9 Jahre lang einen gutartigen Diabetes mellitus gehabt hatte und dann einen Bronzediabetes mit Lebercirrhose bekam. WAGNER sah bei zwei Kindern im Alter von $2^1/_2$ und 5 Jahren nach Icterus catarrhalis mit Fieber einen sehr schweren Diabetes mellitus auftreten, der sich indessen so weit besserte, daß er keiner Insulintherapie mehr bedurfte, und KOLESZEK (1923) beobachtete ein Kind mit Icterus catarrhalis, das nach Kohlehydratüberfütterung eine starke Ausscheidung von Zucker und Aceton im Urin zeigte, die jedoch nach Regelung der Kost wieder verschwand.

Der unzweifelhafte Zusammenhang zwischen *Fettleibigkeit* und Diabetes mellitus, auf den vor allem die amerikanischen Autoren H. J. JOHN (1930) und E. P. JOSLIN (1935), ferner auch A. TERBRÜGGEN (1937) und F. BERTRAM (1939) nachdrücklich aufmerksam machen, ist bei der Besprechung der exogenen Kausalfaktoren mit an erster Stelle zu nennen, obwohl hier bereits in den meisten Fällen endogene, d. h. vererbte Anlagen zu Fettsucht hineinspielen mögen. Entgegen der fraglos etwas übertriebenen Hervorhebung der Bedeutung des Übergewichts bei der Diabetesgenese, die in JOSLINs Ausspruch gipfelt, daß man sich künftig schämen müsse, zuckerkrank zu werden, ist übrigens die Statistik I. D. TYNERs aus USA. anzuführen, der je 500 Fälle mit normaler und mit pathologischer Blutzucker-Belastungskurve verglich und dem Körpergewicht überhaupt keinen Anteil an der Entwicklung des „Prädiabetes" zuerkennen will. Bei jugendlichen Diabetikern kommt der Fettleibigkeit nach allgemeiner Erfahrung jedenfalls kaum je eine ausschlaggebende Rolle zu, am allerwenigsten bei solchen im Kindesalter. Daß die älteren fettleibigen Diabetiker wesentlich mehr zu Hochdruck neigen als die nicht fetten, ist nicht erwiesen; röntgenologisch nachweisbare Gefäßverkalkung wurde bei ihnen nach BECK, FOWLER, KÖNIG und BOWEN (1935) sogar sehr viel seltener gefunden als bei alten, nicht fettleibigen Zuckerkranken, womit auch der Annahme, der Altersdiabetes beruhe auf einer Sklerose der Pankreasgefäße, der Boden entzogen würde.

Ähnlich wie die Fettsucht ist die *Cholelithiasis* viel eher als konstitutionelle Begleiterscheinung denn als Kausalmoment in der Genese des Diabetes mellitus aufzufassen. Die Vergesellschaftung von Gallensteinen mit Zuckerkrankheit ist schon BOUCHARD, dem Schöpfer der Lehre vom *Arthritismus*, als so häufig aufgefallen, daß er beide Affektionen für Äußerungen der gleichen Veranlagung hielt. NAUNYN dagegen leugnete jeden inneren Zusammenhang. Ein solcher muß jedoch fraglos bestehen, da nach C. M. JONES und seinen Mitarbeitern (1925) ein Fünftel aller Diabetiker über 40 Jahre an Gallensteinen leidet, welche Zahl auch v. NOORDEN (1927) für richtig hält, trotzdem er eine *ausgesprochene Cholelithiasis* nur bei 2,3% seiner Diabetesfälle sah. Abgesehen von der offenbaren Tatsache, daß beide Krankheiten so oft auf gemeinsamem Boden entstehen, wurde von Chirurgen, wie KEHR, sowie von dem Bostoner Diabetesforscher E. P. JOSLIN die Möglichkeit in Betracht gezogen, daß von den Gallenwegen auf das Pankreas übergreifende Entzündungen zu Diabetes führen könnten. JOSLIN empfiehlt deshalb, erblich mit Diabetes mellitus belastete Gallensteinleidende frühzeitig zu operieren. KATSCH (1928) ist vor allem auf Grund der sich auf 703 Diabetiker beziehenden Anamnesen und Befunde seines Mitarbeiters WÖHRMANN (1928) sogar so weit gegangen, dem Diabetes in vielen Fällen bloß die Rolle einer „zweiten Krankheit“ zuzuweisen, bei der das hereditäre Moment in den Hintergrund träte; sein Schüler PANNHORST hat dem letzteren aber ausgiebig wieder zum Recht verholfen und betont, daß eine derartige Pathogenese immer eine erbliche Diabetesanlage voraussetze. In diesem Sinne spricht die Beobachtung von E. KESTERMANN (1933), wobei die 58jährige Tochter eines Diabetikers nicht weniger als 24 Jahre an Cholecystopathie litt und erst im Anschluß an die schließlich vorgenommene Cholecystektomie zuckerkrank wurde. Eher gegen die größere Bedeutung dieses Zusammenhangs sprechen die pathologisch-anatomischen Untersuchungen von TERBRÜGGEN (1937) aus Greifswald, der an 72 Diabetikerleichen immerhin 21mal, jedoch in keinem Falle bei Individuen unter 50 Jahren eine Kombination mit Gallenleiden fand und statt einer ursächlichen Beziehung annimmt, daß beide Zustände unabhängig voneinander als Folge der dabei sehr häufigen Fettsucht entstünden. Ganz gegen einen diabetesfördernden Einfluß selbst lang dauernder Cholecystopathien spricht eine Reihe von Fällen der tabellarisch ausgezogenen Kasuistik in unserem Abschnitt über die Zwillingspathologie des Diabetes mellitus, vor allem Nr. 1 und 2 auf Tabelle 3, S. 734, wobei gerade nur die nicht zuckerkrank gewordenen Partner eineiiger Zwillinge Gallenkoliken in ihrer Vorgeschichte aufweisen (THEN BERGH 1938, LEMSER 1938).

Daß trotzdem auf den noch in Diskussion stehenden Zusammenhang stets geachtet werden sollte, beweist die von E. H. MASON (1930) geschilderte Beobachtung eines im Anschluß an Cholangitis aufgetretenen Diabetes mellitus, der 5 Jahre dauerte und während der letzten 8 Monate tägliche Insulingaben von 200—400 E. erforderte, bei gelegentlichen Anfällen von Azidosis sogar bis zu 2075 E. in 24 Stunden. Die Autopsie zeigte hier außer einem kleinen, fibrösen Pankreas eine Cyste im ventralen Teil des Mittelhirns, also wieder einen Befund in der Richtung einer möglicherweise zentralen Genese.

Physische Traumen verursachen nach allgemeiner Auffassung (vgl. JOSLIN 1937, UMBER 1935) nur in so seltenen Fällen Diabetes mellitus, daß der Erbbiologe damit praktisch nicht zu rechnen hat. Eher noch ist der Einfluß schwerer *psychischer Traumen* mit in Betracht zu ziehen, die jedoch nie allein zur Entwicklung eines Diabetes mellitus genügen, wie MENNINGER (1935) dies annimmt.

b) Die Alters- und Geschlechtsdisposition beim Diabetes mellitus.

Schon C. v. PIRQUET hat einen *infantilen* von einem erst gegen die Pubertät hin manifesten *puerilen Diabetes* unterschieden. PRIESEL und WAGNER (1926 und 1929) fanden, daß das Glucoseäquivalent des Insulins bei Kindern mit zunehmendem Alter ungefähr entsprechend einer logarithmischen Kurve absinkt und sich im Erkrankungsalter von 108 Fällen je ein deutliches Maximum im 3. und im 13. Lebensjahr zeigt, und zwar bei Mädchen gemäß der bei ihnen früher einsetzenden Pubertät etwas zeitiger und außerdem gleichmäßiger als bei den Knaben. Die gleichen zwei Gipfel in der Alterskurve des Kinderdiabetes fand auch JOSLIN (1928). PRIESEL und WAGNER vermuten, daß die Manifestation eines Diabetes mellitus beim Jugendlichen vom Verhältnis der Zahl seiner Inselzellen zu derjenigen seiner übrigen Körperzellen abhängt. Der heranwachsende Diabetiker brauche in der Pubertätszeit immer mehr Insulin, und andererseits seien Patienten, bei denen die Erkrankung erst nach Abschluß der Reifezeit einsetze, viel günstiger gestellt als die schon vorher diabetisch gewordenen.

Daß letzteres nicht immer zutrifft, beweist jener bemerkenswerte Fall von HEIMANN-TROSIEN und HIRSCH-KAUFMANN (1925) aus der Kinderklinik von K. STOLTE, wobei ein 14jähriges, noch nicht menstruiertes Mädchen 4 Monate nach einem lebensbedrohenden Coma diabeticum fast zuckerfrei war und nach einigen Wochen bei einer Kost mit je 100 g Brot und Kartoffeln ohne Insulin belassen werden konnte. In der Zwischenzeit war das Gewicht von 29 auf 38 kg gestiegen und abgesehen von den Menses eine weitgehende Pubertätsentwicklung eingetreten.

Der Diabetes mellitus kommt in jedem Alter vor, wahrscheinlich sogar ganz selten einmal im frühen, sicher gelegentlich im späteren Säuglingsalter und bestimmt noch im höchsten Greisenalter; er ist weder ein ausgesprochenes Altersleiden, noch viel weniger eine Kinderkrankheit. Da die große Mehrzahl der Fälle auf das Alter zwischen 50 und 60 Jahren entfällt, hängt seine Zunahme zu einem Teil mit der in den letzten Jahrzehnten stark fortschreitenden Überalterung der Bevölkerung zusammen.

Die Erbforschung, die sich allgemein um so schwieriger gestaltet, je später die Manifestation eines Merkmals durchschnittlich erfolgt, wird beim Diabetes mellitus noch dadurch wesentlich erschwert, daß die sich sonst bei Heredodegenerationen geltend machende *Homochronie* des Erkrankungsalters hier öfters fehlt, und zwar, wie wir sehen werden, selbst bei eineiigen Zwillingen! Nach dem 60. Jahre ist besonders bei Frauen, die weitaus am stärksten zur Zeit des Klimakteriums gefährdet sind, weniger mit dem Ausbruch einer Zuckerkrankheit zu rechnen.

Was die *Geschlechtsdisposition* des Diabetes mellitus anbelangt, so zeigt sich dabei eine merkwürdige Verschiebung, indem die älteren Statistiken übereinstimmend ein weit stärkeres Befallensein der Männer verzeichnen, während seit etwa 1900 nach den von C. v. PIRQUET bearbeiteten englischen Medizinalberichten bereits mehr Frauen an Diabetes mellitus sterben als Männer. In USA. ist die Diabetesmortalität des weiblichen Geschlechtes im vorgerückteren Alter besonders groß (JOSLIN), was nach letzterem Autor auf dessen begünstigte Lebenslage zurückzuführen wäre.

Im Kindesalter läßt sich keine Prädisposition des einen Geschlechtes nachweisen (HANHART 1939); auch besteht kein Anhaltspunkt für die von IZQUIERDO und PALACIOS (1932) behauptete größere Gefährdung diabetischer Mädchen.

c) Zur Diagnose der Zuckerkrankheit

ist für den Erbbiologen folgendes hervorzuheben. So charakteristisch auch schon beim beginnenden Diabetes mellitus die Begleit- und Folgezustände sein mögen, so darf doch z. B. aus der Vergesellschaftung eines Carbunkels mit Glykosurie noch nicht ohne weiteres auf eine Zuckerkrankheit geschlossen werden, da Furunkulosen sehr häufig auch sonst vorkommen und ohne

Vorhandensein einer diabetischen Veranlagung zu vorübergehender Zuckerausscheidung führen können. Letztere tritt übrigens bei Hypertonikern namentlich vorgerückteren Alters recht oft auf, ohne jemals in einen Diabetes mellitus überzugehen. Stets bleibt sie ein Symptom, das längerer Kontrolle bedarf und erst durch die mehrfache Feststellung eines erhöhten Nüchternblutzuckers als echt diabetisch erwiesen wird. Im Kindesalter ist oft als typische Angabe zu verwerten, daß es neben enormem Durst nach jahrelanger Bettreinheit wieder zu Enuresis nocturna gekommen sei; bei älteren Leuten darf man sich umgekehrt nicht auf das den Namen Diabetes bestimmende Symptom der Polyurie verlassen, da es in vielen leichteren Fällen fehlt (sog. Diabetes decipiens). Anamnestisch darf dann am ehesten auf Diabetes mellitus geschlossen werden, wenn die betreffenden Personen trotz guten Appetits und reichlicher Kost rasch bedenklich abmagerten und nach monate- oder jahrelangem Siechtum im Koma zugrunde gingen.

So leicht es bei den noch lebenden Familienmitgliedern meist fällt, die Diagnose eines Diabetes mellitus zu sichern, so schwierig ist es, das Fehlen einer entsprechenden homozygoten Anlage in Abrede zu stellen. Obwohl wir es beim Diabetes mellitus nicht mit einer ausgesprochenen Alterskrankheit zu tun haben, kommen doch einzelne Manifestationen erst in sehr hohem Alter vor, so daß bei manchem zunächst als merkmalsfrei imponierenden Individuum mit der Möglichkeit einer späteren Manifestation gerechnet werden muß.

Die relativ hohe Zahl völlig diskordanter EZ. beweist, daß die uns heute einzig zur Verfügung stehende Funktionsprüfung des Inselapparates durch Kontrolle der Blutzuckerkurve nach Belastung mit Glucose (Dextrose) noch nicht ausreicht, um einen latenten Diabetes mellitus festzustellen.

Vielleicht gelingt es, diese immerhin recht wertvolle Methode, die am besten nach Staub-Traugott angewandt wird, noch zu vervollkommnen; die intravenöse Einverleibung der Glucose scheint indessen gegenüber der oralen keine wesentlichen Vorteile zu bieten. Wichtig ist, daß alle die Zustände (Akromegalie, Thyreotoxikose, kardiale Stauung, Lebererkrankungen, Fieber sowie bei letzterer Darreichung auch ein Status nach Gastroenterostomie), die ebenfalls Verzögerungen im Abfall der Blutzuckerkurve bedingen können, bei den zu prüfenden Personen fehlen. Then Bergh hat den Blutzucker nach Folin-Wu aus dem Serum bestimmt und ihn mit dem Hellige-Universalcolorimeter nach Authenrieth-Königsberger quantitativ gemessen. Eine Standardisierung der Technik würde die Vergleichbarkeit der Ergebnisse der verschiedenen Autoren bedeutend erhöhen. Als pathologisch wird eine Blutzuckerkurve bezeichnet, wenn der Nüchternwert 120 mg-% überschreitet und nach Belastung mit 20 g Glucose ein Gipfel von über 180 mg-% sowie ein weiterer Anstieg nach der zweiten, 40 Minuten später erfolgten Gabe erreicht wird, der nach mindestens 2 Stunden noch nicht zur Norm abgesunken ist.

Aus einer solchen Kurve kann man auf einen *latenten* Diabetes mellitus schließen; man weiß aber nicht, wie groß das Risiko für die damit behafteten Personen ist, manifest diabetisch zu werden. Bekanntlich können selbst schwere, mit starker Ketonurie verbundene Fälle mittleren Alters, wie derjenige von Akerren und ganz ausnahmsweise sogar auch vorher zu Koma führende Diabeten bei älteren Kindern (Heimann-Trosien und Hirsch-Kaufmann 1925) nicht nur sehr lang dauernde Remissionen zeigen, sondern anscheinend praktisch ausheilen. Greiff (1934) spricht bei pathologischen Blutzuckerkurven allgemein von einer „*manifestatio minima*", welcher Ausdruck jedoch meines Erachtens jenen leichten Verzögerungen im Abfall des Blutzuckerspiegels vorbehalten bleiben sollte, wie sie F. Steiner (1935) bei 7,8% der Angehörigen von Diabetikerfamilien gefunden hat und die er ausdrücklich vom Begriffe des latenten Diabetes unterscheidet. Aus zu hohen Nüchternwerten allein darf, namentlich bei einmaliger Untersuchung, noch keineswegs auf eine Veranlagung zu Diabetes mellitus geschlossen werden, da sie eine bloße Folge der Emotion vegetativ Stigmatisierter sein können; gibt es doch selbst Glykosurien im Anschluß an starke Angstaffekte (O. Wuth 1921).

d) Die Zwillingspathologie des Diabetes mellitus

steht zwar immer noch in den Anfängen, ist aber angesichts der noch umstrittenen Fragen, ob wir es mit einem in allen Fällen erblichen Merkmal einheitlicher Genese zu tun haben, wie groß die Manifestationsschwankungen sein können und inwieweit diese durch die Peristase bedingt sind, von so grundsätzlicher Bedeutung, daß eine Analyse des Erbgangs nur im Hinblick auf deren Ergebnisse gewagt werden kann.

Die vereinzelten älteren Beobachtungen von PAVY (1886), MICHAELIS (1904), O. MAY (1914), FR. v. MÜLLER [zit. von H. W. SIEMENS (1924)], G. R. MURRAY (1925), E. P. TWINEM (1927) betreffen Zwillinge, die sehr wahrscheinlich eineiig waren und bei denen die weitgehende Konkordanz bezüglich des Beginns und der Schwere ihrer Zuckerkrankheit auffielen. S. CURTIS (1929) hat vor 10 Jahren erst 13 Zwillingspaare aus der Literatur und eigener Beobachtung zusammenstellen können. Einer seiner Fälle sowie die interessante Beobachtung von A. H. BUNCE und M. S. DOUGHERTY (1929) ist auf unserer Tabelle 2 auf S. 733 in Nr. 19 und 20 zusammengefaßt, da es sich dabei so gut wie sicher um EZ. handelt, was für die von WHITE, JOSLIN und PINCUS (1934) veröffentlichte Zwillingsserie nicht genauer belegt ist. Letztere Autoren sind aber bei ihrer Gegenüberstellung von je 13 „identischen", d. h. eineiigen und zweieiigen Zwillingen, von welchen 9 bzw. 2 Konkordanz hinsichtlich eines manifesten Diabetes mellitus zeigten, bereits zu dem wichtigen Schluß gelangt, daß die bei EZ über 4mal häufigere Konkordanz als bei ZZ nur durch die Annahme der erblichen Bedingtheit des Diabetes mellitus zu erklären sei.

Im gleichen Jahre begann von Deutschland aus erstmals die systematische Behandlung des Zwillingsproblems beim Diabetes mellitus, indem zunächst der entscheidende Faktor der Eiigkeit durch die von SIEMENS und v. VERSCHUER ausgearbeiteten Ähnlichkeitsproben sichergestellt und die von manifestem Diabetes freien Zwillingspartner den heute bekannten Funktionsprüfungen durch Belastung mit Glucose unterworfen wurden.

Mit letzterer Methode gelang es UMBER (1934), die scheinbare Diskordanz bei einem der drei von ihm beobachteten eineiigen Zwillingspaare (s. Nr. 3 auf unserer Tabelle 2) als bloß teilweise herauszustellen, da der von Diabetes mellitus freie Partner eine deutlich pathologische Blutzuckerkurve nach intravenöser Injektion von 15 g Dextrose in 40 g Wasser aufwies, woraus auf eine bei ihm latent vorliegende Diabetesanlage zu schließen sei. Da seither von H. THEN BERGH (1938), H. LEMSER (1938) und von B. JANOS (1938) im ganzen 15 derartige Fälle bekanntgegeben wurden, dürfte dieser Schluß berechtigt sein. Es fragt sich jedoch, ob der negative Ausfall solcher Belastungsproben nun wirklich auch das Fehlen einer erblichen Anlage zu Diabetes mellitus beweise.

Schon PANNHORST (1934) vermochte bei den von ihm untersuchten allerdings erst 33 Jahre alten EZ den noch gesunden Partner in keiner Weise als latenten Diabetiker zu kennzeichnen, und LEMSER (1938) fand neuerdings zwei weibliche Paare von EZ mit völliger, d. h. auch nach mehrfachen Belastungsproben gleichbleibender Diskordanz, die im einen Falle sogar nunmehr seit über 10 Jahren besteht, trotzdem die behaftete Partnerin bereits mit 22 Jahren an schwerem Diabetes erkrankte! Diese beiden Fälle, die wir weiter oben schon im Hinblick auf die mögliche Rolle wiederholter Schwangerschaft bei der Auslösung eines Diabetes mellitus besprachen, figurieren als Nr. 4 und 5 auf unserer Tabelle 4, auf welcher abgesehen von obigem Fall PANNHORSTs noch zwei gleichartige Beobachtungen von THEN BERGH (1938) und einer von G. F. GIETZELT (1935) verzeichnet stehen.

Tabelle 2. Die eineiigen Zwillingspaare mit Konkordanz bzw. manifester

Nr.	Alter	Geschlecht	Erbliche Belastung mit Diabetes mellitus	Frühere Krankheiten und wichtige Begleitsymptome		Evtl. Graviditäten		Manifestationsalter	
				I	II	I	II	I	II
1	72	♀	?	Mit 52 J. wegen Gebärmuttersenkung op.	Mit 18 J. Pneumonie	4	9	67 J.	63 J.
2	72	♀	?	Mit 11 J. Typhus. Vom 35.—40. J. Gallenkoliken	Mit 67 J. Gallenblasenentzündung	?	∅	70 J.	70 J.
3	67	♀	Von total 10 Geschwistern leidet noch *1 Bruder* an Diabetes mellitus	Ulcera cruris	Ulcera cruris	?	?	64 J.	64 J.
4	66	♂	?	Mit 4 J. Scharlach	Mit 4 J. Scharlach	—	—	61 J.	61 J.
5	65	♀	*Mutter* und *2 Schwestern* † an Diabetes mellitus	Als Kind Diphtherie	Als Kind Diphtherie	1	2	36 J.	36 J.
6	65	♀	∅ Diabetes mellitus in der Familie bekannt	Mit 28 J. Appendektomie. Mit 40 J. Cholelithiasis	Auch oft Gallenbeschwerden	4	∅	54 J.	56 J.
7	63	♀	Vater 83j. † an „Altersschwäche". *Vatersmutter* hatte Diabetes mellitus!	?	Mit 56 J. „Blutvergiftung" am re. Arm	∅	∅	55 J.	59 J.
8	61	♀	∅ Diabetes mellitus, aber Neigung zu Fettsucht in der Familie	Mit 47 J. Totalexstirpation des Uterus	—	1	1	56 J.	56 J.
9	61	♀	∅	Mit 35 J. Gelenkrheumatismus	∅	2	7	53 J.	58 J.
10	61	♂	?	Früher stets gesund	Früher stets gesund	—	—	40 J.	40 J.
11	61	♀	?	Früher stets gesund	Früher stets gesund	?	?	56 J.	60 J.
12	57	♀	∅	∅	?	3	1	44 J.	44 J.
13	56	♀	*Beide Eltern diabetisch. 1 Schwester* † an Diabetes mellitus	Mit 33 J. „Lungenspitzenkatarrh"	Zwischen 21. und 30. J. Gallenleiden	10	1	42 J.	56 J.
14	56	♀	*Vater* 71j. † an Diabetes mellitus. *1 Schwester* 49j. † an Diabetes mellitus	Anscheinend früher stets gesund	Anscheinend früher stets gesund	?	?	Etwa 50 J.	Etwa 50 J.
15	55	♂	∅	O. B.	Mit 39 J. Ikterus	—	—	58 J.	58 J.
16	52	♂	?	Früher stets gesund	Seit dem 42. J. Nierenblutungen	?	?	45 J.	45 J.

Zuckerkrankheit („absolute Konkordanz") aus dem gesamten Schrifttum.

Schwere des Diabetes		Verlauf des Diabetes mellitus und Todesursache		Todesalter der Zwillinge		Autor und Jahr der Publikation
I	II	I	II	I	II	
mittelschwer	mittelschwer	Myodegeneratio cordis	—	72 J.	—	F. STEINER (1936)
schwer	schwer	Gangrän an beiden Füßen. Retinitis diab.	Diabet. Kachexie	72 J.	72 J.	F. STEINER (1936)
mittelschwer	mittelschwer	—	—	—	—	F. UMBER (1934)
leicht	leicht	Geistig noch viel reger als II	Allgemeine Arteriosklerose	—	—	H. THEN BERGH (1938)
mittelschwer	mittelschwer	—	Diabetes unbehandelt, Tod an Pneumonie	—	37 J.	H. LEMSER (1938)
mittelschwer	mittelschwer	Nach Cholecystektomie † an Br. pneumonie	—	63 J.	—	H. LEMSER (1938)
mittelschwer	mittelschwer	—	Mehrfach Präkoma	—	—	H. LEMSER (1938)
leicht	leicht	Kommt ohne Insulin aus	Kommt ohne Insulin aus	—	—	H. LEMSER (1938)
leicht bis mittelschwer	leicht bis mittelschwer	Tod an Erysipel und Sepsis	Hat seit der Diabetes offene Tbc. pulm.	59 J.	—	H. LEMSER (1938)
mittelschwer	mittelschwer	Lebt bei strenger Diät und Insulin rel. gesund	Lebt ohne Diät und Insulin und ist deshalb krank	—	—	H. THEN BERGH (1938)
mittelschwer	mittelschwer	Hauptleiden: Herzinsuffizienz	Hauptleiden: Herzinsuffizienz	—	—	H. THEN BERGH (1938)
leicht	leicht	Trotz zweier Operationen an Ca. mamma rezidiv. †	Kommt bei Diät ohne Insulin aus	56 J.	—	H. LEMSER (1938)
mittelschwer	leicht	Braucht tägl. 28 E. Insulin	Kommt bei Diät ohne Insulin aus	—	—	H. LEMSER (1932)
schwer	schwer	Ganz unzulänglich behandelt!	Durch Behandlung dauernd geordnete Stoffwechsellage	51 J.	—	F. UMBER (1934)
leicht	leicht	Ohne Insulin mit Diät Urin zuckerfrei	Ohne Insulin mit Diät Urin zuckerfrei	—	—	H. LEMSER (1938)
mittelschwer	mittelschwer	Gutes Befinden	Wahrscheinlich komplizierende Urämie	—	—	H. THEN BERGH (1938)

Tabelle 2

Nr.	Alter	Geschlecht	Erbliche Belastung mit Diabetes mellitus	Frühere Krankheiten und wichtige Begleitsymptome		Ev. Graviditäten		Manifestationsalter	
				I	II	I	II	I	II
17	38	♀	*Mutter* hatte seit dem 60. J. Diabetes mellitus	Masern und Windpocken. Ostitis fibrosa	Masern und Windpocken. Ostitis fibrosa fehlt!	4	1	27 J.	29 J.
18	35	♂	*1 Mutterbruder* hatte Diabetes mellitus	Offene Tbc. pulm.	Fettsucht	—	—	33 J.	35 J.
19	29	♀	∅ Diabetes mellitus in der Familie bekannt	?	?	—	—	17 J.	29 J.
20	27	♂	∅ Diabetes mellitus in der Familie bekannt	Amblyopia et Strabismus oculi sin.	Amblyopia et Strabismus oculi dextri	—	—	27 J.	27 J.
21	17	♂	?	Masern, Scharlach, Diphtherie	Masern, Scharlach, Diphtherie	—	—	Etwa 14 J.	Etwa 16 J.
22	15	♂	*Vater* 34 j. † an Diabetes mellitus	?	?	—	—	14 J.	14 J.
23	14	♂	∅ Diabetes mellitus in der Familie bekannt	Nichts von Belang	Nichts von Belang	—	—	$4^1/_2$ J.	$10^1/_2$ J.

Leider hat THEN BERGH die Ergebnisse ihrer insgesamt 137 Zwillingspaare umfassenden Untersuchungsserie insofern bloß pauschal kundgegeben, als sie nur 22 „repräsentative" Fälle ausführlich belegte, von denen übrigens noch mehrere unverwertbar bleiben, weil sie sich auf Zwillinge beziehen, von denen der eine Partner schon verstorben oder aber zu keiner Zuckerbelastungsprobe zu haben war. Die neueste Übersicht (1939) dieser über weitaus am meisten einschlägige Beobachtungen verfügenden Autorin fußt also zu über $^5/_6$ auf unveröffentlichten Fällen, von denen sich übrigens nur 29, d. h. noch nicht einmal $^1/_4$ auf Diabetiker unter 43 Jahren beziehen! Letzteres trifft hingegen für sämtliche 6 Fälle zu, bei welchen sich auch nach Belastung mit Glucose eine Diskordanz zeigte, trotzdem es sich hier größtenteils um schwere Zuckerkrankheit gehandelt haben dürfte. Warum uns nur über zwei dieser theoretisch und praktisch allerwichtigsten Beobachtungen etwas Näheres mitgeteilt wird, ist unverständlich.

Um einen Vergleich der Ergebnisse THEN BERGHs mit dem Beobachtungsgut der übrigen mit ähnlicher Methodik bezüglich der Eiigkeitskontrolle arbeitenden Autoren zu ermöglichen, habe ich die zuverlässig erscheinenden Fälle des gesamten Schrifttums sowohl für *eineiige* als *zweieiige Zwillinge* nach den drei in Betracht kommenden Kategorien:

1. Sog. absolute Konkordanz, d. h. manifester Diabetes bei beiden Partnern,
2. teilweise Konkordanz, d. h. ein Partner hat Diabetes mellitus, der andere pathologische Blutzuckerkurve nach Belastung mit Glucose,
3. völlige Diskordanz, d. h. ein Partner hat Diabetes mellitus, der andere aber normale Blutzuckerkurve nach Belastung mit Glucose

auf beistehende Tabellen so ausgezogen, daß der jeweils oberste Fall der älteste, der unterste der jüngste ist und man über die konstitutionellen und klinischen Besonderheiten (Diabetesbelastung, begleitende Anomalien, vorangegangene Krankheiten und Schwangerschaften, ferner den Beginn und die Schwere des Diabetes mellitus bzw. das Ergebnis der Funktionsprüfung sowie den Autor und das Publikationsjahr) übersichtlich orientiert wird.

Der Ausdruck „absolut konkordant" von THEN BERGH, der doch nichts weiter bedeutet als daß jeweilen beide Zwillingspartner bei der Untersuchung diabetisch waren, ist durch die Bezeichnung: *Konkordanz bezüglich der Erkrankung an Diabetes mellitus* zu ersetzen,

(Fortsetzung).

Schwere des Diabetes I	Schwere des Diabetes II	Verlauf des Diabetes mellitus und Todesursache I	Verlauf des Diabetes mellitus und Todesursache II	Todesalter der Zwillinge I	Todesalter der Zwillinge II	Autor und Jahr der Publikation
mittelschwer	mittelschwer	Braucht tägl. 2 × 16 E. Insulin bei 120 KH	Braucht tägl. 2 × 15 E. Insulin bei Diät	—	—	M. HERMANN u. F. R. JENTSCH (1937)
leicht	s. leicht	Bei 120 KH zuckerfrei	Bei gewöhnl. Kost nur 1% Zucker	—	—	G. F. GIETZELT (1935)
schwer	mittelschwer	Nach 3 J. Dauer tödlich	Bei 20 E. Insulin und 138 g KH zuckerfrei	21 j. † an D. m.	—	W. ST. CURTIS (1929)
mittelschwer	mittelschwer	Braucht tägl. 20 E. Insulin	Braucht tägl. 20 E. Insulin	—	—	A. H. BUNCE u. M. S. DOUGHERTY (1929)
schwer	schwer	Verlauf rasch tödlich	Etwas langsamer, aber tödlicher Verlauf	15 J.	17 J.	H. THEN BERGH (1938)
schwer	schwer	Verlauf rasch tödlich	Braucht 60 E. Insulin	15 J.	—	H. KÜCKENS (1925)
schwer	schwer	Braucht tägl. 50 E. Insulin	Braucht tägl. 50 E. Insulin	—	—	E. HANHART (1939)

da er — abgesehen davon, daß es in der Biologie nichts Absolutes gibt — mindestens die denkbar weitestgehende Übereinstimmung eines Diabetes bei den Partnern voraussetzen würde, und zwar hinsichtlich des Erkrankungsbeginns, -verlaufs und -ausgangs.

Auch ist es meines Erachtens besser, statt von „Konkordanz nach Belastung" von *partieller Konkordanz* und von *bisher völliger Diskordanz* (Diabetes beim einen und normale Zuckerbelastungskurve beim anderen Partner) zu sprechen, ferner statt von „scheinbar diskordanten" von *anscheinend diskordanten* Fällen. Man vermeidet so den Verdacht autistischer Auslegung seiner Ergebnisse.

Vergleiche können leider lange nicht überall gezogen werden, da in der THEN BERGHschen Kasuistik jegliche Angaben über die Familienanamnese und die Zahl der von den Frauen durchgemachten Graviditäten fehlen und das Schwergewicht dort ganz einseitig auf die Feststellung der Eiigkeit verlegt wird.

Die 23 eineiigen Zwillingspaare in *Tabelle 1* betreffen zu zwei Drittel *Altersdiabetiker* größtenteils weiblichen Geschlechts, von denen bloß 2 an schwerer Zuckerkrankheit litten, während dies bei 4 von den 7 jüngeren Diabetikern in ausgesprochenem Maße der Fall war. Es muß dies bei den Vergleichen berücksichtigt werden. Was das *Manifestationsalter* anbelangt, so scheint es bei nicht weniger als 12 von den 23 Paaren auf dasselbe Lebensjahr gefallen zu sein, bei 4 Paaren wird ein Unterschied von 2 Jahren und bei 4 Paaren ein solcher von 4—5 Jahren angegeben; in je 1 Falle betrug er 6, 12 und sogar 14 Jahre. In den beiden letzteren Fällen wies der aus unbekannten Gründen so viel später erkrankte zweite Zwilling eine erheblich leichtere Form von Diabetes mellitus auf als sein älterer Partner. Eine deutliche Beziehung der vor Ausbruch des Diabetes bestehenden Erkrankungen und Anomalien zu Beginn und Grad des Diabetes läßt sich auch in den häufigen Fällen von *Cholelithiasis* nicht feststellen. Eine erbliche Belastung mit Zuckerkrankheit fand sich in 8 von den 16 hierüber Auskunft verschaffenden Beobachtungen; sie ging auffallenderweise darunter 5mal von je einem und 1mal von beiden Eltern aus.

Auf Tabelle 2 mit teilweiser Konkordanz oder — wie man mit gleichem Recht sagen kann — teilweiser Diskordanz konnten leider nur 6 EZ-Paare verzeichnet werden.

Tabelle 3. Die eineiigen Zwillinge mit bisher nur teilweiser Konkordanz mit Glucose beim andern Partner)

Nr.	Alter	Geschlecht	Erbliche Belastung mit Diabetes mellitus	Frühere Krankheiten und wichtige Begleitsymptome		Evtl. Graviditäten		Manifestationsalter	
				I	II	I	II	I	II
1	60	♀	?	Seit dem 37. J. Gallenkoliken	Mit 15 J. Typhus abd.	?	?	—	52 J.
2	60	♀	Nichts in der Familie bekannt	Seit dem 34. J. Gallenkoliken	Seit dem 43. J. Thyreotoxikose	1	10 davon 4 Aborte	—	54 J.
3	59	♂	?	—	Starker Potus (Bier und Schnaps)	—	—	—	37 J.
4	48	♂	?	—	∅	—	—	40.J	—
5	37	♂	?	3mal Gelbsucht Unregelmäßige Lebensweise	∅ Gelbsucht Normale Lebensweise	—	—	37 J.	—
6	25	♂	?	∅	Diphtherie Gürtelrose	—	—	15 J.	—

Then Bergh (1938) allein führte in ihrer Aufstellung zwar 13 diesbezügliche Beobachtungen auf, belegte jedoch nur 3 davon mit den notwendigsten Daten.

Der bekannteste Fall dieser Art, derjenige von Umber (1934) wurde bereits oben bei Besprechung der evtl. diabetesauslösenden Wirkung eines *chronischen Alkoholismus* erwähnt; diese bleibt noch hypothetisch, solange keine weiteren Erfahrungen an entsprechenden EZ vorliegen. Möglicherweise wird einer Diabetesanlage auf dem Wege einer toxischen Leberschädigung der Boden bereitet. Hierfür ließe sich der Fall von J. Benedict (1938) mit dreimaliger *Gelbsucht* bei dem diabetisch gewordenen Zwillingspartner verwerten. Daß andererseits selbst ein jahrzehntelang bestehendes *Gallenleiden* noch nicht zur Auslösung einer Diabetesanlage ausreicht, beweisen die ebenfalls schon oben erwähnten Fälle 1 und 2 unserer Tabelle 2, bei denen jeweils gerade der davon freigebliebene Partner leicht zuckerkrank war, während der gallenkranke nur eine pathologische Blutzuckerkurve nach Glucosebelastung aufwies. Im einen dieser Fälle dürfte die Erkrankung an Diabetes mellitus sowohl durch die Thyreotoxikose als durch die 6 ausgetragenen Schwangerschaften und 4 Fehlgeburten begünstigt worden sein, doch vermochten diese schon in den 40er Jahren wirksamen Momente damals offenbar noch keine Manifestation zustande zu bringen, ebensowenig wie der Typhus abdominalis, den der mit 52 Jahren leicht diabetisch gewordene Partner des Paars in Nr. 1 schon mit 15 Jahren durchmachte.

Noch schwieriger, wenn nicht geradezu unmöglich ist es, die bisher völlige Diskordanz bei den leider auch nur 6 EZ-Paaren, die auf Tabelle 3 zusammengestellt werden konnten, aus Unterschieden in der Vorgeschichte der einzelnen Partner zu erklären.

In Fall 1, in welchem beide Zwillinge, besonders aber der jüngere gallenleidend waren, mag die damit zusammenhängende Leber- oder eventuell Pankreasschädigung, sowie der Umstand, daß nur Zwilling II eine Osteomyelitis und 5 Geburten durchmachte, zur Auslösung der leichten Diabetes anlagekonkurrierend beigetragen haben, wie H. Lemser

(Diabetes beim einen und pathologische Blutzuckerkurve nach Belastung aus dem gesamten Schrifttum.

Schwere des Diabetes bzw. Ausfall der Funktionsprobe		Verlauf des Diabetes mellitus und Todesursache		Todesalter		Autor und Jahr der Publikation
I	II	I	II	I	II	
Nach Belastung 234 mg-% Blutzucker	Leicht	Kein manifester Diabetes mellit.	Bei Diät fast zuckerfrei	—	—	H. Then Bergh (1938)
Nach Belastung path. Blutzuckerkurve	Leicht	Kein manifester Diabetes mellit.	Bei Diät zuckerfrei	—	—	H. Lemser (1938)
Nach Belastung 211 mg-% Blutzucker	Mittelschwer	Kein manifester Diabetes mellit.	Verträgt 48 g KH ohne Insulin	—	—	F. Umber (1934)
Sehr leicht	Nach Belastung 310 mg-% Blutzucker	Schon bei mäßiger Diät zuckerfrei	Kein manifester Diabetes mellit.	—	—	H. Then Bergh (1938)
Leicht	Nach Belastung 310 mg-% Blutzucker; Langdauernde Hyperglykämie und Glykosurie	Schon bei 140—150 g KH zuckerfrei	Kein manifester Diabetes mellit.	—	—	J. Benedict (1938)
Mittelschwer	Nach Belastung 370 mg-% Blutzucker	Braucht tägl. 40 E. Insulin bei strenger Diät	Kein manifester Diabetes mellit.	—	—	H. Then Bergh (1939)

annimmt. Auch in Fall 2 von Then Bergh ist die anfangs der vierziger Jahre an mittelschwerem Diabetes mellitus erkrankte Partnerin möglicherweise durch die nur bei ihr gehäuften Anginen und die mit 20 Jahren überstandene akute Polyarthritis entscheidend geschwächt worden; warum aber nicht in Fall 5, wo gerade der von akuter Infektarthritis verschont gebliebene Partner von zwei fettsüchtigen Zwillingen seit dem 23. Jahr an ziemlich schwerem Diabetes mellitus leidet, während der andere wenigstens mit 33 Jahren noch in keiner Weise eine entsprechende Anlage erkennen ließ? Ganz unerklärlich scheint die völlige Diskordanz bei den von F. K. Störring untersuchten EZ mit konkordanter endokriner Fettsucht und basedowoider Teilkonstitution, die immerhin auch schon seit 8 Jahren besteht und sich auf einen schweren Diabetes mellitus bezieht, ebenso wie derjenige der 40jährigen Zwillinge von Then Bergh in Nr. 3. Unter diesen Umständen sind weder die 5 Schwangerschaften und die latente Lues im Fall 4 von Pannhorst, noch das kurz vor der Manifestation erfolgte Kopftrauma im Fall 7 von Gietzelt als *sichere* Bedingungen für das Befallenwerden der betreffenden Partner mit Diabetes mellitus anzuerkennen.

Man sieht, daß gerade hinsichtlich der völlig diskordanten EZ noch zu wenige und zu kurzfristige Erfahrungen vorliegen, um ein endgültiges Urteil zu gestatten, ob eine Diabetesanlage wirklich dauernd verborgen bleiben und inwiefern sie durch Umwelteinflüsse schließlich manifest gemacht werden kann. Mit Störring ist anzunehmen, daß ein negativer Ausfall der jetzt geübten Funktionsprüfung durch Belastung mit Glucose noch nicht ausreicht, um das tatsächliche Fehlen einer Anlage zu Zuckerkrankheit zu beweisen und sich damit abzufinden, daß eine bleibend völlige Diskordanz die exogene Entstehung des betreffenden Diabetes mellitus präjudiziere. In allen derartigen Fällen wäre übrigens noch durch eingehende Familienforschung festzustellen, ob

Tabelle 4. Die eineiigen Zwillingspaare mit bisher völliger Diskordanz mit Glucose beim anderen Partner)

Nr.	Alter	Geschlecht	Erbliche Belastung mit Diabetes mellitus	Frühere Krankheiten und wichtige Begleitsymptome		Eventuelle Graviditäten		Manifestationsalter	
				I	II	I	II	I	II
1	54	♀	∅	Nervöses Magenleiden Cholecystopathie	Osteomyelitis mit 33 J. Cholecystopathie	∅	5	—	51 J.
2	40	♀	?	Außer etwas fettleibig gesund	Mit 20 J. akute Polyarthritis Fettsucht	?	?	—	33 J.
3	40	♀	?	Früher anscheinend gesund	Stets gesund	?	?	29 J.	—
4	33	♀	?	Wa.R. und MK.R. +++	—	4 Geburten u. 1 Abort	—	33 J.	—
5	33	♀	∅ Diabetes in der Familie bekannt	Akute Infektarthritis Fettsucht	Fettsucht	∅	3 (nach Manifest. der D. m.	—	22 J.
6	30	♀	∅ Diabetes, aber *Fettsucht* in der Familie	Regionäre endokrine Fettsucht u. Basedowoid	Regionäre endokrine Fettsucht u. Basedowoid	—	—	22 J.	—
7	19	♀	∅ Diabetes in der Familie bekannt	Kopftrauma kurz vor Manifestat.	—	—	—	18 J.	—

sich nicht doch eine erbliche Diabetesanlage wahrscheinlich machen läßt. Außer exogenen Einflüssen sind auch endogene in Betracht zu ziehen, die auf endokrinem Wege diabetesfördernd wirken könnten, sowie solche, die von der Leber oder auch vom Nervensystem ausgehen. Die alte Auffassung des Diabetes als einer Konstitutionskrankheit, bei der sowohl eine erbliche Grundlage als auch parakinetische Faktoren zusammenspielen, gelangt durch die bisherigen Erfahrungen über eine scheinbar absolute Diskordanz bei EZ wieder zu einigem Recht.

Die 5 einzigen völlig konkordanten zweieiigen Zwillingspaare des Schrifttums, die gesichert sind und von denen die notwendigsten Angaben zur Beurteilung vorliegen, sind auf Tabelle 5 (S. 738—739) zusammengestellt. Sie betreffen mit einer Ausnahme erst nach dem 40. Jahre manifest gewordene *Diabeten*. Die Unterschiede im Erkrankungsbeginn sind auffällig gering und erreichen nur in 2 Fällen einen Abstand von 6 bzw. 8 Jahren, während wir bei den 23 völlig konkordanten EZ Differenzen im Manifestationsalter bis zu 12 und 14 Jahren fanden, und zwar sowohl bei älteren als bei jüngeren Zwillingspaaren. Außer dem Fall 1 weist keiner irgendwelche Vorkrankheiten auf, welche die Auslösung einer Diabetesanlage bei diesen Zwillingen, die wie andere Geschwisterfälle zu betrachten sind, erklären könnten.

Auch die 5 teilweise konkordanten zweieiigen Zwillingspaare enthalten bloß Diabetesfälle, die jenseits des 40. Jahres manifest wurden. In Nr. 1 dürfte der leichte Diabetes mellitus mit der Überernährung des entsprechenden Partners zusammenhängen. In den übrigen bieten die Anamnesen keinerlei Anhaltspunkte

(Diabetes beim einen und normale Blutzuckerkurve nach Belastung aus dem gesamten Schrifttum.

Schwere des Diabetes bzw. Ausfall der Funktionsprobe		Verlauf des Diabetes mellitus und Todesursache		Todesalter		Autor und Jahr der Publikation
I	II	I	II	I	II	
Normale Blutzuckerbelastungskurve	Leicht	Ohne Komplikation	Bei Diät ohne Insulin zuckerfrei	—	—	H. LEMSER (1938)
Normale Blutzuckerbelastungskurve	Mittelschwer	Ohne Komplikation	Komplikation durch Nephritis	—	—	H. THEN BERGH (1938)
Schwer	Normale Blutzuckerbelastungskurve	Cataracta diab. Sehr hohe Blutzuckerwerte	Kein manifester Diabetes mellit.	29 J.	—	H. THEN BERGH (1938)
Anscheinend leicht	Normale Blutzuckerbelastungskurve	—	—	—	—	R. PANNHORST (1934)
—	Mittelschwer bis schwer	—	Braucht hohe Insulindosen	—	—	H. LEMSER (1938)
Schwer	Normale Blutzuckerbelastungskurve	Mehrmals Coma diabeticum	Bisher nur Fettsucht, aber kein manifester Diabetes mellit.	—	—	F. K. STÖRRING (1936)
Mittelschwer	—	Braucht tägl. 20 E. Insulin bei 60 g KH	—	—	—	G. F. GIETZELT (1935)

zur Erklärung, weshalb das eine Geschwister manifest zuckerkrank wurde und das andere nur eine pathologische Blutzuckerkurve nach Belastung mit Glucose zeigt.

Von den 13 *zweieiigen Zwillingspaaren mit bisher völliger Diskordanz* (Diabetes beim einen und normale Blutzuckerkurve nach Belastung mit Glucose beim andern Partner), die sich im gesamten Schrifttum finden (2 Fälle bei R. PANNHORST 1934, 3 Fälle bei STEINER 1936, 4 Fälle bei LEMSER 1938, 4 Fälle bei THEN BERGH 1938), betrifft nur ein einziges einen ausgesprochenen Altersdiabetes. Die im Verhältnis zu den bekannten EZ noch viel zu spärlichen Erfahrungen über ZZ umfassen ein recht heterogenes Material, das wegen seiner Kleinheit auch keine Unterteilung in gleich- und verschiedengeschlechtliche Zwillingspaare erlaubte.

Was die Vorkrankheiten anbelangt, so bietet einzig ein Fall bei THEN BERGH, wobei ein 13jähriger Junge bald nach einem Schädelbruch schwer diabetisch wurde, einen Anhaltspunkt für eine exogene Auslösung der hier offenbar beim einen Partner bestehenden Diabetesanlage, doch soll auch hier „nach Angabe der Mutter" kein Zusammenhang mit dem Diabetes anzunehmen sein. Leider teilte nur F. STEINER für seine drei einschlägigen Beobachtungen mit, von welchem Alter an die jeweiligen Partner in verschiedener Umwelt lebten.

Aus den 13 Fällen geht eigentlich nur mit Sicherheit hervor, daß in gleichem Milieu aufgewachsene Geschwister von Diabetikern leichten sowie auch schweren Grades keinerlei Anzeichen einer Diabetesanlage aufzuweisen brauchen, was freilich ganz und gar nicht verwundert, wenn man sich erinnert, daß dies bereits in 7 Fällen auch für eineiige Zwillinge festgestellt wurde.

Tabelle 5. Die zweieiigen Zwillingspaare mit völliger Konkordanz dem gesamten

Nr.	Alter	Geschlecht I	Geschlecht II	Erbliche Belastung mit Diabetes mellitus	Frühere Krankheiten und wichtige Begleitsymptome I	Frühere Krankheiten und wichtige Begleitsymptome II	Evtl. Graviditäten I	Evtl. Graviditäten II	Manifestationsalter I	Manifestationsalter II
1	74	♂	♀	1 Halbschwester 46 j. † an Diabetes mellitus	Typhus, Grippepneumonie	Masern, Scharlach Grippepleuritis	—	2	70 J.	64 J.
2	62	♂	♀	?	Früher stets gesund. Seit 10 J. Abnahme der Sehkraft und Lockerwerden und Ausfallen der Zähne	Früher stets gesund. Mit 54 J. zwei Schlaganfälle	—	—	Etwa 53 J.	Etwa 53 J.
3	56	♀	♂	?	Seit dem 14 J. in verschiedener Umwelt		—	—	41 J.	40 J.
4	54	♀	♀	?	Früher stets gesund. Vor 9 J. Abducens- und Facialislähmung bei Beginn der Diabetes mellit.	Stets gesund. Seit etwa 10 J. Durst und Gewichtsabnahme	—	—	43 J.	42 J.
5	40	♂	♂	?	—	—	—	—	29 J.	37 J.

Tabelle 6. Die zweieiigen Zwillinge mit teilweiser Konkordanz (Diabetes beim andern Partner) aus dem

Nr.	Alter	Geschlecht I	Geschlecht II	Erbliche Belastung mit Diabetes mellitus	Frühere Krankheiten und wichtige Begleitsymptome I	Frühere Krankheiten und wichtige Begleitsymptome II	Evtl. Graviditäten I	Evtl. Graviditäten II	Manifestationsalter I	Manifestationsalter II
1	61	♂	♂	Nichts bekannt	Rheuma Ischias Mager	Ischias Pneumonie Thrombose mehrfach Phlebitiden. Überernährt	—	—	—	60 J.
2	62	♂	♀	?	—	Luftröhrenkatarrh	—	—	52 J.	—
3	57	♀	♀	?	Masern	—	—	—	44 J.	—
4	51	♀	♀	1 Onkel hat Diabetes mellitus	Retroflexio uteri Ovarialinsuffizienz	Masern, sonst keine Krankheiten	—	Totgeburt m. 40 J.	—	41 J.
5	46	♂	♀	1 Bruder der Zwillinge hat leichten Diabetes mellitus	—	—	—	46 J.	—	—

bezüglich manifester Zuckerkrankheit („absolute Konkordanz") aus Schrifttum.

Schwere des Diabetes bzw. Ausfall der Funktionsproben		Verlauf des Diabetes und Todesursache		Todesalter		Autor und Jahr der Publikation
I	II	I	II	I	II	
Mittelschwer	Leicht	Kommt bei Diät ohne Insulin aus. Gangrän am rechten Fuß	20 E. Insulin	—	—	H. Lemser (1938)
Mittelschwer Urinzucker 4%, bei Behandlung 2,5%	Leicht. Urinzucker bei Behandlung 1,1%	Diät und 50 E. Insulin	Günstig	—	—	H. Then Bergh (1938)
Mittelschwerer Diabetes mell.	Leichter Diabetes mell.	Bei bloßer Diät annähernd zuckerfrei	Bei bloßer Diät annähernd zuckerfrei	—	—	F. Steiner (1936)
Leicht. Urinzucker 4,2%	Leicht. Urinzucker 1%	Braucht bei Diät (150 KH) kein Insulin	Günstig	—	—	H. Then Bergh (1938)
Mittelschwer bis schwer	Mittelschwer	—	—	—	—	R. Pannhorst (1934)

einen und pathologische Blutzuckerkurve nach Belastung mit Glucose beim gesamten Schrifttum.

Schwere des Diabetes bzw. Ausfall der Funktionsprobe		Verlauf des Diabetes und Todesursache		Todesalter		Autor und Jahr der Publikation
I	II	I	II	I	II	
Blutzuckerkurve nach Belastung pathologisch	*Leichter* Diabetes mell.	—	Nur Diät	—	—	H. Lemser (1938)
Schwerer Diabetes mell. Blutzucker 500 mg-%	Blutzuckerkurve nach Belastung pathologisch 320:410:336 mg-%	† an Diabetes mellitus trotz hoher Insulingaben	—	58 J.	—	H. Then Bergh (1938)
Leicht bis *mittelschwer*	Blutzuckerkurve nach Belastung pathologisch	Günstig bei 100 g KH und 30 E. Insulin	—	—	—	H. Then Bergh (1938)
Blutzuckerkurve nach Belastung pathologisch	*Mittelschwer* bis *schwer* (mehrfach Präkoma)	—	Bei 80 E. Insulin 250 mg-% Blutzucker	—	—	H. Lemser (1938)
Sehr leicht	Blutzuckerkurve nach Belastung pathologisch	—	—	—	—	R. Pannhorst (1934)

Während die Tabellen 2—6 einen Einblick in das genauer belegte Beobachtungsgut über das Auftreten von Zuckerkrankheit bei ein- und zweieiigen Zwillingen geben sollen, diene die folgende Tabelle 7 zum Überblick über die Konkordanzverhältnisse aller drei Zwillingsgruppen, wie sie von THEN BERGH, den übrigen Autoren, sowie im gesamten Schrifttum angegeben wurden. Es sind hier also auch diejenigen Zwillingspaare mitberücksichtigt, die THEN BERGH noch nicht näher beschrieben hat; verfügt doch einzig diese Autorin über eine repräsentative Zwillingsserie von 93 Paaren, denen die anderen Forscher mit ungefähr gleicher Methodik bloß 40 Beobachtungen gegenüberzustellen haben. Die auffällig kleine Zahl von ZZ im Material der letzteren stempelt dieses wenigstens teilweise als Produkt einer Auslese nach EZ, trotzdem die WEINBERGsche *Differenzmethode,* d. h. der Abzug der doppelten Anzahl der PZ von der Gesamtzahl der Zwillinge auch hier fast genau der Summe der gefundenen EZ gleichkommt. Da THEN BERGH ihre Zwillingspaare leider nur nach dem Alter zur Zeit der Untersuchung statt nach dem der Manifestation des Diabetes mellitus differenzierte, wissen wir nicht genau, wieviele davon sich auf sog. *Altersdiabeten* beziehen. Es ist jedoch schon an dieser Stelle vorwegzunehmen, daß die Ergebnisse über die Genetik des Diabetes die den Klinikern geläufige Unterscheidung von mindestens zwei verschiedenen Typen dieser Krankheit nicht zu stützen vermögen. Als Altersgrenze wurde mit THEN BERGH das 43. Jahr festgesetzt. Von den jüngeren Patienten kann angenommen werden, daß noch ein Teil nachträglich diabetisch wird, womit sich diese und jene anscheinende Diskordanz in Konkordanz verwandeln würde. Unsere vorläufige Altersgliederung zeigt, daß fast durchwegs nur weniger als ein Drittel aller Zwillingsbeobachtungen des Schrifttums auf jene Altersstufen entfällt, in denen der Diabetes großenteils in schweren bis schwersten Formen auftritt.

Tabelle 7.

Verhalten des Merkmals bei den beiden Zwillingspartnern	Alter der Zwillingspaare	Die 93 Fälle H. THEN BERGHs (1939)				Die 40 Fälle der *übrigen Autoren* bis 1939				Die 133 gesichteten Fälle des Schrifttums			
		EZ	ZZ	PZ	ZZ+PZ	EZ	ZZ	PZ	ZZ+PZ	EZ	ZZ	PZ	ZZ+PZ
Konkordanz bezügl. Diabetes mellitus	43 u. mehr J.	16	2	7	9	12	0	2	2	28	2	9	11
	Unter 43 J.	3	0	0	0	6	1	0	1	9	1	0	1
	Alle Altersstufen	19	2	7	9	18	1	2	3	37	3	9	12
Teilweise Konkordanz bzw. Diskordanz	43 u. mehr J.	11	4	3	7	2	2	1	3	13	6	4	10
	Unter 43 J.	2	4	0	4	1	0	0	0	3	4	0	4
	Alle Altersstufen	13	8	3	11	3	2	1	3	16	10	4	14
Völlige Diskordanz	43 u. mehr J.	0	13	12	25	1	3	1	4	1	16	13	29
	Unter 43 J.	6	3	7	10	3	2	3	5	9	5	10	15
	Alle Altersstufen	6	16	19	35	4	5	4	9	10	21	23	44
Total der Fälle jeder Zwillingskategorie . . .		*38*	26	29	*55*	*25*	8	7	*15*	*63*	34	36	*70*

Der Vergleich der Ergebnisse THEN BERGHs mit denjenigen der übrigen Autoren ergibt sowohl für die EZ als auch für die ZZ eine weitgehende Übereinstimmung in bezug auf die völlig konkordanten sowie diskordanten Fälle: Sind doch die EZ bei THEN BERGH zur Hälfte, bei den übrigen Autoren zu $^2/_3$ konkordant bezüglich manifesten Diabetes und nur zu etwa $^1/_6$ völlig diskordant, die ZZ dagegen umgekehrt bloß zu etwa $^1/_6$ bzw. $^1/_5$ konkordant und zu beinahe $^2/_3$ völlig diskordant. Eine stärkere Divergenz zeigt sich nur hinsichtlich der teilweisen Konkordanz der Eineiigen, die bei über $^1/_3$ der THEN BERGHschen Zwillingspaare, bei denen der übrigen Autoren jedoch nur zu etwa $^1/_8$ bestehen soll; für die Zweieiigen hingegen finden wir in beiden Serien genau $^1/_5$ partiell konkordante Paare.

Als gesamte bisherige Erfahrung läßt sich *zusammenfassen*, daß die *eineiigen Zwillinge mindestens dreimal häufiger völlig konkordant als diskordant bezüglich Diabetes mellitus* sind und außerdem noch *zu über $^1/_4$ teilweise konkordant*, während die *zweieiigen Zwillinge annähernd das entgegengesetzte Verhältnis* zeigen, nämlich ungefähr 4mal häufigere völlige Diskordanz als eine Konkordanz, aber immerhin auch eine teilweise Konkordanz in einem Fünftel der insgesamt 70 entsprechenden Zwillingspaare. Zieht man in Betracht, daß nach der von F. STEINER (1936) berechneten korrigierten Erkrankungsziffer durchschnittlich nahezu 20 von 100 Diabetikergeschwistern ebenfalls zuckerkrank werden, so erklärt sich die gefundene Konkordanz der ZZ betreffs Diabetes ohne weiteres. Überraschend aber bleibt die Tatsache einer derart häufigen teilweisen und auch völligen Diskordanz bei den Eineiigen, bei denen also entweder die vorauszusetzende Erbanlage in gut 40% fast bzw. ganz latent bleibt oder der Diabetes gar nicht auf erblicher Grundlage entsteht. Daß der letzteren Schlußfolgerung wenig Wahrscheinlichkeit zukommt, werden uns die neuesten Ergebnisse der Familienforschung lehren. Ausdrücklich sei festgestellt, daß die noch viel zu wenig zahlreichen Beobachtungen über den Diabetes bei Zwillingen die Kernfrage, ob und inwieweit dieser immer auf einer Erbanlage beruhe, noch nicht lösten. Die Tatsache, daß der Diabetes mellitus bei den weniger schwer erkrankten EZ im Alter unter 43 Jahren zumeist völlig diskordant gefunden wurde (THEN BERGH) beweist die sehr schwankende *Expressivität* der Anlage, mit welcher künftig immer zu rechnen sein wird. Von einer „absoluten Konkordanz" aller EZ im Alter über 43 Jahren zu sprechen, wie letztere Autorin dies tut, ist mindestens verfrüht, da H. LEMSER (1938) bereits einen sicheren Fall entdeckte, wobei der eine von zwei 54jährigen Paarlingen sich seit 5 Jahren als leicht diabetisch erwies, während der andere bisher keinerlei Minderleistung des Inselsystems zeigte.

Nach LEMSER wird der Schweregrad des einzelnen Diabetes mellitus wohl ganz vorwiegend von erblichen Faktoren bestimmt, sein Verlauf hingegen bei leichten und mittelschweren Fällen im wesentlichen von Umwelteinflüssen, vor allem von der Einsicht und dem Willen des Patienten, seine Erkrankung durch eine zielbewußte Behandlung im Schach halten zu lassen. Ob sich eine Erbanlage zu Diabetes mellitus überhaupt bei ihrem Träger äußere, hänge außer von ihr selbst und den übrigen Erbanlagen des Betreffenden noch von peristatischen Faktoren ab, die bei Frauen vor allem in der Gravidität und allgemein in einer unzweckmäßigen, überreichlichen Ernährung sowie in Infektschäden zu suchen seien. Dadurch komme es zu beträchtlichen Schwankungen im zeitlichen Auftreten diabetischer Manifestationen. Mittels Ausschaltung oder doch Verminderung nachweisbar diabetesfördernder Umwelteinflüsse sollte es gelingen, die Häufigkeit des Offenbarwerdens diabetischer Erbanlagen herabzudrücken.

Eine weitere Schlußfolgerung aus den Zwillingsbeobachtungen wäre nach LEMSER die Annahme einer *Heterogenie diabetischer Erbanlagen.*

e) Ergebnisse der Familienforschung beim Diabetes mellitus.

Lange bevor Beobachtungen an Zwillingen mit Diabetes gemacht wurden, bemühte man sich, auf dem Wege eingehender Familienanamnestik darüber klar zu werden, wie oft die Zuckerkrankheit erblicher Natur ist und was für ein Erbgang dabei in Frage kommt.

Das häufig familiäre Vorkommen des, wie erwähnt, bereits den alten Indern bekannten Leidens dürfte von jeher aufgefallen sein. Es wurde jedoch erst sehr viel später bewußt auf Erblichkeit bezogen; nach LÉPINE (1909) wäre RONDOLET, ein Arzt aus Montpellier, schon im 16. Jahrhundert zu dieser Einsicht gelangt, die dann erst nahezu 200 Jahre später von JOHANN PETER FRANK (1745—1821), dem deutschen Vorkämpfer für „medizinische Polizei" unter Abtrennung des Diabetes insipidus genauer formuliert wurde. Inzwischen hatte RICHARD MORTON (1696) bereits über eine Familie berichtet, in welcher nacheinander 4 Kinder schon im Alter der ersten Dentition zuckerkrank wurden und bald starben; nur eines davon erreichte das Alter von 4 Jahren. In dem von ISENFLAMM (1784) mitgeteilten Fall sollen sogar 7 Kinder gesunder Eltern im Alter von 8—9 Jahren an Diabetes mellitus gestorben sein. Bei den wieder fast 100 Jahre später, nämlich 1873, veröffentlichten Fällen von SCHMITZ und von ROSSBACH mit Diabetes mellitus bei Geschwistern im Kindesalter war dagegen die Mutter bzw. der Vater zuckerkrank. SENATOR (1877) sah 4 Kinder polnisch-jüdischer Eltern, welch letztere damals selbst von Diabetes mellitus frei waren, der Krankheit erliegen, und auch PAVY (1886) fand die Eltern dreier Geschwister, zweier Knaben und eines Mädchens mit Diabetes mellitus, gesund. Letzterer Autor nennt aber auch einen Fall von 4 diabetischen Kindern, deren Mutter und Großmutter gleichartig erkrankt waren, während in einer 3. Familie 4 Geschwister in den 20er und 30er Jahren schwer zuckerkrank geworden waren, ohne daß eine Belastung festgestellt werden konnte. Andererseits starben einer diabetischen Patientin von MOSLER (1864) nicht nur beide Eltern und 2 Schwestern, sondern auch der Sohn an demselben Leiden. Da bloßes Auftreten von Diabetes mellitus bei Geschwistern noch bis in die 90er Jahre von manchen Ärzten als Beweis einer Kontagiosität der Zuckerkrankheit betrachtet wurde, war es ein Verdienst von E. WEGELI (1896), den damals vorhandenen 108 Literaturfällen ein eigenes Material von 28 Beobachtungen über *Diabetes* im *Kindesalter* vom einzigen Standpunkt der Heredofamiliarität gegenüber zu stellen, die denn auch nicht nur, wie bei den früheren Autoren 11, vielmehr über 30% betrug. Um 1900 erklärt NAUNYN, einer der erfolgreichsten Pioniere auf dem Gebiete der Stoffwechselpathologie, den erblichen Diabetes für ungemein häufig, d. h. in 20 und mehr Prozent aller Fälle vorkommend, wenn man wie in der Privatpraxis die Krankheitsgeschichte genau genug aufnehme. Er glaubt namentlich bei den Juden die Diabetesanlage mit deren neuropathischer Disposition identifizieren zu können. Ähnlich hohe Prozentsätze wurden von SCHMITZ (1874) mit 21,1%, FLINT (1886) aus USA. mit 27,7%, CANTANI (1889) mit 26,7% auf 1108 Fälle, BOUCHARD (1899) mit 25%, KÜLZ (1899) mit 21,6% auf 692 Fälle, WILLIAMSEN (1900) mit 22% auf 100 Fälle, ferner HEIBERG (1914) mit 18% auf 100 Fälle, v. NORTON (1917) mit 25,4% auf mehrere Tausend Fälle, KAAS (1922) mit 19,9%, JOSLIN (1923) mit 24,5% auf 6357 Fälle der Jahre 1897—1928 aus USA. angegeben, während v. FRERICHS (1884), LENNÉ (1898) auf je 400 Fälle und H. J. JONE (1927) aus Chicago auf sogar 1000 Fälle nicht ganz 8% Erblichkeit und SCHMITZ (1891) auf 2115 Fälle sowie HOOGSLAG (1933) aus USA. auf allerdings nur 207 Fälle nicht weniger als 47 bzw. 43% dafür fanden. Viel besser stimmen die neueren Statistiken überein, die meist Prozentsätze zwischen 25 und 27 zeigen, Die größte darunter ist diejenige von E. P. JOSLIN (1927) aus USA., die auf 2644 Fälle 25,5% mit erblicher Belastung ergab. Fast genau den gleichen Wert stellten SECKEL, FINKE und E. MÜLLER an der UMBERschen Klinik zu Berlin fest, nämlich 26%, denen die fast 7mal geringere Zahl von nur 3,8% in den Sippen von Nichtdiabetikern gegenübersteht.

Erkundigungen bei denjenigen Patienten, die über ihre Verwandtschaft besser Bescheid wußten — meist solchen aus gehobenen Ständen — ergaben die noch viel höheren Hundertsätze von $33^{1}/_{3}$% (E. MÜLLER), 45% (H. SECKEL), ja sogar 55% (N. FINKE), ebenso wie L. R. GROTE (1934) in seiner Privatpraxis auf 39,4% und CAMMIDGE (1934) bei 1000 Diabetikern in London auf 39,6% gekommen war. LABBÉ (1931) fand in Paris bei mildem Diabetes 20 und bei schwerem dagegen 35% familiäre Belastung.

Vergleichen wir diese Zahlen mit denjenigen, die sich nur auf *zuckerkranke Kinder* beziehen, also ganz überwiegend auf schwere Fälle, so erhöht sich der Prozentsatz des familiären Diabetes auch ohne besondere Auslese zum Teil beträchtlich, wie folgende Zusammenstellung zeigt:

LION und MOREAU	(1909)	fanden	von	100 Kindern	23,0%	mit Diabetes mellitus belastet
PRIESEL und WAGNER	(1929)	,,	,,	108 ,,	27,0%	,, ,, ,, ,,
H. J. JONE	(1934)	fand	,,	214 ,,	18,7%	,, ,, ,, ,,
JOSLIN und WHITE	(1934)	fanden	,,	750 ,,	40,0%	,, ,, ,, ,,

Diese letzteren Befunde, die mit höchster Wahrscheinlichkeit auf die reine Erblichkeit der Frühformen des Diabetes mellitus schließen lassen, sind um so wertvoller, als die allerdings noch sehr spärlichen Erfahrungen an EZ das oben geschilderte, geradezu paradoxe Ergebnis einer vorwiegend völligen Diskordanz zutage förderten.

Aber auch ein sich bloß um 25% bewegender Hundertsatz von Familiarität genügt schon, die Annahme einer tatsächlichen Belastung in nahezu 100% wahrscheinlich zu machen, wenn wir uns der verschiedenen Gründe erinnern, die zu einer negativen Anamnese führen können und andererseits die statistische Erfahrung in Betracht ziehen (vgl. S. KOLLER in Bd. II diese Handbuches), wonach erwiesenermaßen schon dann die reine Erblichkeit eines recessiven Merkmals anzunehmen ist, wenn es in etwa 25% der Fälle familiär auftritt.

Ganz abgesehen von den nicht gestellten oder falschen Diagnosen stößt die Familienforschung beim Diabetes mellitus auf die zum Teil unüberwindliche Schwierigkeit, daß dieser nach den Erfahrungen an EZ ziemlich oft teilweise oder gar völlig latent bleibt, ohne daß wir die Gründe hierfür kennen, ferner daß mancher Behaftete sich zur Zeit der Untersuchung noch nicht als solcher offenbart oder vor Manifestation seiner Zuckerkrankheit gestorben ist. Wir haben es also mit einem Merkmal zu tun, bei dem schon die Feststellung aller Homozygoten weit schwerer als sonst fällt, geschweige denn, die der Heterozygoten, als welche nicht etwa Personen betrachtet werden dürfen, die an einer der beiden anderen klassischen Stoffwechselkrankheiten leiden oder sonst irgendwelche Zeichen von „Arthritismus" aufweisen.

Schon ELLIOTT P. JOSLIN, der führende Diabetesforscher in USA., war sich dieser Hindernisse genau bewußt, als er das seit 1897 aufgenommene, sehr große Beobachtungsgut seiner Bostoner Klinik erbstatistisch verarbeitete.

Er gibt auch zu, daß seine Einteilung der Familienanamnesen nach „hereditären" Fällen (mit diabetischem Elter, Großelter, Onkel, Neffen oder Kind) und „familiären" Fällen (mit diabetischem Geschwister oder Vetter) nicht mehr in die heutige Terminologie des Erbbiologen hineinpaßt, hält diese jedoch für zweckmäßig, um die Bedeutung des Lebensalters für das Auftreten des Diabetes in den Verwandtschaftskreisen zu demonstrieren. Jüngere Diabetiker sollen aus diesem Grunde häufiger im Sinne seines „hereditary type" belastet sein als ältere.

Von 841 seiner kindlichen, d. h. im Alter von 15 Jahren oder darunter stehenden Patienten, die er zwischen 1920—1934 sah, hatten 152, also etwa $^{1}/_{5}$ zuckerkranke Eltern oder Großeltern. Trotzdem erachtet JOSLIN die Annahme eines dominanten Erbgangs für unhaltbar, da ein solcher sowohl ein weit häufigeres Befallensein der Eltern diabetischer Kinder, als auch der Kinder diabetischer Eltern voraussetzen würde. Mit der Möglichkeit, daß manche Anlagen zu

Diabetes mellitus dominant, andere dagegen recessiv vererbt werden könnten, rechnet er überhaupt nicht. Den Versuch W. ALLANS, die Dominanz *des* Diabetes durch eine Mendelanalyse zu erhärten, bezeichnet er wohl mit Recht als erfolglos, denjenigen seiner Mitarbeiter PINCUS und WHITE aber, auf diesem Wege die logischere Annahme einfacher Recessivität zu stützen, als geglückt, wenn auch noch nicht als eigentlichen Beweis für den Erbgang.

PINCUS und WHITE haben unter Voraussetzung genetischer Einheitlichkeit des Diabetes mellitus, insgesamt 822 Familien entsprechend den Recessiven-Kreuzungen: DR × DR und DR × RR sowie RR × RR gruppiert und die erhaltenen Ziffern manifest Erkrankter mit den statistisch zu erwartenden verglichen, wobei folgende Punkte berücksichtigt wurden: 1. die Größe der Familie, 2. daß jede Familie deshalb zur Berechnung kam, weil ein Glied als diabetisch erkannt worden war, 3. der durchschnittliche Erkrankungsbeginn des Diabetes mellitus in den verschiedenen Lebensaltern, 4. die verschiedenen Frequenzen der beiden Geschlechter und 5. die Tatsache, daß die erwarteten Zahlen ja keine manifesten Diabetiker betreffen mußten, vielmehr nur Personen mit *möglicher* Manifestation einer Zuckerkrankheit, deren tatsächliche Behaftung davon abhing, ob sie das durchschnittliche Erkrankungsalter auch erreichten. PINCUS und WHITE sind sich darüber klar, daß eine Sicherheit darüber, ob die angenommenen Heterozygoten nicht etwa latente Homozygoten sind, keineswegs besteht. Die von ihnen gefundenen Zahlen für die genannten drei Mendelkreuzungen stimmen trotzdem ganz auffallend gut mit den nach der Statistik des Staates Massachusetts über das Erkrankungsalter der dortigen Diabetiker zu erwartenden Werten überein, weniger gut hingegen mit der entsprechenden kleineren Statistik über das JOSLINsche Beobachtungsgut allein. Sie sehen sich auf Grund ihrer sorgfältigen Berechnungen veranlaßt, den Erbgang des Diabetes mellitus als einfach recessiv aufzufassen.

Zur Feststellung des Erbganges hat F. STEINER (1936 und 1938) erstmals brauchbare Erkrankungsziffern für die *Eltern*, *Geschwister* und *Kinder* von *Diabetikern* angegeben (s. Tabelle 7). Angesichts der allgemein beträchtlichen Häufigkeit des Diabetes mellitus, die voraussetzen ließ, daß an sich schon in manchen Familien eine gewisse Zahl von Angehörigen zuckerkrank werde, verwendete er das Korrekturverfahren nach ASCHNER und ENGELMANN, indem er die rohen Zahlen der erfaßten Eltern, Geschwister und Kinder nach Verteilung auf die einzelnen Dekaden mit den dafür gefundenen Prozenten Erkrankter multiplizierte und dann die korrigierten Erkrankungsziffern prozentual berechnete. Wegen seiner großen methodologischen Bedeutung für die Erbstatistik des Diabetes mellitus sei dieses Verfahren genau nach STEINER wiedergegeben, jedoch nur für die Eltern der Probanden.

Tabelle 8. Berechnung des Korrekturfaktors nach F. STEINER (1936) mit der Methode von ASCHNER und ENGELMANN[1].

	Altersstufen in Jahren									Insgesamt
	8—9	10—19	20—29	30—39	40—49	50—59	60—69	70—79	80—89	
Anzahl der Erkrankten	4	13	24	62	118	133	49	16	1	420
In Prozent der Gesamtzahl	0,9	3,9	5,7	14,7	28	31,5	11,6	3,8	0,2	
Prozentzahl der bis Ende der einzelnen Dekaden insgesamt Erkrankten(abgerundet)	1	4,5	11	25	53	84	96	100	100	

[1] Die Methode von ASCHNER und ENGELMANN zur Berechnung korrigierter Erkrankungsziffern berücksichtigt die verschieden starke Besetzung der einzelnen Altersklassen nicht und gibt deswegen auch noch keine ganz einwandfreien Resultate (W. WEINBERG).

Tabelle 9. Berechnung der korrigierten Erkrankungsziffern für die Eltern der Probanden nach F. STEINER (1936).

	Altersstufe in Jahren								Insgesamt
	20—29	30—39	40—49	50—59	60—69	70—79	80—89	über 89	
Zahl der erfaßten Personen	5	14	23	25	45	44	21	2	179
Korrekturfaktor (s. Tabelle 8)	0,11	0,25	0,53	0,84	0,96	1,0	1,0	1,0	
Korrigierte Zahl der erfaßten Personen	0,55	3,5	12,2	21	43,2	44	21	2	147,5

Zahl der Kranken 6, *rohe* Erkrankungsziffer $= \frac{6 \cdot 100}{179} = 3{,}4\%$

Korrigierte Erkrankungsziffer $= \frac{6 \cdot 100}{147{,}5} = 4{,}1\%$.

Auf gleiche Weise wurden die Erkrankungsziffern für die Geschwister und Kinder der Probanden von STEINER bestimmt, wobei sich für die 247 Diabetikerkinder[1] seiner ersten Serie (1936) eine korrigierte Erkrankungsziffer von 16,6%, für die 411 Diabetikerkinder seiner zweiten Serie (1938) dagegen bereits eine solche von 22,2% ± 5,4% ergab, so daß ich nur diese letztere auf folgender Tabelle 10 eintrug:

Tabelle 10. Erkrankungsziffern für die Eltern, Geschwister und Kinder der 420 Probanden von F. STEINER (1936 und 1938).

	Zahl der erfaßten Personen	Davon manifest krank	Rohe Erkrankungsziffer %	Korrigierte Erkrankungsziffer %
Eltern	179	6	3,4	4,1
Geschwister	240	25	10,4	19,8
Kinder	411	16	3,9	22,2

Für eine Kontrollserie von 4787 Familienangehörigen von Ehestandsdarlehensbewerbern, die als repräsentativ für die Durchschnittsbevölkerung betrachtet wird, stellte STEINER eine korrigierte Erkrankungsziffer von 1,14% ± 0,3% fest. Demnach ist die Wahrscheinlichkeit, zuckerkrank zu werden, bei den Kindern von Diabetikern wesentlich höher als bei der Durchschnittsbevölkerung; jedenfalls liegt die Differenz von 21,1% zwischen den beiden Erkrankungsziffern außerhalb des dreifachen mittleren Fehlers von ± 5,4%.

F. STEINER (1938) ist sich bewußt, daß mit der Feststellung einer zumeist erblichen Veranlagung zu Diabetes mellitus die Frage, ob dieser immer auf einer anlagemäßigen Minusfunktion des Inselsystems beruht oder auf ererbten Korrelationsstörungen im endokrinen System bzw. in den vegetativen Regulationen, welche die Tätigkeit der LANGERHANSschen Inseln überwachen, noch nicht gelöst ist. Ähnlich wie WEITZ und CLAUSSEN erörtert er die Möglichkeit, daß der Diabetes nicht, wie UMBER das bisher annahm, in allen Fällen auf einer insulären Organminderwertigkeit beruhen müsse, eine Erwägung, die von PANSE (1938) sowie von HANHART (1939) vor allem im Hinblick auf die verschiedenen Anhaltspunkte für eine primäre Wirkung der Zwischenhirnzentren angestellt wurde, wie wir schon bei Besprechung der Pathogenese des Diabetes mellitus ausführlich erläuterten. Leider hat die einseitige Voraussetzung eines immer pankreatogenen Diabetes bereits dazu geführt, daß z. B. von THEN BERGH weder der Familienanamnese noch der persönlichen Vorgeschichte der von ihr

[1] Unter den von STEINER (1938) erfaßten 411 Diabetikerkindern waren 68 weniger als 20 Jahre alt, 204 im Alter zwischen 20 und 40 Jahren und 139 über 40jährig.

untersuchten Zwillingspaare die nötige Beachtung geschenkt wurde, so daß wir in die konstitutionellen Verhältnisse ihrer Probanden nur einen sehr dürftigen Einblick erhalten.

Aufgabe der Familienforschung bleibt es, den besonderen Bedingungen Rechnung zu tragen, unter denen ein Diabetes mellitus manifest wird, und die typischen Verumständungen dabei allmählich herauszufinden.

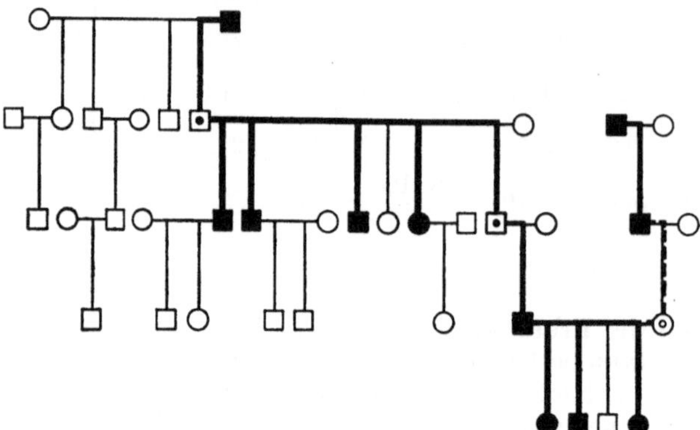

Abb. 21. Sippentafel mit gehäuftem Diabetes mellitus. (Nach GROBER, 1904.)

Was den *Erbgang von Anlagen zu Diabetes mellitus* betrifft, so tritt auch hier die Familienforschung in ihr Recht, da, wie schon F. LENZ betonte, einige gründlich bearbeitete Sippen einen sichereren Einblick in die Übertragung von Erbanlagen gestatten als große Statistiken, die einzig das Befallensein bzw. Freibleiben in kleineren Familienverbänden in Betracht ziehen und bei der, wie wir sehen werden, so wichtigen Belastung in den Seitenlinien bloß auf die Angaben der Probanden und ihrer nächsten Angehörigen abstellen.

Selbstverständlich darf keine Auslese von frappierender Merkmalshäufung in den Vordergrund gestellt werden, noch dürfen die Sippen mit anscheinend fehlender Belastung darob vernachlässigt werden, wie das bei *den* Klinikern begreiflicherweise geübt wird, die sich gerne von der Duplizität seltener und schwerer Fälle usw. imponieren lassen und den Schatz ihrer Erfahrungen zu überwerten geneigt sind.

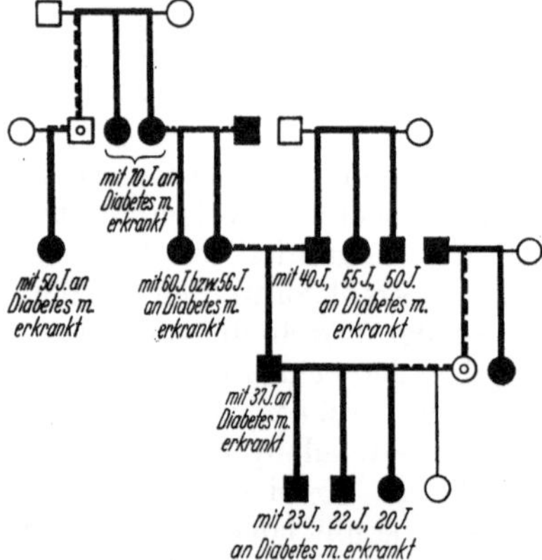

Abb. 22. Sippentafel mit gehäuftem Diabetes mellitus. (Nach v. NOORDEN, 1910.)

Wie aus den beiden ältesten, sich auf mehrere Generationen beziehenden Stammbäumen deutlich hervorgeht, ist die darin vorhandene Kumulation von Diabetes, die durch Ineinanderheiraten mehrerer Diabetikerfamilien hier entstand, einer Deutung des Erbgangs geradezu abträglich; kann es sich doch ebensogut um Dominanz als um einfache Recessivität mit Pseudodominanz handeln.

In der Sippe nach GROBER, die von einer Geschwisterschaft ausgeht, in der 3 von 4 Kindern der Zuckerkrankheit zum Opfer fielen, liegt die letztere Annahme einer Kreuzung von $RR \times DR = 2\,RR + 2\,DR$ besonders nahe, doch könnte auch eine unregelmäßige Dominanz angenommen werden, namentlich wenn das Leben der vom Merkmal freigebliebenen Familienglieder verhältnismäßig kurz gewesen sein sollte, was wir leider nicht erfahren, trotzdem es auch im Hinblick auf das sich hier zeigende Vorrücken des Erkrankungsalters sehr wissenswert wäre. Die weitere Verfolgung dieser bereits vor 35 Jahren aufgezeichneten Sippe dürfte möglich sein und sollte unbedingt raschestens an die Hand genommen werden.

In dem v. NOORDENschen Stammbaum bestehen hinsichtlich der beiden jüngsten Generationen ganz ähnliche Verhältnisse wie bei derjenigen GROBERs; außerdem zeigt sich hier ein so gleichmäßiges Tieferrücken des Erkrankungsbeginns von den Urgroßeltern bis zu den anfangs der 20er Jahre diabetisch gewordenen 3 Urenkeln, daß die Annahme einer tatsächlichen *Anteposition des Manifestationsalters* einigermaßen gerechtfertigt erscheint, um so mehr, als es hierzu nicht etwa eines dominanten Erbganges bedarf, der übrigens in dieser Sippe durchaus nicht etwa vorzuliegen braucht, wie LENZ (1936) es annimmt, während W. WEITZ (1936) die Möglichkeit einfacher Recessivität wenigstens offen läßt.

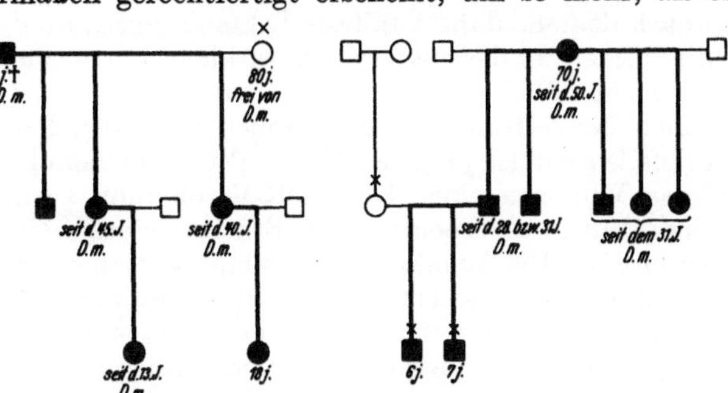

Abb. 23. Sippentafeln mit vermutlich *einfach-dominantem* Diabetes mellitus. (Nach P. J. CAMMIDGE, 1928.)

Im folgenden seien zunächst diejenigen Stammbäume des Schrifttums besprochen, die mit großer Wahrscheinlichkeit auf einen *dominanten Erbgang des Diabetes mellitus* schließen lassen. Hierzu gehören außer den älteren Beobachtungen mit Diabetes mellitus in drei aufeinanderfolgenden Generationen (PLEASANTS 1900, PICK 1912, PRIBRAM 1915, HEIBERG 1916, BUCHANAN 1923) jene selteneren Fälle, bei denen ein Diabetiker nicht nur aus zwei Ehen mit gesunden Frauen zuckerkranke Kinder, sondern auch von mindestens einem derselben ebensolche Enkel bekam.

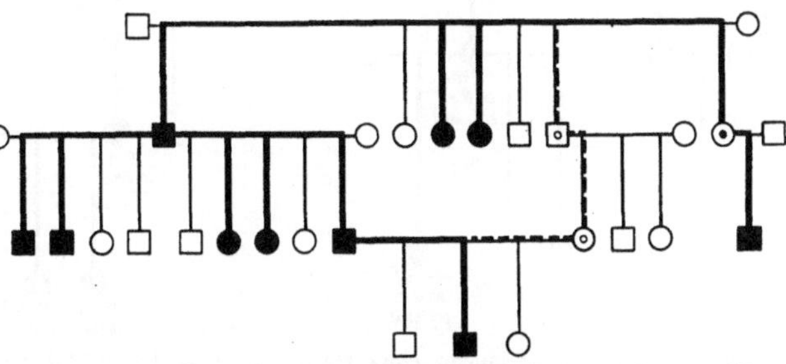

Abb. 24. Sippentafel mit möglicherweise dominantem Diabetes mellitus. (Nach S. HANSEN, 1925.)

Bemerkenswert ist in obiger Familie von Abb. 23 wieder das jeweilen etwa 20 Jahre tiefere Erkrankungsalter in den nächstjüngeren Generationen. Da

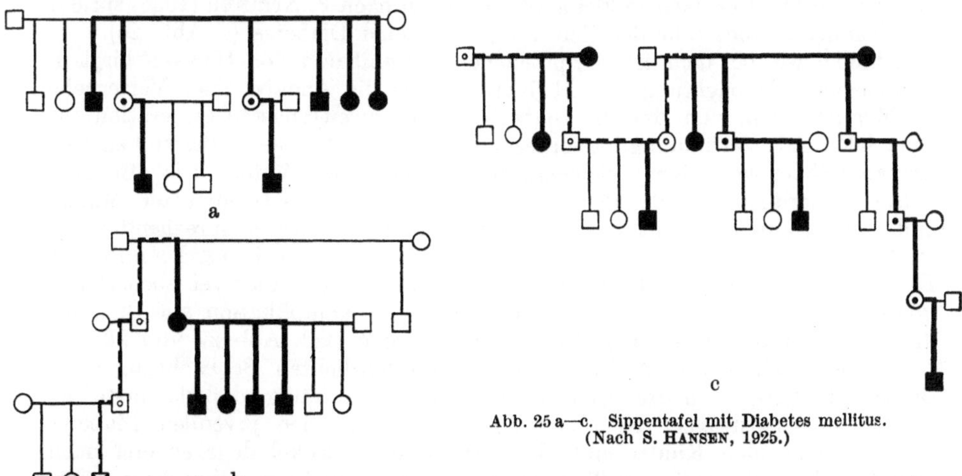

Abb. 25 a—c. Sippentafel mit Diabetes mellitus. (Nach S. HANSEN, 1925.)

es sich hier um eine überaus wichtige Frage handelt, wurde auch der weitere nur im Sinne dominanten Erbgangs auszulegende Stammbaum von CAMMIDGE mit Diabetes mellitus in drei Generationen dargestellt. Nach der Erfahrung dieses Autors beträfe die dominante Form des Diabetes fast lauter milde, meist erst nach dem 40. Jahr manifeste Erkrankungen; ob die 3 kindlichen Probanden dieser beiden Diabetikerfamilien wirklich nur leicht zuckerkrank waren, ist leider nicht näher belegt.

Auch bei S. HANSEN (1925) finden wir einen Fall wie in Abb. 24, doch ist das Befallensein des jüngsten Merkmalsträgers hier ebensogut wie auf Dominanz, auf das Vorliegen einer RR × DR-Verbindung zurückzuführen, da ja dessen gesunde Mutter die Tochter eines Bruders seines diabetischen Großvaters väterlicherseits ist. Die Annahme, diese Manifestation sei als Folge genannter Vetternehe 1. Grades zu betrachten, setzt allerdings voraus, daß just beide Frauen des zweimal verheirateten Großvaters heterozygotisch waren, was immerhin möglich ist. Ich möchte deshalb diesen Stammbaum nicht, wie v. NOORDEN es tat,

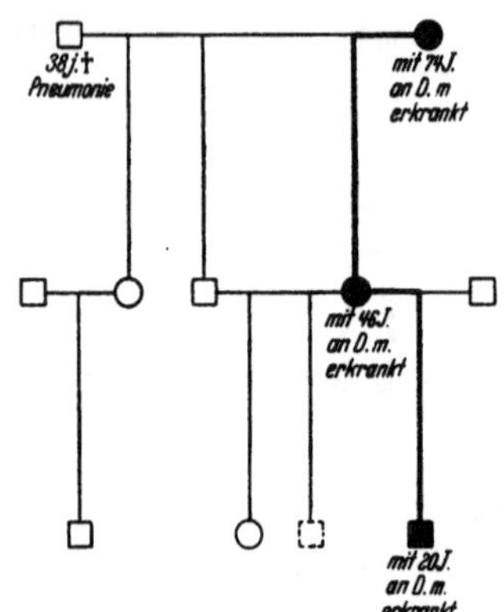

Abb. 26. Anscheinende Dominanz eines stark anteponierenden Diabetes in 3 Generationen. (Nach F. STEINER 1933.)

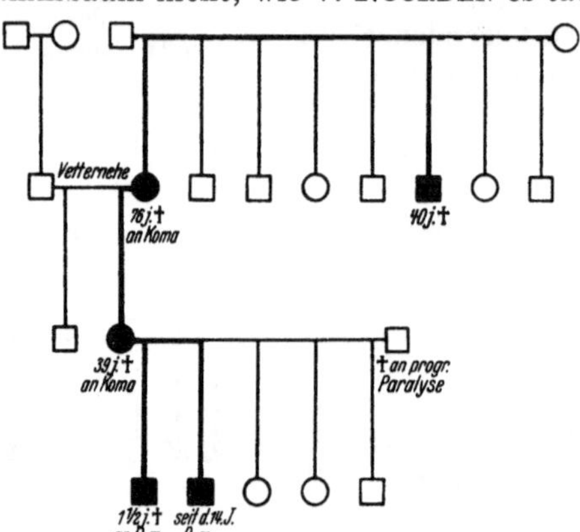

Abb. 27. Familie mit schwerem anteponierendem Diabetes mellitus in 3 Generationen. (Nach H. KALK, 1934.)

als *Beweis* für Dominanz eines Diabetes mellitus hinstellen, auch nicht die weiteren drei Sippentafeln (Abb. 25) HANSENS, der im Gegensatz zu fast allen anderen Autoren eine polyfaktorielle Vererbung des Diabetes mellitus annehmen zu müssen glaubt. Der nächste kleine Stammbaum nach F. STEINER (1936) spricht für Dominanz eines sehr deutlich anteponierenden Diabetes (s. Abb. 26).

Ähnlich wie bei dem erst besprochenen Stammbaum von HANSEN birgt in beistehender Beobachtung von H. KALK (1934) die Angabe einer Vetternehe die Möglichkeit in sich, daß die Diabetikerin der zweitjüngsten Generation aus einer RR × DR-Verbindung hervorgegangen sein könnte, ebenso deren 2 zuckerkranke Kinder von einem vielleicht heterozygotischen Vater. Die offenbare Schwere allerdings, mit der der Diabetes mellitus hier bei Großmutter, Mutter und Enkeln auftrat, spricht eher für die Dominanz einer entsprechend hochgradigen Veranlagung. Dasselbe gilt für die zweite von KALK beschriebene Familie, welche zwar bloß einen zuckerkranken Vater mit zwei ebensolchen Söhnen umfaßt, wobei jedoch als kaum zufällige Komplikation alle drei mit diabetischer Gangrän an den Beinen behaftet sind (vgl. Abb. 27 und 28).

In der zweiten von W. FINKE (1930) veröffentlichten Beobachtung einer Sippe mit Diabetes in drei Generationen ist sehr auffällig, daß der erste bekannte Merkmalsträger, der schon 36jährig starb, einen juvenilen Diabetes hatte, seine beiden Kinder und die meisten seiner Enkel dagegen erst nach dem 40. Altersjahr und zum Teil sogar ausgesprochen leicht erkrankten; zwei von den letzteren waren *fettsüchtig*. Die Tendenz zum Retroponieren und Leichterwerden des Diabetes mellitus spricht eher für Dominanz der Anlage.

Auch W. WEITZ (1936) fand in Diabetikerstammbäumen mit Dominanz häufig schwere und leichte Fälle nebeneinander vorkommend, so besonders in den von ihm selbst aufgenommenen beiden Sippen, von denen die eine wieder eine gewisse Anteposition erkennen läßt.

Von 53 durch meinen Schüler M. COWEN (1936) bearbeiteten Diabetikersippen, bei denen sich 14mal, d. h. in 27% eine Familiarität feststellen ließ,

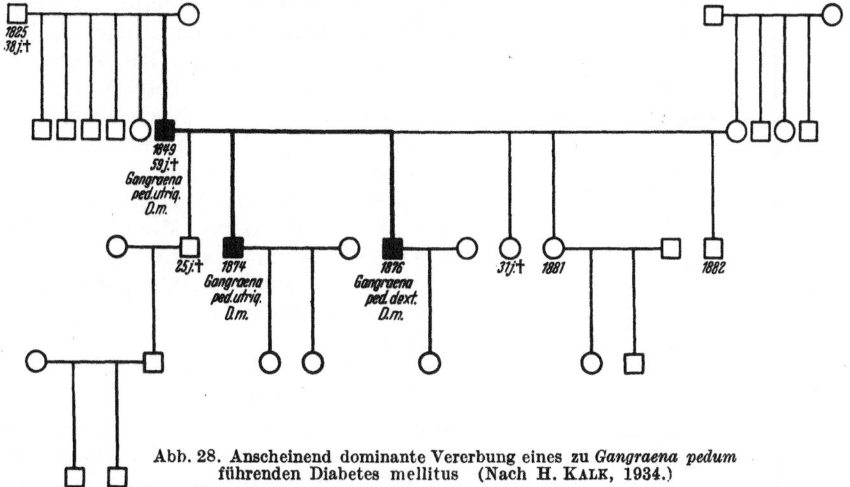

Abb. 28. Anscheinend dominante Vererbung eines zu *Gangraena pedum* führenden Diabetes mellitus (Nach H. KALK, 1934.)

zeigten 4 in zwei und 2 in drei Generationen Dominanz und Anteposition sehr ausgesprochen in 7 Fällen, in dreien dagegen das gegensätzliche Verhalten.

Besonders bemerkenswert sind in einer dieser Sippen die ebenfalls dominanten Begleiterscheinungen des Diabetes mellitus im Sinne eines *Status dysraphicus* (Trichterbrust und Bettnässen), wie sie sowohl bei Zuckerkranken,

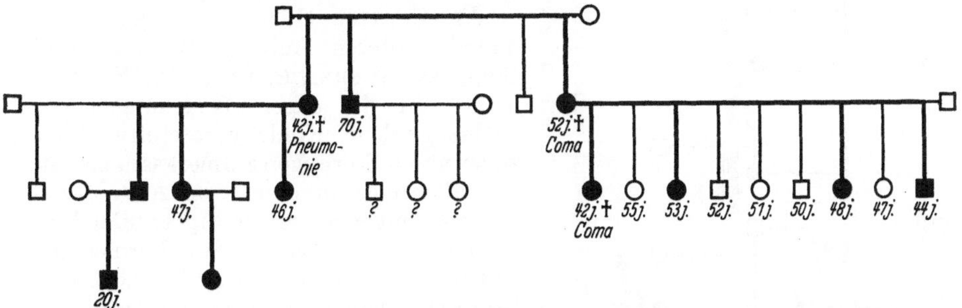

Abb. 29. Sippentafel mit Diabetes mellitus in zwei bzw. drei aufeinanderfolgenden Generationen. (Nach W. WEITZ, 1936.)

als vor allem bei Schizophrenen als Anzeichen eines neuropathischen Terrains erklärt wurden (CURTIUS 1935 und 1936); die Dementia paranoides bei einem Bruder des Probanden dürfte deshalb kaum als Zufallsbefund zu werten sein.

Noch erheblich sicherer dominant erweist sich der Diabetes mellitus in einer weiteren ostjüdischen Sippe, in der es bezeichnenderweise trotz zweier aneinander anschließender Vetternehen 1. Grades ganz unabhängig von dieser Inzucht zur Manifestation bei Großmutter, Töchtern und Enkelin gekommen ist. Der anfangs leichte Altersdiabetes, der die eine Tochter fast ebenso alt wie ihre 79jährig verstorbene Mutter werden ließ, ist zusehends früher aufgetreten und schwerer geworden, d. h. bei der nunmehr über 50jährigen, jüngsten

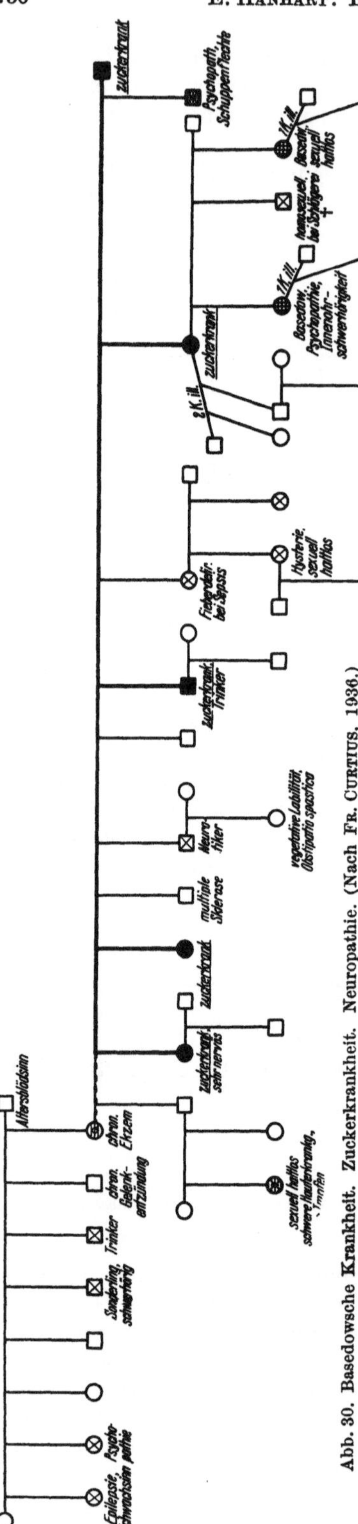

Abb. 30. Basedowsche Krankheit. Zuckerkrankheit. Neuropathie. (Nach FR. CURTIUS, 1936.)
■ ● Diabetes mellitus ⊕ Morbus Basedow

Merkmalsträgerin durch eine stärkere Ketonurie charakterisiert, während die Erkrankung ihrer Mutter selbst von den durchgemachten 12 schweren Geburten und einem Abort im 3. Monat unbeeinflußt erscheint und stets mit bloßer Diät wirksam bekämpft werden konnte. Die Fettsucht der Tochter war vor Ausbruch ihres Diabetes mellitus infolge Überernährung mit Kohlehydraten recht beträchtlich, was eventuell zur früheren Manifestation ihrer diabetischen Veranlagung beigetragen haben dürfte. Beide Frauen sind Pyknicae mit athletischem Einschlag und außer mit einer konstitutionellen Minderwertigkeit der Ovarien mit einer Neigung zu Rheuma behaftet, also zwei Defekten, die pathogenetisch miteinander zusammenhängen dürften.

Die Tatsache, daß der nunmehr bereits 20 Jahre alt gewordene Sohn unserer jüngsten Merkmalsträgerin aus der Ehe mit einem fettsüchtigen Juden einstweilen nur eine leichte Adipositas und Psoriasis, aber keinen Diabetes aufweist, spricht gegen die u. a. seitens v. BERGMANNS (1932) und seines Schülers B. KUGELMANN (1931) vertretene Auffassung, daß die Zuckerkrankheit und die Fettsucht Äußerungen ein und derselben Erbanlage seien.

FR. CURTIUS (1936), der, wie schon manche älteren Autoren (GUINON und SOUQUES, AUERBACH, CHARCOT, NAUNYN u. a.) auf die engen Beziehungen des pathologischen Kohlehydratstoffwechsels zu nervösen Störungen aufmerksam macht, hat allerdings in einer von A. v. MENTZINGEN aufgenommenen Sippentafel Verhältnisse dargestellt, die das alternierende Auftreten von Fettsucht und Diabetes zu beweisen scheinen, wogegen dies von dem weiter unten besprochenen Stammbaum nach KUGELMANN mit weit weniger Recht zu sagen ist.

Wir haben dort den seltenen Fall vor uns, daß von den 15 Kindern eines Vaters mit „Arthritis" und einer allem nach erblich fettsüchtigen Mutter 4 diabetisch und 4 fettsüchtig sind, wobei sich indessen die beiden Stoffwechselkrankheiten nur einmal in einer Person vereint finden. Das Auffällige jedoch ist, daß von den bloß zuckerkranken, d. h. nicht fettsüchtigen Kindern dieses übrigens noch vielfältig neuropathisch belasteten Ehepaars zum Teil wieder fettsüchtige Nachkommen erzeugt wurden. Man könnte demnach die Polyphänie einer Anlage zu gestörtem Kohlehydratstoffwechsel annehmen; viel näher liegt es meines Erachtens aber, die beiden Eltern jener kinderreichen Geschwisterschaft als Heterozygoten hinsichtlich Diabetes mellitus aufzufassen, um so mehr, als die Zahl ihrer diabetischen Kinder ungefähr ein Viertel beträgt. Mit einer solchen Annahme einfacher Recessivität würde auch das Freibleiben sämtlicher 17 direkt mit Zuckerkrankheit belasteten Enkel erklärlicher werden. Etwaige Fettsuchtsanlagen könnten bei den diesbezüglich freien Diabetikern infolge gerade dieser Krankheit latent geblieben sein.

Bei einer weiteren Sippentafel von FR. CURTIUS, welche die Affinität von Diabetes mellitus und Neuropathie im weitesten Sinne beweisen soll, handelt es sich um die Verbindung eines einzig als „zuckerkrank“ gekennzeichneten Vaters mit einer mehrfach nervös belasteten Ekzematikerin, so daß es nicht weiter verwundert, daß innerhalb der daraus hervorgegangenen 10-köpfigen Geschwisterschaft auch die 4 diabetischen Kinder zum Teil Psychopathen wurden; sie sind jedoch augenscheinlich keineswegs nervös minderwertiger als ihre nicht diabetisch gewordenen Geschwister (s. Abb. 30).

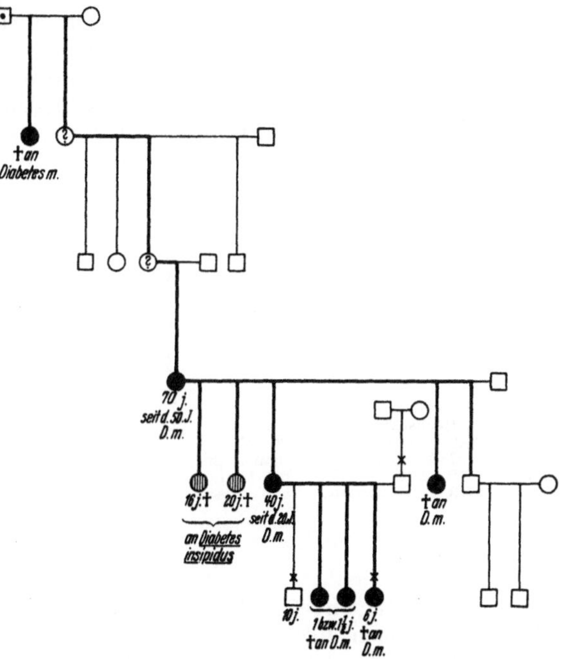

Abb. 31. Sippentafel mit wahrscheinlich unterbrochener Dominanz eines stark anteponierenden Diabetes mellitus. (Nach P. J. CAMMIDGE, 1928.)

Leider läßt sich infolge völligen Fehlens von Altersangaben in dieser Sippe nicht beurteilen, ob aus dem Freibleiben der insgesamt 7 Kinder der Zuckerkranken ein Schluß auf die mutmaßliche Recessivität der Anlage gezogen werden muß; aus der Behaftung mit *chronischem Ekzem* geht die Heterozygotie der Mutter der 4 diabetischen Geschwister noch keineswegs hervor, da Diabetiker zwar auffallend häufig, aber durchaus nicht immer allergisch disponierte Kinder haben.

Angesichts der Erfahrungen über die gar nicht seltene teilweise oder selbst „absolute“ Diskordanz eineiiger Zwillinge bezüglich Diabetes mellitus steht zu erwarten, daß in manchen Fällen von tatsächlicher Dominanz diese letztere öfters unterbrochen wird, zumal wenn die Glieder mittlerer Generationen vor Erreichung des 5. oder 6. Jahrzehnts gestorben sind. Entsprechende Daten sind unerläßlich. Fehlen sie, wie in obigem Stammbaum (Abb. 31) nach CAMMIDGE (1928), so bleiben wir über den Erbgang im Ungewissen.

Dies ist z. B. der Fall bei jenem Stammbaum 4 von F. STEINER (1936), in welchem zwei Halbschwestern, deren Alter ebensowenig bekanntgegeben wird wie dasjenige ihrer gemeinsamen Mutter, diabetische Kinder erzeugten.

Ferner auch in der kinderreichen Sippentafel von S. KENNEDY (1931), die trotz genauerer Angaben keine sichere Deutung in bezug auf den Erbgang zuläßt, aber gerade deswegen eine Erwähnung verdient. Sie umfaßt die Nachkommenschaft dreier alt bis hochbetagt verstorbener Geschwister, die selbst frei vom Merkmal geblieben sein sollen, aber zusammen 8 diabetische Kinder und 2 ebensolche Enkel hatten, wie folgt: Der *Bruder A.*, der 81 jährig starb, hatte von seiner 75 Jahre alt gewordenen Frau unter 5 Kindern eines, das mit 45 Jahren zuckerkrank wurde. Die *Schwester B.*, ebenfalls 81 jährig gestorben, hatte mit einem 68 Jahre alt gewordenen Mann 8 Kinder, worunter 2 Altersdiabetiker, und die *Schwester C.*, die 71 jährig und deren Mann 61 jährig starb, hatte unter 11 Kindern 5 im 5.—6. Jahrzehnt an Diabetes mellitus erkrankte, von denen das älteste wieder 2 um etwa das 40. Jahr herum diabetisch gewordene Söhne hatte, während ein anderes 13 Kinder im Alter von 51—26 Jahren besitzt, die alle noch frei von Zuckerkrankheit geblieben sein sollen.

Ob wir es hier auch mit einem *dominanten* Diabetes zu tun haben, was immerhin am wahrscheinlichsten ist, wird erst die weitere Verfolgung der Schicksale dieser Sippe lehren.

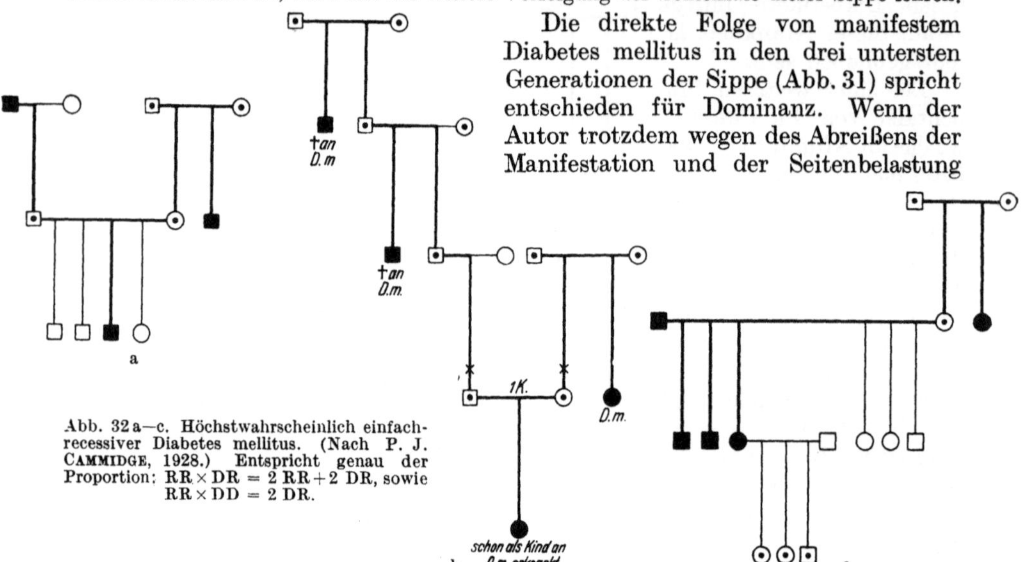

Abb. 32a—c. Höchstwahrscheinlich einfach-recessiver Diabetes mellitus. (Nach P. J. CAMMIDGE, 1928.) Entspricht genau der Proportion: RR × DR = 2 RR + 2 DR, sowie RR × DD = 2 DR.

Die direkte Folge von manifestem Diabetes mellitus in den drei untersten Generationen der Sippe (Abb. 31) spricht entschieden für Dominanz. Wenn der Autor trotzdem wegen des Abreißens der Manifestation und der Seitenbelastung in den oberen Linien einfache Recessivität vermutet, so wohl nur deshalb, weil er von einigen Beobachtungen beeindruckt war, die zum Teil geradezu schematisch mit den entsprechenden MENDELschen Durchschnittsproportionen übereinstimmen (vgl. Abb. 32a—c).

Damit sind wir zur Erörterung des *einfach-recessiven Erbgangs beim Diabetes mellitus* gelangt, für welchen sich noch weit mehr Anhaltspunkte finden als für den einfach-dominanten, der nur vereinzelt mit der nötigen Sicherheit zu belegen und rassenhygienisch von verhältnismäßig geringer Bedeutung ist.

CAMMIDGE gelangte von Kreuzungsversuchen[1] mit zwei weißen Mäuserassen, von denen die eine homozygotisch hinsichtlich des hohen Blutzuckergehaltes von 116/120 mg-%, die andere mit einem solchen von etwa 85 mg-% normal war, zur Auffassung, daß der menschliche Diabetes mellitus sich gleich wie diese beiden genau einfach-recessiv mendelnden Merkmale vererben könnte. Dieser Schluß erscheint freilich insofern nicht ohne weiteres berechtigt, da es sich hier ja um zwei konstante physiologische Eigentümlichkeiten, dort jedoch um einen schwer krankhaften Defekt einer der wichtigsten Regulationen des Organismus handelt. Dessen ungeachtet war der *Kliniker* CAMMIDGE, wie wir sehen werden, auf dem richtigen Wege, den für die Zuckerkrankheit weitaus wichtigsten Erbgang herauszufinden. Wäre es doch fraglos recht gezwungen, in obigen drei Stammbäumen statt einfacher Recessivität eine unregelmäßige Dominanz anzunehmen.

[1] J. Genet. XVI, 387 (1926).

Schon 5 Jahre zuvor war es W. WEILAND aufgefallen, daß in einem seiner Fälle von Diabetes juvenilis eine sogar doppelte elterliche Blutsverwandtschaft sowie eine Seitenbelastung durch einen aus einer anderen Diabetikerfamilie stammenden zuckerkranken Onkel vorlag. Auch dieser Autor deutete seine seither nirgends mehr beachtete Beobachtung bereits im Sinne einfacher Recessivität.

Bei *infantilem Diabetes* pflegen auch, wenn er gehäuft auftritt, wie in der folgenden von LANGACKER (1911) in Norwegen beobachteten Familie, die Eltern zumeist frei vom Merkmal sowie auch bemerkenswerterweise frei von anderen Erscheinungen des sog. Neuroarthritismus zu bleiben. Gelegentlich kommt es zwar vor, daß der Vater oder die Mutter solcher Kinder nach Jahrzehnten doch noch zuckerkrank wird, was dann nicht etwa auf echte Dominanz, sondern auf eine RR × DR-Verbindung schließen läßt. v. NOORDEN sowie LABBÉ, die mehrere derartige Fälle sahen, haben sie in ersterem Sinne unrichtig gedeutet. Nicht genug kann der Laienmeinung entgegengetreten werden, daß das Risiko der Erzeugung erbkranken Nachwuchses vor der Manifestation des betreffenden Leidens bei den Eltern geringer sei, als nachher. Die auffällige Häufung des kindlichen Diabetes in beistehender Sippentafel macht die latente Homozygotie eines der beiden Eltern wahrscheinlich. Früher würde man die rasche Aufeinanderfolge dieser Todesfälle auf eine vermeintliche Infektiosität des Diabetes mellitus bezogen haben.

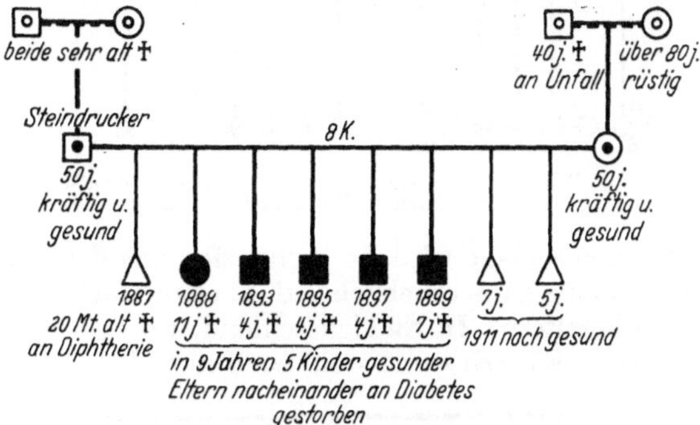

Abb. 33. Ehe gesunder, scheinbar unbelasteter Eltern, aus der nacheinander 5 Kinder zwischen 4 und 11 Jahren an Zuckerkrankheit starben. (Nach LANGACKER, 1911.)

Hatten wir es in dem kleinen Stammbaum nach WEILAND mit einer Vetternehe II. Grades seitens der als mutmaßliche Heterozygoten zu betrachtenden Probandeneltern zu tun, so mit einer solchen I. Grades in der von AOYAMA (1932) in Japan beschriebenen und in der Stammbaumsammlung über die dortigen Erbkrankheiten von T. KOMAI (1934) dargestellten Sippentafel, die wegen der seltenen Komplikation in Form einer *primären Linsentrübung* beistehend wiedergegeben sei. Der auffallende Umstand, daß nicht weniger als 7 von den 13 aus einer Vetternehe hervorgegangenen Geschwistern diabetisch gewesen sein sollen, legt die Vermutung nahe, es sei eines der beiden Eltern homozygot, d. h. manifest zuckerkrank gewesen.

Frühzeitige Starbildung mit nachfolgendem Diabetes ist schon von E. GALLUS (1920) beschrieben worden. Es sollte künftig stets an ein derartiges Vorkommen gedacht werden, ist doch die Korrelation eines Diabetes mellitus mit einem sich auf ein *ektodermales* Derivat beziehenden *Präsenilismus* geeignet, Licht auf die noch so unbefriedigende Pathogenese der Zuckerkrankheit zu werfen (HANHART 1939).

Leider besitzen wir noch keine Übersetzung der Originalarbeit AOYAMAs in einer europäischen Sprache.

Auch jene schon oben erwähnten diabetischen Geschwister mit FRIEDREICHscher Ataxie, deren Sippe von CURTIUS, STÖRRING und SCHÖNBERG (1935) untersucht wurde, stammen aus einer Ehe von Geschwisterkindern.

F. STEINER (1936) fand bei genauer Prüfung der Abstammungsverhältnisse von 123 Zuckerkranken nur eine einzige elterliche Vetternehe I. Grades und meinte, daß damit nicht einmal der deutsche Durchschnitt von etwas unter

1% erreicht sei. Da nun seine Fälle aus der Klinik von F. UMBER zumeist Berliner oder doch Preußen gewesen sein dürften und der freilich erst neuerdings von F. LENZ (1938) für Preußen angegebene Hundertsatz für „nahe Verwandtenehen“ — also nicht einmal bloß für Vetternehen I. Grades — auf nur rund

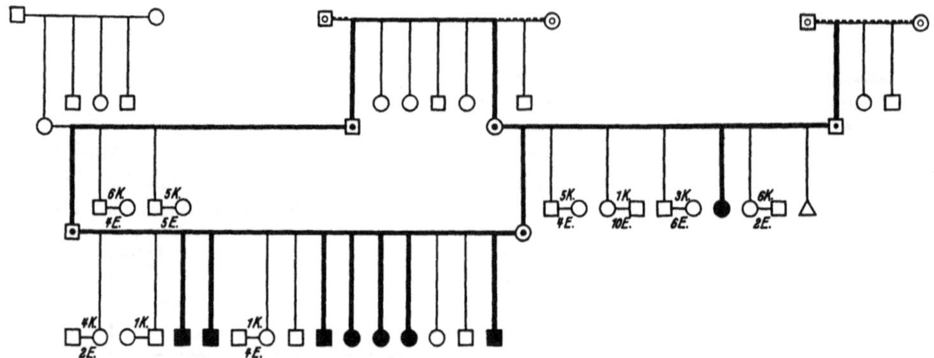

Abb. 34. Wahrscheinlich einfach-recessiver Diabetes mellitus, verbunden mit *primärer Starbildung.* K = Kinder E = Enkel. (Nach AOYAMA aus T. KOMAI, 1934.)

0,1% veranschlagt wird, so ergibt sich aus den von STEINER bestimmten 0,8% dennoch eine ganz erhebliche, d. h. etwa 8fache Mehrfrequenz für die Ehen von Diabetikereltern. In Süddeutschland, wo es nicht wenige Gebiete relativer Inzucht gibt, wäre STEINER wohl noch zu viel auffälligeren Ergebnissen hinsichtlich

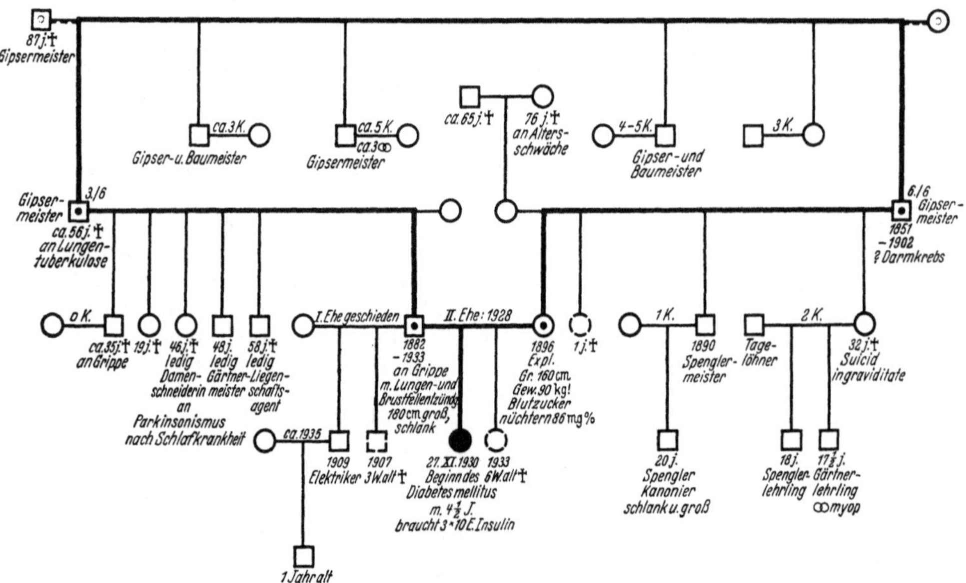

Abb. 35. Kindlicher Diabetes mellitus aus Vetternehe 1. Grades. (Eigene Beobachtung.)

der Häufigkeit und damit zweifellos hohen Bedeutung der Verwandtenehen für die Manifestation des Diabetes mellitus gelangt.

Die systematische Erforschung der Diabetikerfamilien in der *Schweiz* ergab eine *recht beträchtliche Häufigkeit von elterlicher Konsanguinität*, und zwar vor allem bei jugendlichen Zuckerkranken (E. HANHART 1939). Es stellte sich dabei heraus, daß über die Hälfte der Basler Fälle aus einigen nahe beieinanderliegenden, vom Verkehr abgelegenen Gemeinden des benachbarten Staates

Baden stammten. Wie wenig man sich auf Einträge in Krankengeschichten selbst gut geführter Kliniken verlassen kann, zeigt folgende Beobachtung:

Hier hatte es die Mutter den Spitalärzten verhehlt, daß sie und ihr Mann so nahe „ins Blut geheiratet“ hätten! Anhänger der Meinung, daß die Zuckerkrankheit und Fettsucht miteinander alternieren, würden die vorwiegend endogene Fettsucht dieser Frau als Äußerung derselben, zu Diabetes mellitus führenden Anlage gehalten und deren Dominanz angenommen haben; die elterliche Blutsverwandtschaft läßt die Recessivität jedoch als viel näherliegend erscheinen, womit freilich die Homozygotie der Mutter noch nicht ausgeschlossen ist. Als — wie wir sehen werden — typisch ist der *Suicid*fall bei einer Muttersschwester hervorzuheben; auch der postencephalitische Parkinsonismus einer Vatersschwester ist vielleicht nicht zufällig. Die weitere Verfolgung derartiger an sich noch nicht viel beweisender Sippentafeln wird mit der Zeit völlige Sicherheit hinsichtlich des Erbganges verschaffen (s. Abb. 35).

Sehr für Recessivität spricht auch, wenn Geschwister, die selbst frei vom Merkmal sind, diabetische Kinder aus Ehen mit ebensolchen Partnern erzeugt haben. In Sippschaftstafel III von F. STEINER (1936) hatte die eine von zwei Halbschwestern 2 zuckerkranke Töchter und die andere einen gleichbehafteten Sohn. In beistehender von mir untersuchten Sippe aus der Basler Landschaft ist das älteste von den 4 Kindern einer 44jährigen Frau nach klinischer Diagnose im Alter von 16 Jahren an Coma diabeticum gestorben und das zweite der beiden

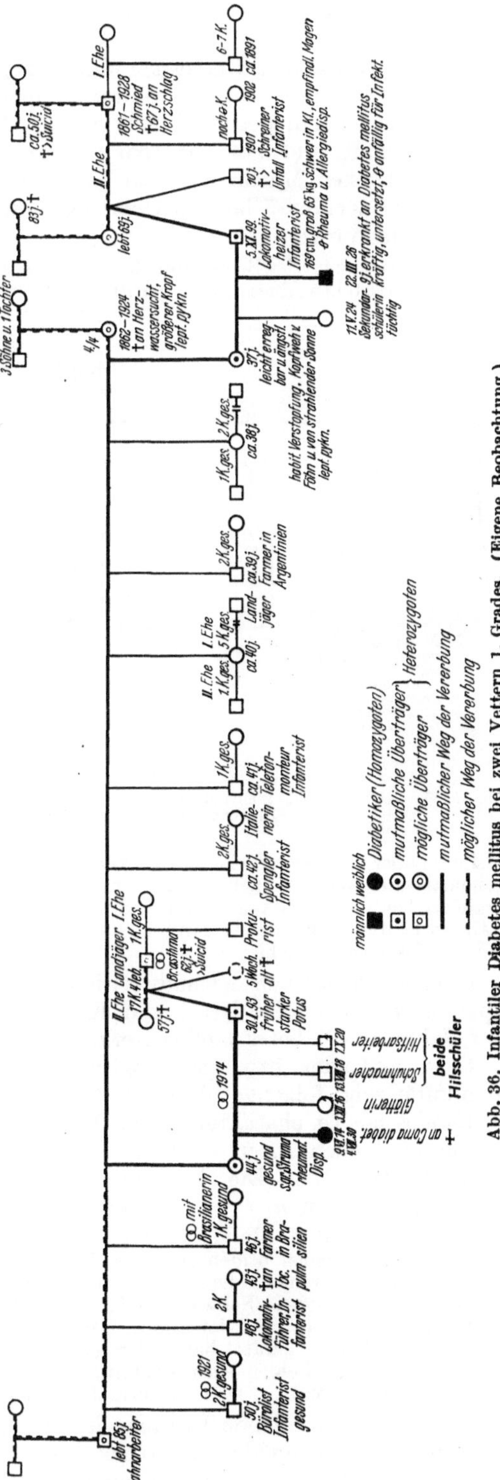

Abb. 36. Infantiler Diabetes mellitus bei zwei Vettern 1. Grades. (Eigene Beobachtung.)

Kinder ihrer 37jährigen Schwester seit dem 9. Jahr an Diabetes mellitus erkrankt (s. Abb. 36).

Beide jugendlichen Diabetiker dieser Sippe sind väterlicherseits, der eine durch den Großvater, der andere durch einen Urgroßvater mit *Suicid* belastet. Das Herausmendeln des Merkmals erfolgte hier ohne nähere elterliche Blutsverwandtschaft, und zwar offenbar nur deswegen, weil die beiden mutmaßlich heterozygotischen Mütter einer so kinderreichen Geschwisterschaft angehören, in welcher ungefähr 5 latente Überträger einer recessiven Diabetesanlage vorhanden sein dürften.

Daß der Grund für den Selbstmord des Großvaters schwerstes *Bronchialasthma* war, spricht im Sinne des Bestehens eines neuro-arthritischen Terrains auch in dieser zugeheirateten Familie.

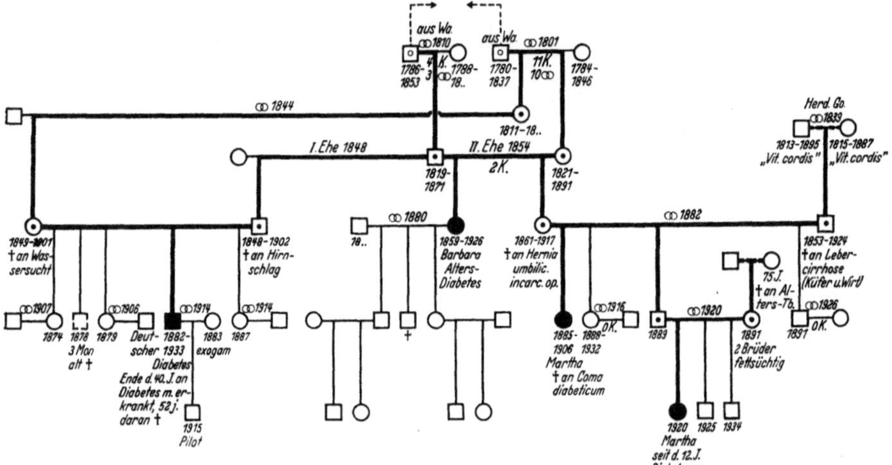

Abb. 37. Vierfache, zum Teil ineinandergreifende Seitenbelastung mit Diabetes mellitus in einer Sippe ohne Blutsverwandtenehen. (Nach E. Hanhart, 1939.)

Es sei aber an dieser Stelle ausdrücklich betont, daß Vergesellschaftungen von Asthma bronchiale mit Diabetes mellitus nach meiner Erfahrung nicht häufig vorkommen. Man vergleiche hierüber die Statistik von N. Swern (1931) aus Philadelphia, der unter 4000 Asthmatikern bloß 6 Zuckerkranke fand, so daß er sogar von einem gegenseitigen Ausschließen beider Affektionen spricht.

In einer wieder aus der südwestlichen Dreiländerecke Badens stammenden Sippe waren ebenfalls Vetter und Kusine, aber erst anfangs der 40er bzw. 50er Jahre an Diabetes mellitus erkrankt.

Trotz fehlender bzw. genealogisch nicht nachweisbarer elterlicher Konsanguinität zeigt folgende Sippe aus einem relativen Inzuchtgebiet des Züricher Oberlandes höchst charakteristische Verhältnisse bezüglich der Seitenbelastung der im kindlichen Alter an Diabetes mellitus erkrankten Probandin (rechts unten in Abb. 37). Die kirchenbuchmäßig festgestellten Verwandtschaftsbeziehungen muten hier wie ein seltenes Experiment der Natur an:

Da der 1819—1871 lebende Urgroßvater aus seiner zweiten Ehe eine zuckerkranke Tochter und von seinen beiden gesunden Kindern zwei diabetische Enkel und außerdem eine zuckerkranke Urenkelin hatte, liegt die Annahme nahe, sowohl er als seine zweite Frau und deren 1811 geborene Schwester seien Heterozygoten für Diabetes mellitus gewesen. Stellt sich doch heraus, daß der Sohn, 1848—1902, wenn auch nicht ins Blut, so doch in die Verwandtschaft geheiratet hat, indem er die Nichte seiner Stiefmutter zur Frau nahm.

Das einstweilige Fehlen einer Erklärung für die Belastung der beiden zugeheirateten Ehepartner, geb. 1853 bzw. 1891, beeinträchtigt den Wert obigen Stammbaums keineswegs.

Die überaus auffallende Tatsache des in dieser Sippe von Generation zu Generation ungefähr gleichmäßigen Vorrückens des Erkrankungsalters, so daß wir zuerst einen Altersdiabetes, dann einen mit etwa 40 Jahren erkrankten, darauf einen juvenilen und schließlich einen infantilen Fall vor uns haben, ist kaum anders als im Sinne des immer noch umstrittenen Phänomens der *Anteposition*, zu verstehen, welche hier kaum als statistischer Trugschluß abgetan werden kann.

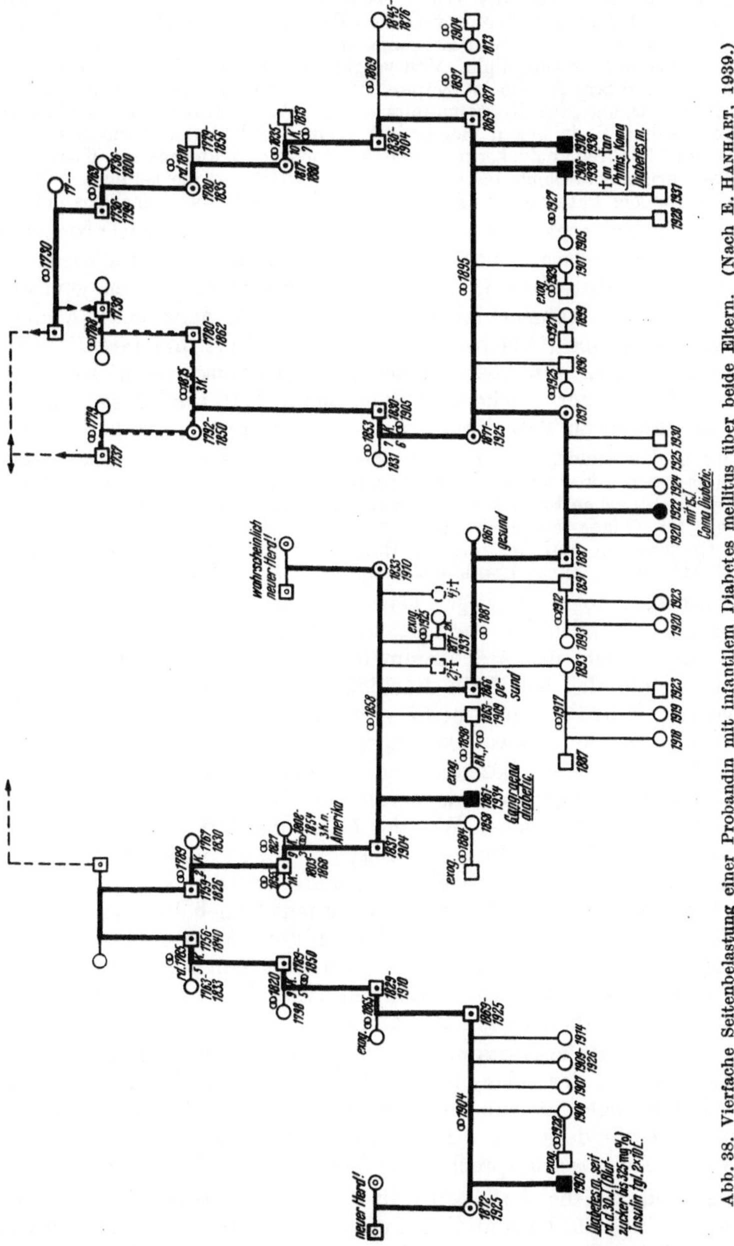

Abb. 38. Vierfache Seitenbelastung einer Probandin mit infantilem Diabetes mellitus über beide Eltern. (Nach E. HANHART, 1939.)

Auch in der nächsten, aus einem relativen Inzuchtgebiet des Kt. Bern gewonnenen Sippentafel, in der sich die mutmaßliche Heterozygotie bei beiden Eltern der mit 15 Jahren an Diabetes mellitus erkrankten Probandin ohne weiteres aus deren gleichartiger Belastung erklärt, ist das Erkrankungsalter innerhalb dreier Generationen immer tiefer gerückt (s. Abb. 38).

Die Eltern der beiden im Spital an den Folgen schweren Diabetes juvenilis verstorbenen Onkel der Probandin scheinen im IV.—V. kanonischen Grade konsanguin gewesen zu sein, was sich — wie durch die beiden Pfeile in der Tafel angedeutet sei — genealogisch wahrscheinlich machen, jedoch nicht völlig sicherstellen ließ.

Die etwas entfernte Verwandtschaft zwischen dem Großonkel der Probandin und dem ganz links auf der Tafel verzeichneten juvenilen Diabetiker bedeutet für den, der die Eigentümlichkeiten des einfach-recessiven Erbgangs kennt, schon einen recht wichtigen Hinweis auf eine gemeinsame Belastungslinie. Man vergleiche hiezu die Sippentafeln von HANHART betreffend die hereditäre Ataxie im Kapitel über die Mutationen beim Menschen (Bd. I) und hüte sich davor, derartige Konsanguinitäten III.—VI. Grades für unerheblich zu halten.

So zeigte sich z. B. in einem meiner hier nicht abgebildeten Stammbäume, daß der Vater eines mit 14 Jahren an Zuckerkrankheit verstorbenen Mädchens eine Kusine II. Grades hatte, die 24jährig einem Coma diabeticum erlag. Auffällig ist hierbei noch, wie die gerade um 20 Jahre jüngere Patientin etwa 10 Jahre früher an Diabetes mellitus erkrankte.

In einer früher sogar als selbständige Republik in sich abgeschlossenen Schwyzer Gemeinde lassen sich die aus den ärztlichen Todesbescheinigungen zu erhebenden Diabetesfälle in zwei Sippen gruppieren, deren genealogischer Zusammenhang sehr wahrscheinlich, aber nicht mehr ganz sicher nachzuweisen ist. Die größere Sippe (G II in Abb. 39) enthält links drei *juvenile* und rechts drei *Altersdiabetiker*, außerdem bemerkenswerterweise einen Fall von bloß temporär aufgetretener Zuckerkrankheit beim Halbbruder (s. links außen) jenes mit 35 Jahren an Tuberkulose verstorbenen Merkmalsträgers, 1863—1898.

Daß der noch gesunde, 71jährige, aus derselben Vetternehe III. Grades stammende Bruder des letzteren mit einer im V. kanonischen Grade blutsverwandten Frau, geb. 1868, wieder einen diabetischen Sohn hat, der in den 20er Jahren erkrankte, ist an sich schon recht typisch für einfach-recessiven Erbgang. Ebenso, daß die Mutter einer 55jährig verstorbenen Diabetikerin (auf der rechten Hälfte der Tafel Abb. 39) einen Vetter hatte, der mit 63 Jahren der Zuckerkrankheit erlag.

Hier war es zufolge günstiger genealogischer Quellen möglich, sämtliche Belastungslinien mindestens einfach, zum Teil sogar vierfach auf ein etwa 1620 kopuliertes, gemeinsames Stammelternpaar zurückzuführen; weitaus die meisten davon münden bereits in die 1652 geschlossene Ehe des mutmaßlichen Heterozygoten, geb. 1627, und nicht weniger als 5 in diejenige seines Sohnes, geb. 1675, also in eine etwa 1700 eingegangene Ehe ein. Gerade die auf der Tafel durch Strichelung[1] bezeichneten vielfältigen Möglichkeiten der Übertragung einer heterozygoten Anlage erhöhen die Wahrscheinlichkeit, daß jeweils eine davon den wirklichen Weg der Belastung darstellt und diese von einer autochthon entstandenen Mutation ausgeht. Nach unseren Erhebungen ist der Diabetes mellitus in jenem Teile der Innerschweiz sonst nicht so verbreitet, daß ein Hineinspielen von Belastungen seitens zugeheirateter Personen unbedingt für näherliegend erachtet werden müßte. Auch spricht die Tatsache, daß wir an anderen Orten mit weniger stark konsanguiner Bevölkerung ganz ähnliche Verhältnisse nachweisen konnten (vgl. die beiden nächsten Sippen) stark für die Richtigkeit obiger Annahme.

Der linkerseits auf der Abstammungstafel Abb. 39 verzeichnete Fall eines bloß *temporären Diabetes*, der schon nach mäßiger Diäteinhaltung verschwand, ist nach den Erfahrungen an eineiigen Zwillingen als auf Homozygotie beruhend aufzufassen, ebenso derjenige auf der linken Seite der folgenden Diabetikersippe aus dem französisch sprechenden Teil des Mittelwallis (s. Abb. 40).

Entscheidend für die Auffassung im Sinne monohybrider Recessivität ist hier nicht etwa bloß der Umstand, daß die beiden rechts stehenden Geschwisterschaften mit infantilem bzw. juvenilem Diabetes mellitus Eltern haben, die im IV. Grade blutsverwandt sind, vielmehr daß sich diese beiden Konsanguini-

[1] Diese neben durchgezogenen Linien angebrachten Strichelungen bedeuten also verschiedene Möglichkeiten der Übertragung der angenommenen einfach-recessiven Erbanlage. Die betreffenden Linien sind sämtlich *genealogisch gesichert!*

täten auf dasselbe Ahnenpaar, kopuliert 1752, beziehen und daß dieses auch die drei übrigen Familien mit Diabetikern, wenn auch nur über jeweils einen

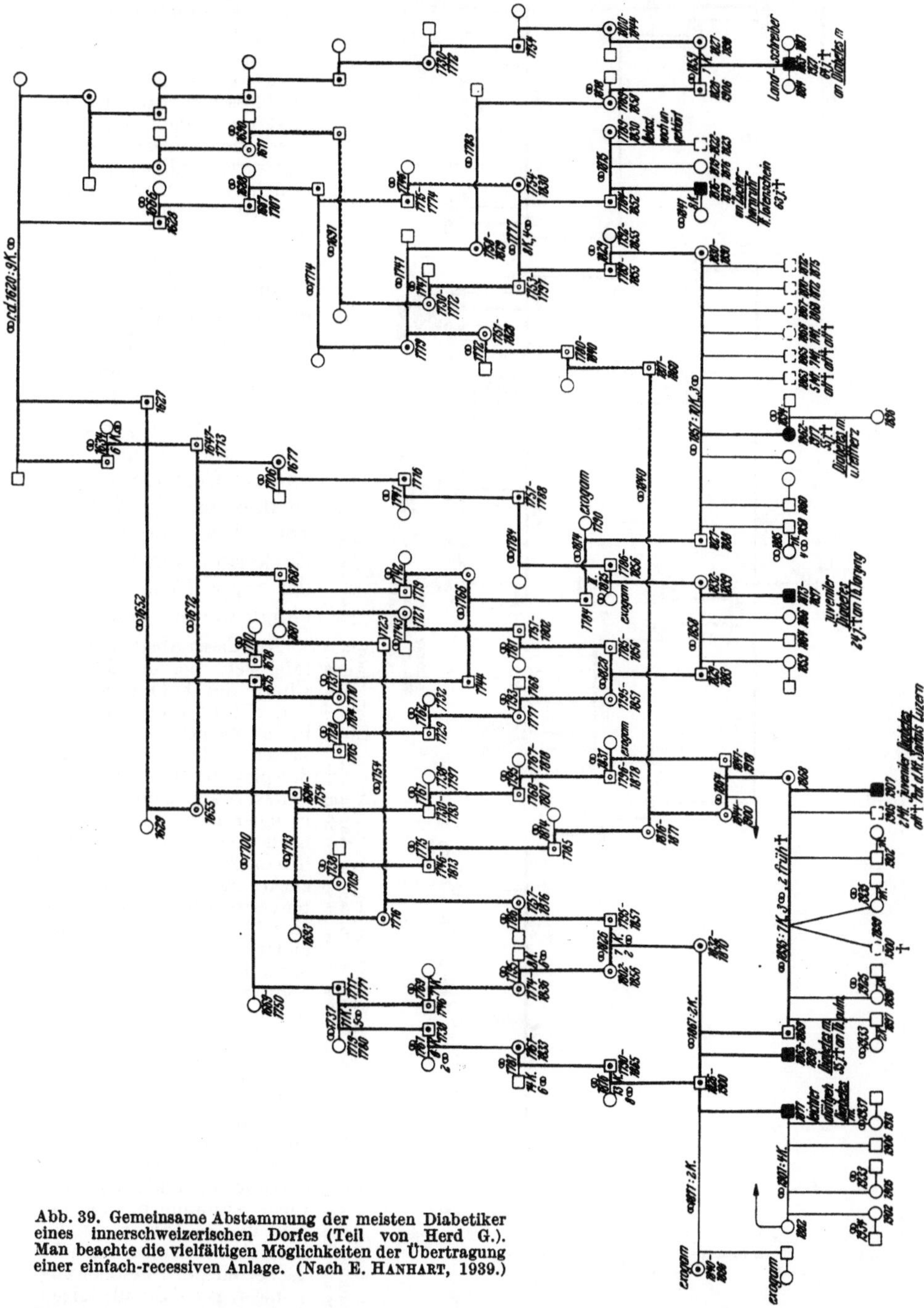

Abb. 39. Gemeinsame Abstammung der meisten Diabetiker eines innerschweizerischen Dorfes (Teil von Herd G.). Man beachte die vielfältigen Möglichkeiten der Übertragung einer einfach-recessiven Anlage. (Nach E. HANHART, 1939.)

Elter belastet. Bemerkenswert ist weiter, daß der Altersdiabetiker (links von der Mitte der Tafel) der Vetter des Vaters eines schon mit 19 Jahren an Coma diabeticum verstorbenen Patienten ist.

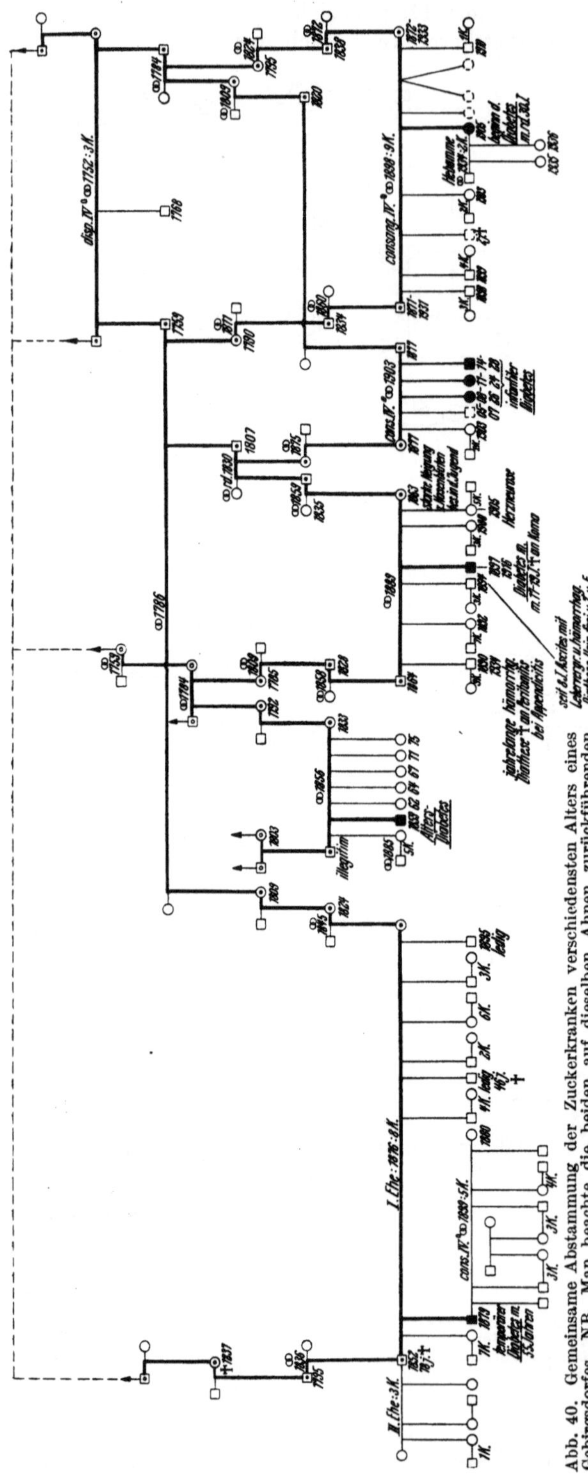

Abb. 40. Gemeinsame Abstammung der Zuckerkranken verschiedensten Alters eines Gebirgsdorfes. NB. Man beachte die beiden auf dieselben Ahnen zurückführenden Vetternehen III. Grades (= Konsanguinitäten IV. Grades). (Nach E. HANHART, 1939.)

Die auf der Zeichnung angebrachten Strichelungen und Pfeile sollen andeuten, daß an Hand weiter zurückreichender Kirchenbücher wohl auch hier der Nachweis eines vollkommen in sich geschlossenen Konsanguinitätskreises und damit des Zusammenlaufens sämtlicher Heterozygotenlinien in einem gemeinsamen Stammelternpaar zu erbringen gewesen wäre.

Gleiches gilt für die ähnliche Verhältnisse zeigende nächste Diabetikersippe aus einem Inzuchtgebiet der Nordschweiz, das in den letzten 3 Generationen schon eine stärkere Zuwanderung aus anderen Gegenden erfuhr, so daß nur ein Teil der von dort stammenden Zuckerkranken in folgender Sippe (Abb. 41) vereinigt werden konnte.

Aus dieser Abstammungstafel geht hervor, daß die Eltern des 1925 geborenen und mit 10 Jahren an Diabetes mellitus erkrankten Patienten des Züricher Kinderspitals im III.—IV. Grade blutsverwandt sind, und zwar in einer Aszendenzlinie, die noch zwei weitere im jugendlichen bzw. im mittleren Alter zuckerkrank gewordene Seitenverwandte belastet; die eine davon ist die Tante, der andere ein Vetter II. Grades unserer Probandenmutter. Sehr wichtig ist, daß die mütterliche Aszendenzlinie dieses letzteren, mit 20 Jahren an Coma diabeticum verstorbenen Kranken 6 Generationen höher zu demselben Ahnenpaar, kop. 1714, hinaufführt, von welchem sämtliche 5 übrigen Diabetesfälle der Sippe in mindestens einer Linie abstammen. Es beruht dies in Anbetracht der nurmehr mäßigen Inzucht der betreffenden Bevölkerung keineswegs auf Zufall; zeigen doch die beiden mittleren der auf dieses gemeinsame Ahnenpaar zurückführenden

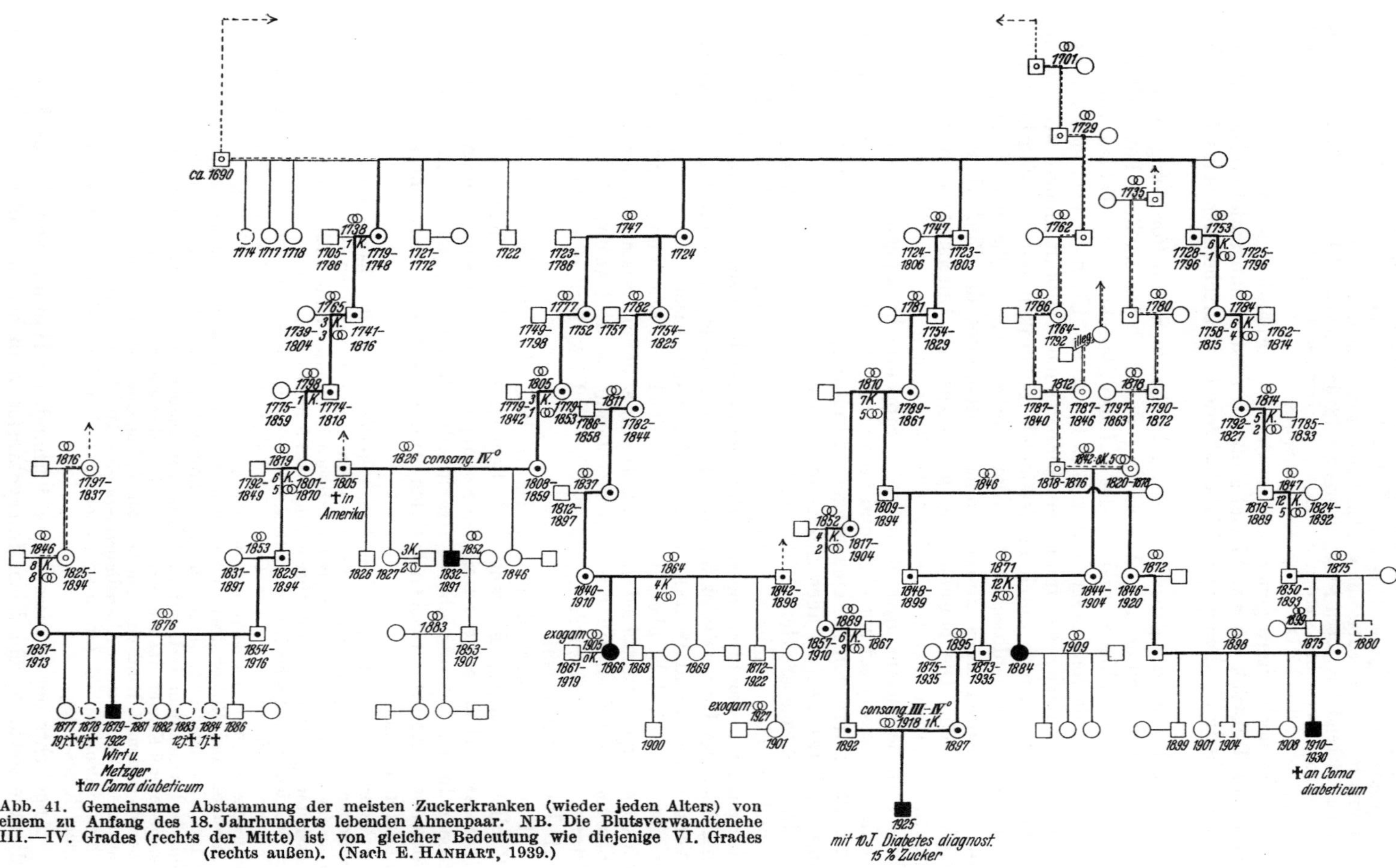

Abb. 41. Gemeinsame Abstammung der meisten Zuckerkranken (wieder jeden Alters) von einem zu Anfang des 18. Jahrhunderts lebenden Ahnenpaar. NB. Die Blutsverwandtenehe III.—IV. Grades (rechts der Mitte) ist von gleicher Bedeutung wie diejenige VI. Grades (rechts außen). (Nach E. HANHART, 1939.)

Abstammungslinien je eine Verzweigung in der 2. bzw. 4. Nachkommenreihe, so daß die vorliegende Belastungsverteilung kaum anders denn im Sinne einer Aufspaltung nach dem Mendelschen Gesetz aufgefaßt werden kann, ganz abgesehen davon, daß gerade 4 von den 8 überlebenden Kindern jenes anfangs des 18. Jahrhunderts lebenden Ahnenpaares als Heterozygoten betrachtet werden müssen, was der Durchschnittsproportion aus der Kreuzung DR×DD = 2 DD+2 RD zufällig genau entspricht.

Wären noch ältere genealogische Quellen vorhanden, so würde sich diese Sippe als Teilstück einer wohl viel größeren Abstammungstafel ergeben haben, ähnlich wie dies in dem großen Diabetesherde G. wahrscheinlich gemacht werden konnte.

Die sich über die ganze Schweiz erstreckende Sammelforschung Hanharts über die Entstehung und Ausbreitung des Diabetes mellitus hat auffällige regionäre Unterschiede ergeben, die auf das Bestehen bzw. Fehlen von *Diabetesherden* schließen lassen; während z. B. im Kt. Uri noch kein sicherer Fall von juvenilem oder gar infantilem Diabetes mellitus aufzufinden war, ist im benachbarten, jedoch durch konfessionelle Schranken seit drei Jahrhunderten von jenem abgeschlossenen Kt. Glarus eine ganze Reihe von Kindern und jüngeren Leuten eines Blutsverwandtschaftskreises der Zuckerkrankheit zum Opfer gefallen. Die einschlägigen genealogischen Untersuchungen sind noch im Gang, haben aber bereits Verhältnisse ergeben, die wie übrigens noch eine beträchtliche Anzahl unveröffentlichter Sippentafeln nahezu ausschließlich für einfache Recessivität sprechen und öfters sogar die mutmaßliche Heterozygotie fast aller Eltern von Merkmalsträgern durch deren meist kollaterale Belastung mit Diabetes mellitus aller Altersstufen zu erklären erlaubten.

Die nachweisbare Herkunft der meisten Schweizer Diabetesfälle aus ländlichen Inzuchtgebieten macht es verständlich, daß von den bis anfangs 1939 von Hanhart untersuchten Diabetikerfamilien, ausgehend zunächst von den 79 Primärfällen der Universitätskliniken Zürich und Basel, nur 3 auf *Juden* entfallen. Wenn Priesel und Wagner (1929) auf 108 diabetische Kinder in Wien nicht weniger als 30, d. h. über 7mal mehr jüdischer Abstammung fanden, so muß dieser enorme Unterschied größtenteils von äußeren Umständen herrühren, wie dies von den beiden Autoren auch zugestanden wird. Hat doch Joslin in seiner Statistik über 395 zuckerkranke Kinder in USA. bloß einen Prozentsatz von 6,1 Juden angegeben.

Um etwaige Besonderheiten des Diabetes in jüdischen Sippen bezüglich Manifestationsalter, Erbgang und Begleiterscheinungen herauszustellen, hat Hanhart (1939) seine Familienforschungen auch auf seit mehreren Generationen in der Schweiz lebende israelitische Sippen ausgedehnt und dabei u. a. folgende trotz ihres raschen sozialen Aufstieges sehr kinderreiche Sippen aufnehmen können:

7 dort zum Teil erst in hohem Alter erkrankte Diabetiker haben ihrerseits allerdings auffallend viel weniger Kinder als ihre allem nach heterozygoten Geschwister, so daß aus dem fast völligen Fehlen von Manifestationen in direkter Linie noch kein Schluß auf Recessivität gestattet ist, wohl aber daraus, daß 5 ihrer Geschwister ohne selbst zuckerkrank zu werden, diabetische Kinder hatten, zwei davon, indem sie sich mit gleichbelasteten Partnern verheirateten. Diese Geschwister sind zumeist über 70jährig gestorben, ohne klinische Zeichen von Diabetes mellitus zu manifestieren; die Schwester zweier Altersdiabetiker und Mutter dreier im 4. bzw. erst im 7. Jahrzehnt zuckerkrank gewordenen Kinder ist sogar trotz ihres schweren chronischen Alkoholismus, der zu Polyneuritiden führte, bis zu ihrem Tode mit 72 Jahren von Diabetes mellitus verschont geblieben. Dasjenige ihrer 6 Kinder, das mit bereits über 75 Jahre gleicherweise noch frei vom Merkmal ist, aber nach dem 7. Kind eine zeitlang an M. Basedow litt, hat mit einem 66 Jahre alt gewordenen Bruder eines Altersdiabetikers eine Tochter gezeugt, die als Kind kerngesund schien, jedoch mit 15 Jahren an so schwerem Diabetes mellitus erkrankte, daß sie 1910 einem Koma erlag.

Angesichts der in dieser Sippe vorhandenen Häufung von M. Basedow und Migräne sowie verschiedenen Idiosynkrasien muß hervorgehoben werden, daß so gut wie keiner der darin aufgetretenen 16 Diabetiker zugleich auch Träger einer ausgesprochen hyperthyreotischen Konstitution oder einer allergischen Bereitschaft höheren Grades ist; insbesondere geht die reichliche Manifestation schwerer Migräne sehr deutlich auf die von einer zugeheirateten Hemikranikerin eingeschleppte Anlage zurück. Die Erblinien für diese sich dominant vererbenden Anomalien verlaufen sowohl unter sich als auch hinsichtlich des Diabetes so klar getrennt, daß die Annahme eines übergeordneten Faktors im Sinne einer „arthritischen" Veranlagung unnötig erscheint. Damit soll die Möglichkeit einer gewissen Terraingemeinschaft der einschlägigen Partialkonstitutionen nicht geleugnet werden. Sehr auffällig bleibt indessen das *völlige Fehlen echter Gicht* bei den großenteils überernährten, in alcoholicis allerdings nicht unmäßigen Angehörigen dieser zu beträchtlichem Wohlstand gelangten Sippe, sowie deren geringe Behaftung mit Steinleiden und rheumatischen Affektionen.

Auch die (Abb. 42 auf Tafel 1) ostjüdische Sippe hätte kaum zur Konzeption des Begriffes „Arthritismus" Anlaß gegeben, da sich darin nur eine einzige Person mit einer Gelenkerkrankung findet. Die betreffende ist zwar Schwester, Mutter und Großmutter von Diabetikern, scheint aber selbst nicht zuckerkrank geworden zu sein. Daß es 4 von ihren 10 Kindern wurden, läßt sich ebensowenig wie die scheinbare Dominanz in der 3. Generation gegen die Annahme einfacher Recessivität auswerten, die freilich die Heterozygotie der Mutter des mit 15 Jahren an Diabetes mellitus verstorbenen Merkmalsträgers voraussetzt.

Aus dem starken Vorrücken des Erkrankungsalters in den drei aufeinanderfolgenden Generationen darf nicht etwa auf echte Dominanz geschlossen

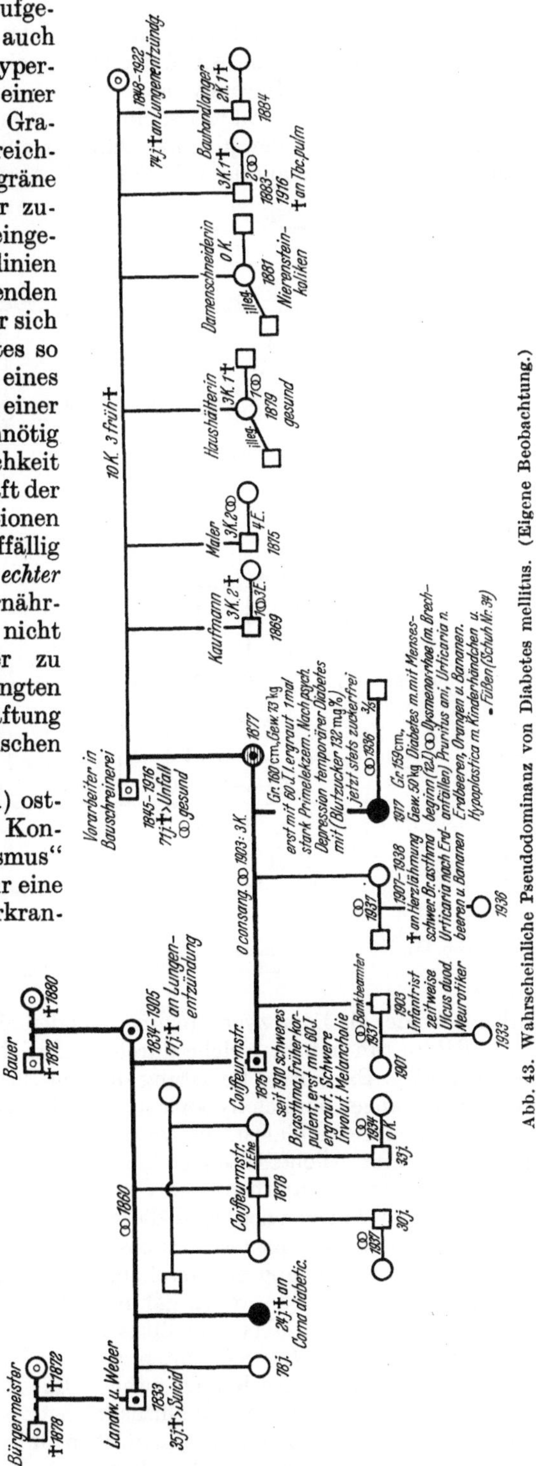

Abb. 43. Wahrscheinliche Pseudodominanz von Diabetes mellitus. (Eigene Beobachtung.)

werden; dagegen spricht die seltene Tatsache, daß einer der Diabetiker dieser Sippe außer seinen zwei ehelichen noch 4 illegitime Kinder von 4 Müttern ganz anderer Herkunft hat, die wie die ersteren bisher frei vom Merkmal blieben, nicht unerheblich für Recessivität.

Klarer liegen die Verhältnisse in vorstehender Sippe aus Süddeutschland (Abb. 43). Hier weist der juvenile Diabetes einer Schwester des bereits 64jährigen Vaters der Probandin auf dessen Heterozygotie hin, so daß wir es in

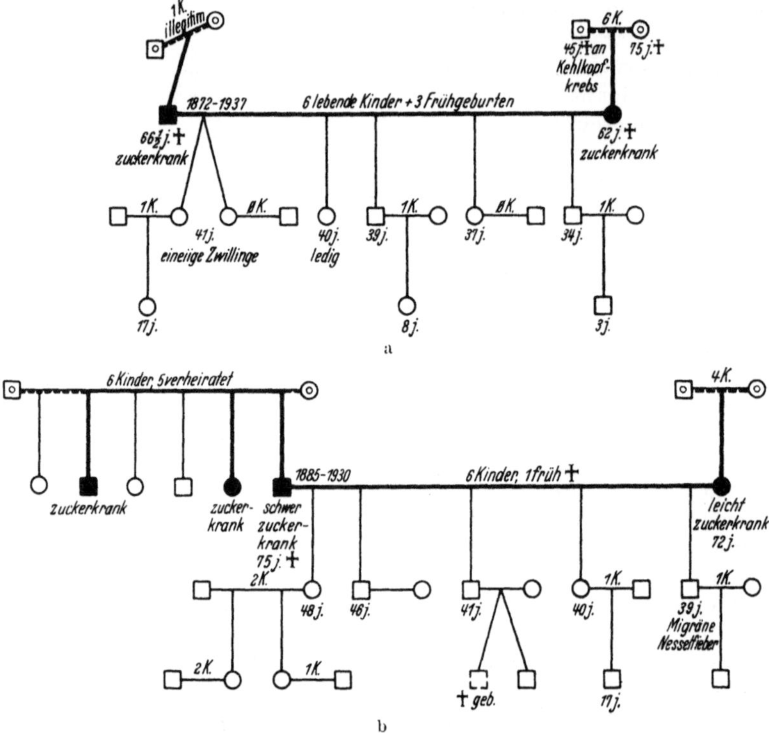

Abb. 44a und b. Zwei Familien mit bisher völligem Freibleiben der direkten Nachkommen sämtlich zuckerkranker Eltern. (Eigene Beobachtung.)

Anbetracht der als homozygot anzunehmenden Mutter mit einer Verbindung von DR × RR zu tun haben, welche durchschnittlich in 50% Homozygoten herausmendeln läßt. Die übrige Belastung der seit ihrem 13. Lebensjahr diabetischen und zugleich ungewöhnlich hypoplastischen Probandin mit *Suicid* des Großvaters und schwerem Bronchialasthma von Vater und Schwester sowie Nierensteinen einer Tante mütterlicherseits ist einigermaßen charakteristisch, aber noch kein Beweis für eine neuroarthritische Grundanlage, aus deren Boden je nach dem Mitwirken von Nebengenen bald dieser, bald jener Bestandteil dieses proteusartigen Anomalienkomplexes herauswüchse.

Nach der Betrachtung mutmaßlicher Verbindungen im Sinne von DR × DR und DR × RR wäre unsere Annahme eines einfach-recessiven Erbgangs der meisten Anlagen zu Diabetes mellitus noch an Familien zu prüfen, welche der *Recessivenkreuzung RR × RR* entsprechen. Das theoretisch zu verlangende 100%ige Befallensein der Kinder zweier Homozygoter kann in Anbetracht der Altersdisposition des Diabetes mellitus höchstens in solchen Geschwisterschaften erwartet werden, die bereits die kritischen Jahrzehnte zwischen 40 und 60 erreicht haben. Die spärlichen Angaben im Schrifttum verraten hierüber leider nichts. PANNHORST (1936), welcher derartige Verbindungen als „direkten konjugalen Diabetes“ bezeichnet, hat aus 14 solcher Ehen mit 48 Kindern anamnestisch 7 diabetische festgestellt. F. STEINER (1936) fand unter 30 Kindern aus 9 Diabetikerehen 9 Zuckerkranke. Da es sich dabei zumeist nicht um infantile Fälle gehandelt haben dürfte, wären sie mit PANNHORST wohl besser als Nachkommen I. Generation zu benennen. Auch die beiden Mitarbeiter JOSLINS PINCUS und WHITE verfügen noch über relativ wenige entsprechende Erfahrungen, so daß die genaue Übereinstimmung beobachteter und erwarteter Diabetiker aus RR × RR Verbindungen noch nicht viel beweist. Endgültigen Aufschluß vermögen uns einzig systematische Blutzuckerbelastungsproben an möglichst sämtlichen Gliedern von im mittleren Alter stehenden Zwillingsserien zu verschaffen. Einstweilen sind aber auch Einzelbeobachtungen an kinderreichen Geschwisterschaften aus Ehen Zuckerkranker interessant, besonders wenn diese, wie die beiden in Abb. 44 dargestellten, überhaupt keine diabetischen Manifestationen zeigten.

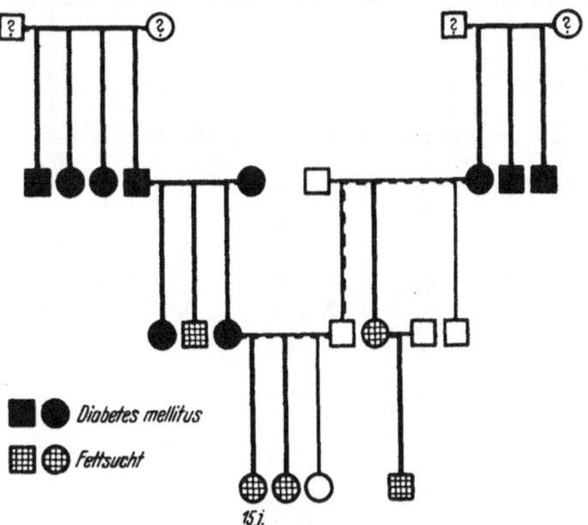

Abb. 45. Scheinbares Alternieren und Vikariieren von Anlagen zu Diabetes mellitus und endogener Fettsucht. (Nach KUGELMANN, 1931.)

So verfrüht es wäre, aus diesen beiden auffälligen Erfahrungen bereits bindende Schlüsse zu ziehen, so ist doch zuzugeben, daß wir jedenfalls auch mit der Möglichkeit der *Heterogenie* einfach recessiver Anlagen zu Diabetes mellitus zu rechnen haben, eine Überlegung, zu der H. LEMSER (1938) schon auf Grund seiner Zwillingsbeobachtungen gedrängt wurde. Bemerkenswert ist, daß die meisten der im Alter zwischen 39 und 48 Jahren stehenden Kinder der diabetischen Eltern in der elsässisch-jüdischen Familie 44b sich bei sehr reichlicher Ernährung wenig körperlich betätigen und dementsprechend *korpulent* geworden sind, ohne daß diese ihre unzweckmäßige Lebensweise zum Ausbruch eines Diabetes mellitus geführt hätte. Ihre vorwiegend exogene Fettleibigkeit als Ausdruck eines latenten Diabetes mellitus aufzufassen, könnte nur derjenige versucht sein, der, wie z. B. KUGELMANN (1931), mit einem einzigen Stammbaum (s. Abb. 45) die Hypothese des Alternierens der Anlagen zu Diabetes und Fettsucht begründen wollte.

Seine aus didaktischen Gründen hier dargestellte Sippentafel paßt insofern gerade zum Thema, als sie auch eine Verbindung zweier homozygot Zuckerkranker enthält, aus welcher bloß zum Teil wieder Diabetiker hervorgegangen sind. Nach dem, was wir über die mannigfachen Manifestationsschwankungen beim Diabetes mellitus erfahren haben, ist dies nicht weiter verwunderlich und das Befallensein des zur Zeit der Untersuchung nicht diabetischen Sohnes mit endogener Fettsucht wohl am ehesten auf das Hineinspielen einer entsprechenden Erbanlage, wie sie ja an sich schon verbreitet genug ist, zurückzuführen.

Eine sehr wichtige, wenn auch bezüglich des Erbgangs noch nicht sicher zu deutende Beobachtung verdanken wir W. FINKE (1930), der vorsichtig genug ist, trotz des Auftretens von Diabetes mellitus in drei Generationen hier noch nicht unbedingt auf Dominanz zu schließen (Abb. 46). Sie lehrt, daß wir die klinisch so gut wie belanglosen Formen des Diabetes erbbiologisch als voll zu werten haben, was nach den Erfahrungen an teilweise diskordanten EZ allerdings selbstverständlich erscheint. Daß hier von den 8 Kindern zweier mit leichtem Altersdiabetes behafteter Eltern nur das jüngste, eine 58jährige verstorbene Tochter, frei vom Merkmal blieb, während die übrigen in mittlerem Alter an offenbar schwerer Zuckerkrankheit gestorben waren, legt die Vermutung nahe, es seien tatsächlich sämtliche dieser Geschwister und ebenso ihre Eltern homozygot hinsichtlich einer recessiven Diabetesanlage gewesen. Dagegen spricht jedoch das Auftreten von Diabetes mellitus bei drei Enkeln, welches immerhin als Pseudodominanz aufgefaßt werden könnte unter der Annahme, daß die beiden Väter derselben zufällig heterozygot für Diabetes mellitus gewesen wären.

Dieser Stammbaum von FINKE gehört ähnlich wie der weiter oben erwähnte von KENNEDY (1931) zu denjenigen, deren fortlaufende Ergänzung besonders lohnend sein wird, über die heute aber noch kein abschließendes Urteil hinsichtlich des Erbgangs erlaubt

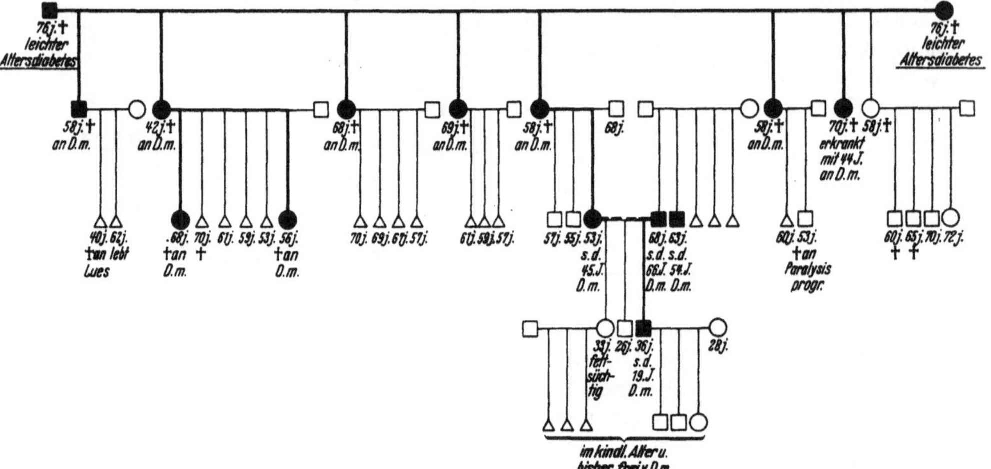

Abb. 46. Wesentlich *früher* beginnende und *schwerere* Zuckerkrankheit bei sieben Kindern zweier Eltern mit leichtem Altersdiabetes. (Nach W. FINKE, 1930.)

ist, während dies bei der Mehrzahl der von HANHART aus Inzuchtgebieten gewonnenen Sippentafeln ebenso berechtigt erscheint wie bei den klassischen Heredodegenerationen des zentralen Nervensystems, die als Beispiele von Mutationen beim Menschen in Bd. I ausführlich behandelt wurden.

Wenn die Bedeutung der elterlichen Blutsverwandtschaft beim Diabetes wesentlich weniger stark hervortritt, so wohl nur deshalb, weil wir es dabei mit einer verhältnismäßig häufig neuentstehenden Erbänderung zu tun haben und nicht mit einer jener seltenen Mutationen, deren Manifestation an den Ausbreitungsbereich einer einzigen Nachkommenschaft gebunden ist. Es läßt sich jedoch zeigen, daß jeweils die Diabetiker einer relativ in sich abgeschlossenen Population so nahe miteinander blutsverwandt sind, daß die Konsanguinität ihrer Eltern den Durchschnitt am Ort und noch viel mehr denjenigen des ganzen Landes erheblich überschreitet.

Für das Vorkommen eines *recessiv-geschlechtsgebundenen Erbgangs* bestehen keinerlei Anhaltspunkte. Das häufige Befallensein von Vater und Sohn spricht schon in hohem Grade dagegen. Die Meinung von LABBÉ (1931), daß der Diabetes mellitus häufiger vom Vater als von der Mutter her vererbt werde, läßt sich ebensowenig bestätigen wie die gegenteilige Annahme früherer Autoren.

In *Zusammenfassung der bisherigen Ergebnisse der Familienforschung beim Diabetes mellitus* stellen wir fest, daß

1. beim Diabetes im Erwachsenenalter in durchschnittlich mehr als einem Viertel und bei demjenigen im Kindesalter in 40% aller Spitalfälle eine

Erbbiologie Und Erbpathologie Körperlicher Zustände Und Funktionen II,
ISBN 978-3-642-89051-2, is available at http://extras.springer.com

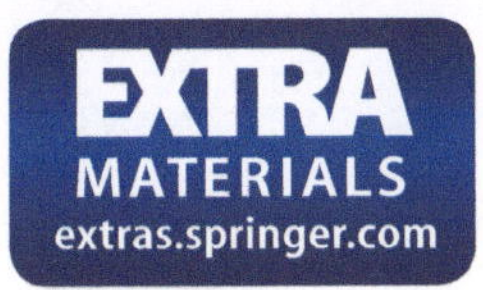

gleichartige Belastung gefunden wird und in der Privatpraxis sogar für die Diabeten aller Altersstufen eine solche von bis über 50%, während sie innerhalb der Gesamtbevölkerung 17—20mal seltener nachzuweisen ist, ferner daß

2. ein *dominanter Erbgang* vorkommt, und zwar nicht ausschließlich bei den gutartigen Formen des mittleren und vorgerückten Lebensalters, daß

3. weitaus die meisten schweren Fälle, vor allem die bereits in der Jugend manifesten mit an Sicherheit grenzender Wahrscheinlichkeit *einfach-recessiv* vererbt werden, wobei

4. mit *mindestens zwei verschiedenen Genotypen* zu rechnen ist, ferner daß

5. oft auch leichteste Altersdiabeten als vollwertige Belastungen in den Seitenlinien jugendlicher Zuckerkranker auftreten und daß

6. sowohl in direkter wie in kollateraler Linie sich fast regelmäßig ein zunehmendes Tieferrücken des Erkrankungsalters geltend macht, welches Phänomen der *Anteposition* im letzteren Falle keineswegs als statistischer Trugschluß erklärt werden kann.

Als *dringlichste Aufgaben* in der Familienforschung beim Diabetes mellitus ergeben sich folgende:

1. Die Sammlung weiterer Familien, in denen beide Eltern an sicherem Diabetes mellitus litten und möglichst viele bereits erwachsene Nachkommen haben, also des Resultates von RR × RR-Verbindungen.

Auch L. R. Grote (1934) betonte die Notwendigkeit, mehr Erfahrungen über die Nachkommenschaft solcher Ehen zu sammeln. Er betrachtet indessen die nach den Tatsachen anzunehmende Recessivität unter dem Gesichtspunkt eines „Als ob" und glaubt, in Anbetracht der Bindung des Diabetes mellitus an den Formenkreis des Arthritismus, eine „klare Vererbungsweise" nicht erwarten zu dürfen.

Letztere Auffassung ist als völlig unvereinbar mit dem heutigen Stand unseres Wissens abzulehnen. Auch der Pariser Diabetesforscher M. Labbé (1931) ist auf Grund seiner Vererbungsstudien bei Diabetikern längst zur Überzeugung gelangt, daß es sich dabei um eine *umschriebene Krankheitsanlage* und nicht bloß um die Teilerscheinung einer *Diathese* handelt.

2. Bestandsaufnahme der sämtlichen Diabetesfälle in den noch vorhandenen Inzuchtpopulationen und Verfolgung des Konfluierens einzelner *Herde*.

3. Fortlaufende Ergänzung der bisher in Klinik und Spezialpraxis aufgestellten Sippentafeln und weitestgehende Charakterisierung der Nachkommen erwiesener Diabetiker durch *Funktionsprüfungen*.

4. Feststellung aller irgendwie in Betracht kommenden Begleiterscheinungen zur Klärung der konstitutionellen Beziehungen des Diabetes mellitus und der Abhängigkeit seiner Manifestation von diesen.

f) Rassenhygienische Schlußfolgerungen aus der klinischen und erbbiologischen Erkenntnis des Diabetes mellitus.

Da „die Prognose des Diabetes heute nicht mehr von der ursprünglichen Schwere des Falles abhängig ist, sondern von der planmäßigen Insulintherapie" (Umber), wird die Mehrzahl der früher innert wenigen Jahren sterbenden schwer Zuckerkranken am Leben erhalten und in ihrer Zeugungsfähigkeit dem Gesunden nahezu gleichgestellt. Während die erfahrenen Diabeteskenner Bouchardat (1883) sowie Altmeister Naunyn (1900) überhaupt keine bzw. nur eine einzige diabetische Schwangere kannten, so sah allein Umber in der Insulinära von 1924—1937 57 gravide Diabetikerinnen, von denen er bei 26 über den Verlauf der Geburt und den Gesundheitszustand des Kindes unterrichtet wurde; aus den 15 Schwangerschaften, die nicht unterbrochen worden waren — was nur 3mal wegen besonderer Komplikationen nötig war — gingen lauter normalgeborene, gesunde Kinder hervor. Joslin (1937) berichtet aus Boston über 79 Geburten von Diabetikerinnen und zählt unter seinen zuckerkranken

Patientinnen in gebärfähigem Alter nicht weniger als 10% Schwangere. Die Zahl der Totgeburten dabei beträgt 17%, dagegen bei seinen nicht diabetischen Kontrollfällen bloß 3—6%.

Frauen mit Diabetes mellitus können also jetzt sehr wohl gravid werden und ihre Aussicht, ein lebensfähiges Kind zur Welt zu bringen, ist nur um etwa 10% geringer als bei Nichtzuckerkranken.

Andererseits spielt die früher zu den Frühsymptomen auch mittelschwerer Diabetesfälle gehörende *Impotenz* zuckerkranker Männer keine nennenswerte Rolle mehr.

So wirkt sich die moderne Diabetestherapie, eine der größten Errungenschaften der Medizin, in hohem Grade *kontraselektorisch* aus, woraus sich die dringende Notwendigkeit eugenischer Maßnahmen ergibt.

Nach dem, was wir über den Erbgang des Diabetes mellitus wissen, muß damit gerechnet werden, daß selbst die dauernd klinisch gesund bleibenden Eltern und Geschwister von Diabetikern Homozygoten oder mindestens Heterozygoten sein können. Deshalb ist die weitere Fortpflanzung von Eltern, die bereits ein diabetisches Kind haben, auch dann unerwünscht, wenn sich gar keine Belastung in der Sippe nachweisen läßt. Ist jedoch eine solche bei einem Ehekandidaten vorhanden, so sollte mindestens der Partner davon frei sein. Eine Blutsverwandtenehe darf von noch so gesund scheinenden Abkömmlingen aus Sippen mit Diabetes mellitus nur dann eingegangen werden, wenn sich die in Kauf zu nehmende Ahnengemeinschaft der Kinder nachweisbar nicht auf Angehörige mutmaßlicher Heterozygotenlinien bezieht. Deren Kenntnis setzt die eingehende Prüfung seitens eines mit einer klinischen Diabetesstation zusammenarbeitenden Erbarztes voraus.

Von den Geschwistern Zuckerkranker wäre zu wünschen, daß sie möglichst wenig Nachkommenschaft haben, von den Diabetikern selbst zu verlangen, daß sie sich der Fortpflanzung völlig enthalten, was am sichersten durch die künstliche Unfruchtbarmachung erreicht würde. Das aus der nahezu gesicherten Tatsache des meist einfach-recessiven Erbgangs beim Diabetes mellitus ohne weiteres verständliche Gesundbleiben sehr vieler Kinder diabetischer Frauen rechtfertigt deren Vermehrung keineswegs, da es dadurch zu einer enormen Zunahme von latenten Überträgern (Heterozygoten) kommen muß und bei der schon heute recht beträchtlichen Verbreitung diabetischer Erbanlagen öfters auch ein Zusammentreffen mit einem heterozygoten Partner und damit eine manifeste Zuckerkrankheit bei durchschnittlich der Hälfte der Kinder solcher Ehen zu befürchten ist. Die Hoffnung PANNHORSTS, es werde eine Diabetesanlage durch Zuheirat eines davon freien Partners allmählich „verwässert", ist leider unbegründet. Der Vorschlag dieses Autors, Diabetiker möchten sich möglichst untereinander verheiraten, ist vom eugenischen Standpunkt zu begrüßen, setzt aber als conditio sine qua non voraus, daß einer der beiden Partner zuvor sterilisiert wird.

Mit UMBER und LEMSER (1938) wird man mit Diabetes mellitus nur belasteten Ehekandidaten um so eindringlicher von einer Eheschließung abraten, je schwerer der Charakter der vorgekommenen Diabetesfälle in den betreffenden Familien war; man soll sich, wie aus einer Reihe der hier dargestellten Sippentafeln hervorgeht, andererseits aber ja nicht verleiten lassen, das Vorhandensein bloßer Altersdiabeten als bedeutungslos für die Nachkommenschaft zu betrachten, da diese öfters der leichte Ausdruck schwerwiegender Anlagen sein können, die sich von Generation zu Generation früher und gefährlicher geltend machen.

Daß der Diabetes mellitus nicht zu den Erbkrankheiten gehört, die unter das deutsche *Gesetz zur Verhütung erbkranken Nachwuchses* vom 14. Juli 1933 fallen, wird von den auf dem Gebiete der Erbpathologie des Stoffwechsels erfahrenen Ärzten so gut wie allgemein begrüßt, trotzdem eine überdurchschnittliche Belastung der Diabetiker mit Nerven- und Geisteskrankheiten festzustellen ist (FR. CURTIUS 1936, H. THEN BERGH 1939, E. HANHART 1939). Befinden sich doch namentlich unter den jugendlichen Diabetikern auffällig viele über den Durchschnitt Begabte und nur ganz selten asoziale Charaktere. Auch kann der Diabetiker bei geeigneter Behandlung und Kontrolle dem Gesunden an sozialer Wertigkeit nahezu gleichgestellt bleiben, während der Zuckerkranke ohne geeignete Therapie sowieso bald unfruchtbar und von seinem traurigen Schicksal ereilt wird.

Da auch ein schwerer Diabetes mellitus kein Heiratsverbot nach dem *Ehegesundheitsgesetz* vom 18. Oktober 1935 bedingt, selbst wenn beide Partner derart behaftet sind, bleibt auch im Deutschen Reich dem Verantwortungsgefühl des einzelnen Zuckerkranken die Entscheidung ganz überlassen, ob er das große Wagnis der Erzeugung von Kindern auf sich nehmen will, von denen ein Teil wieder manifest diabetisch und wahrscheinlich alle latente Überträger sein werden. Dem Eheberater eröffnet sich hier die wichtige Aufgabe, nach Möglichkeit Unheil zu verhüten, ohne bei den merkmalsfreien, aber belasteten Personen unnötigen Befürchtungen Vorschub zu leisten.

Schwangerschaften von Diabetikerinnen sollten in allen Fällen unterbrochen werden können, da sie, wie auch LABBÉ (1931) betont, trotz Insulinbehandlung eine große Gefährdung mit sich bringen.

III. Habituelle Ausscheidung anderer Zuckerarten auf erblicher Grundlage.

1. Lävulosurie (Fructosurie).

Die *Lävulose (Fructose)* ist wie die Dextrose ein Monosaccharid mit 6 Kohlenstoffatomen, unterscheidet sich von diesem jedoch dadurch, daß es die Ebene des polarisierten Lichtes nicht nach rechts, sondern nach *links* dreht.

Die *sehr seltenen* spontanen, reinen, sog. essentiellen Formen der Lävulosurie beruhen zum Teil auf Leberstörungen luischer Genese (EDHEM, F. ERDEN und K. STEINITZ 1938), also exogenen Ursachen, zum Teil stellen sie erbliche Konstitutionsanomalien bzw. -varianten dar. Sie gelten im letzteren Falle als klinisch harmlos[1], können jedoch, wie nebenstehende Sippentafel aus Kiew zeigt, so stark mit familiärem Diabetes mellitus belastet sein, daß ein genetischer Zusammenhang mit einer hereditären Veranlagung zu Zuckerkrankheit recht wahrscheinlich wird. Schon O. ADLER

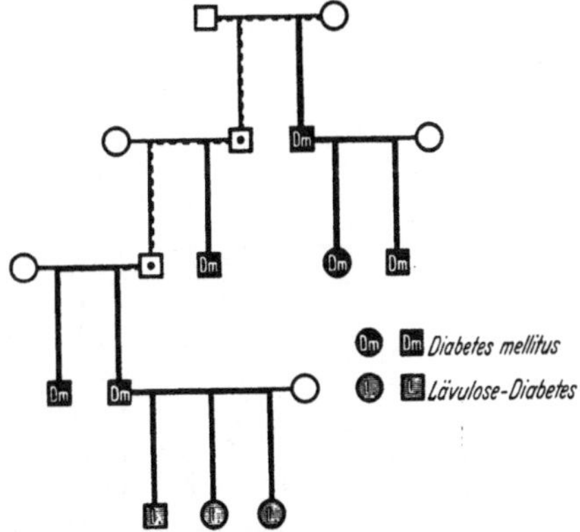

Abb. 47. Drei Geschwister mit sog. Lävulose-Diabetes, die väterlicherseits durch 6 Fälle von Diabetes mellitus belastet sind. (Nach S. STEINBERG und W. ELBERG, 1925.)

[1] SCHLESINGER (1903) ist eine gewisse Mattigkeit und gesteigerte Erregbarkeit seines Patienten mit Lävulose aufgefallen. Im Falle von RIVOIRE und BERMOND (1938), wobei eine 40jährige Frau mit einer Ausscheidung von 30—160 g Lävulose im 24-Std.-Urin seit 10 Jahren an hartnäckigsten *Neuralgien* litt, aber einen normalen Nüchternblutzucker hatte, verschwanden die Beschwerden bei antidiabetischer Therapie, um nach Aussetzen der kohlehydratarmen Diät wieder neu aufzutreten; da sie auch diesmal rein diätetisch beseitigt werden konnten, scheint die Abhängigkeit dieser Neuralgien von der Lävulose gesichert zu sein.

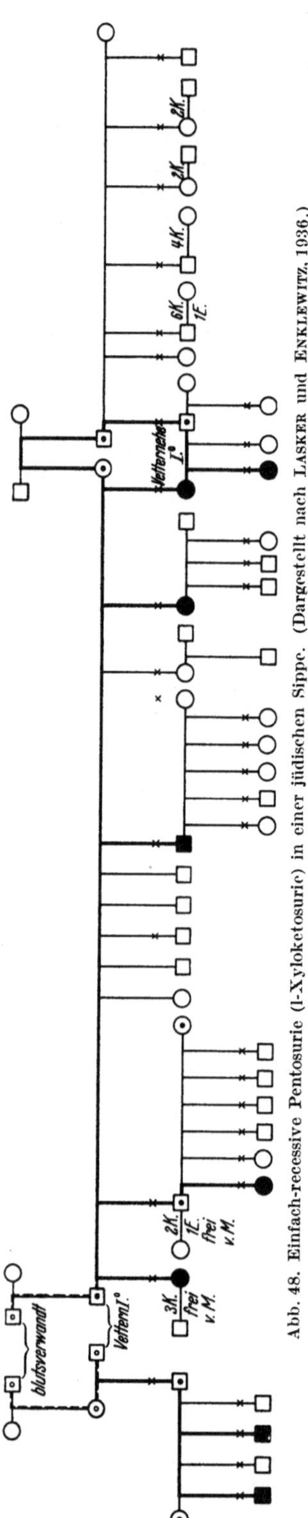

Abb. 48. Einfach-recessive Pentosurie (l-Xyloketosurie) in einer jüdischen Sippe. (Dargestellt nach LASKER und ENKLEWITZ, 1936.)

(1911) hat auf die Häufigkeit von echter Zuckerkrankheit in den Familien der Lävulosuriker aufmerksam gemacht. Im Blut sind die Lävulosewerte bei gesunden wie auch bei nicht leberleidenden Kranken sehr konstant, wie neuere amerikanische Untersuchungen ergaben.

2. Die Pentosurien.

Auch die Ausscheidung von *Pentosen* kommt sowohl als erworbenes Symptom wie als ererbte Konstitutionsanomalie vor. Rein symptomatisch findet sie sich bei Morphinisten, Cocainisten und Alkoholikern zuweilen vor und wurde in dieser Form 1892 erstmals von SALKOWSKI und JASTROWITZ entdeckt. AF KLERCKER, der 1904 eine Monographie über diese seltene Anomalie herausgab, hat damals 37 Fälle zusammenstellen können, wovon 9 familiäre.

Nach den neueren Forschungen gibt es zwei verschiedene Typen von essentieller Pentosurie, je nachdem die optisch links drehende *l-Xyloketose* oder die racemische, d. h. optisch inaktive Form der *Arabinose* ausgeschieden wird.

dl-Arabinose wurde in dem von SALKOWSKI und BLUMENTHAL beschriebenen und von NEUBERG (1900) analysierten Fall, ferner in den Fällen von ARON (1913), CAMMIDGE und HOWARD (1920) und von WRZESNEWSKI (1922) festgestellt. Dieser Typ von Pentosurie vererbt sich anscheinend *dominant*, da CAMMIDGE und HOWARD ihn bei Vater und Sohn nachwiesen; daß ARON die Eltern seines 5jährigen Arabinosurikers frei vom Merkmal fand, spricht noch nicht gegen dessen spätere Dominanz.

Viel besser sind wir über den Erbgang der häufigeren Form von Pentosurie mit Ausscheidung von l-Xyloketose orientiert, welche die Fälle von ZERNER und WALTUCH (1913), LEVENE und LA FORGE (1914), HILLER (1917), GREENWALD (1930) und HARI (1930), wahrscheinlich auch die Beobachtung von ELLIOTT und RAPER (1912) und sicher die von LASKER und ENKLEWITZ (1933 und 1936) erforschten 20 Pentosurikerfamilien betrifft.

MARGOLIS (1929) nimmt einen ursächlichen Zusammenhang zwischen chronischer Pentosurie und *Migräne* an; eine solche scheint jedoch z. B. bei dem erwiesenermaßen seit 28 Jahren mit essentieller Pentosurie behafteten, zeitweise an Colitis leidenden Gichtiger, den SOLIS-COHEN, SOLOMON und L. GERSTENFELD (1936) beschriebenen, nicht bestanden zu haben, vielleicht weil es sich in diesem seltenen Falle um die Ausscheidung von d-Xyloketose handelte.

MARBLE (1932), der unter 9000 Glykosurikern der JOSLIN*schen Klinik* in Boston bloß drei Fälle von chronischer, d. h. essentieller Pentosurie entdeckte, bestreitet eine Verwandtschaft dieser sehr seltenen Anomalie mit dem Diabetes mellitus.

Die durchschnittliche Frequenz des Merkmals wird von MARGOLIS auf Grund von 130985 Urinproben auf etwa 1 : 50000 Individuen geschätzt.

Die konstitutionelle Pentosurie kommt relativ häufig schon im Kindesalter zur Beobachtung und dürfte zu den *angeborenen* Erbmerkmalen gehören. Eine besondere Geschlechtsdisposition fehlt, wenn man sich nicht auf die zufällig bei Lebensversicherungsuntersuchungen bemerkten Fälle beschränkt, sondern ganze Sippen durchprüft. Dagegen liegt allem nach eine *Rassendisposition* vor, da nach den Erhebungen der amerikanischen Autoren MARGOLIS sowie LASKER und ENKLEWITZ 75 von den 140 Fällen der Weltliteratur *Juden* betrafen und bei den restlichen 65 Fällen nichts über die Rassenzugehörigkeit angegeben wurde. Während von einigen Arabinosurikern die nichtjüdische Abstammung festzustehen scheint, so waren die Xyloketosuriker bisher ausnahmslos Juden.

Die einzige *Zwillingsbeobachtung*, die bisher gemacht werden konnte, bezieht sich auf ein von LASKER und ENKLEWITZ (1936) als konkordant bezüglich Xyloketosurie befundenes PZ-Paar.

Die auf 20 Familien verteilten 37 Fälle von l-Xyloketosurie, die von LASKER und ENKLEWITZ (1936) samt ihren meisten Angehörigen untersucht wurden, haben mit einer Ausnahme vom Merkmal freie Eltern und stehen zu ihren nicht behafteten Geschwistern im Verhältnis von ungefähr 1 : 3. Ganz besonders für *einfach-recessiven Erbgang* spricht die Sippentafel, die unter anderem eine *Vetternehe I. Grades* enthält, aus welcher in offenbarer Pseudodominanz ein Merkmalsträger aus einer RR$\times$DR-Verbindung hervorgegangen ist (Abb. 48).

IV. Die Erbpathologie der Gicht (Arthritis urica).

Ihrer auffälligen Symptome wegen ist die typische Gicht schon im Altertum bekannt geworden, und zwar vor allem wegen ihrer unverkennbaren Abhängigkeit vom üppigen Leben (SENECA, LUKIAN, sowie GALEN[1]).

„*Tollere nodosam nescit medicina podagram*" klagte seinerzeit der Hofdichter OVID. Nach den Beobachtungen der griechischen Ärzte sprach man damals auch von *Gonagra, Chiragra, Omagra* usw. HIPPOKRATES soll die Gicht als Attribut der Männlichkeit bezeichnet haben; jedenfalls steht in den ihm zugeschriebenen Aphorismen, daß Eunuchen weder kahlköpfig noch Podagristen werden und daß Jünglinge das Leiden nicht vor voll erreichter Mannbarkeit, Frauen es dagegen erst nach der Menopause bekommen.

Der zu Beginn der Neuzeit lebende PARACELSUS wurde durch die Untersuchung gichtischer Konkremente zu der Konzeption „tartarischer", d. h. auf Steinbildungen beruhender Krankheiten angeregt.

Immer lesenswert bleibt die kaum zu übertreffende Schilderung des klassischen Gichtanfalles durch THOMAS SYDENHAM (1624—1689), die in den neueren Darstellungen (O. MINKOWSKI 1903, A. GIGON 1912, L. LICHTWITZ 1934 u. a.) mit Recht größtenteils wörtlich angeführt wird. SYDENHAM, von den ihm nacheifernden späteren Gichtforschern wegen seiner Originalität und Universalität der „englische Hippokrates" genannt, litt selbst an schwerer Gicht, ebenso BOERHAVE (1668—1738), das Haupt der Leydener Schule, der die Lehre des großen britischen Autodidakten erst anerkannte, nachdem er die Krankheit am eigenen Leibe gespürt hatte. Er hielt sie immerhin noch für kontagiös;

[1] Zit. bei W. H. VEIL (1939).

erst der Schotte WILLIAM CULLEN (1710—1790) wurde sich der *konstitutionellen Grundlage der Arthritis urica* bewußt und betrachtete die in den Gichtknoten vorhandene Substanz nicht als deren Ursache, sondern als deren Folge.

Daß jener Stoff der von SCHEELE 1767 entdeckten Harnsäure entspricht, wurde 1797 von WOLLASTON nachgewiesen; daß auch *im Blute* des Gichtikers eine Harnsäurevermehrung vorkommt, von dem älteren GARROD (1860), der die Retention derselben bereits auf Nierenschädigungen zurückführen wollte.

Die universalgeschichtliche Bedeutung der Gicht erhellt aus dem mutmaßlichen Befallensein von *Karl V.* und seinem Sohne *Philipp II.*, ferner von *Wallenstein, Condé, Friedrich d. Gr.*, dem älteren und jüngeren *Pitt, B. Franklin, Ch. J. Fox* u. a., die kulturgeschichtliche daraus, daß sowohl *Leibniz, Kant, Newton, Harvey, Linné* und *Berzelius* als auch *Milton* und *Goethe* daran gelitten zu haben scheinen (vgl. W. EBSTEIN 1904).

In hohem Grade merkwürdig, aber nicht befriedigend zu erklären ist der in allen heutigen Kulturländern zu verzeichnende *Rückgang der Gicht*. Er wurde für Frankreich von CHARCOT schon vor bald 60 Jahren festgestellt und läßt neuerdings die beiden amerikanischen Autoren HERRICK und TYSON (1936) von einer nach ihrer Meinung sehr zu Unrecht „*vergessenen Krankheit*“ sprechen.

So gibt z. B. J. VAN BREEMEN (1935) aus Amsterdam an, daß unter den 3000 bis 4000 Rheumapatienten, die er jedes Jahr zu sehen bekomme, oft nur 6—8, im Höchstfalle 10 klassische Gichtfälle mit Tophi sich fänden, woraus er schließt, daß die Gicht in *Holland* in sozialer Hinsicht eine „quantité négligeable“ sei.

In G. KAHLMETERS (1935) Beitrag zu dem von F. GUDZENT geleiteten Fortbildungskurs über „Gicht, Rheuma und Aufbrauchskrankheiten“ *vermißt* man trotz des Titels: „Über die Verbreitung und Therapie von Rheuma und Gicht in Schweden“ *jegliche Angabe über die dortige Gicht*, deren Häufigkeit demnach sehr gering zu sein scheint, während der chronische Gelenkrheumatismus in *Schweden*, ähnlich wie in der Schweiz, eine Volkskrankheit von noch größerer Bedeutung als die Lungentuberkulose ist.

Auch in *England*, wo die Gicht früher besonders häufig auftrat, wo sie aber von jeher als „vornehme Krankheit“ galt, ist sie sehr stark zurückgegangen, wennschon dort entschieden weniger als auf dem Kontinent.

In USA. machen gichtische Gelenkleiden nach den Erfahrungen der Mayo-Clinic in Rochester noch heute 5—8% aller Arthritiden aus (PH. S. HENSCH 1936).

Allein auf Änderungen in der Lebensweise kann das ausnehmende Seltenwerden dieses klassischen Stoffwechselleidens nicht zurückgeführt werden. Zwar hören wir, daß die im Gegensatz zu anderen Völkern im Altertum sehr mäßig lebenden Ägypter nahezu frei von Podagra gewesen seien, ähnlich wie noch heute die vegetarisch lebenden Hindus. Auch lehren die Erfahrungen aus der Zeit des Weltkriegs eindrücklich, daß dem Moment der Überernährung eine sehr bedeutende Rolle bei der Entstehung der Gicht zugebilligt werden muß; verschwand diese doch auch in *den* Gegenden Deutschlands so gut wie völlig, wo sie zuvor, wie z. B. in München ihrer Häufigkeit wegen zu besonders eingehenden Studien Anlaß gegeben hatte (FR. v. MÜLLER, THANNHAUSER). Ein anderer wichtiger Auslösungsfaktor aber, der Mangel an körperlicher Bewegung ist mit dem Überhandnehmen der bequemen Verkehrsmittel wenigstens in den Städten gegenüber früher sicher nicht geringer, vielmehr verbreiteter als je geworden, so daß man in jenen Kreisen, wo er sich mit einer allzu komplizierten und reichlichen Ernährungsweise verbindet, eher eine Zunahme der Gicht erwarten müßte. Der hierin liegende Widerspruch ist ungeklärt. Die trotzdem unbestreitbare Abnahme der Gicht mag zum Teil davon herrühren, daß die zum „*Arthritismus*“ vor allem disponierten *Pykniker* in der menschlichen Gesellschaft an Zahl und noch mehr an Einfluß verloren haben (L. LICHTWITZ 1934). Die Korrelation der Arthritis urica zu diesem Habitustyp ist jedoch nicht so erheblich, um diese Erklärung als ausreichend erscheinen zu lassen.

Zeigt doch etwa die Hälfte von den allerdings wenig zahlreichen Gichtikern, welche die Spezialisten im Laufe der Jahre zu sehen bekommen, nichts von einem pyknischen, sondern einen ausgesprochen *leptosomen*, seltener einen athletischen Körperbau. Schlankwüchsig waren ja auch fast alle der oben genannten Staatsmänner, Feldherrn, Gelehrten, Philosophen und Dichter, abgesehen von gelegentlichen Einschlägen pyknischer Konstitution wie z. B. bei *Goethe*.

Huck (1926) will an russischen Kurorten unter 46 Podagristen, wovon auffallenderweise nicht weniger als 24 weiblichen Geschlechts gewesen sein sollen, 52% Pykniker, 13% „Astheniker" und 8% Athletiker gefunden haben. Sowohl die rein pyknischen als die pyknisch-asthenischen Gichtiker hätten sich durch Fettleibigkeit, Hypertrichosis und frühzeitig geschwächte Genitalfunktion (Potenzverlust bzw. Sterilität) gekennzeichnet.

Als echten Gichtikern eigentümliches Merkmal beschrieb E. Ebstein Fettansammlungen in den Oberschlüsselbeingruben und Achselhöhlen, die von keinerlei sonstigen Lipomen am Körper begleitet seien.

Bezeichnenderweise erblickte Minkowski in der größeren Neigung zu Diätfehlern das ausschlaggebende an der Konstitution des Gichtikers, der von Sydenham nicht umsonst als „*robust und wohlgenährt, mit großem Kopfe und breiter Brust, blutreich und korpulent*" geschildert worden sei. Die irreguläre, atypische Form der Gicht werde relativ häufiger bei schwächlichen Individuen beobachtet. Der echte Gichtiker ist meist ein jähzorniger Stheniker.

Viel deutlicher als beim Diabetes und selbst bei der Fettsucht macht sich eine *Geschlechtsdisposition* bei der Gicht geltend. Zählten doch Durand-Fardel (zit. nach O. Minkowski 1903) unter 500 Gichtkranken nur 22 Frauen, d. h. etwas mehr als 1:25 und nach Garrod stellt sich das Verhältnis von weiblichen zu männlichen Gichtikern sogar nur auf 1:40, nach L. Lichtwitz (1934) indessen nur auf 1:7. Auch würden die Frauen mehr von atypischer Gicht befallen als die Männer (Goldscheider 1914). Bis vor kurzem wurde der recht erhebliche Unterschied in der Geschlechtsdisposition zu Arthritis urica auf die größere Unmäßigkeit der Männer sowie deren stärkere Gefährdung durch Erkältungen und Traumen zurückgeführt. K. v. Neergaard (1938) und seine Mitarbeiter glauben sie jedoch damit erklären zu können, daß der Mittelwert der physiologischen Streuung bezüglich der Harnsäure im Blut bei Männern erheblich höher liege als bei Frauen. Die erhöhten Harnsäurewerte bei der Gicht wären nach diesen Autoren nichts weiter als *Plusvarianten der physiologischen Streuung.*

1. Die Altersdisposition der Gicht

weicht von derjenigen bei Diabetes und Fettsucht ebenfalls ab, da der Ausbruch der meisten Fälle schon in den 30er Jahren erfolgt. Obwohl sichere Arthritis urica schon im frühesten Kindesalter beobachtet wurde, gehört auch das Auftreten vor der Pubertät noch zu den Raritäten.

Ausdrücklich als eine solche teilt A. Trousseau (1868) den Fall eines Knaben aus der Moldau mit, der mit 5 Jahren typisches *Bronchialasthma* und 2 Jahre später ein klassisches *Podagra*, jedoch kein Asthma mehr aufwies.

Die schwerste Gicht, die Thannhauser je sah, betraf ein Mädchen, das schon mit 12 Jahren seinen ersten Anfall hatte.

Selbst bei *Säuglingen des ersten Trimenons* ist sichere Gicht beobachtet worden; so in dem von Mayer und v. Schopf (1930) genau belegten Fall, der ein ausschließlich mit der sehr purinarmen Frauenmilch ernährtes $5^1/_2$ Wochen altes Kind *ohne nachweisbare erbliche Belastung* betrifft.

Das sind aber ganz große Ausnahmen, haben doch erfahrenste Gichtkenner, wie Sydenham, Heberden und Garrod keinen einzigen vor der Pubertät manifest gewordenen Fall gesehen. Nach Lichtwitz soll es infolge Nachlassens der körperlichen Betätigung nicht selten erst im 6. Jahrzehnt zu Gicht kommen. Eine Alterskrankheit ist diese trotzdem *nicht* zu nennen, da ihr erstmaliges Auftreten bei Greisen fast ebenso selten ist wie bei Kindern. Wenn dennoch manche alte Leute an echter Gicht leiden, so haben sie diese gewöhnlich nach Jahrzehntelangem Verlauf ins Alter hinüber genommen (A. Müller-Deham 1937).

Nach der freilich schon 120 Jahre alten Statistik von SCUDAMORE über 500 Gichtiker hatten weniger als 10% ihren ersten Anfall nach dem 50. Jahr und auch schon bedeutend weniger in den 40er als in den 30er Jahren. Daß *Benjamin Franklin* sein Podagra erst mit 75 Jahren bekam, kann als Ausdruck seiner bis ins hohe Alter starken Vitalität betrachtet werden. Bei Greisen kommt es sonst meist nicht mehr zu den charakteristischen Anfällen, welche die sog. *reguläre Gicht* kennzeichnen, sondern zu einer mehr chronischen Arthritis urica, die öfters durch Entzündungen und Steinbildungen in den Harnwegen sowie auch durch Schrumpfniere kompliziert wird.

Auf die noch durchaus ungeklärte

2. Pathogenese der Gicht

kann hier nur kurz eingegangen werden. Während wir es bei der Fettsucht und Zuckerkrankheit mit deutlichen, wenn auch im einzelnen noch strittigen Störungen der intermediären Abbauvorgänge zu tun haben, so verlaufen diese letzteren bei der Gicht in bezug auf den hier vor allem in Betracht kommenden Harnsäurestoffwechsel nicht anders wie beim Gesunden, so daß es sich fragt, ob wir dabei überhaupt noch von einer Stoffwechselkrankheit im strengen Sinne sprechen können (F. UMBER 1925).

R. RÖSSLE (1933) rechnet die Gicht neben den allergischen und rheumatischen Erkrankungen zu den sog. *Pathergien*, und zwar sei sie im Gegensatz zum Rheumatismus eine *Mesodermopathie* mit gestörtem Harnsäurehaushalt. F. GUDZENT (1928) hat sie gar geradezu als „allergische Krankheit" bezeichnen wollen, da sich bei den Gichtikern meist ererbte Überempfindlichkeiten gegen Eiweißstoffe der Nahrung, vergorener Getränke usw. nachweisen ließen, welche die Ursache sowohl der akuten Gichtanfälle, als auch der Gelenkschäden und vor allem der begleitenden Herz- und Blutgefäßerkrankungen seien.

Die Harnsäure spiele demgegenüber nur eine sekundäre Rolle, indem sie zuzeiten als Mononatriumurat im Gewebe festhafte (sog. „Uratohistechie") und bei Überschreitung des Lösungsgleichgewichts an bestimmten Stellen ausfalle und die Tophi bilde. Tatsächlich findet man bei Obduktionen schwerer Gichtiker oft erstaunlich massige Harnsäuredepots in den Gelenken, dem periartikulären Gewebe, den Schleimbeuteln, Sehnenscheiden usw., also vor allem in Derivaten des Mesenchyms. Es handelt sich dabei jedoch *nicht* um eine *primäre* Anreicherung der Harnsäure in den Gelenken, wie W. LÖFFLER (1933) ausdrücklich feststellt.

Wir haben bei der Gicht zwei in ihrem inneren Zusammenhang noch nicht erkannte Vorgänge zu unterscheiden, nämlich erstens die schon von A. B. GARROD vor bald 100 Jahren entdeckte *Erhöhung des Harnsäurespiegels im Blut*, die man seither als sichere Folge einer gestörten Ausscheidung dieses Endproduktes der Purinkörper beim Menschen[1] kennenlernte, und zweitens den *akuten Gichtanfall*, der nach LICHTWITZ (1934) mit der Hyperurikämie überhaupt in keiner Beziehung stehen soll und durch eine Reihe von Momenten ausgelöst werden kann. Hierbei kommt entweder ein stärkeres Angebot von Harnsäure, sei es durch die Einnahme purinreicher Nahrungsstoffe oder „endogen" durch eine in Lysis befindliche Pneumonie oder durch Leukämien und außerdem durch eine nervöse Hemmung der Harnsäuresekretion seitens der Niere in Betracht.

Da schon in der alten Literatur die Auslösung von Gichtanfällen durch bestimmte Speisen (Citronen, Bratkartoffeln, Kalbfleisch) angegeben wird und eine diesbezügliche Wirkung bestimmter Weine (Burgunder, Sekt) ganz unabhängig von ihrem Alkoholgehalt erfolgt, lag es nahe, den Anfall als allergische Reaktion aufzufassen, um so mehr als die Gelenke dafür eine bevorzugte Lokalisation darstellen; so vor allem bei der Serumkrankheit, ferner beim Scharlach und den sog. Rheumatoiden, vielleicht auch beim akuten Gelenkrheumatismus und sicher beim Rheumatismus tuberculosus PONCET. Darauf haben in Frankreich LINOSSIER (1911) und LÉRI (1913) und in Deutschland SCHITTENHELM (1912)

[1] Nach WIECHOWSKI (zit. nach J. BAUER 1924) soll die Harnsäure erst von den anthropoiden Affen aufwärts als Stoffwechselendprodukt der Purinkörper ausgeschieden werden, während von den niederen Affen abwärts in der Säugerreihe das Allantoin als entsprechendes Endprodukt auftrete.

schon längst hingewiesen. L. JONES (1922), der unter anderem auch im Anschluß an Mückenstiche Gichtanfälle entstehen sah, vermochte weiter durch Hautproben wahrscheinlich zu machen, daß nicht selten bestimmte Sorten von Fleisch, Gemüse, Früchten und Getreide die auslösenden Stoffe enthalten und WIDAL, selbst Gichtiker, konnte im Eigenversuch mit ABRAMI und JOLTRAIN (1925) zeigen, daß im roten Burgunderwein nicht der Alkohol, sondern entweder die bei dessen Schönungsprozeß verwendeten Klärproteine oder aber jene Stoffe als auslösende Allergene zu betrachten sind, die dem Wein seinen charakteristischen Erdgeschmack (qualité de terroir) verschaffen.

Daß es sich bei den Klärproteinen tatsächlich um anaphylaktogene Substanzen handelt, beweisen die damit an Meerschweinchen bei Reinjektion bewirkten Shocks (SPILLMANN und LAVERGUE 1925).

Mit W. BERGER (1929) und E. URBACH (1935) ist festzustellen, daß allergische Mechanismen einzig bei gleichzeitiger Gichtbereitschaft Gichtanfälle auszulösen vermögen, so daß dabei nur von *partialallergischen Arthropathien* gesprochen werden kann. Neben einer derartigen Anfallsbedingtheit sind jedoch noch verschiedene andere Auslösungen möglich, und vielleicht bedarf es bei stark erhöhter Harnsäurekonzentration nicht einmal einer solchen. Auf jeden Fall besteht nicht nur eine Spezifität des *Reizstoffes*, wie sie bei allergischen und anderen Zuständen beobachtet wird, sondern auch eine Spezifität des *Terrains*, das eben auf recht verschiedene Reize in gleicher Weise antworten kann (W. LÖFFLER 1933). Nach letzterem Autor liegt der Gicht sowohl eine erhöhte Reaktionsfähigkeit als auch eine abnorme Reaktion des vegetativen Systems zugrunde; auf diese ist zum Teil auch die bei Gichtikern häufige arterielle *Hypertonie* zu beziehen und nicht etwa auf die Anreicherung der Harnsäure im Blute, die ja keineswegs, wie der Laie meint und die moderne Reklame verkündet, *das* Gift der Gicht ist.

So verständlich eine Mitwirkung allergischen Geschehens beim akuten Gichtanfall ist, so unklar bleibt, was der an sich schon dunkle Vorgang der Harnsäureretention damit zu tun haben soll. H. KÄMMERER (1934) erwägt, ob die Anwesenheit von Harnsäure in den Gelenken vielleicht eine Lokaldisposition für Allergien schaffen könnte.

Für den ursächlichen Zusammenhang zwischen Gicht und allergischer Diathese spricht auch der *paroxysmale Charakter* ihrer Manifestationen, welche die Betroffenen überaus rasch schwer krank aber auch wieder sehr bald ganz gesund erscheinen lassen; ferner die weiter unten an zahlreichen Beispielen zu illustrierende Vergesellschaftung der Arthriris urica mit Heufieber, Bronchialasthma, Migräne, Urticaria, Ekzemen sowie anderen Äußerungen von Idiosynkrasie, die sowohl bei den Gichtikern selbst als bei deren Blutsverwandten alternierend und vikariierend aufzutreten pflegen.

Man kann deshalb eine Mitwirkung allergischer Mechanismen in der Pathogenese der Gicht nicht so rundweg bestreiten, wie R. SCHMIDT (1938) dies tut, der dafür eine Insuffizienz der exkretorischen Funktion der Haut, der Magen-Darmschleimhäute sowie der Nieren in den Vordergrund stellen und auch der Leber und den Blutdrüsen, die den intermediären Stoffwechsel steuern: Hypophyse und Thyreoidea, eine wichtige Rolle zuerkennen möchte. Ein so gewiegter Kenner der allergisch bedingten Krankheitsprozesse wie P. VALLERY-RADOT ist zusammen mit G. MAURIAC (1936) zur Überzeugung gelangt, daß wenigstens der akute Gichtanfall die Äußerung einer „anaphylaktischen Krise“ sei, und L. LICHTWITZ (1934) macht noch besonders auf die allem nach desensibilisierende Wirkung der einzelnen Gichtanfälle aufmerksam. A. ROBECCHI (1936) meint indessen, daß es zum Zustandekommen eines Anfalls noch eines „dynamischen Faktors“ bedürfe und A. SCHITTENHELM (1936), der seinerzeit mit BRUGSCH zunächst eine Störung des gesamten fermentativen Stoffwechsels der Nucleine für die Gicht verantwortlich machen wollte, was nach den Untersuchungen THANNHAUSERs nicht berechtigt ist, hält andererseits neuerdings daran fest, daß „physikochemische" Gewebsänderungen die Voraussetzung für den akuten Gichtanfall bilden. Daß selbst nach 15 typischen Gichtanfällen auch die am meisten betroffenen Gelenke frei von Uratdepots sein und normal aussehen können, beweist der autoptische Befund bei dem Pathologen COHNHEIM, der von WEIGERT erhoben wurde und von WEIL (1925) erwähnt wird. Er ist um so merkwürdiger, als ja schon intracutane Injektionen, wie sie HIS mit kleinen Mengen von Mononatriumurat gemacht hatte, schwere örtliche Reizzustände hervorriefen.

Wegen des Alternierens echter Gichtanfälle mit vagotonischen Syndromen gichtischer Natur hat F. UMBER (1925) die Frage aufgeworfen, ob nicht die durch die *nervösen Stoffwechselzentren* (Harnsäurestich von BRUGSCH in ein entsprechendes Zentrum der Medulla oblongata!) beeinflußbaren Verdauungsdrüsen im Splanchnicusgebiet zum Auftreten von Gichtanfällen in Beziehung stünden.

Wenn L. KREHL schon vor über 20 Jahren fand, daß die Grundlagen für eine Theorie der Gicht fehlten, so trifft dies leider auch heute noch fast im gleichen Umfange zu, so daß das alte Witzwort der französischen Ärzte in diesem Sinne zu Recht besteht: „Les Dieux seuls connaissent la cause de la Goutte", um so mehr als es sich bei diesem Stoffwechselleiden ja um eine spezifisch menschliche Erkrankung handelt, die im Gegensatz zur Fettsucht und dem Diabetes bei keinem Tiere vorkommt.

Wir werden sehen, daß auch bei der Gicht die *Vererbung* die „cause des causes" ist, haben vorher aber noch auf *die exogenen Momente bei der Entstehung der Arthritis urica* einzugehen, die bei keiner von den sog. Stoffwechselkrankheiten eine so große Rolle spielen wie hier.

„*Bacchus pater, venus mater, obstetrix ira, ex his fit podagra*" galt von jeher, und nicht umsonst wurde die Gicht als *Morbus principum* oder *Arthritis divitum* bezeichnet. Während sie vorzugsweise Schlemmer befällt, zeigten, wie bereits erwähnt, die Erfahrungen im und nach dem Weltkrieg quasi als Experimentum crucis und negative Massenstatistik, daß selbst schwere Podagristen bei magerer Kost und stark verdünntem Bier jahrelang anfallsfrei bleiben können. Umgekehrt war Großbritannien solange das klassische Gichtland, als dort in überreichlichem Maße Fleisch verzehrt und dazu schwere Weine (Porter Jerez) und Biere (Ale, Stout) getrunken wurden. Whisky soll weniger gichtauslösend wirken als Liköre, ferner Champagner und namentlich gewisse rote Burgunderweine, wobei nicht nur dem Alkohol, sondern auch den zum Teil als Allergene wirkenden Begleitstoffen eine entsprechende Schädlichkeit innewohnt.

Letzteres dürfte auch für manche Rhein- und Moselweine gelten und abgesehen von dem übrigen üppigen Leben ein Grund dafür sein, daß innerhalb des Deutschen Reiches das Rheinland und Westfalen die hauptsächlichsten Gichtgegenden sind. Ausschlaggebend bleibt dabei jedoch die *soziale Disposition*, d. h. das Gebundensein der Gicht an eine bloß in gewissen Gesellschaftsschichten mögliche Lebensweise. Daher rühren die enormen Unterschiede zwischen den Krankheitsstatistiken aus Volksspitälern und solchen aus der Privatpraxis der Spezialärzte. Wie wenig die Häufigkeit der Gicht von der Örtlichkeit als solcher abhängt, zeigt u. a. die Erfahrung MINKOWSKIs, der in der Königsberger Klinik nie einen Podagristen zu Gesicht bekam, am dortigen Stammtisch dagegen gleich 4 auf einmal! Am ehesten bedingen stärkere Unterschiede im *Klima* die in HIRSCHs Handbuch der historisch-geographischen Pathologie (1885) herausgestellten auffallend großen Differenzen in der Gichtfrequenz der einzelnen Länder.

*Rassen*verschiedenheiten treten daneben entschieden zurück. F. LENZ (1936) zieht zwar die Möglichkeit einer erhöhten Gichtdisposition des fälischen Zweiges der nordischen Rasse in Betracht. Andererseits haben CHARCOT, LANCEREAUX und FÉRÉ auf die Gicht und Fettleibigkeit der Juden hingewiesen. Während das sich fast nur von Hammelfleisch und Kumys, d. h. zwei sehr eiweißreichen Nahrungsmitteln ernährende Nomadenvolk der Kirgisen keinen Diabetes, aber sehr viel Gicht haben soll (KUCZYNSKI 1925), so ist in Japan, wo auch die oberen Klassen bis in die letzte Zeit von fettarmer Pflanzen- und Fischnahrung leben die Gicht wenig bekannt (F. HÄRTEL 1937).

P. VIOLLE (1938), der die Gicht wie die *Kalkgicht* und *Oxalatgicht* zu den *Niederschlagskrankheiten* im Sinne LOEPERs zählt, hält auch die Gemüse mit reichlicher Oxalatsäure für gichtfördernd.

Hält man sich vor Augen, wie viele massige, beleibte, aufgedunsene Menschen mit rotem Gesicht trotz jahrzehntelanger Völlerei von Gicht verschont bleiben, so bleibt man davor bewahrt, die Entstehung dieser Stoffwechselkrankheit etwa rein auf die genannten Umweltfaktoren zurückführen zu wollen, statt als unerläßliche Bedingung das Mitwirken einer entsprechenden, offenbar nicht sehr verbreiteten Erbanlage anzunehmen. Die immerhin so sehr starke Abhängigkeit der Gichtmanifestation von einer unphysiologischen, überdomestizierten Lebensweise beweist, daß wir es hier viel seltener als bei der Fettsucht und dem Diabetes mit Anlagen zu tun haben, die sich unter allen Umständen, ähnlich wie bei den Heredodegenerationen, durchsetzen. Je stärker die erbliche Belastung mit Gicht jedoch ist, um so leichter kann es sogar bei sehr mäßigen Menschen zu schwerer Arthritis urica kommen (M. DE FLEURY 1912, P. VIOLLE 1938).

Würden wir, was leider überhaupt noch nicht der Fall ist, über Erfahrungen an *eineiigen Zwillingen* verfügen, so wäre in den Fällen, in denen der eine Partner unmäßig und müßig, der andere dagegen mäßig und körperlich tätig gelebt hätte, eine Diskordanz hinsichtlich der Gichtmanifestation zu erwarten.

Auch ließe sich die noch immer nicht sicher gelöste Frage, inwieweit eine *chronische Bleivergiftung* eine Gicht zu erzeugen vermag, auf dem Wege der Zwillingsforschung am sichersten klären. Schon A. B. GARROD (1863) glaubte diesem zweifellos gelegentlich wichtigen Hilfsmoment keinen allzustarken Einfluß zubilligen zu müssen, weil bei Frauen trotz häufiger Bleikoliken noch nie Gicht beobachtet worden sei.

Kälteschäden wirken sich ähnlich ungünstig wie beim Rheumatismus aus[1] und machen sich sowohl in Saison- als in Lokaldispositionen geltend. Letzteres trifft auch für *körperliche Traumen* zu; so habe ich bei einem sein rechtes Handgelenk besonders stark beanspruchenden gichtischen Metzger statt des üblichen Podagras ein jahrelang immer wieder rezidivierendes *Chiragra* gesehen. Große *geistige Anstrengungen* können gichtauslösend wirken.

So leicht die

3. Diagnose der Gicht

auf Grund eines typischen Podagras ist, so schwer kann sie in den heute vielleicht die Hauptrolle spielenden, mehr oder weniger larvierten Fällen (CH. J. FINCK 1936) sein.

Wichtig ist, daß bei sonst hyperurikämischen Gichtikern zur Zeit des akuten Anfalls, in dem die *Harnsäure* intensiv in die Gewebe hineingerissen wird, *im Blute* deren typische Vermehrung fehlen kann. Der Durchschnittswert von etwa 2—4 mg-%, d. h. 2—4 mg Harnsäure auf 100 ccm Blut, pflegt jedoch meist überschritten zu sein, bei einem niereninsuffizienten, purinfrei ernährten Gichtiker UMBERS sogar um das 20fache (59 mg-%)! L. LICHTWITZ (1934) betont, daß Hyperurikämie und Gichtanfall in keiner Beziehung zueinander ständen.

Da der Gichtkranke die Harnsäure in seinen Geweben zurückhält, zeigt er — abgesehen von der „Harnsäureflut“ im akuten Anfall — gewöhnlich abnorm geringe Harnsäurewerte im Urin. Ganz im Gegensatz zu der *Uratdiathese*, die pathogenetisch nichts als die anfallsweise Manifestation mit der Arthritis urica gemein hat! Die Auffassung gewisser Autoren, die Gicht sei eine Verlaufsform des chronischen Gelenkrheumatismus bei den mit familiärer harnsaurer Diathese behafteten Menschen, ist deshalb von Grund aus verfehlt. Wenn auch die Gichtiker oft unter Nieren- oder Blasenkoliken zu leiden haben, so ist dies auf den Abgang der Tophi aus den Nierenpapillen zu beziehen und nicht auf die Abscheidung von Harnsäure und harnsauren Salzen im Urin, welch letzterer anfallsweise abnorm sauer entleert wird, ohne daß irgendein anderes typisches Zeichen von Gicht aufträte.

W. H. VEIL (1939) hebt das stark gestörte Allgemeinbefinden mit zuweilen hohem Fieber und vorübergehend hoher Blutsenkungsgeschwindigkeit sowie die Abhängigkeit der Gicht von Wetterstürzen hervor. Nach der älteren Literatur sowie 4 Beobachtungen A. VOGLS (1936) sind *Muskelkrämpfe*, besonders in den Waden, typisch für echte Gicht und gehen ihr nicht selten jahrelang voraus.

---

[1] K. v. NEERGAARD (1939) hält die von ihm besonders studierte „*Katarrh-Infektion*“, d. h. eine durch ein spezifisches Virus verursachte Allgemeinerkrankung chronischer Art für ein wesentliches Glied in der Kette der gichtauslösenden Momente.

Das sicherste Kriterium sind die *Tophi*, die man am leichtesten am Ohrmuschelrand erkennt; sie bilden sich unmerklich und können dem ersten Anfall vorausgehen. Nicht immer enthalten sie Urat, stets aber nekrotisches Gewebe. Der akute Anfall ist im *Röntgenbilde* ganz uncharakteristisch (UMBER).

Die sog. *Gicht-Larven*, d. h. Fälle von verkappter Arthritis urica, die eher häufiger als die typischen Formen sind, nämlich die Fasciengicht und die „viscerale" Gicht mit Störungen im Bereich des Respirations- sowie vor allem des ganzen Verdauungstraktes und Gefäßsystems, sind ohne positive Familienanamnese und ohne Erhöhung des Harnsäurespiegels im Blut schwer als solche zu erkennen und v. NEERGAARD (1938) hat wohl recht, wenn er hierbei auf die große Gefahr von Fehldiagnosen aufmerksam macht.

Bei akuten Gelenkerkrankungen von Patienten mittleren Alters, bei denen freie Intervalle auftreten, soll nach HERRICK und TYSON (1936) durch therapeutische Versuche mit *Colchizin* nach Gicht gefahndet werden.

Die sog. *Kalkgicht* (Calcinosis circumscripta) hat mit echter, d. h. harnsaurer Gicht gar nichts zu tun. Sie stellt eine sekundäre Verkalkung in Sehnen, Fascien und Weichteilen dar, die auf dem Boden von Nekrosen entsteht; unter anderem im Gefolge einer Sklerodermie, was an eine neuroendokrine Komponente bei ihrer im übrigen noch ungeklärten Genese denken läßt.

4. Die Erblichkeit der Gicht

ist früher als bei den anderen Stoffwechselkrankheiten allgemein anerkannt worden. Wir sind hier in Anbetracht der heutigen Seltenheit des Leidens viel mehr als sonst auf die Ergebnisse älterer Statistiken angewiesen und führen deren Ergebnisse aus verschiedenen Ländern ähnlich wie A. GIGON (1912) auf; es fanden einen hereditären Ursprung:

SCUDAMORE (1819)	unter	522	Gichtfällen	in *England*	332mal
GAIRDNER (1858)	„	156	„	„ „	134 „
BRAUN (1860)	„	65	„	„ *Deutschland* (Wiesbaden)	65 „ (!)
PÂTISSIER	„	80	„	„ *Frankreich*	34 „
LECORCHÉ (1884)	„	110	„	„ „	63 „
EBSTEIN (1889)	„	194	„	„ *Deutschland*	77 „

Schon GARROD hatte angenommen, daß mindestens 50% aller Gichtiker entsprechend belastet seien. Er will in einer Familie die Vererbung der Gicht vom Vater auf den Sohn während eines Zeitraumes von etwa 400 Jahren verfolgt haben können, desgleichen L. LICHTWITZ (1934). Nach der Meinung dieses Autors wäre die von der Mutter her ererbte Gicht besonders schwer und demgemäß besonders früh auftretend.

M.-P. WEIL (1934), dessen kleine, aber trotzdem aufschlußreichste Statistik wir hier eingehend zu besprechen haben, meint, aus dem darin ersichtlichen Rückgang mütterlicher Belastungen mit dem Merkmal schließen zu dürfen, daß die Gicht heute mildere Formen angenommen habe.

Nach den einen Autoren waren in den männlichen Linien jeweils vorzugsweise die Erstgeborenen von der Gicht befallen worden (GARROD), vielleicht aber nur deshalb, weil sie mit dem Majorate auch die Mittel erbten, um die üppige Lebensweise ihrer Väter fortzusetzen; nach anderen wären in kinderreichen Familien im Gegenteil die später geborenen am meisten zu Gicht veranlagt, weil der Vater erst bei ihrer Zeugung gichtkrank gewesen sei, eine Ansicht, welche einen auch heute beim Laien noch nicht ausgerotteten Irrtum wiederspiegelt.

Bei den 332 Gichtfällen SCUDAMOREs mit gleichartiger Belastung hatten 181mal der Vater, 59mal die Mutter, 24mal beide Eltern, 37mal ein Großvater und je 3mal beide Großväter bzw. 1 Großmutter oder 1 Tante und 21mal 1 Onkel an Arthritis urica gelitten. Bei den 134 entsprechend belasteten Fällen GAIRDNERs sollen 50mal der Vater, 24mal die Mutter und auffallenderweise sogar 60mal beide Eltern Gichtiker gewesen sein. Es ist klar, daß es sich hierbei um eine Auslese handeln muß.

Eine solche will MATTHIEU-PIERRE WEIL (1934) bei seinen 50 von RAMIREZ (1933) zusammengestellten Fällen bewußt vermieden haben. Daß er nur bei

22 davon eine Heredität nachweisen konnte, dürfte zum Teil mit der ungewöhnlichen Kleinheit der meisten seiner Familien zusammenhängen. Mit obigen Zahlen stimmt überein, daß auch er ganz überwiegend eine Gichtbelastung in *väterlicher Linie* fand, und zwar nicht weniger als in 14 von seinen 22 Fällen durch den *Vater* des Probanden selbst. Wie die beiden älteren Autoren unterläßt er es in der falschen Auffassung, daß Familiarität keine Heredität bedeute, die Zahl der Geschwisterfälle mit Gicht zu nennen. Da 22 unter den insgesamt 50 Probanden einzige Kinder waren und auch die übrigen nur wenige Geschwister hatten, ist das Befallensein von deren 6 immerhin bemerkenswert.

Im folgenden seien an Hand von Familienanamnesen aus dem Beobachtungsgut von Weil-Ramirez Anhaltspunkte zur Beurteilung des *Erbgangs der Gichtanlage* gegeben.

Der Ausspruch des großen Klinikers Trousseau (1868), die *Migräne* sei eine *Schwester der Gicht*, ist in einer dieser Familien buchstäblich wahr geworden, und es scheint, daß die gesamten nichtgichtischen Begleiterscheinungen von der Seite des allem nach einzig belastenden Großvaters mit angeblich echter Gicht herkommen. Ähnliches gilt für drei weitere Familien, in denen jeweils nur zwei Generationen, d. h. Vater und Sohn von Gicht und zum Teil von verschiedenen Allergien betroffen sind.

In zwei weiteren Familien ist ein ein- bzw. zweimaliges Latentbleiben der offenbar vom Großvater bzw. Urgroßvater her ererbten Gicht anzunehmen. Leider fehlt jede Angabe über das Alter, das die übersprungenen Glieder erreichten, sowie über deren Lebensweise im Vergleich mit derjenigen der Merkmalsträger, so daß wir nicht wissen, weshalb es hier zur Unterbrechung der Dominanz im Phänotypus kam.

In einzelnen Fällen sollen nach Weil die Überträger einer latenten, aber mutmaßlich homozygoten Gichtanlage Rheumatiker gewesen sein. Es ist dies jedoch nach den Aufzeichnungen von Ramirez unter seinen 22 Fällen mit Gicht in der Aszendenz nur ein einziges Mal vorgekommen und in den beiden obigen Familien zum Beispiel nicht.

Das wichtigste Ergebnis dieser französischen Familienforschung ist der Nachweis, daß da, wo Gicht in der Aszendenz fehlt, beinahe regelmäßig entweder eine andere Stoffwechselkrankheit, wie Fettsucht und Diabetes oder außer Rheuma eine allergische Erkrankung, also sozusagen immer eine „*arthritische*“ *Belastung* auftritt. Bemerkenswert häufig trifft dies für die Zuckerkrankheit zu, die in weiteren drei Familien als allerdings besonders hervorstechendes Merkmal bei den Vätern dreier allergisch und rheumatisch stigmatisierter Gichtiker die nahezu alleinige Äußerung der gleichen Veranlagung zu sein scheint.

Es ist zu bemerken, daß nur in einer einzigen der insgesamt 5 Familien mit diabetischen Vätern der gichtische Proband zugleich zuckerkrank ist und daß der französische Gichtforscher P. Violle (1937) ein Zusammentreffen von Gicht und Diabetes beim selben Individuum nur in 1% seiner Gichtfälle fand. Nach Umber (1924) waren allerdings von 42 Gichtkranken seiner Privatpraxis nicht weniger als 7 gleichzeitig diabetisch und 24 ausgesprochen korpulent, welche allzu kleine Statistik aber noch nicht dazu berechtigt, mit F. K. Störring (1936) von einer „besonders festen“ *Korrelation zwischen Gicht und Diabetes*“ zu sprechen. Haben doch auch Grube (1895), der in Neuenahr, und v. Noorden (1927), der in Frankfurt und Wien eine ähnlich zusammengesetzte Klientele hatte, nur 9 bzw. 8% Gicht bei ihren Diabetikern gefunden, während die sich mehr auf Beobachtungen aus allgemeinen Krankenhäusern beziehenden Zahlen bei Cantani bloß 0,5%, bei Naunyn 2,3 und bei Külz in Bonn auch nur 3,4% ausmachen.

Schon v. FRERICHS sowie in London WILLIAMSON betonten übrigens, wie später auch v. NOORDEN und UMBER, daß es sich bei dieser Kombination vorwiegend um leichte Altersdiabeten handle, welche die meist bereits lange zuvor bestehende Gicht oft günstig beeinflussen, und VIOLLE (1937) hebt weiterhin hervor, im Verlauf von Gichtanfällen niemals eine Neigung zu Azidose gefunden zu haben; daß man sich hierauf aber nicht verlassen kann, beweist jener von H. SECKEL (1926) erwähnte Fall UMBERs, in dem bei einem *schweren* Altersdiabetes das tödliche Koma durch einen heftigen Anfall von Podagra herbeigeführt wurde.

Hinsichtlich der *Vergesellschaftung von Gicht mit „Fettsucht“* ist darauf hinzuweisen, daß der Stoffwechselpathologe THANNHAUSER (1929) ausdrücklich bemerkt, noch nie eine Gicht bei rein *endogener Adipositas* gesehen zu haben. Selbst W. EBSTEIN (1902), der als einer der ersten für die gemeinsame Wurzel der drei klassischen Stoffwechselkrankheiten eintrat, gibt zu, daß es nicht wenige an den schlimmsten Formen der Gicht leidende Individuen gebe, die zeitlebens dürr und mager blieben, ganz abgesehen von den sehr vielen im höchsten Grade Fettsüchtigen, die niemals gichtkrank würden.

Im Abschnitt über die *Dispositionen und Diathesen* wird näher belegt, daß innerhalb mancher Sippen wohl von einer Syntropie von Fettsucht, Diabetes und Gicht gesprochen werden kann, dagegen nicht von einer eigentlichen Korrelation dieser Leiden bei den einzelnen Individuen. Die Annahme UMBERs, es sei die *Überernährung* das Bindeglied in dieser „*unheimlichen Trias*“, hat immer noch sehr viel Wahrscheinlichkeit für sich, so unverkennbar die mannigfaltigen Äußerungen des sog. Arthritismus eine gewisse Gemeinsamkeit des konstitutionellen Terrains anzeigen.

Auf Grund einer von A. BLUHM aufgestellten und von F. LENZ (1936) erwähnten Sippentafel, in welcher *Gicht und Gallensteine* gehäuft und zum Teil bei denselben Personen vorkommt, nimmt letzterer Autor einen ursächlichen Zusammenhang zwischen diesen Erkrankungen an, während er sonst die eben genannte Ansicht von UMBER teilt, die sich übrigens auch auf die so oft bei Fettleibigen findende *Cholelithiasis* ausdehnen läßt. In den 50 von RAMIREZ erforschten Gichtikerfamilien ist indessen kein Anhaltspunkt für eine besondere Häufigkeit von Gallensteinen gegeben, da nur ein einziger Proband sowie je ein gichtischer und nichtgichtischer Vater eines anderen und die migränöse Mutter eines vierten damit behaftet waren, was in Anbetracht der starken Verbreitung dieser Affektion an sich nichts Auffälliges bedeutet.

Viel enger ist die Beziehung der Gicht zur *Nephrolithiasis*, die schon Erasmus von Rotterdam bekannt war, denn er schrieb an Thomas Morus: „Du hast Nierensteine und ich die Gicht; wir haben zwei Schwestern geheiratet.“ Wenn sich auch ein Teil dieser Fälle in dem weiter oben auseinandergesetzten Sinne erklärt, so darf doch nicht daran gezweifelt werden, daß die Neigung zu Konkrementbildungen trotz der verminderten Konzentration der Urate im gichtischen Harn erhöht ist, was nach LICHTWITZ (1926) auf eine Minderung der Harnkolloide zurückzuführen wäre; dieser Autor betont denn auch, daß beim Gichtiker nicht nur eine vermehrte Bereitschaft zur Bildung von Urat-, sondern auch von *Oxalatsteinen* bestehe. THANNHAUSER hat deshalb wohl recht, wenn er die Nephrolithiasis beim Gichtiker *nicht* als Ausdruck einer „harnsauren Diathese“ auffassen will.

In zwei weiteren Familien von WEIL-RAMIREZ besteht insofern eine *doppelseitige Belastung*, als beide Male die Väter der gichtischen Probanden als „*Rheumatiker*“ bezeichnet sind, während die Mutter des einen eine mit Asthma belastete Zuckerkranke und die des anderen die eben im Text angeführte gallensteinleidende Migränikerin ist. Es liegt nahe, in diesen Fällen anzunehmen, daß sowohl eine rheumatische als auch eine allergische Disposition der Gicht den Boden bereiteten; ich halte jedoch viel eher dafür, daß auch hier einer der Eltern latenter Gichtiker gewesen sei, da sich in meinem großen Beobachtungsgut über Allergikerfamilien allzuviele ähnliche Verbindungen finden, ohne daß es zum Auftreten von Gicht gekommen wäre. Gerade die Schweiz zählt sowohl sehr viele Rheumatiker als auch Allergiker in ihrer einheimischen Bevölkerung, dagegen nur verschwindend wenige Gichtiker.

Auch eine letzte Sippe aus dem Material von WEIL-RAMIREZ zeigt eine allergische Belastung, wenn auch nur bei den zwei Brüdern und einem Söhnchen des Probanden. Einigermaßen typisch ist dabei, daß dessen Mutter an Basedow litt, da diese zum Teil cerebral, zum Teil endokrin bedingte Erkrankung viel eher zum konstitutionellen Terrain der Gicht und des Diabetes gehört, als hypothyreotische Zustände.

Auffällig ist, daß keiner der 12 allergisch Stigmatisierten von den 50 Gichtprobanden dieser französischen Autoren selbst *Heufieber* gehabt haben soll, während dieses Leitsymptom unter den Idiosynkrasien sonst häufiger bei Gichtikern vorzukommen scheint und bezeichnenderweise bei seinem Entdecker BOSTOCK (1828) schon mit Gicht vergesellschaftet war. Dasselbe war der Fall bei einem Sohne aus jener Familie mit „konstitutioneller Hypereosinophilie", über die KLINKERT (1917) aus Holland berichtete und in welcher der Vater eine Hyperaciditas gastrica, die erste Tochter eine Fischallergie, die zweite eine Migräne und einen *„rhumatisme goutteux"*, die dritte neben letzterem noch Asthma und Rhinitis vasomotorica und die vierte QUINCKEsches Ödem nach Erdbeeren und Trüffeln zeigte. Kaum zufällig ist auch das Befallensein von nicht weniger als 5 Enkeln eines gichtischen Ehepaares mit *Heufieber* in einer Sippentafel von F. LENZ. Da drei davon wieder gichtkranke Eltern haben, vermutet er in ihnen Kandidaten für eine spätere Gicht.

Ganz übereinstimmend sind die Verhältnisse in zwei Sippen eigener Beobachtung, die interessanterweise aus Nachbargegenden der beiden vorigen stammen:

Die erste davon aus dem Rheinland ist besonders wertvoll, weil sie die Angaben dreier Spezialärzte enthält. Der jüngste darunter, unser Proband, hat seine *Gicht* sogar noch vor dem mit 30 Jahren stark einsetzenden *Heufieber* bekommen, und zwar ohne, wie sein Vater, den Tafelfreuden besonders zu huldigen. Möglicherweise hat seine mütterliche Belastung mit Fettsucht die vom Vater und Großvater her ererbte Gichtanlage verstärkt. Die ähnliche Veranlagung seiner Gattin vermochte jedoch noch keine ausgesprochenen Symptome von Arthritismus bei seinen 4 Kindern zur Manifestation zu bringen. Die Behaftung seiner Schwester mit einer starken Bereitschaft zu *Muskelrheuma* betrachtet dieser gewiegte Internist als abgeschwächte Äußerung von Gicht. Der *Altersdiabetes* bei seinem Onkel und die beiden Fälle von *Bronchialasthma* in den jüngsten Seitenzweigen seiner Sippe müssen nach dem, was wir bisher aus Gichtfamilien erfuhren, als durchaus typisch gelten. Das Auftreten einer *Tabes dorsalis* bei einem anderen seiner Onkel steht mit der alten französischen Auffassung im Einklang, wonach diese Form von Metalues ebenso wie die progressive Paralyse besonders häufig bei „arthritisch" disponierten Personen vorkäme. Ausdrücklich sei hierzu erwähnt, daß mein Proband aber keineswegs nun etwa auch einen Habitus arthriticus oder apoplecticus zeigt, vielmehr noch in den 50er Jahren einen ausgesprochen leptosomen Körperbau mit einem deutlich asthenischen Einschlag, der ihm trotz kräftiger Muskulatur — er war einst Vorturner einer Musterriege — von jeher ein längeres Stehen sehr unangenehm empfinden ließ und durch die begleitende Lordose zu einer überaus hartnäckigen orthostatischen Albuminurie führte, die sich auch bei seinen beiden Kindern mit starker Lordose wiederfindet.

Einen nicht unwichtigen Beitrag zum Problem der Vererbung der *Gicht* und ihrer konstitutionellen Begleiterscheinungen liefert auch die zweite, väterlicherseits aus Ostfriesland und mütterlicherseits aus Westfalen stammende Sippe. Ein Zweig kann als allergisch belastete Gichtikerfamilie bezeichnet werden, doch hängt hier die Manifestation unseres Merkmals sicher stark mit der Lebensweise seiner drei Träger zusammen, von denen einer trotz seiner vielleicht allergisch bedingten Frühepilepsie wegen seiner Trunksucht schon mit 20 Jahren schweres Podagra bekommen haben dürfte, während sein mäßigerer Bruder, Universitätsprofessor, erst mit 70 Jahren davon geplagt wurde; auch bei letzterem soll übrigens der erste Gichtanfall durch Kognak ausgelöst worden sein. Dieser zuverlässige Proband gab an, vom 17.—20. Jahr an Migräne mit Augenflimmern und Erbrechen, aber trotz jahrzehntelangen starken Fleischgenusses nur wenig an Rheuma gelitten zu haben, wogegen sein Vater von jeher an *Muskelrheumatismus* laboriert hätte.

Es ist kaum zufällig, daß sich in diesem Zweige sonst *lauter anfallsweise auftretende Krankheiten* wie *Gicht, Migräne, Epilepsie* und *Urticaria* häuften. Die französische Schule hat denn auch immer wieder auf die Verwandtschaft der Gicht mit anderen *paroxysmalen Affektionen*, wie Migräne, Ischias, Urticaria sowie Epilepsie aufmerksam gemacht.

Aus den besprochenen Gicht-Stammbäumen geht hervor, daß *allergische Bereitschaften* zu den *häufigsten Kennzeichen der gichtischen Konstitution* gehören, und es fragt sich nun, ob daraus schon Schlüsse auf deren Rolle in der Pathogenese der Arthritis urica gezogen werden dürfen. Zunächst haben wir uns vor Augen zu halten, daß eine Kombination mit einer so verbreiteten Konstitutionsanomalie wie der allergischen Diathese noch kein direktes Kausalverhältnis zu bedeuten braucht; denn wenn auch bemerkenswert viele Gichtiker selbst oder in der Familie allerlei Idiosynkrasien aufweisen, so werden andererseits nur ganz vereinzelte Allergiker von Gicht befallen. Immerhin scheint die allergische Bereitschaft der Gichtdisposition allem nach wesentlich näher zu stehen als die meisten anderen Manifestationen des Arthritismus. Dieses sichere Ergebnis der Familienforschung rechtfertigt es aber noch lange nicht, die Gicht ohne weiteres den allergischen Erkrankungen einzureihen, obgleich ein innerer Zusammenhang zwischen der noch ungeklärten Störung im Harnsäurehaushalt mit der Bereitschaft zu Allergien dadurch näher in den Bereich der Möglichkeiten gerückt wird. Dieser Auffassung war offenbar schon W. HIS (1912), als er Fälle wie die nachstehenden unter der Bezeichnung „*angioneurotisches Ödem und intermittierende Gelenkschwellungen*" beschrieb:

Fall 1. Mutter und deren Brüder *Gichtiker*. Probandin selbst hat Ödem und Periostschwellung am linken Unterschenkel und 1 Jahr später rechtsseitige *Ischias* sowie *Synovialschwellung beider Kniegelenke*. Seit langem besteht Urticaria, besonders nach Obstipation. Im Blut 10,5 mg-% Mononatriumurat. — Fall 2. Vater und Mutter *Gichtiker*. Probandin hat leichte HEBERDEN-*Knoten* an den Fingern und von Zeit zu Zeit stark schmerzhafte, anfallsweise Knie- sowie Kiefergelenkschwellungen. Im Blut 5,1 mg-% Mononatriumurat. — Fall 4[1]. Vater *Gichtiker*, Mutter *arthritisch*. Probandin hatte bis zum 7. Jahr oft Nesselfieber und im Erwachsenenalter Anfälle von Gelenkschmerzen, zum Teil mit Schwellungen begleitet, von universeller Urticaria. Im Blut 10 mg-% Mononatriumurat. Besserung durch vegetarische Diät.

In einem weiteren Fall von HIS mit 9,2 mg-% Mononatriumurat im Blut bestanden häufig rezidivierende, herumwandernde QUINCKE*sche Ödeme*.

Schon LECORCHÉ (1884) hatte intermittierende Hydropsien als Äußerungen von Gicht aufgefaßt. HIS war sich dessen bewußt, daß man in der durch die starke Urikämie erwiesenen Gichtveranlagung nur eine der möglichen Ursachen dieses Symptoms zu sehen hat.

H. KÄMMERER (1934) stellte die Frage zur Diskussion, ob nicht auf Grund einer gemeinsamen Erbanlage Bereitschaften zu Gicht und Allergien häufig in einem Individuum vereinigt sein könnten, ohne daß die eine von der anderen abhängig sein müßte.

Als zweites erbstatistisch gesichertes Begleitmerkmal der Gicht ist die *rheumatische Veranlagung* zu nennen, die in den 50 Fällen von M. P. WEIL (1934) 16mal als einzige oder doch wichtigste Belastung seiner Gichtiker figuriert. Nach diesem Autor hätte sich letztere ganz überwiegend in Form *akuter Gelenkrheumatismen* geäußert, die jedoch nirgends zu Herzfehlern geführt haben sollen. Er legt, wie schon erwähnt, großen Wert auf das seiner Meinung nach bewiesene *Vikariieren und Alternieren von Gicht und Rheumatismus*. Die hiefür von seinem Schüler RAMIREZ gelieferten Unterlagen sind jedoch völlig unzulänglich zur Lösung einer so schwierigen Frage. COSTE und GRIGAUT (1935) haben *keine besondere Häufung von Gelenkrheumatismus bei Podagristen und deren Familien*

[1] Die Numerierung ist diejenige von HIS.

feststellen können. Nach LICHTWITZ (1934) wären aber die zu Gicht, Migräne, Asthma und Angiospasmen disponierten Menschen häufig mit HEBERDEN*schen Knoten* behaftet, vor allem die Töchter gichtkranker Väter. Bei den von Arthritis urica selbst Befallenen will FINCK (1936) in Vittel öfters röntgenologisch gesicherte Befunde, die sonst als typisch für Spondylarthrosis deformans gelten, sowie sakrovertebrale und iliacale Arthritiden ex juvantibus als gichtisch entlarvt haben. Da die neuere Pathologie (RÖSSLE, KLINGE) unbestreitbare Beweise für die nahe Wesensverwandtschaft der rheumatischen mit den allergischen Prozessen erbracht hat und letztere andererseits bei Gichtikern erwiesenermaßen recht häufig vorkommen, ist eine solche auch zwischen Rheumatismus und Gicht zu erwarten. Gegen eine zu weitgehende Identifizierung dieser chronischen Erkrankung mit dem sonst noch so strittigen Begriffe des *chronischen Gelenkrheumatismus* spricht sowohl die entgegengesetzte *Alters*- als die Geschlechtsdisposition der Gicht, die wir ganz vorwiegend als eine schon in den dreißiger Jahren ausbrechende Männerkrankheit kennenlernten. Recht auffällig ist auch, daß E. RAPIN (1908) bei seinen umfangreichen Forschungen in Genfer Allergikersippen trotz gründlichster Anamnestik so gut wie gar nichts über ein Vorkommen von echter Gicht erwähnt, dagegen um so häufiger das Auftreten von Muskel- und hie und da auch von Gelenkrheumatismen; dabei waren in den von ihm hauptsächlich erforschten Kreisen des Patrizier- und gehobenen Bürgerstandes die äußeren Voraussetzungen für die Manifestation auch weniger ausgeprägter Gichtanlagen fraglos reichlich vorhanden. Selbst das Zusammentreffen schwerer rheumatischer und allergischer Bereitschaften scheint noch nicht zu genügen, um eine Veranlagung zu Arthritis urica entstehen zu lassen.

Letzteres ist auch schon deshalb nicht anzunehmen, weil es sich in Anbetracht des so oft regelmäßig *einfach dominanten Erbganges* doch höchstwahrscheinlich auch bei diesem Merkmal um eine *Mutation* handelt und nicht um eine bloße Mixovariation.

Die *rassehygienische Bedeutung* der Gicht ist wegen ihrer heutigen Seltenheit gering. Sie war auch in den Zeiten ihrer stärksten Verbreitung niemals so groß wie bei der Fettsucht und Zuckerkrankheit, da die Gicht das Leben viel seltener verkürzt und weder die Potenz der Männer noch die Gebärfähigkeit der ungefähr 10mal weniger häufig und meist erst gegen die 50er Jahre erkrankenden Frauen nennenswert beeinträchtigt. Die Angabe einiger älterer Autoren, wonach Gichtikerinnen öfters an Amenorrhöe oder Oligomenorrhöe und Sterilität leiden, stimmt nach der Erfahrung v. NOORDENs über etwa 100 Fälle sicherer Arthritis urica bei Frauen nicht, und er glaubt wohl mit Recht, daß dabei eine Verwechslung mit Arthrosis deformans vorliege, welch letztere in erstaunlichem Grade Frauen mit atrophischen Prozessen an den Genitalien bevorzuge.

In den seltenen Fällen, in denen eine Gicht noch ins Fortpflanzungsalter des Weibes fällt, ist schon in der Schwangerschaft mit der Entwicklung einer *schweren, bleibenden Herzmuskelschwäche* auch bei solchen Patienten zu rechnen, die zuvor frei von entsprechenden Beschwerden gewesen waren. v. NOORDEN (1916) sah drei derartige Fälle, die Frauen im Alter von 38, 40 bzw. 43 Jahren betrafen.

Bemerkenswert ist die schwache Vermehrung in den 50 von WEIL-RAMIREZ durchforschten Familien, deren Probanden in nicht weniger als 22 Fällen *einzige Kinder* und zu 70% *kinderlos* waren, was selbst für französische Verhältnisse recht auffallend sein dürfte.

Allem nach ist die Gicht nicht etwa bloß wegen einer vielleicht gar nicht so stark ins Gewicht fallenden Änderung der Lebensweise, vielmehr wegen des häufigen Aussterbens ihrer den Anforderungen des modernen Daseinskampfes weniger gewachsenen Träger allmählich so selten geworden. So erscheint uns das einst führende Merkmal im Bereich des Arthritismus, das in Frankreich zur Konzeption dieses klinischen Begriffes Anlaß gab, jetzt gewissermaßen als ein Überbleibsel aus der sogenannten guten alten Zeit, in der nicht nur die äußeren Verhältnisse, sondern auch die Menschen anders als heutzutage waren.

V. Die Vererbung von Störungen des intermediären Eiweißabbaues (Aminosäuren-Diathesen).

Als solche sind erstens die *Alkaptonurie* und zweitens die *Cystinurie* und mit ihr die *Diaminurie* zu nennen, bei denen im Gegensatz zur Gicht der intermediäre Stoffwechsel des Eiweißes in dem Sinne gestört ist, daß einzelne der Aminosäuren, aus denen sich das sehr kompliziert aufgebaute Eiweißmolekül zusammensetzt, statt weiter verbrannt zu werden als Endprodukte im Urin ausgeschieden werden.

Bei der vor gerade 80 Jahren von BOEDEKER (1859) entdeckten

1. Alkaptonurie

vermag der Organismus bestimmte aromatische Aminosäuren, wie das *l-Tyrosin* und *l-Phenylalanin* nicht zu den normalen Endprodukten Harnstoff, Kohlensäure und Wasser, sondern nur bis zur Stufe der Dioxyphenyl- d. h. Hydrochinonessigsäure abzubauen, die seit BAUMANN (1899) als *Homogentisinsäure* bezeichnet wird.

Letzteres ist ein normales Zwischenprodukt des Eiweißabbaus, aber beim Gesunden eben kein Endprodukt desselben, es sei denn nach Einnahme sehr großer Mengen von l-Tyrosin (ABDERHALDEN 1912).

UMBER (1914) hob hervor, daß es sich bei der Alkaptonurie nicht etwa ganz allgemein um ein Unvermögen, den Benzolring zu spalten, handelt, da wenigstens in dem von NEUBAUER (1909) untersuchten Fall das Tryptophan, die dritte aromatische Aminosäure im Eiweißmolekül, die freilich nur einen Benzopyrrolring enthält, in normaler Weise zerstört wurde. FROMHERZ (1914) betonte, daß beim Normalen wenigstens zwei Wege für den Abbau des Benzolkerns der aromatischen Aminosäuren bestehen, von denen der zuerst bekannt gewordene, über die Homogentisinsäure gehende und dem Alkaptonuriker versperrte Weg vielleicht sogar die minder wichtige Rolle spiele. Die Stoffwechselstörung bei der Alkaptonurie sei deshalb nicht einmal hinsichtlich der Verbrennung aromatischer Aminosäuren eine totale, sondern nur für diejenige der Homogentisinsäure. Ja selbst die Fähigkeit zum Abbau dieser letzteren ist, wie schon L. KREHL (1918) vermutete, beim Alkaptonuriker nie ganz aufgehoben, was durch die Beobachtung von G. KATSCH (1918), daß die Homogentisinsäure bei stärkerer Ketonurie[1] vollständig aus dem Harn verschwinden und damit die Alkaptonurie *latent* werden kann, bewiesen wurde. Es liegt also bei dieser Anomalie auch keine absolute Notwendigkeit vor, die zyklischen Eiweißkomplexe als Homogentisinsäure im Harn auszuscheiden.

Nach LANYAR und LIEB (1929) ist es möglich, daß es verschiedene Arten von Alkaptonurie, nämlich solche mit *total* gestörter und solche mit nur verminderter Abbaufähigkeit von Thyrosin und Phenylalanin gibt.

Wenn wir das Merkmal auf das *Fehlen* bzw. die *ungenügende Quantität* eines *Stoffwechselfermentes* auf *erblicher Grundlage* zurückführen wollen, so müssen wir uns dessen bewußt sein, daß hierbei vorausgesetzte Gene sich auf eine pathogenetisch noch ungenügend geklärte und eher geringfügige Teilfunktion im Eiweißstoffwechsel beziehen.

Der Name „*Alkaptonurie*" soll auf die große Avidität hinweisen, mit der die Homogentisinsäure Alkali unter Sauerstoffaufnahme an sich reißt; an der Luft stehender Urin kann sich dadurch im Verlauf einiger Stunden schwarz färben. Das Fehlen einer *spontanen Dunkelfärbung des Harns* spricht jedoch noch nicht sicher für die Abwesenheit der Säure. Zugefügtes Alkali läßt sofort eine bräunliche Färbung auftreten, die sich beim Schütteln

[1] Das fast vollständige Verschwinden der Homogentisinsäure im Harn während des Hungerzustandes ist jedoch von der Acetonkörperausscheidung weitgehend unabhängig und muß bei fehlender Ketonurie durch andere mit dem Hungerstoffwechsel zusammenhängende Veränderungen erklärt werden (E. LORENZ 1937).

schnell nach unten ausbreitet. Alkaptonharn reduziert eine alkalische Kupfersulfatlösung 9—10mal so stark wie ein Diabetikerharn von gleichem Prozentsatz, so daß schon bei leichtem Erwärmen — ja selbst ohne ein solches — mit FEHLINGscher Lösung fast blitzartig eine schokoladebraune Färbung auftritt, die man nicht vergißt, wenn man sie einmal gesehen hat (E. F. KING 1915[1]). Die NYLANDERsche Zuckerprobe mit Wismuth sowie diejenige mit Phenylhydrazin fallen dagegen ebenso wie die Gärungs- und Polarimeterprobe negativ aus; trotzdem werden manche Alkaptonuriker anfänglich als Diabetiker verkannt, so z. B. noch im Falle von E. LORENZ (1937), der einen 12jährigen Knaben betraf.

Bezüglich des Nachweises mit kalter ammoniakalischer Silbernitratlösung und mit verdünntem Eisenchlorid muß auf die Lehrbücher verwiesen werden.

Für die *klinische Diagnostik* ist wichtig, daß der Harn eines Alkaptonurikers zuweilen wegen einer offenbar antiseptischen Wirkung der Homogentisinsäure wochenlang ohne Zusatz unverschlossen stehen kann, ohne der ammoniakalischen Gärung zu verfallen und deshalb auch ohne sich zu verfärben. Auf diese Weise kann die ohnehin sehr seltene und deshalb wenig bekannte Anomalie sowohl von ihrem Träger als auch von den Ärzten dauernd unbemerkt bleiben. Aus irgendeinem Grunde sauer bleibender Alkaptonharn kann auch einen *rötlichen Farbton* annehmen[2], ja sogar vorübergehend schön bordeauxrot werden, so daß daraufhin schon Hämatoporphyrinurien angenommen wurden (G. KATSCH). Letzterer Autor macht außerdem auf die starke Anziehungskraft von Alkaptonharn auf Fliegen aufmerksam. Bei dem ebenfalls stark nachdunkelnden Harn nach Carbolvergiftung ist dies sicher nicht der Fall.

Obwohl die Alkaptonurie bei mancher gewöhnlichen Urinuntersuchung nicht entdeckt werden mag, läßt sich das Merkmal dennoch mit hoher Wahrscheinlichkeit schon rein anamnestisch aus den schwer zu beseitigenden *Flecken in der Wäsche* eruieren, die besonders bei Windelkindern sowie später bei Bettnässern auffallen. Der Nebenbefund einer Enuresis nocturna, wie ihn WINTERNITZ (1899), GERHARDT (1904) und FROMHERZ (1908) mitteilen, braucht deshalb durchaus noch nicht korrelativer Natur zu sein.

An sonstigen Erscheinungen, die eine Alkaptonurie verraten können, sind verschiedene *Verfärbungen* und *Pigmentationen* an *Haut* und *Schleimhäuten* sowie *Knorpeln* zu erwähnen. Vor allem in die Augen fallend ist die grünblaue Färbung des Schweißes in den Achselhöhlen, die von homogentisinsäurehaltigem Talgdrüsensekret herrührt, ferner die dunkelbraune bis schwarze Färbung des Cerumens und dunkle Pigmentanhäufungen an Skleren, Zahnfleisch[3] und Nägeln sowie den Knorpeln von Nase und Ohrmuscheln, wo sich die von VIRCHOW (1865) zuerst beschriebene *Ochronose* als charakteristischer Folgezustand jahrzehntelanger Alkaptonurie schon durch die Inspektion erkennen läßt.

Der ursächliche Zusammenhang zwischen Alkaptonurie und dieser schließlich zu einer *Osteoarthritis deformans* führenden Knorpelschädigung ist erwiesen; sie entwickelt sich etwa vom 40.—50. Lebensjahre an und stellt eine gelegentlich recht peinliche Folge der sich sonst höchstens subjektiv in Form einer *Dysurie* bemerkbar machenden Stoffwechselstörung dar. Zu einer Konkrementbildung kommt es bei ihr im Gegensatz zur harnsauren Gicht und zu der mit der Alkaptonurie noch viel näher verwandten Cystinurie niemals.

Dennoch kann die Ochronose nicht als spezifisch für Alkaptonurie aufgefaßt werden, da ganz ähnliche Befunde auch auf anderem Wege als durch die Einlagerung von Homogentisinsäure in den Knorpel zustande kommen.

Eine noch ungeklärte Eigentümlichkeit der Alkaptonurie ist das vorzugsweise Befallensein des *männlichen Geschlechts*. HOGBEN, WORRALL und ZIEVE (1932) zählen unter den bis dahin bekannten Fällen nur 46 weibliche auf 100 männliche, halten dies aber nicht für genetisch oder sonstwie konstitutionell sondern unter anderem durch den Umstand bedingt, daß Männer öfter ärztlich untersucht werden, so z. B. für Lebensversicherungen.

Eine Altersdisposition gibt es bei der Alkaptonurie nicht, da diese als allem nach *angeborene* Konstitutionsanomalie das ganze Leben hindurch bestehen bleibt.

[1] Zit. nach HOGBEN, WORRALL und ZIEVE (1932).

[2] In solchen Fällen pflegen besonders reichliche Mengen von Alkapton, d. h. Homogentisinsäure ausgeschieden zu werden. Während deren Gesamtmenge pro Tag sonst zwischen 3 und 7 g beträgt, so kann es bei reichlicher Eiweißzufuhr bis zu Tagesmengen von 17—20 g kommen.

[3] PEACOCK, SILBER und KNOWLTON (1938) fanden bei einem 13 Monate alten Kind mit Alkaptonurie eine 1 cm im Durchmesser große, dunkelbraune Pigmentierung unterhalb der linken unteren Schneidezähne.

Tabelle 11. Die bisher bekannten Familienbeobachtungen über das Vorkommen von Alkaptonurie.

Autor und Jahrgang der Publikation	Zustand der Eltern	Verwandtschaftsgrad der Eltern	Alkaptonuriker		Total der Kinder der befallenen Geschwisterschaft
			männlich	weiblich	
1. Kirk . . . . . 1886—89	beide normal	*Vettern 1. Grades*	3	0	4
2. Armstrong und Smith . . . 1882—99	,, ,,	∅ verwandt	1	1	3
3. Marshall und Futcher . . 1887—98	,, ,,	∅ ,, ∅ ,,	2	0	?
4. Baumann und Embden . . 1891—93	,, ,,	∅ ,,	1	1	2
5. Ogden 1895	,, ,,	*Vettern 1. Grades*	1	0	8
6. Noccioli und Dominici . . 1898	,, ,,	∅ verwandt	0	1	11
7. Stier 1898	,, ,,	∅ ,,	1	0	2 + x
8. Orsi 1899	Mutter hat Alkaptonurie, Vater ∅	∅ ,,	1	1	?
9. Garrod (Völkers Fall) . 1899—02	beide normal	*Vettern 1. Grades*	2	0	5
10. Garrod (Pavys Fall) . . 1899	,, ,,	*Vettern 1. Grades*	3	1	14
11. Winternitz . . 1899	,, ,,	?	1	2	7
12. Meyer 1901	,, ,,	*Vettern 1. Grades*	1	0	3
13. Osler 1902	Vater hat Alkaptonurie, Mutter ∅	∅ verwandt	1	0	2
14. Zimper. 1903	beide normal	?	2	0	10
15. Langstein und Meyer . . . 1903	?	?	1	0	6
16. Schumm 1904	Mutter normal Vater nicht untersucht	?	1	1	6
17. Gerhardt . . . 1904	beide normal	?	2	0	3 + x
18. Bandel 1906	?	∅ verwandt	1	1	4
19. Grutterink . . 1907	beide normal	*Vettern 1. Grades*	0	1	?
20. Grutterink . . 1907	,, ,,	∅ verwandt	2	0	?
21. Grutterink . . 1907	,, ,,	∅ ,,	2	2	?
22. Fromherz . . . 1908	Mutter hat Alkaptonurie Vater ∅	∅ ,,	3	0	12
23. Landois 1908	beide normal	?	1	0	3
24. Rocher und Basset . . . 1909	?	?	0	1	2
25. Ravold und Warren . . 1910	beide normal	∅ verwandt	0	1	2
26. Kolaczek . . . 1911	,, ,,	*Vettern 1. Grades*	0	3	11
27. Poulsen (Fall IV) 1911	,, ,,	∅ verwandt	0	1	2
28. Poulsen (Fall VI) 1911	,, ,,	*Vettern 1. Grades*	0	1	6
29. Poulsen (Fall VII) 1911	,, ,,	*Vettern 1. Grades*	1	0	1
30. Poulsen (Fälle VIII—IX) . 1911	Mutter normal Vater fraglich behaftet	*Vettern 1. Grades*	2	0	7
31. Poulsen 1912	beide normal	?	1	0	4
32. Baldwin . . . 1913	,, ,,	∅ verwandt	0	1	5
33. Umber 1914	Vater hat Alkaptonurie, Mutter ∅	∅ ,,	1	3	8
34. Katsch 1918	,, ,,	∅ ,,	2	2	9

Tabelle 11. (Fortsetzung.)

Autor und Jahrgang der Publikation	Zustand der Eltern	Verwandtschaftsgrad der Eltern	Alkaptonuriker		Total der Kinder der befallenen Geschwisterschaft
			männlich	weiblich	
35. EBSTEIN 1918	beide normal	?	2	0	3
36. DEBENEDETTI . 1920	„ „	*Vettern 1. Grades*	4	0	6
37. TOENNIESSEN . . 1922	„ „	∅ verwandt	1	1	8
38. TOENNIESSEN . . 1922	„ „	∅ „	2	1	11
39. KLEINSCHMIDT . 1922	„ „	∅ „	1	0	2
40. CUTHBERT . . . 1923	„ „	*Vettern 1. Grades*	2	1	6
41. LOCKWOOD . . . 1924	?	?	1	2	7
42. YOUNG 1924	beide normal	∅ verwandt	1	0	1
43. PIETER 3. Gen. . 1925	Vater hat Alkaptonurie, Mutter ∅	∅ „	3	2	10
4. Gen.	Vater hat Alkaptonurie, Mutter ∅.	∅ „	5	1	10
44. BOSE und GHOSH 1929	?	*Konsanguinität* unbekannten Grades	1	0	10
45. BAGNALL 1929	beide normal	∅ verwandt	1	0	1
46. BRAID und HICKMAN . . 1929	„ „	∅ „	1	0	1
47. SINHA 1930	anscheinend nicht alkaptonurisch	anscheinend ∅ verwandt	1	1	3
48. RAHMLOW . . . 1930	beide normal	?	1	0	5
49. O. BAUER . . . 1930	„ „	?	1	0	2
50. P. SACHS 1931	„ „	∅ verwandt	1	1	8
51. E. LORENZ . . . 1937	„ „	?	2	0	?
52. U. S. RUŽIČIĆ . . 1938	„ „	*Vettern 2. Grades*	0	1	5

Was die *Häufigkeit* der Alkaptonurie betrifft, so ist sie wegen der Wahrscheinlichkeit, daß die meisten Fälle unerkannt bleiben, schwierig einzuschätzen. Die schottischen Autoren HOGBEN, WORRALL und ZIEVE rechnen eher nur mit einer Frequenz von $1 : 10^7$ als von $1 : 10^6$. Demnach wären auf 400 Millionen Europäer bloß etwa 40 Alkaptonuriker zu erwarten!

So gering infolgedessen die praktische Bedeutung dieser harmlosen Diathese ist, so groß ist ihr theoretisches Interesse als Beispiel für die streng erbliche Bedingtheit einer ganz umschriebenen Störung der Endphase des Eiweißabbaues im Organismus.

Das Auftreten von Alkaptonurie bei *eineiigen Zwillingen* hat F. PICK (1923) gemeldet, leider so kurz, daß H. W. SIEMENS (1924) nicht umhin konnte, zu fragen, ob nur einer oder beide Partner das Merkmal aufwiesen.

Wenigen ist bekannt, daß die Alkaptonurie und nicht, wie allgemein angenommen wird, die Brachydaktylie das Merkmal war, an dem die Gültigkeit der MENDELschen Gesetze erstmals beim Menschen erprobt wurde. Schon 1902 hat der jüngere GARROD auf Grund des sowohl kongenitalen als familiären Auftretens bei auffallend häufiger Konsanguinität der selbst fast stets freibleibenden Eltern die Hypothese eines einfach-recessiven Erbgangs der Alkaptonurie aufgestellt, die 30 Jahre später von HOGBEN, WORRALL und ZIEVE zur Theorie ausgebaut wurde.

Diese schottischen Genetiker geben zunächst eine Tabelle mit den 42 isolierten und bezüglich Belastung nicht orientierenden Fällen des Schrifttums und dann eine solche mit den 45 bis 1930 veröffentlichten Alkaptonurikerfamilien; letztere ist hier in einigen Punkten verbessert und bis 1939 vervollständigt oben zur Darstellung gelangt (siehe Tabelle 11).

HOGBEN, WORRALL und ZIEVE haben diejenigen 5 Beobachtungen nicht in ihre entsprechende Tabelle aufgenommen, bei denen einer der Eltern der von Alkaptonurie befallenen Geschwisterschaft selbst ein Alkaptonuriker war, nämlich die Fälle von ORSI (1899), OSLER (1902), der übrigens eine Abzweigung der von MARSHALL und FUTCHER (1887) untersuchten Familie ist, ferner die Sippen von FROMHERZ (1908), UMBER (1914) und von PIETER (1925). Auch zitieren sie die von UMBER (1914) veröffentlichte Beobachtung irrtümlich als solche von TOENNIESSEN (1922), der nur über zwei Geschwisterschaften kurz berichtete, während der von ihnen ganz vergessene Stoffwechselpathologe F. UMBER eine der allerwichtigsten und bestbelegten Sippentafeln aufgestellt hat, auf die wir noch eingehend zu sprechen kommen werden.

Unsere tabellarische Aufstellung all der Fälle aus dem gesamten Schrifttum, die familienanamnestische Angaben enthalten, zeigt, daß auf die zusammen 52 Beobachtungen nur 4 kommen, bei denen wegen des Befallenseins *eines* Elters mit *dominantem* Erbgang zu rechnen ist. Bei den 35 Alkaptonurikerfamilien, wo dies nicht der Fall und etwas über die elterliche Konsanguinität vermerkt ist, finden wir nicht weniger als 14 Blutsverwandtenheiraten, wovon 12 Vetternehen 1. und 2. Grades und eine Konsanguinität unbekannten Grades.

Das *Verhältnis* von *männlichen* zu *weiblichen* Alkaptonurikern beträgt 71 : 36, also fast 2 : 1.

Setzen wir die befallenen und die merkmalsfreien Glieder in den 40 hiefür verwertbaren Geschwisterschaften ins Verhältnis, so ergibt sich mit 72 : 211 ein der MENDELschen Durchschnittsproportion aus DR $\times$ DR-Verbindungen noch nicht recht entsprechender Quotient, der sich allerdings wesentlich verändert, wenn wir unter Anwendung der WEINBERGschen Geschwistermethode alle isolierten Fälle weglassen, aber deren merkmalsfreie Geschwister mitrechnen; das Verhältnis beläuft sich dann auf 53 : 192, was annähernd dem zu erwartenden MENDELschen Viertel entspricht.

Da, wie wir sehen werden, kein zureichender Grund zur Annahme eines geschlechtsgebunden-recessiven Erbgangs besteht und sowohl die für ein so überaus seltenes Merkmal bei *einfacher Recessivität* zu erwartende Häufigkeit elterlicher Konsanguinität, als auch das Ergebnis der Auszählung sämtlicher Geschwisterschaften stark dafür spricht, so haben wir in erster Linie mit letzterem Vererbungsmodus zu rechnen. Mit 44% elterlicher Blutsverwandtschaft überhaupt und 43% Vetternehen 1. Grades übertrifft die Alkaptonurie übrigens diejenige der sicher monohybrid recessiven Erbkrankheiten, wie den universellen Albinismus, die FRIEDREICHsche Ataxie, die Retinitis pigmentosa und sporadische Taubstummheit um mehr als das doppelte.

In den 37 Geschwisterschaften des Schrifttums bis 1930 mit sicher merkmalsfreien Eltern und bekannter Gesamtzahl von deren Kindern ergab die Gegenüberstellung der aus DR $\times$ DR-Verbindungen zu erwartenden und der tatsächlich vorhandenen Merkmalsträger das Verhältnis von 61,9 : 66, also einen Unterschied von 4,1, der geringer als die Standardabweichung von 4,8 ist (HOGBEN, WORALL und ZIEVE 1932).

Als Beispiel für eine besonders gut zur Annahme einfach-recessiven Erbgangs stimmende Alkaptonurikerfamilie sei die von H. KOLACZEK (1910) erforschte genannt, in der gerade 3 von 11 aus einer Vetternehe I. Grades hervorgegangenen Kindern, freilich zufälligerweise lauter weibliche Personen, von Alkaptonurie befallen sind, während ihre Eltern und ihre insgesamt 22 Kinder ebenso wie diejenigen ihrer nicht behafteten Geschwister davon frei blieben.

Auch die beiden folgenden von E. TOENNIESSEN (1922) mitgeteilten Beobachtungen mit relativ großen Geschwisterschaften[1] zeigen Manifestationszahlen,

[1] Beiläufig sei darauf aufmerksam gemacht, daß die zweite von TOENNIESSEN bearbeitete Sippe von HOGBEN, WORRALL und ZIEVE insofern nicht ganz richtig dargestellt ist, als das jüngste Glied jener 11köpfigen Geschwisterschaft ein weibliches statt ein männliches Geschlechtssymbol trägt.

die fast genau dem MENDELschen Viertel entsprechen. Die Angabe, daß die merkmalsfreien Eltern in diesen beiden Familien nicht miteinander blutsverwandt gewesen seien, ist deshalb unwahrscheinlich, da sie beide aus der gleichen Gegend stammen sollen. Angesichts der enormen Seltenheit des Merkmals ist sogar mit Sicherheit anzunehmen, daß die vier Eltern auf ein nicht sehr weit zurückliegendes gemeinsames Ahnenpaar hinführen, wie dies im Abschnitt über die *Entstehung neuer Erbanlagen beim Menschen* in Bd. I dieses Handbuches für eine Reihe von lange nicht so seltenen Mutationen durch genealogisch gesicherte Abstammungstafeln nachgewiesen wurde.

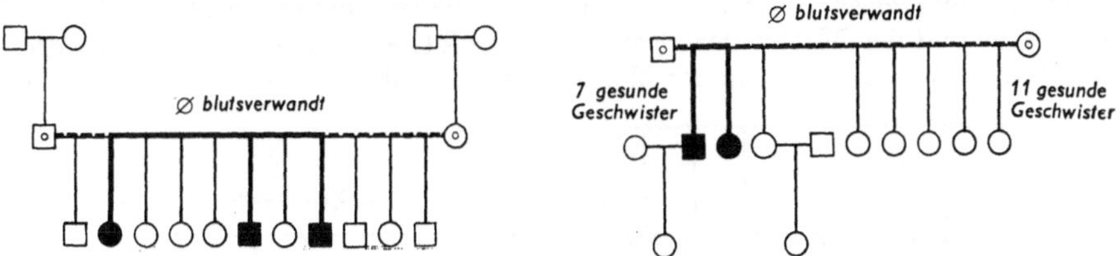

Abb. 49. Zwei Geschwisterschaften mit mutmaßlich *einfach-recessiver Alkaptonurie*. (Nach E. TOENNIESSEN, 1922.)

TOENNIESSEN gibt an, daß die Alkaptonurie in obigen beiden Familien zuerst von Dr. BAMBERGER in Kronach, einer Bezirksamtsstadt in Oberfranken (Bayern) festgestellt worden sei. Es wäre sehr zu wünschen, daß möglichst bald in jener Gegend nach dem weiteren Schicksal dieser Sippen und ihrem mutmaßlich blutsmäßigen Zusammenhang geforscht würde.

Wenn in den von E. EBSTEIN (1918), E. DEBENEDETTI (1920), C. F. CUTHBERT (1923), LOCKWOOD (1924) und SINHA (1930) beschriebenen Geschwisterschaften von 3—7 Gliedern etwa zur Hälfte oder gar zu zwei Dritteln Merkmalsträger gefunden wurden, so sprechen diese extremeren Plusvarianten der Streuung ebensowenig gegen einfache Recessivität wie die Beobachtungen von OGDEN (1895) sowie von BOSE und GHOSH (1929) mit bloß je einer einzigen Manifestation bei 8 bzw. 9 Kindern.

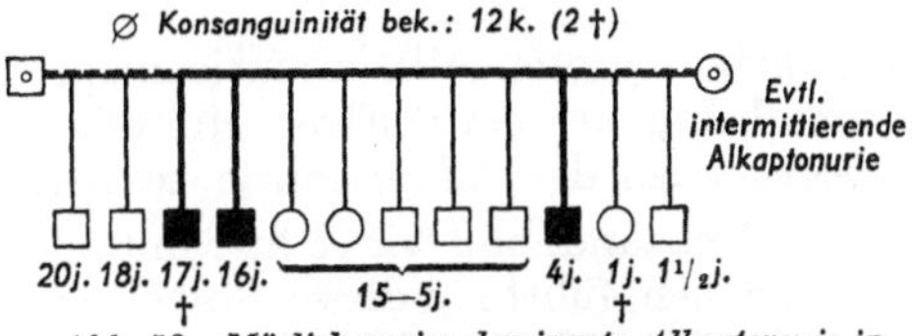

∅ Konsanguinität bek.: 12 k. (2 †)
Evtl. intermittierende Alkaptonurie
20j. 18j. 17j. 16j. 15—5j. 4j. 1j. 1½j.
† †

Abb. 50. *Möglicherweise dominante Alkaptonurie* in einer 12köpfigen Familie aus dem Elsaß. (Nach K. FROMHERZ, 1908.)

Direkt gegen ein häufigeres Vorkommen dominanten Erbgangs spricht die Tatsache, daß die 35 Kinder von Merkmalsträgern in den Stammbäumen von OGDEN, KOLACZEK, EBSTEIN, TOENNIESSEN und LOCKWOOD sämtlich frei blieben. Daß jedoch auch mit *echter Dominanz* bei der Alkaptonurie gerechnet werden muß, geht aus den Sippentafeln von ORSI, OSLER, FROMHERZ, UMBER und PIETER hervor, in denen von den 46 Kindern je eines manifest behafteten Elters 23, d. h. genau die Hälfte, Alkaptonuriker sind.

In der von FROMHERZ (1908) untersuchten Familie (Abb. 50) soll die Mutter eine *intermittierende Alkaptonurie* aufgewiesen haben, was allerdings nicht ganz sichergestellt ist. Die Möglichkeit einer solchen ist indessen nach der oben erwähnten Erfahrung KATSCHs grundsätzlich zuzugeben.

Das Verhältnis von 3 befallenen zu 9 merkmalsfreien Geschwistern würde allerdings besser zu einer Verbindung recessiver Heterozygoten passen und wurde von TOENNIESSEN auch in diesem Sinne ausgelegt[1]. Da dieser Autor

[1] Die Darstellung dieser Sippe durch TOENNIESSEN entspricht den Angaben von FROMHERZ übrigens in mehrfacher Hinsicht nicht genau. Abgesehen davon, daß die vom Autor sehr ernstlich vermutete *intermittierende Alkaptonurie* der Mutter unberücksichtigt blieb, so steht auch nicht darin verzeichnet, daß das dritt- und zweitletzte ihrer 12 Kinder Pärchenzwillinge waren, von denen das jüngere im Alter von 1 Jahr starb und bezüglich des Vorhandenseins oder Fehlens als unsicherer Fall gewertet werden muß.

ausnahmslos einfach-recessive Vererbung der Alkaptonurie annahm, hat er auch die in bezug auf die Manifestation in zwei aufeinanderfolgenden Generationen hinlänglich gesicherte Beobachtung F. UMBERS auf eine RR × DR-Verbindung beziehen wollen; in dieser beistehend abgebildeten Sippe beweise nämlich das Freibleiben der zwei Kinder und eines Enkels des alkaptonurischen Sohnes, daß eine echte Dominanz nicht in Frage komme. Dieser Schluß ist ebenso unrichtig wie die Heranziehung des hier gerade 1 : 1 betragenden Verhältnisses von Gesunden und Kranken für Recessivität, weil dieses ja bei einfacher Dominanz genau dasselbe wäre. Die ausdrückliche Angabe fehlender elterlicher Blutsverwandtschaft zwischen dem alkaptonurischen und ochronotischen Vater und der Mutter der Probanden spricht bei einem so außerordentlich seltenen Merkmal mit sehr hoher Wahrscheinlichkeit gegen das Vorhandensein

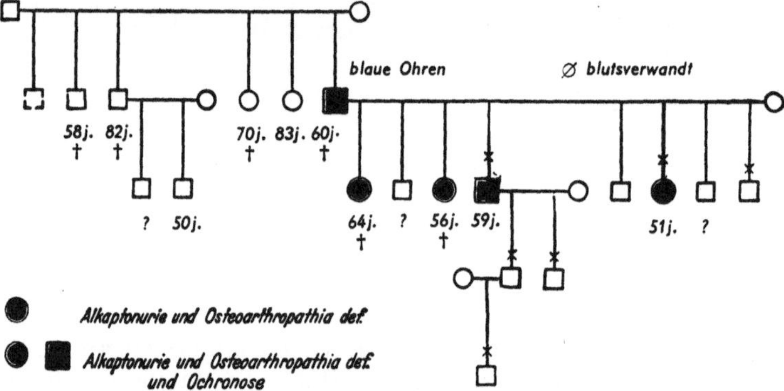

Abb. 51. Mutmaßliche *Dominanz von Alkaptonurie* in zwei Generationen. (Nach F. UMBER, 1914.)

einer heterozygoten Alkaptonurieanlage bei der Mutter. Im Gegenteil ist dieser Stammbaum als gewichtiger Hinweis auf das Vorkommen eines *dominanten Erbganges* bei der Alkaptonurie zu betrachten.

Der Umstand, daß wir es hier mit lauter Alkaptonurikern vorgerückten Alters zu tun haben, führte in dieser Sippe zugleich auch zur dominanten Manifestation einer streng auf die Träger der Stoffwechselstörung beschränkten *Ochronose* und damit schwerer Folgeerscheinungen nach Art einer *Osteoarthritis deformans* mit röntgenologisch nachweisbaren, wenn auch nicht unbedingt typischen Veränderungen an den großen Gelenken. Man ersieht daraus, daß die Alkaptonurie doch keine so harmlose Konstitutionsanomalie ist, wenn die betroffenen alt genug werden, um die allem nach unausbleibliche Ablagerung der Homogentisinsäure in den Gelenkknorpeln in so starkem Maße zu bekommen, daß das Bild einer Ochronose daraus entsteht.

Glücklicherweise ist mit dem von H. PIETER (1925) in Westindien aufgestellten Stammbaum mit Alkaptonurie in sicher zwei und wahrscheinlich sogar vier aufeinanderfolgenden Generationen der Beweis erbracht worden, daß sich unser Merkmal gelegentlich auch *einfach dominant* vererben kann.

Da der Proband aus einer spanisch-indianischen Mischehe, also höchstwahrscheinlich nicht von blutsverwandten Eltern stammt, braucht hier die Möglichkeit, daß er aus einer RR × DR-Verbindung hervorgegangen sein könnte, kaum mehr erwogen zu werden; ein gleiches gilt für seine Ehe mit einer mit ihm offenbar nicht blutsverwandten Frau, mit der er 10 Kinder erzeugte, von denen 6 von klein auf die charakteristischen Flecke in der Wäsche zeigten. Beim Probanden selbst ist das Alkapton im Urin durch die verschiedenen Laboratoriumsproben festgestellt worden.

PIETER betont, daß die Alkaptonuriker in der von ihm untersuchten Sippe einfache, mäßig lebende Landarbeiter seien, bei denen keinerlei Leberschädigungen bestünden. E. SCHMIEDING (1938), welche ein 7jähriges Mädchen mit „angeborener Alkaptonurie" klinisch untersuchte, ohne übrigens etwas über dessen Familie zu berichten, hält es für möglich, daß die Alkaptonurie *Folge einer Leberstörung* sei, trotzdem therapeutische Versuche mit Campolon und Rohleber ergebnislos verliefen. KLEIN und BLOCH (1936) wollen dagegen Alkaptonurie sowohl durch perorale als parenterale Zufuhr von Leberextrakten zum Verschwinden gebracht haben. Auf jeden Fall spielt die *Leber* eine gewisse Rolle beim Zustandekommen der Alkaptonurie.

Es ist jedoch kaum damit zu rechnen, daß die Leber, der neuerdings auch eine solch große Bedeutung beim kindlichen Diabetes mellitus zuerkannt wird (vgl. die Arbeiten von P. WHITE u. a. aus der Schule JOSLINS, ferner diejenigen von C. E. RÄIHÄ 1939, sowie von A. SUNDAL 1939), etwa die Brücke zwischen der Zuckerkrankheit und der Alkaptonurie bilden könnte, da die letztere ja viel zu selten und überdies nur ausnahmsweise in Sippen mit Belastung durch die drei klassischen Stoffwechselleiden vorkommt.

Im Falle von H. REINWEIN (1931), der einen sehr fettleibigen 54jährigen Herrn betrifft, soll allerdings väterlicherseits reichlich Fettsucht, Gicht und Rheumatismus aufgetreten sein. Sonst aber finden wir dergleichen Belastungen bei der Alkaptonurie lange nicht so häufig wie bei der gleich zu besprechenden *Cystinurie*.

Zusammenfassend läßt sich von der Alkaptonurie vom erbbiologischen Standpunkt sagen, daß sie eine angeborene Anomalie des intermediären Eiweißstoffwechsels darstellt, die zumeist als *einfach-recessives* Merkmal, beruhend auf einem autosomalen Gen, zuweilen aber auch *einfach-dominant* auftritt. Klinisch scheinen sich die recessiven Formen nicht von den dominanten zu unterscheiden. Infolge der enormen Seltenheit der Alkaptonurie überhaupt (Frequenz etwa $1 : 10^6$—10^7) kommt der elterlichen Konsanguinität für die Manifestation der recessiven Formen eine besonders große Bedeutung zu, so daß wir hier viel mehr noch als bei anderen Anomalien dieses Erbgangs vor Blutsverwandtenehen in den betroffenen Sippen zu warnen haben.

Eine *eugenische Prophylaxe* ist deshalb *notwendig*, da es sich um eine Stoffwechselstörung handelt, die nur in jüngeren Jahren harmlos ist, im vorgerückteren Alter aber auf dem Wege der *Ochronose* zu schwereren Schädigungen am Skeletsystem führen kann.

In mehrfacher Beziehung der Alkaptonurie ähnlich ist die andere Aminosäurediathese — bzw. „*chemische Mißbildung*" [1], wie sie der jüngere GARROD nannte — die ebenfalls sehr seltene

2. Cystinurie.

Sie beruht darauf, daß der Organismus, der normalerweise nicht einmal Spuren von Cystin ausscheidet, diese den anorganischen Schwefel des Eiweißmoleküls enthaltende Aminosäure nicht zu Sulfaten, Äthersulfaten und Neutralschwefel abzubauen vermag. Sie erscheint deswegen entweder in gelöster Form oder als charakteristisches Sediment von mikroskopisch erkennbaren sechseckigen farblosen Tafeln oder gelegentlich auch in Nadelform im Harn.

Cystin kommt nicht nur in den verhornten Teilen, wie Nägeln, Haar, Epidermis, sondern in allen Geweben des Körpers als lebenswichtige Substanz vor, die mit der Nahrung aufgenommen werden muß, da sie vom Organismus nicht synthetisiert werden kann. Sie entsteht wahrscheinlich aus der Oxydation von *Cystein*, und die Störung bei der sog. *Cystindiathese* wäre nach E. BRAND (1934) eine solche des Abbaus dieses letzteren Stoffes, wobei möglicherweise die *Niere* eine entscheidende Rolle spiele. Die neuesten Stoffwechseluntersuchungen an Cystinurikern sind von amerikanischen Autoren ausgeführt worden (Literatur s. bei E. BRAND 1934).

Eine gesteigerte Aufnahme von Cystin in der Nahrung verursacht keine erhöhte Cystinausscheidung.

---

[1] „inborn error of metabolism."

Nach Neuberg (zit. nach F. Umber 1914) sind drei nur graduell voneinander abweichende Stufen bei dieser Aminosäurendiathese zu unterscheiden: Bei der leichtesten wird nur Cystin ausgeschieden, bei der mittelschweren kommt es neben spontaner Cystinurie bereits zu einer alimentären *Diaminurie* und bei der fortgeschrittensten zur Ausscheidung von *Diaminen*, nämlich Cadaverin und Putrescin. Inwieweit diese biochemische Einteilung den verschiedenen klinischen Graden der Cystindiathese entspricht, wird erst noch festzustellen sein.

Eine bloße Cystinurie kann viele Jahrzehnte bestehen, ohne irgendwelche klinischen Symptome zu machen; sie ist unter anderem auch ohne jeden Einfluß auf den Cystingehalt von Haaren und Nägeln (H. B. Lewis 1932).

Von Frankenthal (1936) wird betont, daß nur eine häufige und sorgfältige Untersuchung des Urinsedimentes zur Entdeckung der Cystinkrystalle führe und der röntgenologische Nachweis der Cystinsteine auch nicht leicht sei. Deren Dichte ist größer als die von Uraten, aber geringer als die von Phosphaten und Oxalaten. Nach Thannhauser würde allein schon die Schwerlöslichkeit des Cystins in wässerigen Lösungen zur Erklärung der Bildung von Cystinsteinen genügen, nach G. Hammarsten (1931) liegen ihr wahrscheinlich eine ganze Reihe von Stoffwechselveränderungen zugrunde.

Jedenfalls bekommen lange nicht alle Cystinuriker Steine. In der von Looney, Berglund und Graves (1923) beschriebenen Familie hatte von fünf cystinurischen Personen nur eine einzige Steine. Sehr merkwürdig ist der Fall von Achilles Müller (1911), in dem jede Attacke von Cystin-Nephrolithiasis mit dem Ausbruch einer *Urticaria* verbunden war. Bei einem seiner Patienten kam es innerhalb von 6 Jahren 3mal zur Nephrotomie, wobei jedesmal eine große Cystinkoralle aus demselben Nierenbecken entfernt wurde.

Im Falle von Loewy und Neuberg (1904) sollen der *Vater Gallensteine* und verschiedene *Vatersgeschwister Gallen-*, *Nieren-* und *Blasensteine* gehabt haben; der Patient selbst, ein „allgemein nervöser“ 54jähriger Kaufmann, litt seit dem 29. Jahr an Nierenkoliken und wurde mit 35 Jahren als Cystinuriker diagnostiziert, ohne daß weitere Fälle in der Familie aufgetreten waren. Seine einzige Beschwerde außerhalb der Anfälle war ein prickelndes Gefühl in der Harnröhre beim Lösen konzentrierten Harns. Über Cystin-Nephrolithiasis handelte auch G. H. Ewell (1932). Die starke Neigung zu rascher Neubildung von Cystinsteinen nach der operativen Entfernung von solchen ist bekannt, weniger daß gelegentlich schon im Kindesalter ein cystinurisches Steinleiden vorkommt; so sind dem Patienten von Steinitz und Remen (1931) schon mit 12 Jahren zwei offenbar aus Cystin bestehende Blasensteine entfernt worden.

In einem Falle von F. Umber (1914) mit schwerer Cystinurie und wahrscheinlich *Cystininfiltrationen der Gewebe* bei einem 42jährigen Mann bestand eine manifeste *Belastung mit Diabetes mellitus* seitens *beider Eltern* und 4 von 6 *Muttergeschwistern*, die im Hinblick auf die weiter unten zu besprechende Sippe mit EZ, deren Schwester einen Altersdiabetes hat, vielleicht nicht als zufällig zu betrachten ist.

Fraglos wird die Cystinurie noch viel öfter übersehen als die Alkaptonurie. Sie läßt sich im Gegensatz zu dieser auch viel weniger sicher rein anamnestisch erschließen. Das familiäre Vorkommen von Cystinurie wurde deshalb viel seltener beobachtet als bei der Alkaptonurie. Zu nennen sind hier als ältere Angaben die von A. Niemann (1876), W. Ebstein (1878), B. Mester (1890), E. Pfeiffer (1897), I. Cohn (1899), E. Abderhalden (1903), A. Müller (1911) unter denen sich die Fälle von Ebstein auf Geschwister, diejenigen von Cohn auf zwei und diejenigen von Abderhalden auf drei aufeinanderfolgende Generationen beziehen. Letztere haben wir gleich ausführlich zu besprechen.

Erwähnt sei zunächst noch die *Cystinurie zweier* von Frankenthal (1936) untersuchter *Schwestern*, von denen die eine zugleich an *hereditärer Maculaatrophie* litt, welcher Befund ebenfalls wegen einer ähnlichen Belastung in der S. 794 erwähnten Zwillingssippe unser besonderes Interesse verdient. Nicht umsonst bezeichnet dieser Autor die Cystinurie als „*Merkmal schwerer Degeneration*“.

Bis unlängst galt die Cystinurie, abgesehen von der Bildung von Nieren- und Blasensteinen, als klinisch belanglos; sie wird denn auch noch in der letzten Auflage des v. PFAUNDLER-SCHLOSSMANNschen Handbuchs der Kinderheilkunde (1931) überhaupt nicht bei den Stoffwechselkrankheiten, sondern nur bei denjenigen der Harnwege kurz erwähnt.

Neuerdings hat sie dagegen eine ungeahnte Bedeutung erlangt, da man erkannte, daß es einzig von dem *Grade der entsprechenden Stoffwechselstörung* abhängt, ob die Cystindiathese als eine für den Träger harmlose, oft zeitlebens unerkannte bloße *Cystinurie* oder als *Steinkrankheit der Niere* oder aber als eine das Leben aufs schwerste gefährdende *Cystinkrankheit* verläuft (H. BEUMER und W. WEPLER 1937).

Schon E. ABDERHALDEN (1903) hat das schwerste Stadium einer solchen Cystindiathese bei einem $21^1/_2$ Monate alt verstorbenen und von E. KAUFMANN obduzierten Knaben beschrieben, der an allmählicher Inanition zugrunde gegangen war:

Seine „inneren Organe waren in grobsichtbarer Weise von zahllosen weißen Punkten durchsetzt", so z. B. die Milz, während die Leber sich bei mikroskopischer Untersuchung von dichten Massen infiltriert erwies, die aus Haufen rundlicher oder eckiger Tafeln aus *Cystin* bestanden. Diamine wurden in diesem Falle nicht gefunden.

KAUFMANN bezeichnet diesen Fall in seinem Lehrbuch der speziellen pathologischen Anatomie als *„völliges Unikum"* und macht noch besonders auf das *kreideweiße Aussehen der Cystinablagerungen* in Nieren, Darmwand, Mesenterialdrüsen, Leber und vor allem in der Milz — hier zugleich mit reichlichem, eisenhaltigem Pigment — aufmerksam.

Die Eltern dieses nach E. KAUFMANN aus einer Basler Familie stammenden Kindes sollen nicht blutsverwandt gewesen sein. Es lag hier trotz der ganz ungewöhnlichen Schwere der Manifestation bei dem Probanden ein offenbar *dominanter Erbgang* der Anlage zu Cystindiathese vor, da der 34jährige Vater und der 64jährige Großvater väterlicherseits in 500 ccm 0,46 g bzw. 0,07 g Cystin ausschieden, also beide Cystinuriker waren.

Der Leidener Pathologe G. O. E. LIGNAC (1924) hat dann 21 Jahre später auf Grund der Beobachtung von vier frühkindlichen Fällen das Syndrom: *„Nierenabweichungen, mangelhaftes Wachstum, Rachitis und Störung des Cystinstoffwechsels"* aufgestellt und es 1937 auf Grund der seitherigen Kasuistik weiter begründet; er unterscheidet bereits eine *infantile* und eine *juvenile* Form dieses Symptomkomplexes, da D. S. RUSSELL und H. J. BARRIE (1936) noch je einen Fall im Alter von 12 bzw. 16 Jahren schilderten.

H. BEUMER und W. WEPLER (1937), die bei einem unter dem Bilde von renalem Zwergwuchs und renalem Diabetes $1^1/_2$jährig gestorbenen Knaben in Milz, Leber, Nieren und Thymus grauweiße, wie feinstes Sägemehl aussehende Cystinmassen gefunden hatten, war es vorbehalten, das ein Jahr zuvor von G. FANCONI herausgehobene Krankheitsbild des *„frühinfantilen nephrotisch-glykosurischen Zwergwuchses mit hypophosphatämischer Rachitis"* als in vielen wesentlichen Zügen mit der *Cystinkrankheit der ersten Lebenszeit übereinstimmend* zu erkennen.

Dies ist um so bedeutungsvoller, da es sich bei der inzwischen im Schrifttum als „DEBRÉ-FANCONIsches Syndrom" figurierenden, neuen Form von renalem Zwergwuchs um ein *einfach-recessives* Erbleiden zu handeln scheint, wie aus der dabei auffallend häufig vorhandenen *elterlichen Konsanguinität* geschlossen werden darf.

Sowohl im Fall von DE TONI (1933) als in Fall 2 von FANCONI (1936) waren die Eltern *Geschwisterkinder* und in Fall 3 von FANCONI wahrscheinlich entfernt blutsverwandt.

Letzterer betrifft eine 5köpfige Geschwisterschaft, in der diese Konstitutionsanomalie den Tod des ersten Kindes, eines Knaben, mit 2 Jahren bedingte, während das zweitletzte, ebenfalls daran typisch erkrankte noch jetzt als 7jähriges Mädchen lebt.

Leider ist auch in den sonst so überaus eingehend untersuchten drei Fällen von FANCONI, von denen der erste durch H. STURZENEGGER (1939) unter Leitung E. UEHLINGERs pathologisch-anatomisch bearbeitet wurde, nie auf das Vorkommen von Cystin in Urin und Geweben geachtet worden.

Nicht ausgeschlossen wäre, daß auch der von E. UEHLINGER und A. KRUPSKI (1938) beobachtete *renale Zwergwuchs beim Kalb* auf einer Cystinkrankheit beruht. Eine *familiäre Cystindiathese beim Hunde* fanden GREEN, MORRIS, CAHILL und BRAND (1936), und zwar bei irischen Terriers, wovon der eine Cystinsteine in Blase und Ureteren hatte, ein Sohn seines Bruders dagegen nur eine leichte Cystinurie; der Umstand, daß 15 Nachkommen des „Probanden" frei vom Merkmal waren, spricht für *einfache Recessivität*, welche leider nicht durch entsprechende Kreuzungsversuche bewiesen wurde.

Für einen *einfach-recessiven Erbgang der Cystinurie* zweier im Alter von 12 bzw. 10 Jahren stehenden Schwestern spricht das gleichartige Befallensein ihrer Cousine (Vatersschwesterstochter) in einer Familie, über die HICKMANNS und SMALLWOOD (1935) berichteten, ferner eine Sippe von SCHLEICHER und OSTERTAG (1935), in welcher zwei eineiige Zwillinge als letzte von 10 Kindern aus einer *Vetternehe 1. Grades* sowohl in bezug auf *Cystin-Nephrolithiasis* als auch auf eine LEBERsche Opticusatrophie *völlig konkordant* sind.

Auf die Belastung mit *Diabetes mellitus* sowie schweren Sehstörungen dieser beiden pyknisch gebauten Probanden wurde schon oben hingewiesen. Auffallend ist auch die *starke Häufung nervöser Minderwertigkeit* in deren Familie.

Zusammenfassend sei hervorgehoben, daß auch bei der Cystinurie oder besser *Cystindiathese* sowohl ein unzweifelhaft *dominanter* als auch eher noch häufiger ein *einfach-recessiver* Erbgang beobachtet wurde, und zwar ohne bisher ersichtlichen Zusammenhang mit der Schwere der klinischen Erscheinungen, die, wie in dem einzigartigen Falle von ABDERHALDEN, zunächst zwei Generationen lang äußerst leicht sein können, um dann in der dritten schon im frühen Kleinkindalter unter dem Bilde hochgradigster Verkümmerung zum Tode zu führen.

Bei dem mutmaßlich auch auf einer angeborenen Cystindiathese beruhenden „*nephrotisch-glykosurischen Zwergwuchs mit hypophosphatämischer Rachitis*" (DEBRÉ-FANCONI) muß neben dem sehr wahrscheinlich vorwiegend einfach-recessiven Erbgang im Hinblick auf die genannte Beobachtung ABDERHALDENs auch ein einfach-dominanter Erbmodus in Betracht gezogen werden.

Die Tatsache der wenigstens durch *eine* einwandfreie Beobachtung von weitgehender Konkordanz bei EZ gesicherten Heredität und die wahrscheinlich meist recessive Vererbung der heute als gefährlich erkannten Konstitutionsanomalie sowie deren Vorkommen in stark belastetem Milieu ruft nach *eugenischen* Maßnahmen, die sich in erster Linie auf die Vermeidung von Blutsverwandtenehen in den betreffenden Sippen zu erstrecken haben.

VI. Vererbung der steinbildenden Diathesen.

Die Gründe, die zur Bildung von Nieren- und Blasensteinen führen können, sind so mannigfaltig, daß sie weder einzeln auseinanderzuhalten, noch viel weniger in ihrer wechselnden Zusammenwirkung deutlich zu erkennen sind. Außer der Harnreaktion spielt der Ca-Haushalt, sowie die Funktion der Nebenschilddrüsen und diejenige der Vitamine pathogenetisch eine Rolle (HOLTZ 1936, LAUBER 1937, OMEGNA 1938), ferner Entzündungen, Stauungen und Traumen, wobei Mißbildungen im Bereich des Urogenitalapparates eine Prädisposition bilden können (KLAGES 1937, STIMPFL 1937). Der Grund für die Bildung eigentlicher Konkremente ist noch nicht sichergestellt. Er dürfte in erster Linie in Störungen des normalen Kolloidschutzes und nicht in der Übersättigung des Urins mit steinbildenden Substanzen zu suchen sein (H. SCHADE 1909, L. LICHTWITZ 1910); es genügt in manchen Fällen aber auch vielleicht schon eine zu geringe Wasserausscheidung bei mangelhafter Flüssigkeitszufuhr, um Uratsteine entstehen zu lassen. Der Umstand, daß Tierexperimente bisher keine Anhaltspunkte für die Bildung von Steinen in den Harnwegen ergaben (vgl. u. a. RANDALL 1937, DIEZ 1938), spricht für die Bedeutung konstitutioneller Momente.

Sehr auffällig bleiben indessen die *starken Unterschiede* der *geographischen Verbreitung* der Nierensteinkrankheit, deren besondere Häufigkeit in Südosteuropa weniger auf Eigentümlichkeit der Rasse als auf solche der Ernährung zurückzuführen sein dürfte; ob auf dem Wege eines Vitaminmangels, muß hier dahingestellt bleiben. Nach E. SCHNEIDER (1937) wären nur die relativ selten vorkommenden Phosphatsteine wesentlich von der Nahrung abhängig. Weshalb seit dem Weltkriege eine starke Zunahme der Nieren- und Uretersteine in den verschiedensten Gegenden, wie Budapest, Graz, Zürich und Paris sowie in Schweden und in Italien gefunden wurde, ist ganz ungeklärt. Avitaminosen können daran nicht schuld sein, da keine gleichzeitige Zunahme der Blasensteinleiden erfolgte.

In Anbetracht der noch so wenig übersichtlichen Genese der Urolithiasis kommt der Erforschung des hereditären Anteils ihrer Ätiologie eine besondere Bedeutung zu, weil wir daraus eher eine Vorstellung von der Wertigkeit der einzelnen Entstehungsfaktoren gewinnen können. Einstweilen wissen wir noch nicht sicher, inwieweit sich entsprechende Erbanlagen als Stoffwechselanomalien, d. h. in Form einer vermehrten Ausscheidung von Uraten, Phosphaten und Oxalaten äußern oder als Momente im Sinne eines Mangels jenes hypothetischen Kolloidschutzes.

Differentialdiagnostisch wichtig ist, daß sehr schmerzhafte Ureterkoliken mit sogar ziemlich starken Blutungen auch ohne jede Konkrementbildung rein durch allergisch bedingte Schleimhautschwellungen verursacht sein können, ausgelöst z. B. durch ein Gemisch von Weizenmehl und Milch (ADELSBERGER und MUNTER 1932), ferner durch Fleisch (M. GUTMANN 1930) oder Bier (E. URBACH 1935). Es ist klar, daß „Nierenkoliken“ dieser Art bei eineiigen Zwillingen nicht konkordant aufzutreten brauchen, trotzdem sie Ausdruck erblicher Veranlagung sind; wissen wir doch, daß nur die allgemeine Bereitschaft zu Idiosynkrasien und nicht das einzelne Allergiesymptom vererbt wird.

Daß die Bereitschaft zu Nierensteinen Beziehungen zur allergischen Diathese hat, geht aus manchen eigenen Idiosynkrasikerstammbäumen hervor. In der von O. ROMANOW (1935) beschriebenen Familie, in welcher zweieiige Zwillingsschwestern und deren Vater an Nierensteinen litten, kam außerdem Gicht und Heuschnupfen, ferner Ulcus duodeni und Wanderniere vor.

Trotzdem die Nierensteine nicht selten aus Uraten und Oxalaten gemischt sind, so z. B. in der Selbstbeobachtung C. BRUCKS (1937), pflegt man dennoch die einzelnen Konkrementarten nach ihrer vorwiegenden chemischen Zusammensetzung abzugrenzen.

1. Die Uratdiathese

wurde bereits im Abschnitt über die *harnsaure Gicht* erwähnt und dabei betont, daß sie keineswegs mit der Anlage zur Arthritis urica identisch ist, weil sie nicht mit einer Störung des Purinstoffwechsels einhergeht, sondern einzig darin besteht, daß die im Verhältnis zur Purinzufuhr in normaler Menge ausgeschiedene Harnsäure im Urin auch unter gewöhnlichen Umständen als Sediment erscheint.

Diese von F. Umber schon 1914 vertretene Auffassung wird von Fr. v. Müller (1937) nicht geteilt, vielmehr die *uratische Gicht* geradezu als Prototyp dieser Diathese hingestellt. Letzterer Autor betrachtet die *habituelle Übersäuerung des Harns* als grundlegendes Symptom der uratischen Diathese, die gewissermaßen das Gegenstück zur Kalkariurie (Phosphaturie) bilde.

v. Müller will die uratische Diathese aber nicht als besondere Krankheit, sondern als eine Symptomengruppe aus heterogenen Bestandteilen, ähnlich wie z. B. die hämorrhagische Diathese aufgefaßt wissen. Wenn er dabei nicht selten *echte Gicht* und „merkwürdigerweise auch *Diabetes mellitus*" fand, so weist dies unseres Erachtens nur auf eine Gemeinsamkeit des Terrains im Sinne des sog. *Arthritismus*, nicht jedoch auf eine gleichartige Stoffwechselstörung des Eiweißstoffwechsels hin.

Pathogenetisch ist die reinliche Scheidung von harnsaurer Gicht und uratischer Diathese, die übrigens auch von Thannhauser (1929) wegen der tatsächlichen Ungleichartigkeit der zugrunde liegenden Vorgänge nachdrücklich gefordert wird, unbedingt vorzuziehen.

Eine Vermengung dieser beiden Begriffe ließe z. B. erwarten, daß der eine Partner von eineiigen Zwillingen bloß Uratsteine, der andere dagegen nur Gichtanfälle zeigen würde und trotzdem Konkordanz hinsichtlich einer gemeinsamen Anlage zu uratischer Diathese bestünde, ähnlich wie wir eine solche annehmen dürfen, wenn der eine von zwei EZ nur Neurodermitiden, der andere dagegen nur Bronchialasthma zeigt.

Wenn auch kein innerer Zusammenhang zwischen Gicht und Uratdiathese zu bestehen scheint, so ist doch schon rein praktisch deren häufige Vergesellschaftung zu berücksichtigen. Von 150 Gichtikern Lecorchés sollen nicht weniger als 48 an Steinkoliken gelitten haben; von denjenigen Ebsteins hatten 20 Urolithiasis, und zwar 18 mit Uraten und 2 mit Oxalaten. Thannhauser (1929) erblickt das Gemeinsame dieser beiden vom Standpunkt der Stoffwechselpathologie „so differenten Krankheitsbilder" in ihrem *anfallsartigen Charakter*, der letzten Endes vom vegetativen Nervensystem ausgehe. Finde sich doch die Uricurie vorzugsweise bei vegetativ stigmatisierten Personen, ebenso wie die sog. Phosphaturie.

Ein familiäres Vorkommen von Uratsteinen, sei es bei Eltern und Kindern oder Geschwistern, ist gelegentlich beobachtet worden, aber eigentliche Stammbäume gibt es keine über dieses Merkmal im Schrifttum.

Nach K. Hofmeier (1938) bestünden die im Kindesalter sonst relativ seltenen Steine der Harnwege fast stets aus Uraten; nach F. Umber (1914) dagegen neigen gerade Kinder und jugendliche Personen viel mehr zu Oxalatsteinen als zu andersartigen Konkrementen.

2. Die Phosphatdiathese (Phosphaturie, Kalkariurie)

besteht in einer vermehrten Kalkausscheidung durch den Harn, von der man noch nicht weiß, worauf sie beruht. Eine Kalkariurie ist übrigens nicht in allen Fällen von Phosphaturie vorhanden und führt auch nicht immer zu einer solchen; sie stellt also nur einen begünstigenden Faktor für die vermehrte Phosphaturie dar. In ihrer konstitutionellen, vor allem bei Neuropathen auftretenden Form, erweist sie sich als weitgehend unabhängig von der Ernährung. Die nur scheinbare Phosphaturie bei Hyperaciditas gastrica darf nicht damit verwechselt werden.

A. v. Domarus (1917) beschrieb zum Verwechseln ähnliche, offenbar *eineiige Zwillingsbrüder* mit anfallsweiser Kalkariurie und gleichzeitig vermehrter Phosphorausscheidung bei verminderter Kalkausscheidung durch den Darm. Außer leichten nervösen Erscheinungen lagen in diesen Fällen keine anderweitigen Anomalien vor.

3. Die Oxalurie

bildet nach Thannhauser (1929) „trotz der Fülle der Symptome *keine Krankheitseinheit*". Die sich häufig findende Angabe, daß es bei endogenen Stoffwechselstörungen, wie Diabetes und Gicht, öfters zu einer vermehrten

Oxalsäureproduktion komme, ist nach diesem Autor falsch. Ein vermehrtes Ausfallen von Oxalaten darf überhaupt nicht in dieser Richtung gedeutet werden. Ein Oxalatsediment ist nur dann Ausdruck einer Krankheit, wenn die Symptome eines Steinleidens vorhanden sind.

Ähnlich wie die Harnsäure ist die Oxalsäure zum Teil endogener, zum Teil exogener Herkunft. Man nimmt heute an, daß sie vom menschlichen Organismus nicht abgebaut werden kann, doch ist über die Regulation des Oxalsäurestoffwechsels so gut wie nichts bekannt. Es fehlt noch an zuverlässigen Bestimmungsmethoden (vgl. I. SCHINDLER-BAUMANN 1937).

Es gibt jedoch eine *familiäre Oxalurie*, die so regelmäßig zu Nieren- oder Blasensteinen führt, daß man von einem *dominanten* Merkmal sprechen kann, ohne allerdings sicher sagen zu können, was für eine Störung des Oxalsäurestoffwechsels der entsprechenden Anlage zugrunde liegt.

H. C. GRAM (1932) hat in seiner eigenen Familie 15 erwiesene und 4 wahrscheinliche Fälle von Urolithiasis gefunden, die sich bei den jüngern Personen ganz vorwiegend in Form von Nieren-, bei den älteren dagegen von Blasensteinen äußerte. Es handelt sich um eine kinderreiche, langlebige Sippe aus Dänemark, in welcher bemerkenswerterweise weder Idiosynkrasien, noch Fettsucht, Diabetes, Gicht, noch Gallensteinleiden vorkamen, wie mir der Autor, ein Internist, auf meine speziell daraufhin gerichtete Anfrage hin versicherte.

Wie aus nebenstehender Sippentafel ersichtlich, ist in deren links dargestelltem Teile Urolithiasis in drei aufeinanderfolgenden Generationen aufgetreten, d. h. beim Vater und Großvater väterlicherseits des Probanden; dessen anscheinend vom Merkmal freigebliebene Urgroßmutter dürfte dennoch Trägerin der Anlage gewesen sein, da ihre beiden einander sehr ähnlichen[1], allem nach eineiigen Zwillingsbrüder sicher Blasensteine hatten. Aber auch der Vater dieser

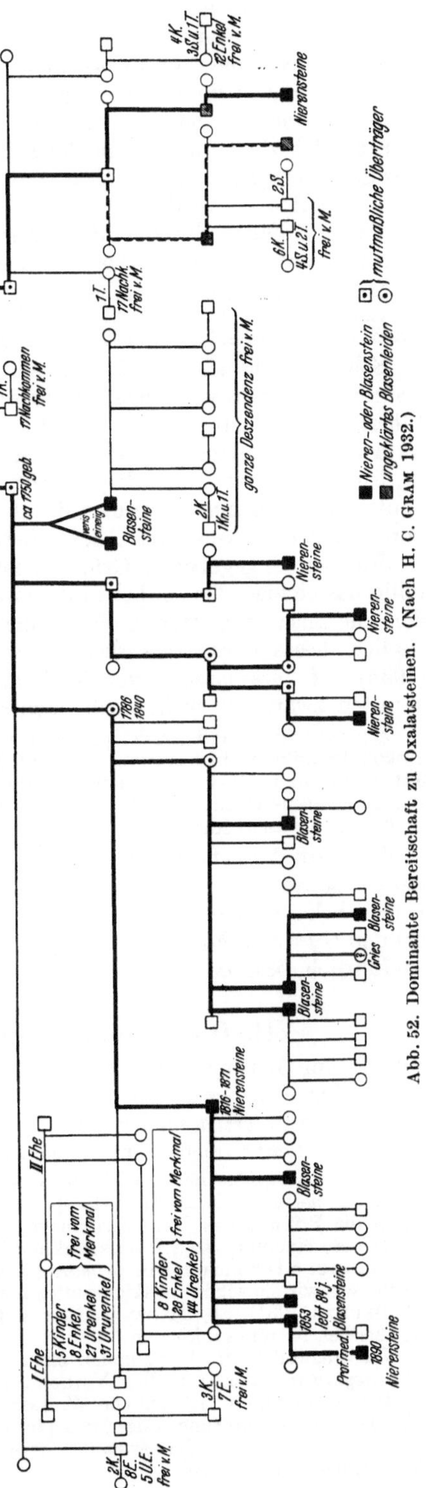

Abb. 52. Dominante Bereitschaft zu Oxalatsteinen. (Nach H. C. GRAM 1932.)

[1] Steht nicht in der Arbeit GRAMS, ist aber durch eine von mir veranlaßte Nachfrage seinerseits eruiert worden.

Geschwister, geboren etwa 1750, muß als mutmaßlicher Merkmalsträger betrachtet werden, da ein Urenkel seines Bruders sicher an Nierensteinen und 3 weitere seiner Nachkommen wahrscheinlich an Blasensteinen litten. Die einschlägige Anlage geht also mindestens 5 Generationen weit zurück. Recht auffällig ist, daß mit einer Ausnahme, die sich überdies auf einen fraglichen Fall von Harngrieß bezieht, nur männliche Individuen in dieser Sippe von der Anomalie manifest betroffen sind, während die Anlage immerhin 5mal durch Frauen latent übertragen wird.

Die in 5 Fällen durchgeführte Analyse der Steine ergab stets *Calciumoxalat*, in einem davon daneben aber auch etwelche *Urate*.

Mehrere daraufhin untersuchte Patienten zeigten eine *konstante Oxalurie*. Versuche mit oxalatfreier Diät wurden nicht angestellt, so daß über den vermutlich endogenen Ursprung dieser Dauerausscheidung von Oxalaten nichts bekannt wurde.

Sehr wichtig sind zwei Beobachtungen, wobei jüngere entsprechend belastete Glieder dieser Sippe ihre ersten Steinkoliken infolge eines sehr starken Flüssigkeitsverlustes bekamen. Es beweist dies die Abhängigkeit der Manifestation der Anlage von akzessorischen Momenten.

Einen ähnlichen, allerdings nicht so umfangreichen Stammbaum mit dominanter Nephrolithiasis, beruhend auf einer Oxalatdiathese, habe ich ausgehend von gleichzeitig vererbten Allergiebereitschaften aufstellen können.

Aus den angegebenen Gründen ist es ohne weiteres verständlich, daß zufällig das einzige, bisher bekannt gewordene Paar von eineiigen Zwillingen, bei dem die Zusammensetzung der Steine aus Calciumoxalat festgestellt wurde, bezüglich dieses Merkmals *diskordant* ist. Diese von M. Ostertag und D. Spaich (1936) auf Veranlassung von W. Weitz untersuchten, damals 54jährigen EZ könnten zwar sehr wohl noch nachträglich Konkordanz zeigen.

Merkwürdig ist, daß gerade der um über 13 kg schwerere der beiden Partner, zwei mittelgroßen Pyknikern, bisher vom Merkmal frei blieb; er ist indessen nicht ausgesprochen fettsüchtig und führt nur ein weit bequemeres Leben als sein sehr angestrengt tätiger Bruder, dessen Nachtruhe oft gestört wird, was sich auf sein vegetatives Nervensystem nachträglich auszuwirken scheint.

Über die Vererbung einer Anlage zu den ungewöhnlich seltenen *Xanthinsteinen* sowie zu besonders harten Steinen aus *kohlensaurem Kalk* ist nichts bisher bekannt geworden; diejenige der ebenfalls zu den Raritäten zu rechnenden *Cystindiathese* wurde weiter oben im Rahmen der Aminosäurendiathesen ausführlich besprochen.

VII. Die Erbpathologie des Diabetes insipidus

betrifft ein Merkmal, das zwar schon im 18. Jahrhundert von dem genialen Hygieniker Johann Peter Frank (1794) als „*anhaltende Polyurie nicht glykosurischer Natur bei gesunder Niere*“ wohl definiert wurde, dessen Pathogenese aber auch heute noch nicht befriedigend geklärt ist.

Diabetes insipidus heißt wörtlich: Geschmacklose Harnruhr, welche Bezeichnung aus den Zeiten herrührt, da die Ärzte darauf angewiesen waren, die beiden Formen von Diabetes durch die Prüfung des Harngeschmackes mit der Zunge zu unterscheiden!

Die Bezeichnung als „Durstkrankheit“ ist unzweckmäßig, da es sich beim Diabetes insipidus auf alle Fälle um eine *primäre Polyurie* handelt, die streng von der primären *Polydipsie*, wie wir sie schon im Kindesalter häufig bei Neuropathen und Psychopathen finden (H. Beumer 1931), abgegrenzt werden muß, ebenso wie von den Dauerpolyurien infolge organischer Nierenkrankheiten.

Das unzweifelhafte Vorkommen einer primären Polydipsie berechtigt noch nicht, das „*Durstsymptom*“ derart in den Vordergrund der klinischen Betrachtung zu rücken, wie W. Meier (1938), ein Schüler von W. Jaensch, dies tut, der darin *das Stigma* für die verschiedenartigsten Störungen der Hypophysenfunktion erblickt, im übrigen jedoch in seinen Krankengeschichten weder Anhaltspunkte zur Beurteilung des Wasserhaushaltes, noch des übrigen Stoffwechsels gibt.

Wegleitend ist, wie H. BERNHARDT (1939) mit Recht betont, erst das Ergebnis eines sog. *Durstversuches.* Nicht der Durst allein, wohl aber das ganze Syndrom eines Diabetes insipidus ist nach diesem Autor zu den sichersten Stützen für die Diagnose von Störungen im System: Hypophyse-Zwischenhirn zu rechnen.

Es ist verständlich, daß das sich bloß aus dem Zustand chronischer Polyurie, Durst und konsekutiver Polydipsie zusammensetzende *Syndrom: Diabetes insipidus* weder klinisch noch ätiologisch eine Einheit darstellt, sondern eine nach Art und Ort der Entstehung verschiedene, meist *symptomatische* Krankheitserscheinung, gegenüber welcher der sog. *idiopathische* Diabetes insipidus stark zurücktritt. Die *hereditären* Formen gehören zur letzteren Kategorie.

Ihre große Seltenheit geht schon daraus hervor, daß in fast einem Jahrhundert, d. h. seit 1841, bloß 25 Familien, worunter freilich einige größere Sippen, mit diesem Merkmal beschrieben wurden.

Schon die *allgemeine Häufigkeit des Diabètes insipidus* ist sehr gering. Fand doch EICHHORST (1888) unter nahezu 36000 Kranken der Züricher Klinik aus den Jahren 1876—1887 nur 7 (4 Männer und 3 Frauen) damit behaftet und GERHARDT (1899) unter 114000 Patienten auch nur 55 Fälle, was allerdings schon mehr als den doppelten Hundertsatz, nämlich 0,048% ergibt.

Zur Zeit der großen Entdeckungen auf dem Gebiete der Blutdrüsenpathologie galt der Diabetes insipidus schlechtweg als endokrine Erkrankung, und zwar bedingt durch eine Störung der Hypophysensekretion, die anfänglich als *Hyper*funktion (E. FRANK 1912), bald aber als *Hypo*funktion (R. v. D. VELDEN 1913) aufgefaßt wurde oder aber als Gleichgewichtsstörung in der den Wasserhaushalt regulierenden Koordination aller Hypophysenteile (H. v. MEYENBURG 1915). War es zuerst der Hypophysenhinterlappen, auf den es einzig anzukommen schien, so wird nun allmählich auch dem Vorderlappen dieser Drüse eine obligate Mitwirkung eingeräumt (v. HANN 1918, FALTA und SPITZENBERGER 1937), vor allem dem daraus stammenden thyreotropen Hormon (W. BERBLINGER 1938), seitdem die Bedeutung der Schilddrüse für das Zustandekommen des bei Katzen und Affen experimentell erzeugten Diabetes insipidus erkannt wurde (FISHER und INGRAM 1936, INGRAM, FISHER und RANSOM 1936).

FALTA (1938) vergleicht die verschiedene Empfindlichkeit des Diabetes insipidus gegenüber Pituitrin mit der von ihm zur Einteilung des Diabetes mellitus verwendeten, unterschiedlichen Insulinempfindlichkeit. Den pituitrinresistenten Fällen liege sowohl eine Unterfunktion des Hypophysenhinterlappens als auch eine Überfunktion des Hypophysenvorderlappens zugrunde. Die Pituitinresistenz des Diabetes insipidus bei Hirnerkrankungen ohne Beteiligung der Hypophyse (Encephalitiden, Tubertumoren) bleibe unklar, doch bestehe die Möglichkeit einer Beeinflussung der Hypophyse von höheren Zentren aus.

Daß mit einer innersekretorischen Beeinflussung der Diurese gerechnet werden muß, ging schon aus der wichtigen Beobachtung von GÄNSSLEN und FRITZ (1924) hervor, wonach eine selbst nicht belastete und vom Merkmal bisher freie Frau eines an hereditärem Diabetes insipidus leidenden Mannes während der Schwangerschaft deutliche Zeichen von Diabetes insipidus aufwies, die nach der Geburt des dann einen Diabetes insipidus manifestierenden Kindes wieder völlig aufhörten und in einer zweiten Schwangerschaft, aus der diesmal ein gesundes Kind hervorging, nicht wiederkehrten.

Trotzdem läßt sich unser Syndrom nur sehr gezwungen auf eine rein hormonale Genese beziehen.

Hat doch schon CLAUDE BERNARD ein wasserregulierendes Zentrum am Boden des IV. Ventrikels festgestellt und ist das sog. Zwischenhirn seither als Sitz einer Reihe von Stoffwechselzentren entdeckt worden. In mehreren Fällen, so demjenigen von HECHST (1935) mußte der Diabetes insipidus angesichts des Intaktseins der Hypophyse auf die vorhandene Schädigung mehrerer Kerne des Hypothalamus zurückgeführt werden. In gleichem Sinne sprechen der Wegfall der Diuresehemmung nach operativer oder pharmakologischer Ausschaltung des Großhirns (MOLITOR und PICK 1925) und die auffallende Temperaturlabilität einzelner Merkmalsträger aus der Sippe von GÄNSSLEN und FRITZ (1924), sowie die Störungen des Wasserhaushaltes im Anschluß an Encephalitiden (BERINGER und GYÖRGY 1923). Auch die Tatsache, daß ein Diabetes insipidus sowohl bei *myotonischer Dystrophie* (F. KRAUSE und D. ELLENBECK 1930) als auch bei typischer *Dystrophia musculorum progressiva* (R. FLINKER 1934) als seltenes Begleitsymptom gesehen wurde, ist in diesem Zusammenhang zu erwähnen.

In Anbetracht der mannigfaltigen Wechselwirkungen von Gehirnanhang und Zwischenhirn spricht man heute allgemein von einem *hypophysär-hypothalamischem System*, wobei nicht nur eine gegenseitige Beeinflussung auf endokrinem Wege und eine Wirkung von Hypophysenhormonen auf die Zentren des Zwischenhirns, sondern auch eine selbständige, vikariierende Sekretion des Zwischenhirns ins Auge zu fassen ist, d. h. eine sog. Neurokrinie (SCHARRER 1933, R. GAUPP 1937).

Während L. LICHTWITZ (1936) den Hypophysenhinterlappen und das Zwischenhirn als zusammengehörenden Komplex auffaßt, dessen Schädigung zu Diabetes insipidus führt und auch BERBLINGER (1938) eine Unterbrechung dieses Systems als ausschlaggebend für die Entstehung eines Diabetes insipidus betrachtet, soll nach ROUSSY und MOSINGER (1936) außer den von diesen Autoren angenommenen direkten nervösen Beziehungen noch eine *reflektorische Autoregulation der Hypophyse* durch deren Sekretion in den III. Ventrikel bestehen, die auf dem Umwege über ein sensitives, subependymales Netz mit Reizleitung zum Nucleus supraopticus und Tractus hypothalamohypophyseos eine Sekretionshemmung der Hypophyse zustande brächte.

Die heute zur Diskussion stehenden Anschauungen unterscheiden sich grundsätzlich darin, daß die einen das Überwiegen eines die *Diurese fördernden Prinzips*, die anderen das *Fehlen von deren Hemmung*, d. h. den *Ausfall des Adiuretins* als entscheidend betrachten. Ob sich die letztere Auffassung durch das Vorhandensein von den Diabetes insipidus begleitenden endokrinen Störungen anderer Art stützen läßt, wie J. SCHERRER (1939) meint, ist angesichts der notorisch überaus günstigen Konstitution der meisten Träger eines hereditären Diabetes insipidus sehr fraglich.

Wahrscheinlich wirkt das als Adiuretin bezeichnete antidiuretische Hormon sowohl auf dem Nerven- wie auf dem Blutwege auf die Zwischenhirnzentren ein, was jedoch noch nicht genügend geklärt ist. Eine direkte Wirkung auf die Nieren und die übrigen peripheren Gewebe ist möglich.

Da BARATH und WEINER (1934) bei ihren Patienten eine *Erhöhung des onkotischen Druckes im Blutserum bei herabgesetztem Venendruck* fanden, sprechen sie von „*hyperonkischen*" *Formen* des Diabetes insipidus. Tatsächlich hat die Hypophyse eine direkte Wirkung auf den Zustand des Bluteiweißes *(Onkoregulation)*, so daß zwischen Diurese und kolloidosmotischem Druck Zusammenhänge bestehen können.

Mit E. MEYER und S. J. THANNHAUSER unterscheiden wir *leichte* und *schwere Formen von Diabetes insipidus*, von denen die ersteren lediglich durch eine Störung der Nierenfunktion gekennzeichnet sind, während die letzteren außerdem noch durch Funktionsstörungen zwischen Gewebe und Blut kompliziert werden. Diese Einteilung rechtfertigt sich durch die neuerdings an einer Schweizer Sippe mit Diabetes insipidus erhobenen Befunde der funktionellen Prüfung mit Pituitrin und Kochsalz (vgl. Diss. SCHERRER 1939). Sie entspricht jedoch nicht derjenigen von VEIL (1923) in *hypochlorämische* und *hyperchlorämische* Typen, die sich nirgends bewährte.

Die dem Diabetes insipidus zugrundeliegende *Stoffwechselstörung* wurde seit den systematischen Untersuchungen von E. MEYER (1905—1926) sowie von L. LICHTWITZ (1922—1936) darin erblickt, daß der Organismus die *Fähigkeit zur Konzentration des Chlors* und damit des Kochsalzes nahezu oder gar gänzlich verloren habe.

Schon ALFRED WEIL (1908) hatte bei einem Abkömmling der von ihm und seinem Vater beschriebenen Sippe mit gehäuftem Diabetes insipidus eine geschwächte Kochsalzkonzentration gefunden; desgleichen O. STEIGER (1912) bei dem von ihm beobachteten Vagotoniker mit Diabetes insipidus.

W. LÖFFLER zeigte dann aber, daß durch eine kombinierte Belastungsprobe mit Pituitrin und Kochsalz die NaCl-Konzentration im Urin bis auf 0,95%, d. h. über den normalen Blutspiegel ansteigen kann (vgl. Dissertation WÄCHTER-ROTH 1925). Derartige Befunde erklären die mehrfach bestätigte Tatsache, daß Kranke mit Diabetes insipidus während Fieberzuständen ihre Polyurie verlieren und normalen Urin haben können.

Bei einem Kinde im Alter von 12 Jahren aus einer Sippe mit mindestens 21 Trägern von Diabetes insipidus[1] stellten HAYMANN und FANCONI (1926) durch wiederholte Untersuchung des *Nüchternserums* einen *normalen*, ja sogar *eher niedrigen Chlorgehalt* (345 bzw.

[1] Es handelt sich, wie wir sehen werden, um die von GÄNSSLEN und FRITZ (1924) erforschte Sippe.

342 mg-%) fest und schließen daraus, daß es auch Formen von Diabetes insipidus gibt, bei welchen die Störung des Chlorstoffwechsels ganz zurücktritt; in beiden Fällen ergab sich eine Erschöpfung des Wasserbestandes im Durstversuch und eine schlechte Urinkonzentration.

Erbbiologisch von größter Wichtigkeit ist, daß eine Konzentrationsschwäche der Nieren für Cl, Na und K auch *ohne jede Polyurie* als wahrscheinlicher Ausdruck einer hypophysär-hypothalamischen Störung bestehen kann (GLATZEL und WOLF 1938).

Bei den zwei im Säuglings- bzw. Kleinkindalter stehenden Söhnchen einer Mutter mit vermehrtem Durst und hochgradiger Kochsalzempfindlichkeit sah G. FANCONI (1938) schon nach bloßem Dursten oder Zufuhr von 0,5 g Kochsalz *Fieber*, sowie eine erhebliche Steigerung des NaCl-Gehaltes im Blutplasma und Schweiß, jedoch nicht im Urin auftreten. Er spricht deshalb von einem *Diabetes insipidus occultus* und belegt diesen Begriff neuerdings im ganzen durch 3 Fälle, bei denen die Serumchloride in 14 von 15 Bestimmungen erhöht (368—528 mg-%) und einmal an der oberen Grenze der Norm waren. In weiteren 6 Fällen von Diabetes insipidus der Züricher Kinderklinik ergaben 57 von H. M. SCHAPIRE (1939) ausgeführte Chlorbestimmungen im Serum 24mal normale, 14mal hyper- und 19mal hypochlorämische Werte. FANCONI (1939) nennt die *Chlorlabilität* ein *Charakteristikum des Diabetes insipidus* und hält die VEILsche Differenzierung in hypo- und hyperchlorämische Formen darum nicht in allen Fällen für durchführbar.

So maßgebend das auffällige Symptom der mehr oder weniger gewaltigen Harnflut zur Beurteilung eines Diabetes insipidus zu sein scheint, so wenig darf man sich darauf allein verlassen. Sein Fehlen braucht noch keineswegs die gänzliche Abwesenheit einer manifesten Anlage zu Diabetes insipidus zu bedeuten, und man wird künftig *erst dann vom Überspringen von Generationen* sprechen können, wenn die funktionelle Prüfung der *Zwischenglieder keine verminderte Konzentrationsfähigkeit* hinsichtlich des Kochsalzes ergeben hat. Wir werden bei der Durchsicht der bisher bekannt gewordenen Sippen mit Diabetes insipidus allerdings nur ganz vereinzelt auf solch starke Manifestationsschwankungen stoßen, daß man von einer relativen Latenz des Merkmals sprechen muß.

Aus diesem Grunde geht es nicht an, den Diabetes insipidus als Extremvariante in bezug auf die Durchschnittskonzentration des Harnes zu bezeichnen und der konstitutionellen Oligurie als Pendant gegenüberzustellen, wie J. BAUER (1924) und nach ihm N. PENDE (1924) es wollten. Die einzig mögliche Auffassung des hereditären Diabetes insipidus ist die einer *dominanten Mutation* und damit eben nicht einer einfachen Zufallsvariante. Statt wie BAUER die freilich als harmlose Konstitutionsanomalie und nicht als eigentliches Leiden in Erscheinung tretende erbliche Form des Diabetes insipidus für autochthonrenal bedingt zu halten, was heute kaum mehr berechtigt ist, möchte ich hier noch ausdrücklich darauf hinweisen, daß die Annahme einer primären Störung im Hypophysen-Zwischenhirnsystem, und zwar besonders in dessen cerebralem, an Stoffwechselzentren reichen Anteil schon in Anbetracht der mutmaßlichen Pathogenese der Fettsucht und des Diabetes mellitus weit mehr Wahrscheinlichkeit für sich hat, als diejenige einer primären Bedingtheit durch eine ihrem Wesen nach übrigens völlig dunkle Funktionsanomalie der Nieren.

Wir verfügen heute auch über einen diesbezüglich beweisenden Befund aus dem serienmäßig verarbeiteten Gehirn eines mit dominantem Diabetes insipidus behafteten Abkömmling der von GÄNSSLEN und FRITZ (1924) erforschten Diabetikersippe aus Württemberg, der schon mit 40 Jahren an Ulcus ventriculi, also einem keine präsenilen Erscheinungen hervorrufenden Leiden gestorben war. Hier fand sich nämlich bei intakter Hypophyse und Pars tuberalis eine Hypoplasie des Nucleus supraopticus und Nucleus paraventricularis beruhend auf einem Schwund der Ganglienzellen in diesen Kernen des Zwischenhirns. Ob sich der Diabetes insipidus dabei aus dem Ausfall einer endokrinen Funktion dieser

Ganglienzellen im Zwischenhirn erklären läßt, oder ob nach älterer Auffassung damit gerechnet werden muß, daß bloß kein Angriffspunkt für das Hormon des Hypophysenhinterlappens in diesem Hirnteil mehr vorhanden ist, steht dahin.

Der schon früh in Erwägung gezogene *Zusammenhang zwischen Diabetes insipidus und Diabetes mellitus*, für den D. GERHARDT (1899) bereits 6 Autoren zitiert und der aus dem gleichzeitigen Vorkommen beider Merkmale erschlossen wird, ist indessen lange nicht so überzeugend wie derjenige zwischen Diabetes mellitus und renaler Glykosurie. ALLAN und ROWNTREE (1931), die eine Übersicht über die Kombinationen ersterer Art geben, fanden nur 2 von 100 Fällen von Diabetes insipidus aus der Mayo-Klinik durch echte Zuckerkrankheit kompliziert. Nach F. UMBER (1926) wären die Glykosurien beim Diabetes insipidus vorwiegend extrainsulärer Natur. Sehr auffällig ist das Vorkommen von Diabetes insipidus und mellitus innerhalb derselben Geschwisterschaft, wie wir es in der auf S. 751 dargestellten Sippentafel von CAMMIDGE (1928) fanden, wo eine zuckerkranke Mutter zuerst zwei Mädchen mit Diabetes insipidus und darauf zwei Töchter mit Diabetes mellitus hatte, von welch letzteren die eine nicht weniger als drei Töchter im Kleinkindalter durch Zuckerkrankheit verlor.

Einen *temporären Diabetes insipidus* bei latenter Toxikose eines Säuglings, dessen Großvater väterlicherseits an Diabetes mellitus litt, beschrieb A. v. SZÀSZ (1936) aus der Familie eines Arztes.

Die Vergesellschaftung eines hereditären Diabetes insipidus mit endogener *Fettsucht* ist nicht häufig und fehlt z. B. gänzlich im großen Stammbaum von WEIL; in der neuerdings von SCHERRER aus der Schweiz beschriebenen Sippe findet sich je eine schwerere bzw. leichtere Adipositas, was jedoch sehr wohl zufällig sein kann.

Von allgemein konstitutionspathologischem Interesse ist die von F. SALUS (1934) berichtete Umwandlung einer *postencephalitischen Fettsucht*, mit Diabetes insipidus und Narkolepsie in eine *Magersucht*, die vom Autor als Ausdruck eines hypophysär-diencephalen Syndroms aufgefaßt wird.

Differentialdiagnostisch ist hervorzuheben, daß der *hereditäre* Diabetes insipidus stets schon in frühester Lebenszeit auftritt und trotzdem zu keinerlei Störungen der Entwicklung Anlaß gibt, während die erworbenen Formen zwar nicht selten auf dem Boden einer angeborenen Syphilis entstehen, aber erst im Verlaufe der Jugend oder eines späteren Lebensabschnittes zur Ausbildung kommen. Geschieht dies, wie häufig, noch im kindlichen Alter — unter den 85 von STRAUSS (1920) gesammelten Fällen entfielen nicht weniger als 30 auf ein Alter unter 10 Jahren —, so pflegen sich u. a. von GAYLER (1921) studierte *Wachstumsstörungen* bemerkbar zu machen und zu *infantilistischen* Zuständen zu führen, die dem ererbten Diabetes insipidus völlig fremd zu sein scheinen.

Die Meinung GAYLERS, daß die Durchspülung des Körpers mit großen Flüssigkeitsmengen auf dem Wege einer Demineralisierung die *Wachstumsstörungen* bedinge, muß deshalb zurückgewiesen werden.

MATHIEU und SIMONIN (1931), die über einen bloß 142 cm großen, psychisch debilen 42jährigen Mann mit einer Wasserausscheidung von 6—7 Liter pro Tag berichteten, schlossen aus dem Befund einer kleinen Sella auf eine Veränderung der Hypophyse und machen diese für den Minderwuchs verantwortlich, da die Rolle dieser Blutdrüse für die Entwicklung der Epiphysenknorpel bekannt sei.

G. GUASPARI (1938) bezieht seine Beobachtung von *hypophysärem Zwergwuchs mit Diapetes insipidus* auf die anatomischen und funktionellen Korrelationen der Hypophyse mit den diencephalischen Zentren.

Interessant ist in diesem Zusammenhang, daß der eben genannte Patient von MATHIEU und SIMONIN zugleich Träger *multipler osteogener Exostosen* war und daß in einem Falle von O. RUMMERT (1934) eine *Ostitis deformans Paget* bestand; nach dem Autor hätte hier eine Unterfunktion der Hypophyse und Störung des Zusammenwirkens mit den Ovarien vorgelegen.

Nicht unerwähnt bleibe, daß ein *symptomatischer Diabetes insipidus* auch Teilerscheinung einer *Xanthomatose*, d. h. eines SCHÜLLER-CHRISTIANschen Syndroms sein kann, ja sogar neben den Defekten in den Schädelknochen und dem Exophthalmus zu dessen Kardinalsymptomen gehört, indessen dabei auch einmal gänzlich fehlen kann, so im Falle von H. I. TEPERSON (1935).

Paradoxerweise gewinnt der *symptomatische Diabetes insipidus*, weil er verhältnismäßig so oft schon in der Jugend ausbricht, eine größere Bedeutung für die Konstitution im Sinne von Habitus und Widerstandskraft als der *hereditäre Diabetes insipidus*, der von dem älteren WEIL geradezu als „*gesunde Krankheit*" bezeichnet wurde, weil sich die meisten Merkmalsträger in der von ihm und seinem Sohne bearbeiteten Sippe durch hervorragende Zähigkeit und Langlebigkeit auszeichneten, eine Beobachtung, die sich seither immer wieder bestätigt.

Im Gegensatz zum *ererbten Diabetes insipidus*, der quoad vitam belanglos, jedoch einer Dauerheilung unzugänglich ist, gilt der erworbene Diabetes insipidus, namentlich im Jugendalter, als prognostisch dubiös, da er öfters unaufhaltsam zum Tode führt, andererseits aber auch zuweilen restlos verschwinden kann.

Am ehesten ist dies bei den luisch verursachten Fällen möglich, wie z. B. bei einer 30jährigen Patientin von L. MATHIEU (1931). NONNE (1915) vermochte bei einer 35jährigen Luikerin die Polyurie durch spezifische Behandlung wenigstens dauernd zu vermindern, erreichte jedoch nichts bei dem 38jährigen infantilen Sohn eines an progressiver Paralyse gestorbenen Vaters.

Die *Anpassungsfähigkeit* der Menschen mit *hereditärem Diabetes insipidus* ist freilich erheblich vermindert, da sie ständig auf die Einnahme sehr großer Flüssigkeitsmengen angewiesen sind und ohne dieselben rasch in einen so unerträglichen Zustand geraten, daß sie sich unter Umständen deswegen aufs schwerste gefährden. So scheint einer der Merkmalsträger im WEILschen Stammbaum dadurch das Opfer seiner Anomalie geworden zu sein, daß er, in einem Winter den ganzen Tag im Freien beschäftigt, große Mengen von Schneewasser trank und sich so ein tödliches Lungenleiden zuzog. Ein Proband von GÄNSSLEN und FRITZ litt derart unter seinen Durstqualen während des Weltkrieges, daß er trotz Granatfeuer und Androhung strenger Strafen immer wieder zum nächsten Erdloch kroch und selbst die zweifelhaftesten Flüssigkeiten nicht verschmähte. Wie mir seine in Zürich lebende Schwester angab, soll sein schon mit 40 Jahren an Magengeschwüren erfolgter Tod darauf zurückzuführen sein.

Theoretisch sehr interessant ist, daß sowohl Diabetes insipidus auf Grundlage einer Encephalitis als auch einer luischen Basilarmeningitis gegenüber der sonst — und zwar wahrscheinlich auch bei der hereditären Form — erfolgreichen Behandlung mit Hypophysenhinterlappen-Präparaten refraktär bleibt, was ADLERSBERG (1935) auf das Bestehen von Herden im Hypothalamus zurückführt.

Erwähnt sei auch, daß bei erworbenem Diabetes insipidus, so z. B. im Falle von DUVOIR POLLET und CACHIN (1932), die sonst eine tägliche Trinkmenge von 12—15 Liter bedingende Wasserharnruhr während dreier Graviditäten vom 4.—5. Monat an fast zur Norm zurückging, um schon am Tag nach der Entbindung wieder so groß wie früher zu werden. Beim *hereditären* Diabetes insipidus dagegen pflegt sich das Syndrom gerade *in der Schwangerschaft besonders ausgeprägt* zu äußern. Daß andererseits ein Diabetes insipidus auch erst mitten in einer Gravidität stürmisch zum Ausbruch kommen kann, beweist eine Beobachtung von BLEAKLEY (1938). Das Verhalten während der Schwangerschaft kann also nicht als sicheres Merkmal zur Abgrenzung der erworbenen von den ererbten Formen des Diabetes insipidus gelten.

Nach zwei Beobachtungen von H. ROGER und J. ALLIEZ (1936) kann ein erst im Schulalter, ja sogar erst mit etwa 40 Jahren entstandener Diabetes insipidus *homochron bei Geschwistern* vorkommen, so daß es anscheinend außer dem klassischen hereditär-kongenitalen noch einen erst nach einem mehr oder weniger langen Intervall postgenitaler Latenz manifesten erblich mitbedingten Diabetes insipidus gibt, der im Gegensatz zu ersterem stark von Umweltmomenten abhängt.

Eine recht weitgehende *Homochronie* findet sich bereits in der von R. H. CLAY (1889) erforschten englischen Familie, in welcher innerhalb einer 15köpfigen Geschwisterschaft mit 10 überlebenden Kindern 3 Diabetes insipidus aufwiesen, aber sämtlich erst von 9 Jahren an! Da die Eltern und Großeltern dieser kinderreichen Geschwisterschaft als frei vom Merkmal gemeldet werden, wäre hier mit der *Möglichkeit eines einfach-recessiven Erbganges* zu rechnen. Ein solcher ist aber wegen des Fehlens einer elterlichen Konsanguinität, die in Anbetracht der großen Seltenheit des hereditären Diabetes insipidus bestehen müßte, äußerst unwahrscheinlich, um so mehr als kein einziger Stammbaum Verhältnisse aufweist, die im Sinne von Recessivität ausgelegt werden müßten.

In der noch älteren Beobachtung von A. REITH (1866), die sich auf einen mutmaßlich dominanten Diabetes insipidus bei einem Vater und zweien seiner Kinder bezieht, soll das zweite derselben, eine 24jährige Tochter, nur 9 Monate lang Polydipsie und Polyurie gehabt haben, und in der von C. SASSE (1893) beschriebenen Sippe hätte sich der Diabetes insipidus bei einem durch Großvater, Vater, Vatersbruder und vier jüngere Geschwister gleichartig belasteten 22jährigen Probanden erst seit 1 Jahre bemerkbar gemacht. Die in diesem Falle unzweifelhafte Dominanz der Anlage ist hier also ebenfalls erst anfangs des 3. Jahrzehnts zum Durchschlag gelangt.

Aus *Fischenich*, dem Wohnort obiger Familie, einem Dorf von etwa 3000 Einwohnern in der Rheinprovinz zwischen Bonn und Köln, sind seither keine weiteren Fälle von Diabetes insipidus veröffentlicht worden.

In den übrigen 12 Familien bzw. Sippen mit Diabetes insipidus des Schrifttums, in denen sich fast ausnahmslos ein regelmäßig dominanter Erbgang der so gut wie stets als harmlos bezeichneten Anomalie nachweisen läßt, fiel deren Beginn immer schon auf die früheste Kindheit.

Die älteste Beobachtung stammt von L. U. LACOMBE (1841), der aus *Châtellnaut* in der Gegend von Dijon eine Schwester und einen Bruder sowie die sämtlichen 4 Kinder der ersteren und 2 von den 4 Kindern des letzteren mit Diabetes insipidus behaftet angibt, aber nur einen Merkmalsträger der jüngeren Generation untersuchen konnte. Ebenfalls bloß zwei Generationen umfaßt die auch aus Frankreich publizierte Familie von DEEBREY (1859), dessen Proband ein malariakranker Soldat war, der angab, daß seine Mutter und 3 Geschwister bis zu ihrem Tode an Diabetes insipidus gelitten hätten. Noch weniger aufschlußreich ist die Mitteilung von WACHSMUTH (1863) aus Deutschland, welcher einen Mann von Diabetes insipidus beschrieb, der, wie sein Bruder, von Jugend auf Diabetes insipidus gezeigt haben soll.

Ungleich wichtiger ist die Sippentafel, die S. GEE (1877) aus England aufstellte, weil hier in 3 Fällen gesunde Frauen, von denen jeweilen ein Elter mit Diabetes insipidus behaftet war, das Merkmal auf eines bzw. vier ihrer Kinder übertragen haben. LEVIT und PESSIKOVA (1936) glaubten daraus, sowie aus einem entsprechenden Falle in dem gleich zu diskutierenden großen WEILschen Stammbaum und dem Fehlen des Merkmals bei den Eltern der 3 Probanden von CLAY, die Dominanz beim Diabetes insipidus bezweifeln zu dürfen. Wie wir oben bereits zeigten, erklärt sich ein derartiges scheinbares Überspringen einer Generation, das übrigens, wie wir sehen werden, selten genug vorkommt, ohne weiteres aus der Pathogenese des Diabetes insipidus, der in diesen älteren Fällen eben nicht durch den negativen Ausfall der modernen Funktionsprüfung, sondern einzig auf das Fehlen einer Polyurie hin als nicht bestehend angenommen wurde.

Die beiden russischen Autoren hätten aus der uns durch T. KOMAI (1934) vermittelten japanischen Literatur noch ein neueres auffälliges Beispiel für die sogar 4malige Übertragung einer Anlage von Diabetes insipidus durch merkmalsfreie Frauen auf im ganzen 5 Söhne bei Freibleiben sämtlicher 12 weiblicher Glieder der betreffenden von FUJISAWA (1913) sowie von INADA (1918) bearbeiteten Sippe anführen können, das in hohem Grade für das Vorkommen auch eines *geschlechtsgebunden-recessiven Diabetes insipidus* spricht.

Nicht unerwähnt sei noch die wichtige Beobachtung eines anderen Japaners, I. KUROSE (1928), die als Fig. 1 auf Tafel 23 bei T. KOMAI dargestellt ist. Hier hatte der Großvater und dessen Bruder eines Probanden das Merkmal Diabetes insipidus, der *übertragende Sohn* des ersteren und Vater des letzteren dagegen *nicht*. Auch T. HITOMI und N. SATÔ (1928) fanden einen Patienten mit Diabetes insipidus, dessen Großvater väterlicherseits, *nicht jedoch der Vater* dasselbe Merkmal zeigte. Eine ähnliche, aber bezüglich der Behaftung des Vatersvaters unsichere Beobachtung machte bereits K. KOGA (1914).

Im europäischen Schrifttum sind die Überträgerinnen eines scheinbar eine Generation überspringenden Diabetes insipidus ausnahmslos Frauen.

In der von G. PAIN (1879) aus Frankreich aufgenommenen Sippe waren drei aufeinanderfolgende Generationen von Diabetes insipidus befallen, nämlich eine Großmutter und drei ihrer 5 Kinder, ferner 3 der 4 Kinder des einen behafteten Sohnes.

Wieder 2 Jahre später berichtete F. ORSI (1881) über eine Familie aus Tromello in der Lombardei, in welcher 4 von 8 Geschwistern, deren Mutter und Muttersbruder Diabetes insipidus hatten, und zwar die letzteren beiden nur mäßigen Grades mit einer täglichen Trinkmenge von etwa 4 Litern bei normaler Fähigkeit zum Schwitzen. Der eine, 19jährige Sohn soll erst seit einer vor einem Jahr durchgemachten Malaria und Dysenterie die Anomalie gezeigt haben und pro Tag nunmehr 15—16 Liter Wasser trinken.

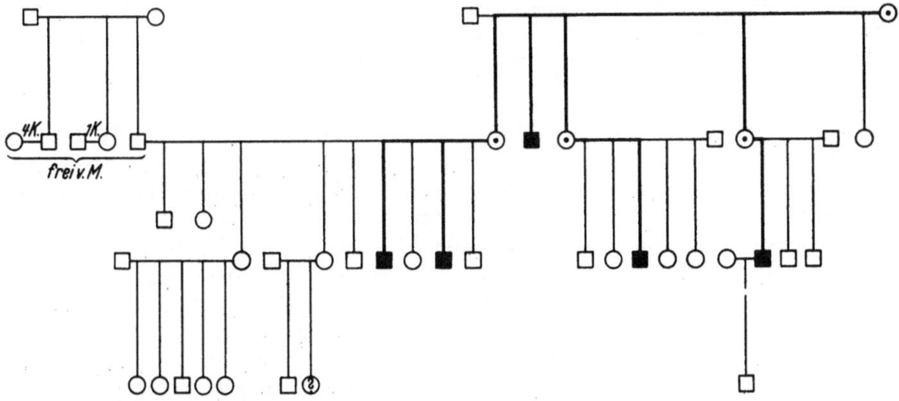

Abb. 53. Anscheinend geschlechtsgebunden-recessiver Diabetes insipidus. (Nach der Darstellung der Sippe in Fig. 5 auf Tafel 22 von T. KOMAI umgezeichnet.)

Der drei Generationen umfassende Stammbaum von MCILRAITH (1892) könnte wegen der zweimaligen Übertragung der Anlage durch nur leicht behaftete Frauen und des sonst fast ausschließlichen Befallenseins von männlichen Merkmalsträgern zur Annahme eines geschlechtsgebunden-recessiven Erbgangs veranlassen (W. WEITZ 1936); da jedoch in der ganzen Sippe überhaupt nur 2 Frauen verheiratet waren, liegt, wie auch WEITZ findet, die Annahme einer Dominanz doch wohl näher. Ob die hier bei den 3 weiblichen Gliedern beobachtete leichtere Ausprägung der Anomalie als typisch gelten darf, kann in Anbetracht der aus Tabelle 12 hervorgehenden doppelt so häufigen Manifestation beim männlichen Geschlechte kaum bezweifelt werden.

Die von M. LAURITZEN (1893) veröffentlichte Sippentafel aus Dänemark zeigt das Zusammentreffen und dennoch voneinander Unabhängigbleiben zweier sich am Harnapparat äußernder erblicher Funktionsstörungen, von denen die eine, nämlich das *Bettnässen*, wie die drei Fälle mit der Kombination beider Anomalien beweisen, im Erwachsenenalter, und zwar nach ausdrücklicher Angabe des Autors im Anschluß an den Beginn geschlechtlichen Verkehres, trotz der Aufnahme sehr großer Flüssigkeitsmengen prompt sistiert. Ein Beispiel dafür, daß eine ererbte Enuresis nocturna selbst unter solch erschwerenden Umständen eine recht gute Prognose behalten kann. Die beiden hier zufällig in einer Ehe zur Vereinigung gelangten Konstitutionsanomalien haben genetisch nichts miteinander zu tun, obwohl das Bettnässen bei kindlichen Trägern sowohl eines Diabetes insipidus als auch eines Diabetes mellitus recht oft ein Frühsymptom ist, das zur Entdeckung dieser Merkmale führt!

KNÖPFELMACHER (1905) hat einen sehr fragmentarischen kleinen Stammbaum mit Diabetes insipidus in ebenfalls 4 aufeinanderfolgenden Generationen angegeben, dessen jüngster Merkmalsträger, ein 8jähriges Mädchen, zugleich eine starke *Ichthyosis congenita* aufgewiesen haben soll, obwohl eine elterliche Blutsverwandtschaft fehlte. Auch hier dürfte es sich um eine rein zufällige Vergesellschaftung handeln, um so mehr als die ganz überwiegende Zahl der von hereditärem Diabetes insipidus Betroffenen weder durch Hautaffektionen noch sonstwie konstituticnell stigmatisiert ist.

Weitaus den wichtigsten Markstein in der Erforschung unseres seltenen Merkmals bedeutet der von ADOLF WEIL (1884) aufgestellte und von seinem Sohne ALFRED WEIL (1908) weitergeführte, große Stammbaum mit bis jetzt 37 bekannten Fällen von ausnahmslos in frühester Jugend und meist auch sehr ausgesprochen auftretendem Diabetes insipidus.

Um zu einer längst fälligen Ergänzung der leider seit über 30 Jahren fast nicht mehr weiter verfolgten Sippentafel anzuregen, sei der ursprüngliche Heimatort dieser zahlreichen „Wassertrinker", die in den beiden Arbeiten von Vater und Sohn WEIL übrigens mit vollem Namen und unter Angabe des Geburts- und Sterbejahrs genannt werden, mitgeteilt. Es ist dies das schon in den 80er Jahren etwa 800 Einwohner zählende Dorf *Frischborn* bei Lauterbach, unweit des Vogelsberges in Oberhessen. Bis 1908 scheint die Abwanderung des auf einen Stammvater mit Diabetes insipidus namens *Johann Peter Schwarz*, 1772—1855, zurückführenden Geschlechtes auffallend gering gewesen zu sein. Immerhin sind drei Diabetiker dieser Sippe schon in der zweiten Hälfte des letzten Jahrhunderts nach *Amerika*, wahrscheinlich USA., ausgewandert, so daß mit dortigen Zweigen des Stammbaumes zu rechnen ist.

Der große Stammbaum[1] umfaßt die Nachkommenschaft eines vor 167 Jahren geborenen Ahnen, dessen Geschwister und Eltern die Anomalie noch nicht gezeigt haben sollen, so daß er also als der früheste Träger des Merkmals in dieser Sippe betrachtet werden darf. Von seinen 5 Kindern waren 3, von seinen 29 Enkeln waren 7, von den 66 Urenkeln 13, von den 111 Ururenkeln 11 mit Diabetes insipidus behaftet und da nunmehr auch in der folgenden, leider nur zum kleinsten Teil erforschten Nachfahrenreihe dank CAMERER, einem Schüler von W. WEITZ, zwei Träger des Merkmals bekannt geworden sind, haben wir also eine lückenlose Aufeinanderfolge von Manifestationen in 6 Generationen vor uns, die ein klassisches Beispiel für die *einfach-dominante* Vererbung einer sich zunächst rein funktionell äußernden Anlage bildet. Das Verhältnis der behafteten zu den merkmalsfreien Gliedern in den von den Autoren fast durchwegs persönlich untersuchten Geschwisterschaften beträgt hier sogar genau 36:36 = 1:1, wenn wir alle unter 1 Jahr Gestorbenen sowie diejenigen Nachkommen weglassen, welche von dem jüngeren WEIL (1908) wegen ihres damals noch zu geringen Alters als fraglich behaftet angegeben wurden.

Dieses mit der MENDELschen Durchschnittsproportion zufällig genau übereinstimmende Verhältnis wird dann leicht verändert, wenn wir den einzigen Fall von scheinbarem Überspringen einer Generation in Betracht ziehen: eine angeblich merkmalsfreie Frau, von der nicht weniger als 5 Geschwister mit Diabetes insipidus behaftet waren und die glaubhaft versicherte, daß eines ihrer 7 Kinder, ein im Alter von 3 Jahren gestorbenes Söhnchen ein „Wassertrinker" gewesen sei. Falls dieses Kind nicht etwa durch einen mit Diabetes insipidus behafteten Verwandten erzeugt wurde, womit angesichts der ziemlich häufigen illegitimen Verbindungen in dieser Sippe auch gerechnet werden muß, so ist jene latent übertragende Frau im Hinblick auf das weiter oben Ausgeführte als Merkmalsträgerin einzuschätzen, bei der eben nur die auffälligen Symptome von Durst und Polyurie fehlten. Damit würde das ideale Verhältnis von 36 : 36 eine Änderung in 37 : 35 erfahren.

Trotz der mit der Anomalie verbundenen ständigen Unterbrechung des Schlafes erwiesen sich sämtliche Glieder dieser großen Sippe als körperlich und geistig normal entwickelt und von überdurchschnittlicher Widerstandsfähigkeit. Die Männer der Sippe waren fast alle militärtauglich, die Frauen gebärtüchtig und beide Geschlechter bis ins Alter bemerkenswert rüstig und von senilen Organveränderungen weitgehend verschont. Dementsprechend waren auch nur verschwindend wenige Zeichen, die als Stigmen im Sinne einer

[1] Seine beste Darstellung findet sich bei G. JUST (1924). Es läßt sich die Ergänzung von CAMERER (1935) leicht einfügen.

konstitutionellen Minderwertigkeit gedeutet werden könnten, vorhanden. Sowohl Vater Weil, als sein Sohn, haben nach solchen gefahndet, aber bloß eine Leistenhernie bei einem Merkmalsträger und eine ebenfalls einseitige Sechsfingrigkeit bei dessen Schwester gefunden. Der Diabetes insipidus hat sich somit in dieser Sippe als umschriebenes und fast regelmäßiges dominantes Erbmerkmal ohne jede Beeinträchtigung der übrigen Konstitution von Generation zu Generation weiter vererbt. Das *Geschlechtsverhältnis* von 23 männlichen zu 14 weiblichen Befallenen stimmt ungefähr mit dem auf Tabelle 12 für die sämtlichen Sippen des Schrifttums gefundenen von 108:61 überein.

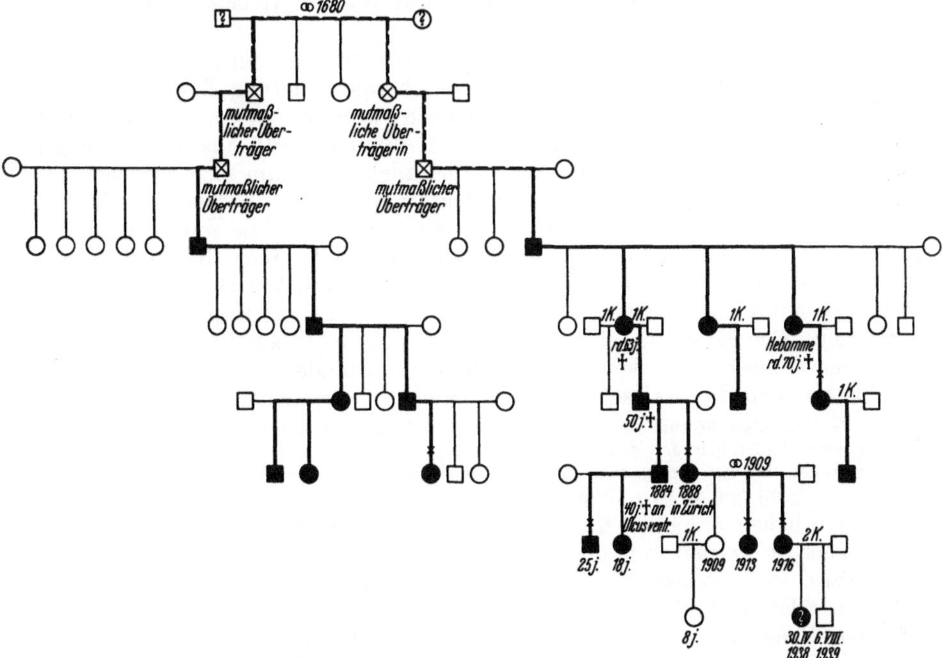

Abb. 54. Stammbaum mit *Dominanz* von *Diabetes insipidus* in nachweisbar 4 bzw. 5 und wahrscheinlich in 8 aufeinanderfolgenden Generationen aus Württemberg. (Nach Gänsslen und Fritz 1924 ergänzt vom Verf.)

War in dieser weitaus größten Sippe mit Diabetes insipidus der 1772 geborene Stammvater wahrscheinlich der erste, bei dem sich die betreffende Mutation äußerte, so reicht die manifeste Anlage in dem von Gänsslen und Fritz (1924 (veröffentlichten Württemberger Stammbaum allem nach bis etwa 1650 zurück.

In demselben relativ abgeschlossenen Dorfe *Zwiefalten* am Südostabhange der schwäbischen Alb wurden zwei Sippen mit dominantem Diabetes insipidus gefunden, deren beide noch anamnestisch als „Wassertrinker“ eruierte Ahnen sich als Vettern 2. Grades erwiesen und da ferner das sie verbindende gemeinsame Stammelternpaar schon 1680 verheiratet war. In Anbetracht der sehr großen Seltenheit des Merkmals kann die genetische Zusammengehörigkeit der beiden durch je zwei supponierte Überträger aus letzterer Ehe nicht bezweifelt werden, ja wir müssen sogar noch weiter als die genannten Autoren gehen und einen von den beiden Stammeltern als gleichfalls behaftet voraussetzen, weil sich eine Mutation jeweilen erstmals nur bei einem einzigen Kinde ausbilden kann. Es muß deshalb die betreffende Erbänderung bereits in der Keimmasse von einem der 4 Eltern jenes gemeinsamen Ahnenpaars entstanden sein und der Ursprung der Anlage demnach gegen 300 Jahre zurückliegen.

Aus dieser zweitwichtigsten Sippe der Weltliteratur mit bisher 21 sicheren Fällen von Diabetes insipidus habe ich 2 weitere in der Arbeit von Gänsslen und FRITZ noch nicht figurierende Merkmalsträger erfassen können, da ein Zweig der Sippe nach Zürich reicht und hier einläßlich erforscht werden konnte.

In den beiden im Verhältnis zu der durchschnittlich recht geringen Kinderzahl an Merkmalsträgern auffallend reichen Teilen dieses vielmehr in die Tiefe als in die Breite ausgedehnten Stammbaums, der noch einige unbekannt gebliebene Abzweigungen haben dürfte, beträgt das Verhältnis der befallenen zu den merkmalsfreien Gliedern 21:19, wenn man alle Geschwisterschaften mit Merkmalsträgern auszählt und 20:14, wenn man eine 6köpfige Geschwisterschaft ausläßt, deren Behaftung vom Hörensagen allein vielleicht nicht richtig beurteilt werden konnte.

Die einzige größere Sippe mit Diabetes insipidus, in welcher die Mehrzahl der Merkmalsträger den für die klinische Charakterisierung dieser Anomalie notwendigen Funktionsprüfungen unterzogen wurden, ist in neuester Zeit unter Leitung von SCHILDKNECHT von J. SCHERRER (1939) aus dem Thurgau beschrieben worden. Es handelt sich dabei allem nach um eine autochthone, in der Gegend von Sulgen aufgetretene Mutation, die sich anfangs des letzten Jahrhunderts erstmals manifestiert zu haben scheint, da sie nur in der nunmehr 4 Generationen umfassenden Nachkommenschaft eines 1876 in höherem Alter gestorbenen Ahnen, der nach der Überlieferung sicher Diabetes insipidus hatte, vorgefunden worden ist. Auch in diesem Stammbaum besteht eine *regelmäßige Dominanz* mit einem Verhältnis von 8:11 befallenen bzw. merkmalsfreien Gliedern, das dem theoretisch zu erwartenden von 1:1 so weit entspricht, als man dies bei solch kleinen Zahlen erwarten kann.

Das *Geschlechtsverhältnis* ist mit bloß 3 männlichen zu 6 weiblichen Merkmalsträgern dem aus allen Beobachtungen des Schrifttums berechneten von ungefähr 2 : 1 (vgl. Tabelle 12 auf S. 809) gerade entgegengesetzt, was höchstens beweist, daß die angebliche Prädisposition der Männer beim hereditären Diabetes insipidus nicht immer eine Stütze findet.

In sämtlichen 5 Fällen, die aus dieser Sippe mit Diabetes insipidus funktionell geprüft werden konnten, fand sich eine gute Gesamtausscheidung des Kochsalzes, was beweist, daß die Nieren jener Merkmalsträger in dieser Hinsicht eine relative Funktionstüchtigkeit bewahrt haben. Bei 4 der Untersuchten lag nach SCHERRER ausschließlich eine Nieren-, beim 5. Fall außerdem eine Gewebsstörung vor, die kaum entscheidend war. Daß die 4 Fälle I, III, IV und V der *hypo-* bzw. *normochlorämischen* und Fall II der *hyperchlorämischen* Form von VEIL angehören, sich jedoch sonst klinisch und erbbiologisch vollständig gleich verhalten, spricht dafür, daß dieser übrigens heute ohnehin allgemein abgelehnten Einteilung keine grundsätzliche Bedeutung zukommt.

Ob die in 3 Fällen aus dieser Sippe vorgefundene *Craniosklerose* als Ausdruck einer korrelierten Blutdrüsenstörung betrachtet werden darf, wie SCHERRER vermutet, muß hier dahingestellt bleiben. Hervorzuheben ist dagegen das *gänzliche Fehlen sonstiger konstitutioneller Abweichungen, insbesondere solcher von seiten der vegetativen Hirnzentren,* wie sie GÄNSSLEN und FRITZ bei dem von ihnen untersuchten Diabetiker fanden.

Trotz des Überwiegens der weiblichen Merkmalsträger in den beiden letztbesprochenen Sippen scheint doch eine deutliche Prädisposition des männlichen Geschlechts auch für den hereditären Diabetes insipidus vorzuliegen, wie aus beistehender Übersicht über die 169 Fälle aus den in den letzten 100 Jahren bekannt gewordenen Beobachtungen aus verschiedenen Ländern Europas sowie aus Japan hervorgeht. Auf die 169 Fälle von hereditärem Diabetes insipidus aus den 25 Sippen des gesamten Schrifttums entfallen 108 = 64% auf das männliche und 61 = 36% auf das weibliche Geschlecht, so daß das Verhältnis von männlichen zu weiblichen Merkmalsträgern ungefähr 2:1 ausmacht. Weshalb

Tabelle 12. Geschlechtsverhältnis der Merkmalsträger in den 17 Sippen mit Diabetes insipidus des Schrifttums.

Autorschaft und Herkunftsland	männlich	weiblich
1. LACOMBE (1841), Frankreich	5	3
2. DUBREY (1859), Frankreich	2	3
3. WACHSMUTH (1863), Deutschland	2	—
4. REITH, A. (1866), England	2	1
5. GEE, S. (1877), England	9	2
6. PAIN, G. (1879), Frankreich	5	2
7. ORSI, F. (1881), Italien	5	1
8. CLAY, R. H. (1889), England	2	1
9. McILRAITH (1892), England	7	3
10. SASSE, C. (1893), Deutschland	4	1
11. LAURITZEN, M. (1893), Dänemark	5	3
12. KNÖPFELMACHER (1905), Deutschland	3	2
13. WEIL sen. und jun. (1884—1908), Deutschland	23	14
14.—23. Bei T. KOMAI[1] zit. Autoren, Japan[1]	21	8
24. GÄNSSLEN und FRITZ (1924), Deutschland	10	11
25. SCHERRER, J. (1939), Schweiz	3	6
Das Total aller 25 Sippen ergibt	108	61

das weibliche Geschlecht trotz der von fast allen Frauen während ihrer Schwangerschaften beobachteten Verschlimmerung der Anomalie die Anlage zu Diabetes insipidus um soviel weniger häufig manifestiert, ist noch ungeklärt. Vielleicht bringen die oben angegebenen *Funktionsproben* darüber Aufschluß. Sie wären vor allem in den allerdings *seltenen Fällen scheinbaren Überspringens einer Generation* anzustellen, die sich sicher nicht zufällig ganz vorwiegend auf weibliche Linien beziehen. Schon jetzt ist es sehr wahrscheinlich, daß die dabei in bezug auf den Merkmalskomplex: Polyurie, Durst und Polydipsie frei befundenen weiblichen Personen dennoch charakteristische Zeichen einer entsprechenden Stoffwechselstörung aufweisen werden, also latent gleichwohl behaftet sind.

Die Fortpflanzung auch dieser Sorte von Diabetikern ist unerwünscht und durch entsprechende Beratung tunlichst auf ein Mindestmaß zu beschränken. Denn so harmlos diese Konstitutionsanomalie unter normalen Lebensverhältnissen ist, so gefährlich kann sie z. B. Kriegsteilnehmern werden. Sie setzt die *Anpassungsfähigkeit* der Betroffenen auf alle Fälle herab. Eine Dauertherapie mit Hypophysenhinterlappen-Präparaten[2], die wegen der prompten Reaktion beim Pituitrinversuch auch beim ererbten Diabetes insipidus Erfolg verspräche, aber dabei scheints noch nicht ausprobiert worden ist, dürfte meist aus wirtschaftlichen Gründen unausführbar bleiben.

Schrifttum.

a) Fettleibigkeit und Fettsucht.

ALBERDI Y GONI, JOSÉ MARIA: Über konstitutionelle Fettsucht. 2 Fälle enormer Fettsucht „FRÖHLICH“ bei 2 Geschwistern mit Beginn in früher Kindheit. An. Med. int. 3, 787—823 (1934).

BANSE, H. J.: Zur Physiologie und Pathologie des intermediären Fettstoffwechsels. Klin. Wschr. **1938 I/II**, 449, 450, 706, 1048, 1275, 1364, 1760; **1939 I**, 436, 1180. — BARÁTH, E.

[1] In den „*Pedigrees of Hereditary Diseases and Abnornmalities found in the Japanese Race*“, zusammengestellt von T. KOMAI, Kyoto 1934, finden sich 10 meist kleinere Sippentafeln von 12 japanischen Autoren abgebildet, deren Originalarbeiten nicht in Übersetzung vorzuliegen scheinen.

[2] Eine solche ist in der Klinik H. EPPINGERS während 7 Jahren bei 2 Fällen von erworbenem Diabetes insipidus mit vollem Erfolg durch 2—3mal tägliches Aufschnupfen eines entsprechenden Pulvers erreicht worden (D. ADLERSBERG 1935).

u. P. Weiner: Über physikalisch-chemische Grundlagen der Ödembereitschaft bei Schwangerschaft und Fettsucht. Z. klin. Med. **125**, 243—248 (1933). — Bauer, J.: Über Fettansatz. Naturwiss. **1923**, H. 2. — Individual constitution and endocrine glands. Endocrinology 8, Nr 3 (1924). — Einige Bemerkungen über Fettkinder. Med. Welt **1929 II**. — Endogene Fettsucht. Verh. Ges. Verdgskrkh., IX. Tagg Berlin **1929**. — Pathologie der Fettsucht. Med. Klin. **1933 II**. — Über Fettsucht. Med. Welt **1933 II**. — Umfrage über das endokrine System in der Pathologie und Therapie der Fettsucht. Med. Klin. **1934 I**. — Pseudoendokrine Fettsucht. Wien. klin. Wschr. **1936 I**, 19. — Bauer, J., E. Grafe, W. Nonnenbruch, G. v. Bergmann, L. R. Grote u. A. Gigon: Das endokrine System in der Pathologie und Therapie der Fettsucht. Med. Klin. **1934 I**, 796—799. — Becker, W.: Laurence-Moon-Biedlsches Syndrom. Mschr. Kinderheilk. **70**, 112 (1937). — Bergmann, G. v.: Funktionelle Pathologie. Berlin: Julius Springer 1932. — Bernhardt, H.: Die Pathogenese der Fettleibigkeit. Med. Klin. **1934 II**, 1217—1220. — Bertram, F.: Die Zuckerkrankheit. Leipzig: Georg Thieme 1939. — Bodart, F.: Über einen Fall von cerebraler Magersucht. Z. klin. Med. **126**, 499—505 (1934). — Bogaert, L. van: Ein Stammbaum einer Familie mit Laurence-Moon-Bardetscher Krankheit. Z. menschl. Vererbgslehre **21**, 314 (1937). — Bogaert, van et P. Borremans: La forme familiale de la rétinite pigmentaire avec cécito et obésité etc. Ann. Méd. **39**, No 1 (1936). — Bornhardt, M.: Über Fettsucht im Kindesalter und ihre Prognose mit besonderer Berücksichtigung der Frage der Dystrophia adiposogenitalis. Mschr. Kinderheilk. **67**, 270 (1936). — Bossert-Rollett: Lipodystrophia progressiva. Mschr. Kinderheilk. **14**, 230 (1918). — Bouchard: Ralentissement de la nutrition. Paris 1890.

Camerer, J. W. u. R. Schleicher: Beitrag zur Frage der konstitutionellen Fett- und Magersucht an Hand von Beobachtungen an eineiigen Zwillingen. Z. menschl. Vererbgslehre **19**, 32 (1935).

Davies, H.: Zur Kasuistik der Narkolepsie. Nervenarzt 8, H. 8 (1935). — Depisch, F.: Über lokale Lipodystrophie bei Dauer-Insulinbehandlung. Klin. Wschr. **1937 I**, 605, 607.

Ebstein, W.: Vererbbare cellulare Stoffwechselkrankheiten. Stuttgart: Ferdinand Enke 1902. — Evelbauer, C.: Zur Problematik der endokrinen Fettsucht von gynäkologischer Seite. Dtsch. med. Wschr. **1936 II**, 2123—2125.

Falta, W.: Magerkeit und Insulinmast. Wien. klin. Wschr. **1926 II**. — Über Mastkuren. Ther. Gegenw. März **1928**. — Über Entfettungs- und Mastkuren. Wien. med. Wschr. **1931 I**.

Galdi, F., C. Cassano, G. Monasterio e G. Lami: Adiposita e magrezze patologiche. Atti Soc. ital. Med. internal **1**, 288 (1936). — Geill, T. u. K. Secher: Untersuchungen über den Zustand des Herzens bei Fettsucht. Acta med. scand. (Stockh.) **85**, 210—220 (1935). — Gigon, A.: Umfrage über das endokrine System in der Pathologie und Therapie der Fettsucht von J. Bauer. Med. Klin. **1934 I**. — Glitsch, W.: Parkinsonsyndrom mit Magerkeit bei einem eineiigen Zwilling. Dtsch. Z. Nervenheilk. **141**, 9 (1936). — Grafe, E.: Zur Kenntnis der Adipositas dolorosa. Münch. med. Wschr. **1920 I**, 339. — Greppi, Enrico: Obesita e ipertonia con frequento iperglicemia come complesso metabolico-funzionale a significato unitario. (Grande e piccolo „Cushing"). Arch. Fisiopat. ecc. **4**, 415—423 (1936). — Grote, L. R.: Fettsucht und Magersucht. Med. Klin. **1935 II**, 1321—1324. — Günther, H.: Klinische Beobachtungen über Lipomatosis. Z. angew. Anat. **5**, 268 (1920). — Gutmann, M. J.: Über den heutigen Stand der Rasse- und Krankheitsfrage der Juden. Diss. München 1920.

Hanhart, E.: Über heredodegenerativen Zwergwuchs mit Dystrophia adiposo-genitalis. Arch. Klaus-Stiftg **1**, H. 2 (1925). — Hanssen, P.: Obesity during growth. A clinical study. Acta med. scand. (Stockh.) **41**, 435—440 (1937). — Henschen, F.: Morgagnis Syndrom. (Hyperostosis frontalis interna, Virilismus, Obesitas.) Hygiea (Stockh.) **98**, 65—85 (1936). — Hering, S.: Die Formen der kindlichen Fettsucht und ihre Prognose. Mschr. Kinderheilk. **73** (1938). — Herxheimer, H.: Über den Arbeitsstoffwechsel bei der Fettsucht. Z. klin. Med. **130**, 595 (1936). — Hetényi, G.: Untersuchungen über die Entstehung der Fettsucht. Dtsch. Arch. klin. Med. **179**, 134 (1936). — Hoesslin, v.: Über multiple Lipome und ihre Beziehungen zur arthritischen und neuropathischen Konstitution.

Isaac, S. u. G. Reiter: Konstitution und Stoffwechsel. Dtsch. med. Wschr. **1931 II**, 1609—1613.

Jaensch, W.: Körperlich-seelische Auswirkungen des Stoffwechsels. Med. Klin. **1937 I**.— Jaguttis, P.: Ein Beitrag zur endogenen Fettleibigkeit. Med. Univ.-Klinik Königsberg. — Ein Beitrag zur endogenen Fettleibigkeit. Dtsch. Arch. klin. Med. **159**, H. 3/4 (1928). — Jarløv, E.: The clinical types of abnormal obesity. Acta med. scand. (Stockh.) Suppl. **42** (1932).

Kehrer, F.: Endokrinologie für den Frauenarzt. Stuttgart: Ferdinand Enke 1937. — Kisch, F.: Über die Eßsucht Schweradipöser. Z. klin. Med. **132**, 504—513 (1927). — Knipping, H. W.: Über die Fettsucht. Med. Welt **1934 I**, 753—756, 801, 802. — Korbsch, R.: Die Magersucht im Gefolge der akuten Magenschleimhautatrophie usw. Dtsch. med.

Wschr. **1936 II**, 1948—1950. — KRAUS, E. J.: Morbus Cushing und basophiles Adenom. Klin. Wschr. **1937 I**, 533—536. — KUGELMANN, B.: Untersuchungen zur Fettsucht als Problem intermediärer Stoffwechselstörungen. Z. klin. Med. **115**, H. 3/5 (1931). — KYLIN, E.: Magersucht in der weiblichen Spätpubertät. Ein eigentümliches Krankheitsbild sui generis. Dtsch. Arch. klin. Med. **180**, 115—152 (1937).

LANDGRAF, K.: Die Bastardfettsucht vom hypophysären Typ und ihre Behandlung. Verh. Ges. Verdgskrkh. **1934**, 119, 120. — LANGE, W.: Beiträge zur Dystrophia adiposogenitalis. Allg. Z. Psychiatr. **86** (1927). — LAUTER, S.: Hunger, Appetit und Ernährung. Leipzig: Georg Thieme 1937. — LEEUWEN, H. C. VAN: Über familiäres Vorkommen von Lipodystrophia progressiva zusammen mit Otosklerose, Knochencysten und geistiger Debilität. Z. klin. Med. **123**, 534 (1933). — LICHTWITZ, L.: Über die Beziehungen der Fettsucht zu Psyche und Nervensystem. Städt. Krankenhaus Altona. — Pathologie der Funktionen und Regulationen. Leiden (Holland). — LIEBENDÖRFER, TH.: Über Erblichkeitsverhältnisse bei Fettsucht. Arch. Rassenbiol. **15**, 18 (1923). — LIGNAC, G. O. E.: Nierenabweichungen, mangelhaftes Wachstum, Rachitis und Störung des Cystinstoffwechsels. Münch. med. Wschr. **1937 I**, 921. — LÓPEZ, A. W.: Adipositas dolorosa und Hypophyse. Gibt es eine hypophysäre Form jener Affektion? Arch. de Neurobiol. **1**, 389 (XVII, 205). — LUCHERINI, T.: Distrofia adiposo-genitale famigliare ed alterazioni craniche. Boll. Accad. lancis. Roma **6**, 35—57 (1933).

MACKLIN: J. Hered. **27**, Nr 3 (1936). — MARAÑON, G.: Über die hypophysäre Fettsucht. Aus der med. Abt. des Hosp. General Madrid. — Ein Fall von progressiver Lipodystrophie mit merkwürdigen endokrinen Veränderungen. Arch. de Neurobiol. **1**, 290 (XV, 351). — MARBURG, O.: Über das basophile Adenom der Hypophyse, die cerebrale Fettsucht und die Pseudohypertrophie der Muskeln. Arb. neur. Inst. Wien **35**, 143—160 (1933). — MEDVEI, C. v.: Untersuchungen über den Kohlehydratstoffwechsel der Fettsüchtigen. II. Mitt. Das STAUB-TRAUGOTTsche Phänomen bei Fettsüchtigen. Z. klin. Med. **125**, 662—671 (1933). — MOOSER, H.: Ein Fall von endogener Fettsucht mit hochgradiger Osteoporose. Virchows Arch. **229**, 247 (XVI, 337). — MOUCHET et ROEDERER: 2 cas de coxa vara avec syndrome adiposo-génital concolidées au moment de la puberté. Presse méd. **1929 I**, 328. — MÜLLER-DEHAM, A.: Die inneren Erkrankungen im Alter. Wien: Julius Springer 1937. — MÜLLER, FR. v.: Über die Fettsucht. Schweiz. med. Wschr. **1935 II**.

NONNE: Über Heilung der hypophysären Form der Lues congenita pituitaria usw. Neur. Zbl. **1918**, Nr 6.

ODIN, M.: Decreased carbohydrate tolerance after Insulin treatment of non-diabetics. Acta med. scand. (Stockh.) **78**, 713—723 (1936). — OREL, H.: Kleine Beiträge zur Vererbungswissenschaft. Z. Konstit.lehre **14**, H. 2 (1928). — Über Riesenwuchs der Neugeborenen und deren späteres Schicksal. Z. Konstit.lehre **16**, H. 4 (1932). — OSWALD, AD:. Die verschiedenen Formen der endokrinen und cerebralen Fettsucht. Schweiz. med. Wschr. **1925 II**.

PANSE: Über erbliche Zwischenhirnsyndrome und ihre entwicklungsphysiologischen Grundlagen. Z. Neur. **160** (1937.) — PRIESEL, R.: Die Behandlung der Fettsucht im Kindesalter. Wien. klin. Wschr. **1934 II**, 1449—1496. — PRIESEL, R. u. L. FREY: Die Fettsucht im Kindesalter. Stuttgart: Ferdinand Enke 1938.

RAAB, W.: Wien. klin. Wschr. **1934 I**, 34. — RAHLFS, S.: Familiäres Auftreten von Dystrophia adiposo-genitalis bei drei Brüdern. Z. Konstit.lehre **12**, H. 6 (1926). — RATNER, J.: Morbus Cushing und Interrenalismus. Z. klin. Med. **130**, H. 1 (1936). — RICHTER, P. F.: Stoffwechsel und Stoffwechselkrankheiten. Berlin 1911. — RIEBLER, R.: Über ein gemeinsames familiäres Vorkommen von Psoriasis, Fettsucht und Struma. Klin. Wschr. **1936 I**, 864. — ROLLY, FR.: Zum Stoffwechsel bei der Fettsucht. Aus Med. Klinik u. Poliklinik Univ. Leipzig. — RONY, H. R.: Juvenile obesity. Endocrinology **16**, 601 (1932). — ROUSSY, G., R. HUGUENIN et ROQUES: A propos des syndromes infundibilotubériens: Diabète insipide et Syndrome adiposo-génital. Presse méd. **1928 I**, 248. — RUTISHAUSER, E.: Osteoporotische Fettsucht. Dtsch. Arch. klin. Med. **175**, 640—680 (1933).

SCHNEIDER, J. A.: Sellabrücke und Konstitution. Leipzig: Georg Thieme 1939. — SCHUCANY, T.: Über endogene Fettsucht im späteren Kindesalter. Jb. Kinderheilk. **89**, 30 (1919). — SCHUR, H.: Grundlagen, Bedeutung und Leistungsgrenzen der automatischen Regulierung der Nahrungsaufnahme durch Instinkt, Appetit und Geschmacksinn. Klin. Wschr. **1937 I**, 185—188, 217—222. — SHORT, J.: Extreme Obesity followed by therapeutic reduction of two hundred and thirty-nine pounds. J. amer. med. Assoc. **111**, 2196, 2197 (1938). — STORZ, H.: Über die konstitutionelle Disposition zu Thrombose und Embolie. Dtsch. med. Wschr. **1933 II**, 1699—1701. — STRIECK, FR.: Ein eigenartiger Fall von Lipomatosis atrophicans. Münch. med. Wschr. **1926 II**, 2029, 2030.

THANNHAUSER, S. J.: Lehrbuch des Stoffwechsels und der Stoffwechselkrankheiten. München: J. F. Bergmann 1929. — THOENES, F.: Stoffwechsel (Physiologie und Pathologie). Mschr. Kinderheilk. **67**, 338 (1936). — TROISIER, J. et MONNEROT-DUMAINE: Syndrome adiposo-génital familial; action thérapeutique de la vaccination antityphique. Presse méd. **1929 I**, 575.

UMBER, F.: Die Stoffwechselkrankheiten. München 1925.

VOGT, H.: Fettleibigkeit im Kindesalter. Vortragsbericht Dtsch. med. Wschr. **1939 I**, 399.

WERNER, M.: Über den Anteil von Erbanlage und Umwelt beim Kohlehydratstoffwechsel auf Grund von Zwillingsuntersuchungen. Z. Abstammgslehre **67**, 306. — Zwillingsphysiologische Untersuchungen über den Grundumsatz und die spezifisch-dynamische Eiweißwirkung. Z. Abstammgslehre **70**. — WEYGANDT, W.: Psychische Störungen bei hypophysärer Fettsucht. Münch. med. Wschr. **1921 II**, 1356. — WILLI, H.: Über die angeborene sog. cerebrale Form der Dystrophia adiposo-genitalis (LAURENCE-BIEDLsches Syndrom). Jb. Kinderheilk. **133** (1931).

ZONDEK, H.: Die Krankheiten der endokrinen Drüsen. Berlin 1923.

b) Diabetes mellitus.

AKERREN, Y.: Ein Fall von Diabetes mellitus mit bemerkenswerter Remission. Acta med. scand. (Stockh.) **67**, 14—23 (1927). — ALLEN, F. M. and J. W. MITCHELL: A Case of Hereditary Diabetes. Arch. int. Med. **25**, 648 (1920). — ALTMANN, M.: Mikromelie und Diabetes. Endokrinol. **2**, 265 (1928). — ALVAREZ, L. M.: Bestrahlung der Hypophyse bei schwerem Diabetes. Arch. argent. Enferm. Apar. digest. **12**, 413—421 (1937). — AMBARD, MERCKLEN, SCHMID, WOLF et ARNOVLJEVITCH: Diabète grave chez une femme enceinte et diabète congénital chez l'enfant. Bull. Soc. méd. Hôp. Paris **49**, 547 (1925). — ANSELMINO, K. J. u. FR. HOFFMANN: Über die Beteiligung der Hypophyse an der Entstehung des menschlichen Diabetes mellitus. Z. klin. Med. **129, 130** (1936). — AUERBACH: Über das Verhalten des Diabetes mellitus zu Affektionen des Nervensystems. Dtsch. Arch. klin. Med. **41** (1887).

BARACH, J. H.: Constitutional and Hereditary Traits in Diabetes. Amer. J. med. Sci. **172**, 243 (1926). — BARTELHEIMER, H.: C-Vitamin und Diabetes. Klin. Med. **182**, H. 5/6 (1938). — Zur Frage des neurogenen Diabetes. Med. Klin. **1939 I**, 145—147. — BARTH, H.: Otitis media acuta und Diabetes. Klin. Wschr. **1937 I**, 198—201. — BASCH, F.: Sitzgsber. Ges. Kinderheilk., Wien. klin. Wschr. **1930 I**, 540. — BAUMANN, TH.: Zur Ätiologie und Klinik des Diabetes mellitus juvenilis. Schweiz. med. Wschr. **1930 I**, 1129—1133. — BECK, E. C., JAMES G. FOWLER, E. C. KÖNIG and BYRON BOWEN: Vascular disease in the obese diabetic. and in non-diabetica. Ann. int. Med. **9**, 662, 670 (1935). — BECKMANN, K.: Über Altersdiabetes. Med. Klin. **1938 II**, 1213, 1214. — BEHREND: Surgical Diseases of the Gall Bladder. Philadelphia 1927. — BENEDICT, J.: Diabetes bei Zwillingen. Orv. Hetil. (ung.) **1938**, 1038. — BENEDICT, J. u. S. KEMÉNY: Ein Beitrag zur sozialen Pathologie des Diabetes mellitus auf Grund von 1142 klinisch beobachteten Fällen. Wien. Arch. inn. Med. **28**, 87 (1935). — BERGELL: Vorstufen des Diabetes. Dtsch. med. Wschr. **1914 II**, 2094. — BERNHARD, FR.: Das Auftreten des Diabetes mellitus nach akuten Pankreaserkrankungen. Münch. med. Wschr. **1931 I**, 632. — BERTRAM, F.: Moderne Diabetesprobleme. Dtsch. med. Wschr. **1935 I**. — Die Prophylaxe der Zuckerkrankheit. Med. Welt **1936 I**, 1061—1065, 1146, 1147. — Die Zuckerkrankheit. Leipzig 1939. — BONDI, S.: Das äußere Bild des männlichen Diabetikers. Z. angew. Anat. **4**, 225 (1919). — Über Habitus im allgemeinen und den Habitus des Diabetikers im besonderen. Wien. klin. Wschr. **1919 I**, 523. — BORDOT, E.: Diabetes infantil familiar. Arch. lat.-amer. Pediatr. **3**, 340 (1907). — BOULIN, R., UHRY et KAPLAN: Diabète surcée et Myxoedeme. Paris méd. **1937 II**, 25—28. — BUCHANAN, J. A.: A consideration of the various lows of heredity and their application to conditions in man. Amer. J. med. Sci. **165**, 675 (1923). — BÜRGER, M.: Insulin und Glukagon in ihren Beziehungen zum Diabetes. Klin. Wschr. **1937 I**, 361—363. — BÜTTNER, H. E.: Lebensdauer und Arbeitsfähigkeit des Zuckerkranken in der Kleinstadt und auf dem Lande. Dtsch. med. Wschr. **1936 II**, 1668. — BUNCE, A. H. and M. S. DOUGHERTY: Diabetes mellitus in Twins. J. amer. med. Assoc. **92**, 52 (1929).

CAMMIDGE, P. J.: Diabetes mellitus and heredity. Brit. med. J. **2**, 738—741 (1928). — Heredity as a factor in the aetiology of D. m. Lancet **1933**. — Heredity as factor in etiology of diabetes mellitus. Lancet **1934 I**, 393—395. — CHIARI, H.: Ein Fall von Diabetes mit Hypertrophie der Nebennierenrinde. Wien. klin. Wschr. **1929 II**, 1318. — COWEN, MORT.: Erblichkeits- und Konstitutionsstudien an 54 Zuckerkranken. Arch. Klaus-Stiftg **11**, 281 (1936). — CURSCHMANN, HANS: Über exogene ursächliche Faktoren bei Diabetes mellitus. Klin. Wschr. **1934 I**, 511—514. — CURTIS, W. S.: Diabetes in Twins. J. amer. med. Assoc. **92**, 952 (1929). — CURTIUS, FR.: Stoffwechselkrankheiten und Vererbung. Leipzig 1936. — CURTIUS, F., F. K. STÖRRING u. K. SCHÖNBERG: Über FRIEDREICHsche Ataxie und Status dysraphicus. Z. Neur. **153**, 719 (1935).

DILLON, EDWARD S., H. C. RIGGS and W. WALLACE-DYER: Cerebral lesions in incomplicated fatal Diabetic Acidosis. Amer. J. med. Sci. **192**, 360—365 (1936). — DOUNÉVITCH, C.: Contribution á l'étude de l'hérédité du diabète sucré. Thèse de Lausanne **1916**. — DRESEL, K. u. F. H. LEWY: Die cerebralen Veränderungen bei Diabetes mellitus und die Pathophysiologie der Zuckerregulation. Dtsch. Arch. klin. Med. **1921**, 262.

ENGEL, RUDOLF: Insulinrefraktärer Diabetes bei schwerem Leberschaden. Klin. Wschr. **1934 II**, 1682—1684. — ENOCKSSON, B. and G. EHINGER: What does experience to date tell, regarding the results of insulin treatment in severe cases of diabetes mellitus. Acta med. scand. (Stockh.) **78**, 695—712 (1936).

FAELLI, CARLO: I figli dei diabetici. Riforma med. **1935**, 623—625. — FALTA, W.: Magerkeit und Insulinmast. Wien. klin. Wschr. **1926 II**. — Über Mastkuren. Ther. Gegenw. **1928**. — Über Entfettungs- und Mastkuren. Wien. med. Wschr. **1931**. — Umfrage über das endokrine System in der Pathologie und Therapie des Diabetes. Med. Klin. **1935 I**. — Leber und Diabetes. Med. Klin. **1935 II**. — Die Zuckerkrankheit. Berlin u. Wien 1936. — FALTA, W. u. R. BOLLER: Insulärer und insulinresistenter Diabetes. Münch. med. Wschr. **1931 I**, 438. — FELDMANN, I.: Diabetes intrauterina. Zbl. Path. **42**, 435 (1928). — FENZ, E.: Über Häufigkeit und Besonderheiten des insulinempfindlichen und insulinresistenten Diabetes. Klin. Wschr. **1936 I**. — FINKE, W.: Über den Diabetes als Erbkrankheit und seine konstitutionellen Beziehungen zu anderen Krankheiten. Ermittlungen an 1500 klinisch beobachteten Zuckerkranken. Z. klin. Med. **114**, 713—738 (1930). — FITZ, R.: Diabetes Mellitus. Oxford Medicine, Oxford University Press Vol. 4, p. 131. — FLATER, A.: Akromegalie und Diabetes. Med. Klin. **1929 I**, 426. — FLAUM, E. u. A. SCHLESINGER: Über eine Störung der Blutzuckerregulation bei familiärer diabetischer Belastung. Wien. Arch. inn. Med. **22**, 131—140 (1932). — FLINT: Instances of two or more cases of diabetes mellitus in members of the same family or in near relatives. J. amer. med. Assoc. **6**, 427 (1886). — FONYO, J. L.: Zuckerkrankheit und Gravidität. Gyógyászat (ung.) **1933**, 595—602, 637—639. — FORSGREN, E.: Über die Insulintoleranz bei drei Fällen von Diabetes mellitus, die durch febrile Lungentuberkulose kompliziert waren. Z. klin. Med. **129**, 774 (1936). — FOSTER, N. B.: Consanguineal Diabetes Mellitus. Bull. Hopkins Hosp. **23**, 54 (1912). — FRANK u. NOTHMANN: Schwangerschaftsdiabetes. Münch. med. Wschr. **1920 II**. — FRICK, P.: Über Erfahrungen mit kohlenhydratreichen Kostformen beim kindlichen Diabetes. Dtsch. med. Wschr. **1936 II**, 2089. — FÜRTH, E.: Morbidität und Mortalität bei Diabetes. Münch. med. Wschr. **1936 II**, 1259—1261.

GALLUS: Lues-Diabetes. Med. Klin. **1916 II**. — GALLUS, E.: Frühzeitige Starbildung mit nachfolgendem Diabetes, 1920. — GIETZELT, G. F.: Diabetes mellitus bei Zwillingen. Leipzig 1935. — GIGON, A.: Insulin- und Diabetesfragen. Klin. Wschr. **1933 I**, 294. — GITTER, A.: Statistische Erhebungen über die Vererblichkeit des Diabetes mellitus mit besonderem Hinweis auf den heredofamiliären Rheumatismus. Z. Rheumaforsch. **2**, H. 1 (1939). — GOTTSCHICK, J.: Konstitutionspathologische Beobachtungen an einer Familie mit diabeteskranken Mitgliedern. Z. menschl. Vererbgslehre **19**, 585—599 (1935). — GRAUL, G.: Über das Zusammentreffen von Diabetes mellitus mit asthenischer Konstitutionsbeschaffenheit. Dtsch. med. Wschr. **1910 I**. — Asthenische Konstitutionskrankheit und Diabetes mellitus. Dtsch. med. Wschr. **1930 I**. — GRAY, J.: A case of diabetes mellitus with acromegaly and lipaemia. J. of Path. **32**, 71 (1929). — GRAY, S. H. and L. C. FEEMSTER: Compensatory hyperthrophy and hyperplasia of the islands of LANGERHANS in the pancreas of a child born of a diabetic mother. Arch. Path. a. Labor. Med. **1**, 348 (1926). — GREIFF, C.: Über das Wesen des Diabetes und seine rassenhygienische Bekämpfung. Vertrauensarzt u. Krk.kasse **1934**, 73. — Die Diabeteszentrale des Verbandes des Berliner OKK. Vertrauensarzt u. Krk.kasse, Febr. **1935**, 25—28. — GROTE, L. R.: Der Anteil der Niere an der Zuckerkrankheit. Münch. med. Wschr. **1934 I**, 160. — Über die Vererblichkeit der Zuckerkrankheit. Med. Klin. **1934**. — Die Zuckerkrankheit bei Kindern. Jkurse ärztl. Fortbildg **25**, 1—22 (1934). — Entstehung und Behandlung verschiedener Typen der Zuckerkrankheit. Dtsch. med. Wschr. **1935 I**.

HAINISS, EL.: Über Diabetes im Kindesalter. Orvosképzés (ung.) **24**, 209—214. Ref. Zbl. Kinderheilk. **30**, 70 (1934). — HANHART, E.: Über die Vererbung des Diabetes mellitus, insbesondere des dabei vorkommenden recessiven Erbganges. Verh. schweiz. naturforsch. Ges. **1938**, 119. — Nachweis der ganz vorwiegend einfach-recessiven Vererbung des Diabetes mellitus. Erbarzt **1939**, 5—15. — HANSEN, S.: Über die Vererbung des Diabetes mellitus. Acta med. scand. (Stockh.) **62**, 85—100 (1925). — HAUG u. WÖHRMANN: Diabetes bei und nach Gallenblasenentzündungen. Dtsch. med. Wschr. **1929 II**, 1217. — HEIBERG: Der gegenwärtige Stand der Pathologie und Prophylaxe des Diabetes. Halle a. S. 1914. — HEIBERG, K. A.: Bemerkungen zum erblichen Diabetes. Dtsch. med. Wschr. **1916 I**, 255. — Über Behandlung und Auffassung des Diabetes mellitus. Acta med. scand. (Stockh.) **73**, 45—59 (1930). — HEIBERG, K. A. u. P. HEIBERG: Die Zahl der Krankheitsfälle an Diabetes mellitus in Dänemark im Jahre 1924. Acta med. scand. (Stockh.) **62**, 126—130 (1925). — HEIMANN-TROSIEN u. H. HIRSCH-KAUFMANN: Beeinflussung von Diabetes mellitus durch die Pubertät. Klin. Wschr. **1925 II**, 2016. — HIMSWORTH, H. P.: Diet and the incidence of diabetes mellitus. Clin. Sci. **2**, 117—148 (1935). — HIRSCH, F.: Über einen Fall von Bronzediabetes. Med. Univ.-Klinik Prag. — HOOGSLAG: Experiences with 250 cases of diabetes. J. amer. med. Assoc. **80 I**, 69 (1933). — HORWITZ: Diabetes und Cholecystopathie. Med. Klin. **1929 II**, 1282. — HOUSSAY, B. A.: Hypophyse et diabète. Presse méd. **1931 I**, 237. — HOWARD, H. A. and P. J. CAMMIDGE: Hyperglycemia as a Mendelian Recessive Character in Mice. J. Genet. **16**, 387—392 (1925/26).

JACOBI, J. u. F. MEYTHALER: Zur Frage des traumatischen Diabetes mit besonderer Berücksichtigung seiner Begutachtung. Erg. inn. Med. **45**, 189 (1933). — JOHANNSEN, N.: Ein Fall von echtem Diabetes mellitus bei einem $1^1/_2$jährigen Kinde. Städt. Kinderkrankenhaus Gothenburg. — JOHN, H. J.: Diabetes. A statistical study of one thousand cases. Arch. int. Med. Chicago **39**, 67 (1927). — The relation of weight to diabetes. (Cleveland Clinic.) Endocrinology **14**, **282** (1930). — The diabetic child, etiologic factors. Ann. int. Med. **8**, 198 (1934). — JOSLIN, E. P.: The treatment of diabetes mellitus, 1935. — A new diabetes era. Nederl. Tijdschr. Geneesk. **1937**, 286—288. — Studies in Diabetes Mellitus. Amer. J. med. Sci. **193**, 8 (1937). — JZQUIERDO, D. M. u. D. A. PALACIOS: Zum Studium des kindlichen Diabetes. An. Acad. med.-quir. españ. **19**, 331—336 (1932). Ref. Zbl. Kinderheilk. **28**, 176.

KALK, H.: Konstitutions- und Erbbiologie, herausgeg. von W. JAENSCH. Leipzig 1934. — KATSCH, G.: Vom Pankreas. Jkurse ärztl. Fortbildg, Märzheft **1928**. — Über den sekundären Diabetes nach Cholecystopathie. Dtsch. med. Wschr. **1928 II**. — Diabetes als zweite Krankheit. Arch. Verdgskrkh. **43**, 224 (1928). — Diabetes als zweite Krankheit. Jkurse ärztl. Fortbildg, Märzheft **1930**. — Garzer Thesen. Zur Ernährungsführung der Zuckerkranken. Klin. Wschr. **1937 I**, 399—403. — KENNEDY, S.: Hereditary Diabetes mellitus. J. amer. med. Assoc. **96**, 241 (1931). — KESTERMANN, E.: Eigenartige Entstehungsweise eines Diabetes mellitus. Med. Klin., Wschr. prakt. Ärzte **1933 I**. — KOMAI, T.: Pedigrees of Hereditary Diseases and Abnormalities found in the Japanese race. Kyoto 1934. — KRAUS, E. J.: Zur Frage der Hypophysenveränderung beim Diabetes mellitus. Zbl. Path. **34**, 113 (1923). — Hypophyse und Diabetes mellitus. Virchows Arch. **228**, 68. — KRAUS, J.: Diabetes mellitus und Schwangerschaft. Med. Klin. **1936 I**, 375—378. — KRAUSE, H.: Hundert Fälle von diabetischer Dauerglykosurie. Z. klin. Med. **132**, 89 (1937). — KÜCKENS, H.: Über Heredofamiliarität bei Paralysis agitans. Zugleich ein Beitrag zum hereditär bedingten Auftreten des Diabetes mellitus bei eineiigen Zwillingen. Klin. Wschr. **1925 II**, 2289—2291.

LABBÉ, M.: Les frontières du diabète. Nutrition (Paris) **1**, 1 (1931). — Le Facteur héréditaire dans le Diabète. Presse méd. **1931 II**, 970. — Diabète et infantilisme. Bull. Soc. méd. Hôp. Paris **50**, 1235—1237 (1934). — Intérêt de la mesure de seuil rénal du glycose chez les diabétiques. Acta med. scand. (Stockh.) Suppl. **90**, 64—72 (1938). — LABBÉ, M., R. BOULIN et P. UHRY: Diabète bronze avec infantilisme tardif. Presse méd. **1936 I**, 537—539. — LABBÉ, M. et A. ESCALIER: Acromégalie et diabète. Ann. Méd. **29**, 222 (1931). — LABBÉ, M. et GILBERT-DREYFUS: Diabète et maladie Basedow associé. Paris méd. **1929 I**, 429. — LABBÉ, M. et GRINGOIRE: La croissance chez les Diabétiques. Nutrition (Paris) **4**, 145—167. — Bull. Soc. méd. Hôp. Paris **50**, 1230—1234. — LANDÉ, K.: Ursächliche und auslösende Faktoren des Diabetes bei 2100 Zuckerkranken. Klin. Wschr. **1931 I**, 359. — LANDIE, H. R. M.: Familial Diabetes. Trans. Assoc. amer. Physicians **36**, 293 (1921). — LANGAKER: Fünf Todesfälle an Diabetes mellitus bei Geschwistern. Dtsch. med. Wschr. **1911 I**. — LAUTER, S. u. F. HILLER: Diabetes mellitus und Diabetes insipidus im Anschluß an Schwangerschaft. Dtsch. Arch. klin. Med. **146**, H. 5/6 (1925). — LEEMANN, J. J.: Diabetes mellitus in the negro race. South. med. J. **14**, 522. — LEMSER, H.: Kann eine Erbanlage für Diabetes latent sein? Erbarzt **1938**, **33**. — Inwieweit läßt sich eine nicht manifestierte Erbanlage für Diabetes mit Hilfe von Belastungsproben erkennen? Münch. med. Wschr. **1938 II**, 1657. — Zur Erb- und Rassenpathologie des Diabetes mellitus. Arch. Rassenbiol. **32**, H. 6 (1938). Teil II: ebenda **33**, H. 3 (1939). — LENZ, F.: Die Häufigkeit der Verwandtenehen und ihr Rückgang. Erbarzt **1938**, 97. — LEREBOULLET, P., G. BLECHMANN and J. BLECHMANN: Un cas de diabète infantile familial à marche rapide. Arch. Méd. Enf. **25**, 94 (1922). — LESZLER, A.: Der Einfluß des Körperbaus auf die Änderung der Kohlehydrattoleranz der Zuckerkranken. Dtsch. med. Wschr. **1924 II**, 1873—1876. — LION, G. et CH. MOREAU: Diabète infantil familial. Arch. Méd. Enf. **12**, 21—41 (1909). — LOESCHKE, A.: Diabetes mellitus. Mschr. Kinderheilk. **67**, H. 6 (1936). — LONG, F. A.: A Contribution to the Study of the Familial Aspects of Diabetes Mellitus. Western med. Rev. **19**, 30 (1914). — LORAND, A.: On the Frequency of Alimentary Glucosuria in the Children of Diabetic Persons. Practitioner **71**, 522 (1903). — LUNDBERG, E.: Etudes sur le diabète accompagné de tuberculose. Acta med. scand. (Stockh.) **62**, 1—82 (1925).

MAINZER, F.: Über den Anteil der Hypophyse an der Genese des Diabetes mellitus. Schweiz. med. Wschr. **1936 I**, 546. — MAINZER, F. u. P. HERSCH: Über Nykturie. Acta med. Scand. (Stockh.) **87**, 326—344 (1935). — MASSA, M.: Studi sull'ereditarietà del diabete mellito. Giorn. Clin. med. **18**, 838—856 (1937). — MAURIAC, P.: La Pathogénie du diabète à la lumière de quelques faits cliniques. Rev. méd. Suisse rom. **55**, 657—679 (1935). — MAY, O.: The Significance of diabetic Family History in Life assurance. Lancet **1914 I**, 679, 680. — MELANDER, R. (Gothemborg): Comment se comportent les réflexes du tendon rotulien et du tendon d'Achille dans le diabète sucré? Acta med. scand. (Stockh.) **74**,

396—405 (1931). — MENNINGER, W. C.: Psychological factors in the Etiology of Diabetes. J. nerv. Dis. 1—13 (1935). — MICHAELIS, R.: Die erbliche Beanlagung bei der menschlichen Tuberkulose nach eigenen Beobachtungen. Arch. Rassenbiol. **1**, 198 (1904). — MOESCHLIN, S.: Die Störung des Zuckerstoffwechsels nach der akuten Kohlenoxydvergiftung. Acta med. scand. (Stockh.) **102**, 140 (1939). — MOLNAR, B.: Die Zuckerkrankheit und die Steinkrankheiten. Dtsch. med. W schr. **1929 I**, 1127. — MÜHLMANN, W. E. Arch. Rassenbiol. **22**, 181 (1930). — MÜLLER, E.: Zur Erbbiologie des Diabetes mellitus. Med. Klin. **1935 I**. — MÜLLER, E. M.: Über die Beziehungen des Diabetes mellitus zur L.ungen- und insonderheit zur Darmtuberkulose. Z. Tbk. **80**, 281 (1938). — MÜLLER, FR. v.: Über den Diabetes. Münch. med. Wschr. **1931 I**, 616. — MURRAY, G. R.: A study of twins in health and disease. Lancet **1925 I**, 529—532.

NAUNYN: Der Diabetes mellitus. NOTHNAGELs Handbuch der speziellen Pathologie und Therapie, 1901. — NEUMANN: Das gehäufte Auftreten von Diabetes in einer Familie. Dtsch. med. Wschr. **1916 I**, 466. — NEWCOMB, A. L.: Diabetes mellitus in children. J. of Pediatr. **4**, 617—630 (1934). Ref. Zbl. Kinderheilk. **29**, 379. — NOORDEN, v.: Diabetes mellitus. In PFAUNDLER und SCHLOSSMANNs Handbuch der Kinderheilkunde, Bd. 2, 3. Aufl., S. 117. Leipzig 1910. — Über Ätiologie, Theorie und Behandlung des Diabetes mellitus. Vortr. verein. Sekt. wissensch. Arbeiten, H. 19. Amsterdam, 14. Okt. 1913. — Stoffwechselkrankheiten und Ehe. In VON NOORDEN und KAMINER: Krankheiten und Ehe. Leipzig 1916 u. hausärztl. Behandlung Lit. Nr. 1. — NOORDEN, C. v.: Die Zuckerkrankheit und ihre Behandlung. Berlin 1917. — NOORDEN, C. v. u. S. ISAAC: Die Zuckerkrankheit und ihre Behandlung. Berlin 1927.

ORGLER, A.: Die Erbgleichheit eineiiger Zwillinge nach Beobachtungen im Säuglingsalter. Med. Klin. **1935 I**.

PANNHORST, R.: Die erbliche Diabetesanlage. Verh. dtsch. Ges. inn. Med., Kongr. Wiesbaden **1934**. — Zwillingsuntersuchungen bei Diabetes mellitus. Dtsch. med. Wschr. **1934 II**, 1950. — Die Bedeutung des konjugalen Diabetes für die Erblichkeitsfrage der Zuckerkrankheit. Verh. dtsch. Ges. inn. Med., 48. Kongr. Wiesbaden **1936**. — PANNHORST, R. u. A. RIEGER: Manifestierung des Diabetes und Jahreszeit. Z. klin. Med. **134**, H. 2/3 (1938). — PARKES, J. A.: Diabetes Mellitus and Heredity. Brit. med. J. **2**, 1008 (1929). — PECK, F. B.: Zit. nach E. M. WATSON u. H. J. JOHN: Diabetes in twins. case. J. Michigan State med. Soc. **32**, 359 (1933). — PFAUNDLER, M.: Konstitutionsanomalien und Stoffwechselkrankheiten. In FEERS Lehrbuch der Kinderkrankheiten, 1920. — PICK: Über Vererbung von Krankheiten. Dtsch. med. Wschr. **1911 I** u. **1912 I**. — PINCUS, G. and P. WHITE: Analysis of 675 family histories of diabetes mellitus. Amer. J. med. Sci. **186**, 1—14 (1933). — PLEASANTS, J. H.: Heredity in Diabetes mellitus. Bull. Hopkins Hosp. **11**, 325 (1900). — POHLEN, K.: Die Entwicklung der Sterblichkeit an Zuckerkrankheit in Preußen. Reichsgesdh.bl. **1934**, 902—904. — POLLAK, L.: Über Blutzuckerregulation und ihre Bedeutung für die Pathogenese des Diabetes mellitus. Med. Klin. **1921 II**, 925. — PRIBRAM, H.: Über die Vererbung der diabetischen Konstitution. Zbl. inn. Med. **36**, 328 (1915). — PRIESEL, R.: Die Behandlung der Fettsucht im Kindesalter. Wien. klin. Wschr. **1934 II**, 1494—1496. — Die Prognose der Zuckerkrankheit im Kindesalter. Wien. klin. Wschr. **1935 II**. — Über einige Besonderheiten des Diabetes mellitus im Kindesalter usw. Med. Klin. **1936 II**. — PRIESEL, R. u. R. WAGNER: Körperbau, Wachstum und Entwicklung diabetischer Kinder. Univ.-Kinderklinik Wien. — Studien über das Manifestationsalter und die Hereditätsverhältnisse des kindlichen Diabetes mellitus. Klin. Wschr. **1929 II**, 1398—1401. — Fehlbildungen beim Diabetes mellitus der Jugendlichen. Z. Kinderheilk. **49**, 419 (1930).

RABINOWITSCH, I. M.: Arteriosklerosis in Diabetes. Ann. int. Med. 8, 1436—1474 (1935). — RALLI, E. P.: Acromegaly with diabetes mellitus and xanthoma diabeticorum. Report of a case. Arch. int. Med. **47**, 329 (1931). — RATHERY, F. et P. FROMENT: Diabète et lithiase biliaire associée: Amélioration au diabète après la cholécystectomie. Bull. Soc. méd. Hôp. Paris **53**, 993—1001 (1937). — RENAUD, M. et PETIT-MAIRE: Diabetes de l'âge mûr ou mieux: Dysglucies de vieillissement. Bull. Soc. méd. Hôp. Paris, III. s. **52**, 905—912 (1936). — REUTLINGER, W.: Über die Häufigkeit der Verwandtenehen bei den Juden in Hohenzollern und über Untersuchungen bei Deszendenten aus jüdischen Verwandtenehen, 1922. — ROGER, H., CH. MATTEI et J. ODDO: Acromégalie avec diabète transitoire guéri par l'insuline etc. Presse méd. **1933 I**, 58. — ROLLA, A.: Contributo alla conoscenza delle sindromi associate di stati ipofuncionali dell'ipofisi e di diabete mellito. Giorn. Clin. med. **17**, 1153—1177 (1936). — ROOT, H. and TH. P. SHARKEY: Arteriosclerosis and Hypertension in Diabetes. Ann. int. Med. **9**, 873—882 (1936).

SAVY, P., DELORE et LEMOINE: Sur la fréquence et la pathogénie de Diabète héréditaire et familial. Presse méd. **1932 II**, 1149. — SCHEEL, O.: La mortalité du diabète et l'action de l'insuline. Acta med. scand. (Stockh.) **59**, 229—232 (1934). — SCHEELE, H.: Über psychopathieähnliche Zustände und Selbstmordneigung bei der HUNTINGTONschen Krankheit. Z. Neur. **137**, 621 (1931). — SCHMIDT, O.: Der gasanalytische Nachweis von Kohlenoxyd im Blut, insbesondere bei Rauchern. Klin. Wschr. **1939 II**, 939. — SCHMIDT, R.: Klinik des asthenischen Überdruckdiabetes. Klin. Wschr. **1933 I**, 253. — SCHMITZ, R.: Zur Ätiologie des Diabetes. Berl. klin. Wschr. **1874 I**, 555. — SCHÜPBACH, A.: Verschiebt sich unser Bild vom Wesen des Diabetes mellitus? Helvet. med. Acta **3**, 573—580 (1936). — SECKEL, H.: Beobachtungen über heredofamiliäre und konstitutionelle Häufung von Stoffwechselleiden beim Diabetes mellitus. Z. klin. Med. **102**, 195 (1926). — SEYDERHEIM, R.: Polyglandulärer Diabetes mellitus. Dtsch. med. Wschr. **1937 I**, 477—479. — SHU-HSIEN-WANG: Diabetes mellitus. An analisis of 347 cases. Treatement and prognosis. Union med. Coll. Peiping. — SINGER: Med. Klin. **1928 II**. — SÖDERLING, B.: Das Resultat einer Enquete über einige Diabetesfragen. Acta paediatr. (Stockh.) **19**, 217 (1936). — STAEMMLER, M. u. G. W. PARADE: Kohlenoxyd und Hypertonie. Klin. Wschr. **1939 II**, 1049. — STEINER, F.: Untersuchungen zur Frage der Erblichkeit des Diabetes mellitus. Dtsch. Arch. klin. Med. **178**, H. 5 (1936). — Diabetes mellitus und Erbanlage. Dtsch. Arch. klin. Med. **182**, H. 2 (1938). — STENSTRÖM, THOR.: Hypoglykämische Spontanreaktion beim Menschen. Nord. med. Tidskr. **1936**, 1905—1913. — STEPP: Xanthelosis diabetica. Med. Klin. **1919 I**. — STÖRRING, F. K.: Das Erbgut der Stoffwechselkranken. Zbl. inn. Med. **57**, 1—65 (1936). — STÖRRING, K. F.: Psychotische Insulinreaktion und Erbgut. Dtsch. med. Wschr. **1937 I**, 10—12. — STÖTTER, G. u. E. SCHÜTTE: Verlaufsformen des Diabetes nach langjährigen Erfahrungen einer Diabetikerfürsorge. Z. klin. Med. **135**, 756—775 (1939). — Zur Frage der Beziehungen zwischen Gallenblasenerkrankungen und Diabetes. Dtsch. med. Wschr. **1929 II**, 1453. — Über echten und unechten Diabetes. Z. ärztl. Fortbildg **30**, 697—702 (1933). — Welche Besonderheiten zeigt der Diabetes bei Juden? Arch. Verdgskrkh. **54**, 34—41 (1933). — STRIECK: Über auffallende Besserungen mittelschwerer Diabeteserkrankungen. Klin. Wschr. **1937 I**, 381, 382 — SWERN, N.: Incidence of diabetes mellitus in asthmatic patients. J. Allergy **2**, 375—387, 400, 401 (1931).

TERBRÜGGEN, A.: Zuckerkrankheit, Gallenleiden und Fettsucht. Klin. Wschr. **1937 I**, 161—163. — THANNHAUSER, S. J.: Lehrbuch des Stoffwechsels und der Stoffwechselkrankheiten. München 1929. — THEN BERG, H.: Die Erbbiologie des Diabetes mellitus. Arch. Rassenbiol. **32**, H. 4 (1938). — Zur Frage der psychischen und neurologischen Erscheinungen bei Diabeteskranken und deren Verwandten. Z. Neur. **165** (1939). — Zur Methodik erbbiologischer Forschungen beim Diabetes mellitus. Erbarzt **4** (1939). — TWINEM, E. P.: Identical Twins and Heredity. N. Y. State J. Med. **27**, 1192 (1927). — TYNER, I. D.: The Prediabetic State: Its Relation to Obesity and to Diabetic Heredity. (Dep. Diabet. Clifton Springs Sanator. Clifton Springs.) Amer. J. med. Sci. **185**, 704—710 (1933).

ULRICH, H.: Insulin in acromegalic diabetes. Arch. int. Med. **43**, 785 (1929). — UMBER, F.: Ernährung und Stoffwechselkrankheiten. Berlin: Urban & Schwarzenberg 1925. — Das Schicksal der Zuckerkranken. Dtsch. med. Wschr. **1932 I**, 7, 8. — Über einige Gesichtspunkte zur Beurteilung des Diabetes, insbesondere der nichtdiabetischen Reizglykosurie. Aus O. Hospital Rio de Janeiro 1932. — Insulinreaktion und Beruf. Med. Welt **1934 I**. — Die Behandlung des Coma diabeticum. Ther. Gegenw. **1934**, Nr 2. — Rückblicke und Ausblicke in der Klinik des Diabetes. Dtsch. med. Wschr. **1934 I**, 11. — Diabetes bei drei eineiigen Zwillingspaaren. Dtsch. med. Wschr. **1934 I**, 544. — Zeit- und Streitfragen aus dem Gebiete des Diabetes. Med. Klin. **1935 I**, H. 1, 2, 6. — Der Diabetes in seiner Beziehung zu Traumen und zum Berufsleben. Med. Welt **1935 I**, 889—891. — Diabetes und Lebensversicherung. Münch. med. Wschr. **1936 I**, 878. — Diabetes und Trauma. Mschr. Unfallheilk. **44**, Nr 5 (1937). — UMBER, F. u. H. LEMSER: Der Diabetes im Hinblick auf Eheberatung und Erblichkeit. Öff. Gesdh.dienst **3**, H. 23 (1938). — UMBER, F. u. M. ROSENBERG: Über insulinrefraktäre Zuckerausscheidungen und Klassifikation des Diabetes auf Grund seines Verhaltens gegenüber Insulin. Inn. Abt. Städt. Krankenhaus Berlin-Westend. — UNGER, H.: Diabetes und Hepatitis. Z. klin. Med. **127**, 166—171 (1934). — URBACH, E.: Perorale oder intravenöse Zuckerbelastung zur Prüfung der glykämischen Reaktion. Klin. Wschr. **1932 I**, 789—791. — URRA, J. ANDREU, A. ALONSO u. E. DOMINGUEZ: Die Auffassung von PORGES über Ätiologie und Behandlung des Diabetes. An. Med. int. **3**, 771—785 (1934).

VALLERY-RADOT, PASTEUR et G. MAURIC: L'acces aigu de goutte est-il l'expression d'une crise anaphylactique? Rev. d'Immunol. **2**, 541—550 (1936). — VEIL, W. H.: Der Diabetes insipidus. Münch. med. Wschr. **1935 I**, 691—694, 735—739. — VERRON, O.: Über die Bedeutung der Hypophyse in der Pathogenese des Diabetes mellitus. Zbl. Path. **31**, 521 (1921).

WATSON, E. M.: Diabetes in Twins. Canad. med. Assoc. J. Montreal **31**, 61—63 (1934). — WEBER, F. P.: A glycosuric family without hyperglycaemia. So-called renal diabetes. Lancet **1931 II**, 71. — WEGELI: Kasuistische Beiträge zur Kenntnis des Diabetes mellitus im Kindesalter. Diss. Marburg 1895. — WEILAND, W.: Theorie und Therapie des Diabetes mellitus. Med. Klin. **1913 I**, 1—32. — Diabetes mellitus bei Jugendlichen. Klin. Wschr. **1923 I**, 736. — WEIL, EMILE et P. PLICHET: Un cas de hirsutisme avec diabète sucré. Bull. Soc. méd. Hôp. Paris **37**, 312 (1920). — WEITZ, W.: Die Vererbung innerer Krankheiten. Stuttgart: Ferdinand Enke 1936. — WERNER, M.: Blutzuckerregulation und Erbanlage. Dtsch. Arch. klin. Med. **178**, 308—338 (1935). — WERNSTEDE, W.: Beiträge zur Kenntnis der spasmischen Diathese. I. Acta paediatr. (Stockh.) **2**, 133 (1921). — WHITE, P.: Regent progress in severe diabetes. Canad. med. Assoc. J. **35**, 153—161 (1936). — WHITE, P., E. P. JOSLIN and G. PINCUS: The inheritance of diabetes mellitus: including study of twins. J. amer. med. Assoc. **103**, 105, 106 (1934). — WICHTL, O.: Anatomischer Befund eines mit Diabetes mellitus und Epilepsie kombinierten Falles von FRIEDREICH-ähnlicher Erkrankung. Arb. neur. Inst. Wien **35**, 132—142. — WIECHMANN: Die Entstehungsbedingungen der Zuckerkrankheit. Münch. med. Wschr. **1929 I**, 98. — WIENER, H. J.: Diabetic coma requiring an unprecedented amount of insulin. Report of a case manifesting extreme insuline resistance. Amer. J. med. Sci. **196**, 211—217 (1938). — WILDER, R. M.: Hyperthyreoidism. myxedema and diabetes. Arch. int. Med. **38**, 736 (1926). — WINKLER, U.: Ein seltener Fall von schwerem insulärem Diabetes mit extrainsulärem Einschlag. Med. Klin. **1934 I**, 610, 611. — WÖHRMANN: Diabetes bei und nach Gallenblasenerkrankungen. Z. klin. Med. **1928**, 646. — WRIGHT, I. SH.: Hereditary and familial diabetes mellitus. Amer. J. med. Sci. **182**, 484—497 (1931). — WÜLLENWEBER, G.: Diabetes als Symptom bei Erkrankung der Schilddrüse und bei Nebennierengeschwülsten. Münch. med. Wschr. **1930 I**, 144.

YRIART, M.: Thyreoidectomie et diabète pancréatique. C. r. Soc. Biol. Paris **105**, 128 (1931).

c) Habituelle Ausscheidung anderer Zuckerarten auf erblicher Grundlage.

1. Lävulosurie.

ADLER, O.: Pflügers Arch. **139**, 93 (1911). — Prag. med. Wschr. **1913 II.**

EDHEM, F. ERDEN u. K. STEINITZ: Untersuchungen über einen Fall von essentieller Laevulosurie. Acta med. scand. (Stockh.) **97**, 455—472 (1928).

MARBLE, A. and R. M. SMITH: Essential Fructosuria. J. amer. med. Assoc. **106**, 24—26 (1936).

RIVOIRE, R. et A. BERMOND: Un cas de lévulosurie. Bull. Soc. méd. Hôp. Paris, III. s. **54**, 1049—1051 (1938).

SCHLESINGER: Arch. f. exper. Path. **50**, 273 (1903). — STEINBERG u. ELBERG: Die Klinik des Lävulose-Diabetes als Beweis einer isolierten Schädigung der Fructogen-bildenden Funktion der Leber. Klin. Wschr. **1925 II**, 2399.

2. Pentosurie.

ARON, H.: Ein Fall von Pentosurie im frühen Kindesalter. Mschr. Kinderheilk. **12**, 177—184 (1913/14).

BIAL, M.: Die chronische Pentosurie. Berl. Klin. **1907 I**, 226. — BRAT, H.: Beitrag zur Pentosurie usw. Z. klin. Med. **47**, 499—506 (1902).

CAMMIDGE, P. J. and H. A. M. HOWARD: Some Cases of essential Pentosuria. Brit. med. J. **2**, 777—779 (1920).

ELLIOT, J. H. and H. S. RAPER: Note on a case of pentosuria presenting unusual features. J. of biol. Chem. **1912 II**, 211—215. — ENKLEWITZ, M. and M. LASKER: Studies in pentosuria. Amer. J. med. Sci. **184**, 539 (1933). — Pentosuria in twins. J. amer. med. Assoc. **105**, 958 (1935). — The origin of l-xyloketose (urine pentose). J. of biol. Chem. **110**, 2 (1935).

FISCHER, A. E. and M. REINER: Pentosuria in children. Amer. J. Dis. Childr. **40**, 1193—1207 (1930).

GREENWALD, I.: J. of biol. Chem. 88, 1 (1930).

HARI, P.: Biochem. Z. **224**, 474 (1930). — HILLER, A.: Identification of a pentose in a case of pentosuria. J. of biol. Chem. **30**, 129—134 (1917).

JANEWAY, T. C.: Essential pentosuria in two brothers. Amer. J. med. Sci. **132**, 423—428 (1906). — JONES, H. W. and C. W. NISSLER: Pentosuria, report of five cases in one family. Ann. clin. Med. **4**, 505—509 (1925/26).

AF KLERCKER, KJ. O.: Studien über die Pentosurie. Stockholm 1904. — KOOPMAN, J.: Pentosuria. Geneesk. Bl. (holl.) **24**, 1—24 (1924).

LASKER and ENKLEWITZ: J. of biol. Chem. **101**, 289 (1933). — LEVENE and LA FORGE: Note on a case of pentosuria. J. of biol. Chem. **18**, 319—327 (1914). — LEVY and PIERSON: Pentosuria. Amer. J. Dis. Childr. **33**, 213—217 (1927).

MARBLE, A.: Chronic essential pentosuria: A report of three cases. (New Engl. Deaconess Hosp., Boston.) Amer. J. med. Sci. **183**, 827—831 (1932). — MARGOLIS, J. I.: Chronic pentosuria and migraine. Amer. J. med. Sci. **177**, 348—371 (1929).

NEUMAN, L.: The practical aspects of pentosuria. Med. Ann. Dist. Columbia **1**, 79—82 (1932).

ROSENBLOOM, J.: Essentual pentosuria in a brother and a sister. J. amer. med. Assoc. **80**, 250 (1933).

SALKOWSKI and BLUMENTHAL: Hoppe-Seylers Z. 27, 507—539. — SALKOWSKI u. JASTROWITZ: Zbl. med. Wiss. 30, 337 (1892). — SOLIS-COHEN, SOLOMON and L. GERSTENFELD: Supplemental report of a case of essential pentosuria of twenty-eight years standing. Amer. J. med. Sci. 192, 610—615 (1936).

WRZESNEWSKI, A. M.: Research on the pentaglycose in a new case of pentosuria. Brit. med. J. 132, 135—137 (1920).

ZERNER, E. and R. WALTUCH: Bemerkungen über den Zucker in Pentosurieharn. Biochem. Z. 58, 410—412 (1913/14).

d) Gicht.

BERGER, W.: Z. Bäderkde 3, 734 (1929). — BOERHAAVE: Aphorism. 1254ff. — BOSTOCK, J.: On the catarrhus aestivus or summer catarrh. Medical and chirurgical Transactions, Vol. 14. 1828. — BOUCHARD: Leçons sur les maladies par ralentissement de la nutrition, 3. Aufl. Paris 1890. — BOULIN, R. et P.-L. VIOLLE: A propos d'un cas de goutte saturnine. Rév. Méd. 55, 285—294 (1938). — BRAUN, C.: Beiträge zu einer Monographie der Gicht. Wiesbaden 1860. — BREEMEN, J. v.: Über Rheuma, Gicht und Rheumabekämpfung in den Niederlanden. In Gicht, Rheuma und Aufbrauchskrankheiten, herausgeg. von F. GUDZENT. Dresden u. Leipzig: Theodor Steinkopff 1935.

CLAUSSEN, F.: Über Erblichkeit innerer Krankheiten. Zbl. inn. Med. 58, Nr 46 (1937). — COSTE, F. et A. GRIGAUT: Goutte-Allergie-Uricemie. Presse méd. 1935 II, 1724. — CULLEN: Anfangsgründe der Arzneiwissenschaft. Aus dem Englischen. Leipzig 1778.

DOMARUS, A. v.: Über Calcariurie, speziell ihre familiäre Form. Auguste Viktoria-Krankenhaus Berlin. — DURAND-FARDEL: Traité pratique des maladies chroniques, 1865.

EBSTEIN, W.: Die Gicht des Chemikers JACOB BERZELIUS. Stuttgart 1904. — EWICH, O.: Rationelle Behandlung der Gicht und Steinkrankheiten. Leipzig 1883.

FINCK, CH. J.: La goutte larvée. Schweiz. med. Wschr. 1936 II, 660—663.

GAIRDNER: Die Gicht. Deutsch von C. BRAUN. Wiesbaden 1858. — GARROD, A. B.: Die Natur und Behandlung der Gicht. Deutsch von EISENMANN. Würzburg 1861. — The Nature and Treatment of Gout and Rheumatic Gout, 2. Aufl. London 1863. — GIGON, A.: Die Gicht. Handbuch der inneren Medizin, herausgeg. von L. MOHR und R. STAEHELIN. Berlin: Julius Springer 1912. — GRAM, H. C.: The heredity of oxalic urinary calculi. Acta med. scand. (Stockh.) 78, 268—281 (1932). — GRUBE, K.: Zur Ätiologie des sog. Diabetes mellitus. Z. klin. Med. 27 (1895). — GUDZENT, F.: Gicht und Rheumatismus. Berlin 1928.

HÄRTEL, F.: Rasse und Chirurgie. In Rasse und Krankheit, herausgeg. von J. SCHOTTKY. München: J. F. Lehmann 1937. — HANHART, E.: Vererbung und Konstitution bei Allergie (Idiosynkrasie). In Allergie, herausgeg. von W. BERGER und K. HANSEN. Leipzig: Georg Thieme 1939. — HEBERDEN: Opera medica. Recogn. L. H. FRIEDLÄNDER. Leipzig 1831. Cap. XXVIII, p. 78. — HENSCH, PH. S.: The diagnosis of gout and gouty artritis. J. Labor. a. clin. Med. 20, 48—55 (1936). — HERRICK, W. W. and T. TYSON: Gout. A forgotten disease. Amer. J. med. Sci. 192, 482—488 (1936). — HIS: 28. Kongr. inn. Med. 1911. Charité-Ann. 36 (1912). — HUCK, W. W.: Zur Frage über das Studium des Konstitutionstypus bei Podagristen in Kurorten. Z. physik. Ther. 32, 28—40 (1926).

KÄMMERER, H.: Allergische Diathese und allergische Erkrankungen, 2. Aufl. München: J. F. Bergmann 1934. — KREHL, L.: Pathologische Physiologie. Leipzig: F. C. W. Vogel 1918. — KUCZYNSKI: Klin. Wschr. 1925 I, 39.

LECORCHÉ: Traité de la goutte. Paris 1884. — LENZ, F.: Menschliche Erblehre. In BAUR-FISCHER-LENZ. München: J. F. Lehmann 1936. — LÉRI, A.: Anaphylaxie et maladies diathésiques. 13er Congrès franç. Méd. Tome II, p. 126. Paris: Masson & Co. 1913. — LICHTWITZ, L.: Gicht. Schweiz. med. Wschr. 1934 I, 261—264. — LINOSSIER: La pathogénie de la goutte. Arch. des Mal. Appar. digest. 1911, 229. — LÖFFLER, W.: Gicht, Kalkgicht, Alkaptonurie. Schweiz. med. Wschr. 1933 II, 1188.

MAYER u. E. v. SCHOPF: Gicht bei einem 5 Wochen alten Säugling. Klin. Wschr. 1930 II, 2148—2151. — Demonstration von Präparaten eines gichtkranken Säuglings. 31. Tagg dtsch. Ges. Kinderheilk. Wiesbaden 1930. — MINKOWSKI, O.: Die Gicht. In Spezielle Pathologie und Therapie, herausgeg. von H. NOTHNAGEL, Bd. 7, Teil 3. Wien 1903. — MUELLER, F. v.: The Pathology of Gout. Proc. Inst. Med. Chicago 1927. — MÜLLER-DEHAM, A.: Die inneren Erkrankungen im Alter. Wien: Julius Springer 1937.

NEERGAARD, K. v., C. HAFFTER u. M. BRUCK: Über das Wesen der harnsauren Diathese und die Pathogenese der Gicht. Mit Richtlinien für die physikalische Therapie derselben. Helvet. med. Acta 5, 675—708 (1938). — Die Katarrhinfektion als chronische Allgemeinerkrankung. Dresden u. Leipzig: Theodor Steinkopff 1939. — NOORDEN, C. v.: Krankheiten und Ehe, herausgeg. von C. v. NOORDEN und S. KAMINER. Leipzig: Georg Thieme 1916. — Die Zuckerkrankheit und ihre Behandlung, herausgeg. von C. v. NOORDEN und S. ISAAC, 8. Aufl. Berlin: Julius Springer 1927.

PARACELSUS: Buch von den tartarischen Krankheiten, Kap. XIX, S. 313, 539, 563. Straßburg 1603.

RAMIREZ CORRIA, F.: L'Hérédité goutteuse. Diss. Paris 1933. — RAPIN, E.: Des Angioneuroses Familiales. Genf 1908. — ROBECCHI, A.: La teoria allergica delle gotta e l'importanze dell'acido nella patagenesi della malattia. Med. contemp. 2, 470 (1936). — RÖSSLE: Neuere Ergebnisse der Rheumatismus- und Gichtforschung. In Gicht, Rheuma, Aufbrauchskrankheiten. Dresden 1935.

SCHITTENHELM, A.: Die Gicht. Hippokrates **1936**, 749—757. — SCHMIDT, R.: Über uratische Diathese. Med. Klin. **1938 II**, 1588—1591, 1621—1623. — SCUDAMORE, C.: A treatise on the nature and cure of gout. Deutsch von HESSE, Halle 1819 und 3. Edit. London 1819. — SECKEL, H.: Beobachtungen über heredofamiliäre und konstitutionelle Häufung von Stoffwechselleiden beim Diabetes mellitus. Z. klin. Med. **102**, 195 (1926). — SPILLMANN, M. et DE LAVERGUE: Bull. Soc. franç. Dermat. **32**, 27 (1925). — STÖRRING, F. K.: Das Erbgut der Stoffwechselkranken. Zbl. inn. Med. **57**, Nr 4 (1936). — SYDENHAM, TH.: Opuscula omnia. Tractatus de Podagra et hydrope. London 1683. Deutsche Übersetzung: Abhandlung über die Gicht. In SUDHOFF: Klassiker der Medizin. Leipzig: Johann Ambrosius Barth.

THANNHAUSER, S. J.: Lehrbuch des Stoffwechsels und der Stoffwechselkrankheiten. München: J. F. Bergmann 1929.

UMBER, F.: Die Stoffwechselkrankheiten. Klin. Lehrkurse der Münch. med. Wschr., Bd. 4. München: J. F. Lehmann 1925. — URBACH, E.: Klinik und Therapie der Allergischen Krankheiten. Wien: Wilhelm Maudrich 1935.

VALLERY-RADOT, PASTEUR et G. MAURIC: L'acces aigu de goutte est-il l'expression d'une crise anaphylactique? Rev. d'Immunol. **2**, 541—550 (1936). — VEIL, W. H.: Der Rheumatismus und die streptomykotische Symbiose. Stuttgart: Ferdinand Enke 1939. — VIOLLE, P.-L.: A propos de l'association goutte-diabète. Presse méd. **1937 I**, 186, 188. — Les tophi. Rév. Méd. **55**, 295—324 (1938). — L'alimentation dans l'étiologie de la goutte. Rév. Méd. **55**, 325—330 (1938). — VOGL, A.: Crampusneurose und Gicht. Wien. klin. Wschr. **1936 I**, 103—107.

WEIL: Ann. Méd. **17**, No 2 (1925). — WEIL, M. P.: L'Hérédité des goutteux. Presse méd. **1934 I**, 701, 702. — WIDAL, F., P. ABRAMI et E. JOLTRAIN: Les cuti-réactions aux vins chez les goutteux. Presse méd. **1925 II**, 1425.

e) Die Vererbung von Störungen des intermediären Eiweißabbaues (Aminosäuren-Diathesen).

1. Alkaptonurie.

ABDERHALDEN: Hoppe-Seylers Z. **1907**, 435. — ARMSTRONG: Dublin J. med. Sci. **1882**, 53.

BAGNALL: New England J. Med. **1929**, 422. — BALDWIN: Amer. J. med. Sci. **1913**, 123. — BANDEL: Münch. med. Wschr. **1906 I**, 1091. — BAUER, J.: Wien. med. Wschr. **1928 I**, 839. — BAUER, O.: Mitt. Grenzgeb. Med. u. Chir. **1928/30**, 451. — BAUMANN u. KRASKE: Münch. med. Wschr. **1891 I**, 1. — BOSE and GHOSH: Indian med. Gaz. **1929**, 61. BRAID and HICKMAN: Arch. Dis. Childh. **1924**, 389.

CUTHBERT, C. F.: Heredity in alcaptonuria. Lancet **1923 I**, 593, 594.

DEBENEDETTI, E.: Alcaptonuria famigliare. Policlinico, sez. prat. **1920**, 1379.

EBSTEIN, E.: Zur klinischen Symptomatologie der Alkaptonurie. Münch. med. Wschr. **1918 I**, 369. — EBSTEIN u. MÜLLER: Virchows Arch. **1875**, 554.

FROMHERZ, K.: Über Alkaptonurie. Diss. Straßburg 1908. — Über das Wesen der Stoffwechselstörung bei der Alkaptonurie. Verh. 31. dtsch. Kongr. inn. Med. Wiesbaden **1914**.

GARROD, A. B.: Trans. Med. Chir. Soc. **1899**, 367. — Lancet **1901 II**, 1484. — Trans. Med. Chir. Soc. **1902**, 69. — Lancet **1902 II**, 1616. — GARROD and CLARKE: Biochemic. J. **1907**, 217. — GERHARDT: Münch. med. Wschr. **1904 I**, 176. — GRUTTERINK: Nederl. Tijdschr. Geneesk. **1907**, 1117.

HOGBEN, L.: J. Genet. **1931**. — HOGBEN, L., R. L. WORRALL and I. ZIEVE: The Genetic Basis of Alkaptonuria. Proc. roy. Soc. Edinburgh **52**, 264 (1931/32).

KATSCH, G.: Eine Alkaptonurikerfamilie. Münch. med. Wschr. **1918 II**, 1337, 1338. — Genuine und relative Alkaptonurie. Z. klin. Med. **1—9**, 119 (1930). — KIRK: Brit. med. J. **1886**, 1017. — KLEIN, O. u. K. BLOCH: Beseitigung der Alkaptonurie durch parentrale Zufuhr von Leberextrakten. Klin. Wschr. **1936 II**, 1684. — KLEINSCHMIDT: Frankf. Z. Path. **1922**, 73. — KOLACZEK, H.: Bruns' Beitr. **71**, 271(1910). — Beitr. klin. Chir. **1911**, 254.

LANDOIS: Virchows Arch. **1908**, 275. — LANGSTEIN u. MEYER: Dtsch. Arch. klin. Med. **1903**, 161. — LANYAR, F. u. H. LIEB: Alkaptonurie und Kohlehydratentziehung. Hoppe-Seylers Z. **186**, 119—123 (1929). — LOCKWOOD: J. amer. med. Assoc. **1924**, 2091. —

Löffler, W.: Gicht, Kalkgicht, Alkaptonurie. Schweiz. med. Wschr. **1933 II**, 1188. — Lorenz, E.: Alkaptonurie im Kindesalter. Ein Beitrag zum Studium der alkaptonurischen Stoffwechselstörung. Klin. Wschr. **1937 II**, 1463—1466.

Marshall: Med. News **1**, 35 (1887). — Meyer: Dtsch. Arch. klin. Med. **1901**, **443**.

Noccioli e Domenici: Gazz. Osp. **1898**, 303.

Ogden: Hoppe-Seylers Z. **20**, 280 (1895).

Peacock, Silber and K. Knowlton: Alkaptonurie. Amer. J. Dis. Childr. **56**, 100—102 (1938). — Pick, F.: Verh. dtsch. Ges. inn. Med., 35. Kongr. Wien **1923**. — Pieter, H.: Presse méd. **1925**, 1310. — Poulsen: Beitr. path. Anat. **1910**, **347**. — Münch. med. Wschr. **1912 I**, 364.

Rahmlow: Mschr. Unfallheilk. **1930**, 403. — Ravold and Warren: J. of biol. Chem. **1910**, 465. — Reinwein, H.: Untersuchungen über die Alkaptonurie. Dtsch. Arch. klin. Med. **170**, 327 (1931). — Rocher et Basset: Gaz. Sci. méd. **30**, 472 (1909). — Ružičić, U. S.: Alkaptonurie bei einem Säugling. Mschr. Kinderheilk. **73**, 195, 196 (1938).

Sachs: Dtsch. Arch. klin. Med. **1931**, 344. — Schmieding, E.: Stoffwechseluntersuchungen bei kindlicher Alkaptonurie. Mschr. Kinderheilk. **73**, 216—227 (1938). — Schumm: Münch. med. Wschr. **1904 II**, 1599. — Sinha: Indian med. Gaz. **1930**, 153. — Stier: Berl. klin. Wschr. **1898 I**, 185.

Toenniessen, E.: Über die Vererbung der Alkaptonurie des Menschen. Z. Abstammgslehre **29** (1921). — Z. Abstammgslehre **29**, 26 (1922).

Winternitz: Münch. med. Wschr. **1899 I**, 749. — Wöhrmann, W.: Diabetes bei und nach Gallenblasenerkrankungen. Z. klin. Med. **108**, 646 (1928).

Zimper: Über Alkaptonurie. Diss. Würzburg 1903.

2. Cystinurie.

Abderhalden, E.: Familiäre Cystindiathese. Hoppe-Seylers Z. **38**, 557 (1903). — Beitrag zur Kenntnis des in Harnsteinen vorkommenden Cystins. Hoppe-Seylers Z. **51**, 391 (1907).

Beumer, H.: Über die Cystinkrankheit. Deutsche Gesellschaft für Kinderheilkunde Würzburg, Sitzg Juli 1936. — Beumer, H. u. W. Wepler: Über die Cystinkrankheit der ersten Lebenszeit. Klin. Wschr. **1937 I**, 8—10. — Brand, E.: Congenital Anomalies of Metabolism with special Reference to Cystinuria and Myopathies. Bull. N. Y. Acad. Med., sec. s. **10**, 289—305 (May 1934).

Cohn, I.: Über familiäre Cystinurie. Berl. klin. Wschr., 5. Juni **1899**.

Detoni: Acta paediatr. (Stockh.) **16**, 479 (1933).

Ebstein, W.: Ein paar neue Fälle von Cystinurie. Dtsch. Arch. klin. Med. **23**, 138 (1878). — Ewell, G. H.: Cystine nephrolithiasis. J. amer. med. Assoc. **99**, 2160—2166 (1932).

Fanconi, G.: Der nephrotisch-glykosurische Zwergwuchs mit hypophosphatämischer Rachitis. Dtsch. med. Wschr. **1936 II**, 1169. — Der frühinfantile nephrotisch-glykosurische Zwergwuchs mit hypophosphatämischer Rachitis. Jb. Kinderheilk. **147**, 299 (1936). — Frankenthal, L,: Über Cystinurie und Cystinsteine. Arch. klin. Chir. **187**, 414—424 (1936).

Garrod, A. B.: Inborn Errors of Metabolism, 2nd Edit. London 1923. — Green, D. F., M. L. Morris, G. F. Cahill and E. Brand: Canine cystinuria etc. J. of biol. Chem. **114**, 91—94 (1936).

Hammarsten, G.: Über Cystinurie. Nord. med. Tidskr. **1931 I**, 172. — Hickmans, E. M. and W. Carey Smallwood: A study of cystinuria in two sisters. Biochemic. J. **29**, 357—370 (1935).

Kaufmann, E.: Lehrbuch der speziellen pathologischen Anatomie, 7. u. 8. Aufl., Bd. II, S. 1107. Berlin u. Leipzig 1922. — Kleinschmidt, O.: Die Harnsteine. Berlin: Julius Springer 1911.

Lewis, H. B.: Cystinuria, a review of some recent in estigations. J. Biol. a. Med. **4**, 437—449 (1932). — Lignac, G. O. E.: Nierenabweichungen, mangelhaftes Wachstum, Rachitis und Störung des Cystinstoffwechsels. Münch. med. Wschr. **1937 I**, 921—923. — Loewy, A. u. C. Neuberg: Über Cystinurie. Hoppe-Seylers Z. **43**, 338 (1904). — Looney, Berglund and Graves: J. of biol. Chem. **57**, 515 (1923).

Mester, B.: Beiträge zur Kenntnis der Cystinurie. Hoppe-Seylers Z. **14**, 138 (1890). — Müller, A.: Über Cystinurie und Cystinsteine. Wien. med. Wschr. **1911 II**.

Niemann, A.: Arch. klin. Med. **1876**, 232.

Pfeiffer, E.: Eine neue Cystinfamilie. Zbl. Krkh. Harn- u. Geschl.org. **1897**, 173.

Russell, D. S. and H. J. Barrie: Lancet, 17. Okt. **1936**, 899.

Schleicher, R. u. M. Ostertag: Konkordantes Auftreten von Nierensteinen bei eineiigen Zwillingen auf Grund gemeinsamer Cystindiathese. Erbarzt **1935**, 105. — Steinitz, H. u. L. Remen: Cystinurie mit doppelseitigen Nierensteinen. Med. Klin. **1931 II**,

1791. — STURZENEGGER, H.: Zur pathologischen Anatomie des frühinfantilen nephrotisch-glykosurischen Zwergwuchses mit hypophosphatämischer Rachitis (FANCONI). Jb. Kinderheilk. **153**, Nr 1 (1939).

UEHLINGER, E. u. A. KRUPSKI: Renaler Zwergwuchs beim Kalb. Verh. schweiz. naturforsch. Ges. **1938**, 222. — UMBER, F.: Die Cystinurie und die Diaminurie. In Ernährung und Stoffwechselkrankheiten, 2. Aufl. Berlin: Urban & Schwarzenberg 1914.

f) Nierensteindiathesen.

BEHRENS, W.: Nierensteinkolik im frühesten Kindesalter. Z. Kinderheilk. **55**, 637, 638 (1933). — BELLONI, G.: Osservázione e reperti istologici del rene in un caso di calcolosi renale in un bambino di 18 mesi. Riv. Clin. pediatr. **28**, 384—397 (1930). Ref. Zbl. Kinderheilk. **24**, 489. — BIBUS, B.: Zur Frage der Nierensteinwelle. Z. Urol. **33**, 37—43 (1939). — BRUCK, C.: Zur Frage der Nierensteinbildung. Münch. med. Wschr. **1937 I**, 923.

DIETRICH, E. A.: Harnsteine im Kindesalter. Arch. Kinderheilk. **101**, 26 (1933). — DOMARUS, A. v.: Über Calcariurie, speziell ihre familiäre Form. Dtsch. Arch. klin. Med. **122**, 117 (1917).

GRAM, H. C.: The Heredity of oxalic urinary calculi. Acta med. scand. (Stockh.) **78**, 268 (1932).

HOFMEIER, K.: Die Bedeutung der Erbanlagen für die Kinderheilkunde. Stuttgart: Ferdinand Enke 1938. — HOLTZ, F.: Die biologischen Grundlagen für die Bildung von Nieren- und Blasensteinen. Med. Welt **1936 II**, 1615—1617.

KLAGES, F.: Doppelseitige Nieren-Ausgußsteine nach Wirbelverletzungen. Z. urol. Chir. u. Gynäk. **43**, 213, 214 (1937).

LAUBER, H. J.: Nierensteine und Vitaminstoffwechsel. Med. Klin. **1937 II**, 1729—1731.

MÜLLER, FR. v.: Über die uratische Diathese. Wien klin. Wschr. **1937 II**.

OMEGNA, G.: Avitaminosi e calcolosi urinaria. Alti Doc. Mal. Urol. **19** (1938). — OSTERTAG, M. u. D. SPAICH: Kurze Mitteilung über das Vorkommen von Nierensteinen bei zwei eineiigen Zwillingspaaren. Erbarzt **1936**, Nr 5, 71.

RANDALL, A.: The origin and growth of renal calculi. Ann. Surg. **105**, 1009—1027 (1937). — RAUTENBERG, A.: Zur Frage des Vorkommens der Harnsteinerkrankungen, speziell der Blasenkonkremente bei Kindern. Z. urol. Chir. **37**, 111—122 (1933). Ref. Zbl. Kinderheilk. **29**, 425. — ROMANOW, O.: Beitrag zur Frage der Erbbedingtheit von Nierensteinen. Med. Diss. Berlin 1935.

SCHINDLER-BAUMANN, I.: Beitrag zur Biochemie der Oxalsäure. Inaug.-Diss. Zürich 1937. — SCHMIDT, J.: Die Nierensteinkrankheit. Münch. med. Wschr. **1938 I**, 51, 52. — SCHNEIDER, E.: Das primär- und das sekundär-aseptische Nierensteinleiden. Med. Klin. **1937 II**, 1089—1092. — STIMPFL, A.: Doppelseitige hochgradige Steinbildung in einer pyosophrot. Hufeisenniere. Z. Urol. **1938**, 595—598.

THANNHAUSER, S. J.: Lehrbuch des Stoffwechsels und der Stoffwechselkrankheiten. München: J. F. Bergmann 1929.

UMBER, F.: Ernährung und Stoffwechselkrankheiten. Berlin: Urban & Schwarzenberg 1914.

g) Diabetes insipidus.

ALLAN, F. N. and L. G. ROWNTREE: The association of diabetes insipidus and diabetes mellitus (Division of Medicine, the Mayo Clinic, Minnesota). Endocrinology **15**, 97 (1931).

BALADO, M.: Zur Kenntnis des Diabetes insipidus. Zbl. Neurochir. **3**, 257—288 (1938). — BALLERINI, G.: Per la genesi del diabete insipido e delle poliurie gravidiche. Fol. gynaec. (Genova) **14**, 97 (1921). Ref. Kongreßbl. inn. Med. **19**, 233. — BARATH: Über die Veränderungen von physikalisch-chemischen Kräften beim Diabetes insipidus. Dtsch. med. Wschr. **1932 I**, 212. — BARATH u. WEINER: Über hyperonkische Formen von Diabetes insipidus. Klin. Wschr. **1934 I**, 414. — BAUER, J.: Diabetes insipidus. Klin. Wschr. **1926 I**. — Habituelle Oligurie. Klin. Wschr. **1926 II**. — BAUER, J. u. B. ASCHNER: Die Pathogenese des Diabetes insipidus. Wien. Arch. inn. Med. **1**, H. 2 (1920). — BERBLINGER, W.: Diabetes insipidus bei entzündlich-fibröser Atrophie der Neurohypophyse nach Unfall. Endokrinol. **20**, 305—325 (1938). — BERINGER u. GYÖRGY: Polydipsie nach Encephalitis epidemica. Klin. Wschr. **1923 II**, 1493. — BERNHARDT, H.: Diabetes insipidus. Med. Klin. **1939 I**, 143—145. — BERNSTEIN, M., M. T. MOORE and D. B. FISCHBACH: Diabetes insipidus as a sign of metastatic involvement of the supraoptico-hypophysial system. Arch. int. Med. **62**, 604—617 (1938). — BEUMER, H.: Diabetes insipidus. Handbuch der Kinderheilkunde, herausgeg. von M. v. PFAUNDLER und A. SCHLOSSMANN, 4. Aufl., S. 1072. 1931. — BLEAKLEY, J.: A case of diabetes insipidus and twin pregnancy. Proc. roy. Soc. Med. **31**, 1062—1064 (1938).

CAMERER, J. W.: Eine Ergänzung des WEILschen Diabetes-insipidus-Stammbaumes. Arch. Rassenbiol. **28**, H. 4 (1935). — CHESTER, W.: Hereditary Diabetes insipidus. J.

amer. med. Assoc. **100**, 806—809 (1936). — CLAY, R. H.: Three cases of Diabetes insipidus in one family. Lancet **1889 I**, 1188.

DEEBREY: Observation de polyurie. Gaz. Hôp. Paris **1859**, 546.

EBSTEIN, E.: Über Eunuchoidismus bei Diabetes insipidus. Mitt. Grenzgeb. Med. u. Chir. **25**, H. 3 (1912). — EBSTEIN, W.: Über die Beziehungen des Diabetes insipidus zu Erkrankungen des Nervensystems. Dtsch. Arch. klin. Med. **11**, 344—374 (1873). — Beiträge zur Lehre vom Diabetes insipidus. Dtsch. Arch. klin. Med. **95**, 1—61 (1908). — EHRMANN, R.: Berl. klin. Wschr. **1911 I**, 496. — EICHHORN, G.: Über Diabetes insipidus im Kindesalter. Jb. Kinderheilk. **42 I**, 44—71 (1896). — EICHHORST, H.: Praktische Erfahrungen über die zuckerige und einfache Harnruhr. Korresp.bl. Schweiz. Ärzte **18**, 393 (1888).

FALTA, W.: Über Diabetes insipidus. Münch. med. Wschr. **1938 II**, 1425. — FALTA u. SPITZENBERGER: Ein Fall von Diabetes insipidus durch Lymphogranulom bedingt. Z. Strahlenther. **1937**, 385. — FANCONI, G.: Contributo alla patalogia del metabolismo del cloruro di sodio. (Il diabete insipido occulto.) Riv. Clin. pediatr. **36**, 708—713 (1938). — FISHER and INGRAM: Effect of feeding of thyroid or salt and of thyroid ectomy on fluid exchange of cats with diabetes insipidus. Arch. int. Med. **58**, 117—129 (1936). — FLINKER, R.: Ein Fall von Dystrophia musculorum progressiva mit Polyurie und Polydipsie. Dtsch. Z. Nervenheilk. **135**, 71—73 (1934). — FREUND, H.: Untersuchungen über einen Fall von gleichzeitig bestehendem Diabetes mellitus und insipidus. Klin. Wschr. **1922 II**, 1780. Ref. Kongreßzbl. inn. Med. **25**, 150.

GÄNSSLEN u. FRITZ: Über Diabetes insipidus. Klin. Wschr. **1924 I**, 22. — GARNERUS, H.: Geheilter Fall von Diabetes mellitus und insipidus bei einem Säugling. Dtsch. med. Wschr. **1884 II**, 697, 698. — GAUPP, R.: Über sekretorisch tätige Ganglienzellen im Zwischenhirn des Menschen. Vortragsautoref. Klin. Wschr. **1937 II**, 1196. — GAYLER: Über das Zustandekommen der Wachstumsstörungen bei Diabetes insipidus. Mschr Kinderheilk. Orig. **21**, 4, 356 (1921). — GEE, SAMUEL: A contribution to the history of polydipsia. St. Bartholomew's Hosp. Reports, Vol. XIII, p. 79. London 1877. — GERHARDT, D.: Der Diabetes insipidus. In NOTHNAGELs Spezieller Pathologie und Therapie, Bd. VII, 1. Hälfte. 1900. — GLATZEL u. WOLF: Über zentrale Regulationsstörungen des Kochsalzstoffwechsels. Dtsch. Arch. klin. Med. **1938**, 243. — GUASPARI, G.: Contributo allo studio dells sindromi diencefalo-ipofisarie. Riv. Clin. pediatr. **36**, 727, 749 (1938).

HANN, v.: Über die Bedeutung von Hypophysenveränderungen bei Diabetes insipidus. Frankf. Z. Path. **1918**, 337. — HAYMANN, K. u. G. FANCONI: Zum Chemismus des Diabetes insipidus. Z. exper. Med. **51**, H. 3/4 (1926). — HECHST: Diabetes insipidus nach epidemischer Encephalitis mit histologischem Befund. Dtsch. Z. Nervenheilk. **134/182**. Bespr. in Zbl. inn. Med. **1935**, 48.

INGRAM, FISHER and RANSOM: Experimental Diabetes insipidus in the monkey. Arch. int. Med. **1936**, 1067—1080. Bespr. in Zbl. inn. Med. **1937**, 711. — INOUYE, K.: Ein Fall von hypophysärem Zwergwuchs mit Diabetes insipidus. Fol. endocrin. jap. **6**, 19 (1930).

JANZEN, E. u. J. BROEKMANN: Hereditärer Diabetes insipidus. Nederl. Tijdschr. Geneesk. **1921**, 1. — JUST, G.: Ein Wort zu WEILs Diabetes insipidus-Stammbaum. Arch. Rassenbiol. **16**, H. 3 (1925).

KIJRKLUND, R.: Ein im Zusammenhang mit Hypophysenstörung auftretender seltener Symptomenkomplex (Erweichung der Schädelknochen, Exophthalmus, Dystrophia adiposogenitalis, Diabetes insipidus). Duodecim (Helsingfors) **41**, 784 (1926). — KIYONO: Über Zwischenhirnveränderungen beim Diabetes insipidus. Virchows Arch. **1925**, 477. — KNÖPFELMACHER: Diabetes insipidus bei Kindern. Münch. med. Wschr. **1905 I**, 629. — KOMAI, T.: Pedigrees of Hereditary Diseases and Abnormalities found in the Japanese Race. Kyoto 1934. — KRAUSE, F. u. D. ELLENBECK: Seltene Symptome bei der myotonischen Dystrophie. Dtsch. Arch. klin. Med. **169**, H. 3/4 (1930). — KUHN, P.: Über den Zusammenhang von Diabetes insipidus und mellitus. Münch. med. Wschr. **1902 I**, 103, 104.

LACOMBE, L. U.: De la polydipsie. L'expérience. J. Méd. et Chir. **7**, 305, 323, 339 (1841); also Thèse de Paris **1841**, No 99. — LAURITZEN, M.: Om hereditaer Diabetes insipidus. Hosp.tid. (dän.) **1893**, Nr 13, 14, 15, 16. — LESCHKE, E.: Beiträge zur klinischen Pathologie der Hypophyse und des Zwischenhirns. Verh. dtsch. Ges. inn. Med. **1922**, 348. — LEVIT, S. G. and L. N. PESSIKOVA: The genetics of diabetes insipidus. J. Hered. **27**, Nr 11 (1936). — LICHTWITZ, L.: Drei Fälle von SIMMONDSscher Krankheit. Klin. Wschr. **1922 II**, 1877. — Pathologie der Funktionen und Regulationen. Orig. Leiden 1936. — LICHTWITZ jr.: Über einen Fall von angeborenem Diabetes insipidus kombiniert mit nach Insolation hinzugetretener Epilepsie. Münch. med. Wschr. **1902 II**. — LINDEBOOM, G. A.: Über das gleichzeitige Vorkommen von Diabetes insipidus und mellitus. Nederl. Tijdschr. Geneesk. **1934**, 2208—2217.

MARINESCO, G.: C. r. Soc. Biol. Paris **1895**, 41. — MARTINEZ, G. N. u. A. NAVARRO: Zwei Fälle der familiären Form des idiopathischen Diabetes insipidus mit Hypophysenbehandlung. Rev. Círc. méd. Córdoba **10**, 78 (1922). Ref. Kongreßzbl. inn. Med. **27**, 363. — MATHIEU, L. et J. SIMONIN: Diabète insipide chez un homme porteur d'exostoses ostéogéniques multiples etc. Presse méd. **1931 I**, 681. — McILRAITH, C. H.: Notes on some cases of Diabetes insipidus with marked family and hereditary tendencies. Lancet **1892 II**, 767. — MEIER, W.: Konstitution und Durst. Veröff. Volksgesdh.dienst **51**, H. 7 (1938). — MEYENBURG, v.: Diabetes insipidus und Hypophyse. Beitr. path. Anat. **1915**, 550. — MEYER, E.: Diabetes insipidus. Handbuch der inneren Medizin, Bd. IV/1, S. 1014. 1926.

ORSI, F.: Curiosità cliniche. Sei individui d'una stessa famiglia colpiti da Idruria. Gazz. med ital.-lombard. **1881**, No 36. Ref. Virchows Jber. **2**, 249 (1881).

PAIN, GABRIEL: Notes à propos de quelques observations de polyurie chronique. Thèse de Paris **1879**, 19.

REITH, A.: Polydipsia, treatment by large doses of valerian; improvement. Med. Times a. Gazette (Lond.) **1866 I**, 309. — RIXFORD, E. and H. GRAY: Diabetes insipidus with big bladder (capacity 2 liters). Amer. J. med. Sci. **196**, 540—542 (1938). — ROGER, H. et J. ALLIEZ: Diabète insipide familiale. A propos de deux observations personnelles. Fol. neuropath. eston. **15/16**, 37—46 (1936). — RUMMERT, O.: Ostitis deformans paget and Diabetes insipidus. Fortschr. Röntgenstr. **49**, 85—90 (1934).

SALUS, F.: Umwandlung einer postencephalitischen Fettsucht mit Narkolepsie und Diabetes insipidus in Magersucht. Med. Klin. **1934 II**, 1160—1162. — SASSE, CARL: Ein neuer Fall von hereditärem Diabetes insipidus. Inaug.-Diss. Bonn 1893. — SATO, G.: Über die Beziehungen des Diabetes insipidus zum Hypophysenhinterlappen und zum Tubor cinereum. Naunyn-Schmiedebergs Arch. **131**, **45** (1928). — SCHAPIRE, H. M.: Weitere Beiträge zur Pathologie des Chlorstoffwechsels. Diss. Zürich 1939. — SCHARRER: Die Erklärung der scheinbar pathologischen Zellbilder in Nucleus supraopticus und Nucleus paraventricularis. Z. Neur. **1933**, 462. — SCHERRER, J.: Der hereditäre Diabetes insipidus. — SILVESTRI, T.: Diabete insipido e pubertà. Riforma med. **37**, 18, 412 (1921). — SIMMONDS: Hypophysis und Diabetes insipidus. Münch. med. Wschr. **1913 I**, 127. — STEIGER: Über einen Fall von Diabetes insipidus und seine Beziehungen zur inneren Sekretion resp. Erweiterung des Vagussystem. Dtsch. med. Wschr. **1912 II**, 1869. — STRAUSS, L.: Übergang eines Falles von Diabetes insipidus in Myxödem. Dtsch. med. Wschr. **1920 I**, 939. — SZASZ, A. v.: Latente Toxikose und Diabetes insipidus. Mschr. Kinderheilk. **65**, 296 (1936).

THANNHAUSER: Stoffwechsel und Stoffwechselkrankheiten, S. 620ff. 1929. — TEPERSON, HYMAN I.: Xanthomatosis. A case of SCHÜLLER-CHRISTIAN's disease treated by irradiation. Radiology **25**, 440—450 (1935).

VEIL: Physiologie und Pathologie des Wasserhaushaltes. Erg. inn. Med. **1923**, 648. — VON DEN VELDEN, R.: Die Nierenwirkung des Hypophysenextraktes beim Menschen. Berl. klin. Wschr. **1913 II**. — VIERORDT, H.: Ein exquisiter Fall von Diabetes insipidus im Kindesalter. Jb. Kinderheilk. **28**, 95 (1888). — VOSS, A.: Über einen Fall von Diabetes insipidus mit Adipositas universalis. Inaug.-Diss. Greifswald 1890.

WACHSMUTH: Ein Fall von Diabetes insipidus. Virchows Arch. **26**, 318 (1863). — WÄCHTER-ROTH, M.: Über Diabetes insipidus. Inaug.-Diss. Zürich 1925. — WEIL, A. jun.: Über die hereditäre Form des Diabetes insipidus. Dtsch. Arch. klin. Med. **93**, 180 (1908). — WEIL, A. sen.: Über die hereditäre Form des Diabetes insipidus. Virchows Arch. **95**, 70 (1884).

Erbbiologie und Erbpathologie des Harnapparates.

Von **M. Werner**, Frankfurt a. M.

Mit 38 Abbildungen.

Einleitung.

Die *Einteilung* des vorliegenden Abschnitts wird zunächst nach bestimmten Krankheitsgruppen und innerhalb dieser dann gegebenenfalls nach den einzelnen Teilen des Organsystems, also Niere, Harnleiter, Blase und Harnröhre, vorgenommen. Dabei ergeben sich die verschiedenen *Kapitel* über die *normalen morphologischen und physiologischen Eigenschaften*, die *Entwicklungsstörungen*, die *doppelseitigen hämatogenen Nierenkrankheiten*, die *infektiösen Erkrankungen*, die *Geschwülste* und schließlich die *Störungen der Blasenfunktion*. Zur Wahrung des allgemeinen Überblicks werden, sofern überhaupt eine erbliche Grundlage anzunehmen ist, auch solche Erkrankungen erwähnt, über deren Erblichkeit noch keine Untersuchungen vorliegen. Auf verschiedene *Grenzgebiete*, deren ausführliche Darstellung in anderen Abschnitten dieses Handbuches erfolgt, wird nur andeutungsweise eingegangen. Auch von einer Behandlung der mit dem Harnapparat in Verbindung stehenden *Stoffwechselstörungen*, insbesondere der den Nieren und Harnwegen zugehörigen *Steinkrankheit* wird abgesehen, da sie in dem Kapitel über „allgemeine und besondere Bereitschaften" (Bd. II) und in dem vorhergehenden Abschnitt über die „Erbpathologie des Stoffwechsels" gebracht werden. *Rassenhygienische* Hinweise werden nur dann gegeben, wenn dafür genügende Unterlagen vorhanden sind. Im *Literaturverzeichnis* werden unter den Hand- und Lehrbüchern sowie den zusammenfassenden Arbeiten auch solche aufgeführt, die im Text nicht besonders zitiert sind, während die speziellen Literaturangaben im Text und im Verzeichnis sich völlig entsprechen.

A. Normale morphologische und physiologische Eigenschaften.

Über die Vererbung *normaler morphologischer und physiologischer Eigenschaften des Harnapparates* liegen nur ganz vereinzelte und meist ziemlich unvollständige Untersuchungen vor. Sie sollen trotzdem in einem besonderen Kapitel behandelt werden, weil es im Interesse weiterer Forschungen liegt, das vorhandene Beobachtungsgut unter einem einheitlichen Gesichtspunkt zusammenzustellen, auch wenn es bisher noch keine eindeutigen Schlußfolgerungen zuläßt. Dabei sollen nur die tatsächlichen Untersuchungsergebnisse zur Frage der *Erblichkeit* angeführt werden, ohne daß auf die große Anzahl der normalen anatomischen und funktionellen Varianten näher eingegangen wird.

1. Morphologische Eigenschaften.

Äußere *Form* und *feinerer Bau der Niere* sind gewissen individuellen Schwankungen unterworfen, die in großen Zügen bekannt sind. Peristatische Einflüsse feinster und nicht mehr übersehbarer Art, die das ausmachen, was sich als sogenannte *Entwicklungslabilität* (LENZ 1936) äußert, sind bei ihrer Ausgestaltung sicher von wesentlicher Bedeutung. Nach E. FISCHER (1939) ist hierbei vielleicht auch ausschlaggebend, „ob bei der Bildung eines Organes stärkere Umbauvorgänge nötig sind“. E. FISCHER erinnert in diesem Zusammenhang an die Niere, „deren Entwicklung mit Umbauerscheinungen von der Vorniere zur Urniere und endlich zur Niere, mit Einschmelzungen von Röhrenabschnitten und mit sekundären Verbindungen zwischen anderen einhergeht. Die Labilität oder, wie man dann für die fertige Erscheinung sagt, die Variabilität der Nierenkanälchen, ist dann so ungeheuer, daß man für ihre einzelne Lage, Form und Länge überhaupt nichts mehr von Erblichkeit ahnen kann.“ Und doch müssen wir vermuten, daß diese normalen Variationen bis zu einem gewissen Grade in ihrer ursprünglichen Anlage wenigstens *erblich* bedingt sind. Untersuchungen in dieser Richtung liegen aber lediglich über die *Form* im ganzen, die *Lappenbildung*, die *Form des Nierenbeckens* und den *Verlauf der Nierenvenen* vor. Im einzelnen handelt es sich um folgende Beobachtungen:

RÖSSLE (1937) fand bei Zwillingsfeten von 31,5 bzw. 30,0 cm Länge die *Form der Nieren* sehr übereinstimmend. Leider konnten keine genaueren Angaben über den Eihautbefund gemacht werden.

Nach Untersuchungen von H. BECHER (1936) lassen die Nieren mehrerer EZ-Feten verschieden große und verschieden zahlreiche *Läppchen* erkennen. Zu ähnlichen Feststellungen kam SIEBERT (1937) an 2 EZ-Feten und einem ZZ-Fet. Demnach scheint die unterschiedliche Ausbildung der Nierenläppchen im einzelnen vorwiegend von nichterblichen Faktoren abhängig zu sein. Bei einem EZ-Fet bestanden auch geringe Unterschiede in der *Dicke* und *Wölbung der Nieren.*

Die normalen Variationen der *Nierenbeckenform* sind von HYRTL (1872) und von v. GAZA (1922) erstmalig genauer beschrieben worden. Verschiedene derartige Variationen nach v. GAZA sind in Abb. 12—18 (S. 845) dargestellt. RÖSSLE fand bei einem männlichen Zwillingsfetenpaar von 39,5 bzw. 38 cm Länge, nach dem Eihautbefund wahrscheinlich EZ, die Nierenbecken bei beiden Partnern übereinstimmend.

Schließlich ist zur Frage der Erblichkeit der morphologischen Eigenschaften noch erwähnenswert, daß YOSHIOKA (1935) an einem EZ-Paar eine sehr große Übereinstimmung im Verlauf der *Nierenvenen* feststellen konnte.

Es ist wahrscheinlich, daß in mancher Beziehung auch *Rassenunterschiede* bestehen; doch ist darüber nichts bekannt. In diesem Zusammenhang sei auf eine Untersuchung von WOLF BECHER und R. LENNHOFF [nach KÜMMELL und GRAFF (1922)] hingewiesen. Sie stellten fest, daß sich die *palpable Niere* vorwiegend bei schlankem und lang gebautem Thorax findet. Aus der Entfernung des Jugulums von der Symphyse und dem geringsten Umfang des Unterleibs berechneten sie einen Index, der zwischen 63 und 95 variiert. Wenn die Indexziffer oberhalb des Durchschnitts liegt, sind die Nieren sicher zu tasten. Bei 300 Berlinerinnen betrug dieser Index im Durchschnitt 77, bei 24 Samoanerinnen 75. Der Unterschied zwischen diesen beiden Indices dürfte wohl innerhalb der Fehlergrenze liegen. Doch können bei dem vorliegenden geringen Beobachtungsgut keine weiteren Schlußfolgerungen gezogen werden.

2. Physiologische Eigenschaften.

Im Verhältnis zur Mannigfaltigkeit und Kompliziertheit der *physiologischen Eigenschaften des Harnapparates* sind die bisher vorliegenden Untersuchungen über ihre etwaige Erbbedingtheit noch dürftiger als bei den morphologischen Eigenschaften. Ihre *normale Variationsbreite,* ja allein schon ihre individuellen Schwankungen sind recht erheblich. Die allgemein bekannte recht unterschiedliche Geschwindigkeit, mit der eine bestimmte Flüssigkeitsmenge von ein und demselben sowie von verschiedenen Menschen wieder ausgeschieden wird, läßt diese Tatsache deutlich erkennen. Es würde zu weit führen, auf diese Erscheinungen an dieser Stelle näher einzugehen.

Zur Klärung der Frage, inwieweit diese Funktionen von *erblichen Einflüssen* abhängig sind, liegen Untersuchungen von CURTIUS und KORKHAUS (1930), H. GEYER (1931) und M. WERNER vor. CURTIUS und KORKHAUS bestimmten bei 32 EZ und 18 ZZ die Reaktion des Harns und fanden dabei keine wesentlichen Unterschiede der p_H-Werte zwischen den EZ und ZZ. GEYER führte nach entsprechenden Vorversuchen von CURTIUS bzw. MARX an 14 EZ und 10 ZZ *Trinkversuche* durch und bestimmte in regelmäßigen Abständen *Menge, spezifisches Gewicht* und *Wasserstoffionenkonzentration* (p_H) des ausgeschiedenen Harns sowie den *Hämoglobingehalt* des Blutes. Dabei zeigte sich hinsichtlich der nach 1 und 2 Stunden ausgeschiedenen *Harnmenge* und der entsprechenden *Wasserstoffionenkonzentration* kein wesentlicher „mittlerer Unterschied" zwischen EZ und ZZ, während hinsichtlich der *Harnverdünnung* (spezifisches Gewicht) der mittlere Unterschied bei den ZZ etwa 1,4mal und hinsichtlich der *Blutverdünnung* (Hb-Gehalt) etwa 2,1mal größer als bei den EZ war. Es ist bemerkenswert, daß die Unterschiede besonders groß beim Ablauf der Blutverdünnungskurve sind, die im übrigen nur mittelbar in das Gebiet der Nierenphysiologie gehört. Man kann daraus mit H. GEYER zunächst den Schluß ziehen, „daß die komplizierten Austauschvorgänge zwischen Blut und Gewebe von der Erbanlage entscheidend abhängig sind, „während sich die übrigen Funktionen anscheinend stärker umweltlabil verhalten.

M. WERNER hat im Zusammenhang mit seinen experimentellen Untersuchungen an 45 Zwillingspaaren (22 EZ und 23 ZZ) über Erbunterschiede bei einigen Funktionen des vegetativen Systems unter anderem auch die während eines Tages ausgeschiedenen *Urinmengen* und die jeweilige *Wasserstoffionenkonzentration* bestimmt. Dabei erwies sich der mittlere Unterschied der Urinmenge bei den ZZ etwa 2mal so groß und derjenige der Wasserstoffionenkonzentration etwa 3—4mal so groß wie bei den EZ. Demnach scheinen beim Funktionsablauf der Wasserausscheidung und der jeweiligen Wasserstoffionenkonzentration erbliche Einflüsse doch von größerer Bedeutung zu sein, als aus den Versuchen von H. GEYER hervorgeht. Allerdings können sowohl die Untersuchungen von H. GEYER als auch die von M. WERNER wegen der verhältnismäßig kleinen Zahl der Versuchspersonen nicht zu endgültigen Schlußfolgerungen sondern nur zur allgemeinen Orientierung verwertet werden. Wie auf so manchem anderen Teilgebiet der Zwillingsphysiologie sind auch hier noch weitere Untersuchungen notwendig.

Über eine Vererbung normaler physiologischer Eigenschaften der *ableitenden Harnwege,* insbesondere des komplizierten Mechanismus der *Blasenfunktion,* liegen ebenfalls keine Untersuchungen vor. Wenn an späterer Stelle dargelegt wird, daß beim Zustandekommen des Bettnässens, der Enuresis nocturna, auch ein erblicher Faktor mitspricht, so dürfen wir vielleicht von dieser Tatsache wie auch in manchen anderen Fällen auf eine Erbbedingtheit der entsprechenden normalen Funktionen schließen. Doch wissen wir über die *feineren Einzelheiten* auch der *Erbpathologie* des Harnapparates verhältnismäßig noch so wenig, daß wir daraus vorerst noch keine sicheren Schlüsse auf entsprechende Erblichkeitsvorgänge im Normalen ziehen können.

B. Die Entwicklungsstörungen der Nieren und ableitenden Harnwege.

Vorbemerkungen.

Die komplizierten Vorgänge bei der Entwicklung der Nieren und ableitenden Harnwege bringen es mit sich, daß eine große Anzahl *verschiedenartiger Störungen* in Form von *Mißbildungen* auftreten kann.

Bei den engen Beziehungen zur Entwicklung des *Geschlechtsapparates* finden sich häufig dysontogenetische Kombinationen zwischen beiden Organsystemen, so daß es an und für sich zweckmäßig wäre, die entsprechenden Mißbildungen gemeinsam abzuhandeln. Im Interesse einer übersichtlichen Einteilung werden aber die Entwicklungsstörungen des Geschlechtsapparates im nächsten Abschnitt gesondert dargestellt. Doch werden sich gewisse Überschneidungen nicht ganz vermeiden lassen.

Die Entstehung vieler Mißbildungen läßt sich nur bei genauerer Kenntnis der *Entwicklungsgeschichte* verständlich machen. Es würde aber zu weit führen, hier auf diese Vorgänge, die in den Handbüchern der Urologie und pathologischen Anatomie hinreichend berücksichtigt werden, näher einzugehen. Nur ganz allgemein sei darauf hingewiesen, daß die den ersten Anstoß gebende Formabweichung und die entwicklungsgeschichtlichen Zwischenstufen nicht ohne weiteres aus dem endgültigen Zustandsbild heraus erkannt werden können. Es ist wichtig, sich dessen bewußt zu sein, wenn man versucht, bestimmte Mißbildungen ihrer Entstehung nach näher zu analysieren.

Fragen wir uns, was die *letzten Ursachen* solcher Entwicklungsstörungen sein können, so suchen wir in der üblichen Weise nach *exogenen* und *endogenen* Einwirkungen zu unterscheiden. Exogene Ursachen dürften kaum jemals eine wesentliche Rolle spielen. Von den endogenen Einflüssen sind die so oft zur Deutung von Mißbildungen vermutungsweise angeschuldigten *Anomalien des Amnions* zu nennen, die deswegen als endogen im weiteren Sinn des Wortes aufzufassen sind, weil das Amnion ja aus embryonalen Zellen gebildet wird. Nach GG. B. GRUBER (1937) könnten sie vielleicht einmal in dem einen oder anderen Falle eine Entwicklungsstörung im Bereich des Urogenitalapparates bewirken, eine wesentliche Bedeutung dürfte ihnen aber nicht zukommen.

Demnach verbleiben als Erklärung für die Mehrzahl der Fälle im einzelnen heute noch nicht faßbare *endogen entstandene Abweichungen* von dem normalen Entwicklungsablauf der Zellteilung und Zelldifferenzierung. Die letzten Ursachen können wir uns kaum anders vorstellen als in der Annahme, daß abnorme oder krankhafte *Erbanlagen* den normalen Entwicklungsvorgang stören und sich auf dem komplizierten Wege voneinander abhängiger abnormer Wachstumsvorgänge in dem Phänotyp einer bestimmten Mißbildung auswirken. Wie auch bei den meisten übrigen Mißbildungen, z. B. den Mißbildungen des Herzens, können wir diese Annahme heute noch nicht beweisen. Nur bei ganz bestimmten Mißbildungen hat sich bisher eine Erblichkeit auf Grund der üblichen Familien- und Zwillingsbeobachtungen nachweisen lassen. Für die große Mehrzahl aller sonstigen Mißbildungen bleibt uns vorerst nur die Hypothese übrig, auch bei ihnen aus Analogiegründen eine erbliche Genese für das Wahrscheinlichste zu halten. So gesehen gewinnt eine Darstellung unseres bisherigen, wenn auch noch so lückenhaften Wissens über die Erblichkeit der Mißbildungen des Harnapparates eine größere prinzipielle und fast programmatische Bedeutung. Aufgabe einer speziellen teratologisch-entwicklungsgeschichtlichen Betrachtung wird es dann bleiben, den weiteren Mechanismus dieses letzten Endes erbbedingten Geschehens aufzuklären.

In diesem Sinne soll das in der Weltliteratur völlig wahllos verstreute *Beobachtungsgut über die Erblichkeit* von Entwicklungsstörungen der Nieren und ableitenden Harnwege in übersichtlicher Form zusammengestellt werden, ohne daß auf spezielle theoretische Erörterungen über die mutmaßlichen entwicklungsgeschichtlichen Zusammenhänge näher eingegangen wird.

In der *Einteilung des Stoffes* und hinsichtlich mancher Einzelheiten erschien es zweckmäßig, neben den sonstigen Handbuchdarstellungen für Nieren, Harnleiter und Blase den Ausführungen von GG. B. GRUBER und für die Harnröhre denjenigen von P. SCHNEIDER im Handbuch der Urologie zu folgen. Dabei werden auch diejenigen Entwicklungsstörungen erwähnt, über die bisher noch gar keine Beobachtungen einer etwaigen Erblichkeit vorliegen, um die Übersicht zu wahren und auf die noch der Bearbeitung harrenden Lücken hinzuweisen.

So sollen zunächst die Entwicklungsstörungen der Nieren, und zwar die Störungen des geweblichen Aufbaus, der Form, der Lage, der Zahl und Größe und anhangsweise die Hydronephrose behandelt werden; ferner die Entwicklungsstörungen des Harnleiters, und zwar die Störungen der Form, der Zahl und des Verlaufs, der Lage der Mündungen und der Lichtung; weiter die Entwicklungsstörungen der Harnblasenanlage und -lage sowie der Harnblasenform und -lichtung; und schließlich die Mißbildungen der (männlichen) Harnröhre, und zwar die Störungen der Lumenbildung und -gestaltung, die Verdoppelungen der Harnröhre und die akzessorischen Gänge am Penis, die abnormen Ausmündungen, insbesondere Epispadie und Hypospadie, und die abnormen Einmündungen.

Im übrigen sei auch hinsichtlich besonderer Einzelheiten auf die entsprechenden Abschnitte im „Handbuch der speziellen pathologischen Anatomie und Histologie" und im „Handbuch der Morphologie der Mißbildungen der Menschen und Tiere" hingewiesen.

I. Entwicklungsstörungen der Nieren.

Bei der Behandlung der Entwicklungsstörungen der Nieren werden häufig Mißbildungen der ableitenden Harnwege berührt und gelegentlich auch genauer beschrieben, sofern sie mit solchen der Nieren kombiniert sind. In den späteren Abschnitten über die ableitenden Harnwege wird dann auf diese Angaben nur noch kurz Bezug genommen.

1. Störungen des geweblichen Aufbaus der Nieren.

Entwicklungsstörungen des geweblichen Aufbaus der Nieren kommen in Form von *Hypoplasien der Glomeruli* und als *Zwillingsglomeruli* in einer BOWMANschen Kapsel, ferner als kleine *Fibrombildungen* der Mark- und Rindensubstanz und schließlich als *Cystennieren* vor. Während die drei ersten Anomalien harmloser Natur sind und praktisch keine Rolle spielen, haben die Cystennieren ein um so größeres Interesse für uns, weil sie von erheblicher klinischer Bedeutung sind und vor allem über ihre Erblichkeit verhältnismäßig viel bekannt ist. Sie sollen daher in einem besonderen Abschnitt besprochen werden.

Cystennieren.

Zusammenfassende Darstellungen liegen — abgesehen von den schon erwähnten Handbüchern — über Pathogenese und Klinik unter anderen von HANTSCHMANN (1933) und BELL (1935) und speziell über die Vererbung von MARQUARDT (1936) vor.

α) *Pathogenese und Klinik.*

Pathologische Anatomie. Nach GG. B. GRUBER versteht man unter einer Cystenniere „ein renales Organ, dessen Gewebe durch unverhältnismäßig viele große bis kleinste epitheliale Blasen verbildet ist, so daß die Hohlräume über die festen Teile erheblich überwiegen“. Sie ist äußerlich am besten vergleichbar mit einer Traube (Abb. 1). Daneben gibt es auch, allerdings nur selten, eine mehr oder weniger isolierte Cystenbildung. Meist geht die Cystenbildung mit einer Vergrößerung des Organs einher; sie findet sich aber auch an hypoplastischen Nieren (Abb. 2). Die Blasen enthalten eine seröse bis kolloidale, manchmal blutig verfärbte Flüssigkeit, in der fast alle Harnbestandteile vorkommen können. Die Cystenniere des Neugeborenen kann ihrer Entstehung nach nicht von der des Erwachsenen getrennt werden. Cystennieren dysontogenetischer Natur sind eine proliferative Erscheinung; es ist daher nicht richtig, von dieser Mißbildung als einer „cystischen Degeneration“ der Nieren zu sprechen, wie das noch häufig geschieht. Es gibt allerdings auch eine degenerative Cystenbildung in der Niere; sie wird aber durch andere Prozesse hervorgerufen, die primär nicht als Mißbildungen aufzufassen sind und uns hier nicht weiter interessieren.

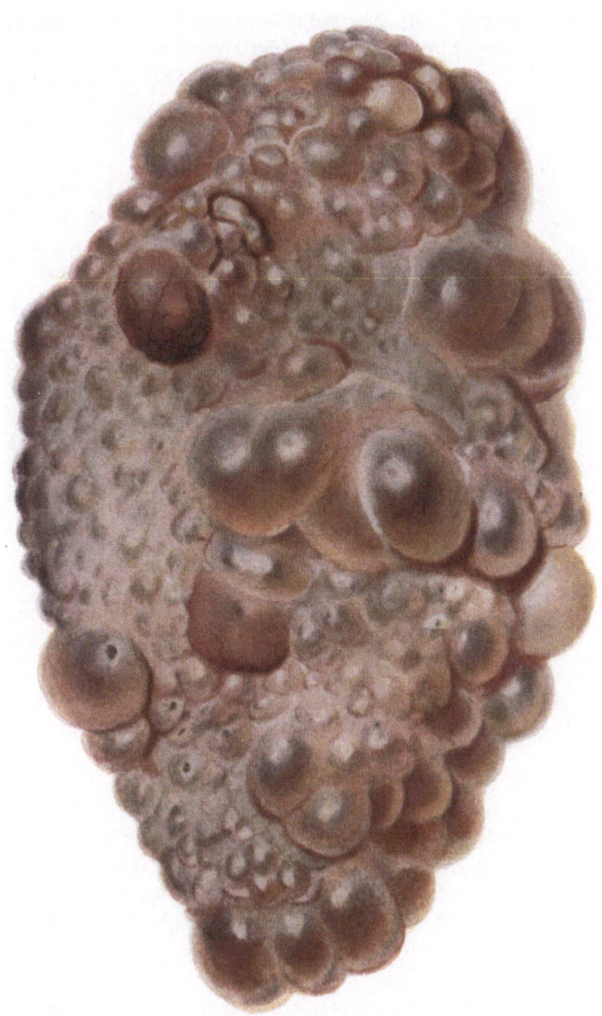

Abb. 1. Cystenniere. (Nach WOSSIDLO.)

Häufigkeit. Angaben über die *Häufigkeit* der Cystennieren schwanken je nachdem, ob die Statistiken von einem pathologischen Anatomen oder von einem Kliniker stammen. SSOKOLOFF (1928) fand unter 50000 Sektionen 192 Fälle, BELL (1935) unter 22393 Sektionen 44 Fälle, WARD (1927) unter 14000 Sektionen 40 Fälle, NAUMANN sowie PREITZ (zit. nach TALMAN, 1929) unter 10000 Sektionen je 16 Fälle und PABST (1935) unter 8425 Sektionsfällen, die besonders viele Neugeborene enthielten, 38 Träger von Cystennieren. Das entspricht insgesamt im Durchschnitt ungefähr einer Häufigkeit von 3—4 auf 1000 untersuchter Leichen. Nach einer Statistik von CAIRNS (1925) aus einem

Londoner Krankenhaus, die einen Zeitraum von 25 Jahren umfaßt, kamen auf etwa 390000 Kranke 79 Fälle von Cystennieren, das sind etwa 0,2 auf 1000, also wesentlich weniger als bei den Sektionsstatistiken.

Alter. Abgesehen von den Cystennieren der Neugeborenen und Kleinkinder werden Cystennieren bei Erwachsenen etwa zwischen 40—60 Jahren bemerkbar; doch finden sie sich auch in allen übrigen Lebensaltern (STEGLICH, ALBARRAN und SIEBER). Die Neugeborenen und Kleinkinder sterben fast ausnahmslos an ihrer Cystenniere. Ist die cystische Neubildung aber nur gering, so macht sie offenbar erst dann klinische Erscheinungen, wenn die Altersinvolution einsetzt.

Geschlecht. Ein Unterschied in der Verteilung der Geschlechter konnte auf Grund größerer Statistiken nicht mit Sicherheit festgestellt werden. Verschiedene Arbeiten, die sich mit etwaigen Unterschieden befassen, können hier übergangen werden. Wenn nach klinischen Erfahrungen von SIEBER (1905), SCHMIEDEN (1902), sowie ALBARRAN und IMBERT (1903) Frauen anscheinend häufiger befallen sind, so könnte dies sehr wohl durch die besondere Belastung der Nieren in der Schwangerschaft vorgetäuscht sein, die eher zu auffälligen klinischen Symptomen führt. Die 38 Fälle von Cystennieren, die PABST unter 8425 Leichen feststellte, bezogen sich auf 25 männliche und 13 weibliche Träger der Mißbildung.

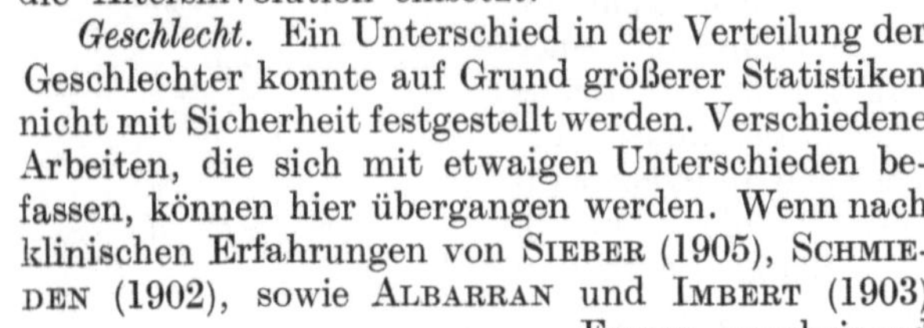

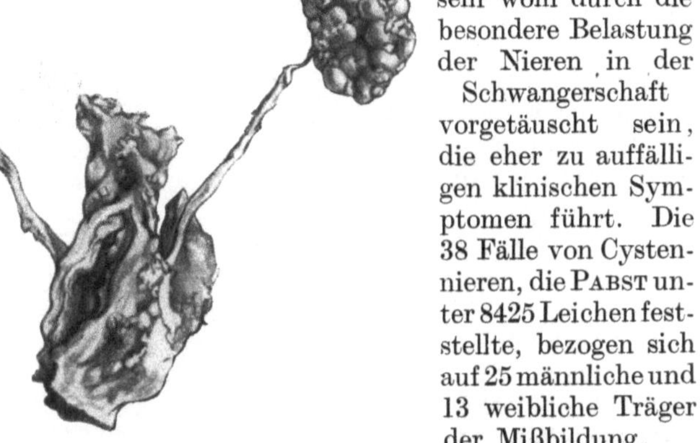

Abb. 2. Hydronephrose und polycystische Zwergniere. (Nach GG. B. GRUBER.)

Seitenbeteiligung. Im allgemeinen kommen Cystennieren beiderseits vor. Nur in einem geringen Prozentsatz, der von den betreffenden Autoren unterschiedlich mit etwa 2—10% angegeben wird, finden sie sich einseitig. BÜTTNER (1936) errechnete auf Grund verschiedener größerer Statistiken einseitiges Befallensein in etwa 5%. PABST (1935) fand unter seinen 38 Cystennierenfällen 8 (= 21%) einseitige.

Symptome. Bei Feten können die Cystennieren so stark vergrößert sein, daß sie ein ernstliches Geburtshindernis darstellen. Bei Erwachsenen machen sie oft längere Zeit, ja nicht selten bis zu dem aus einer anderen Ursache eingetretenen Tode, überhaupt keine Symptome. Es kann aber allmählich auch zu klinisch sehr erheblichen Störungen, Schmerzen, kolikartigen Zuständen, Hämaturien und Vereiterungen kommen. Das längere Zeit noch funktionstüchtige normale Nierengewebe geht nach und nach zugrunde, so daß schließlich Erscheinungen wie bei einer Schrumpfniere auftreten und eine Urämie zum Tode führen kann.

Kombination mit anderen Mißbildungen. Die Cystennieren können gemeinsam mit Cystenbildung in Leber und Pankreas und mit anderen Mißbildungen des Urogenitalapparates vorkommen. Darüber hinaus werden nicht selten

Kombinationen mit den verschiedensten Mißbildungen sonstiger Organe, Fehlbildungen in der Gehirn- und Schädelentwicklung, der Eingeweideentfaltung und in der Anlage und Ausbildung von Gliedmaßen beobachtet. Diese Kombinationen sollen an späterer Stelle noch eingehender behandelt werden.

Rasse. Bei Mißbildungen von der Art der Cystennieren ist anzunehmen, daß sie mehr oder weniger bei *allen Rassen* vorkommen. Nach einer an späterer Stelle noch eingehender mitgeteilten Beobachtung von BUNTING (1906) hatte eine Negerin 2 lebensunfähige Kinder mit Cystennieren, Cystenleber und Cystenpankreas geboren. Außer dieser einen Mitteilung über Cystennieren bei Negern liegen keine weiteren Angaben über die Verbreitung in anderen Rassen vor.

β) *Vererbung.*

Familiäres Auftreten. Die Cystennieren gehören zu denjenigen Mißbildungen, bei denen familiäres Vorkommen mit am häufigsten beobachtet wird. STEINER hat das Verdienst, im Jahre 1899 auf die Erbbedingtheit der Cystennieren besonders hingewiesen zu haben. Wenn auch schon vor ihm MECKEL, VIRCHOW, BURGER, WOLFF, BRÜCKNER, STRASSMANN, SINGER, HÖHNE und LAUENSTEIN familiäres Vorkommen von Cystennieren gelegentlich beobachtet hatten, so war STEINER doch der erste, der auf Grund weiterer Beobachtungen von familiärem Auftreten polycystischer Nieren in 2 Generationen feststellte, daß die Erkrankung „einen exquisit hereditären Charakter" habe.

Tabelle 1. Anzahl der Familien und Mindestanzahl der einzelnen befallenen Mitglieder mit diagnostisch sicheren Cystennieren.

Generationen	Familien	Mitglieder
1	40	102
2	41	122
3	8	57
4	3	31
Unbestimmt	17	38
Zusammen	109	350

In den folgenden 30—40 Jahren wurden mehrmals zusammenfassende Darstellungen familiärer Häufung veröffentlicht, so von DUNGER (1904) mit 11 Familien, ADRIAN (1913) mit 16 Familien, CAIRNS (1925) mit 23 Familien, MARQUARDT (1934, 1936) mit 26 Familien, BÜTTNER (1936) mit etwa 30 Familien und O. MAIER (1924), der 24 Autoren nennt, die Cystennieren familiär gehäuft feststellten.

Bei dem eingehenden Studium der Weltliteratur gelang es, eine wesentlich größere Anzahl von Familien, und zwar insgesamt 109, ausfindig zu machen, in denen Cystennieren mehrmals diagnostisch einwandfrei beobachtet worden sind. In diesen Familien wurden mindestens 350 Einzelmitglieder mit Cystennieren gezählt. Es handelt sich hierbei um eine Mindestzahl, da in einigen Fällen keine näheren Angaben gemacht wurden. Außerdem wurden noch 5 weitere Familien mit 20 befallenen Mitgliedern gefunden, bei denen die Diagnose Cystenniere zum Teil zweifelhaft, wenn auch sehr wahrscheinlich ist. Einschließlich dieser diagnostisch nicht ganz sicheren Fälle hätten wir demnach insgesamt 114 Familien mit mindestens 370 befallenen Sippenangehörigen. Bei einer derartigen Fülle von Einzelbeobachtungen über familiäres Vorkommen erübrigt es sich, die Familien alle gesondert aufzuführen. Lediglich Familien mit besonderen Befunden sowie die Mehrzahl der Familien mit 3 und 4 Generationen sollen mit näheren Einzelheiten gebracht werden. Die Verteilung der 109 Familien mit sicheren Diagnosen auf die Anzahl der Generationen wird in Tabelle 1 angegeben. Wenn es nach den Angaben in der Literatur nur wahrscheinlich war, daß auch noch in einer weiteren Generation Cystennieren vorkamen, dann wurde diese Generation bei der vorstehenden Aufstellung nicht berücksichtigt. Es stellt demnach diese Zusammenstellung hinsichtlich der Anzahl der befallenen Generationen ein Minimum dar.

Eine Generation. In *einer Generation* wurden diagnostisch sichere Cystennieren 40mal mit mindestens 102 befallenen Angehörigen, zumeist Geschwistern, festgestellt. Es handelt sich entweder um 2 Brüder oder 2 Schwestern oder um

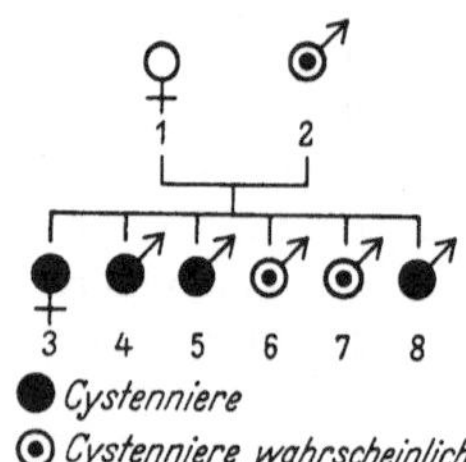

Abb. 3. Cystennieren in 2 Generationen. (Nach SCHOCH und SCHWEIZER 1937.)
1: Gesund. ***2:*** Mit 30 J. Apoplexie mit rechtsseitiger Hemiplegie. Mit 41 J. (ohne vorherige Schonung) unter den Erscheinungen einer Urämie gest. (Cystenniere?). ***3:*** Mit 30 J. Aufnahme in die Klinik. 16 Tage danach unter den Erscheinungen einer Urämie gest. Sektion: Doppelseitige schwere Cystennieren. ***4:*** Mit etwa 35 J. ohne jedes Vorzeichen apoplektischer Insult mit rechtsseitiger Hemiplegie. In den folgenden Jahren suburämische Beschwerden. Mit 39 J. Nierenoperation (Ignipunktur). Nach vorübergehender Besserung unter den Erscheinungen einer Urämie gest. Sektion: Doppelseitige Cystennieren. ***5:*** Mit 37 J. ohne vorhergehende Beschwerden unter den Erscheinungen einer Apoplexie gest. Sektion: Große doppelseitige Cystennieren. ***6:*** 40 J. Früher immer gesund. Keine Beschwerden. Röntgenaufnahmen mit intravenöser Pyelographie: Beiderseits kräftig entwickelte Nieren. Nierenbecken rechts verlängert, Kelche unregelmäßig, nicht deutlich gezeichnet. In dem deutlich sichtbaren Nierenschatten einzelne Uroselektankontrastflecken. Links kleineres Becken, Niere eher etwas größer als auf der anderen Seite. Nierenbecken wie rechts. Rest-N normal (Cystennieren?). ***7:*** 34 J. Keine Beschwerden. Röntgenaufnahme: Beiderseits vergrößerte Nieren. Konfiguration der beidseitigen Nierenbecken spricht wiederum mit Sicherheit für doppelseitige cystische Degeneration der Nieren. Uroselektanausscheidungen beiderseits nach 30 Minuten kräftig. Linkes Nierenbecken deutlicher gezeichnet als das rechte. Letzteres ist lediglich durch einige unregelmäßige Kontrastschatten markiert (Cystennieren?). ***8:*** 28 J. Zeitweise ziehende Schmerzen in der rechten Nierengegend. Rechtsseitig deutlich vergrößerte höckerige, mäßig schmerzhafte Niere. Linke Niere nicht zu palpieren. Intravenöse Pyelographie: Beiderseitige Nierenbecken hochgradig erweitert und in der Peripherie mit den typischen für Cystennieren charakteristischen Verziehungen (beiderseitige Cystennieren).

1 Bruder und 1 Schwester oder um 3, 4 und mehr Geschwister, gelegentlich auch noch um Vetter und Base, die entweder als einzige Kinder oder in einer größeren im übrigen gesunden Kinderreihe bis zu insgesamt 13 Kindern befallen sind.

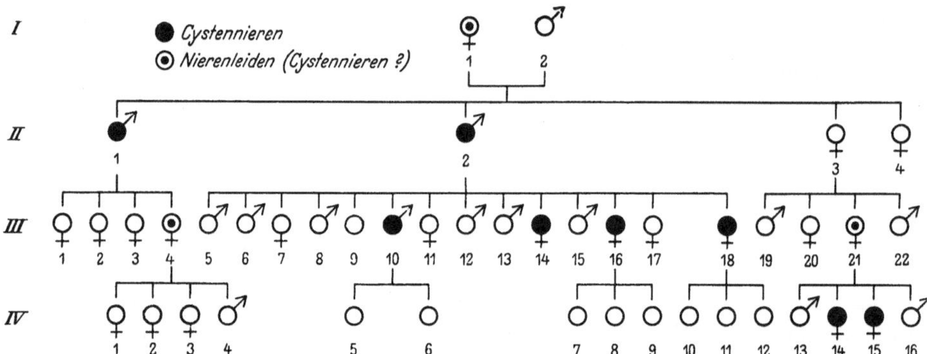

Abb. 4. Cystennieren in 3 Generationen. (Nach BULL 1910, ergänzt durch PAUS 1914 und ROSCHER 1933.)

I, 1: Nierenleiden (Cystennieren?). Mit 62 J. an Schlaganfall gest. ***2:*** Jung gest.

II, 1: Wahrscheinlich Cystenniere. Mit etwa 60 J. an Apoplexie gest. ***2:*** Mit 47 J. in Urämie gest. Sektion: Doppelseitige große Cystennieren. ***3:*** Mit 43 J. an Apoplexie? gest. ***4:*** An Magen- und Leberkrebs gest. Über ihre Nachkommen nichts Näheres bekannt.

III, 1—3: An Tbc. gest. ***4:*** Sehr kränklich (Nierenleiden?). Mit etwa 40 J. gest. ***5:*** Hämoptoe. Mit 25 J. gest. ***6:*** Im Jahre 1910: Alter 52 J. Gesund. 3 gesunde Kinder. ***7:*** Im Jahre 1910: Alter 48 J. Gesund. 5 gesunde Kinder. ***8:*** Mit 27 J. an Tbc. gest. ***9:*** Rheumatismus acutus. Mit 26 J. gest. ***10:*** Mit 44 J. an linksseitiger Cystenniere gest. ***11:*** Im Jahre 1910: Alter 42 J. Gesund. 1 gesunder Sohn. ***12:*** Mit 1¼ J. gest. Todesursache unbekannt. ***13:*** Im Jahre 1910: Alter 40 J. Gesund. 6 gesunde Kinder und 1 an angeborenem Herzfehler gest. ***14:*** Mit 39 J. gest. Doppelseitige Cystennieren. ***15:*** Rachitis. Mit 3 J. gest. ***16:*** Zwischen 35—44 J. an doppelseitigen Cystennieren gest. ***17:*** Mit 2—3 J. gest. Todesursache unbekannt. ***18:*** Mit 32 J. linksseitige Nephrektomie wegen Cystenniere. Zwischen 35 und 44 J. gest. ***19:*** Mit 4 J. an Diphtherie gest. ***20:*** 71 J. Früher angeblich Apoplexie. ***21:*** Mehrere Jahre lang Schmerzanfälle in der linken Seite des Abdomens und Eiter im Harn (Cystenniere?). Mit 43 J. an Cerebrospinalsklerose gest. ***22:*** Mit 27 J. in den Tropen gest.

IV, 1—11: Gesund. ***12:*** Mit 9 Monaten an Tbc. gest. ***13:*** 44 J. Gesund. ***14:*** Cystenniere. Mit 36 J. gest. ***15:*** Einseitige Cystenniere und Nierenaplasie. Mit 26 J. gest. ***16:*** 35 J. Gesund.

Darunter befinden sich 16 Geschwisterschaften, bei denen die Träger von Cystennieren wegen ihres Leidens lebensunfähig waren oder wenige Wochen oder Monate nach der Geburt starben. Bei den übrigen 24 Familien handelt es sich um Erwachsene. Außer diesen Familien mit gesicherter Diagnose wurden noch je 1 Familie von HORNOWSKI (1912) und von ROSCHER (1933) mit 13 wahrscheinlich befallenen Mitgliedern beschrieben, so daß die Zahl der Familien mit Vorkommen von Cystennieren in einer Generation sich auf insgesamt 42 Familien mit mindestens 115 befallenen Mitgliedern erhöhen würde.

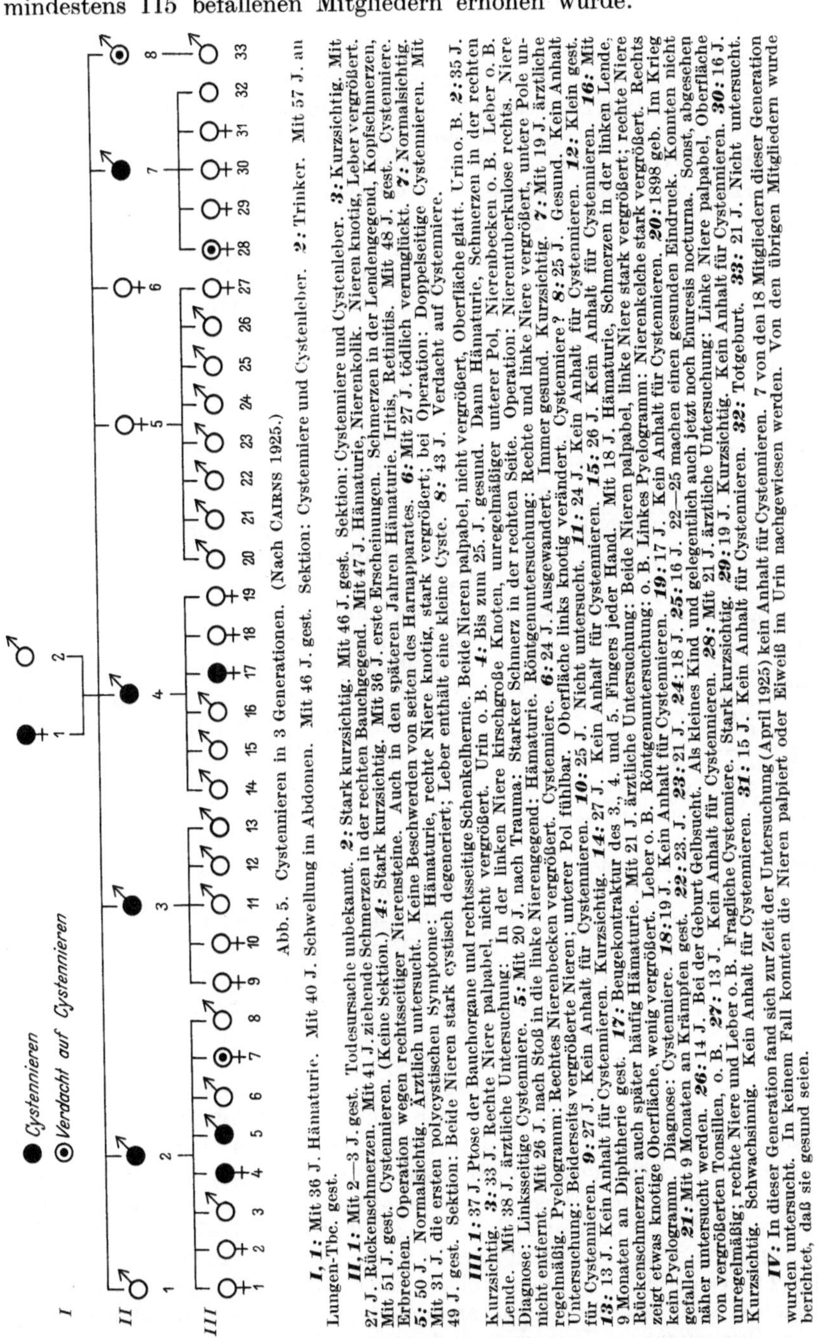

Abb. 5. Cystennieren in 3 Generationen. (Nach CAIRNS 1925.)

I, 1: Mit 36 J. Hämaturie. Mit 40 J. Schwellung im Abdomen. Mit 46 J. gest. Sektion: Cystenniere und Cystenleber. ***2:*** Trinker. Mit 57 J. an Lungen-Tbc. gest.

II, 1: Mit 2—3 J. gest. Todesursache unbekannt. ***2:*** Stark kurzsichtig. Mit 46 J. gest. Sektion: Cystenniere und Cystenleber. ***3:*** Kurzsichtig. Mit 27 J. Rückenschmerzen. Mit 41 J. ziehende Schmerzen in der rechten Bauchgegend. Mit 47 J. Hämaturie, Nierenkolik. Nieren knotig, Leber vergrößert. Mit 51 J. gest. Cystennieren. (Keine Sektion.) ***4:*** Stark kurzsichtig. Mit 36 J. erste Erscheinungen. Schmerzen in der Lendengegend, Kopfschmerzen, Erbrechen. Operation wegen rechtsseitiger Nierensteine. Auch in den späteren Jahren Hämaturie. Iritis, Retinitis. Mit 48 J. gest. Cystenniere. ***5:*** 50 J. Normalsichtig. Ärztlich untersucht. Keine Beschwerden von seiten des Harnapparates. ***6:*** Mit 27 J. tödlich verunglückt. ***7:*** Normalsichtig. Mit 31 J. die ersten polycystischen Symptome: Hämaturie, rechte Niere knotig, stark vergrößert; bei Operation: Doppelseitige Cystennieren. Mit 49 J. gest. Sektion: Beide Nieren stark cystisch degeneriert; Leber enthält eine kleine Cyste. ***8:*** 43 J. Verdacht auf Cystenniere.

III, 1: 37 J. Ptose der Bauchorgane und rechtsseitige Schenkelhernie. Beide Nieren palpabel, nicht vergrößert, Oberfläche glatt. Urin o. B. ***2:*** 35 J. Kurzsichtig. ***3:*** 33 J. Rechte Niere palpabel, nicht vergrößert. Urin o. B. ***4:*** Bis zum 25. J. gesund. Dann Hämaturie, Schmerzen in der rechten Lende. Mit 38 J. ärztliche Untersuchung: In der linken Niere kirschgroße Knoten, unregelmäßiger unterer Pol, Nierenbecken o. B. Leber o. B. Diagnose: Linksseitige Cystenniere. ***5:*** Mit 20 J. nach Trauma: Starker Schmerz in der rechten Seite. Operation: Nierentuberkulose rechts. Niere nicht entfernt. Mit 26 J. nach Stoß in die linke Nierengegend: Hämaturie. Röntgenuntersuchung: Rechte und linke Niere vergrößert, untere Pole unregelmäßig. Pyelogramm: Rechtes Nierenbecken vergrößert. Cystenniere. ***6:*** 24 J. Ausgewandert. Immer gesund. Kurzsichtig. ***7:*** Mit 19 J. ärztliche Untersuchung: Beiderseits vergrößerte Nieren; unterer Pol fühlbar. Oberfläche links knotig verändert. Cystenniere? ***8:*** 25 J. Gesund. Kein Anhalt für Cystennieren. ***9:*** 27 J. Kein Anhalt für Cystennieren. ***10:*** 25 J. Nicht untersucht. ***11:*** 24 J. Kein Anhalt für Cystennieren. ***12:*** Klein gest. ***13:*** 13 J. Kein Anhalt für Cystennieren. Kurzsichtig. ***14:*** 27 J. Kein Anhalt für Cystennieren. ***15:*** 26 J. Kein Anhalt für Cystennieren. ***16:*** Mit 9 Monaten an Diphtherie gest. ***17:*** Beugekontraktur des 3., 4. und 5. Fingers jeder Hand. Mit 18 J. Hämaturie, Schmerzen in der linken Lende, Rückenschmerzen; auch später häufig Hämaturie. Mit 21 J. ärztliche Untersuchung: Beide Nieren palpabel, linke Niere stark vergrößert; rechte Niere zeigt etwas knotige Oberfläche, wenig vergrößert. Leber o. B. Röntgenuntersuchung: o. B. Linkes Pyelogramm: Nierenkelche stark vergrößert. Rechts kein Pyelogramm. Diagnose: Cystenniere. ***18:*** 19 J. Kein Anhalt für Cystennieren. ***19:*** 17 J. Kein Anhalt für Cystennieren. ***20:*** 1898 geb. Im Krieg gefallen. ***21:*** Mit 9 Monaten an Krämpfen gest. ***22:*** 23. J. ***23:*** 21 J. ***24:*** 18 J. ***25:*** 16 J. 22—25 machen einen gesunden Eindruck. Konnten nicht näher untersucht werden. ***26:*** 14 J. Bei der Geburt Gelbsucht. Als kleines Kind und gelegentlich auch jetzt noch Enuresis nocturna. Sonst, abgesehen von vergrößerten Tonsillen, o. B. ***27:*** 13 J. Kein Anhalt für Cystennieren. ***28:*** Mit 21 J. ärztliche Untersuchung: Linke Niere palpabel, Oberfläche unregelmäßig; rechte Niere und Leber o. B. Fragliche Cystenniere. Stark kurzsichtig. ***29:*** 19 J. Kurzsichtig. Kein Anhalt für Cystennieren. ***30:*** 16 J. Kurzsichtig. Schwachsinnig. Kein Anhalt für Cystennieren. ***31:*** 15 J. Kein Anhalt für Cystennieren. ***32:*** Totgeburt. ***33:*** 21 J. Nicht untersucht.

IV: In dieser Generation fand sich zur Zeit der Untersuchung (April 1925) kein Anhalt für Cystennieren. 7 von den 18 Mitgliedern dieser Generation wurden untersucht. In keinem Fall konnten die Nieren palpiert oder Eiweiß im Urin nachgewiesen werden. Von den übrigen Mitgliedern wurde berichtet, daß sie gesund seien.

Die 16 Familien, bei denen die befallenen Mitglieder als Neugeborene oder Kleinkinder gestorben waren, sind von folgenden Autoren beschrieben worden: BAR (zit. nach MORRIS, 1901), BERNER (1913), BRÜCKNER (1869), BUNTING (1906),

BURGER (1867), LELIÈVRE und WALTHER (1924), LEIGHTWOOD und LOOTS (1932), MARQUARDT (1934, 1936), MECKEL (1822), MEYER (1903), MORRIS (1901), SINGER (1894), TEUSCHER (1926), THEILHABER (1900), VIRCHOW (1869), WOBUS (1918), WOLFF (1866).

Die 24 Familien mit erwachsenen Cystennierenträgern wurden mitgeteilt von: BACHRACH (1934), BECK (1901), COLLIS und HEVETSON (1905), FLINTERMANN (zit. nach CHWALLA 1933), FRANGENHEIM und WEHNER (1927), JAKOB und DAVIDSOHN (1900), MATHESON (1937), MURSCHAL (1931), OPPENHEIMER (1934), PAYR (1923), RENNER (1910), RISSEL (1939), ROSCHER (1933), SHAPIRO (1929), SIEBER (1905), STEGLICH (1935), STRASSMANN (1894), TEPOSU und DANICICO (1935), WEIDNER (1938), WERNER (1939), ZONDEK (1921).

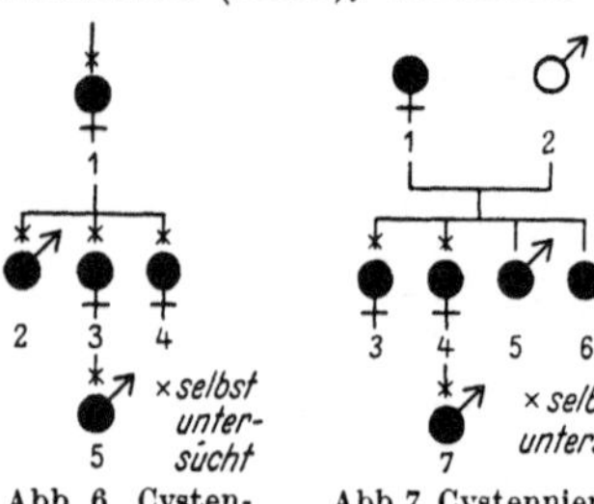

Abb. 6. Cystennieren in 3 Generationen. (Nach CUMMING 1928.)

1: Mit 53 J. an Cystennieren gest. ***2:*** Mit 48 J. an großen doppelseitigen Cystennieren gest. ***3:*** Mit 45 J. an Cystennieren gest. ***4:*** Mit 40 bis 50 J. an Cystennieren gest. ***5:*** Mit 32 J. in Urämie gest. Sektion: Doppelseitige Cystennieren, Cystenleber, Akromegalie.

Abb. 7. Cystennieren in 3 Generationen. (Nach SHAPIRO, Fall 2, 3 und 4, 1929.)

1: Starb an Cystennieren. ***2:*** Gesund. ***3:*** Mit 34 J. an Cystennieren mit gonorrhoischem Infekt gest. (Fall 2.) ***4:*** Mit 37 J. an Cystennieren gest. (Fall 3.) ***5:*** Cystennieren. ***6:*** Cystennieren. ***7:*** Mit 10 J. untersucht, noch kein Anhalt für Cystennieren. Mit 19 J. starke Vergrößerung beider Nieren festgestellt. Beginnende Cystennieren.

Zwei Generationen. Familien, in denen Cystennieren durch *2 Generationen* beobachtet wurden, sind mit sicherer Diagnose im ganzen 41 bei einer Mindestanzahl von 122 befallenen Mitgliedern beschrieben worden. Außerdem fanden sich noch 3 Familien mit 7 diagnostisch unsicheren Mitgliedern, so daß wir eine Gesamtzahl von 44 Familien mit mindestens 129 befallenen Mitgliedern hätten. In diesen Familien waren jeweils einer der Eltern und 1—7 Kinder entweder wiederum als einzige Kinder oder auch unter sonst bis zu 14 gesunden Geschwistern erkrankt. In einigen Familien fanden sich Cystennieren auch bei Onkeln und Tanten bzw. Neffen und Nichten. Eine Familie mit 4 sicheren und 3 sehr wahrscheinlichen Cystennierenträgern von SCHOCH und SCHWEIZER (1937) wird als Sippentafel mit Legende in Abb. 3 gebracht. Die 3 diagnostisch unsicheren Familien wurden von FARR (1892), TÄNDLER (1894) und TALMAN (1929) beschrieben. Die 41 Familien mit sicherer Diagnose wurden mitgeteilt von: ASK UPMARK (1929), BORELIUS (1901), BRAASCH (1933), CARREZ (1901), CHWALLA (1933), CUMMING (1928), DUNGER (1904), FUSS (1933), GAYET und BANSILLON (1922), GG. B. GRUBER (1934), HALBERTSMA (1931), HENNINGER und WEISS (1938), HÖHNE (1896), KLASON (1926), LAUENSTEIN (zit. nach SIEBER, 1905), LOVE und RICHMOND (1902), OPPENHEIMER (1934), OSLER (1902), RUMPEL (1921), SHAPIRO (1929), SCHOCH und SCHWEIZER (1937), SPRENT (1924), STEINER (1899), TEPOSU und DANICICO (1935), THOMPSON (1903), VOLHARD (1931), WEIDNER (1938).

Drei Generationen. In *3 Generationen* kommen Cystennieren 8mal gehäuft familiär vor. Diese Familien sind von BERNER, STRÖM und NATVIG (1913), BRAASCH (1933), BULL, PAUS und ROSCHER (1910, 1914, 1933), CAIRNS (1925), CUMMING (1928), LIEBEGOTT (1938) sowie SHAPIRO (1929) beschrieben worden und mit Ausnahme der Familien von BERNER, STRÖM und NATVIG, BRAASCH sowie LIEBEGOTT als Sippentafel mit Legende in Abb. 4—7 dargestellt. In der Sippe von BULL, PAUS und ROSCHER ist wahrscheinlich auch die Urgroßmutter in der IV. Generation an den Folgen einer Cystenniere gestorben. Weitere Einzelheiten sind aus den Sippentafeln und Legenden zu entnehmen.

Vier Generationen. Weiterhin sind noch 3 Familien zu nennen, in denen Cystennieren sogar durch *4 Generationen* hindurch beobachtet werden konnten. Es handelt sich um eine entsprechende Mitteilung von BRAASCH (1933), ferner

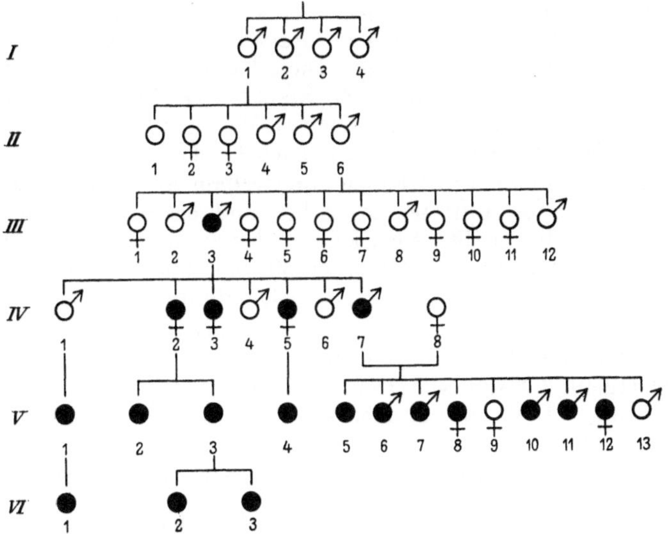

Abb. 8. Cystennieren in 4 Generationen. (Nach CRAWFORD 1923.)

I, 1—4: Nach Amerika ausgewandert. Wahrscheinlich alle alt geworden. Todesursachen unbekannt. ***II, 1—5:*** Alle alt geworden. Todesursache unbekannt. ***6:*** Starb an Alkoholismus (?). ***III, 1:*** Starb an Hydrops. Nähere Ätiologie unbekannt. ***2:*** Im Krieg gefallen. ***3:*** Starb mit 77 J. an Tumor im Bauch (Cystennieren). ***4—11:*** Todesursache unbekannt. ***12:*** Ertrunken. ***IV, 1:*** An Pneumonie gest. ***2:*** 74 J. Wurde mit 59 J. wegen Cystenniere operiert. ***3:*** Cystenniere. An Urämie gest. ***4:*** An Lungentbc. gest. ***5:*** Cystenniere. An Urämie gest. ***6:*** 72 J. Gesund. ***7:*** Cystenniere. An Urämie gest. ***8:*** 60 J. Gesund. ***V, 1:*** Cystenniere. ***2:*** 58 J. Cystenniere. ***3;*** 45 J. Wegen Cystenniere operiert. ***4:*** Mit 50 J. an Cystenniere gest. ***5:*** 38 J. Doppelseitige Cystennieren. 1916 operiert. ***6:*** 43 J. Cystenniere. ***7:*** 40 J. Nephrektomie wegen Cystenniere. ***8:*** 39 J. Cystenniere. ***9:*** Mit 13 J. an Typhus gest. ***10:*** 27 J. Doppelseitige Cystennieren. ***11:*** Mit 34 J. an doppelseitiger Cystennierenoperation gest. ***13:*** 20 J. Keine Cystennieren feststellbar. ***VI, 1:*** Cystenniere. ***2:*** 24 J. Nephrektomie wegen Cystenniere. ***3:*** 30 J. Nephrektomie wegen Cystenniere.

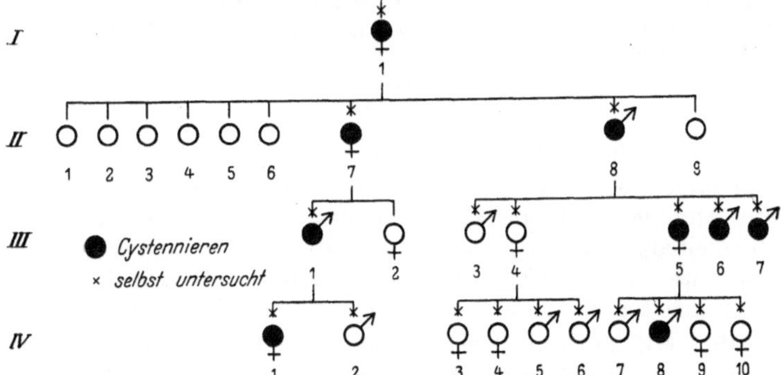

Abb. 9. Cystennieren in 4 Generationen. (Nach FULLER 1928/29.)

I, 1: Laut Krankenhausbericht: Cystische Erkrankung der Nieren. Mit 53 J. gest. ***II, 1—6, 9:*** Klein gest. Todesursache unbekannt. ***7:*** Mit 30 J. Nierensteine. Mit 57 J. gest. Sektion: Beide Nieren cystisch entartet, Leber mit 6 kleinen Cysten. ***8:*** 74 J. Nieren palpabel, vergrößert. Doppelseitige Cystennieren. ***III, 1:*** 45 J. Vor 12 und 16 J. Schmerzattacken (Lumbago ?). Rechte und linke Niere palpabel und knotig. Cystennieren. Leber o. B. ***2—4:*** Offenbar gesund. ***5:*** 43 J. 1927: Im Krankenhaus wegen Schmerzen in beiden Seiten, harte, knotige Schwellungen in beiden Lumbalregionen. Cystennieren. Leber o. B. ***6:*** 42 J. Vor 3 J. heftige Schmerzen im Unterleib. Jetzt knotige Massen in beiden Nierengegenden. Cystennieren. Leber o. B. ***7:*** 40 J. Linke Niere beträchtlich vergrößert, Oberfläche knotig, rechte Niere eben palpabel. Leber vergrößert mit kleinen Knoten. Cystenniere und -leber. ***IV, 1:*** 16 J. Leicht vergrößerte, unebene rechte Niere, linke eben palpabel. Cystenniere. Leber o. B. ***2—7, 9, 10:*** o. B. Angeblich alle gesund. ***8:*** 18 J. Mit 13 J. Hämaturie. Radiogramm: o. B. Später noch einmal Hämaturie nach Unfall. Beide Nieren palpabel, keine Unregelmäßigkeit an der Oberfläche. Beginnende Cystenniere.

um je 1 Familie von CRAWFORD (1923) und von FULLER (1928/1929), die als Sippentafel mit Legende in Abb. 8 und 9 gebracht werden.

Unbestimmte Anzahl von Generationen. Schließlich können noch 17 Familien genannt werden, über die nur allgemeinere Angaben vorliegen, ohne daß daraus die Anzahl der Generationen hervorginge. Diese Familien werden von BUECHNER (zit. nach RIVOIR, 1938), CUMMING (1928), EISENDRATH (1919), HALTGREEN (zit. nach O. MAIER, 1924), SIMMONDS (zit. nach O. MAIER, 1924), STEINWORTH (zit. nach RIVOIR, 1938) und STOCKMANN (zit. nach O. MAIER, 1924) erwähnt.

CUMMING konnte weiter bei 31 Fällen von Cystennieren 11mal, also etwa bei einem Drittel, familiäres Auftreten feststellen und bei 6 Fällen ausschließen, während er bei den übrigen 14 Fällen keine sicheren Angaben erhalten konnte. Ferner konnte OPPENHEIMER (1934) unter 60 von ihm beobachteten Cystennierenträgern 8mal, also in etwa 13%, eine hereditäre Belastung nachweisen.

Zwillinge. Zwillinge mit Cystennieren sind verhältnismäßig selten. In der Literatur konnten nur die im folgenden aufgeführten 8 Beobachtungen von 1. SCHNEIDER (1930), 2. CARBONEL (1865), 3. REASON (1933), 4. WEIDNER (1938), 5. BERNER (1913), 6. LOVE und RICHMOND (1902), 7. RÖWER (1936), 8. GG. B. GRUBER (1937) gefunden werden:

1. SCHNEIDER. EZ, ♀, konkordant. Bei beiden Partnern kleincystische Verbildung der Nieren. Keine näheren Angaben.

2. CARBONEL. EZ oder ZZ, konkordant. 4 Monate alte Zwillingsfeten mit rechtsseitigen Cystennieren und Polydaktylie.

3. REASON. EZ oder ZZ, ♀, konkordant. 1. Partner: Mit 43 J. an polycystischer Nierenstörung gest. — 2. Partner: Mit 51 J. an doppelseitigen Cystennieren gest. Es fanden sich ferner Cysten in Leber, Pankreas, Endometrium und Brust.

4. WEIDNER. EZ oder ZZ, ♀, konkordant (?). 1. Partner: Mit 43 J. gest. Mit 40 J. Cystenniere festgestellt; rechtsseitige Nephrektomie; cystische Entartung und Vereiterung der Niere. — 2. Partner: Mit 40 J. nierenleidend, hinfällig, arbeitsunfähig. (Keine weiteren Angaben.) — 2 Brüder und der Vater ebenfalls mit Cystennieren behaftet.

5. BERNER. PZ. diskordant, 1. Partner: ♀. Bald nach der Geburt gestorben. 2. Partner: ♂. Cystennierenträger, gleich nach der Geburt gestorben; außerdem eine früher geborene Schwester ebenfalls mit Cystennieren behaftet und gleich nach der Geburt gestorben.

6. LOVE und RICHMOND. PZ, diskordant. 1. Partner: ♂. Mit 11 J. an Scharlachnephritis gest. — 2. Partner: ♀, Cystenniere. — Außerdem noch Mutter und 2 Schwestern mit Cystennieren. 2 Brüder gelegentlich Albuminurie, sonst gesund. Insgesamt 10 Kinder.

7. RÖWER. EZ, unfrei, Ileothorakopagen, diskordant. 1. Partner: Hufeisenförmige Verschmelzungsniere. — 2. Partner: Links ordentlich gebildete Niere, rechts zwerghaft cystöse Niere.

8. GRUBER. EZ, unfrei, diskordant. Nur bei einer Frucht Cystennieren.

Demnach haben wir 1 konkordantes EZ-Paar, 2 konkordante Paare ohne Angabe einer Ähnlichkeitsdiagnose, 1 fragliches konkordantes Paar ohne Angabe einer Ähnlichkeitsdiagnose, 1 konkordantes PZ-Paar, 1 diskordantes PZ-Paar und 2 diskordante, unfreie EZ-Paare. Irgendwelche Schlußfolgerungen können aus diesen vereinzelten und zum Teil ungenauen Befunden nicht gezogen werden.

Kombination mit anderen Mißbildungen. Die Kombinationen von Cystennieren mit anderen Mißbildungen, auf die eingangs schon kurz hingewiesen wurde, bedürfen noch einer eingehenderen Besprechung, weil sie auch auf die Erblichkeitsverhältnisse ein besonderes Licht werfen.

Schon RUDOLF VIRCHOW machte 1855 darauf aufmerksam, daß „Hydrops renum cysticus congenitus" häufig mit anderen Bildungsfehlern, insbesondere mit kongenitalem Hydrocephalus und Klumpfüßen kombiniert sei.

Eine genauere Zusammenstellung derartiger Kombinationen bringen DUNGER (1904), SIEBER (1905) und später unter anderen ADRIAN und v. LICHTENBERG (1913), HANTSCHMANN (1933) und vor allem GG. B. GRUBER (1934 und 1935).

Nach HANTSCHMANN ist an gleichzeitig vorhandenen anderen Mißbildungen im Schrifttum fast alles vertreten, was es an Entwicklungsstörungen gibt, von der Meningocele über die kongenitalen Herzfehler bis zum Klumpfuß.

Cystenleber und Cystenpankreas. Häufig finden sich bei Cystennieren cystische Verbildungen in der Leber und im Pankreas und gelegentlich auch im Hoden, Eierstock und Uterus. KÜSTER (1902) konnte nach Angaben in der Literatur bei 249 Cystennieren 41mal auch das gleichzeitige Vorhandensein von Cystenleber feststellen. Weitere Einzelheiten hierüber bringt unter anderen auch F. POHLMANN (1935).

Familien. Derartige Kombinationen können auch familiär gehäuft vorkommen, wie schon aus einem Teil der Cystennierenfamilien hervorgeht. Sie werden unter anderen beschrieben von HÖHNE (1896), THOMPSON (1903), BUNTING (1906), CAIRNS (1925), LIGHTWOOD und LOOTS (1932), REASON (1933), STEGLICH (1935), MARQUARDT (1934, 1936) und GG. B. GRUBER (1937).

In der von HÖHNE mitgeteilten Familie fand sich eine Mutter mit Cystennieren, Cystenleber und Ovarialcysten sowie eine 20jährige Tochter mit Cystennieren (Operation!). Ein weiteres Kind ist mit 9 Wochen an einer Nierenkrankheit gestorben, der vielleicht auch Cystennieren zugrunde lagen.

In der Familie von THOMPSON ergab die Sektion bei dem Vater eine Cystenniere und Cystenleber; bei seiner Tochter fanden sich klinisch Cystennieren und außerdem Symptome, die für eine Cystenleber sprechen könnten.

BUNTING berichtet von 2 neugeborenen Negerkindern, Geschwistern mit Cystennieren und Cystenleber, von denen das eine außerdem noch ein Cystenpankreas hatte. Übrigens konnte auch einmal ein Cystenpankreas allein bei 2 Säuglingsgeschwistern, die bald nach der Geburt starben, von PASSINI (1919) durch Sektion festgestellt werden.

In der von CAIRNS beschriebenen Familie wurden bei der Mutter und 3 Kindern auf Grund der Sektion neben Cystennieren auch noch Cystenlebern festgestellt.

LIGHTWOOD und LOOTS berichten von 2 Brüdern, die im Alter von knapp 2 Jahren an „cystischer Degeneration" der Nieren und der Leber bzw. mit Nieren- und Lebervergrößerung gestorben sind.

Bei dem von REASON beschriebenen konkordanten Zwillingspaar mit Cystennieren hatte die eine Partnerin außer den Cystennieren auch noch Cysten in Leber, Pankreas, Endometrium und Brust.

STEGLICH berichtet von 2 Schwestern mit Cystennieren und Cystenlebern. Die eine wurde mit 54 Jahren wegen Cystennieren operiert, die andere starb mit 58 Jahren mit Cystennieren (Sektion!).

MARQUARDT beschrieb cystische Veränderungen der Nieren, Leber und des Pankreas bei 2 neugeborenen Geschwistern, einem Jungen und einem Mädchen, von denen der Junge 9 Stunden nach der Geburt, das Mädchen sofort nach der Geburt starben.

Schließlich teilte GG. B. GRUBER eine entsprechende Beobachtung bei einem Vater und seiner Tochter mit. Der Vater hatte eine Cystenniere und Cystenleber und starb mit 56 Jahren, die Tochter hatte feinblasige Cystennieren mit Nierensteinen und starb mit 65 Jahren.

Aus diesen verschiedenen Familienbeobachtungen geht wohl mit Sicherheit hervor, daß es eine gemeinsame erbliche Anlage für das Auftreten von Cysten in den genannten Organen geben muß.

Allgemeine Entwicklungsstörungen. Besonders beachtenswert sind die Beziehungen von Cystennieren zu einigen allgemeinen Entwicklungshemmungen, die auf gemeinsame frühembryonale Störungen schließen lassen.

Angiomatosis des Centralnervensystems. Hier ist vor allem das gemeinsame Auftreten von Cystennieren und Cystenbildungen in anderen Eingeweideorganen mit geschwulstartigen Entwicklungsfehlern des Auges und des Gehirns zu nennen, auf die vor allem GG. B. GRUBER hingewiesen hat. Es handelt sich um die

v. HIPPELsche Augenstörung, eine Angiomatosis retinae, und das ARVID LINDAUsche Syndrom, das sich in angiomatösen Cysten des Kleinhirns und Rückenmarks äußert. Nach BRANDT, CUSHING und A. LINDAU soll diese E. v. HIPPEL-ARVID LINDAUsche Krankheit in etwa 20% der Fälle familiär auftreten. DONAT (1935) berichtet über weitere Kombinationen dieser Angiomatosis des Zentralnervensystems mit Hypernephroiden und Nierenadenomen und teilt eine entsprechende familiäre Beobachtung mit. Der 37jährige Proband litt an einer LINDAUschen Krankheit mit hochgradiger cystisch hypernephroider Umwandlung beider Nieren. Der Vater war mit 35 Jahren an einer Lähmung infolge eines Rückenmarksleidens, der Bruder mit 28 Jahren an einer Gehirn- und Rückenmarkskrankheit gestorben. Wahrscheinlich handelte es sich bei diesen beiden Angehörigen ebenfalls um eine Angiomatosis des Zentralnervensystems.

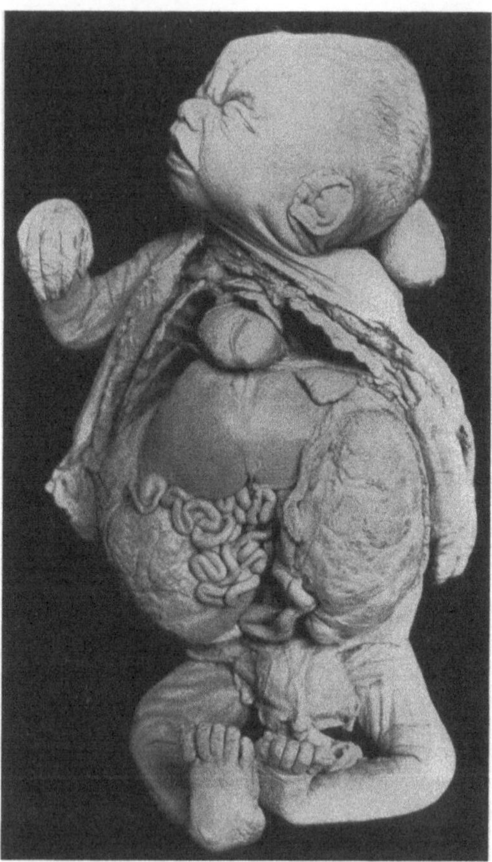

Abb. 10. Fetus mit Cystennieren, Exencephalocele und Klumpfüßen. (Nach GG. B. GRUBER.)

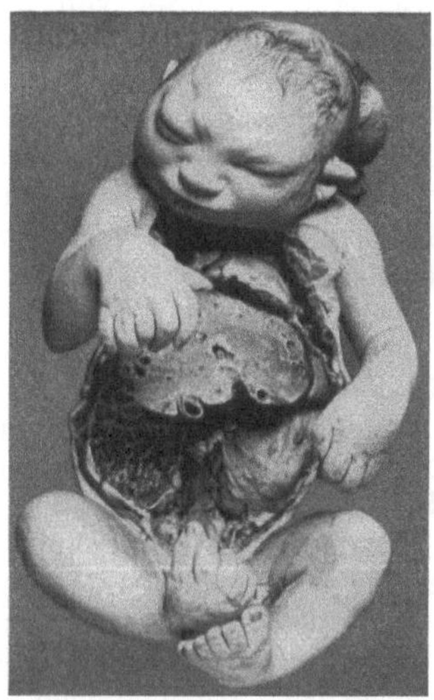

Abb. 11. Frucht mit Dysencephalia splanchnocystica mit Polydaktylie. (Nach GG. B. GRUBER.)

Dysencephalia splanchnocystica. Ferner wurden mehrfach Kombinationen von hinterem Hirnbruch und gelegentlichen Störungen der Augenentwicklung und Fehlen des Riechhirns, ja sogar von Polydaktylie einerseits und großen Cystennieren, gelegentlich auch Cystenleber oder Cystenpankreas andererseits bei lebensunfähigen Früchten beobachtet (Abb. 10 und 11). GG. B. GRUBER (1934) konnte etwa 25 solcher Fälle von Dysencephalia splanchnocystica zusammenstellen. Näheres hierüber findet sich auch bei F. POHLMANN (1935).

Auch familiäres Auftreten dieser Leiden und gelegentlich auch in den angeführten Kombinationen ist beobachtet worden. Hierher dürfte z. B. eine von M. TEUSCHER (1926) beschriebene Familie gehören, in der sich bei 2 Geschwistern und 1 Vetter eine Cystenniere, bei 4 weiteren Geschwistern eine

Meningocele fanden. Ferner ist die Beobachtung von LELIÈVRE und WALTHER (1924) zu nennen, nach der 3 Geschwister mit großen polycystischen Nieren und Meningocelen (Sektion!) gleich nach der Geburt gestorben sind.

Polydaktylie. Nach GG. B. GRUBER ist auch daran zu denken, daß weitere Beziehungen von der Dysencephalia splanchnocystica mit Polydaktylie zu der von GÜNTHER (1931) beschriebenen „Dyscranio-dysphalangie", insbesondere zu der Akrocephalosyndaktylie führen.

In diesem Zusammenhang sind 2 familiäre Beobachtungen von MECKEL (1822) und von BRÜCKNER (1869) erwähnenswert.

In der von MECKEL beschriebenen Familie starben ein Bruder und seine Schwester bald nach der Geburt mit Cystennieren. Bei beiden fanden sich außerdem an Händen und Füßen überzählige Finger und Zehen, ferner um das Doppelte der Norm verlängerte, verengte und in ihrem Verlauf völlig offene Harnleiter sowie Mißbildungen der Harnblase und des Penis im Sinne einer Hypospadie.

In der Familie von BRÜCKNER wurde bei dem 3. von 8 Kindern außer einer Cystenniere eine Polydaktylie, rechts 6, links 7 Finger, verkürzte und verkrüppelte untere Extremitäten und ein Hydrocephalus festgestellt; bei dem 8. Kind außer einer Cystenniere ebenfalls eine Polydaktylie beiderseits, 6 Finger und 6 Zehen, eine Verkürzung und Verkrüppelung der unteren Extremitäten und ein Hydrocephalus, ferner noch eine Mißbildung der äußeren Genitalien und eine Einkerbung der Zungenspitze, während die übrigen Geschwister keine Mißbildungen aufwiesen.

Diese beiden familiären Beobachtungen sprechen übrigens dafür, daß in manchen derartigen Fällen eine sehr gleichartige Kombination von Mißbildungen vererbt werden kann, ähnlich wie bei den angeborenen Herzfehlern und bei sonstigen Mißbildungen.

Sonstige Mißbildungen. Daneben gibt es natürlich eine Anzahl von Familien, in denen nur einer der mit Cystennieren befallenen Mitglieder noch weitere Mißbildungen aufweist oder auch solche, in denen neben Cystennieren bei einem Mitglied andere Mißbildungen bei weiteren Familienmitgliedern vorkommen, Familien also, in denen keine Übereinstimmung bestimmter Mißbildungskombinationen besteht. Als Beispiel hierfür seien noch entsprechende Mitteilungen von SCHUPMANN (1842) und MORRIS (1901) angeführt.

SCHUPMANN beschreibt 1 Mädchen mit Cystenniere, das das 3. mißgebildete Kind sonst gesunder Eltern sei.

In der Familie von MORRIS haben 2 Kinder eine Cystenniere, 3 weitere sonstige angeborene Mißbildungen und 1 ist totgeboren. Der Vater dieser Kinder soll der einzige Überlebende von 13 Geschwistern gewesen sein, von denen 11 bei der Geburt und 1 mit 5 Monaten gestorben waren.

Im übrigen brauchen derartige Familien hier nicht im einzelnen angeführt zu werden. Meist handelt es sich um lebensunfähige Neugeborene. Es finden sich hier die verschiedenen Kombinationen wieder, die auch bei den isolierten Cystennieren gefunden werden. Eine entsprechende Aufzählung bringen unter anderen TALMAN (1929) und MARQUARDT (1934, 1936).

Besonderer Konstitutionstyp auf Grund einer gemeinsamen Anlagestörung. GG. B. GRUBER erörtert die Frage, ob es sich bei dem Zusammentreffen von bestimmten Fehlbildungen um einen besonderen Konstitutionstyp handle, dem ähnlich wie beim Status dysraphicus eine gemeinsame Anlagestörung zugrunde liegt. Diese würde sich dann je nach den sonstigen im einzelnen natürlich nicht übersehbaren Entwicklungsbedingungen teils in der Gesamtheit ihrer Symptome, teils in einer bestimmten Teilkombination dieser verschiedenen Fehlbildungsmöglichkeiten oder teils auch nur in einem einzigen Symptom, wie z. B. den Cystennieren, manifestieren.

Wahrscheinlich bestehen sogar Beziehungen zwischen dem *Status dysraphicus* bei dem es sich bekanntlich um Störungen im embryonalen Schließungsmechanismus der Medullarrinne mit Spina bifida und Meningocele handelt, und der *Dysencephalia splanchnocystica*, bei der es ja ebenfalls zu Hirnbruchbildungen und zu einer Meningoencephalocele oder Exencephalie kommt. Wie insbesondere CURTIUS (1939) sowie CURTIUS und LORENZ (1934) nachweisen konnten, ist der Status dysraphicus erbbedingt. Desgleichen konnte bei den mit Cystennieren einhergehenden kombinierten Entwicklungsstörungen Erblichkeit festgestellt werden. Die vermuteten Beziehungen zwischen diesen Entwicklungsstörungen und dem Status dysraphicus sind demnach wohl in einer gemeinsamen erblich bedingten Anlagestörung begründet.

Es kann hier nicht unsere Aufgabe sein zu versuchen, diese verschiedenen Kombinationen und ihre Beziehungen zueinander einer weiteren Klärung näherzubringen, zumal wir hier noch ganz im Anfang stehen und uns mehr oder weniger in theoretischen Erörterungen ergehen müßten. Soweit zu diesem komplizierten Fragenkomplex noch etwas Wesentliches gesagt werden kann, sei unter anderen vor allem auf die entsprechenden Arbeiten von GG. B. GRUBER uud CURTIUS hingewiesen.

Die Art der Vererbung. *Erwachsene.* Bei der großen Anzahl von Familien, in denen durch 2 oder mehr Generationen hindurch Cystennieren von einem der Eltern auf Kinder und Kindeskinder vererbt werden, ist mit Sicherheit ein *dominanter Erbgang* anzunehmen. Diese Annahme wird von allen Autoren vertreten, die sich mit Untersuchungen über die Vererbung von Cystennieren befaßt haben. Es ist wichtig, auf die Tatsache hinzuweisen, daß die befallenen Mitglieder dieser Familien niemals als Neugeborene an ihren Cystennieren gestorben sind, sondern in den meisten Fällen sogar das Erwachsenenalter erreicht haben.

Für dominanten Erbgang spricht ferner die Beobachtung von BACHRACH (1934), nach der eine Frau aus zwei verschiedenen Ehen jedesmal mehrere Kinder mit Cystennieren hatte. Bei der Frau sind Cystennieren zwar nicht nachgewiesen, was aber bei der Schwierigkeit der Diagnose zumindest nicht gegen beginnende Cystennieren spricht. Jedenfalls ist es sehr unwahrscheinlich, daß ihre beiden Männer heterozygote Träger von recessiven Erbanlagen für Cystennieren gewesen seien.

Vielleicht müssen wir auch mit der Möglichkeit einer *unregelmäßigen Dominanz* rechnen, da in einigen wenigen Sippen neben einer direkten Vererbung Cystennieren auch in Seitenlinien auftreten, ohne daß in der Ascendenz Cystennieren festgestellt worden wären. Es ist aber auch sehr wohl möglich, daß in solchen Fällen auf das etwaige Vorkommen von Cystennieren nicht geachtet oder keine genaue Diagnose gestellt werden konnte.

Neugeborene. Ganz anders liegen nun die Verhältnisse bei den Cystennieren der Geschwister, die lebensunfähig waren oder als Neugeborene bald nach der Geburt gestorben sind. Es konnten im ganzen 17 derartige Familien aus der Literatur zusammengestellt werden. In keinem Fall fanden sich Angaben über Cystennieren bei den Eltern oder in der sonstigen Ascendenz. Auch ROSCHER (1933) konnte in keinem seiner 11 Fälle von Cystennieren bei lebensunfähigen Neugeborenen Auskunft über Vorkommen von Cystennieren in der Ascendenz erhalten, wenngleich nur in einem Fall absolut zuverlässige Angaben vorlagen.

Bei den übrigen 24 Familien mit Cystennieren lediglich bei Geschwistern handelte es sich meist um erwachsene Personen oder um solche, die wenigstens die ersten Kindheitsjahre überlebt hatten. Eine genauere Kontrolle fast sämtlicher in der Literatur mitgeteilten Familien mit Cystennieren ergab ferner, daß in keinem Falle, von wenigen fraglichen Ausnahmen abgesehen, lebensunfähige neugeborene Cystennierenträger neben lebensfähigen Mitgliedern mit Cystennieren vorkamen, und zwar weder in einzelnen Geschwisterschaften noch in Familien mit mehreren Generationen. In einigen Fällen war allerdings eine genauere Kontrolle nicht möglich, weil entweder die Angaben zu lückenhaft waren oder die Originalarbeit nicht zu beschaffen war.

Eine Ausnahme hiervon stellen vielleicht die Familien von HÖHNE (1896) und von LIGHTWOOD und LOOTS (1932) dar. Bei HÖHNE war eine Mutter an Cystennieren, Cystenleber und Ovarialcysten gestorben; eine 20jährige Tochter war an Cystenniere operiert worden und ein 9 Wochen altes Kind starb an einer Nierenkrankheit, die nach Ansicht des Autors womöglich auch eine Cystenniere gewesen ist. LIGHTWOOD und LOOTS beschrieben einen 4jährigen Jungen mit Cystennieren und 2 weitere Brüder von ihm, die mit 22 und 23 Monaten gestorben waren. Bei allen 3 Brüdern wurde eine Lebervergrößerung (Cystenleber ?) festgestellt. Ob in diesen beiden Fällen wirklich Cystennieren vorgelegen haben, bleibt danach ungewiß.

Sofern diese beiden Ausnahmen nur scheinbare sind, kann mit großer Wahrscheinlichkeit angenommen werden, daß die *Cystennieren der lebensunfähigen Neugeborenen recessiv vererbt* werden. Ein recessiver Erbgang für Cystennieren bei Neugeborenen wurde schon von verschiedenen Autoren, unter anderen von WEITZ (1934) und von MARQUARDT (1934, 1936) angenommen. An dem vorliegenden weit größeren Beobachtungsgut hat sich diese Annahme nunmehr wiederum mit großer Wahrscheinlichkeit bestätigen lassen. Wir machen hier wie auch sonst gelegentlich in der Erbpathologie die Beobachtung, daß ein und dasselbe Leiden in seiner schweren Ausprägung recessiv und in seiner leichten Ausprägung dominant vererbt wird.

Erfahrungen über die Nachkommenschaft von Eltern, die *beide* Träger von Cystennieren waren, sind nicht bekannt. Es liegt aber die Vermutung nahe, daß dann wohl auch bei dominantem Erbgang eine mit dem Leben nicht vereinbare Form von Mißbildung entstehen würde, sofern Homozygotie vorläge.

Im übrigen sei darauf hingewiesen, daß weder unter den Familien mit erwachsenen noch unter denen mit lebensunfähigen neugeborenen Trägern von Cystennieren eine *Häufung von Verwandtenehen* festgestellt wurde. Allerdings ist auch wohl niemals auf diese Möglichkeit besonders geachtet worden. Lediglich THEILHABER (1899) hebt in einem Fall von doppelseitigen Cystennieren bei einem totgeborenen Kinde die Blutsverwandtschaft der Eltern hervor. Die Mutter hatte ihren Onkel geheiratet. Das Kind hatte außerdem noch links einen doppelten und rechts einen gespaltenen Ureter (Ureter fissus). Dieser eine Fall ist natürlich angesichts der großen Anzahl sonstiger isolierter und auch familiärer Fälle in keiner Weise verwertbar.

Isolierte Cystennierenfälle. Ein Problem bleiben schließlich noch die isolierten Fälle von Cystennieren. Auch hier sind keine Angaben über Häufung von Verwandtenehen bekannt, obwohl man am ehesten an recessiven Erbgang denken möchte. Es ist natürlich auch denkbar, daß sich in manchen Fällen isolierte Cystennieren aus nicht erblich bedingter Ursache heraus entwickeln können. Ferner besteht theoretisch die Möglichkeit, daß sich isolierte Fälle dominant oder zumindest unregelmäßig dominant vererben. Die Cystennieren der Erwachsenen können ja praktisch symptomlos verlaufen oder klinisch nicht diagnostiziert werden, so daß möglicherweise doch Cystennieren in der Ascendenz vorgekommen sind.

Es bleibt einer späteren Arbeit vorbehalten, gerade bei den isolierten Fällen systematische Familienuntersuchungen vorzunehmen, um diese Frage noch zu klären.

Tabelle 2. Angabe des Erkrankungs- und Todesalters von Cystennierenträgern in aufeinanderfolgenden Generationen zum Nachweis einer etwaigen Antizipation. [Kursive Zahl = weiblich, unterstrichene Zahl = Todesalter, waagerechter Strich (—) = keine näheren Angaben.]

Autor	Generation	Alter beim Auftreten der ersten Symptome	Alter bei der letzten Untersuchung bzw. Todesalter (unterstrichene Zahlen!)
HÖHNE (1896)	I	*45*	*49*
	II	20	—
BORELIUS (1901)	I	70	71
	II	38	38
LOVE und RICHMOND (1902)	I	54	60
	II	29	51
THOMPSON (1903)	I	44	47
	II	23	—
DUNGER (1904)	I	*54*	*54*
	II	26	26
BULL (1910)	I	41 —	47 60
	II	40 *24* 26 31	44 *39* 35 33 —
	III	21	25
CRAWFORD (1923)	I	—	77
	II	*59* etwa 45	*74* etwa 45
	III	— — 25 — 21 25—26 —	58 45 38 43 40 39 27 34 34
CAIRNS (1924/25)	I	*36*	*46*
	II	46 41 36 31	46 51 48 39
	III	25 20 — 18 —	28 26 19 21 21
FULLER (1928/29)	I	—	*53*
	II	*30* 56	*57* 74
	III	29 *41* 39 33	45 *43* 42 40
	IV	— 13	16 18
CUMMING (1928)	I	—	*53*
	II	— — —	48 *45* 40—50
	III	17	32
	I	41	42
	II	— — 33	43 38 36

Antizipation. Zum Schluß des vorliegenden Abschnittes über die Vererbung von Cystennieren sei auf eine Feststellung von CAIRNS (1925) hingewiesen, wonach die befallenen Mitglieder der jüngeren Generationen früher erkranken und sterben sollen als diejenigen der älteren Generationen. Diese als *Antizipation* bezeichnete Erscheinung, die auch bei anderen Erbleiden gelegentlich beobachtet wurde, glaubte CAIRNS an Hand einer tabellarischen Aufstellung des

Tabelle 2 (Fortsetzung).

Autor	Generation	Alter beim Auftreten der ersten Symptome	Alter bei der letzten Untersuchung bzw. Todesalter (unterstrichene Zahlen!)
SHAPIRO (1929)	I	29 *36*	34 *37*
	II	13	19
	I	—	*53*
	II	48 52	50 53
	I	—	50
	II	— 31	30 37
	I	*42*	*53*
	II	27	29
WEIDNER (1938)	I	—	56
	II		— 35 — — — *40*
	III		(zwischen 35 u. 40 †) 10
	I	—	60
	II	— — 45	40 42 48
	I	—	50
	II	37 —	37 34

jeweiligen Erkrankungs- und Sterbealters als tatsächliches Vorkommnis bewiesen zu haben.

Um die Frage der Antizipation bei der Vererbung von Cystennieren an einem größeren und möglichst auslesefreien Beobachtungsgut nachzuprüfen, wurden in der nebenstehenden Tabelle 2 eine größere Anzahl von Familien mit näheren Angaben in Erweiterung der schon von CAIRNS gemachten Beobachtungen zusammengestellt. In der Tabelle ist jeweils das Alter der befallenen Familienmitglieder den einzelnen Generationenfolgen entsprechend untereinander geschrieben. Die in einer Zeile nebeneinander stehenden Zahlen gehören jeweils einzelnen Geschwisterschaften an. Wenn es sich um Frauen handelt, sind die Zahlen kursiv gedruckt. Unterstrichene Zahlen geben das Todesalter an. Die waagerechten Striche sollen Personen bedeuten, über die keine näheren Angaben vorliegen.

Bei Durchsicht der Tabelle ergibt sich nun, daß tatsächlich in den meisten Familien eine Antizipation deutlich erkennbar ist. Sowohl das Alter beim ersten Auftreten von Symptomen als auch das Todesalter bzw. das Alter bei der letzten ärztlichen Untersuchung liegt bei den Angehörigen der jüngeren Generationen früher als bei denen der älteren. Eine Ausnahme hiervon machen lediglich die Familien von CAIRNS und FULLER in der I. und II. Generation und die 2. Familie von SHAPIRO, während sowohl bei CAIRNS als auch bei FULLER in der II. und III. Generation eine Antizipation wieder ganz deutlich zum Ausdruck kommt. Wir können also die bereits von CAIRNS gemachten Beobachtungen auch an dem vorliegenden erweiterten Beobachtungsgut bestätigen.

Es ist nun aber nach allem, was wir über die Grundlagen der Vererbung wissen, sehr unwahrscheinlich, daß die Antizipation einem realen biologischen

Vorgang entspricht. Wir müssen vielmehr zur Erklärung der Antizipation mit LENZ (1936) annehmen, „daß die Angehörigen der älteren Generationen eine Auslese nach spätem Krankheitsausbruch darstellen und in den lebenden Generationen umgekehrt gerade solche Personen als krank befunden werden, bei denen das Leiden schon früh ausbrach, während jene Geschwister, die erst später erkrankten oder starben, noch gesund befunden werden". Ferner kommt hier nun außerdem noch hinzu, daß Angehörige jüngerer Generationen bei diagnostisch unklaren Beschwerden um so eher auf Cystennieren verdächtig sind und dementsprechend untersucht werden, wenn bekannt ist, daß in der Familie bereits Cystennieren aufgetreten waren, ganz abgesehen davon, daß die urologische Diagnostik in den letzten Jahrzehnten erhebliche Fortschritte gemacht hat.

Die Annahme einer Antizipation würde demnach einen statistischen Trugschluß bedeuten, so überzeugend auch die obige Tabelle für eine wirkliche Antizipation zu sprechen scheint. Es liegt daher auch kein Anlaß vor, die Lehre von der Antizipation, wie CAIRNS es wollte, an Hand der *scheinbar* zutreffenden Beispiele in Cystennierenfamilien zu stützen.

γ) *Rassenhygiene.*

Sterilisierung. Für eine *Sterilisierung* von Cystennierenträgern ist bemerkenswerterweise erstmalig der Amerikaner BRAASCH 1917 eingetreten; auch der deutsche Urologe WEIDNER hat 1938 die Forderung erhoben, daß die Träger von polycystischen Nieren sterilisiert werden müßten, da die Cystennieren zweifellos zu den schweren körperlichen Mißbildungen gehörten.

Demgegenüber ist zu sagen, daß eine Sterilisierung, wenn überhaupt, nur in ganz besonderen Ausnahmefällen in Erwägung gezogen werden kann.

Die schwerere Form der Cystennieren bei Neugeborenen, die sehr wahrscheinlich dem recessiven Erbgang folgt, merzt sich immer wieder von selbst aus, weil ihre Träger nicht lebensfähig sind; und die Cystenniere der Erwachsenen stellt ein Leiden dar, das sich im allgemeinen erst in einem vorgerückten Alter bemerkbar macht, viele Jahre symptomlos verläuft und oft nur geringe Beschwerden verursacht. Wenn nur eine Seite befallen ist, können außerdem bei entsprechender Indikation die Beschwerden durch eine Operation mehr oder weniger behoben werden. Nur wenn noch andere schwere Mißbildungen vorliegen, könnte gegebenenfalls eine Sterilisierung in Frage kommen.

Eheberatung. Von dem Eingehen einer Ehe ist unter Umständen dann abzuraten, wenn beide Partner aus Cystennierenfamilien stammen oder einer von ihnen Träger von Cystennieren ist. Die Frage nach etwaiger Nachkommenschaft ist aber wohl im allgemeinen zu bejahen, da hier ja dieselben Gesichtspunkte maßgebend sind, die von der Sterilisierung Abstand nehmen ließen.

Vor der Einheirat in Cystennierenfamilien hat übrigens 1929 auch SHAPIRO, ebenfalls ein Amerikaner, dringend gewarnt, da er in fast allen Fällen familiäres Vorkommen feststellen konnte.

2. Störungen der Nierenform.

Als Abweichung von der *normalen Bohnenform* unterscheidet man eine „*gestreckte*" und eine „*gedrungene*" Form. Man kann mit GG. B. GRUBER vermuten, daß diese zwei grundsätzlich verschiedenen Formen dem erblich bedingten Gesamthabitus des Menschen angepaßt sind. Auf Abb. 20 an späterer Stelle ist die normale Variabilität der Nierenform und der Lage schematisch dargestellt. Ferner findet man eine *persistierende fetale Lappung* der Niere als Ausdruck einer verlangsamten oder unfertigen Gestaltsentwicklung.

Auch beim *Nierenbecken* sind mehrere Variationen bekannt. Man unterscheidet zwischen einem sackartigen, ampullären und einem verästelten Nierenbecken und kennt nach HYRTL und v. GAZA verschiedene Unterformen (Abb. 12 bis 18). Nach HYRTL gleicht kein Nierenbecken dem anderen, selbst nicht das rechte und linke ein und desselben Menschen. Hier gibt es alle Übergänge von harmlosen physiologischen Varianten bis zu solchen Formen, die Abflußstörungen bedingen können. Auf ein konkordantes, von RÖSSLE (1937) beschriebenes Zwillingsfetenpaar ohne genauen Eihautbefund wurde bereits bei Behandlung der normalen Eigenschaften hingewiesen (S. 825). Über die Erblichkeit dieser

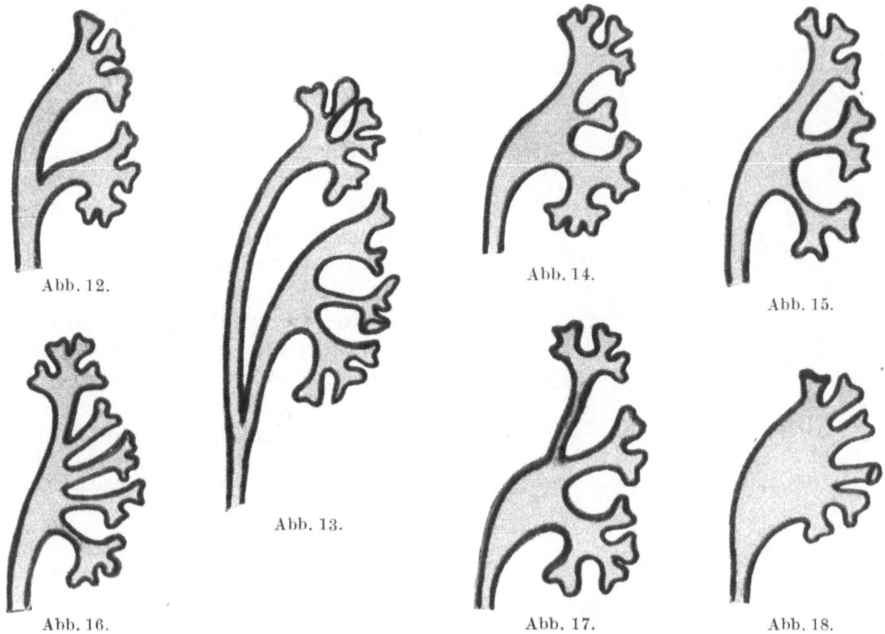

Abb. 12—18. Verschiedene Formen des Nierenbeckens. (Nach v. GAZA.)

Variationen ist nichts bekannt. Nach GG. B. GRUBER sollten die modernen Methoden der Urologie ein Anlaß sein, den Nachweis familiärer Übereinstimmungen als Folge gleicher Erbanlagen zu versuchen,

Formabweichungen der einzelnen Niere sind meist kombiniert mit einer *Nierenverlagerung*. Man kennt *pilz-*, *kuchen-* oder *schildähnliche*, auch *hufeisen-*, *klumpen-* und *diskusähnliche* Formen.

RÖSSLE (1937) stellte bei eineiigen fast ausgetragenen männlichen Zwillingsfeten mit einer Länge von 49 und 51 cm konkordant *Kuchennieren* fest, bei weiblichen zweieiigen Zwillingsfeten mit einer Länge von 40 und 40,5 cm dagegen nur bei dem einen Partner eine *Kuchenniere*.

Eine weitere Zwillingsbeobachtung, die in diesem Zusammenhang erwähnt werden kann, teilen LIEBENAM (1935) und LÜCKE (1937) mit.

Es handelt sich um ein neugeborenes weibliches eineiiges Zwillingspaar, dessen eine Partnerin frei von Mißbildungen war, während sich bei der anderen multiple Mißbildungen zeigten, in deren Folge sie am 4. Tage unter Anfällen von Cyanose starb. Die Sektion ergab folgenden Befund: Totaler Defekt der unteren Brustwirbelsäule und der ganzen Lendenwirbelsäule vom 8. Brustwirbel abwärts mit rudimentärer Ausbildung des 8. Brustwirbels. Rippen- und Wirbelsäulendefekt. Hypoplasie der gesamten Bauchmuskulatur. *Kuchennieren beiderseits bei Beckennieren rechts.* Hypoplasie der Darmbeinschaufeln. — Nach Ansicht der

Verfasser handelt es sich wahrscheinlich um eine dysraphische Störung in der Anlage der Chorda-Mesodermplatte. Eine sichere Entscheidung, ob man eine endogene oder exogene Entstehung annehmen muß, ist nicht möglich.

Es können auch *beide* Nieren miteinander verschmolzen sein, entweder symmetrisch bilateral oder asymmetrisch unilateral. Die häufigste *Formabweichung der verschmolzenen Nieren* ist die *Hufeisenniere* (Abb. 19). Gelegentlich haben solche Nieren 3—4 Nierenbecken und 4 getrennt mündende Ureteren.

RÖSSLE (1937) fand bei dem einen von 2 Geschwistern eine Hufeisenniere, bei dem anderen eine Dystopie der Niere. Er weist bei dieser Gelegenheit darauf hin, daß eine rein lokalistische Betrachtungsweise bei der Untersuchung nach der inneren Ähnlichkeit blutsverwandter Personen nicht genügend sei.

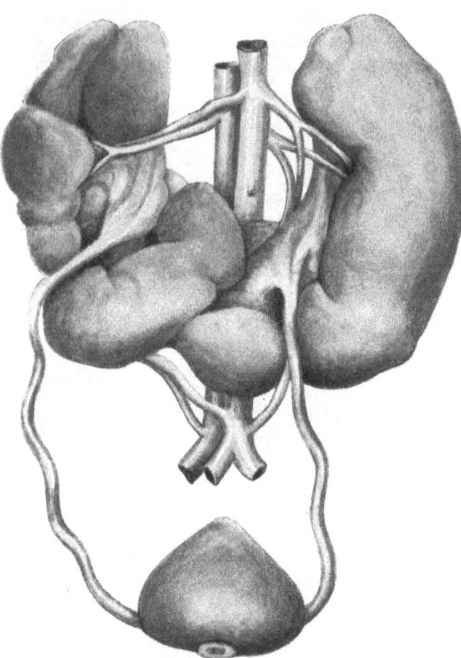

Abb. 19. Hufeisenniere. (Nach GG. B. GRUBER.)

ROSCHER (1933) beschrieb ein diskordantes weibliches Zwillingspaar, dessen eine Partnerin multiple Mißbildungen, unter anderen eine Hufeisenniere aufwies und nur etwa 30 Wochen lebte. Die Zwillingsschwester zeigte keine Mißbildungen. Leider konnte nicht festgestellt werden, ob es sich um EZ oder ZZ gehandelt hatte.

Die Sektion ergab unter anderem im einzelnen folgenden Befund: *Hufeisenniere*; die Nieren waren im oberen und mittleren Teil zusammengewachsen; von *einem* Nierenbecken im mittleren Teil der Nieren gingen 2 Harnleiter aus. Ferner Defekte des Septums atriorum et ventriculorum, mangelhafte Entwicklung der Arteria pulmonalis. Hypoplasie des Gehirns; Palatoschisis, Pes equinovarus sinister; Defekt beider Daumen; die 4. und 5. Zehe des linken Fußes waren zusammengewachsen, am rechten Fuß fehlte eine Zehe.

In diesem Zusammenhang sei auch auf das von RÖWER (1936) beschriebene und bei den Cystennieren erwähnte unfreie EZ-Paar (Ileothorakopagen) hingewiesen, bei dem der eine Partner eine hufeisenförmige Verschmelzungsniere, der andere rechts eine zwerghaft cystöse Niere hatte.

Schließlich ist noch ein von YOSHIOKA (1935) beobachtetes konkordantes EZ-Paar mit Hufeisennieren zu erwähnen.

Diese zwar spärlichen und auch nicht immer eindeutigen Befunde machen doch das Mitwirken von erblichen Faktoren bei der Entstehung von Hufeisennieren immerhin wahrscheinlich.

3. Störungen der Nierenlage.

Die Nierendystopien.

Die angeborenen *Störungen der Nierenlage*, die *Nierendystopien*, stellen nach GG. B. GRUBER die gewöhnlichste Entwicklungsstörung am ganzen Harnapparat dar. Die noch innerhalb der Norm liegende Variabilität der Lage ist auf der schon bei den normalen Variationen der Nierenform erwähnten Abb. 20 dargestellt. Bei den abnormen Zuständen unterscheidet man wieder verschiedene Formen. So gibt es eine *Verlagerung ins Becken*, eine Verlagerung *kranialwärts* bei Zwerchfellhernien und eine „*gekreuzte Dystopie*“ bei einer Verlagerung auf die andere Seite, wobei im allgemeinen das Organ fest liegt im Gegensatz zur Wanderniere, die beweglich ist. Zu praktisch wichtigen Komplikationen können solche Nierenverlagerungen durch die gestörten Gefäßverhältnisse führen. Wegen der oft vorhandenen abnormen Form des Nierenbeckens begünstigen sie gelegentlich auch die Entwicklung einer Hydronephrose.

Die *Entstehung* der Dystopien und im Zusammenhang damit auch der Nierenverschmelzung ist nach GG. B. GRUBER ursprünglich in einer unregelmäßigen Entwicklung bzw. Ausdehnung des mesenchymalen Blastems zu suchen. Die dystope Niere wird auf dem normalen Entwicklungsweg von der Beckenregion in die Lendengegend vorzeitig angehalten und bleibt mehr oder weniger fixiert an abnormer Stelle liegen. Inwieweit hier neben endogenen Vorgängen auch mechanische Einwirkungen aus anderen Körperregionen mitspielen, ist nicht sicher zu sagen. Der Zeitpunkt der Manifestation liegt zwischen dem 1. Fetalmonat und dem 1. und 2. Lebensjahr.

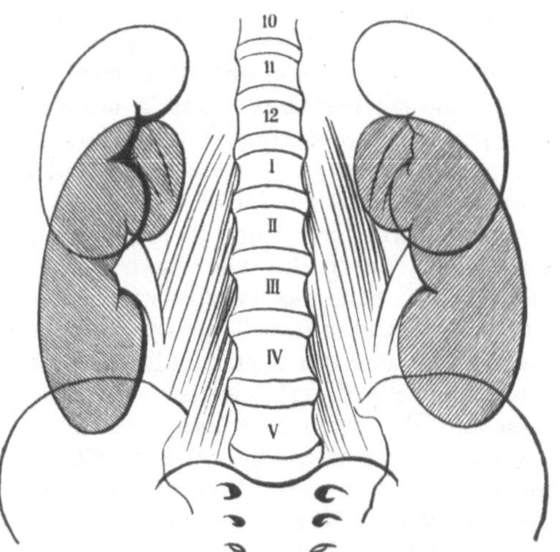

Abb. 20. Extreme der Variationen in der Länge und Lage der Nieren. (Nach CORNING.)

Diesen angeborenen primären Nierendystopien steht eine erworbene scheinbare Nierendystopie gegenüber, die man gemeinhin als *Wanderniere* bezeichnet. Da die Wanderniere als erworbene scheinbare Nierendystopie in mancher Hinsicht der angeborenen primären Nierendystopie ähnlich ist und sich auch bei ihr gewisse Beziehungen zu dysontogenetischen Vorgängen finden, soll sie im Anschluß hieran als Anhang behandelt werden.

Die angeborenen Nierenverlagerungen sind offenbar nicht selten. Die Angaben über die *Häufigkeit* auf Grund großer Sektionsstatistiken schwanken nach GG. B. GRUBER zwischen 0,20% und 0,38%. BÜTTNER (1936) errechnete nach einer Zusammenstellung aus der Literatur, daß unter 43080 Obduktionen 1,34% Dystopien vorkommen. Nach BÜTTNER machen sie etwa $^1/_4$ aller praktisch wichtigen Nierenmißbildungen aus. Sie werden aber auf dem Sektionstisch bei weitem nicht so häufig festgestellt, wie sie vom Arzt vermutet werden.

Die *linke Seite* ist etwas stärker beteiligt als die rechte. Die Verteilung auf die beiden *Geschlechter* ist ungefähr gleich.

BAUMM (1922), PAGEL (1923), FOLKE SETTERGREN (1933) u. a. weisen auf die Kombination der dystopischen Niere mit Mißbildungen der Blase, des Enddarms und der Genitalien hin.

Über die als immerhin sehr wahrscheinlich anzunehmende *Erblichkeit* der Nierendystopien ist nur wenig Positives bekannt. Das von RÖSSLE beschriebene Vorkommen einer Nierendystopie bei dem einen und Hufeisenniere bei dem anderen von 2 Geschwistern wurde schon bei Behandlung der Hufeisenniere erwähnt.

Über einen allerdings nicht verwertbaren *Zwillingsfall* berichtete ENGER (1933). Er fand bei einer 35jährigen Patientin eine rechtsseitige Beckenniere mit fortgeschrittener sekundärer Schrumpfniere bei Aplasie der linken Niere und der Genitalorgane. Die Zwillingsschwester starb mit 2 Jahren an „Zahnkrämpfen“. Ferner sei auf die beiden Störungen der Nierenform schon erwähnten von Liebenam und Lücke beobachteten diskordenten EZ mit Becken- und Kuchenniere hingewiesen (S. 845).

Anhang: Die Wanderniere.

Die *Wanderniere* gehört nicht zu den eigentlichen Entwicklungsstörungen der Niere, wird aber aus den eingangs schon erwähnten Gründen zweckmäßigerweise an dieser Stelle besprochen. Sie wird auch als *verlagerte gesenkte Niere bei beweglichem Organ*, als *Ren mobilis* oder *dislocatus* oder als *Nephroptosis* bezeichnet.

Eine ausführliche Darstellung bringt Flörcken im Handbuch der Urologie, die den folgenden Ausführungen teilweise zugrunde liegt.

Wie der Name schon andeutet, handelt es sich bei der Wanderniere um ein abnorm bewegliches Organ, das in der Lage ist, zumindest vorübergehend den ihm normalerweise zukommenden Platz zu verlassen. Die Ursache hierfür ist ganz allgemein in einer schwachen Entwicklung und Lockerung der bindegewebigen Befestigungsmittel, insbesondere der Fascia renalis zu suchen. Begünstigend wirkt ferner eine flache, nach unten zu sich breit öffnende Form der Nierennische, durch die das Organ leicht, ohne Widerstand zu finden, hinabgleiten kann. Schlanke langbrüstige Menschen mit palpablen Nieren sind besonders zur Wanderniere disponiert. Gelegentlich kann die ursprünglich bewegliche Wanderniere durch entzündliche Vorgänge in ihrer Nachbarschaft an einer abnormen Stelle fixiert werden.

Ist die Wanderniere selbst auch eine erst in späteren Jahren *erworbene* Anomalie, so ist doch die primäre Bindegewebsschwäche auf eine *angeborene Anlage* zurückzuführen. Von verschiedenen Autoren, z. B. von K. H. Bauer, Bier, Flörcken, Martius, Payr, Posner u. a., ist wiederholt die Auffassung vertreten worden, daß diese Anlage lediglich ein Bestandteil des umfassenderen *asthenischen Konstitutionstyps* von Stiller (1896) sei. Das Wesen dieses Konstitutionstyps ist neben anderen Symptomen in einer allgemeinen Bindegewebsschwäche zu suchen, die unter anderem zu verschiedenen Organptosen führt. Bei derartigen Patienten lassen sich oft eine allgemeine Senkung der Baucheingeweide, insbesondere doppelseitige Wandernieren sowie Hernien, Prolapse und Venenerweiterungen feststellen. Es kann aber im Sinne der Teilvarianten von Martius auch zur Ausbildung von lediglich *lokalen* Bindegewebsschwächen kommen. Anscheinend ist auf diese Weise auch das einseitige Vorkommen einer Wanderniere zu erklären. Schon Glénard (1893) wies darauf hin; seiner Ansicht schlossen sich auch Stiller, Albarran, Israel u. a. an.

Klinisch kann sich die Wanderniere in unbestimmten Beschwerden und stärkeren Schmerzen in der Nierengegend, im Rücken und in der entsprechenden Bauchseite, ferner in Magen- und Darmstörungen und gelegentlich sogar in gefährlichen und äußerst schmerzhaften sog. „Stilattacken“ infolge Einklemmung und Stildrehung äußern. Daneben finden sich allgemeine funktionelle Beschwerden, wie sie dem asthenischen Konstitutionstyp eigen sind. Es sei aber ausdrücklich betont, daß diese genannten Symptome nur bei einem kleineren Teil von Wandernierenträgern in Erscheinung treten.

Es wird behauptet, daß Wandernieren zur Entstehung von Nierentuberkulose und Tumoren *disponieren*. Bei rechtsseitiger Wanderniere können unter Umständen Magen-Darmstörungen, Cholecystopathien und chronische Blinddarmentzündungen entstehen.

Die *rechte Seite* ist häufiger befallen als die *linke*, wahrscheinlich deswegen, weil links die Zuckerkandlsche Fascie stärker ausgebildet ist und daher günstigere Fixationsverhältnisse vorliegen. Außerdem liegt die rechte Niere schon normalerweise etwas tiefer als die linke. Ferner wird die rechte Niere durch Coecum und Duodenum offenbar ungünstig in seiner Lage beeinflußt.

Hinsichtlich der *Beteiligung der Geschlechter* läßt sich auf Grund von klinischen und pathologisch-anatomischen Statistiken sagen, daß die Wanderniere bei *Frauen häufig*, bei *Männern* dagegen *selten* vorkommt. Dies dürfte seinen Grund vor allem in dem an sich schwächeren Bindegewebsapparat der Frau haben, ferner in dem verhältnismäßig breiten Becken sowie in der flacheren und nach unten an Durchmesser stärker zunehmenden Nierennische.

Wandernieren treten meist erst in einem *Alter* von 30—40 Jahren und selten vor dem 3. Lebensjahrzehnt auf.

Eine *Erblichkeit* der Wanderniere als Symptom einer allgemeinen oder speziell die Nieren betreffenden Organptose ist wiederholt vermutet und auch nachgewiesen worden, so z. B. von BIER, PAYR, LINDNER, WOLKOW und DELITZIN, ALBARRAN, STIFLER sowie K. H. BAUER. LUXENBURGER u. a. haben die Erblichkeit der allgemeinen Bindegewebsschwäche auch durch *Zwillingsuntersuchungen* belegen können. Starke Abmagerung, Erschlaffung der Bauchdecken nach Geburten sowie Traumen sollen *auslösende Ursachen* darstellen.

Weitere Einzelheiten über diesen Fragenkomplex finden sich in dem Kapitel von K. H. BAUER über die Erbpathologie des menschlichen Stützgewebes.

Gesicherte *familiäre Beobachtungen* sind selten. ALBARRAN (1895) beobachtete Wanderniere bei 2 Schwestern, STIFLER (zit. nach CHWALLA, 1933) bei Mutter und Tochter und ISRAEL (1925) ebenfalls bei Mutter und Tochter sowie bei Schwestern.

Über den *Erbgang* ist nichts Sicheres bekannt. Das mehrfach beobachtete Vorkommen bei Mutter und Tochter spricht für *Dominanz*. Die auffallende Häufung beim weiblichen Geschlecht könnte als geschlechtsabhängige Vererbung bezeichnet werden (CHWALLA 1933). Eine Geschlechtsbegrenztheit der Erbanlage liegt aber nicht vor.

4. Störungen der Nierenzahl und Nierengröße.

Nierenmangel. Bei schweren allgemeinen Mißbildungen findet sich gelegentlich ein beidseitiger *Nierenmangel.* In etwa 2‰ der Leichensektionen kommt ferner einseitiger Nierenmangel vor, eine Tatsache, die praktisch unter Umständen von großer Wichtigkeit sein kann. Wie auch bei den bisher besprochenen Anomalien wird häufig eine Kombination von Nierenmangel mit anderen Fehlbildungen des Urogenitalapparates angetroffen.

Einseitiger Nierenmangel ist gelegentlich bei Doppelbildungen beobachtet worden, worauf vor allem GG. B. GRUBER (1937) hinweist. So fehlte, wie FRÄDRICH (1936) berichtet, bei einem Pygopagen die eine Niere und der Harnleiter, während bei dem anderen Partner die Harnorgane in der normalen Anzahl vorhanden waren. Ferner wurden von GG. B. GRUBER (1931) sowie BUSSE (1929) zweiköpfige Monstren mit nur 3 unteren Gliedmaßen (Ileo-Thorakopagen) beschrieben, von denen einige nur 2 Nieren hatten. In anderen Fällen wurden bei solchen Doppelbildungen 4 normal ausgebildete Nieren gefunden. Man hatte den Eindruck, daß die Entwicklungsstörungen weitgehend durch die räumlichen Verhältnisse bedingt waren, so daß man zwar eine endogene, aber keine unmittelbar erblich bedingte Ursache annehmen darf.

Abgesehen von dem schon bei der Nierendystopie erwähnten, leider nicht verwertbaren Zwillingsfall mit Aplasie einer Niere von ENGER (1933) liegen sonstige Familien- und Zwillingsbeobachtungen aber noch *nicht* vor.

Dagegen hat BAGG (1929) sehr interessante *Züchtungsversuche an röntgenbestrahlten Ratten und Mäusen* angestellt. Seine Untersuchungen erstreckten sich über 6 Jahre und umfaßten 6600 Autopsien. Darunter fanden sich 1057 Tiere mit Nierendefekten, die in der 5. Filialgeneration auftraten. Bei 630 Tieren fehlte eine Niere, bei 334 beide. Bei weiteren Tieren fanden sich Abweichungen in der Nierengröße und sonstige Störungen, die später noch besprochen werden. Bei einer Kreuzung zwischen zwei Solitärnierentieren fand er in der Nachkommenschaft 57% Solitärnieren. Außerdem wurden noch andere Störungen, z. B. Hodenveränderungen beobachtet, ferner in früheren Versuchen auch Augen- und Extremitätendefekte (Klumpfuß, Syndaktylie, Hypodaktylie und Polydaktylie), sowie Zirkulationsstörungen wie Lymphstauungen und subcutane Blutungen. Besonders bemerkenswert ist die Tatsache, daß bei allen Gruppen die männlichen Tiere und ferner die linke Niere häufiger betroffen waren.

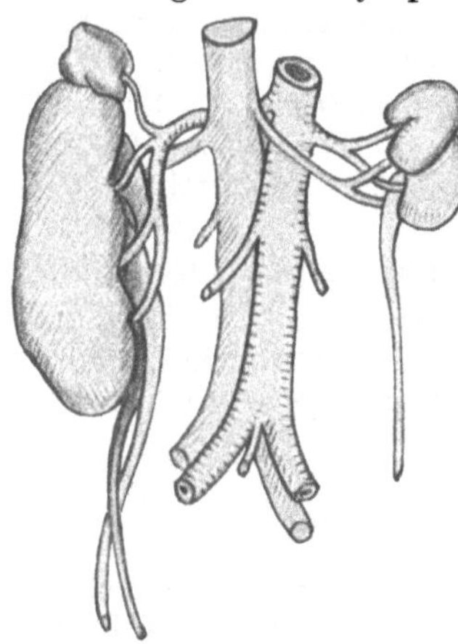

Abb. 21. Linksseitige Zwergniere. (Nach GG. B. GRUBER und BING.)

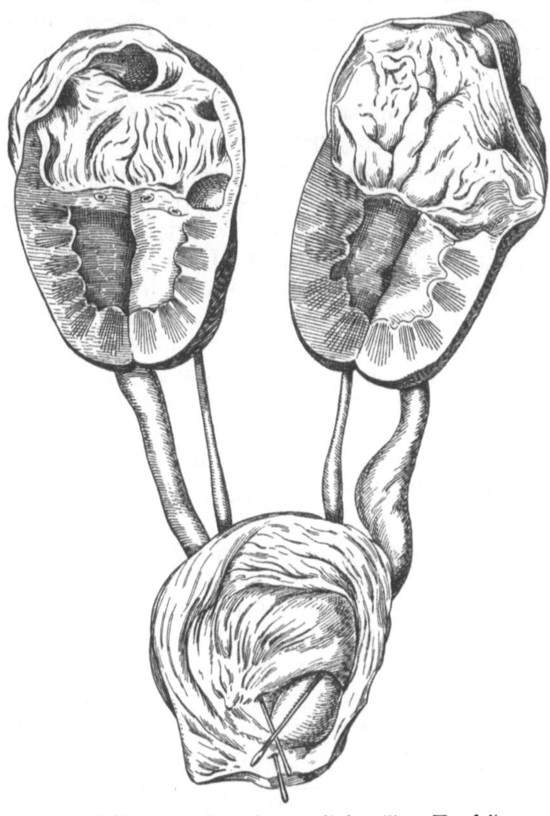

Abb. 22. Beiderseitige Langnieren mit jeweiliger Harnleiterverdoppelung und Hydronephrose beider konischen Nierenhälften. (Nach REINFELDER.)

Kleinheit einer Niere („Zwergniere“). Kleinheit oder Hypoplasie einer Niere (Abb. 21) ist oft mit Hyperplasie der anderen Niere kombiniert. Häufig sind hypoplastische Nieren auch sonst in ihrer Form und Größe pathologisch verändert, wie Abb. 2 zeigte. HEINS (1937) berichtet von einem Thorakopagen, dessen einer Partner beiderseits hypoplastische Nieren, ferner Störung der Kloakendifferenzierung, Mastdarmatresie, Mangel einer ausgebildeten Harnblase und jederseits Einmündung des Ureters in den Samenleiter aufwies. Der andere Partner war völlig normal.

Ferner fanden sich auch bei den schon erwähnten röntgenbestrahlten Mäusen (BAGG) 25 Tiere mit einer Nierenhypoplasie.

Vergrößerung einer Niere. Eine Nierenhyperplasie findet sich umgekehrt vor allem bei einseitigem Fehlen einer Niere oder bei sonstigen Mißbildungen. Unter anderem sind sog. „Langnieren“ mit zwei Nierenbecken beobachtet worden (Abb. 22). Es kann dann zur Ausbildung einer „Hemihydronephrose“ kommen. Familien- oder Zwillingsbeobachtungen liegen nicht vor.

Überzählige Nieren. Gelegentlich wird eine *überzählige Niere,* eine *Triplicitas renum,* beobachtet. Einzelheiten darüber bringen GEISINGER (1937) sowie PAPIN (1931) und Mitarbeiter. GEISINGER stellte 40 Fälle von überzähligen 3. Nieren aus der Weltliteratur zusammen.

Eine recht interessante Beobachtung von Nierenverdoppelung innerhalb zwei Generationen teilt VVEDENSKY (1935) mit. Er operierte ein 5jähriges Kind wegen einer Doppelniere und stellte später auch bei dem Vater eine Nierenverdoppelung auf beiden Seiten mit Erweiterung der Nierenbecken fest.

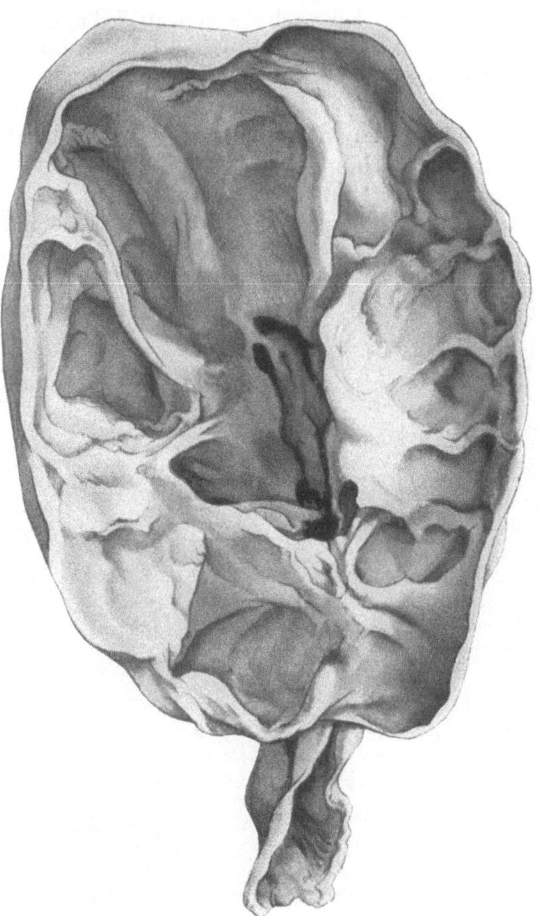

Abb. 23. Hochgradige Hydronephrose. (Nach GG. B. GRUBER.)

5. Hydronephrose.

Die *Hydronephrose* oder *Sackniere* besteht in einer abnormen Ausdehnung des Nierenbeckens (Abb. 2, 22, 23). Hydronephrosen neigen aus verschiedenen Gründen zu Infektionen und können schließlich zu hydronephrotischen Schrumpfnieren führen, die im Zusammenhang mit den genuinen Schrumpfnieren bei Behandlung der doppelseitigen hämatogenen Nierenkrankheiten noch erwähnt werden.

Eine Darstellung der verschiedenen Entstehungsmöglichkeiten sowie wichtige klinische Einzelheiten bringen u. a. O. RUMPEL (1927), GG. B. GRUBER (1934) und ANDLER (1928).

Hydronephrosen sind entweder kongenital vorhanden oder entwickeln sich im späteren Verlauf des Lebens. Nach GG. B. GRUBER gibt es keine „kongenitale“ Hydronephrose an sich, sondern nur eine Hydronephrose auf Grund einer kongenitalen Abflußbehinderung in den Harnwegen. Neben den angegebenen zumeist durch Entwicklungsstörungen bedingten Ursachen kommen auch verschiedene erworbene Zustände ätiologisch in Betracht. Im einzelnen sind hier nach ANDLER, FRANGENHEIM, GRUBER, CHWALLA Bildungsstörungen am Nierenbecken selbst, ferner Anomalien der Ureterlichtung und Uretermündung, Harnröhrenverengerung sowie schlecht behandelte Phimosen zu nennen. Ferner werden spastische Zustände am Nierenbeckenhals, bedingt durch einen Hypertonus der Blasenhalsmuskulatur oder eine idiopathische Sphinkterhypertonie der Harnblase, angenommen. Hierher gehören wahrscheinlich auch solche Fälle, bei denen pyelographisch beträchtliche Erweiterungen des Nierenbeckens festgestellt werden, ohne daß sich anatomisch faßbare Weghindernisse nachweisen ließen. Mit RUBRITIUS (zit. nach CHWALLA 1933) und POSNER (1924) könnte man an eine erblich bedingte Komponente dieses Muskelhypertonus denken. CHWALLA (1933) will die idiopathische Sphinkterhypertonie häufig bei ausgesprochenen Neurasthenikern oder Neuropathen gefunden haben.

Bei den schon mehrfach erwähnten *röntgenbestrahlten Mäusegenerationen* (BAGG) fanden sich auch 48 von 1057 Tieren mit Hydronephrosen, und zwar bei 47 Tieren einseitig und bei 1 Tier doppelseitig. Die Hydronephrose war kombiniert mit Aplasie oder Hypoplasie der Nieren.

II. Entwicklungsstörungen der Harnleiter.

Die Entwicklungsstörungen der Harnleiter lassen sich nach ähnlichen Gesichtspunkten wie die der Nieren einteilen. Auf die komplizierten entwicklungsgeschichtlichen Vorgänge und weitere Einzelheiten kann an dieser Stelle nicht näher eingegangen werden. Häufig finden sich die verschiedenen Störungen kombiniert miteinander. Aus einigen Familien- und Zwillingsbeobachtungen geht hervor, daß die *Erblichkeit* bei der Entstehung von Harnleitermißbildungen eine gewisse Rolle spielt. Auch hier sind Kombinationen mit verschiedenen anderen Mißbildungen des Urogenitalsystems bekannt, auf die u. a. KIELLEUTHNER (1924) hingewiesen hat.

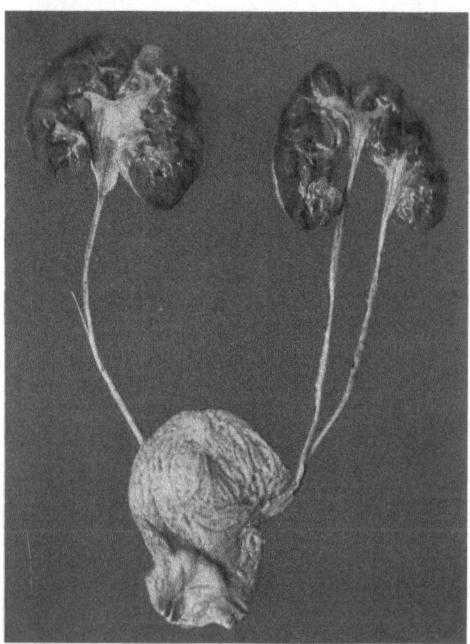

Abb. 24. Ureter fissus der linken Seite. (Nach GG. B. GRUBER.)

Störungen der Harnleiterform. Unter den als *Störungen der Harnleiterform* zusammengefaßten Mißbildungen werden *Hypoplasien* mit Verengungen der Lichtung und mit unvollständigem Auswachsen oder stellenweisen Auftreibungen und ferner *Hyperplasien* mit Vergrößerungen bis zum Kaliber des Dünndarms beobachtet. Entsprechende Familien- oder Zwillingsbeobachtungen liegen nicht vor.

Störungen der Zahl, des Verlaufs und der Lage der Mündungen der Harnleiter. Etwas mehr läßt sich über die Erblichkeit der Störungen der *Harnleiterzahl*, des *Harnleiterverlaufs* und der *Lage der Harnleitermündungen* aussagen. Hierzu gehört einerseits das *Fehlen* eines oder beider Harnleiter, andererseits die *Harnleiterüberzahl*, der *Ureter fissus* oder gespaltene Harnleiter, der *Gabelharnleiter* und der *Ureter duplex* oder Doppelureter (Abb. 22, 24). Ferner werden *abnormer Verlauf* und *Schlängelung* des Harnleiters als primäre oder sekundäre Störungen infolge von Nierenverlagerung beobachtet. Nach BÜTTNER (1936) ergibt sich aus den größeren Zusammenstellungen, daß bei etwa 2% der Sektionen und bei 25% aller Nieren- und Harnleitermißbildungen Harnleiterverdoppelungen gefunden werden.

Bei den *Störungen der Lage der Harnleitermündung* unterscheidet man intravesikale und extravesikale Dystopien. Bei Doppelureteren kann der eine Teil

Tabelle 3. Familiäres Vorkommen von Entwicklungsstörungen der Harnleiterzahl und des Harnleiterverlaufs mit teilweise doppeltem oder gespaltenem Nierenbecken bei Geschwistern.

Autor	Familienmitglieder	Diagnose	Bemerkungen
RITTER (1935) u. STEINLIN (1936)	*Familie M.*		
	1. Mutter, 64 J.	Keine anatomischen Anomalien	Chronische Pyelitiden und Nierenschmerzen
	2. Sohn, 41 J.	Beiderseits deutliche Spaltung des Nierenbeckens	—
	3. Tochter, 30 J.	Beiderseits Andeutung von Nierenbeckenspaltung	—
	4. Tochter, 26 J.	Rechts Spaltung des Nierenbeckens angedeutet, links Ureter fissus im oberen Drittel	2 Monate nach einer Geburt heftige Schmerzen in der linken Lendengegend
	Familie L.		
	1. Schwester, 41 J.	Rechts Spaltung des Nierenbeckens, links Nierenbecken o. B.	Bisweilen Miktionsbeschwerden
	2. Bruder, 35 J.	Ureter fissus links, rechtes Nierenbecken normal	Schmerzen im Oberbauch, Ulcusverdacht
	3. Bruder, 29 J.	Rechts Nierenbeckenspaltung angedeutet, linkes Nierenbecken o. B.	Keine Nieren- oder Blasenbeschwerden
	Familie H.		
	1. Mutter, 52 J.	Beide Nierenbecken o. B.	Gesund, keine Nieren- oder Blasenbeschwerden
	2. Sohn, 26 J.	Beide Nierenbecken o. B.	
	3. Tochter, 25 J.	Rechtes Nierenbecken erweitert; links Ureter fissus und oberer Teil des Nierenbeckens nelkenförmig	Mit 21/2 J. Nephritis, Cystitis und Pyelitis
	4. Sohn, 22 J.	Rechts großes Nierenbecken, links beginnende Hydronephrose	Anamnese o. B.
	5. Tochter, 19 J.	Beide Nierenbecken o. B.	Keine Nieren- oder Blasenbeschwerden
	6. Sohn, 18 J.	Beide Nierenbecken o. B.	Keine Nieren- oder Blasenbeschwerden
	7. Sohn, 15 J.	Rechtes Nierenbecken erweitert, Ureter geschlängelt, linkes Nierenbecken o. B.	Keine Nieren- oder Blasenbeschwerden
	8. Tochter, 14 J.	Rechtes Nierenbecken erweitert, linkes Nierenbecken normal	Keine Nieren- oder Blasenbeschwerden; kongenitales Vitium cordis
	9. Tochter, 12 J.	Rechtes Nierenbecken erweitert mit weitem Ureter, linkes Nierenbecken normal	Keine Nieren- oder Blasenbeschwerden
	10. Tochter, 11 J.	Linkes Nierenbecken doppelt so weit wie das rechte	Keine Nieren- oder Blasenbeschwerden

durch den Blasenschließmuskel hindurch verlaufen und in die Harnröhre oder Vulva münden. Derartige Störungen können dann je nach den näheren Umständen eine „Hemihydronephrose" oder auch eine Harninkontinenz zur Folge haben. Die in der Weltliteratur beschriebenen Fälle von extravesikaler Harnleitermündung sind von THOM (1928) und GLOOR (1938) nach verschiedenen Gesichtspunkten zusammengestellt. THOM hatte insgesamt 185 Fälle, GLOOR noch 86 weitere Fälle in den letzten 10 Jahren gefunden. Im ganzen waren wesentlich mehr Frauen als Männer befallen.

Tabelle 4. Familiäres Vorkommen von Entwicklungsstörungen der Harnleiterzahl, des Harnleiterverlaufs und der Lage der Harnleitermündung mit teilweise doppeltem oder gespaltenem Nierenbecken in 2 Generationen.

Autor	Familienmitglieder	Diagnose	Klinische Befunde
MONTICELLI (1931/32)	1. Zwillingsmädchen EZ, 6 J.	Ureter duplex und abnormer Verlauf	Bei beiden Partnerinnen Mündung des überzähligen Ureters in die Vulva. Enuresis
	2. Mutter	Ureter duplex (?) und abnormer Verlauf (?)	„Essentielle, irreguläre Enuresis" bis zum 16. Lebensj.
ZVETKOW (1933)	1. Mutter	Ureter duplex	Rechtsseitige Verdoppelung der oberen Harnwege ohne klinische Erscheinungen
	2. Tochter, 8 J.	Ureter duplex, Enuresis	Rechts und links Ureter duplex. Rechts mündet ein Ureter extravesikal, daher Enuresis
RITTER (1935) u. STEINLIN (1936)	*Familie W.* S. Sippentafel Abb. 25	Ureter duplex, Nierenbeckenspaltung, Hydronephrose, Wanderniere und Enuresis	S. Sippentafel mit Legende! Abb. 25
	Familie N.		
	1. Vater, 53 J. †	—	Diabetes, Arteriosklerose
	2. Mutter, 61 J.	Hydronephrose rechts	Keine Nieren- oder Blasenkrankheit
	3. Tochter, 34 J.	Beiderseits doppelte Nierenbecken und doppelte Uretermündungen	Häufig Cystopyelitis
	4. Sohn, 33 J. 5. Tochter, 31 J. 6. Tochter, 25 J. 7. Sohn, 22 J.	Beide Nierenbecken o. B.	Keine Nieren- oder Blasenbeschwerden
RÖSSLE (1937)	1. Vater	Ureter duplex	—
	2. Sohn	Ureter duplex	—

RITTER (1935) und STEINLIN (1936) haben 5 *Familien* beschrieben, in denen Störungen der Harnleiterzahl, des Harnleiterverlaufs und der Lage der Harnleitermündung mit teilweise doppeltem oder gespaltenem Nierenbecken mehrfach bei Geschwistern und in 2 Generationen vorkommen. 3 weitere Familien werden von MONTICELLI (1931), ZVETKOW (1933) und RÖSSLE (1937) mitgeteilt, die je einmal bei Mutter und Tochter bzw. Vater und Sohn derartige Störungen beobachteten. In Tabelle 3 und 4 sind diese 8 Familien getrennt nach 1 und 2 Generationen in der zeitlichen Reihenfolge ihrer Veröffentlichung mit näheren Einzelheiten dargestellt. Eine der Familien von RITTER und STEINLIN ist als Sippentafel mit Legende in Abb. 25 wiedergegeben. In der Familie von MONTICELLI handelt es sich um eineiige *Zwillingsschwestern.* Bei beiden fand sich ein überzähliger Harnleiter, der mit einer freien Öffnung oberhalb des Hymenalrandes in die Schleimhaut der Vulva endete und ebenso wie bei der Mutter zur Enuresis führte. Bei diesen Beobachtungen ist bemerkenswert, daß neben der offenbaren Vererbung völlig gleichartiger Mißbildungen auch verschiedenartige Störungen in derselben Familie vorkommen können.

Im übrigen aber scheint familiäres Vorkommen recht selten zu sein. WEITZ (1936), der es von vornherein für sehr wahrscheinlich hält, daß Ureteranomalien von erblichen Einflüssen abhängig sind, hat bei 5 Geschwistern zweier Patienten mit doppelten Ureteren nach Nierenbeckenfüllung mit Abrodilinjektion Röntgenaufnahmen gemacht, konnte aber keine Anomalien an den Ureteren feststellen.

Störungen der Harnleiterlichtung. Schließlich sind noch die *Störungen der Harnleiterlichtung* zu behandeln. Hier kommen Ungleichheit der Lichtung zwischen rechts und links, Verödung des Harnleiters, Enge am Anfangsteil und am Endabschnitt und völliger Verschluß des Ureters im Endbereich vor. Ferner gibt es *cystische Vorstülpungen* eines Ureters, *Ureterocelen*, die den Abfluß aus den Ureteren oder auch in die Harnröhre hinein erschweren können.

Eine *familiäre Beobachtung* teilt KAPSAMMER (1908) mit. Danach hatten von 3 Geschwistern das eine Kind eine cystische Erweiterung des unteren Harnleiterendes, das andere eine Hypospadie, während sich das dritte als kompletter Zwitter erwies.

Besonders interessant ist ein von RIBA (1936) beschriebenes konkordantes eineiiges *Zwillingspaar* mit doppelseitigen Ureterocelen.

Es handelte sich um 29jährige Frauen mit folgendem Befund: 1. Partner: Blasenbeschwerden, cystoskopisch sehr große doppelseitige Ureterocelen, Größe wie kleine Orangen. Doppelseitige Ureterohydronephrose. Excision eines Gewebsstücks um die Urethralöffnung. 2. Partner: Angeblich früher keine Klagen. Später gelegentlich Nykturie. Intravenöses Urogramm: Große doppelseitige Ureterocelen und mäßige Erweiterung des unteren Drittels beider Ureteren. Rechte Ureterocele von der Größe einer kleinen Citrone, die linke von der Größe einer kleinen Walnuß. Die mikroskopische Untersuchung des Gewebsschnittes ergab denselben Befund wie beim 1. Partner. Die Gewebsveränderungen sind nach Angabe des Verfassers bisher noch nicht beschrieben worden.

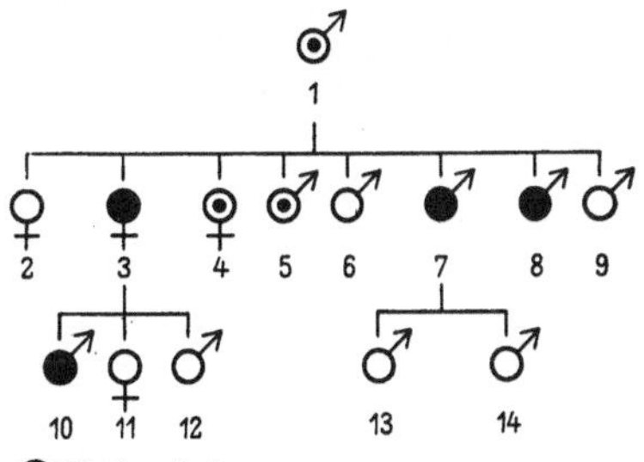

Abb. 25. Ureter duplex sowie Nierenbeckenspaltung, Hydronephrose und Wanderniere in 3 Generationen. (Nach RITTER 1935 und STEINLIN 1936.)

1: 72 J. Rechtes Nierenbecken etwas vergrößert, keine Doppelbildung. ***2:*** 47 J. Mit 43 J. Cystitis. Nierenbecken und Ureteren normal. ***3:*** 45 J. Mit 18 J. Nierenerkrankung. Seit 3 J. Brennen bei Miktion, Pollakisurie. Rechts partieller, links totaler Ureter duplex. ***4:*** 42 J. Wanderniere. Nierenbecken und Ureteren normal. ***5:*** 40 J. Bis zum 25. J. Enuresis. Rechtes Nierenbecken gespalten, linkes normal. ***6:*** 39 J. Nierenbecken und Ureteren normal. ***7:*** 37 J. Mit 34 J. Cystitis. Links 2 Nierenbecken und 2 Ureteren, rechtes Nierenbecken und rechter Ureter normal. ***8:*** 35 J. Seit früher Kindheit nachts mehrmals Miktion. Links 2 Nierenbecken und 2 Ureteren. Rechtes Nierenbecken und Ureter normal. ***9:*** 30 J. Keine Beschwerden. Nierenbecken und Ureteren normal. ***10:*** 10 J. Mit 8 J. Operation wegen Kryptorchismus links, nie nierenkrank. Rechts 2 Nierenbecken und 2 Ureteren, linkes Nierenbecken und Ureteren normal. ***11:*** 9 J. Beide Nierenbecken normal. ***12:*** 6 J. Beide Nierenbecken normal. ***13:*** 8 J. Beide Nierenbecken normal. ***14:*** 6 J. Beide Nierenbecken normal.

III. Entwicklungsstörungen der Harnblase

Die Entwicklungsstörungen der Harnblase teilen wir nach GG. B. GRUBER in die *Störungen der Harnblasenanlage und -lage* und in die *Störungen der Harnblasenform und -lichtung* ein. Bei einem Teil der hierhergehörigen Mißbildungen überschneiden sich die Begriffe, so daß sie sowohl bei dem einen als auch bei dem anderen Abschnitt behandelt werden könnten.

1. Störungen der Harnblasenanlage und -lage.

Die Störungen der *Harnblasenanlage und -lage* lassen sich auf Fehlbildungen in der frühembryonalen Entwicklung des caudalen Rumpfendes zurückführen. Die auffälligste Erscheinungsform stellen die sog. *sireniformen Mißbildungen* dar, die unter anderem oft durch den Mangel des gesamten Harnaustreibungsapparates gekennzeichnet sind. Wahrscheinlich gibt es Übergänge von den sireniformen Mißbildungen zu denjenigen Entwicklungsstörungen, die als Kloakenbildungen bezeichnet werden.

Im einzelnen gehören hierzu der *Blasenmangel*, der *unvollständige Blasenschluß (Vesicointestinalfistel, Blasenexstrophie, Urachusfistel)*, die *Blasenektopie* und *-dystopie* und schließlich die *Verdoppelung* der *Harnblase* und die *Doppelblase*.

Blasenmangel kommt bei sireniformen und akardialen Mißbildungen vor. Auch hochgradige Hypoplasien der Harnblase, wie sie sich gelegentlich sogar bei Erwachsenen finden, sind als „Harnblasenmangel" bezeichnet worden.

Blasenspalte. Der *unvollständige Blasenschluß* kann sich in Form einer *Vesicointestinalfistel*, einer Urachus- oder anders ausgedrückt einer *Vesicoumbilikalfistel* und schließlich in einer *Blasenspalte* oder *Exstrophia vesicae* auswirken.

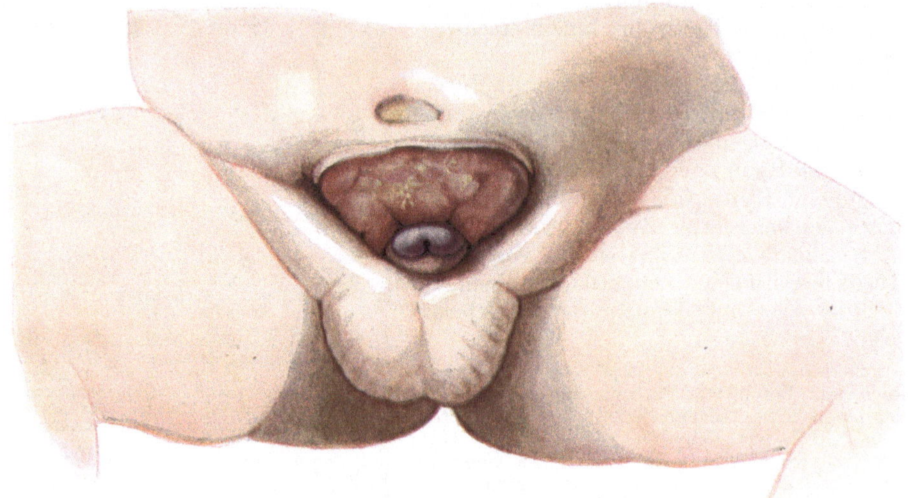

Abb. 26. Spaltblase eines neugeborenen Knaben. (Nach GG. B. GRUBER.)

Die vollkommene Blasenspalte geht mit einer Spaltbildung des knöchernen Beckens, der Bauchdecken und der äußeren Geschlechtsorgane einher (Abb. 26). Es finden sich hier alle Übergänge von den Formen schwerster Spaltbildungen, die mit dem Leben nicht vereinbar sind, bis zu mehr oder weniger harmlosen Spaltbildungen im Sinne einer Epispadie des Penis. Zum Unterschied von der Blasenexstrophie bezeichnet GG. B. GRUBER solche Fälle, in denen die Blase zwar unter die Bauchwand verlagert, die Bauchwand selbst aber membranös verschlossen ist und lediglich eine angeborene Rectus- und Symphysendiastase vorliegt, als wirkliche *Ectopia vesicae*.

Nach GG. B. GRUBER gehören die Spaltblasenträger in den Formenkreis der „Schizosomen" mit Bauchwand-, Kloaken- und Beckenspalte und stellen damit letzten Endes dysraphische Störungen dar. Auf die Bedeutung des Status dysraphicus als Grundlage verschiedenartiger Mißbildungen und auf seine erbliche Bedingtheit wurde schon bei Besprechung der Cystenniere hingewiesen.

Die *Häufigkeit des Vorkommens* von Blasenspalten beträgt nach Angaben bei GG. B. GRUBER etwa 2—4 auf 100000. Die Geschlechtsverteilung ist nach GG. B. GRUBER ungefähr gleich. Die lebensfähigen Spaltblasenträger erreichen nur selten ein hohes Alter, weil sie bei der erhöhten Infektionsbereitschaft der offenliegenden Blasenschleimhaut an interkurrenten Nieren- und Blasenkomplikationen vorzeitig zugrunde gehen. Eine ausführliche Darstellung des Gebietes findet sich unter anderen bei ENDERLEN (1904).

Über die *Vererbung der Spaltblase* liegen einige wenige Beobachtungen vor. So konnte KÖHLER (1928) 2 Vettern mit Blasenexstrophie beobachten, von denen der eine einen Bruder mit Syndaktylie hatte.

Zwillinge mit Blasenspalte sind von ENDERLEN (1904), BISCHOF (1842) und WEISE (1912) beobachtet worden. ENDERLEN fand eine Blasenexstrophie mit Epispadie konkordant bei männlichen EZ. Ferner berichtet BISCHOF von dem konkordanten Auftreten einer vollkommenen Bauchspalte mit Exenteration und Blasenexstrophie bei EZ. Und WEISE konnte bei dem einen Partner eines ZZ-Paares eine Blasenexstrophie mit Spina bifida, bei dem anderen Partner Klumpfüße feststellen.

Aus diesen, wenn auch spärlichen Beobachtungen darf man doch wohl auf eine Mitbeteiligung erblicher Faktoren bei der Entstehung von Spaltblasen schließen.

Eine *Verdoppelung der Harnblase* kommt bei einer Verdoppelung des hinteren Abschnitts der Körperachse zustande, die zur Ausbildung von 2 Urogenitalsystemen führt. Etwas anderes ist die sog. *Doppelblase*. Nach GG. B. GRUBER handelt es sich hier um die Bildung einer zweiräumigen Harnblase mit je *einem* Harnleiter für jede der gesonderten Blasenhälften, die durch Septierung zustande kommt. Die Frage nach der Entstehung derartiger Doppelblasen ist noch recht umstritten. Über *familiäre* oder *Zwillingsbeobachtungen* ist nichts bekannt.

2. Störungen der Harnblasenform und -lichtung.

Die hypoplastische Blase, die Blasenexstrophie und die Doppelblasenbildung, die soeben behandelt wurden, hätten auch im Zusammenhang mit den Störungen der Harnblasenform und -lichtung genannt werden können. Im folgenden sollen nun noch die *übergroße Harnblase* (Riesenharnblase, Vesica gigantea), die *sanduhrförmige Blase* (Vesica isthmica), die *gekammerte Harnblase* (Vesica bipartita) und die *Harnblasendivertikel* besprochen werden.

Bei der *Riesenharnblase* handelt es sich nach GG. B. GRUBER um die Folgeerscheinung von ungeordneten mesodermalen Wachstumsprozessen. Praktisch kann die Riesenharnblase eine Rolle als Geburtshindernis spielen.

Die *Sanduhrharnblase* kann teils als Urachusdivertikel aufgefaßt werden, teils „infolge einseitiger Wachstumsverlangsamung neben lokalen, mesodermalen Wachstumsexzessen in der Blasenentwicklung" zustande gekommen sein (GG. B. GRUBER).

Die Entstehung der *geteilten oder gekammerten Harnblase* ist nach ENDERLEN in Störungen bei der Ablösung des Darmes aus der Kloake zu suchen, wobei eine deutliche Raumbeschränkung in der Medianlinie entsteht.

Beobachtungen über eine *erbliche Genese* dieser Störungen liegen nicht vor.

Harnblasendivertikel. Die Erscheinung der *Divertikelbildung*, die sich in verschiedengestaltigen Ausstülpungen der Harnblase von Erbsen- bis Kinderkopfgröße äußern kann (Abb. 27), ist ihrer Genese und Struktur nach noch umstritten. Man unterscheidet angeborene und erworbene Divertikel. Vermutlich gibt es aber auch Kombinationsformen (PASCHKIS 1919). Nach GG. B. GRUBER und anderen kommen in der „normalen Blasenwand muskelschwache, ja fast muskelfreie Stellen vor. In diesen Verhältnissen ist eine kongenitale Voraussetzung für das Werden von Blasendivertikeln des späteren Lebens zu ersehen, welche als Ausbauchungen bei Steigerung des Binnendrucks der Harnblase sich bilden können" (GG. B. GRUBER). Wie schon an früheren Stellen ausgeführt, kann eine Steigung des Binnendrucks ihrerseits auch wieder durch kongenitale, vermutlich erblich bedingte Störungen hervorgerufen sein. Daneben können in seltenen Fällen auch *juxtaureterale Divertikel* vorkommen. Gelegentlich werden *Riesendivertikel* von der Größe einer normalen Harnblase beobachtet.

Über die *Häufigkeit* können keine sicheren Angaben gemacht werden. Lurz hat 1925 aus der Weltliteratur, einschließlich 9 eigener, insgesamt 1416 Fälle von kongenitalen Blasendivertikeln zusammengestellt. Darunter befanden sich nur 9 Frauen. Wahrscheinlich ist der Grund für diese enorme unterschiedliche *Geschlechtsbeteiligung* nach Gg. B. Gruber darin zu suchen, daß die Blasenwand bei der Frau in den Genitalorganen der Nachbarschaft eine gute Stütze findet und der unvollkommene Schluß der weiteren und wesentlich kürzeren weiblichen Harnröhre nicht so leicht zu Druckerhöhungen führt wie beim Mann.

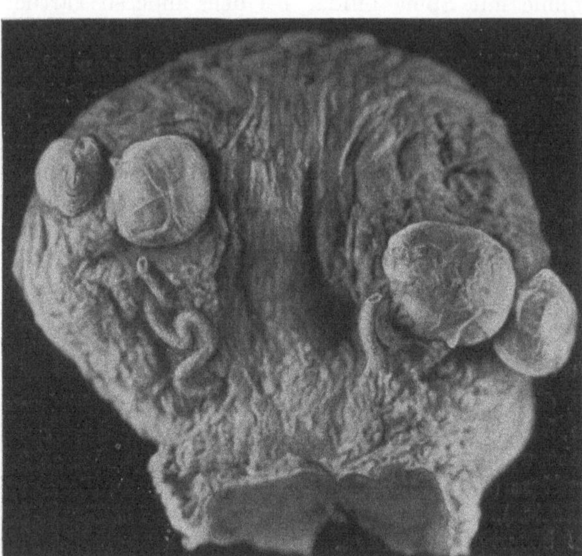

Abb. 27. Harnblase mit Divertikelausstülpungen. (Nach Gg. B. Gruber.)

Klinisch sind die *Divertikel* insofern von Wichtigkeit, als sie eine Cystitis komplizieren und ihre Ausheilung verzögern können.

Rassisch bedingte Unterschiede in der Häufigkeit sind vielleicht auf Grund einer Mitteilung v. Lichtenbergs (1929) anzunehmen, wonach C. Boretti (1928) im Mailänder Gebiet das Auftreten des Divertikelleidens ganz augenscheinlich häufiger beobachtete als dies in der Berliner Gegend möglich ist.

Zur Frage der *Erblichkeit* bringt Lurz (1925) eine interessante Beobachtung. Er konnte Blasendivertikel bei *Vater und Sohn* feststellen. Auch nach seiner Meinung sind die Divertikel an muskelschwachen Stellen der Blasenwand erst im Laufe des nachgeburtlichen Lebens entstanden. Nur die „Anlage“ zur Divertikelbildung ist angeboren. Weitere derartige Beobachtungen sind bisher nicht mehr mitgeteilt worden (nach Gg. B. Gruber 1935).

Chwalla (1933) findet in der Anamnese seiner jugendlichen Blasendivertikelkranken Enuresis nocturna in der Kindheit und häufig Blasenleiden oder Blasensteine bei Vater oder Brüdern. Ein Bruder eines seiner Patienten hatte eine Dextrokardie.

IV. Entwicklungsstörungen der Harnröhre.

Die Entwicklungsstörungen der Harnröhre, des gemeinsamen Ausführungsgangs für den Harn- wie für den männlichen Geschlechtsapparat, werden zum Teil auch im Zusammenhang mit der Erbpathologie des Geschlechtsapparates im nächsten Abschnitt behandelt. Aus Gründen der Vollständigkeit sollen sie auch an dieser Stelle gebracht werden, ohne aber auf entwicklungsgeschichtliche Fragen und Veränderungen, die in unmittelbarem Zusammenhang mit dem Geschlechtsapparat stehen, näher einzugehen.

In der Darstellung der verschiedenen Formen folge ich den Ausführungen von P. Schneider im Handbuch der Urologie (1928). Wir beschränken uns dabei im wesentlichen auf die männliche Harnröhre als Ausführungsgang der Blase. Die speziellen Verhältnisse bei der Frau werden nur gelegentlich erwähnt.

Nach P. Schneider teilen wir ein in „die Störungen der Lumenbildung und Gestaltung der Harnröhre“, in „die Verdoppelungen der Harnröhre und die akzessorischen Gänge am Penis", in „die abnormen Ausmündungen der Harnröhre", die Epispadie und die Hypospadie, und schließlich in „die abnormen Einmündungen in die Harnröhre" bzw. „die abnormen Harnröhren-Mastdarmbeziehungen".

1. Die Störungen der Lumenbildung und Gestaltung der Harnröhre.

Zu den Störungen der Lumenbildung und Gestaltung der Harnröhre gehören der *Harnröhrenmangel*, die *angeborenen Verschlüsse*, die *angeborenen Verengerungen* und die *angeborenen Erweiterungen*, die *Urethrocele* und die *Urethraldivertikel.*

Die *angeborenen Harnröhrenverengerungen* stellen nach BOEMINGHAUS (1924) mindestens 2—3% aller Harnröhrenstenosen dar. GALLOIS (1909/10) beobachtete eine kongenitale Harnröhrenverengerung bei zwei Brüdern im Alter von 21 und 23 Jahren. Über eine Erblichkeit der übrigen Mißbildungen ist nichts bekannt.

2. Die Verdoppelungen der Harnröhre und die akzessorischen Gänge am Penis.

Zu ihnen gehört die *doppelte Harnröhre* oder *Urethra duplex*, bei der sich im allgemeinen median über der normalen Harnröhre ein harnröhrenähnlicher Kanal findet. Unter den übrigen akzessorischen Gängen unterscheidet man Orificialgänge, Präputialgänge sowie Raphegänge am Penis und Frenulargänge. Auch hier sind keine Beobachtungen über erbliche Bedingtheit mitgeteilt worden.

3. Die abnormen Ausmündungen der Harnröhre.

Bei den abnormen Ausmündungen der Harnröhre handelt es sich um Spaltbildungen im Bereich der Geschlechtsteile, von denen die Harnröhre mitbetroffen ist. Eine dorsal gelegene Fissur bezeichnet man als *Epispadie* (Fissura urethrae superior) und eine ventral gelegene als *Hypospadie* (Fissura urethrae inferior). Bei beiden Anomalien, vor allem bei der Hypospadie, die praktisch eine gewisse Rolle spielt, hat sich eine erbliche Genese nachweisen lassen.

a) Epispadie.

Zur *Epispadie* im weitesten Sinne gehören alle angeborenen Spaltbildungen, bei denen die Harnröhre an der oberen Seite des Penis bzw. zwischen der gespaltenen Clitoris ausmündet. Die formale Genese der Epispadie steht in engem Zusammenhang mit der Entwicklung der Bauchblasenspalte. Man unterscheidet beim Mann eine *totale Epispadie*, die zu den Blasenspalten gehört, eine *Penisschaftepispadie* und eine *Eichelepispadie.*

Es handelt sich um ein verhältnismäßig seltenes Leiden, das bei beiden Geschlechtern vorkommt. AHLFELD (1880) stellte fest, daß auf 150 Hypospadien eine männliche Epispadie kommt. Nach KERMAUNER (1924) sollen weibliche Epispadien noch seltener sein. Die reine glandäre Epispadie ist besonders selten. Nach SCHNEIDER (1928) sind nur etwa 6—7 Fälle beschrieben worden, während von der penilen Epispadie FRANGENHEIM (1928) 66 Fälle in der Literatur feststellen konnte. Verhältnismäßig am häufigsten ist die totale mit Blasenspalte einhergehende Epispadie. Größere zusammenfassende Darstellungen finden sich u. a. bei DOLBEAU (1861) und KAUFMANN (1886).

Die *erbliche Bedingtheit* der Epispadie scheint aus vereinzelten Zwillingsbeobachtungen hervorzugehen. So ist nach LENZ (1936) konkordantes Vorkommen einer Epispadie gelegentlich bei eineiigen männlichen Zwillingen festgestellt worden. Es sei hier auch nochmals auf die von ENDERLEN (1904) beschriebenen konkordanten EZ mit Blasenspalte sowie auf die übrigen Beobachtungen zur Entstehung der Blasenspalte auf erblicher Grundlage hingewiesen.

Rassenhygienisch spielt die Epispadie keine praktische Rolle, weil wir über die Art der Vererbung nichts Sicheres wissen, die schweren Formen Zeugungsunfähigkeit bedingen und das Leiden außerdem sehr selten ist.

b) Hypospadie.

Als Hypospadie bezeichnet man beim Mann alle abnormen Ausmündungen der Harnröhre an der Unterseite des Penis. Je nach dem Sitz der Harnröhrenöffnung unterscheidet man eine *Eichelhypospadie*, eine *Penishypospadie* und eine *perineale Hypospadie* oder *Hypospadia penis scrotalis*. Bei der perinealen Hypospadie mündet die Harnröhre in der Scrotalrinne aus, während das Scrotum mehr oder weniger geteilt und der Penis verkümmert und clitorisartig abgebogen ist.

Schwere Formen von perinealer Hypospadie können weiblichen Geschlechtscharakter vortäuschen, zumal wenn noch weitere Umbildungen in dieser Richtung vorliegen. Man bezeichnet diese Formen auch als (Pseudo-)Hermaphroditismus masculinus externus. Auf die weiteren Beziehungen zum Hermaphroditismus und seine verschiedenen Formen soll hier nicht näher eingegangen werden. Einzelheiten hierüber finden sich in dem folgenden Abschnitt von KEMP über die Erbpathologie des männlichen Geschlechtsapparates.

Auch bei der Frau kann eine Hypospadie vorkommen. Nach BLUM (1904), der 41 Fälle zusammenstellte, lassen sich 3 Gruppen unterscheiden. Danach gibt es Formen mit Kommunikation zwischen Blase und Scheide, mit Einmündungen einer meist sehr engen Scheide als untergeordneter Bestandteil in die Harnröhre und umgekehrt einer Einmündung einer sehr kurzen Harnröhre in die Scheide.

Die Clitoris hat dabei oft ein penisähnliches Aussehen, so daß in manchen Fällen wie bei der männlichen Hypospadie Zweifel an der Geschlechtszugehörigkeit bestehen.

Wie SCHNEIDER mitteilt, schwanken die Angaben über die *Häufigkeit* der männlichen Hypospadie zwischen 1 : 300 und 1 : 1000. Die Eichelhypospadie ist die häufigste Form. Die weibliche Hypospadie ist viel seltener.

Nach SCHNEIDER lassen sich die Hypospadien *formalgenetisch* durch örtliche Störungen der normalen Entwicklungsvorgänge unter teils zurückbleibendem, teils excidierendem Wachstum an anderen Stellen deuten. Während FELIX (1911) annimmt, daß zwischen der Eichelhypospadie und der peniscrotalen Hypospadie in der Art der Entstehung ein wesentlicher Unterschied besteht, sind SCHNEIDER u. a. der Ansicht, daß die verschiedenen Formen lediglich Ausdruck einer sich jeweils verschieden stark auswirkenden gemeinsamen Fehlanlage sind.

Erblichkeit. Über die *Erblichkeit der Hypospadie* liegen im Gegensatz zur Epispadie und den übrigen Entwicklungsstörungen der Harnröhre eine große Anzahl von Einzelbeobachtungen vor. Wir finden sowohl die gewöhnliche Eichelhypospadie und die Penishypospadie als auch die mehr oder weniger als Scheinzwittertum oder Hermaphroditismus masculinus externus in Erscheinung tretenden Formen von perinealer Hypospadie bei zwei und mehr Brüdern und gehäuft in mehreren Generationen. Auch einige Zwillingsbeobachtungen liegen vor. In dem folgenden Kapitel über die „Erbpathologie des männlichen Geschlechtsapparates“ von KEMP werden die näheren Einzelheiten ausführlicher behandelt.

Aus den vorliegenden Beobachtungen kann der Schluß gezogen werden, daß die gewöhnliche Eichelhypospadie und die Penishypospadie sich *unregelmäßig dominant* vererben und offenbar auch durch Frauen übertragen werden. Bei der perinealen bzw. peniscrotalen Hypospadie und beim männlichen Scheinzwittertum liegen die erblichen Verhältnisse wohl ganz ähnlich. Wahrscheinlich sind die verschiedenen Formen der Hypospadie auch durch verschiedenartige

Erbanlagen bedingt. Daneben sprechen diejenigen Beobachtungen, nach denen verschiedene Formen bei Geschwistern vorkommen, dafür, daß es wohl auch eine gemeinsame Erbanlage für die Entwicklung einer Hypospadie geben muß.

Rassenhygiene. Eine sichere Beurteilung dürfte vorerst noch nicht möglich sein, weil nicht ganz sicher feststeht, ob es für die verschiedenen Formen von Hypospadie besondere Erbanlagen oder nur eine gemeinsame Erbanlage gibt. In der Ehe- und Fortpflanzungsberatung ist wohl Zurückhaltung angebracht. Eine Sterilisierung ist vielleicht bei den schwereren Formen in Betracht zu ziehen. Doch sind ihre Träger meist nicht zeugungsfähig. G. MARX (1938) vertritt den Standpunkt, daß bei schwereren Graden, sofern die Zeugungsfähigkeit noch erhalten ist, eine plastische Operation mit nachfolgender Sterilisation in Frage kommt. Auch v. SCHÜRER (1939) ist der Ansicht, daß nur die schwereren Fälle sterilisiert werden sollten.

4. Die abnormen Einmündungen in die Harnröhre.

Von den abnormen Einmündungen in die Harnröhre, die auch als abnorme Gangverbindungen der Harnröhre bezeichnet werden, wurde auf die abnormen Uretereinmündungen in die Urethra schon früher hingewiesen. An dieser Stelle wären dann nach SCHNEIDER noch die *abnormen Ausmündungen des Mastdarms* in die Samenharnröhre und ihre Nachbarschaft sowie die analogen Ausmündungen der Urethra in das Rectum, die *urethra-rectalen Kommunikationen*, zu erwähnen. Hier sind wiederum mannigfache Kombinationen möglich. Ganz allgemein können diese Anomalien als Entwicklungsstörungen im Bereich der Kloake, also der Kloakenaufteilung, erklärt werden.

Beobachtungen, aus denen eine *erbliche* Genese dieser Störungen hervorginge, sind nicht bekannt, wenn auch, wie früher schon ausgeführt, eine erbliche Grundlage anzunehmen ist.

C. Die doppelseitigen hämatogenen Nierenkrankheiten.

Vorbemerkungen.

Unter den doppelseitigen hämatogenen Nierenkrankheiten verstehen wir die *Nephritiden*, die *Nephrosklerosen* und die *Nephrosen*. In diesem Zusammenhang können wir dann noch die *besonderen Albuminurien* und *Hämaturien* hinzurechnen, da sie ebenfalls hämatogen bedingt sind. Ferner sollen auch die sog. *hypogenetische Nephritis* und der *renale Zwergwuchs* bei den doppelseitigen hämatogenen Nierenkrankheiten behandelt werden. Da sie strenggenommen nicht mehr dazu gehören, werden sie zusammen mit den besonderen Hämaturien und Albuminurien im *Anhang* gebracht.

Die doppelseitigen hämatogenen Nierenkrankheiten haben manche Symptome gemeinsam, können zum Teil kombiniert miteinander auftreten, weisen aber auch im einzelnen wesentliche Unterschiede voneinander auf. Zu den wichtigsten, im Einzelfall aber wechselnden Symptomen gehören die Blut- und Eiweißausscheidungen im Urin (Hämaturie und Albuminurie), die Wassersucht (Ödeme), die Blutdrucksteigerung (Hypertonie) mit allmählich eintretender Herzmuskelschädigung und schließlich in den Endstadien die Niereninsuffizienz. Daß bei dem Zusammentreffen dieser Symptome ein einheitliches Krankheitsbild vorliegt, hat erstmalig RICHARD BRIGHT 1827 festgestellt und beschrieben. Nach ihm werden diese Nierenleiden auch heute noch als BRIGHT*sche Nierenkrankheiten* bezeichnet. Im Laufe der folgenden 100 Jahre haben sich unsere Vorstellungen über ihr Wesen häufig gewandelt. Besondere Schwierigkeiten machte bis in die heutige Zeit der Versuch, das klinische Bild mit den pathologisch-anatomischen Befunden in Einklang zu bringen. Dies ist nicht zuletzt dadurch bedingt, daß es sich keineswegs immer nur um eine lokale Erkrankung der Nieren selbst, sondern auch um Fernwirkungen mit krankhaften Störungen im übrigen Organismus handelt. Es ist daher verständlich, daß in der Pathogenese noch manche Unklarheiten bestehen. Immerhin ist es möglich, bestimmte Typen in ihrer Pathogenese und ihrem klinischen Bild voneinander abzugrenzen. Da sich die verschiedenen Symptome aber häufig überschneiden, ist die Kenntnis des Gesamtverlaufs für die Beurteilung des Einzelfalles ebenso wichtig wie eine Analyse des augenblicklichen Zustandsbildes.

Zur Deutung etwaiger erbpathologischer Beobachtungen ist es notwendig, die wesentlichen klinischen und pathogenetischen Grundlagen der doppelseitigen hämatogenen Nierenkrankheiten zu kennen. Es werden daher jedem besonderen Abschnitt einige entsprechende Hinweise vorausgeschickt. Diese Ausführungen stützen sich im wesentlichen auf die in dem neuen Lehrbuch der Nierenkrankheiten von E. Becher entwickelten Anschauungen, denen in vieler Hinsicht die Lehren Volhards und seiner Schule zugrunde liegen. Danach müssen drei monosymptomatische Formen mit jeweils verschiedenen Kardinalsymptomen und eine polysymptomatische Form voneinander unterschieden werden. Zu den drei monosymptomatischen Formen gehören die *Herdnephritiden* mit *Hämaturie*, die *Sklerosen* mit *Blutdrucksteigerung* und die *Nephrosen* mit *Ödem* als Kardinalsymptom. Die polysymptomatische Form ist die *diffuse Glomerulonephritis*, bei der alle drei Kardinalsymptome vorkommen. Man kann nach Volhard die Beziehungen der drei monosymptomatischen Formen zu der polysymptomatischen Glomerulonephritis durch vier sich schneidende Kreise veranschaulichen, wie die einer Darstellung von Becher entnommene Abb. 28 zeigt.

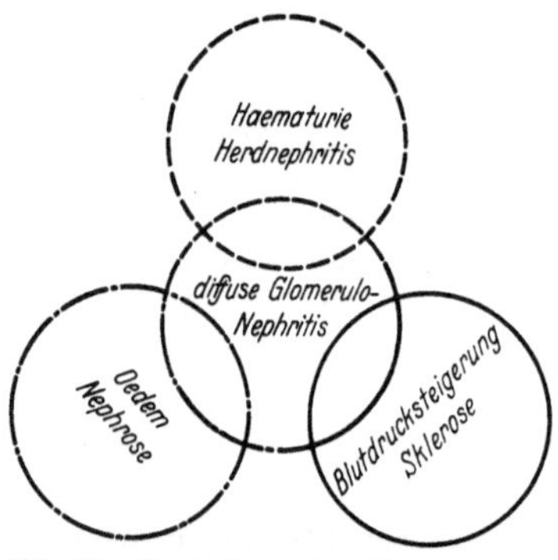

Abb. 28. Darstellung des Volhardschen Schemas der hämatogenen Nierenerkrankungen und ihrer Beziehungen zueinander. (Nach E. Becher.)

Bei den Familienbeobachtungen zumal aus der älteren Literatur finden sich häufig *Krankheitsbezeichnungen, die heute nicht mehr gebräuchlich sind.* Damit derartige Angaben nicht unnötig an Beweiskraft verlieren, sollen die wichtigeren von diesen alten Bezeichnungen mit den heute üblichen in Einklang gebracht werden: Man teilte ein in die akute, in die chronisch-parenchymatöse und in die chronisch-interstitielle Nephritis. Die akute Form deckt sich im allgemeinen mit der akuten diffusen Glomerulonephritis und der Herdnephritis, die chronisch-parenchymatöse Form mit der chronischen diffusen Glomerulonephritis und gelegentlich wohl auch mit der Nephrose und die chronische interstitielle Form sowohl mit der sekundären als auch mit der genuinen Schrumpfniere.

I. Die diffusen Glomerulonephritiden.

1. Klinik und Pathogenese.

Die diffusen Glomerulonephritiden entstehen akut im Anschluß an eine bakterielle Infektion der Rachenorgane sowie nach Scharlach und gehen gelegentlich auch von Infekten der Haut und der inneren Organe aus. Manchmal wird der Beginn der Erkrankung übersehen, besonders wenn kein Ödem vorhanden ist. Begünstigende Umstände sind Erkältungen, Durchnässungen und

Abkühlungen der Haut (Feldnephritis!). Es kommt unter anderem zu Albuminurie und Hämaturie, zu Ödemen und Blutdrucksteigerung und am Augenhintergrund zu einer Verengerung der Arterien (Retinitis angiospastica); an den Glomeruli spielen sich entzündliche Vorgänge ab, und auch die Tubuli werden sekundär betroffen. Nach früheren Anschauungen von VOLHARD sollten die Glomerulusveränderungen nicht entzündlicher Natur sein, sondern durch eine Ischämie der Nierenarteriolen bedingt werden. Neuere Untersuchungen besonders von MASUGI (1935) und FAHR (1934, 1938) haben aber gezeigt, daß es sich auch bei der akuten diffusen Glomerulonephritis um eine Entzündung handelt.

Wie soll man sich den *feineren Mechanismus* bei der Entstehung der Glomerulonephritis vorstellen? Offenbar ist die akute diffuse Glomerulonephritis nicht nur eine Erkrankung, die sich an den Nieren selbst abspielt, sondern sich im ganzen Organismus auswirkt. VOLHARD nimmt an, daß bestimmte vasoaktive Stoffe im Blut wirksam sind, die zu einer Verengerung der kleinen Arterien und weiterhin zu einer Alteration der Capillaren führen. Die Natur dieser vasoaktiven Stoffe ist noch nicht sicher geklärt, wenn auch bestimmte Eigenschaften schon näher bekannt sind (HESSEL 1939).

Auf eine besonders interessante Feststellung sei aber in diesem Zusammenhang hingewiesen. Aus Untersuchungen von DALY und SCHILD (1934) geht hervor, daß im Darm und vor allem in der Niere besonders viel *Histaminase*, ein Histamin spaltendes Ferment, enthalten ist. Darm und Niere sind diejenigen Organe, die Eiweiß resorbieren bzw. ausscheiden können. Offenbar sorgt der reichliche Gehalt an Histaminase dafür, daß das resorbierte bzw. ausgeschiedene Eiweiß nicht zu Überempfindlichkeitsreaktionen Anlaß gibt. Nach der heutigen Auffassung ist Histamin der wirksame Körper bei allergischen Vorgängen. Wird Histamin zerstört, so kommt eine allergische Reaktion nicht zustande. Eine ausführliche Darstellung dieser Vorgänge bringt RIGLER (1936). Man könnte sich nun mit E. BECHER vorstellen, daß eine akute Glomerulonephritis besonders in solchen Nieren zustande kommt, in denen aus bestimmten Gründen nicht genügend Histaminase vorhanden ist, um die durch den Infekt überreichlich an die Zellen der Nieren gebrachten Allergene bzw. das dabei in Erscheinung tretende Histamin unschädlich zu machen. So wäre möglicherweise eine Deutung der akuten diffusen Glomerulonephritis als eines entzündlichen Vorganges auf allergischer Basis gegeben.

Übrigens haben in den letzten Jahren MASUGI (1933, 1934) und seine Mitarbeiter im *Tierexperiment* eine Glomerulonephritis hervorrufen können. Sie haben Aufschwemmungen von Kaninchennieren anderen Tieren, z. B. Gänsen, eingespritzt und auf diese Weise Antikörper gegen Nierengewebe erzeugt. Dieses antikörperhaltige Blut wurde wiederum Kaninchen eingespritzt und hat bei ihnen dann eine echte Glomerulonephritis hervorgerufen. Man hat auch Aufschwemmungen von Nierenrinde getrennt von Nierenmarkaufschwemmungen injiziert und konnte dann interessanterweise jeweils entsprechende entzündliche Reaktionserscheinungen vornehmlich an den Glomeruli oder vornehmlich an den Tubuli nachweisen. Diese Beobachtung ist vielleicht auch für die pathogenetische Deutung der Nephrose von Wichtigkeit.

Aus alledem darf wohl gefolgert werden, daß, wie BECHER schreibt, „die akute diffuse Glomerulonephritis eine Überempfindlichkeitsreaktion nach Streptokokkeninfekten, aber auch nach endogenen Sensibilisierungsprozessen wie bei der Schwangerschaftsniere und vielleicht auch nach Erkältungen darstellt. Vielleicht geht die ätiologische Bedeutung der Erkältung auch über eine leichte Streptokokkenerkrankung des lymphatischen Rachenrings. Die allergische Reaktion kann Spasmen, Capillarschädigungen, Entzündungen und Degenerationen im Gefolge haben“. Dabei ist zu berücksichtigen, daß die Schwangerschaftsniere nur bis zu einem gewissen Grade eine diffuse Glomerulonephritis darstellt.

Es sei aber in diesem Zusammenhang auch auf frühere Beobachtungen von Osman hingewiesen, die das Problem der Pathogenese auch noch von einer anderen Seite beleuchten.

Osman hat gemeinsam mit Carter und Clou (zit. nach Volhard 1931) den Bicarbonatgehalt des Plasmas im Verlauf von Scharlach untersucht und dabei festgestellt, daß in 25% der Fälle, etwa um den 20. Tag herum, eine sekundäre Azidose eintrat, zu einem Zeitpunkt, in dem meist auch die Komplikation mit einer Nephritis einsetzt. Ferner ist im Verlauf einer Diphtherie, die im allgemeinen nicht zu einer Nephritis führt, der Bicarbonatgehalt im Durchschnitt immer höher als bei Scharlach. Und schließlich sind mit einer prophylaktischen Verordnung von Alkali günstige Erfahrungen gemacht worden.

Volhard möchte diesen Beobachtungen, die für das Vorhandensein von bestimmten konstitutionell bedingten Faktoren sprechen, eine besondere Bedeutung beimessen.

Beim Übergang der akuten diffusen Glomerulonephritis in das *chronische Stadium*, das teils sehr schnell, teils aber auch erst im Laufe von Jahren und manchmal in Schüben entsteht, kann sich allmählich eine *sekundäre Schrumpfniere* entwickeln. Die Glomeruli und Tubuli sind histologisch weitgehend verändert (Endarteriitis im Gegensatz zu der Arteriolosklerose der genuinen Schrumpfniere!) und funktionsunfähig, so daß sich mehr und mehr die Folgen einer Niereninsuffizienz, insbesondere Unfähigkeit einer genügenden Konzentration im Harn mit Oligurie und Retention von Eiweißschlacken im Blut (Azotämie, Erhöhung des Rest-N) einstellen. Ferner kommt es zu einer Herzinsuffizienz infolge übermäßiger Belastung des Kreislaufs durch die Hypertonie.

In den Bereich der diffusen Glomerulonephritis gehört in gewisser Beziehung auch die *Schwangerschaftsniere* (Nephropathia gravidarum), bei der sich klinisch ähnliche Erscheinungen wie bei der akuten Glomerulonephritis (unter anderem Blutdruckerhöhung, Ödeme, Eiweiß), pathologisch-anatomisch aber vor allem degenerative Veränderungen an den Tubuli finden.

2. Erblichkeit.

Wie eingangs schon erwähnt, spielen *exogene Einflüsse* bei der Entstehung der diffusen Glomerulonephritis eine ganz wesentliche Rolle. Daneben lassen sich aber auch eine Reihe von Beobachtungen anführen, die für eine *Beteiligung erblicher Faktoren* sprechen. Auf eine besondere Schwierigkeit sei jedoch gleich zu Anfang hingewiesen. Die diagnostischen Angaben in den entsprechenden Berichten aus der Literatur sind mitunter sehr allgemein und unklar gehalten, zum Teil wohl deswegen, weil es im Einzelfall oft sehr schwer ist, eine genauere Diagnose zu stellen. Man weiß daher häufig nicht sicher, ob es sich lediglich um den Folgezustand einer Glomerulonephritis, etwa eine sekundäre Schrumpfniere, oder um eine genuine Schrumpfniere oder etwa um ein Herzleiden als Folge einer essentiellen Hypertonie oder auch einer malignen Sklerose handelt. Oft gehen auch zwei verschiedene Krankheitsabläufe nebeneinander her oder durcheinander, so daß nicht klar wird, welche Störung im Vordergrund steht. Wir können diese Familien nur ganz allgemein als solche verwerten, in denen doppelseitige hämatogene Nierenkrankheiten gehäuft vorkommen, ohne daß eine spezielle Diagnose möglich ist. Trotzdem soll versucht werden, so gut wie möglich Familien mit bestimmten Diagnosen zusammenzufassen.

a) Familien mit gewöhnlicher Glomerulonephritis und sekundärer Schrumpfniere.

Im folgenden werden zunächst *Familien mit gewöhnlicher Glomerulonephritis* und *sekundärer Schrumpfniere* in Form von Tabellen (Tabelle 5—8) und als

Tabelle 5. Familien mit gewöhnlicher Glomerulonephritis und sekundärer Schrumpfniere bei Geschwistern.

Autor	Familienmitglieder	Diagnose	Bemerkungen
BRILL und LIBMANN (1899)	1. Vater 2. Mutter		Gesund
	3.—8. Kinder		Sehr jung an unbekannter Ursache gestorben
	9., 10., 11. Kinder, 8, 13, 14 J.		Gesund
	12. Tochter, 14 J.	Chronische Nephritis	An chronischer Nephritis gest.
	13. Tochter, 19 J. 14. Sohn, 24 J.		Leidet an chronischer Nephritis
BARBER (1913)	1. 2. Geschwister	Chronische Nephritis	An Urämie gestorben
HÖHN (1913)	*I. Familie:*		
	1. Schwester, 29 J.	Chronische Nephritis	Vor 2 Jahren chronische Nephritis festgestellt. Jetzt entsprechende Beschwerden
	2. Bruder 3. Bruder		An chronischer Nephritis gestorben
	II. Familie:		
	1. Schwester, 46 J.	Nephritis (?)	Leidet an „reizbarer" Niere
	2. Bruder 3. Bruder	Chronische Nephritis	An chronischer Nephritis gestorben
	III. Familie:		
	1. Bruder 2. Bruder	Chronische Nephritis	Nach nicht sehr schweren Krankheitserscheinungen an Nephritis gestorben
	3. Bruder, 45 J.	Gicht (?)	Hatte Gicht, ließ aus Angst keine Harnuntersuchung zu
JUNGMANN (1922)	1. Bruder, 14 J.	Chronische Nephritis, Cystenniere	An Cystenniere und chronischer Nephritis gestorben
	2. Schwester 3. Schwester	Chronische Nephritis	An chronischer interstitieller Nephritis gestorben
WEISS (1922)	1. Schwester, 15 J.	Chronische Nephritis (Hypogenetische Nephritis)	Mit den Symptomen einer chronischen Nephritis gestorben
	2. Bruder		Mit 18 Jahren an den gleichen Erscheinungen gestorben
ALPORT (1927)	1. Bruder	Akute Nephritis	Akute ausheilende Nephritis
	2. Bruder	Sekundäre Schrumpfniere	Zur gleichen Zeit wie der Bruder chronische parenchymatöse Nephritis, die als sekundäre Schrumpfniere tödlich endete
VOLHARD (1931)	*I. Familie:*		
	1. Bruder, 14 J.	Sekundäre Schrumpfniere	Oft Halsentzündung. Mit $13^1/_2$ J. Nephritis nach einer starken Angina. Schon früher roter Urin nach Halsentzündung. Mit 29 Jahren an sekundärer Schrumpfniere gestorben
	2. Schwester, 12 J.	Nephritis	Mit 6 Jahren Nephritis nach Scharlach; nach 5 Jahren Rezidiv mit bleibender Hämaturie
	II. Familie:		
	1. Bruder	Nephritis	Nephritis nach eitriger Wunde am Fuß
	2. Bruder		Kam 6 Tage später ins Krankenhaus als der Bruder mit Nephritis nach Angina

Tabelle 5 (Fortsetzung).

Autor	Familienmitglieder	Diagnose	Bemerkungen
BACHRACH (1934)	1. Bruder 2. Bruder	Chronische Nephritis	
	3. Schwester	Chronische Nephritis?	Nierensteine. Später an Urämie gestorben
	4. Stiefbruder		Nierensteine
CLOSS, zit. n. WEITZ (1936)	1., 2., 3. Geschwister	Nephritis	Kinder einer Arztfamilie, in der Nephritis, Angina, Polyarthritis und Endokarditis gehäuft vorkamen

Sippentafel mit Legende (Abb. 29—32) in zeitlicher Reihenfolge gebracht, und zwar zunächst die Geschwister, dann die Familien mit 2 und 3 Generationen.

Wie aus Tabelle 5 hervorgeht, ist gehäuftes Vorkommen bei *Geschwistern* allein 12mal beschrieben worden und zwar von: BRILL und LIBMANN (1899), BARBER (1913), HÖHN (3 Familien, 1913), JUNGMANN (1922), WEISS (1922), ALPORT (1927), VOLHARD (2 Familien, 1931), BACHRACH (1934) und CLOSS (zit. nach WEISS, 1936). Darunter befinden sich auch Kinder und Jugendliche mit akuter und chronischer Nephritis, die zum Teil ihrem Nierenleiden erlegen sind. Das jugendliche Alter dieser Probanden ist besonders auffallend.

In *2 Generationen* wurde gehäuftes Auftreten 10mal festgestellt (Tabelle 6), und zwar von: SAUNDBY (1890), BENSON (1893), MEIGS (zit. nach PEL, 1899), ATTLEE (1901), GUTHRIE (1902), KENDALL und HERTZ (1912), HEIBERG (1912), HÖHN (1913), WEISS (1922), EASON, G. I. M. SMITH und BUCHANAN (2 Familien, 1924).

In *3 Generationen* wurden Nierenerkrankungen gehäuft bei 8 Familien und in wahrscheinlich 4 Generationen bei 1 Familie gefunden (Tabelle 7 und Sippentafeln Abb. 29—32). Diese Familien sind beschrieben worden von: SAMELSOHN (1874), DICKINSON (1877, 1889), TYSON (1881), KIDD (1882), EICHHORST (1885), WEITZ (1924; 4 Generationen), HERRICK (zit. nach EASON 1924), HURST und ALPORT (1927), MITCHELL (1930). In allen diesen Familien ist die starke Häufung der Diagnosen Nephritis, chronische Nephritis, Schrumpfniere, Urämie, Krämpfe und bestimmte für eine Nephritis und ihre Folgezustände sprechende Leiden wie Albuminurie und Hämaturie so auffallend, daß an der Bedeutung des erblichen Moments nicht gezweifelt werden kann. Besonders bemerkenswert ist, was auch schon bei den Geschwistern festgestellt werden konnte, das besonders jugendliche Alter der Betroffenen.

Bei einigen Familien stehen bestimmte Diagnosen ganz im Vordergrund, so z. B. chronische Nephritis oder Urämie. Vielleicht ist hier irgendwie auch die *Art des Verlaufs familiär bedingt.*

Ferner ist noch eine Untersuchung von OSMAN (1926) an einem größeren Krankengut erwähnenswert. Er fand unter 69 Fällen von verschiedenen Verlaufsformen der Nephritis 19mal in den zugehörigen Familien weitere Mitglieder an Nephritis erkrankt, das sind rund 28%. Bei einer anderen Zusammenstellung waren von 180 Fällen 20 familiär. Das ergibt zusammen eine „familiäre Belastung" von rund 16%.

Scheinbare Vererbung. Bei einem Teil der Familien mit Häufung von Nierenleiden ist womöglich die *Erblichkeit nur vorgetäuscht.* Es sind Familien, in denen die Mutter während der Schwangerschaft nierenleidend ist, in einigen Fällen auch bald nach der Geburt eines Kindes an ihrem Nierenleiden stirbt und danach dann auch bei einem oder mehreren Kindern Nierenleiden beobachtet werden. Hier liegt die Vermutung sehr nahe, daß während der

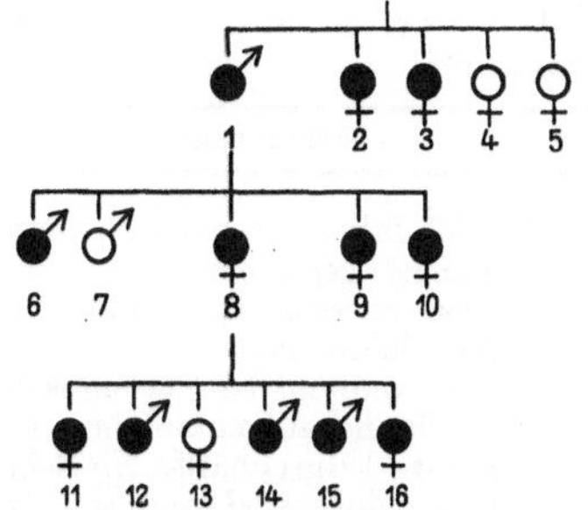

Abb. 29. Chronische Nephritis und sekundäre Schrumpfniere in 3 Generationen. (Nach DICKINSON 1877.)

1: Mit 34 J. nach langem Leiden an unbekannter Ursache gest. *2:* Viele Jahre Albuminurie, mit 49 J. gest. *3:* Viele Jahre Albuminurie, mit 48 J. gest. *4:* Nicht erkrankt. *5:* Nicht erkrankt. *6:* Seit dem 12 J. Albumen positiv. Mit 26 J. gest. *7:* Nicht erkrankt. *8:* 40 J. alt, Albumen positiv. *9:* Albuminurie und Ödeme. Nach 16jährigem Leiden mit 34 J. gest. *10:* 38 J. Albuminurie. *11:* 21 J. Mit 9 Monaten schon Albuminurie. *12:* 20 J. Seit unbekannter Zeit Albuminurie. *13:* Nicht erkrankt. *14:* 16 J. Seit frühester Jugend Albuminurie. *15:* 15 J. Seit dem 2. Lebensjahr Albuminurie. *16:* 5 J. Seit dem 6. Lebensmonat Albuminurie.

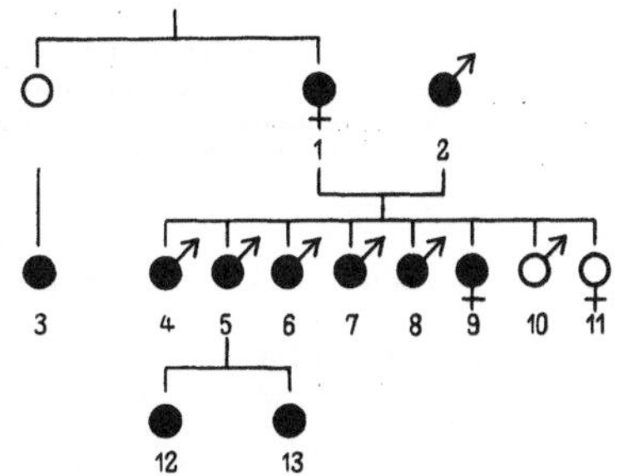

Abb. 30. Chronische Nephritis und sekundäre Schrumpfniere in 3 Generationen. (Nach TYSON 1881.)

1: Krämpfe. Mit 63 J. an Morbus Brightii gest. Ebenso andere Mitglieder der vorhergehenden Generation an Nierenerkrankungen gest. *2:* Mit 56 J. an Morbus Brightii gest. *3:* An Morbus Brightii gest. *4:* 30 J. Leidet an Schrumpfniere. *5:* Krämpfe. Mit 37 J. an Morbus Brightii gest. *6:* Mit 29 J. an Krämpfen gest. *7:* 23 J. Leidet seit 6 J. an Morbus Brightii. *8:* 32 J. Leidet seit 6 J. an Morbus Brightii. *9:* 36 J. Leidet seit 5 J. an Morbus Brightii. *10:* 26 J. Zur Zeit der Untersuchung keine Anzeichen für BRIGHTsche Erkrankung. *11:* 34 J. Zur Zeit der Untersuchung keine Anzeichen für BRIGHTsche Erkrankung. *12:* 4 J. Leidet an BRIGHTscher Krankheit. *13:* 7 J. Leidet an BRIGHTscher Krankheit.

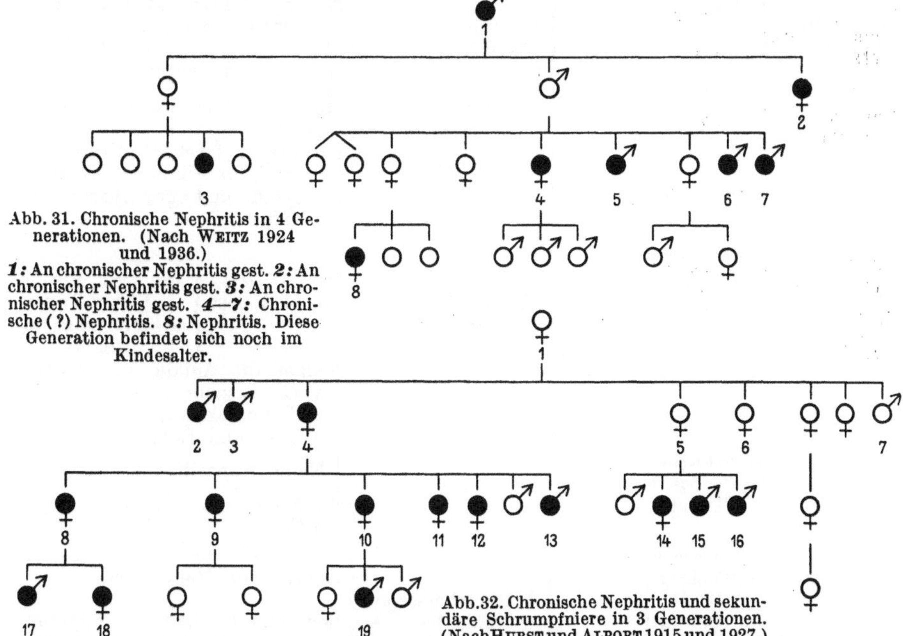

Abb. 31. Chronische Nephritis in 4 Generationen. (Nach WEITZ 1924 und 1936.)

1: An chronischer Nephritis gest. *2:* An chronischer Nephritis gest. *3:* An chronischer Nephritis gest. *4—7:* Chronische (?) Nephritis. *8:* Nephritis. Diese Generation befindet sich noch im Kindesalter.

Abb. 32. Chronische Nephritis und sekundäre Schrumpfniere in 3 Generationen. (Nach HURST und ALPORT 1915 und 1927.)

1: Taub. Mit 90 J. gest. *2:* Albuminurie und Hämaturie. Mit 4 J. an unbekannter Ursache gest. *3:* Albuminurie und Hämaturie. Mit 11 J. an unbekannter Ursache gest. *4:* 64 J. Anfälle von Hämaturie nach Genuß von Johannisbeeren und Bordeauxwein. Taub infolge nervöser Schwerhörigkeit. *5:* 54 J. Nieren gesund. *6:* Mit 9 J. gest. *7:* Als Kind an Nephritis (?) gest. *8:* 42 J. Anfälle von Hämaturie wie die Mutter. Keine Ödeme und kardiovasculären Störungen. Taub infolge nervöser Schwerhörigkeit. *9:* 39 J. Anfälle von Hämaturie. Keine Ödeme und kardiovasculären Störungen. *10:* 37 J. Anfälle von Hämaturie. Keine Ödeme und kardiovasculären Störungen. *11:* 36 J. Anfälle von Hämaturie. Keine Ödeme und kardiovasculären Störungen. Taub infolge nervöser Schwerhörigkeit. *12:* 24 J. Anfälle von Hämaturie. Keine Ödeme und kardiovasculären Störungen. Taub infolge nervöser Schwerhörigkeit. Gest. *13:* Im Urin stets Albumen und Blut, oft Anfälle von schwerer Hämaturie nach Erkältungen, Influenza, sehr heißem und sehr kaltem Wasser, Erdbeeren und Spargel. Mit 14 J. an Perikarditis gest., wahrscheinlich Komplikation nach chronischer Nephritis. *14:* 35 J. Seit der 3. Lebenswoche Albuminurie und wenig Hämaturie, also wahrscheinlich chronische Nephritis. *15:* Seit dem 14 J. Albuminurie. Taub infolge nervöser Schwerhörigkeit. Mit 19 J. an Urämie gest. *16:* Seit dem 2 J. Albuminurie. Taub infolge nervöser Schwerhörigkeit. Mit 16 J. an Urämie gest. *17:* Leichtere Anfälle von Hämaturie. Viridansstreptokokken im Stuhl. *18:* Anfälle von Hämaturie. Hämolytische Streptokokken, mit welchen beim Kaninchen nach intravenöser Injektion Harn- und Nierenveränderungen erzeugt werden konnten. *19:* Blutgerinnungszeit verzögert, im Stuhl Viridansstreptokokken. Taub infolge nervöser Schwerhörigkeit.

Tabelle 6. Familien mit gewöhnlicher Glomerulonephritis und sekundärer Schrumpfniere in 2 Generationen.

Autor	Familienmitglieder	Diagnose	Bemerkungen
SAUNDBY (1890)	1. Vater	Nephritis	Mit 32 Jahren an einem „Nierenleiden" gestorben
	2. Onkel		Wegen desselben Leidens im Krankenhaus
	3. Sohn, 17 J.		Mit Schwellung des Gesichtes und der Beine aufgenommen. Vorher stark durchnäßt. Nie Scharlach gehabt und auch sonst nie krank gewesen. Nach 6 Wochen als gesund entlassen
BENSON (1893)	1. Vater } Vetter		Gesund
	2. Mutter } u. Base	Nephritis	Scharlachnephritis als Kind, ausgeheilt
	3. Kind, 4 J.		Ödeme, Albumen, Konvulsionen
	4. Kind, 3 J.		
	5. Kind, 13 Monate		
	6. Kind		
	7. Kind } die beiden		Gesund
	8. Kind } ältesten		
MEIGS, zit. n. PEL (1899)	1. Vater	Chronische Nephritis	Mit 32 Jahren an chronischer Nephritis gestorben
	2. Onkel		Starb an chronischer Nephritis
	3. Sohn		Litt an chronischer Nephritis
ATTLEE (1901)	1. Vater	Sekundäre Schrumpfniere	Mit 30 Jahren an Urämie gestorben
	2. Tochter, 5 J.	Chronische Nephritis	Kopfweh, Übelkeit, Erbrechen. Im Urin Albumen, Erythrocyten und granulierte Zylinder
	3. Tochter, 4 J.		
	4. Tochter, 2 J.		
GUTHRIE (1902) — KENDALL u. HERTZ (1912)	*(1. Generation)*		
	1. Bruder, 4 J.	Hämorrhagische Nephritis	Mit 4 J. gest. } Im Urin Eiweiß und Blut. Todesursache nicht bekannt
	2. Bruder, 11 J.		Mit 11 J. gest.
	3. Schwester, 50 J.		Früher oft Anfälle von Hämaturie, besonders nach dem Genuß von schwarzen Johannisbeeren und Rotwein
	4. Schwester, 40 J.		Keine Nephritis
	5.—7. Schwestern		
	8. Bruder		Als Kind gestorben. Keine Nephritis
	(2. Generation)		
	9. Tochter, 28 J. (Kinder von 3.)	Hämorrhagische Nephritis	Anfälle von Hämaturie
	10. Tochter, 25 J. (Kinder von 3.)		Seit dem 12. Lebensj. Albuminurie und Hämaturie, besonders nach dem Genuß von schwarzen Johannisbeeren
	11. Tochter (Kinder von 3.)		Anfälle von Nasenbluten und Bluterbrechen
	12. Tochter, 23 J. (Kinder von 3.)	Hämorrhagische Nephritis	Anfälle von Hämaturie immer nach dem Genuß von schwarzen Johannisbeeren
	13. Tochter, 20 J. (Kinder von 3.)		
	14. Sohn (Kinder von 3.)		Keine Nephritis
	15. Sohn, 14 J. (Kinder von 3.)	Hämorrhagische Nephritis	Im Urin immer Eiweiß. Anfälle von Hämaturie, mit 14 J. gest.

Tabelle 6 (Fortsetzung).

Autor	Familienmitglieder	Diagnose	Bemerkungen
	16. Sohn (Kinder von 4.)		Keine Nephritis
	17. Tochter, 22 J. (Kinder von 4.)	Hämorrhagische Nephritis	Seit der 3. Lebenswoche Albuminurie, keine Hämaturie. Sonst gesund
	18. Sohn, 19 J. (Kinder von 4.)	Hämorrhagische Nephritis	Mit 14 J. nach Fußballspiel Albuminurie. Nach Anstrengungen oft Hämaturie. Mit 19 J. an einer Urämie gestorben. Selbst untersucht
	19. Sohn, 14 J. (Kinder von 4.)	Hämorrhagische Nephritis	Seit dem 2. Lebensj. Albuminurie. In den letzten 4 Jahren ständig etwa 0,4% Eiweiß
HEIBERG (1912)	1. Väterliche Familie	„Nierenerkrankungen“	In der Ascendenz „Nierenerkrankungen“
	2. Sohn, 16 J.	Chronische Nephritis (?)	Seit dem 2. Lebensj. Attacken allgemeiner Unruhe, Fieber, heftige Schmerzen im Unterbauch und Blutharnen, das etwa 10—14 Tage anhielt. Im Urin Albumen, Erythrocyten und Zylinder. Oft heftige Kopfschmerzen
	3. Tochter, 14 J.	Chronische Nephritis (?)	Seit 10 Jahren Albumen im Harn. Ab und zu Erythrocyten, hyaline und granulierte Zylinder. Klagt auch viel über Kopfschmerzen
	4. Sohn, 10 J.	Chronische Nephritis (?)	Seit 3 Jahren häufig Anginen, dabei Albumen und zuweilen Blut im Urin, ebenso nach einer Otitis media
HÖHN (1913)	1. Vater	„Nierenleiden.“	An „Nierenleiden“ gestorben
	2. Sohn, 50 J.	Chronische Nephritis (?)	Seit 3 J. Albuminurie. Leichte Aortensklerose, keine erhebliche Blutdrucksteigerung. „Nierenleiden“ wiederholt in väterlicher Familie
WEISS (1922)	1. Vater	Chronische Nephritis. (Hypogenetische Nephritis)	An Nierenleiden (kidney-trouble) gestorben
	2. Sohn, 26 J.	Chronische Nephritis. (Hypogenetische Nephritis)	Chronische Nephritis. In Urämie gestorben
EASON, SMITH u. BUCHANAN (1924)	*I. Familie:*		
	1. Vater		Gesund
	2. Mutter		Gesund
	3. Onkel	Nephritis	An Nephritis gestorben
	4. Onkel	Nephritis	Leidet an Nephritis
	5. Sohn, 26 J.	Nephritis	Erhöhter Blutdruck. Albumen. Schwellung des Gesichtes. Zylinder
	6. Sohn, 19 J.	Nephritis	Erhöhter Blutdruck. Albumen Schwellung des Gesichts
	7. Sohn, 18 J.	Nephritis	Leidet an subakuter Nephritis. Blutharnen. Zähne und Tonsillen: Streptokokken
	8. Tochter, 10 J.	Nephritis (?)	Spuren von Albumen. Im Blut Streptokokken
	9. Tochter	Nephritis (?)	Spuren von Albumen und Bakterien

Tabelle 6 (Fortsetzung).

Autor	Familienmitglieder	Diagnose	Bemerkungen
	II. Familie:		
	1. Vater		Mit 75 J. an Apoplexie gestorben
	2. Mutter		Mit 68 J. an Apoplexie gestorben
	3. Bruder d. Mutter		Mit 60 J. an Apoplexie gestorben
	4. Tochter	Chronische Nephritis?	Leidet an chronischer Nephritis (Nephrosklerose?)
	5. Tochter		Mit 51 J. an Apoplexie im Anschluß an eine akute Nephritis gestorben (Nephrosklerose?)
	6. Sohn		Mit 46 J. an einer chronischen Nierenerkrankung gestorben (Nephrosklerose?)

Tabelle 7. Familien mit gewöhnlicher Glomerulonephritis und sekundärer Schrumpfniere in 3 Generationen.

Autor	Familienmitglieder	Diagnose	Bemerkungen
Samelsohn (1874)	1. Mutter	Chronische Nephritis (?)	An Apoplexie gestorben
	2. Sohn, 59 J.		Auf Grund des Augenhintergrundes diffuse Nephritis festgestellt. In der Familie kam viel „Wasser“ vor
	3. Tochter 4. Tochter 5. Sohn		An „Wasser“ gestorben
	6. Sohn von 2. 19 J.		Leidet an „Nierenerkrankung“
Dickinson (1877, 1889)	S. Sippentafel Abb. 29	Chronische Nephritis	S. Sippentafel Abb. 29
Tyson (1881)	S. Sippentafel Abb. 30	Chronische Nephritis	S. Sippentafel Abb. 30
Kidd (1882)	1. Großmutter, 60 J.	Chronische Nephritis	Starb an Brightscher Krankheit
	2, 3. Bruder von 1. 4.—10. Kinder v. 1.		Starben angeblich an Brightscher Krankheit
	11., 12. Kinder v. 1. 13., 14. Enkel v. 1.		Litten an Brightscher Krankheit
Eichhorst (1885)	1. Großmutter	Chronische Nephritis	An Urämie gestorben
	2. Mutter		Über 15 Jahre an Schrumpfniere gelitten
	3. Vater 4. Sohn		An Urämie gestorben
	5. Tochter		Leidet an Schrumpfniere
Weitz (1924; 4 Generationen)	S. Sippentafel Abb. 31	Glomerulonephritis	S. Sippentafel Abb. 31
Herrick, zit. n. Eason (1924)	1. Großmutter 2. Großvater	„Nierenleiden“	
	3. Mutter, 50 J.	Chronische Nephritis	
	4. Tochter 5. Tochter 6. Tochter 7. Sohn	Nephritis (?)	Albuminurie und kardiovasculäre Störungen
Hurst u. Alport (1927)	S. Sippentafel Abb. 32	Chronische Nephritis	S. Sippentafel Abb. 32

Tabelle 7 (Fortsetzung).

Autor	Familienmitglieder	Diagnose	Bemerkungen
MITCHELL (1930)	1. Großvater väterlicherseits	Chronische Nephritis (?)	Mit 36 J. an „Nierenleiden" gestorben
	2. Großvater mütterlicherseits		Mit 40 J. an Wassersucht und Herzleiden gestorben
	3. Enkel, $7^1/_2$ J.	Chronische Nephritis. Renaler Zwergwuchs	Ödeme an den Füßen. Polydypsie, Polyurie, Kopfweh, Erbrechen. 2 Tage lang Konvulsionen. Geschwollenes Gesicht. Erhöhter Blutdruck. Aortenbetontes Herz. Im Koma gestorben

Tabelle 8. Familien mit womöglich scheinbarer Vererbung von Glomerulonephritis infolge Übertragung.

Autor	Familienmitglieder	Diagnose	Bemerkungen
HELLENDALL (1897)	1. Tochter, 2 J.	Chronische Nephritis und renaler Zwergwuchs	Chronische Nephritis. Beindeformitäten. Mit 2 J. gestorben
	2. Tochter, 6 J.		Chronische Nephritis. Mit 6 J. gestorben
	3. Mutter	Chronische Nephritis	Während der Gravidität Symptome einer Nephritis. Später an chronischer Nephritis gest.
GLASER (1918)	1. Tochter, 10 J.	Chronische Nephritis und renaler Zwergwuchs	Mit $1^1/_4$ J. chronische Nephritis mit Polyurie und Polydypsie. Geistig stark zurückgeblieben. Sektion: Nephritis interstitialis chronica
	2. Tochter, $2^1/_2$ J.	Chronische Nephritis	Mit $2^1/_2$ J. an chronischer Nephritis gestorben
	3. Mutter	Chronische Nephritis	Im Wochenbett an chronischer Nephritis gestorben
	4. Vater		Lebt und ist gesund
	5. Tante		Wegen Idiotie im Irrenhaus
MERKLEN, WOLF u. OBERLING (1925)	*I. Familie:*		
	1. Mutter	Nephritis	Litt an Nephritis, die nach der Niederkunft wieder ausheilte
	2. Kind		Totgeboren. „Néphrite épithéliale"
	II. Familie:		
	1. Mutter	Nephritis	War im 8. Monat. Hatte schweren Diabetes, deswegen Partus eingeleitet, da mit Insulin kein Erfolg. Mutter starb bald darauf, obwohl nach der Geburt die Glykämie stark absank. Sektion: „Néphrite épithéliale" LANGERHANSsche Inseln stark geschädigt
	2. Kind	Nephritis	Lebte 1 Tag. Hatte in 1 Liter Harn 12 g Zucker. Ebenfalls „Néphrite épithéliale". Ferner Sklerose des Pankreas
MORI, zit. n. VOLHARD (1931)	1. Mutter	Nephritis	Primipara. Vor Geburt Kopfweh, Ödeme, starke Albuminurie
	2. Kind		Starb am 3. Tag an einem eklamptisch-urämischen Anfall. Sektion: Starke fettige Degeneration von Leber, Niere und Nebenniere

Fetalzeit im Blut der Mutter kreisende Stoffe, die zu einem Nierenleiden führen können (vasoaktive Stoffe nach VOLHARD, Allergene ?), auf das Kind übertragen werden. Wir haben keine Möglichkeit festzustellen, inwieweit ein solcher Mechanismus ausschließlich oder vielleicht auch in Kombination mit erblichen Faktoren bei dem Zustandekommen der familiären Häufung wirksam ist.

Derartige Verhältnisse liegen mit großer Wahrscheinlichkeit bei den von HELLENDALL (1897), CASTEIGNE und RATHERY (1904), GLASER (1918), MERKLEN, WOLF und OBERLING (2 Familien 1925), HUNT (1927) und MORI (zit. nach VOLHARD 1931) beschriebenen Familien vor. Sie werden mit Ausnahme der Angaben von CASTEIGNE und RATHERY sowie HUNT in der Tabelle 8 zusammengestellt. Bei allen diesen Familien ist das erbliche Moment trotzdem nicht mit Sicherheit auszuschließen, wie umgekehrt bei der einen oder anderen Familie mit offenbarer Erblichkeit auch eine intrauterine Übertragung von der Mutter auf die Kinder möglich sein kann, wie z. B. in der Familie von KIDD (1882). Übrigens haben CASTEIGNE und RATHERY ähnliche Verhältnisse auch experimentell bei Kaninchen und Hündinnen hervorrufen können.

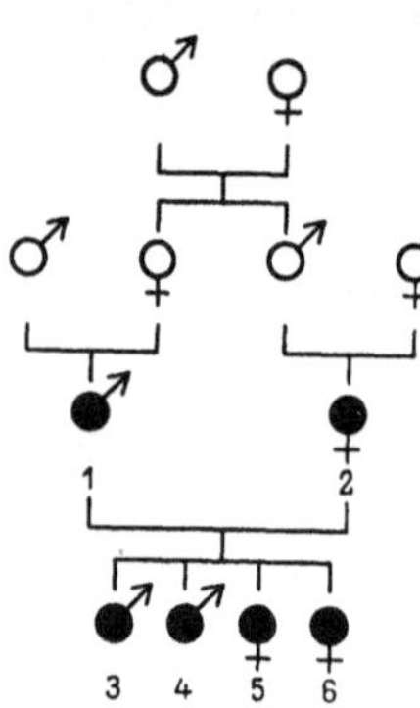

Abb. 33. Scharlachnephritis bei Verwandtenehe in 2 Generationen. (Nach LENZ 1936.) *1:* Mit 11 J. Nephritis. *2:* Mit 16 J. Scharlachnephritis, später Nephritis während der Gravidität. *3:* Mit 14 J. Nephritis. *4:* Mit 12 J. Nephritis. *5:* Mit 10 J. Nephritis. *3—5:* Wahrscheinlich auch Scharlach ohne Hauterscheinungen. *6:* Mit 5 J. Scharlachnephritis.

In diesem Zusammenhang ist noch eine besondere Beobachtung von MERKLEN, WOLF und OBERLING erwähnenswert. In der 2. von ihnen beschriebenen Familie hatte das Kind, das noch einen Tag nach der im 8. Monat künstlich eingeleiteten Geburt lebte, 1,2% Zucker im Harn. Auch die Mutter starb einige Zeit nach der Geburt. Die Sektion ergab bei ihr außer einer „Néphrite épithèliale" eine starke Schädigung der LANGERHANSschen Inseln und bei dem Kind eine Sklerose des Pankreas. Ob es sich hier auch nur um eine Übertragung gehandelt hat und wie sie gegebenenfalls zustande gekommen ist, oder ob Vererbung vorliegt, ist nicht sicher zu entscheiden.

b) Familien mit Scharlachnephritis.

Außer den Familien mit Häufung von gewöhnlicher Glomerulonephritis und ihren Folgezuständen sind bestimmte Beobachtungen in Familien mit Erkrankungen an Scharlach und an Scharlachnephritis für die Annahme erblicher Faktoren besonders aufschlußreich. Es gibt nämlich Familien, in denen nach Scharlach eine Häufung von Nephritis bei Geschwistern beobachtet wird und andererseits auch Familien, in denen auffallenderweise gar keine Geschwister nach Scharlach an einer Nephritis erkranken. Diese Beobachtungen sind unabhängig von der an sich bekannten Tatsache, daß in manchen Scharlachepidemien nur sehr wenig Nephritiden auftreten, in anderen wieder sehr viele, gelegentlich nach SIEBECK (1928) sogar bis zu 80%.

Solche Familien sind in größerer Anzahl beschrieben worden, und zwar von TUCH (2 Familien 1889), SEITZ (1898), SPIELER (1906), GIGON (1910), MATHIES (1913), HÖHN (1913), BODE (1914) sowie MEYER und BURGHARD (5 Familien 1925). Einige Einzelfamilien, über die genauere Angaben vorliegen, finden sich in Tabelle 9 bzw. auf der Sippentafel (Abb. 33). Es handelt sich um je eine Familie von TUCH, GIGON sowie MEYER und BURGHARD, die eine Scharlachnephritis bei Geschwistern beobachteten und um je eine Familie von TUCH, HÖHN, MEYER und BURGHARD und LENZ (Verwandtenehe! 1936), die das Vorkommen von Scharlachnephritis in 2 Generationen feststellen konnten. Nach TUCH stimmen in diesen Familien häufig nicht nur die Symptome der Scharlachnephritis überein, sondern auch Art des Beginns und der Dauer.

Tabelle 9. **Familien mit Scharlachnephritis bei Geschwistern und in 2 Generationen.**

Autor	Familienmitglieder	Diagnose	Bemerkungen
	Geschwister		
TUCH (1889)	4 Geschwister	Scharlachnephritis	
GIGON (1910)	In drei Familien je 2 Geschwister	Scharlachnephritis	
MEYER u. BURGHARD (1925)	1., 2., 3. } Geschwister 4., 5.	Scharlachnephritis Scharlachnephritis, Urämie	
	2 Generationen		
TUCH (1889)	1. Mutter	Scharlachnephritis	Erkrankte an Scharlach. Mit 2 Kindern ins Krankenhaus. Alle drei bekamen Nephritis. Gestorben
	2. Kind		Erkrankte an Scharlach. Ins Krankenhaus. Bekam Nephritis. Gestorben
	3. Kind		Erkrankte an Scharlach. Bekam Nephritis
	4., 5. Kind		Erkrankten an Scharlach. Bekamen Nephritis. Starben außerhalb des Krankenhauses
	6., 7. Kind	Scharlach	Erkrankte an Scharlach
HÖHN (1913)	1. Mutter	„Nierenreizungen“	
	2. Kind	Scharlachnephritis	1903 Scharlach überstanden. Mehrere Wochen danach Nephritis. Tod im selben Jahr an Urämie
	3. Kind, 19 J.		1905 Scharlach. Bald darauf nephritische Erscheinungen, die sich therapeutisch nicht beeinflussen ließen. 1909 Tod an Urämie
MEYER u. BURGHARD (1925)	1. Bruder der Mutter 2. Schwester der Mutter	„Nierenkrankheit“ Nephritis (?)	An Nierenkrankheiten mit Ödemen gestorben
	3. Junge, 6 J.	Scharlachnephritis	Hämorrhagische Nephritis nach Scharlach mit lebensbedrohender schwer eklamptischer Urämie
	4. Mädchen, 8 J.		Hämorrhagische Nephritis nach Scharlach mit leichtem Verlauf
LENZ (1936)	S. Sippentafel Abb. 33	Scharlachnephritis	S. Sippentafel Abb. 33

Die Mehrzahl der Autoren nimmt deswegen eine zum Teil wenigstens erbliche Bedingtheit der Scharlachnephritis an. Im Gegensatz hierzu konnte lediglich SEITZ (1898) keine Anzeichen für eine erbliche Komponente bei der Scharlachnephritis feststellen. Um aber den Zufall bei derartigen Einzelbeobachtungen auszuschließen, hat man durch größere Statistiken versucht, einen eindeutigen Aufschluß in dieser wichtigen Frage zu bekommen.

So hat Mathies (1913) an einem Beobachtungsgut von 3000 Scharlachkranken festgestellt, daß sich 68 familiäre Fälle von Scharlachnephritis auf nur 29 Familien verteilen, während dieser familiären Häufung 186 Familien mit nur 37 Einzelfällen von Scharlachnephritis gegenüberstehen. Ferner hat Bode (1914) ähnliche Untersuchungen an 3500 Scharlachkranken vorgenommen. Hier finden sich 190 familiäre Nephritisfälle in 89 Familien, während 114 Einzelfälle sich auf die übrigen 274 Familien verteilen. Und schließlich fanden Meyer und Burghard (1925) unter 632 scharlachkranken Kindern 28 mit komplizierender Nephritis, von denen 15, also mehr als die Hälfte, aus nur 5 Familien stammten. In einer dieser Familien kam 5mal, in einer 4mal und in den 3 weiteren je 2mal eine Scharlachnephritis vor. Zwei dieser Familien sind in Tabelle 9 aufgeführt.

Weitz hat die Ergebnisse von Spieler, Mathies und Bode über familiäres Vorkommen der Scharlachnephritis mit der zufälligen Erwartungswahrscheinlichkeit verglichen. Nach Berechnungen von Hanfried Lenz ergibt sich jeweils eine *größere Anzahl von Geschwisterschaften*, in denen alle Geschwister entweder frei von Nephritis blieben oder sämtlich daran erkrankten, *als es der Wahrscheinlichkeit entsprechen würde.* In der Tabelle 10 sind die von Weitz zusammengestellten Ergebnisse mitgeteilt.

Tabelle 10. Geschwisterschaften mit Scharlachnephritis nach Beobachtungen von Spieler, Mathies und Bode. (Nach Weitz 1936.)

	Spieler	Mathies	Bode
○○	42 (38)	114 (104)	123 (105)
○●	17 (26)	28 (48)	97 (133)
●●	9 (4)	15 (5)	62 (44)
○○○	5 (4)	24 (19)	26 (18)
○○●	3 (4)	7 (15)	12 (25)
○●●	1 (2)	4 (4)	12 (11)
●●●	1 (0)	3 (0)	6 (2)
○○○○	2	6	7
○○○●		2	5
○○●●	1	2	3
○●●●	3	2	1
●●●●		2	0
○○○○○		2	1
○○○●●		0	2
○○●●●		0	1
○○○○○○		2	0
○○○●●●		1	1
○○○○○○○		1	0
○○○●●●●●		0	1

Wie Weitz ausführt, geben die nebeneinandergesetzten Kreise die Zahl der wegen Scharlach ins Krankenhaus aufgenommenen Geschwister an. Die schwarzen Kreise stellen Geschwister mit komplizierender Nierenentzündung dar. Die daneben stehenden nicht eingeklammerten Zahlen geben die Häufigkeit der den Kreisen entsprechenden Kombinationen an, die bei den jeweiligen Geschwisterschaften tatsächlich beobachtet wurden. Die eingeklammerten Zahlen bedeuten die auf Grund der Berechnungen erwartete Häufigkeit, mit der die jeweiligen Geschwisterkombinationen auftreten würden, wenn lediglich der Zufall bestimmend wäre.

Daraus folgt mit großer Wahrscheinlichkeit, daß in manchen Familien eine offenbar *erblich bedingte Neigung zu einer Nephritis nach Scharlach besteht* und in anderen eine *erhöhte Widerstandskraft* gegen diese Komplikation.

Gegenüber diesen Feststellungen liegt der Einwand auf der Hand, daß es sich jeweils um die besondere Virulenz des Erregers gehandelt haben könnte, die bei Geschwistern ja voraussichtlich gleich sein müßte. Diesen Einwand haben schon Mathies (1913) und Bode (1914) entkräftet.

Wenn lediglich die Art des Erregers die Ursache für eine überdurchschnittliche familiäre Häufung wäre, müßte auch bei nicht blutsverwandten Personen entweder eine auffallende Häufung oder ein auffallendes Fehlen der Nephritis beobachtet werden. Bei einer entsprechenden Kontrolluntersuchung an Kranken- und Waisenhausschwestern und bei den Zöglingen der Waisenhäuser konnte Mathies aber eine ziemlich gleichmäßige Verteilung der Nephritiden bei den verschiedensten Hausepidemien während eines großen Zeitraums feststellen.

Bode weist ferner darauf hin, daß die Infektionsquelle und die äußeren Lebensbedingungen ja auch nur bei solchen Geschwistern dieselben seien, die entweder zusammen zu gleicher Zeit oder schon mit einer Nephritis behaftet ins Krankenhaus kamen; diejenigen dagegen, die ihre Nephritis erst im Krankenhaus bekamen, stünden unter den gleichen Bedingungen wie alle anderen Scharlachkinder im Krankenhaus. Aus diesen Feststellungen dürfte wohl hervorgehen, daß den *Umweltfaktoren keine ausschließliche Bedeutung* zukommt.

c) Familien mit Glomerulonephritis nach ätiologisch ungewöhnlichen Infekten.

Eine weitere Beobachtung, die für eine erblich bedingte Disposition zum Auftreten einer Nephritis spricht, ist das *Vorkommen bei Geschwistern nach solchen Infektionskrankheiten, die nur selten eine Nephritis zur Folge* haben. So teilt EICHHORST (1916) eine Beobachtung von Nephritis nach Impetigo bei 3 Schwestern mit. Ein 14jähriges Mädchen starb an einer Urämie, ihre 6jährige Schwester machte eine schwere hämorrhagische Nephritis durch, während eine 9jährige lediglich mit einer leichten Albuminurie erkrankte. Eine vierte $2^1/_2$jährige Schwester litt ebenfalls an Impetigo, aber ohne Nierenkomplikationen. Interessanterweise bekam die 9jährige Schwester mit der leichten Albuminurie später eine Rachendiphtherie, die mit einer Albuminurie bis zum 20. Tage einherging. Man könnte an eine besonders spezifisch wirkende Streptokokkeninfektion denken. Wahrscheinlicher ist aber nach Ansicht des Verfassers die Annahme, daß es sich um eine familiär bedingte geringere Widerstandskraft der Nieren gegenüber den infektiösen Toxinen gehandelt hat.

Eine weitere derartige Familie, in der 4 Mitglieder nach einer Influenza eine Nephritis bekamen, beschreibt THOMSON (1920). Als erster erkrankte der Vater im Sommer an einer Influenza ohne Komplikation mit Nephritis. Im Herbst folgten 4 seiner 8 Kinder mit Influenza. Ein 11jähriger Sohn bekam als erster eine Nephritis, nachdem der Influenzainfekt schon wieder abgeklungen war. Es folgten in Abständen mit ähnlichen nephritischen Erscheinungen die 3 weiteren Kinder von 13, 9 und 4 Jahren.

Schließlich beobachtete OCHSENIUS, wie WEITZ (1924 und 1936) mitteilt, bei 3 Geschwistern eine Nephritis von 1—2 Monaten Dauer, die sich nach Varicellen einstellte.

Auch eine von ERNSTENE und ROBB (1931) beschriebene Familie kann in diesem Zusammenhang erwähnt werden. Nach ihrer Mitteilung erkrankten innerhalb von 3 Wochen 6 von 10 Geschwistern im Alter von 3—20 Jahren nach einem Katarrh der oberen Luftwege an einer diffusen Glomerulonephritis. Bei allen 6 Kindern wurden im Blut Streptococcus viridans festgestellt, außerdem bei 3 Kindern Streptococcus haemolyticus und Influenzabacillen. Auch hier tritt also bei mehreren Geschwistern verschiedenster Altersstufen gleichzeitig eine Glomerulonephritis im Anschluß an einen für Nephritis ungewöhnlichen Infekt auf. Man hat aber in diesem Falle den Eindruck, daß die Infektion (Streptococcus viridans) ätiologisch ganz im Vordergrund steht. Möglicherweise hat es sich auch nicht um eine Glomerulonephritis, sondern um eine Herdnephritis gehandelt.

d) Zwillinge mit Glomerulonephritis und ihren Folgezuständen.

Von den bisher beschriebenen *Zwillingen mit Nephritis* und ihren Folgezuständen sind bemerkenswerterweise nicht nur die ZZ, sondern auch sämtliche EZ diskordant bis auf ein von GALTON mitgeteiltes Paar, bei dem aber differentialdiagnostisch auch eine maligne Sklerose in Frage kommt. Anscheinend handelt es sich sonst zumeist um eine diffuse Glomerulonephritis. Vielleicht lag aber in dem einen oder anderen Falle auch eine Herdnephritis vor, bei der eine Konkordanz wohl noch weniger zu erwarten ist als bei der diffusen Glomerulonephritis. Die entsprechenden Beobachtungen stammen von GALTON (1876), LOVE und RICHMOND (1902), CURTIUS und KORKHAUS (1930), ADDIS (1931), GLATZEL (1931), CAMERER und SCHLEICHER (1935), JENTSCH (1936) und GEBBING (1936). Insgesamt sind 28 EZ-Paare und 25 ZZ-Paare beschrieben worden. Im folgenden seien die EZ in kurzen Auszügen geschildert:

GALTON (1 Paar).

1. Männer, in Regierungsstellen tätig, litten beide an BRIGHTscher Krankheit und starben daran im Abstand von 7 Monaten. (Vielleicht lag hier aber keine sekundäre Schrumpfniere, sondern eine maligne Sklerose vor.)

CURTIUS und KORKHAUS (2 Paare).

2. Mädchen, 20 J., bei einer mit 12 J. Angina mit nachfolgender Nephritis.

3. Mädchen, 23 J., bei beiden mit 17 J. Scharlach. Nur bei einer im Anschluß daran leichte Scharlachnephritis.

ADDIS (1 Paar).

4. Mädchen, zu gleicher Zeit Scharlach, 2 Wochen später bei der einen eine typische Nephritis (BRIGHTS disease), bei der anderen keinerlei Nierenstörungen.

GLATZEL (2 Paare).

5. Jungen, 12. J., bei einem nach Angina akute hämorrhagische Nephritis von 6 Wochen Dauer.

6. Jungen, 11 J., bei einem diffuse Glomerulonephritis mit Beteiligung des Nierenbeckens.

CAMERER und SCHLEICHER (11 Paare).

7—17. Bei 11 EZ-Paaren mit Nephritis war auf Grund einer Umfrage jeweils nur 1 Partner befallen. Weitere Einzelheiten werden nicht angegeben.

JENTSCH (9 Paare).

18. Frauen, 39 J., bei der einen als Kleinkind Scharlach, mit 9 J. Nephritis mit Rezidiv, später völlige Heilung. Bei der anderen kein Scharlach.

19. Jungen, 14 J. Bei dem einen mit etwa 10 J. anscheinend leichte Nephritis, leidet stärker an Anginen als der andere. Mit 13 J. Gelenkrheumatismus.

20. Jungen, 5 J. Bei dem einen mit 8 Monaten schwere Glomerulonephritis nach Nasenrachenkatarrh. In den folgenden Jahren Otitis media, Enteritis und Scharlach. Urin zwischendurch o. B. Zur Zeit der Untersuchung im Urin Albumen (leichte Opalescenz) sowie Leukocyten und Erythrocyten. Bei dem anderen Otitis media, Angina, Enteritis, kein Anhalt für Nephritis.

21. Jungen, 10 J. Bei dem einen mehrmals Nephritis, einmal Hämaturie ohne erkennbare äußere Ursache. Masern, Windpocken. Bei dem anderen Masern, Windpocken und Scharlach ohne Nephritis.

22. Jungen, 3 J. Bei dem einen mit 3 J. leichte Nephritis nach Angina.

23. Mädchen, 16 J. Bei der einen mit 7 J. Nephritis nach Angina. Im Anschluß daran Diphtherie und Masern. Häufig Anginen. Bei der anderen ebenfalls Diphtherie, Masern, häufig Anginen, aber niemals Nierenbeteiligung festgestellt.

24. Jungen, 18 J. Bei dem einen mit 15 J. anscheinend leichte Nephritis. Bei dem anderen mit 11 J. Gelenkrheumatismus mit nachfolgendem Herzfehler. Kein Anhalt für Nephritis.

25. Mädchen, 9 J. Bei der einen häufig Anginen, mit 6 J. Nephritis nach Angina, Heilung nach Tonsillektomie.

26. Mädchen, 14 J. Bei der einen mit 13 J. Hilusdrüsen-Tbc. und Nephritis.

GEBBING (2 Paare).

27. Jungen, 9 J. Beide selten Angina. Tonsillen bei beiden o. B. Bei dem einen mit 9 J. ausgesprochene Nephritis.

28. Jungen, 6 J. Bei beiden Scharlach. Nur bei einem anschließend Scharlachnephritis.

Die fast ausnahmslose Diskordanz bei diesen 28 bekannten EZ-Paaren ist recht bemerkenswert. Man kann natürlich vermuten, daß der eine oder andere Partner vielleicht noch bei einem späteren Anlaß an Nephritis erkrankt und damit sich eine etwa vorhandene erbliche Disposition noch erweisen würde. Näher liegt aber die Annahme, daß eben in der Mehrzahl der Fälle eine erbliche Disposition keine Rolle spielt, vielmehr *bestimmte Umwelteinflüsse von wesentlicher Bedeutung sind.*

e) Schlußfolgerungen über die Erblichkeit der diffusen Glomerulonephritiden und ihren Verlaufsformen.

Im Vordergrund steht der Infekt. Auslösende Umweltfaktoren wie Erkältung und Durchnässung spielen eine wesentliche Rolle, wie besonders die Feldnephritis gelehrt hat. Auch die ausnahmslos diskordanten EZ sprechen für die *überwiegende Bedeutung der Umwelt.*

Daneben aber gibt es eine Reihe von Familien, in denen diffuse Glomerulonephritiden, Scharlachnephritiden und Nephritiden nach ungewöhnlichen Infekten gehäuft bei Geschwistern und in mehreren Generationen auftreten. Diese Beobachtungen sprechen eindeutig für eine *Mitbeteiligung von Erbanlagen.* Da mehrere Generationen und auch Seitenlinien betroffen sind, ist ein *dominanter Erbgang* anzunehmen. Infolge starker Manifestationsschwankungen besteht aber offenbar nur *unregelmäßige Dominanz.* Gegen Rezessivität spricht die Tatsache, daß nur einmal, und zwar in der Familie von LENZ, eine Verwandtenehe festgestellt werden konnte.

Ob nun diese erblichen Faktoren prinzipiell bei allen Nephritiden wirksam sind, läßt sich schwer entscheiden. Es ist möglich, daß sie das Auftreten von diffusen Glomerulonephritiden gelegentlich *begünstigen,* während die Mehrzahl der Erkrankungen aber ohne sie zustande kommt.

Wie man sich im einzelnen die Auswirkung der erblichen Veranlagung vorstellen soll, kann auf Grund unserer zum Teil noch theoretischen Kenntnisse von den pathogenetischen Vorgängen nur *vermutungsweise* angedeutet werden.

Zunächst sind bestimmte konstitutionelle Eigentümlichkeiten des *Nierengewebes selbst,* insbesondere der Glomeruli, anzunehmen, derart, daß eine besondere Überempfindlichkeit besteht, gegenüber einer infektiösen Noxe mit einer allergischen Entzündung zu reagieren. Man kann hier vielleicht an eine konstitutionelle erblich bedingte Schwäche der betreffenden Zellen denken, genügend *Histaminase* zu bilden. Mangel an Histaminase würde eine allergische Entzündung leichter entstehen lassen (BECHER).

Vielleicht neigen auch manche Nieren auf konstitutioneller Basis leichter dazu, das *vasoaktive Prinzip* zu bilden oder abzugeben. Nach dem heutigen Stand der Blutdruckforschung wird die vasoaktive Substanz, soweit sie als Renin bekannt ist, in den Nieren selbst erzeugt.

Ferner könnte auch eine konstitutionelle Neigung zu erhöhter *Azidose* erblich bedingt sein.

Einige familiäre Beobachtungen legen die Vermutung nahe, daß auch die *besondere Verlaufsform,* die Neigung zum Chronischwerden und zur sekundären Schrumpfniere, von einer besonderen erblich bedingten konstitutionellen Beschaffenheit der Gewebe abhängig ist.

Weiterhin könnte sich die erbliche Veranlagung aber auch in bestimmten *extrarenalen Faktoren* auswirken, insbesondere in dem blutdrucksteigernden Mechanismus, der ja direkt oder indirekt mit dem Gefäßsystem zusammenhängt. Wir wissen, daß die vasoaktiven Substanzen unmittelbar die Muscularis der Gefäße beeinflussen und können daher vermuten, daß hier der eigentliche konstitutionell erblich bedingte Angriffspunkt zu suchen ist.

Vielleicht sind auch die tierexperimentellen Beobachtungen von E. F. MÜLLER (1905) wichtig, der eine Kontraktion der Nierengefäße bei Kältereiz und Infektionen feststellen konnte. Es könnte sich hier um eine besondere Ansprechbarkeit bestimmter Teile des *vegetativen Nervensystems* handeln, dessen Reaktionen nach den Zwillingsuntersuchungen von M. WERNER (1935) u. a. eine erbliche Komponente haben.

In einem weiteren Sinne kann man eine erbliche Komponente auch bei denjenigen Erkrankungen suchen, die eine diffuse Glomerulonephritis auslösen können, insbesondere bei den vom *lymphatischen Rachenring* ausgehenden Infektionen.

Einzelheiten hierüber finden sich in dem Abschnitt über die „Erbbiologie und Erbpathologie des Ohres und der oberen Luftwege“ von W. ALBRECHT und in den entsprechenden anderen Abschnitten dieses Handbuches.

II. Die Herdnephritiden.

Die *Herdnephritis*, die *eine* von den drei monosymptomatischen Formen der hämatogenen Nierenkrankheiten, kommt durch eine bakterielle Schädigung bestimmter Glomerulusbezirke zustande und tritt immer im Zusammenhang mit bestimmten Infektionskrankheiten, insbesondere Angina und Sepsis, auf. Man unterscheidet eine *herdförmige Glomerulonephritis*, eine *embolische Herdnephritis* bei Endocarditis lenta (LÖHLEIN-Niere!) und eine *septisch interstitielle Herdnephritis* bei Sepsis. Die septisch interstitiellen Herdnephritiden können auch von einer anderen Betrachtungsweise ausgehend als eitrige Nephritiden oder multiple Nierenabscesse bezeichnet werden und werden als solche bei Behandlung der infektiösen Erkrankungen der Nieren und ableitenden Harnwege nochmals erwähnt.

Die *Herdnephritiden*, bei denen also nur ein Teil der Glomeruli erkrankt ist und die Hämaturie ganz im Vordergrund steht, unterscheiden sich von der diffusen Glomerulonephritis vor allem durch das Fehlen der von der Niere ausgehenden Fernwirkungen, die in der Blutdrucksteigerung mit Angiospasmus (blasser Hochdruck), dem Augenhintergrundsbefund und dem Ödem zum Ausdruck kommen.

SIEBECK und LICHTWITZ trennen die Herdnephritis nicht so streng von der diffusen Glomerulonephritis ab, wie das VOLHARD tut. In manchen Fällen können sich herdnephritische Prozesse im Anschluß an eine diffuse Glomerulonephritis einstellen. Auf diese Weise sind die bei der Feldnephritis so häufig beobachteten Hämaturien zu deuten (BECHER).

Über die *Erblichkeit* der Herdnephritiden liegen *keine sicheren familiären Beobachtungen* vor. Es ist allerdings möglich, daß sich unter den bereits angeführten Familien mit gewöhnlicher diffuser Glomerulonephritis auch einige Herdnephritiden finden ließen, wenn eine sichere Diagnose noch nachträglich gestellt werden könnte. Bei den auf eine diffuse Glomerulonephritis aufgepflanzten Herdnephritiden wie z. B. bei der Feldnephritis wären die erblichen Grundlagen teilweise mit denen der diffusen Glomerulonephritis identisch.

Da die *embolische Herdnephritis* eine Folgeerscheinung der Endocarditis lenta darstellt, kann eine gewisse erbliche Voraussetzung für diese Sonderform der Herdnephritiden in den *erblichen Grundlagen der Endocarditis lenta* gesucht werden. Wie LEWIS (1935) mitteilt, kommen in nicht ganz 1% aller Autopsien statt der normalerweise vorhandenen drei Segel nur zwei an den Aortenklappen vor. Interessanterweise findet sich nun bei einem Fünftel aller Kranken mit Endocarditis lenta diese wahrscheinlich erblich bedingte Anomalie der Aortenklappen, die offenbar das Auftreten einer Endocarditis lenta begünstigt. In dem Abschnitt über die Erbbiologie und Erbpathologie des Kreislaufapparates wurde darauf bereits hingewiesen.

Im übrigen kann man die Vermutung aussprechen, daß bei der herdförmigen Glomerulonephritis und bei der embolischen Herdnephritis eine besondere erbliche Disposition der Glomeruli oder bestimmter Glomerulusbezirke und bei der septisch-interstitiellen Herdnephritis speziell eine solche des Interstitiums vorliegt, in Form einer Herdnephritis zu erkranken.

III. Die Nephrosklerosen.

1. Klinik und Pathogenese.

Die *Nephrosklerosen* stellen einen Folgezustand sklerotischer Veränderungen an den Nierenarteriolen dar, der meist auf dem Boden einer essentiellen Hypertonie entsteht, bei der die Nieren zunächst noch ganz normal funktionieren. Es kann sich dabei auch an anderen Organen speziell im Bereich des Gehirns und des Verdauungsapparates eine Arteriolosklerose neben einer Arteriosklerose der größeren Arterien zeigen. Das Kardinalsymptom der Nephrosklerosen ist die Blutdrucksteigerung. Das Krankheitsbild kann sich aus einer *essentiellen Hypertonie* im Laufe von Jahren und Jahrzehnten entwickeln, in selteneren bösartigen Fällen aber auch verhältnismäßig akut auftreten. Solange es noch nicht zur Entstehung eines blassen Hochdrucks und zu einer Schädigung des Nierenparenchyms mit Niereninsuffizienz gekommen ist, spricht man von einer *benignen Nephrosklerose*. Hierbei besteht der sog. rote Hochdruck VOLHARDS, der keinen Widerstands-, sondern einen Elastizitätshochdruck darstellt (WEZLER und BÖGER 1939). Bei der *benignen Nephrosklerose* stehen zunächst als Folgen der Hypertonie Erscheinungen von seiten des Kreislaufs, Hypertrophie des linken Ventrikels, Herzinsuffizienz und Apoplexien im Vordergrund.

Aus dieser benignen Sklerose kann sich nach VOLHARD die *maligne Sklerose* und die *genuine Schrumpfniere* entwickeln, bei der es dann zu einem allgemeinen Gefäßkrampf (Retinitis angiospastica), sowie zu einer fortschreitenden Degeneration der Glomeruli und damit auch des Kanälchensystems mit Niereninsuffizienz (Azotämie, Oligurie, Isosthenurie, Urämie) in den Endstadien kommt. Der rote Hochdruck schlägt in den blassen Hochdruck (VOLHARD) bzw. der Elastizitätshochdruck in den Widerstandshochdruck (WEZLER) um. Offenbar werden schon bei der benignen Nierensklerose durch die Nierenschädigung *vasoaktive Stoffe* in der Niere gebildet. Dadurch entsteht ein Circulus vitiosus derart, daß mit zunehmender Nierenbeteiligung immer mehr der Mechanismus des blassen zu dem des roten Hochdrucks hinzukommt. Es hat aber nicht jede maligne Sklerose ein benignes Vorstadium; manche Tatsachen sprechen dafür, daß die maligne Sklerose eine selbständige Krankheit ist und in vielen Fällen nicht lediglich eine besondere Verlaufsform der benignen Sklerose darstellt.

Ein wesentlicher Faktor für die Entwicklung einer malignen Sklerose ist das *Alter*. Die essentielle Hypertonie stellt eine ausgesprochene Krankheit des vorgerückteren Lebensalters dar, wenn auch nicht selten jugendliche Hypertoniker beobachtet werden. Die Neigung zur malignen Sklerose dagegen ist um so größer, je jünger ein Hypertoniker ist. Ein jugendlicher Hypertoniker ist in dieser Beziehung besonders gefährdet.

Besondere Formen von Schrumpfnieren. Neben diesen hämatogenen Formen von Nephrosklerosen und ihren Folgezuständen gibt es nun auch noch andersartig entstandene *besondere Formen von Schrumpfnieren*. Hierzu gehören unter anderen die *pyelonephritische* und die *hydronephrotische Schrumpfniere*, die sich als Folgen einer *Pyelonephritis* bzw. einer *Hydronephrose* entwickeln können. Sie werden im einzelnen noch einmal bei der Besprechung der jeweiligen Ausgangsleiden, der Pyelonephritis und der Hydronephrose erwähnt. Wie unter anderen FAHR (1938) nachweisen konnte, entstehen pyelonephritische Schrumpfnieren häufig auf dem Boden einer mangelhaften Entwicklung des Nierengewebes, speziell der Nierenkelche (hypogenetische Nephritis). Hier ist also wahrscheinlich die eigentliche Ursache für das Auftreten einer Nephritis bzw. Schrumpfniere in der Mißbildung des Nierengewebes zu suchen. Man müßte eigentlich diese Formen der hypogenetischen Nephritis im Rahmen der Nierenmißbildungen abhandeln. Da sie aber klinisch ähnliche Erscheinungen machen wie die hämatogenen Nierenerkrankungen und auch die pathologisch-anatomischen Veränderungen diesen in vieler Beziehung ähnlich sind, sollen sie im *Anhang* zu dem vorliegenden Abschnitt über die doppelseitigen hämatogenen Nierenerkrankungen besprochen werden. Es sei gleich darauf hingewiesen, daß hierzu zum Teil wenigstens auch der sog. renale Zwergwuchs gehört, auf den wir im Anschluß an die hypogenetische Nephritis noch näher eingehen werden.

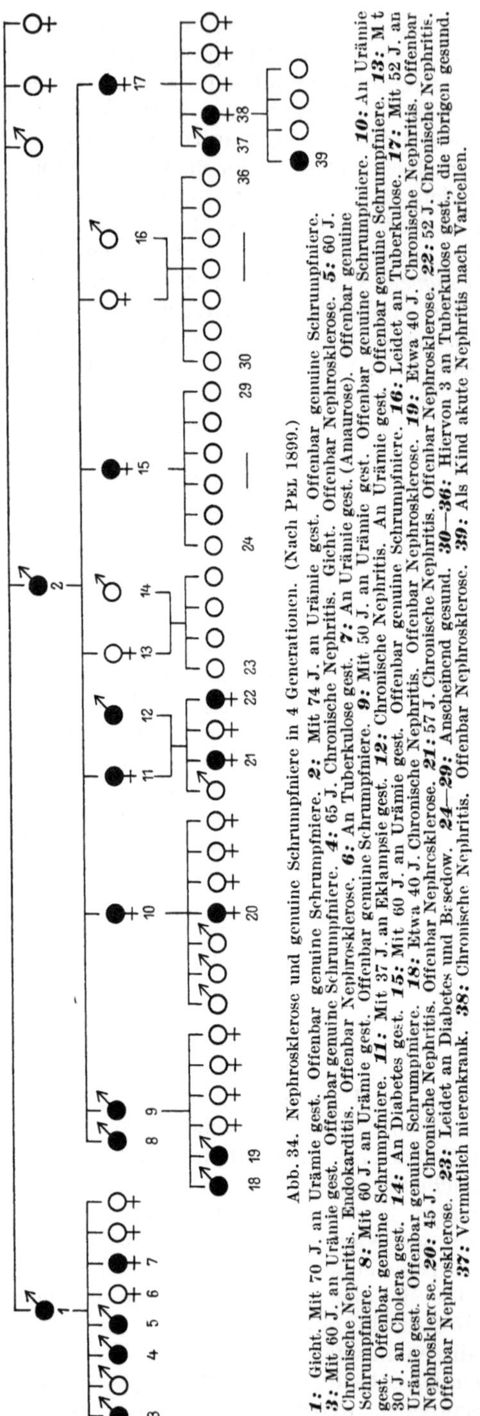

Abb. 34. Nephrosklerose und genuine Schrumpfniere in 4 Generationen. (Nach PEL 1899.)
1: Gicht. Mit 70 J. an Urämie gest. Offenbar genuine Schrumpfniere. ***2:*** Mit 74 J. an Urämie gest. Offenbar genuine Schrumpfniere. ***3:*** Mit 60 J. an Urämie gest. Offenbar genuine Schrumpfniere. ***4:*** 65 J. Chronische Nephritis. Gicht. Offenbar Nephrosklerose. ***5:*** 60 J. Chronische Nephritis. Endokarditis. Offenbar Nephrosklerose. ***6:*** An Tuberkulose gest. ***7:*** An Urämie gest. (Amaurose). Offenbar genuine Schrumpfniere. ***8:*** Mit 60 J. an Urämie gest. Offenbar genuine Schrumpfniere. ***9:*** Mit 50 J. an Urämie gest. Offenbar genuine Schrumpfniere. ***10:*** An Urämie gest. Offenbar genuine Schrumpfniere. ***11:*** Mit 37 J. an Eklampsie gest. ***12:*** Chronische Nephritis. An Urämie gest. Offenbar genuine Schrumpfniere. ***13:*** Mit 30 J. an Cholera gest. ***14:*** An Diabetes gest. ***15:*** Mit 60 J. an Urämie gest. Offenbar genuine Schrumpfniere. ***16:*** Leidet an Tuberkulose. ***17:*** Mit 52 J. an Urämie gest. Offenbar genuine Schrumpfniere. ***18:*** Etwa 40 J. Chronische Nephritis. Offenbar Nephrosklerose. ***19:*** Etwa 40 J. Chronische Nephritis. Offenbar Nephrosklerose. ***20:*** 45 J. Chronische Nephritis. Offenbar Nephrosklerose. ***21:*** 57 J. Chronische Nephritis. Offenbar Nephrosklerose. ***22:*** 52 J. Chronische Nephritis. Offenbar Nephrosklerose. ***23:*** Leidet an Diabetes und Basedow. ***24—29:*** Anscheinend gesund. ***30—36:*** Hiervon 3 an Tuberkulose gest., die übrigen gesund. ***37:*** Vermutlich nierenkrank. ***38:*** Chronische Nephritis. Offenbar Nephrosklerose. ***39:*** Als Kind akute Nephritis nach Varicellen.

Außerdem können in diesem Zusammenhang auch noch die *Bleischrumpfniere* und die *Gichtschrumpfniere* erwähnt werden. Chronische Bleivergiftungen führen wahrscheinlich über das vegetative Nervensystem zu angiospastischen Nierenerkrankungen mit Endarteriitis obliterans und schließlich zu Veränderungen ähnlich einer sekundären Schrumpfniere oder auch einer genuinen Schrumpfniere, wenn noch eine Arteriosklerose hinzukommt. Auch die durch chronische Gicht hervorgerufenen Nierenveränderungen ähneln weitgehend dem Bild der genuinen Schrumpfniere. Die Vererbung der Gicht wird in dem Abschnitt über die Erbpathologie des Stoffwechsels von HANHART behandelt.

2. Erblichkeit.

Während bei den Nephritiden eine größere Anzahl von belasteten Familien in der Literatur beschrieben wurde, sind bei der Krankheitsgruppe der benignen und malignen Nephrosklerose und der genuinen Schrumpfniere nur wenige genauer untersuchte Sippen bekannt. Auch hier sind die Diagnosen in den älteren Arbeiten wie bei den Familien mit Nephritiden mit einem gewissen Vorbehalt zu verwerten, was anläßlich der Besprechung der Nephritikerfamilien schon näher begründet wurde.

a) Familien mit benigner Nephrosklerose, maligner Sklerose und genuiner Schrumpfniere.

Familien, in denen Nephrosklerosen bzw. maligne Sklerosen und genuine Schrumpfnieren bei *Geschwistern* und offenbar in *2 Generationen* vorkommen, sind im ganzen 8 beschrieben worden, und zwar von PEL (3 Familien 1899), BANSI (1926), VOLHARD (2 Familien 1931), STRÖDER (2 Familien 1938).

Ferner haben PEL und VOLHARD je 1 Familie beobachtet, in der sich Nephrosklerosen und ihre Folgezustände offenbar durch *4 Generationen* hindurch finden

Die Familien mit Geschwistern und 2 Generationen sind in der Tabelle 11 als Familien mit benigner Nephrosklerose, maligner Sklerose und genuiner Schrumpfniere aufgeführt; die beiden Familien mit 4 Generationen werden als Sippentafeln mit Legende in Abb. 34 und 35 gebracht.

Bei der Genese der Nephrosklerosen auf dem Boden einer *essentiellen Hypertonie* und *Arteriosklerose* ist es verständlich, daß in den Familien derartiger Patienten gehäuft Hypertonien, Schlaganfälle, Herzleiden und gelegentlich auch Nierenerkrankungen vorkommen.

In dem Kapitel über die Erbpathologie des Kreislaufapparates finden sich anläßlich der Behandlung der *essentiellen Hypertonie* weitere entsprechende Hinweise. Hier seien noch einmal besonders die Untersuchungen von WEITZ (1923), O'HARE, WALKER und VICKERS (1924), NADOR-NIKITITS (1925), WIECHMANN und PAL (1927) sowie O. MÜLLER und PARRISIUS (1932) genannt.

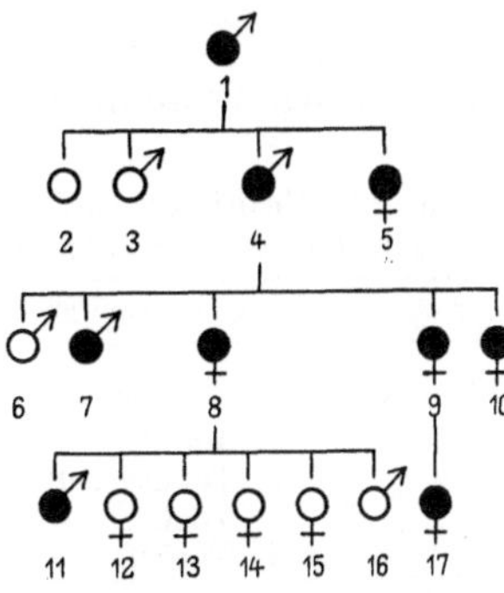

Abb. 35. Essentielle Hypertonie und maligne Sklerose in 4 Generationen. (Nach VOLHARD 1931.)

1: Mit 40 J. an Apoplexie gest. ***2:*** Lebt, offenbar gesund. ***3:*** Lebt, offenbar gesund. ***4:*** Seit dem 50. J. stenokardische Anfälle. Hypertonie von 250 mm Hg. Mit 72 J. gest. ***5:*** 78 J. Hypertonie. ***6:*** Verunglückt. ***7:*** 50 J. Als junger Mann häufig Kopfschmerzen und Nasenbluten. Hypertonie. ***8:*** 45 J. Häufig Migräne. Hypertonie von 180 mm Hg. ***9:*** 55 J. Hypertonie von 200 mm Hg. Diabetes mellitus. ***10:*** Mit 17 J. an Nephritis (?) gest. ***11:*** Seit einigen Jahren Hypertonie um 200 mm Hg. Typische Symptome der malignen Sklerose. Stenokardische Anfälle. Mit 24 J. gest. ***12:*** 22 J. Kopfschmerzen. ***13:*** 20 J. ***14:*** 14 J. ***15:*** 13 J. ***16:*** 4 J. ***13—16:*** Keine näheren Angaben. ***17:*** 29 J. Hypertonie von 180—190 mm Hg.

WEITZ konnte bei seinen Untersuchungen an 82 Hypertonikern feststellen, daß 63mal (77%) mindestens einer der Eltern an Herzleiden, Herzschlag, Wassersucht, Schlaganfall und gelegentlich an Nierenleiden gestorben war. Bei den übrigen 19 Kranken waren 13mal Geschwister erkrankt und nur 6mal keine Belastung in der Verwandtschaft nachweisbar.

O'HARE, WALKER und VICKERS fanden in den Familien von 300 Hypertonikern in 204 Fällen Arteriosklerose, Apoplexien, Herzkrankheiten, Nephritis oder Diabetes mellitus, also in 68%, während bei 436 Kontrollpersonen mit normalem Blutdruck der Prozentsatz nur 37,6 betrug.

NADOR-NIKITITS konnte bei 299 Fällen von Hypertonie in 86% eine positive Familienanamnese erheben, und zwar bei 179 unter 206 Fällen von essentieller Hypertonie und bei 78 unter 93 Fällen von Nierensklerose. Hierbei ist bemerkenswert, daß die Nierensklerosen besonders untersucht wurden und dabei eine ähnliche Belastung zeigten wie die Fälle von reiner essentieller Hypertonie.

WIECHMANN und PAL stellten unter 500 Hypertonikern in 38,4% der Fälle bei einem der Eltern oder beiden Herzschlag, Herzleiden, Wassersucht und Schlaganfall fest.

Schließlich sind noch die vielseitigen Untersuchungen von O. MÜLLER und PARRISIUS und ihren Mitarbeitern über die Blutdruckkrankheit aus der Tübinger Klinik besonders zu erwähnen. O. MÜLLER und PARRISIUS untersuchten 100 Blutdruckkranke mit einer Tension von mindestens 160 mm Hg. Darunter befanden sich 23 Kranke mit einer sekundären Schrumpfniere, 58 mit einer essentiellen bzw. konstitutionellen Hypertonie und 19 mit einer arteriosklerotischen Schrumpfniere. Eine erbliche Belastung wurde im allgemeinen dann angenommen, wenn auf Grund der Stammbaumuntersuchungen von ZIPPERLEN (1931) mindestens einer der Eltern an Schlaganfällen, Wassersucht oder Herzleiden gestorben war. Eine erbliche Belastung dieser Art konnte bei der sekundären Schrumpfniere in 61%, bei der essentiellen Hypertonie in 60% und bei der arteriosklerotischen Schrumpfniere in 71% der Fälle nachgewiesen werden. Demnach finden sich bei allen 3 Gruppen annähernd die gleichen Erblichkeitsverhältnisse. Aus mehreren umfangreichen Sippentafeln von ZIPPERLEN geht ein offenbar *dominanter Erbgang* hervor.

Das Ergebnis stimmt im wesentlichen mit den oben mitgeteilten Feststellungen von WEITZ überein.

Man darf daraus wohl mit großer Wahrscheinlichkeit auf eine entsprechende *Erblichkeit der essentiellen Hypertonie und der arteriosklerotischen Schrumpfniere bzw. der Nephrosklerose* schließen. Mit WEITZ erscheint es aber fraglich, ob man diese Folgerung auf Grund der vorliegenden Befunde auch für die sekundäre Schrumpfniere ziehen darf, weswegen diese Untersuchungen bei Behandlung der diffusen Glomerulonephritis und ihren Folgezuständen nicht besprochen wurden.

Eingehendere statistische Untersuchungen über die Erblichkeit der *malignen Sklerose* hat STRÖDER (1938) unter Zugrundelegung von 200 Krankengeschichten über Kranke mit maligner Sklerose aus der Frankfurter Medizinischen Klinik angestellt. Als „Belastung" wurden sämtliche Krankheiten verwertet, die auf ein angiosklerotisches Leiden hindeuten. An weitaus erster Stelle stand bei den Angehörigen der Probanden der Tod durch Schlaganfall, dann folgten Arteriosklerose, Druckerhöhung, Herzschlag, Herzleiden, Wassersucht, Nierenkrankheit, Nierenleiden, Nierenentzündung, Schrumpfniere. Zum Vergleich wurden die entsprechenden Angaben in je 200 Krankengeschichten von Kranken mit einer essentiellen Hypertonie und mit nichthypertonischen Erkrankungen herangezogen.

Bei 63,5% der Kranken mit maligner Sklerose fand sich eine familiäre Gesamtbelastung im obigen Sinn, und zwar in erster Linie von seiten der Eltern

Tabelle 11. Familien mit benigner Nephrosklerose, maligner Sklerose und genuiner Schrumpfniere bei Geschwistern und in 2 Generationen.

Autor	Familienmitglieder	Diagnose	Bemerkungen
PEL (1899)	*I. Familie:*		
	1. Mutter	Wahrscheinlich maligne Sklerose	Starben an Urämie
	2. Tochter, 46 J.		
	3. Tochter		
	4. Tochter		
	II. Familie:		
	1. Vater	Wahrscheinlich maligne Sklerose	An einem Nierenleiden gestorben
	2. Sohn	Maligene Sklerose?	An Urämie infolge von „indurativer" Nephritis gestorben
	3. Sohn		
	4. Sohn		Leidet an Nephritis
	5.—7. Weit. Kinder		Gesund
	III. Familie:		
	1. Vater	Nephrosklerose (?)	An Apoplexie gestorben infolge von Schrumpfniere
	2. Mutter		An Pneumonie gestorben
	3. Sohn	Nephrosklerose oder maligne Sklerose	Leidet an Schrumpfniere
	4. Tochter, 42 J.		Mit 42 J. an chronischer Nephritis gestorben
	5. Tochter, 51 J.		Mit 51 J. an chronischer Nephritis gestorben
	6. Sohn, 53 J.		Mit 53 J. an chronischer Nephritis gestorben
	7.—9. Weit. Kinder		Gesund
BANSI (1926)	1. Mutter		Ohne Befund
	2. Vater, 48 J.	Maligne Sklerose (genuine Schrumpfniere)	Mit 48 J. an Urämie gestorben
	3. Tochter, 45 J.		Mit 45 J. an Urämie gestorben
	4. Tochter, 48 J.		Mit 48 J. an Urämie gestorben
VOLHARD (1931)	*I. Familie:*		
	1. Vater		Mit 53 J. an „Aderverkalkung" gestorben
	2. Mutter	Maligne Sklerose (Nephrosklerose)	Mit 57 J. an Schrumpfniere und Schlaganfall gestorben
	3. Tochter		Mit 50 J. an Urämie gestorben. 1916 Schlaganfall. Schwer nierenkrank, Schrumpfniere (?)
	4. Sohn		Leidet an Nephrosklerose
	II. Familie:		
	1. Vater, 56 J.	„Nierenleiden"	Mit 56 J. an „Nierenleiden" gest.
	2. Tochter, 43 J.	Maligne Sklerose	Leidet an maligner Sklerose

Tabelle 11 (Fortsetzung).

Autor	Familienmitglieder	Diagnose	Bemerkungen
STRÖDER (1938)	*I. Familie:*		
	1. Mutter		Mit 63 J. an Arterienverkalkung gestorben. Hatte mehrere Schlaganfälle
	2. Vater	Maligne Sklerose	Mit 48 J. gestorben. Hatte mehrere Schlaganfälle und chronische Nierenentzündung
	3. 1—8 Geschwister von 2.	Maligne Sklerose (?)	Alle an ähnlichen Krankheiten in frühem Alter gestorben
	4. Tochter	Maligne Sklerose	Mit 56 J. an Urämie gestorben
	II. Familie:		
	1. Großvater mütterlicherseits		An Hämorrhoidalblutungen gestorben
	2. Großmutter mütterlicherseits		An Diabetes gestorben
	3. Mutter		Gesund
	4. Schwester der Mutter, 61 J.	Maligne Sklerose (?)	Leidet an maligner Sklerose oder chronischer Nephritis
	5., 6., 7. Brüder der Mutter	Nephritis (?)	Im Koma mit Diabetes und nephritischen Erscheinungen gestorben
	8. Bruder der Mutter	Maligne Sklerose	15 Tage nach Operation wegen Ulcus pepticum an Urämie gestorben
	9. Vater		Mit 51 J. an Lungencarcinom gestorben
	10. Sohn	Maligne Sklerose	Mit 30 J. essentielle Hypertonie festgestellt. Leidet an maligner Sklerose
	11. Sohn	Maligne Sklerose (?)	Mit 35 J. an Hirnblutung bei hohem Blutdruck gestorben
	12.—16. Söhne		Gesund

(56%). Gegenüber der familiären Gesamtbelastung von 54% bei Kranken mit essentieller Hypertonie besteht kein fehlerkritisch gesicherter Unterschied, wohl aber ganz deutlich gegenüber der Belastung von 37% bei den Kontrollfällen.

Bei einer *kritischen Auswertung* der gefundenen Zahlen läßt sich bei der malignen Sklerose keine stärkere Belastung speziell mit Nierenerkrankungen nachweisen als bei der essentiellen Hypertonie. Nun liegt aber interessanterweise das Krankheits- oder Sterbealter der Eltern bei der malignen Sklerose mit durchschnittlich 61,5 Jahren um 5,7 Jahre niedriger als bei der essentiellen Hypertonie mit durchschnittlich 67,2 Jahren und um 6,5 Jahre niedriger als bei den nichthypertonischen Kontrollfällen. Es fällt auf, daß diese Durchschnittszahlen ganz allgemein sehr hoch sind, vermutlich infolge des Fehlers der kleinen Zahl. Man kann aber vielleicht trotzdem vermuten, daß bei den Eltern der Kranken mit maligner Sklerose in vielen Fällen ein renal bedingter Hochdruck vorgelegen hat, der bekanntlich in jüngeren Jahren in Erscheinung tritt und schneller zum Tode führt als die essentielle Hypertonie. Bei dieser Annahme darf man wohl den weiteren Schluß ziehen, daß die *Eltern in überdurchschnittlicher Häufigkeit an maligner Sklerose* erkrankt waren.

Im Anschluß hieran sei noch einmal auf die zu Schrumpfnieren führenden *Bleischädigungen* eingegangen. Familiäre Beobachtungen liegen hier nicht vor. Dagegen ist auf andere Weise ein konstitutioneller und wahrscheinlich erblicher Faktor durch Beobachtungen von LITZNER (1935) nachgewiesen worden.

LITZNER konnte feststellen, daß häufig trotz erhöhten Bleispiegels im Blut sich keinerlei Zeichen einer Gefäßeinwirkung bemerkbar machten. Er nimmt daher an, daß für das Zustandekommen von Gefäßschädigungen eine *besondere Empfindlichkeit* oder gar *Minderwertigkeit des Gefäßsystems* die notwendige Voraussetzung ist. Nur diese Menschen reagieren dann mit den üblichen Spasmen und Gefäßveränderungen.

b) Zwillinge mit maligner Sklerose.

Zwillinge mit benigner Nephrosklerose, maligner Sklerose oder genuiner Schrumpfniere sind offenbar sehr selten. MICHAELIS (zit. nach SIEMENS 1924) hat ein anscheinend eineiiges *Zwillingspaar mit maligner Sklerose* beschrieben.

Es handelte sich um 60jährige Männer, die sich sehr ähnlich sahen und in sehr verschiedener Umwelt lebten. Sie erkrankten gleichzeitig an Parästhesien der Beine, Ulcus perforans einer Zehe, Diabetes, Retinitis albuminurica bei großer psychischer Erregbarkeit und starben im Abstand von einigen Wochen unter den Erscheinungen einer Urämie. Es geht aus den Angaben zwar nicht mit Sicherheit hervor, daß es sich um eine maligne Sklerose gehandelt hat. Die Erscheinungen könnten auch durch eine sekundäre Schrumpfniere hervorgerufen sein. Doch sprechen sie mehr für eine maligne Sklerose mit genuiner Schrumpfniere.

Daß bei dem schon unter den Nephritiszwillingen aufgeführten von GALTON beobachteten konkordanten EZ-Paar mit BRIGHTscher Krankheit vielleicht eine genuine und nicht eine sekundäre Schrumpfniere vorgelegen hat, wurde bereits erwähnt.

c) Schlußfolgerungen über die Erblichkeit der Nephrosklerosen.

Nur in einem Teil der Fälle von Nephrosklerosen läßt sich eine familiäre Häufung nachweisen. Nach den Beobachtungen und Feststellungen von NADOR NIKITITS, O. MÜLLER und PARRISIUS sowie STRÖDER zu urteilen, scheint zunächst eine *allgemeine Belastung mit hämatogenen Nierenkrankheiten* vorzuliegen. Eine gewisse *erbliche Grundlage* ist wohl *in allen Fällen* von Nephrosklerosen anzunehmen.

Der *Erbgang scheint dominent zu sein,* da die erbliche Belastung durch mehrere Generationen geht. Wahrscheinlich handelt es sich um *unregelmäßige Dominenz.* Für Rezessivität lassen sich keine Anhaltspunkte finden, insbesondere sind keine Verwandtenehen beobachtet worden.

Eine wesentliche konstitutionelle Grundlage bildet ferner die *Neigung zur essentiellen Hypertonie,* die weitgehend erblich bedingt ist, und außerdem wahrscheinlich eine besondere erbliche Disposition der Nierenarteriolen, mit einer *Arteriosklerose* zu erkranken.

Die maligne Sklerose ist eine Krankheit sui generis (BECHER), die sich zwar auf dem Boden einer essentiellen Hypertonie bzw. einer benignen Nephrosklerose entwickeln kann, aber sehr oft auch ohne ein derartiges Vorstadium auftritt. Hier kommt offenbar noch ein *besonderer, konstitutionell bedingter Faktor* hinzu. Das jugendliche Alter spielt dabei eine wichtige Rolle. Besonders bemerkenswert sind die in einem, vielleicht sogar in zwei Fällen beobachteten konkordanten eineiigen Zwillinge mit maligner Sklerose.

Im *einzelnen* kann man an eine besondere konstitutionelle Neigung des Nierengewebes zur Bildung und Abgabe von vasoaktiven Substanzen denken, ferner an eine besondere Ansprechbarkeit desjenigen Mechanismus, durch den der blasse Hochdruck zustande kommt. Womöglich liegen hier die Verhältnisse ganz ähnlich wie bei der diffusen Glomerulonephritis.

Auch der *Neigung zur genuinen Schrumpfniere* liegen vielleicht ähnlich wie bei der sekundären Schrumpfniere besondere konstitutionelle bzw. erblich bedingte Faktoren zugrunde.

IV. Die Nephrosen.

1. Klinik und Pathogenese.

Bei den *Nephrosen*, der dritten monosymptomatischen Form, stehen klinisch Ödeme und Albuminurie bei völligem Fehlen der Blutdrucksteigerung (im Gegensatz zur diffusen Glomerulonephritis!) und pathologisch-anatomisch primär entstandene nicht durch Glomerulusschädigungen bedingte Veränderungen an den Tubuli im Vordergrund. Der epitheliale Teil der BOWMANschen Kapsel ist dabei allerdings auch degenerativ miterkrankt. Diese primär aufgetretenen Tubuliveränderungen ähneln weitgehend den sekundär durch eine subchronische Glomerulonephritis bedingten. Solche subchronischen Glomerulonephritiden mit nephrotischem Einschlag bezeichnet man deshalb auch als Pseudonephrosen. Die Nephrosen kommen ohne erkennbare äußere Ursache (genuin) und bei den verschiedensten Infektionskrankheiten und Intoxikationen wie chronischen Eiterungen (Nebenhöhlen), Tuberkulose, Diphtherie, Typhus, Cholera, Lues, Malaria vor, ferner auch bei malignen Geschwülsten. In reiner Form werden sie verhältnismäßig selten beobachtet, während die Pseudonephrosen viel häufiger sind.

Bei der *chronischen Form* der echten Nephrose findet sich pathologisch-anatomisch vor allem eine fettige und lipoide Degeneration der Tubulusepithelien (Lipoidnephrose!). In ihren Endstadien können die *Lipoidnephrosen*, allerdings nur sehr selten, zu einer sekundären nephrotischen Schrumpfniere führen.

Daneben gibt es Formen mit *Amyloidbildung* (Amyloidniere), die klinisch ganz ähnliche Erscheinungen machen und im Gegensatz zur reinen Lipoidnephrose häufiger zur Niereninsuffizienz führen können.

Das Amyloid, ein Eiweißkörper, wird in den verschiedensten Organen abgelagert, in den Nieren vor allem an den Tubuli und weiterhin auch an den Glomeruli. Es bildet sich bei chronischen Eiterungsprozessen, bei Tuberkulose, Lues, Lymphogranulomatose und auch bei Malaria. Bei dieser Kombination von Nephrose mit Amyloid ist die sog. Kongorotprobe positiv. Ins Blut injiziertes Kongorot verschwindet rasch in das amyloide Gewebe.

Außer den Lipoidnephrosen können ganz ähnliche Bilder auch durch *Vergiftungen* hervorgerufen werden. Hier sind unter anderen von den anorganischen Giften das *Quecksilber* zu nennen, ferner Chrom und Wismut, von den organischen vor allem Medikamente mit Salicylsäure und Barbitursäure, ferner Phenole, Terpentine und ihre Verbindungen. Man spricht von *nekrotisierenden Nephrosen* (Hg-Nephrose!), die ebenfalls niereninsuffizient werden können.

In der *Pathogenese* der Nephrosen bestehen noch manche Unklarheiten. Jedenfalls handelt es sich wie bei der diffusen Glomerulonephritis um eine Allgemeinerkrankung. Ähnlich wie bei dieser könnte auch bei der Nephrose eine durch den Infekt hervorgerufene Überempfindlichkeitsreaktion bei Mangel an Histaminase in den Tubuli eine ursächliche Bedeutung haben, worauf bei Erörterung der entsprechenden Tierexperimente von MASUGI schon hingewiesen wurde. Hier würde es sich aber nicht um eine Entzündung, sondern um eine nichtentzündliche Reaktion handeln. Die Schädigung der Nierenepithelien führt zu einer starken Albuminurie und damit zu einer Eiweißverarmung des Serums, die ihrerseits das Ödem und die übrigen Symptome zur Folge hat. Dabei ist aber gleichzeitig eine direkte Schädigung des Körpereiweißes durch den zugrunde liegenden Infekt selbst anzunehmen, derart, daß Eiweiß im Sinne einer aktiven Sekretion infolge seiner Veränderung ausgeschieden werden muß; wahrscheinlich kommen aber außer der Albuminurie auch noch andere Ursachen für die Hypalbuminämie in Frage.

2. Erblichkeit.

a) Familiäres Vorkommen der echten Nephrose.

Über *familiäres Vorkommen* von echten Nephrosen liegen Beobachtungen von VOLHARD (1931) und von BLECHMANN (1934) sowie von BLECHMANN und TAVERNIER (1934) an je 2 Brüdern vor.

In dem von VOLHARD beschriebenen Fall handelt es sich bei dem einen Bruder um einen 15jährigen Schüler, der damals in der Klinik behandelt wurde. Der Patient hatte als Kleinkind eine Lungenentzündung, mit 9 J. einen Gelenkrheumatismus und mit 11 J. eine Blinddarmentzündung durchgemacht. Er erkrankte dann an einer schweren Nephrose, die sich etwa $^5/_4$ J. hinzog, bis sich eine Pneumokokkenperitonitis entwickelte, die sehr schnell zum Tode führte. Die Sektion ergab eine diffuse, fibrinös eitrige Peritonitis (Pneumokokken) und eine typische genuine Nephrose. Der Bruder, von dem Krankengeschichte und Sektionsbericht vorlagen, war 1 J. vorher unter ganz ähnlichen Erscheinungen ebenfalls nach etwa $^5/_4$jähriger Krankheitsdauer im 15. Lebensjahr an einer typischen genuinen Nephrose gestorben.

Dieses Beispiel familiären Vorkommens kann natürlich nicht beweisend sein für eine erbliche Komponente. Es ist möglich, daß lediglich eine zufällige gemeinsame Infektion mit besonders virulenten Bakterien vorgelegen hat. Es kann aber auch eine besondere erbliche Disposition des Tubulusapparates außerdem eine Rolle gespielt haben.

Nicht viel eindeutiger ist die an sich recht interessante Beobachtung von BLECHMANN und TAVERNIER.

Der eine Bruder machte seit dem 2. Lebensjahre häufig eine Rhinopharyngitis, ferner eine Otitis media und Anginen durch, erkrankte mit 4 J., 10 Tage nach einer Angina, an einer schweren Lipoidnephrose mit Eiweiß bis zu 47,5 g in 1 Liter Urin, schweren Ödemen bei negativer Wa.R. und starb daran in kurzer Zeit. Der Autor nimmt an, daß es sich bei ihm um eine Nephrose mit Glomerulonephritis gehandelt habe. Der zweite um 4 J. jüngere Bruder litt mit 3 und 4 J. an einer Tonsillitis mit starker Eiweißausscheidung im Urin, worauf zunächst die Diagnose akute Nephritis im Anschluß an Angina gestellt wurde. Verschiedene Symptome sprachen aber im Laufe der weiteren Beobachtung für eine Lipoidnephrose. Die Wa.R. war leicht positiv. Nach Behandlung von einigen Monaten verschwanden die Symptome und das Kind wurde wieder gesund. Der Vater dieser beiden Brüder hatte sich einen luischen Primäraffekt zugezogen, dessentwegen er mehrere Jahre in Behandlung stand, ehe er heiratete.

Die Verfasser nehmen eine spezielle Prädisposition für das Auftreten einer Lipoidnephrose an, zumal beide Brüder im gleichen Alter erkrankt seien. Eine gleichzeitige gemeinsame Infektion kann hier auf keinen Fall vorgelegen haben, da der eine Bruder schon 3 Jahre tot war, ehe die Erkrankung des anderen begann. Die Verfasser sprechen von einer „débilité rénale“ (nach CASTAIGNE 1904), die sich auf einer „heredo-syphilitischen“ Grundlage entwickelt haben soll. Ob überhaupt die Lues bei der Entstehung dieser Fälle von Lipoidnephrose bei 2 Brüdern ätiologisch eine Rolle spielt, erscheint uns recht zweifelhaft. Könnten wir mit Sicherheit die Lues als ätiologischen Faktor ausschließen, dann würden die Beobachtungen von BLECHMANN und TAVERNIER mit großer Wahrscheinlichkeit für eine erblich bedingte Disposition sprechen.

Es ist auffallend, daß weder von VOLHARD noch von anderen im Handbuch der Inneren Medizin bei VOLHARD zitierten Autoren (hier nicht zitiert) wie z. B. von ASCHOFF (1917), BEITZKE (1925), BLOCH und EINSTEIN (1924), ELWYN (1926), FAHR (1918), GAINSBOROUGH (1929), MCKAY und JOHNSTON (1930), PAGNIEZ (1929), STEINITZ (1925), STOLTE und KAUER (1926) sowie WAHL (1929), die alle viel Literatur und Kasuistik bringen, weitere Fälle mit familiärem Vorkommen geschildert werden im Gegensatz zu der nicht seltenen familiären Häufung bei der Nephritis. Zum Teil wird das daran liegen, daß die Nephrose an sich schon viel seltener ist als die Nephritis und häufig auch für eine Nephritis mit starker Albuminurie gehalten wird.

b) Rassendisposition.

Ob eine besondere *Rassendisposition* für das Auftreten von echten Nephrosen vorliegt, läßt sich nicht entscheiden.

LANGEN (1932), dem das häufigere Vorkommen von Ödemen und Nephrosen in Niederländisch-Indien auffiel, untersuchte den Eiweiß- und Lipoidspiegel des Blutes bei der eingeborenen Bevölkerung. Bei Gesunden fanden sich keine oder so geringe Veränderungen gegenüber den Werten bei Europäern, daß sie nicht als pathologisch angesehen werden können. HAWES und VARDY (1935) berichten über Nephrosen aus einer Klinik in Singapur, wo die Erkrankung anscheinend häufiger vorkommt. Ätiologisch scheinen hämolytische Streptokokken eine besondere Rolle zu spielen, während Ankylostomiasis und Malaria nur von untergeordneter Bedeutung sind. Diese Beobachtungen werden hier der Vollständigkeit wegen mitgeteilt, lassen sich aber mangels sonstiger Vergleichsmöglichkeiten nicht weiter verwerten.

c) Disposition zur nekrotisierenden Quecksilbernephrose.

Eine sehr interessante Beobachtung über eine familiäre mangelhafte Toleranz gegenüber Quecksilber bringt TZANEK (1936).

Ein 40jähriger Mann, der wegen einer kongenitalen, mit Hirnsymptomen einhergehenden Lues mit Quecksilberspritzen (novargyre oxycyanure = Hydrargyrum oxycyanatum) behandelt wurde, bekam nach der 1. Injektion von nur 1 ccm Temperaturen bis 40°, Albuminurie und starke Ödeme der Beine. Als trotzdem 2 weitere Kubikzentimeter injiziert wurden, traten innerhalb $^1/_2$ Stunde eine Erhöhung der Temperatur auf 41°, ein generalisiertes Ödem (Anasarka), große Mengen Eiweiß und eine 24stündige Anurie mit Koma auf, worauf von weiteren Injektionen abgesehen wurde. Nachdem die Erscheinungen abgeklungen waren, konnte die Behandlung mit Wismutpräparaten ohne irgendwelche Störungen fortgesetzt werden.

Von den 3 Kindern dieses Mannes, die ebenfalls eine kongenitale Lues hatten, wurde eine 5 Monate alte Tochter mit einer Quecksilberschmierkur behandelt. Darauf setzte am 2. Tage der Behandlung eine Hämaturie ein, die dauernd zunahm und erst nachließ, als man auf die Quecksilberbehandlung endgültig verzichtete. Die Behandlung wurde daraufhin mit einem Wismutpräparat fortgesetzt, das ausgezeichnet vertragen wurde. Mit 5 J. bekam dieses Mädchen wegen einer Impetigo mit Kopfläusen eine gelbe Quecksilbersalbe. Am nächsten Tage trat daraufhin wieder eine Hämaturie auf, die sich innerhalb von 24 Stunden mehrmals wiederholte.

Hier liegt also bei Vater und Tochter eine *anscheinend erblich bedingte besondere Empfindlichkeit gegenüber Quecksilber* vor, die sich bei dem Vater offenbar in einer Nephrose (néphrite oedémateuse) und bei der Tochter in einer Hämaturie äußerte.

Da Quecksilber eigentlich nur eine nekrotisierende Nephrose ohne Hämaturie verursacht, ist die bei der Tochter zweimal beobachtete Hämaturie nicht ganz verständlich. Vielleicht ist der Zusammenhang so zu erklären, daß eine bei Hg-Intoxikation nicht selten auftretende mit Hyperämie einhergehende Colitis reflektorisch eine Hämaturie in der durch Quecksilber an sich schon geschädigten Niere hervorgerufen hat. Man kann ferner auch daran denken, daß sich auf dem Boden der quecksilbergeschädigten Niere eine Herdnephritis entwickelt hat, eine Annahme, die bei der zweiten Erkrankung des Mädchens um so näher liegt, als hier eine Impetigo bestand, von der aus die Herdnephritis entstanden sein könnte.

d) Schlußfolgerungen über die Erblichkeit der Nephrosen.

Die einzigen *familiären Beobachtungen*, die beiden von VOLHARD und von BLECHMANN und TAVERNIER beschriebenen Brüderpaare mit *genuiner Nephrose*, sind nicht sicher beweisend für eine erbliche Grundlage, da VOLHARD die gleiche Virulenz bei den Brüdern und BLECHMANN eine kongenitale Lues annahmen. Die Frage der etwaigen Erblichkeit muß daher vorerst offen bleiben, wenn auch eine *gewisse erbliche Bedingtheit* in diesen beiden Fällen nicht ausgeschlossen erscheint. Die von TZANEK mitgeteilte Beobachtung einer Überempfindlichkeit gegen Quecksilber bei Vater und Tochter spricht dagegen dafür, daß beim Zustandekommen der *nekrotisierenden Quecksilbernephrose ein erblicher Faktor* mitbeteiligt sein kann.

Es wäre möglich, daß vielleicht auch einem etwaigen *konstitutionellen Mangel an Histaminase*, der zu nichtentzündlichen Überempfindlichkeitsreaktionen führen könnte, erbliche Anlagen zugrunde liegen, wie das ja schon für die diffuse Glomerulonephritis hypothetisch angenommen wurde.

Im übrigen ist zu berücksichtigen, daß es sich bei den Nephrosen ja auch um eine Allgemeinkrankheit handelt. Da aber die pathogenetischen Verhältnisse noch recht unklar sind, läßt sich auch über die erblichen Grundlagen kaum etwas Näheres aussagen.

Anhang.

Nachdem die eigentlichen diffusen hämatogenen Nierenkrankheiten behandelt sind, sollen im *Anhang* noch die *besonderen Albuminurien* und *Hämaturien* sowie die *hypogenetische Nephritis* und der *renale Zwergwuchs* gebracht werden. Wie eingangs schon erwähnt wurde, können sie mit einer gewissen Berechtigung noch zu den doppelseitigen hämatogenen Nierenkrankheiten gezählt werden, zumal sie diesen in vielen klinischen und auch pathogenetischen Einzelheiten ähnlich sind.

1. Die besonderen Albuminurien.

(Orthostatische Albuminurie u. a.)

Klinik und Pathogenese. Eine *Albuminurie* kann Symptom einer doppelseitigen hämatogenen Nierenkrankheit oder einer besonderen funktionellen Störung sein. Die Albuminurie als Symptom einer doppelseitigen hämatogenen Nierenkrankheit ist hier schon abgehandelt. Dagegen erscheint es notwendig, auf die *funktionellen Albuminurien* etwas näher einzugehen, da bei ihnen zum Teil wenigstens eine konstitutionelle Komponente wirksam ist.

Bei den *funktionellen Albuminurien* ist eine mehr oder weniger harmlose und nur vorübergehende Nierenschädigung anzunehmen, ohne daß es zu organischen Veränderungen käme. Sie werden bei fieberhaften Erkrankungen der verschiedensten Art und bei einer Reihe von sonstigen krankhaften Zuständen beobachtet.

So können sie durch vorübergehende Gifteinwirkungen und bestimmte Nahrungsmittel, ferner durch mechanische Einwirkung wie Druck auf die Nieren und vor allem durch funktionelle Kreislaufstörungen zustande kommen. Die Kreislaufstörung kann zentral (Stauungsniere, Stauungsalbuminurie) und peripher (venöse Stauung, z. B. bei orthostatischer Albuminurie, Ischämie durch starke Abkühlung) bedingt sein. Außerdem ist unter anderen die Sport- oder Anstrengungsalbuminurie zu nennen, die immer bei starken körperlichen Belastungen auftreten soll.

Orthostatische Albuminurie. Praktisch besonders wichtig ist die sogenannte *orthostatische Albuminurie.* Sie findet sich vornehmlich bei Kindern und Jugendlichen, besonders in der Zeit der Pubertät, und zwar in einem erstaunlich hohen Prozentsatz von etwa 5—40% sonst völlig gesunder Schulkinder, bei Mädchen fast doppelt so häufig wie bei Jungen. Sie tritt nur vorübergehend, meist gegen Morgen und im Laufe des Tages auf, nicht gegen Abend und in der Nacht (cyclische Albuminurie), und vor allem nicht im Liegen. Es ist vielleicht wichtig zu betonen, daß durch eine allgemein kräftigende Lebensweise, z. B. durch den Militärdienst, das Leiden oft behoben wird.

Entsprechend den zahlreichen Theorien ihrer Entstehung hat man von einer *orthostatischen, orthotischen, Haltungs-, Aufrichtungs-, Steh-* und *Gehalbuminurie*, ferner von einer *juvenilen, cyclischen* und *intermittierenden Albuminurie* gesprochen. Die wesentlichste Ursache für die Albuminurie ist aber in einer Lordose zu erblicken, wie JEHLE (1914) erstmalig feststellte. Man nimmt an, daß infolge der Lordose ein Druck auf die linke, in geringerem Maße auch auf die rechte Vena renalis (Ureterenkatheterismus!) entsteht und dadurch weiterhin eine Stauung verursacht wird, die zu einer Anreicherung saurer Stoffwechselprodukte, also zu einer Azidose, führt. Wahrscheinlich kann man die Albuminurie durch das Auftreten der Azidose erklären. Auf ähnlichen Beobachtungen beruht ja auch die Alkalitherapie der Restalbuminurien.

Aber nicht jeder „Lordotiker" bekommt eine orthostatische, lordotische Albuminurie. Es muß noch eine besondere *konstitutionelle Komponente* hinzutreten. So sollen asthenische Konstitution, Labilität des vegetativen Nervensystems, innersekretorische Störungen (Pubertät) u. a. bei der Entstehung einer lordotischen Albuminurie mitwirken.

Auf die Beziehungen der Albuminurie zum vegetativen Nervensystem hat unter anderen SCHLAYER (1928, 1939) hingewiesen. Er konnte zeigen, daß die Eiweißausscheidung bei Gaben von Atropin verschwindet. Wie weitgehend auch sonst die Sekretion der Nieren von nervösen Einflüssen abhängig ist, haben unter anderen die Untersuchungen von HIRT (1924) und ELLINGER und HIRT (1925) erwiesen.

Vielleicht ist die konstitutionelle Komponente aber auch in einer besonderen in den *Nieren selbst gelegenen funktionellen Abwegigkeit* zu suchen. Es wäre denkbar, daß die Niere bei orthostatischer Albuminurie auch aus sonstigen konstitutionell bedingten Ursachen heraus in verstärktem Maße Säure bildet, die ja der eigentliche Anlaß für die Eiweißausscheidung zu sein scheint.

Erblichkeit. Verschiedene Autoren, wie MOXON (1878), v. LEUBE (1902, 1905), RAPP (1903) und HENOCH (zit. nach RAPP) haben eine Albuminurie in *einzelnen Familien* gehäuft angetroffen, ohne nähere Angaben zu machen. Ins einzelne gehende Familienbeobachtungen sind von HEUBNER (1890), SCHÖN (1896), LACOUR (1897), RUDOLPH (1900), JUMAROLA (1901/02), SCHAPS (1903), F. und O. SCHLAGINTWEIT (1909), NEWBERRY FERGUSSON (1910), MAYER und JUNGMANN (1914), J. BAUER (1924) sowie GALAMBOS und MITTELMANN (1936) mitgeteilt worden.

HEUBNER berichtet über 3 Geschwister zwischen 10 und 14 Jahren mit cyclischer Albuminurie, von denen ein Bruder der Mutter an Morbus Brightii gestorben war.

RUDOLPH konnte eine cyclische Albuminurie 1mal, SCHÖN 2mal und LACOUR 3mal bei Geschwistern feststellen.

F. und O. SCHLAGINTWEIT beschreiben das familiäre Vorkommen einer orthostatischen Albuminurie bei 3 Geschwistern im Alter von 10—16 Jahren. SCHAPS berichtet über das Vorkommen von cyclischer Albuminurie in 5 verschiedenen Geschwisterschaften, und zwar 1mal bei Brüdern im Alter von 2 und 10 Jahren, und 2mal bei je 3 Geschwistern zwischen 6 und 14 Jahren.

JUMAROLA teilt eine familiäre Beobachtung mit, wonach 5 Angehörige, und zwar die Mutter, 3 Söhne und 1 Tochter eine Albuminurie hatten, während 3 Kinder frei davon waren und bei 3 weiteren genauere Angaben nicht zu erhalten waren.

FERGUSSON berichtet über eine Familie, in der mehrere Mitglieder eine Albuminurie ohne sonstige Symptome zeigten. Man muß hier aber daran denken, daß vielleicht auch eine zur Zeit der Untersuchung noch symptomenarme chronische Nephritis vorgelegen hat.

MAYER und JUNGMANN beobachteten jahrelang 4 Geschwister mit einer funktionellen Albuminurie, bei denen durch Aufregung (Gang zur Poliklinik!) die Albuminurie zunahm.

J. BAUER teilt eine Beobachtung mit, nach der bei 2 Brüdern während des Krieges eine orthostatische Albuminurie und Oxalurie festgestellt wurden.

Schließlich beschrieben GALAMBOS und MITTELMANN eine Familie, bestehend aus Vater, Mutter und 2 Kindern von 14 und 15 Jahren, die nach einer intensiven Sonnenbestrahlung eine Albuminurie (Albuminuria solaris) bekamen. Die Albuminurie hielt 5 bis 6 Tage an, nachdem die sonstigen Reaktionen, wie leichtes Fieber, schon längst abgeklungen waren. Ob diese Einzelbeobachtung im Sinne einer konstitutionellen Komponente gedeutet werden kann, bleibt ungewiß.

Fassen wir unsere Beobachtungen und Überlegungen *zusammen*, so ergibt sich über die *Vererbung der besonderen Albuminurien* folgendes Bild: Bei der praktisch wichtigen *orthostatischen Albuminurie* sind die *erblichen Faktoren in besonderen Konstitutionsanomalien*, und zwar in der Lordose der Lendenwirbelsäule bei asthenischer Konstitution, ferner in einer speziellen Ansprechbarkeit des vegetativen Nervensystems und vielleicht auch in innersekretorischen Störungen zu suchen. Die Erblichkeit dieser Anomalien wird an anderer Stelle behandelt. Daneben spielen vielleicht in der Niere selbst gelegene funktionelle Abwegigkeiten, insbesondere eine konstitutionell bedingte verstärkte Säurebildung, eine Rolle.

Im übrigen ist bei den familiären Beobachtungen auch an symptomarme chronische Nephritiden mit Restalbuminurie zu denken. Ob die Familie mit Albuminuria solaris im Sinne einer erblichen Veranlagung verwertet werden kann, erscheint angesichts dieser vereinzelten Beobachtung als fraglich.

2. Die besonderen Hämaturien („essentielle" Hämaturie).

Klinik und Pathogenese. Nierenblutungen können bei den verschiedensten Erkrankungen der Niere auftreten. Abgesehen von den Nephritiden sind die häufigsten Ursachen Nierensteine, Infarkte, Traumen, Tuberkulose, Telangiektasien oder eine Hydronephrose. Wenn sich eine greifbare Ursache nicht finden ließ, sprach man früher von *essentieller Hämaturie* oder *idiopathischer Hämaturie*, renaler Hämophilie, angioneurotischer Nierenblutung oder von einer Nephralgie hématurique. Mit der Verfeinerung der Diagnostik hat sich dann für die Mehrzahl dieser „essentiellen Hämaturien" doch noch eine Ursache finden lassen, wie das ähnlich auch bei anderen Organen der Fall war. So wurden z. B. unter anderem kleinste Entzündungsherde, die keine weiteren klinischen Erscheinungen machen konnten, Varixknötchen an den Papillen, papillomatöse Excrescenzen, Tuberkeleruptionen, kleine Infarkte, feinste Telangiektasien und Fornixrupturen (bei weitgehender Drucksteigerung) als Ursachen der Blutung festgestellt. Weiterhin können peri- und paranephritische Prozesse mit narbigen Verwachsungen und Schwellung der Fettkapsel, Wanderniere und Gravidität, die wahrscheinlich infolge Gefäßabknickung zu Kongestionen führen, und schließlich starke körperliche Anstrengungen eine Hämaturie hervorrufen. Außerdem können Nierenblutungen auftreten bei fast allen Blutkrankheiten, die mit Blutungsneigung einhergehen, in erster Linie bei der Hämophilie und den hämorrhagischen Diathesen. Ähnliche Veränderungen in den ableitenden Harnwegen können natürlich in gleicher Weise eine Hämaturie verursachen.

So bleiben nur ganz wenige Fälle übrig, die man heute nach CHWALLA (1939) am besten als „*Nierenblutungen aus nicht sicher diagnostizierbarer Ursache*" bezeichnet, während man von der alten Benennung „essentielle Hämaturie" zweckmäßigerweise ganz absehen sollte.

Erblichkeit. Wenn es eine essentielle Hämaturie im eigentlichen Sinne des Wortes nicht gibt, könnte man von einer Zusammenstellung *familiärer Beobachtungen* vielleicht absehen. Andererseits sind einige Familien bekannt, in denen anscheinend „essentielle Hämaturien" in dem alten Sinn oder „Nierenblutungen aus nicht sicher diagnostizierbarer Ursache" gehäuft vorkommen.

Da diese Familien sich aber bei der Unsicherheit der Diagnosen nur schwer bei den übrigen Nierenkrankheiten oder bei sonstigen Erkrankungen einordnen lassen, erschien es zweckmäßig, sie doch wenigstens in diesem Zusammenhang anzuführen.

Entsprechende Beobachtungen stammen von SENATOR (1891), AITKEN (1909), RUDGE (1927), HAHN (1900), PEARSON (1904), MANCKIEWICZ (1913), ferner von FOGGIE (1928), GOTSCH (1932) und BLUM (1936).

SENATOR berichtet von einer Patientin mit starken Nierenblutungen, deren Vater und Geschwister ebenfalls an Nierenblutungen litten. Auch in der übrigen Familie des Vaters sollen Nierenblutungen vorgekommen sein.

AITKEN beschreibt eine Familie, in der 6 Geschwister sowie Mutter, Bruder, Schwester und Brudersohn des Vaters an einer „idiopathischen Hämaturie“ litten, während der Vater selbst gesund war. Eins von den 6 Kindern starb an einer Urämie infolge Nephritis. Wahrscheinlich hat hier eine familiäre chronische Nephritis vorgelegen.

RUDGE teilt eine Familienbeobachtung mit, nach der 4 Brüder und 1 Schwester im Alter von 40—50 Jahren sowie der Vater und ein Vetter anfallsweise Hämaturien bekamen. Bei einem Bruder trat die Hämaturie erstmalig nach einem Schlag gegen den Leib auf. Der Vater und ein Bruder starben in einem Anfall von Hämaturie. Bei dem Vetter wurde eine Cystenniere operativ entfernt. Sein Vater starb an einer Nierenerkrankung. In dieser Familie läßt die Cystenniere des Vetters daran denken, daß auch bei den anderen Familienmitgliedern eine Cystenniere die Ursache der Nierenblutungen war.

HAHN veröffentlicht eine Beobachtung in einer Bluterfamilie, in der ein Angehöriger Nierenblutungen, häufig Nasenbluten und eine längere Blutung nach Zahnextraktion hatte, dessen Bruder nach einer Zahnextraktion ebenfalls lange geblutet hatte und ein Onkel an einer Blutung gestorben war.

PEARSON hat eine 40jährige unverheiratete Patientin beobachtet, die seit 3 Jahren an Hämaturie mit Koliken litt. Von ihren Verwandten starben ihre Großmutter väterlicherseits an Hämorrhagien, ihr Vater mit 60 Jahren an Meningealblutungen, dessen 3 Schwestern mit etwa 30 Jahren an Hämorrhagien, 3 Kinder einer dieser Schwestern, also Vettern bzw. Basen der Patientin in jungen Jahren an Hämorrhagien, eine 24jährige Schwester an Bluterbrechen, eine 3 Monate alte Schwester an Hämorrhagien und 3 Kinder einer dieser Schwestern in jungen Jahren ebenfalls an Hämorrhagien; bei 1 Schwester bestanden ferner vor und nach der Geburt starke Blutungen; 4 weitere Schwestern und 1 Bruder waren gesund. Hier handelt es sich also um eine familiäre Blutungsneigung, die sich bei der Patientin besonders an den Nieren ausgewirkt hat.

MANCKIEWICZ berichtet von einem 25jährigen Patienten mit Nierenblutungen. Der ältere Bruder litt an Nasenbluten. Ein jüngerer Bruder ist an Verblutung nach einer Kniegelenksoperation gestorben. Die Eltern waren als Vetter und Base blutsverwandt. Es lag hier eine familiäre Blutungsneigung (Hämophilie?) vor, die sich bei dem Patienten besonders an den Nieren geäußert hatte.

In der Familie von SENATOR ist die Ursache für die Nierenblutungen nicht geklärt, in der Familie von AITKEN muß sie anscheinend in einer chronischen Nephritis gesucht werden, in der Familie von RUDGE vielleicht in Cystennieren, in den Familien von HAHN, PEARSON und MANCKIEWICZ in einem erblichen Blutungsübel. Als erbliche Blutungsübel kommen die benigne essentielle Thrombopenie (WERLHOFFsche Krankheit), die Thrombopathien, die Thrombasthenie und die Hämophilie in Betracht. Eine Hämophilie lag vielleicht in den Familien von HAHN und MANCKIEWICZ vor. Sie läßt sich in der Familie von PEARSON ausschließen, weil hier auch Mädchen und Frauen befallen waren.

Schließlich muß man bei familiärer Hämaturie auch an eine Osler*sche Krankheit* denken, die sich vornehmlich an den Nieren äußert. Unter anderen sind hier Familien von Foggie (1928), Gotsch (1932) und Blum (1936) zu nennen, die in dem Kapitel über den Kreislaufapparat näher beschrieben worden sind.

Zusammenfassend kann man sagen, daß die Mehrzahl der *sogenannten essentiellen Hämaturien* und auch die entsprechenden familiären Beobachtungen sich doch wohl genauer diagnostizieren und einordnen lassen. So darf man als Ursache für die Hämaturien in den mitgeteilten Familien chronische Nephritis, Cystenniere, erbliche Blutungsübel und Oslersche Krankheit annehmen. Über die Erblichkeit dieser Erkrankungen wird an anderer Stelle berichtet.

Wenn es demnach auch keine *familiäre* „essentielle Hämaturie" gibt, so bleibt doch auffallend, daß in einem Teil der Familien gerade die Nieren betroffen sind. Es ist möglich, daß hier eine *besondere lokale Bereitschaft* vererbt wird.

3. Die hypogenetische Nephritis.

Klinik und Pathogenese. Gelegentlich werden Nephritiden und Schrumpfnieren beobachtet, die offenbar auf dem Boden einer kongenitalen und sehr wahrscheinlich erblich bedingten *Unterentwicklung oder ausgesprochenen Mißbildung der Nieren* entstanden sind, worauf bei Behandlung der Nephrosklerosen schon aufmerksam gemacht wurde.

Babes hat erstmalig 1905 auf die Bedeutung von Mißbildungen der Nieren für das Zustandekommen von schwerer Niereninsufizienz mit tödlich verlaufender Urämie bei jungen Menschen hingewiesen und den Begriff der „néphrite hypogénétique" aufgestellt. In der Folgezeit wurden daraufhin von verschiedenen anderen Autoren, so von Jianu und Meller (1912), Mironescu (zit. nach Jianu und Meller 1912), Coplin und weiteren von ihm zitierten Autoren (1917), Pepper und Lucke (1921), Weiss (1922), Ask Upmark (1929), Patrassi (1931), Kikawa (1937), Lewin (1932) und Fahr (1938) derartige Fälle beschrieben. Es fanden sich unter anderem Fehlen einer Niere, Aplasie einer oder beider Nieren, abnorme fetale Lappung, Verringerung der Papillenzahl, Hypoplasie der Nierenarterie und der Arteriolen, Abnahme der Größe und Zahl der Glomerulusgefäße, Mißbildungen an den ableitenden Harnwegen und an den Genitalien und gelegentlich auch Infantilismus. Bei der Behandlung der Mißbildungen wurde mehrmals schon auf die Bedeutung bestimmter Mißbildungen als Disposition für das Auftreten anderer Nierenleiden hingewiesen.

Fahr vertritt die Ansicht, daß an hypogenetischen Nierenkelchen eine besondere Disposition für die Entwicklung einer aufsteigenden *Pyelitis* und *pyelonephritischen Schrumpfniere* bestünde; daneben sei mit der Möglichkeit zu rechnen, daß solche zum Teil hypogenetischen Nieren leichter als normal gebaute von maligner Nephrosklerose oder auch chronischer Glomerulonephritis befallen werden. Fahr erwägt die Frage, ob nicht auch die sog. interstitielle Nephritis beim *renalen Zwergwuchs*, der im folgenden noch eingehender behandelt werden soll, als hypogenetische Nephritis aufgefaßt und zur aufsteigenden Form der hypogenetischen Nephritis gerechnet werden könnte.

Besonders auffallend ist die Beobachtung, daß als *auslösende Ursache* für das Auftreten von derartigen Nierenerkrankungen häufig ein leichter Infekt, wie Bronchitis, eine Grippe u. a., die im allgemeinen keine ernsteren Nierenerkrankungen zur Folge haben, festgestellt wurden. Der Tod trat dann oft schon nach wenigen Tagen unter den Erscheinungen einer Urämie ein, da diese Nieren infolge der kongenitalen Veränderungen sowieso schon an der Grenze der funktionellen Leistungsfähigkeit standen.

Erblichkeit. In zwei von EDWARD WEISS (1922) angeführten Fällen scheint die hypogenetische Nephritis *familiär* aufgetreten zu sein. Bei einem 26jährigen Mann mit chronischer Nephritis bei hypoplastischer Niere, rasch fortschreitender Niereninsuffizienz und Urämie mit tödlichem Ausgang war der Vater an einer Nierenkrankheit („kidney trouble") gestorben. Ferner wurde ein junges Mädchen beobachtet, das mit 15 Jahren an einer hypogenetischen Nephritis zugrunde ging, nachdem ihr Bruder mit 18 Jahren an denselben Erscheinungen gestorben war. Man darf hier vermuten, daß sich die *Hypogenese der Nieren* und damit die besondere Disposition zur Entstehung einer derartigen chronischen Nephritis *vererbt* hat. Weitere familiäre Beobachtungen sind aber bisher anscheinend nicht mitgeteilt worden.

Das *erbliche Moment* bei der hypogenetischen Nephritis ist demnach in den *Nierenmißbildungen* zu suchen. Inwieweit diese erblich bedingt sind, wurde im einzelnen schon bei den Entwicklungsstörungen der Nieren behandelt.

4. Der renale Zwergwuchs.

Klinik und Pathogenese. Der *renale Zwergwuchs* (renal dwarfism) ist eine Erkrankung des Kindesalters, die sich in einer *allgemeinen Wachstumshemmung bei chronischen Nierenveränderungen* äußert und unter den Erscheinungen einer Niereninsuffizienz mit blassem Hochdruck und echter Urämie meist noch vor dem Pubertätsalter zum Tode führt. Wahrscheinlich ist die Wachstumshemmung eine Folge der Niereninsuffizienz, und zwar derart, daß sich die Durchblutungsstörung infolge des blassen Hochdrucks ungünstig auf die Wachstumsvorgänge auswirkt. Daneben muß vorerst auch noch die Möglichkeit offenbleiben, daß beide Störungen mehr oder weniger unabhängig voneinander auf dem Boden besonderer, vielleicht in ihrer frühembryonalen Entstehung irgendwie zusammengehöriger Fehlbildungen sich entwickeln können, wie unter anderen LOESCHKE (1934 und 1936) und KLUGE (1936) annehmen.

In vielen Fällen treten *Veränderungen am Knochensystem*, besonders an den unteren Extremitätenknochen (Genu valgum) auf, die weitgehend denen bei der Rachitis ähnlich sind. Solche Fälle werden als *renale Rachitis* (renal rickets) bezeichnet. Wahrscheinlich kommt hier noch eine besondere Neigung zur Rachitis hinzu. Im Prinzip dürfte aber die renale Rachitis auf die gleichen Störungen zurückgehen wie der reine renale Zwergwuchs. Nach WELZ (1936) sollte man nur von einem proportionierten renalen Zwergwuchs und von einem renalen Zwergwuchs mit Knochendeformitäten sprechen. UEHLINGER (1938) faßt den renalen Zwergwuchs mit den renalen Osteopathien zu bestimmten Krankheitsgruppen zusammen und unterscheidet je nach dem Phosphorgehalt im Blut und der Art der ursprünglichen Nierenveränderungen 3 Untergruppen. Vielleicht spielen bei der Entstehung der Knochendeformitäten auch besondere Reaktionsformen des Knochenmarks eine Rolle, wie wir sie als Hyperaktivität des Knochenmarks bei den hämolytischen Anämien kennen (GÄNSSLEN 1936).

Das Krankheitsbild ist in dieser Form etwa seit der 2. Hälfte des vorigen Jahrhunderts bekannt. GOODHART hat wohl als erster 1890 das gemeinsame Vorkommen von Kleinwuchs mit Knochenveränderungen ähnlich denjenigen bei Rachitis und von chronischer interstitieller Nephritis bei Kindern beobachtet. Inzwischen sind etwa 120 sichere Fälle (WALLIS 1935) dieser Art hauptsächlich von englischen und amerikanischen Autoren beschrieben worden. Wenn auch sicher solche Fälle gelegentlich übersehen werden, so ist im großen und ganzen doch anzunehmen, daß diese Erkrankung recht selten ist. Die beiden *Geschlechter* sind gleich häufig befallen.

Zusammenfassende Darstellungen aus neuerer Zeit stammen vor allem von HAMPERL und WALLIS (1933) und von WELZ (1936), ferner unter anderen von GYÖRGY (1928), MITCHEL (1930), A. ELLIS und HORACE EVANS (1933) und LOESCHKE (1934).

Im einzelnen stellt sich uns die Erkrankung etwa folgendermaßen dar: Gleich nach der Geburt entsprechen Gewicht und Größe der Kinder noch der Norm. Allmählich setzt dann ein Zurückbleiben im Wachstum von durchschnittlich etwa 25% ein. Gleichzeitig damit geht eine Verminderung des Gewichts um ungefähr 45% einher. Deutlich bemerkbar machen sich die Veränderungen meist erst in den ersten Schuljahren. Die geistige und sexuelle Entwicklung soll im allgemeinen nicht gestört sein, weswegen die auch übliche Bezeichnung „renaler Infantilismus" (renal infantilism) nach WELZ nicht zweckmäßig sei, während LOESCHKE nicht proportionierte Wachstumshemmungen im Sinne eines Infantilismus häufiger sah. In Abb. 36 ist ein Junge von 8 Jahren, 9 Monaten mit renalem Zwergwuchs und Schrumpfniere einem gleichalterigen normalen Jungen zum Vergleich gegenübergestellt.

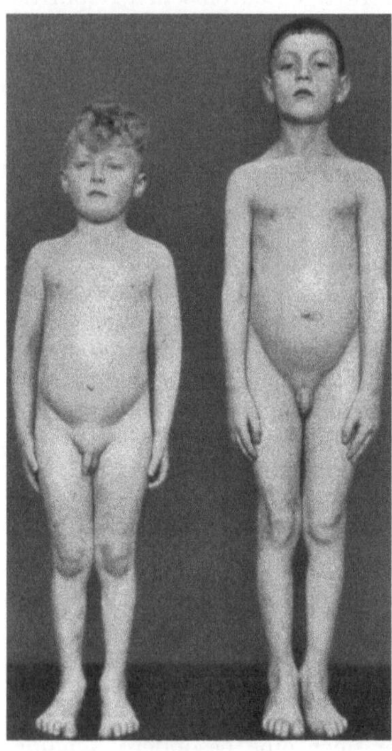

Abb. 36. Renaler Zwergwuchs bei einem Knaben von 8 Jahren, 9 Monaten (reine Schrumpfniere) mit altersentsprechendem Vergleichskind. (Nach LOESCHKE.)

Klinisch werden die bekannten Erscheinungen der Insuffizienz beobachtet, unter anderem Polydipsie, Polyurie, Albuminurie, pathologisches Harnsediment, Hyposthenurie und Isosthenurie, Erhöhung des Rest-N, Hypertonie und Retinitis angiospastica.

Die *Nierenveränderungen* entwickeln sich ganz allmählich im Laufe von Jahren meist ohne einen erkennbaren äußeren Anlaß und ähneln in ihrem Endzustand dem Bild einer Schrumpfniere auf dem Boden einer chronischen interstitiellen Nephritis, die aber nicht identisch ist mit der interstitiellen Nephritis als Sonderform der Herdnephritis. Pathologisch-anatomisch kommen diese Formen der Schrumpfnieren am ehesten der genuinen Schrumpfniere nahe. Nach WELZ (1936) handelt es sich von vornherein um mangelhaft differenzierte, in der Entwicklung zurückgebliebene Nieren, also um eine Mißbildung, wobei es erst sekundär durch verschiedene Faktoren zu entzündlichen Veränderungen kommen kann, eine Annahme, die in ähnlicher Weise auch von FAHR vertreten wird (hypogenetische Nephritis!).

Offenbar können *verschiedene Ursachen* zu einer Niereninsuffizienz führen. Im Vordergrund stehen hier hämatogene, daneben dann aber auch chronische ascendierende Infektionen, die etwa von einer Cystenniere, Hydronephrose oder einer sonstigen zu Stauungen führenden Mißbildung ausgehen und eine Zerstörung des Nierengewebes verursachen. Sehr wahrscheinlich bedingt die fortschreitende Niereninsuffizienz mit ihrer Azidose und allgemeinen Toxikose infolge der retinierten harnfähigen Substanzen und Darmgifte eine Störung im gesamten Stoffwechsel, speziell im Mineralhaushalt, die sich ihrerseits wieder ungünstig im hormonalen Gleichgewicht und vielleicht auch im Vitaminhaushalt auswirkt. Daneben sind sicher auch die Durchblutungsstörungen infolge des blassen Hochdrucks von wesentlicher Bedeutung. Die Folge ist dann die allgemeine Wachstumshemmung.

Erblichkeit. Im Verhältnis zur Seltenheit dieser Erkrankung sind auffallend viele *familiäre Beobachtungen* mitgeteilt worden. Es ist dabei aber nicht immer ersichtlich, welche Form und vor allem welche Entstehungsart von renalem Zwergwuchs vorgelegen haben. Es kann natürlich auch nicht erwartet werden, daß sich ein renaler Zwergwuchs an sich vererbt, da ja die Träger dieser Erkrankung gar nicht das Fortpflanzungsalter erreichen. Eine familiäre Belastung innerhalb von 2 oder mehr Generationen kann sich also in der Ascendenz lediglich in chronischen Nierenleiden oder vielleicht in bestimmten Nierenmißbildungen äußern, während natürlich in den Seitenlinien auch ein ausgeprägter renaler Zwergwuchs auftreten kann.

Nach KLUGE (1936) muß, wie schon erwähnt, zu den Nierenschädigungen noch eine zweite, den Zwergwuchs bedingende Ursache hinzukommen. Wahrscheinlich handelt es sich um eine übergeordnete Schädigung, die wohl letzten Endes erblich bedingt ist.

HAMPERL und WALLIS (1933) haben zusammen mit ihren eigenen Beobachtungen insgesamt 69 Fälle von renaler Rachitis und 25 Fälle mit renalem Zwergwuchs aus der Literatur zusammengestellt. Von diesen insgesamt 94 Fällen läßt sich bei 13, also bei über 10%, eine familiäre Belastung nachweisen.

ELLIS und EVANS (1933) finden unter ihren 20 Fällen 4 mit weiteren Nierenerkrankungen in den Familien, machen aber keine näheren Angaben darüber.

UEHLINGER (1938) hält seine erste mit hydronephrotischer Schrumpfniere einhergehende Form nicht für erbbedingt, die beiden anderen Formen dagegen für wahrscheinlich recessiv erblich.

Im übrigen darf man wohl mit MITCHEL (1930) annehmen, daß sich in vielen Fällen mit negativer Familienanamnese bei genauem Nachforschen doch eine Erblichkeit nachweisen ließe, so daß die Zahl der erblichen Fälle sich noch erhöhen würde.

Im folgenden wurde versucht, die *familiären Einzelbeobachtungen* möglichst nach bestimmten Gesichtspunkten zu ordnen. In den Tabellen 12—14 sind sämtliche familiären Beobachtungen zusammengestellt. Im ganzen sind *18 derartige Fälle* bekannt, bei denen eine Erblichkeit wahrscheinlich ist.

In Tabelle 12 sind zunächst *8 Familien* aufgeführt, in denen ein *renaler Zwergwuchs allein ohne Knochendeformitäten* beobachtet wurde. Er findet sich 2mal bei je 2 Geschwistern (FÖRSTER 1887 und BARBER 1913) und 1mal bei 3 Geschwistern (WISSLER 1938); ferner in 4 Familien, in denen außerdem in der 2. bzw. 3. Generation (LOESCHKE 1. Fam. 1934) und in der 3. Generation (FRÖLICH 1904, MITCHELL 1930, LOESCHKE 2. Fam. 1934) eine chronische Nephritis vorkommt, was in gewissem Sinne für eine erbliche Belastung sprechen könnte. Schließlich fand sich nach GOODHART (1890) bei einem Jungen ein renaler Zwergwuchs mit chronischer Nephritis, dessen Bruder und Vetter an chronischer Nephritis litten, woraus man vielleicht auf Belastung in einer Nebenlinie schließen könnte.

Des weiteren werden *7 Familien mit renaler Rachitis* in Tabelle 13 gebracht, von denen die beiden letzten (SILBERSTERN 1911 und STILL 1924) insofern fraglich erscheinen, als lediglich von Beindeformitäten gesprochen wird, während im übrigen aber an dem Bestehen eines renalen Zwergwuchses nicht gezweifelt werden kann. In diesen 7 Familien kommt die renale Rachitis 5mal bei je 2 Geschwistern vor (SILBERSTERN 1911, STILL 1924, GYÖRGY 1928, BADER 1934 und SANSINENEA und LLOMBART 1935). In der von BADER beschriebenen Familie findet sich eine renale Rachitis wahrscheinlich sogar bei 3 Brüdern.

Tabelle 12. Familien mit renalem Zwergwuchs allein.

Autor	Familienmitglieder	Diagnose	Bemerkungen
FÖRSTER (1887)	1. Bruder, $9^1/_2$ J.	Renaler Zwergwuchs	Mit $9^1/_2$ J. gestorben. Typische Krankheitssymptome
	2. Schwester, 8 J.		Mit 8 J. gestorben. Typische Krankheitssymptome
GOODHART (1890)	*Nebenlinie*		
	1. Junge, 6 J.	Chronische Nephritis. Renaler Zwergwuchs	Mit 6 J. an chronischer Nephritis gestorben. Typische Symptome des renalen Zwergwuchses
	2. Vetter, $6^1/_2$ J.		Mit $6^1/_2$ J. an chronischer Nephritis gestorben. Hatte dieselben klinischen Erscheinungen
	3. Vetter, 22 Mon.	Chronische Nephritis? Renaler Zwergwuchs (?)	Mit 22 Mon. an chronischer Nephritis gestorben
FRÖLICH (1904)	1. Bruder, 11 Mon.	Renaler Zwergwuchs, chronische Nephritis	Chronische Nephritis. Sehr klein und untergewichtig
	2. Bruder, 15 Mon.		
	3. Onkel der Mutter	Chron. Nephritis	An chron. Nephritis gestorben
	4., 5. Eltern		Gesund
BARBER (1913)	1. Bruder, 7 J.	Renaler Zwergwuchs	Blieb erst in den letzten Jahren sehr klein. Typische Krankheitssymptome
	2. Schwester		Typisches Krankheitsbild
MITCHELL (1930)	1. Enkel, $7^1/_2$ J.	Renaler Zwergwuchs mit sek. Schrumpfniere	Mit $7^1/_2$ J. gestorben. Polydipsie, Polyurie, Kopfweh, Erbrechen, 2 Tage lang Konvulsionen, Ödeme an Füßen, geschwollenes Gesicht, erhöhter Blutdruck. Im Koma gestorben
	2. Großvater mütterl., 40 J.	Chronische Nephritis (?)	Mit 40 J. an Wassersucht und Herzleiden gestorben
	3. Großvater väterl., 36 J.		Mit 36 J. an Nierenleiden gestorben
LOESCHKE (1934)	*I. Familie:*		
	1. Tochter, 13 J.	Renaler Zwergwuchs	Doppelseitige, nichtinfizierte Hydronephrose mit Dilatation beider Ureteren. Symptome des renalen Zwergwuchses. Kräftiger Knochenbau
	2. 5 Geschwister	—	Keine Angaben
	3. Mutter	„Nierenleiden“	Seit 21 J. nierenkrank
	II. Familie:		
	1. Mädchen, 11 J.	Renaler Zwergwuchs	Infizierte doppelseitige Hydronephrose. Symptome eines renalen Zwergwuchses. Keine Knochendeformitäten
	2. Großmutter väterl., 45 J.	Sekundäre (?) Schrumpfniere	Mit 45 J. an Schrumpfniere gestorben
WISSLER (1938)	1. Bruder, 4 J.	Renaler Zwergwuchs	Typische Symptome. Mit 4 J. gestorben. Keine Sektion
	2. Schwester, 15 J.	Renaler Zwergwuchs	Typische Symptome. Mit 15 J. an Urämie gestorben. Sektion: U. a. typisches Bild der sekundären Schrumpfniere. Kein Anhalt für Anlagestörungen
	3. Bruder, 7 J.	Renaler Zwergwuchs	Typische Symptome. Lebt noch
	4., 5. Geschwister	—	Gesund

Tabelle 13. Familien mit renaler Rachitis.

Autor	Familienmitglieder	Diagnose	Bemerkungen
GYÖRGY (1928)	*I. Familie:*		
	1. Schwester, 6 J.	Chronische Nephritis	Beginnende chronische Nephritis
	2. Bruder	Renale Rachitis Sek. Schrumpfniere	Renale Rachitis. An Urämie gestorben
	II. Familie:		
	1. Tochter, 16 J.	Renale Rachitis	Renale Rachitis. Pyonephrose, Hyposthenurie
	2., 3. Weit. Kinder	—	Gesund
	4. Vater	„Nierenleiden"	Nierenleidend. Keine Lues, keine Tuberkulose
BOONE (1929)	1. Enkelin, 3 J.	Renale Rachitis	Typische Symptome
	2. Großmutter	„Chronisches Nierenleiden"	An chronischem Nierenleiden gestorben
BADER (1934)	1. Bruder 2. Bruder	Renale Rachitis	Renale Rachitis
	3. Bruder, 7 J.	Renale Rachitis (?)	Klein und unterentwickelt. Mit 7 J. gestorben
SANSINENEA u. LLOMBART (1935)	1. Schwester, 6 J. 2. Schwester, 8 J.	Renale Rachitis	Bei dem einen Kind die typischen Knochenveränderungen. Beide mit 6 bzw. 8 J. an Niereninsuffizienz gestorben. Sektion: Bei beiden Veränderungen, die wahrscheinlich für eine sekundäre Schrumpfniere sprechen
SILBERSTERN (1911)	1. Bruder	Renale Rachitis(?) Amaurose	Chronische Nephritis. Genu valgum. Blind infolge Opticusatrophie. Tod im Koma
	2. Bruder	Renaler Zwergwuchs, Amaurose	Chronische Nephritis. Erweiterung und Hypertrophie der Blase, der Ureteren und des Nierenbeckens. Kleinwuchs. Blind infolge Opticusatrophie
	3., 4. Geschwister	—	Blind infolge Opticusatrophie. Sonst gesund
	5., 6. Geschwister	—	Gesund
STILL (1924)	1. Bruder, 6 J. 2. Bruder, 5 J.	Renale Rachitis(?) und chronische Nephritis	Renaler Zwergwuchs mit Beindeformitäten und chronischer Nephritis

In 2 Familien (GYÖRGY 1928 und BOONE 1929) wird ein Nierenleiden bei Vater und Großmutter angegeben, was wiederum ein belastendes Moment darstellen dürfte.

In der von SILBERSTERN (1911) beschriebenen Familie mit 2 Brüdern findet sich bemerkenswerterweise noch eine Komplikation durch eine kongenitale Amaurose infolge Opticusatrophie. Über einen ähnlichen aber isolierten Fall mit zentraler Diplegie und Idiotie ohne sichere familläre Belastung hat WALLIS (1935) berichtet. Der Vater war Epileptiker, die Mutter eine Imbezille.

Außerdem sind nun noch 4 Familien von HELLENDALL (1897), NAISH (1917), GLASER (1918) und HUNT (1927) in Tabelle 14 aufgeführt. In diesen Familien

Tabelle 14. Familien mit renalem Zwergwuchs womöglich durch Übertragung.

Autor	Familienmitglieder	Diagnose	Bemerkungen
HELLENDALL (1897)	1. Schwester, 2 J.	Renaler Zwergwuchs, chronische Nephritis	Chronische Nephritis. Beindeformitäten. Mit 2 J. gestorben
	2. Schwester, 6 J.		Chronische Nephritis. Mit 6 J. gestorben
	3. Mutter	Chronische Nephritis	Während der Gravidität Symptome einer Nephritis. Später an chronischer Nephritis gest.
NAISH (1917)	1. Bruder, 16 J.	Renaler Zwergwuchs	Renaler Zwergwuchs
	2. Bruder	Renale Rachitis (?)	Sehr klein. Unterentwickelt. Genu valgum. Kompensierter Herzfehler. Nichtascendierte Hoden
	3. Mutter	Nephritis (?)	Litt sehr unter der Schwangerschaft und erbrach häufig
GLASER (1918)	1. Schwester, 10 J.	Renaler Zwergwuchs und chronische Nephritis	Mit $1^1/_4$ J. chronische Nephritis mit Polyurie und Polydipsie. Geistig stark zurückgeblieben. Sektion: Nephritis interstitialis chronica
	2. Schwester, $2^1/_2$ J.	Chronische Nephritis	Mit $2^1/_2$ J. an chronischer Nephritis gestorben
	3. Mutter	Chronische Nephritis	Im Wochenbett an chronischer Nephritis gestorben
	4. Vater	—	Lebt und ist gesund
	5. Tante	—	Wegen Idiotie im Irrenhaus
HUNT (1927)	1. Tochter, 3 J.	Renaler Zwergwuchs. Chronische Nephritis	Renaler Zwergwuchs und chronische Nephritis
	2. Mutter	Schwangerschaftsnephritis (?)	Während der Gravidität krank, Erbrechen
	3. Großvater väterl.	Chronische Nephritis	An chronischer interstitieller Nephritis gestorben

kommt renaler Zwergwuchs beim Probanden und in 3 Fällen auch bei einem Bruder oder einer Schwester vor (GLASER, NAISH, HELLENDALL), während die Mutter zur Zeit der Schwangerschaft an einer Nephritis erkrankt war. Hier besteht wieder die Möglichkeit einer *Übertragung von Mutter auf Kind* in dem schon bei der Behandlung der diffusen Glomerulonephritis besprochenen Sinne, mit großer Wahrscheinlichkeit wenigstens in den Familien von NAISH und HUNT. Übrigens haben, was vielleicht erwähnenswert ist, HELLENDALL und GLASER bei ihren Fällen keinen renalen Zwergwuchs angenommen, weswegen diese beiden Familien auch schon bei der gewöhnlichen Glomerulonephritis mit aufgeführt wurden.

Insgesamt finden wir renalen Zwergwuchs einschließlich der Komplikation mit renaler Rachitis bei Geschwistern 10mal (wenn man die Geschwisterschaften in den Familien mit mehreren Generationen mit hinzu rechnet), ferner eine Belastung mit chronischem Nierenleiden 3mal in 2 und 4mal in 3 Generationen. Zählen wir die Fälle von renalem Zwergwuchs durch mögliche Übertragung hinzu, dann ergibt sich eine Gesamtzahl von *13 Geschwisterschaften,* von *5 Familien* mit einer Belastung in *2 Generationen* und von *5 Familien* mit einer solchen in *3 Generationen.*

In fast allen Familien wurde sowohl bei den Probanden mit renalem Zwergwuchs als auch bei den belastenden Familienangehörigen eine chronische Nephritis diagnostiziert. Eine Ausnahme hiervon machen lediglich die Familien von LOESCHKE und GYÖRGY. In den Familien von LOESCHKE lag einmal eine nichtinfizierte und einmal eine infizierte Hydronephrose, in der Familie von GYÖRGY eine Pyonephrose vor.

Zwillingsbeobachtungen sind offenbar sehr selten. Lediglich von APERT (1934) ist ein Zwillingspaar mit renalem Zwergwuchs (Nanisme rénal) beschrieben worden. Es handelte sich um 8jährige eineiige diskordante Zwillinge.

Das eine Mädchen war völlig gesund. Bei der anderen wurde folgender Befund erhoben: Zangengeburt, Beginn der Wachstumshemmung mit 3 J., Größe mit 8 J. entsprechend einem 5jährigen, Gewicht entsprechend einem 6jährigen Kinde; keine Zeichen von Rachitis; ferner Polyurie von täglich etwa 11 Liter, Hyposthenurie, zeitweise Albuminurie, leichte Vermehrung des Rest-N im Blut; geistig zurückgeblieben.

Eine Deutung dieses Befundes vom Standpunkt der wahrscheinlichen Erblichkeit des renalen Zwergwuchses aus ist vorerst noch nicht möglich. Immerhin spricht die Beobachtung wohl zumindest für die Möglichkeit starker Manifestationsschwankungen.

Schlußfolgerungen. Fassen wir die Beobachtungen über die *Vererbung des renalen Zwergwuchses* zusammen, so ergibt sich folgendes Bild:

In etwa *10% der Fälle* von renalem Zwergwuchs läßt sich eine *familiäre Belastung* nachweisen, die aber wahrscheinlich heterogener Natur ist.

Es kann eine größere Anzahl von *Familien* angeführt werden, aus denen ein *dominanter* Erbgang hervorzugehen scheint. Verwandtenehen wurden nicht beobachtet, was gegen Rezessivität spricht, wenn auch UEHLINGER einen rezessiven Erbgang annehmen möchte. Ein diskordantes EZ-Paar läßt das Vorliegen starker *Manifestationsschwankungen* vermuten, kann im übrigen aber keinen weiteren Aufschluß geben.

Genauere Vorstellungen über die erblichen Grundlagen sind nur schwer möglich, zumal ja die Pathogenese noch recht unklar und vor allem auch nicht einheitlich zu sein scheint.

Man muß wohl zunächst eine *besondere Neigung des Nierengewebes* annehmen, auf bestimmte Infekte mit einer sog. interstitiellen Nephritis und nachfolgender Schrumpfniere zu reagieren.

Ferner kommen als erbliche Grundlagen diejenigen Faktoren in Betracht, die zu einer sekundären Schrumpfniere führen können, nämlich eine Hypogenese der Nieren (FAHR, WELZ), sonstige Mißbildungen wie etwa Cystennieren oder auch eine Hydronephrose, die eine chronisch ascendierende Infektion begünstigen kann.

Im übrigen dürften auch alle diejenigen erblichen Grundlagen wirksam sein, deren Beteiligung wir schon bei den hämatogenen Nierenkrankheiten erörtert haben, soweit sie wenigstens bei dem vielgestaltigen Erscheinungsbild des renalen Zwergwuchses eine Rolle spielen.

Nach KLUGE soll möglicherweise eine übergeordnete gemeinsame Schädigung für die Entwicklung des Zwergwuchses und der Nierenveränderungen vorliegen, die vielleicht erbbedingt ist. Diese Annahme könnte aber auch nur für bestimmte Formen von renalem Zwergwuchs zutreffen.

Bei der *renalen Rachitis* kommt vielleicht noch eine *erbliche Disposition zum Auftreten einer Rachitis* hinzu, sofern man nicht annimmt, daß hier sekundäre Reaktionserscheinungen des Knochenmarks eine Rolle spielen.

D. Die infektiösen Erkrankungen der Nieren und ableitenden Harnwege.

Vorbemerkungen.

In der Gruppe der *infektiösen Erkrankungen der Nieren und ableitenden Harnwege* können wir eine Reihe von Krankheitsbildern zusammenfassen, bei denen bestimmte *Bakterien* als Infektionserreger *ätiologisch* ganz im Vordergrund stehen. Sie sind klinisch besonders dadurch gekennzeichnet, daß diese Infektionserreger und mit ihnen meist auch Eiter im Urin nachweisbar sind. Zu den wesentlichen *Symptomen* gehören ferner Fieber, Schmerzen in der Nierengegend, Brennen beim Wasserlassen und eine mehr oder weniger starke Beeinträchtigung des Allgemeinbefindens. Die Infektion kann sowohl *endogen descendierend* auf dem Blut- oder Lymphwege als auch *exogen ascendierend* durch die äußeren Harnwege erfolgen. Bei manchen hierher gehörigen Erkrankungen ist die Art des Infektionsweges noch nicht hinreichend geklärt.

Da die infektiösen Erkrankungen der Nieren auch einseitig auftreten können und daher einer chirurgischen Behandlung zugänglich sind, werden sie auch zu den *ein- und beidseitig auftretenden* Nierenkrankheiten bzw. zu den sog. *chirurgischen* Nierenkrankheiten gerechnet. Doch sind diese nach mehr äußerlichen Gesichtspunkten getroffenen Bezeichnungen nicht sehr zweckmäßig.

Über die *erblichen Grundlagen* dieser Erkrankungen liegen nur ganz vereinzelte spärliche Beobachtungen vor, die nicht viel mehr als eine gewisse erbliche Disposition oder auch gar keinen erblichen Einfluß erkennen lassen. Deswegen soll auch die *Klinik* und *Pathogenese* dieser Erkrankungen nur andeutungsweise gebracht werden.

Zweckmäßigerweise werden die *nichttuberkulösen* Infektionen getrennt von den *tuberkulösen* Infektionen der Niere und ableitenden Harnwege behandelt. Solche Erkrankungen, über die überhaupt keine erbbiologisch verwertbaren Beobachtungen vorliegen, werden nur kurz zur Wahrung des Überblicks erwähnt.

I. Nichttuberkulöse Infektionen.

Wir können, ohne damit Anspruch auf Vollständigkeit zu erheben, folgende wichtige *klinische Erscheinungsbilder* unterscheiden: 1. die eitrige Nephritis, den Nierenabsceß und den Nierenkarbunkel. 2. Die Entzündungen der Nierenhüllen, die Paranephritis, Perinephritis, Epinephritis und den paranephritischen Absceß. 3. Die Pyelonephritis und die Pyelitis. 4. Die Cystopyelitis und die Cystitis. 5. Die Urethritis auf gonorrhoischer und nichtgonorrhoischer Grundlage.

Alle diese Erkrankungen können sich *akut* und *chronisch* entwickeln, kombiniert miteinander vorkommen und zum Teil ineinander übergehen. Ihr Verlauf hängt ganz wesentlich von der *Virulenz* des jeweiligen Erregers ab. Neben einer allgemeinen Herabsetzung der Widerstandskraft durch Erkältungs- und sonstige Krankheiten stellen eine besonders wesentliche Prädisposition *Stauungen* in den ableitenden Harnwegen dar.

Als *Infektionserreger* kommt in erster Linie das Bacterium coli commune in Betracht, das in den meisten Fällen wohl einen ascendierenden Infektionsweg nimmt. Daneben spielen das Bacterium proteus, Eiterkokken und in selteneren Fällen verschiedene andere Bakterien eine Rolle. Eine endogene Entstehung der Infektion ist besonders dann anzunehmen, wenn Metastasen von anderen Eiterungen wie Osteomyelitis, Endokarditis, Pyämie oder sonstige Infektionskrankheiten wie Grippe, Typhus, Paratyphus und Ruhr vorliegen.

1. Die eitrige Nephritis, der Nierenabsceß und der Nierenkarbunkel.

Diese ätiologisch eng zusammenhängenden Krankheitsbilder entstehen fast ausschließlich auf hämatogenem Wege im Anschluß an eine Eiterkokkeninfektion an anderen Körperstellen. Die eitrige Nephritis und multiple Nierenabscesse sind praktisch die gleiche Erkrankung, die bei den doppelseitigen hämatogenen Nierenkrankheiten als *septisch interstitielle Herdnephritis* bezeichnet wurde. Die Möglichkeit einer erblichen Disposition wurde dort schon erwähnt. Nach Pleschner (1928) gibt es anscheinend eine Prädisposition durch Stauung, abnorme Lage oder Traumen der Nieren. Sonstige spezielle Beobachtungen über eine erbliche Disposition liegen nicht vor.

2. Die Paranephritis, Perinephritis, Epinephritis und der paranephritische Absceß.

Hier handelt es sich um entzündliche Erkrankungen der *Nierenhüllen*, insbesondere der Nierenfettkapsel, und des umliegenden Gewebes. Die Erkrankungen entwickeln sich häufig aus eitrigen Affektionen der Nieren. Glatzel (1931) beschreibt ein männliches EZ-Paar von 18 Jahren, dessen einer Partner mit 7 Jahren einen paranephritischen Absceß durchgemacht hatte. Irgendwelche Schlußfolgerungen hieraus sind natürlich nicht möglich.

3. Die Pyelonephritis und die Pyelitis.

Die *Pyelonephritis* und die *Pyelitis* können *hämatogen* und auf dem *Harnwege* entstehen, meist durch Infektion mit Bacterium coli. Die Pyelonephritis kann zur *pyelonephritischen Schrumpfniere* führen, worauf schon bei Behandlung der Nephroskerose und hypogenetischen Nephritis hingewiesen wurde. Hage (1938) konnte auf Grund einer pathologisch-anatomischen Statistik zeigen, daß die pyelonephritische Schrumpfniere an *Häufigkeit* sowohl die sekundäre Schrumpfniere als auch die maligne Sklerose übertrifft. Nach Hage ist bei der Pyelonephritis das *männliche* und bei der pyelonephritischen Schrumpfniere das *weibliche Geschlecht* etwas stärker beteiligt. *Männer* erkranken infolge Prostatahypertrophie vorzugsweise in *höherem Alter*, *Frauen* infolge Schwangerschaft mehr in *jüngeren Jahren*. Die Pyelitis tritt beim *weiblichen Geschlecht* besonders deswegen häufig auf, weil die kurze weibliche Harnröhre ein Eindringen von Infektionskeimen vor allem aus dem Darm sehr erleichtert. Ferner bedingt die Involution der Geschlechtsorgane bei alten Frauen nicht selten eine Pyelitis. Andererseits wird durch die *Prostatahypertrophie* der alten Männer häufig eine Harnstauung und damit eine größere Neigung zur Pyelitis hervorgerufen.

Nach Meyer-Betz (1912) soll es eine *Organdisposition* des Nierenbeckens für Infekte mit dem körpereigenen Colistamm geben. Wahrscheinlich beruht diese Disposition aber im wesentlichen auf anatomischen Anomalien, die zu *Stauungen* in den ableitenden Harnwegen führen, hervorgerufen durch Mißbildungen, Steine, Schwangerschaft und gelegentlich auch durch Tumoren und Parasiten.

Im einzelnen sind hier *Abflußhindernisse* der verschiedensten Art von der äußeren Urethralöffnung bis zum zentralen Ureterende wie Phimosen, Verengerungen der Harnröhre, Affektionen der Prostata, Blasenlähmung, Sphinkterkrampf und Stenosen des Ureters verantwortlich zu machen (Suter 1931). Weiter kommen abnorme Insertion des Ureters am Nierenbecken, Schlängelung und Knickung des Ureters bei Tiefstand, Doppelbildung des Ureters und Nierenbeckens, abnorme Beweglichkeit und Dystopie der Niere sowie Hufeisennieren in Betracht (Necker 1928). Nach Necker ist es wahrscheinlich, daß die von v. Gaza (1922) erstmalig dargestellten Variationen der Nierenbeckenform wie

z. B. das große ampulläre Becken und der dichotomisch tiefgeteilte Ureter als rudimentäre Form des Ureter fissus ebenfalls eine Verlangsamung des Harnabflusses begünstigen. Die verschiedenen Nierenbeckenformen nach v. Gaza sind in den Abb. 12—18 (S. 845) bereits dargestellt. Daneben dürften nicht allein der Dilatationseffekt der Harnstauung, sondern auch ein pyelographisch nicht darstellbares Vorstadium motorischer Insuffizienz ohne Erweiterung der harnableitenden Wege, z. B. schlaffe Ureteren während der Schwangerschaft, als Begünstigungsfaktor in Frage kommen, worauf auch schon v. Gaza selbst hingewiesen hat (Necker).

Daß diese *verschiedenen Anomalien* mehr oder weniger *erblich* bedingt sind, wurde zum Teil schon an früherer Stelle näher dargelegt. Insofern stellen sie eine gewisse erbliche Grundlage für die Entstehung einer Pyelonephritis bzw. Pyelitis dar. In diesem Zusammenhang ist auch eine Beobachtung von Blum und Rubritius (zit. nach Chwalla 1933) erwähnenswert, wonach ein Vater und seine beiden Söhne an einer Prostatahypertrophie und einer penilen Hypospadie litten.

Zwillinge. Wenn auch derartige teilweise erblich bedingte Umstände das Auftreten einer Pyelonephritis oder Pyelitis in manchen Fällen begünstigen, so können sie doch nicht von ausschlaggebender Bedeutung sein, weil die vorliegenden Zwillingsbeobachtungen keinen sicheren Anhalt für eine erblich bedingte Disposition geben. Jentsch (1936) hat 5 EZ und 7 ZZ und Glatzel (1931) 2 ZZ-Paare mit Pyelitis beschrieben. Sämtliche Paare waren diskordant. Im einzelnen handelt es sich um folgende 5 EZ-Paare von Jentsch:

1. Mädchen. Beide mit 10 Jahren Masern. Im Anschluß daran bekam die eine Partnerin heftige Nierenbeckenentzündung. 2. Frauen. Bei der einen Partnerin mit 45 Jahren Pyelitis, zugleich mit Iritis und Conjunctivitis. 3. Frauen. Bei der einen Partnerin mit etwa 30 Jahren Pyelitis. 4. Frauen. Bei der einen Partnerin mit 36 Jahren Pyelitis. 5. Frauen. Bei der einen Partnerin mit 53 Jahren Pyelitis im Anschluß an Appendektomie.

Allerdings können natürlich derartige einmalige Beobachtungen keinen endgültigen Aufschluß geben, zumal die Zahl der untersuchten Paare verhältnismäßig sehr klein ist.

4. Die Cystopyelitis, die Ureteritis und die Cystitis.

Für diese Erkrankungen gilt im wesentlichen das gleiche, was schon im Vorhergehenden über die Pyelonephritis und Pyelitis gesagt wurde. Auch hier steht die Infektion mit Colibakterien, die sowohl exogen wie endogen erfolgen kann, ganz im Vordergrund. Die bei *Frauen* 3—4mal häufiger als bei *Männern* vorkommende Cystitis (Suter) dürfte vorwiegend exogen entstehen. Die Ureteritis stellt in den meisten Fällen lediglich die Folgeerscheinung einer von den Nieren zur Blase oder umgekehrt sich ausbreitenden Infektion dar. Eine Cystitis ohne Beteiligung des Nierenbeckens kommt wohl nur sehr selten vor.

Eine gewisse *Prädisposition* wird bei diesen Erkrankungen naturgemäß durch die gleichen Umstände bedingt wie bei der Pyelitis. Nach Suter wird die weitaus beste Prädisposition insbesondere durch Urinretention verursacht. Wo eine solche Urinretention nicht in Frage kommt, bleibt nach Suter besonders für die bei Frauen häufig auftretende *Spontancystitis* nur die Möglichkeit, auf eine nicht näher erfaßbare individuelle oder in der Blasenschleimhaut *lokal bedingte Disposition* zurückzugreifen. Auch Chwalla (1933) und andere weisen auf die Bedeutung des endogenen Faktors ausdrücklich hin.

Wie Chwalla mitteilt, hat Kroiss den Eindruck, daß besonders gewissen Fällen von spontan entstandener *inkrustierender Cystitis* ohne Heilungstendenz entschieden ein dispositioneller Faktor zugrunde liegt.

Zwillinge. Auch hinsichtlich der vorhandenen *Zwillingsbeobachtungen* liegen die Verhältnisse ganz ähnlich wie bei der Pyelitis. GEBBING (1936) beschrieb ein diskordantes EZ-Paar mit Cystopyelitis, ein diskordantes EZ-Paar mit Cystitis und ein konkordantes ZZ-Paar mit Cystitis, GLATZEL (1931) ein diskordantes EZ-Paar mit Cystitis.

Im einzelnen handelt es sich um folgende 3 EZ-Paare:

GEBBING: 1. Mädchen. Bei der einen Partnerin mit 18 Jahren schwere Cystopyelitis. 2. Mädchen. 17 Jahre. Bei der einen Partnerin mit 13 Jahren Cystitis.

GLATZEL: 3. Jungen. 14 Jahre. Bei beiden Masern gleichzeitig und gleich stark. Nur bei einem Partner im Anschluß daran Cystitis.

Aus diesen vereinzelten Zwillingsbeobachtungen ist ebensowenig zu entnehmen wie aus den spärlichen Befunden bei der Pyelitis und Pyelonephritis. Dementsprechend sind auch die recht unverbindlichen erbbiologischen Schlußfolgerungen für beide Krankheitsgruppen die gleichen.

5. Die Urethritis auf gonorrhoischer und nichtgonorrhoischer Grundlage.

Über eine besondere *Disposition* zur *Urethritis auf gonorrhoischer* Grundlage ist nichts bekannt. Es erübrigen sich daher auch weitere Einzelheiten über die gonorrhoische Urethritis.

Bei der *nichtgonorrhoischen Urethritis* lassen sich verschiedene *ätiologische* Ursachen unterscheiden. So können Urethritiden durch traumatische, thermische und chemische Einflüsse sowie bestimmte Nahrungsmittel, Gewürze und Medikamente verursacht werden. Ferner können sie unter anderem bei verschiedenen Stoffwechselanomalien wie Phosphaturie, Oxalurie, Diabetes, Gicht und im Zusammenhang mit bestimmten Infektionskrankheiten wie Typhus, Grippe, Parotitis und Syphilis auftreten.

Auch hier liegen keine Beobachtungen vor, aus denen mit Sicherheit eine *erbliche Disposition* entnommen werden könnte. CIARROCCHI (1937) beschreibt 2 Brüder im Alter von 10 und 11 Jahren mit einer akuten *Urethritis typhosa*, bei denen die Typhusbacillen durch Kultur nachweisbar waren. Diese Beobachtung spricht aber mehr für eine gemeinsame Infektion bei Geschwistern als für eine gleichartige erbliche Disposition. Übrigens soll es sich hier um die 3. und 4. derartige Einzelbeobachtung aus der Weltliteratur gehandelt haben.

II. Tuberkulöse Infektionen.

Die *Tuberkulose der Nieren und ableitenden Harnwege* kann mehr oder weniger *akut* als Symptom einer allgemeinen Miliartuberkulose und in *chronischer* Verlaufsform auftreten. Die *Infektion* der Niere selbst erfolgt hämatogen, während die ableitenden Harnwege meist von den Nieren aus infiziert werden. Über speziellere Einzelheiten des Infektionsmodus, insbesondere auch für die zweite Niere, gehen die Meinungen noch auseinander. Meist beginnt die Krankheit *einseitig* und kann dann allmählich auf die zweite Niere übergehen. Nach klinischen Beobachtungen scheint die Nierentuberkulose nur in etwa *11—14% doppelseitig* aufzutreten (WILDBOLZ 1927).

Die Nierentuberkulose ist kein seltenes Leiden. KAPSAMMER (1907) konnte sie in einer *Häufigkeit* von 1% aller Sektionen (20770!) feststellen. Nach CASPER (1931) werden sogar in 3—5% der Sektionen tuberkulöse Veränderungen an den Nieren gefunden. Unter den von ihm beobachteten Veränderungen des Harnapparates waren 1% Nierentuberkulosen. Am häufigsten tritt die Krankheit im *3. und 4. Lebensjahrzehnt* auf. Im frühen *Kindesalter* stellt sie meist nur eine Teilerscheinung einer Miliartuberkulose dar, wenn auch nach KLASSON (1937) bei Kindern gelegentlich die chronische Form der Nierentuberkulose vorkommt. Die Beteiligung der beiden *Geschlechter* ist ungefähr gleich groß.

Eine *erbliche Disposition* spielt offenbar beim Zustandekommen der Nierentuberkulose eine gewisse Rolle, worauf schon ältere Autoren wie z. B. Wagner (1905) hingewiesen haben. Im weiteren Sinne ist diese Erbdisposition bei einem Teil der fast durchweg hämatogen entstehenden Nierentuberkulosen schon in der *Neigung zur Lungentuberkulose* gegeben, die sich ja auf dem Boden einer erblichen Anlage entwickelt, wie vor allem die Zwillingsuntersuchungen von Diehl und v. Verschuer (1933) erwiesen haben. Man kann sich diese erbliche Disposition als eine allgemein verminderte Widerstandskraft oder besondere Organschwäche vorstellen, wie u. a. Kümmel (1923), Casper (1931), Chwalla (1933) und Lenz (1936) ausgeführt haben.

Für das Vorhandensein einer besonderen lokalen Organminderwertigkeit könnte nach Kümmel, Posner (1924) u. a. auch das bevorzugte Befallensein einer bestimmten Seite sprechen. Wildbolz (1927) sieht außerdem in einer konstitutionell bedingten verminderten Widerstandskraft des Nierengewebes gegen Tuberkulose eine Erklärung dafür, warum bei einem Kranken mit einseitiger Nierentuberkulose leichter die zweite Niere als ein außerhalb der Harnorgane gelegenes Gewebe an Tuberkulose erkrankt.

Im *einzelnen* scheint sich diese besondere Disposition in sehr *verschiedenartigen Anomalien* auszuwirken, bei denen eine Erblichkeit allerdings nicht in allen Fällen angenommen werden kann. Nach Harbitz (1913) haben Nierenmißbildungen eine gewisse disponierende Bedeutung, die nach Roscher (1933) vielleicht auf dem Umwege über eine abnorme Gefäßverteilung der mißgebildeten Niere zum Ausdruck kommt. Auch Zondek (1920) möchte Gefäßanomalien als Ursache für eine lokale Minderwertigkeit verantwortlich machen. Casper hat den Eindruck, daß Hydronephrosen, Pyelitiden und vor allem die Gonorrhoe den Boden für die Entwicklung der Nierentuberkulose ebnen, während Küster (1896) in der Wanderniere ein besonders für die Nierentuberkulose empfängliches Organ sieht.

Diesen mehr oder weniger allgemein gehaltenen Angaben stehen vereinzelte *familiäre* und *Zwillingsbeobachtungen* gegenüber.

Hier sind zunächst einige Mitteilungen von Adrian (1913) und besonders von Wildbolz (1927) zu nennen. Adrian stellte eine Nierentuberkulose bei 2 Schwestern fest. Wildbolz entnahm der Anamnese mehrerer Kranker mit Nierentuberkulose, daß einer der Eltern oder ein Geschwister ebenfalls an Nierentuberkulose erkrankt waren. Ferner kamen in 3 Familien je 2 Geschwister im Abstand von wenigen Jahren wegen Nierentuberkulose zur Operation, bei denen außerhalb der Harnorgane klinisch keine Tuberkulose nachweisbar war. Die Geschwister hatten nicht zusammen gelebt, so daß der Einwand, es hätte eine gemeinsame Infektion durch Bacillenstämme mit besonderer Affinität zu den Nieren vorgelegen, nicht stichhaltig sein kann.

Während diese familiären Beobachtungen recht aufschlußreich sind und sehr für die Bedeutung einer erblichen Anlage sprechen, können uns die 3 bisher bekannten *Zwillingsbeobachtungen* von Kretschmer (1921), Diehl und v. Verschuer (1933) sowie von Jentsch (1936) keine weiteren wesentlichen Hinweise geben.

Kretschmer beschreibt 2 vermutlich eineiige konkordante Zwillingsschwestern mit Nierentuberkulose. Bei der einen war der Prozeß doppelseitig, bei der anderen nur einseitig. Die rechte Niere ließ bei beiden im Röntgenbild starke Verkalkungen erkennen. Ein Onkel und eine Tante waren an einer Lungentuberkulose gestorben.

Unter der großen Anzahl der von Diehl und v. Verschuer untersuchten Tuberkulose-Zwillingen befindet sich ein hinsichtlich Nierentuberkulose diskordantes EZ-Paar im Alter von 35 Jahren (E 13 F), dessen einer Partner an disseminierter produktiver doppelseitiger Lungentuberkulose mit Nierentuberkulose gestorben ist, während sich bei dem anderen nur eine Lungentuberkulose mit tödlichen Ausgang fand.

JENTSCH berichtet von zweieiigen diskordanten 40jährigen weiblichen Zwillingen, von denen die eine Partnerin an einer Nierentuberkulose litt und durch Nephrektomie geheilt wurde.

Somit läßt sich auf Grund allgemeiner Überlegungen und Feststellungen sowie spezieller familiärer Beobachtungen *zusammenfassend* über die tuberkulösen Infektionen der Nieren und ableitenden Harnwege, insbesondere aber über die Nierentuberkulose, sagen, daß *eine bestimmte erbliche Disposition in vielen Fällen offenbar eine wesentliche Rolle spielt.*

E. Geschwülste der Nieren und ableitenden Harnwege.

Über die *Vererbung der Geschwülste des Harnapparates* ist verhältnismäßig so wenig bekannt, daß es kaum berechtigt erscheint, ihnen ein besonderes Kapitel zu widmen. Wenn es trotzdem geschieht, so soll damit bezweckt werden, die in der Literatur verstreuten Mitteilungen unter einem einheitlichen Gesichtspunkt zunächst zusammenzufassen und ganz allgemein wenigstens auszuwerten.

Die *allgemeinen erblichen Grundlagen* der Geschwülste, insbesondere des *Carcinoms*, werden von K. H. BAUER im vorliegenden Band dieses Handbuches ausführlich behandelt. Außerdem sei auch auf eine zusammenfassende Darstellung von FISCHER-WASELS (1938) über „die Erblichkeit in der Geschwulstentwicklung“ hingewiesen. Danach ist wohl bei der Entstehung jeder Geschwulstart ein mehr oder weniger großer Erbeinfluß auf verschiedene Weise beteiligt. Bei mehreren gutartigen und einigen bösartigen Geschwulstformen steht die erbliche Anlage ganz im Vordergrund.

Hinsichtlich der Vererbung des *Krebses* müssen wir nach K. H. BAUER annehmen, daß in bestimmten seltenen Fällen, sogenannten Präcancerosen, eine besondere Neigung der Gewebe oder Organe vererbt wird, mit krebsiger Entartung zu reagieren, sofern noch äußere Einwirkungen hinzukommen. Daneben gibt es vermutlich bestimmte Kombinationen von Erbanlagen, die die Krebsentstehung begünstigen. Für die größere Mehrzahl der Krebsarten ist dagegen nach K. H. BAUER eine *wesentliche* Mitwirkung der Vererbung abzulehnen und ein weit überwiegender Einfluß durch äußere Faktoren anzunehmen.

Ausgehend von diesen allgemeinen Feststellungen sollen im folgenden die *praktisch wichtigsten Geschwülste* der Nieren, Harnleiter, Blase und Harnröhre und die wenigen entsprechenden Beobachtungen aufgeführt werden, die vielleicht für eine erbliche Grundlage sprechen könnten. *Nähere Angaben* über Häufigkeit des Vorkommens, Seitenbeteiligung, Alters- und Geschlechtsverteilung sowie etwaige Beziehungen zu Entwicklungsstörungen und Tumoren anderer Organe werden nicht gebracht, weil sie bei der geringen Zahl familiärer Befunde vorerst doch keine weiteren Hinweise zur Frage der Erblichkeit geben können.

I. Geschwülste der Nieren.

Von den *gutartigen Geschwülsten*, die sich in der Niere oder im Nierenbecken entwickeln, sind unter anderem Fibrome, Adenome und Papillome, von den *bösartigen Geschwülsten* Carcinome, Sarkome, Hypernephrome (GRAWITZscher Tumor) und Mischgeschwülste, insbesondere Adenosarkome, zu nennen.

FISCHER-WASELS (1933) beobachtete *embryonale Nephrome* (Adenosarkome), sehr seltene bösartige Geschwülste der Nierenanlage, bei zwei mit 3 und 5 Jahren gestorbenen Schwestern. Nach FISCHER-WASELS ist bei derartigen Geschwülsten sowohl die Bildung der Geschwulstkeimanlage wie die Allgemeindisposition schon in der Vererbungsmasse festgelegt.

Über eine ähnliche Beobachtung, bei der es sich offenbar ebenfalls um *embryonale Nephrome* gehandelt hat, berichtete BOBBIO (1935). Bei 3 Geschwistern im Alter von 16, 14 und 12 Monaten wurden große einseitige Nierengeschwülste festgestellt.

Eins der Kinder wurde operiert und starb 3 Monate später an Lebermetastasen. Die Sektion und histologische Untersuchung ergab ein „renales Dysembryom". Bei den beiden anderen Kindern konnte ein operativer Eingriff nicht mehr vorgenommen werden. Bei allen 3 Kindern war die Wa.R. stark positiv. Der Vater hatte eine Lues. Ein 4. Kind war völlig gesund. Daß die kongenitale Lues, wie der Autor meint, mit der Tumorentstehung in Zusammenhang zu bringen ist, dürfte sehr unwahrscheinlich sein.

Aus den beiden vorliegenden Mitteilungen über die *embryonalen Nephrome* geht die *Bedeutung des Erbfaktors* für ihre Entstehung wohl eindeutig hervor. Sonstige Beobachtungen zur Erblichkeit speziell von Nierengeschwülsten sind nicht bekannt geworden.

II. Geschwülste der Harnwege.

Bei den *Geschwülsten der ableitenden Harnwege* kann man ebenfalls in der üblichen Weise zwischen *gutartigen* und *bösartigen* Tumoren unterscheiden. Im *Ureter* werden unter anderem Papillome und Carcinome, in der *Blase* verhältnismäßig häufig Polypen, Papillome und Carcinome, seltener Sarkome, und in der Harnröhre unter anderem Polypen und Carcinome gefunden.

Zur Frage der *Erblichkeit* liegen lediglich einige allgemeine und spezielle Beobachtungen bei *epithelialen Blasentumoren*, also Papillomen und vor allem Carcinomen, vor.

FISCHER-WASELS (1938) weist darauf hin, daß die Entstehung des *Harnblasenkrebses der Anilinarbeiter* ebenso wie des Paraffinkrebses und des Schneeberger Lungenkrebses auch von einer konstitutionellen ererbten Geschwulstdisposition abhängen müsse, da trotz gleicher Schädigung immer nur einige an Blasenkrebs erkranken und umgekehrt der Grad der Schädigung in keinem unmittelbaren Verhältnis zum Auftreten eines Blasenkrebses steht.

Anläßlich *größerer statistischer Untersuchungen* stellte BRODERS (1922) unter 473 epithelialen Geschwülsten der Urogenitalorgane, darunter 120 Tumoren der Harnblase, 4 Tumoren der Urethra und 1 Nierentumor, bei 56 Kranken, also in 12%, eine *hereditäre Belastung* fest, F. FUCHS (1925) unter 136 Blasentumoren bei 9 Kranken, also in 6,7%, TEMKINE (1931) unter 150 Fällen bei 10 Kranken, also in 6,7%, und schließlich CHWALLA (1932) unter 150 Fällen bei 11 Kranken, also ebenfalls in 6,5%.

FUCHS beobachtete in der nächsten Blutsverwandtschaft 4mal ein Magencarcinom und je 1mal ein Rectum-, Mamma- und Lebercarcinom sowie ein Carcinom eines Halsorgans. CHWALLA fand 6mal bei der Mutter seiner Patienten ein Carcinom (Magen-, Gebärmutter-, Mastdarm-Ca.) sowie 2mal Uterus-Ca. und Brustdrüsen-Ca. bei einer Schwester; in 3 weiteren Fällen litten fast alle Familienmitglieder an Krebs irgendeines Körperorgans.

Weitere *Einzelbeobachtungen* über familiäres Vorkommen von Blasenpapillomen und Blasenkrebs werden noch von FUCHS (1925), SCHLAGINTWEIT (1926), PLESCHNER (1929) und TEMKINE (1931) mitgeteilt. Es handelt sich um folgende Fälle:

FUCHS: 1. Bruder, 55 J., mit Blasenpapillomatose und späterem Rectum-Ca., eine Schwester mit Mamma-Ca., ein weiterer Bruder mit Prostatahypertrophie. — 2. Vater mit Blasen-Ca. gestorben, ein Sohn, 45 J., mit kirschgroßem Papillom an der oberen Blasenwand. — 3. Vater blasenleidend, ein Sohn mit Blasen-Ca.

SCHLAGINTWEIT: 1. Zwei Brüder, im gleichen Alter mit den gleichen bösartigen Blasentumoren. — 2. Zwei Brüder, der eine mit Blasen-Ca., der andere mit Penis-Ca.

PLESCHNER: Vater an Blasen-Ca. gestorben, ein Sohn, 57 J., wegen Blasen-Ca. operiert.

TEMKINE: Vater an Blasen-Ca., Mutter an Oesophagus-Ca. gestorben, ein Sohn 4mal wegen Blasentumor operiert, ein anderer Sohn wegen Blasentumor behandelt, eine Schwester an Uterus-Ca. gestorben.

Schließlich ist noch eine *Zwillingsbeobachtung* von KRANZ (1931/32) erwähnenswert. Von zwei eineiigen Zwillingsschwestern, die fast das ganze Leben zusammen waren, starb die eine mit 73 Jahren an Blasenkrebs, während die andere noch mit 80 Jahren gesund geblieben war.

Die familiären Beobachtungen lassen sich im Sinne einer *Mitbeteiligung erblicher Anlagen bei der Entstehung des Blasencarcinoms* auswerten, ohne daß man daraus vorerst weitere Schlüsse ziehen könnte. Das diskordante EZ-Paar mit Blasencarcinom spricht ganz allgemein dafür, daß man die Rolle der Vererbung in diesen Fällen aber keineswegs überwerten darf.

F. Störungen der Blasenfunktion.

Vorbemerkungen.

Die *Störungen der Blasenfunktion* sind ihrer Ätiologie und ihrem Wesen nach recht verschieden. Da die Pathogenese bei einigen Formen nicht restlos geklärt ist, gibt es noch keine allgemein anerkannte *Einteilung.* Es kommen etwa folgende Störungen der Blasenfunktion in Betracht:

1. Die unwillkürliche Harnentleerung oder Incontinentia urinae, zu der die Enuresis oder das Bettnässen und das auf „Blasenschwäche" beruhende Harnträufeln gehören.
2. Der vermehrte Harndrang oder die Pollakisurie oder Pollakurie.
3. Der verminderte Harndrang oder die Oligurie.
4. Die unter Anstrengung erfolgende erschwerte Harnentleerung oder Dysurie und der mit Schmerzen (Tenesmen) verbundene Harnzwang oder Strangurie.
5. Die Harnverhaltung oder Retentio urinae oder Ischurie.

Diese verschiedenartigen Störungen können als *selbständiges Krankheitsbild* auftreten, sind aber häufig nur *Symptom* eines bestimmten in der Blase oder auch außerhalb der Blase und der Harnorgane gelegenen Leidens. Hier kommen grob *organische Einwirkungen* wie Verletzungen oder mechanische Hindernisse etwa durch Mißbildungen oder entzündliche Veränderungen in Betracht, ferner *organische* und *funktionelle* Erkrankungen des speziell die Blase versorgenden peripheren und centralen *Nervensystems,* wie z. B. die Tabes dorsalis oder die multiple Sklerose, und schließlich *psychische Störungen* wie Psychopathien, Neurosen, Epilepsie, Schwachsinn und eigentliche Psychosen. Gelegentlich finden sich diese Störungen kombiniert miteinander, so daß es mitunter schwierig wird, sie nach ihrer Entstehung und ihren Auswirkungen auseinander zu halten.

Die *Erblichkeit* spielt bei einer ganzen Reihe dieser Störungen insofern eine Rolle, als das *Ausgangsleiden,* etwa eine Mißbildung, eine organische Nervenkrankheit oder eine psychische Störung, auf einer *erblichen Grundlage* beruht. Die Mehrzahl dieser verschiedenen in Frage kommenden Ausgangsleiden wird im vorliegenden Abschnitt oder in anderen Kapiteln dieses Handbuches abgehandelt und kann daher hier übergangen werden.

Eigentlich würde sich demnach eine besondere Darstellung bestimmter Störungen der Blasenfunktion erübrigen. Wenn trotzdem noch die *Enuresis* oder das *Bettnässen* ausführlicher behandelt wird und von den sonstigen Störungen der Blasenfunktion auf das *Harnträufeln* und auf die *Pollakisurie* oder den vermehrten Harndrang noch etwas näher eingegangen wird, so geschieht das deswegen, weil hier praktisch die Funktionsstörung der Blase ganz im

Vordergrund steht, über die Erblichkeit besonders des Bettnässens verhältnismäßig viele Beobachtungen vorliegen und an anderen Stellen dieses Handbuches diese Störungen nur gelegentlich kurz erwähnt werden.

I. Die Enuresis (Bettnässen).

1. Klinik und Pathogenese.

Symptome. Die *Enuresis* gehört zusammen mit dem Harnträufeln zur *Incontinentia urinae*, der unwillkürlichen Harnentleerung. Sie besteht in einer plötzlichen unwillkürlichen Entleerung größerer Harnmengen in der Nacht während des Schlafes (Enuresis nocturna) oder auch in selteneren Fällen am Tage (Enuresis diurna). Die Schwere der Erkrankung wechselt von harmlosem ganz gelegentlichem bis zu regelmäßigem nächtlichen Einnässen. In manchen Fällen geht eine Enuresis mit einer Pollakisurie einher, vielleicht ein Ausdruck dafür, daß beide Störungen koordiniert sind.

Gute monographische Darstellungen, in denen auch die Frage der Erblichkeit behandelt wird, bringen u. a. ZAPPERT (1920) und TIEMANN (1936).

Alter. Das Leiden findet sich vorwiegend bei kleineren Kindern und verschwindet meist während der Pubertätszeit. Es kann aber auch noch über die Pubertät hinaus bestehen bleiben oder sich nach der Pubertät wieder einstellen und sogar ganz neu in Erscheinung treten, wie die Erfahrungen bei Soldaten im Weltkrieg gezeigt haben.

Geschlecht. Bei männlichen Individuen ist das Leiden beinahe um das zweifache häufiger vertreten als bei weiblichen, wie aus den Beobachtungen von ZAPPERT (1920), FRARY (1935) TIEMANN (1936), u. a. hervorgeht und verliert sich zudem beim weiblichen Geschlecht auch eher als beim männlichen.

Ätiologie. Über die letzte *Ursache* des Leidens gehen die Meinungen sehr auseinander. Teils wird seine Grundlage in organischen Veränderungen, insbesondere Störungen des Rückenmarks bei Spina bifida, teils in rein funktionellen Störungen der Blaseninnervation und teils auch in psychischen Anomalien gesehen.

Spina bifida. Die Beziehungen zwischen *Spina bifida* und Enuresis werden in einer zusammenfassenden Darstellung über die Vererbung des Status dysraphicus von CURTIUS (1939) unter Zugrundelegung früherer Arbeiten insbesondere von F. W. BREMER (1926/27) und von CURTIUS und LORENZ (1933) eingehend behandelt. Es ist unter anderem besonders bemerkenswert, daß CURTIUS und LORENZ bei rund 60% ihrer Patienten mit Enuresis eine Spina bifida feststellen konnten, während das Symptom in der Normalbevölkerung nur in etwa 15 bis 17% vorkommt. Sie vertreten daher mit FUCHS (1909) und MATTAUSCHEK (1909) sowie F. W. BREMER und verschiedenen anderen Autoren den Standpunkt, daß die Enuresis eine Folge der Spina bifida bzw. einer Myelodysplasie und damit ein Symptom des Status dysraphicus sei.

Nach TIEMANN kommt eine Spina bifida occulta mit begleitender Myelodysplasie nur für Erkrankungen in Betracht, die schon in der Jugend in Erscheinung treten, während des Wachstumsalters progredient sind und späterhin bestehen bleiben, vorausgesetzt, daß lokale Rückenmarkserkrankungen nachweisbar sind.

Zwischenhirnstörungen. Im übrigen sieht TIEMANN die eigentliche Ursache der Erkrankung in einer *Innervationsstörung* der Blase. Teils sollen Unter-, teils Überfunktionen des vegetativen Systems im sensorischen und auch im motorischen Schenkel vorliegen. Daneben findet er *Schlafstörungen* sowie Störungen des *Wasser*- und selten auch des *Salzstoffwechsels*. All diese Störungen seien durch funktionelle oder in den schweren Fällen durch organische Veränderungen in den entsprechenden Zentren des *Zwischenhirns* bedingt.

Funktionelle Störungen. Auch verschiedene andere Autoren, wie E. MEYER (1928), SUTER (1931), HOFMEIER (1938), SITKÉRY (1939) u. a. halten die Enuresis für eine vorwiegend *funktionelle Blasenstörung* auf *nervöser* oder *psychischer Basis*. Nach E. MEYER soll die psychopathische Konstitution in ihren verschiedenen Variationen und Stärkegraden die Grundlage der Enuresis bilden. SUTER sieht in der Enuresis eine funktionelle Anomalie des Innervationsapparates der Harnblase, während alle somatischen und nervösen Störungen, die man bei Bettnässern beobachtet und für die Affektion verantwortlich gemacht hat, wohl nur eine Bedeutung als disponierendes Moment haben oder zufällige Befunde darstellen. HOFMEIER will unter Anlehnung an BRAY (1932) die Enuresis als Neurallergie aufgefaßt wissen, und SITKÉRY (1939) konnte eine erhöhte Erregung im Reflexmechanismus feststellen, die die Ursache für die Störung der willkürlichen Beherrschung der Blasenfunktion bilden soll.

Häufig wird die Enuresis in Verbindung mit anderen organischen und funktionellen Störungen des Nervensystems, insbesondere mit der *Epilepsie* gefunden.

Auf die Beziehungen zwischen Epilepsie und Enuresis gehen CONRAD und STUMPFL in den entsprechenden Kapiteln dieses Handbuches (Bd. V) näher ein.

Zusammenfassung. Alle diese verschiedenen Beobachtungen und Schlußfolgerungen sind sicher richtig und entsprechen irgendwie den Eigenarten der Erkrankung. Eine sichere Erkenntnis über ihr eigentliches Wesen ist aber bisher nicht möglich. Vielleicht dürfen wir mit TIEMANN vermuten, daß der Mehrzahl der Fälle von Enuresis eine bestimmte Störung im Zwischenhirn zugrunde liegt, die sich in funktionellen Anomalien der Blaseninnervation äußert. Ob die verschiedenen bei Enuresis beobachteten organischen und psychischen Anomalien, lokale Blasenerkrankungen, die Spina bifida, endokrine Störungen, Psychopathien, Epilepsie u. a. mehr eine unmittelbare ursächliche Bedeutung haben oder nur unterstützende Nebenerscheinungen sind, bleibe dahingestellt. Wahrscheinlich spielen sie häufig die Rolle auslösender Faktoren. Es ist natürlich auch denkbar, daß das Krankheitsbild der Enuresis auf verschiedene Ursachen zurückgeführt werden muß, da anders die häufige Kombination mit Spina bifida kaum erklärt werden kann.

Rasse. Nach DAVISON (1926), BAKWIN (1938) u. a. kommt eine Enuresis bei Weißen häufiger als bei Schwarzen vor. Bei Juden findet sie sich nach ZAPPERT (1920) nicht vermehrt gegenüber der sonstigen Bevölkerung. TIEMANN (1936) hat den Eindruck, daß auch sonst innerhalb Europas keine Rassenunterschiede festgestellt worden sind.

2. Erblichkeit.

Über die *Vererbung* der Enuresis liegen verhältnismäßig viele Mitteilungen vor. Bei ihrer Auswertung ist zu berücksichtigen, daß es sich fast durchweg um ein mehr oder weniger ausgelesenes Beobachtungsgut handelt, in vielen Fällen nur anamnestische Angaben vorliegen und, wie vor allem CURTIUS kritisch bemerkte, bei den Familienuntersuchungen häufig von einem einseitig monosymptomatischen Standpunkt lediglich mit dem Hinblick auf etwaiges Bettnässen vorgegangen wurde. Weitergehende Schlußfolgerungen können daher nur mit Vorbehalt gezogen werden.

a) Familiäre Beobachtungen.

Eine größere Anzahl von Autoren weist ganz allgemein darauf hin, daß die *Enuresis sippenweise gehäuft* auftritt. Verschiedene andere bringen entsprechende Einzelfamilien mit weiteren Angaben. Ferner sind mehrere *Familien*

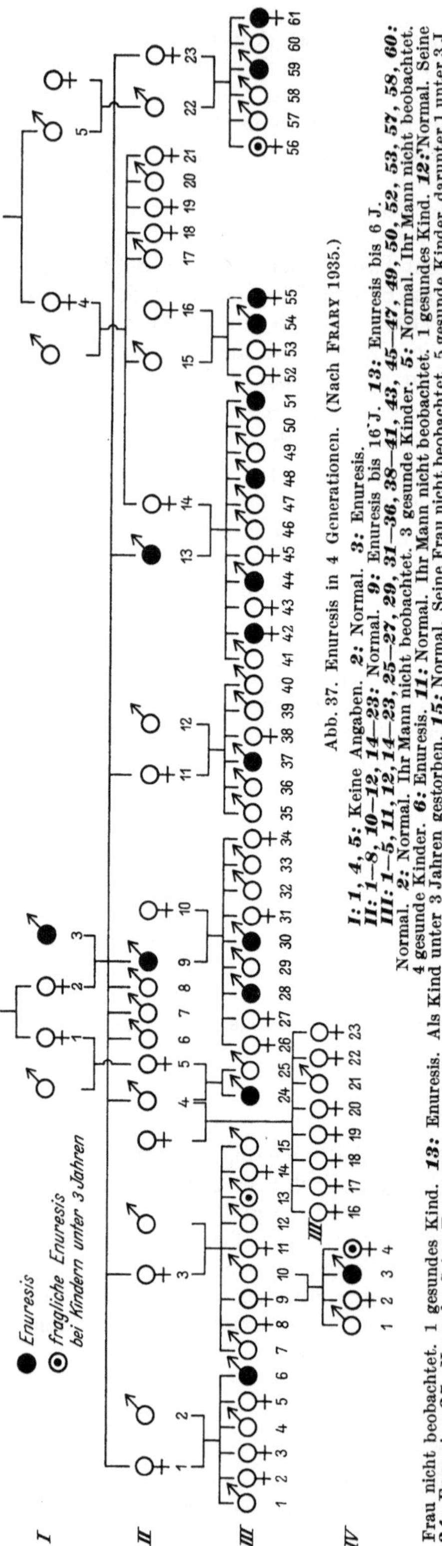

Abb. 37. Enuresis in 4 Generationen. (Nach FRARY 1935.)

I: 1, 4, 5: Keine Angaben. ***2:*** Normal. ***3:*** Enuresis.
II: 1—8, 10—12, 14—23: Normal. ***9:*** Enuresis bis 16 J. ***13:*** Enuresis bis 6 J.
III: 1—5, 11, 12, 14—23, 25—27, 29, 31—36, 38—41, 43, 45—47, 49, 50, 52, 53, 57, 58, 60: Normal. ***2:*** Normal. Ihr Mann nicht beobachtet. 3 gesunde Kinder. ***5:*** Normal. Ihr Mann nicht beobachtet. 4 gesunde Kinder. ***6:*** Enuresis. ***11:*** Normal. Ihr Mann nicht beobachtet. 1 gesundes Kind. ***12:*** Normal. Seine Frau nicht beobachtet. 1 gesundes Kind. ***13:*** Enuresis. Als Kind unter 3 Jahren gestorben. ***15:*** Normal. Seine Frau nicht beobachtet. 5 gesunde Kinder, darunter 1 unter 3 J. ***24:*** Enuresis. ***25:*** Normal. Seine Frau nicht beobachtet. 1 gesundes Kind unter 3 J. ***26:*** Normal. Ihr Mann nicht beobachtet. 2 gesunde Kinder, darunter 1 unter 3 J. ***27:*** Normal. Ihr Mann nicht beobachtet. 1 gesundes Kind. ***28, 30:*** Früher Enuresis. ***37, 42, 44, 48, 51, 54, 55:*** Enuresis. ***56:*** Enuresis, unter 3 J. alt. ***59, 61:*** Enuresis.
IV: 1, 2: Normal. ***3:*** Enuresis. ***4:*** Enuresis, unter 3 J. alt.

mit Bettnässen und Spina bifida bzw. *Status dysraphicus* sowie sonstigen nervösen Erkrankungen, die mit der Enuresis einhergehen, bekannt.

Schon im vergangenen Jahrhundert wurde von JANET (1890), MONRO (1896) u. a. auf das hereditäre Vorkommen der Enuresis aufmerksam gemacht. Später haben GUYON (1903), STERN (1905), ADLER (1907), OPPENHEIM (1908), MATTAUSCHEK (1909), TROEMNER (1910), ROEPERT (1911), ZAPPERT (1920), GARDNER (1920), POSNER (1924), WEITZ (1925), HAMILL (1929), BEVERLY (1933), CHWALLA (1933), PETROVSKIJ (1934), FRARY (1935), TIEMANN (1936), VANDENBOSCHE (zit. nach TIEMANN 1936), LENZ (1936), v. VERSCHUER (1937) und HOFMEIER (1938), um nur einige Namen zu nennen, ganz allgemein die erbliche Grundlage der Enuresis hervorgehoben und zum Teil auch einzelne Familien angeführt. In diesen Familien wurde lediglich eine Enuresis ohne Spina bifida festgestellt. Die Enuresisfamilien mit Status dysraphicus werden noch gesondert aufgeführt.

MATTAUSCHEK fand unter seinen 48 Enuresispatienten 7, also etwa 14%, in deren Familien noch weitere Mitglieder an Bettnässen litten.

ZAPPERT beobachtete unter seinen 58 Bettnässern 9 Geschwisterpaare mit Enuresis, das wären etwa 18%. Ferner hatten einmal der Vater, je zweimal ein Onkel und eine Tante an Enuresis und einmal der Vater an einer Kriegspollakisurie gelitten.

GARDNER konnte in einem amerikanischen Truppenlager im Verlauf von 7 Monaten 80 Bettnässer feststellen, deren Leiden bis in das Kindesalter zurückzuverfolgen war und in der überwiegenden Mehrzahl auch bei anderen Familienmitgliedern bestand.

Einzelfamilien. Besonders viele *genauer* erfaßte *Einzelfamilien* sind von ROEPERT und FRARY beschrieben worden. ROEPERT bringt 11 Familien, in denen er bei Geschwistern sowie in 2 und 3 Generationen sowohl in der Aszendenz als auch in Seitenlinien eine Enuresis feststellen konnte. Das Leiden fand sich in *1 Generation* je einmal bei 2 Brüdern, bei Schwester und Bruder sowie bei 2 Brüdern und 1 Vetter mütterlicherseits; in 2 Generationen dreimal in der direkten Deszendenz, und zwar je einmal bei Vater und Tochter, bei Vater, Sohn und Tochter sowie bei Mutter und 3 Söhnen; ferner in *2 Generationen* mit Seitenlinien dreimal, und zwar je einmal bei 1 Mädchen und 1 Onkel mütterlicherseits, bei 2 Schwestern und 1 Tante mütterlicherseits sowie bei Vater, Tochter und mehreren Geschwistern des Vaters; in *3 Generationen* in der direkten Deszendenz einmal beim Vater der Mutter, der Mutter, 3 Kindern und etwa 30—40% der übrigen Enkelkinder des Vaters der Mutter, sowie in 3 Generationen mit Seitenlinien einmal bei den Großeltern mütterlicherseits, den Eltern, 1 Bruder der Mutter und 2 Söhnen.

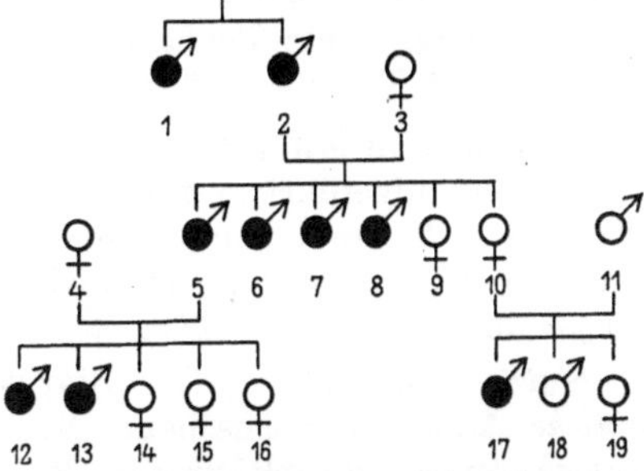

Abb. 38. Enuresis in 3 Generationen. (Nach TIEMANN 1936.)

1: Enuresis bis zum 40. J. ***2:*** Enuresis bis zum 18. J. ***3, 4:*** Gesund. ***5:*** Enuresis bis zum 18. J. ***6:*** Enuresis bis zum 20. J. ***7:*** Enuresis bis zum 18. J. ***8:*** Enuresis bis zum 9. J. ***9—11:*** Gesund. ***12:*** 20 J. Enuresis. ***13:*** 19 J. Enuresis bis zum 15. J. ***14—16:*** Gesund. ***17:*** 18 J. Seit Kindheit Enuresis. ***18, 19:*** Gesund.

FRARY hat 59 Sippen bzw. 221 Geschwisterschaften mit 787 Mitgliedern erfaßt, in denen ein oder mehr Kinder mit Enuresis festgestellt worden sind. Insgesamt konnte bei 239 Sippenmitgliedern eine Enuresis beobachtet werden. FRARY bringt 6 umfangreiche Sippentafeln, in denen eine Enuresis durch 2 bis 4 Generationen und in Seitenlinien vorkommt. Eine dieser Sippen, in der sich Bettnässen in 4 Generationen findet, ist entsprechend umgezeichnet in Abb. 37 dargestellt. In dieser Sippe kommt einmal eine Verwandtenehe vor: Das Ehepaar Nr. 4 und 5 sind Vetter und Base, weil ihre Mütter Nr. 1 und 2 Geschwister waren. Von den beiden aus dieser Ehe stammenden Kindern hat nur der eine Sohn Nr. 24 eine Enuresis, während der andere Nr. 25 mit Sicherheit freigeblieben ist. Es ist ferner in dieser Sippe bemerkenswert, daß mehrmals eine Generation übergangen wird und die Übertragung des Leidens durch Frauen erfolgt.

TIEMANN, der insgesamt 98 Patienten mit Enuresis genauer untersuchte, konnte bei etwa 3—4% eine familiäre Belastung mit Enuresis nachweisen. Einmal handelte es sich um die Sippe eines 20jährigen Landarbeiters, die im einzelnen in Abb. 38 dargestellt ist. In dieser Sippe vererbt sich die Enuresis durch 3 Generationen. Auffallend ist, daß sämtliche männliche Mitglieder von ihr befallen sind. Bei Nr. 18 ist das Leiden offenbar durch die Mutter übertragen worden.

In einer anderen Familie von TIEMANN litten der Großvater mütterlicherseits bis nach der Schulzeit sowie ein Enkelsohn mit 18 Jahren und eine Enkeltochter bis zum 9. Jahr an Enuresis, während ein weiterer Enkelsohn sowie die Eltern und die Geschwister dieser Eltern, insbesondere Geschwister der Mutter, von dem Leiden verschont geblieben waren.

In einer 3. Familie, die erst später ausführlich gebracht wird, war die Erkrankung an Enuresis mit Fettsucht und centralem Diabetes kombiniert.

Insgesamt konnte TIEMANN eine Erkrankung bei einem der beiden Eltern in der Jugend und einem Sohn oder einer Tochter mindestens dreimal feststellen. Gelegentlich erhielt er auch die Angabe, daß ein Onkel, ein Großonkel oder eine Tante oder Großtante an Enuresis gelitten hätten, während bei Eltern und Großeltern selbst keine Enuresis bestanden habe.

PETROVSKIJ hat 30 Familien mit Enuresis nocturna untersucht. Darunter fanden sich unter Ausschluß der Kinder unter 3 Jahren 132 Kinder, von denen 50 an Enuresis litten, und zwar von 76 Knaben 39 und von 56 Mädchen 11.

STERN beobachtete eine Enuresis nocturna bei 5 Geschwistern, von denen 3 Jungen schon seit den ersten Kindheitsjahren und 2 Mädchen seit der Pubertätszeit daran litten. Die Mutter war in ihrer Kindheit ebenfalls Bettnässerin, der Vater war ein schwerer Neurastheniker und Potator. Aus einer Ehe mit einer anderen Frau stammte ein Sohn, der frei von Enuresis war.

MATTAUSCHEK berichtet von einer 20jährigen Patientin mit Enuresis seit ihrer Kindheit, deren 14jähriger Bruder und ein Onkel, ein Bruder der Mutter, ebenfalls Bettnässer waren. In einer anderen Familie hatte ein 24jähriger Soldat mit Enuresis einen Bruder, der bis zum 7. Lebensjahr Bettnässer gewesen war. Der Vater war Trinker.

MONRO teilt eine Beobachtung mit, nach der ein Vater und 6 von seinen 7 Kindern, 5 Töchter und 1 Sohn, an Enuresis litten.

Kombination mit anderen Störungen. Im folgenden sollen diejenigen Beobachtungen aufgeführt werden, nach denen neben der Enuresis noch andere häufig mit Enuresis einhergehende Störungen, insbesondere die *Spina bifida* bzw. der *Status dysraphicus* sowie sonstige *Nervenleiden, innersekretorische Störungen* und *psychische Störungen* auch familiär gehäuft vorkommen.

Status dysraphicus. Der Status dysraphicus ist mit Sicherheit als eine *erbliche* Anomalie anzusehen. Nach CURTIUS (1939) handelt es sich um ein *einfach dominantes pleiotropes Gen* mit großer Manifestationsvariabilität, das sich vermutlich in homozygotem Zustand schwerer äußert als in heterozygotem und neben der intrafamiliären eine deutliche interfamiliäre Variabilität zeigt. Ferner sprechen die vorliegenden Zwillingsbeobachtungen, wie v. VERSCHUER (1937) mitteilt, dafür, daß bei der Entstehung einer Spina bifida die Erblichkeit eine wesentliche Rolle spielt, da einem Konkordanz-Diskordanzverhältnis von 10 : 8 bei den EZ ein solches von 9 : 21 bei den ZZ gegenübersteht.

In den *Familien von Dysraphikern* findet sich nun neben anderen Symptomen des Status dysraphicus häufig auch eine Enuresis, und zwar weit über die Belastung einer normalen Durchschnittsbevölkerung hinausgehend. Einige entsprechende familiäre Beobachtungen von JANCKE (1916), BREMER (1926/27), CURTIUS und LORENZ (1933), CURTIUS-STÖRRING-SCHÖNBERG (1935), KLINGER (zit. nach CURTIUS 1939) und CURTIUS (1939) mögen die gemeinsame Vererbung von Enuresis und Status dysraphicus bzw. Spina bifida noch näher erläutern.

JANCKE untersuchte 63 Bettnässer, von denen 40 röntgenologisch nachweisbare Kreuzbeindefekte aufwiesen. Unter 33 genauer erfaßten Familien waren in mindestens 10 Familien Bettnässern auch noch bei weiteren Familienangehörigen festzustellen, darunter 5mal in 2 Generationen bei Vater und Kindern oder Mutter und Kindern und 5mal bei mehreren Geschwistern.

In einer größeren, genauer erfaßten Sippe fand sich Blasenschwäche und Enuresis durch 4 Generationen. Da hier das Symptom der Blasenschwäche im Vordergrund steht, wird diese Sippe erst an späterer Stelle bei Behandlung der Blasenschwäche ausführlich gebracht.

Bei BREMER handelt es sich um folgende Familien:

1. Mutter gesund, Vater Rückenmarksleiden. Von den 3 Kindern 1 gesund, 1 Status dysraphicus mit Enuresis, 1 Syringomyelie und Trichterbrust. Das gesunde Kind hat selbst 2 Kinder, davon das eine Enuresis, das andere gesund. Bruder des Vaters gesund, hat 3 Kinder mit Enuresis.

2. Großmutter mit Symptomen des Status dysraphicus, als Kind lange Zeit Bettnässerin. Mutter als Kind ebenfalls lange Zeit Bettnässerin. Halbbruder der Mutter gelegentlich noch mit 42 Jahren Bettnässer, Symptome des Status dysraphicus, Sohn von Kindheit an schwerer Bettnässer mit Symptomen des Status dysraphicus. Tochter mit 11 Jahren noch gelegentlich Bettnässerin, mit Symptomen des Status dysraphicus.

3. Patientin mit Symptomen des Status dysraphicus bis zum 15. Jahr, gelegentlich auch noch später Bettnässen. 2 Vettern und eine Base väterlicherseits Bettnässer. Nichte (Schwestertochter) Bettnässerin.

4. Ein Bruder von 19 Jahren mit Symptomen des Status dysraphicus, bis zum 10. Jahr Bettnässer; ein Bruder mit 11 Jahren noch Bettnässer; ein Vetter mütterlicherseits mit 21 Jahren noch Bettnässer.

In den 32 Status dysraphicus-Familien von Curtius und Lorenz findet sich je einmal Enuresis bei Vater bis zum 29. Lebensjahr mit Status dysraphicus-Symptomen und Sohn mit Spina bifida, bei Vater bis zum 12. Lebensjahr mit Status dysraphicus-Symptomen und Tochter sowie bei Mutter bis zum 15. Lebensjahr mit Status dysraphicus-Symptomen und 2 Kindern.

In der großen 96 Blutsverwandte umfassenden Sippe von Curtius, Störring und Schönberg kam neben verschiedenen anderen Status dysraphicus-Symptomen siebenmal und in einer Sippe von Klinger dreimal Enuresis vor.

Insgesamt konnte Curtius (1939) unter seinen Status dysraphicus-Familien in 12 Familien mehrmaliges Vorkommen von Enuresis feststellen.

Wenn auch von anderen Autoren, wie z. B. Tiemann (1936), Emmrich (1936/37) u. a. dem Status dysraphicus bzw. der Spina bifida keineswegs die Bedeutung für die Pathogenese der Enuresis beigemessen wird, wie das Curtius u. a. tun, so sind doch diese von Curtius auch statistisch gut belegten Feststellungen sehr beachtenswert und sprechen dafür, daß der *Status dysraphicus* in vielen Fällen eine wesentliche Rolle zumindest als *begünstigender erblich bedingter* Faktor spielt.

Sonstige Nervenleiden und psychische Störungen. Auf die eingangs schon erwähnten Beziehungen der Enuresis zu sonstigen Nervenleiden sowie psychischen Störungen und ihr gemeinsames Vorkommen in bestimmten Familien sei nur kurz hingewiesen. Verschiedene Autoren, so Guinon (1889), Frankl-Hochwart (1898), Mattauschek (1909), Roepert (1911), Curtius (1933), Tiemann (1936) u. a. stellen eine derartige „nervöse Belastung“ mit organischen Nervenleiden, Psychopathie und Trunksucht in den Familien von Bettnässern fest. Inwieweit hier wirklich ein innerer Zusammenhang besteht, läßt sich nur schwer übersehen. In vielen Fällen muß man daran denken, daß die Häufung verschiedenartiger Störungen des Nervensystems in bestimmten Familien durch die Verbindung minderwertiger Ehepartner zustande kommt.

Innersekretorische Störungen. Das gemeinsame familiäre Vorkommen von *Enuresis* und *innersekretorischen Störungen* hat vor allem Tiemann beschrieben. Er fand eunuchoiden Habitus, Dystrophia adiposo-genitalis und central bedingten Diabetes mellitus (hypophysären Diabetes) zusammen mit Enuresis bei etwa 5% seiner 98 Enuresispatienten und deren Familien. Nach einer seiner Beobachtungen hatte eine 42jährige Patientin mit centralem Diabetes und früherer Enuresis diurna einen Bruder mit Enuresis nocturna und centralem Diabetes, eine Schwester mit Fettsucht, Menstruationsstörungen und centralem Diabetes sowie zwei Tanten, Schwestern der Mutter, von denen die eine ebenfalls an Fettsucht und Menstruationsstörungen und die andere an Enuresis in der Jugend gelitten hatten. Besondere Schlußfolgerungen sind bei diesen vereinzelten Befunden nicht möglich.

b) Zwillingsbeobachtungen.

Zwillingsbeobachtungen über Enuresis liegen vor von Oppenheim (1908), Siemens (1924), Weitz (1925), Hartmann (1933), Frary (1935) sowie Healy und Bronner (1936).

Im einzelnen handelt es sich um folgende Beobachtungen:

Oppenheim: EZ oder ZZ, ♂, 17 J., konkordant, bei beiden Enuresis.

Siemens: 1. EZ, ♀, 10 J., konkordant, bei beiden noch gelegentlich Bettnässen. 2. EZ, ♀, 12 J., konkordant, bei beiden noch starkes Bettnässen, schwach begabt. 3. EZ, ♂, 8 J., diskordant, der eine bis zum 8. Jahr Bettnässer.

WEITZ: 1. EZ, ♀, $2^3/_4$ J., konkordant, beide noch Bettnässer. 2. EZ, ♀, $5^1/_2$ J., konkordant, beide noch Bettnässer. 3. EZ, ♂, $14^1/_2$ J., diskordant, der eine näßt sich noch etwa einmal im Monat ein. 4. EZ, ♂, 9 J., diskordant, der eine noch bis zum 8. Lebensjahr Bettnässer.

HARTMANN: EZ, ♂, 33 J., konkordant, beide bis zum 4. Lebensjahr Bettnässer, schwachsinnig.

FRARY: 1. EZ, ♀, 13 J., konkordant, beide bis zum 13. Lebensjahr Bettnässer. 2. PZ, 16 J., konkordant, beide noch Bettnässer.

HEALY und BRONNER (1936): ZZ, ♂, 13 J., diskordant, der eine Bettnässer und Nägelbeißer (kriminell).

Demnach sind von 9 EZ-Paaren 6 konkordant und 3 diskordant. Außerdem sind noch 2 diskordante ZZ-Paare und ein konkordantes Paar ohne Ähnlichkeitsdiagnose bekannt. *Es überwiegen also die konkordanten Paare bei den EZ.* Das spricht für eine gewisse Bedeutung des Erbeinflusses. An sich ist aber das Beobachtungsgut noch zu gering, um weitere Folgerungen daraus ziehen zu können.

c) Schlußfolgerungen.

Die Enuresis kommt in einer größeren Anzahl von *Geschwisterschaften* und in *mehreren Generationen* sowohl in der *Aszendenz* als auch in *Seitenlinien* gehäuft vor. Dabei wird das Leiden nicht selten von phänotypisch gesunden Sippenmitgliedern beiderlei Geschlechts übertragen. Ferner finden sich mehr konkordante als diskordante EZ-Paare. Die vorhandenen Familien- und Zwillingsbeobachtungen sprechen ganz allgemein dafür, daß das Leiden sich auf einer *erblichen Grundlage* entwickeln kann. Eine derartige erbliche Grundlage wurde sowohl bei der anscheinend ohne sonstige Nebenbefunde vorkommenden Enuresis nachgewiesen, als auch bei den mit einer *Spina bifida* bzw. einem *Status dysraphicus* einhergehenden Fällen.

Über die Bedeutung der häufigen *Kombination von Enuresis* mit Symptomen des *Status dysraphicus* beim Probanden selbst und in dessen Sippe besteht keine einheitliche Meinung. Vieles deutet darauf hin, daß sich auf dem Boden des sicher erblich bedingten Status dysraphicus unter anderem auch die *Enuresis als erblich bedingtes Teilsymptom* entwickeln kann, wenn auch damit die Enuresis ohne Status dysraphicus-Symptome beim Träger selbst oder in der Verwandtschaft nicht hinreichend erklärt wäre. Andererseits hat auch die vor allem von TIEMANN vertretene Anschauung manches für sich, daß der Enuresis eine bestimmte, wahrscheinlich im *Zwischenhirn lokalisierte Störung* zugrunde liegt, in der dann auch der Ansatzpunkt für die erbliche Anlage zu suchen wäre.

Die verschiedenen sonst noch als Ursache für die Entstehung einer Enuresis angegebenen *exogenen und endogenen Umstände* wie örtliche Reizerscheinungen, Erkältungen, psychische Störungen und Erziehungsfehler spielen wohl bei den wahrscheinlich großen Manifestationsschwankungen des Leidens eine wichtige Rolle als *auslösende Faktoren.* Die Bedeutung *bestimmter koordinierter Störungen,* insbesondere solche der *inneren Sekretion,* des *Nervensystems* und wahrscheinlich auch des *Wasser- und Salzstoffwechsels* geht wohl über eine nur auslösende Funktion hinaus, ohne daß es möglich wäre, etwas Näheres darüber auszusagen.

Über den *Erbgang* der in ihren letzten Ursachen vorerst noch nicht geklärten Störung läßt sich nichts Sicheres sagen, vor allem auch deswegen, weil auslesefreie Sippenuntersuchungen größeren Umfanges noch fehlen. FRARY sowie PETROVSKIJ nehmen einen *recessiven* Erbgang an. Doch können ihre Beweise hierfür nicht als stichhaltig erachtet werden. Mit der Annahme einer *unregelmäßigen Dominanz* könnte man die Art des Vorkommens in den betreffenden Sippen ebenso gut erklären. Ferner ist ein recessiver Erbgang auch deswegen unwahrscheinlich, weil eine überdurchschnittliche Häufung von Verwandtenehen nicht festgestellt worden ist.

In der *Mehrzahl der Fälle* von Enuresis läßt sich zweifellos *keine Erblichkeit* nachweisen. Nach MATTAUSCHEK findet sich eine erbliche Belastung in etwa 14%, nach ZAPPERT in 18% und nach TIEMANN sogar nur in 3—4%. Mit der Annahme einer unregelmäßigen Dominanz oder eines recessiven Erbgangs wäre diese Tatsache durchaus zu vereinbaren. Es ist aber auch denkbar, daß das Leiden in den Fällen ohne nachweisbare Erblichkeit durch Umwelteinflüsse, jedenfalls aber durch nicht erbliche endogene Faktoren bedingt sein kann, obgleich die Annahme einer erblichen Grundlage für jeden Fall viel wahrscheinlicher ist.

II. Sonstige Störungen.

Bei den *sonstigen* eingangs erwähnten *Störungen der Blasenfunktion*, die auf die verschiedensten Ursachen zurückzuführen sind, ist in einigen Fällen eine *erbliche Grundlage* dadurch gegeben, daß das *Ausgangsleiden*, etwa eine organische Nervenkrankheit, *erblich bedingt* sein kann, worauf am Anfang schon hingewiesen wurde. Die verschiedenen Ursachen hier aufzuführen und ihre etwaige Erblichkeit zu erörtern, würde an dieser Stelle zu weit führen.

Im übrigen liegen lediglich über das *Harnträufeln* und über den *vermehrten Harndrang*, die *Pollakisurie* oder *Pollakurie*, einige Beobachtungen vor, aus denen auf eine erbliche Grundlage geschlossen werden kann.

a) Das Harnträufeln (Blasenschwäche).

Das vor allem bei Frauen in vorgerückterem Alter, aber auch bei jüngeren Menschen vorkommende *Harnträufeln* ist, abgesehen von mechanisch wirkenden Erkrankungen der umliegenden Organe, auf eine Blasenschwäche, eine Erschlaffung des Schließmuskels, zurückzuführen.

POSNER (1924) macht ganz allgemein auf die gelegentliche familiäre Häufung der Blasenschwäche bei Frauen aufmerksam, die mit einer konstitutionellen Minderwertigkeit der Blase zusammenhängen soll. Nach MUNK (1930) wird die Anlage zu einer gewissen Neurosenbereitschaft vererbt, die sich in bestimmten Fällen an der Blase auswirkt. Bei derartigen Menschen sollen sich auch sonst neurasthenische Symptome oder neuropathische Züge finden.

POSNER (1902/1924) weist in diesem Zusammenhang ferner auf die gelegentlich bei Diabetes insipidus beobachtete hochgradige, bis zur Inkontinenz oder Dilatation führende Blasenschwäche hin, die auch von anderen Autoren beschrieben worden ist.

Nach BLUM (1917) teilten manche Kranke selbst ungefragt mit, daß sowohl ihr Vater als auch sämtliche Geschwister, männliche wie weibliche, an permanentem Harnträufeln litten.

ROEPERT (1911) berichtet im Zusammenhang mit seinen Untersuchungen über familiäres und hereditäres Vorkommen der Enuresis nocturna von einer entsprechenden Familie mit Harnträufeln. Eine 31jährige Frau litt seit ihrer Kindheit unter Harnabgang beim Laufen, Niesen und Husten, jedoch nie nachts. Zeitweilig war sie 2—4 Wochen völlig frei davon. Ihre Mutter und eine Schwester hatten die gleiche Störung.

In einer von JANCKE (1916) beschriebenen Familie mit Enuresis und Spina bifida fand sich gleichzeitig bei einer größeren Anzahl von Angehörigen durch 4 Generationen hindurch eine Blasenschwäche mit Harnträufeln. Im einzelnen wurden folgende Familienerhebungen gemacht:

Großvater väterlicherseits schwache Blase, hatte dauernd nasse Hosen. — Vater seit der Militärzeit schwache Blase, nasse Hose nach Biertrinken. — Mutter mußte sehr oft Harn lassen (Pollakisurie), Blasenschwäche nach der 1. Entbindung. Angedeutete Spina bifida. — 1. Sohn, Proband, 26 J., seit Geburt totale Blasenlähmung, Spina bifida. 2. Sohn,

18 J., soll gesund sein. 3. Sohn, 11 J., hat oft durchnäßte Hosen. 4. Sohn, oft Bettnässen. — Kinder des 1. Sohnes: 1. Tochter, 5 J., Blasenschwäche, Bettnässer. 2. Sohn, $3^1/_4$ J., Blasenschwäche, Bettnässer, Spina bifida. 3. Tochter, $1^3/_4$ J., ist dauernd naß. — Ein Stiefbruder des Probanden, 29 J., der einen anderen Vater hatte, ist gesund.

Aus diesen familiären Beobachtungen geht deutlich hervor, daß sich das Leiden auf einer erblichen Grundlage entwickeln kann. Der *Erbgang* ist offenbar *dominant.* Ob eine Erblichkeit in jedem Fall anzunehmen ist, läßt sich nicht sicher sagen, ist aber nicht wahrscheinlich.

b) Die Pollakisurie.

Die *Pollakisurie* oder *Pollakurie*, das Oftharnen, besteht in einem krankhaft vermehrten Harndrang, ohne daß die Harnblase einen normalen Füllungszustand erreicht hätte oder die 24-Stundenmenge des Harns vermehrt wäre. Man bezeichnet solche Blasen auch als *Reizblase* (irritable bladder). Abgesehen von lokalen Reizerscheinungen der verschiedensten Art kann eine Pollakisurie bei einer organisch völlig intakten Harnblase auftreten. Wahrscheinlich handelt es sich in solchen Fällen um eine *nervös bedingte Störung im Zusammenspiel der austreibenden Blasenmuskulatur, des Detrusors, mit dem Schließmuskel, dem Sphincter vesicae.* Auch bei diesem oft sehr quälenden Leiden, das nicht selten mit anderen Störungen der Blasenfunktion einhergeht, sind die letzten Ursachen noch nicht geklärt.

Spezielle Beobachtungen über *familiäres Vorkommen* sind nicht bekannt, obwohl es eigentlich zu erwarten wäre. Eine *konstitutionelle* und damit wenigstens teilweise *erbliche Grundlage* wird dagegen von verschiedenen Autoren, so von Schwarz (1923), Posner (1924), Munk (1930) und Suter (1931) angenommen.

Nach Schwarz liegt der nervösen Reizblase eine angeborene Organminderwertigkeit zugrunde, die oft nur ein Teilsymptom einer allgemeinen neuropathischen Belastung sei. Schwarz konnte nachweisen, daß bei *Tabikern* und oft auch bei ihren Familienangehörigen, die als erstes Symptom Blasenbeschwerden, unter anderem auch Pollakisurie zeigen, von Kindheit an die Blase ein Punctum minoris resistentiae darstellte.

Es ist bekannt, daß es im Weltkriege eine große Anzahl von *Soldaten* gab, die an den *verschiedensten Störungen der Blasenfunktion*, darunter an Pollakisurie litten. Nach Munk und Suter können die verschiedenen ungünstigen Umwelteinflüsse, wie Erkältung, Überanstrengung und Unterernährung, nicht die alleinige Ursache für diese Störungen gewesen sein. Vielmehr konnte bei vielen Soldaten eine gewisse wahrscheinlich erbliche Prädisposition festgestellt werden.

Demnach gibt es wohl eine gewisse *konstitutionelle* und damit auch *erblich bedingte Bereitschaft* der Blase, zu einer Reizblase zu werden und mit einer *Pollakisurie* zu reagieren.

Schrifttum.

1. Hand- und Lehrbücher.

Handbuch der Urologie, herausgeg. von A. v. Lichtenberg, F. Völker u. H. Wildbolz, Bd. III, 1928; Bd. IV, 1927; Bd. V, 1928. Berlin: Julius Springer. — Handbuch der inneren Medizin, herausgeg. von G. v. Bergmann u. R. Staehelin, Bd. 1 u. 2, 2. Aufl. Berlin: Julius Springer 1931. — Handbuch der speziellen pathologischen Anatomie und Histologie, herausgeg. von F. Henke u. O. Lubarsch, Bd. VI, 1, 1925; Bd. VI, 2, 1934; Bd. VI, 3, 1931. Berlin: Julius Springer. — Handbuch der normalen und pathologischen Physiologie, herauge. von A. Bethe, G. v. Bergmann, G. Embden u. A. Ellinger, Bd. IV, S. 183—673. Berlin: Julius Springer 1929.

Bauer, Julius: Die konstitutionelle Disposition zu inneren Krankheiten, 3. Aufl. Berlin: Julius Springer 1924. — Baur-Fischer-Lenz: Menschliche Erblehre und Rassenhygiene, Bd. I. München: J. F. Lehmann 1936. — Becher, E.: Lehrbuch der diffusen hämatogenen Nierenkrankheiten. Jena: Gustav Fischer 1940. — Casper, Leopold: Lehrbuch der

Urologie mit Einschluß der männlichen Sexualerkrankungen, 5. Aufl. Berlin u. Wien: Urban & Schwarzenberg 1932. — NOTHNAGELS Spezielle Pathologie und Therapie, herausgeg. von L. v. FRANKL-HOCHWART u. O. ZUCKERKANDL, Bd. 19, Teil 2, S. 1—127. Wien: Alfred Hölder 1898. — GRUBER, GG. B.: Die Morphologie der Mißbildungen des Menschen und der Tiere, Teil 3, Abt. 3: Die Einzelmißbildungen, S. 157—374. — Jena: Gustav Fischer 1927. — HOFMEIER, KURT: Die Bedeutung der Erbanlagen für die Kinderheilkunde. Beih. z. Arch. Kinderheilk. **1938**, H. 14. — JANSSEN, PETER: Diagnostik und therapeutische Indikationsstellung bei den chirurgischen Erkrankungen der Harnorgane. Ein Lehrbuch für Studierende und Ärzte. Berlin: Julius Springer 1938. — KAUFMANN, E.: Lehrbuch der speziellen pathologischen Anatomie, Bd. II, 7. u. 8. Aufl. Berlin und Leipzig: Walter de Gruyter & Co. 1922. — In Neue Deutsche Klinik, herausgeg. von G. u. F. KLEMPERER, Bd. VIII, S. 59—342. Berlin u. Wien: Urban & Schwarzenberg 1931. — MUNK, FRITZ: Physiologische und pathologische Funktionen und Zustände des Nierensystems in ihrer Beziehung zur Person. In HALBAN u. SEITZ: Die Biologie der Person, Bd. III, S. 749—794. Berlin u. Wien: Urban & Schwarzenberg 1930. — WEITZ, W.: Die Vererbung innerer Krankheiten. Stuttgart: Ferdinand Enke 1936. — WILDBOLZ: Lehrbuch der Urologie. Berlin: Julius Springer 1934.

2. Zusammenfassende Arbeiten.

ADRIAN, C.: Bericht über die Tätigkeit der an die Straßburger chirurgische Universitäts-Poliklinik angeschlossenen Poliklinik für Harnkranke während des 8. Jahres ihres Bestehens in der Zeit vom 1. Juni 1912 bis 31. Mai 1913. Fol. urol. (Lpz.) 8, 165, 219 (1913/14). — ALLEMANN, R.: Die klinische Bedeutung familiärer Heredopathie und Mutation für die Urologie. Z. Urol. **30**, 641 (1936).

BECHER, E.: Die Einteilung der Nierenkrankheiten. Jkurse ärztl. Fortbildg **1935**, 1—7. — Rundschau: Albuminurie. Jkurse ärztl. Fortbildg **1937**, 1—15. — BELL, E. T.: Cystic disease of the kidneys. (Cystenbildungen in den Nieren.) Amer. J. Path. **11**, 373 (1935). Ref. Kongreßzbl. inn. Med. **83**, 540 (1936). — BERNER, O.: Die Cystenniere. Studien über ihre pathologische Anatomie. Jena: Gustav Fischer 1913. — BÜTTNER, H. E.: Die klinische Bedeutung der wichtigsten Nieren- und Harnleitermißbildungen. Erg. inn. Med. **50**, 203 (1936).

CHWALLA, RUD.: Konstitution und Vererbung in der Urologie. Z. Urol. **27**, 731 (1933). — Die Hämaturie und ihre Behandlung. In: Die Urologie in Einzeldarstellungen. Leipzig: Georg Thieme 1939. — CURTIUS, F.: Status dysraphicus und Myelodysplasie. Fortschr. Erbpath., Rassenhyg. usw. **3**, 199 (1939). — Die organischen und funktionellen Erbkrankheiten des Nervensystems. Stuttgart: Ferdinand Enke 1935.

FAHR, TH.: Über pyelonephritische Schrumpfnieren und hypogenetische Nephritis. Virchows Arch. **140**, 301 (1938). — FISCHER-WASELS, B.: Die Erblichkeit in der Geschwulstentwicklung. Fortschr. Erbpath., Rassenhyg. usw. **2**, 221 (1938).

GIRONCOLI, F. DE: Die Hämaturie. Urologia **5**, H. 1 (1938). Ref. Z. Urol. **1939**, H. 3. — GRUBER, GG. B.: Mißbildungen der Harnorgane und Erbgang Med. Klin. **1935 I**.

HANTSCHMANN, L.: Zur Klinik der Cystenniere. Zbl. inn. Med. **54**, 225 (1933). — HINMAN, F.: The principles and practice of urology. Philadelphia a. London: W. B. Saunders Company 1935. Ref. Z. urol. Chir. **41**, 273 (1936).

MARQUARDT, W.: Die Vererbung der kongenitalen doppelseitigen Cystenniere. Erbarzt **3**, 69 (1936).

NAEGELI, O.: Klinische Erbpathologie innerer und Nierenkrankheiten. Verh. dtsch. Ges. inn. Med. **1934**, 54. Ref. Kongreßzbl. inn. Med. **78**, 66 (1935).

POSNER, C.: Konstitutionsfragen in der Urologie. Klin. Wschr. **1924 I**, 913. — Urologie und Konstitutionsproblem. Z. Urol. **18**, 257 (1924).

SCHLAYER, K. R.: Die Nierenkrankheit in der Praxis. Neu herausgeg. von ST. LITZNER. München: J. F. Lehmann 1939. — SCHLEUSING, H. u. H. F. J. WEBER: Tuberkulose der Harn- und männlichen Geschlechtsorgane. In Ergebnisse der gsamten Tuberkulose-Forschung, Bd. IX. Leipzig: Georg Thieme 1939. Ref. Z. Urol. **1939**, H. 8. — SCHOLL, A. J., F. HINMAN, A. LICHTENBERG u. Mitarb.: A review of urologic surgery. Arch. Surg. **35**, 795, 999; **36**, 336, 531 (1937/38). Ref. Z.org. Chir. 88, 496—498 (1938). — SIEMENS, H. W.: Die Zwillingspathologie. Ihre Bedeutung, ihre Methodik, ihre bisherigen Ergebnisse. Berlin: Julius Springer 1924. — STRAUB, H. u. K. BECKMANN: Krankheiten des Wasser- und Salzstoffwechsels, Krankheiten der Nieren- und Harnwege sowie der männlichen Geschlechtsorgane. In Lehrbuch der inneren Medizin, 4. Aufl., Bd. II, S. 1. Berlin: Julius Springer 1939.

TIEMANN, F.: Enuresis nocturna et diurna. (Symptomatologie, Ätiologie und Therapie.) Erg. inn. Med. **51**, 323 (1936).

VERSCHUER, O. Frhr. v.: Erbpathologie. Ein Lehrbuch für Ärzte und Medizinstudierende, 2. neubearb. Aufl. Medizinische Praxis, Sammlung für ärztliche Fortbildung, herausgeg. von L. R. GROHE, A. FROMME u. K. WARNEKROS, Bd. 18. Dresden u. Leipzig: Theodor Steinkopff 1937.

WEIDNER, O.: Die polycystische Degeneration der Nieren, ihre klinischen Symptome und ihre Bedeutung als Erbkrankheit. Z. Urol. **32**, 339 (1938). — WEITZ, W.: Die Vererbung der Krankheiten der Kreislauforgane und der Nieren. Verh. dtsch. Ges. inn. Med. **46**, 73 (1934).

ZAPPERT, J.: Enuresis. Erg. inn. Med. **18**, 109 (1920).

Spezielle Literaturangaben.

A. Normale morphologische und physiologische Eigenschaften.

BECHER, H.: Anatomische Untersuchungen an eineiigen Zwillingsfeten. Verh. anat. Ges. Jena **1935**. Erg.-Bd. Anat. Anz. **81**, 255 (1936). — BECHER, W. u. R. LENNHOFF: Zit. nach KÜMMELL und GRAFF. In Handbuch der praktischen Chirurgie, Bd. 4, Abschn. 4, S. 343: Die Chirurgie der Nieren und Harnleiter, 5. Aufl. Stuttgart: Ferdinand Enke 1922.

CURTIUS, F. u. G. KORKHAUS: Klinische Zwillingsstudien. Z. Konstit.lehre **15**, 229 (1930).

FISCHER, E.: Versuch einer Phänogenetik der normalen körperlichen Eigenschaften des Menschen. Ber. 13. Jverslg dtsch. Ges. Vererbgswiss. Würzburg 1938, S. 47.

GAZA, W. v.: Über Hydronephrose des dreiästigen Nierenbeckens und über Anlage und Form des Nierenbeckens. Z. urol. Chir. **10**, 318 (1922). — GEYER, H.: Der Trinkversuch bei eineiigen und zweieiigen Zwillingen. Klin. Wschr. **1931 II**, 1488.

HYRTL: Das Nierenbecken der Säugethiere und des Menschen. Denkschr. kais. Akad. Wiss. Math.-naturwiss. Kl. Wien **31**, 107 (1872).

LENZ, F.: Die krankhaften Erbanlagen, 3. Abschn., S. 321. In BAUR-FISCHER-LENZ: Menschliche Erblehre und Rassenhygiene, Bd. I. München: J. F. Lehmann 1936.

MARX: Zit. nach CURTIUS und KORKHAUS, S. 259.

RÖSSLE: Die innere (oder anatomische) Ähnlichkeit blutsverwandter Personen. Verh. dtsch. path. Ges. Breslau **1936**. Erg.-H. Zbl. Path. **66**, 112 (1937).

SIEBERT, E. O.: Anatomische Untersuchungen über die Ähnlichkeit bei eineiigen und zweieiigen Zwillingen. Z. Anat. **108**, 1 (1937).

WERNER, M.: Vegetatives System und Erbanlage. Experimentelle Untersuchungen an 45 Zwillingspaaren. In Vorbereitung.

YOSHIOKA: Über die Hufeisenniere bei den beiden Foeten der eineiigen Zwillinge und über die Varietäten der Nierenvenen bei 2 Zwillingen. Jap. J. of Urol. **24**, 535 (1935), deutsche Zusammenfassung S. 535.

B. Die Entwicklungsstörungen der Nieren und ableitenden Harnwege.

I. Entwicklungsstörungen der Nieren.

Entwicklungsstörungen mit Ausnahme der Cystennieren.

ALBARRAN, M.: Étude sur le rein mobile. Ann. Mal. Org. génito-urin. **13**, 578 (1895). — ANDLER, R.: Die Hydronephrose. Erg. Chir. **21**, 192 (1928).

BAGG, H. I.: Hereditary congenital anomalies of the genitourinary organs. Amer. J. Surg. **7**, 20 (1929). Ref. Z. urol. Chir. **29** (1930). — BAUER, K. H.: Allgemeine Konstitutionslehre. In KIRSCHNER-NORDMANN: Die Chirurgie, Bd. I, S. 297. Berlin u. Wien: Urban & Schwarzenberg 1926. — BAUMM, H.: Beitrag zur kongenitalen Nierendystopie. Mschr. Geburtsh. **57**, 247, 277 (1922). — BIER: Zit. nach CHWALLA, S. 743. — BÜTTNER, H. E.: Die klinische Bedeutung der wichtigsten Nieren- und Harnleitermißbildungen. Erg. inn. Med. **50**, 203 (1936). — BUSSE: Zur Frage des Ileothoracopagus tripus. Inaug.-Diss. Göttingen 1929.

CHWALLA, R.: Konstitution und Vererbung in der Urologie. Z. Urol. **27**, 731 (1933). — CORNING, H.: Lehrbuch der topographischen Anatomie, Abb. S. 464. München: J. F. Bergmann 1931.

ENGER, R.: Ein Fall von kongenitaler Mißbildung des Urogenitalapparates. Beiträge zur Behandlung der Urämie. Z. klin. Med. **124**, 532 (1933).

FLÖRCKEN, H.: Die Wanderniere. In Handbuch der Urologie, Bd. IV/2, S. 659. 1927. — FRÄDRICH: Ein menschlicher Pygopagus. Virchows Arch. **97**, 233 (1936). — FRANGENHEIM, P.: Klinik der Mißbildungen der Harn- und Geschlechtsorgane. In Handbuch der Urologie, Bd. III/1, S. 183. 1928.

GAZA, W. v.: Über Hydronephrose des dreiästigen Nierenbeckens und über Anlage und Form des Nierenbeckens. Z. urol. Chir. **10**, 318 (1922), Abb. S. 321. — GEISINGER, J. F.: Supernumerary kidney. J. of Urol. **38**, 331 (1937). — GLÉNARD, F.: Nephroptose et enteroptose. Bull. méd. Soc. Hôp. Paris **1893**. — GRUBER, GG. B.: Entwicklungsstörungen der Nieren und Harnleiter. In HENKE-LUBARSCHs Handbuch der speziellen pathologischen Anatomie und Histologie, Bd. VI/1, S. 1. 1925. Nachtrag in Bd. VI/2, S. 790, Abb. S. 796, 797. 1934. — Entwicklungsstörungen der Nieren, Harnleiter und der Harnblase. In Handbuch der Urologie, Bd. III/1, S. 1, Abb. S. 21. 1928. — Über Zweiköpfigkeit beim Menschen. Abh. wiss. Ges. Göttingen, III. F. **1931**, H. 4, 44. — Wege der Harnableitung mit Ausnahme der Harnröhre. Anatomisch-physiologische Vorbemerkungen. In HENKE-LUBARSCHs Handbuch der speziellen pathologischen Anatomie und Histologie, Bd. VI/2, S. 1. 1934. — Lichtungs- und Lagestörungen der ableitenden Harnwege. In HENKE-LUBARSCHS Handbuch der speziellen pathologischen Anatomie und Histologie, Bd. VI/2, S. 701, Abb. S. 705. 1934. — Aussprache zu dem Vortrag von RÖSSLE auf der 29. Tagg dtsch. path. Ges. Breslau 1936. Näheres s. u. RÖSSLE. — Entwicklungsstörungen im Rahmen der Urologie und Vererbungsfragen. Z. Urol. **31**, 9 (1937). — GRUBER, GG. B. u. L. BING: Über Nierenmangel, Nierenkleinheit, Nierenvergrößerung und Nierenvermehrung. Z. urol. Chir. **7**, 259, Abb. S. 279 (1921).

HEINS, H.: Beiträge zur Morphologie der Thorakopagen. Inaug.-Diss. Göttingen 1937. — HYRTL, J.: Das Nierenbecken der Säugethiere und des Menschen. Denkschr. kais. Akad. Wiss., Math.-naturwiss. Kl. **31**, 107 (1872).

ISRAEL, I.: Chirurgische Klinik der Nierenkrankheiten. Berlin 1901, Nr. 14f. — ISRAEL, I. u. W.: Chirurgie der Niere und des Harnleiters, S. 74—88. Leipzig: Georg Thieme 1925.

LIEBENAM, L.: Pathologische Befunde bei eineiigen Zwillingspaaren. Erbarzt (z. Ärztebl. Nr 42) **2**, 150 (1935). — LINDNER: Einige Bemerkungen zur Pathologie und Therapie der Wanderniere. Dtsch. med. Wschr. **1884 I**, 230. — LÜCKE, H. H.: Seltene Mißbildung der mittleren Wirbelsäulenanlage bei einem menschlichen Zwillingspaarling. Frankf. Z. Path. **50**, 492 (1937). — LUXENBURGER, H.: Leistungen der menschlichen Mehrlingsforschung für die Medizin. Z. Abstammgslehre **61**, 223 (1932).

MARTIUS, F.: Pathogenese innerer Krankheiten. Teil IV: Konstitutionsanomalien und Konstitutionskrankheiten, 1900.

PAGEL, W.: Die gekreuzte Dystopie der Nieren. Virchows Arch. **240**, 508 (1923). — PAPIN, E. BERNASCONI et BERNARD: Contribution à l'étude du rein surnuméraire. (Beitrag zum Studium der überzähligen Niere.) Arch. Mal. Reins **6**, 1 (1931). Ref. Kongreßzbl. inn. Med. **64**, 699. — PAYR: Zit. nach CHWALLA, S. 743. — POSNER, C.: Urologie und Konstitutionsproblem. Z. Urol. **18**, 257 (1924).

REINFELDER: Verdopplung beider Nieren und Ureteren. Inaug.-Diss. München 1905. — RÖSSLE: Die innere (oder anatomische) Ähnlichkeit blutsverwandter Personen. Vortrag gehalten auf der 29. Tagg dtsch. path. Ges. Breslau, 1936. Verh. dtsch. path. Ges. **1937**, 112. — RÖWER: Betrachtungen zur Frage des Ileothorakopagus. Inaug.-Diss. Göttingen 1936. — ROSCHER, F.: Über die Häufigkeit, die Art und die pathogene Bedeutung von Mißbildungen der Niere und der Harnwege. Acta chir. scand. (Stockh.) **70**, 493 (1933). — RUBRITIUS: Zit. nach CHWALLA, S. 745. — RUMPEL, O.: Hydronephrose. In Handbuch der Urologie, Bd. IV/2, S. 608. 1927.

SETTERGREN, F.: Ectopia renis congenita. Acta chir. scand. (Stockh.) **70**, 563 (1933). — STIFLER: Zit. nach CHWALLA, S. 743. — STILLER, B.: Bemerkungen über die Wanderniere, Enteroptose und Dyspepsie im Anschluß an ein neues Symptom der Neurasthenie. Orv. Hetil. (ung.) **1896**, Nr 41 u. 42. Ref. Pest. med.-chir. Presse **32**, 1128 (1896). — Die asthenische Konstitutionskrankheit. Stuttgart: Ferdinand Enke 1907. — Die asthenische Konstitution. Z. Konstit.lehre **6**, 48 (1920).

VVEDENSKY, D.: Ein Fall von Resektion des unteren Segments einer Doppelniere bei einem 5jährigen Kinde. Sovet. Chir. **2**, 130 (1935). Ref. Z. urol. Chir. u. Gynäk. **43**, 239 (1937).

WOLKOW u. DELITZIN: Die Wanderniere. Ein Beitrag zur Pathologie des intraabdominalen Gleichgewichtes. Berlin: August Hirschwald 1899.

YOSHIOKA, K.: Über die Hufeisenniere bei den beiden Foeten der eineiigen Zwillinge und über die Varietäten der Nierenvenen bei 2 Zwillingen. Jap. J. of Urol. **24**, 535 (1935), deutsche Zusammenfassung S. 535.

Cystennieren.

ADRIAN, C.: Bericht über die Tätigkeit der an die Straßburger chirurgische Universitäts-Poliklinik angeschlossenen Poliklinik für Harnkranke. Fol. urol. (Lpz.) 8, 165, 219 (1913/14). — ADRIAN, C. u. A. v. LICHTENBERG: Die klinische Bedeutung der Mißbildungen der Niere. Z. urol. Chir. **1**, 139 (1913). — ALBARRAN: Operative Chirurgie der Harnwege, S. 355—363. — ALBARRAN et IMBERT: Les Tumeurs du rein. Paris: Masson & Cie. 1903. — ASK-UPMARK, E.: Über juvenile maligne Nephrosklerose und ihr Verhältnis zu Störungen in der Nierenentwicklung. Acta path. scand. (Københ.) **6**, 383 (1929).

BACHRACH, R.: Familiäre Erkrankungen an Urogenitalorganen. Klin. Wschr. **1934 I**, 934. — BAR: Zit. nach MORRIS. — BECK, C.: Contribution to the surgery of multilocular renal cyst. Ann. Surg. **33**, 147 (1901). — BELL, E. T.: Cystic disease of the kidneys. Amer. J. Path. **11**, 373 (1935). — BERNER, O.: Die Cystenniere. Studien über ihre pathologische Anatomie, Fall VI und VII. Jena: Gustav Fischer 1913. — BERNER, O., STRÖM u. NATVIG: In: Die Cystenniere. Studien über ihre pathologische Anatomie, Fall XXI. Jena: Gustav Fischer 1913. — BORELIUS, J.: Zur Genese und klinischen Diagnose der polycystischen Degeneration der Nieren. Nord. med. Ark. (schwed.) **34/I**, 1 (1901). — BRAASCH: Sect. Urol. Mayo-Clin. Rochester Surg. etc. **57**, 467 (1933). — BRANDT, R.: Zur Frage der Angiomatosis retinae. Graefes Arch. **106**, 127 (1921). — BRÜCKNER: Zweimalige Entbindung derselben Frau von Mißgeburten mit vergrößerten Nieren. Virchows Arch. **46**, 503 (1869). — BUECHNER: Zit. nach RIVOIR. — BÜTTNER, H. E.: Die klinische Bedeutung der wichtigsten Nieren- und Harnleitermißbildungen. Erg. inn. Med. **50**, 203 (1936). — BULL, P.: Inficeret cystenyre; nefrectomi; helbredelse. Udtalt disposition for cystenyre i patientens familie. Norsk Mag. Laegevidensk. **71**, 808 (1910). — Infizierte Cystenniere; Nephrektomie; Heilung. Arch. klin. Chir. **91**, 745 (1910); s. auch BERNER, Fall XXII und XXIII. — BUNTING, C. H.: Congenital cystic kidney and liver with family tendency. J. of exper. Med. **8**, 271 (1906). — BURGER: Über cystoide Degeneration der Niere bei Neugeborenen. Inaug.-Diss. Bonn **1867**.

CAIRNS, H. W. B.: Heredity in polycystic disease of the kidneys. Quart. J. Med. **18**, 359 (1925). — CARBONEL: Vices de conformations multiples, identiques chez deux jumeaux. Bull. Soc. Anat. Paris **40**, 377 (1865). — CARREZ: Contribution à l'étude du rein polykystique. Thèse de Lyon **1901**. — CHWALLA, R.: Konstitution und Vererbung in der Urologie. Z. Urol. **27**, 731 (1933). — COLLIS and HEVETSON: General cystic disease of the kidneys in brother and sister; nephrektomy. Lancet **1905 I**, 1326. — CRAWFORD, R. H.: Polycystic kidney. Surg. etc. **36**, 185 (1923). — CUMMING, R. E.: Polycystic kidney disease. J. of Urol. **19**, 149 (1928). — CURTIUS, F.: Status dysraphicus und Myelodysplasie. Fortschr. Erbpath. u. Rassenhyg. **3**, 199 (1939). — CURTIUS, F. u. I. LORENZ: Über den Status dysraphicus. Klinisch-erbbiologische und rassehygienische Untersuchungen an 35 Fällen von Status dysraphicus und 17 Fällen von Syringomyelie. Z. Neur. **149**, 1 (1934). — CUSHING: Zit. nach DONAT.

DONAT, R.: Ein Beitrag zu dominant vererbbaren vielfachen Geschwulstbildungen. Inaug.-Diss. Kiel 1935. — DUNGER, R.: Zur Lehre von der Cystenniere, mit besonderer Berücksichtigung ihrer Heredität. Beitr. path. Anat. **35**, 445 (1904).

EISENDRATH: Surg. Clin. of Chicago **3**, 1057 (1919).

FARR, W. V.: Suppurating congenital cystic kidney. Amer. J. med. Sci. **103**, 277 (1892). — FLINTERMANN: Zit. nach CHWALLA, S. 742. — FRANGENHEIM, P. u. E. WEHNER: Die Chirurgie der Niere, des Nierenbeckens und des Harnleiters. In KIRSCHNER-NORDMANN: Die Chirurgie, Bd. 6, Teil 1, S. 229. Berlin-Wien: Urban & Schwarzenberg 1927. — FULLER, C. J.: Familial polycystic disease of the kidneys. Quart. J. Med. **22**, 567 (1928/29). — FUSS, E. M.: Familiäre Cystennierenerkrankungen. Z. Urol. **27**, 317 (1933).

GAYET et BANSILLON: Reins polykystiques. Présentation de pièces. Lyon méd. **131**, 771 (1922). — GRUBER, GG. B.: Entwicklungsstörungen der Nieren, Harnleiter und der Harnblase. In Handbuch der Urologie, Bd. III/1, S. 1. 1928. — Beiträge zur Frage „gekoppelter" Mißbildungen. (Akrocephalo-Syndaktylie und Dysencephalia splanchnocystica.) Beitr. path. Anat. **93**, 459 (1934). — Mißbildungen der Harnorgane und Erbgang. Med. Klin. **1935 I**, **833**. — Aussprache zu dem Vortrag von RÖSSLE: Die innere (oder anatomische) Ähnlichkeit blutsverwandter Personen. Verh. dtsch. path. Ges. Breslau **1936**. Erg.-H. Zbl. Path. **66**, 112 (1937). — Entwicklungsstörungen im Rahmen der Urologie und Vererbungsfragen. Z. Urol. **31**, 9 (1937). — GÜNTHER, H.: Der Turmschädel als Konstitutionsanomalie und als klinisches Symptom. Erg. inn. Med. **40**, 40 (1931).

HALBERTSMA, T.: Über einen klinisch beobachteten Fall erblicher Cystenniere bei einem 10jährigen Kind. Z. Kinderheilk. **52**, 145 (1931). — HALTGREEN: Zit. nach O. MAIER. — HANTSCHMANN, L.: Zur Klinik der Cystenniere. Zbl. inn. Med. **54**, 225 (1933). — HENNINGER, H. u. K. WEISS: Zur Klinik der kongenitalen Cystenniere. Z. urol. Chir. u. Gynäk. **44**, 221 (1938). — HIPPEL, E. v.: Über eine sehr seltene Erkrankung der Netzhaut. Graefes Arch. **59**, 83 (1904). — HÖHNE: Ein Beitrag zur polycystischen Nierenentartung. Dtsch. med. Wschr. **1896 I**, 757. — HORNOWSKI: Einige Bemerkungen über die Entstehung der angeborenen Cystenniere. Virchows Arch. **207**, 61 (1912).

JACOB u. DAVIDSONH: Über Hydrops renum cysticus. Charité-Ann. **25 II**, 16 (1900).

KLASON, T.: Über Cystenniere. Acta radiol. (Stockh.) **7**, 65 (1926). — KÜSTER, E.: Die Chirurgie der Nieren, der Harnleiter und der Nebennieren. Cystenniere und Nierencysten, Kap. XII, S. 511. In Deutsche Chirurgie, Lieferung 52b. Stuttgart: Ferdinand Enke 1896—1902.

LAUENSTEIN: Zit. nach SIEBER. — LELIÈVRE, A. et P. WALTHER: Cinque cas des reins polycystiques à l'appui de la théorie dysembryoplastique. Bull. Soc. Anat. Paris, VI. s. **94**, 34 (1924). — LENZ, F.: Die krankhaften Erbanlagen, 3. Abschn., S. 321. In BAUR-FISCHER-LENZ: Menschliche Erblehre und Rassenhygiene, Bd. I, S. 338. München: J. F. Lehmann 1936. — LIEBEGOTT, G.: Über das familiäre Vorkommen angeborener Cystennieren. Beitr. path. Anat. **101**, 606 (1938). — LIGHTWOOD, R. and G. H. LOOTS: Three cases of familial congenital cystic disease of kidney and liver. Proc. roy. Soc. Med., Juni **1932**. — LINDAU, A.: Zur Frage der Angiomatosis retinae und ihrer Hirnkomplikation. Acta ophthalm. (København.) **4** (1927). — LOVE, J. K. and RICHMOND: Two cystic kidneys removed post-mortem from a patient in whose family this peculiarity bad repeatedly occured. Glasgow med. J. **57**, 32 (1902).

MAIER, O.: Die echte polycystische Niere. Arch. klin. Chir. **132**, 226 (1924). — MARQUARDT, W.: Cystenniere, Cystenleber und Cystenpankreas. Inaug.-Diss. Tübingen 1934. — Die Vererbung der kongenitalen doppelseitigen Cystenniere. Erbarzt **3**, 69 (1936). —

MATHESON, N. M.: Polycystische Degeneration der Nieren. Z. Urol. **31**, 716 (1937). — MECKEL, FR.: Beschreibung zweier, durch sehr ähnliche Bildungsabweichungen entstellter Geschwister. Dtsch. Arch. Physiol **7**, 99 (1822). — MEYER, E.: Über Entwicklungsstörungen der Niere. Virchows Arch. **173**, 209 (1903). — MORRIS: Surg. Dis. of kidney a. ureter **1901 I**, 656. — MURSCHAL, J.: Zur Klinik, Diagnostik und familiärem Auftreten der Cystennieren. Inaug.-Diss. Berlin 1931.

NATVIG, H.: Forh. norsk. Med. Selskap. **1912**, 162. Nähere Angaben s. BERNER, Fall XXI. — NAUMANN, H.: Über die Häufigkeit der Bildungsanomalien der Niere. Inaug.-Diss. Kiel 1897.

OPPENHEIMER, G. D.: Polycystic disease of the kidney. Ann. Surg. **100**, 1136 (1934). — OSLER: On heredity in bilateral cystic kidney. Amer. Med. **3**, 951 (1902).

PABST, E.: Nierencysten und Cystennieren im Leichenöffnungsgut des Göttinger Pathologischen Institutes, 1907—1933. Inaug.-Diss. Göttingen 1935. — PASSINI: Pankreaserkrankung als Ursache des Nichtgedeihens von Kindern. Dtsch. med. Wschr. **1919 I**, 851. — PAUS, N.: To tilfaelder av cyster i nyren. Norsk Mag. Laegevidensk. **74**, 933 (1914). — Cystenniere mit Symptomen von Ruptura renis. Dtsch. Z. Chir. **130**, 628 (1914). — PAYR: Die operative Behandlung mancher Fälle polycystischer Nierendegeneration. Z. urol. Chir. **12**, 254 (1923). — POHLMANN, F.: Über das Vorkommen hinterer Hirnbruchbildung mit vielcystischem Formfehler von Eingeweidedrüsen und mit Vielfingerigkeit. Inaug.-Diss. Göttingen 1935. — PREITZ: Zit. nach TALMAN.

REASON, C. H.: Heredity and polycystic disease of the kidneys. Canad. med. Assoc. J. **29**, 612 (1933). — RENNER: Cystennieren und Nierencysten. Berl. klin. Wschr. **1910 I**, 1220. — RISSEL, E.: Über einen Fall von doppelseitiger Cystenniere. Wien. klin. Wschr. **1939 I**, 401. — RÖWER: Betrachtungen zur Frage des Ileothorakopagus. Inaug.-Diss. Göttingen 1936. — ROSCHER, F.: Über die Häufigkeit, die Art und die pathogene Bedeutung von Mißbildungen der Niere und der Harnwege. Acta chir. scand. (Stockh.) **70**, 493 (1933). — RUMPEL: Über Cystennieren. Arch. klin. Chir. **116**, 344 (1921).

SCHMIEDEN, V: Die Erfolge der Nierenchirurgie. Dtsch. Z. Chir. **62**, 205 (1902). — SCHNEIDER, P.: Zit. nach GG. GRUBER. In Beiträge zur Frage gekoppelter Mißbildungen. Beitr. path. Anat. **93**, 459 (1934). Briefliche Mitteilung an GRUBER, 1930. — SCHOCH u. SCHWEIZER: Ein Fall von gehäuftem Auftreten von Cystennieren in zwei Generationen. Schweiz. med. Wschr. **1937 I**, 652. — SCHUPMANN: Hydatiden beider Nieren und Uterus bicornis. Organ für die gesamte Heilkunde, Bd. II, S. 135. Bonn 1842. — SHAPIRO, I. J.: Congenital polycystic kidneys. J. of Urol. **21**, 308 (1929). — SIEBER: Über Cystennieren bei Erwachsenen. Dtsch. Z. Chir. **79**, 406 (1905). — SIMMONDS: Zit. nach O. MAIER. — SINGER: Ein Fall von Hydrops renis cysticus congenitus. Inaug.-Diss. Greifswald 1894. — SPRENT, J.: A case of familial cystic kidney. Med. J. Austral. **11 I**, 63 (1924). — SSOKOLOFF, N.: Angeborene Anomalien der Niere. Vestn. Chir. (russ.) **40**, 135 (1928). — STEGLICH, W.: Cystennieren und Solitärcysten der Niere. Inaug.-Diss. Leipzig 1935. — STEINER: Über großcystische Degeneration der Nieren und der Leber. Dtsch. med. Wschr. **1899 I**, 667. — STEINWORTH: Zit. nach RIVOIR. In: Ein Beitrag zur polycystischen Nierendegeneration. Z. urol. Chir. **4**, 266 (1939). — STOCKMANN: Zit. nach O. MAIER. — STRASSMANN: Über Mißbildungen. Arch. Gynäk. **47**, 454 (1894).

TÄNDLER: Beitrag zur operativen Behandlung kleincystischer Nieren. Inaug.-Diss. Würzburg 1894. — TALMAN, J. M.: Über Cystennieren. Z. urol. Chir. **28**, 180 (1929). — TEPOSU et DANICICO: Le diagnostic du rein polykystique. Rev. rom. Urol. **2**, 219 (1935). — TEUSCHER, M.: Über die kongenitale Cystenleber mit Cystennieren und Cystenpankreas. Beitr. path. Anat. **75**, 459 (1926). — THEILHABER, A.: Ein Fall von Cystenniere. Mschr. Geburtsh. **9**, 496 (1899). — Demonstration von zwei Paar Cystennieren. Ärztl. Ver. München, Sitzg 14. März 1900. Ref. Münch. med. Wschr. **1900 I**, 1325. Ref. Mschr. Geburtsh. **12**, 663 (1900). — THOMPSON, T.: The pathology and clinical features of generalized cystic disease of the kidneys in adults. M. B. Thesis Cambridge 1903.

VIRCHOW, R.: Über kongenitale Nierenwassersucht. Verh. physiol.-med. Ges. Würzburg **5**, 447 (1855). — Über Hydrops renum cysticus congenitus. Virchows Arch. **46**, 506 (1869). — VOLHARD, F.: Die doppelseitigen hämatogenen Nierenerkrankungen. In Handbuch der inneren Medizin, Bd. VI/1, S. 436. 1931.

WARD, E.: Congenital cysts of the kidneys. Two cases report. N. Y. State J. Med. **27**, 1352 (1927). — WEIDNER, O.: Die polycystische Degeneration der Nieren, ihre klinischen Symptome und ihre Bedeutung als Erbkrankheit. Z. Urol. **32**, 339 (1938). — WEITZ, W.: Über die Erblichkeit der Herz-, Gefäß- und Nierenkrankheiten. Dtsch. med. Wschr. **1934 II**, 1280. — WERNER, M.: Familiäres Vorkommen von Cystennieren in 2 Fällen bei je zwei Geschwistern. Nicht veröffentlicht, 1939. — WOBUS, R. E.: Congenital polycystic kidney. Surg. etc. **27**, 423 (1918). — WOLFF, W.: Vergrößerte Nieren als Geburtshindernis. Berl. klin. Wschr. **1866 I**, 269. — Geburtsbehinderung durch vergrößerte Nieren. Berl. klin. Wschr. **1867 I**, 480. — WOSSIDLO, E.: Zur Cystenniere. Z. urol. Chir. **10**, 385 (1922), Abb. 3, S. 391.

ZONDEK, H.: Zur Funktion der Cystenniere. Med. Klin. **1921 II**, 931.

II. Entwicklungsstörungen der Harnleiter.

BÜTTNER, H. E.: Die klinische Bedeutung der wichtigsten Nieren- und Harnleitermißbildungen. Erg. inn. Med. **50**, 203 (1936).

GLOOR, H. U.: Extravesicale Harnleitermündung. Z. urol. Chir. u. Gynäk. **44**, 363 (1938). — GRUBER, GG. B.: Entwicklungsstörungen der Nieren, Harnleiter und der Harnblase. In Handbuch der Urologie, Bd. III/1, S. 1, Abb. S. 42. 1928.

KAPSAMMER, G.: Über cystische Erweiterung des unteren Ureterendes. Vortrag, gehalten auf dem 1. Kongr. dtsch. Ges. Urol. Z. Urol. **2**, 800 (1908). — KIELLEUTHNER: Ber. 6. Tagg dtsch. Ges. Urol. **1924**. Ref. Z. urol. Chir. **16**, 236 (1924).

MONTICELLI, M.: Angeborene Enuresis durch Uretermißbildung. Pediatria (Neapel) **1931**. Ref. Z. Urol. **26**, 878 (1932).

REINFELDER: Verdopplung beider Nieren und Ureteren. Inaug.-Diss. München 1905. — RIBA, L. W.: Ureterocele: With case reports of bilateral ureterocele in identical twins. Brit. J. Urol. **8**, 119 (1936). Ref. Z. urol. Chir. u. Gynäk. **42**, 452 (1936). — RITTER, A.: Vererbung von Ureter- und Nierenbeckenanomalien und ihre klinische Bedeutung. Helvet. med. Acta **2**, 169 (1935). — RÖSSLE: Die innere (oder anatomische) Ähnlichkeit blutsverwandter Personen. Vortrag, gehalten auf der 29.Tagg dtsch. path. Ges. Breslau, 1936. Verh. dtsch. path. Ges. **1937**, 112.

STEINLIN, H.: Über familiäres Vorkommen von Doppelureter und die Beziehung zu den Blutgruppen. Inaug.-Diss. Zürich 1936.

THOM, B.: Harnleiter- und Nierenverdoppelung mit besonderer Berücksichtigung der extravesicalen Harnleitermündungen. Z. Urol. **22**, 417 (1928).

WEITZ, W.: Die Vererbung innerer Krankheiten. Stuttgart: Ferdinand Enke 1936.

ZVETKOW, V.: Über die permanente Enuresis bei Frauen auf Grund von Anomalien der Harnwege. Ž. Akuš. (russ.) **44**, 117 (1933). Ref. Z.org. Chir. **66**, 246 (1934).

III. Entwicklungsstörungen der Harnblase.

BISCHOF: Entwicklungsgeschichte der Säugetiere und des Menschen, S. 152. Leipzig 1842. — BORETTI, C.: Diverticoli della vescica urinaria. (Patologia e clinica.) Bologna: L. Capelli 1928. Ref. Z. urol. Chir. **26**, 133 (1929).

CHWALLA, R.: Konstitution und Vererbung in der Urologie. Z. Urol. **27**, 731 (1933).

ENDERLEN: Über Blasenektopie. Wiesbaden 1904.

GRUBER, GG. B.: Die Entwicklungsstörungen der Harnblase. In HENKE-LUBARSCHS Handbuch der speziellen pathologischen Anatomie und Histologie, Bd. VI/2, S. 29, Abb. S. 67 u. 132. 1934. — Mißbildungen der Harnorgane und Erbgang. Med. Klin. **1935 I**, 833.

KÖHLER, H.: Die Ureafunktionsprüfung, kontrolliert an einem Fall von totaler Blasenektopie. Zbl. Chir. **55 II**, 1412 (1928).

LICHTENBERG, A. v.: Besprechung der Arbeit von C. BORETTI: Diverticoli della vescica urinaria. Z. urol. Chir. **26**, 133 (1929). — LURZ, L.: Über sogenannte kongenitale Blasendivertikel. Z. urol. Chir. **18**, 278 (1925).

PASCHKIS, R.: Zur Kenntnis der Anomalien der Harnblase. Z. urol. Chir. **4**, 365 (1919).

WEISE: Zweieiige Zwillinge. Berl. klin. Wschr. **1912 II**, 2338.

IV. Entwicklungsstörungen der Harnröhre.

AHLFELD: Die Mißbildungen des Menschen. Leipzig 1880.

BLUM: Die Hypospadie der weiblichen Harnröhre. Mber. Urol. **9**, 522 (1904). — BOEMINGHAUS, H.: Die Strikturen der Harnröhre. Erg. Chir. **17**, 516 (1924).

DOLBEAU: De l'épispadiasis ou fiss. uréthr. sup. et son traitement. Paris 1861.

ENDERLEN: Über Blasenektopie. Wiesbaden 1904.

FELIX, W.: Die Entwicklung der Harn- und Geschlechtsorgane. In Handbuch der Entwicklung des Menschen, herausgeg. von KEIBEL und MALL, Bd. II, S. 943. 1911. — FRANGENHEIM, P.: Klinik der Mißbildungen der Harn- und Geschlechtsorgane. In Handbuch der Urologie, Bd. III/1, S. 183. 1928.

GALLOIS: A propos de trois cas de rétrécissements congénitaux de l'urèthre. Rev. prat. Mal. org. gén.-urin. **6**, 325 (1909/10).

KAUFMANN: Verletzungen und Krankheiten der männlichen Harnröhre und des Penis. In Deutsche Chirurgie, Lieferung 50a. 1886. — KERMAUNER: Fehlbildungen des weiblichen Genitales. In HALBAN-SEITZ' Biologie und Pathologie des Weibes, Bd. III, S. 514. 1924.

LENZ, F.: Die krankhaften Erbanlagen, **3. Abschn., S. 321.** In BAUR-FISCHER-LENZ: Menschliche Erblehre und Rassenhygiene, Bd. I, S. 404. München: J. F. Lehmann 1936.

MARX, G.: Zur Chirurgie einiger körperlicher Mißbildungen und ihre Bedeutung für das Gesetz zur Verhütung erbkranken Nachwuchses. Arch. klin. Chir. **192**, 645 (1938).

SCHNEIDER, P.: Die Mißbildungen der männlichen Geschlechtsorgane. In Handbuch der Urologie, Bd. III/1, S. 91. 1928. — SCHÜRER, D. F. v.: Zum Problem der Fruchtbarkeit des Mannes. Aus den Schulungsabenden der Ärzteschaft des SS-Oberabschnittes „Donau“. Wien. klin. Wschr. **1939 I**, 403.

C. Die doppelseitigen hämatogenen Nierenkrankheiten.

I. Die diffusen Glomerulonephritiden.

ADDIS, TH.: Haemorrhagic Bright's disease. Bull. Hopkins Hosp. **49**, 271 (1931). — ALPORT, A. C.: Hereditary familial congenital haemorrhagic nephritis. Brit. med. J. **1927**, Nr 3454, 504. — ATTLEE: The chronic nephritis. St. Barth. Hosp. J. **9**, 41 (1901).

BACHRACH: Familiäre Erkrankungen an Urogenitalorganen. Klin. Wschr. **1934 I**, 934. — BARBER: Chronic interstitial nephritis in children. Brit. med. J. **2**, 1204 (1913). — BECHER, E.: Die Einteilung der Nierenkrankheiten. Jkurse ärztl. Fortbildg **1935**, 1. — Lehrbuch der diffusen hämatogenen Nierenkrankheiten. Jena: Gustav Fischer 1940. — BECHER, E. u. W. HÜLSE: Die Nierensekretion. In Lehrbuch der speziellen Pathologie und Physiologie. Jena: Gustav Fischer 1937. — BENSON, A. H.: Nephritis of obscure origin in several children of one family. Lancet **1893 I**, 588. — BODE, P.: Zur Frage der familiären Disposition bei der Scharlachnephritis. Jb. Kinderheilk. **79**, 438 (1914). — BÖGER: Die Einordnung klinischer Hochdruckformen in die kreislaufmechanischen Hochdrucktypen. In Lehrbuch über die doppelseitigen hämatogenen Nierenkrankheiten von E. BECHER. Jena: Gustav Fischer 1940. — BRIGHT: Diseased kidney in dropsy. Rep. of med. cases Lond. **1827**. — BRILL and LIBMANN: A contribution to the subjects of chronic interstitial nephritis and arteriitis. J. of exper. Med. **4**, 541 (1899).

CAMERER u. SCHLEICHER: Die Bedeutung der Erbveranlagung für die Entstehung einiger häufig vorkommenden Krankheiten nach Anamnesen von 1500 Zwillingspaaren. Erbarzt **1935**, Nr 5, 75. — CASTAIGNE et RATHERY: Du rôle de l'hérédité en pathologie rénale. Semaine méd. **45**, 361 (1904). — CLOSS: Zit. nach WEITZ, 1936. — CURTIUS, F. u. G. KORKHAUS: Klinische Zwillingsstudien. Z. Konstit.lehre **15**, 229 (1930).

DALY, J. DE BURGH and H. SCHILD: Inactivation by histaminase preparations of the histamine-like substance necovered from lungs during anaphylactic shock. J. of Physiol. **83**, **3 P** (1934/**35**). — DICKINSON, W. H.: Clinical history of granular degeneration. Dis. of kidney a. urin. derangements. **1877 II**, 375. — Kidney from a case in which albuminuria was hereditary. Trans. path. Soc. Lond. **40**, 144 (1889).

EASON, J., G. L. M. SMITH and G. BUCHANAN: Hereditary and familial nephritis. Lancet **207**, 639 (1924). — EICHHORST, H.: BRIGHTsche Nierenkrankheit (akute und chronische diffuse Nierenentzündung. In NOTHNAGELs Handbuch der speziellen Pathologie und Therapie, Bd. 2, S. 468. 1885. 2. Aufl. Bd. 2, S. 558. 1890. — Über Impetigo-Nephritis. Dtsch. Arch. klin. Med. **118**, 462 (1916). — ERNSTENE, A. C. and G. P. ROBB: A familial epidemic of acute diffuse glomerulo-nephritis. J. amer. med. Assoc. **97**, 1382 (1931).

FAHR, TH.: Pathologische Anatomie des Morbus Brightii. In HENKE-LUBARSCHs Handbuch der speziellen pathologischen Anatomie und Histologie, Bd. VI/2, S. 808. Berlin: Julius Springer 1934. — Über pyelonephritische Schrumpfnieren und hypogenetische Nephritis. Virchows Arch. **301**, 140 (1938).

GALTON, F.: Die Geschichte der Zwillinge als Prüfstein der Kräfte von Anlage und Umwelt. J. anthrop. Inst. Great Britain a. Ireland **5**, 391 (1876). Übersetzt von SCHLEICHER und SCHILLER. In Erbarzt **2**, 132 (1935). — GEBBING, M.: Interne und neurologische Zwillingsstudien. Dtsch. Arch. klin. Med. **178**, 472 (1936). — GIGON: Beiträge zur Kenntnis des Scharlachs. Jb. Kinderheilk. **72**, 672 (1910). — GLASER: Über juvenile primäre Schrumpfniere. Jb. Kinderheilk. **87**, 95 (1918). — GLATZEL, H.: Beiträge zur Zwillingspathologie. Z. klin. Med. **116**, 632 (1931). — GUTHRIE, L.: Idiopathic or congenital, hereditary and family haematuria. Lancet. **1902 I**, 1243.

HEIBERG, K. A.: Nyrebetaendelse med familiaer optraeden. Hosp.tid. (dän.) **55**, 57 (1912). — HELLENDALL, H.: Hereditäre Schrumpfniere im frühen Kindesalter. Arch. Kinderheilk. **22**, 61 (1897). — HERRICK: Zit. nach EASON u. Mitarb. — HESSEL: Vasoaktive Substanzen. In Lehrbuch über die doppelseitigen hämatogenen Nierenkrankheiten von E. BECHER. Jena: Gustav Fischer 1940. — HÖHN, J.: Über das ätiologische Moment der Heredität bei Nephritis. Wien. med. Wschr. **1913 II**, 1910. — HUNT: Renal Infantilism. Amer. J. Dis. Childr. **34**, 234 (1927). — HURST u. ALPORT: Zit. nach EASON u. Mitarb.

JENTSCH, F. R.: Über Nierenerkrankungen bei ein- und zweieiigen Zwillingen. Inaug.-Diss. Hamburg 1936. — JUNGMANN: Über chronische Nierenentzündung. Dtsch. med. Wschr. **1922 I**, 405.

KENDALL, G. and A. F. HERTZ: Hereditary familial congenital hemorrhagic nephritis. Guy's Hosp. Rep. **66**, 137 (1912). — KIDD, J.: The inheritance of Bright's disease of the kidney. Practitioner **29**, 104 (1882).

LENZ, F.: Die krankhaften Erbanlagen. 3. Abschn., S. 321. In BAUR-FISCHER-LENZ: Menschliche Erblehre und Rassenhygiene, S. 471. München: J. F. Lehmann 1936. — LENZ, H.: Zit. nach WEITZ 1936, S. 73. — LOVE and RICHMOND: Two cystic kidneys removed post mortem from a patient in whose family peculiarity had repeatedly occured. Glasgow med. J. **57**, 32 (1902).

MASUGI, M.: Über das Wesen der spezifischen Veränderungen der Niere und der Leber durch das Nephrotoxin bzw. das Hepatotoxin. Zugleich ein Beitrag zur Pathogenese der Glomerulonephritis und der eklamptischen Lebererkrankung. Beitr. path. Anat. **91**, 82 (1933). — Über die experimentelle Glomerulonephritis durch das spezifische Antinierenserum. (Ein Beitrag zur Pathogenese der diffusen Glomerulonephritis.) Beitr. path. Anat. **92**, 429 (1934). — Zur Pathogenese der diffusen Glomerulonephritis als allergischer Erkrankung der Niere. Klin. Wschr. **1935 I**, 373. — MATHIES, A.: Gibt es für Scharlach und seine Komplikation eine familiäre Disposition? Jb. Kinderheilk. **78**, 116 (1913). — MEIGS, A. J.: Zit. nach PEL. — MERKLEN, WOLF et OBERLING: Néphrites simultanées chez la mère et l'enfant et diabète congénitale. Presse méd. **1925**, 71. — MEYER, S. u. E. BURGHARD: Familiäre Erkrankungen an Scharlach. Mschr. Kinderheilk. **30**, 313 (1925). — MITCHELL, A. G.: Nephrosclerosis in childhood, with special reference to renal rickets. Amer. J. Dis. Childr. **40**, 345 (1930). — MORI: Zit. nach VOLHARD. In Handbuch der inneren Medizin, Bd. VI/2, S. 1265. 1931. — MÜLLER, E. F.: Morbus Brightii. Dtsch. path. Ges. Meran **1905**.

OCHSENIUS: Zit. nach WEITZ 1924, 1936. — OSMAN, A.: Behandlung von Nephritis mit Ödemen mit größeren Alkalidosen. Guy's Hosp. Rep. **76** (1926). — The constitutional factor in disease. Brit. med. J. **1927 I**, 938. — Studies in Bright's disease. Guy's Hosp. Rep. **1929**. — OSMAN, A., CARTER u. CLOU: Zit. nach VOLHARD. In Handbuch der inneren Medizin, Bd. VI/2, S. 1261. 1931.

PEL, P. K.: Die Erblichkeit der chronischen Nephritis. Z. klin. Med. **38**, 127 (1899).

RIGLER, R.: Über körpereigene Wirkstoffe. Erg. Hyg. **16**, 74 (1935). — Über die Darmschleimhaut als Ausgangsmaterial eines entgiftend und antiallergisch wirkenden Organpräparates (Torantil). Münch. med. Wschr. **1936 I**, 15.

SAMELSOHN, F.: Über hereditäre Nephritis und über den Hereditätsbegriff im allgemeinen. Virchows Arch. **59**, 257 (1874). — SAUNDBY, R.: BRIGHTsche Krankheit. Vorlesung über die BRIGHTsche Krankheit, S. 146. Deutsche Ausgabe. Berlin 1890. — SEITZ, C.: Über Scharlach. Münch. med. Wschr. **1898 I**, 76. — SIEBECK, R.: Die Beurteilung und Behandlung der Nierenkranken. Tübingen: I. G. B. Mohr 1920. — Die BRIGHTschen Nierenkrankheiten. In Handbuch der Urologie, Bd. III/1, S. 429, 1928. — SPIELER, F.: Zur familiären Häufung der Scharlachnephritis. Jb. Kinderheilk. **64**, 57 (1906).

THOMSON: Influenza as an aetiological factor in nephritis. Lancet **1920 I**, 481. — TUCH, F.: Über familiäre Häufung der Scharlachnephritis. Jb. Kinderheilk. **28**, 74 (1889). — TYSON, J.: A treatise on Bright's diseases and diabetes. Bright's disease and diabetes 1881, p. 165.

VOLHARD, F.: Die doppelseitigen hämatogenen Nierenerkrankungen. In Handbuch der inneren Medizin, Bd. VI/2, S. 1262. 1931. — Doppelseitige, hämatogene Nierenerkrankungen (Nephritiden, Nephrosen und Nephrosklerosen), I. Allg. Teil. In: Neue Deutsche Klinik, Bd. 8, S. 105. 1931.

WEISS, E.: The congenital factor in chronic renal disease. J. amer. mes. Assoc. **79**, 1097 (1922). — WEITZ, W.: Über chronische Nephritis. Erg. Med. **5**, 468 (1924). — Die Vererbung innerer Krankheiten, S. 74. Stuttgart: Ferdinand Enke 1936. — WERNER, M.: Erbunterschiede bei einigen Funktionen des vegetativen Systems nach experimentellen Untersuchungen an 30 Zwillingspaaren. Verh. dtsch. Ges. inn. Med. Wiesbaden **1935**, **444**. — WEZLER: Die mechanischen Grundlagen des Hochdrucks. In Lehrbuch über die doppelseitigen hämatogenen Nierenkrankheiten von E. BECHER. Jena: Gustav Fischer 1940.

II. Die Herdnephritiden.

BECHER, E.: Hämaturie. Med. Klin. **1938 II**, 1683.

LEWIS, TH.: Herzkrankheiten. Fachbücher für Ärzte, Bd. 17. Berlin: Julius Springer 1935. — LICHTWITZ, L.: Die Praxis der Nierenkrankheiten. Fachbücher für Ärzte, Bd. 8. Berlin: Julius Springer 1934.

SIEBECK, R.: Die BRIGHTschen Nierenkrankheiten. In Handbuch der Urologie, Bd. III/1, S. 429. 1928.

VOLHARD, F.: Die doppelseitigen hämatogenen Nierenerkrankungen. In Handbuch der inneren Medizin, Bd. VI/1, S. 1. 1931.

III. Die Nephrosklerosen.

BANSI: Zur Hypertoniefrage. Klin. Wschr. **1926 I**, 409. — BECHER, E.: Die doppelseitigen hämatogenen Nierenkrankheiten. Jena: Gustav Fischer 1940. — BÖGER: Die Einordnung klinischer Hochdruckformen in die kreislaufmechanischen Hochdrucktypen. In Lehrbuch über die doppelseitigen hämatogenen Nierenkrankheiten von E. BECHER. Jena: Gustav Fischer 1940.

FAHR, TH.: Über pyelonephritische Schrumpfnieren und hypogenetische Nephritis. Virchows Arch. **301**, 140 (1938).

GALTON, F.: Die Geschichte der Zwillinge als Prüfstein der Kräfte von Anlage und Umwelt. J. anthrop. Inst. Graet Britain a. Ireland **5**, 391 (1876). Übersetzt von SCHLEICHER und SCHILLER. In Erbarzt **2**, 132 (1935).

LITZNER, ST.: Über Erkrankungen der Niere bei der beruflichen Bleivergiftung. Med. Klin. **1935 I**, 236.

MICHAELIS: Zit. nach SIEMENS, S. 73. In Die Zwillingspathologie. Ihre Bedeutung, ihre Methodik, ihre bisherigen Ergebnisse. Berlin: Julius Springer 1924. — MÜLLER, O. u. W. PARRISIUS: Die Blutdruckkrankheit. Klinische, erbbiologische, anthropometrische, biochemische, histologische, capillarmikroskopische und andere Untersuchungen am Blutumlauf bei Hypertonikern. Stuttgart: Ferdinand Enke 1932.

NADOR-NIKITITS, E. DE: Über die Ätiologie der arteriellen essentiellen Hypertension und der renalen Sklerose. Arch. Mal. Coeur 18, 582 (1925). Laut Kongreßzbl. inn. Med.: NADOR-NIKITITCH.

O'HARE, J. P., WALKER and VICKERS: Heredity and Hypertension. J. amer. med. Assoc. **83**, 27 (1924).

PEL, P. K.: Die Erblichkeit der chronischen Nephritis. Z. klin. Med. **38**, 127 (1899).

STRÖDER, U.: Genealogische Untersuchungen über die maligne Sklerose. Inaug.-Diss. Frankfurt a. M. 1938.

VOLHARD, F.: Ätiologie der benignen Sklerose. Konstitution. In Handbuch der inneren Medizin, Bd. VI/2, S. 1637, 1781. Berlin: Julius Springer 1931.

WEITZ, W.: Zur Ätiologie der genuinen oder vasculären Hypertension. Klin. Med. **1923 I**, 151. — WEZLER: Die mechanischen Grundlagen des Hochdrucks. In Lehrbuch über die doppelseitigen hämatogenen Nierenkrankheiten von E. BECHER. Jena: Gustav Fischer 1940. — WIECHMANN, E. u. H. PAL: Über Hypertonie, insbesondere über die Blutgruppen der Hypertoniker. Dtsch. Arch. klin. Med. **154**, 287 (1927).

ZIPPERLEN, V.: Körperbauliche Untersuchungen an Hypertonikern. Z. Konstit.lehre **16**, 93 (1931).

IV. Die Nephrosen.

BLECHMANN, G.: La néphrose lipoidique familiale. Bull. Soc. Pédiatr. Paris **32**, 362 (1934). — BLECHMANN, G. et L. TAVERNIER: Néphrose lipoidique infantile. Soc. méd.-chir. Hôp. Libres **1934**, No 10.

CASTEIGNE et RATHERY: Du rôle de l'hérédité en pathologie rénale. Semaine méd. **45**, **361** (1904).

HAWES, R. B. and E. C. VARDY: Some observations on the aetiology and effect of alkalis on the nephrotic syndrome. Quart J. Med., N. s. **4**, 1 (1935).

LANGEN: On oedemas and nephroses in Netherland India. Acta nederl. Physiol. etc. **2**, 27 (1932).

TZANEK, A., E. SIDI et AL. NEGREANU: Intolérance rénale familiale. Bull. Soc. méd. Hôp. Paris **52 I**, 1066 (1936).

VOLHARD, F.: Die doppelseitigen hämatogenen Nierenerkrankungen. In Handbuch der inneren Medizin, Bd. VI/2, S. 1099 u. 1111. Berlin: Julius Springer 1931.

Anhang.

Die besonderen Albuminurien (orthostatische Albuminurie u. a.).

BAUER, J.: Die konstitutionelle Disposition zu inneren Krankheiten, Kap. X: Harnorgane, S. 560. Berlin: Julius Springer 1924.

ELLINGER, PH. u. A. HIRT: Zur Funktion der Nierennerven. Arch. f. exper. Path. **106**, 135 (1925).

FERGUSSON, J. N.: A case of family albuminuria. Brit. med. J. **1910 I**, 689.

GALAMBOS, A. and W. MITTELMANN: Albuminuria solaris. J. Labor. a. clin. Med. **22**, 246 (1936).

HENOCH: Zit. nach RAPP. — HEUBNER, O.: Zur Kenntnis der cyclischen Albuminurie im Kindesalter. Festschrift zu HENOCHs 70. Geburtstag. Pädiatrische Arbeiten. Berlin: August Hirschwald 1890. S. 170. — Die chronischen Albuminurien im Kindesalter. Erg. inn. Med. **2**, 567 (1908). — HIRT, A.: Vergleichend-anatomische Untersuchungen über die Innervation der Niere. Z. Anat. **73**, 621 (1924).

JEHLE: Klinische Diagnose der Albuminurie. Berlin: Julius Springer 1914. — JUMAROLA: Über einen Fall von Familien-Albuminurie. Policlinico, sez. prat. **1901 II**, 1505. Ref. Jber. Tierchem. **32**, 817 (1903).

LACOUR: Albuminurie intermittente cyclique familiale. Lyon méd. **1897**, No 25. — LEUBE, W. v.: Über physiologische Albuminurie. Ther. Gegenw., Okt. **1902**, **429**. — Zur Frage der physiologischen Albuminurie. Dtsch. med. Wschr. **1905 I**, 89.

MAYER u. JUNGMANN: Die Innervation der Niere. Jkurse ärztl. Fortbildg **1914** (Aprilheft), 1. — MOXON: On chronic intermittent Albuminuria. Guy's Hosp. Rep., III. s. **23**, 233 (1878).

RAPP, M.: Die physiologische Albuminurie. Mil.ärztl. Z. **1903**, 23. — RUDOLPH: Zur Pathogenese der cyclischen Albuminurie. Zbl. inn. Med. **21**, 225 (1900).

SCHAPS, L.: Beiträge zur Lehre von der cyclischen Albuminurie. Arch. Kinderheilk. **35**, 41 (1903). — SCHLAGINTWEIT, F. u. O.: Jahresbericht 1905—1909 aus den Heilstätten für Harnkranke München und Bad Brückenau, S. 45. — SCHLAYER, K. R.: Albuminurie. Neue Deutsche Klinik, Bd. 1, Lieferung 2. 1928. — Die Nierenkrankheit in der Praxis. Neu herausgegeben von ST. LITZNER, 2. Aufl. München: J. F. Lehmann 1939. — SCHÖN, S.: Eine Beobachtung über familiäre cyclische Albuminurie. Jb. Kinderheilk. **41**, 307 (1896).

Die besonderen Hämaturien („essentielle" Hämaturie).

AITKEN: Congenital, hereditary and family haematuria. Lancet **1909 II**, 444.

BECHER, E.: Hämaturie. Med. Klin. **1938 II**, 1683. — BLUM: Familiäre essentielle Hämaturie. Med. Klin. **1936 II**, 1254.

CHWALLA, R.: Die Hämaturie und ihre Behandlung. In Die Urologie in Einzeldarstellungen. Leipzig: Georg Thieme 1939.

FOGGIE: Haemorrhagic telangiectasia with recurring haematuria. Edinburgh med. J. **281**, 35 (1928).

GOTSCH: Morbus Osler (Teleangiectasia hereditaria haemorrhagica). Med. Klin. **1932 I**, 533. — GRUBER, GG. B.: Essentielle Hämaturie. In HENKE-LUBARSCHS Handbuch der speziellen Pathologie und Histologie, Bd. VI/2, S. 189. 1934.

HAHN: Nierenblutung bei Hämophilie, durch Gelatine geheilt. Münch. med. Wschr. **1900 II**, 1459.

MANCKIEWICZ, O.: Nierenblutungen bei Hämophilen. Z. Urol. **7**, 865 (1913).

PEARSON: Notes of a case of haematuria due to the haemorrhagic diathesis. Lancet **1904 I**, 91.

RUDGE, F. H.: Hereditary familial congenital haemorrhagic nephritis. Brit. med. J. **1927 I**, 643.

SENATOR: Über renale Hämophilie. Berl. klin. Wschr. **1891 I**, 1.

Die hypogenetische Nephritis.

ASK-UPMARK, E.: Über juvenile maligne Nephrosklerose und ihr Verhältnis zu Störungen in der Nierenentwicklung. Acta path. scand. (København.) **6**, 383 (1929).

BABES, V.: La néphrite hypogénétique. Semaine méd. **25**, 63 (1905).

COPLIN, L.: Unilateral renal hypoplasia and dysplasia due to defective arteriogenesis; relation to so-called hypogenetic nephritis. Amer. J. med. Sci. **153**, 381 (1917).

FAHR, TH.: Über pyelonephritische Schrumpfnieren und hypogenetische Nephritis. Virchows Arch. **301**, 140 (1938).

JIANU, J. u. O. MELLER: Einige Bemerkungen über hypogenetische Nephritis. Zbl. Path. **23**, 774 (1912).

KIKAWA, K.: Morphologische Studien über genuine Schrumpfniere. Mitt. Path. (Sendai) **9**, 201 (1937).

LEWIN: Maligne Nephrosklerose mit ausgebreiteter Endarteriitis obliterans. Inaug.-Diss. Zürich 1932.

MIRONESCU: Zit. nach JIANU u. MELLER.

PATRASSI, G.: Su l'essenza della cosidetta Nefrosclerosi maligna (FAHR). Sclerosi venali giovanili e fattore costituzionale maleformativo. Arch. ital. Urol. **8**, 239 (1931). — PEPPER, P. and LUCKE: Fatal chronic nephritis in a 14 year old girl with only one kidney and a history of scarlet fever. Arch. int. Med. **27**, 661 (1921).

WEISS, E.: The congenital factor in chronic renal disease. J. amer. med. Assoc. **79**, 1097 (1922).

Der renale Zwergwuchs.

APERT, M. E.: Nanisme rénal et gémellité. Bull. Soc. méd. Hôp. Paris **50**, 232 (1934).

BADER, G. B.: Renal rickets. J. Pediatrics **4**, 368 (1934). — BARBER: Chronic interstitial nephritis in children. (A brother and sister affected.) Brit. med. J. **1913 II**, 1204. — BOONE: Renal dwarfism. Canad. med. Assoc. J. **20**, 170 (1929).

ELLIS, A. and H. EVANS: Renal dwarfism. A report of twenty cases with special reference to its association with certain dilations of the urinary tract. Quart. J. Med., N. s. **2**, 231 (1933). — ELLIS, B.: Renal dwarfism, associated with valvular obstruction of the posterior urethra. Lancet **19**, 142 (1935).

FÖRSTER, R.: Über Schrumpfniere im Kindesalter. Jb. Kinderheilk. **26**, 38 (1887). — FRÖLICH, TH.: Zwei Fälle von hereditärer, familiärer, kongenitaler Nephritis. Norsk Mag. Laegevidensk. **1904**, 905. Ref. Jb. Kinderheilk. **64**, 244 (1906).

GÄNSSLEN, M.: Die hämolytische Konstitution. In Neue Deutsche Klinik, Bd. 14, Erg.-Bd. 4, S. 607. 1936. — Erbpathologie des Blutes und der blutbildenden Organe. In Handbuch der Erbbiologie des Menschen, herausgeg, von G. JUST, Bd. IV, Abschnitt 7, 2. Kap. Berlin:

Julius Springer 1940. — GLASER, F.: Über juvenile primäre Schrumpfniere. Jb. Kinderheilk. 87, 95 (1918). — GOODHART, J. F.: The chronic nephritis. Cyclopedia of diseases of children. Vol. 3, p. 532. 1890. — GYÖRGY, P.: Über renale Rachitis und renalen Zwergwuchs. Jb. Kinderheilk. **120**, 266 (1928).

HAMPERL, H. u. K. WALLIS: Über renalen Zwergwuchs, ohne und mit (renaler) Rachitis. Erg. inn. Med. **45**, 589 (1933). — Über „renale Rachitis" und „renalen Zwergwuchs". Virchows Arch. **288**, 119 (1933). — HELLENDALL: Über chronische Schrumpfniere im Kindesalter. Arch. Kinderheilk. **22**, 61 (1897). — HUNT, F. C.: Renal infantilism. Amer. J. Dis. Childr. **34**, 234 (1927).

KLUGE, E.: Neue Beiträge zur Kenntnis des renalen Zwergwuchses und der renalen Rachitis. Virchows Arch. **298**, 406 (1936).

LOESCHKE, A.: Beiträge zur Pathogenese des renalen Zwergwuchses. Jb. Kinderheilk. **143**, 11 (1934). — Renaler Gigantismus. Münch. med. Wschr. **1936 I**, 499.

MITCHELL, A. G.: Nephrosklerosis (chronic interstitial nephritis) in childhood. Amer. J. Dis. Childr. **40**, 101, 345 (1930).

NAISH, A. E.: Renal dwarfism. Brit. J. Dis. Childr. **9**, 337 (1917).

SANSINENEA et LLOMBART: Rachitisme rénal familial. Rev. franç. Pédiatr. **11**, 502 (1935). — SILBERSTERN, PH.: Über die Gesundheitsverhältnisse der Jugendblinden und über eine eigenartige Krankheitsform (Nierenaffektion familiär Amaurotischer). Wien. klin. Wschr. **1911 II**, 1396. — STILL: Renal dwarfism and infantilism. Common Diseases a. Diseases of Childhood. Oxford med. public. Ed. 4, p. 596. 1924.

UEHLINGER, E.: Über renale Osteopathie im Kindesalter, renalen Minder- und Zwergwuchs. (4. Tagg freien Ver. schweiz. Path., 11. u. 12. Juni 1938 in St. Gallen.) Schweiz. med. Wschr. **1938 II**, 1282.

WALLIS, K.: Über eine eigentümliche Kombination des renalen Zwergwuchses mit spastischer Diplegie, Idiotie und Opticusatrophie. Mschr. Kinderheilk. **61**, 121 (1935). — WELZ, A.: Renaler Zwergwuchs. Veröff. Konstit.- u. Wehrpath. **1936**. — WISSLER, H.: Familiärer renaler Zwergwuchs. Vereinsbericht der Gesellschaft der Ärzte in Zürich. Schweiz. med. Wschr. **1938 I**, 702.

D. Die infektiösen Erkrankungen der Nieren und ableitenden Harnwege.

ADRIAN, C.: Bericht über die Tätigkeit der an die Straßburger chirurgische Universitäts-Poliklinik angeschlossenen Poliklinik für Harnkranke. Fol. urol. (Lpz.) **8**, 165, 219 (1913/14).

BLUM und RUBRITIUS: Zit. nach CHWALLA, S. 740.

CASPER, L.: Nierentuberkulose. In G. und F. KLEMPERER: Neue Deutsche Klinik, Bd. 8, S. 301. Berlin: Urban & Schwarzenberg 1931. — CHWALLA, R.: Konstitution und Vererbung in der Urologie. Z. Urol. **27**, 731 (1933). — CIARROCCHI, L.: Zwei Fälle von Urethritis typhosa. Riforma med. **1937**, H. 45. Ref. Z. Urol. **32**, 571 (1938).

DIEHL, K. u. O. Frhr. v. VERSCHUER: Zwillingstuberkulose. Zwillingsforschung und erbliche Tuberkulosedisposition. Jena: Gustav Fischer 1933.

GAZA, W. v.: Über Hydronephrose des dreiästigen Nierenbeckens und über Anlage und Form des Nierenbeckens. Z. urol. Chir. **10**, 318 (1922). — GEBBING, M.: Interne und neurologische Zwillingsstudien. Dtsch. Arch. klin. Med. **178**, 472 (1936). — GLATZEL, H.: Beiträge zur Zwillingspathologie. Z. klin. Med. **116**, 632 (1931).

HAGE, W.: Pathologisch-anatomische Statistik der Pyelonephritis und pyelonephritischen Schrumpfniere. Z. urol. Chir. u. Gynäk. **44**, 172 (1938). — HARBITZ, H. FR.: Kan nyretuberkulose helbredes spontant? Norsk Mag. Laegevidensk. Jg. **74**, **11** (1913).

JENTSCH, FR.-R.: Über Nierenerkrankungen bei ein- und zweieiigen Zwillingen. (Nach Untersuchungen an württembergischen Zwillingen.) Inaug.-Diss. Hamburg 1936.

KAPSAMMER, G.: Nierendiagnostik und Nierenchirurgie. Wien 1907. — Tuberculosis of the kidney. Amer. J. Obstetr. a. Dis. Women **68** (1913). — KLASSON: Über die Nierentuberkulose bei Kindern. Z. urol. Chir. u. Gynäk. **43**, 194 (1937). — KRETSCHMER, H. P.: Renal tuberculosis in twins. Ann. Surg. **73**, 65 (1921). — KROISS, F.: Zit. nach CHWALLA, S. 739. — KÜMMELL, H.: Chirurgie der Nierentuberkulose. Klin. Wschr. **1923 II**, 2085. — KÜSTER, E.: Die Chirurgie der Nieren, der Harnleiter und der Nebennieren. Die Tuberkulose der Nieren, S. 338, Kap. IX. In Deutsche Chirurgie, Lieferung 52b. Stuttgart: Ferdinand Enke 1896—1902.

LENZ, F.: Die krankhaften Erbanlagen, 3. Abschn., S. 321. In BAUR-FISCHER-LENZ: Menschliche Erblehre und Rassenhygiene, Bd. I, S. 488. München: J. F. Lehmann 1936.

MEYER-BETZ: Über primäre Colipyelitis. Dtsch. Arch. klin. Med. **105**, 571 (1912).

NECKER, F.: Pyelitis, Pyelonephritis und Pyonephrose. In Handbuch der Urologie, Bd. III/1, S. 690. 1928.

PLESCHNER, H. G.: Nierenabsceß, Nierenkarbunkel, Peri-Paranephritis. In Handbuch der Urologie, Bd. III/1, S. 653. 1928. — POSNER, C.: Urologie und Konstitutionsproblem. Z. Urol. **18**, 257 (1924).

ROSCHER, F.: Über die Häufigkeit, die Art und die pathogene Bedeutung von Mißbildungen der Niere und der Harnwege. Acta chir. scand. (Stockh.) **70**, 493 (1933).

SUTER, F.: Die entzündlichen Krankheiten der Harnblase. In Handbuch der Urologie, Bd. III/1, S. 803. 1928. — Die ein- und beidseitig auftretenden Nierenkrankheiten (sog. chirurgische Nierenaffektionen). In Handbuch der inneren Medizin, Bd. VI/2, S. 1827. 1931.

WAGNER, P.: Verletzungen und chirurgische Erkrankungen der Nieren und Harnleiter. In v. FRISCH und ZUCKERKANDLS Handbuch der Urologie, Bd. II, S. 211, 286. 1905. — WILDBOLZ, H.: Die Tuberkulose der Harnorgane. In Handbuch der Urologie, Bd. IV/2, S. 1. 1927.

ZONDEK, M.: Die Tuberkulose der Niere. In KRAUS und BRUGSCHS Spezielle Pathologie und Therapie, Erkrankungen des Harn- und Geschlechtsapparates, Bd. VII, S. 583. 1920.

E. Geschwülste der Nieren und ableitenden Harnwege.

BOBBIO, L.: Tumeurs rénales congénitales (dysembryomes rénaux) familiales chez des hérédo-syphilitiques. Arch. Mal. Reins **9**, 571 (1935). Ref. Z. urol. Chir. u. Gynäk. **42**, 212 (1936). — BRODERS, A. C.: Epithelioma of the Genito-urinary Organs. Ann. Surg. **75**, 574 (1922).

CHWALLA, R.: Das Carcinom der Harnblase und der gegenwärtige Stand seiner Behandlung. Z. urol. Chir. **35**, 251 (1932).

FISCHER-WASELS, B.: Zur Erforschung und Bekämpfung bösartiger Geschwülste. Erblichkeit und Geschwulstbildung. Dtsch. med. Wschr. **1933 II**, 1489. — Die Erblichkeit in der Geschwulstentwicklung. Fortschr. Erbpath. u. Rassenhyg. **2**, 221 (1938). — FUCHS, F.: Zur Klinik und Statistik der Harnblasentumoren. Z. urol. Chir. **17**, 277 (1925).

KRANZ, H.: Tumoren bei Zwillingen. Kongreßber. dtsch. Ges. Vererbgswiss. (Ber. 9. Verslg München, Sept. 1931) **9**, 353 (1931). — Tumoren bei Zwillingen. Z. Abstammgslehre **62**, 173 (1932).

PLESCHNER, H. G.: Zur Frage der Ureterexplantation und der Blasenexstirpation. Z. urol. Chir. **28**, 74 (1929).

SCHLAGINTWEIT, F.: Bericht über 139 bösartige Neubildungen der Blase. Verh. dtsch. Ges. Urol., 7. Kongr. Wien **1926**, 350.

TEMKINE: Les tumeurs de la Vessie. J. d'Urol. **31**, 463 (1931).

F. Störungen der Blasenfunktion.

ADLER: Minderwertigkeit von Organen. Wien 1907.

BAKWIN, H.: Enuresis in Children. J. of Pediatr. **12**, 757 (1938). — BEVERLY, B. J.: Incontinence in Children. J. of Pediatr. **2**, 718 (1933). — BLUM, V.: Kriegserfahrungen über die Harninkontinenz der Soldaten. Wien. klin. Wschr. **1917 I**, 1029. — BRAY, G. W.: Allergic enuresis. Proc. roy. Soc. Med. **25**, 415 (1932). Ref. Zbl. Kinderheilk. **26**, 728. — BREMER, F. W.: Klinische Untersuchungen zur Ätiologie der Syringomyelie, der „Status dysraphicus". Dtsch. Z. Nervenheilk. **95**, 1 (1926). — Die pathologisch-anatomische Begründung des Status dysraphicus. Dtsch. Z. Nervenheilk. **99**, 104 (1927).

CHWALLA, R.: Konstitution und Vererbung in der Urologie. Z. Urol. **27**, 731 (1933). — CONRAD, K.: Der Erbkreis der Epilepsie. In Handbuch der Erbbiologie des Menschen, Bd. V/2, S. 933. Berlin: Julius Springer 1939. — CURTIUS, F.: Multiple Sklerose und Erbanlage. Leipzig: Georg Thieme 1933. — Status dysraphicus und Myelodysplasie. Fortschr. Erbpath. u. Rassenhyg. **3**, 199 (1939). — CURTIUS, F. u. I. LORENZ: Über den Status dysraphicus. Z. Neur. **149**, 1 (1933). — CURTIUS, F., F. K. STÖRRING u. K. SCHÖNBERG: Über FRIEDREICHsche Ataxie und Status dysraphicus. Z. Neur. **153**, 719 (1935).

DAVISON, W. C.: Enuresis. Abts Pediatrics **4**, 867 (1924).

EMMRICH, R.: Spina bifida und Familien mit Spina bifida. Inaug.-Diss. Tübingen 1936. — Spina bifida und Bettnässen. Erbbiologische Untersuchungen. Mschr. Kinderheilk. **68**, 87 (1937).

FRANKL-HOCHWART, L. v. u. O. ZUCKERKANDL: Die nervösen Erkrankungen der Blase. In NOTHNAGELS Spezielle Pathologie und Therapie, Bd. 19/II, S. 1. Wien: Alfred Hölder 1898. — FRARY, L. G.: Enuresis. A genetic study. Amer. J. Dis. Childr. **49**, 557 (1935). Ref. Z. urol. Chir. **41**, 393 (1936). — FUCHS, A.: Über den klinischen Nachweis kongenitaler Defektbildungen in den unteren Rückenmarksabschnitten („Myelodysplasie"). Wien. med. Wschr. **1909 II**, 2141, 2261.

GARDNER, F. E.: Remarques sur l'incontinence nocturne d'urine chez l'adulte. Constatations cystoscopiques. Gaz. Hôp. **93**, 295 (1920). Ref. Kongreßzbl. inn. Med. **15**, 574 (1921). — GUINON: De quelques troubles urinaires de l'enfance. Névroses urinaires de l'enfance. Thèse de Paris **1889**. — GUYON: Leçons cliniques sur les maladies des voies urinaires, 4. Ausg., Tome I, p. 316. Paris: Baillière & Fils 1903.

HAMILL, R. C.: Enuresis. J. amer. med. Assoc. **93 I**, 254 (1929). — HARTMANN, H.: Psychiatrische Zwillingsstudien. Jb. Psychiatr. **50**, 195 (1933). — HEALY, W. and A. BRONNER: New light on delinquency and its treatment. New Haven 1936. — HOFMEIER, K.: Die Bedeutung der Erbanlagen für die Kinderheilkunde. Beih. Arch. Kinderheilk. **14** (1938).

JANCKE: Über eine Bettnässerfamilie, zugleich ein Beitrag zur Erblichkeit der Spina bifida. Dtsch. Z. Nervenheilk. **54**, 255 (1916). — Röntgenbefunde bei Bettnässern. Weitere Beiträge zur Erblichkeit der Spina bifida. Dtsch. Z. Nervenheilk. **55**, 334 (1916). — JANET: Les troubles psychopathiques de la miction. Essai de psycho-physiologie normale et pathologique. Thèse de Paris **1890**.

KLINGER: Zit. nach CURTIUS, 1939.

LENZ, F.: Die krankhaften Erbanlagen. In BAUR-FISCHER-LENZ: Menschliche Erblehre und Rassenhygiene, Bd. I, S. 321. München: J. F. Lehmann 1936.

MATTAUSCHEK, E.: Über Enuresis. Wien. med. Wschr. **1909 II**, 2153. — MEYER, E.: Klinik der nervösen Störungen der Blase. In Handbuch der Urologie, Bd. III/1, S. 415. Berlin: Julius Springer 1928. — MONRO: Incontinence of urine inhereted by an entire family from their father. Lancet **1**, 704 (1896). — MUNK, F.: Physiologische und pathologische Funktionen und Zustände des Nierensystems in ihrer Beziehung zur Person. In BRUGSCH und LEWY: Die Biologie der Person, Bd. III, S. 749. Berlin u. Wien: Urban & Schwarzenberg 1930.

OPPENHEIM, H.: Lehrbuch für Nervenkrankheiten, 5. Aufl. Berlin: S. Karger 1908.

PETROVSKIJ: Erblichkeit und Enuresis nocturna. Sovet. Psichonevr. (russ.) **10**, 10 (1934). Ref. Zbl. Neur. **74**, 273 (1935). — POSNER, C.: Diabetes insipidus und Blasenlähmung. Berl. klin. Wschr. **1902 I**, 438. — Urologie und Konstitutionsproblem. Z. Urol. **18**, 257 (1924).

ROEPERT, W.: Über familiäres und hereditäres Vorkommen von Enuresis nocturna. Inaug.-Diss. Heidelberg 1911.

SCHWARZ, O.: Miktionspathologie. Klin. Wschr. **1923 I**, 285. — SIEMENS, H. W.: Die Zwillingspathologie. Berlin: Julius Springer 1924. — SITKÉRY, J.: Untersuchungen über die Pathologie der sogenannten Enuresis nocturna. Z. Urol. **33**, 409 (1939). — STERN, R.: Familiäre Enuresis nocturna. Wien. klin. Rdsch. **29**, 381 (1905). — STUMPFL, F.: Erbpsychologie des Charakters. In Handbuch der Erbbiologie des Menschen, Bd. V/1, S. 368. Berlin: Julius Springer 1939. — SUTER, F.: Erkrankungen der Blase, der Prostata, der Hoden und Nebenhoden, der Samenblasen. Funktionelle Sexualstörungen. In Handbuch der inneren Medizin, Bd. VI/2, S. 1974. Berlin: Julius Springer 1931.

TIEMANN, F.: Enuresis nocturna et diurna. (Symptomatologie, Ätiologie und Therapie.) Erg. inn. Med. **51**, 323 (1936). — TROEMNER: Vortrag, gehalten auf der Gesellschaft deutscher Nervenärzte. Ber. 4. Jverslg Ges. dtsch. Nervenärzte 1910.

VANDENBOSCHE: Zit. nach TIEMANN. — VERSCHUER, O. Frhr. v.: Erbpathologie. Medizinische Praxis, 2. Aufl., Bd. 18. Dresden u. Leipzig: Theodor Steinkopff 1937.

WEITZ, W.: Studien an eineiigen Zwillingen. Z. klin. Med. **101**, 115 (1925).

ZAPPERT, J.: Enuresis. Erg. inn. Med. **18**, 109 (1920).

Erbbiologie und Erbpathologie des Geschlechtsapparates.

Erbpathologie des männlichen Geschlechtsapparates.

Von TAGE KEMP, Kopenhagen.

Mit 10 Abbildungen.

1. Die genetische Geschlechtsbestimmung.

Seit Beginn dieses Jahrhunderts ist man sich darüber klar gewesen, daß das Geschlecht als eine Eigenschaft zu betrachten ist, die sich nach den MENDELschen Gesetzen vererbt. Das eine Geschlecht ist homozygot und hat außer den Autosomen 2 X-Chromosome in allen Zellen, während das andere Geschlecht heterozygot ist und nur 1 X-Chromosom besitzt; die Geschlechtsbestimmung ist von den X- oder Geschlechtschromosomen abhängig und wird im Augenblick der Befruchtung entschieden.

Das Geschlecht ist also genotypisch bestimmt, doch ist die phänotypische Geschlechtsprägung in hohem Grade von paratypischer Einwirkung, besonders von seiten der Hormone der Geschlechtsdrüsen, abhängig. Bei höherstehenden Tieren und Menschen werden zu einem gewissen Zeitpunkt in der Ontogenese die sogenannten chromosomalen oder autochthonen Wirkstoffe (somatische Hormone), die von allen Zellen des Körpers abstammen, in ihrer Funktion durch die inkretorischen, von den endokrinen Drüsen gebildeten Hormone abgelöst. Die Erkenntnis dieses Zusammenspiels zwischen anlagsmäßigem Geschlechtscharakter und den Geschlechtshormonen ist die Voraussetzung für ein richtiges Verständnis intersexueller Zustände und überhaupt für das Verstehen der Ätiologie von Mißbildungen der Geschlechtsorgane sowohl beim Tier wie auch beim Menschen.

2. Intersexualität (Hermaphroditismus).

Unter Hermaphroditismus versteht man das Vorhandensein der Kennzeichen beider Geschlechter bei einem Individuum. Der echte Hermaphroditismus ist recht selten, aber gerade in der menschlichen Pathologie sind viele körperliche (Mißbildungen der Genitalien, Gynäkomastie, Androtrichie usw.) wie auch seelische (Homosexualität, Bisexualität, Feminismus, Virilismus usw.) sexuelle Zwischenformen bekannt. Die intersexuellen Zustände sind entweder angeboren, oder bei vorher normalen Personen treten früher oder später Merkmale des entgegengesetzten Geschlechts auf; in vielen Fällen sind die intersexuellen Zustände erblich.

Die älteren Einteilungen des Hermaphroditismus haben wesentlich beschreibenden Charakter.

Man hat zwischen Hermaphroditismus verus und Pseudohermaphroditismus unterschieden. Beim echten Hermaphroditismus findet sich im gleichen Individuum sowohl männliches wie weibliches Keimdrüsengewebe. Man bezeichnet den echten Hermaphroditismus als germinal, wenn Geschlechtszellen vorhanden sind, und als glandulär, wenn die Geschlechtsdrüse nur unreifes Parenchym enthält.

Ovarial- und Testisgewebe liegen meist in einem Organ beisammen. Der Ovarialteil umgibt kappenartig den Hodenteil. Das als Hoden ausgebildete Mittelstück kann allerdings allein nach unten rücken und sich von dem Ovarialgewebe völlig trennen. Der Ovotestis tritt einseitig oder doppelseitig auf. In anderen Fällen findet sich auf einer Seite Eierstocks-, auf der anderen Hodengewebe. Echter Hermaphroditismus ist beim Menschen jedoch ziemlich selten (vgl. S. 944); noch niemals wurden beim gleichen Individuum reife Eizellen und Spermatozoen zur gleichen Zeit festgestellt. Das Gewebe der Geschlechtsdrüsen ist gewöhnlich nur wenig differenziert und macht frühzeitig regressive Veränderungen durch.

Häufiger als den echten Hermaphroditismus sieht man Formen, die Gewebe nur der einen oder anderen Geschlechtsdrüse aufweisen. Man spricht von Pseudohermaphroditismus masculinus, wenn Hodengewebe, und von Pseudohermaphroditismus femininus (oder auch von Pseudothelie bzw. Pseudoarrhenie), wenn Ovarialgewebe nachweisbar ist. Wenn hauptsächlich die äußeren Geschlechtsteile zu den Gonaden im Gegensatz stehen, liegt ein Pseudohermaphroditismus externus oder die kopulative Form vor; weichen die inneren Genitalien ab, so besteht ein Pseudohermaphroditismus internus oder die tubuläre Form. Schließlich gibt es noch einen extragenitalen Pseudohermaphroditismus, worunter gewisse Anomalien der Behaarung, die Gynäkomastie, Abweichungen des Körperbaues und, jedenfalls theoretisch, auch die Homosexualität verstanden werden.

Der männliche Pseudohermaphroditismus ist weit häufiger als die weibliche Form.

Der eben dargestellten Einteilung fehlt eine ätiologische und pathogenetische Grundlage, da sie einer Zeit entstammt, in der man noch keine tieferen Kenntnisse von den intersexuellen Zuständen gewonnen hatte.

Die Untersuchungen der modernen Erblichkeitsforschung über den Mechanismus der Geschlechtsbestimmung haben auf diese Probleme neues Licht geworfen. Die Experimente wurden an niederen Tieren, vorwiegend an Schmetterlingen und anderen Insekten, angestellt, bei denen der Vorgang noch relativ einfach ist, weil keine Hormone mitspielen.

Wie unter anderem die Untersuchungen an der *Taufliege* von FEDERLEY, BRIDGES u. a. ergeben haben, hängt die Geschlechtsbestimmung teils von den Geschlechtschromosomen, teils von geschlechtsbestimmenden Faktoren ab, die an die übrigen Chromosome, die Autosome, gebunden sind. Tierarten, bei denen wie beim Menschen das Weibchen das homozygote Geschlecht darstellt, zeigen im normalen Weibchen zwei Autosomensätze und zwei Geschlechtschromosome, $2A + 2X$, im normalen Männchen jedoch nur ein Geschlechtschromosom, $2A + 1X$. Das Zahlenverhältnis zwischen den X-Chromosomen und den Autosomensätzen wird durch einen Index ausgedrückt, der im Normalfall beim Männchen 0,5, beim Weibchen 1,0 beträgt. Unter besonderen Umständen können Individuen mit abweichenden Zahlenverhältnissen entstehen. Individuen mit $2X + 3A$ (Index $= 0{,}67$) sind intersexuell (triploide Intersexualität), mit $1X + 3A$ (Index $= 0{,}33$) supermaskulin und mit $3X + 2A$ (Index $= 1{,}5$) superfeminin.

GOLDSCHMIDT hat weiter durch Versuche mit Kreuzungen von japanischen und europäischen Rassen der Schmetterlingsart *Lymantria dispar* nachgewiesen, daß eine Intersexualität auch ohne morphologisch sichtbare Chromosomenabnormitäten zustande kommen kann. Die Entstehung normaler Männchen und Weibchen beruht darauf, daß die Stärke der männchen- und weibchenbestimmenden Faktoren (M und F) richtig aufeinander abgestimmt ist. Wenn daher nach der Kreuzung zweier verschiedener Rassen ein schwaches M einem starken F gegenübersteht oder umgekehrt, erhält man intersexuelle Zwischenstufen (diploide Intersexualität).

GOLDSCHMIDT konnte in seinen Züchtungsversuchen Zwitter aller Grade planmäßig erzeugen und damit beweisen, daß es sich bei Intersexualität nicht um eine zufällig zustande gekommene Anomalie, sondern um ein unter gewissen Bedingungen gesetzmäßiges Auftreten einer Fehlbildung handelt, die bei fast allen Tiergattungen vorkommt.

Wie sich aus diesen Untersuchungen ergibt, ist die diploide und die triploide Intersexualität genotypisch festgelegt, und ein ununterbrochener Übergang führt vom normalen Weibchen zum normalen Männchen. Die männchenbestimmenden Gene oder Faktoren wirken nach der einen, die weibchenbestimmenden nach der entgegengesetzten Richtung. Ein bestimmtes Verhältnis der Gene oder Faktoren M und F ergibt normale Männchen, ein anderes normale Weibchen; durch Störungen in dieser Proportion können die verschiedensten sexuellen Zwischenstufen zustande kommen.

Nach GOLDSCHMIDTs Auffassung entwickeln sich die intersexuellen Individuen zuerst in der Richtung auf das eine Geschlecht. An einem bestimmten Termin der Ontogenie, im *Drehpunkt*, findet aber ein Umschlag statt, wobei die Faktoren des anderen Geschlechts das Übergewicht gewinnen. Die Umkehr wird um so vollständiger, je früher sie eintritt. In Übereinstimmung damit bemerkt man an dem Zunehmen der Intersexualität, daß diejenigen Geschlechtsorgane am schnellsten und vollkommensten umschlagen, die zuletzt ihre Form erhalten, und daß umgekehrt die am frühesten ausgebildeten Organe nur bei den allerstärksten Graden der Intersexualität mitbetroffen werden. Ein Lebewesen, das seine Entwicklung als Männchen beginnt und danach umschlägt, wird als männlicher Intersex bezeichnet. Wenn es vor der Umkehr ein Weibchen war, ist es als weiblicher Intersex aufzufassen.

Die Anwendung dieser Erfahrung auf höhere Tiere scheint in weitem Ausmaße berechtigt, wenn auch die Verhältnisse hier komplizierter liegen, weil die spezifischen Geschlechtshormone von einer bestimmten Entwicklungsstufe an ihren Einfluß geltend machen.

Auch beim Menschen scheinen alle Übergänge zwischen dem normalen männlichen und weiblichen Geschlecht zu existieren, Die regelrechte geschlechtliche Entwicklung hängt auch hier von dem richtigen Ausgleich zwischen den männlichen und weiblichen geschlechtsbestimmenden Anlagen M und F ab. Ist die Proportion F : M über einen gewissen Betrag hinaus größer zugunsten von F, so entsteht ein Weibchen. Ist sie entsprechend größer zugunsten von M, dann entsteht ein Männchen. Liegt sie dazwischen, so entsteht ein intersexuelles Individuum.

Daher kann man auch Zwitterzustände bei Menschen als Ausdruck einer Intersexualität auffassen. Die Begriffe Hermaphroditismus und Intersexualität decken sich. Ontogenetische und phylogenetische Erfahrungen über die geschlechtliche Entwicklung stimmen mit einer solchen Auffassung überein.

Da der Mensch die Anlagen zu den Organen beider Geschlechter besitzt, ist er ein rudimentärer Hermaphrodit; dadurch wird bei Verschiebungen des Gleichgewichts zwischen den geschlechtsbestimmenden Faktoren die Ausbildung des entgegengesetzten Geschlechtsapparates ermöglicht.

Hauptsächlich auf Grund seiner Erfahrungen über die Intersexualität von Vögeln und Säugetieren ist GOLDSCHMIDT zu der Überzeugung gekommen, daß beim Menschen nur die weibliche, aber nie die männliche Intersexualität vorkommt. Die weibliche Intersexualität kann je nach dem Zeitpunkt, in dem der Umschlag zur männlichen Entwicklung einsetzt, mehr oder weniger ausgeprägt sein.

Wenn der Umschwung erst beim Erwachsenen abläuft, ist eine Intersexualität in leichter Form die Folge. Der Eierstock macht dabei eine mehr oder weniger weitgehende Umwandlung zu einem hodenartigen Gebilde durch; in der Regel zeigen sich Kastrationserscheinungen. Unter Umständen kann aber auch eine Produktion von männlichem Hormon und eine leichte Virilisierung stattfinden. Fällt der Drehpunkt in das Kindesalter, so besteht etwas stärkere Intersexualität, die manchmal mit geringer hormonaler Virilisierung verbunden ist.

Verschiedene Grade der Intersexualität können zur Entwicklung kommen, wenn der Umschlag schon intrauterin einsetzt. Der ausgesprochenste intersexuelle Zustand, aber nicht die vollkommenste Umwandlung, wird beobachtet bei einem nicht zu frühen Auftreten des Umschlages im Embryonalstadium, vor der Rückbildung der WOLFFschen Gänge, aber nachdem die MÜLLERschen Gänge schon eine gewisse Entwicklungsstufe erreicht haben. Man sieht dann fast normale Samenleiter neben ziemlich weit ausgebildeten MÜLLERschen Gängen und eventuell sogar einem Uterus bicornis. Die Keimdrüsen werden zu Ovotestes; eine Spermiogenese findet aber nicht statt. Der Sinus urogenitalis zeigt weiblichen Charakter.

Wenn der Umschlag noch früher stattfindet, wird die Umbildung in der männlichen Richtung vollkommener. Die Geschlechtsdrüsen werden zu Hoden, von den MÜLLERschen Gängen bleiben die gleichen unbedeutenden Reste zurück wie bei einem normalen Manne. In extremen Fällen nähern sich auch die äußeren Geschlechtsorgane dem maskulinen Typ. Die Intersexualität läßt sich dann oft nur an einer Hypospadie (vgl. S. 939), einem Kryptorchismus oder anderen leichteren Anomalien erkennen. Die weitestgehende Umbildung schafft Individuen von scheinbar normalem, männlichem Typus, die aber eine weibliche Chromosomengarnitur (2 X-Chromosomen) besitzen. Theoretisch sind derartige Menschen dadurch charakterisiert, daß sie nur weibliche Nachkommen zeugen können; praktisch aber gelingt es nicht, den Nachweis der Intersexualität zu führen. — Die weibliche Intersexualität soll daher sowohl den echten Hermaphroditismus wie auch männlichen und weiblichen Pseudohermaphroditismus umfassen.

GOLDSCHMIDT nimmt an, daß die männliche Form der diploiden Intersexualität beim Menschen nicht vorkommt. Ob die triploide Intersexualität auftreten kann, ist bisher unbekannt.

Von der Intersexualität wohl zu unterscheiden ist der *Gynandromorphismus*, die Existenz von Zellen mit männlicher und mit weiblicher Chromosomengarnitur bei einem Individuum. Der Gynandromorphismus kann halbseitig, transversal oder mosaikartig ausgebildet sein. Ob er auch beim Menschen auftritt, ist noch unbekannt (vgl. S. 945).

GOLDSCHMIDT selber war übrigens der Meinung, daß die Gynäkomastie, wenn sie für sich allein auftritt, nichts mit Intersexualität zu tun hat, ebenso wie er auch die Hypospadie als banale Mißbildung betrachtet, wenn sie nicht mit anderen zwitterigen Merkmalen kombiniert ist.

GOLDSCHMIDTs allgemeine Sexualitätslehre ist heute von den meisten Biologen, Botanikern und Zoologen und auch von vielen Medizinern als richtig anerkannt. Es sind jedoch auch Einwände verschiedener Art gegen diese Lehre erhoben worden. Teils wurde behauptet, daß sie überhaupt nicht für den Menschen gilt, teils wurde sie in verschiedener Weise modifiziert, und schließlich wurden von einigen Autoren aus dieser Lehre noch weitergehende Konsequenzen für den Menschen gezogen, als GOLDSCHMIDT selbst es tut.

Unter denen, die sich im wesentlichen ablehnend zu der Lehre von der Intersexualität stellen, ist KERMAUNER, der unter Bezugnahme auf die sterilen Zwillingskälber hervorhebt, daß nicht eine in der befruchteten Eizelle gelegene, endogene Veränderung des Chromosomenbestandes, sondern möglicherweise eine spätere, exogene Beeinflussung des wachsenden Eies für eine Erklärung des Hermaphroditismus in Betracht kommen mag. In ähnlicher Weise macht HALBAN darauf aufmerksam, daß wir trotz der GOLDSCHMIDTschen Versuche nicht wissen, in welcher Weise der Chromosomenapparat gestört wird, damit die hermaphroditischen Mißbildungen zustande kommen. BREDT und andere heben hervor, daß die Übertragung der GOLDSCHMIDTschen Theorie auf menschliche Verhältnisse noch große Schwierigkeiten bereitet. Nach MOSZKOWICZ (1936) meinen J. BAUER und B. ASCHNER, daß GOLDSCHMIDTs Quantitätshypothese zwar für den Menschen gelte; aber sie akzeptieren nicht die Drehpunktlehre.

Andererseits gibt es auch, wie oben erwähnt, sowohl Biologen als auch Ärzte, die, um die hermaphroditischen Zustände und andere Abnormitäten in den Geschlechtsorganen und im Geschlechtsleben des Menschen zu erklären, auf GOLDSCHMIDTs Theorien in noch größerem Maße bauen als GOLDSCHMIDT selbst. Das gilt in erster Linie von MOSZKOWICZ, der in einer sehr umfassenden Monographie (1936) den Hermaphroditismus und andere geschlechtliche Zwischenstufen beim Menschen behandelt hat. Dieser Autor meint, daß man bei Verfolgung des GOLDSCHMIDTschen Gedankenganges zu der Überzeugung kommt, daß die von ihm als Intersexualität bezeichnete Konstitutionsstörung weit über den Kreis der eigentlichen Zwitter hinaus beim Menschen vorkommt. Viele nichtzwitterige, pathologische Erscheinungsformen des Menschen (Kryptorchismus, Aplasia vaginae, verschiedene Formen des Hypogenitalismus) finden hier ihre zwanglose Erklärung.

Dasselbe gilt nach MOSZKOWICZ von Hypospadie, von Gynäkomastie, in gewissen Fällen von Leistenbruch, von Homosexualität und von anderen Anomalien. Dazu kommen die vermännlichenden und verweiblichenden Blastome, unter ihnen auch die Nebennierentumoren (Interrenalismus). Diese anscheinend nur hormonale Umstimmung durch Blastome trifft auch für Pubertas praecox zu, welche oft mit einer gewissen Intersexualität verbunden ist. Fernerhin ist es beachtenswert, daß MOSZKOWICZ und mehrere andere Autoren im Gegensatz zu GOLDSCHMIDT der Auffassung sind, beim Menschen komme nicht nur weibliche, sondern auch männliche Intersexualität vor. Nach diesen Autoren (z. B. auch LINDWALL und WAHLGREN) kommen genetisch männliche Intersexe beim Menschen teils in Form von Hermaphroditismus ambiglandularis, teils als H. ovarialis vor; das gegenseitige Verhältnis von Hoden- und Ovarialgewebe innerhalb eines Ovotestis gibt einen Fingerzeig dafür, welche der beiden Gewebsarten das Primärgewebe darstellt. KREDIET schließt aus seinen umfangreichen Untersuchungen über die intersexuellen Zustände bei verschiedenen Haustieren (besonders Hühnern und Pferden), daß im Prinzip kein Unterschied zwischen Intersexualität und Virilisierung durch eine ovarielle Geschwulst besteht; die geschwulsttragenden Individuen sind also auch Intersexe, deren Neubildung ebenso zu einer endokrinen Sekretion imstande ist wie die Gonaden bei anderen Intersexen.

Interessant sind übrigens KREDIETs Untersuchungen über Intersexualität bei Schweinen, durch die der familiäre und hereditäre Charakter dieses Leidens bei Säugetieren wahrscheinlich gemacht wurde. — Dieser Forscher fand, daß in Schweinehaltungen, wo Intersexe auftreten, sich meistens bald herausstellt, daß ein neu erworbener Eber diese Anomalie einführt. Wird ein solches Tier ausgemerzt und die Nachkommenschaft von der Zucht ausgeschlossen, so treten keine Intersexe mehr auf. Auch über den Zusammenhang zwischen Scrotalhernien und Intersexualität beim Schweine berichtet KREDIET. Ein Eber gab bei Paarung mit vielen Säuen Ferkel mit Hernien, darunter auch einige Zwitter. Die Paarung seines Sohnes mit der eigenen Mutter und Tante gab ungefähr 75% Hermaphroditismus, und bei Paarung mit nicht verwandten Säuen 50% Intersexe. Nach Ausschluß dieser beiden Eber von der Zucht wurden keine Ferkel mit Hernien oder Intersexe mehr geboren.

Es muß noch eine eigentümliche Arbeit „Zur Genetik des Geschlechts" von MÖBIUS (1935, 1936) erwähnt werden, die sich auf der Grundlage eines aus der Literatur zusammengestellten Materials und theoretischer Überlegungen eingehend mit den oben besprochenen

Problemen beschäftigt. MÖBIUS, der von MOSZKOWICZ eingehend kritisiert ist, lehnt von vorneherein die GOLDSCHMIDTsche Lehre ab. Er sieht sich nicht imstande, den Drehpunkt, das Zeitgesetz und die Seriierung nach verschiedenen Graden der Intersexualität anzuerkennen. Die von MÖBIUS angenommenen Erbfaktoren für die geschlechtlichen Anomalien lassen sich in bezug auf ihre Wirkung nicht in eine einheitliche Linie einordnen, sondern nur nach bestimmten Merkmalsgruppen *gruppenweise* seriieren. MÖBIUS verwendet das Wort Allele in einer etwas ungewöhnlichen Weise und stellt verschiedene „Allelgruppen" auf. Als verschiedene „Allelgruppen" führt er z. B. an: 1. Weiblichen Habitus; fehlende Körper- und Gesichtsbehaarung, weibliche äußere Geschlechtsteile, Fehlen von Uterus und Vagina, Hoden in der Leiste oder im Labium. 2. Männlichen Habitus, weibliche äußere Geschlechtsteile mit Klitorishypertrophie und Enge der Vagina, cystische Ovarien, hypoplastischen Uterus, Nebennierenhypertrophie. 3. Männliche äußere Geschlechtsteile, weibliche innere, Nebennierenhypertrophie, hohe Letalität. 4. wie 3., aber mit längerer Lebensdauer und Frühreife. Besondere Allele erzeugen virilistische Symptome; Klitorishypertrophie, Amenorrhöe, Tumoren der Eierstöcke; andere wiederum: Infantilismus, Eunuchoidismus oder Dystrophia adiposo-genitalis. Endlich erzeugen gewisse Allele die verschiedensten Mißbildungen, kombiniert mit Intersexualität.

In einer späteren Arbeit führt MÖBIUS unter dem Einflusse der Untersuchungen der letzten Jahre über die nahe chemische Verwandtschaft der männlichen und weiblichen Geschlechtshormone seine eigenartigen Theorien fort. Er weist auf „den grundlegenden Stoffwechseleinfluß des MF-Mechanismus" hin, den er „an Hand genetischer Zusammenhänge eingehender analysiert". Das Ergebnis dieser Analyse faßt MÖBIUS in folgender Weise zusammen: „Es ist über eine allelspezifische Fermentation hinweg entsprechend zunächst der Kohlenhydrat-Fettstoffwechsel und insonderheit der Lipoidstoffwechsel betroffen. Diese Spezifität des Lipoidstoffwechsels wird für die gesamte Entwicklung von grundlegender Bedeutung. Sie wirkt sich bereits in der Gametenreifung aus und vermag in der Befruchtung einen elektiven Einfluß auszuüben. Sie spielt weiterhin in der Determination der Anlagen und Keimblattdifferenzierung eine bedeutende Rolle. Im Verlauf der postfetalen Entwicklung wird eine Bedeutung für die Stoffwechselerscheinungen im MF-Wirkungsbereich, für die Erscheinungen der Heterophänie, für den Mineralstoffwechsel, für den zeitlichen Ablauf der Entwicklung und für die Disposition zu Tumoren und Infektion aufgezeigt."

Der Verfasser dieses Abschnittes sieht sich nicht in der Lage, den Anschauungen von MÖBIUS zu folgen, und betrachtet überhaupt die Frage nach der Ätiologie der Intersexualität bei höherstehenden Tieren und Menschen als nicht endgültig gelöst. Andererseits ist freilich kaum daran zu zweifeln, daß GOLDSCHMIDTs Theorie, die Geschlechtsentwicklung hänge von der Balance zwischen den das männliche Geschlecht und den das weibliche Geschlecht bestimmenden Faktoren ab, im wesentlichen richtig ist. Beim Hermaphroditismus und den anderen sexuellen Zwischenformen liegt gewöhnlich nicht eine lokale Mißbildung der Geschlechtsorgane, sondern eine allgemeine Störung der Geschlechtsbestimmung vor. Diese Leiden sind oft erblich determiniert, aber keines der Gene braucht an sich abnorm zu sein; der Fehler liegt in der Zusammenstellung nichtübereinstimmender elterlicher Erbfaktoren.

Von diesen Voraussetzungen aus wird im folgenden besprochen werden, was wir über die Vererbung der intersexuellen Zustände und der hereditären Leiden in den männlichen Fortpflanzungsorganen und -funktionen wissen.

3. Pseudohermaphroditismus.

Aus sehr früher Zeit liegen schon Berichte über Erblichkeit und familiäres Vorkommen von Hermaphroditismus und anderen intersexuellen Zuständen vor. Die sehr umfangreiche, ältere Literatur über dieses Thema, die mindestens hundert Publikationen umfaßt, soll hier nicht durchgegangen werden; wir müssen uns damit begnügen, auf F. v. NEUGEBAUERs und W. BULLOCHs umfassende Übersichtsarbeiten über das Tatsachenmaterial, das auf diesem Gebiete bis 1908/09 vorlag, zu verweisen (namentlich BULLOCHs Arbeit enthält viele Stammbäume). Die Mitteilungen, die sich in diesen beiden Monographien über das Vorkommen von Pseudohermaphroditismus bei Geschwistern vorfinden, können in folgender Weise zusammengefaßt werden:

Pseudohermaphroditismus	masc.	sah	man	17mal	bei	2 Brüdern,	insges.	bei	34	Personen
„	„	„	„	2 „	„	3 „	„	„	6	„
„	„	„	„	1 „	„	4 „				
„	fem.	„	„	3 „	„	2 Schwestern,	„	„	6	„

Insgesamt kam also die männliche Form in 20 Gruppen von Geschwistern bei zusammen 44 Personen vor, die weibliche Form in 3 Gruppen von Geschwistern bei zusammen 6 Personen. Diese Zahlen bestätigen die bekannte Erfahrung, daß der männliche Pseudohermaphroditismus weit häufiger ist als der weibliche (in dem angeführten Materiale war er 7—8mal so häufig).

Im ganzen berichtet NEUGEBAUER in 112 der 1263 Fälle, die er 1908 beschrieb, von einem familiären Vorkommen des Hermaphroditismus. Zweimal lag Blutsverwandtschaft vor; insgesamt 5mal wurde Hermaphroditismus bei Zwillingen beobachtet, davon einmal bei zusammengewachsenen. Aus NEUGEBAUERS Material gewinnt man den Eindruck, daß die intersexuellen Zustände nicht besonders häufig (in etwa nur 10% der Fälle) familienweise vorkommen; wenn freilich so verhältnismäßig selten mehrere Patienten mit intersexuellen Symptomen innerhalb derselben Familie beschrieben werden, so beruht das sicherlich darauf, daß die Familien häufig nicht untersucht worden sind; man kann daher auch in der Literatur der letzten Jahre feststellen, daß familiäres Vorkommen von Intersexualität hier verhältnismäßig viel häufiger beschrieben worden ist, als es in dem älteren Schrifttum der Fall war. Doch ist andererseits nicht daran zu zweifeln, daß alle intersexuellen Abnormitäten oft als anscheinend völlig „isolierte Fälle“ in den Sippen auftreten können.

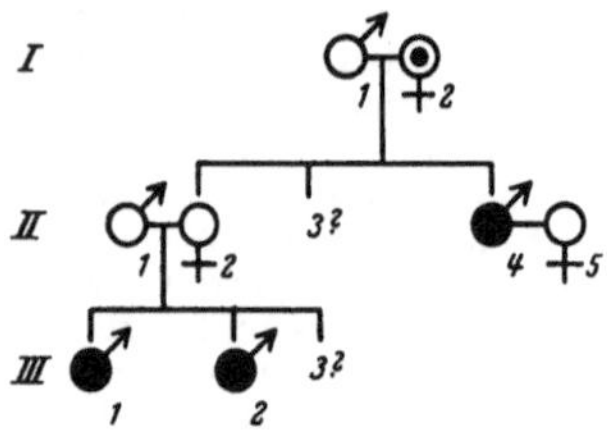

Abb. 1. Hypospadia peniscrotalis (Pseudohermaphroditismus masc.?). *I 2* war Konduktor, bei mehreren ihrer männlichen Aszendenten kam die gleiche Anomalie wie bei *II 4* und *III 1* und *2* vor, doch wurde dieselbe nur durch Frauen vererbt. (Nach HEUERMANN.)

Die hermaphroditischen Zustände werden äußerst selten direkt von Eltern auf Kinder vererbt, da die Ehen der Zwitter gemäß der Natur der Sache fast immer steril sind. Die männlichen Zwitter kommen für die Ehe meistens als weibliche Partner in Betracht, wenn sie mehr oder weniger weiblichen Habitus und äußere Geschlechtsteile aufweisen. Doch wird über vieljährige, glückliche Ehen zwischen männlichen Scheinzwittern und normalen Frauen berichtet, aber eine Nachkommenschaft ist aus einer solchen Ehe nicht zu erwarten. Dasselbe gilt natürlich von Ehen, deren männlicher Partner ein weiblicher Scheinzwitter ist. Man hat jedoch männliche Zwitter gesehen, deren Keimdrüsen Spermien produzieren können. In einem solchen Falle, der doch natürlich nur äußerst selten vorkommen wird, wäre es selbstverständlich möglich, daß eine Schwängerung durch einen weiblich aussehenden, unerkannt unter Frauen lebenden männlichen Zwitter erfolgt, was angeblich auch beobachtet worden ist.

Aus der älteren Literatur sei nur ein Fall von familiär vorkommendem Hermaphroditismus angeführt. Es handelt sich um den von HEUERMANN 1767 beschriebenen Fall aus Kopenhagen. In einer Familie kamen 2 Geschwister mit Pseudohermaphroditismus masculinus (peniscrotale Hypospadie) vor. Diese Anomalie war in der Sippe durch viele Generationen hindurch aufgetreten, indem sie bei einigen der männlichen Familienmitglieder durch gesunde Frauen vererbt vorkam (s. Abb. 1). Der Bruder der Mutter der zwei Geschwister war auch Pseudohermaphrodit und mit einer Frau verheiratet, aber die Ehe war natürlich kinderlos; wie erwähnt, waren auch in früheren Generationen Pseudohermaphroditen in der Sippe aufgetreten.

Aus der neueren Literatur mögen 4 besonders charakteristische Stammbäume besprochen werden. DIEFENBACH beschrieb 1912 die Familie, deren Stammbaum in Abb. 2 nach GOLDSCHMIDT wiedergegeben ist; der letztere knüpft die folgenden Bemerkungen an den Fall: „Zwitter *5* und *6* sind sicher weibliche Intersexe (männliche Pseudohermaphroditen), für die anderen ist es nur sehr wahrscheinlich nach allem, was über sie bekannt ist. Der Stammbaum zeigt, daß eine normale Frau (1. Gen.) intersexuelle Töchter und intersexuelle Enkel und Urenkel durch eine gesunde Tochter hat; links zeigt sich dasselbe, und die betreffende Mutter (4. Gen.) ist selbst die Enkelin einer Intersexerzeugerin. Dieser Stammbaum sieht so aus, als ob die Intersexe zwei starke M haben, die von beiden Eltern kommen müssen. Es ist aber auch möglich, daß nur Nr. *5* und *6*, die Hoden besaßen, homozygot sind, und *1*—*4*, *7*, *8*, von denen nichts Genaueres feststeht, schwache Intersexe waren mit stark M — schwach M. Eine wirklich beweiskräftige, genetische Analyse ist nicht möglich, wenn auch der Stammbaum durchaus genügt, eine zygotische Intersexualität zu erweisen.“

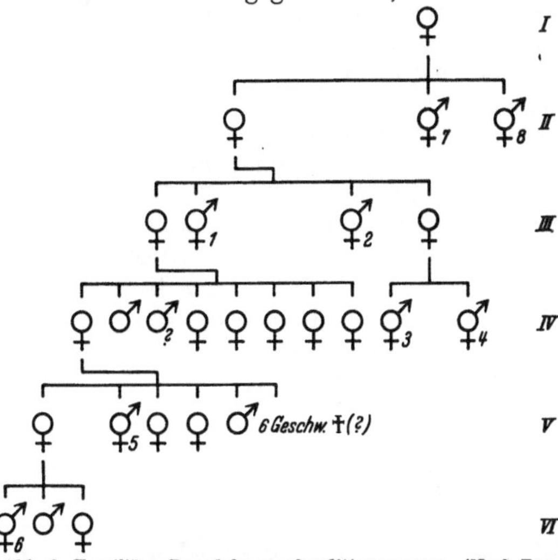

Abb. 2. Familiärer Pseudohermaphroditismus masc. (Nach DIEFENBACH, zit. nach GOLDSCHMIDT.)
1 und *2*: Zeitlebens Amenorrhöe. Verheiratet, aber kinderlos.
3 und *4*: Amenorrhöe und Mißbildungen der Genitalien.
5: Pseudohermaphroditismus masc., gynäkologisch untersucht.
6: Abnorme Genitalorgane. (Siehe im übrigen Text.)

In der von SCHERBAK (Abb. 3) beschriebenen Familie, in welcher Intersexualität (Hypospadia peniscrotalis totalis, männliches Zwittertum) durch 4 Generationen hindurch vorkam, sieht man, wie in jeder Generation die normalen Schwestern der Zwitter als Konduktoren die Anomalie auf einen Teil ihrer Kinder übertragen; daneben gibt es sowohl normale weibliche wie auch normale männliche Nachkommenschaft.

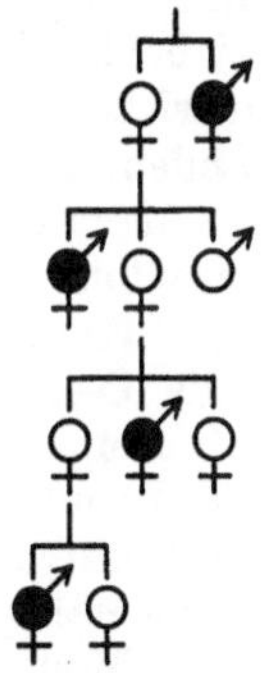

Abb. 3. Stammbaum einer Zwitterfamilie. (Nach SCHERBAK.)

Von SCHERBAKS Fall weicht die von O'FARRELL beschriebene Sippe etwas ab, in welcher 5 Fälle von Pseudohermaphroditismus femininus vorkamen (Ovarien, Penis mit Hypospadie, hypoplastischer Uterus, Vagina entweder fehlend oder hypoplastisch; 4 der Patienten wurden als Mädchen aufgezogen, 1 als Knabe; keine Aufschlüsse über Nebennierentumoren). 6 Geschwister (3 ♂ und 3 ♀) und deren Eltern waren alle normal. Unter den 40 Kindern dieser 6 Geschwister waren die oben erwähnten 5 Pseudohermaphroditen (Kinder von zwei Schwestern und einem Bruder); von den 36 Enkeln waren alle normal.

In der von LUNDÉN und später von PETTERSSON (Abb. 4) beschriebenen Sippe handelte es sich um männliches Zwittertum mit kleiner Vagina, weiblichem Habitus, Leistenbruch und Hoden (bei Nr. 8, 9 und 14 mikroskopisch diagnostiziert). Nr. 1, 3 und 6 waren amenorrhoisch, litten aber an *vikariierenden Nasenblutungen*, welche also als erbliche Leiden in Verbindung mit Intersexualität auftreten können. Alle Intersexe in dieser Familie wurden als Frauen angesehen;

sowohl Nr. 8 als auch Nr. 9 verheirateten sich mit normalen Männern, doch waren die Ehen natürlich kinderlos, aber im übrigen glücklich. Auch in dieser Sippe zeigt sich Vererbung durch gesunde Frauen. Nach GOLDSCHMIDTS Theorie könnte man sich vorstellen, daß es sich hier um Frauen handelte, die auf Grund der in der Familie vorkommenden, starken M-Faktoren Intersexe wurden; doch läßt sich natürlich kein endgültiger Beweis für die Richtigkeit einer solchen Erklärung erbringen. PETTERSSON und BONNIER weisen auf die Möglichkeit hin, daß es sich in dieser Familie um männliche Intersexualität handelte, und daß ein geschlechtsgebundenes recessives Gen die Entwicklung der äußeren männlichen Genitalorgane vollständig gehemmt hätte.

Von anderen Fällen von familienweise vorkommendem Hermaphroditismus, die in der neueren Zeit (nach 1910) beschrieben wurden, können folgende angeführt werden: GUDERNATSCH bespricht einen echten Hermaphroditen, der als Frau lebte und eine Schwester mit abnormen Geschlechtsorganen hatte. JORDAN und NOVAK (zit. nach KERMAUNER) beobachtete familiäres Vorkommen von Pseudohermaphroditismus. REIFFERSCHEID beschreibt einen Fall von echtem Hermaphroditismus, wo eine Schwester der Mutter ohne Menses war. LOENNECKEN hat 4 „Schwestern“ beschrieben. Von diesen Schwestern waren zwei wegen Leistenbruchs operiert und im Inguinalkanal ein Hoden gefunden worden; die Schwestern waren sämtlich maskuline Pseudohermaphroditen.

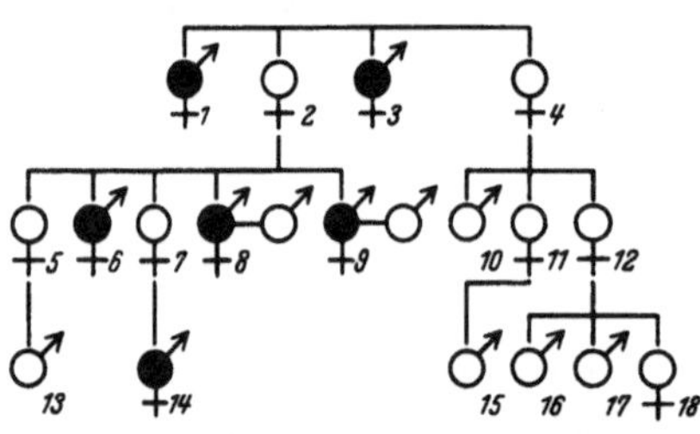

Abb. 4. Intersexualität (Pseudohermaphroditismus masc.). (Nach LUNDÉN und PETTERSSON.)

GOLDBERGER erwähnt einen Fall von Pseudohermaphroditismus masc., wo zwei Schwestern des Vaters ohne Menses waren. In GALs Fall handelte es sich um zwei Schwestern, die beide Pseudohermaphroditismus femininus hatten; bei beiden wurde die hypertrophische Klitoris exstirpiert, nach der Operation entwickelten sich beide in weiblicher Richtung; es war keine Hypertrichie vorhanden, und es wurde keine Hyperplasie der Nebennierenrinde nachgewiesen. Bei METTAVELs Patient lag eine Kombination von Pseudohermaphroditismus masculinus und Zwergwuchs vor, der Großvater des Patienten väterlicherseits hatte Hypospadie. FRUCHAUD und VIALLE erwähnen zwei Geschwister, die beide Pseudohermaphroditismus femininus zeigten, und POLZER und PRIESEL haben eine ähnliche Beobachtung gemacht. MISHELL beschreibt drei Schwestern mit Pseudohermaphroditismus masculinus; eine Schwester der Mutter hatte nie menstruiert. Im Harn von zwei von diesen drei Schwestern waren verhältnismäßig reichliche Mengen von östrogenem Hormon gefunden worden; einige Monate nach Orchidektomie war das östrogene Hormon verschwunden, und man fand jetzt gonadotropes Hormon im Harn. Der Verfasser vermutet, daß in diesen Fällen die Hoden das weibliche Geschlechtshormon produzieren. HALBAN sah einen Scheinzwitter, dessen ältere Schwester keine Menses hatte. ESTEVEZ und DAVIS beschreiben je zwei Geschwister mit Pseudohermaphroditismus, DOENICKE drei, vielleicht vier Geschwister. SCHULTZE bespricht einen Pseudohermaphroditen, bei dem die Schwester der Mutter starke Hypoplasie des Uterus hatte, und PANDOLFINI erwähnt zwei Geschwister mit Pseudohermaphroditismus. Schließlich hat QUINBY (zit. nach MOSZKOWICZ) einen Eierstockzwitter gesehen, dessen Vater Hypospadie hatte, und GOLISCH sah zwei intersexuelle Geschwister mit Hypertrichie.

Interessant ist HIRSCHFELDs Untersuchung über Blutsverwandtschaft zwischen den Eltern von Intersexuellen. Unter 44 Fällen von männlichem und weiblichem Scheinzwittertum fand er 8 Geschwisterpaare, darunter einen Fall von 3 als Schwestern aufgewachsenen Brüdern mit hermaphroditischer Bildung. Von diesen 44 Scheinzwittern stammten 17, darunter 4 Geschwisterpaare, aus Verwandtenehen (meist waren die Eltern Cousin und Cousine). In 13 von 35 Ehen, welchen Scheinzwitter entstammten, fand HIRSCHFELD Blutsverwandtschaft, das ist in 37%.

Neulich hat GULDBERG ein als eineiig einwandfrei dokumentiertes Zwillingspaar mitgeteilt, von dessen Partnern der eine ein gesundes, normalgeschlechtliches Mädchen war, der andere ein weiblicher Scheinzwitter, der neben seinen sexuellen Mißbildungen auch eine Anzahl verschiedene Mißbildungen der Harnorgane und des Darmkanals aufwies. GULDBERG meint, daß die Annahme einer Mutation der einen Zwillingsanlage die am nächsten liegende Erklärung dieser Beobachtung ist. Auch eine phänotypische Intersexualität könnte natürlich vorliegen. Überhaupt müssen wir betonen, daß sowohl genetische als auch hormonale Pseudohermaphroditen bzw. Intersexe vorkommen können.

Wie häufig Intersexualität überhaupt vorkommt, ist schwer zu sagen; NEUGEBAUER fand, daß etwa 1 von 1000 untersuchten Frauen und Kindern hermaphroditisch war (etwa 50 von 52000); es handelte sich jedoch um ein etwas ausgewähltes Material.

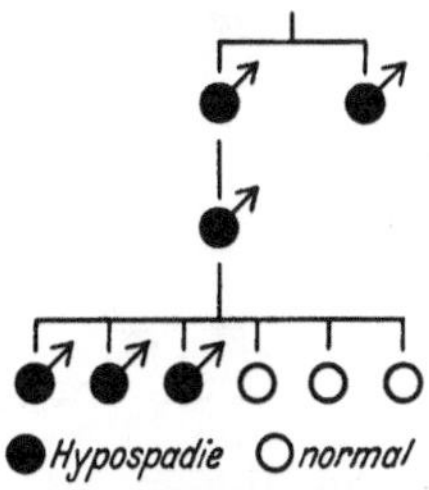

● Hypospadie ○ normal

Abb. 5. Hypospadie in 3 Generationen. (Nach RIGAUD 1877.)

4. Hypospadie.

Hypospadie (Fissura urethrae inferior) fand LAGNEAU bei 5, RENNES bei 3 von je 1000 Rekruten, beide Untersuchungen fanden in Frankreich statt; dazu kommt aber noch hinzu, daß die schwereren Fälle von Hypospadie als Frauen zur Beobachtung kommen. Nach

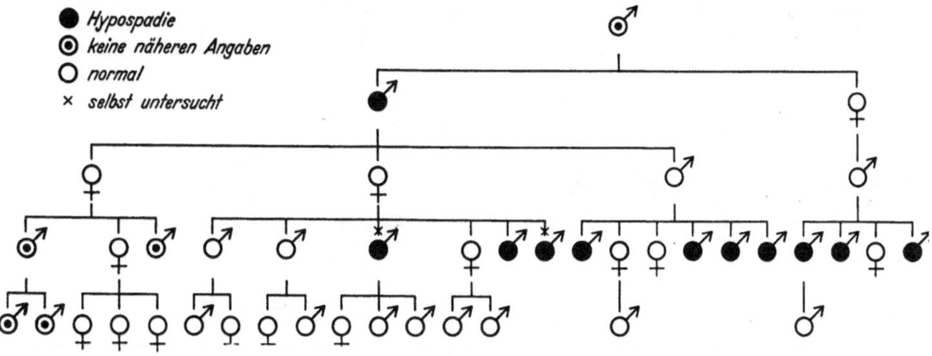

Abb. 6. Hypospadie in 4 Generationen. (Nach LESSER 1889.)

SCHNEIDER schwankt die Häufigkeit der männlichen Hypospadie zwischen 1:300 und 1:1000. Die Eichelhypospadie ist die häufigste Form. Die weibliche Hypospadie ist viel seltener. NEUGEBAUER gibt an, daß Hypospadie bei etwa 1 von je 1000 Neugeborenen auftritt.

Die Hypospadie, die ja nicht die Fortpflanzungsfähigkeit ausschließt, kommt oft familienweise vor, sowohl unter Geschwistern als auch durch mehrere Generationen hindurch. Bis 1908/09, in welchen Jahren NEUGEBAUERS und BULLOCHS oben besprochene Sammelwerke herauskamen, war beschrieben:

Hypospadie 11 mal bei 2 Geschwistern, insgesamt bei 22 Personen
„ 7 „ „ 3 „ „ „ 21 „
„ 2 „ „ 4 „ „ „ 8 „
„ 1 „ „ 5 „ „ „ 5 „
„ 9 „ „ Vater und Sohn (oder Söhnen, bis zu 4 Söhnen), insgs. bei 25 Pers.
„ 3 „ „ Vater, Sohn und Sohnessohn
„ 2 „ durch 5 Generationen hindurch
„ 1 „ „ 6 „ „

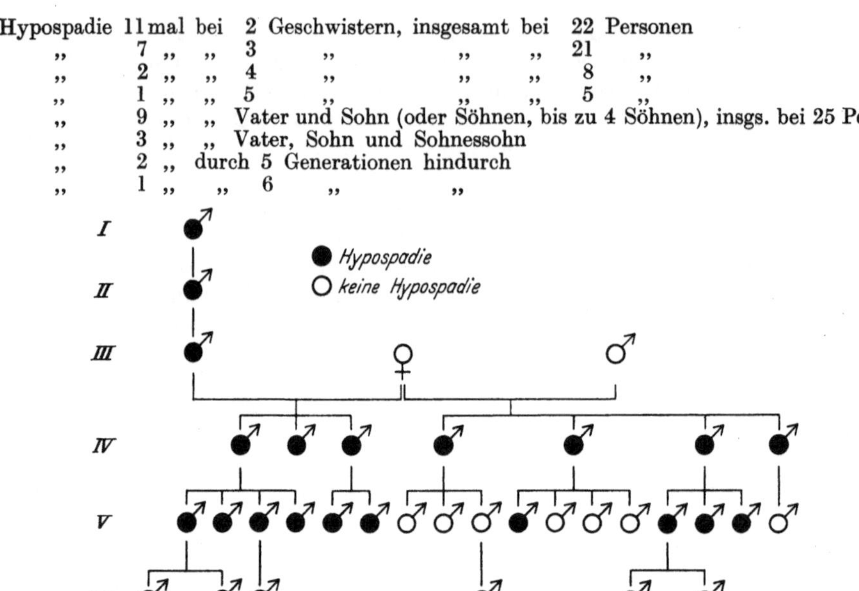

Abb. 7. Hypospadie in 6 Generationen. (Nach Lingard 1884.)

In einigen dieser Familien wird die Hypospadie als ein dominantes Leiden durch mehrere Generationen vererbt, in anderen Fällen kann eine Generation übersprungen werden. Vielleicht liegt unregelmäßige Dominanz mit Manifestationsschwankungen vor, wenn nicht die Balance zwischen den männlichen und weiblichen geschlechtsbestimmenden Faktoren wie bei Intersexualität gestört ist. Die Aufschlüsse, die wir über diese Stammbäume aus der älteren Literatur haben, sind jedoch recht unsicher, so daß es ziemlich unfruchtbar ist, sie eingehend zu besprechen. Auf den Abb. 5, 6, 7, 8 und 9 sind die interessantesten dieser Stammbäume wiedergegeben.

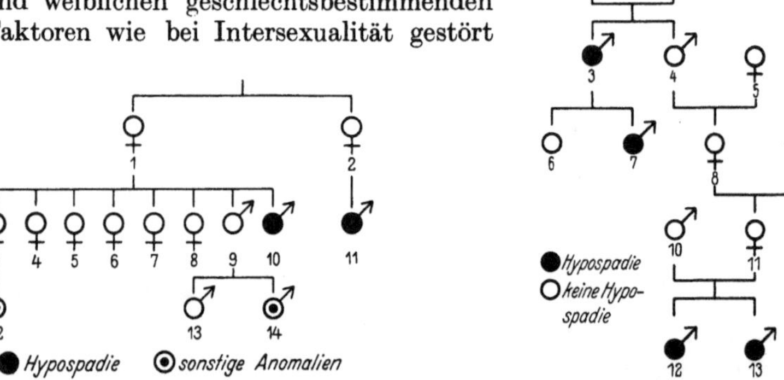

Abb. 8. Hypospadie in wahrscheinlich mehreren Generationen. (Nach Guder 1890.) 1 und 2: In dieser Familie angeblich seit Generationen „Penismißbildungen". 3—9: Normal. 10: Hypospadie. 11: Hypospadie. 12: Mißbildung der Geschlechtsteile. 13: Normal. 14: Spastische Spinalparalyse.

Abb. 9. Hypospadie in 4 Generationen und in einer Seitenlinie. (Nach Burgess 1906/07.) 1: Keine näheren Angaben. 2: Keine näheren Angaben. 3: Hypospadie nach Angaben seiner Schwester. 4: Soll normal gewesen sein. 5: Keine näheren Angaben. 6: Keine näheren Angaben. 7: Hypospadie nach Angaben seiner Tante. 8: Soll normal gewesen sein. 9: Keine näheren Angaben. 10: Soll normal gewesen sein. Mit seiner Frau nicht verwandt. 11: Keine näheren Angaben. 12: 8 J. Hypospadie. 13: $2^1/_2$ J. Hypospadie.

In den letzten Jahren sind außerdem einige Berichte über Hypospadie bei Zwillingen erschienen. Steiner sah Hypospadie konkordant bei eineiigen,

15 Monate alten Zwillingen; doch kam das Leiden sonst in der gutuntersuchten Familie nicht vor. Auch RUMPEL, VOUTE und SIEMENS berichten von konkordantem Auftreten von Hypospadie bei eineiigen Zwillingen, insgesamt 3 Paaren mit Konkordanz. Auch KERMAUNER sah das Leiden bei eineiigen Zwillingen. Schließlich teilt LEHMANN eine Beobachtung mit, die er über konkordantes Vorkommen von Hypospadie bei eineiigen Zwillingen gemacht hat. Die Mißbildung war bei beiden Paarlingen in gleicher Stärke ausgeprägt. Bis jetzt ist also im ganzen konkordantes Auftreten von Hypospadie bei 6 sicher eineiigen Zwillingspaaren beobachtet worden; dieses Faktum zeigt zusammen mit dem familiären Vorkommen in überzeugender Weise die Erbbedingtheit des Leidens. Ferner hat LEHMANN eine nicht publizierte Beobachtung über Hypospadie gemacht; es handelte sich um 8 Jahre alte männliche zweieiige Zwillinge, die sich bezüglich dieser Mißbildung diskordant verhalten; nur der eine Paarling hatte eine Hypospadia scrotalis, die Harnröhrenmündung befand sich dicht am Scrotum zwischen dem nicht descendierten Hoden. CAMERER beschreibt diskordantes Vorkommen einer Hypospadie bei einem eineiigen Zwillingspaar. Diskordant ist Hypospadie also einmal bei eineiigen und einmal bei zweieiigen Zwillingen beschrieben.

GOLDSCHMIDT glaubt nicht, daß man die Hypospadie als eine Form von Intersexualität auffassen kann, sondern er nimmt an, daß es sich um eine dominante Abnormität vom Typus der Hemmungsbildungen, die ja so oft erblich sind, handelt. VERSCHUER macht darauf aufmerksam, daß die Hypospadie sich als einfaches, dominantes Leiden verhalten kann, daß es aber verschiedene Erbanlagen zu Hypospadie zu geben scheint, und zwar in verschiedenen Sippen verschieden schwere. Die Manifestierung ist ganz überwiegend auf Männer beschränkt (Hypospadie ist ein typisches Beispiel für Geschlechtsbegrenztheit), doch kann die Anomalie durch Frauen vererbt werden. Es erscheint indessen dem Verfasser dieses Abschnittes etwas unnatürlich, die Hypospadie nicht als eine Form von Intersexualität zu betrachten. Doch ist es möglich, daß zwischen der Eichelhypospadie und der peniscrotalen Hypospadie in der Art ihrer Entstehung ein wesentlicher Unterschied besteht. Freilich sieht z. B. SCHNEIDER in den verschiedenen Formen lediglich nur die verschieden starke Auswirkung einer in einer gemeinsamen fehlerhaften Anlage begründeten Entwicklungsstörung. Er meint, „daß sich das Bild der Hypospadie aus Entwicklungshemmungen und femininen Weitergestaltungen zusammensetzt". Oft kommt sie zusammen mit Kryptorchismus vor, und die peniscrotale Form wird doch oft als Pseudohermaphroditismus diagnostiziert. So kann sich hinter der Urethralmündung ein scheidenähnlicher Blindsack entwickeln, und der Zustand bietet das Bild eines Pseudohermaphroditismus masculinus externus.

5. Epispadie.

Nach KERMAUNER ist eine Epispadie (Fissura urethrae superior) außerordentlich selten, auf 150 Hypospadien kommt nur eine männliche Epispadie; weibliche Epispadie ist noch seltener. Vererbung oder familiäres Vorkommen scheint weder beim Manne noch beim Weibe beobachtet worden zu sein. Doch teilt LENZ mit, daß männliche Epispadie gelegentlich bei neugeborenen eineiigen Zwillingen konkordant wahrgenommen wurde; da derartige Kinder zugrunde gehen, kommt dominanter Erbgang jedenfalls nicht in Frage. ENDERLEN hat konkordante EZ mit Blasenspalte beschrieben.

6. Interrenalismus

(Adrenaler Pseudohermaphroditismus, Virilismus und *Pubertas praecox).*

Bei Hyperfunktion der Nebennierenrinde kann, wenn dieselbe vor der Pubertät beginnt, Pubertas praecox eintreten und bei Frauen dazu noch Virilismus, der sich, wenn die Hypersekretion in einem sehr frühen Entwicklungsstadium begonnen hat, zu einem vollständigen Pseudohermaphroditismus femininus entwickeln kann; bei diesem Leiden muß man daher stets seine Aufmerksamkeit auf die Nebennieren richten. Ein solcher Interrenalismus, der sich in der einen oder anderen oben angeführten Weise äußert, vermag familiär aufzutreten. DURLACHER beschreibt Pseudohermaphroditismus mit Pubertas praecox, die auf Nebennierenhyperplasie beruhte, bei zwei Schwestern im Alter von $1^3/_4$ und $^1/_4$ Jahr. FRAENKEL beobachtete Pseudohermaphroditismus femininus bei drei Geschwistern; bei dem einen von ihnen wurde Hyperplasie der Nebennierenrinde bei der Sektion nachgewiesen, bei den beiden anderen wurde das Vorliegen eines solchen Leidens für wahrscheinlich gehalten. LOESER und ISRAEL erwähnen zwei 19 und 21 Jahre alte Schwestern mit ausgeprägtem Virilismus (virile Behaarung, tiefe Stimme und starke Klitorishypertrophie), der als Pseudohermaphroditismus mit sicher auf Interrenalismus beruhender Pubertas praecox bezeichnet wurde. GÜNTHER sah zwei Geschwister, die beide Zwitter waren (Pseudohermaphroditismus masculinus), der eine davon mit Pubertas praecox und Hypertrichie. DOMENICI beschreibt eine Familie, unter deren weiblichen Mitgliedern mehrere eine Nebennierenrindenhyperplasie und intersexuelle Symptome hatten; in dieser Familie zeigt sich deutlich die Beziehung zwischen der Abweichung der Genitalorgane und der corticosurrenalen Hyperplasie.

Auch bei *Knaben* wurde familiäres Vorkommen von *Pubertas praecox* wahrgenommen, wobei dieselbe teils auf Nebennierenrindenhyperplasie, teils auf anderen Umständen beruhte (Pubertas praecox kann ja auch, von Tumoren im Corpus pineale, den Geschlechtsdrüsen oder der Hypophyse hervorgerufen, cerebralen Ursprungs oder primär konstitutionell sein). GROSS beschreibt zwei Brüder mit Pubertas praecox; MACNEILL ebenso zwei Brüder im Alter von $8^1/_2$ und 7 Jahren, die gleichzeitig Gigantismus zeigten; die Großmutter und zwei Tanten mütterlicherseits waren ungewöhnlich groß, so daß das primäre Leiden in diesem Falle vielleicht in der Hypophyse lokalisiert gewesen ist. OREL bespricht einen Fall von Pubertas praecox bei einem $2^1/_2$jährigen Kinde, dessen Vater Pseudohermaphroditismus oder zumindest Hypospadie hatte. Fernerhin hat OREL 6 Geschwister beschrieben, deren Eltern verwandt waren (der Vater war der Onkel der Mutter), und wo zwei Kinder Nebennierenrindenhyperplasie hatten. Das eine, ein Knabe, der mit $2^1/_2$ Jahren starb, zeigte Macrogenitosomia praecox, Kryptorchismus und abnorme Pigmentierungen. Das andere Kind, das mit $5^1/_2$ Jahren starb, hatte Pseudohermaphroditismus femininus, abnorme Pigmentierungen, Ovarien und Uterus, aber nahezu männliche äußere Genitalien. Ein drittes Kind war mit Hydrocephalus totgeboren, ein viertes hatte möglicherweise auch einen leichten Interrenalismus (Cysten in den Ovarien, Spina bifida occulta, offenstehenden Ductus Botalli und Pulmonalinsuffizienz); zwei Kinder waren gesund, außerdem hatte es zwei Aborte in dieser Ehe gegeben. OREL weist auf SCABELLs Arbeit hin, die zwei Schwestern mit adrenalem Pseudohermaphroditismus und Pubertas praecox behandelt; SCABELL erwähnt insgesamt 100 Fälle von Interrenalismus, 4 oder 5mal kommt bei Geschwistern mehr als 1 Fall des Leidens vor. OREL teilt im übrigen mit, daß BUTSCHI, ebenso wie OREL selbst, Konsanguinität bei den Eltern von Patienten mit Interrenalismus beobachtet hat, und er nimmt daher an, daß diese Abnormität recessiv vererbt wird. Schließlich besprechen noch JACOBINZER und GORFINKEL familiäres Vorkommen des genitosuprarenalen Syndroms.

Am interessantesten ist jedoch in dieser Verbindung die von RUSH, BILDERBACK, SLOCUM und ROGERS beschriebene Sippe mit Pubertas praecox (Macrogenitosomia). Ein Vater und seine zwei Söhne zeigten Pubertas praecox, und außerdem war das gleiche Leiden bei dem Vater des Vaters und dessen Vater vorgekommen sowie bei zwei seiner Großonkels und bei einem entfernteren, männlichen Verwandten, insgesamt bei 8 Individuen in 4 Generationen. Keine Frau in der Familie zeigte eine zu frühzeitige Geschlechtsreife; es ließen sich in keinen anderen endokrinen Drüsen als den Geschlechtsdrüsen Abnormitäten nachweisen, und es fanden sich keine cerebralen Läsionen vor. Der Verfasser schließt daraus, daß es sich um „primary-constitutional congenital Pubertas praecox" handelte.

7. Phimose

ist eine verhältnismäßig gutartige Anomalie, die oft erblich ist und dann dominanten Erbgang aufweist. Nach LENZ sind auch Fälle von familiärer Hypoplasie des Präputiums mitgeteilt worden (s. auch SCHERBER und DIETEL).

8. Kryptorchismus und Hernia inguinalis.

Kryptorchismus kann erblich sein, doch ist das durchaus nicht immer der Fall. So fand VERSCHUER Kryptorchismus 5mal diskordant bei eineiigen Zwillingen, aber in der Regel muß das Leiden doch als konstitutionell bedingt angesehen werden. Es kommt oft zusammen mit Hypospadie sowie bei Pseudohermaphroditismus und Hodenhypoplasie vor, welche letztere wahrscheinlich sowohl die Folge als auch die Ursache des Kryptorchismus sein kann. DOMRICH gibt an, daß das Leiden erblich sein kann; O'CONOR und CORBUS haben 6 Brüder mit Kryptorchismus und anderen Hodenanomalien beschrieben, und BIRKENFELD sah Kryptorchismus konkordant bei eineiigen Zwillingen zugleich mit Inguinalhernie. Bei verschiedenen Haustieren (Schwein, Hund) kommt Kryptorchismus als ein monomeres, recessives erbliches Merkmal vor (MCPHEE und BUCKLEY, KOCK u. a.).

Leistenbruch, der bei 1 von je 20—30 Männern und bei 1 von je 120 bis 150 Frauen vorkommt, beruht häufig auf einer erblichen Anlage. Auf Grund von eigenen und von Untersuchungen anderer (z. B. WEITZ) über Zwillinge mit Hernien fand VERSCHUER für eineiige Zwillinge Konkordanz bei 24 Paaren und Diskordanz bei 15 Paaren; für zweieiige fand er nur Konkordanz bei 1 Paar und Diskordanz bei 7. BIRKENFELD gibt auf Grund von eigenen und von in der Literatur mitgeteilten Fällen an, daß die Disposition zu Hernien oft dominant erblich ist. Auch AZEVEDO wies familiäres Vorkommen von Hernien nach, und WEST hat einige sehr interessante Stammbäume über die Erblichkeit des Bruches veröffentlicht. In einer Sippe fand er in 4 Generationen Leistenbrüche bei 11 von 21 Männern und bei 2 von 16 Frauen. In einer anderen Familie sah er in 3 Generationen Femoralhernien bei 7 von 15 Männern und bei 3 von 13 Frauen. WEST meint, daß die Disposition zu diesen beiden Bruchformen dominant erblich ist, daß die Anlage sich aber weit häufiger bei Männern als bei Frauen manifestiert. KAUFMANN fand 33 eineiige Zwillingspaare mit Leistenbruchleiden, das 17mal konkordant, 16mal diskordant beobachtet wurde; bei 35 gleichgeschlechtlichen zweieiigen Paaren wurde einmal Konkordanz gegenüber 34maliger Diskordanz beobachtet, und bei 21 Pärchenzwillingen fand er 2mal Konkordanz gegenüber 19maliger Diskordanz.

9. Eunuchoidismus

(Hypogenitalismus, Infantilismus).

Eunuchoidismus kann ein konstitutionelles Leiden sein, das sich nicht unbedingt sekundär zu herabgesetzter oder aufgehobener Hodenhormonproduktion verhält. LICHZIER, ZISLIN und GERCIKOVA (zit. nach VERSCHUER) haben bei 24 Fällen von Eunuchoidismus Familienuntersuchungen durchgeführt und bei den nächsten Blutsverwandten auffallend häufig Störungen der Geschlechtsentwicklung festgestellt, bei den Geschwistern in einer Häufigkeit von 10%. SAINTON hat eine Familie mit 5 Geschwistern beschrieben, von denen 3 Brüder eunuchoid waren; dasselbe traf für den Bruder ihrer Mutter und für einen Bruder ihres Großvaters mütterlicherseits zu. SOMOGYI und FENYES besprechen zwei familiär auftretende, mit Eunuchoidismus kombinierte Fälle von neuraler Muskelatrophie; von 4 Geschwistern zeigten 2 Brüder Genitalatrophie und Eunuchoidismus. YATES sah zwei Schwestern, 22 und 24 Jahre alt, mit Amenorrhöe und eunuchoidem Körperbau; die eine hatte eine typisch eunuchoide Fettablagerung; sie hatten zwei normale Geschwister. Auch KIRSCH beschreibt familienweises Vorkommen von eunuchoidem Fettwuchs, und FURNO beobachtete Eunuchoidismus durch 4 Generationen hindurch.

Fernerhin sieht man *Hypogenitalismus* bei Dystrophia adiposo-genitalis und bei LAURENCE-BIEDLS Syndrom, welche beiden Krankheiten erblich auftreten können; ebenso bei familiärer Fettsucht und Macrosomia adiposa congenita; außerdem bei hypophysärem Zwergwuchs. Doch werden die Erblichkeitsverhältnisse aller dieser Leiden an einer anderen Stelle dieses Buches besprochen. PERKINS beschreibt erbliches Vorkommen von *Agenitalismus*, CHAND sah *Infantilismus* bei 3 Brüdern mit Lebercirrhose, STRAUSS beobachtete Hypogenitalismus in Kombination mit DUROZIEZS Krankheit, und RUD berichtet über das gleiche Leiden in Kombination mit partiellem Gigantismus und Ichthyosis.

Die meisten Fälle von *Infantilismus* sind erbbedingt (BORCHARDT), häufig sind sie wohl hypophysären Ursprungs.

10. Sterilität.

Seit MULLERS epochemachender Entdeckung, daß es möglich ist, Mutationen experimentell hervorzurufen, weiß man, daß sterilisierende Mutationen häufig vorkommen. Für die eigentliche Vererbungsforschung haben natürlich nur die recessiven Erbanlagen zu Unfruchtbarkeit Bedeutung, da die dominanten Sterilitätsanlagen nach der Natur der Sache niemals von Generation zu Generation weitergeführt werden können.

Nach LENZ muß man annehmen, daß die einfach recessiven, sterilisierenden Mutationen recht oft neu entstehen und sich in menschlichen Sippen und ebenso in Haustierzuchten mehr oder weniger stark anhäufen; sie werden daher hauptsächlich bei Verwandtenehen bzw. Inzucht wirksam. Es ist ja auch eine allgemeine Erfahrung in der Pflanzen- und Haustierzucht, daß Inzucht die Fruchtbarkeit herabzusetzen oder zu völliger Sterilität zu führen vermag; das gleiche Phänomen ist von *Drosophila*-Experimenten bekannt. Die Herabsetzung der Fruchtbarkeit beruht oft auf dem Absterben befruchteter Eier infolge homozygoter letaler Gene, sie kann jedoch auch auf sterilisierende Gene zurückzuführen sein, die sowohl vom Vater als auch von der Mutter kommen. Bei der Maispflanze läßt sich männliche Sterilität nachweisen (SINGLETON und JONES); bei Säugetieren (z. B. Kaninchen und Mäusen) kommt ein Rassenunterschied in der Befruchtungstüchtigkeit der Spermatozoen vor (HAMMOND). Die Sterilität, die nach Inzucht bei Tieren (Ratten) aufzutreten vermag, kann, jedenfalls in gewissen Fällen, von der Herabsetzung der sexuellen Aktivität (sex behaviour) herrühren und nicht von der Verminderung der Anzahl oder Lebensfähigkeit der befruchtungstüchtigen Geschlechtszellen (EVANS).

Es ist zu vermuten, daß die Dinge beim Menschen prinzipiell genau wie bei den Tieren liegen. Homozygotes Vorkommen sterilisierender Gene hat Unfruchtbarkeit zur Folge. Azoospermie ist freilich besonders oft auf Umweltseinflüsse zurückzuführen, doch kann sie auch erbbedingt sein. Sie kann natürlich auf einer der oben besprochenen Anomalien der Geschlechtsorgane (Infantilismus, Eunuchoidismus, Hodenhypoplasie, Hypogenitalismus, Kryptorchismus) beruhen, sie kann aber auch ein anscheinend primäres Leiden vorstellen; es kann eine „idiopathische" oder „essentielle" Sterilität vorliegen. Vor beinahe 70 Jahren glaubte GALTON, daß er erblich bedingte Unfruchtbarkeit oder wohl richtiger Unterfruchtbarkeit in einigen Sippen nachweisen konnte, in denen fast nur Einkindehen vorkamen; es läßt sich jedoch kaum die Möglichkeit ausschließen, daß sich paratypische Einflüsse in GALTONS Material geltend gemacht haben. LANGE (zit. nach BLUHM) hat die Stammbäume zweier Sippen veröffentlicht, in denen eine große Anzahl von Ehen entweder kinderlos oder kinderarm waren. Nach BLUHM sprechen diese zwei Stammbäume dafür — und das ist ja auch nicht anders möglich —, daß es sich bei Unfruchtbarkeit, soweit sie

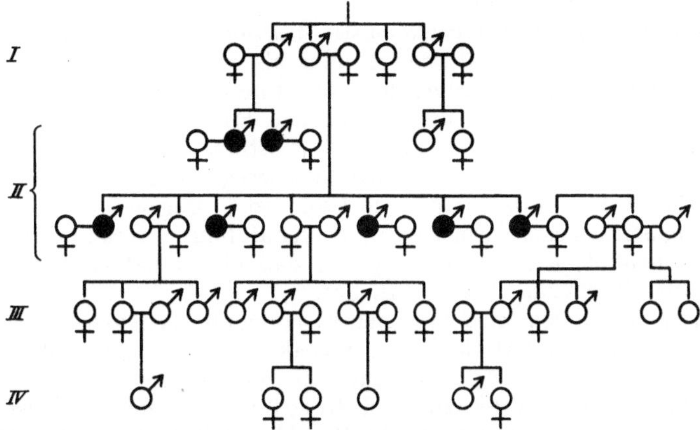

Abb. 10. Stammbaum einer Familie mit vielen sterilen Männern (●♂). (Nach CREW und MILLER.)

nicht erworben ist, um ein recessives Merkmal handelt, das nur in homozygotem Zustande manifest wird. KUP hat eine Familie beschrieben, bei der außerordentlich viele Impotente und Kinderlose sowie Individuen mit Hypogenitalismus vorkamen. Das Auftreten von Sterilität wurde 7 Generationen hindurch beobachtet. Auch CREW und MILLER besprechen eine Sippe mit vielen sterilen Ehen (s. Abb. 10). Keiner von den 7 Männern der 2. Generation hat Kinder bekommen, obwohl sie alle verheiratet und anscheinend in jeder Beziehung gesund waren. CREW und MILLER möchten dieses Verhalten in der Weise erklären, daß die 7 kinderlosen Ehemänner die Anlage für Sterilität von ihren miteinander verwandten Vätern geerbt hatten; doch machen die Autoren selbst darauf aufmerksam, daß der Stammbaum keine bestimmten Schlüsse über die Vererbung der Sterilität beim Menschen zuläßt. Das gleiche muß für die oben besprochenen, von LANGE und KUP beschriebenen Sippen mit den vielen unfruchtbaren Mitgliedern gelten.

11. Gynäkomastie.

Gynäkomastie kann natürlich nicht als ein Leiden in den männlichen Fortpflanzungsorganen angesehen werden; da aber diese Anomalie oft für eine Form von Intersexualität gehalten wird, sei sie hier auch kurz behandelt. 1929 gab O. SCHMIDT eine Übersicht über die bis dahin veröffentlichten Fälle von Gynäkomastie; es handelte sich um 203 Fälle (bei 141 Patienten mit Gynäkomastie trat dieselbe 88mal beiderseitig und 53mal einseitig [27mal rechts, 24mal links] auf). Die Gynäkomastie ist sehr oft von Veränderungen in den Geschlechtsorganen begleitet, wie Intersexualitätszeichen, Kryptorchismus, Hodenatrophie,

Hodentumoren, Impotenz, Leistenbruch oder Hyperplasie der Nebennierenrinde. Die Gynäkomastie tritt frühestens im Alter von 12 Jahren, am häufigsten vor dem 25. Jahre, auf; sie kann aber auch später beginnen. SCHMIDT kommt auf Grund seiner Untersuchungen zu der Auffassung, daß gewisse innere Abhängigkeitsbeziehungen zwischen der Gynäkomastie und der inkretorischen Keimdrüsenfunktion bestehen. Die Gynäkomastie kann indessen nicht rein endokrin bedingt sein, sondern es muß eine gewisse autochthon-chromosomale Anlage für Doppelgeschlechtlichkeit vorhanden sein, welche aber unter Umständen bei herabgesetzter oder aufgehobener, inkretorischer Hodenfunktion in Form einer Zwitterigkeit in Erscheinung tritt. Nach dieser Auffassung kann man die Gynäkomastie als eine Art mosaikartigen Gynandromorphismus ansehen oder, wie J. BAUER es ausdrückt, als eine partielle, rudimentäre Form eines Lateralhermaphroditismus.

Über die Ätiologie der Gynäkomastie besteht jedoch große Uneinigkeit. MOSZKOWICZ, der den Gynandromorphismus als ein räumliches *Nebeneinander* männlicher und weiblicher Zellen und die Intersexualität als ein zeitliches *Nacheinander* einer weiblichen und männlichen Entwicklungsphase bezeichnet, glaubt nicht, daß es berechtigt ist, die Gynäkomastie als eine Form von Gynandromorphismus zu betrachten, unter anderem deswegen, weil das männliche Geschlecht beim Menschen das heterogametische ist [1]. Dagegen faßt MOSZKOWICZ die Gynäkomastie als eine Form von Intersexualität auf, während GOLDSCHMIDT, wie früher erwähnt, der Anschauung ist, daß die Gynäkomastie überhaupt nichts mit der Intersexualität zu tun hat.

Im ganzen genommen, muß man sich vorläufig auf die Aussage beschränken, daß die Pathologie und Ätiologie der Gynäkomastie ganz unklar sind; doch weiß man sicher, daß die Anomalie familiär vorkommen kann.

So beschreibt HANDYSYDE (zit. nach BÜRGI) einen Mann mit Gynäkomastie, der 5 Kinder hatte, von denen 3 dieselbe Abnormität aufwiesen. BOHNHOFF bespricht 2 Vettern, deren Mütter Schwestern waren, und von denen der eine rechtsseitige, der andere linksseitige Gynäkomastie hatte. ERDHEIM sah zwei Brüder, den einen mit linksseitiger, den anderen mit rechtsseitiger Gynäkomastie; sie waren im übrigen normal, und ihre Brustanomalie hatte sich erst im Alter von etwa 50 Jahren entwickelt. Fernerhin sei erwähnt, daß auch FETSCHER familiär auftretende Gynäkomastie gesehen hat. Schließlich läßt sich in diesem Zusammenhange anführen, daß BIRKENFELD angeborene Hyperthelie bei zwei männlichen Zwillingen sah, sowie daß KLINKERFUSS Polymastie, die durch vier Generationen hindurch vorkam, beobachtete.

12. Homosexualität.

Ein Teil der Fälle von Homosexualität kann vermutlich als ein Ausschlag von Intersexualität aufgefaßt werden (GOLDSCHMIDT). In anderen Fällen ist sie rein psychisch bedingt oder hat sich unter der Einwirkung von Umweltseinflüssen entwickelt. Mitunter tritt die Homosexualität familienweise auf

[1] Auch Halbseitenzwitterigkeit läßt sich nach MOSZKOWICZ nicht als Gynandromorphismus auffassen. In diesem Punkte ist er also mit LINDWALL und WAHLGREN uneinig, die kürzlich einen Fall von Hermaphroditismus verus lateralis beschrieben und als Gynandromorphismus aufgefaßt haben. In LINDWALL und WAHLGRENS Fall war der Körper völlig weiblich, die Genitalien waren aber in der einen Körperhälfte weiblich, in der anderen männlich. LINDWALL und WAHLGREN weisen übrigens auf einen ähnlichen Fall hin, der von URECHIA und TEPOSA beschrieben worden ist (Presse méd. **1933**). Fernerhin machen sie darauf aufmerksam, daß der Gynandromorphismus ebenso wie der Hermaphroditismus verus (z. B. von KERMAUNER auch als Sexus anceps bezeichnet) außerordentlich selten ist. So waren bis 1936 in der Literatur nur 25 Fälle von echtem Hermaphroditismus beschrieben, dagegen aber 2000 Fälle von Pseudohermaphroditismus.

(PILTZ, SANDERS, BAUER). So beschreibt BAUER zwei Geschwister, eine 23jährige homosexuelle Dame mit einem etwas virilen Typus, die aber sonst normal war, und ihren 32jährigen femininen Bruder, der ebenfalls homosexuell war. In einem anderen Falle sah BAUER das Leiden bei Mutter und Sohn, und er führt im übrigen an, daß das heredofamiliäre Vorkommen von Homosexualität nicht selten ist. In der gleichen Richtung deuten SANDERS' Zwillingsuntersuchungen, die in bezug auf Homosexualität Konkordanz bei 7 von 8 eineiigen Zwillingspaaren zeigten.

LANG hat unter den lebendgeborenen Vollgeschwistern von männlichen Homosexuellen eine deutliche Verschiebung des Geschlechtsverhältnisses zugunsten der Männer festgestellt. Statistisch noch nicht vollkommen gesichert, aber wahrscheinlich sind weiterhin folgende Befunde in den Sippschaften von männlichen Homosexuellen: Starke Erhöhung der Knabenziffer unter den totgeborenen Vollgeschwistern der Probanden, mäßige Erhöhung unter den Kindern und unter den Halbgeschwistern mit gleichem Vater, und umgekehrt eine Verschiebung der Geschlechtsproportion zugunsten der Frauen unter den Halbgeschwistern mit gleicher Mutter. Das Ergebnis an den Vollgeschwistern läßt sich nach LANG im Sinne der Arbeitshypothese am zwanglosesten dadurch erklären, daß man annimmt, daß ein gewisser Prozentsatz der Homosexuellen Umwandlungsmännchen, also genetisch Weibchen sind. LANG hebt hervor, daß die Homosexualität ja nur ein bestimmter Spezialfall der Intersexualität ist.

Nach der Auffassung von LANG ergibt sich aus der verhältnismäßig starken Erhöhung der Knabenziffer unter den Vollgeschwistern der Probanden, daß ein beträchtlicher Teil aller Fälle von Homosexualität genetisch bedingt ist, aber LANG meint freilich auch, daß angeborene, nicht genetisch, sondern hormonal bedingte Homosexualität vorkommt.

Wie sich aus dem Vorstehenden ergibt, sind die meisten der erblichen, in den männlichen Fortpflanzungsorganen und ihrer Funktion auftretenden Abnormitäten als ein Ausschlag eines intersexuellen Zustandes aufzufassen. Sie werden nicht als einfach dominante oder recessive Eigenschaften vererbt, sondern sie kommen dann vor, wenn die Balance zwischen den männlichen und den weiblichen geschlechtsbestimmenden Faktoren gestört ist. Treten intersexuelle Zustände bei mehreren Mitgliedern einer Sippe auf, so deutet das darauf hin, daß zwischen den Geschlechtsgenen der Familie nicht das richtige Verhältnis besteht. Doch können die diesbezüglichen Verhältnisse noch lange nicht für völlig geklärt angesehen werden.

Schrifttum.

Zusammenfassende Arbeiten.

BERNER, O.: Hermaphroditismus und sexuelle Umstimmung. Leipzig 1938. — BULLOCH, W.: Hereditary malformation of the Genital Organs, Hermaphroditism. Treasury of Human Inheritance, Vol. 3. 1909.

GOLDSCHMIDT, R.: Die sexuellen Zwischenstufen. Berlin 1931. — GÜNTHER: Nosologie des Zwittertums und der Anomalien des Genito-Interrenalsystems. Virchows Arch. **274** (1929).

HEUERMANN, G.: Bemerkung von einigen in Seeland befindlichen Mißgeburten, welche man gemeiniglich Zwitter benennet. Bemerkungen und Untersuchungen der ausübenden Wissenschaft, Bd. 2. Kopenhagen u. Leipzig 1767. — HIRSCHFELD, H.: Erberfahrungen auf dem Gebiete der Intersexualität. Z. Abstammgslehre Suppl. **2** (1928).

KEMP, T. u. H. OKKELS: Lehrbuch der Endokrinologie. Leipzig 1936.

MOSZKOWICZ, L.: Hermaphroditismus und andere geschlechtliche Zwischenstufen beim Menschen. Erg. Path. **31** (1936).

NEUGEBAUER, F. v.: Hermaphroditismus beim Menschen. Leipzig 1908.

OREL, H.: Vererbung des Interrenalismus. Z. Konstit.lehre **14** (1929).

REIS: Zwitterbildungen beim Menschen. BETHES Handbuch der Physiologie, Bd. 14. 1926. — RUSH, H. R., J. B. BILDERBACK, D. SLOCUM and A. ROGERS: Pubertas praecox (Macrogenitosomia). Endocrinology **21** (1937).

SCHMIDT, O.: Zur Kenntnis der Gynäkomastie. Z. Konstit.lehre **14** (1929).

WEST, L. S.: Two interesting cases of inherited Hernia. Eugenic. News **21** (1936).

Einzelarbeiten.

ANTONOPULOS: Hermaphroditismus als Sterilitätsursache. Zbl. Gynäk. **51** (1929). — ASCH: Frühreifer Zwitter. Berl. klin. Wschr. **1911 II**. — AZEVEDO, T. DE: Predisposição hereditaria para as hernias. Brasil. med. **44** (1930).

BAGG, H. J.: Hereditary cong. anomalies of genitonurinary system. Amer. J. Surg. **7** (1929). — BAUER, J.: Homosexuelle Frauen. Wien. klin. Wschr. **1927 I**. — BAUER, J. u. MEDVEI: Über Interrenalismus und die geschlechtsumstimmende Wirkung der Nebennierenrinde. Dtsch. med. Wschr. **1932 II**. — BERNER, O.: Hermaphroditismus, Geschlechtsumwandlung. Handbuch der inneren Sekretion, Lief. 5. 1930. — BIRKENFELD, W.: Über die erbliche Herniendisposition. Arch. klin. Chir. **151** (1928). — Kryptorchismus und Leistenbruch bei eineiigen Zwillingen. Dtsch. med. Wschr. **1929**. — Über erbliche Herniendisposition. Arch. klin. Chir. **158** (1930). — Beitrag zur Zwillingspathologie der Mamma. Arch. klin. Chir. **168**, 568 (1932). — BLUHM, A.: Zur Erblichkeit der Unfruchtbarkeit. Arch. Rassenbiol. **18** (1926). — BOHNHOFF: Über Ursache und familiäres Auftreten von Gynäkomastie. Z. Konstit.lehre **12** (1926). — BONNEVIE, K.: Intersexualität bei schildpattfarbigen Katzen. Arch. Entw.mechan. **106** (1925). — BONNIER, G.: Inherited sex mosaic in man and statistical treatment of such data. Hereditas (Lund) **24** (1938). — BORCHARDT: Über Abgrenzung und Entstehungsursache des Infantilismus. Arch. klin. Med. **138** (1922). — BRAITHWAITE, J. V.: Giantism, Virilism, and Pseudohermaphroditism. Proc. roy. Soc. Med. **28** (1934). — BROSTER, L. R., C. ALLEN and H. VINES: The adrenal Cortex and Intersexuality. London 1938. — BÜRGI: Beitrag zur Kenntnis der Gynäkomastie. Inaug.-Diss. Zürich 1902. — BUSCH, ZUM: Gynäkomastie bei Hypernephrom. Dtsch. med. Wschr. **1927 I**.

CAMERER, J. W.: Diskordantes Vorkommen einer Hypospadie bei einem eineiigen Zwillingspaar. Erbarzt **5** (1938). — CHAND, A.: Chronic jaundice in 3 brothers with hypertrophic cirrhosis of liver (HANOT) a. infantilism. Brit. J. Childr. Dis. **33** (1936). — CREW, F. A. E. and W. C. MILLER: Human Sterility. A Study of an unusual Pedigree. Eugenic. Rev. **23** (1931).

DAVIS, W.: Pseudohermaphroditism occurring in two children of one family. Med. J. Austral. **1** (1927). — DIEFENBACH, H.: Familiärer Hermaphroditismus. Inaug.-Diss. Berlin 1912. (Zit. nach GOLDSCHMIDT.) — DIETEL, F.: Zur Pathologie der Vorhautverengerung. Med. Klin. **1934 II**. — DOENICKE, A.: Ein Beitrag zur Kenntnis des Hermaphroditismus. Bruns' Beitr. **123** (1921). — DOMENICI, F.: Ghiandole surrenali e stati intersessuali. Arch. Ist. biochim. ital. **7** (1935). — DOMRICH, H.: Sind Männer, die einen doppelseitigen Leistenhoden haben oder hatten, ehetauglich? Med. Klin. **1936 I**. — DURLACHER: Ein Fall von Pseudohermaphroditismus bei einem $1^3/_4$jährigen Kinde und einer scheinbaren Zwitterbildung bei seiner $^1/_4$jährigen Schwester. Dtsch. med. Wschr. **1912 II**.

ERDHEIM: Über Gynäkomastie. Dtsch. Z. Chir. **208** (1928). — ESTEVEZ: Pseudohermaphroditism. Chile. Ref. Zbl. Chir. **1928**. — EVANS, H. M.: Sterility in inbred rats. Amer. J. Physiol. **85** (1928).

FETSCHER, R.: Zur Vererbung der Gynäkomastie. Z. Sex.wiss. **13** (1926). — FRAENKEL, P.: Ein Fall von Pseudohermaphroditismus externus. Virchows Arch. **215** (1914). — FRUCHAUD, H. u. VIALLE: Removal of ovary with torsion of cysts in 2 gynandroid pseudohermaphrodite „brothers". J. d'Urol. **21** (1926). — FÜRBRINGER, P.: Sterilität des Mannes. MARCUSES Handwörterbuch der Sexualwissenschaft, 2. Aufl. Bonn 1926. — FURNO: Zit. nach MÖBIUS: Riv. Pat. nerv. **26** (1921).

GÁL, F.: Pseudohermaphroditismus femininus bei zwei Schwestern. Zbl. Gynäk. **48** (1924). — GALBRAITH, H. M. and G. W. HEMRY: Constitutional factors in homosexuality. Amer. J. Psychiatry, N. s. **13** (1934). — GALTON, F.: Hereditary Genius. London 1869. — GOHLISCH, J.: Röntgenschädigung bei zwei Schwestern nach Bestrahlung wegen Hypertrichosis bei familiärer Intersexualität. Dermat. Wschr. **1936 II**. — GOLDBERGER, M. A.: Physiological and embryological genesis of pseudohermaphroditism. With report of a case. Amer. J. Obstetr. **4** (1922). — GOLDSCHMIDT, R.: Die biologischen Grundlagen der konträren Sexualität und des Hermaphroditismus beim Menschen. Arch. Rassenhyg. **12** (1916). — Intersexualität und menschliches Zwittertum. Dtsch. med. Wschr. **1931 II**. — GROSS, S.: Ein Fall von Pubertas praecox. Z. Kinderheilk. **41** (1926). — GUDERNATSCH: Hermaphroditismus verus in man. Amer. J. Anat. **11** (1911). — GULDBERG. E.: Verschiedengeschlechtliche eineiige Zwillinge. Acta path. scand. (København.) Suppl. **37** (1938).

HALBAN: Frage der Geschlechtscharaktere. Arch. Gynäk. **130** (1927). — HAMMOND, J.: Factors producing Sterility with special reference to genetic causes. Proc. roy. Soc. Med. **26** (1933). — HANDYSYDE: Erbliche Gynäkomastie. J. of Anat. **1870**. Zit. nach BÜRGI. —

HELLER, O.: Über das Syndrom Ichthyosis und Kryptorchismus. Med. Klin. **1937 I.** — HUNTER, R. H.: Etiology of congenital hernia and abnormally placed testes. Brit. J. Surg. **14** (1926).

JACOBINZER, H. and A. GORFINKEL: Familial cong. adrenal syndrome. Amer. J. Childr. Dis. **52** (1926). — JORDAN: The histology of a testis from a case of human hermaphroditism. Amer. J. Anat. **31** (1922).

KAUFMANN, D.: Zur Frage der Erblichkeit der Hernien. Erbarzt **5** (1938). — KERMAUNER, F.: Fehlbildungen der weiblichen Geschlechtsorgane. HALBAN-SEITZ' Biologie und Pathologie des Weibes. Bd. 3. Berlin 1924. — KIRSCH: Eunuchoider Fettwuchs (familiär). Prag. med. Wschr. **1914 I.** — KLINKERFUSS, G. H.: Four generations of polymastia. J. amer. med. Assoc. **82** (1924). — KOCK, W.: Neue pathogene Erbfaktoren bei Hunden. Z. Abstammungslehre **70** (1935). — KOSMIN, V. P.: Cryptorchism in light of contemporary genetics. Nov. chir. Arch. (russ.) **37** (1936). Zit. nach VERSCHUER. — KOSSWIG: Erbfaktoren als relative Geschlechtsrealisationen. Arch. Entw.mechan. **128** (1933). — KREDIET, G.: Intersexualität oder Hermaphroditismus bei Säugetieren. Z. Anat. **91** (1929). — Übergangsformen zwischen Follikeln und Samenkanälchen in einem Ovariotestis. Z. Anat. **101** (1933). — Beruht Vermännlichung durch Ovarialtumoren auf Intersexualität? Arch. Gynäk. **158** (1934). — KRIZENECKY, J.: Une malformation intersexuelle du clitoris est-elle héréditaire? C. r. Soc. Biol. Paris **99** (1928). — KUP, J. v.: Beitrag zur Erblichkeit völliger männlicher Geschlechtsunfähigkeit. Z. menschl. Vererbgslehre **20** (1936/37).

LANG, T.: Beitrag zur Frage nach der genetischen Bedingtheit der Homosexualität. Z. Neur. **155** (1936). — Weiterer Beitrag zur Frage nach der genetischen Bedingtheit der Homosexualität. Z. Neur. **157** (1937). — Ergebnisse neuer Untersuchungen zum Problem der Homosexualität. Mschr. Kriminalbiol. **30** (1939). — Über die erbliche Bedingtheit der Homosexualität. Allg. Z. Psychiatr. **112** (1939). — Dritter Beitrag zur Frage der genetischen Bedingtheit der Homosexualität. Z. Neur. **162** (1938). — Vierter Beitrag zur Frage der genetischen Bedingtheit der Homosexualität. Z. Neur. **166** (1939). — LANGE, G.: Sterility in women. Med. J. of South Africa 1925. Zit. nach BLUHM. — LEHMANN, W.: Hypospadie bei einem eineiigen Zwillingspaar. Erbarzt **10** (1936). — LESSER, E.: Beitrag zur Vererbung der Hypospadie. Virchows Arch. **64** (1889). — LEVI, M.: Un esempio di ginandromorfismo nella specie umana: la ginecomastia unilaterale sinistra. Endocrinologia **13** (1938). — LEVIT, S. G.: Genetic analysis of selected human data bearing on genetics of hermafroditism. J. Genet. **35** (1937). — LICHZIER, J., S. ŽISLIN et U. GERČIKOVA: The genetics of eunuchism. C. r. Acad. Sci. USSR. **3** (1934). Zit. nach VERSCHUER. — LINDWALL, S. u. F. WAHLGREN: Ein Fall von Hermaphroditismus verus. Gynandromorphismus. Virchows Arch. **297** (1936). — Beitrag zur Diskussion über die Genese der sexuellen Zwischenstufen beim Menschen. Acta path. scand. (København.) **17** 1940). — LOENNECKEN, W:. 3 Hermafroditer. Alle Söskende. Med. Rev. (norw.) **39** (1922). — LOESER u. ISRAEL: Zur Pathologie und Diagnose des Pseudohermaphroditismus femininus externus als innere Sekretionsstörung. Z. urol. Chir. **13** (1928).

MACNEILL, N. M.: Preadolescent gigantism with precocious puberty in brothers. N.Y. med. J. **118** (1923). — MACPHEE, H. C. and S. S. BUCKLEY: Inheritance of Cryptorchidism in Swine. J. Hered. **25** (1934). — MISHELL, D. R.: Familial intersexuality; report of 3 unusual cases. Amer. J. Obstetr. **35** (1938). — MOEBIUS, H.: Zur Genetik des Geschlechts. Z. menschl. Vererbgslehre **19** (1935). — Zur Genetik des Geschlechts. II. Die Stoffwechselwirkung des MF-Mechanismus. Z. menschl. Vererbgslehre **20** (1936/37).

NEUGEBAUER, F. v.: Über Vererbung von Hypospadie und Scheinzwittertum. Mschr. Geburtsh. **15**, H. 3 (1902). — NEUMANN, H. O.: Vererbungstheoretische Grundlagen zu den sexuellen Zwischenstufen. Z. Geburtsh. **109** (1934).

O'CONOR, V. J. and B. C. CORBUS: Familial occurrence of undescended testes, report of 6 brothers with testicular anomalies. Surg. etc. **34** (1922). — O'FARRELL, J. M.: Hereditary hermaphroditism, report of 3 cases. J. amer. med. Assoc. **104** (1935). — OREL, H.: Kleine Beiträge zur Vererbungswissenschaft. I. Z. Konstit.lehre **13** (1928).

PANDOLFINI: Familiärer Pseudohermaphroditismus. Policlinico **38** (1931). — PERKINS, O. C.: Human hereditary agenitalism. Amer. J. Surg. **21** (1933). — PETTAVEL: Zwergwuchs und Hermaphroditismus. Schweiz. med. Wschr. **1926 I.** — PETTERSSON, G.: Case of familial intersexuality. Hygiea (Stockh.) **98** (1936). — PETTERSSON, G. and G. BONNIER: Inherited Sex-mosaic in man. Hereditas (Lund) **23** (1937). — PILTZ, J.: Homologe Vererbung der Homosexualität. Ref. Zbl. Neur. **26** (1921). — POLZER, K. u. A. PRIESEL: Weibliches Zwittertum bei Geschwistern. Zugleich ein Beitrag zur Frage der Prostata bei weiblichen Intersexen. Frankf. Z. Path. **51** (1937). — POPENOE, P.: Genetic factors in human sterility. Science (N.Y.) **78** (1933). — PRANGE: Neuere Anschauungen über Hermaphroditismus (Analyse von Ziegen-Zwittern). Arch. Frauenkde u. Konstit.forsch. **10** (1934). — PRIESEL: Die Mißbildungen der männlichen Geschlechtsorgane. HENKE-LUBARSCH' Handbuch der speziellen pathologischen Anatomie und Histologie, Bd. 6/3. 1932.

QUINBY: Zit. nach MOSZKOWICZ.

REIFFERSCHEID: Hermaphroditismus verus. Arch. Gynäk. **125** (1925). — REILLY, W. A.: Atypical familial endocrinopathy in males with syndrome of other defects. Endocrinology **19** (1935). — ROWE, A. W.: Constitutional factors in human sterility. Proc. 2nd internat. Congr. Sex. Res. **1931**. — RUD: Hypogenitalism with partial gigantism and ichtyosis. Hosp.tid. (dän.) **72** (1929). — RUMPEL: Hypospadie bei Zwillingen. Frankf. Z. Path. **25** (1921).

SAINTON, P.: Un Cas d'eunuchoidisme familial. Nouv. iconogr. Salpêtrière **15** (1902). Zit. nach FALTA. — SANDERS, J.: Homosexuelle Zwillinge. Genetica ('s-Gravenhage) **16** (1934). — SCABELL: Über den suprarenalen Virilismus und Pseudohermaphroditismus. Dtsch. Z. Chir. **185** (1924). — SCHERBAK, A. L.: Vier Generationen von Hermaphroditismus masculinus. Wien. klin. Wschr. **1934 I.** — SCHERBER, G.: Phimosis und Paraphimosis. Handbuch der Haut- und Geschlechtskrankheiten, Bd. 21. 1927. — SCHULTZE, G.: Pseudohermaphroditismus masc. externus et internus. Zbl. Gynäk. **1930**. — SIEMENS: Zwillingspathologie. Berlin 1924. — SINGLETON, W. R. und D. F. JONES: Heritable characters of maize; male sterile. J. Hered. **21** (1930). — SOMOGYI, I. u. I. FENYES: Zwei familiär auftretende, mit Eunuchoidismus kombinierte Fälle von neuraler Muskelatrophie (CHARCOT-MARIE). Z. Neur. **137** (1931). — STEINER, F.: Zur Erblichkeit der Hypospadie. Münch. med. Wschr. **1936 II.** — STOJALOWSKI-DERBSKI: Ein neuer Fall von Hermaphroditismus verus beim Menschen. Virchows Arch. **290** (1933). — STRAUSS, H.: DUROZIEZs Krankheit und Hypogenitalismus. Z. Kreislaufforsch. **23** (1931).

THALER, H.: Familiäres Zwittertum und Vererbungsfrage. Mschr. Geburtsh. **50** (1919).

WALTHER: Über Hermaphroditismus. Beitr. path. Anat. **95** (1935). — WEBER, F. P.: Causation of gynaecomastia (Mammary feminism). Lancet **1926 I.** — WEST, L. S.: Two pedigrees showing inherited predisposition to Hernia. J. Hered. **27** (1936).

YATES, I.: Eunuchoidism in sisters. Lancet **1924 II.** — YOUNG, H. H.: Genital abnormalities, Hermaphroditismus and related Adrenal Diseases. London 1937.

Erbbiologie und Erbpathologie des weiblichen Geschlechtsapparates.

Von EMIL WEHEFRITZ, Mainz.

Mit 2 Abbildungen.

Einleitung.

Unter dem Einfluß, den die Konstitutionspathologie und Vererbungsbiologie auf das medizinische Denken und Handeln der letzten Jahrzehnte ausübte, setzte sich auch in der Geburtshilfe und Gynäkologie immer mehr die Grundauffassung durch, daß wir zum letzten Verständnis des Einzelindividuums nur dann gelangen, wenn wir es als Glied einer ganzen Familie, des gesamten Volkes, betrachten.

Die pathologisch-anatomische Erforschung der Unterleibsorgane, der Ausbau der „chirurgischen Ära", das Studium über Einfluß und Bedeutung der Krankheitserreger für den weiblichen Geschlechtsapparat ließen nur allzu lange Zeit die Konstitutionspathologie hinter der Organpathologie zurücktreten (A. MAYER). Erst durch die bahnbrechenden Arbeiten von HEGAR und FREUND und die ihrer Schulen sowie durch die Forschungen von MATHES wurde immer mehr die Erkenntnis zum Allgemeingut der Gynäkologen, daß Bau und Entwicklung, Funktion und krankhafte Störungen des weiblichen Organismus als unteilbarer Komplex zu betrachten und zu behandeln sind. Diese Erkenntnis erfuhr eine weitere Vertiefung, als in den letzten 2 Jahrzehnten die Forschung auf dem Gebiet der hormonalen Drüsen, besonders die Isolierung und Reindarstellung der Sexualhormone, uns einen Einblick gewinnen ließ in das komplizierte Spiel des innersekretorischen Systems mit seiner überragenden Bedeutung für die zyclischen Funktionsabläufe im Organismus des Weibes. Bei dem Bestreben, auch die Tatsachen der Vererbungsbiologie und -pathologie in die Ganzheitsbetrachtung des weiblichen Sexualsystems einzubeziehen, stoßen wir bei dem gegenwärtigen Stand der Forschung noch auf manche Erkenntnislücken. Im Gegensatz zu manchem anderen Spezialfach der Medizin befinden wir uns in der Geburtshilfe und Gynäkologie erst bei der *Sammlung* vererbungsbiologischer und -pathologischer Einzelerkenntnisse. Wir sind heute noch nicht in der glücklichen Lage, *Prophylaxe* und *Therapie*, wie es z. B. in der Augenheilkunde möglich ist, mit den Erfahrungen einer speziellen Erbpathologie auszubauen.

Hauptteil.

I. Wachstum und Entwicklung des weiblichen Körpers.

Wenn in diesem Handbuch zum ersten Male der Versuch gemacht wird, in *zusammenfassender* Darstellung den weiblichen Organismus vom *erbbiologischen* Standpunkt aus zu erfassen, so setzt ein solches Vorgehen die Kenntnis der geschlechtsgebundenen *Eigenart* des weiblichen Organismus voraus.

Das Weib ist in viel stärkerem Maße der Fortpflanzung untertan als der Mann. Wenn man die Behauptung aufgestellt hat, daß auf Grund seiner besonderen Entwicklung im *anatomischen* Bau, in der Funktion seiner *Organe* und nicht zuletzt nach seinem *seelischen* Verhalten das Weib im Gegensatz zu dem weiter differenzierten Mann eine gewisse *Jugendform* aufweise, daß es gleichsam eine Mittelstellung zwischen dem kindlichen Organismus und dem des erwachsenen Mannes einnehme, so weist diese Charakterisierung des weiblichen Organismus auf die eine große, physiologische Aufgabe der Frau, auf die *Fortpflanzung* mit ihren erhöhten Anforderungen während der Schwangerschaft und unter der Geburt, hin.

Das neugeborene Mädchen ist im Durchschnitt bei seiner Geburt 1—2 cm kürzer als der Knabe (Daffner); das Gewicht beträgt im Mittel 3000 g.

Auffallend sind die Unterschiede in der *Beckengröße*, was Knaben und Mädchen anbelangt; bereits vom 5. Fetalmonat ab zeigt im allgemeinen das weibliche Geschlecht eine größere Querspannung des Beckens als das männliche.

Nach den Untersuchungen von Schultz an weißen Amerikanern und Negern geht hervor, daß Rassenunterschiede schon sehr früh während der Entwicklung auftreten. Nach seinen Feststellungen „bestehen Rassenunterschiede deutlich ausgeprägt schon, sobald sich überhaupt eine menschliche Form im Embryonalstadium erkennen läßt. Die Unterschiede sind zum größten Teil dieselben, die die erwachsenen Weißen und Neger auseinanderhalten".

Auf rassische Unterschiede in der *Körperlänge* des *weiblichen* Neugeborenen läßt folgende Zusammenstellung aus dem Lehrbuch der Anthropologie von R. Martin schließen:

Körpergröße des weiblichen Neugeborenen.

	mm	Autor
Anamiten	464	Mondière
Japaner	478	Nagahama
Russen (aus Charkow) . . .	483	Orschansky
Engländer	491	Roberts
Franzosen (Paris)	492	Mies
Belgier	494	Quetelet
Großrussen	495	Tschepourkowsky
Deutsche	503	Daffner

Wenn wir die „Reife" des Neugeborenen nicht als ein Endstadium des Fruchtlebens, sondern als eine Phase in der Entwicklung zum extrauterinen Dasein auffassen, so bedarf es bei der Beurteilung des Entwicklungszustandes einer *Gesamtbetrachtung* der körperlichen Beschaffenheit unter Heranziehung aller meßbaren Merkmale, Indices und Körperproportionen, wie sie z. B. aus den Arbeiten von Schreiber, Wehefritz-Gierhake, Kugler und Lipiec für deutsche bzw. polnische weibliche Neugeborene hervorgehen.

Auf die körperliche Entwicklung des Mädchens im Verhältnis zu der des Knaben sei hier in den Einzelheiten nicht näher eingegangen. Ich entnehme deshalb A. Mayer die wichtigsten Zahlen, die die Unterschiede zwischen beiden Geschlechtern wiedergeben:

	Mädchen	Knaben
Höhenantrieb	13 Jahre	15 Jahre
Gewichtsantrieb und deutliche geschlechtliche Umbildung . .	14 „	16 „
Ende des Pubertätsantriebes	15 „	17 „
Geschlechtsreife	18 „	24 „
Höhepunkt der Geschlechtskraft	24 „	30 „

Aus diesen Mittelwerten geht das geschlechtsspezifische körperliche Wachstum des Mädchens eindeutig hervor.

Wie aus der Tabelle ersichtlich ist, fällt der endgültige *Abschluß des Wachstums* für die Europäerin im Mittel in das 18. Lebensjahr, während für das männliche Geschlecht die körperliche Ausreifung erst zwischen dem 24. und 25. Lebensjahr beendet ist.

R. Martin weist mit Recht darauf hin, daß „Wachstum nicht nur Längen- und Massenzunahme bedeutet, sondern es handelt sich dabei immer auch um einen Umbau des ganzen Körpers, der sich in *Änderungen der Proportionen*, in fortschreitender Ossifikation, in Ausgestaltung zum Zwecke der *Geschlechtsfunktion*, in Weiterentwicklungen (Gebiß, Haarkleid), in *Rückbildungen* (Thymus) usw. ausspricht. Dieser Umbau ist durch *hormonale Einflüsse* hervorgerufen, die idiotypisch bedingt sein können, aber wohl nicht als parakinetisch aufgefaßt werden müssen“.

Es besteht kein Zweifel, daß Wachstum und Entwicklung des weiblichen Körpers den *allgemeinen* Wachstumsgesetzen unterliegen; die Besonderheiten, die der weibliche Organismus bei seinem Wachstum aufweist, die endgültige Ausreifung in spezifisch-weiblicher Eigenart bedürfen aber einer näheren Erklärung.

Die Grenze zwischen der intrauterinen und extrauterinen Entwicklung des Menschen bildet die Geburt. In der *postembryonalen* Entwicklung unterscheiden wir eine erste Kindheit mit einer ersten Fülle (1.—4. Lebensjahr) und einer ersten Streckung (5.—7. Lebensjahr) und eine zweite Kindheit mit einer zweiten Fülle (8.—10. Lebensjahr) und einer zweiten Streckung (11.—15. Lebensjahr), Lebensabschnitte, denen dann die Jahre folgen, in denen *die Reife erlangt wird* (im Mittel das 18. Lebensjahr) (Stratz).

Es besteht heute wohl kein Zweifel mehr, daß die individuellen Unterschiede, die die körperliche Entwicklung zeigt, in der Hauptsache *erblich* bedingt sind; aber auch den Umweltseinflüssen kommt eine nicht unwichtige Bedeutung zu. Aus der großen Anzahl der letzteren seien die Ernährung, Krankheiten, rein mechanische Einwirkungen, Berufsschäden genannt. So haben z. B. Tierexperimente den weitgehenden Einfluß der Nahrung auf das Körperwachstum gezeigt; die neuen Erkenntnisse über die akzessorischen Nährstoffe (Vitamine) haben die Bedeutung, die dem Nahrungsfaktor (qualitativ und quantitativ ungenügende Ernährung) zukommt, besonders in der letzteren Zeit in den Vordergrund gerückt (Stepp, Wehefritz und Gierhake); nicht nur „Kümmerformen“ können ausgelöst werden, sondern auch *Unterentwicklung innerer* Organe, besonders der *Gebärmutter*, kann resultieren.

Die *große Bedeutung*, die der *Peristase* während der *intrauterinen* Entwicklung zukommt, geht aus den Untersuchungen von Rumpe, Derlin, Dahlberg und v. Verschuer über das *Gewicht* und die *Länge* ein- und zweieiiger Zwillinge bei ihrer *Geburt* hervor.

Bei den *eineiigen*, d. h. *erbgleichen* Zwillingen ist die Annahme wohl richtig, daß die Wachstumstendenz, im Keimplasma verankert, für die Paarlinge ein und desselben Zwillingspaares die gleiche ist. Und trotzdem finden sich gerade bei eineiigen Zwillingen relativ große Differenzen in dem Geburtsgewicht und in der Länge; nach den Untersuchungen Rumpes z. B. beträgt die prozentuale Abweichung der Mittelwerte des Körpergewichtes bei der Geburt für die eineiigen Zwillinge $7{,}7 \pm 0{,}8$, nach Derlin $8{,}1 \pm 1{,}5$, nach v. Verschuer $7{,}6 \pm 1{,}2$; die durchschnittliche Gewichtsdifferenz bei eineiigen Zwillingen ein und desselben Paares beträgt 400 g, sie ist im Mittel sogar um 40 g größer als bei den erbungleichen zweieiigen Zwillingen. Dieselbe Feststellung gilt für die Länge, die sich bei Ein- und Zweieiigen bei der Geburt findet, denn die durchschnittliche Längendifferenz ist nach v. Verschuer bei den EZ mit 20,9 mm größer als bei den ZZ mit 17,7.

Aus diesen Feststellungen über das Wachstum nach Länge und Gewicht geht mit Eindeutigkeit hervor, daß *während einer ganz bestimmten Phase des Lebens, nämlich während der intrauterinen Entwicklung, die endogenen Faktoren für das Körperwachstum von den exogenen überdeckt werden* (Lage der Frucht, Anteil am Blutkreislauf usw.).

Eine wesentliche Bereicherung unserer Kenntnisse über das *normale* und *pathologische Körperwachstum* vom Standpunkt der Vererbungsforschung verdanken wir den Untersuchungen von v. VERSCHUER.

v. VERSCHUER, der die „treibende Kraft des Wachstums in den Genen sieht", teilt, entsprechend den einzelnen Phasen, die das menschliche Körperwachstum aufweist, den Genotypus „Körperwachstum" in folgende Gengruppen ein:

In *Wachstumsgene erster Ordnung*, auf deren Wirken die sofort nach der Befruchtung anhebende karyokinetische Zellteilung (Eifurchung) zurückgeführt wird; da es zweifelsohne gametische und zygotische *Letalfaktoren* gibt, ist die Annahme *aller* Gene im Sinne von Wachstumsgenen zur Erhaltung des Lebens gerechtfertigt.

Unter Wachstumsgenen zweiter Ordnung versteht v. VERSCHUER Erbanlagen, die das normale Wachstum der Frucht während der Tragzeit steuern — in antagonistischer Tätigkeit zu krankmachenden Genen, die während des intrauterinen Lebens zu Störungen im Aufbau des *Skelet*systems (primärer und chondrodystropher Zwergwuchs) bzw. der *inneren* Organe führen oder *Hemmungs-* bzw. *Mißbildungen* auslösen.

Aus dem zeitlichen Auftreten und der mutativen Entstehung recessiver Zwergwuchsformen, von denen die von HANHART beschriebene im 2. und die von KRAFT beobachtete sogar erst zwischen dem 4. und 9. Lebensjahr manifest wird, schließt v. VERSCHUER auf das Bestehen von *Wachstumsgenen dritter Ordnung*, die das Wachstum zwischen *Geburt* und *Reife* regeln. Die *individuellen* und *Rassenunterschiede*, die wir in jedem Lebensalter antreffen, führt derselbe Forscher auf die Wirkung von *Genen* zurück, die neben den *allgemeinen* Wachstumsgenen *hemmend* oder *fördernd* eingreifen; die Analysierung einzelner Gene, die nach Untersuchungen an *Rassenkreuzungen* (BOAS, DAVENPORT, FISCHER u. a.) und an Familien (GALTON) die Erbbedingtheit der Körpergröße ergaben, hat sich bisher nicht durchführen lassen.

Diese Annahme und Einteilung der Wachstumsgene wird den einzelnen Phasen des menschlichen Körperwachstums gerecht; sie ist nach ihrem *zeitlichen* Auftreten und Einsetzen orientiert; nimmt man dagegen das Wachstum mehr als einen einzigen Vorgang, sieht man mehr den *Endeffekt* dieses Vorganges, so könnte man, ebenfalls nach einem Vorschlag v. VERSCHUERS, *Grundfaktoren* für das Wachstum annehmen, die das *normale* Körperwachstum auslösen — ihr Fehlen oder die Mutation von solchen Faktoren würde dann zu *krankhaften* Zuständen führen; daneben ist die Annahme von besonderen Erbanlagen notwendig, die zu den Individual- und Rassenunterschieden führen.

Mit Hilfe der Zwillingsmethode, also an Individuen von erbgleicher und erbverschiedener Zusammensetzung, hat v. VERSCHUER den Versuch unternommen, die einzelnen Wachstumsgene zu erforschen; die Ergebnisse sind meiner Ansicht nach von grundlegender Bedeutung geworden für unsere Auffassung über das Körperwachstum im allgemeinen, um so mehr als sich bei der Art des Untersuchungsmaterials *erbliche* und *Umwelts*einflüsse trennen lassen.

Für die Entwicklung des *weiblichen* Körpers ist die Feststellung von Bedeutung, daß die *Körpergröße* mehr modifizierbar ist als beim männlichen Geschlecht, trotzdem sie im ganzen durch Umweltseinflüsse wenig Veränderungen erleidet; dieselbe Feststellung gilt auch für die *Schädellänge*.

Die Variabilität des *Körpergewichtes*, eines Merkmales, das am meisten Umweltseinflüssen unterliegt, ist beim *weiblichen* Geschlecht größer als beim *männlichen*.

Die Frage nach den *Ursachen der Wachstumsunterschiede*, wie sie die beiden Geschlechter bereits von Geburt an zeigen, ist verschiedentlich Gegenstand der Forschung gewesen. Aus welchen Gründen das *intrauterine* Wachstum des Mädchens schwächer ist als das des Knaben, wie die Geschlechtsunterschiede am *Becken*, die bereits bei der Geburt vorhanden sind (HARMS), zustande kommen, hat sich bisher einwandfrei nicht erklären lassen. Daß das Wachstum von der Geburt bzw. Pubertät bis zur Reife wesentlich von sog. *Wachstumsstoffen* endokriner Organe wie Thymus, Hypophyse, Ovarium, *Thyreoidea* (RÖSSLE) gesteuert wird, daß *Tempo* und *Rhythmus* des Wachstums und letzten Endes der Zustand der körperlichen *Reife* von der Tätigkeit und dem Zusammenspiel der innersekretorischen Drüsen abhängen, unterliegt heute keinem Zweifel mehr. E. FISCHER weist darauf hin, daß die Erbanlagen für das Körperwachstum mittels dieser Drüsen wirken, „sie sind letzten Endes erbliche Anlagen dieser Gebilde".

Im Hinblick auf diese Tatsache, im Hinblick auf die besondere Art des körperlichen Wachstums und auf die geschlechtsspezifische Ausreifung des weiblichen Organismus ist die Annahme berechtigt, daß von Anfang an der *weiblich* determinierten Zelle eine besondere Wachstums- und Entwicklungstendenz innewohnt, die von Beginn der innersekretorischen Tätigkeit des Ovariums an eine wesentliche Steigerung erfährt.

II. Pubertät (Menarche und Menstruation) und Klimakterium.

Nach BIEDL müssen wir bei der Reifeentwicklung eine *Präpubertät*, die *Adoleszenz* und die *Maturität* unterscheiden. Die Adoleszenz ist charakterisiert durch die erste inner- und exkretorische Tätigkeit der Keimdrüsen, der Ovarien, die das bereits eingeleitete Körperwachstum zum Abschluß bringen. Als äußerlich sichtbares Zeichen dieser ersten Ovulation erfolgt nach außen hin die erste Blutung, die Menstruation. Es liegt in der Natur dieser Vorgänge, daß man von jeher gleichsam als Kriterium für die Pubertät diese erste Regelblutung ganz besonders gewertet hat; ist sie doch der sichtbare Ausdruck der erfolgten Geschlechtsreife für das Einzelindividuum, die nach ihrem zeitlichen Auftreten, der Art und der Intensität der Wachstumsvorgänge in körperlicher und seelischer Hinsicht für das weibliche Geschlecht spezifisch, also an das Geschlecht gebunden ist.

Auf die *endogene* Bedingtheit der weiblichen Geschlechtsentwicklung mit dem charakteristischen Ereignismerkmal der Erstmenstruation ist schon seit längerer Zeit von Klinikern und Biologen hingewiesen worden.

So berichten z. B. KISCH, TILT und COURTY über familiäre Eigentümlichkeiten der ersten Regel im Sinne der *Früh-* und *Spätmenarche*. Weiterhin versucht man die zeitlichen Unterschiede in dem ersten Auftreten der Regel mit der familiär verschiedenen Funktion der hormonalen Drüsen zu erklären. Ich selbst möchte dieser mehr allgemeinen Vorstellung entgegenhalten, daß wohl, wie auch HALBAN annimmt, die während der Pubertät einsetzende Tätigkeit der Geschlechtsdrüsen lediglich die genotypisch festgelegte Anlage zur Entfaltung bringt, daß also auch der Zeitpunkt der Menarche als äußeres Zeichen der körperlichen Reifung genotypisch festgelegt ist.

A. MAYER weist an Hand seiner Untersuchungen auf die auffallende Häufigkeit der *Spätmenarche* bei *Carcinom*kranken hin, eine Feststellung, die STEHLING und WEHEFRITZ ebenfalls gemacht haben. Ob und inwieweit eine verminderte, angeborene Widerstandskraft des Bindegewebes angenommen werden darf, wie das A. MAYER tut, bleibt eine offene Frage.

MOSZKOWSKI und BOLK sind wohl die ersten gewesen, die die Annahme aussprachen, daß für die Menarche eine *Vererbung* von seiten der Mutter vorliegen könnte. MOSZKOWSKI berichtet z. B. von einer Familie, in der in 4 Generationen die erste Regel mit $11^1/_2$ Jahren aufgetreten sein soll. BOLK fand bei seinen sorgfältigen Untersuchungen an niederländischen Familien, daß vielfach Mütter und Töchter zur gleichen Zeit geschlechtsreif wurden. POPENOE errechnete an 200 Familien für die Korrelation zwischen Menarche der Mütter und Töchter einen Koeffizienten von $0{,}4 \pm 0{,}03$, zwischen Schwestern von $0{,}39 \pm 0{,}03$. Auch NEURATH glaubt an eine Vererbung von seiten der Mutter. Daß die angenommenen Erbeinflüsse nicht den Zeitpunkt der ersten Regel an sich, sondern lediglich den Typus und den Verlauf der gesamten körperlichen Entwicklung und Ausreifung bestimmen, ist selbstverständlich.

Erst die Untersuchungen von E. PETRI (1935) berechtigen zu der Annahme, daß die Menarche „erbbedingt“ sei. Die Autorin bediente sich der *Zwillingsforschung*. Die Anwendung dieser Methode hat in diesem Falle den besonderen

Vorteil, daß die in gleicher Weise aufwachsenden Zwillinge eventuellen, menarchebedingenden Umweltseinflüssen unterliegen, die als solche gleichzusetzen und damit zu vernachlässigen sind. Der Vergleich der Variationsbreite bei den ein- und zweieiigen Zwillingen, also bei erbgleichen und erbverschiedenen Individuen, bringt dann den Nachweis, daß das Merkmal Menarche einer erblichen Anlage unterliegt. Die Untersuchungen wurden an 51 ein- und 47 zweieiigen Zwillingspaaren, weiterhin an 145 Schwesternpaaren aus töchterreichen Familien, an 120 beliebigen Schwesternpaaren, 120 Paaren von Müttern und Töchtern und endlich an 120 Paaren aus der weiblichen Gesamtbevölkerung durchgeführt. Die folgende Tabelle gibt die Gesamtbefunde der Untersuchungen PETRIs wieder:

Gruppe	Paare	Mittlere Menarchedifferenz in Monaten
1	Eineiige Zwillinge (EZ)	2,8
2	Zweieiige Zwillinge (ZZ)	12,0
3	Schwestern aus töchterreicher Familie	12,9
4	Schwestern überhaupt	14,4
5	Mütter und Töchter	18,4
6	Gesamtbevölkerung	18,6

Aus diesen Ergebnissen lassen sich folgende Schlußfolgerungen ziehen: Am kleinsten ist die mittlere Menarchedifferenz bei den eineiigen Zwillingen; bereits bei den zweieiigen steigt sie beträchtlich an, um für die Gesamtbevölkerung ihren höchsten Wert mit 18,6 Monaten zu erreichen. *Die Tatsache einer relativ kleinen Variationsbreite für die Menarche bei den eineiigen, erbgleichen Zwillingen, die verhältnismäßig hohen Differenzwerte bei allen anderen Gruppen zeigen deutlich, daß der Reifungstyp in seiner Anlage erblichen Einflüssen unterliegt.* Die auf den ersten Blick gegen eine erbliche Bedingtheit sprechende Tatsache, daß die Menarchedifferenzen zwischen Müttern und Töchtern größer sind als bei Schwestern untereinander, findet ihre Erklärung darin, daß, von Erinnerungsfehlern der Mütter abgesehen, die Umweltseinflüsse bei beiden Vergleichsgruppen sehr verschieden sind. *Nach den Untersuchungen* PETRIs *besteht also kein Zweifel mehr, daß der Menstruationseintritt, als Merkmal betrachtet, der Vererbung unterliegt.*

Zu ähnlichen Ergebnissen wie PETRI kam FEIGEL; bei den EZ konnte sie einen durchschnittlichen Unterschied für die Menarche von 3,8 Monaten, bei den ZZ von 14,6 Monaten errechnen. TIETZE und GRÜTZNER fanden bei 23 EZ-Paaren in 16 Fällen eine Differenz von 1—3 Monaten (Konkordanz) und in nur 7 Fällen eine solche über 3 Monaten (Diskordanz). Daß die Zeit der vollen Funktionsfähigkeit der Ovarien und damit die Zeit der geschlechtlichen Reife weitgehend endogen bestimmt ist und wohl auch erblich fixiert sein muß, wird nach TIETZE und GRÜTZNER durch das zeitliche Zusammenfallen der Menarche von Zwillingsmüttern und ihren Töchtern unterstrichen (unter 6 Fällen 4mal dem Lebensalter nach ganz, 1mal fast).

Wenn nach diesen Betrachtungen die Erbgebundenheit der Menarche für die zeitliche Manifestation der ersten Regel von „durchschlagender" Bedeutung ist, so dürfen jedoch andere menarchebestimmende Komponenten wie Klima, Ernährung, Jahreszeit, Erziehung, sexuelle Aufklärung und soziale Verhältnisse nicht geleugnet werden (L. MAYER und GEBHARD, ENGELMANN, SCHÄFFER, PELLER, BOLK, WEHEFRITZ u. a.).

Von diesen „externen" Faktoren hat man bis in die jüngste Zeit vor allem dem Klima den stärksten Einfluß zugesprochen. Da diese Frage für die Menarcheforschung von grundsätzlicher Bedeutung ist und bei der Beurteilung von Forschern regionär verschiedener Gebiete stets berücksichtigt werden muß, sei an dieser Stelle etwas näher darauf eingegangen.

Will man zu diesem Problem Stellung nehmen, so muß man einzelne wichtige Klimafaktoren, wie z. B. die Temperatur, die Meeresnähe, Regenmenge und dergleichen herausgreifen und deren Einfluß gesondert oder in ihrem Zusammenwirken prüfen. Allgemein galt bisher der Satz (KISCH, STEIGER, GLOGNER, STRATZ, MALMIO u. a.), daß *warme Klimate* die Menarche beschleunigen, *kalte* dagegen menstruationsverzögernd wirken. Im Gegensatz zu ENGELMANN und SCHÄFFER steht nach MAC D'ESPINEs Ansicht der Pubertätsbeginn in direktem Zusammenhang mit der mittleren Jahrestemperatur, die ihrerseits wieder durch die geographische Breite- und Höhenlage bestimmt sein soll. Zu einer erstmaligen Klärung der Verhältnisse kam SKERLJ, indem er die Bereiche bestimmter Klimafaktoren geographisch festlegte und zu dem in diesen Gebieten vorherrschenden Menarchealter in Beziehung setzte. Der Autor konnte zeigen, daß das mittlere Menarchealter zu den *Isothermen* in Form der Januarisothermen, den Linien mit gleicher mittlerer Januartemperatur, ferner zu den *Isoamplituden*, den Zonen gleicher mittlerer Wärmeschwankung, und der *Regenmenge* in eine deutliche Abhängigkeitsbeziehung tritt, die sich, summarisch betrachtet, darin äußert, daß in den von *ozeanischem* Klima beeinflußten Gebieten die Geschlechtsreife im allgemeinen *früher* eintritt als in Gegenden mit *kontinentalem* Klima. Untersuchungen von WEHEFRITZ und SEEGELKEN an Frauen des *südhannoverschen* Gebietes *Niedersachsens* scheinen die Auffassung SKERLJs zu bestätigen. Das mittlere Menarchealter beträgt unter Berücksichtigung des mittleren Fehlers 14,6 Jahre ($\pm$ 0,05). Da die erfaßten Personen dem Grenzgebiet zwischen dem *ozeanischen* und *kontinentalen* Klima entstammen, dem nach SKERLJ ein Menarchealter von annähernd 15 Jahren zukommen müßte, ergab sich in der Tat für das südhannoverisch-niedersächsische Gebiet ein Wert, wie er nach der klimatologischen Erwägung zu erwarten war.

Die in unseren Breiten von verschiedenen Untersuchern festgestellte *Allgemeinverfrühung* der Menarche, wie sie von SKERLJ, BOLK, STEIN, INHELDER, POPENOE und GOULD, WEHEFRITZ und HOWE festgestellt worden ist, ist vermutlich als klimatisches Phänomen zu betrachten, zumal in unseren Breitengraden seit Jahrzehnten eine ozeanische Beeinflussung der klimatischen Situation registriert wird.

Während man sich, wie aus den vorstehenden Betrachtungen hervorgeht, von verschiedensten Seiten der Erforschung der *Menarche* angenommen hat, sind unsere Kenntnisse über die *Typologie* der *mensuellen Rhythmik* oder den *zeitlichen Eintritt* des *Klimakteriums* äußerst lückenhaft.

Wenn wir davon ausgehen, daß z. B. die Beschaffenheit der Hypophyse und Keimdrüsen, von deren Funktion die sexuelle Entfaltung, die Zyklusvorgänge und schließlich auch das Erlöschen der Fortpflanzungsfähigkeit abhängen, *erblich* festgelegt ist, dann muß logischerweise auch die Rhythmizität der Uterusfunktion und der Zeitpunkt der Menopause erblich fixiert sein. Daß, wie WAGNER sich ausdrückt, „die vererbte Beschaffenheit der verantwortlichen Blutdrüsen sich als umweltsbeständig, als umweltstabil im Sinne von LENZ, erweisen kann", ist durch die Menarchestatistik vielfach erwiesen. Sicherlich spielen auch bezüglich der Menstruationsabläufe und der Menopause „externe" und peristatische Einflüsse eine wesentliche Rolle. Solange wir jedoch durch vererbungsbiologische Untersuchungen oder durch die vergleichende Rassenforschung keine begründeten Ergebnisse vor uns haben, können keine sicheren Schlüsse gezogen werden. Vor allem würde hier eine sorgfältige Familien- und Zwillingsforschung, besonders auch in erbpathologischer Hinsicht, z. B. mit dem Augenmerk auf familiäre Häufung von Dysmenorrhöen und Tempostörungen, manchen wertvollen Aufschluß versprechen.

Um so begrüßenswerter sind die Untersuchungen von TIETZE und GRÜTZNER über die Ovarialfunktion und ihre Störungen an 23 eineiigen Zwillingen, an deren Identität wohl kein Zweifel bestehen kann. Der Vergleich des Regeltypus, somit des Tempos der Wiederkehr, der Dauer, der Stärke und der damit verbundenen Beschwerden ergibt in der überwiegenden Mehrzahl der Beobachtungen völlige oder annähernd völlige Konkordanz der Zwillingsschwestern. Was die Abweichungen des Zyklus von der Norm betrifft, so ist die Tatsache bemerkenswert, daß oft die Zwillinge auf *recht verschiedene* Erlebnisse innerer und äußerer Art in einer gleichen Abstufung der eingeschränkten Ovarialtätigkeit antworten.

III. Die weibliche Brust.

Der Nachweis der *Erbbedingtheit* eines Merkmales des menschlichen Körpers muß sich um so schwieriger gestalten, je größer die *Umwelteinflüsse* sind, je mehr Veränderungen in Größe und Form während der einzelnen Lebensabschnitte auftreten.

Wohl bei keinem Organ des *weiblichen* Körpers kennen wir solche *Form-* und *Größenänderungen* wie gerade an der *Mamma*. Die verschiedensten Umweltseinflüsse wie Klima, Ernährung, Krankheiten, Sitten und Gebräuche (Kleidung!) bringen solche Wandlungen an der weiblichen Brust hervor, daß nach R. MARTIN nur ein Fünftel aller Frauen der weißen Rassen in einem Alter von über 20 Jahren die ursprüngliche Brustform aufweist, obwohl, wie STRATZ besonders betont, die Brüste dieser Rassen am dauerhaftesten sind; und wenn man die Brüste ein und desselben Individuums im jungfräulichen Zustand und im Senium miteinander vergleicht, dann käme man gar nicht auf den Gedanken, daß es sich um die gleichen Organe handeln würde. Form und Festigkeit der Mamma erleiden bekanntlich durch das Stillen die weitgehendste Veränderung.

Freilich, auch andere Merkmalsanlagen unseres Körpers sind weitgehenden Umweltsveränderungen ausgesetzt. Ich erinnere nur an das *Becken*, bei dem krankhafte Einflüsse bekanntlich eine Reihe von *pathologischen* Beckenformen auslösen können; aber letzten Endes bleibt doch die Grundform des Beckens, die das Einzelindividuum mit auf die Welt bringt, erhalten, wenn wir von ganz schweren seltenen Umgestaltungen absehen, wie sie z. B. die *Osteomalacie* hervorruft.

Während der *Kindheit* besteht das *Drüsenparenchym* (12—15strahlig angeordnete Einzeldrüsen) in der Hauptsache aus kolbig aufgetriebenen Schläuchen mit einem endständigen Bläschen, das sehr oft noch kein Lumen zeigt. Die ganze Brustdrüse weist reichlich Bindegewebe auf. Ein Corpus adiposum fehlt (v. JASCHKE). Wohl bilden sich bis zur Präpubertät neue Drüsengänge aus, echte Alveolen werden aber nicht gebildet. Lediglich die Brustwarze wird ausgebildet, ohne jedoch das Niveau des Warzenhofes zu überragen.

Erst mit dem Einsetzen der hormonalen Tätigkeit der *Ovarien* (zwischen 11. und 13. Lebensjahr) erfolgt das erste *Drüsenwachstum*, mit dem die Ausbildung des Bindegewebes noch Hand in Hand geht, oft als erstes Zeichen der beginnenden Geschlechtsreife. Die Brustgegend wölbt sich hügelig vor, es hat sich die *Brustknospe* (*Areolomamma*, STRATZ) ausgebildet. Mit zunehmender Reife (14.—16. Lebensjahr) wölbt sich die Brust stärker, der Warzenhof mit der deutlich entwickelten Brustwarze sitzt ihr kuppenförmig auf; es ist nach STRATZ die *Knospenbrust (Mamma areolata)* entstanden. Das Fettgewebe des Corpus adiposum vermehrt sich und dringt zwischen die einzelnen Bindegewebszüge ein. Die *reife* Brust ist durch weitere Zunahme des Parenchyms und des Fettgewebes gekennzeichnet; der Warzenhof liegt in der Wölbung der Brust; die Warze sitzt knopfförmig auf *(Mamma papillata)*. STRATZ weist darauf hin, daß bei den *weißen*, *gelben* und einigen *protomorphen* Rassen die eben kurz geschilderte Entwicklung und Reifung der weiblichen Brust die Regel vorstellt; bei den *schwarzen Rassen* und den meisten *Protomorphen* dagegen bildet sich von der Knospenbrust die sogenannte *Euterbrust* aus, die durch einen vorgewölbten Warzenhof charakterisiert ist.

Nach dem Verhältnis der Grundfläche zur Achse unterscheiden wir mit STRATZ:
1. Die *flache* oder *Schalenbrust (Mamma plana).*
2. Die *runde* oder *Apfelbrust (Mamma globosa* oder *pomiformis).*
3. Die *konische* oder *Birnenbrust (Mamma piriformis),*

und nach dem Grade der Festigkeit:
1. Die *pralle* Brust *(Mamma rigida).*
2. Die *sinkende* Brust *(Mamma descendens).*
3. Die *Hängebrust (Mamma pendens).*

Es besteht wohl kein Zweifel, daß bei der großen *individuellen* Vielgestaltigkeit, die die weiblichen Brüste zeigen, für den Nachweis der Vererbung der Merkmalsanlage „Brustform" *Familienuntersuchungen* weniger geeignet sind.

Einen gewissen Hinweis auf die Erbbedingtheit der Brustform und ihre Auswirkung geben die Unterschiede der Brust bei den einzelnen *Rassen*; Untersuchungen solcher Art liegen in einer stattlichen Reihe vor (PLOSS, G. FRITSCH, KLAATSCH, STRATZ u. a.).

Wie bereits kurz erwähnt, ist bei den einzelnen Rassen die weibliche Brust nach ihrer Entwicklung und definitiven Ausgestaltung verschieden. So ist z. B. für die *Negerin* im Gegensatz zu den Frauen der *weißen* und *gelben* Rasse die *Euterbrust* charakteristisch mit ihrem vorgewölbten Warzenhof, eine Brustform, die teils rassenmäßig, teils durch besondere Sitten (jahrelanges Stillen!) umweltmäßig bedingt ist. Reisebeschreibungen (PLOSS, RENGGER u. a.) ist zu entnehmen, daß bei den Naturvölkern anscheinend in der überwiegenden Mehrzahl der Beobachtungen die Brüste konisch geformt sind, auf denen der Warzenhof als eine besondere Halbkugel aufsitzt; aus der Kuppe tritt, ebenfalls halbkugelförmig, die eigentliche Brustwarze heraus (bei den Indianern aus *Guayana* und den *Guarani*-Weibern). Den Bewohnerinnen von *Ozeanien* ist dagegen eine *spitze* Brust eigen, die ein Einschnürung rings um den Warzenhof zeigt.

Auch nach dem *Sitz* der Brüste sind Rasseverschiedenheiten festzustellen. So wird z. B. berichtet, daß sich bei den Buschmannsfrauen die Mamma ganz hoch und eigentümlich seitlich nach der Achselhöhle zu verschoben findet.

FRITSCH und KLAATSCH konnten feststellen, daß die Euterbrust mit dem vorgewölbten Warzenhof sich bei den Frauen aller Rassen findet, die dicke, wulstige Lippen haben, wie z. B. die Neger. Sie bringen diese besondere Form des Warzenhofes und der Warze selbst in Zusammenhang mit dem Stillen. Bekanntlich faßt der Negersäugling entsprechend seiner Lippenform Warze *und* Warzenhof zusammen beim Saugen an im Gegensatz zu dem Neugeborenen der weißen und gelben Rasse. Wir haben hier also eine weitgehende Anpassung der Brustform an die Form des kindlichen Mundes, ein Analogon zu der Ausgestaltung des mütterlichen Beckens, entsprechend der Größe des kindlichen Schädels.

Eine Rasseeigentümlichkeit ist schließlich die sogenannte *Oberbrust* der *Japanerin*, die BAELZ (zitiert nach STRATZ) beschrieben hat. Man versteht darunter eine Fettansammlung, die sich von der eigentlichen Brust zur Schulter hinzieht, die oft einen Haarwirbel oder eine rudimentäre Warze trägt. Wahrscheinlich ist diese Oberbrust als ein atavistisches Merkmal aufzufassen, als Rest einer *Vielbrüstigkeit*, die dem menschlichen Weibe vor Jahrtausenden eigen war. Doch hat HANHART unlängst dieses auffallende Verhalten, nämlich mit den eigentlichen Mammae kommunizierende Mammae accessoriae an der Innenseite der Oberarme, an einer *Appenzeller* Sippe von nordisch-alpinem Typus durch drei Generationen *dominant* feststellen können.

Trotz der Eigentümlichkeiten, die die weibliche Brustform bei den einzelnen *Rassen* zeigt, stößt der Nachweis der *Erbbedingtheit* der Anlage „Brustform" und die Abgrenzung von *Umweltfaktoren*, die Größe, Form und Festigkeit der Mammae in den einzelnen Lebensphasen der Frau beeinflussen, in Anbetracht der *individuellen* Verschiedenheiten dieses Merkmals auf erhebliche Schwierigkeiten. Wenn wir bei der Klärung dieses Problems in der letzten Zeit einen guten Schritt weiter gekommen sind, so verdanken wir diese neuen Kenntnisse in erster Linie der *Zwillingsforschung*. Wenn auch das bisher zur Beobachtung gekommene Zwillingsmaterial klein ist — es umfaßt 21 EZ- und 13 ZZ-Paare —, so sind doch meiner Ansicht nach die Befunde über die Brustform so eindeutig, *daß die Erbbedingtheit der Anlage Brustform damit bewiesen ist.*

Aus der folgenden Tabelle, die BIRKENFELD aufgestellt hat, sind die Einzelergebnisse der Untersuchungen (KINKELIN, ZIPPERLEN, v. VERSCHUER) ersichtlich.

Brustform bei Zwillingen.

Autor	Zwillinge	Brustform		
		übereinstimmend	geringe Unterschiede	verschieden
v. VERSCHUER . . .	EZ	8	6	—
	ZZ	—	3	6
KINKELIN	EZ	2	3	—
	ZZ	—	1	3
ZIPPERLEN	EZ	3	—	—

Den *übereinstimmenden* Befunden an 13 eineiigen Zwillingspaaren, den *geringen* Unterschieden in der Brustform bei weiteren 9 erbgleichen Zwillingen steht das *Fehlen* von gleicher Brustform und -größe bei 9 zweieiigen Zwillingspaaren gegenüber; nur in 4 Fällen waren die Unterschiede in der Brustform zweieiiger Zwillinge *gering*. Bei den 9 *eineiigen* Zwillingen, die ebenfalls *geringe* Unterschiede in der Brustform aufwiesen, wurde 5mal ein unbedeutender Größen-, aber kein Formunterschied der Brust durch das besser entwickelte *Fettpolster* des einen Zwillings ausgelöst. Aus diesen Beobachtungen geht die Bedeutung, die den *Umwelteinflüssen* zukommt, hervor; auch die graduellen Unterschiede, die drei weitere *eineiige* Zwillinge mit *Hängebrüsten* aufwiesen, sind exogen bedingt.

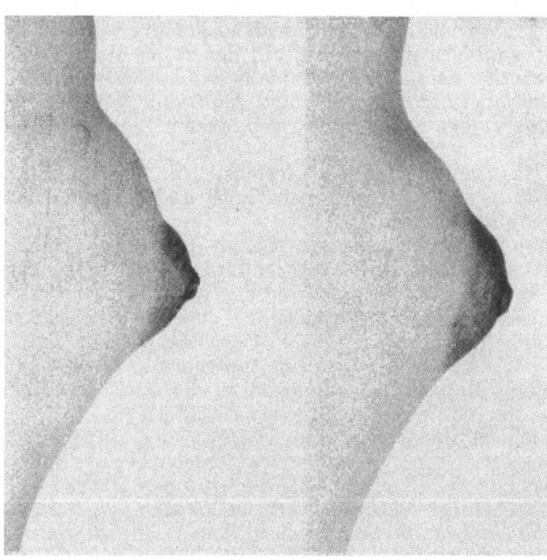

Abb. 1. Brust und Brustwarzen eineiiger Zwillingsschwestern. (Nach v. VERSCHUER.)

Für das *Stillgeschäft* von wesentlicher Bedeutung sind *Form* und *Größe der Brustwarzen*; *Formfehler* der Brustwarzen müssen zu *Stillschwierigkeiten* führen, die sich allerdings bei dem heutigen Stande der Technik meist beseitigen lassen. Aus der *Konkordanz* bei *eineiigen* Zwillingen ist die Annahme berechtigt, daß sowohl die *gut ausgebildete*, über das Niveau des Warzenhofes hervorragende *Brustwarze* als auch die *Hohlwarze* in ihrer Anlage *erbbedingt* ist. Die *Verschiedenheit* der Warzenform, wie sie sich bei *zweieiigen* Zwillingen findet, bestätigt die Vererblichkeit der Brustwarzenform (v. VERSCHUER, WEITZ). Die vorstehende Abb. 1 zeigt die „sehr ähnliche“ Form der Brust und der Brustwarzen bei eineiigen Zwillingsschwestern (nach v. VERSCHUER).

Mißbildungen der Brust. Wie v. JASCHKE ausführt, muß die *Amastie*, das ein- oder doppelseitige Fehlen der Mamma, als Hemmungsbildung angesehen werden, die, falls gleichzeitige Aplasie der Ovarien besteht (ASCHOFF), mit dem Leben der betreffenden Trägerin nicht vereinbar ist. Nach v. JASCHKE soll die *Amastie* in einem von LUISIER beschriebenen Fall *erblich* bedingt gewesen sein.

Die *infantile* Mamma kann wie das *infantile* Becken wohl auf eine meist *erbbedingte* „schlechte Anlage und Funktion der Eierstöcke“ zurückgeführt werden; soweit sich solche Individuen überhaupt fortpflanzen, liegt *völlige Stillunfähigkeit* vor.

Unter *Hyperthelie* versteht man die graduell verschiedene Ausbildung von *überzähligen* Brustwarzen und Brustdrüsen. *Hyperthelie,* die sich auch bei Tieren (Rind) findet, ist verschiedene Male *familiär* beobachtet worden, und zwar in jeder Generation (LEICHTENSTERN, SELL u. a.). Es dürfte sich um eine erbliche Mißbildung handeln; wie aber aus dem einseitigen Auftreten und der Diskordanz bei eineiigen Zwillingen (6mal, SIEMENS, WEITZ, BIRKENFELD) hervorgeht, ist die Manifestation der Anlage schwankend. BIRKENFELD hat darauf hingewiesen, daß die Häufigkeit der Hyperthelie anscheinend *geographischen* Schwankungen unterliegt (AMMON und v. BARDELEBEN).

Das Vorkommen von *Hyperthelie* und *Polymastie* bei manchen Frauen mit Mehrlingsschwangerschaft wird als ein *atavistisches* Zeichen erhöhter Fruchtbarkeit aufgefaßt.

Bei der *Hypertrophie* der Mamma handelt es sich entweder um ein abnormes Wachstum des Fettkörpers der Brust oder um eine Massenzunahme des *Drüsenparenchyms.* v. JASCHKE weist darauf hin, daß einzig und allein die mikroskopische Untersuchung die richtige Diagnose vermitteln kann. Nur die seltene *echte* Hypertrophie, die einige Male *einseitig* beobachtet wurde (BILLROTH, FRÄNKEL, CARLESS, SHEEN und ENGLÄNDER), gehört zu den Mißbildungen (*partieller Riesenwuchs,* DIETEL-KEYSER).

PFLANZ und ENGLÄNDER haben auf Grund ihrer Beobachtungen an *erbliche* Bedingtheit gedacht. BIRKENFELD konnte an 23jährigen eineiigen Zwillingsschwestern Hypertrophie der Brust beobachteten; beide Brüste hatten übereinstimmende Form.

Gutartige und bösartige Tumoren der Mamma. Es besteht kein Zweifel, daß bei der Entstehung *gutartiger* und *bösartiger* Tumoren die *erbliche* Veranlagung eine große Rolle spielt (s. Kapitel Geschwülste!). In diesem Zusammenhang sei auf eine Beobachtung BURKHARDS hingewiesen, der bei sehr ähnlichen Zwillingsschwestern an fast derselben Stelle der linken Brust ein zweimarkstückgroßes *Fibroadenom* beobachten konnte.

Mit einer Häufigkeit von 82%, wie sie aus großen Statistiken hervorgeht, nimmt das *Carcinom* unter allen Geschwülsten der Mamma die *erste* Stelle ein. Bei der Erörterung der *Ursachen* des Brustkrebses wurde von englischen und französischen Forschern besonders immer die *Heredität* betont; so konnte BROCA eine Familie beobachten, in der in 3 Generationen von 26 Familienmitgliedern 16 = 61% an Brustkrebs starben. DIETRICH erwähnt eine Familie, in der Vater und Tochter an Brustkrebs erkrankten. Sippentafeln mit Brustkrebs sind von WACHTEL (in 3 Generationen), LESCHCZINER, WASSINK und VAN RAAMSDONK u. a. beobachtet worden. Nach den Statistiken zahlreicher Autoren wie v. WINIWARTER, GEBELE, ROSENSTEIN, STEINER, OPPENHEIMER, HORNER, POULSEN, GULEKE, WIMDERLI, ZAHN, PFEIFFER u. a. schwankt die Erblichkeit des Brustkrebses zwischen 3 und 20%.

Stillfähigkeit. Sichere Angaben über die *Stillfähigkeit* der Frau lassen sich, wie v. JASCHKE besonders betont, nicht machen, weil eine große, nach *einheitlichen* Gesichtspunkten durchgeführte *Stillstatistik* fehlt; wenn also AGNES BLUHM *mangelhafte* Stillfähigkeit bei einem Drittel der deutschen Frauen annimmt, sofern nicht wenigstens 6 Monate gestillt wird, so kommt dieser Zahl *keine allgemeine* Gültigkeit zu. Wenn man von der *infantilen* Brust absieht, so bestehen zwischen Leistungsfähigkeit und dem anatomischen Bau der Brust ganz bestimmte Beziehungen, da eine an Parenchym arme Brust wenig, an Drüsengewebe reiche dagegen mehr bzw. viel Milch produziert. Wie besonders die Untersuchungen ENGELs gezeigt haben, läßt sich die *mangelhafte* Stillfähigkeit mit der besonderen Beschaffenheit der Brust im Einzelfall erklären. v. JASCHKE ist der Ansicht, daß die *mangelhafte* Stillfähigkeit in der Mehrzahl der Fälle nur „Folge einer schlechten Behandlung der Brust in der ersten Zeit der Lactation“ ist. Diese Feststellung schließt freilich nicht aus, daß in vereinzelten Fällen, wie das Beobachtungen an Familien zeigen, eine Herabsetzung der Stillfähigkeit *angeboren* auftreten kann, daß sie auf einer *ererbten Minderwertigkeit der Brust* beruht (REDER). Die Annahme verschiedener Autoren, daß *Alkoholismus* der Eltern die Stillfähigkeit der Töchter beeinträchtigt, ist noch nicht bewiesen und sehr unwahrscheinlich.

Die bekannte Behauptung des Physiologen BUNGE bezüglich einer angeblichen Stillunfähigkeit der Töchter von Alkoholikern beruht auf völlig unzulänglichen Erhebungen und ist seither von niemand bestätigt, wohl aber häufig genug widerlegt worden.

IV. Das weibliche Becken.

Schon seit langer Zeit haben Anthropologen und Gynäkologen das *weibliche* Becken nach seiner Größe und nach seinem Bau durchforscht; so liegen z. B. über die *intrauterine* Entwicklung des Beckens von der ersten Fetalzeit an, über den Einfluß des *Körperwachstums* auf den Bau des Beckens, über *vergleichend-anatomische* Untersuchungen an Mensch und Tier eine große Reihe aufschlußreicher Arbeiten vor.

Seitdem als einer der ersten SÖMMERING Frauenbecken verschiedener Rassen untersuchte und auf die dabei gefundenen Unterschiede aufmerksam machte, wurden von einer Reihe von Autoren in älterer und neuerer Zeit *vergleichende* Beckenmessungen vorgenommen (VROLIK, ZAAIJER, H. und G. FRITSCH, v. SCHRENK, HENNING, WALDEYER, STRATZ, SCHREYER, FROMMOLT u. a.).

Bekanntlich wird durch Errechnung des Beckeneingangsindex die Form des Beckens charakterisiert und bestimmt. Nach dem Verhältnis des Längs- zum Querdurchmesser des Beckeneingangs bezeichnet man ein Becken mit *längsovalem* Beckeneingang als „dolichopelisch“, mit *rundem* Beckeneingang als „mesatypelisch“, mit relativ *breitem, querovalem* Beckeneingang als „platypelisch“. Die letztere Form weist das Becken der Europäerin auf. Das geräumigste Becken besitzen zweifelsohne *die weißen Rassen.* SELLHEIM und PUTSCHAR nehmen an, daß es sich dabei um eine Anpassung des mütterlichen Beckens an den relativ großen Schädel des Kindes handelt.

FROMMOLT, der sich in seiner Monographie „Rassefragen in der Geburtshilfe und Gynäkologie“ sehr eingehend mit dem weiblichen Rassenbecken befaßt, weist meiner Ansicht nach mit Recht darauf hin, daß der größte Teil der einschlägigen Untersuchungen kein genaues Bild gibt, weil die Rassentypen von den betreffenden Forschern nicht genügend berücksichtigt wurden, also das untersuchte Menschenmaterial rassisch nicht rein gewesen sei; erst Arbeiten der jüngsten Zeit, wie von FROMMOLT und SCHREYER, vermeiden den bisher gemachten Fehler. FROMMOLT bediente sich bei seinen Untersuchungen der röntgenologischen Beckenmessung.

Daß selbstverständlich zur exakten Erfassung einer Beckenform außer dem *Beckeneingang* auch Gestalt und Größe des *Beckenausganges,* ferner die *Beckenneigung* (SCHRÖTER, PROCHOWNIK) und das Verhalten der *Kreuzbeinkrümmung* — die stärkste haben die Europäer! — von größter Bedeutung sind, soll in diesem Zusammenhang nur angedeutet werden.

Trotz der Unzulänglichkeiten, die vielen Untersuchungen über das Rassenbecken anhaften, steht doch wohl die eine Tatsache fest, daß *charakteristische* Unterschiede des weiblichen Beckens bei den *einzelnen Rassen* bestehen, eine Feststellung, die bei der Erörterung der Frage nach einer Erbbedingtheit der Beckenform eine übergeordnete Rolle spielt.

Von einem *normal* entwickelten Becken sprechen wir dann, wenn dieses dem kindlichen Kopf bei seinem Durchtritt genügend Raum bietet. Bekanntlich bedienen wir uns zur Erfassung der Beckenform der äußeren und inneren Beckenmessung; für das *normale* Becken verfügt der Geburtshelfer auf Grund tausendfacher klinischer Erfahrung über bestimmte Beckenmaße, die einer gewissen Variationsbreite unterliegen. In Gegenden, in denen es der Geburtshelfer vielfach mit alteingesessener, vorwiegend ländlicher Bevölkerung zu tun hat, gibt öfters die tägliche Erfahrung manchen wertvollen Hinweis auf die konstitutionelle Seite, was die Beckenform anbelangt. Bei einer verhältnismäßig rassisch reinen Bevölkerung, wie sie Niedersachsen aufweist, ist die Feststellung eines *weiten* Beckens, dessen Meßzahlen an der oberen Grenze der Norm liegen, bei Mutter und Tochter oder bei einzelnen Schwestern gar nicht so selten.

Auffallend und nicht ohne Bedeutung in diesem Zusammenhang ist die Tatsache, daß deutliche *Unterschiede* des Beckens nach dem *Geschlecht* beim Neugeborenen sich finden, ja daß sogar bereits vom 5. Embryonalmonat an das weibliche Becken eine größere Querspannung als das männliche aufweist.

Interessant sind zu dieser Fragestellung Untersuchungen von FRANZ an 3 Wochen alten Schafen.

Der Autor entfernte bei einigen männlichen und weiblichen Schafen auf operativem Wege Uterus und Keimdrüsen; die kastrierten Tiere wurden bei ihrer Herde belassen. Nach Ablauf von 2 Jahren zeigte sich, daß bei sämtlichen operierten Tieren das Becken im Wachstum und in der knöchernen Entwicklung zurückgeblieben war; es fand sich aber ein Unterschied zwischen den männlichen und weiblichen Tieren insofern, als die Knochen des männlichen Kastratentieres dicker und länger waren als die des weiblichen.

FRANZ hat aus dem Ergebnis seiner Untersuchungen den Schluß gezogen, daß die Geschlechtsunterschiede bei den tierischen Becken durch die Keimdrüsen ausgelöst werden.

Will man diese tierexperimentellen Ergebnisse auf den Menschen übertragen, so würde die bereits oben erwähnte Tatsache von Unterschieden des fetalen Beckens nach dem Geschlecht bereits vom 5. Embryonalmonat ab eine Tätigkeit der Keimdrüsen in der allerersten Entwicklungszeit voraussetzen. Wie FRANZ an tierischen, FEHLING, A. MAYER, SCHICKELE und SELLHEIM an menschlichen Feten feststellten, finden sich am Becken bereits Geschlechtsunterschiede.

Diese Geschlechtsunterschiede, wie sie die fetalen Becken bereits zeigen, müssen demnach, wie ASCHNER betont, „als Teilerscheinung der uns in ihren ersten Ursachen noch unbekannten embryonalen Geschlechtsdifferenzierung" aufgefaßt werden; *ihre Entstehung ist also letzten Endes auf die Entwicklungstendenz zurückzuführen, die den im Sinne des weiblichen oder männlichen Geschlechtes determinierten Zellen des Embryos innewohnt.* Mit dieser Feststellung wäre aber die Annahme berechtigt, daß die *spezifische* Entwicklung und Ausgestaltung des Beckens nach der *weiblichen* Seite hin in ihrem *Grundplan idioplasmatisch* festgelegt ist.

Mit Hilfe der anthropologischen Meßmethode haben v. VERSCHUER und WEITZ die wichtigsten Körpermaße und -proportionen an 102 eineiigen und 47 gleichgeschlechtlichen zweieiigen Zwillingen erfaßt.

v. VERSCHUER hat bekanntlich zur Erfassung *anthropologischer* Maße bei Zwillingen die Berechnung der *prozentualen* Abweichung eingeführt.

Die *Abweichung in Prozenten* erhält man, wenn man die Abweichung eines *Maßes* von dem mittleren Wert in Prozenten des letzteren berechnet.

Unter *mittlerer prozentualer Abweichung* versteht man den Mittelwert der prozentualen Abweichungen eines Maßes bei *allen* untersuchten Zwillingen, also bei dem ganzen Material, das zur Verfügung steht (bei den ein- und zweieiigen Zwillingen, E_E bei EZ und E_Z bei ZZ).

Leider wurde nur *ein* Maß genommen, das der Erfassung des Beckens dient, nämlich die *Breite zwischen den Darmbeinkämmen.* Eine Trennung des Materials nach dem Lebensalter und dem Geschlecht wurde bei den ersten Berechnungen nicht vorgenommen; das durchschnittliche Alter für die EZ betrug 19, für die ZZ 13 Jahre. Gerade im Hinblick auf die Inhomogenität des Materials nach Alter, Geschlecht und Umweltseinflüssen deutet die *geringe* Variabilität bei den eineiigen Zwillingen (1,19 ± 0,25 bei 38 Fällen) auf die Erbbedingtheit der Beckenanlage hin.

Von besonderem Interesse ist die Gegenüberstellung der Variabilität der *eineiigen* Zwillinge *männlichen* und *weiblichen* Geschlechts, was dasselbe Beckenmaß anbelangt. Die mittlere prozentuale Abweichung betrug für das männliche Geschlecht 1,03 ± 0,11 und für das weibliche 1,35 ± 0,15. Die größere prozentuale Abweichung, die sich für das weibliche Geschlecht errechnete, dürfte auf die stärkeren Umweltseinflüsse (Schwangerschaften, Geburten!) zurückzuführen sein. Auch FEIGEL berichtet auf Grund röntgenologischer Beckenmessungen die völlige bzw. annähernde Konkordanz der Becken bei 4 bzw. 2 EZ im Gegensatz zu ZZ, bei denen nur 1 mal Konkordanz sich ergab.

Zuverlässige Messungen an *Neugeborenen* sind nicht durchführbar. WEHEFRITZ versuchte deshalb, durch Röntgenaufnahmen sich ein Bild von der Größe und Form des Beckens ein- und zweieiiger Zwillinge zu verschaffen. Durch die Aufnahmen, die unter strenger Beachtung der gleichen Bedingungen durchgeführt wurden, ließ sich der Nachweis erbringen, daß *eineiige Zwillinge gleich nach ihrer Geburt trotz der quantitativen Verschiedenheiten, die manche Merkmale aufweisen, kaum Abweichungen in der Beckenform gegenüber zweieiigen zeigen.* Die Untersuchungen, die zunächst nur an einem kleinen Material vorgenommen wurden, wurden wegen der Möglichkeit einer Keimschädigung durch die Röntgenstrahlen nicht fortgesetzt.

Auf Grund der Rassenunterschiede, der Familien- und Zwillingsforschung kann kein Zweifel bestehen, daß die Anlage Beckenform erbbedingt ist.

MICHAELIS, KILIAN und BUSCH sind wohl die ersten gewesen, die die „abnormen" Beckenformen nach ihrer Entstehung in zwei große Gruppen einteilten, nämlich nach *angeborenen Entwicklungsfehlern* und nach *erworbenen Erkrankungen des Knochens.* Die Einteilung nach dem Grade der Verengung kommt hauptsächlich dem *praktischen* Bedürfnis des Geburtshelfers entgegen.

Wenn auch MICHAELIS das *genetische* Moment für die Entstehung des engen Beckens „als das der Zukunft" ansah, so nahm doch auch er die Einteilung nach *räumlichen* Gesichtspunkten vor, aus der Erkenntnis heraus, daß das *ätiologische* Moment für ein- und dieselbe Beckenform *ganz verschieden* sein kann. ASCHNER betont mit besonderem Nachdruck diese Tatsache, die auch heute noch ihre Gültigkeit hat.

Wie weitgehende Veränderungen z. B. *exogene* Faktoren, wie eine *quantitativ* und *qualitativ* nicht richtige *Ernährung,* an dem Skeletsystem hervorbringen können, hat uns mit erschreckender Deutlichkeit das große Experiment des Krieges gelehrt; umgekehrt kann sich aber auch unter den besten Umweltbedingungen ein *hypoplastisches* oder gar *infantiles* Becken auf rein *konstitutioneller* Basis, d. h. *erbbedingt,* entwickeln.

Wir bezeichnen bekanntlich jedes Becken als zu *eng,* wenn es in einem seiner Hauptdurchmesser um $1^1/_2$—2 cm verkürzt ist. Die Angaben über die *Häufigkeit* des engen Beckens in der in- und ausländischen Literatur schwanken sehr. BUMM glaubt, daß unter Zugrundelegung der obigen Definition etwa 15—20% aller Becken enger als normal sind, aber nur 3—5% ernstliche Störungen unter der Geburt hervorrufen.

Vom rassenhygienischen Standpunkt aus kommt dem *engen* Becken, soweit es auf *ererbter* Grundlage beruht, mehr in theoretischer als in praktischer Hinsicht eine gewisse Bedeutung zu; man darf nicht vergessen, daß die Anlage zu einer solchen Beckenanomalie sich weitervererbt; aber es gelingt heute wohl in der überwiegenden Zahl der Fälle der ärztlichen Kunst, Mutter und Kind vor den Gefahren, die unter der Geburt auftreten können, zu schützen. Das Streben des Rassenhygienikers und Vererbungsforschers nach Ausmerze krankhafter Erbanlagen (LENZ) wird wenigstens für das Merkmal *enges Becken* durch die Fortschritte der geburtshilflich-operativen Technik illusorisch gemacht.

Daß *Mißbildung* der *Keimanlage* während der Entwicklungszeit Störungen im Skeletwachstum, die mit *Deformitäten* des Beckens Hand in Hand gehen, hervorbringen, ist bekannt. Meist sind solche multiplen Mißbildungen mit dem Leben der Trägerin nicht vereinbar.

Mißbildungsbecken der Erwachsenen sind durch angeborene Spaltbildungen am Becken bedingt (Spina bifida, Ektopie der Blase oder der Bauchwand).

LENZ, der die Beziehungen der erblichen Beckenformen zu den geographischen Rassen betont, weist darauf hin, daß durch *Rassenmischung* oft *Geburtsschwierigkeiten* auftreten. Diese Annahme hat um so mehr Berechtigung, als es den Anschein hat, als ob das *mütterliche* Becken, speziell der Beckeneingangsraum, in *Form* und *Größe* bei den einzelnen *Rassen* dem kindlichen *Schädel* angepaßt ist. Ähnlich, wie bei *Tierkreuzungen* ist vielleicht auch beim *Menschen* die Rassenmischung der Grund, daß Veränderungen an dem weiblichen Becken auftreten; freilich spielen auch die *Größe* und *Härte* des kindlichen Schädels (s. Kapitel *Schwangerschaft und Geburt*!) eine *wesentliche* Rolle.

Zahlenmäßig *stärkeres* Auftreten einer *bestimmten* Rasse in einem *rassisch anders gearteten* Gebiet kann zu einer Häufung von *engen* Becken führen. In erster Linie ist dabei an die Entstehung des *allgemein gleichmäßig verengten Beckens* zu denken.

GAUSS ist der erste gewesen, der an Hand von Untersuchungen an dem Material der *Freiburger* Klinik die Häufung von *engen* Becken aus dem *Schwarzwald* als *Rasseneigentümlichkeit* ansprach; bekanntlich ist der *Schwarzwald ostrassisch* gegenüber der *Rheinebene*, der ein großer Teil des Geburtenmaterials der *Freiburger* Klinik entstammt.

Im Gegensatz zu der *nordischen* Rasse mit ihrem besonders *breiten* Becken ist nach GÜNTHER bei der *alpinen* Rasse das *enge* Becken häufig; dementsprechend variieren auch in den einzelnen Ländern nach ihrer rassischen Beschaffenheit stark die Zahlen der engen Becken und damit die Zahl der geburtshilflichen Eingriffe (1904 in Baden 6,4%, in Norwegen nur 2,8%).

Im Jahre 1924 hat auf meine Veranlassung GRÜNKORN zu demselben Problem an Hand des Göttinger Geburtenmaterials Stellung genommen. Untersuchungen über *rassebedingte* Abhängigkeit des engen Beckens gerade an dem Material der Klinik durchzuführen, war deshalb besonders reizvoll, weil *Göttingen* unter allen Frauenkliniken Deutschlands zahlenmäßig den geringsten Prozentsatz an engen Becken (2,2%) aufweist. Göttingen, seine nächste Umgebung und das Leintal abwärts liegen in einem Gebiet „verhältnismäßig reiner nordischer Rasse" mit überwiegend ländlicher Bevölkerung. Der Harz und die Gegend südlich von Göttingen sind schon weitgehend mit *ostischer* Bevölkerung durchsetzt. *In diesen beiden Gegenden scheint nach den Untersuchungen* GRÜNKORNS *enges und besonders allgemein gleichmäßig verengtes Becken gehäuft vorzukommen.*

Freilich dürfen diese Untersuchungsergebnisse nicht so verstanden werden, als ob *lediglich* Rasseeigentümlichkeiten die Häufung von engen Becken hervorbringen; neben dem *geographischen* Faktor spielt der *soziale* mit seiner Fülle von *Umweltseinflüsen* bei der Entstehung des engen Beckens bekanntlich eine große Rolle.

G. A. WAGNER glaubt, daß bei der Entstehung des allgemein verengten Beckens „eine schlechte Anlage und Funktion der Keimdrüsen" zugrunde liegt, die nach seiner Meinung weitgehend *erbbedingt* ist. Auf dem Boden dieser Anlage kommt die *vegetative* Funktion der Ovarien nicht oder nicht richtig in Gang. WAGNER nimmt in den Entwicklungsjahren — also vor der Geschlechtsreife — eine *Dauerproduktion* von Hormon in zahlreichen kleinen Follikeln des Ovariums an, die im Sinne einer Dauereinwirkung auf den ganzen Körper das Wachstum des Uterus unterhalten und die sekundären Geschlechtsmerkmale des Weibes, zu denen auch die *geschlechtsspezifische* Ausreifung des Beckens gehört, entfalten. „Wenn die vegetative Funktion in den Kinderjahren, in den Jahren der Entwicklung schlecht ist, dann bleibt das Becken in der Entwicklung zurück."

Neben der Assimilation, der Hypoplasie und Asthenie ist ohne Zweifel die *Rachitis* eine der Hauptursachen für die Entstehung krankhafter Beckenformen.

Bekanntlich beruht die *Rachitis* auf einer *Störung* der *Knochenbildung* bzw. des *Kalkstoffwechsels* im Säuglings- und Kleinkindesalter. Zahlreiche Arbeiten befassen sich mit der Entstehung der Rachitis, in letzter Zeit auch mit der Frage, ob die Rachitis als eine Avitaminose aufzufassen sei. Von der *Schwere* und der *Dauer* der Rachitis sowie von der *Stärke* der *Belastung* durch das Gewicht des Rumpfes während der Erkrankung hängen die *Veränderungen* ab, die das Becken erleidet.

Es besteht heute kein Zweifel mehr, daß *alle* Grade von Veränderungen am Becken durch die Rachitis ausgelöst werden können, von unwesentlichen Verbiegungen der Darmbeinschaufeln angefangen, bis zu den hochgradigsten Verengerungen, wie sie das *allgemein verengte, platte Rachitisbecken* aufweist.

Unsere Auffassung über die *Ätiologie* der Rachitis hat in den letzten Jahren einen grundlegenden Wandel erfahren.

Im Gegensatz zu der Anschauung älterer Autoren (FEER, SIEGERT u. a.), die eine Vererbung des „klinischen" Rachitisbildes annehmen, hat v. PFAUNDLER zum ersten Male klar eine *spezifische Anlage* und *auslösende Umwelteinflüsse* und *-schäden* angenommen; die Umweltsschäden können um so eher und um so intensiver angreifen, wenn die mütterliche „Protektion" ungenügend ist, wie z. B. beim Fehlen der Brustnahrung.

Schon seit langer Zeit haben die Kinderärzte immer wieder die Beobachtung gemacht, daß trotz ungünstiger äußerer Verhältnisse, wie falscher Pflege, einseitiger Ernährung, Mangel an Licht und Luft, nicht alle Kinder an Rachitis erkranken; umgekehrt gibt es zahlreiche Fälle, bei denen eine Rachitis auftrat trotz der günstigsten Umweltsbedingungen. Familienuntersuchungen von SIEGERT und ZIESCH haben nach dieser Richtung sehr interessante und wichtige Aufschlüsse ergeben. SIEGERT hat z. B. 31 Familien beschrieben, in denen die meisten Kinder trotz bester Pflege und Ernährung eine Rachitis bekamen. Es zeigte sich, daß entweder der *eine Elter* oder *beide* eine *englische* Krankheit durchgemacht hatten. Umgekehrt konnte der Autor bei Freisein der Eltern auch an den Kindern *keine* Rachitis feststellen, obwohl die äußeren Umstände (künstliche Ernährung!) nicht günstig lagen.

Die Forschungen von SIEGERT, ELLGOOD (zitiert nach LENZ) und vor allem von ZIESCH gaben die ersten Hinweise auf eine Erbbedingtheit der Rachitis ab. Besonders instruktiv ist der von ELLGOOD beobachtete Fall: Eine Frau hatte von einem rachitischen Vater fünf schwerrachitische Kinder; die Kinder, die dieselbe Frau von drei anderen rachitisfreien Vätern bekam, blieben alle frei von der Erkrankung.

Aus den von ZIESCH bearbeiteten Sippentafeln geht hervor, daß die Rachitis in der einen Familie vorwiegend enges Becken, in anderen dagegen andere Veränderungen wie Schädeldeformationen oder Rückgradverbiegungen hervorbringt.

Die Untersuchungen von LEHMANN bauen auf Einzelbeobachtungen an Zwillingen auf, die von SIEMENS, WEITZ, STRANSKY, BERNHEIM-KARRER, v. VERSCHUER, CURTIUS und GLATZEL gemacht wurden. Der Autor konnte 134 rachitische Zwillingspaare untersuchen (60 EZ, 50 ZZ und 24 PZ), die in der überwiegenden Mehrzahl der Fälle nicht älter als 9 Jahre alt waren.

Die Bedeutung, die der Erbanlage bei der Rachitisdisposition zukommt, geht aus der Tatsache hervor, daß sich in 88,5% bei EZ gleiches Verhalten, bei 77,6% der ZZ ungleiches Verhalten bezüglich der englischen Erkrankung ergab. Eine wesentliche Stütze erhält der Nachweis von der Erbbedingtheit der Rachitisdisposition noch durch die Feststellung, daß trotz *gleicher* Umweltsverhältnisse die Diskordanz bei den zweieiigen Zwillingen „deutlich größer" ist. Das *verschiedene* Befallensein der zweieiigen Zwillinge mit Rachitis dürfte bei *denselben* Umweltsverhältnissen also in den *verschiedenen* Erbanlagen seine Erklärung finden. Was die Umwelteinflüsse anbelangt, so hat sich gezeigt, daß trotz günstiger Bedingungen noch 30% der Zwillinge mehr oder weniger rachitisch wurden.

Für den Geburtshelfer bedeuten die Untersuchungen LEHMANNs eine wesentliche Bereicherung; *zeigen sie doch eindeutig die Erbbedingtheit einer Erkrankung, die die Mehrzahl der engen Becken hervorruft.* Für die Manifestation der Erkrankung und für den Grad, den die englische Krankheit erreicht, spielen die *exogenen* Momente eine gewisse, aber *nicht ausschlaggebende* Rolle. Die *Prävalenz* der *erblichen* Disposition zur Rachitis geht am besten aus der Tatsache hervor, daß trotz *prophylaktischer* Maßnahmen (Höhensonnenbestrahlung, Verabreichung von Lebertran bzw. Vigantol) der eine oder andere Zwillingspaarling (ZZ) *rachitisch* erkrankte. Die Annahme von G. A. WAGNER, man könnte bei der Rachitis, obwohl die

Anlage erblich ist, durch geeignete Maßnahmen die Manifestation der Erkrankung am weiblichen Becken verhindern, besitzt also keine allgemeine Gültigkeit. Leider sind wir nicht *in jedem Falle* in der Lage, wie der Autor glaubt, zu verhindern, „daß die Kinder schlechte Becken bekommen". Es mag aber immerhin durch die prophylaktischen Maßnahmen, die der heutige Staat gegen die Rachitis ergreift, gelingen, in Zukunft wenigstens die schweren Formen der Rachitis einzudämmen.

Zum Schluß sei noch der Vollständigkeit halber in Kürze auf das *infantile* Becken eingegangen, das einem *Zurückbleiben im allgemeinen* Wachstum seine Entstehung verdankt. Da die Annahme wohl richtig ist, daß diese Beckenform auf eine *mangelhafte Anlage* und *Funktion* des *innersekretorischen* Systems, besonders aber auf eine Unterfunktion der *Ovarien* sich zurückführen läßt, so darf man folgern, daß es sich um *idioplasmatische*, d. h. *angeboren-vererbte* Störungen handelt. Wenn aber eine *angeborene* Entwicklungshemmung vorliegt, so würde auch das in der Mehrzahl der Fälle beobachtete *gleichzeitige* Vorkommen einer *Unterentwicklung* der *Muskulatur*, besonders des *Uterusmuskels*, seine Erklärung finden, die nur allzu oft die Ursache einer *Wehenschwäche* unter der Geburt und mehr oder minder starker *Nachgeburtsblutungen* ist, so daß von verschiedenen Autoren wohl mit Recht die Möglichkeit einer *erbbedingten Minderwertigkeit* der *Muskulatur*, die zu Wehenschwäche oder atonischen Blutungen führt, angenommen wurde.

Daß das *schrägverengte* Becken infolge *angeborener Hüftluxation* und das *Exostosenbecken* ihre Entstehung *erblich bedingten Grundleiden* verdanken, sei der Vollständigkeit wegen erwähnt.

V. Schwangerschaft und Geburt.

Wie bereits näher ausgeführt wurde, wird das Weib in viel höherem Grade von der Fortpflanzung beansprucht als der Mann. Erst die jüngste Zeit mit ihren neuen Erkenntnissen auf dem Gebiete der Biologie und Pathologie der Schwangerschaft hat unser Verständnis für die Mehrarbeit, die der weibliche Organismus während der *Gravidität* zu leisten hat, erschlossen.

Bei der Ausstoßung der Frucht, der *Geburt*, handelt es sich bekanntlich um einen Vorgang, der ein durchaus animaler ist und bei dem Menschengeschlecht unter ganz ähnlichen Bedingungen sich vollzieht wie bei den höheren Tieren. Gewisse körperliche Eigenschaften, wie z. B. der *aufrechte Gang*, der *Bau* des *Beckens* und der *Gebärorgane* haben den Geburtsvorgang im allgemeinen, wie er sich beim Menschen abspielt, unter besondere Bedingungen gestellt. Im besonderen hat die Erfahrung gelehrt, daß große Unterschiede in der Gebärtüchtigkeit des menschlichen Weibes bestehen sowohl als *Rassen*- wie auch als *Individual*unterschiede.

Kein Vorgang im Leben des Weibes ist so charakteristisch für die *funktionelle* Tüchtigkeit des weiblichen Organismus wie gerade die Geburt; im Hinblick auf die erhöhten Anforderungen, die dabei an den mütterlichen Körper gestellt werden, kann man deshalb mit vollem Recht von einem Prüfstein der Gesundheit der Mutter sprechen.

Ob für den Verlauf der *Schwangerschaft* und der *Geburt Erbanlagen* mit eine Rolle spielen, hat sich bisher noch nicht feststellen lassen. G. A. Wagner vertritt den Standpunkt, daß „zweifellos Erbfaktoren mit von Bedeutung sind". Er begründet seine Ansicht damit, daß *Störungen* und *Krankheiten*, die den normalen Ablauf der Schwangerschaft im Einzelfall komplizieren, erblich bedingt sind (*Schwangerschaftstoxikosen*, *Chorea gravidarum*, *Basedow*, *Diabetes mellitus*, *Tuberkulose*, Osler*sche Krankheit*).

Es dürfte wohl heute kein Zweifel bestehen, daß *endogene*, d. h. *erbbedingte* und *exogene* Faktoren den *normalen* Ablauf der Schwangerschaft und der Geburt bedingen; wenn von dem *normalen* Ablauf die Rede ist, so muß man unter diesem Begriff selbstverständlich eine gewisse *Variationsbreite* für die Schwangerschaft und die Geburt verstehen im Hinblick auf die zahlreichen *individuellen* Unterschiede, die die Frauen zeigen. An *exogenen* Faktoren, die für den Ablauf der Schwangerschaft und der Geburt von großer Bedeutung sind, spielen z. B. die *Ernährung* und die *Lebensweise* eine wichtige Rolle; von den *endogenen* Faktoren nehmen das *Becken* und die *Wehentätigkeit* die erste Rolle ein.

Der Schlüssel zu dem bisherigen *Versagen* der *erbbiologischen* Forschung auf dem Gebiete der *Schwangerschaft* und *Geburt* ist meiner Ansicht nach gegeben; die Schuld trägt lediglich die *Unzulänglichkeit* des Beweismaterials; denn mit Hilfe von *Einzelbeobachtungen*, die willkürlich gewählt werden — so dankenswert auch ihre Mitteilung ist —, läßt sich wohl die *eine* Faktorengruppe, die sogenannte *exogene* erfassen. Neben diesen *exogenen* Faktoren bedingen aber, wie man ja heute annehmen muß, in der Hauptsache *endogene* Faktoren den normalen Ablauf der Schwangerschaft und der Geburt. Wie sollen nun aber bei einem *willkürlich* gewählten Beweismaterial diese *endogenen* Faktoren von den *exogenen* isoliert und in ihrer Bedeutung erkannt werden? Eine Trennung der beiden Faktorengruppen läßt sich bei einem Beweismaterial, das aus Einzelbeobachtungen besteht, nicht durchführen. Nach unseren theoretischen Überlegungen muß unser Beweismaterial so beschaffen sein, daß wir die Wirkung *der einen oder der anderen Faktorengruppe* auf den mütterlichen Organismus erkennen können.

Für die *eineiigen Zwillinge* wäre die Annahme berechtigt, daß die *endogenen*, d. h. erbbedingten Faktoren — ich erinnere nur an die Beschaffenheit und Reaktionsweise des innersekretorischen Systems! — *so gut wie gleich* sind. Diese Feststellung gilt in erster Linie für den Verlauf der Schwangerschaft, aber auch für die Geburt, soweit sie die Tätigkeit der Mutter betrifft. Was die *Größe* der Frucht z. B. anbelangt, sind infolge des *väterlichen* Einflusses Unterschiede möglich. Im Gegensatz zu den eineiigen Zwillingen sind die zweieiigen auch nach den endogenen Faktoren verschieden (innersekretorisches System, Beckenform, Wehentätigkeit). Leider liegen bisher vergleichende Untersuchungen über Schwangerschaften und Geburten, die ein- und zweieiige Zwillinge durchgemacht haben, *noch nicht oder nur vereinzelt* vor, so daß vom *vererbungsbiologischen* Standpunkt aus zu diesem Problem nicht Stellung genommen werden kann.

Freilich nach dem Auftreten von Mutanten, denen krankhafte Erbanlagen zugrunde liegen müssen (enges Becken, Wehenschwäche infolge Unterentwicklung der Muskulatur), nach den *Unterschieden*, die sich bei den einzelnen *Rassen* für den Verlauf von Schwangerschaft und Geburt ergeben, ist die Annahme berechtigt, daß für den *normalen* Ablauf von *Schwangerschaft* und *Geburt Erbanlagen* zugrunde liegen müssen.

Ein Beispiel möge die bisherigen Ausführungen erläutern: G. A. WAGNER berichtet von einer Familie, in der die Mutter und die drei Töchter jede Schwangerschaft um 6 Wochen übertragen haben; der Autor bezeichnet diese Tatsache als eine auffallende Übereinstimmung in einer Familie. Da Untersuchungen in der letzten Zeit es wahrscheinlich gemacht haben, daß das Übertragen der Frucht mit der Tätigkeit des *innersekretorischen* Systems in Zusammenhang steht, ist die Annahme berechtigt, daß bei den weiblichen Mitgliedern dieser Familie ganz bestimmte und gleiche „Bedingungen" (Reaktionsweise des endokrinen Systems?) vorgelegen haben. Ganz unbegründet wäre es, die *Ursache* des *Übertragens* in den *Früchten* zu suchen, da die individuelle Beschaffenheit der Früchte entsprechend der *Verschiedenheit* des *väterlichen* Keimplasmas bei allen vier Frauen *verschieden* angenommen werden muß. Das an und für sich theoretisch wie praktisch wichtige Problem der Übertragung der Frucht wird vielleicht einmal durch die Beobachtungen von Schwangerschaften bei Zwillingen, die Geburten durchmachen, seine Klärung finden.

Von besonderer Bedeutung für den Ablauf der Geburt sind bekanntlich *Größe* und *Form* des kindlichen Kopfes, um so mehr, als sich ja in 96% aller Geburten die Frucht in *Schädellage* zur Geburt stellt. Daß in der *überwiegenden Mehrzahl* der Fälle die *Kopfgröße* mit der *Größe des ganzen Kindes* in Einklang steht, hat die Geburtshelfer seit langem die *klinische* Erfahrung gelehrt.

Ebenso wie die *Beckenform* kann durch *Rassenmischung* auch *Größe* und *Form* des *kindlichen Schädels* Veränderungen erleiden; von beiden Teilen können also aus ein und demselben Grunde Schwierigkeiten unter der Geburt resultieren.

In diesem Zusammenhang kann es nicht meine Aufgabe sein, auf die große Reihe von Arbeiten einzugehen, die sich mit dem Nachweis der *Erbbedingtheit der Gesamtform des Schädels* befaßten. Daß die Kopfform tatsächlich ein *erbliches* Merkmal vorstellt, ist seit den Untersuchungen von E. Fischer an den *Rehobother Bastards* nicht mehr zu bezweifeln. Obwohl seit den Untersuchungen Fischers, die aus dem Jahre 1913 stammen, sich zahlreiche Autoren mit dieser Frage beschäftigten — ich nenne aus der Fülle der Namen nur W. E. Castle, Haecker, Hauschild, Schreiner, Hildén, Bryn, Frets, v. Verschuer, Wehefritz und Abels —, konnten doch die sehr verwickelten Erbgänge bisher nicht analysiert werden; es hat dies seinen Grund darin, daß es sich nach allem, was bisher bekannt ist, bei dem Merkmal „Kopfform" um eine *polymer* bedingte Eigenschaft handelt, d. h. um eine Eigenschaft, an deren Zustandekommen eine große Anzahl verschiedener Erbfaktoren beteiligt sind.

Auch die Frage, ob und inwieweit die Kopfform durch *Umweltseinflüsse* verändert werden kann (v. Verschuer u. a.), soll nicht näher erörtert werden.

Die Bedeutung, die der ererbten Kopfgröße und Kopfform des Kindes unter der Geburt zukommt, zeigen Beobachtungen, die Sellheim, A. Mayer und G. A. Wagner mitteilen.

So erlebte z. B. Sellheim bei einer Frau, die in erster Ehe immer normale Geburten durchgemacht hatte, bei einer weiteren Entbindung eine Ruptur der Gebärmutter, die auf den ungewöhnlich großen Kopf des Kindes zurückgeführt werden mußte. Nachforschungen ergaben dann, daß der Ehemann aus zweiter Ehe einen weit größeren Kopfumfang hatte als der Mann aus der ersten Ehe.

G. A. Wagner beschreibt einen Fall, in dem er auf Grund der Feststellung eines übergroßen kindlichen Kopfes, der trotz normaler Maße der Mutter nicht in das Becken eintrat, die Schnittentbindung ausführte; der Entschluß zu dem operativen Vorgehen wurde ihm dadurch erleichtert, daß er wußte, daß der Vater und auch der Großvater des Kindes auffallend große Köpfe hatten und mit Recht auf eine ererbte Übergröße des kindlichen Schädels schloß (Umfang 42 cm statt 36).

Endlich sei darauf hingewiesen, daß mit Hilfe der Zwillingsmethode die Frage nach den *Wechselbeziehungen* zwischen *Kopfform* und *Geburtsverlauf* ihrer definitiven Klärung nähergebracht werden konnte.

Wehefritz hat an 28 gleicherbigen und 52 verschiedenerbigen Zwillingspaaren (ältere Kinder und Erwachsene) auf Grund *anthropometrischer* Schädelmessungen den Beweis erbracht, daß *erbgleiche* Zwillinge *sehr ähnliche Kopfform* haben, auch wenn die Geburtslage *verschieden* war; im Gegensatz dazu ist die prozentuale Abweichung der Maße bei den *zweieiigen* Zwillingen trotz *gleichen* Geburtsverlaufes größer als bei den *eineiigen* Zwillingen bei vollkommen *verschiedenem* Geburtsverlauf.

Auf Grund dieser Ergebnisse ist also die Annahme berechtigt, daß *die erblich bedingte Kopfform durch den Geburtsverlauf nur eine ganz bestimmte, jedoch vorübergehende Konfiguration erfährt; die bleibende Kopfform wird nicht wesentlich beeinflußt.* Mit Hilfe von Untersuchungen an erbgleichen und erbverschiedenen

Zwillingspaaren konnte also der Beweis erbracht werden, daß *die bisherige Anschauung der Geburtshelfer, daß die bleibende Kopfform durch den Geburtsverlauf bedingt wird, nicht mehr haltbar ist.*

Die Untersuchungen von WEHEFRITZ haben durch eine Nachprüfung aus der GAUSSschen Klinik und aus dem Kaiser Wilhelm-Institut für menschliche Erblehre ihre Bestätigung erfahren. L. BRAUNS fand nämlich in Überprüfung der Ergebnisse von WEHEFRITZ, daß sich „bereits im *Kleinkindalter* kaum Nachwirkungen des Geburtsvorganges mehr bemerkbar machen in einer Verwischung des erblichen Unterschiedes zwischen EZ und ZZ".

VI. Schwangerschaftstoxikosen.

Unter dem Namen *Schwangerschaftstoxikosen* faßt man eine Reihe von Erkrankungen zusammen, die durch *Giftstoffe*, anscheinend und vorwiegend durch *abnorme Eiweißspaltprodukte*, die von dem Schwangerschaftsprodukt ihren Ausgang nehmen, hervorgerufen werden (SEITZ). Bekanntlich ist es trotz zahlreicher Arbeiten in den letzten Jahrzehnten über den Einfluß der *Konstitution*, des *Stoffwechsels*, der *innersekretorischen Drüsen* auf die Entstehung der Schwangerschaftstoxikosen — um nur einige der wichtigsten Forschungsgebiete zu nennen! — bis heute noch nicht gelungen, ihre Genese, besonders aber die der *Eklampsie*, restlos zu klären; denn es hat sich immer wieder gezeigt, daß den bisherigen Feststellungen, gleichgültig auf welchem Gebiet sie gemacht wurden, keine allgemeine Gültigkeit zukommt.

Es besteht wohl kein Zweifel, daß bei der Entstehung der Schwangerschaftstoxikosen *endogene* und *exogene* Faktoren zusammenwirken. Nach dem heutigen Stande der Wissenschaft kommt den *exogenen* Faktoren, wie der *Ernährung*, den *klimatischen* und *Witterungseinflüssen*, der *Art der Lebensweise*, eine nicht unwichtige Bedeutung zu, da sie als auslösendes Moment für die Entstehung der Toxikosen angesehen werden müssen. SEITZ weist mit Recht darauf hin, daß *primär* das *kausale* Moment für die Gestosen *Schwangerschaft* und *Frucht* darstellen.

Die Bedeutung der *Ernährung* z. B. hat man lange Zeit überschätzt; denn man führte mit Recht die *Abnahme* der Schwangerschaftstoxikosen, besonders der *Eklampsie*, während der Kriegsjahre auf die *qualitative* und *quantitative* Einschränkung der Nahrung an *Eiweiß* und *Fett* zurück, um so mehr als man seit langem aus Stoffwechseluntersuchungen die Schwierigkeiten im Abbau dieser Nährstoffe während der Gravidität kannte. Aber den zahlreichen Mitteilungen über eine Abnahme der Schwangerschaftstoxikosen während und nach dem Kriege (RUGE II, A. MAYER, GESSNER, v. JASCHKE u. a.) stehen Untersuchungsergebnisse in anderen Ländern, wie *Österreich* und *Rußland* (SCHAUTA, BUBLITSCHENKO) gegenüber, in denen trotz größter Nahrungseinschränkung während des Krieges und der Revolution *keine* Abnahme, ja sogar eine *Frequenzsteigerung (Rußland)* nachgewiesen werden konnte. Eine Erklärung für diese auffallende Tatsache gibt es nicht; man könnte an Rassenunterschiede denken (Deutschland und Rußland) bei der anscheinend verschiedenen Reaktionsweise auf äußere Faktoren wie die Ernährung.

In dem Bemühen, die *endogenen* Faktoren zu erfassen, die zu einer Schwangerschaftstoxikose führen können, hat man auf die Erforschung der *Konstitution* der erkrankten Frau seit langem besonderen Wert gelegt. Bereits 1831 nennt MERRIMAN-KILIAN unter den drei Kausalmomenten für die Entstehung der Eklampsie „die allgemeine Irritabilität der Konstitution". Aber bereits aus einer Äußerung NAEGELEs (1852) geht mit aller Deutlichkeit hervor, daß die Forschung auf diesem Gebiet zu keinem eindeutigen Resultat führte; „erfahrungsgemäß befällt die Eklampsie am häufigsten *vollsäftige* und *wohlgenährte* Individuen sowie solche, welche einen aufgedunsenen Körper haben, an starken Ödemen leiden und wo der Harn sich eiweißhaltig zeigt. Aber auch *zarte, chlorotische* und *sensible* Frauen werden von der Krankheit nicht verschont".

Naegele ist wohl auch einer der ersten, der trotz der Unklarheiten, die die Genese der Schwangerschaftstoxikosen aufweist, die Frage nach einer *Vererbung* der Gestosen erörtert; „ob eine *erbliche* Anlage stattfindet und die Konvulsionen in nachfolgenden Schwangerschaften sich zu wiederholen, besonders geneigt sind, ist noch nicht hinlänglich bewiesen, obwohl man allerdings Rezidive der Eklampsie bei späteren Geburten nochmals beobachtet hat“.

Wie bereits in dem vorigen Kapitel näher erörtert wurde, stellen sich gerade in *geburtshilflicher* Beziehung der *erbbiologischen* Forschung große Schwierigkeiten entgegen, schon lediglich wegen des zeitlichen Abstandes, in der die Fortpflanzung generationsweise erfolgt. Mitteilungen über Verlauf von Geburten, besonders aber über Komplikationen, liegen z. B. für die Großelterngeneration kaum vor oder sind, wenn irgendwelche Erinnerungen noch bestehen, nur mit größter Einschränkung und Vorsicht zu werten. Handelt es sich nun aber noch um Erkrankungen während der Schwangerschaft und unter der Geburt, die wie die *Toxikosen* bis heute in ihrer komplizierten Genese noch nicht eindeutig geklärt werden konnten, so nimmt es nicht wunder, daß bisher die Frage der *Vererbung* in den Hintergrund getreten ist.

Sellheim ist anscheinend bisher der einzige gewesen, der sich mit der Frage befaßte, ob sich *rassische* Unterschiede in der Entstehung der Schwangerschaftstoxikosen ergeben. Die Annahme wäre berechtigt, daß Unterschiede in der *Frequenz* der Gestosen und in der *Schwere* der Erkrankung vorhanden sein könnten. Sellheim, der sich bei seinen Angaben auf Stratz, wohl einen der besten Kenner der Rassenkunde, beruft, kommt zu dem Ergebnis, daß *Zivilisation* und *Kultur* bei der Europäerin das Auftreten der Schwangerschaftstoxikosen begünstigen; denn nach den Erfahrungen von Stratz kommt eine Eklampsie, z. B. bei den *unkultivierten Völkern, selten, ja sogar so gut wie nie vor*; Stratz wenigstens konnte nur ein einziges Mal eine Eklampsie unter Tausenden von Geburten beobachten, Appel hat überhaupt keine gesehen.

Die Annahme Sellheims, daß *Rassenänderung* bzw. *Rassenmischung* bei den *kultivierten* Völkern zu der Entstehung von Schwangerschaftstoxikosen disponiere, erhält durch die Beobachtung Rjeldbjergs eine gewisse Stütze über das Vorkommen *echter* Eklampsie bei *domestizierten* Tieren.

Über *gehäuftes familiäres* Vorkommen von Schwangerschaftstoxikosen liegen wohl eine Reihe von Beobachtungen in Form allgemeiner Mitteilungen vor; Stammbäume oder Sippentafeln fehlen aber bis jetzt.

Wenn aber G. A. Wagner ausführt, daß „*zweifellos*“ *Erbfaktoren* für die Entstehung von *Schwangerschaftstoxikosen* mit von Bedeutung sind, und zum Beleg eine einzige Beobachtung über zwei Generationen von schwerer *Hyperemesis* mit quälendem *Speichelfluß* anführt — Mutter und sämtliche Töchter litten bis zum Ende der Schwangerschaft gleichmäßig stark unter dieser Toxikose! —, so ist doch bei dem heutigen Stande der Wissenschaft eine solche *allgemeine* Annahme noch nicht gerechtfertigt, wenn auch hervorgehoben werden muß, daß mancher erbbiologisch eingestellte Geburtshelfer (Baegele, Hinselmann, Esch, Seitz, Wehefritz) über ähnliche Erfahrungen verfügt.

Was die schwerste der Toxikosen, die *Eklampsie*, anbelangt, so finden sich in der Literatur verstreut eine Reihe von Angaben, die für eine Erbbedingtheit der Anlage „Schwangerschaftstoxikose“ sprechen.

Besondere Bedeutung kommt der vielgenannten und anscheinend zuverlässigen Beobachtung des französischen Geburtshelfers Elliot (1868) zu, wonach Eklampsie in zwei Generationen in einer Familie in folgender Häufung auftrat:

Die Mutter, die vier Töchter geboren hat, starb bei einer weiteren Geburt an Eklampsie. Drei von diesen Töchtern erlagen ebenfalls einer Eklampsie unter der Geburt; die vierte bekam eine Eklampsie im 6. Monat der Schwangerschaft, konnte aber am Leben erhalten werden.

Morawcik, der das Geburtenmaterial der *Breslauer* Frauenklinik während eines Zeitraumes von vier Jahren durchforschte, konnte bei 28 Eklampsieerkrankungen einmal feststellen, daß zwei Schwestern unter der Geburt Eklampsie bekamen.

Wenn es sich bisher auch nur um eine Einzelbeobachtung handelt, so ist doch die Beobachtung Harigs (1901) über das Vorkommen von Eklampsie in derselben Schwere bei *eineiigen* Zwillingsschwestern von gewisser Bedeutung: Beide Schwestern waren nacheinander mit demselben Manne verheiratet; beide gingen bei der ersten Geburt an ihrer Eklampsie zugrunde. G. A. Wagner weist mit Recht darauf hin, „daß das vollständige Versagen des Organismus gegenüber der Schwangerschaft, zumal in der gleichen und gleich schweren Form der Toxikose bei diesem Zwillingspaar ohne Zwang eine ererbte schlechte Reaktionsfähigkeit des Organismus annehmen läßt".

In diesem Zusammenhang kommt den Untersuchungsergebnissen von Bickenbach und Kröning eine besondere Bedeutung zu. Beide Autoren konnten den Nachweis liefern, daß in den Sippen der ehemals eklamptischen Frauen eine auffällige Häufung gegenüber der Durchschnittsbevölkerung vorkommt, die auf eine Vererbung einer *besonderen Krankheitsbereitschaft* zurückzuführen ist. Das Auftreten der Krampfanfälle selbst ist jedoch wahrscheinlich von *Umweltseinflüssen* abhängig; von besonderem Interesse ist ferner die Feststellung, daß in Eklampsiesippen gehäuft Nierenerkrankungen auftreten, die ja meist den Boden für die schwerste der Toxikosen, die Eklampsie, abgeben.

Im Gegensatz zu diesen Beobachtungen stehen dann wieder Feststellungen wie von Esch — heute dürften sie vielleicht noch in der Mehrzahl sein! —, daß bei seinem Material in der Aszendenz bisher nie Eklampsie beobachtet wurde.

Bei dem heutigen Stande unserer Kenntnisse konnte eine Klärung der Frage, ob die Anlage „Schwangerschaftstoxikose" erbbedingt sei, noch nicht erzielt werden. *Einzelbeobachtungen* über familiär gehäuftes Vorkommen der Gestosen sprechen für diese Annahme, aber auch die *klinischen* Beobachtungen über die Verteilung der erkrankten Frauen auf Erst- und Mehrgebärende (87,5:12,5%, Hinselmann, Zangemeister) mit dem Versagen des mütterlichen Organismus gerade der ersten Schwangerschaft gegenüber, die Feststellung angeborener Unterentwicklung in manchen Fällen, wie z. B. des Gefäßsystems, deuten auf eine *erbliche* Bedingtheit; je nach der Reaktionsweise und der Wertigkeit des Organismus kann man sich vorstellen, daß die Manifestation der Anlage „Schwangerschaftstoxikose" verschieden ausfällt: von der *Hyperemesis*, die ihrer klinischen Erscheinungsform nach oft noch mehr an eine starke *Emesis* erinnert, finden sich fließende Übergänge bis zu den schwersten Formen der *Eklampsie*.

Es bedarf noch weiterer Forschung und Beobachtung, wenn die Frage nach einer Erbbedingtheit der Schwangerschaftstoxikosen, deren ätiologische Einheitlichkeit wahrscheinlich, aber noch nicht bewiesen ist, ihrer Klärung näher gebracht werden soll.

VII. Erbliche Mißbildungen der Frucht.

Unter Mißbildungen versteht man bekanntlich *Bildungsstörungen* und damit *Formabweichungen* im *anatomischen* Bau der Frucht, wie sie sich während der intrauterinen Entwicklung von der Befruchtung des Eies bis zum Ende der Tragzeit ausbilden.

Nicht alle Mißbildungen, die die Frucht mit zur Welt bringt, sind *erblich* bedingt; wir kennen nämlich eine ganze Reihe von Bildungsstörungen der Frucht, die durch *peristatische* Einflüsse während der Entwicklungszeit entstehen, wie z. B. durch *Erkrankungen* der Mutter oder durch *diaplazentare* Giftwirkung oder durch besonders gelagerte *mechanische* Einflüsse, wie sie in einer *Raumbeengung* der Gebärmutter oder in Anomalien des *Amnions* durch Verwachsungen der Wasserhaut mit den verschiedensten Stellen der Körperoberfläche der Frucht gegeben sind.

Unsere Kenntnisse über *Ursprung* und *Wesen* der Mißbildungen haben mit dem Ausbau der menschlichen Vererbungswissenschaft in den letzten Jahrzehnten einen grundlegenden Wandel erfahren. Wir verdanken es der *Familien-* und insbesondere der *Zwillingsforschung*, daß wir heute über die *Entstehung* so mancher Mißbildung durch die Aufdeckung der *erbbiologischen* Bedingtheit neue und damit zum Teil bindende Kenntnisse erlangt haben.

LENZ betont mit Recht die allgemein bekannte Tatsache, daß es wohl keine Mißbildung gibt, die man nicht früher und zum Teil irrtümlicherweise auch noch heute auf die Einwirkung *mechanischer* Einflüsse zurückgeführt hat.

Daß in vereinzelten Fällen verschiedene Mißbildungen an ein und derselben Frucht durch Fehler in der *Keimanlage und* durch *Umweltseinflüsse* besonderer Natur entstehen können, beweist die interessante Mitteilung ZARFLs aus dem Jahre 1936:

Bei einem Kinde von 2030 g Gewicht und 42 cm Länge, das durch Kaiserschnitt aus einem geborstenen Eileitersack gewonnen wurde, fanden sich zahlreiche Mißbildungen. Neben Druckatrophien der Haut im Bereiche der beiden Kniescheiben und an beiden äußeren Knöcheln fanden sich eine rechtsseitige *Hüftgelenksluxation* und eine Verbildung der *Wirbelsäule* im Sinne einer rechtskonkaven *Totalskoliose*; die linke Hälfte des 7. Brustwirbels fehlt, an Stelle der rechten bestehen zwei Keilwirbel. Der 1., 2. und 6. Brustwirbel sind gespalten. Die 7. Rippe fehlt vollständig, die 8. ist nur als kurzer Stumpf entwickelt, der mit der nächst höher stehenden durch einen kurzen und schmalen Fortsatz verwachsen ist. Sämtliche linksseitigen Rippen zeigen im Röntgenbild gegenüber den rechten eine Unterentwicklung.

Der Schädel des Kindes ist hochgradig *asymmetrisch*; die beiden Hälften sind aneinander verschoben, so daß die rechte weiter nach rückwärts reicht; sie ist außerdem abgeflacht und schmäler als die linke. Die linke Ohrmuschel steht etwas höher und weiter vorne als die rechte. Das linke Auge steht höher als das rechte, die Achse verläuft schräg von links oben nach rechts unten.

An beiden Augäpfeln finden sich kleine Geschwülste von 5 mm Durchmesser *(Dermoide)* sowie verschieden große und gestaltete *Auricularanhänge*.

Es besteht wohl kein Zweifel, daß die *Druckatrophien* der Haut und die hochgradige *Asymmetrie* des Schädels auf äußere Einflüsse (Raummangel in dem zum Fruchtsack umgewandelten Eileiter mit gleichzeitigem Bestehen von Oligohydramnion und langdauernder Druck des Promontoriums auf den Schädel — dieser lag im Douglas, dem Vorberg angepreßt! —) zurückzuführen sind. Die übrigen Mißbildungen, die Anomalien der Brustwirbelsäule, der Rippen und des Hüftgelenkes sind auf eine Mißbildung der Keimanlage zurückzuführen. Da in der Regel nur die Anlage zur Hüftgelenksluxation angeboren ist, die ausgesprochene Verrenkung erst durch die Belastung zustande kommt, wäre die Annahme möglich, daß die Luxation sich infolge des steten und starken Druckes während der Entwicklungszeit bereits während der Tragzeit ausgebildet hat.

Was das *zahlenmäßige* Vorkommen von *körperlichen Mißbildungen* anbelangt, gibt v. VERSCHUER folgende Unterlagen, die er aus den Ziffern der Gebrechlichenzählung genommen hat. Der Autor betont besonders, daß diese Zahlen eher zu klein anzusehen sind, wie aus den Statistiken der Länder für einzelne Mißbildungen hervorgeht.

Körperlich Gebrechliche, bei welchen das Leiden angeboren ist	83000
Angeborenes Fehlen eines Gliedes	1700
Angeborenes Fehlen eines Gliedabschnittes	6600
Angeborene Verunstaltung eines Gliedes, Gelenkes, Körperteiles	8900
Angeborene Verrenkung eines Gliedes	35700
Überzählige Finger und Zehen	1400
Angeborene Verwachsungen von Fingern und Zehen	2800
Angeborene hochgradige Beugestellung von Fingern und Zehen	1000

NAUJOKS teilt mit, daß unter 17800 Geburtsfällen der *Kölner* Frauenklinik 236 mißgebildete Kinder zur Beobachtung kamen = 1,33%; davon starben 82 = 0,46% in den ersten 2 Wochen. Diese 236 Mißbildungen verteilten sich folgenderweise:

28 Fälle von Hydrocephalus,
7 „ „ Anencephalus,
6 „ „ Hydrops fetus universalis,
25 „ „ Hirn- und Rückenmarksbrüchen,
29 „ „ Lippen-, Kiefer- und Gaumenspalten,
7 „ „ anderen Kopfmißbildungen,
11 „ „ Mißbildungen der oberen Extremität,
60 „ „ „ „ unteren „
24 „ „ Polydaktylie und Syndaktylie,
39 „ „ seltenen kleinen Fehlern.

Zu geringeren Zahlen als NAUJOKS kommt GOLDMEIER, der an dem Material der *Frankfurter* Frauenklinik unter 13920 Geburten in den letzten 10 Jahren nur 36 Fälle von angeborenen Mißbildungen beobachten konnte.

Für die drei am *häufigsten* vorkommenden Mißbildungen, *Schiefhals*, *Klumpfuß* und *Hüftgelenksluxation* ergibt sich nach den Beobachtungen ECKHARTS, die sich auf 4614 jugendliche Krüppel erstrecken, ein Verhältnis von Schiefhals:Klumpfuß:Luxation wie 1:4:4,4.

VIII. Geschwulstbildung an den weiblichen Geschlechtsorganen.

Wohl keine medizinische Arbeitsrichtung spiegelt in solchem Maße den jeweiligen Stand der Wissenschaft wieder wie gerade die Forschung nach der *Genese* der *Geschwülste*. Wenn auch von jeher verständlicherweise für den Kliniker die *Behandlung* im Vordergrund des Interesses stand, so nahm die Frage nach der *Entstehung* der Geschwulstbildungen stets einen besonders großen Raum ein.

Es ist selbstverständlich, daß die Frage nach der Entstehung der Geschwülste am *weiblichen Genitale* sich mit der nach der *allgemeinen* Tumorgenese deckt. Es darf aber nicht vergessen werden, daß sich die weiblichen Geschlechtsorgane nach ihrer *Anlage*, nach der *Rhythmizität* ihrer Funktion, nach den *Größenveränderungen* während der Fortpflanzung und endlich nach ihrer *Vulnerabilität* unter der Geburt wesentlich von anderen Organen des menschlichen Körpers unterscheiden. In diesem Zusammenhang muß auf die überragende Bedeutung des innersekretorischen Systems hingewiesen werden, was Entwicklung und Funktion des weiblichen Genitale anbelangt. Die Tatsache, daß mit dem Erlöschen der Ovarialtätigkeit und der damit verbundenen Umstellung der endokrinen Drüsen in einem großen Teil der Fälle eine Geschwulstbildung gutartiger oder bösartiger Natur an den weiblichen Geschlechtsorganen entsteht, verdient besondere Beachtung. Weiterhin ist bekannt, daß gerade Frauen, die geboren haben, bei denen also Verletzungen mit Narbenbildung durch die Geburt entstanden sind, besonders häufig von einem Krebs des Gebärmutterhalses befallen werden.

Im Rahmen dieses Handbuches kann es nicht meine Aufgabe sein, im *einzelnen* auf die ätiologischen Momente der verschiedensten Art einzugehen, die man in Zusammenhang mit der *Entstehung* der gutartigen und bösartigen Geschwülste an den weiblichen Geschlechtsorganen gebracht hat; ich habe vielmehr zu berichten, ob und inwieweit bisher Unterlagen vorliegen, die die Annahme einer *erbbedingten* Entstehung von Geschwülsten am weiblichen Genitale gestatten.

Unsere Kenntnisse über *Rassenunterschiede*, was die Entstehung von Geschwülsten am weiblichen Genitale anbelangt, sind zu mangelhaft, als daß sich bindende Schlüsse daraus ziehen ließen.

Nach Mitteilungen von OMORI und KIEDA, YAMASAKI und SCHUHMACHER sollen *Ovarialdermoide* bei den *Japanerinnen* und den *Negerinnen* häufiger als bei den *weißen Rassen* vorkommen. KERMAUNER bringt in seiner Bearbeitung über die Erkrankungen des Eierstockes die Abbildung einer *Malaiin* mit einer übergroßen *Pseudomucingeschwulst.* Kasuistische Mitteilungen über Eierstocksgeschwülste bei Malaiinnen und aus dem Bergland Nordafrikas verdanken wir WEISCHER, GLOGNER, SPARMANN und GUINANDEAU. Über ein inoperables „Endotheliom" bei einer *Negerin* hat SCHMITZ berichtet.

MILLER kommt auf Grund eines Referates über die Dermoidcysten des Ovariums zu dem Schluß, daß Rassenunterschiede innerhalb *Europas* keine Rolle spielen. Ob tatsächlich in *Deutschland regionäre* Frequenzunterschiede für die Entstehung von Dermoiden bestehen, ist eine ebenfalls noch ungeklärte Frage; nach BURKHARDT sollen z. B. im *Erzgebirge* Dermoidcysten relativ häufig zur Beobachtung kommen.

KERMAUNER weist darauf hin, daß Rassenunterschiede in dem Auftreten von Eierstocksgeschwülsten beim Menschen schon deshalb nicht zu erwarten sind, als auch nach HARMS solche Geschwülste bei den Tieren, wenigstens bei den Haustieren, zur Beobachtung kommen.

Auch bei der Entstehung des *Uterusmyoms* ist die Frage nach der *Rassen*disposition vielfach erörtert worden, ohne daß sich aber daraus bindende Schlüsse ziehen ließen.

So haben z. B. THEILHABER und KLEINWÄCHTER auf Grund ihrer klinischen Beobachtungen den Eindruck gewonnen, daß bei *Jüdinnen* Myome sehr häufig auftreten, auf jeden Fall viel öfter zur Beobachtung kommen als Carcinom.

Nach APEL sollen in *Afrika (Kamerun)* Myome *häufiger* als Carcinome sein; auch WHITALL hat die Beobachtung gemacht, daß bei *farbigen* Frauen Myome relativ häufig, Carcinome dagegen selten vorkommen. TAUSSIG berichtet, daß bei *Farbigen* bereits in frühem Alter Myome auftreten unter besonders starkem und schnellem Wachstum.

Trotz einer großen Zahl von Einzelmitteilungen liegen, wie ALBRECHT mit Recht betont, über das *gehäufte familiäre Vorkommen* von gutartigen Geschwülsten des Eierstockes und der Gebärmutter bisher nur recht wenige Unterlagen vor, die vererbungsbiologisch brauchbar sind. Eingehende Familienforschung ist deshalb notwendig, um zu bindenden Erkenntnissen über die Erbbedingtheit der Tumorgenese und zur Feststellung des Erbganges zu gelangen.

Die Zahl der Beobachtungen über das Auftreten von Eierstocksgeschwülsten bei Blutsverwandten ist nicht groß. Seitdem LÖHLEIN und KÖBERLE, A. MARTIN, SIMPSON und OLSHAUSEN über *Pseudomucincystome*, die bei *Schwestern* auftraten, berichtet haben, sind noch von KOLTONSKI, LUXENBURGER, SIPPEL, MANDELSTAMM und WOHLLAIB Veröffentlichungen über das *familiär* gehäufte Vorkommen von *Dermoiden* erschienen. A. MAYER hat mit Recht darauf hingewiesen, daß gerade bei den *Dermoiden* und *Teratomen* angeborene (ererbte?) Ursachen unter der Annahme der Blastomerentheorie vorliegen müssen.

Nur vereinzelte Beobachtungen über Ovarialtumoren des *Fetus* liegen bis heute vor (DORAN, LÖNNBERG). In diesen Fällen handelt es sich sicher um *angeborene* und wohl auch *vererbte* Geschwulstbildungen, die an und für sich geeignet sind, einen wichtigen Beitrag zu der Frage der Tumorgenese an den Eierstöcken zu liefern. Leider sind bisher solche wichtige Beobachtungen zu selten, um sie verwerten zu können.

Von wesentlicherer Bedeutung für die Entscheidung der Frage nach einer Erbbedingtheit der Anlage „Eierstocksgeschwulst" scheint mir die Tatsache von dem *gleichzeitigen* Vorkommen von *Ovarialtumoren* und anderen Tumoren gutartiger oder bösartiger Natur. Über die Vergesellschaftung von mehreren Tumoren an verschiedenen Abschnitten des weiblichen Genitale haben CALMANN und CLIVIO berichtet; bei 13% aller Ovarialtumoren haben sich z. B. gleichzeitig Uterusmyome nachweisen lassen. Ob und inwieweit bei den Trägerinnen mehrfacher Geschwülste (am Ovarium und Uterus) Störungen im Sinne einer Funktionsänderung des innersekretorischen Systems (*Dysfunktion* der Ovarien?) vorliegt, läßt sich bisher nicht entscheiden; möglich wäre weiterhin die Annahme, daß das gleichzeitige Vorkommen histologisch völlig verschiedener Geschwülste auf eine erhöhte Disposition zur Tumorbildung zurückzuführen wäre. Diese letzte Annahme hat insofern eine gewisse Berechtigung, als Beobachtungen an Zwillingsschwestern vorliegen, die an verschiedenen Geschwulstbildungen erkrankten.

Von zweieiigen Zwillingsschwestern, *Lucie* und *Herta S.*, starb *Herta* nach $2^1/_2$ Jahren an *multiplen Tumoren der Körperoberfläche*, deren histologische Beschaffenheit nicht geklärt ist; die andere Schwester *Lucie* hat mit 28 Jahren eine Operation wegen eines linksseitigen cystischen Ovarialcystoms durchgemacht.

Von ebenfalls zweieiigen Zwillingsschwestern (*Rosa* und *Klara G.*), die bis zu ihrem 15. Lebensjahr zusammenlebten, wurde die eine im Alter von 47 Jahren an einem *Uteruscarcinom* operiert, ihre Schwester Klara mit 24 Jahren an einem großen „Ovarialtumor" (zitiert nach KRANZ).

Bei dem heutigen Stande der Wissenschaft kann die Frage, ob bei der Entstehung der *Eierstocksgeschwülste* eine *erbbedingte* Anlage *mit* eine Rolle spielt, *noch nicht* beantwortet werden, da vor allem das Beobachtungsmaterial über *familiär* gehäuftes Vorkommen und an *Zwillingen* nicht ausreicht, um bindende Schlüsse ziehen zu können. Wohl in keinem Organ des menschlichen Körpers entstehen Geschwülste von solcher *Heterogenität* wie gerade in dem Ovarium; dementsprechend sind auch unsere Kenntnisse über die *Histogenese* der Eierstockstumoren unsicher. In diesem Zusammenhang sei besonders auf die Bedeutung hingewiesen, die den *kongenitalen Zellanlagen* im Ovarium für die *Genese* der Eierstockstumoren zukommt. Da die *Dermoide* nach WILMS immer Abkömmlinge aus den drei Keimblättern enthalten, hat die von BONNET und MARCHAND stammende Annahme, daß diese Geschwülste aus *versprengten Blastomeren* bestehen, die größte Wahrscheinlichkeit gegenüber anderen Theorien.

Wenn auch die Untersuchungen über die *Histogenese der Myome* bisher zu keinem abschließenden Resultat geführt haben, so sind wir doch über die *Ursachen* des *Wachstums* dieser Geschwülste besser unterrichtet, als das bei anderen Neubildungen des menschlichen Körpers der Fall ist.

Was die *Entstehung* der Myome anbelangt, so konnten auf Grund histologischer Untersuchungen an kleinsten Myomen, also an eben beginnenden Geschwulstbildungen ROBERT MEYER, HEIMANN und BECKER den fast an Sicherheit grenzenden Beweis erbringen, daß der allerersten Entstehung von Myomen anscheinend keine embryonalen Keimversprengungen im Sinne der RIBBERTschen Geschwulstlehre zugrunde liegen, sondern, daß die allerersten Anlagen eines Myoms sich *unmittelbar aus der Muskelsubstanz* als dem Mutterboden heraus entwickeln.

Auf Grund der eben erwähnten histologischen Untersuchungen hauptsächlich von R. MEYER konnte also das Problem der *Entstehung* der Myome seiner Klärung näher gebracht werden. Aber auch die *zweite, prinzipielle Frage*, die sich bei jeder Geschwulstbildung erhebt, welche *Ursachen* führen zu dem geschwulstmäßigen *Wachstum*, ließ sich gerade bei den Myomen soweit erfassen — die letzten Zusammenhänge sind freilich noch nicht geklärt! —, daß eine Abhängigkeit des Wachstums dieser Geschwülste von der Tätigkeit der Eierstöcke besteht (*Dysfunktion* der Ovarien nach L. SEITZ).

Die *Erblichkeit* der Myome ist seit den ersten Veröffentlichungen, die wir GUSSEROW und v. WINCKEL verdanken, relativ häufig Gegenstand der Forschung gewesen. Trotz der Fülle der Einzelbeobachtungen liegen nur in einer verschwindenden Minderzahl Untersuchungen an ganzen Familien vor; meist beziehen sich die Mitteilungen nur auf Mutter und Tochter oder auf Schwestern (HOFMEIER, RÖHRIG, THOMAS, KEITH und SKENE, GOTTSCHALK, KONRAD, EBELL und TREUB, ENGSTRÖM, THORN, FALKENBERG, THEILHABER, ASCHNER, FRIEDRICH, H. FREUND, ALBU, H. H. SCHMIDT, EVERSMANN, VOGT, WINKLER u. a.

VEIT konnte 2 Familien beobachten, in denen *Myome* gehäuft vorkommen: 2 Schwestern, deren Mutter ebenfalls ein Myom hatte, 1 Cousine 2. Grades und ihre Mutter sowie eine richtige Cousine waren Trägerinnen von Myomen. 4 Frauen standen in einem Alter unter 24 Jahren, die älteren gaben an, daß nach ihrer Erinnerung auch ihre Mütter Myome gehabt hätten. HAMILTON, LAWRIE und EBNER konnten bei 6 Mitgliedern einer Familie Myome beobachten. MERLINI hat 3 Schwestern behandelt, bei denen zwischen dem 39. und 40. Lebensjahr Myome auftraten; in einer anderen Familie sah er 6 Frauen, Verwandte ersten und zweiten Grades, die an Myom bzw. Ovarialcystom erkrankt waren.

Daß es richtige „Myomfamilien“ gibt, beweisen die Mitteilungen von SPANNOCKI und SAMTER. Der erstere veröffentlichte Stammbäume von Myomfamilien; in der einen hatten *Zwillinge*, die anscheinend eineiig waren, Myome. Der letztere teilt einen Stammbaum mit 128 Mitgliedern mit, von denen 6 Frauen Myome und 9 maligne Tumoren hatten.

Es besteht kein Zweifel, daß auf Grund der bisherigen Ergebnisse der Familienforschung die Existenz sogenannter „Myomfamilien“ heute angenommen werden muß. Trotzdem ist die Schlußfolgerung, zu der H. ALBRECHT über die Erbbedingtheit der Myome kommt, nur zu berechtigt, wenn er schreibt: „Die vorstehenden Beobachtungen weisen für einen verschwindend *kleinen* Teil von Myomen — bei ENGSTRÖMS Material betrug er 2% — die Möglichkeit einer *echten genotypischen* Bedingtheit nach. Für die weitaus größte Zahl der Myome aber fehlt jeder Anhaltspunkt für eine solche.“ Ich selbst glaube, daß bisher viel zu wenig Wert auf die Familienforschung gelegt wurde und nur deshalb unsere Kenntnisse so lückenhaft sind.

Bereits VEIT hat im Jahre 1907 darauf hingewiesen, daß die *erbliche* Anlage zu den Muskelgeschwülsten des Uterus von nicht unerheblicher Bedeutung sei. Nach seiner Meinung äußert sich diese Anlage — anatomisch erfaßbar! — „in besonders reichlichen oder an besonders günstigen Punkten *kongenital* abgesprengten Keimen“, aus denen die Geschwulstbildungen auf unbekannte Weise sich entwickeln.

Wenn auch die Beobachtungen an *Zwillingen*, besonders an eineiigen, zahlenmäßig noch nicht groß sind, so zeigen sie meiner Ansicht nach doch, daß *wenigstens für einen Teil der Myomfälle die Annahme einer erblichen Anlage gerechtfertigt erscheint.*

Daß bereits im Jahre 1899 SPANNOCKI an eineiigen Zwillingen Uterusmyome beobachten konnte, wurde bereits erwähnt.

HALLIDAY-CROOM berichtete über Zwillingsschwestern, die beide in ihrem 30. Lebensjahr an Menorrhagien erkrankten, deren Ursache ein Myom war; von wesentlicher Bedeutung scheint mir bei dieser Beobachtung noch die Tatsache zu sein, daß die Geschwulstbildung in ein und demselben Lebensjahr bei den beiden Schwestern auftrat. Die erhöhte und im gleichen Sinne ererbte Disposition zur Geschwulstbildung geht aus der Tatsache hervor, daß 3—4 Jahre nach dem Aufhören der Menses beide Schwestern an einem *Adenocarcinom* des Uterus erkrankten.

Den Zwillingsforschungen von WEITZ verdanken wir die Beobachtung eines eineiigen Schwesternpaares mit Myom des Uterus, das im 46. Lebensjahr den Trägerinnen durch die Operation entfernt werden mußte. Bei einer zweiten Beobachtung von WEITZ ist es leider nicht ganz sicher, ob bei der einen Schwester der geschwulstmäßig vergrößerte, operativ entfernte Uterus auf eine Muskelgeschwulst zurückgeführt werden muß, da eine mikroskopische Untersuchung nicht durchgeführt wurde; wahrscheinlich ist es, aber wir hätten dann insofern eine *Diskordanz*, weil die andere an einem Carcinom zugrunde ging.

Nach v. VERSCHUER mußten sich eineiige Zwillingsschwestern in ihrem 46. Lebensjahr wegen eines Myoms operieren lassen. Den behandelnden Ärzten fiel die Gleichartigkeit der Tumoren auf.

Auch KRANZ, WAARDENBURG und VERSLUYS haben Beobachtungen über Uterusmyome bei Zwillingen veröffentlicht und LÜTH faßt eigene Fälle mit früher beschriebenen Paaren in folgender Weise zusammen: Von 13 EZ-Paaren sind 7 konkordant und 6 diskordant, bei dem eineiigen Drillingspaar haben zwei Schwestern ein Myom, eine ist davon frei. Nur zwei ZZ-Paare, von denen eines konkordant und eines diskordant ist, sind bekannt.

Bekanntlich gehört das Problem der *Erbbedingtheit* des *Krebses* zu den schwierigsten der ganzen Erbpathologie; ich verweise auf die ausführliche Bearbeitung dieses Problems durch K. H. BAUER in diesem Band.

GEORG H. M. WAALER, der von erbstatistischen Gesichtspunkten aus das Material von 6000 Krebskranken in *Norwegen* bearbeitet hat, faßt seine Ergebnisse in folgender Hypothese zusammen: „In der Bevölkerung gibt es zwei erbliche Anlagen, die gegenseitig unabhängig und jede für sich Neigung zu Krebs hervorrufen. Jede dieser beiden Krebsdispositionen kommt (eventuell als homozygote recessive Individuen) mit einer Häufigkeit von 16% vor. Die eine der Anlagen wirkt ungefähr gleich bei Männern und Frauen, die andere ruft deutlich größere Disposition bei Frauen hervor als bei Männern ... Ob diese erblichen Faktoren dominierend oder recessiv sind, ist sicherlich unmöglich aus dem vorliegenden Material zu entscheiden ... doch ist wohl die Annahme der Recessivität die nächstliegende.“

Wenn man sich die Tatsache vor Augen hält, daß, wie aus einer Statistik des badischen Landesverbandes zur Bekämpfung des Krebses erneut wieder hervorgeht, mehr Frauen an Krebs sterben als Männer (52,2:44,8%), so überrascht die Seltenheit der Berichterstattung über Familien mit Carcinom der weiblichen Geschlechtsorgane, speziell der Gebärmutter, die auf genauen Beobachtungen beruhen. So will z. B. G. SCHAEFER bei 100 Frauen mit Portiocarcinom 22mal noch ein solches Carcinom beobachtet haben.

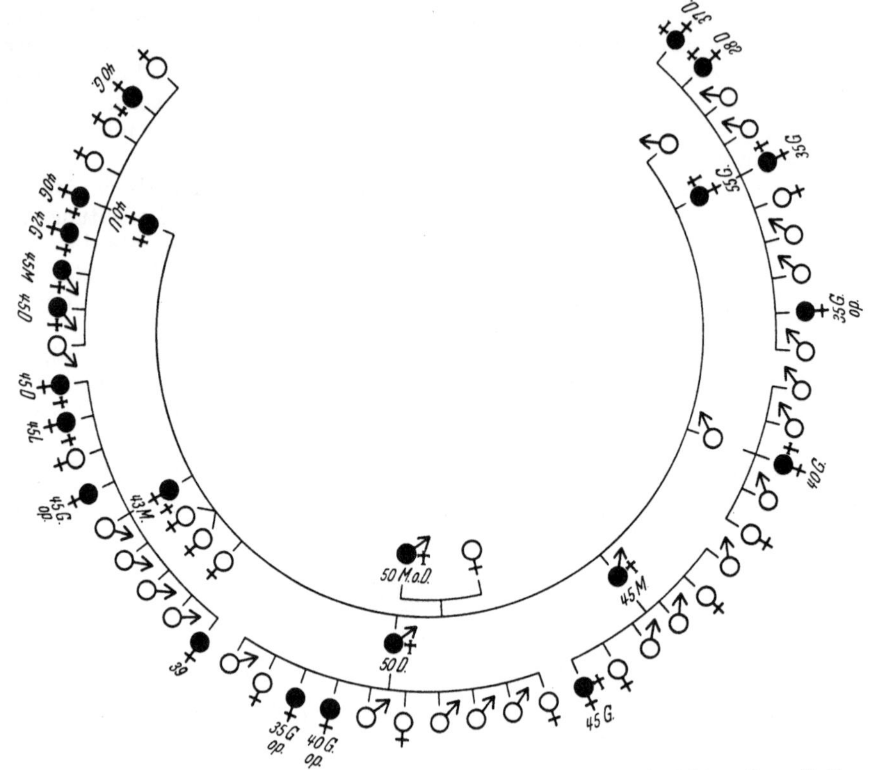

Abb. 2. Gebärmutterkrebs bei 12 Frauen einer Sippe. (Nach WARTHIN.) *G.* Gebärmutter-, *D.* Darm-, *M.* Magen-, *L.* Leber-, *U.* Unterleibskrebs.

Nach A. MAYER haben sich nur in 7,3% aller Beobachtungen Krebserkrankungen in der Aszendenz feststellen lassen. C. KARG errechnete einen Prozentsatz von 12,7%; lediglich VOLTZ kam zu wesentlich höheren Werten, nämlich 35%.

Im Jahre 1925 wurde von WARTHIN eine Sippe beschrieben, in der 12 Frauen an Gebärmutterkrebs zugrunde gingen; das Alter schwankt zwischen 28 und 55 Jahren. Die vorstehende Abb. 2 gibt die Sippentafel nach WARTHIN wieder.

Ob und inwieweit bei der Entstehung des Krebses Rasseneigentümlichkeiten eine Rolle spielen, ist noch nicht geklärt. Ich gebe deshalb mit allem Vorbehalt die interessante Zusammenstellung PELLERS über die Häufigkeit des Mamma- und Genitalcarcinoms in verschiedenen Ländern *(England, Norwegen, Holland, Italien und Japan)* wieder:

	England	Norwegen	Holland	Italien	Japan
Mammacarcinom . .	22,8	—	—	5,8	1,8
Genitalcarcinom . .	25,8	14,0	13,2	—	—

auf 100000 Einwohner

Daß in sogenannten Krebsfamilien neben Carcinomen an anderen Organen auch solche der weiblichen Geschlechtsorgane zur Beobachtung kommen, beweist unter anderem die BROCAsche Familie, bei der in 5 Generationen 16 Mitglieder an Carcinom gestorben sind, darunter auch eine Frau im Alter von 47 Jahren an Gebärmutterkrebs. Die Sippentafel zeigt die folgende Abbildung, aus der die obigen Ausführungen sich ersehen lassen.

IX. Keimschädigung.

Die folgenden Ausführungen sind nicht als eine eigentliche Darstellung über das Problem „Keimschädigung" geschrieben. Anhangsweise sollen lediglich einige gerade auch den Gynäkologen speziell interessierende Ausschnitte aus dem Gesamtfragenkomplex behandelt werden. Ich verweise auf das Kapitel „Entstehung neuer Erbanlagen beim Säugetier" von P. HERTWIG und „die Entstehung neuer Erbanlagen" von TIMOFÉEFF-RESSOVSKY in Bd. I dieses Handbuches.

Von den *gewerblichen Giften*, die die Fortpflanzung der Frau schädigen können, seien als die wichtigsten genannt: *Nicotin*, *Blei*, *Phosphor*, *Schwefelkohlenstoff*, *Quecksilber*, *Arsen*, *Benzol* und seine Derivate. Die Gewerbegifte können in verschiedenem Aggregatzustand in den weiblichen Organismus eindringen.

1. Nicotin.

In den Tabakfabriken sind nahezu zwei Drittel der Arbeiter Mädchen und Frauen, wobei wieder die jugendlichen überwiegen. Außer durch *Tabakstaub*, welcher aus kleinsten Bestandteilen der Tabakblätter besteht und der nach Eindringen in den Körper durch mechanische Reizung und chemisch gelöst seine Wirkung entfaltet, kann eine Vergiftung des weiblichen Organismus durch das *Nicotin* erfolgen, das bei der Fermentation frei wird; der Nicotingehalt der trockenen Tabakblätter beträgt bis zu 8% des zu verarbeitenden Materials; nach THIELE muß man die tödliche Dosis des Nicotins bereits bei 0,003g annehmen. Wie HIRSCH ausführt, ist eine *direkte* Beeinflussung der Ovarien im Sinne einer unmittelbaren Keimschädigung nicht möglich, nach HERTOGHE kommt sie auf dem Umwege über die Schilddrüse zustande; die Funktionsänderung (Hyper- bzw. Dysfunktion) dieses Organs soll bei länger dauernder Einwirkung des Nicotins die Ovarialtätigkeit lahmlegen.

Experimentelle Untersuchungen an Tieren über die Wirkung des Nicotins auf die Tätigkeit der Eierstöcke verdanken wir HOFSTÄTTER und UNBEHAUN.

HOFSTÄTTER konnte bei seinen Tierversuchen vor allem den Nachweis erbringen, daß die während der Behandlung mit Nicotin aufgetretenen Schwangerschaften relativ häufig vorzeitig unterbrochen wurden. Die Versuchsanordnung, derer sich der Autor zur Einverleibung des Nicotins bediente, war verschieden (Rauchkästen, Zusatz von Nicotin zur Nahrung der Tiere, Injektion von Nicotinlösung). Hatte die Gravidität schon vor den Versuchen bestanden, so warfen die Tiere zur richtigen Zeit, die Zahl der Würfe war auch nicht kleiner, aber in den meisten Fällen zeigte sich bei den jungen Tieren eine angeborene Lebensschwäche, der sie bald erlagen.

UNBEHAUN, der in einer früheren Arbeit über Störungen der Genitalfunktion bei Tabakarbeiterinnen (besonders über Veränderungen der Menstruation) berichtet und als Ursache ovarielle Veränderungen angenommen hatte, konnte im Tierexperiment an weißen Mäusen nach Injektion von 0,00025 ccm Nicotin innerhalb von 16 Tagen die Feststellung machen, daß bald nach der Vergiftung für längere Zeit der Oestrus völlig ausblieb; er nahm infolgedessen eine Störung des Follikelreifungsvorganges an. Im histologischen Bild der Eierstöcke ergaben sich degenerative Prozesse an den reifenden Follikeln und eine Vermehrung von Follikelatresien; außerdem schien es, als ob das interstitielle Bindegewebe sich vermehrt habe. Bei einigen Tieren, die am längsten am Leben geblieben waren, hatte sich der Oestrus wieder eingestellt; an den Eierstöcken konnten mehrfach reifende Follikel nachgewiesen werden.

Von Wichtigkeit ist weiterhin die ebenfalls im Tierversuch gemachte Feststellung, daß nach intravenöser Injektion von 0,02 g Nicotin Kontraktionen der Uterusmuskulatur ausgelöst werden, anscheinend durch Reizung des im Lendenmark vorhandenen Neurons der Uterusnerven.

Die Möglichkeit einer Keimschädigung durch Nicotin besteht also zu Recht; anscheinend hängt es von der Dauer der Einwirkung und der Menge des einverleibten Nicotins ab, ob die Eierstöcke ganz ihre Tätigkeit einstellen (Sterilität) oder unter veränderten Bedingungen beibehalten.

Ob freilich die Häufung von *Aborten*, wie sie HOFSTÄTTER im Tierexperiment und PIERACIUS für den Menschen nachgewiesen hat, auf eine Schädigung des Keimes oder der Frucht sich zurückführen läßt oder ob schließlich auch die erhöhte Erregbarkeit der Uterusmuskulatur dabei eine Rolle spielt, läßt sich nicht entscheiden. Die hohe Säuglingssterblichkeit, die verschiedentlich bei den Kindern von Tabakarbeiterinnen beobachtet wurde (HOLTZMANN u. a.) kann auch durch die verschiedensten Umwelteinflüsse mit ihre Erklärung finden.

2. Blei.

Die meisten Autoren sind der Ansicht, daß das *Blei* ein Keimgift im eigentlichen Sinne vorstellt. Der Einwirkung des *Bleies* ist der weibliche Organismus in den verschiedensten Industrieunternehmen ausgesetzt (z. B. im Buchdruckergewerbe, der Bleigehalt des Letternmaterials beträgt in Deutschland bis 80% !, Metallverarbeitung, Krystallglasfabrikation und vielen anderen).

HIRSCH glaubt, daß in der Mehrzahl der Fälle die *Fehlgeburten* bei Bleiarbeiterinnen *germinativ* bedingt sind, daß also eine Schädigung der männlichen oder weiblichen Keimzellen stattgefunden hat. Über die *abortive* Wirkung des Bleies liegen eine Reihe von Untersuchungen vor (REID u. a.); auch im Tierexperiment hat OLIVER am Hühnerei und am Kaninchen zeigen können, wie das Blei die heranwachsende Frucht zu zerstören vermag. Besonders eindrucksvoll sind die Zahlen über Fehl- und Totgeburten bei Arbeiterinnen im Buchdruckgewerbe, die CAROZZI aus Mailand mitteilt: Nur in 61,8% aller Fälle (im ganzen wurden 4550 Schwangerschaften beobachtet) kam es zur Geburt eines *lebenden* und *ungeschädigten* Kindes; in 10,1% erfolgte die vorzeitige Unterbrechung der Schwangerschaft, in 28,1% (!) wurden die Früchte tot geboren.

Die Annahme, daß das Blei *idiokinetische* Veränderungen an den Keimzellen, und zwar auch an den *männlichen* (RENNERT, COLE und BACHHUBER, WELLER, KOSTISCH) hervorrufe, legen die Ergebnisse tierexperimenteller Untersuchungen nahe, mit denen sich die Beobachtungen am Menschen decken; denn nicht nur die Hälfte aller Bleiarbeiterinnen ist steril (SEISER und LITZNER) und weist in erhöhtem Maße Fehl- und Totgeburten auf, sondern auch die lebende Progenitur zeigt im Sinne keimplasmatischer Schädigung *Lebensschwäche* (Kümmerformen), was sich besonders in einer *erhöhten Sterblichkeit* der Kinder äußert. Freilich darf man nicht vergessen, daß die *Lebensgefährdung* von Arbeiterinnen, die mit Blei gewerblich zu tun haben, stark erhöht ist, eine Tatsache, die aus den *Morbiditäts-* und *Mortalitätsziffern* klar hervorgeht.

3. Quecksilber, Phosphor, Arsen.

Es besteht wohl kein Zweifel, daß *Quecksilber*, *Arsen* und *Phosphor* zu Keimgiften werden können, wenn auch allgemein angenommen wird, daß die Wirkung auf die Fortpflanzung der Frau schwächer ist, als beim Blei.

Der stetigen Einwirkung von Quecksilber sind Arbeiterinnen in der Glühlampen- und Spiegelindustrie, in der Filzhutfabrikation und bei der Feuervergoldung ausgesetzt. Wenn man sich überlegt, daß Quecksilber als Abtreibungsmittel verwandt wird (LEVIN), daß es ferner die Abtötung tierischer Krankheitserreger, von Trypanosomen und Spirochäten, bewirkt, so ist die Annahme berechtigt, daß auch die männliche und weibliche Keimzelle in verschiedener Stärke geschädigt werden kann; die Beobachtungen beim Menschen, die Verringerung der Zahl der Nachkommenschaft von Arbeiterinnen dieser Branche, die Häufung von Fehl-, Früh- und Totgeburten, die verminderte Widerstandskraft der am Leben bleibenden Früchte spricht für die obige Annahme.

Die sich auf längere Zeit erstreckende Beschäftigung mit Arsen und Phosphor führt ebenfalls zu schwersten Störungen nicht nur des weiblichen Organismus im ganzen, sondern auch der Keimdrüsen. Experimentelle Untersuchungen an Tieren, z. B. Arsenbehandlung ergaben weitgehende Störungen in der Bildung der Samenzellen. Die verschiedensten Autoren haben bei Arbeiterinnen, die mit Phosphor zu tun haben (Zündholzfabrikation) in erhöhtem Maße Fehlgeburten festgestellt, Beobachtungen, die VALLARDI an seinem Material nicht bestätigen konnte.

In diesem Zusammenhang sind noch das *Benzol* und seine Derivate, der *Schwefelkohlenstoff* und das *Jod* (ADLER, LOEB und ZÖPPRITZ) zu nennen.

Die so häufig sich findende Anschauung, daß die *konstitutionelle Schwäche*, die verminderte Widerstandskraft, die oft Kinder mit Keim- bzw. Fruchtschädigung zeigen, als pathognomisch für einen *erblichen*, neu erworbenen Zustand zu gelten habe, besteht wenigstens für einen Teil der durch Keimgifte gesetzten Schäden an Tier und Mensch nicht zu Recht; wissen wir doch, daß z. B. bei Alkoholikern — im Gegensatz zu mancher bisherigen Annahme — und bei Bleivergifteten in der *Enkelgeneration* wieder *gesunde* Nachkommen geboren werden können. Zur Erklärung dieser Tatsache, die die Annahme von der Entstehung echter Erbschäden durch Alkohol bzw. gewerbliche Gifte wesentlich einschränkt, muß daran erinnert werden, daß es wahrscheinlich auch beim Menschen *Dauermodifikationen* (JOLLOS) gibt, „umweltbedingte Eigenschaften", die für die Dauer des *Lebens* des *Einzelindividuums* bestehen bleiben, einer *Vererbung* aber nicht unterliegen. Diese Annahme, daß wenigstens bei einem Teil der Beobachtungen solche Dauermodifikationen vorliegen könnten, erhält noch eine wesentliche Stütze durch die weitere Feststellung, daß es in erster Linie die *Mütter*, d. h. *Arbeiterinnen* sind, die der Einwirkung z. B. gewerblicher Gifte unterliegen. Vergiftung des mütterlichen Organismus löst aber nach dem heutigen Stande unseres Wissens in erster Linie Dauermodifikationen aus, während Schädigungen der männlichen Keimzellen nach LENZ „stets des echten Erbschadens verdächtig sind".

Nach den klinischen Erscheinungen haben wir verschiedene Grade von Störungen in der Fortpflanzungsleistung der Frau zu unterscheiden: *Von der völligen Sterilität finden sich fließende Übergänge über eine Häufung von Fehl-, Früh- und Totgeburten bis zur Erzeugung einer Nachkommenschaft, die zwar lebensfähig, aber konstitutionell minderwertig ist.* Vom vererbungsbiologischen Standpunkt interessiert besonders die letztere wegen der Frage, ob die zweifelsohne durch eine Giftwirkung gesetzten Schäden „echte Erbschäden" sind oder nicht. Im Hinblick auf die statistisch festgelegte Tatsache von der überwiegenden Beschäftigung *weiblicher* Arbeiter in den Industrieunternehmungen, in denen die Arbeit mit Schädigungen durch Gifte, die wir mit Recht als Keimgifte bezeichnen, verbunden ist, weiterhin im Hinblick auf die Besonderheiten gerade der weiblichen Geschlechtszellen ist die Annahme berechtigt, daß in einem Teil der Schädigungen echte Erbschäden, die das Auftreten neuer Mutationen nahelegen, nicht angenommen werden dürfen; sollte dies aber einmal doch der Fall sein, so würden sich bei dem recessiven Charakter solcher neuer Mutationen diese nur dann manifestieren, wenn beide Eltern die gleiche neue krankhafte Erbanlage besitzen, was bei einer Heirat von Arbeiter und Arbeiterin derselben Branche der Fall sein könnte. — Daß auch eine indirekte Keimschädigung der Ovarien, wohl in der Hauptsache nur temporär, möglich ist durch *Krankheit* und *Ernährungsstörungen*, sei in diesem Zusammenhang nur kurz erörtert. Meist tritt bei solchen Störungen Sterilität auf, wie sich aus einer Reihe experimenteller Untersuchungen ergibt. Mancher Schluß läßt sich von diesen im Tierexperiment gewonnenen Ergebnissen auf die menschliche Pathologie übertragen.

Daß ferner *Vitaminmangel* und *qualitative* Unterernährung (Mangel an Fett, Vitamin A und Phosphor) von Ratten trotz Fehlens irgendwelcher nachweisbarer Veränderungen an den weiblichen Keimdrüsen zu Sterilität führen können, beweisen die Untersuchungen von HINTZELMANN und ECKSTEIN. STEPP weist auf eindringliche Ergebnisse hin, die durchaus vorstellbar machen, daß das Fehlen so wichtiger Lebensstoffe wie der Vitamine zu Schädigungen der *Gene* führen kann:

„Die Frage der *Gen*schädigung durch fehlerhafte Ernährung", so meint der bekannte Ernährungsforscher, „hat sicherlich nicht etwa rein akademisches Interesse, sondern ist ein Problem, dem vom Standpunkt der Volksgesundheit die höchste Aufmerksamkeit gebührt". „Die klinische Erfahrung hat gelehrt, daß Ernährungsstörungen nicht immer gleich als reine *Avitaminosen (Rachitis, Skorbut)* aufzutreten brauchen, sondern daß oft lediglich als Folgezustand einer qualitativ nicht richtig zusammengesetzten Ernährung Krankheitsbilder *ohne* charakteristische Mangelsymptome entstehen können. Ob und inwieweit sonst symptomlose Fälle von weiblicher Sterilität und von habituellem Abort, zu deren Heilung in letzter Zeit das Fruchtbarkeitsvitamin E mit gutem Erfolg verwandt wird, primär auf qualitativ nicht richtige Ernährung zurückgeführt werden können, läßt sich vorläufig nicht entscheiden."

Veränderungen des *Klimas* können, wie experimentelle Untersuchungen gezeigt haben, zu Schädigungen der Ovarien führen; STEINACH und KAMMERER fanden z. B. bei ihren Untersuchungen an Ratten, die bei Temperaturen bis zu 35—40° gehalten wurden, vermehrte Follikelatresie, ohne daß die Reifung anderer Follikel gestört wurde (zitiert nach HARMS).

4. Röntgen- und Radiumstrahlen.

Wenn am Schluß dieses Kapitels die Frage erörtert werden soll, ob die *radioaktiven* Strahlen beim *Menschen*, insbesondere bei der *Frau*, zu einer *Keimschädigung* führen können, so ist zunächst in den Vordergrund der ganzen Betrachtung die eine Tatsache zu stellen, daß Röntgen- und Radiumstrahlen nicht in einer Reihe mit den bereits besprochenen Keimgiften, z. B. dem Alkohol, dem Nicotin oder den gewerblichen Giften gennant werden dürfen: handelt es sich doch bei den radioaktiven Stoffen um „Heilmittel" im engeren und weiteren Sinne, deren weitverbreitete Anwendung zu diagnostischen Zwecken und zur Therapie gut- und bösartiger Erkrankungen die moderne Medizin nicht mehr missen kann. Weiterhin besteht zwischen den radioaktiven Strahlen und den bereits abgehandelten Keimgiften mit Ausnahme des Alkohols (AGNES BLUHM) noch insofern ein fundamentaler Unterschied, als es zweifelsohne in zahlreichen Untersuchungen gelungen ist, bei Pflanzen und Tieren Mutationen in beliebiger Zahl hervorzurufen.

Was die Frage der Keimschädigung durch Röntgen- und Radiumstrahlen anbelangt, so läßt sich der heutige Stand der Forschung in folgenden Sätzen zusammenfassen:

1. Durch zahlreiche Untersuchungen an Pflanze und Tier konnten *neue* Mutationen, die zu *Erbschäden* führen, einwandfrei ausgelöst werden.

2. Ihrer Beschaffenheit nach sind viele der erzeugten Mutationen *letaler* und *semiletaler* Natur; aber auch *krankhafte*, nicht lebensbedrohliche Veränderungen der Keimmasse lassen sich experimentell erzeugen; *qualitativ* besteht *kein* Unterschied zwischen *spontan* und *experimentell* erzeugten Genmutationen.

3. Die auf Grund von Mutationen auftretenden Erbschäden vererben sich meistens *recessiv*.

4. Die *Größe der Genmutationsrate* ist unabhängig vom *Zeitfaktor*; einen Schwellen*wert* für die erbschädigende Wirkung der kurzwelligen Strahlen gibt es nicht, also ist die Festsetzung einer *Minimaldosis*, die keine Schädigung mehr hervorruft, *nicht* möglich.

5. Die neu entstandenen Mutationen sind *konstant* und *stabil*.

6. Die Entstehung von Erbschäden durch Bestrahlung mit Röntgen- und Radiumstrahlen muß auf Grund der experimentellen Ergebnisse auch für den *Menschen* angenommen werden, weil die *Gesetze* der *Vererbung* in *gleicher Weise* für die *gesamte Organismenwelt*, also auch für den Menschen, gelten.

7. Nach dem heutigen Stande der Beobachtungen am Menschen läßt sich mit *absoluter Sicherheit* der Nachweis einer Erbschädigung nach Keimdrüsenbestrahlung *noch nicht* erbringen, ist auch nicht *zu erwarten* bei dem recessiven Erbgang der allermeisten von den neu entstandenen *Mutationen*.

8. Es besteht jedoch nach den Ergebnissen der experimentellen Forschung die berechtigte Annahme, daß sämtliche Bestandteile des Ovariums der Frau so strahlengeschädigt werden können, daß neue Mutationen mit Erbschäden sich ausbilden.

9. Lediglich die Einschränkung der Nachkommenschaft durch Häufung von Fehlgeburten oder Ausbleibens der Befruchtung bedeutet für unser Volk eine große Gefahr.

10. *Eine eindeutige Antwort auf die Frage nach der Möglichkeit des Auftretens von Erbschäden beim Menschen läßt sich also heute noch nicht geben.* Der verantwortungsbewußte Arzt wird bei dieser Sachlage gut tun, auch beim Menschen per analogiam mit einer Keimschädigungsmöglichkeit zu rechnen.

Im Rahmen einer Abhandlung in einem Vererbungshandbuch seien zum Schluß nur in aller Kürze die *Folgerungen* mitgeteilt, die sich *für die praktische Anwendung der Röntgenstrahlen* ergeben:

a) Röntgendiagnostik. Die Anwendung der Röntgenstrahlen zu diagnostischen Zwecken ist ein Verfahren, das die moderne Medizin nicht mehr missen kann. In Anbetracht der Möglichkeiten einer Keimschädigung sind vor allem Röntgenaufnahmen im Bereiche der *Genitalorgane* der Frau, also des Unterleibes, *weitgehendst einzuschränken*; wenn sie jedoch durchgeführt werden müssen, so hat die *kleinste Dosis* von Röntgenstrahlen zur Anwendung zu kommen.

Für den Geburtshelfer ergibt sich aus dieser Feststellung die Verpflichtung, die *Beckenmeßaufnahmen* während der Schwangerschaft und unter der Geburt, die gerade in den letzten Jahren zu einer sehr genauen Untersuchungsmethode ausgebaut wurden, nur auf die wenigen Fälle *zu beschränken*, bei denen aus vitaler Indikation im Interesse von Mutter und Kind die Röntgenaufnahme indiziert ist.

Auch die *Hysterosalpingographie*, ein Verfahren zur röntgenologischen Darstellung in erster Linie der inneren Genitalabschnitte, ist in Anbetracht der möglichen Keimschädigung am besten ganz *zu unterlassen*, weil in den meisten Fällen die genaue Palpation des Genitale schon den Befund so weit klärt, daß die Indikation zum operativen Vorgehen gegeben ist (Geschwülste, Sterilität).

b) Röntgenbestrahlung. Die *temporäre Röntgensterilisierung*, die von den einzelnen Autoren zur zeitweisen Ausschaltung der Regelblutung angegeben und angewandt wurde (Lungentuberkulose, rekurrierende Endokarditiden, Vitum cordis, Endometriose, Myome junger Frauen) muß nach unseren heutigen Kenntnissen in ihrer Anwendung in den Hintergrund treten; nur in vereinzelten Fällen, bei denen mit Nachwuchs nicht gerechnet zu werden braucht, läßt sich die Vornahme der temporären Röntgensterilisierung noch rechtfertigen (z. B. schwere innere Erkrankungen wie Lungentuberkulose mit Verschlechterung nach jeder Regel).

Die Röntgenbestrahlung zur Beseitigung der Ovarialinsuffizienz jüngerer Frauen, eines Krankheitsbildes, das in Form von Amenorrhöe, Oligo- und Dysmenorrhöen, Poly- und Hypermenorrhöen sich äußern kann, ist trotz vereinzelter guter Erfolge nach der Bestrahlung durch die *hormonale* Therapie, die sich auf unseren neuen Kenntnissen über Einzelfunktion und Zusammenarbeit der endokrinen Drüsen aufbaut, weitgehendst abgelöst worden. Bei der Behandlung der *juvenilen* Blutungen, die oft trotz lokalen Vorgehens und hormonaler Therapie weiter bestehen, ist die Bestrahlung der *Milz* durchzuführen, bei der eine Keimschädigungsgefahr nicht besteht.

Die *Entzündungsbestrahlungen* nach HEIDENHAIN und FRIED im Bereiche der weiblichen Unterleibsorgane sind nur in den Fällen gerechtfertigt, bei denen die Doppelseitigkeit und Ausdehnung der Unterleibsentzündung eine Wiederherstellung der Fortpflanzungsfähigkeit sehr unwahrscheinlich macht; allerdings kann selbst bei doppelseitiger Salpingooophoritis manchmal die Eileitungsbahn wieder völlig durchgängig werden.

Bei ausgedehnter *Genitaltuberkulose* leistet die Bestrahlungsbehandlung ausgezeichnete Dienste; in diesen Fällen ist mit dem Auftreten einer Schwangerschaft nicht mehr zu rechnen. In diagnostisch unsicheren Fällen hat die Operation in Form einer Probelaparotomie vorauszugehen zur Sicherung der Diagnose vor der Anwendung der Röntgentherapie.

Schrifttum.

I. Wachstum und Entwicklung des weiblichen Körpers.

BAYER: Geschlechtsverhältnis bei den Geburten und die während des Krieges aufgetretene Erhöhung des Knabenüberschusses. Mschr. Geburtsh. **67**, **68**. — BLUHM, AGNES: Einiges über Erblichkeit und Umweltbedingtheit des Geburtsgewichtes und der zeitlichen postfetalen Organentwicklung sowie über die Beziehungen zwischen beiden. 5. internat. Kongr. Vererbgswiss. Berlin 1927. — BOAS: Studies in growth. Human Biology **4**, **307** (1932). — The Tempo of Growth of Fraternities. Proc. nat. Acad. Sci. U.S.A. **21** (1935).

CAMERER, W.: Untersuchungen über Massenwachstum und Längenwachstum der Kinder. Jb. Kinderheilk. **36**, 249 (1893).

DAFFNER: Das Wachstum des Menschen, 2. Aufl. 1902.

FISCHER, E.: Die körperlichen Erbanlagen. BAUR-FISCHER-LENZ: Menschliche Erblehre. München: J. F. Lehmann 1936.

HANHART: Über heredodegenerativen Zwergwuchs mit Dystrophia adiposo-genitalis. Arch. Klaus-Stiftg **1**, 181 (1925). — HARMS: Beobachtungen über Geschlechtsumwandlung reifer Tiere usf. Zool. Anz. **67**, 711.

KEITER: Wachstumsstudien an Kindern. Verh. Ges. phys. Anthrop. **1932**, 143. — KOPEČ, ST. u. M. LATYSZEWSKI: Untersuchungen über das Wachstum der Mäuse unter dem Einfluß intermittierender Nahrung. I. Darreichung *unvollwertiger* Nahrung, abwechselnd mit vollständiger Karenz. II. Darreichung vollwertiger Nahrung, abwechselnd mit vollständiger Karenz. Biol. generalis (Wien) **8**, 163, 489 (1932). — KÜHNE, K.: Die Zwillingswirbelsäule. Z. Morph. u. Anthrop. **35**, 1 (1936). — KUGLER, ERIKA: Körperproportionen und Kopfform bei Neugeborenen. Arch. Klaus-Stiftg **6**, 429 (1931).

MAYER, A.: Die Konstitution in der Frauenheilkunde. VEIT-STOECKELs Handbuch der Gynäkologie, Bd. III. 1927. — Die Bedeutung der Konstitution für die Frauenheilkunde. VEIT-STOECKELs Handbuch der Gynäkologie, Bd. III. 1927.

RETZIUS: Zur Kenntnis der Entwicklung der Körperformen des Menschen während der fetalen Lebensstufen. Biol. Unters., N. F. **11** (1904). — RÖSSLE, R.: Wachstum und Altern. München: J. F. Bergmann 1923.

SCHLESINGER: Das Wachstum des Kindes. Berlin: Julius Springer 1926. — SCHREIBER, O.: Anthropologische Messungen an Neugeborenen. Z. Konstit.lehre **13**, 675 (1928). — STOLTE: Das frühzeitige Absterben zahlreicher Kinder in einer Familie. Jb. Kinderheilk. **73**, 164 (1911). — STRATZ, C. H.: Lebensalter und Geschlechter. Stuttgart: Ferdinand Enke 1926.

VERSCHUER, O. v.: Die Erbbedingtheit des Körperwachstums. Z. Morph. u. Anthrop. **34**, 398 (1934).

WEHEFRITZ, E. u. E. GIERHAKE: Biometrische Untersuchungen an reifen Neugeborenen. Arch. Gynäk. **163**, 11 (1936). — WEISSENBERG: Das Wachstum des Menschen. Stuttgart: Strecker u. Schröder 1911.

ZANGEMEISTER: Studien über die Schwangerschaftsdauer und die Fruchtentwicklung. Arch. Gynäk. **107**, 405 (1917).

II. Pubertät (Menarche und Menstruation), Klimakterium.

ASCHNER, B.: Die Blutdrüsenerkrankungen des Weibes und ihre Beziehungen zur Gynäkologie und Geburtshilfe. Wiesbaden 1918.

BAUER, J.: Innere Sekretion. Berlin u. Wien: Julius Springer 1927. — Konstitutionelle Varianten der Pubertät und des Klimakteriums. Schweiz. med. Wschr. **1933 II**, 24. — BECKMANN: Frühzeitige Reife bei Mädchen. Zbl. Gynäk. **1916**, 40. — BIEDL, A.: Zur Charakteristik der Pubertät. Verh. dtsch. Ges. Kinderheilk. **1925**. — BINET, A.: Étude sur la puberté chez la femme. Rev. franç. Gynéc. **27**, 109 (1932). — BOLK: Untersuchungen über die Menarche bei der niederländischen Bevölkerung. Z. Geburtsh. **89**, 364 (1926). — BOYNTON, RUTH E.: A Study of the menstrual histories of 2282 university women. Amer. J. Obstetr. **23**, 516 (1932).

DIETRICH, H.: Die Menarche in ihrer Beziehung zur Menstruation und Fruchtbarkeit des Weibes. Inaug.-Diss. Gießen 1920.

ENGELMANN, G. J.: Das Alter bei der ersten Menstruation am Pol und am Äquator. 4. internat. Kongr. Rom 1902. — ENGLE, E. T. and M. C. SHELESNYAK: First menstruation and subsequent menstrual cycles of pubertal girls. Human Biology **6**, 431 (1934).

FALTA, W.: Über die Pubertät. Wien. klin. Wschr. **1932 I**, 769, 804. — FEIGEL: Ginek. **1935**, 5. Vgl. Berl. Gynäk. **32**, 613 (1936). — FELDWEG, P.: Die Bedeutung der Menarche. Münch. med. Wschr. **1931 I**, 31. — FROMMOLT, G.: Rassefragen in der Geburtshilfe und Gynäkologie. Leipzig: Johann Ambrosius Barth 1936. — Die Bedeutung der Vererbung in der Frauenheilkunde. Fortschr. Erbpath. u. Rassenhyg. **1939**.

GOULD, H. N. and M. R. GOULD: Age at first menstruation in Mothers and daughters. J. amer. med. Assoc. **98**, 1349 (1932). — GUGGISBERG, H.: Die Bedeutung der Vitamine für das Weib. HALBAN-SEITZ' Handbuch der Biologie und Pathologie des Weibes, Bd. 8, Teil 3, S. 1627. 1929.

HARO-CARCIA, FR.: Das weibliche Pubertätsalter in Spanien. Ann. Méd. int. **1**, 1087 (1932).

ISHIZAKA, SH.: Statistische Erhebungen über die Menstruation von Japanerinnen. Mitt. Tokyo med. Ges. Ärztinnen **4**, 2.

KEY, A.: Pubertätsentwicklung. Berlin 1890. — KOMEDY, W.: The menarche and menstrual Type: Note and 10 000 case records. J. Obstetr. **40**, 792 (1933).

LUCZINSKY, R.: Der Zeitpunkt der Menarche und der Typus der Menses bei Frauen der Gegend von Wilna usf. Gének. polska **12**, 492 (1934).

MALMIO, H. R.: Über das Alter der Menarche in Finnland. Eine statistische Studie. Helsingfors 1919. — MATHES: Die Konstitutionstypen des Weibes, insbesondere der intersexuelle Typus. HALBAN-SEITZ' Handbuch der Biologie und Pathologie des Weibes, Bd. 3. 1927.

NETTO, L.: Über Menarche in den Tropen. Kinderärztl. Prax. **4**, 13 (1933). — NEURATH, R.: Physiologie und Pathologie der Pubertät des weiblichen Geschlechtes. HALBAN-SEITZ' Handbuch der Biologie und Pathologie des Weibes, Bd. 5. 1928. — Die Pubertät. Physiologie und Pathologie. Berlin: Julius Springer 1932. — NIELSON, A.: Der Zeitpunkt des Eintretens der Menstruation bei Mädchen der Volksschulen. Hygiea (Stockh.) **1917**.

OLBRICHT, A.: Klima und Entwicklung. Jena 1923.

PELLER, S. u. J. ZIMMERMANN: Umwelt, Konstitution und Menarche. Z. Konstit.lehre **17**, 258 (1932). — PETRI, E.: Untersuchungen zur Erbbedingtheit der Menarche. Z. Morph. u. Anthrop. **33**, 43 (1935). — PLOSS, H.: Das Weib in der Natur- und Völkerkunde, herausgeg. von BARTELS, 1899.

SANDERSON, A.: Menstruation im Schulleben. Brit. med. J. **3**, 118. — SCHÄFFER, K.: Über das Alter beim Menstruationsbeginn. Arch. Gynäk. **84** (1908). — SCHAEFFER, R.: Über Beginn, Dauer und Erlöschen der Menstruation. Mschr. Geburtsh. **23**, 169 (1906). — SCHRÖDER, R.: Die Pathologie der Menstruation. HALBAN-SEITZ' Handbuch der Biologie und Pathologie des Weibes, Bd. 3. — SEEGELKEN, H.: Eine Studie über den Eintritt der weiblichen Geschlechtsreife mit statistischen Erhebungen über die Menarche im südhannoverschen Gebiet Niedersachsens. Inaug.-Diss. Göttingen 1936. — ŠKERLJ, B.: Menarche und Klima in Europa. Arch. Frauenkde u. Konstit.forsch. **18**, 16 (1932). — Die Menarche in Norwegen und ihre Beziehungen zum Klima. Arch. Gynäk. **159**, 12 (1935). — STEIN, M.: Der Menstruationseintritt bei Frauen der nordischen und alpinen Rasse. Inaug.-Diss. Freiburg 1926.

TIETZE u. GRÜTZNER: Ovarialfunktion und ihre Störungen an eineiigen Zwillingen. Zbl. Gynäk. **1937**, 25. — TOBLER, M.: Über den Einfluß der Menstruation auf den Gesamtorganismus der Frau auf Grund von 1000 Beobachtungen. Mschr. Geburtsh. **22** (1905). — TOMII, T.: Statistische Erhebungen über das Alter des Menstruationsbeginnes. Nagasaki Igakkwai Zasshi **12**, 589 (1934). — TRANSQUILLI-LEALI, E.: Influenza della civiltà sull'età della prima mestruazione. Rass. Ostetr. **41**, 492 (1932).

WAGNER, G. A.: Erbfaktoren in der Frauenheilkunde und in der Geburtshilfe. Dtsch. med. Wschr. **1934 II**. — WEHEFRITZ, E.: Menarche und Klima. Z. ärztl. Fortbildg **34**, 20 (1937). — WEYSSER, C.: Menarche, Konstitution und Partus. Zbl. Gynäk. **1936**, 13.

YANG, SUEN-HSI u. E. S. GEAR: Der Menstruationszyklus bei den Chinesinnen Ostzentralchinas. China med. J. **48**, 642 (1934).

III. Die weibliche Brust.

ABDERHALDEN, E.: Zur Frage der Unfähigkeit der Frauen, ihre Kinder zu stillen. Med. Klin. **1906 II**. — ALTMANN: Über die Inaktivitätsatrophie der weiblichen Brustdrüse. Virchows Arch. **111**, 318 (1888). — ASCHNER, B.: Brustdrüsenerkrankung des Weibes usf. Wiesbaden 1918. — Die Konstitution der Frau und ihre Beziehungen zur Geburtshilfe und Gynäkologie. München: J. F. Bergmann 1924. — Beziehungen der Drüsen mit innerer Sekretion zum weiblichen Genitale. HALBAN-SEITZ' Handbuch der Biologie und Pathologie des Weibes, Bd. 1, S. 636. 1924.

BACHMANN: Über das erschwerte Stillvermögen der Frauen. Med. Klin. **1907 II**. — BEER, H.: Über Stillschwierigkeiten und deren Behandlung. Wien. klin. Wschr. **1912 II**. — BIRKENFELD, W.: Beitrag zur Zwillingspathologie der Mamma. Arch. klin. Chir. **168**, 568 (1932). — BIRKNER: Die Rassen und Völker der Menschheit, 1913. — BLUHM, A.: Familiärer Alkoholismus und Stillunfähigkeit. Berl. klin. Wschr. **1909 I**, 133. — Zur Frage nach der generativen Tüchtigkeit der deutschen Frauen. Arch. Rassenbiol. **1912**. — BOLLINGER: Über Säuglingssterblichkeit und die erbliche funktionierende Atrophie der menschlichen Milchdrüse. Korresp.bl. dtsch. Ges. Anthrop. **10** (1899). — BRESLAU, E.: Über Hyperthelie. Münch. med. Wschr. **1912 II**. — BROCA: Mammites des nouveau-nées Rev. prat. d'Obstétr. et Pédiatr. **27**, 296 (1914). — BURKHARD, H.: Gleichzeitige und gleichartige Geschwulstbildung in der linken Brustdrüse bei Zwillingsschwestern usf. Dtsch. Z. Chir. **166** (1922).

DIETEL: Ein Fall von doppelseitiger echter Mammahypertrophie. Bruns' Beitr. **33** (1902).

ENGEL: Anatomische Untersuchungen über die Grundlagen für die Leistungsfähigkeit der weiblichen Brustdrüse. Mschr. Geburtsh. **23**, 431 (1906). — EPSTEIN, A.: Über Stillfähigkeit und Stillunfähigkeit. Jb. Kinderheilk. **6**, 83 (1916). — ERDHEIM, S.: Über Graviditätshypertrophie der Mamma und der akzessorischen Brustdrüsen. Wien. klin. Wschr. **1913 II**.

FOCK: Zur Frage der Stillunfähigkeit. Münch. med. Wschr. **1910 I**. — FREUND, R.: Patientin mit Mammahypertrophie. Ges. Geburtsh. u. Gynäk., Berlin, 25. Okt. 1912. — FRITSCH, G.: Die Eingeborenen Süd-Afrikas. Breslau 1873.

GEBELE: Zur Statistik der Brustdrüsengeschwülste. Beitr. klin. Chir. **29**, 167 (1901). — GLAESMER u. AMERSBACH: Die weibliche Brust. Stuttgart: Ferdinand Enke 1925. — GUSSOW: Ein Fall von Hypertrophie der Brustdrüsen. Gynäk. Rdsch. **1913**.

HEGAR, A.: Die Verkümmerung der Brustdrüse und die Stillungsnot. Arch. Rassenbiol. **2**, 830 (1905). — HEGAR, K.: Über Stillungsunfähigkeit und ungenügende Stillfähigkeit aus anatomisch-physiologischen Gründen. Beitr. Geburtsh. u. Gynäk. **15**, 201 (1910). — HEYN: Über diffuse Mammahypertrophie im Pubertätsalter. Zbl. Gynäk. **1923**, 7. — HUG, J.: Sitz und Vorkommen überzähliger Brustdrüsen beim Weibe. Inaug.-Diss. Straßburg 1908.

JASCHKE, v.: Zur Frage der anatomisch begründeten Stillunfähigkeit. Zbl. Gynäk. **1911**, 2. — Die weibliche Brust. PFAUNDLER-SCHLOSSMANNS Handbuch der Kinderheilkunde, 3. Aufl., Bd. 1. Leipzig 1923. — Die weibliche Brust. HALBAN-SEITZ' Handbuch der Biologie und Pathologie des Weibes, Bd. 5, Teil 2, S. 1265. 1926.

KAYSER: Achselhöhlenbrüste bei Wöchnerinnen. Arch. Gynäk. **85**, 459 (1908). — KEYSER, L. D.: Starke Hypertrophie der Mamma. Surg. etc. **33 II**, 6 (1921). — KILGORE, A. R.: Das Vorkommen diffuser wahrer Mammahypertrophie. Arch. klin. Chir. **68** (1902). — KÖHLER, R.: Hypertrophie der Mamma. Arch. klin. Chir. **3**, 2 (1862).

LEDERER, R.: Über Hypogalaktie. Klin. Wschr. **1922 I**, 348. — LEICHTENSTERN: Über das Vorkommen und die Bedeutung supernumerärer (akzessorischer) Brüste und Brustwarzen. Virchows Arch. **73**, 222 (1878). — LENZ, FR.: Anomalien der Körperform. BAUR-FISCHER-LENZ: Menschliche Erblehre. München: J. F. Lehmann 1936.

MILLER: Über homologe Zwillinge. Jb. Kinderheilk. **36**, 333 (1893).

PLANCHON: Durée de l'allaitement au sein. L'obstétr. C. 4, Juli.

REDER, F.: Vollständiges Fehlen der Milch bei Erst-Paren. Zbl. Gynäk. **1913**, 1239. — RENGGER, A.: Reise nach Paraguay. Aarau 1835.

SCHLOSSMANN: Über die Leistungsfähigkeit der weiblichen Milchdrüsen und über Indikationen und Kontraindikationen zum Stillen. Mschr. Geburtsh. **17**, 1311 (1899). — SCHÜSSLER: Hypertrophie der weiblichen Brustdrüse. Arch. klin. Chir. **43**, 403 (1892). — SEITZ: Über die sogenannte Achselhöhlenmilchdrüse und deren Genese. Arch. Gynäk. **88**, 94 (1909). — SELL: Hyperthelie, Hypermastie und Gynäkomastie. Inaug.-Diss. Freiburg 1894. — SKUTSCH, K. J.: Über Polymastie. Zbl. Gynäk. **1910**, 1549. — STRATZ: Die Rassenschönheit des Weibes, 1922.

TANDLER u. GROSS: Die Biologie der sekundären Geschlechtsmerkmale, 1913. — THIEMICH: Über die Leistungsfähigkeit der menschlichen Brustdrüse. Münch. med. Wschr. **1910 I.**

VASILIN, C.: Überzählige Brüste. Zbl. Gynäk. **1909**, 647.

IV. Das weibliche Becken.

ASCHNER, B.: Die Konstitution der Frau und ihre Beziehungen zur Geburtshilfe und Gynäkologie (Beckenform und Konstitution). München: J. F. Bergmann 1924.

BLUHM, AGNES: Ist die Gebärfähigkeit der deutschen Frauen im Niedergang begriffen? Z. Morph. u. Anthrop. **34**, 41 (1924). — BREUS, C. u. A. KOLISKO: Die pathologischen Beckenformen. Leipzig u. Wien 1904—1912. — BROST, KURT: Untersuchungen über das Rassebecken von 450 Frauen der Univ.-Frauenklinik Würzburg. Verh. physik.-med. Ges. Würzburg, N. F. **59**, 51—64 (1936).

FEER: Zur geographischen Verbreitung und Ätiologie der Rachitis. Festschrift für HAGENBECK-BURKHARD, 1897. — Lehrbuch der Kinderheilkunde, 5. Aufl. 1919. — FISCHL: Neueres zur Pathogenese der Rachitis. Arch. Kinderheilk. **31** (1901). — Was lehrt mein Rachitismaterial? Z. Kinderheilk. **4** (1912). — FRITSCH, G.: Die Eingeborenen Süd-Afrikas. Breslau 1873. — FRITSCH, H.: Mitteilungen des Vereins für Erdkunde zu Halle, 1878. — FROMME: Über Rachitis. Erg. Chir. **15** (1922).

GAUSS: Über die Bedeutung der geographischen und sozialen Faktoren für die Ätiologie des engen Beckens. Mittelrhein. Ges. Geburtsh. u. Gynäk. Frankfurt 1912. — GÖNNER: Zur Statistik der engen Becken. Z. Geburtsh. **7**, 314 (1882). — GRÜNKORN, E. L.: Der geographische und soziale Faktor und seine Bedeutung für das enge Becken. Inaug.-Diss. Göttingen 1924.

HENNIG: Das Rassenbecken. Arch. f. Anthrop. **1885**. — HOLST, v.: Die Esthin in gynäkologischer Beziehung. Beitr. Gynäk. **1867**.

KRAFT, A.: Ein Beitrag zum Erbgang des Zwergwuchses (Nanosomeia infantilis). Münch. med. Wschr. **1924 I**, 788.

MARTIN, C.: Beckenmessung an verschiedenen Menschenrassen. Mschr. Geburtsh. **1866**. — MARTIN, E.: Das enge Becken. HALBAN-SEITZ' Handbuch der Biologie und Pathologie des Weibes, Bd. VII, S. 2. 1928. — MEGGENDORFER, FR. aus Rüdini: Die erblichen Ergebnisse in der übrigen Medizin. Erblehre und Rassenhygiene im völkischen Staat. München: J. F. Lehmann 1934. — MICHAELIS: Das enge Becken, herausgeg. von C. C. TH. LITZMANN. Leipzig 1865.

PEIPER: Krankheiten und Vererbung beim Kinde. Mschr. Kinderheilk. **19** (1920). — PRUNER-BEY: Mémoire sur les nègres. Mém. Soc. Antrop. 1860—1868. — PUTSCHAR, W.: Entwicklung, Wachstum und Pathologie der Beckenverbindungen des Menschen. Jena: Gustav Fischer 1931.

SCHRENK, A. v.: Studien über Schwangerschaft, Geburt und Wochenbett bei der Esthin. Dorpat 1880. — SCHROETER, P.: Anthropologische Untersuchungen am Becken lebender Menschen. Arch. Gynäk. **25**, 367 (1885). — STRATZ, C. H.: Rassenschönheit des Weibes. Stuttgart: Ferdinand Enke 1921. — Rassenlehre. HALBAN-SEITZ' Handbuch der Biologie und Pathologie des Weibes, Bd. 1, S. 491. 1924.

VERSCHUER, O. v.: Erbpathologie. Dresden u. Leipzig: Theodor Steinkopff 1937 und Verh. Ges. phys. Anthrop. **1** (1930). — Die Erbbedingtheit des Körperwachstums. Z. Morph. u. Anthrop. **34**, 398 (1934). — VROLIK, G.: Beschouwing van het verschil des beckens in onderscheidene Volksstammen. Frorieps geburtshilfliche Demonstration, Bd. VII. 1826.

WAGNER, G. A.: Erbfaktoren in der Frauenheilkunde und der Geburtshilfe. Dtsch. med. Wschr. **1934 II**, 1425. — Frauenkrankheiten und Störungen der physischen Funktionen der Frau unter dem Gesichtspunkt der Vererblichkeit. KLEIN: Wer ist erbgesund und wer ist erbkrank? Jena: Gustav Fischer 1935. — WEISBACH, A.: Körpermessungen verschiedener Menschenrassen. Berlin: Paul Parey 1878. — WERNICH, A.: Beiträge zur Geburtshilfe und Gynäkologie, 1872.

ZAAIJER: Untersuchungen über die Form des Beckens javanischer Frauen. Haarlem 1866.

V. Schwangerschaft und Geburt.

ABELS, H.: Über die mechanischen und chemischen Bedingtheiten der Schädelverknöcherung bei Neugeborenen. Münch. med. Wschr. **1925 II**, 2125. — ADAMS, EUGEN: Über postembryonale Wachstumsveränderungen und Rassenmerkmale im Bereiche des menschlichen Gesichtsschädels. Z. Morph. u. Anthrop. **20**, 551 (1917). — AHLFELD, F.: Über die Schädelform bei Gesichtslage. Berlin 1869. — Lehrbuch der Geburtshilfe. Leipzig: Fr. W. Grunow 1894. — AICHEL: Zur Frage der Entstehung abnormer Schädelformen. Verh. Ges. phys. Anthrop., 13. u. 14. April **1926**. — Anthrop. Anz. **3**, Sonderh. (1926). — AMMON, O.: Die natürliche Auslese beim Menschen. Jena 1893. — ARBO, C. O. E.: Den blonde Brachykefal og dens sansyldige Udbreduingsfeld. Forh. Vidensk.-Selskab Kristiannia **1906**. — ASCHNER, B.: Die Konstitution der Frau und ihre Beziehungen zu Geburtshilfe und Gynäkologie. München: J. F. Bergmann 1924.

BAECKER, J.: Die passiven Geburtsfaktoren. Arch. Gynäk. **40**, 266 (1891). — BASLER: Über den Einfluß der Lagerung von Säuglingen auf die bleibende Schädelform. Z. Morph. u. Anthrop. **26** (1927). — BAUMBERGER, A.: Turmschädel und Vererbung. Arch. Klaus-Stiftg **10**, 219 (1935). — BAUR, E.: Vererbungslehre, 5. u. 6. Aufl. Berlin 1922. — BAUR-FISCHER-LENZ: Menschliche Erblichkeitslehre. München: J. F. Lehmann 1923. — BOAS, F.: Zur Anthropologie der nordamerikanischen Indianer. Z. Ethnol. **27** (1895). — Heredity in Head-form. Amer. Anthrop., N. s. **5**, 530 (1903). — Heredity in anthropometric traits. Amer. Anthrop., N. s. **9**, 453 (1907). — BOLK, J.: Aangeboren afwijkingen beschouwd in het licht der foetalisatietheorie. Nederl. Tijdschr. Geneesk. **1922**, 1536. — BONDI, J.: Geschlechtsverhältnis und Geburtsgewicht. Wien. med. Wschr. **75**, 1274—1279 (1925). — BRAUS, H.: Anatomie des Menschen, Bd. 1. 1921. — Über die Gesetzlichkeit der Körperform. Verh. nat.-med. Ver. Heidelberg, N. F. **14**, 215—256 (1923). — BRUGSCH, TH. u. F. H. LEWY: Die Biologie der Person. Bd. 1: Allgemeiner Teil der Personallehre. Wien u. Berlin: Urban & Schwarzenberg. — BRYN, H.: Researches into anthropological heredity II. The genetic relation of index cephalicus Hereditas, Vol. 1. — Die Menschenvarietäten Norwegens. Anthrop. Anz. **3**, H. 3 (1926). — BUDIN: De la tête du foetus au point de vue de l'obstétrique. Thèse de Paris **1876**. — BUDIN et RIBEMONT: Recherches sur les dimension de la tête du foetus. Arch. de Tocol. **1879**.

DAVENPORT, C. B. and G. L. DAVENPORT: Heredity of skin pigmentation in man. Amer. Naturalist **44**, 641 (1920).

FASBENDER, H.: Mutter- und Kindeskörper. Z. Geburtsh. **3**, 278 (1878). — FEHLING, H.: Über die Kompression des Schädels bei der Geburt. Arch. Gynäk. **6**, 68 (1874). — FISCHER, E.: Die Rehobother Bastards und das Bastardierungsproblem beim Menschen. Jena 1913. — Rassenmerkmale des Menschen als Domestikationserscheinungen. Z. Morph. u. Anthrop. **18** (1914). — Die Rassenunterschiede des Menschen. BAUR-FISCHER-LENZ, 2. Aufl., Bd. 1. 1923. — Schädelform und Vererbung. Münch. med. Wschr. **1923 II**. — Betrachtungen über die Schädelform des Menschen. Z. Morph. u. Anthrop. **24** (1924). — Schädelform und Vererbung. Z. Abstammgslehre **33** (1924). — Untersuchungen über die süddeutsche Brachykephalie. Z. Morph. u. Anthrop. **31** (1933).

GOENNER, A.: Das Verhältnis des Schädels der Mutter zu dem des Kindes und dessen geburtshilfliche Bedeutung. Z. Geburtsh. **38** (1894).

HECKER, C. v.: Über die Schädelformen bei Gesichtslagen. Berlin: August Hirschwald 1870. — Über den Schädeltypus der Neugeborenen. Arch. Gynäk. **11**, H. 2 (1877).

JOHANNSON, J. E. u. F. WESTERMARK: Einige Beobachtungen über den Einfluß, welchen die Körperbeschaffenheit der Mutter auf diejenige des reifen Kindes ausübt. Skand. Arch. Physiol. (Berl. u. Lpz.) **1897**.

KEHRER, E. u. W. LAHM: Neue Gesichtspunkte zum Mechanismus der Geburt. Arch. Gynäk. **112**, 524 (1920). — KNAUER, S.: Ursachen und Folgen des aufrechten Ganges des Menschen. Erg. Anat. **22** (1916).

LANE, C. A.: A Clinical comparison of the Maternal Pelvis and of the foetus in Europeans, Eurasians and Bengalis. Lancet **1903 II**, 885—889. — LIPPMANN, B. v.: Durch Flachschädel bedingte Beckenlage. Zbl. Gynäk. **49**, 1770—1774 (1923). — LUNDBORG u. WAHLUND: Rassenverhältnisse im nördlichsten Sverige. Z. Morph. u. Anthrop. **34** (1934).

MARTIUS, FR.: Konstitution und Vererbung. Berlin: Julius Springer 1914. — MARTIUS, H.: Die regelwidrige Geburt. HALBAN-SEITZ' Handbuch der Biologie und Pathologie des Weibes, Bd. 7, Teil 2. 1926. — MIJSBERG, W. A.: Über die Korrelation zwischen der Beckenform einerseits, der Körperlänge und der Schädelform andererseits. Anthrop. Anz. **3**, H. 2, 106—111 (1926). — MÜLLER, A.: Über Kopfform und Geburtsmechanismus. Mschr. Geburtsh. **38**, 142 (1913). — Die Mechanik der Geburt. Gynäk. Kongr. Innsbruck. Zbl. Gynäk. **1922**, 1361. — Die Mechanik der Geburt. Kritik der Anschauungen von SELLHEIM und KEHRER-LAHM. Zbl. Gynäk. **1923**, Nr 11, 418.

NEUBAUER, GABRIELE: Experimentelle Untersuchungen über die Beeinflussung der Schädelform. Z. Morph. u. Anthrop. **23**, 411—442 (1925). — NYSTRÖM, A.: Über die Formenveränderungen des menschlichen Schädels und deren Ursachen. Ein Beitrag zur Rassenlehre. Arch. f. Anthrop. **27**, 201 (1902).

PFUHL, W.: Beitrag zur anthropologischen Beurteilung des Schädels vom Neugeborenen, insbesondere der Schädelbasis, nebst Bemerkungen über symptomatische und kausalbiologische Arbeitsmethoden in der Anthropologie. Anat. Anz. **59**, Nr 24, 33 (1924). —

Das menschliche Wachstum als energetisches Problem. Gegenbauers Jb. **54**, 239 (1925). — Philiptschenko: Variabilité et hérédité du crâne chez les mammifères. Arch. russ. d'Anat. **1917**.

Rüdiger: Vorläufige Mitteilungen über die Unterschiede der Großhirnwindungen nach dem Geschlecht beim Fetus und Neugeborenen mit Berücksichtigung der angeborenen Brachykephalie und Dolichokephalie. Beiträge zur Anthropologie und Urgeschichte Bayerns, Bd. 1, H. 4. 1877. — Runge, G.: Beitrag zur Lehre von der Schädelkonfiguration des Neugeborenen. Z. Geburtsh. **19** (1890). — Versuch einer anthropologischen Untersuchung des neugeborenen Schädels. Arch. f. Anthrop. **20** (1891).

Scheidt, W.: Einige Ergebnisse biologischer Familienerhebungen. Arch. Rassenbiol. **17**, 2, 129 (1925). — Seitz, A.: Über einige Körperproportionen beim Neugeborenen. Zb. Gynäk. **49**, 33, 1842—1847 (1925). — Sellheim, H.: Die Geburt des Menschen. Wiesbaden: J. F. Bergmann 1913. — Aktive Beteiligung des Kindes an der Geburt. Z. Geburtsh. 88, 96 (1925). — Sergi, G.: Die Variationen des menschlichen Schädels und die Klassifikation der Rassen. Arch. f. Anthrop. **31** (1905). — Siemens, H. W.: Die Zwillingspathologie. Ihre Bedeutung, ihre Methode, ihre bisherigen Ergebnisse. Berlin: Julius Springer 1924. — Skalkowski, Br. v.: Über das Verhältnis gewisser Durchmesser des kindlichen und des mütterlichen Schädels. Arch. Gynäk. **40**, 245 (1891). — Stern, A. u. Schwartz: Klinisches zum Geburtstrauma. Klin. Wschr. **1924 I**, 931. — Stumpf, M.: Beiträge zur Kenntnis der Beeinflussung der Kopfform durch die Geburtsvorgänge. Arch. Gynäk. **82**, 215 (1907).

Troitzky: Zur Frage der Formbildung des Schädeldaches. Z. Morph. u. Anthrop. **30** (1932).

Verschuer, O. v.: Die Erbbedingtheit des Körperwachstums. Z. Morph. u. Anthrop. **34**, 398 (1934). — Vogel, W.: Über die Konfigurabilität des Schädels bei Neugeborenen. Z. Geburtsh. **88**, 158 (1925).

Walcher, G.: Über die Entstehung von Brachy- und Dolichocephalie durch willkürliche Beeinflussung des kindlichen Schädels. Zbl. Gynäk. **1905**, Nr 7, 193 und in Korresp.bl. dtsch. Ges. Anthrop. **1906**. — Weitere Erfahrungen in der willkürlichen Beeinflussung der Form des kindlichen Schädels. Münch. med. Wschr. **1911 I**, 134. — Wehefritz, E.: Über die Wechselbeziehungen zwischen Kopfform und Geburtsverlauf. Arch. Gynäk. **134**, 353 (1928). — Weidenreich, Fr.: Die Sonderform des Menschenschädels als Anpassung an den aufrechten Gang. Z. Morph. u. Anthrop. **24**, 157 (1924). — Domestikation und Kultur in der Wirkung auf Schädelform und Körpergestalt. Z. Konstit.lehre **11**, H. 1, 1—52 (1925). — Weinoldt, H.: Untersuchungen über das Wachstum des Schädels unter physikalischen und pathologischen Verhältnissen. Beitr. path. Anat. **70**, H. 2, 311—341 (1922).

VI. Die Schwangerschaftstoxikosen.

Aschner: Die Konstitution der Frau. München: J. F. Bergmann 1924.

Bickenbach, W.: Über die Vererbung der Bereitschaft zur Eklampsie. Geburtsh. u. Frauenheilk. **1**, 2 (1939). — Bickenbach, W. u. F. Kröning: Über die Beteiligung von Erbanlagen beim Zustandekommen der Eklampsie. Z. menschl. Vererbgslehre **23** (1939). Bublitschenko: Zur Frage über gewisse konstitutionelle Eigentümlichkeiten bei Eklamptischen. Mschr. Geburtsh. **69**, 139 (1935).

David, M. v.: Versuch einer Erklärung des Wesens des Schwangerenerbrechens. Zbl. Gynäk. **1922**, 1067.

Elliot, G. Th.: Obstetric. Clinic. New-York 1868. — Essen-Möller, E.: Eklampsismus und Eklampsie. Halban-Seitz' Handbuch der Biologie und Pathologie des Weibes, Bd. 7, Teil 1. 1927.

Gessner: Eklampsie und Krieg. Zbl. Gynäk. **1919**, 1033; **1920**, 570. — Badische Landesstatistik 1919 im Lichte der Diätetik. Zbl. Gynäk. **1921**, 1824; **1922**, 1914.

Hammerschlag: Die Eklampsie in Ostpreußen. Mschr. Geburtsh. **20**, 513. — Harig: Ist Württemberg relativ immun gegen Eklampsie? Inaug.-Diss. Tübingen 1901. — Henkel: Eklampsieumfrage. Med. Klin. **1923 I**. — Hinselmann, H.: Die Eklampsie. Bonn: F. Cohen 1924. — Hüssy, P.: Die Schwangerschaft in ihren Beziehungen zu den anderen Gebieten der Medizin. Stuttgart: Ferdinand Enke 1923. — Das konstitutionelle Moment beim Zustandekommen der Schwangerschaftstoxikosen. Z. Konstit.lehre **11**, 355 (1925).

Jaschke, v.: Eklampsiegift und Kriegskost. Zbl. Gynäk. **1917**, 266.

Lichtenstein: Ein Zusammenhang zwischen Eklampsie und Kriegskost usf. Zbl. Gynäk. **1917**, 473.

Mayer, A.: Über die Beziehungen des Krieges zur Eklampsie. Zbl. Gynäk. **1916**, 40. — Über die Ursachen des Seltenerwerdens der Eklampsie usf. Zbl. Gynäk. **1917**, 4. — Morawcik, J.: Über Eklampsie. Inaug.-Diss. Breslau 1898.

Rjeldbjerg: Berl. tierärztl. Wschr. **1925 I**, 821, 865. — Ruge II, Karl: Über den Einfluß der Kriegsernährung auf Fruchtentwicklung und Laktation. Zbl. Gynäk. **1916 II**, 680. — Zur Diätetik der Schwangerschaft. Münch. med. Wschr. **1922 II**.

SCHAUTA: Krieg und Geburtshilfe. Wien-Leipzig 1917. — SCHROEDER, K.: Lehrbuch der Geburtshilfe. Bonn 1884. — SEITZ, L.: Die Schwangerschaftstoxikosen (Gestosen) und -dyskrasien. HALBAN-SEITZ' Handbuch der Biologie und Pathologie des Weibes, Bd. 7, S. 1. 1927. — SELLHEIM: Eklampsie und Schwangerschaftstoxikose als spezifisch menschliche Kulturkrankheit. Med. Klin. **1923 II.**

VIII. Geschwulstbildung an den weiblichen Geschlechtsorganen.

ALBRECHT, H.: Klinik des Myoma uteri. HALBAN-SEITZ' Handbuch der Biologie und Pathologie des Weibes, Bd. 4. 1928. — Pathologische Anatomie und Klinik des Uterussarkoms. HALBAN-SEITZ' Handbuch der Biologie und Pathologie des Weibes, Bd. 4. 1928. — APEL: Über Frauenkrankheiten und Geburtshilfe in Afrika. Dtsch. med. Wschr. **1923 I.**

BENTHIN: Zur Ätiologie der Uterusmyome. Mschr. Geburtsh. **39** (1914). — BURKARD, H.: Gleichzeitige und gleichartige Geschwulstbildung in der linken Brustdrüse bei Zwillingsschwestern usf. Z. Chir. **166** (1922). — Über Teratoma ovarii. Verh. dtsch. Ges. Gynäk. Heidelberg **18**, 307 (1923).

CALMANN: Ovarialkystom und Uterusmyom. Dtsch. med. Wschr. **1908 I**, 623. — CLIVIO: Die Vergesellschaftung mehrfacher Neubildungen im Uterus und in seinen Anhängen. Fol. ginec. ital. **1922.**

DOWNES: Große Ovarialcyste bei 7 Monate altem Kinde. Zbl. Gynäk. **45**, 1828 (1921).

ENGSTROEM: Zur Ätiologie des Uterusmyoms. Internat. med. Kongr. Berlin 1890. — Beobachtungen von Uterusmyom bei 2 und 3 Schwestern. Mitt. aus der gynäk. Klinik von Prof. ENGSTROEM, Bd. III, H. 1. 1899. — ESCH, P.: Die Symptomatologie, Diagnostik und operative Therapie der Uterussarkome und der Mischgeschwülste des Uterus. VEIT-STOECKELs Handbuch der Gynäkologie, Bd. 6, Teil 2. 1931. — EVERSMANN: Erblichkeit der Myome. Nordwestdtsch. Ges. Geburtsh. u. Gynäk. 1925. Ref. Zbl. Gynäk. **1926, 441.**

FALKENBERG: Beiträge zur Lehre von den Uterusmyomen. Inaug.-Diss. Berlin 1904. — FRANKL, O.: Über Mißbildungen der Gebärmutter und Tumoren der Uterusligamente im Lichte embryologischer Erkenntnis. Slg klin. Vortr., N. F. **163** (1903). — FREUND, H.: Zur Ätiologie der Uterusmyome. Z. Geburtsh. **1913.** — Uterusmyom und Bildungsfehler. Z. Geburtsh. **1917.** — Ätiologie und Behandlung der Uterusmyome. Z. Fortbildg **1923.** — FRIEDRICH: Demonstration eineiiger interessanter Myome. Mschr. Geburtsh. **1913.**

GLOGNER, M.: Über eine besondere große Abdominalgeschwulst bei einer Javanin. Arch. Schiffs- u. Tropenhyg. **12**, 325 (1908). — GOTTSCHALK: Über die Histogenese und Ätiologie der Uterusmyome. Arch. Gynäk. **1893.** — GUINANDEAU: Kyste de l'ovaire de 42 litr. Bull. Soc. Obstétr. Paris **19**, 65 (1930). — GUSSEROW: Neubildung des Uterus. PITTA u. BILLROTHs Handbuch der Chirurgie, 1886.

HALLIDAY-CROOM, F.: Adenocarcinoma complicating Myomata of the Uterus in Twins sisters. J. Obstetr. **1912.** — HAMILTON: An unusual accident to a fibroid tumour of the uterus complicating pregnancy. Austral. med. Gaz. **1904.** — HEGAR, A.: Zur Ätiologie der bösartigen Geschwülste. Beitr. Geburtsh. u. Gynäk. **3**, 344 (1900). — HUBERT: Über Ovarialgeschwülste bei Kindern. Inaug.-Diss. Gießen 1901.

KATZ: Myom-Sterilität, Sterilität-Myom? Inaug.-Diss. Tübingen 1912. — KEITH, TH. u. SKENE: Contributions to the surgical treatment of tumours of the abdomen. 2. Teil. Edinburgh 1899. — KERMAUNER, FR.: Die Erkrankungen des Eierstocks. VEIT-STOECKELs Handbuch der Gynäkologie, Bd. 7. 1932. — KLEINWÄCHTER: Zur Entwicklung der Myome des Uterus. Z. Geburtsh. **1883**, 99. — Uterusmyome und Gestation. Z. Geburtsh. **1883**, 99. — KOLTONSKI: Über Erblichkeit der Ovarial- bzw. der Dermoidcysten. Z. Krebsforsch. **17**, 408 (1920). — KRANZ, H.: Tumoren bei Zwillingen. Z. Abstammgslehre **62**, 173 (1932).

LAHM, W.: Heterologe Tumorbildungen des MÜLLERschen Ganges im Bereich der Cervix und des Corpus uteri (Mischtumoren). HALBAN-SEITZ' Handbuch der Biologie und Pathologie des Weibes, Bd. 4. 1928. — Das Adenom der Gebärmutter. HALBAN-SEITZ' Handbuch der Biologie und Pathologie des Weibes, Bd. 4. 1928. — Das Carcinom des Uterus nach ätiologischen und pathologisch-anatomischen Gesichtspunkten. HALBAN-SEITZ' Handbuch der Biologie und Pathologie des Weibes, Bd. 4. 1928. — LEVY: Ein Beitrag zur Ätiologie der Uterusmyome. Inaug.-Diss. Straßburg 1898. — LOEWIN: Das familiäre Vorkommen des Uterusmyoms. Inaug.-Diss. München 1925. — LÖHLEIN: Ovarialtumoren und Ovariotomie. Wiesbaden 1895 u. Zbl. Gynäk. **19**, 1019 (1895). — LÜTH, K. F.: Uterusmyom bei Zwillingen. Erbarzt **4** (1938).

MANDELSTAMM, A.: Klinik und Behandlung von Dermoidcysten. Zbl. Gynäk. **1929**, 2356. — MARTIN, A.: Pathologie und Therapie der Frauenkrankheiten. Wien u. Leipzig: Urban & Schwarzenberg 1893. — Die Krankheiten der Eierstöcke. Leipzig 1899. — MAYER, A.: Über Konstitution und Genitaltumoren. Münch. med. Wschr. **1924 II**, 1673. — Klinik der Ovarialtumoren. HALBAN-SEITZ' Handbuch der Biologie und Pathologie des Weibes, Bd. 5, Teil 2, S. 799. 1926. — MERLINI, A.: I fibromi uterini dal punto di vista famigliari ed ereditario. Clin. obstetr. **28**, 543 (1926). — MILLER, J. W.: Dermoidcysten des Ovariums. Ihre Anatomie und Klinik. Ber. Gynäk. **3**, 193, 352, 433 (1924). — MÜLLER-CARIOBA: Zur Strahlentherapie der Myome und Carcinome. Zbl. Gynäk. **1907.**

NOVAK: Über die wechselseitigen Beziehungen zwischen Konstitutionsanatomien und Veränderungen der weiblichen Genitalien. NOTHNAGELs Handbuch der inneren Medizin. Wien u. Leipzig 1912. — NÜRNBERGER, L.: Die gutartigen und bösartigen Neubildungen der Tuben. VEIT-STOECKELs Handbuch der Gynäkologie, Bd. 7. 1932.

OLSHAUSEN: Krankheiten der Ovarien, 1886. — OMORI, H.: Klinische und anatomische Beiträge zur Lehre vom metastatischen Eierstockskrebs. Inaug.-Diss. Würzburg 1904. — OMORI u. KIEDA: Zweiter Bericht über 100 Ovariotomien. Zbl. Gynäk. **1892,** 1009.

PAPE: Über allgemeine konstitutionelle Verhältnisse bei Myoma uteri. Z. Konstit.lehre **11**, 444 (1925). — PEHAN, H. v.: Ätiologie, Symptomatologie, Diagnostik und operative Behandlung der Myome. VEIT-STOECKELs Handbuch der Gynäkologie, Bd. 6, Teil 2. 1931. — PELLER: Die Krebsfrequenzen und die Frage der Krebszunahme. „Die Krebskrankheit.“ Wien: Julius Springer 1925. — PETIT-DUTAILLIS: Pathogenese der Uterusfibrome und gegenwärtige Indikationsstellung für ihre Behandlung. Gynécol. Paris **23**, 321 (1924). — PFANNENSTIEL: Die Erkrankungen der Eierstöcke und der Nebeneierstöcke. VEIT-STOECKELs Handbuch der Gynäkologie, Bd. 4, Teil 1. 1908.

RAUNDE: De l'hérédité dans l'étiologie des corps fibreux de l'utérus. Gaz. méd. **1898.** — RÖHRIG: Zur Ätiologie der Uterusfibroide. Berl. klin. Wschr. **14**, 433 (1877). — ROSANOFF: Ovariotomie im Kindesalter. Jber. Geburtsh. **1910,** 143. — Krebs des Eierstocks bei einem 5jährigen Mädchen. Dtsch. med. Wschr. **1911 II,** 2340.

SCHINZ, H. R. u. FR. BUSCHKE: Krebs und Vererbung. Leipzig: Georg Thieme 1935. — SCHMIDT, H. H.: Über konservative Myomoperationen mit besonderer Berücksichtigung des ovariellen Ursprungs der Myomblutungen. Z. Geburtsh. **84** (1923). — Ungewöhnliche Myomfälle. Zbl. Gynäk. **1923,** 2. — SCHMITZ, E. F.: Malignant endothelioma of the ovary. Amer. J. Obstetr. **9**, 247 (1925). — SCHOTTLÄNDER: Über die von den Genitalgeschwülsten des Weibes ausgehenden metastatischen Geschwülste usf. FRANKL-HOCHWART: Die Erkrankungen der weiblichen Genitalien in Beziehung zur inneren Medizin. Wien: Alfred Hölder 1913. — SCHROEDER, C.: Handbuch der Krankheiten der weiblichen Geschlechtsorgane. Leipzig: F. C. W. Vogel 1884. — SCHUHMACHER: Ovarialtumoren bei Neugeborenen. Arch. Schiffs- u. Tropenhyg. **16** (1912). — Ovarialtumor bei einem Negerweib. Z. Krebsforsch. **11**, 129 (1912). — SEITZ, L.: Ovarialhormone als Wachstumsursache der Myome. Münch. med. Wschr. **1911 I.** — SIPPEL: Cystadenoma serosum papillare, von einem dritten Ovarium ausgehend. Mschr. Geburtsh. **31**, 379 (1910). — Drei Schwestern mit Dermoid des Ovariums. Zbl. Gynäk. **1924,** 3. — SPANNOCKI, T.: Contributs alla ereditarieta dei fibromi dell'utero. Arch. ital. Ginec. **1899.**

THEILHABER: Zur Lehre von der Entstehung der Uterustumoren. Münch. med. Wschr. **1909 I.** — Der Zusammenhang von Myomen mit internen Erkrankungen. Mschr. Geburtsh. **1910.** — Zur Ätiologie der Myome und Carcinome des Uterus. Z. Krebsforsch. **1910.**

VEIT: Handbuch der Gynäkologie, 1907. — VERSCHUER, O. v.: Die vererbungsbiologische Zwillingsforschung. Erg. inn. Med. **31**, 35 (1927). — VERSLUYS, J. J.: Zwillingspathologischer Beitrag zur Ätiologie der Tumoren. Z. Krebsforsch. **41**, 239 (1934).

WAALER, GEORG H. M.: Über die Erblichkeit des Krebses. Oslo: J. Dubward 1931. — WALTHARD, M.: Zur Ätiologie der Ovarialadenome. Z. Geburtsh. **49**, 233 (1903 II). — WAARDENBURG, P. J.: Z. Abstammgslehre **62** (1932). — WARTHIN: The further study of an cancer family. J. Canc. Res. **9**, 2 (1925). — WEHEFRITZ, E.: Die Strahlenbehandlung der Myome. Ber. Gynäk. **16**, 337 (1929 II). — WEISCHER, F.: Kystoma serosum simplex permagnum. Zbl. Gynäk. **37** (1923). — WINCKEL, F. v.: Über Myome des Uterus in ätiologischer Beziehung. Slg klin. Vortr. **98**, 735 (1876). — WOHLLAIB: Erblichkeit der Dermoidcysten des Ovariums. Inaug.-Diss. München 1921.

YAMASAKI, M.: Beitrag zur Ätiologie der Ovarialdermoide. Mschr. Geburtsh. u. Gynäk. **33**, 63 (1911 I).

IX. Keimschädigung.

BARDEEN, C. R.: Abnormal development of toad ova fertilized by spermatozoa exposed to Roentgen-Rays. J. of exper. Zool. **4**, 1 (1907). — BERTHOLET, E.: Action L'alcoholisme sur les organes de l'homme et sur les glandes rèproductrices. Lausanne, Frankfurt 1913. — BLUHM, AGN.: Familiärer Alkoholismus und Stillfähigkeit. Arch. Rassenbiol. **5**, 635 (1908). — Die Stillungsnot, ihre Ursachen und ihre Bekämpfung, 1909. — Der Einfluß der gewerblichen Gifte auf den Organismus der Frau. Schriften des ständigen Ausschusses zur Förderung der Arbeiterinteressen. Jena 1910. — Zur Frage der generativen Tüchtigkeit der deutschen Frau und der rassenhygienischen Bedeutung der ärztlichen Geburtshilfe. Arch. Rassenbiol. **1912.** — Hygienische Fürsorge für Arbeiterinnen und deren Kinder. WEYLs Handbuch der Hygiene, Bd. 7. Leipzig 1914. — Alkohol und Nachkommenschaft. Z. Abstammgslehre **28** (1922). — Zum Problem „Alkohol und Nachkommenschaft“. Arch. Rassenbiol. **24**, 12 (1930). — Über eine entgegengesetzt gerichtete Mutation und Modifikation, bewirkt durch ein und dasselbe Agens (Alkohol). Biol. Zbl. **50** (1930). — BRAUER: Die abnehmende Fruchtbarkeit der berufstätigen Frau, 1921.

CAROZZI: Juchiesta igienico-sanitaria nell industria poligrafica in Italia. Ref. Arch. Frauenkde u. Konstit.forsch. **3**, 113. — COLE, L. J. and L. F. BACHHUBER: The effect of lead on the germ sells of the male rabbit and fowl as indicated by their progeny. Proc. Soc. exper. Biol. a. Med. **12**, 24 (1914).

DÖDERLEIN, A.: Strahlenbehandlung und Nachkommenschaft. Dtsch. med. Wschr. **1928 II**, 1667. — Gibt es eine Strahlenschädigung der Nachkommenschaft? Mschr. Geburtsh. **66**, 178. — McDOWELL, E. C.: Alcohol and white rats: a study of fertility. Proc. Soc. exper. Biol. a. Med. **19**, 69 (1921). — Experiments with alcohol and white rats. Amer. Naturalist **56**, 289 (1922). — The effect of ligh doses of alcohol upon the oestrus cycle and on the numbre of corpora lutea and praenatal mortality in the mouse. Proc. Soc. exper. Biol. a. Med. **21**, 480 (1924). — Reproduction in alcoholic mice I. Treades females usf. Roux' Arch. **109** (1927).

ECKSTEIN, A.: Einfluß qualitativer Unterernährung auf die Funktion der Keimdrüsen. Pflügers Arch. **201**, 16 (1923). — ELLINGER, FR.: Die biologischen Grundlagen der Strahlenbehandlung. Berlin u. Wien: Urban & Schwarzenberg 1935 u. Strahlenther., Sonderbd. **20**. EYMER, H.: Die Entwicklung der gynäkologischen Strahlentherapie. Ther. Gegenw. **1917**, 121.

FETSCHER: Vererbung und Alkohol. Internat. Z. Alkoholism. **1929**, H. 6. — FÉRÉ, CH.: De l'influence de la nicotine injectée dans l'albumen sur l'incubation de l'oeuf de poule. C. r. Soc. Biol. Paris **1895**, 11. — FLASKAMP, W.: Über Röntgenschäden und Schäden durch radioaktive Substanzen. Strahlenther. Sonderbd. **10—12**. — Zur Frage der Schädigung der Nachkommenschaft durch Röntgenstrahlen. Strahlenther. **24**, 282. — FOREL, A.: Alkohol und Keimzellen. Münch. med. Wschr. **1911 II**. — Alkohol und Keimverderbnis. Bericht 13. Kongr. gegen den Alkoholismus, Haag 1911, S. 162. — Alkohol und Keimzellen (blastophthorische Entartung). (Vortr. Kongr. gegen den Alkoholismus im Haag.) Münch. med. Wschr. **1932 II**, 2596. — FORSTER, A.: Versuche über den Einfluß der chronischen Bleivergiftung auf den Vaginalzyklus der Ratte. Endokrinol. **4**, 260 (1929). — FRETS, G. P.: Alcohol en Kiembeschadiging. Voordracht. De Wegwijzer **1924**. — Over Ontaarding. Nederl. Tijdschr. Geneesk. **69**, 1699 (1925). — Alcohol en erfelyjkheid. Mensch en Maatschappij 1926. — Alcohol en eugeniek. Feestbundel Dr. H. KLINKERT. Rotterdam: BRUSSE 1927. — Erfelijkheidsonderzoek van vijf gevallen van de ziekte van v. RECKLINGHAUSEN. Genetica **1929**, 347. — Keimgifte. Arch. Rassenbiol. **24**, 83 (1930). — Alcohol and the other germ poisons. Martinius Nijhoff 1931. — Kiemvergiften. Mensch en Maatschappij [also Keimgifte. PLOETZ-Festschrift, Arch. Rassenbiol. **34** (1930)] 1931. — FISCHER, E.: Strahlenbehandlung und Nachkommenschaft. Dtsch. med. Wschr. **1929 I**.

GELLER, FR. CHR.: Neuere Untersuchungen über den Einfluß der Röntgenstrahlen auf das Ovarium. Ber. Gynäk. **19**, 433. — GUTHMANN, H. u. BOTT: Über die temporäre Röntgenmenolipsierung. Z. Geburtsh. **90**, 263 (1928). — Strahlenther. **23**, 488 (1926). — Keimschädigung durch Röntgenstrahlen. Ber. Gynäk. **30**, 8 (1936). — GYLLENSVÄRD, C.: Bidrag till frangan om alkoholverkningars ärflighet. Inaug.-Diss. Stockholm 1923.

HÄMMERLING, J.: Dauermodifikationen. BAUR-HARTMANN: Handbuch der Vererbungswissenschaft. Berlin: Gebrüder Bornträger 1929. — HANSON, FR. BL. u. V. HANDRY: The effects of alcohol fumes on the albino rat: Introduction and sterility data for the first treated generation. Amer. Naturalist **57**, 532 (1923). — HANSON, F. B. and F. HEYS: Correlation of Body Weight, Body Length and Tail Length in normal and alcoholic Albino-Rats. Genetics **9**, 368 (1924). — Do albino-rats having ten generations of alcoholic ancestry inherit resistance to alcohol fumes? Amer. Naturalist **61**, 43 (1927). — HARMS, J. W.: Körper und Keimzellen, Bd. 2. Berlin: Julius Springer 1926. — HEIMANN, FRITZ: Über Schwachbestrahlung. Klin. Wschr. **1925 II**. — Eierstockschwachbestrahlung und Schwangerschaft. Strahlenther. **24**, 733. — HERTOGHE: Der chronische gutartige Hyperthyreoidismus. München 1900. — HERTWIG, O.: Die Radiumkrankheit der tierischen Arch. mikrosk. Anat. **1911**. — Der Alkohol in seiner Wirkung auf die Fortpflanzungszellen. Jkurse ärztl. Fortbildg **26 I**, 50 (1935). — HERTWIG, P.: Die künstliche Erzeugung von Mutationen und ihre theoretischen und praktischen Auswirkungen. Z. Abstammgslehre **61**, 1 (1932). — HINTZELMANN, U.: Mikroskopische Untersuchungen an den innersekretorischen Organen vitaminarm (Vitamin A) ernährter Ratten. Arch. f. exper. Path. **100**, 35 (1923). — HIRSCH, M.: Leitfaden der Berufskrankheiten der Frau. Stuttgart: Ferdinand Enke 1919. — HOFSTÄTTER, R.: Experimentelle Studie über die Einwirkung des Nicotins auf die Keimdrüsen und auf die Fortpflanzung. Virchows Arch. **244**, 183 (1923).

JAKOWICKI, W.: Einfluß des Morphiums auf die Zeugungsfähigkeit. Ginek. polska **11**, 542 (1931). — JORÈS, L.: Über die pathologische Anatomie der chronischen Bleivergiftung des Kaninchens. Beitr. path. Anat. **31**, 183 (1902).

KOSTISCH, A.: Action de l'alcoolisme éxperimental sur la testicula. Inaug.-Diss. Straßburg 1921.

LENZ, F.: Erbänderung durch Röntgenstrahlen. Münch. med. Wschr. **1927 II**. — Zur Frage der Röntgenschäden der Erbmasse in ihrer Bedeutung für das praktische Handeln des Arztes. Münch. med. Wschr. **1932 I**, 604. — LOEB u. ZÖPPRITZ: Die Beeinflussung der Fortpflanzungsfähigkeit durch Jod. Dtsch. med. Wschr. **1914**. — LUNDBORG: Der Einfluß der Industrialisierung auf die Rasse und die Volksgesundheit. Arch. soz. Hyg. **14**, 4 (1921).

MULLER, H. J.: Radiation and Genetics. Amer. Naturalist **64**, 220 (1930).

NAUJOKS, H.: Fertilität und Nachkommenschaft früherer Röntgenassistentinnen. Strahlenther. **32** (1929).

PEARL, R.: The experimental modification of germ-cells I—III. J. of exper. Zool. **22** (1917). — PICTET, A.: Resultats nègativs d'expériences d'alcoolisme sur le cobayes. Sur l'apparition des cobayes anormaux dans les lignées non alcoolisées. C. r. Soc. phys. et hist. natur. Génève **41**, 29 (1924). — POHLISCH, K.: Alkohol und Nachkommenschaft. Internat. Z. Alkoholism. **1929**, H. 6. — Alkohol. Fortschr. Neur. **2**, 417 (1930).

RENNERT, O.: Über eine hereditäre Form chronischer Bleivergiftung. Arch. Gynäk. **18**, 109 (1881). — ROST, E. u. G. WOLF: Zur Frage der Beeinflussung der Nachkommenschaft durch den Alkohol im Tierversuch. Arch. f. Hyg. **95**, 140. — RÜDIN, E.: Der Alkohol im Lebensprozeß der Rasse. Bericht 9. internat. Kongr. gegen den Alkohol, Bremen, April 1903, S. 95.

SADONO, ARCANGELTO: Experimentelle Untersuchungen über den Einfluß des Nicotins auf die Genitalfunktion der Frau. Inst. Ostet. Ginecol. Univ. Napol. Arch. Ostetr. **41**, 559 (1934). — SEISER, A. u. H. LITZNER: Bleivergiftung. Erg. Med. **13**, 370 (1929). — SPINNER: Arbeitsschutz und gewerbliche Vergiftungen. Bern 1913. — STAEMMLER, M.: Nicotin und Keimdrüsen. Münch. med. Wschr. **1937 I**, 658. — STIEGLITZ, L.: Eine experimentelle Untersuchung über Bleivergiftung. Arch. f. Psychiatr. **24**, 1. — STIEVE, H.: Umweltbedingte, nicht durch Röntgenstrahlen veranlaßte Keimdrüsenschädigung. Strahlenther. **37**, 491. — Untersuchungen über die Wechselbeziehungen zwischen Gesamtkörper und Keimdrüsen. II. Beobachtungen und Versuche an männlichen Hausmäusen und Feldmäusen. Arch. mikrosk. Anat. **99** (1923). — Untersuchungen über die Wechselbeziehungen zwischen Gesamtkörper und Keimdrüsen II. und III. Arch. mikrosk. Anat. **99**, 390 (1923). — Z. mikrosk.-anat. Forsch. **1**, 491 (1924). — Der Einfluß des Coffeins auf die Fortpflanzung des Russenkaninchens. Z. mikrosk.-anat. Forsch. **15**, 599 (1928). — Umweltbedingte, nicht durch Röntgenstrahlen veranlaßte Keimdrüsenschädigungen. DÖDERLEIN-Festschrift. Strahlenther. **37**, 491 (1930). — STOCKARD, CH.: The influence of alcohol on embryonie development. Amer. J. Anat. **10** (1910). — Alcohol as a selective agent in the improvement of racial stock. Brit. med. J. **3215**, 255 (1922). — Alcohol a factor in eliminating racial degeneracy. Amer. J. med. Sci. **167**, 469 (1924). — STOCKARD, CH. and DOROTHY M. CRAIG: An experimental study of the influence of alcohol on the ger mcells and developing embryos of mammals. Arch. Entw.mechan. **35**, 569 (1913). — STOCKARD, CH. and G. PAPANICOLAOU: A further analysis of heredity transmission of degeneracy and deformities by the descendants of alcoholized mammals. Amer. Naturalist **50**, 65 (1916). — Further studies on the modifications of germ cells in mammals. The effect of alcohol on treated guinea-pigs and their descendants. J. of exper. Zool. **26**, 119 (1918). — STUBBE, H.: Spontane und strahlenindizierte Mutabilität. Leipzig: Georg Thieme 1937.

TAGUET, H.: De l'hérédité dans l'alcoolisme. Ann. méd.-psychol., V. s. **18** (1877). — TIMOFÉEFF-RESOVSKY, H. A.: Die bisherigen Ergebnisse der Strahlengenetik. Erg. med. Strahlenforsch. **5**, 129 (1931). — Experimentelle Mutationsforschung in der Vererbungslehre. Dresden: Theodor Steinkopff 1937.

UNBEHAUN, G.: Untersuchungen über die Einwirkung des Nicotins auf das Ovarium der weißen Maus. Arch. Gynäk. **147**, 371 (1931). — Arch. Frauenkde u. Konstit.forsch. **14** (1928).

WEICHSELBAUM: Über Veränderungen der Hoden bei chronischem Alkoholismus. Verh. dtsch. path. Ges. **1910**. — WEICHSELBAUM, A. u. J. KYRLE: Über die Veränderungen der Hoden bei chronischem Alkoholismus. Sitzgsber. Akad. Wiss. Wien, Math.-naturwiss. Kl., Abt. 3, **120**; **121**, 51. — WELLER, C. V.: The blastophthoric effect of chronic lead poisonning. J. metabol. Res. **33**, 271 (1915). — Degenerative changes in the male germinal epitheliom in acute alcoholism and their possible relationship to blastophthoria. Amer. J. Path. **6**, 1 (1930).

ZINN, W.: Über akute Bleivergiftung. Berl. klin. Wschr. **1921**, 1093.

Mehrlingsbildung bei Säugetieren.

Von R. Lotze, Stuttgart.

Mit 11 Abbildungen.

Jede Tierart ist mit ihrer Vermehrung auf das Maß der Gefährdung eingestellt der sie unter natürlichen Verhältnissen unterliegt. In der Auswirkung von Vermehrungsziffer und Vernichtungsziffer stellt sich für die Art ein biologisches Gleichgewicht her. Das Maß der Fortpflanzung im ganzen und die Zahl der Jungen des einzelnen Wurfs im besonderen sind artspezifisch. Wieviele Junge auf einmal entstehen, hängt davon ab, wie viele Eier sich aus den Eierstöcken des Muttertieres in der Brunstperiode loslösen und damit zur Befruchtung gelangen können. Eine recht große Zahl von Säugetieren bringt bei einer Geburt nur *ein* Junges zur Welt; es sind vor allem die großen, verhältnismäßig wenig gefährdeten Formen. Bei ihnen ist es die Regel, daß in einer Brunstperiode nur *ein* Ei zur Reife gelangt. Bei den meisten dieser einfrüchtigen Arten kommt es nun allerdings in Ausnahmefällen immer wieder vor, daß zwei Junge, Zwillinge, unter Umständen sogar Drillinge und höhere Mehrlinge geboren werden. Als Erklärung liegt ohne weiteres die Annahme nahe, daß sich ausnahmsweise zwei oder mehr Eier losgelöst haben *(Polyovulation)* und zur Befruchtung gelangt sind.

Daneben besteht aber auch noch eine andere Möglichkeit der Mehrlingsbildung. Beim Menschen sind von jeher Zwillingspaare aufgefallen, die eine ganz ungewöhnliche Ähnlichkeit aufweisen; die Gesamtheit aller für solche Zwillinge ermittelter Tatsachen macht es zur Gewißheit, daß sie aus *einem* befruchteten Ei durch nachträgliche Spaltung des Keims hervorgegangen sind, daß sie *eineiige Zwillinge* darstellen. Ihre Erbgleichheit, die aus der Entstehung aus *einem* befruchteten Ei folgt, gibt die einzigartige Möglichkeit, mit Hilfe der Untersuchung solcher Zwillinge die Anteile von Erbgut und Umwelt an der Herausbildung des Erscheinungsbildes voneinander zu trennen. Auf Grund dieser Tatsache hat sich die Zwillingsmethode zu einer ungemein wertvollen und ergebnisreichen Methode menschlicher Erbforschung entwickelt. Die Zwillingsforschung beim Menschen macht es nun wünschenswert, auch die biologischen Grundlagen der Mehrlingsbildung bei den Tieren, insbesondere den Säugetieren, möglichst gründlich zu kennen. Es ist zu hoffen, daß auf diese Weise ein tieferer Einblick in die menschliche Zwillingsbiologie gewonnen werden kann, daß es möglich wird, die Verhältnisse beim Menschen in weitere und größere Zusammenhänge hineinzustellen. Insbesondere in zwei Punkten ist von einer solchen vergleichenden Betrachtung eine vertiefte Einsicht zu erhoffen: in der Frage nach dem Vorhandensein von Erbanlagen für das Vorkommen von Mehrlingsgeburten und in der Frage nach der Art der Entstehung eineiiger Mehrlinge.

Es ist verständlich, daß für eine vergleichende Untersuchung der tierischen Mehrlingsbildung in erster Linie die *Haustiere* in Betracht kommen. Für sie liegt zum Teil schon heute ein recht reiches Material vor.

Beim **Rind** ist das Vorkommen von Zwillingen und höheren Mehrlingen von allen Haustieren weitaus am besten bekannt. Aus einem Gesamtmaterial von über 64000 Geburten hat RICHTER errechnet, daß Zwillingsgeburten beim Rind 2% der Gesamtzahl der Geburten ausmachen; auf 50 Geburten käme damit eine Zwillingsgeburt. Dabei zeigte sich deutlich, daß die Zwillingshäufigkeit nach den einzelnen Rinderrassen verschieden ist; sie wechselte innerhalb der untersuchten Rassen von 1,5—4%.

Ähnliches fand JOHANSSON bei schwedischen Rinderrassen. Für das schwedische rotbunte Vieh ergaben sich bei 53554 Geburten 1,85% Zwillingsgeburten, für die schwedischen Landrassen aus 3751 Geburten 1,81% Zwillingsgeburten, dagegen für das schwedische schwarzbunte Niederungsvieh aus 11837 Geburten 3,35% Zwillingsgeburten.

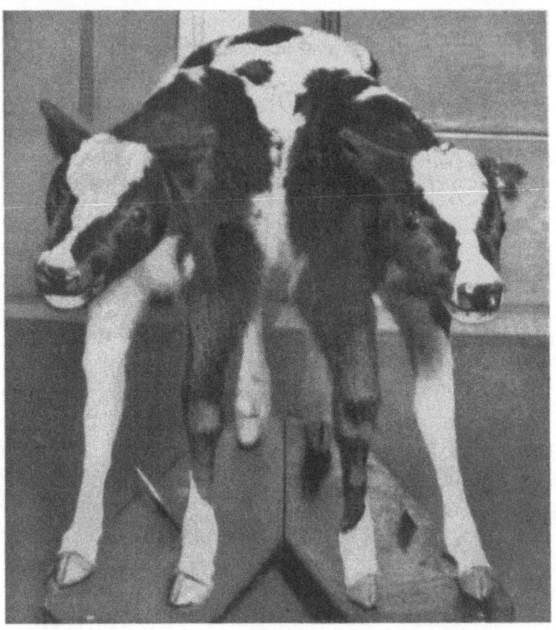

Abb. 1. Doppelmißbildung beim Rind (vordere Verdopplung). Die spiegelbildlich vollkommen gleiche Scheckung der beiden Hälften läßt ihre Erbgleichheit erkennen. (Nach JOHANSSON 1932.)

Die durchschnittliche Häufigkeit der Zwillingsgeburten beim Rind von etwa 2% übertrifft damit diejenige beim Menschen (im Deutschen Reich etwa 1,2% der Geburten, d. h. auf etwa 85 Geburten eine Zwillingsgeburt). Die Häufigkeit der Zwillingsgeburten nimmt mit dem Alter der Kuh bei der Geburt etwa bis zum 9. Jahr zu, nachher aber wieder ab. Ganz Entsprechendes ist beim Menschen festgestellt worden. Höhere Mehrlinge (bis zu Siebenlingen) sind auch beim Rind beobachtet worden; sie scheinen aber verhältnismäßig seltener zu sein als beim Menschen, wo ihre Häufigkeit dem sog. HELLINschen Gesetz folgt (vgl. hiezu das folgende Kapitel von WEHEFRITZ).

Zwillingsgeburten sind beim Rind im allgemeinen nicht erwünscht. Zwillinge sind meist schwächlich und weniger lebensfähig als Einlinge. Nach JOHANSSON ist die Zahl der totgeborenen Kälber viel höher als bei Einlingen (4,93% gegenüber 0,93%), ebenso die Sterblichkeit in den ersten Wochen nach der Geburt (12,55% gegenüber 4,15%); auch schließen sich für das Muttertier an die Geburt von Zwillingen viel häufiger Nachkrankheiten an als bei Einzelgeburten. Dazuhin tritt bei ungleichgeschlechtigen Rinderzwillingen eine Erscheinung auf, die zwar in allgemein biologischer Hinsicht außerordentlich interessant, für den Züchter aber recht unerwünscht ist. Bei solchen Zwillingen ist das männliche Kalb von normaler Beschaffenheit, das weibliche Kalb dagegen meist (in 92% der Fälle) ein *Zwitter* (engl. free-martin).

Die Ursache dieser merkwürdigen Erscheinung ist durch KELLER und LILLIE folgendermaßen geklärt worden: Zwischen den Blutkreisläufen der beiden Zwillingsembryonen besteht in der ganz überwiegenden Zahl der Fälle eine Verbindung durch Verzweigung von Gefäßen. Nun wird die männliche Geschlechtsdrüse früher reif als die weibliche. Im Hoden des männlichen Tieres wird zu einer Zeit, da die weibliche Geschlechtsdrüse des anderen Zwillings noch nicht tätig ist, schon männliches Geschlechtshormon erzeugt. Dieses geht durch die Verbindung der Kreisläufe auch in den Körper des weiblichen Zwillings über, hemmt hier die Entwicklung der Geschlechtsorgane und führt sogar zu einer zusätzlichen Bildung männlicher Organe. Dieses der Erbanlage nach weibliche Kalb wird dadurch zum unfruchtbaren Zwitter.

Für die Rinderzwillinge wurde bis vor nicht langer Zeit angenommen, daß sie durchweg zweieiiger Entstehung seien. Seitdem die Zwillingsforschung beim Menschen immer stärkeres Interesse auf sich zog, wurde aber die Frage aufgeworfen, ob nicht auch beim Rind neben den — sicher die weit überwiegende Mehrzahl bildenden — zweieiigen Zwillingen vereinzelt auch *eineiige Zwillinge* vorkämen. Das Vorkommen von *Doppelmißbildungen* beim Rind deutete auf eine solche Möglichkeit hin. Eineiige Zwillinge und Doppelmißbildungen stehen in *einer* Linie; beide entstehen aus der Spaltung eines einheitlichen Keims. Bei den Doppelmißbildungen erfolgt die Spaltung nur unvollständig; falls sie zur völligen Trennung der beiden Teile führt, so entstehen eineiige Zwillinge (vgl. Abb. 1).

Eineiige Zwillinge sind auf Grund ihrer Entstehung erbgleich und damit von einer Ähnlichkeit, die weit über die gewöhnliche Geschwisterähnlichkeit hinausgeht und bis zur völligen Ununterscheidbarkeit gehen kann. In den Jahren 1922—1930 wurden in der amerikanischen Literatur einige Fälle beschrieben, bei denen eine ganz außerordentliche Ähnlichkeit von Rinderzwillingen ihre eineiige Entstehung vermuten ließ. 1930 griff sodann KRONACHER, der schon lange vorher ein ungemein ähnliches Rinderzwillingspaar kennengelernt hatte, die Frage auf; er forderte die Tierzüchter zu systematischer Beobachtung auf. Der Erfolg war, daß ihm bald eine größere Zahl solcher Rinderzwillinge gemeldet wurde. Auf Grund der Untersuchung dieser Paare konnte KRONACHER schon 1932 die Grundlagen einer *Zwillingsforschung beim Rind* schaffen; sie entspricht in Methode und Ergebnissen vollständig der Zwillingsforschung beim Menschen.

KRONACHER hat 1932 und 1936 eine größere Zahl von Rinderzwillingen beschrieben, deren Ähnlichkeit zum Teil ganz unerhört weit geht; gleich waren Form und Maße von Kopf, Rumpf und Gliedmaßen, Besonderheiten in der Bildung der Augen, Ohren, Zähne, die Linien und Felderzeichnungen des Nasenspiegels (des sog. „Flotzmauls"), die Beschaffenheit der Haut und der Haare, der Haarwirbel, der Färbung, der Form der Scheckung usw. (vgl. Abb. 2—4). Gleich erwiesen sich auch physiologische Eigenschaften wie die Milchleistung, ebenso die psychischen Eigenschaften, das Temperament und das Verhalten zum Menschen. Die Ähnlichkeit ist bei solchen Zwillingspaaren so groß, daß sie auf völliger Erbgleichheit beruhen muß; eine solche kann aber nur auf dem Weg der eineiigen Zwillingsbildung entstehen.

Der Nachweis des Vorkommens eineiiger Zwillinge beim Rind aus der Ähnlichkeit will zunächst nicht voll befriedigen und ganz ausreichend erscheinen; es ist deshalb noch nach weiteren Beweisen für ihr Auftreten zu suchen. Daß sich unter der Gesamtzahl der Rinderzwillinge solche eineiiger Entstehung befinden müssen, läßt sich statistisch mit Hilfe der WEINBERGschen *Differenzmethode* nachweisen.

Wenn das Geschlecht bei der Befruchtung bei zweieiigen Zwillingen in derselben Weise bestimmt wird wie bei einer Einlingsgeburt, so müssen nach den Regeln der Wahrscheinlichkeit ebensoviel gleichgeschlechtige als ungleichgeschlechtige Zwillingspaare entstehen. Nun sind von JOHANSSON in einem Material von 2988 Zwillingsgeburten 46,99% verschiedengeschlechtige Paare festgestellt worden. Den 46,99% verschiedengeschlechtigen und damit sicher zweieiigen Zwillingspaaren entsprechen ebenso viele gleichgeschlechtige zweieiige Paare; die restlichen 6,02% müssen eineiige Zwillinge sein. An einem kleineren Material von 1516 Zwillingsgeburten errechnete PER JUFF schon vor JOHANSSON mit derselben Methode 2,12% eineiige Zwillinge. Die beiden Ergebnisse stimmen zwar im zahlenmäßigen Ergebnis nicht ganz überein; sie sind aber trotzdem auf alle Fälle ein Beweis dafür, daß eineiige Zwillinge beim Rind tatsächlich vorkommen.

Ihre Häufigkeit ist sicher größer, als zunächst angenommen wurde; sie erreicht aber nicht die verhältnismäßige Häufigkeit der eineiigen Zwillinge beim Menschen, bei dem (nach den Zahlen für das deutsche Reich) 25% der Zwillingsgeburten eineiiger Entstehung sind.

Wenn die Statistik nur allgemein das Vorkommen von eineiigen Zwillingen beweisen kann, so handelt es sich darüber hinaus darum, im Einzelfall eineiige Rinderzwillinge als solche zu erkennen. Eine (beim Menschen nicht vorhandene) Möglichkeit liegt in der Untersuchung der Eierstöcke der Mutterkuh auf die *Zahl der vorhandenen Gelbkörper*. Nach der Geburt der Zwillinge ist ihre Feststellung durch Abtasten der Eierstöcke des Muttertieres möglich, eine Untersuchung, die allerdings geübte Fachspezialisten braucht. Sie verbürgt zwar auch beim sicheren Nachweis nur *eines* Gelbkörpers noch keine völlige Gewißheit der eineiigen Entstehung, da auch Follikel mit zwei Eiern vorkommen können; sie hat aber in einer Reihe von Fällen gezeigt, daß die vollkommene Ähnlichkeit zweier Zwillingskälber mit dem Vorkommen nur *eines* Gelbkörpers verbunden ist.

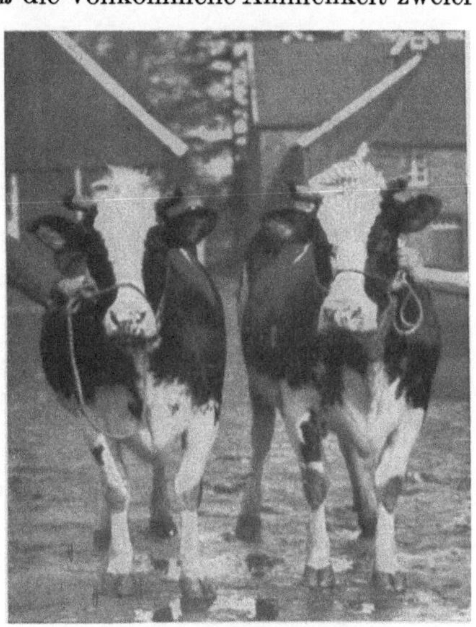

Abb. 2. Eineiige Rinderzwillinge. (Nach KRONACHER 1932.)

Für menschliche Zwillinge ist bis vor kurzem der *Eihautbefund* als sicherer Entscheid für die Art der Zwillingsbildung angesehen worden. Die frühere Ansicht, daß alle in *einem* Chorion geborenen Zwillinge eineiiger, alle in getrennten Chorien geborenen Zwillinge zweieiiger Entstehung seien, mußte allerdings dahin berichtigt werden, daß wohl alle Zwillinge mit *einem* Chorion eineiig sind[1], die Zwillinge mit zwei Chorien aber zum kleineren Teil auch eineiig sein können. Es lag nahe, auch beim Rind die Eihautverhältnisse von Zwillingen zu untersuchen. Hierbei fanden KELLER und TANDLER bei 161 Zwillingspaaren (darunter ungefähr die Hälfte ungleichgeschlechtig und damit sicher zweieiig) nur 3mal getrennte Chorien; in allen anderen Fällen waren die Chorien fest vereinigt, miteinander zu einem einheitlichen Chorion verschmolzen. Das Vorhandensein eines einzigen Chorions ist demnach bei Rinderzwillingen die Regel; damit scheidet der Eihautbefund, der beim Menschen trotz der neuen Erkenntnisse immer noch eine beschränkte Bedeutung für die Eiigkeitsbestimmung besitzt, beim Rind für diesen Zweck ganz aus.

Damit bleibt auch beim Rind praktisch keine andere Möglichkeit der Zwillingsdiagnose als der des Vergleichs einer Vielzahl von Merkmalen auf ihre Ähnlichkeit *(polysymptomatische Ähnlichkeitsdiagnose)*. KRONACHER hat eine solche Ähnlichkeitsprüfung für Rinderzwillinge ausgebildet. Wenn dagegen schon grundsätzliche Einwände erhoben worden sind, so ist auf diese zu entgegnen, daß eine andere Möglichkeit der Erkennung eineiiger Zwillinge praktisch überhaupt nicht besteht. Wenn den Ergebnissen der Ähnlichkeitsdiagnose auch keine vollständige Sicherheit zugeschrieben werden kann, so doch auf alle Fälle eine außerordentlich hohe Wahrscheinlichkeit.

Von wesentlicher Bedeutung ist noch die Frage, ob die *Zwillingsträchtigkeit beim Rind auf erblicher Grundlage* beruht. Die Tatsache, daß die Häufigkeit der

[1] Nach v. VERSCHUER (briefliche Mitteilung) hält die Ansicht, daß auch bei zweieiigen Zwillingen Monochorie vorkommen könne, einer strengen Kritik nicht stand. In seltenen Fällen mag es nach ihm zu einer Atrophie der Scheidewand und damit zu einer sekundären, aber nur scheinbaren Monochorie kommen. Eine echte Monochorie ist ausgeschlossen.

Zwillingsgeburten nach Rassen verschieden ist, deutet schon darauf hin; brauchbare Ergebnisse können aber nur auf dem Weg statistischer Untersuchungen und genealogischer Forschung gewonnen werden. Untersuchungen von JOHANSSON

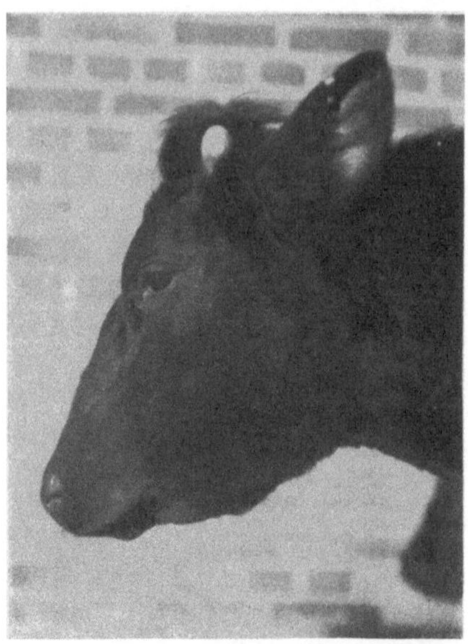

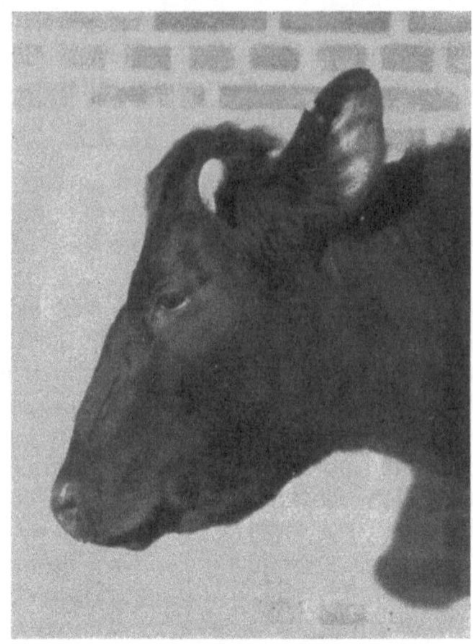

Abb. 3. Eineiige Rinderzwillinge Lotte und Liese. (Nach KRONACHER 1932.)

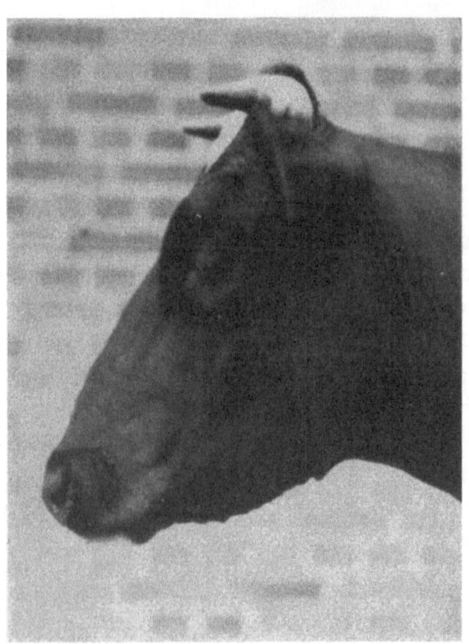

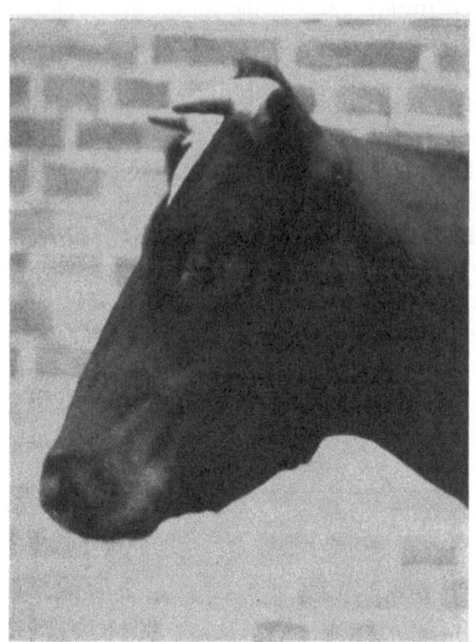

Abb. 4. Eineiige Rinderzwillinge Annelore und Anneliese. (Nach KRONACHER 1932.)

haben ergeben, daß bei Kühen, welche eine Zwillingsgeburt hatten, die Wiederholung einer solchen viel häufiger vorkommt, als der allgemeinen Häufigkeit der Zwillingsgeburten entspricht. Außerdem ergab sich, daß die Zwillingshäufigkeit bei Müttern und Töchtern von Zwillingsgebärerinnen deutlich erhöht ist.

Diese Erscheinungen deuten darauf hin, daß erbliche Unterschiede in der Veranlagung zur Zwillingsträchtigkeit bestehen. In einer Herde schwedischen rotbunten Viehs wurde gefunden, daß ein bestimmter Bulle Töchter mit einer ungewöhnlich hohen Häufigkeit von Zwillingsgeburten erzeugte. Daraus ist zu schließen, daß Mehrlingsgeburten beim Rind, d. h. die Neigung zur Polyovulation, mindestens zum Teil durch Erbanlagen bestimmt werden. Diese können auch durch den Vater übertragen werden; der Einfluß des Vaters kann natürlich erst bei seinen Töchtern in Erscheinung treten. Näheres über den Erbgang und die Zahl der beteiligten Gene kann auf Grund des bisherigen Materials noch nicht gesagt werden.

Beim **Pferd** gehen die Angaben über die Häufigkeit der Zwillingsgeburten sehr stark auseinander.

KRONACHER gibt an, daß der Anteil der Zwillingsgeburten an der Gesamtheit der Geburten nach einzelnen Zuchten und Zuchtgebieten zwischen 0,3 und 3% schwanke. RICHTER errechnet aus einem großen Sammelmaterial von 10 258 Geburten 1,1% Zwillingsgeburten; das wäre ein Verhältnis von 1 : 91. Unter 28 941 Geburten beim englischen Vollblutpferd fand ROBERTSON 1,76% Zwillingsgeburten, STROEVER bei einem ähnlichen Material aus englischen Stutbüchern 1,75%.

Außer Zwillingen sind ganz vereinzelt auch schon Drillinge und Vierlinge beobachtet worden, noch höhere Mehrlingsgeburten nicht mehr.

Zwillingsgeburten sind beim Pferd noch weniger gern gesehen als beim Rind. Pferdezwillinge sind noch mehr als Rinderzwillinge viel schwächer als die Einlinge, zum großen Teil überhaupt nicht lebensfähig; auch die Überlebenden stehen meist dauernd hinter Einlingen zurück. Außerdem wird das Muttertier durch die Zwillingsträchtigkeit stark geschwächt und ist Nachkrankheiten mehr ausgesetzt als bei Einlingsgeburten. Ein großer Teil der Zwillinge wird schon überhaupt nicht normal geboren. Die angeführten Zahlen von Zwillingsgeburten beim englischen Vollblut sind dahin zu ergänzen, daß 57% davon Fehlgeburten und Frühgeburten waren. Nach STROEVER waren bei 427 normal geborenen Zwillingspaaren in 270 Fällen beide Zwillinge tot, in 124 Fällen ein Zwilling, und nur in 32 Fällen lebten beide Zwillingsfohlen. Im ganzen kamen also von den voll ausgetragenen Zwillingsfohlen nur 22% lebend zur Welt; diese sind dazu noch in der ersten Lebenszeit viel stärker gefährdet als Einlinge. Fast genau dieselben Zahlen für das Verhältnis der Frühgeburten und Normalgeburten sowie den Hundertsatz der aus Normalgeburten überlebenden Zwillinge berichtet RICHTER.

Über das *Vorkommen eineiiger Zwillinge* beim Pferd liegen noch keine bestimmten Angaben vor; wenn sie vorkommen, was höchst wahrscheinlich ist, so sind sie sicher sehr selten. Ein Nachweis ihres Auftretens, wie er nach der WEINBERGschen Differenzmethode beim Rind erbracht werden konnte, gelingt für das Pferd nicht, da das statistische Material über das Geschlecht der Zwillingsfohlen zu klein und nicht zuverlässig genug ist. Dagegen könnten im Gegensatz zum Rind die Eihautverhältnisse einen Hinweis auf eineiige Entstehung geben. KELLER gibt an, daß er bei allen von ihm untersuchten Zwillingsgeburten beim Pferd stets zwei getrennte Chorien gefunden habe, die höchstens ganz schwach miteinander verklebt gewesen seien. Wenn dies allgemein zutrifft, so könnte aus der Geburt von Zwillingen in *einem* Chorion geschlossen werden, daß eineiige Zwillinge vorliegen. Ein solcher Fall ist von UPPENBORN beobachtet worden. Er sah eine Zwillingsgeburt (Totgeburt) von zwei Stutfohlen in einem gemeinsamen Chorion; die Zwillinge hatten genau dieselbe unregelmäßige Blesse und waren hinten gleich hoch gestiefelt. STROEVER berichtet von zwei Zwillingsstuten mit so auffallender Ähnlichkeit, daß sie höchst wahrscheinlich eineiige Zwillinge waren.

Da Zwillingsgeburten beim Pferd fast immer einen Schaden für den Züchter bedeuten, so ist es von erheblicher Bedeutung, ob die Zwillingsgeburt beim Pferd auf *Erbanlagen* beruht oder nicht; im ersten Fall sollten Tiere aus Stämmen mit Zwillingsgeburten aus der Zucht ausgeschieden werden, im anderen Fall wäre das nicht nötig. STROEVER kam auf Grund von genealogischen Untersuchungen zu dem Schluß, daß bei Zwillingsgeburten des Pferdes die Vererbung eine wesentliche Rolle spiele. Derselben Ansicht sind KRONACHER und RICHTER. Dagegen fand WRIEDT bei den Müttern und Großmüttern von Zwillingsgebärerinnen keinen höheren als den durchschnittlichen Hundertsatz von Zwillingsgeburten (1,75%). Ebenso fand er, daß Stuten, die als Zwillinge geboren waren, nicht mehr Zwillingsgeburten hatten, als dem Durchschnittshundertsatz entspricht. Er schließt daraus, daß es beim Pferd keine Erbanlage zur Zwillingsgeburt gebe. Die Ansichten stehen sich also in ähnlicher Art gegenüber, wie dies heute noch in dieser Frage auch beim Menschen der Fall ist.

Das **Schaf** steht auf der Grenze zwischen eingebärenden und mehrgebärenden Tieren. Die einzelnen Rassen zeigen unterschiedliche Fruchtbarkeit, d. h. verschiedene Häufigkeit von Zwillings- und höheren Mehrlingsgeburten. Es gibt Rassen, bei denen die Einlinge die Regel sind, solche mit annähernd gleicher Häufigkeit von Einlingen und Zwillingen und solche, die ganz überwiegend Zwillinge werfen. Bei der Untersuchung verschiedener Unterrassen der Merinoschafe durch RICHTER ergaben sich Zwillingshäufigkeiten von 1—5% und 3—6% je nach einzelnen Herden, für andere, z. B. Merinofleischschafe, 10%. Im Gegensatz dazu sind beim ostfriesischen Milchschaf Zwillinge die Regel, Drillinge und Vierlinge nicht besonders selten. Unter den Geburten des Wilstermarschschafs fand RICHTER 10,5% Einlinge, 59,3% Zwillinge, 28% Drillinge und 2,2% Vierlinge. Die fruchtbarste Schafrasse scheint das chinesische Schaf zu sein, das zweimal im Jahr je 2—5 Junge wirft. Die Häufigkeit der Zwillingsgeburten steigt bis zum 5. Lebensjahr der Muttertiere. Bei den Schafrassen, bei denen Einlinge die Regel sind, haben die Zwillinge eine höhere Sterblichkeit als bei den Rassen, die überwiegend Zwillinge gebären.

Die Gesamtheit der vorliegenden Tatsachen läßt deutlich erkennen, daß die *Fruchtbarkeit des Schafes erblich bestimmt* ist; sie ist ein Rassenmerkmal. Innerhalb der Rassen zeigen sich dabei noch individuelle Unterschiede nach Familien. Als Erbmerkmal kann die Fruchtbarkeit züchterisch beeinflußt werden. In Deutschland sind bis vor nicht langer Zeit Zwillinge beim Schaf meist als wenig günstig angesehen worden, weil sie lebensschwächer seien. Die Zucht ging daher auf Einlinge; Zwillinge wurden selten. Neuerdings hat sich die Meinung über die Zwillinge weithin geändert. Wo auf Zwillinge gezüchtet wird, ist es möglich, den Hundertsatz der Zwillingsgeburten sehr stark zu erhöhen, sogar so weit, daß sie zur Regel werden. Die Erbanlage zur Zwillingsgeburt ist allerdings nicht allein entscheidend; ein Einfluß der Fütterung auf die Zahl der Zwillingsgeburten ist eindeutig festgestellt worden. Das Wesen der Anlage zur Zwillingsgeburt besteht darin, daß beim Muttertier in der Brunstperiode mehr oder weniger regelmäßig zwei Eier zur Reife gelangen. Dieses Geschehen wird wahrscheinlich durch Vorgänge innersekretorischer Art geregelt. Die Manifestierung der Anlage kann durch gute Ernährung der Mutterschafe gefördert werden.

Über diese allgemeinen Erkenntnisse hinaus hat v. PATOW in einer eingehenden und ergebnisreichen Arbeit den *Erbgang der Anlage zur Zwillingsträchtigkeit* beim Schaf weithin geklärt. Das ihm zur Verfügung stehende Material aus Zuchtbüchern von vier Stammherden des deutschen Merinofleischwollschafs zeigte sofort, daß in einzelnen Familien die Zwillingsgeburten häufig waren, in anderen sehr selten. Andererseits war auch zu erkennen, daß die Anlage durch Fütterung und Haltung in ihrer Manifestierung stark beeinflußt wird. Es wurde deshalb zunächst versucht, die Wirkung dieser Einflüsse auszuschalten. Die weitere Bearbeitung des so bereinigten Materials ließ erkennen, daß die erbliche Bedingtheit der Zwillingsträchtigkeit verhältnismäßig einfach liegen muß, daß es sich aber jedenfalls nicht um eine dominante Anlage handeln kann. Auf Grund hiervon kam v. PATOW zu der Arbeitshypothese, daß die Anlage in der Hauptsache auf einem einfachen Genpaar beruhe und intermediären Erbgang aufweise. Ein Schaf, das den Faktor für Zwillingsträchtigkeit doppelt führt, würde nach dieser Annahme nur Zwillingsgeburten haben, ein in bezug auf die Anlage heterozygotes Tier je zur Hälfte Zwillinge und Einlinge, ein Tier ohne den Faktor nur Einlinge. Die Nachprüfung dieser Annahme an dem Material im ganzen und nach einzelnen Familienreihen ergab durchweg eine sehr befriedigende Übereinstimmung. Damit ist der angenommene Erbgang wahrscheinlich gemacht.

Über das Vorkommen von *eineiigen Zwillingen* beim Schaf ist bisher noch kaum etwas bekannt, obwohl das Auftreten auf Grund des Vorkommens von Doppelmißbildungen höchst wahrscheinlich ist.

ADAMETZ beobachtete (nach KRONACHER) ein Paar männlicher Karakulzwillinge, die ihm nach der sonst nicht beobachteten Art des Abbleichens der Haarspitzen am Kreuz, nach der ganz gleichartigen Entwicklung und anderen gemeinsamen Kennzeichen auffielen; er hielt sie auf Grund hievon für eineiiger Entstehung.

Die Fruchtbarkeit der **Ziege** ist noch deutlich höher als die des Schafes; die Ziege muß schon zu den mehrgebärenden Tieren gerechnet werden. Nur etwa ein Viertel der Geburten bringt Einlinge, drei Viertel bringen Zwillinge und höhere Mehrlinge. Bei einem größeren Material fand RICHTER 26,6% Einlinge, 57% Zwillinge, 13,9% Drillinge, 2,2% Vierlinge und 0,3% Fünflinge. Bei den erstgebärenden Geißen ist der Hundertsatz der Einlinge höher als bei späteren Geburten; bei den 2jährigen und älteren Geißen sind nur noch 19% Einlinge festgestellt worden. Einlinge bilden also deutlich die Ausnahme, Zwillinge stellen den Normalfall dar. Das prägt sich auch darin aus, daß Zwillingslämmer normal gedeihen und eher eine geringere Sterblichkeit aufweisen als Einlinge, die infolge größeren Gewichts bei der Geburt oft Schwierigkeiten machen. Bei Drillingen und noch mehr bei Vierlingen oder gar Fünflingen sind die Jungen in zunehmendem Maß weniger lebenskräftig; höhere Mehrlingsgeburten als Drillinge sind unerwünscht, wenn sich auch in Ausnahmefällen sogar Vierlinge und Fünflinge noch gut entwickelt haben.

In gewissen Familien ist schon eine sehr starke Häufigkeit von höheren Mehrlingen beachtet worden; dies zeigt, daß auch bei der Ziege die Fruchtbarkeit auf Erbanlage beruht.

Das **Schwein** zählt zu den vielgebärenden Tieren. Die Fruchtbarkeit der einzelnen Rassen ist verschieden; innerhalb der einzelnen Rassen können individuelle Fruchtbarkeitsunterschiede festgestellt werden. Die Zucht geht auf eine Zahl von 12—14 Ferkeln aus, d. h. auf so viele, als der durchschnittlichen Zahl der Zitzen des Schweines entspricht. Eine Ferkelzahl von weniger als sechs ist ungenügend, bei Würfen über 14 sind die Ferkel meist klein und schwächlich.

Ob beim Schwein *eineiige Zwillinge* vorkommen, ist noch nicht geklärt. Monochoriale Zwillinge kommen in seltenen Fällen vor, darunter auch solche verschiedenen Geschlechts und damit sicher zweieiigen Ursprungs; das einheitliche Chorion muß in diesen Fällen durch sekundäre Vereinigung entstanden sein. HUGHES erwähnt in einer Arbeit über das Vorkommen hormonal bedingter Intersexualität beim Schwein, die ganz der beim Rind beobachteten Erscheinung entspricht, das Vorkommen eineiiger Zwillinge, allerdings ohne eine Angabe, auf Grund welcher Tatsachen die eineiige Entstehung angenommen wurde. Im übrigen spricht auch beim Schwein das Auftreten von Doppelmißbildungen dafür, daß eineiige Zwillinge vorkommen.

Über die schon recht gut bekannten Verhältnisse bei den Haustieren hinaus ist im Hinblick auf den Menschen die Mehrlingsbildung bei den **Primaten** von besonderem Interesse. Leider sind unsere Kenntnisse in diesem Punkt sehr lückenhaft. ABEL berichtet von einer Zwillingsgeburt beim Mantelpavian, zwei totgeborenen männlichen Früchten. Eine Entscheidung, ob es sich um eineiige oder zweieiige Zwillinge handelte, war nicht möglich. Eine Umfrage bei zoologischen Gärten anläßlich dieses Einzelfalls ergab, daß in den letzten Jahren bei 60 Geburten von Mantelpavianen zweimal Zwillinge beobachtet worden sind. Die Affen, die wie der Mensch einen einfachen Uterus besitzen, haben von den kleinen bis zu den großen Formen fast durchweg nur *ein* Junges; Zwillinge sind selten. Eine Ausnahme scheint nur das Krallenäffchen der neuen Welt zu bilden, das bis zu drei Jungen hat. Aus diesen Tatsachen geht hervor, daß das Vorkommen von Zwillingen beim Menschen nicht als Atavismus aufgefaßt werden kann.

Bei allen bisher aufgeführten Arten ist die Bildung von Mehrlingen durch Polyovulation die Regel; daneben kommen eineiige Mehrlinge als seltene Ausnahmen vor. Daneben gibt es jedoch Tiere, bei denen die Mehrlingsbildung aus *einem* Ei zur Regel geworden ist. Dies ist für zwei Arten von **Gürteltieren** schon seit längerer Zeit bekannt.

Die Gürteltiere gehören mit den Faultieren und den Ameisenfressern zu der ganz auf Amerika beschränkten primitiven Ordnung der *Xenarthra* (früher wurden die Gürteltiere mit den afrikanischen Schuppentieren und Erdferkeln zur Ordnung der Edentata = Zahnarme zusammengefaßt). Die Gürteltiere sind harmlose, nächtlich lebende, mit starken Grabkrallen versehene Erdwühler, die sich hauptsächlich von Insekten ernähren.

Die einheimische Bevölkerung von Paraguay und Argentinien behauptete schon seit jeher, daß die zahlreichen Jungen des Gürteltieres *Dasypus hybridus*, der „*Mulita*“ (kleines Maultier nach der Form des Kopfes), durchweg gleichgeschlechtig seien. Der in argentinischen Diensten stehende deutsche Zoologe v. IHERING prüfte 1886 diesen Volksglauben nach und konnte ihn in vollem Umfange bestätigen. *Dasypus hybridus* bringt regelmäßig 7—9 (seltener bis zu 12) gleichgeschlechtige Junge in einem gemeinsamen Chorion zur Welt. v. IHERING schloß daraus richtig, daß die Jungen aus einem einzigen befruchteten Ei hervorgegangen sein müßten, und stellte den Vorgang in Parallele mit der Entstehung von eineiigen Zwillingen beim Menschen.

Das neunbänderige Gürteltier *Dasypus* (früher *Tatusia*) *novemcinctus* hat regelmäßig vier gleichgeschlechtige Junge.

Die Art ist in Südamerika von Paraguay bis Panama verbreitet, greift aber als einzige der Xenarthra mit drei Unterarten auch auf Mittel- und Nordamerika über.

An dem am meisten nach Norden vorgedrungenen *texanischen Gürteltier* (span. Armadillo) *Dasypus novemcinctus texanus* (Abb. 5) haben NEWMAN und PATTERSON von 1909 ab sehr eingehende Untersuchungen durchgeführt, welche die Embryonalentwicklung des Tieres vollkommen aufgeklärt haben.

Ein merkwürdiger Umstand erleichterte ihre Arbeiten: Viele Tausende der Tiere werden alljährlich wegen ihres Panzers getötet. Zwischen dem geschlossenen Schulterpanzer und einem ebensolchen Panzer des Hinterkörpers befindet sich eine mittlere Region von 9 schmiegsamen Gürtelreihen; Kopf und Schwanz sind außerdem noch für sich gepanzert. Dieser Panzer wird dem Tier abgezogen und als Körbchen verarbeitet; der Schwanz wird vorgebogen und in die Schnauze gesteckt; er bildet damit den Henkel des Körbchens. Auf Grund dieser blühenden Körbchenindustrie stand den Forschern für ihre embryologischen Untersuchungen ein Überfluß an Material zur Verfügung; im übrigen scheint sich das Tier trotz seiner Verfolgung an Zahl zu vermehren und auszubreiten.

Die Entstehung der Vierlinge des texanischen Armadillo aus *einem* Ei sei im folgenden an Hand der von NEWMAN veröffentlichten, von ihm nur ganz wenig schematisierten Zeichnungen dargestellt.

Der Uterus von *Dasypus novemcinctus* ist einfach und ganz ähnlich demjenigen des Menschen und anderer Primaten mit nur *einem* Jungen. In den Eileitern

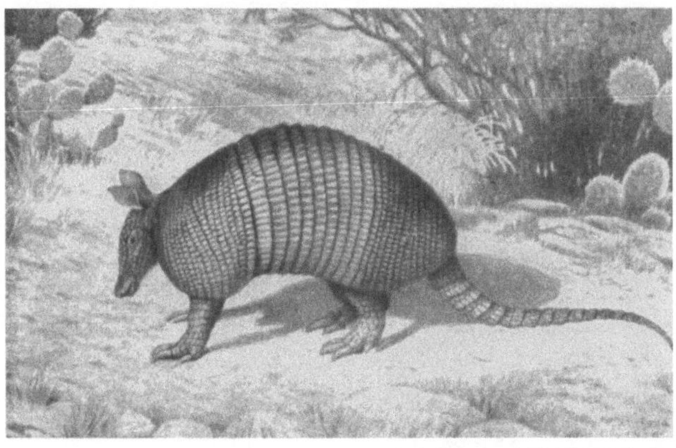

Abb. 5. Das texanische Gürteltier *(Dasypus novemcinctus texanus)*. (Nach NEWMAN 1917.)

und im Uterus des Tieres wurde nie mehr als *ein* Ei gefunden, entsprechend in den Ovarien nie mehr als *ein* Corpus luteum. Die Eibildung, die Reifeteilung und die Befruchtung zeigen keinerlei grundsätzliche Besonderheiten; die Eier werden einzeln ausgestoßen, haben kleine Richtungskörper und werden von *einer* Samenzelle befruchtet. Die Furchung beginnt zunächst normal; dann tritt — offenbar noch während der ersten Furchungsstadien — eine Ruheperiode von ungefähr 3 Wochen ein, während der sich der Keim nicht oder höchstens ganz langsam entwickelt. Die darauf folgende Entwicklung ist durch die Abb. 6—9 dargestellt. Es bildet sich ein Trophoblast aus, der Ernährungsfunktion hat und mit dem die Keimblase sich später an der Wand des Uterus anheftet. Damit wandelt sich der Trophoblast zum sog. Chorion um. An einer Stelle der Keimblase bildet sich eine innere Zellmasse (*i cm*), ein „Embryonalknoten" aus, der sich nach und nach vergrößert und in ein Entoderm (*en*) und Ektoderm (*ec*) differenziert (Abb. 6a, b und c). An dem Pol des Keims, an dem sich der Embryonalknoten gebildet hat, wächst der Trophoblast zuerst in die Wand des Uterus ein und bildet hierbei den sog. „Träger" (*Tra* in Abb. 6d) aus. Ungefähr zur selben Zeit lösen sich Ektoderm und Entoderm vom Trophoblast los und wandern an den entgegengesetzten Pol des Keims. Abb. 6d zeigt das Ektoderm zu einer Kugel geformt und beinahe ganz vom Entoderm umhüllt. Damit liegt entgegen der ursprünglichen und normalen Lage der Keimblätter das Entoderm außen, das Ektoderm innen. Das Ektoderm vergrößert sich nun rascher; in seinem Innern bildet sich eine Höhle, die Amnionhöhle (*amc* in Abb. 6e). Das Ganze rückt an die dem Träger entgegengesetzte Wand der Keimblase; die

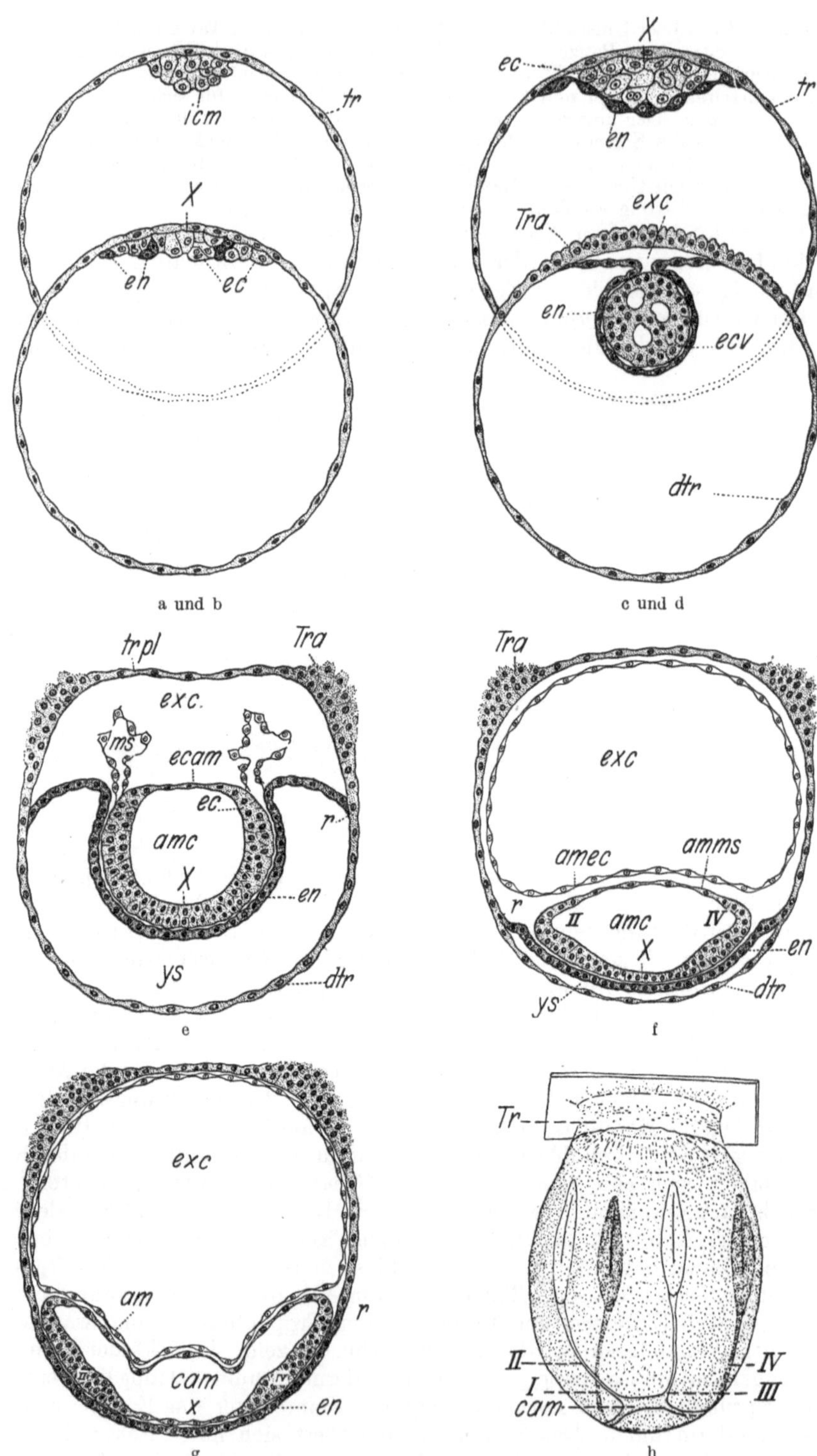

Abb. 6 a—h. Die Keimesentwicklung von *Dasypus novemcinctus texanus*. (Nach NEWMAN 1917.

umgekehrte Lage der Keimblätter wird damit völlig deutlich. Während dieser Entwicklung bereitet sich eine Spaltung der bis dahin einheitlichen Ektodermblase vor. Diese plattet sich ab; durch eine mediane Teilungsebene wird sie zunächst in zwei symmetrische Hälften zerlegt, durch eine senkrecht auf der ersten stehende weitere Teilungsebene dann das Ganze in 4 Teile. Die dadurch voneinander getrennten vier embryonalen Zellgruppen wandern nun an der Wand der Keimblase dem Träger zu in die Höhe. Abb. 6f zeigt einen Schnitt durch die Embryonalanlagen II und IV in einem früheren, Abb. 6g einen solchen in einem späteren Stadium; ein zur Ebene der Zeichnung senkrechter Schnitt würde die Embryonalanlagen I und III treffen. Die räumliche Anordnung der 4 Embryonen, die durch die Spaltung der Ektodermblase nach zwei aufeinander senkrechten Ebenen entstanden sind, zeigt für ein späteres Stadium räumlich die Abb. 6h. Die Embryonen sind in den Meridianen der Keimblase in die Höhe gewandert. Dabei ist die Amnionhöhle (*cam*) erhalten geblieben. Infolge des Auswachsens der 4 Embryonen in verschiedenen Richtungen bleibt am unteren Ende der Keimblase als kleines Bläschen die gemeinsame Amnionhöhle (*cam*) zurück; von ihr aus führen Kanäle zu den 4 Embryonen, von denen jeder für sich von einem Amnion umhüllt ist. Das Bläschen, die Kanäle und die Amnionhöhlen der Einzelembryonen bilden also zusammen einen einzigen Hohlraum, welcher aus der ursprünglich ganz einfach geformten Amnionhöhle hervorgegangen ist.

Die Embryonen wachsen dann weiter heran; Abb. 7 zeigt sie im Stadium des Primitivstreifens mit 5—7 Segmenten; an Stelle des Trägers hat sich eine Placenta gebildet. Abb. 8 zeigt ein noch späteres Stadium, in dem sich aus der vorher einheitlichen Placenta einzelne scheibenförmige Placenten entwickelt haben. Die fertig entwickelten 4 Embryonen liegen dicht gepackt in der gemeinsamen, den Uterus voll ausfüllenden Fruchtblase; ein Querschnitt (Abb. 9) zeigt, wie ihre Nabelschnüre mit den Placenten zusammenhängen und wie scheinbar jeder Embryo in besonders eine Amnion eingehüllt ist; der Zusammenhang

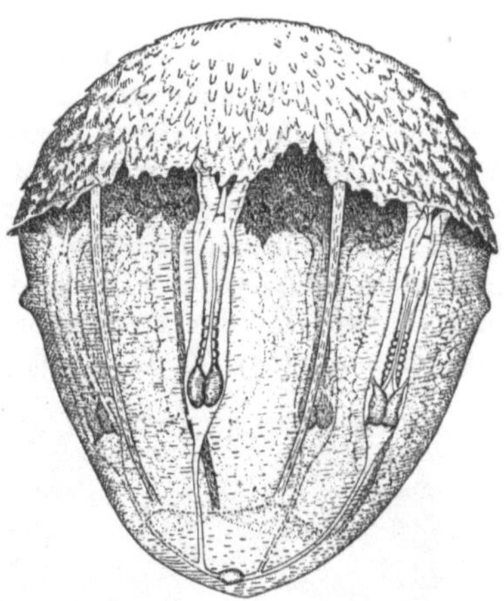

Abb. 7. Keimblase des texanischen Gürteltiers mit 4 Embryonen. (Nach NEWMAN 1917.)

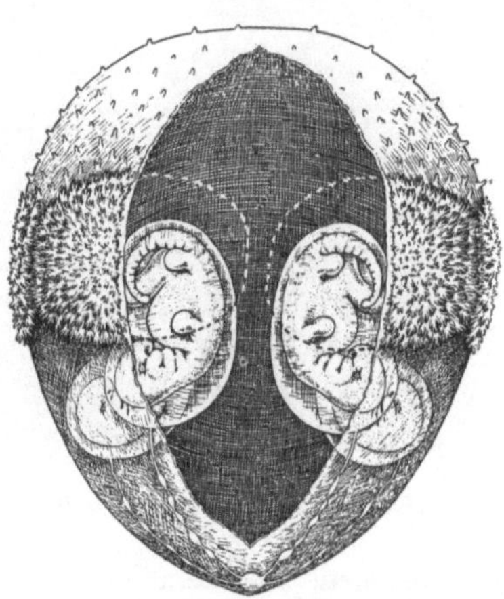

Abb. 8. Keimblase des texanischen Gürteltiers mit 4 Embryonen in weiter entwickeltem Zustand. (Nach NEWMAN 1917.)

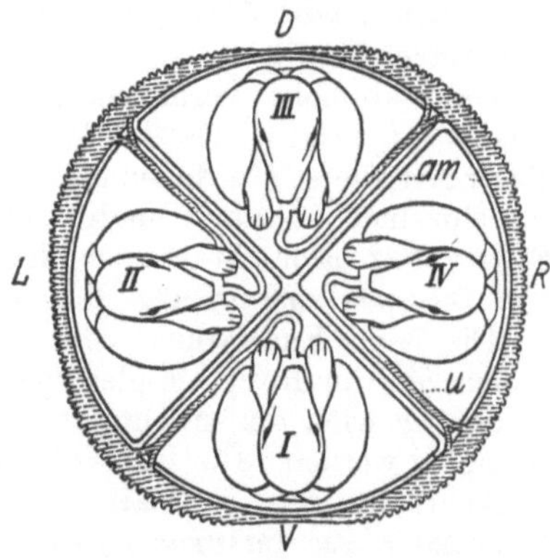

Abb. 9. Querschnitt durch die Fruchtblase des texanischen Gürteltiers mit 4 fertig entwickelten Embryonen. (Nach NEWMAN 1917.)

der 4 Amnien durch die erwähnten Kanäle und die gemeinsame Amnionhöhle ist aus dem Schnitt natürlich nicht ersichtlich.

Durch die Untersuchungen von NEWMAN und PATTERSON ist einwandfrei nachgewiesen, daß die Vierlinge des Armadillo aus einem einzigen befruchteten Ei durch nachträgliche Sonderung in der Zellmasse des Keims entstehen. Diese Sonderung erfolgt nicht schon in den allerersten Stadien der Entwicklung (etwa im Vierzellenstadium, wie die Forscher zu Beginn ihrer Untersuchungen noch annahmen), sondern erst nach der — in besonderer Weise abgeänderten — Gastrulation. Da die Teilung erst nach Bildung einer Amnionhöhle in dem noch einheitlichen Keim erfolgt, so besitzen die 4 Embryonen außerdem

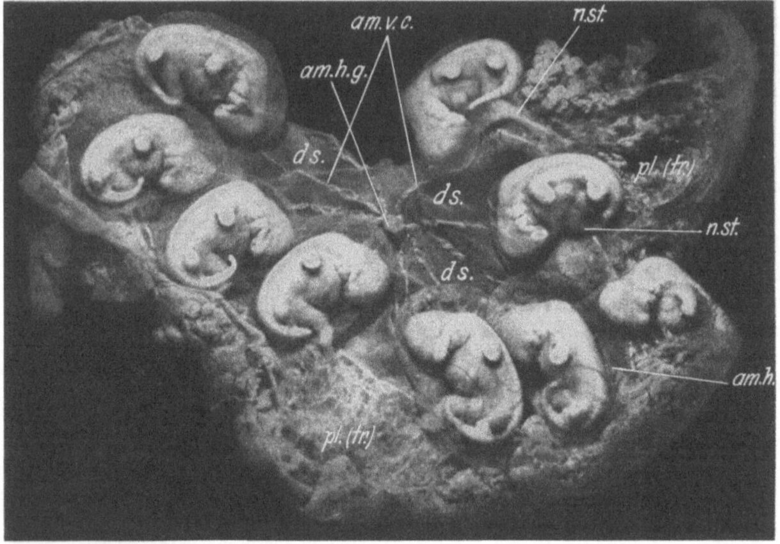

Abb. 10. Keimblase von *Dasypus hybridus* mit 9 Embryonen, 3fach vergrößert. (Nach FERNANDEZ 1909.)

gemeinsamen, aus dem Trophoblast hervorgegangenen Chorion auch ein gemeinsames Amnion. Die vergleichende Untersuchung der Jungen in einer Reihe von stark variierenden Merkmalen zeigt eine ungemein große Ähnlichkeit; dies und die Tatsache ihrer Gleichgeschlechtigkeit beweist, daß sie als erbgleich anzusehen sind. Ihre Erbgleichheit folgt aus der Entstehung aus *einem* befruchteten Ei.

Ganz ähnliche Verhältnisse wie bei *Dasypus novemcinctus* finden sich bei *Dasypus hybridus*. Es wurde schon darauf hingewiesen, daß v. IHERING bei dieser Art zuerst auf die eineiige Entstehung der Nachkommen hingewiesen hat. Im einzelnen ist dann später die Entwicklung von *Dasypus hybridus* durch FERNANDEZ erforscht worden, fast genau zur selben Zeit wie die Entwicklung von *Dasypus novemcinctus* durch NEWMAN und PATTERSON.

Die 7—12 Embryonen von *Dasypus hybridus* erwiesen sich bei den Untersuchungen durchweg als gleichgeschlechtig. Der Uterus des Tieres ist einfach; in den Ovarien der trächtigen Tiere konnte nie mehr als *ein* Corpus luteum gefunden werden. Die Untersuchung der Embryonalentwicklung ergab dieselbe Umkehrung der Keimblätter, wie sie im vorstehenden nach NEWMAN und PATTERSON für *Dasypus novemcinctus* beschrieben worden ist. Erst nach der Keimblattumkehrung und damit im genau gleichen Stadium wie dort beginnt die Sonderung der Embryonen aus dem bis dahin einheitlichen Keim heraus.

Die Teilung des Keims geschieht nicht ähnlich geometrisch regelmäßig wie beim texanischen Armadillo, sondern freier, womit auch zusammenhängen mag, daß die Zahl der Embryonen nicht immer dieselbe ist. Daß alle Embryonen aus einer einheitlichen Keimblase entstehen, ist für *Dasypus hybridus* von FERNANDEZ schon früher festgestellt worden als von NEWMAN und PATTERSON für ihr Objekt. Die Amnien der Embryonen von *Dasypus hybridus* hängen durch feine Kanäle und eine gemeinsame Amnionblase in genau derselben Weise zusammen, wie dies im vorstehenden für das neunbänderige Gürteltier dargelegt wurde.

Abb. 10 zeigt eine geöffnete Keimblase von *Dasypus hybridus* mit 9 Embryonen von 7,5 mm Kopf-Steißlänge. Jeder Embryo ist von einem Amnion umhüllt, das in einen Amnionverbindungskanal (mit blasigen Erweiterungen und Einschnürungen) übergeht. Alle Kanäle münden in die gemeinsame Amnionhöhle, ein Bläschen von $1 \times 1{,}5$ mm.

Die Verhältnisse bei *Dasypus hybridus* sind also, wie aus dieser Darlegung hervorgeht, denen bei *Dasypus novemcinctus* außerordentlich ähnlich; die sehr nahe Verwandtschaft der beiden Arten ist offensichtlich.

Es lag nahe, nach den Ergebnissen bei *Dasypus novemcinctus* und *hybridus* die Untersuchung auf weitere Arten von Gürteltieren auszudehnen. Während die meisten Arten nur *ein* Junges haben, war für eine behaarte Gürteltierart, den „*Peludo*" *(Euphractus villosus)*[1], bekannt, daß sie regelmäßig Zwillinge zur Welt bringe. Der Eindruck der ersten embryologischen Untersuchung führte dahin, daß sich die Zwillinge offenbar in einem gemeinsamen Chorion entwickelten (vgl. Abb. 11); dies zusammen mit der Tatsache der eineiigen Mehrlingsbildung bei den beiden im vorstehenden beschriebenen Gürteltierarten mußten es höchst wahrscheinlich machen, daß es sich um eineiige Zwillinge handle. Um so überraschender war das Ergebnis der näheren Untersuchung: In zehn genau untersuchten Fällen fand FERNANDEZ 7mal ungleichgeschlechtige und nur 3mal gleichgeschlechtige Zwillinge. Damit war die eineiige Entstehung trotz des Eihautbefundes, der zunächst zwingend dafür zu sprechen schien, völlig ausgeschlossen.

Die genaue Untersuchung der Entwicklung von *Euphractus villosus* durch FERNANDEZ gab die Bestätigung ihrer Entstehung aus zwei befruchteten Eiern. Vom Beginn der Entwicklung an, die gleichfalls die für die Gürteltiere typische Keimblattumkehr zeigt, sind zwei getrennte Keimblasen vorhanden; diese liegen sehr nahe beieinander. Die Amnien der beiden Embryonen sind je für sich vollständig geschlossen; Verbindungskanäle wie bei den beiden Arten mit eineiiger Mehrlingsbildung sind nicht vorhanden. Schon in frühem Zustand finden Verklebungen zwischen den beiden Keimblasen statt. Der Vorgang beginnt bei den Dottersäcken; sie werden auf der ganzen Fläche, längs deren sie einander berühren, miteinander verlötet. Die anliegenden Teile der beiden Amnien beteiligen sich dann an der Verschmelzung, so daß eine Scheidewand zwischen den beiden Embryonen entsteht, die — sogar im mikroskopischen Bild — einen ganz einheitlichen Eindruck macht. Sie besteht aus den Wänden der beiden Amnien, welche dazu noch die beiden Dottersäcke zwischen sich genommen haben. Die beiden Keimblasen sind von einem gemeinsamen Trophoderm (Chorion) umhüllt. Jeder Embryo hat eine einfache Placenta; die beiden Placenten liegen aber einander so nahe, daß erst bei näherem Zusehen eine Grenze ersichtlich ist. Auf diese Weise entsteht der Endzustand, der ohne Kenntnis der früheren Stadien nicht verständlich ist. „Es ist höchst eigenartig, daß bei Angehörigen

[1] In der Nomenklatur schließt sich die vorliegende Darstellung an NEWMAN an. Dieser nimmt die Mulita, die von FERNANDEZ als *Tatusia hybrida* beschrieben wird und noch früher zu der Gattung *Praopus* gestellt wurde, wegen der dem texanischen Gürteltier sehr ähnlichen eineiigen Mehrlingsbildung zur Gattung *Dasypus*, dagegen den Peludo, der von FERNANDEZ als *Dasypus villosus* geführt wird, wegen der grundsätzlich anderen Fortpflanzungsverhältnisse, die eine nähere Verwandtschaft mit den beiden anderen Formen ausschließen, zur Gattung *Euphractus*.

einer so scharf begrenzten Gruppe wie die der Gürteltiere sich zwei diametral entgegengesetzte Entwicklungstendenzen herausbilden konnten, nämlich beim neunbänderigen Gürteltier und bei der Mulita die Aufspaltung eines Keims in mehrere und beim Peludo die nachträgliche Verlötung ursprünglich freier Keimblasen“ (FERNANDEZ). „Merkwürdiger noch“, so fügt NEWMAN diesen Ausführungen bei, „ist die Tatsache, daß die Endergebnisse der beiden Vorgänge so schlagend ähnlich sind, daß sie zu dem Glauben führen müssen, sie seien das Ergebnis desselben grundlegenden Vorgangs“.

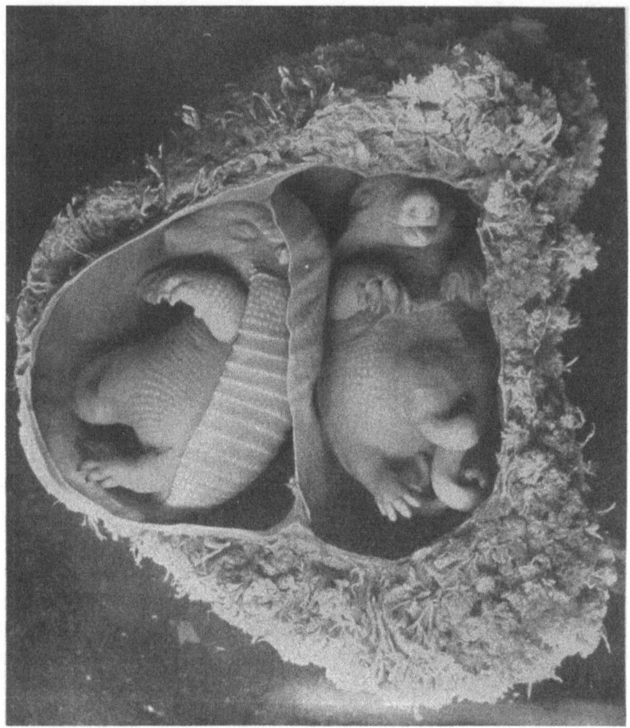

Abb. 11. Zweieiige Zwillinge von *Euphractus villosus* in gemeinsamem Chorion, 1,5fach vergrößert. (Nach FERNANDEZ 1915.)

Es ist die Frage aufzuwerfen, wie die unterschiedlichen Verhältnisse der beschriebenen Gürteltierarten *phylogenetisch* zu verstehen sind. FERNANDEZ und mit ihm NEWMAN nehmen an, daß das Verhalten des Peludo das Ursprüngliche sei, d. h. daß die Gürteltiere früher zwei oder mehrere Junge hervorgebracht hätten. Bei jungen Peludos ist der Uterus zweihörnig; die Hörner sind zwar nur kurz, aber doch deutlich ausgebildet. In der Form des Uterus liegt wohl eine Hauptbedingung für das Verkleben der Keimblasen. In 15% der Fälle (bei 5 von 34) hat FERNANDEZ beim Peludo Einlinge festgestellt. Die Entwicklung scheint also in der Richtung zur Einfrüchtigkeit zu gehen. Andere Arten wie *Dasypus sexcinctus* und *gymnurus* haben in der Regel Einlinge, aber doch auch verhältnismäßig häufig noch Zwillinge. Die meisten Xenarthra haben nur *ein* Junges. Der Uterus dieser Arten ist einfach; diese Form ist phylogenetisch jünger als der primitive Uterus bicornis.

Bei zwei Arten, *Dasypus novemcinctus* und *hybridus*, ist es nun von der Einfrüchtigkeit sekundär zur eineiigen Mehrlingsbildung gekommen. Dieser Vorgang ist zweifellos nicht primitiv, sondern abgeleitet; er tritt vollkommen unerwartet und isoliert in hochspezialisierter Form auf. Was sonst bei einer Reihe von Säugetieren als eine Störung der normalen Entwicklung hin und wieder vorkommt, ist hier artspezifisch geworden. Es fragt sich, was wohl als Ursache der zur Regel gewordenen eineiigen Mehrlingsbildung bei den beiden Gürteltierarten anzusehen ist.

Die gelegentliche Bildung von eineiigen Mehrlingen hat STOCKARD auf Grund von Versuchen an Fischembryonen mit der Annahme zu erklären versucht, daß jede Umweltbedingung, die den Fortgang der Entwicklung an einem bestimmten kritischen Punkt aufhält oder hemmt, gleichzeitig zum Auftreten von Doppelbildungen führe. In ähnlicher Weise nimmt NEWMAN an, daß in der Entwicklungshemmung, die in der Ruheperiode des Keims von *Dasypus novemcinctus* zum Ausdruck kommt, die Ursache für die eineiige Mehrlingsbildung zu finden sei. Die Ruheperiode und die eineiige Mehrlingsbildung sind Besonderheiten der Embryonalentwicklung des neunbänderigen Gürteltieres; es liegt nahe, diese zwei Dinge in ursächliche Verbindung miteinander zu bringen. Ein solcher Schluß ist aber nicht zwingend. E. FISCHER hat darauf hingewiesen, daß bei den Keimen von *Reh* und *Dachs* eine ganz ähnliche Ruheperiode vorkommt wie beim texanischen Gürteltier. Das befruchtete Ei des Rehs wächst nach der Befruchtung zunächst zu einem kleinen, etwa 1 mm großen Bläschen heran, bleibt aber dann fast unverändert nahezu 5 Monate stehen; erst nach Ablauf dieser Zeit setzt plötzlich die normale Weiterentwicklung ein. Ganz ähnlich machen auch beim Dachs die Eibläschen einen Ruhezustand von gegen 6 Monaten durch. Bei Reh und Dachs tritt aber trotz der langen Unterbrechung der Entwicklung nachher keine Bildung von eineiigen Mehrlingen auf; damit wird aber die Annahme NEWMANs hinfällig. Eine befriedigende ursächliche Erklärung für die bei den beiden Gürteltierarten artspezifisch gewordene, also erblich festgelegte eineiige Mehrlingsbildung kennen wir zur Zeit noch nicht.

Zusammenfassung. Was bisher von der Mehrlingsbildung bei Säugetieren bekannt geworden und im vorstehenden dargestellt worden ist, vermag einige nicht unwesentliche Beiträge zum Verständnis der Zwillingsbildung beim Menschen zu geben.

Der Gesamtverlauf der *Entwicklung von eineiigen Mehrlingen* von den allerersten Stadien an ist bisher weder beim Menschen noch bei einem unserer Haustiere beobachtet worden; der Vorgang mußte vielmehr auf Grund weniger ontogenetischer Einzelbefunde in der Hauptsache erschlossen werden. Dagegen wurde die Bildung eineiiger Mehrlinge bei den beiden erwähnten Gürteltierarten, insbesondere bei *Dasypus novemcinctus* ganz lückenlos beobachtet. Das Wesen des Vorgangs, der sich beim texanischen Armadillo wiederholt und damit zu Vierlingen führt, tritt mit aller Klarheit heraus: *Echte Zwillingsbildung* besteht in der Teilung eines aus *einem* befruchteten Ei hervorgegangenen Keims nach einer bestimmten Symmetrieebene. Der Vorgang ist in der allgemeinen Spaltungstendenz der lebenden Substanz begründet, die nach HEIDENHAIN eine „immanente Potenz aller genetischen Systeme“ ist. Die Tatsache, daß Zellen und Zellgruppen in frühen Entwicklungsstadien des Keims noch ein vollständiges Lebewesen bilden können (totipotent sind), erklärt zusammen mit der Spaltungstendenz die Bildung des Zwillings. Sie ist als Teilung eine Fortpflanzung ungeschlechtlicher Art, und damit liegt, worauf seinerzeit schon v. IHERING aufmerksam gemacht hat, eigentlich ein *Generationswechsel* vor: Auf eine geschlechtlich sich fortplanzende Generation folgt eine zweite (die Zygote oder der Keim in seinen ersten Entwicklungsstadien), die sich durch Teilung ungeschlechtlich vermehrt; dadurch entsteht eine dritte Generation, die sich wieder geschlechtlich fortpflanzt.

Bei den Gürteltieren ist der Vorgang artspezifisch geworden; bei allen übrigen Säugetieren, auch beim Menschen, muß der Vorgang als eine Störung der normalen Entwicklung aufgefaßt werden; es ist nicht bekannt, wodurch eine solche Störung ausgelöst werden kann. Je nach dem Zeitpunkt ihres Eintritts und ihrem Verlauf kann sie zu eineiigen Zwillingen oder zu Doppelmißbildungen führen.

Der Vorgang der eineiigen Mehrlingsbildung ist schon unter den Begriff der *Polyembryonie* genommen worden, dem eine bei einzelnen Schlupfwespenarten (z. B. *Polygnotus minutus* und *Encyrtus fuscicollis*) beobachtete, sehr bemerkenswerte Erscheinung zugrunde liegt. Die Embryonen dieser Arten, die ihre Eier in Schmetterlingsraupen ablegen, machen in einem frühen Stadium der Entwicklung eine Teilung durch. Innerhalb der Außenhaut des Keims bilden sich gesonderte Zellen, die sich durch Teilung vermehren und Zellhaufen bilden, die ihrerseits wieder zerfallen. Durch diese Zerfallsvorgänge entstehen gegen 100 Zellballen, die je für sich zu einem besonderen Keim auswachsen; alle daraus entstehenden Schlupfwespen sind gleichgeschlechtig. Ein solcher Vorgang entspricht nicht der echten Zwillingsbildung, die eine Verdoppelung des Keims nach einer bestimmten Ebene darstellt. NEWMAN schlägt vor, den Begriff der Polyembryonie nur für den bei den Schlupfwespen beobachteten Vorgang zu gebrauchen und die echte Zwillingsbildung davon abzutrennen. Bei den Gürteltieren liegt wiederholte echte Zwillingsbildung vor.

Bei allen Säugetieren, bei denen mehreiige und eineiige Mehrlinge vorkommen, handelt es sich wie beim Menschen darum, die beiden Arten als solche mit Sicherheit zu erkennen. Die *Zahl der Gelbkörper*, die beim Rind durch Abtasten festgestellt werden kann, vermag einen gewissen, wenn auch nicht sicheren Anhalt zu geben. Dagegen ist mit dem *Eihautbefund*, der beim Menschen trotz der neueren Erkenntnisse immer noch eine begrenzte Bedeutung für die Zwillingsdiagnose besitzt, beim Rind gar nichts anzufangen, da hier auch bei zweieiigen Zwillingen die beiden Chorien fast ausnahmslos zu einer einheitlichen Hülle verwachsen sind. Auch die zweieiigen Zwillinge von *Euphractus villosus* besitzen ein einheitliches Chorion. Beim Pferd scheint eine solche Verschmelzung der Eihäute nicht vorzukommen, so daß hier ein einheitliches Chorion als Hinweis auf die eineiige Entstehung von Zwillingen angesehen werden könnte. Die Eihautverhältnisse sind also bei den verschiedenen Arten sehr wechselnd.

Praktisch bleibt somit auch bei den Haustieren keine andere Möglichkeit der Zwillingsdiagnose als die aus der Ähnlichkeit. Auf diese Weise konnten beim Rind eineiige Zwillinge zweifelsfrei nachgewiesen werden, bei Pferd und Schaf mit hoher Wahrscheinlichkeit. Es ist anzunehmen, daß das Vorkommen eineiiger Zwillinge verbreiteter ist, als bisher angenommen wurde, wenn sie auch sicher längst nicht so häufig sind wie beim Menschen. Bei allen Arten, bei denen Doppelmißbildungen vorkommen, ist anzunehmen, daß hin und wieder auch eineiige Zwillinge entstehen.

Die zweite Frage, die durch vergleichende Betrachtung einer Lösung näher gebracht werden kann, ist die der *Erbanlage zur Zwillingsträchtigkeit*, die für mehreiige Mehrlinge nichts anderes ist als die Anlage zur Polyovulation. Die Zahl der Nachkommen eines Wurfes, d. h. die Zahl der Eier, die in einer Brunstperiode zur Reifung kommen, ist artspezifisch, also erblich gegeben. Innerhalb der Haustiere geht die Reihe von den vielgebärenden Tieren zu den mehr- und eingebärenden Tieren, vom Schwein über Ziege, Schaf und Rind zum Pferd. Bei den vier erstgenannten Haustieren zeigen verschiedene Rassen deutliche Unterschiede; innerhalb der Rassen sind Unterschiede nach Stämmen und Familien festzustellen. Die Gesamtheit dieser Tatsachen stellt es außer Zweifel, daß die Polyovulation in ihrem Ausmaß durch Erbanlagen bestimmt ist. In der genannten Reihe besteht darüber bis zum Rind keine Meinungsverschiedenheit; nur beim Pferd, bei dem die Zwillingsgeburten verhältnismäßig am seltensten sind, stehen sich verschiedene Ansichten gegenüber. Damit ist hier die Lage dieselbe wie beim Menschen, bei dem die Anlage zur Zwillingsgeburt gleichfalls von einigen Forschern wie LENZ bestritten und angenommen wird, daß die

Möglichkeit der Polyovulation in jedem normalen menschlichen Erbgut gegeben sei und durch nicht näher feststellbare Einflüsse zur Auslösung gebracht werden könne. Die Zusammenschau mit den Tieren mit größerer Zwillingshäufigkeit macht aber auch für das Pferd und den Menschen das Vorhandensein einer Erbanlage zur Polyovulation wahrscheinlich. Allerdings setzt sie sich auf alle Fälle nur verhältnismäßig selten durch; v. VERSCHUER rechnet beim Menschen mit einer Manifestationswahrscheinlichkeit von etwa 6%. Zwischen der Annahme einer Erbanlage mit so schwacher Durchschlagskraft und der Ansicht, daß die Möglichkeit der Zwillingsbildung bei jeder normalen Erbmasse gegeben sei, besteht aber kein so großer Gegensatz, als dies bei der Aufstellung des Gegensatzes „erblich" oder „nichterblich" zunächst erscheinen möchte.

Schrifttum.

ABEL, W.: Zwillinge bei Mantelpavianen und die Zwillingsanlage innerhalb der Primaten. Z. Morph. u. Anthrop. **31** (1933).

FERNANDEZ, M.: Beiträge zur Embryologie der Gürteltiere. 1. Zur Keimblätterinversion und spezifischen Polyembryonie der Mulita. Gegenbaurs Jb. **39** (1909). — Über einige Entwicklungsstadien des Peludo. Anat. Anz. **48** (1915). — FISCHER, E.: Die Entwicklung des Dachses und die Entstehung menschlicher Zwillinge. Eugenik **1** (1931).

HUGHES, W.: Sex intergrades by foetal pigs. Biol. Bull. Mar. biol. Labor. Wood's Hole **52** (1927).

IHERING, H. v.: Über die Fortpflanzung der Gürteltiere. Sitzgsber. Akad. Berlin **1885**. — Über „Generationswechsel" bei Säugetieren. Arch. f. (Anat. u.) Physiol. **1886**.

JOHANSSON, I.: The sex ratio and multiple births in cattle. Z. Züchtung, Reihe B **24** (1932).

KELLER, C.: Bietet die landwirtschaftliche Tierzucht Grundlagen zur Zwillingsforschung? Biol. generalis (Wien) **7** (1932). — KRONACHER, L.: Zwillingsforschung beim Rind. Z. Züchtung, Reihe B **25** (1932). — Genetik und Tierzüchtung. Handbuch der Vererbungswissenschaft, Bd. III E. Berlin 1934. — KRONACHER, C., unter Mitarbeit von D. SANDERS: Neue Ergebnisse der Zwillingsforschung beim Rind. Berlin 1936.

LILLIE, F.: The freemartin. A study of the action of sex hormones in the foetal life of cattle. J. of exper. Zool. **23** (1917). — LOTZE, R.: Zwillinge. Einführung in die Zwillingsforschung. Öhringen 1937.

NEWMAN, H. H.: The natural history of the nine-banded Armadillo. Amer. Naturalist **47** (1913). — The biology of twins. Chicago 1917. — The physiology of twinning. Chicago 1923.

PATOW, C. v.: Genetische Untersuchungen an Schafen. I. Zwillingsträchtigkeit. Z. Züchtung, Reihe B **26** (1933).

RICHTER, JOH.: Zwillings- und Mehrlingsgeburten bei unseren landwirtschaftlichen Haustieren. Arb. dtsch. Ges. Züchtungskde **1926**, H. 29.

STROEVER, A. W.: Das Auftreten und die Vererbung von Mehrlingsgeburten beim Vollblutpferde. Berlin 1917.

UPPENBORN, W.: Untersuchungen über Zwillingsgeburten beim Pferd. Z. Züchtung, Reihe B **28** (1933).

WRIEDT, CHR.: Zwillings- und Drillingsgeburten bei Schafen. Z. Tierzüchtung u. Züchtungsbiol. **2** (1924). — Vererbung von Zwillingsgeburten bei Pferden. Züchtungskde **3** (1928).

Die Mehrlingsbildung beim Menschen und ihre Vererbung.

Von **Emil Wehefritz**, Mainz.

Mit 1 Abbildung.

Einleitung.

Die *Mehrlingsbildung*, besonders die Entstehung von *Zwillingen* beim Menschen, ist bekanntlich kein seltenes Vorkommnis; sie hat aber trotzdem von den ältesten Zeiten bis in die Gegenwart den Stempel des aus dem Rahmen der Fortpflanzung Herausfallenden und damit des Ungewöhnlichen getragen. Es nimmt deshalb nicht wunder, wenn, wie Malbin ausführt, bei den einzelnen Völkern die exzessive Fruchtbarkeit verschieden gewertet wird, als besonderes Geschenk des Himmels oder als Schickung finsterer Mächte. Bei einer solchen Einstellung haben sich für Mütter und Kinder die verschiedensten Sitten und Bräuche entwickelt. In Sage und Dichtung haben Mehrlinge immer eine besondere Stellung eingenommen.

Für den *Geburtshelfer* haben *Mehrlinge* nach ihrer Entstehung, nach dem Verlauf der Tragzeit, nach den Rückwirkungen auf den mütterlichen Organismus, nach der Entwicklung der Früchte in utero, und endlich nach ihrer Ausstoßung, dem Geburtsverlauf, eine besondere Bedeutung erlangt.

Der *Vererbungsforschung* haben *Zwillingsbiologie* und *Zwillingspathologie* einerseits eine Fülle neuer Probleme gebracht, vornehmlich in der Erforschung des Mehrlingsphänomens; andererseits haben sie aber auch dem Genetiker das Rüstzeug an die Hand gegeben zur Stellungnahme zu den verschiedensten Problemen.

I. Die Häufigkeit der Mehrlingsschwangerschaft beim Menschen und ihre Ursachen.

Über das *zahlenmäßige* Vorkommen von Mehrlingsschwangerschaften liegen eine Reihe von größeren Statistiken älteren und jüngeren Datums vor, deren Ergebnis sich ungefähr deckt.

So fand z. B. Wappäus, der die Geburten Mitteleuropas für den Zeitraum von 15 Jahren zusammengestellt hat, bei 19698322 Geburten 226807 Zwillinge, 1623 Drillinge und 59 Vierlinge, einmal Fünflinge. Nach den Untersuchungen von Meckel-Veit trifft eine Zwillingsgeburt auf 89 Einlingsgeburten und eine Drillingsgeburt auf 7910 Geburten. Guzzoni, der über 81 Millionen Geburten aus den verschiedensten Ländern verfügt, gibt an, daß auf 87 Einlingsgeburten einmal Zwillinge fallen. Prinzing, Weinberg, Dahlberg, Orel, Greulich und Davenport errechnen auf 85,2 Geburten eine Zwillings-, auf 7628 Einlinge eine Drillings- und auf 670734 Geburten eine Vierlingsgeburt.

Mit diesen Werten der großen Sammelstatistiken stimmt die Berechnung von Hellin überein, derzufolge auf rund 80 Einzelgeburten eine Zwillingsgeburt trifft und die Häufigkeit der Graviditäten mit mehr als zwei Früchten

Tabelle 1. Die Mehrlingsgeburten und die Mehrlingskinder 1925—1933[1].

Jahre	Zwillingsgeburten			Drillingsgeburten				Sonstige Mehrlingsgeburten	Mehrlingskinder							
									lebendgeborene				totgeborene			
									Knaben		Mädchen		Knaben		Mädchen	
	2 Knaben	1 Knabe, 1 Mädchen	2 Mädchen	3 Knaben	2 Knaben, 1 Mädchen	1 Knabe, 2 Mädchen	3 Mädchen		ehelich	unehelich	ehelich	unehelich	ehelich	unehelich	ehelich	unehelich
1925	5371	5627	4743	31	35	51	44	2[3]	14 261	1352	13 273	1288	856	120	719	104
1926	4873	5289	4744	41	41	28	39	1[4]	13 052	1278	12 878	1246	786	152	738	133
1927	4815	5053	4382	45	39	38	27	3[5]	12 688	1279	12 011	1209	862	110	678	122
1928	4727	5189	4550	32	34	34	37	1[6]	12 602	1319	12 387	1312	792	129	689	117
1929	4724	4963[2]	4357	38	34	25	29	1[7]	12 363	1296	11 940	1186	811	148	638	88
1930	4582	4750	4235	34	22	32	33	1[8]	11 971	1209	11 571	1160	792	122	578	98
1931	4153	4614	4054	41	26	22	32	2[9]	11 223	1078	11 076	1117	714	105	611	89
1932	3885	4192	3701	27	29	29	30	—	10 397	1066	10 202	962	571	96	528	79
1933	3949	4129	3580	30	34	30	35	2[10]	10 555	896	10 038	870	663	102	510	77

[1] Ohne Saarland. — [2] Hierunter 1 Zwillingsgeburt: 1 Mädchen lebend, 1 totes Kind unbekannten Geschlechts, das als Knabe gerechnet ist. — [3] 2 Vierlingsgeburten: zusammen 6 Knaben, 2 Mädchen. — [4] 1 Vierlingsgeburt mit 4 lebenden Mädchen. — [5] 3 Vierlingsgeburten: zusammen 5 Knaben, 7 Mädchen. — [6] 1 Vierlingsgeburt: 1 Knabe, 3 Mädchen. — [7] 1 Vierlingsgeburt: 4 Mädchen. — [8] 1 Vierlingsgeburt: 2 Knaben, 2 Mädchen. — [9] 2 Vierlingsgeburten: zusammen 3 Knaben, 5 Mädchen. — [10] 2 Vierlingsgeburten: zusammen 1 Knabe, 7 Mädchen.

proportional der Zahl der gleichzeitig geborenen Einlingsfrüchte abnimmt. Nach HELLIN treffen:

Zwillinge auf 80 Einlingsgeburten				
Drillinge „	80^2	„	=	6400
Vierlinge „	80^3	„	=	512000
Fünflinge „	80^4	„	=	40960000

Nach RICHTER trifft die HELLINsche Berechnung für die Haussäugetiere nicht zu.

Vierlingsgeburten gehören also schon zu den Seltenheiten; nach dem „Statistischen Jahrbuch für 1923" teilt ENGELHORN mit, daß in Deutschland die Jahreszahl für Vierlinge in dem Zeitraum 1913—1921 zwischen 1 und 7 schwankt, während die Jahresfrequenz für Drillinge zwischen 210 und 230 betrug und die Zahl der Zwillingsgeburten für den gleichen Zeitraum pro Jahr in die Tausende ging. Aus dem „Statistischen Jahrbuch" für 1933 lasse ich die Zahl der Zwillings- und Drillingsgeburten von 1925 an folgen; aus der Tabelle ist auch die Geschlechtsproportion der Zwillinge ersichtlich.

Über Vierlings- und besonders über Fünflingsgeburten wird wegen ihres seltenen Vorkommens wohl meist kasuistisch berichtet.

Nach v. WINCKEL finden sich Präparate von Fünflingen und den zugehörigen Placenten in der Sammlung der Rotunda zu *Dublin* und im HUNTERschen Museum zu *London*; über ein gleiches Präparat (DE BLÉCOURT) verfügt die *Groninger* Frauenklinik.

Sechslinge sind bisher dreimal beschrieben worden (VASALI, VORTISCH und BAUDOUIN). Über Siebenlinge (v. HAMELN) konnte BARFURTH berichten.

DREYER geht in seiner sehr gründlichen Monographie über Zwillinge vergleichsweise auf ihre Häufigkeit in den einzelnen Ländern ein. Die folgende Tabelle enthält Durchschnittswerte, die einen guten Überblick gestatten.

Tabelle 2. Häufigkeit der Zwillinge.

Name des Landes	%	Name des Landes	%
Rußland . .	2,38 (1,969)	Deutschland .	1,25
Schweden . .	1,54	Italien . . .	1,15
Dänemark . .	1,38	Frankreich .	0,97
Holland . .	1,299	Belgien . . .	0,96
Norwegen . .	1,28	Spanien . . .	0,84

Aus der Zusammenstellung DREYERs, die aus dem Jahre 1895 stammt, und aus Berechnungen anderer Autoren geht unter Berücksichtigung geringer Schwankungen die eine Tatsache wohl einwandfrei hervor, daß die *nordischen Länder den höchsten Prozentsatz von Mehrlingen aufweisen, im Mittel 1,5%, und die südlichen Länder (Griechenland, Brasilien, Argentinien usw.) den niedrigsten, im Mittel 0,6%*. Zwischen diesen beiden Extremen liegen die Werte von Deutschland mit 1,25%, von Frankreich und Italien mit 1,13%. Nach FISCHER sind angeblich Zwillingsgeburten in *Cochinchina* und bei den *Annamiten* äußerst selten.

In *Japan* scheint nach den Untersuchungen von KOMAI und FUKUOKA die Gesamtzahl der Zwillinge geringer zu sein als in Europa. Diese geringere Frequenz ist durch die kleine Zahl von ZZ[1] (um ein Viertel bis ein Drittel weniger als bei uns) zu erklären, während die Häufigkeit der EZ die gleiche wie in Deutschland ist. Nach ARAKI kommt in Japan auf 302 Geburten eine Zwillingsgeburt. Auf 100 Zwillingsgeburten mit verschiedenem Geschlecht treffen 220 nur männlichen und 200 nur weiblichen Geschlechts.

Da die Frequenz der Zwillingsgeburten in den einzelnen Ländern nach meinen bisherigen Ausführungen verschieden groß ist, ist die Annahme berechtigt, *daß die Häufigkeit der Mehrlinge von der geographischen Lage des einzelnen Landes abhängig ist.*

Geht man nun den *Ursachen* dieser Zwillingsvariabilität nach, so drängt sich zunächst der Gedanke auf, daß *Rasseeigentümlichkeiten* die Häufigkeit für die Erbanlage zu Mehrlingen beeinflussen könnten (Deutschland, Rußland, Japan!). Freilich, ein exakter Beweis für die Annahme steht noch aus, er wird auch wohl schwer zu führen sein, weil die Entstehung und damit die Häufigkeit der Zwillinge von der Wirkung einer weiteren Reihe von Faktoren abhängig ist.

Aus verschiedenen statistischen Arbeiten, wie z. B. von DUNCAN, HECKER, PUECH, ergibt sich einwandfrei die *Abhängigkeit der Zwillingsgeburten* von der *Fruchtbarkeit* einer *Familie* und des *ganzen Landes.*

Bereits in einer Untersuchung aus dem Jahre 1874 lieferte PUECH diesen Abhängigkeitsbeweis für sein Heimatland *Frankreich.* Andere Einflüsse, wie den der Rasse, exogener Faktoren, der Kultur und der Lebensweise, endlich von tellurischen Konstellationen (!) schließt der Autor vollständig aus. Der Prozentsatz für Zwillingsgeburten schwankt für Frankreich zwischen 0,97 und 1,13%. In *Sachsen* bewegt sich nach STRASSMANN die Zahl der Zwillinge entsprechend der Geburtenzahl überhaupt in Grenzen von 1 : 75—80 bis 1 : 79—83.

In einer Arbeit über die Vererbung der Zwillingsgeburten nimmt auch die norwegische Forscherin KRISTINE BONNEVIE zu diesem Gegenstand im gleichen Sinne wie die obigen Autoren Stellung. Bei ihren Untersuchungen, die ein Bauerngeschlecht von 5000 Angehörigen mit 1300 Ehen betreffen, fand die Autorin für die zahlreichen Zweige dieser einen Familie in 3,5% aller Geburten Zwillinge, also gegenüber der Durchschnittszahl dieses Landes mit 1,3% eine beträchtliche Steigerung. In 96 Ehen mit Zwillingsgeburten haben 16 Ehen eine Zahl von 7 Nachkommen aufzuweisen; 15 eine solche von 8; 33 Ehen bis zu 10 Kindern im ganzen, dagegen nur 11 Ehen 2—3 Kinder (nur 9 Ehen mit 3, nur 2 Ehen mit 2 Kindern!). Die folgende Abb. 1 zeigt graphisch die enge Abhängigkeit dieser 96 Ehen mit Zwillingsgeburten von der allgemeinen Fruchtbarkeit der Einzelehen in der gestrichelten Kurve, während die ausgezogene den Kinderreichtum der Gesamtzahl der Ehen veranschaulicht. Wie aus der Abb. 1 ersichtlich ist, haben von 380 Ehen nur 50 (7 + 14 + 29) eine Kinderzahl von 1—3; *somit handelt es sich um ausnehmend fruchtbare Ehen überhaupt.*

Mit dem gehäuften Vorkommen von Mehrlingen in besonders fruchtbaren Ehen läßt sich der Nachweis zahlreicher Follikel mit zwei, ja sogar mit 3 Eiern

[1] ZZ zweieiige Zwillinge, EZ eineiige Zwillinge, PZ Pärchenzwillinge.

in den Ovarien verstorbener Zwillingsmütter in Beziehung bringen (STRASSMANN, BUMM).

Ob und inwieweit das *Klima* bei der Entstehung von Zwillingen eine Rolle spielt oder mitspielt, ist noch nicht geklärt. Wenn wir mit dem Klima eine Vielheit atmosphärischer, geologischer und metereologischer Einzelfaktoren umfassen, so müßte man bei der Erforschung der Bedingtheit der Entstehung von Zwillingen einzelne wichtige Klimafaktoren herausgreifen und deren Einfluß gesondert oder in ihrem Zusammenwirken prüfen. Arbeiten der jüngsten Zeit (GUTHMANN, WEHEFRITZ u. a.) konnten die Einwirkung des uns umgebenden Klimas auf den Organismus der Frau in physiologischer und pathologischer Hinsicht unserem Verständnis näher bringen (Menarche, Menstruation, Wehenbeginn, Eklampsie).

Wenn aber PATELLANI die Abnahme der Zwillingshäufigkeit in Italien vom Norden nach dem Süden zu (von 1,8% bis auf 0,78%) mit einer Änderung der klimatischen Faktoren zu erklären versucht, so darf man in diesem Zusammenhang die meiner Meinung nach sehr wichtige Tatsache nicht vergessen, daß die Bevölkerung Norditaliens sich *rassisch* anders zusammensetzt als die des Südens dieses Landes. Die gleiche Überlegung gilt für die Behauptung DAVENPORTs über die Variabilität der Zwillingsanlage in den nördlichen und südlichen Ländern.

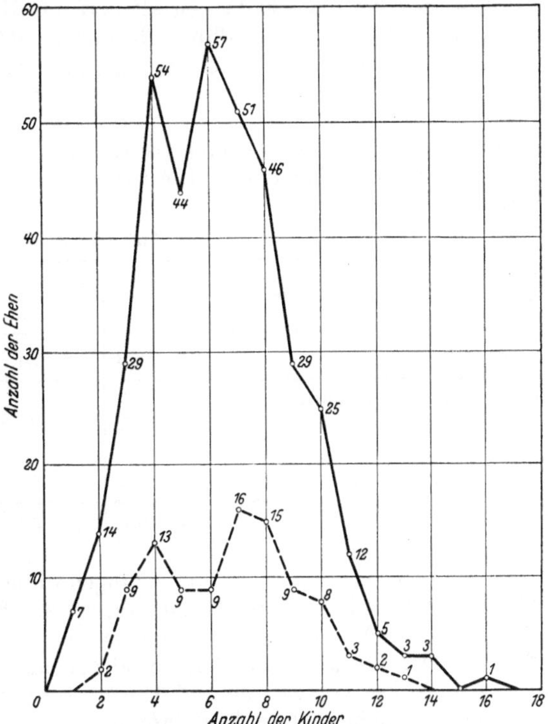

Abb. 1. Eheliche Fruchtbarkeit und Zwillingsgeburten. (Nach K. BONNEVIE.)

Über den Einfluß der *Ernährung* auf die Entstehung und die Häufigkeit der Zwillingsgeburten wissen wir bisher so gut wie nichts Sicheres. Je mehr die Ernährungswissenschaft ausgebaut wird, um so mehr Bedeutung gewinnen die Wechselbeziehungen zwischen der Nahrung und der Fortpflanzung (STIEVE, WEHEFRITZ und GIERHAKE, LENKEIT u. a.). Ob und inwieweit die Variabilität der „Erbanlage Zwillinge“ bei den nordeuropäischen Völkern und in den südlichen Ländern durch Verschiedenheiten in der Ernährung und in den ganzen Lebensbedingungen zustande kommt, entzieht sich heute noch unserer Kenntnis.

Bei den Tieren spielt jedenfalls die Ernährung für die Entstehung von Zwillingsgeburten eine nicht unbedeutende Rolle. Marschschafe mit ihren günstigen Ernährungsbedingungen werfen durchschnittlich mehr Lämmer als die kümmerlich sich ernährenden Geestschafe. Nach Ansicht v. PATOWs lassen sich Unterschiede in der Variation von Zwillingsgeburten und der Manifestierung zur Anlage der Zwillingsträchtigkeit in der Hauptsache auf Unterschiede in der Fütterung zurückführen.

Auch das *Alter der Mütter* scheint bei der Entstehung der Mehrlinge eine gewisse Rolle zu spielen. Bereits 1879 errechnete GÖHLERT, daß das Maximum der Zwillingsgeburten auf ein Alter der Mutter zwischen 26 und 35 Jahren falle somit in eine Lebensperiode, in der die Fortpflanzung ihre größte Intensität erreicht hat; im Mittel findet der Autor für die Mutter ein Alter von 29,5 Jahren; DUNCAN fand einen höheren Wert, nämlich 33,5 Jahre.

RUMPE, PRINZING u. a. haben einen Unterschied in dem Durchschnittsalter der *Mütter zweieiiger und eineiiger Zwillinge* gefunden. Während z. B. nach RUMPE 50% von Müttern zweieiiger Zwillinge ein Alter von 26—30 und 18% ein solches von 31—35 Jahren hatten, waren von den Müttern eineiiger Zwillinge nur 17% zwischen 26—30 Jahren alt und nur 13% zwischen 31 und 35 Jahren (s. Kapitel „Genese der Zwillingsschwangerschaft").

Das Alter der Mutter ist in den Arbeiten über Zwillinge von STRASSMANN, WINTER, COHN, KLEINWÄCHTER, MÜLLER, KRAHN, QUENZEL, MARE, RYCHEWICZ, RESINELLI, LISSMER u. a. angegeben.

OREL hat 1927 bei 803 Zwillingspaaren mit 23,8% sicheren eineiigen Zwillingen das Alter der Mutter berechnet. Die Tabelle 3 gibt Aufschluß über die gefundenen Werte.

Tabelle 3.

Alter und Zahl der Mütter von	bis 20 J.		21—30 J.		31—40 J.		über 40 J.		Gesamtzahl der Mütter
	abs.	%	abs.	%	abs.	%	abs.	%	
Eineiigen Zwillingen	24	18,3	68	51,9	37	28,3	2	1,5	131
Zweieiig gleichgeschlechtlichen Zwillingen	20	8,5	128	54,2	79	33,5	9	3,8	236
Zweieiig ungleichgeschlechtlichen Zwillingen	5	2,0	147	59,0	94	37,7	3	1,2	249
Zweieiigen Zwillingen	25	5,1	275	56,8	173	35,6	12	2,4	485

Von den Müttern mit eineiigen Zwillingen wiesen 18,3% ein Alter bis 20 Jahren auf, 51,9% ein solches von 21—30 Jahren; 28,3% standen in einem Alter von 31—40 Jahren. Von den Müttern mit zweieiigen Zwillingen waren dagegen nur 5,1% bis 20 Jahre alt, dafür hatten 56,8%, also 4,9% mehr als bei der ersten Gruppe, ein Alter von 21—30 und 35,6%, demnach 7,3% mehr als in Gruppe 1, ein solches zwischen 31 und 40 Jahren.

Nach v. VERSCHUER besteht für die *eineiigen* Zwillinge eine Beziehung zum Lebensalter der Mutter nicht; ihre Häufigkeit ist nämlich unabhängig von dem Alter der Mutter.

Nach WEINBERG ist die Zahl der in den Städten geborenen eineiigen Zwillinge größer, als es dem Durchschnitt für unser ganzes Land entspricht (33:25%). Die Zahl der Zwillinge überhaupt soll nach den Untersuchungen von WEINBERG und DAHLBERG dagegen auf dem Lande größer als in den Städten sein.

Mütter von Drillingen weisen ein Durchschnittsalter von 31—32 Jahren auf.

Nicht ohne Bedeutung sind auch die Beziehungen der Zwillingsgeburten zu der Zahl der Geburten überhaupt. DUNCAN, BERTILLON, GEISSLER, RUMPE, WEINBERG, DAHLBERG haben sich mit dieser Frage beschäftigt. Nach den Berechnungen WEINBERGs fallen auf:

		Zwillingsgeburten aus 1 Ei	Zwillingsgeburten aus 2 Eiern
110 260	2. Geborene	3,2‰	7,4‰
73 235	4. „	2,6‰	9,6‰
60 945	5. „	3,4‰	9,5‰
48 995	6. „	3,7‰	11,2‰
27 595	8. „	2,3‰	13,9‰

Nach STRASSMANN verhalten sich:

Primiparae:	*Multiparae:*
bei EZ wie 33 : 67	bei ZZ wie 22 : 78

Aus diesen Zahlenangaben geht mit Deutlichkeit hervor, daß zweieiige Zwillinge vorwiegend von Mehrgebärenden abstammen, also von Müttern, die auf der Höhe der Fortpflanzung stehen und bei denen gleichzeitig zwei Eier zur Reife gelangen[1].

Über *wiederholte Mehrlingsgeburten* finden sich zahlreiche kasuistische Mitteilungen. Einzigartig ist wohl die von H. H. BOËR (1808) veröffentlichte Beobachtung von „merkwürdiger Fruchtbarkeit eines armen Weibes in Wien" mit 11 Mehrlingsgeburten (dreimal Zwillinge, sechsmal Drillinge, zweimal Vierlinge = 32 Kinder). WEINBERG hat an dem Material von STRASSMANN und drei anderen Autoren sowie an eigenen Untersuchungen die Häufigkeit wiederholter Mehrlingsschwangerschaft errechnet. Demnach ergibt sich diese „bei einer Zwillingsgeburt als doppelt, bei einer Drillingsgeburt viermal so häufig als die entsprechende Häufigkeit der Mehrlingsgeburten überhaupt. Bei Zwillingsgeburten aus einem Ei würde die Häufigkeit einer wiederholten Zwillingsgeburt 1:85, bei denen aus zwei Eiern 1:30 Geburten betragen." Nach Ansicht WEINBERGS müßte bei Drillingen, die zum größten Teil mehreiig sind, die Häufigkeit wiederholter Zwillingsschwangerschaften noch größer sein als bei den zweieiigen Zwillingen.

Über das *Verhältnis von eineiigen:zweieiigen Zwillingen* liegen eine Reihe von Untersuchungen älteren und neueren Datums vor.

Die Prozentzahlen, die die älteren Autoren bei ihren Berechnungen auf Grund der *Eihautbefunde* ermittelten, sind zu niedrig, weil die Erfassung auf Grund der Eihautbefunde allein nach der Eiigkeit zu große Fehlerquellen lieferte. So teilte z. B. AHLFELD Zahlen wie 12,2% bzw. 15,5% für eineiige Zwillinge mit. PRINZING fand 19,6%, RESINELLI 14,9%, STRASSMANN 14,66%.

Es bedeutete deshalb einen wesentlichen Fortschritt, als WEINBERG im Jahre 1902 seine „Differenzmethode" zur statistischen Errechnung der eineiigen Zwillinge angab. Diese Methode ergibt die Zahl der Eineiigen durch Berechnung aus der Zahl der ungleichgeschlechtlichen Zwillingspaare. „Die Tatsache, daß die Pärchen ziemlich genau die Hälfte der zweieiigen Zwillinge ausmachen, läßt aus ihrem Prozentsatz unter sämtlichen Zwillingsgeburten einer Bevölkerung oder bei Gruppen der letzteren die Häufigkeit der ein- und zweieiigen Zwillinge berechnen" (♂♀ : ♀♂ = 50%). Man berechnet also „die Zahl der zweieiigen Zwillinge durch Verdopplung der Zahl der Pärchen und durch Subtraktion des Wertes von sämtlichen, ebenso aber auch durch Subtraktion des Wertes von sämtlichen Zwillingen gleichen Geschlechtes die eineiigen Fälle". WEINBERG fand 21% eineiige Zwillinge auf Grund seines Materials, das aus 12 deutschen Anstalten stammte; für Ungarn errechnete er einen Prozentsatz von 22,6%, für Belgien von 31% (Massenstatistik!).

SIEMENS (1925), der sich mit der Eihautdiagnose zur Erkennung der Eiigkeit befaßte, kommt zu dem Ergebnis, daß $^1/_3 = 33\%$ aller Zwillinge eineiig sein müßten. Da die Zwillingspaare mit gemeinsamen Eihäuten nach vorherrschender Meinung nur 15% aller Zwillinge ausmachen, muß gefolgert werden, daß entweder beim Vorhandensein doppelter Eihäute noch nicht Zweieiigkeit bewiesen ist oder die statistischen Unterlagen für die Häufigkeit der eineiigen Zwillinge mit gemeinsamen Eihäuten nicht stimmen, sondern weit höher einzusetzen sind.

---

[1] Die Zunahme der Zwillingsgeburten mit zunehmender Geburtenzahl einer Frau ist nach DAHLBERG durch das Alter der Mutter bedingt (Statistik von Australien).

OREL (1927) nahm auf Grund der Differenz zwischen den von WEINBERG und SIEMENS gefundenen Prozentzahlen erneut Stellung zu diesem Problem. Unter Beachtung der tatsächlichen Zahl der Pärchen und der Sexualproportion gab der Autor eine neue Berechnungsmethode an, mit deren Hilfe er einen Wert von 23—26,6% eineiiger Zwillinge für sein Material errechnete, einen Prozentsatz, der mit den durch Eihautbefunde ermittelten gut übereinstimmt und dem wahren Wert für die eineiigen Zwillinge sehr nahe kommt.

WEINBERG nimmt in einer kurzen Arbeit (1928) zur Brauchbarkeit seiner Differenzmethode Stellung, die von ihm eine Verbesserung erfahren hat. Wenn auch diese Methode bewußt den Unterschied in der Häufigkeit beider Geschlechter vernachlässigt, so weist der Autor darauf hin, daß mit Hilfe seiner Berechnungsmethode die Zahl der eineiigen Zwillinge richtig berechnet werden könnte, sofern nur das untersuchte Material genügend groß ist; weiterhin besteht eine Übereinstimmung der Ergebnisse der verbesserten Differenzmethode mit den Zahlen, die durch die Ähnlichkeitsdiagnose gewonnen werden.

II. Die Entwicklung der Zwillinge.

1. Die intrauterine Entwicklung.

An den Anfang dieses Kapitels muß die allbekannte Tatsache gestellt werden, daß *in der überwiegenden Mehrzahl der Fälle die körperliche Entwicklung der Zwillinge und in noch höherem Grade von Drillingen, Vierlingen usw. hinter der Ausbildung des Einlings zurückbleibt*; denn je größer die Zahl der gleichzeitig getragenen Früchte wird, um so größer wird die Differenz zwischen dem Grad ihrer körperlichen Entwicklung und der des Einlings, die auf Grund tausendfacher Beobachtung als die Norm anzusehen ist. Erst die Arbeiten der jüngsten Zeit über die Biologie und Pathologie der Schwangerschaft, besonders über die Mehrleistungen des mütterlichen Organismus während dieser Zeit (hormonale Drüsen!) und über den Stoffwechsel zwischen Mutter und Kind haben uns das letzte Verständnis gebracht für die im allgemeinen beobachtete geringere körperliche Entwicklung gleichzeitig getragener Früchte gegenüber dem Einling.

Besonders muß in diesem Zusammenhang darauf hingewiesen werden, daß Zwillinge in der Mehrzahl der Fälle *vor* dem richtigen Termin geboren werden, teils durch die Überdehnung des Fruchthalters mit Rückwirkung auf den Halskanal und den Muttermund oder durch die Häufung von Erkrankungen der Mutter infolge Überbelastung durch die Mehrlingsschwangerschaft; vorzeitiger Blasensprung und vorzeitiger Wehenbeginn leiten dann die Geburt ante terminum ein. Nach STRASSMANN erreichen noch nicht ganz drei Viertel aller Zwillingsschwangerschaften den 10. Monat und von diesen mehr als ein Viertel nur den Anfang dieses Monats.

Bei Drillingen sind ausgetragene und dabei reife Kinder selten (GELLY, PIERING, NAGEL, TARNIER, BAYER u. a.). Vierlinge und besonders Fünflinge sind nur in den seltensten Fällen noch lebensfähig, Sechslinge nie.

Die *intrauterine* Entwicklung von Mehrlingen im eigentlichen Sinne kann gestört werden durch krankhafte Veränderungen der allerersten Anlage, also im Embryonalstadium, und dann durch die *vorzeitige* Unterbrechung der Schwangerschaft. Je nach dem Schwangerschaftsmonat, in dem die Unterbrechung erfolgt, und je nach der Entwicklung der Früchte kommt es nach dem Absterben zur Retention der betreffenden Frucht oder in der allerersten Zeit zur völligen oder fast völligen Resorption, so daß sich oft leicht übersehbare Anhängsel an der Placenta in Form eines *Fetus papyraceus s. compressus*, der Papierfrucht, finden. Die besonderen Verhältnisse bringen es bei den eineiigen Zwillingen mit sich, daß *etwa 3mal so häufig eine vorzeitige Unterbrechung erfolgt als bei den zweieiigen*. Bei diesen kommt es, freilich nur in seltenen Ausnahmen, vor, daß die eine abgestorbene Frucht durch eine Fehlgeburt ausgestoßen oder operativ entfernt wird, während die zweite Frucht noch eine Zeitlang getragen wird bzw. überhaupt sich weiter entwickelt (AHLFELD, HOLZBACH, STRASSMANN). Bei den *eineiigen* Zwillingen dagegen wird die bereits abgestorbene Frucht weiter getragen und mit dem zweiten Zwilling geboren. Jedem Geburtshelfer ist weiterhin die Tatsache bekannt, daß durch die Asymmetrie der Blutzufuhr und Blutverteilung vom dritten Kreislauf aus (KÜSTNER, SCHATZ, WERTH, FEHLING) der eine Zwilling *polyhydramnotisch*, der andere *oligohydramnotisch* werden kann. Die Entstehung eines Hydramnions kann aber auch durch das Prävalieren des Herzens der einen Frucht über die andere hervorgerufen werden. Nach MARCHAND (zit. nach ENGELHORN) führt die Plethora, die sich in dem Körper des von der Natur schlechter gestellten Zwillings entwickelt, zu Ascites und zu Hydramnion.

Wenn die Herztätigkeit des einen Zwillings bereits in der ersten Schwangerschaftszeit sich immer mehr entwickelt, so kann die dadurch hervorgerufene ungleiche Versorgung der beiden Früchte mit Blut schließlich zu einem Stillstand des Herzens der anderen Frucht und zu sekundärem Schwund führen. Es entsteht die „herzlose Mißgeburt", der *Acardiacus*, der oft noch weitere Entwicklungsstörungen aufweist *(Acephalus, Acormus, Amorphus)*.

Das Auftreten von Mißbildungen bei Zwillingen weicht zahlenmäßig nicht von dem bei Einlingen ab; bei den *eineiigen* Zwillingen werden Mißbildungen öfters beobachtet als bei *zweieiigen* (s. die klassischen Arbeiten AHLFELDS!).

Bei Nierenerkrankungen der Mutter wird die plötzliche und rasche Entstehung eines Hydramnions beobachtet, das oft durch krankhafte Veränderungen der Placenta und Sekretionsstörungen des Amnionepithels zu einem Hydrops universalis von Frucht und Anhängen führen kann. Je rascher sich ein solches Hydramnion ausbildet, um so größer pflegt die Flüssigkeitsmenge zu werden und um so öfter muß im Interesse der Mutter die Schwangerschaft vorzeitig unterbrochen werden; in diesem Zusammenhange sei besonders auf die Häufung der *Eklampsie*, der schwersten und gefährlichsten Schwangerschaftstoxikose, hingewiesen, die bei Mehrlingsschwangerschaften in 4—14% aller Fälle beobachtet wird (MENGE, DÖDERLEIN, SCHATZ).

Vorzeitige Unterbrechung, Frühgeburten, vermehrte Schädigungen der Mutter während und besonders gegen Ende der Gravidität, in seltenen Fällen Komplikationen durch die Nabelschnur bei Früchten in einem einzigen Eihautsack (Präparat der *Göttinger* Frauenklinik) und endlich Gefährdung der zweiten Frucht unter der Geburt sowie die Notwendigkeit vermehrter operativer Entbindungen — auf die Lage der Früchte in utero und den Geburtsverlauf soll in diesem Zusammenhang nicht näher eingegangen werden — erhöhen die Sterblichkeit so stark, daß man mit 20—30% Mortalität der Früchte rechnen kann.

In der Literatur finden wir über das Absterben des einen oder beider Zwillinge reichlich statistische Unterlagen z. B. von SCHATZ, RUMPE, WEINBERG, PRINZING, STRASSMANN u. a.). Einer neueren Statistik von OREL (1927) seien folgende Zahlen entnommen: Von 1606 Zwillingskindern wurden 120 (7,5%) tot geboren, gegenüber 4,6% Mortalität eine wesentliche Erhöhung; von 1486 lebend geborenen Zwillingskindern starben 349 = 23,4% ; von 266 Eineiigen sind 92 = 34,5% entweder tot geboren oder kurz nach der Geburt gestorben, von 1002 zweieiigen 265 = 26,4%. Der Verlust an Kindern ungleichgeschlechtlicher Paare zu dem gleichgeschlechtlicher verhielt sich wie 27,5% : 23%. Der Autor hat recht, wenn er in seinen Schlußfolgerungen ausführt: Der durch die Geburt von Zwillingen erzielte Gewinn an wirklich lebensfähigen Kindern ist unbedeutend, da durch Totgeburt und durch Sterblichkeit im 1. Lebensjahr fast die Hälfte der Geborenen verloren geht.

Ob und inwieweit beim Menschen die Zwillingsschwangerschaft in der allerersten Entwicklungszeit gestört wird, entzieht sich unserer Kenntnis. Wenn Neugebauer darauf hinweist, daß sich bei sorgfältiger Inspektion mancher scheinbaren Einlingsplacenta noch Reste von einem zweiten zugrunde gegangenen Zwilling nachweisen oder vermuten lassen, so spricht diese Feststellung für die Annahme manches Absterbens einer zweiten Frucht in der allerersten Entwicklungszeit. *Den wahren Wert von Zwillingsschwangerschaften kennen wir also vermutlich gar nicht, da eine Diskrepanz zwischen der Anlage Zwillinge und ihrer Erscheinungsform besteht.* Die Annahme von dem Absterben des einen oder anderen Zwillingspartners hat um so mehr Berechtigung, als wir wissen, daß bei den Tieren (Ratte, Schwein, Rind) vor dem Wurf befruchtete Eier zugrunde gehen. Grosser weist deshalb mit Recht darauf hin, daß man auch für den Menschen ähnliche Vorgänge anzunehmen berechtigt sei. Wieweit die Natur selbst in dem einen oder anderen Fall die Ausmerze nicht lebensfähiger Individuen vornimmt (Davenport, vgl. S. 1035), bleibe dahingestellt; endlich entzieht es sich heute unserer Kenntnis, ob hormonale Einflüsse von seiten der Mutter dabei eine Rolle spielen.

Über die *intrauterine* Entwicklung der Zwillinge können wir uns bereits aus den statistischen Angaben der älteren Literatur ein genaues Bild machen, das durch neuere Untersuchungen lediglich eine Bestätigung und Ergänzung erfahren hat.

So fand Rumpe bei seinen Untersuchungen an 144 Zwillingspaaren (100 ZZ und 44 EZ) ein Durchschnittsgewicht von 2590,5 g für den zweieiigen und von 2422,5 g für den eineiigen Zwilling. Da auch Schatz das gleiche Verhältnis, nämlich 2587,0:2434,2 g errechnet hatte, kommt Rumpe zu dem Schluß, *daß eineiige Zwillinge im Durchschnitt schwächer entwickelt sind als zweieiige.* Diesen Entwicklungsunterschied zu ungunsten der eineiigen Zwillinge versucht der Autor zu erklären, indem er meint, es wäre möglich, daß die eineiigen Zwillinge während ihrer Entwicklung in utero durch die gemeinsame Placenta gehindert würden oder daß die aus einem Keim entstammenden eineiigen Zwillinge sich überhaupt schwächer entwickelten als die zweieiigen.

Eine besonders wertvolle Zusammenstellung der durchschnittlichen Entwicklungsdifferenz ein- und zweieiiger Zwillinge, und zwar von Zwillingsfeten verdanken wir Schatz (1887).

Tabelle 4.

Es beträgt bei der Länge des größeren Zwillings von cm	Bei zweieiigen Zwillingen mit getrennten Placenten				Bei zweieiigen Zwillingen mit verwachsenen Placenten				Bei eineiigen Zwillingen			
	nach Länge		nach Schwere		nach Länge		nach Schwere		nach Länge		nach Schwere	
	von Fällen	cm	von Fällen	g	von Fällen	cm	von Fällen	g	von Fällen	cm	von Fällen	g
25—30	—	—	—	—	—	—	—	—	4	3,75	3	117
30—35	—	—	—	—	—	—	—	—	7	3,7	6	318
35—40	5	1,2	5	112	2	2,2	2	187	5	2,3	4	360
40—45	8	1,4	8	193	17	2,3	17	251	5	1,3	7	336
					16	1,8						
45—50	21	1,8	21	330	24	1,8	24	246	14	2,1	16	291
über 50	5	2,7	5	255	4	2,8	4	571	2	2,8	3	600

Auf Grund dieser Wägungen und Messungen kommt der Autor zu folgenden Schlüssen: „Die zweieiigen Zwillinge verhalten sich also in Wahrheit nach allen Richtungen hin gleich, ob ihre Placenten verwachsen oder getrennt sind. Ihre Differenzen nehmen mit dem Alter beständig zu. Anders ist es aber mit den eineiigen. Ihre Differenzen sind um die Mitte der Schwangerschaft absolut (bei der Länge) oder wenigstens relativ (beim Gewicht) am größten und größer als bei zweieiigen Zwillingen, und sie nehmen mit weiterer Alterszunahme ab, bis sie erst am Ende der Schwangerschaft den Differenzen der zweieiigen Zwillinge gleich werden."

In der folgenden Tabelle gebe ich eine Zusammenstellung v. VERSCHUERs wieder, der das Material von RUMPE, DERLIN, WEINBERG, SILBERSTEIN, RABINOWITSCH, HUST, TAUBER, BRANDES neben seinem eigenen verarbeitet hat.

Tabelle 5.

Nach	Bei eineiigen Zwillingen			Bei zweieiigen Zwillingen		
	Zahl der Zwillingspaare	durchschnittlicher Unterschied von		Zahl der Fälle	durchschnittlicher Unterschied von	
		Gewicht in g	Länge in mm		Gewicht in g	Länge in mm
RUMPE (1891)	44	337,2	—	100	283,8	—
DERLIN (1893)	14	342	—	36	290	—
WEINBERG (1925) . .	215	331,3	21,5	727	311,1	18,1
SILBERSTEIN (1907), RABINOWITSCH (1913), HUST (1916), TAUBER (1916) nach DAHLBERG (1926) .	22	290	17	59	232	18 (7.—8. Mon.)
	37	396	20	148	348	17 (9.—10. Mon.)
BRANDES (1925) . . .	32	—	20	97	—	16
v. VERSCHUER	21	400	—	19	360	—
Mittelwerte	—	341	20,9	—	309	17,7
Zahl der Fälle	—	(353)	(306)	—	(1089)	(1031)

Die Berechnung der durchschnittlichen Abweichung eines Zwillingspaares in Prozenten des Mittelwertes ergab:

	EZ	ZZ
für das Geburtsgewicht .	$7{,}8 \pm 0{,}47$	$6{,}3 \pm 0{,}23$
für die Geburtslänge . .	$2{,}1 \pm 0{,}19$	$1{,}85 \pm 0{,}09$

Aus den Berechnungen v. VERSCHUERs, denen allerdings der Mangel der kleinen Zahl anhaftet, ist ersichtlich, *daß sowohl die absoluten als auch die prozentualen Unterschiede für die EZ größer sind als für die ZZ.*

ESSEN-MÖLLER konnte im Gegensatz zu v. VERSCHUER bei seinen Untersuchungen an 76 EZ und 421 ZZ für das Gewicht keine Unterschiede zwischen EZ und ZZ nachweisen; dagegen zeigte sich die Korrelation für die Länge bei den eineiigen Zwillingen etwas größer als bei den zweieiigen[1]. v. VERSCHUER, der zum Vergleich die durchschnittliche prozuentuale Abweichung für das Material ESSEN-MÖLLERs berechnete, fand für die EZ etwas kleinere, für die ZZ etwas größere Werte als bei seinen eigenen Untersuchungen. In Anbetracht der gefundenen Unterschiede glaubt v. VERSCHUER, bei vorsichtiger Fassung die Behauptung aufstellen zu können, „*daß bei der Geburt die EZ bezüglich Gewicht und Länge nicht ähnlicher sind als die ZZ und PZ*", auch BRAUNS kam zu demselben Resultat.

v. VERSCHUER versucht eine Erklärung für die Unterschiede zu geben, die die eineiigen Zwillinge bei ihrer Geburt aufweisen. Nach seiner Ansicht wäre es möglich, daß während der Tragzeit die Erbanlagen für das Körperwachstum

[1] Wohl als einziger Autor vertritt DAHLBERG den Standpunkt, daß die intrauterine Variabilität der EZ und ZZ dieselbe sei.

noch nicht in Funktion treten, so daß dadurch Unterschiede bei den EZ resultieren könnten. Ich glaube, daß dieser Einwand v. VERSCHUERS nicht stichhaltig ist, weil wir Geschlechts- und Rassenunterschiede bereits bei Feten (!) kennen (LIPIEC, A. H. SCHULTZ, WAGENSEIL), und weil wir aus zahlreichen Untersuchungen wissen, daß sich bereits während der intrauterinen Entwicklung physiologische und pathologische Merkmale auszubilden pflegen, deren Erbbedingtheit heute feststeht.

Es liegt deshalb die zweite Erklärungsmöglichkeit für die Verschiedenheiten in der körperlichen Entwicklung der EZ näher, nämlich die Annahme *peristatischer* Einflüsse während der intrauterinen Entwicklung auf Früchte, die ihrer Anlage nach in der überwiegenden Mehrzahl der Fälle als *erbgleich* angesprochen werden müssen. *Die verschiedenartigen Einflüsse, denen die EZ, d. h. der Anlage nach erbgleiche Zwillinge, ausgesetzt sind, rufen also die festgestellten Unterschiede für Länge und Gewicht*, und, wie wir noch gleich hinzusetzen können, *für die Maße des Gehirnschädels hervor. Diese Unterschiede sind aber vorübergehend*; *denn es hat sich bei den EZ gezeigt, daß die Korrelation für Länge und Gewicht und für die Kopfmaße in den ersten Lebensjahren geringer, somit die Ähnlichkeit der EZ größer wird.*

Einen Anhaltspunkt für die Annahme eines Überwiegens der peristatischen Einflüsse auf die ZZ während der Entwicklungszeit geben Beobachtungen am Tier und zwar an der weißen Maus ab, nach denen „in weitem Umfang“ das Geburtsgewicht der Versuchstiere von den Bedingungen abhängig ist, wie sie in utero herrschen (A. BLUHM).

v. VERSCHUER hat die Bedeutung der Peristase auf die Entwicklung der EZ in folgendem Worte zusammengefaßt: „Die intrauterinen Lebensverhältnisse weisen also sehr wesentliche Verschiedenheiten zwischen eineiigen und zweieiigen Zwillingen auf. Diese Tatsache ist von vererbungsbiologischen Zwillingsforschern bisher noch zu wenig berücksichtigt worden. Es ergeben sich daraus wichtige Anhaltspunkte für die Erklärung von Befunden *(Hypsikephalie, Linkshändigkeit)*, die ihre Ursache in den Eigentümlichkeiten der Zwillingsschwangerschaft haben und uns zur Vorsicht bei der allgemeinen Verwertung von erbbiologischen Zwillingsuntersuchungen mahnen.“

BRANDER, der eine ganze Reihe von Untersuchungen über Frühgeburt und Zwillinge publiziert hat, hebt hervor, daß ein Teil der Zwillingspathologie auch Frühgeburtenpathologie ist. In Übereinstimmung mit mehreren Autoren (insbesondere YPPLÖ) hat er gefunden, daß die vor der Zeit geborenen Zwillinge sich im großen und ganzen wie Einlings-Frühgeburten in bezug auf die sogenannten Frühgeburtsstigmata verhalten (unter anderem hohe Sterblichkeit, Neigung zu gewissen krankhaften Zuständen und einige charakteristische Sonderzüge sowohl in der körperlichen wie in der geistigen Entwicklung). Aus allen diesen Gründen darf man sich wohl BRANDER darin anschließen, „daß ein Paar Zwillinge, wenn sie ungefähr das gleiche niedrige Geburtsgewicht haben, eine Reihe von Ähnlichkeiten verschiedener Art aufweisen können, die nicht erblich bedingt zu sein brauchen. Andererseits kann ein größerer Unterschied der Geburtsgewichte zu einer Reihe peristatisch bedingter intrapaariger Verschiedenheiten von sowohl somatischer wie psychischer Art führen. Das dürfte seine Gültigkeit haben, unabhängig davon, ob es sich um EZ, ZZ oder PZ handelt; aber in Anbetracht dessen, daß neugeborene EZ teils etwas kleiner sind als neugeborene ZZ und PZ, teils größere intrapaarige Differenzen in anthropologischer Hinsicht zeigen, könnte vielleicht die eben vorgelegte Betrachtungsweise häufiger auf erbgleiche als auf erbverschiedene Zwillinge angewandt werden.“

2. Die extrauterine Entwicklung.

Die Zahl der Arbeiten, die über die Entwicklung von Zwillingen *im Kindesalter* berichten, ist klein, weil das Material für solche Untersuchungen schwer zu bekommen ist. Außerdem ist ein Vergleich zwischen den einzelnen Arbeiten schwierig, ja unmöglich wegen der Altersunterschiede der untersuchten Zwillinge und wegen rassischer Verschiedenheiten (BALDWIN).

Da die körperliche Entwicklung der Zwillinge in der überwiegenden Mehrzahl der Fälle hinter der des Einlings zurückbleibt, da weiterhin im Durchschnitt eineiige Zwillinge schwächer entwickelt sind als zweieiige, treten die Zwillinge unter ungünstigeren Bedingungen in das postnatale Leben ein als der reife Einling; die Sterblichkeitsziffer ist deshalb erhöht.

v. VERSCHUER, BRAUNS, STOCKS, LASSEN konnten an Hand von Messungen feststellen, daß die postnatale Entwicklung der Zwillinge je nach der Eiigkeit einen ganz verschiedenen Verlauf nimmt; denn die Entwicklung der EZ, gemessen am Körpergewicht, nimmt bis zum 2. Lebensjahr gleichmäßig zu, während die der ZZ immer größere Unterschiede aufweist. Da es sich bei den eineiigen Zwillingen um erbgleiche Individuen handelt, sind es wohl Umweltseinflüsse intrauteriner Natur, die die festgelegten Unterschiede zwischen eineiigen Zwillingen unter sich bei der Geburt (SCHATZ, v. VERSCHUER, BRAUNS) ausmachen; erst nach der Geburt, also nach Wegfall dieser peristatischen Einflüsse, wirken allein die erblichen Faktoren und bringen bei den eineiigen und zweieiigen die eben mitgeteilten differenten Wirkungen hervor. Ferner hat es den Anschein, als ob die ein- und zweieiigen Zwillinge durch schnelle Entwicklung die bei ihrer Geburt bestehende Gewichtsdifferenz gegenüber den Einlingen ausgleichen. STOCKS fand allerdings, daß die Brüder und Schwestern von Zwillingen bezüglich des Gewichtes diese übertreffen, während sie nach der Körpergröße eine Mittelstellung zwischen den beiden Zwillingsgruppen einnehmen.

Der Durchbruch des ersten Zahnes, das Sitzen-, Laufen- und Sprechenlernen weisen nach übereinstimmender Ansicht der Autoren bei den EZ im Gegensatz zu den beiden ZZ weitgehende Übereinstimmung auf.

BRAUNS faßt ihre Ergebnisse und die der anderen Autoren in folgende Worte zusammen: „Die gesamte Entwicklung der Zwillinge steht anfangs hinter der von Einlingen zurück, sowohl körperlich wie geistig (nach MERRIMAN) ist der Intelligenzquotient für EZ und ZZ derselbe (!), was seine Begründung in dem Phänomen der Zwillingsschwangerschaft hat. Es ist um so erstaunlicher, daß die Natur dieses Minus während der Kinderjahre wieder ausgleicht."

III. Die Genese der Mehrlingsschwangerschaft.

Das menschliche Weib ist unipar. Zu einem richtigen Verständnis für das Auftreten von Mehrlingen beim Menschen kommen wir nur dann, wenn wir diese vereinzelte erhöhte Fruchtbarkeit in Vergleich setzen zu der Fertilität der Tierreihe, besonders der Säuger.

1. Die Genese der Zwillingsschwangerschaft.

Es besteht wohl kein Zweifel, daß die Entstehung von Zwillingen bei den Tieren in der Mehrzahl der Fälle durch *Polyovulation*, seltener durch *Polyembryonie* erfolgt. Über das Vorkommen von Mehrlingen bei den *Tieren*, besonders von eineiigen Zwillingen, siehe das vorhergehende Kapitel von LOTZE.

Aus naheliegenden Gründen finden wir die meisten Unterlagen über die Entstehung der Zwillinge in der gynäkologischen Literatur (BUMM, WEBER, ENGELHORN).

Zweieiige Zwillinge können nach der bisherigen Anschauung entstehen: 1. Aus einer *Ovulatio uniovarialis.* 2. Aus einer *Ovulatio biovarialis.* 3. Aus einer *Ovulatio unifollicularis.* Daß diese 3 Möglichkeiten vorkommen, beweisen Befunde von Autopsien und Laparotomien, die das Bestehen von zwei Corpora lutea in einem oder in den beiden Eierstöcken oder nur eines einzigen Gelbkörpers ergaben. Follikel mit zwei Eiern sind häufig beobachtet worden; so teilt z. B. BUMM mit, daß er den Eierstock einer an Verblutung gestorbenen Zwillingsmutter sah, der nicht nur reichlich Follikel mit zwei, sondern auch mit drei Eiern enthielt. Da man bei Autopsien in der Regel nur ein Corpus luteum gefunden hat, hat es den Anschein, als ob zweieiige Zwillinge in der überwiegenden Zahl der Fälle aus einer Ovulatio unifollicularis entstehen.

So eindeutig diese Verhältnisse bezüglich der Entstehung der zweieiigen Zwillinge liegen, so unklar sind sie für die eineiigen, weil keine Beobachtungen über die allerersten Entwicklungsstadien vorliegen. Theoretisch liegen zwei Möglichkeiten für die *Entstehung eineiiger Zwillinge* vor:

1. Es besteht eine zweifache Keimanlage des Eies („echtes Zwillingsei").

Funde von solchen „echten Zwillingseiern" in den Ovarien von Feten und Neugeborenen sowie von Erwachsenen (DÖDERLEIN, KÖLLIKER, v. FRANQUÉ, STOECKEL, v. SCHUHMACHER, HAGGSTRÖM u. a.) legten die Annahme der Entstehung aus Eiern mit zwei Keimen oder Keimbläschen nahe (s. die kritische Betrachtung der Entstehungsmöglichkeiten der eineiigen Zwillinge!).

2. *Durch doppelte Embryonalanlage auf einfacher Keimblase oder durch Spaltung der ursprünglich einfachen Embryonalanlage.*

ENGELHORN spricht die wohl allgemein verbreitete Ansicht der Geburtshelfer aus, wenn er ausführt, daß dieser zweite Entstehungsmodus (doppelte Embryonalanlage auf einfacher Keimblase oder durch Spaltung der ursprünglich einfachen Embryonalanlage) als wahrscheinlich anzusehen ist. Das gleiche Geschlecht, die weitgehende Ähnlichkeit, der Umstand, daß die Eiteile nur einfach angelegt sind, machen die eben erwähnte Entstehungsursache mehr als plausibel. Erfolgt die Spaltung vollkommen, so entstehen zwei getrennte Individuen; ist dies nicht der Fall, so bilden sich die Doppelmißbildungen aus.

Bei der Frage nach den Ursachen, die zu einer solchen Spaltung führen oder führen können, wird auch in der gynäkologischen Fachliteratur als Grund der Spaltung die Befruchtung durch zwei Samenfäden bzw. atypische Samenfäden (I. BROMAN) erörtert (s. unten!).

Bevor näher auf die einzelnen Theorien eingegangen wird, die die Entstehung der eineiigen Zwillinge erklären sollen, sei in Kürze auf die Entwicklung des befruchteten Eies eingegangen, besonders auch im Hinblick auf die Bildung der Eihäute, ein Problem, das heute im Mittelpunkt des Interesses steht.

Wir sind in der glücklichen Lage, eine ganze Reihe junger Eier zu kennen, deren Einbettung sich eben erst abgespielt hatte (PETERS, BRYCE und TEACHER, STOECKEL-LINZENMEIER, BAUEREISEN, Graf v. SPEE u. a.). Ein solches Ei (13—14 Tage altes Abortivei) ist umgeben von dem aus gesonderten Zellen bestehenden *Cytotrophoblast,* an den sich von außen der *Plasmoditrophoblast* anschließt, ein Maschenwerk aus Protoplasma mit zahlreichen Hohlräumen, in denen sich Blut der arrodierten mütterlichen Schleimhautgefäße findet. Die Zottenbildung ist bereits angedeutet durch kleinste Ausläufer in dem Plasmoditrophoblast, der durch seine proteolytischen Kräfte die Kammerdecidua angedaut hat. Der von Plasmoditrophoblast umfaßte Raum enthält, exzentrisch gelegen, zwei Epithelbläschen, die *Amnionhöhle* und die *Darmdottersackhöhle.* An der Basis der Amnionhöhle findet sich die Embryonalkugel.

Wie HOEHNE mit Recht darauf hinweist, sind unsere Kenntnisse über die weitere Entwicklung des Eies von diesem Entwicklungsstadium ab gesichert.

Über die *allererste* Zeit dagegen von der Befruchtung an bis zum 13.—14. Tage wissen wir aus Mangel an Präparaten nichts, was die Entwicklung des *menschlichen* Eies anbelangt; wir sind deshalb nur auf Analogieschlüsse angewiesen, die wir aus der Entwicklung bei *Säugetieren mit gleicher Placentation* ziehen können; auf das Problem Zwillingsbildung übertragen, schließt diese Unsicherheit unserer Kenntnisse auch die wichtige Tatsache mit ein, daß wir *über die allererste Bildung der Eihäute keinerlei Unterlagen haben*; Rückschlüsse, wie GROSSER ausführt, von einer späteren Entwicklungszeit auf eine frühere sind natürlich statthaft.

Im Vierzellenstadium sind die Blastomeren zunächst so angeordnet, daß eine von ihnen in einer Ebene, die drei anderen zusammen in einer anderen Ebene liegen (bei fast allen Säugern, auch bei den Affen). Nach SOBOTTA liefert die eine Blastomere das Material für die Embryonalkugel, die anderen bilden die Trophoblasten; nach demselben Autor entsteht aus der einen der ersten beiden Furchungszellen das Dottersackentoderm, aus der anderen der gesamte übrige Keim.

Von Wichtigkeit ist die Feststellung, daß sich das Chorion, eine mit zunächst gefäßlosen Zotten besetzte Hülle, aus Mesoderm und Trophoblast bildet.

Die Amnionbildung ist nach GROSSER bei den verschiedenen Säugetiergruppen verschieden. Beim Menschen scheint sich das Amnion von der Oberfläche des Embryonalknotens abzuspalten (Spaltamnion nach BONNET); aus diesem wird durch Wachstum des Amnionepithels sowie durch Verflüssigung das Amnionbläschen, das immer mehr den Magmaraum verkleinert, bis schließlich dieser ganz ausgefüllt wird. Jetzt liegen Amnion und Chorion dicht aneinander.

KLEIN weist mit Rücksicht auf die Bedeutung, die den Eihüllen für die Zwillingsschwangerschaft zukommt, darauf hin, daß *Chorion* und *Amnion* sich ganz verschieden verhalten, was ihren *Ursprung* und ihre *Entstehung* anbelangt. „Primär ist der Trophoblast bzw. das Chorion ausgebildet; das macht das Eichen lebensfähig, dadurch wird es ernährt, und erst dann bildet die innerhalb der Trophoblastschale gelegene kleine Embryonalanlage aus sich, und zwar aus ihrem Ektoderm das sie später umschließende Amnion."

Aus den Ausführungen über die erste Entwicklung des befruchteten Eies und die damit eng verknüpfte Bildung der Eihäute beim Menschen ist also ersichtlich, daß wir *weder über die ersten Teilungsvorgänge des Ovulums noch über die Entstehung der Eihäute an und für sich und insbesondere bei Zwillingen irgendwelche Unterlagen* haben.

Wenn aber bisher nach Ansicht der Geburtshelfer das Vorliegen von *vier* Eihäuten für die Annahme *dichorische* Zwillinge und das von *zwei* Eihäuten für *monochorische* eine conditio sine qua non war, so muß auf Grund der obigen Feststellungen dieser Jahrzehnte alten „Schulmeinung" der Kliniker entgegengehalten werden, daß sie gar nicht bewiesen ist (SIEMENS u. a.).

Auf dieselben Schwierigkeiten wie bei der Bildung der Eihäute müssen wir folgerecht stoßen, wenn die allerersten Teilungsvorgänge des befruchteten menschlichen Eies zur Erklärung der Bildung der eineiigen Zwillinge herangezogen werden sollen.

Lediglich von unmittelbaren und experimentell gewonnenen Unterlagen an niederen Tieren, demnach aus der vergleichenden Entwicklungsgeschichte, kommt SOBOTTA zu seiner bekannten hypothetischen Ansicht, *daß eineiige Zwillinge aus einer doppelten Embryonalanlage auf der Keimblase entstehen.* Die Bildung in einem noch früheren Stadium hält der Forscher deshalb für unwahrscheinlich, weil sich die Eihäute entsprechend der Trennung der beiden ersten Furchungskugeln ausbilden müßten. Interessant ist dabei die Beeinflussung der Auswertung entwicklungsgeschichtlicher Feststellungen durch die geradezu zum Dogma gewordene Schulmeinung über die Beschaffenheit der menschlichen Eihäute. In einer weiteren Arbeit, wiederum ausgehend von den Untersuchungen an Nagern und fußend auf den Ergebnissen NEWMANS und PATTERSONS über Deutung undWertigkeit der ersten Blastomeren, ihre Entstehung und Lagerung, kommt SOBOTTA zu dem Schluß, daß „die eine, gesondert liegende Blastomere den *Embryo* aufbaue, während die anderen die „extraembryonalen“ Gebilde (Amnion und Chorion) liefern. In Anlehnung an die Vierteilung der Embryonalblastomere nach Ausbildung des Embryonalschildes bei den Gürteltieren, wobei erbgleiche Eier in einem gemeinsamen Chorion entstehen, hält SOBOTTA es für möglich, daß auch beim Menschen die eineiigen Zwillinge durch Verdoppelung der Embryonalanlage zustande kommen, und zwar je nach der räumlichen Entfernung dieser Anlagen entweder als Doppelbildungen oder als völlig getrennte Individuen, als monochorische Zwillinge, eine Hypothese, die durch die Arbeiten der pathologischen Anatomen über Doppelmißbildungen manche Stütze erfahren hat.

Weitere Theorien über die Entstehung der Zwillinge haben HOEFER und KÄSTNER aufgestellt.

In diesem Zusammenhang sei noch auf die mögliche Bedeutung atypischer Spermien hingewiesen, wie sie speziell von IVAR BROMAN beim Menschen studiert wurden; SOBOTTA hält das Eindringen von solchen Spermien in das Ei für unmöglich.

In den letzten 12 Jahren sind es vor allem die Ergebnisse der Erbforscher gewesen, die neues Licht in die Entstehung der Zwillinge brachten: Ansichten, die bisher nicht angetastet, darum auch nie in Zweifel gezogen und als Tatsachen hingenommen wurden, hat man einer Kritik unterzogen; so entstanden neue Probleme. So sind SIEMENS und v. VERSCHUER die ersten gewesen, die bei dem Vergleich der durch die Ähnlichkeitsdiagnose gefundenen Befunde an Zwillingen mit den Eihäuten darauf hinwiesen, *daß anscheinend die Eihautbefunde sich nicht immer mit der Eiigkeit der Gemini decken.*

In systematischen Untersuchungen durch CURTIUS, LASSEN, STEINER und KIFFNER (makro- und mikroskopische Feststellung der Zahl der Eihäute, Stereoröntgenaufnahmen der Placenten und Vergleich der Befunde mit den Zwillingen) konnte tatsächlich der Nachweis erbracht werden, daß die bisher gültige Ansicht von der Mono- bzw. Dichorie bei EZ bzw. ZZ nicht mehr zu Recht besteht. In vereinzelten Fällen ließ sich auch an zusammengewachsenen Placenten dichorischer Zwillinge (SCIPIADES und TE BURG, LASSEN, TÜSCHER) ein sog. dritter, intermediärer Kreislauf nachweisen.

Bereits SCHWALBE, aber auch SOBOTTA, GROSSER und LENZ haben an der Beweiskraft Zweifel gehegt, die den Eihäuten für die Differenzierung der Zwillinge eingeräumt wurde.

Diese neuen Feststellungen finden eine gewisse Bestätigung in vergleichend-entwicklungsgeschichtlichen Beobachtungen, wie wir sie z. B. KÖLLIKER, IHERING, STAHL, BONNET, PRZIBRAM, WOLF und SOBOTTA verdanken.

Weiterhin legt uns die Diskrepanz, die sich in den älteren vererbungsbiologischen Arbeiten zwischen den tatsächlich gefundenen und theoretisch zu erwartenden Prozentzahlen der eineiigen Zwillinge ergab, die lediglich nach dem Eihautbefund als eineiig angenommen wurden, die Vermutung nahe, daß manche Fehldiagnose vorgekommen ist. Erst die neuen Arbeiten, deren Material mit Hilfe der Ähnlichkeitsdiagnose erfaßt wurde, die also mit einer an Sicherheit grenzenden Wahrscheinlichkeit „unsichere“ Fälle ausschalten, geben ein eindeutiges Resultat.

Vor allem sind es aber die Ergebnisse der erbstatistischen Arbeiten des letzten Jahrzehnts gewesen — sie haben vorläufig mit den Untersuchungen von CURTIUS und v. VERSCHUER einen gewissen Abschluß erfahren —, die zu einer Änderung unserer Vorstellungen über die Entstehung der Zwillinge geführt haben. Einzelheiten siehe das vorige Kapitel.

Nach der Hypothese von CURTIUS, die, wie bereits ausgeführt, cytologische Unterlagen über die erste Entwicklung des befruchteten menschlichen Eies mit der Annahme eines „Genes Spaltungsfaktor" in Einklang bringt, haben wir bei dem heutigen Stande der Forschung uns die Entstehung der ein- und zweieiigen Zwillinge folgendermaßen zu denken:

1. Wenn beide Faktoren, die sich *recessiv* vererben, nämlich „*Spaltungsfaktor*" und „*Spaltbarkeitsfaktor*", zusammentreffen, entstehen Zwillinge.

2. Die Entstehung der *Mehrzahl* der zweieiigen Zwillinge erfolgt durch das Eindringen eines „belasteten" Spermiums in die Oocyte (2. oder 1. Ordnung?) unter Änderung der für den Menschen in Analogie mit den Wirbeltieren angenommenen Reifungsteilung: Aus *einem* Ei entstehen so *erbverschiedene* Zwillinge, deren Bildung man bisher auf gleichzeitige und doppelte Ovulation zurückgeführt hat.

3. Die Entstehung der „zweieiigen" Zwillinge in der alten Vorstellung wird nicht für alle Fälle abgelehnt (CURTIUS). Nach FISCHER wäre diese Möglichkeit auch mit der Hypothese von CURTIUS zu vereinbaren, wenn man die Annahme macht, daß „*in homocygotem Zustand der Spaltbarkeitsfaktor* auf das *ganz frühe* Entwicklungsstadium des Eies wirkt".

4. Die Entstehung der *eineiigen*, d. h. erbgleichen Zwillinge hat man sich in einem späteren Stadium der zweiten Reifungsteilung oder wohl in erster Linie *nach* dieser zu denken. Aus *einem* Ei, dessen Furchungsvorgänge ein „belastetes" Spermium nicht mehr zu ändern vermag, entstehen zwei Individuen, deren Erbmasse gleich ist.

5. Ob bei der Entstehung *eineiiger* Zwillinge entwicklungsmechanisch „eine Isolierung auf dem zwei Zellen- oder auf dem Embryonalschildstadium" erfolgt, ist von untergeordneter Bedeutung und noch nicht entschieden.

6. Die Hypothese von CURTIUS ist geeignet, „scheinbar unüberbrückbare Gegensätze zwischen der klassischen Embryologie und den Eihautbefunden der modernen Zwillingsforschung zu beseitigen".

2. Die Genese der höheren Grade der mehrfachen Schwangerschaft.

Die *höheren* Grade der mehrfachen Schwangerschaft können auf verschiedene Weise zustandekommen; ihre Beobachtung und Differenzierung nach der Eiigkeit ist an und für sich von Interesse; soweit sich das gleichzeitige Vorkommen ein- *und* zweieiiger Mehrlingsbildungen feststellen läßt, sind die höheren Grade der mehrfachen Schwangerschaft ein Beweismittel kasuistischer Art für die in der letzten Zeit akut gewordene Frage nach den erblichen Beziehungen der Anlagen zur ZZ- und EZ-Erzeugung.

a) Drillinge. Drillinge können aus einem, zwei und drei Eiern stammen und diese können wieder in einem, zwei oder drei Follikeln enthalten sein. Je nach der Entstehungsart unterscheiden wir also:

1. Eineiige Drillinge (Trigemini monochoriati).
2. Eineiige Zwillinge und einen Einling.
3. Zweieiige Zwillinge und einen Einling.
4. Dreieiige Drillinge.

In der Fachliteratur wurde bisher aus der Beschaffenheit der Eihäute auf die Art der Entstehung geschlossen. Bei dreieiigen Drillingen wird mit Recht der Nachweis von 3 Chorien, 3 Amnien und der dreifachen, zweifachen oder einfachen Anlage der Placenta gefordert.

Die bisherige Annahme über Ausbildung und Zahl der Eihäute bei dem gleichzeitigen Entstehen von ein- oder zweieiigen Zwillingen und einem Einling bzw. bei eineiigen Drillingen besteht nach den jüngsten Forschungen über die Zahl der Eihäute bei Mehrlingen wenigstens für einen Teil der einschlägigen Beobachtungen nicht mehr zu Recht.

Es besteht kein Zweifel, daß in den älteren Arbeiten über Drillinge die Diagnose auf die Eiigkeit (Mirabeau, Resinelli, Puech, Gerling, Saniter, Strassmann) mit größter Skepsis gewertet werden muß; denn erst der Ausbau der Ähnlichkeitsdiagnose zur Erkenntnis der Eiigkeit (Siemens, Weitz, v. Verschuer) gestattet die vererbungsbiologisch einwandfreie Erfassung der Mehrlinge. In der neueren Literatur finden sich genaue Angaben über die Eiigkeit von Drillingen; die Zahl ihrer Beobachtung nimmt stetig zu (v. Verschuer, Curtius).

Doppelbildungen von monoamniellen Drillingen gehören nicht zu den Seltenheiten, dagegen werden Dreifachbildungen (*Tricephalus* s. Ahlfeld) nur ganz vereinzelt beobachtet.

b) Vierlinge. Vierlinge können aus einem, zwei, drei oder vier Eiern stammen, entweder liegen sog. „echte" Vierlinge vor (monochoriale); eine Beschreibung einer solchen Seltenheit verdanken wir z. B. Panizza; oder es finden sich zweimal Zwillinge oder ein Drilling und ein Einling. In der älteren Literatur haben Musch, Corradi, Glaser, Steffeck, Leopold, Torpe u. a.) über Vierlinge berichtet. Blattström (1914) hat 44 Beobachtungen über Vierlinge gesammelt, die alle erwähnten Kombinationsmöglichkeiten aufweisen; in der neueren Literatur machte z. B. Curtius-Kranz über eine Beobachtung Mitteilung.

c) Fünflinge und Sechslinge. Die Entstehungs- und Kombinationsmöglichkeiten sind aus den obigen Ausführungen gegeben. Barrnfaldi, Szanz, Pearce, Catholica, Volkmann, Weinberg, Bornheim und Nijhoff (eineiige Drillinge und zweieiige Zwillinge?) haben u. a. über Fünflinge berichtet.

In den letzten 500 Jahren sind insgesamt 32mal Fünflingsgeburten beobachtet und beschrieben worden, aber in keinem dieser Fälle lebte irgendeiner der Fünflinge länger als eine Stunde nach der Geburt.

Im Mai 1934 fand indessen eine Fünflingsgeburt in Callander in Canada statt, welche von sehr großem Interesse für die Mehrlingsforschung ist. Es wurden eineiige Fünflinge, alles Mädchen, die sogenannten Dionne Quintuplets, geboren, die alle leben und jetzt ihr 5. Lebensjahr bei bestem Wohlergehen vollendet haben. Das Wachstum und die Entwicklung dieser Fünflinge sind in einer Reihe von Abhandlungen unter anderen von Dafoe, MacArthur und Blatz beschrieben worden und ihre psychischen und physischen Eigenschaften werden ständig von einer Gruppe von Gelehrten der Torontoer Universität untersucht. Die Resultate, hie hierbei erzielt werden, werden ohne Zweifel von der größten Bedeutung für die medizinische Erblichkeitsforschung sein.

Alle Fünflinge ähneln einander in einem außerordentlichen Grade, doch sind 2 von ihnen etwas kleiner als die übrigen und überhaupt etwas in der Entwicklung zurück. Bei diesen 2 zeigt sich ein Spiegelbildphänomen bezüglich einer Anzahl von Eigenschaften, während bei den anderen 3 keine entgegengesetzten Asymmetrien vorkommen. Man nimmt daher an, daß die Fünflinge in der Weise entstanden sind, daß das befruchtete Ei sich erst in 2 Organismen geteilt hat, die sich später wieder ihrerseits je in 2 teilten. Hierdurch entstanden 4 Individuen, von denen 3 zu den 3 großen Fünflingen geworden sind, während das 4. sich noch einmal in 2 geteilt hat, die zu den beiden kleinsten Fünflingen wurden, welche ein Spiegelbildphänomen aufweisen, weil die Teilung so relativ spät eingetreten ist.

Nach und nach, je älter die Fünflinge werden, ähneln sie sich mehr und mehr und man muß ihrer weiteren Entwicklung mit dem größten Interesse entgegensehen.

Angaben über *Sechslinge* verdanken wir VASALLI, GAZZONI, BAUDOUIN. Nach VASALLI fanden sich neben *einer* Placenta sechs Fruchthüllen, die sich einwandfrei trennen ließen.

Am Schluß dieses Kapitels sei auf eine Erklärung noch etwas näher eingegangen, die CURTIUS für die Entstehung der *Drillinge* und *Vierlinge* bzw. der *Mehrlinge* überhaupt gibt, bei denen sich in verschiedener Kombination (siehe *a* und *b*!) *erbgleiche* und *erbverschiedene* Individuen bilden. Aus der Befruchtung der Oocyte durch ein Spermium mit *Spaltungsfaktor* entsteht aus dem Richtungskörperchen ein neues Ei, dessen Erbmasse von der des ersten verschieden ist. Wird nun dieses zweite Ovulum ebenfalls von einem ,,belasteten" Spermium befruchtet, so entstehen daraus zwei neue, *erbgleiche* Individuen.

Wir haben also damit die Entstehung von *Drillingen* erklärt, von denen zwei *erbgleich* und einer *erbverschieden* sind (eineiige Zwillinge und Einling).

IV. Die Vererbung der Zwillingsschwangerschaft.

Trotz zahlreicher Arbeiten, die sich mit der Frage befaßten, ob die Anlage zu Zwillingen vererblich sei, trotz mancher Feststellungen besonders im letzten Jahrzehnt, die ein neues Licht auf dieses vielbearbeitete und vielumstrittene Gebiet zu werfen scheinen, ist die Forschung noch lange nicht abgeschlossen. Wie mit einem letzten Geheimnis umgibt die Natur Entstehung und Ursachen der erhöhten Fortpflanzung beim Menschen, der Mehrlingsschwangerschaft, besonders der Zwillingsschwangerschaft.

In der *Erforschung* der Anlage Zwillingsschwangerschaft können wir bisher mehrere Perioden der Bearbeitung unterscheiden. Die Untersuchungen dieser einzelnen Abschnitte haben uns — das muß zugegeben werden — eine Fülle neuer Erkenntnisse geschenkt; definitive Lösungen der einzelnen Fragen konnten sie zum Teil nicht bringen in Anbetracht der unsicheren Unterlagen über die Entstehung und Manifestation der Zwillingsschwangerschaft. So hat man manchmal, wohl nicht mit Unrecht, den Eindruck, als ob bei dem heutigen Stande der Forschung auf diesem Gebiet die jüngsten wissenschaftlichen Erkenntnisse, oder bescheidener ausgedrückt, Hypothesen den ganzen Fragenkomplex eher komplizieren als klären.

1. *Die ältere Literatur.* Daß die Anlage Zwillingsschwangerschaft vererblich sein könnte, wurde seit langer Zeit wegen des gehäuften Vorkommens von Zwillingen in einzelnen Familien — zahlreiche Autoren haben solche Feststellungen gemacht — vermutet.

Im Jahre 1876 hat PUECH in seiner Arbeit ,,de l'hérédité des grossesses gémellaires" zum erstenmal die Forderung aufgestellt, daß zur Klärung der Frage der Vererbung Zwillingsanlage *statistische* Unterlagen notwendig seien, eine Forderung, die er freilich für seine eigenen Untersuchungen nicht durchgeführt hat. Zum erstenmal taucht die Erkenntnis auf, daß das Forschen nach der Häufigkeit von ,,negativen" Fällen ebenso wichtig sei wie die Erfassung der ,,positiven".

GÖHLERT kam 1897 auf Grund seiner Untersuchungen an 132 Zwillingspaaren zu der Annahme, daß ,,die Vererbung infolge von väterlicher und mütterlicher Seite nahezu gleichmäßig erfolge und nach dem absteigenden direkten Verwandtschaftsgrad in einer absteigenden arithmetischen Reihe. Über den dritten Verwandtschaftsgrad hinaus läßt sich die Vererbung nicht mehr mit Sicherheit nachweisen.

WEINBERG weist mit Recht darauf hin, daß die GÖHLERTschen Schlußfolgerungen sich nicht mit dem Material decken, das er bei seinen Untersuchungen verwandte.

JULLIEU und der Däne LAURITZEN brachten nur kasuistische Mitteilungen über das Vorkommen von Zwillingen.

2. *Die Vererbung der Anlage Zwillinge.* WEINBERG ist wohl der erste gewesen, der im Jahre 1901 an Hand eines genügend großen Materials *zahlenmäßig* den Nachweis erbringen konnte, daß Erbeinflüsse für die Entstehung der *zweieiigen* Zwillingsschwangerschaft angenommen werden können. Er führte seine Untersuchungen an Zwillingen aus, die er in den Familienregistern STUTTGARTS feststellte. Die Abgrenzung der eineiigen von den zweieiigen nahm er mit Hilfe der Differenzmethode vor. Da WEINBERG berechnen konnte, daß die Wahrscheinlichkeit des Auftretens von Zwillingen in ein und derselben Familie etwa dreimal so groß ist, als es der allgemeinen Wahrscheinlichkeit entspricht, nahm er für die Entstehung der zweieiigen Zwillinge erbliche Einflüsse an und zwar auf Grund des Vergleiches der Häufigkeit bei Müttern, Schwestern und Töchtern der Zwillingsmütter das Vorliegen eines recessiven Erbganges. Erbeinflüsse für die Anlage zu EZ mußte WEINBERG auf Grund seiner Berechnungen ablehnen, da die Wahrscheinlichkeit der Wiederholung der Zwillingsschwangerschaft sich kaum von der allgemeinen zahlenmäßig unterschied.

Die Vererbungswissenschaft hat also WEINBERG den ersten statistischen Nachweis für die Möglichkeit der erblichen Entstehung der Zwillingsschwangerschaft zu verdanken und weiterhin die Feststellung, daß diese Anlage den MENDELschen Gesetzen unterliegt. Sein Ausgangsmaterial allerdings, nach der Differenzmethode erfaßt, hält einer strengen Kritik nicht stand.

1912 kam JAMES OLLIVER zu der Feststellung, daß der Anlage zur Zwillingsschwangerschaft mit größter Wahrscheinlichkeit ein „recessiver" Erbgang zugrunde liegen müsse, weil „normale Eltern" Zwillinge haben können.

1919 und 1925 hat sich die norwegische Forscherin KRISTINE BONNEVIE mit dem Problem der Vererbung der Zwillingsanlage befaßt. Auf Grund ihrer ersten Untersuchungen an der Bauernfamilie in *Ringebus* kam sie zu der Annahme, daß ein *recessiver* Erbgang vorliegen müsse. BONNEVIE konnte außer einer Häufigkeit der Zwillingspaare in den einzelnen Geschwisterschaften feststellen, daß ein großer Teil der Eltern der Zwillingsmütter, entweder beide Eltern oder nur eines, aus „belasteten" Familien stammen, in denen bereits Zwillinge aufgetreten waren. Weiterhin konnte BONNEVIE das wiederholte Auftreten von Verwandtenehen zeigen (für 39,6% aller Eltern), ein weiteres wichtiges Argument für den Nachweis eines recessiven Erbganges (LENZ). In einer weiteren Arbeit hat die Autorin abermals den Nachweis eines recessiven Erbganges erbracht.

Die Annahme eines geschlechtsgebunden-recessiven Erbganges für die Anlage zu ZZ, wie ihn WEHEFRITZ mathematisch-statistisch mit Hilfe einer Modifikation der WEINBERGschen Probandenmethode (1 ♀ : 3 ♀) festgestellt hat, glaubte CURTIUS ablehnen zu müssen.

Die bisher erwähnten Arbeiten haben drei Gesichtspunkte gemeinsam: Sie lehnen von vornherein die Beteiligung des *Vaters*, also des Mannes, für die Genese der Zwillingsschwangerschaft ab (WEINBERG hatte nur eine Konduktorrolle für den Mann angenommen). Die Berechnung des Materials erfolgte nach der WEINBERGschen Differenzmethode. Von sämtlichen Autoren wurde das Bestehen eines recessiven Erbganges angenommen.

CURTIUS hat auf die Ungenauigkeit der WEINBERGschen Berechnungsmethode hingewiesen, die schon verschiedentlich ablehnende Kritik erfahren hatte (SCHATZ, H. MEYER).

Bevor zu der Frage nach einer Vererbung der Anlage Zwillinge Stellung genommen wird, sei auf die Untersuchungen eingegangen, die sich mit dem *Vater und seiner möglichen Bedeutung für die Entstehung von Gemini* befassen.

Bereits in der älteren Literatur finden sich Stimmen, die die *väterliche* Erbmasse in ihrer Bedeutung für die Zwillingserzeugung erörtern (GOEHLERT, 1879; MIRABEAU, 1894; ROSENFELD, 1903; BUMM, 1912). Ferner war aus kasuistischen

Beiträgen von einzelnen Stammbäumen der Einfluß des Vaters auf die Entstehung von Gemini ersichtlich gewesen (GALL, 1914; BRATTSTRÖM, 1914; PEIPER, 1923).

DAVENPORT hat wohl zum erstenmal 1920 darauf hingewiesen, daß auch der Vater als Anlageträger für die Zwillingsentstehung in Frage kommen müsse. Der Autor konnte nämlich auf statistischem Wege in Auswertung seines Materials eine stärkere Häufung von Zwillingen auf der männlichen als auf der weiblichen Seite nachweisen im Vergleich zu dem allgemeinen Durchschnitt der Zwillingsgeburten, eine wichtige Feststellung, die sich mit der v. VERSCHUERs deckt. Auch die Untersuchungen von BONNEVIE und SVERDRUP (1926) in Bauernfamilien Norwegens, des Schweizers GAUDENZ 1927 und vor allem von DAVENPORT, der in einer zweiten Arbeit mit weit größeren Unterlagen zu dem gleichen Problem erneut Stellung nahm, bringen die Annahme von einem Einfluß des Vaters auf die Zwillingszeugung unserem Verständnis näher. Einwände, die gegen diese neuen und Aufsehen erregenden Untersuchungsergebnisse erhoben wurden (WEINBERG, einseitige Materialauslese), haben sich als nicht stichhaltig erwiesen.

Besonders sind es aber die Arbeiten von ECKERT und CURTIUS, welche weitgehend dieses wichtige Problem klären helfen. ECKERT, der seine Untersuchungen an 570 Zwillingspaaren aus dem Oberamt *Tübingen* (1901—1925) durchführen konnte, kam zu der statistischen Feststellung, daß die Häufigkeit von zweieiigen Zwillingsgeburten zahlenmäßig ungefähr gleich groß ist in der Verwandtschaft des Zwillingsvaters wie der Zwillingsmutter. Wenn auch das Material, das der Arbeit von CURTIUS (1928) zugrunde liegt, wesentlich kleiner ist als das von ECKERT, so geht doch aus den einzelnen Stammbäumen einwandfrei die Feststellung hervor, daß „der Vater als Anlageträger bei der Zwillingserzeugung von ebenso großer Bedeutung ist, wie die Mutter", weil der Vater sehr häufig aus „sicher belasteter" Familie stammt, die Belastung der Mutter dagegen unsicher ist. Freilich braucht das Fehlen von Zwillingen in der mütterlichen Linie die Möglichkeit einer latenten Anlage nicht auszuschließen. CURTIUS kommt also zu der Schlußfolgerung, daß Vater *und* Mutter im Sinne der Mehrlingsschwangerschaft Erbträger sind, im Hinblick auf den allgemein angenommenen recessiven Erbgang meist heterozygot, eventuell natürlich auch homozygot.

Auch die Frage nach der *Vererbung der Anlage zur Entstehung eineiiger Zwillinge* konnte in der letzten Zeit einer Klärung näher gebracht werden.

Lange Zeit war es die Schulmeinung gewesen, daß die Anlage zu ZZ erblich bedingt sei, während die EZ in ihrer Entstehung einer vererblichen Anlage nicht unterliegen sollten. Ob diese Ansicht sich unter dem Eindruck der WEINBERGschen Untersuchungen, wie allgemein angenommen wird, herausbildete, bleibe dahingestellt; ich glaube eher, daß man deshalb so lange nicht an das Vorliegen einer erbbedingten Anlage gedacht hat, weil einmal *zahlenmäßig* von jeher die ZZ im Vordergrund standen und weil man ferner im Gegensatz zu den ZZ nur recht vage Vorstellungen von der Entstehung der EZ hatte. Auf jeden Fall steht die Tatsache fest, daß man sich bis zum Jahre 1924 mit diesem Problem nicht befaßte.

WEITZ hat wohl als erster die Wahrscheinlichkeit einer Vererbung der EZ-Anlage in Erwägung gezogen, da er auf Grund seiner Untersuchungen *in der Verwandtschaft eineiiger Zwillinge ein häufigeres Vorkommen von gleichgeschlechtlichen Zwillingen fand, eine Feststellung, die er auf ein Überwiegen der eineiigen Zwillinge in den einzelnen Familien zurückführen will.*

Aus den Berechnungen DAHLBERGs (1926) lassen sich für die Klärung unseres Problems wegen der Unzulänglichkeit des Materials keine bindenden Schlüsse ziehen.

v. VERSCHUER, der sich ebenfalls mit dieser Frage befaßte, kam zu der Feststellung, „daß in der Verwandtschaft zweieiiger Zwillinge die Anzahl der verschiedengeschlechtlichen Zwillinge absolut und relativ größer ist, als in der Verwandtschaft eineiiger Zwillinge und *daß in der Verwandtschaft eineiiger Zwillinge die Anzahl der gleichgeschlechtlichen Zwillinge absolut wohl geringer, relativ aber größer ist, als in der Verwandtschaft zweieiiger Zwillinge* (78% : 48,5%). Das Überwiegen der gleichgeschlechtlichen Zwillinge kann nur dadurch erklärt werden, daß die eineiigen vermehrt sind, *und dies würde bedeuten, daß eineiige Zwillinge familiär gehäuft auftreten*". Endlich schließt der Autor aus dem Vergleich der Zahl der Gemini in der Verwandtschaft des Vaters bzw. der Mutter der Probanden, daß „*bei den zweieiigen Zwillingen deutlich die mütterliche Seite überwiegt, während bei den eineiigen eher die väterliche Seite von größerem Einfluß zu sein scheint*".

Da v. VERSCHUER bei seinen Untersuchungen die Geschwister- bzw. Kinderzahlen in der entfernteren Verwandtschaft der Zwillinge nicht in allen Fällen eindeutig erhalten konnte, teilte er die Zwillingspaare, die sich in der Verwandtschaft seiner Zwillingsprobanden feststellen ließen, nach dem Grad der Wahrscheinlichkeit ein, mit dem sie mit den betreffenden Probanden ihrer Erbmasse nach gleich sind.

CURTIUS, der nicht ohne Berechtigung die von v. VERSCHUER angewandte mathematisch-statistische Methode einer Kritik unterzieht, konnte mit seinem eigenen Material in seiner ersten Arbeit über dieses Problem keinen statistischen Nachweis erbringen; erst in einer weiteren Arbeit mit KORKHAUS hat der Autor den hohen Grad von Wahrscheinlichkeit der Anlage zur EZ-Entstehung mathematisch-statistisch belegen können.

Schließlich sei noch darauf hingewiesen, daß auch die Frage nach etwaigen *erblichen Beziehungen zwischen den Anlagen zur ZZ- und EZ-Entstehung* in der jüngsten Zeit ihre Bearbeitung erfahren hat.

Exakte Unterlagen über dieses biologisch wichtige und interessante Problem lagen bis zum Jahre 1926 nicht vor; es findet sich lediglich der eine oder andere Hinweis (MEYER), die eine oder andere vereinzelte Beobachtung von dem *gleichzeitigen* Vorkommen *ein-* und *zweieiiger* Zwillinge ein- und desselben Elternpaares (v. VERSCHUER). Erst die zahlenmäßig fundierten Unterlagen, die DAHLBERG veröffentlichte, legten den Gedanken an erbliche Beziehungen zwischen der Anlage zu ZZ- und EZ-Erzeugung nahe.

Das Material des Autors bestand aus 323 Müttern von zweieiigen Zwillingen; diese Frauen brachten noch in späteren Geburten 432 Kinder zur Welt; unter diesen waren abermals 25 Zwillinge, und zwar 19 gleich- und 6 verschiedengeschlechtliche. Bei Anwendung der Differenzmethode auf dieses allerdings sehr kleine Material würden sich 12 zweieiige und 13 eineiige ergeben. Da nun die Annahme zu Recht besteht, daß unter den gleichgeschlechtlichen Zwillingen auch eineiige sich befinden, glaubt DAHLBERG folgern zu können, daß erbliche Beziehung der Anlagen zu ZZ und EZ-Erzeugung bestehen könnten.

Folgende Einwände sind gegen die Untersuchungen DAHLBERGS berechtigt: Das Beweismaterial an und für sich ist zu klein; bei der Anwendung der Differenzmethode WEINBERGS wird der Fehler bei zu kleinem Ausgangsmaterial noch größer. Kasuistische Unterlagen fehlen.

CURTIUS konnte an Hand seines Materials — 9 Stammbäume standen zur Verfügung — die Feststellung machen, daß in einer Zahl von Fällen ZZ und EZ in derselben Familie, in derselben Geschwisterschaft und in derselben Mehrlingsschaft gleichzeitig vorkommen. Nach Ansicht des Autors geht aus folgenden Gründen „mit fast absoluter Sicherheit" die Annahme einer erblichen Beziehung zwischen der Anlage ZZ und EZ hervor: Aus Stammbaumbeobachtungen ist ersichtlich, daß in den Stammbäumen der Väter eines EZ- und ZZ-Paares keine Zwillinge sich nachweisen ließen. Aus dem Alternieren EZ und ZZ bei ein und derselben Zwillingsmutter (zwei eigene Beobachtungen und eine von v. VERSCHUER) und endlich aus dem gemeinsamen Vorkommen von ZZ und EZ in einer Mehrlingsschaft (BLATTSTRÖM, DE BLÉCOURT und NIJHOFF, zwei eigene Beobachtungen).

Mit den bisherigen Ausführungen ist der Stand der Forschung gegeben bis zu der Zeit, in der CURTIUS und v. VERSCHUER mit einem überragenden Beweismaterial erneut an die Beantwortung der Frage nach der Entstehung und Vererbung der Zwillingsschwangerschaft herangingen (1932). Die beiden Forscher konnten ihre Untersuchungen aus den Stammbäumen bzw. Elterngeschwisterschaften von 931 Zwillingspaaren durchführen, von denen 258 ungleichen und 673 gleichen Geschlechtes sind. Diese Zwillingspaare stellen ein Beweismaterial vor, das besonderen Auslesemomenten nicht unterliegt, also „die Forderung einer repräsentativen Stichprobe aus der Bevölkerung" erfüllt. Im Hinblick auf die Manifestationsschwankung der Anlage Zwillingsschwangerschaft (DAHLBERG) wurden Zwillingsvater oder Zwillingsmutter als Träger der Anlage betrachtet.

Die Recessiven-Prozentzahlen folgender Gruppen wurden miteinander verglichen:

1. Brüder des Zwillingsvaters bzw. der Zwillingsmutter mit den Schwestern des Zwillingsvaters bzw. der Zwillingsmutter.

2. Brüder, Schwestern und Brüder und Schwestern des Zwillingsvaters mit denen der Zwillingsmutter.

3. Geschwister der Eltern der EZ mit denen der PZ und ZZ.

Die Ergebnisse der umfangreichen Berechnungen sollen im folgenden wiedergegeben werden:

1. „Bei Brüdern und Schwestern von Zwillingseltern tritt die Anlage zu Zwillingen in gleicher Häufigkeit auf, nur bei den Schwestern von Pärchenmüttern ist die Zwillingshäufigkeit etwas erhöht.

2. Bei den Geschwistern des Zwillingsvaters äußert sich die Anlage zu Zwillingen ebenso häufig wie bei den Geschwistern der Zwillingsmutter.

3. Bei den Geschwistern von Eltern ein- und zweieiiger Zwillinge manifestiert sich die Anlage zu Zwillingen ähnlich, in den Familien der EZ aber doch etwas seltener.

4. Zwischen den PZ-Zahlen der drei Familiengruppen besteht kein sicher gestellter Unterschied."

Die beiden Autoren schließen mit Recht aus der letzten Feststellung, daß die bereits von CURTIUS 1927 geäußerte Vermutung, *erbgleiche* und *erbverschiedene Zwillinge könnten durch eine einheitliche Anlage entstehen, nunmehr mathematisch-statistisch bewiesen ist.*

Durch Berechnung der Recessivenerwartung bei den Merkmalsträgern und durch die statistische Erfassung der Zahl der Väter und Mütter von Zwillingen in Geschwisterreihen mit und ohne Zwillinge zeigte sich weiterhin, „*daß die Anlage zu Zwillingen durch ein einfaches recessives Gen bedingt wird, das in homozygotem Zustand sich im männlichen und weiblichen Geschlecht dadurch äußert, daß die betreffenden Personen Vater oder Mutter von erbgleichen oder erbverschiedenen Zwillingen werden können*".

Die *Manifestationswahrscheinlichkeit* wurde von v. VERSCHUER und CURTIUS mit 6% berechnet. Nach DAHLBERGs statistischen Berechnungen für sein Material in Schweden treffen auf 6,72% Zwillingsgeburten von Müttern mit verschiedengeschlechtlichen Zwillingen 5,76% Zwillingsgeburten von Müttern mit gleichgeschlechtlichen Zwillingen. Die Wahrscheinlichkeit bedeutet, daß Eltern mit dem Gen Zwillingsschwangerschaft im Durchschnitt neben 6 Zwillingspaaren 94 Einlinge erzeugen würden.

Schon aus dem Nachweis der Bedeutung des *Vaters* als Anlageträger für die Zwillingsbildung wird die alte Anschauung über die Entstehung der *zweieiigen* Zwillingsschwangerschaft *nur von Seiten der Mutter* in den Hintergrund gedrängt.

Immerhin kann man diese alte Anschauung von der Entstehung der zweieiigen Zwillinge nicht ganz fallen lassen auf Grund der Beobachtungen der Kliniker über das relativ häufige Vorkommen mehrerer Corpora lutea.

Wie sind nun aber die neuen erbbiologischen Ergebnisse zu deuten? Eine Erklärung im engsten Sinne des Wortes — das soll von vornherein betont werden! — haben wir nicht. Wir verfügen nur über Hypothesen, die wir Curtius verdanken und die durch vergleichend entwicklungsgeschichtliche Feststellungen Sobottas einen gewissen Grad von Wahrscheinlichkeit bekommen.

Curtius geht bei seinen Überlegungen von der Tatsache aus, daß ZZ und EZ in erblicher Abhängigkeit voneinander vorkommen; wenn dies aber der Fall ist, so müßte, so folgert er weiter, ein *einziger* Faktor sich finden lassen, auf dessen Wirken die Entstehung der erbgleichen und erbverschiedenen Zwillinge zurückgeführt werden könnte. Cytologisch stützt er sich bei seinen Erklärungsversuchen auf vergleichend-anatomische Feststellungen über die Reifungsvorgänge am frisch befruchteten Ei der Wirbeltiere (Sobotta); vererbungstechnisch nimmt er zur Manifestierung zwei Sorten von Spermien und Ovula an: ein Teil derselben enthält einen „Spaltungsfaktor" bzw. „Spaltbarkeitsfaktor", während der andere Teil frei von diesen Faktoren ist.

Die Hypothese, auf die Curtius die Entstehung der Zwillinge zurückführt, baut sich folgendermaßen auf: Nicht nur bei den Kaltblütern, sondern auch bei den Wirbeltieren dringt fast ausnahmslos das Spermium *vor* der letzten Reifeteilung in die Oocyte 2. Ordnung ein. Erst dann kommt es zur Abstoßung des 2. Richtungskörperchens. „Ja, soweit gute Untersuchungen vorliegen, erfolgt die Ausstoßung des 2. Richtungskörperchens überhaupt nicht ohne Befruchtung, d. h. wenn die Befruchtung ausbleibt, geht das Ei mit der 2. Richtungsspindel zugrunde" (Sobotta). Die Annahme ist berechtigt, daß sich auch beim Menschen die Vorgänge in gleicher Weise abspielen wie bei den Wirbeltieren. Von wesentlicher Bedeutung ist die Feststellung, daß *vor* der letzten Reifeteilung das Spermium in die Oocyte eindringt.

Curtius ist, aufbauend auf diesen Wahrscheinlichkeitsschlüssen über die Reifungsvorgänge am menschlichen Ei, der Ansicht, ein Spermium mit dem „Teilungsfaktor" könnte die gewöhnlichen Reifungsvorgänge des Ovulums so abändern, „daß nicht zwei Zellen ungleicher Größe (Ei und zweites Richtungskörperchen), sondern zwei gleich große oder jedenfalls gleichwertige Zellen entstehen. In der einen Zelle läge dann der mütterliche und der väterliche Vorkern, in der anderen nur der erstere. Letztere würde nun durch ein zweites Spermium befruchtet". Da die beiden Zygoten ihrer Erbmasse nach verschieden sind (väterlicher und mütterlicher bzw. nur mütterlicher Vorkern!), resultieren „Zwillinge, die scheinbar zweieiig sind, tatsächlich aber aus einem, von zwei Spermien befruchteten Ei bzw. aus einem Ei und dem dazugehörigen Richtungskörperchen stammen" (*erbverschiedene eineiige* Zwillinge).

Die Entstehung der *erbgleichen eineiigen* Zwillinge wäre dadurch zu erklären, daß die Befruchtung der Oocyte wohl in der Mehrzahl der Fälle erst *nach* der zweiten Reifungsteilung stattfindet. Beim Eindringen eines Spermiums mit dem Teilungsfaktor kann eine Änderung der Reifungsteilung nicht mehr ausgelöst werden; es kommt zur Spaltung der Oocyte in zwei *gleiche* Teile. In diesem Zusammenhang ist es gleichgültig, ob die Entstehung der eineiigen Zwillinge auf dem Boden *eines* befruchteten Eies durch *Isolierung* auf dem Zweizellen- oder auf dem *Embryonalschildstadium* erfolgt, ein Entstehungsmodus, der noch nicht definitiv geklärt ist (Hertwig u. a.).

Für die Mutter nimmt Curtius bekanntlich das Vorliegen eines „Spaltbarkeitsfaktors" an. „Nur wenn die Spaltungstendenz sich in beiden Keimzellen vorfindet, kommt es tatsächlich zur Zwillingsbildung", in Realisierung des homozygoten Erbganges. Die bisher allgemein angenommene Entstehung *zweieiiger* Zwillinge durch das gleichzeitige Reifen zweier Ovula — eine Annahme, für die viele Befunde über Zahl und Beschaffenheit der Corpora lutea sprechen, bei Operationen und Autopsien — hätte demnach nur noch „beschränkte Gültigkeit".

Die Hypothese, die CURTIUS aufstellt, ist, das muß zugegeben werden, fein geschliffen; sie bringt bis zu einem gewissen Grade Erkenntnisse der Cytologie und der Vererbungsstatistik in Einklang; vielleicht ist sie auch in der Lage, eine Klärung in der so brennend gewordenen Frage der Ähnlichkeitsdiagnose und der Beschaffenheit der Eihäute anzubahnen und schließlich kann sie die Deutung von „Übergangsfällen" bei Zwillingen, bei denen eine sichere Einordnung nach der Eiigkeit nicht möglich ist, erklären helfen.

Wie konstruiert andererseits aber auch die Hypothese von CURTIUS letzten Endes ist, geht aus einer Überlegung hervor, die der Autor selbst anstellt und auf die zum Schluß dieses Kapitels noch etwas näher eingegangen werden soll: Die Entstehung der aus einem Ei ursprünglich stammenden „zweieiigen" Zwillinge erfolgt durch die Befruchtung der zweiten Zelle des Richtungskörperchens durch ein Spermium, das nicht den Spaltungsfaktor in sich birgt; würde dieses zweite Spermium ebenfalls den Spaltungsfaktor enthalten, so würden durch die nochmalige Teilung der zweiten Zelle nicht Zwillinge, sondern Drillinge entstehen. Das gemeinsame Vorkommen von EZ und ZZ bei den Mehrlingsschaften versucht auch CURTIUS auf diese Weise zu erklären. Der Autor glaubt nun, daß nur ein *Teil* der Spermien den Teilungsfaktor besitzt; man muß annehmen, daß es der kleinere Teil der Spermien ist, der mit diesem Faktor ausgestattet ist. Die sehr seltene gleichzeitige Befruchtung der Oocyte mit mehreren Spermien, die *alle* den Teilungsfaktor besitzen, würde die Entstehung der Mehrlinge (Drillinge und Vierlinge) unserem Verständnis näher bringen.

Für den Erbgang des Gens „Spaltungsfaktor" haben auf Grund erbstatistischer Berechnungen von CURTIUS und v. VERSCHUER zwei Hypothesen den gleichen Grad von Wahrscheinlichkeit: 1. „Das Gen manifestiert sich homozygot in der Oocyte oder in der Spermatocyte. 2. Das Gen manifestiert sich in der haploiden reifen Ei- oder Samenzelle."

Im Gegensatz zu der größten Zahl der Vererbungsforscher ist LENZ der Ansicht, daß ein Beweis für die gemeinsame Erbanlage zu ZZ und EZ sowie für den Einfluß des Vaters auf die Entstehung der Zwillingsschwangerschaft nicht erbracht sei. Die Sippenunterschiede in bezug auf die Häufigkeit der zweieiigen Zwillinge können nach seiner Ansicht umweltbedingt sein.

Endlich sei noch auf eine weitere Hypothese über die Entstehung der Zwillinge eingegangen, die von DAVENPORT stammt. Der Autor nimmt an, daß die Anlage zu Zwillingen beim menschlichen Weibe viel häufiger ist als die Manifestation; er kommt zu dieser Ansicht auf Grund der Beobachtungen zahlreicher doppelter und vor allem gleichaltriger Corpora lutea (Befunde bei Laparotomien und Autopsien). Bei seinen weiteren Folgerungen fußt DAVENPORT ebenfalls auf klinischen Unterlagen. Im Hinblick auf die zahlreichen Fälle von abgestorbenen Früchten, die sich oft neben einem ausgetragenen Einling feststellen lassen und zwar in allen Stadien der Rückbildung bis zum Fetus papyraceus, glaubt der Autor einen Letalfaktor annehmen zu können, der bei gleichzeitigem Vorliegen bei dem Vater und der Mutter das Absterben der Früchte hervorruft. Eine gewisse Ergänzung der Annahme DAVENPORTs über das intrauterine Absterben von Früchten bringt MIJSBERG mit seinem Hinweis auf ein „häufiges" Absterben besonders männlicher Früchte.

Zusammenfassend läßt sich bei dem heutigen Stande der Wissenschaft folgendes sagen: *Bei der erheblichen Manifestationsschwankung, der die Anlage Zwillinge unterliegt, bei den großen Schwierigkeiten, die sich der Erfassung eines einwandfreien Beweismaterials im Hinblick auf die Gesamtbevölkerung entgegenstellen, bei der Bedeutung, die den Umweltfaktoren [Klima* (DAVENPORT)], *Ernährung usw. bei der Realisierung der Zwillingsschwangerschaft zukommen, ist es wahrscheinlich unmöglich, zu letzten Erkenntnissen über die Ursachen und das Wesen der Zwillings- und der Mehrlingsbildung überhaupt zu gelangen.* Immerhin muß zugegeben werden, daß manche Hypothese einen hohen Grad von Wahrscheinlichkeit besitzt, die die Grundlage abgibt zu weiteren Untersuchungen.

Schrifttum.

ABEL, W.: Physiognomische Studien an Zwillingen. Z. Ethnol. **64**, 379 (1932). — AHLFELD, FR.: Beiträge zur Lehre von den Zwillingen. **7**, 210 (1875); **9**, 196 (1876). — Die Mißbildungen des Menschen. Leipzig: W. Grunow 1880. — Wie stellt sich das Verhältnis der eineiigen Zwillinge zu den zweieiigen? Z. Geburtsh. **47** (1902). — ARAKI, B.: Statistisches Studium über die japanischen Zwillinge. (Anat. Inst. Univ. Nagasaki.) Nagasaki Igakkwai Zasshi **11**, 896 mit deutscher Zusammenfassung (1933). — Morphologische und psychologische Untersuchungen an einem japanischen Drillingspaar. Nagasaki Igakkwai Zasshi **12**, 1061—1092 (1934). Ber. Gynäk. **29**, 445 (1935). — AREY, L. B.: Chorionic Fusion and Augmented Twinning in the Human Tube. Anat. Rec. **23**, Nr 4 (1922). — ASSHETON, R.: An account of the blastodermic vesicle of the sheep of seventh day twin germinal areas. J. Anat. a. Physiol. **35**, 12 (1898). — ATZENHOEFER, D. R. and CECIL RIFE: A pair of tubercular twins. J. Hered. **27**, 265 (1936).

BALDWIN, T.: The Physical Growth of Children from Birth to Maturity. Univ. of Cowa Studies in Child Welfare 1921. — BARFURTH: Ein Zeugnis für eine Geburt von Siebenlingen. Anat. Anz. **10**, 330 (1894). — BAUDOUIN: Sechslingsgeburten. Gaz. méd., XII. s. **4**, 157, 205 (1904). — BAUER, J.: Bemerkungen zur prinzipiellen Bedeutung des Studiums der Physiologie und Pathologie eineiiger Zwillinge. Klin. Wschr. **1924 I**, 27. — BAUR, E.: Vererbungslehre. Berlin: Gebrüder Bornträger 1922. — BECKMANN, I.: Uterusverdopplung und Zwillingsschwangerschaft. Inaug.-Diss. Breslau 1921. — BENTHIN: Zwillingsschwangerschaft im atretischen rudimentären Horn bei Uterus duplex. Zbl. Gynäk. **45**, 6 (1921). — BERNSTEIN, F.: Variations- und Erblichkeitsstatistik. Handbuch der Vererbungswissenschaften, Bd. 1. Berlin 1929. — BERTILLON, I.: La géméllité selon l'âge de la mère et le rang chronologique de l'accouchement. J. Soc. State Paris **1898**, 16. — Des combinaisons du sexe dans les grossesses géméllaires. J. Soc. State Paris **1875**, 16. — BLATZ, W. E.: The Five Sisters. New York 1938. — BLUEKERCKEN, J.: Aus dem Entwicklungsgang eines Zwillingspaares. Internat. Z. Individ.psychol. **10**, 207 (1932). — BLUHM, A.: Die Bedeutung des Geburtsgewichts für die körperliche Entwicklung des Individuums. Arch. soz. Hyg. **3**, 425 (1928). — BOLAFFIO, M.: Contributo al problema della determinazione del sesso. Riv. Biol. **4** (1922). — BONNEVIE, K.: Om tvillingfödslers Arvelighet. Norsk Mag. Laegevidensk. 8 (1919). — Arvelighetsundersøkelser i Norge. Norsk. Mag. Laegevidensk. **10**, 1177 (1915). — BONNEVIE, K. and A. SVERDRUP: Hereditary predispositions to dizygotic twinbirth in Norwegian peasant families. J. Genet. **16**, 125 (1926). — BOUTERWECK, H.: Asymmetrieproblem und Zwillingsforschung. Arch. Rassenbiol. **29**, 391 (1936). — BRACKEN, H. v.: Psychologische Untersuchungen an Zwillingen. Verh. dtsch. Ges. Psychol. **1934**, 117. — BRANDER, T.: Beitrag zur körperlichen und seelischen Entwicklung von Zwillingen. Finska Läk.sällsk. Hdl. **77** (1935). — Beobachtungen über die geistige und körperliche Entwicklung bei Zwillingen. Mschr. Kinderheilk. **61** (1935). — Über die Bedeutung der Exogenese für die Entstehung des Schwachsinnes, beleuchtet durch Uhtersuchungen an Zwillingen. Mschr. Kinderheilk. **63** (1935). — Über die Zwillingsforschung und ihre Berührungspunkte mit der Kinderheilkunde. Acta paediatr. (Stockh.) **21** (1937). — Über die Bedeutung des unternormalen Geburtsgewichts für die weitere körperliche und geistige Entwicklung der Zwillinge. Z. menschl. Vererbgslehre **21** (1938). — Kann die Konstitution durch Frühgeburt verändert werden? Z. menschl. Vererbgslehre **22** (1938). BRANDES, TH.: Über Größendifferenzen bei Zwillingen und ihre Entstehungsursachen. Mschr. Geburtsh. **71**, 248 (1925). — BRATTSTRÖM: Ein Fall von viereiigen Vierlingen. Mschr. Geburtsh. **40**, 1 (1914). — BRAUNS, L.: Studien an Zwillingen im Säuglings- und Kleinkindsalter. Ein Beitrag zur Zwillingsbiologie. Z. Kinderforsch. **43**, 86 (1934). — BROMAN, J.: Grundriß der Entwicklungsgeschichte des Menschen, 1. u. 2. Aufl. München u. Wiesbaden: J. F. Bergmann. — BRUNELLI, G.: La determinazione del sesso studiata nell'economia della specie. Bardi-Roma 1915. — BUMM, E.: Grundriß zum Studium der Geburtshilfe, 9. Aufl. Wiesbaden 1913. — BUNAK, V. V.: Über die morphologischen Besonderheiten der ein- und zweieiigen Zwillinge. Russ. Eugen. J. **4**, 23 (1926).

Charité-Annalen: Bd. 13—26, 1886—1902. — CHIARI, BRAUN u. SPÄTH: Klinik für Geburtshülfe. Wien 1885. — CHIARUGI, G.: I gemelli. Torino 1926. — CORNER: The problem of embryonic pathology of mammals, with observations upon intrauterine mortality in the pig. Amer. J. Anat. **31** (1923). — CORNING, H. K.: Lehrbuch der Entwicklungsgeschichte des Menschen. 18./19. Aufl. München 1939. — CORY, B.: The influence of Inheritance on the Tendency to have Twins. Lancet **1895 I**, 1105. — CREW, F. A. E.: Prenatal death in the pig and its effect upon sex-ratio. Proc. roy. Soc. Edinburgh **46** (1925). — CROWDEN, G. P.: A comparative Study of the Development and Physiology of Identical Twins. Guy's Hosp. Rep. **76**, 379 (1926). — CURTIUS, FR.: Über erbliche Beziehungen zwischen eineiigen und „zweieiigen" Zwillingen und die Mehrlingsschwangerschaft im allgemeinen. Z. Konstit.-lehre **13**, 286 (1927). — Nachgeburtsbefunde bei Zwillingen und Ähnlichkeitsdiagnose. Arch. Gynäk. **140**, 2 (1930). — Nachgeburtsbefunde bei Zwillingen und Ähnlichkeitsdiagnose. II. Mitt. Arch. Gynäk. **147**, 48 (1931). — CURTIUS, FR. u. O. v. VERSCHUER: Die Anlage zur Entstehung von Zwillingen und ihre Vererbung. Arch. Rassenbiol. **26**, 361 (1932). — CRZELLITZER: Methoden der Familienforschung. Z. Ethnol. **1909**, 41.

DAFOE, A. R.: The Dionne Quintuplets. J. amer. med. Assoc. **103** (1937); Canad. med. Assoc. J. **34** (1936). — DAHLBERG, G.: Twin-births and twins from a hereditary point of view. Stockholm 1926. — Eine Theorie über den Uniovulationsmechanismus mit spezieller Berücksichtigung der hormonalen Wirkung des Follikulins. Klin. Wschr. **1930 II**, 1298. — DAHLBERG, G. and S. AKESSON: A theory of the uniovulation mechanism and an experimental investigation on the follicular fluid. Acta obstetr. scand. (Stockh.) **10**, 63 (1930). — Eine neue Methode zur familienstatistischen Analyse bei der Vererbungsforschung. Hereditas (Lund) **14** (1930). — Über die Vererbung der Neigung zu Zwillingsschwangerschaft und über potentielle Fruchtbarkeit im Lichte einer Theorie der Polyovulation beim Menschen. Z. Geburtsh. **99**, 136 (1930). — DARWIN, CH.: Die geschlechtliche Zuchtwahl, S. 282, Bd. 5 der gesammelten Werke, übersetzt von VICTOR CARUS. Stuttgart 1875. — DAVENPORT, CH. B.: Twins. Aus Heredity in Relation to Eugenics, p. 180. London: Williams and Norgate 1912. — Influence of the male on the production of human twins. Amer. Naturalist **54** (1920). — Influence of the male on the production of twins. Med. Rec. **97** (1920). — Is there Inheritance of twinning tendency from the father's side? Z. Abstammgslehre Suppl. **1** = Verh. 5. internat. Kongr. Vererbgswiss. Berlin **1927**. — Litter size and latitude. Arch. Rassenbiol. **24**, 97 (1930). — DETWILER, S. B.: Twinning in seven generations of the Bertolet family. J. Hered. **24**, 139 (1933). — DIEHL, K.: Erbuntersuchungen an tuberkulösen Zwillingen. Beitr. Klin. Tbk. **81**, 223 (1932). — DIEHL, K. u. O. v. VERSCHUER: Erbuntersuchungen an tuberkulösen Zwillingen. Beitr. Klin. Tbk. **75**, 206 (1930). — Zwillingstuberkulose. Jena: Gustav Fischer 1933. — DOESSCHATE: Drielingsgeboorte. Nederl. Tijdschr. Geneesk. **1919**. Ref. Zbl. Gynäk. **50** (1919). — DOXIADES, L. u. W. UHSE: Neue klinische Befunde an Zwillingen. Mschr. Kinderheilk. **62**, 196 (1934). — DREJER, P. M.: Om Tvillinger. Norsk. Mag. Laegevidensk. **1895**. — DUNCAN: On some laws of the production of Twins. Fleundity, Fertility, Sterility. Edinburgh 1871. — DUNCKER, G.: Die Frequenzverteilung der Geschlechtskombinationen bei Mehrlingsgeburten des Menschen und des Schweines. Biol. Zbl. **35**, 506. (1915).

ECKERT, E.: Die Zwillingsgeburten im Oberamt Tübingen aus den Jahren 1901 bis 1925. Inaug.-Diss. Tübingen 1925. — ENGELHORN, E.: Die mehrfache Schwangerschaft und Geburt. In HALBAN und SEITZ' Biologie und Pathologie des Weibes, Bd. 7. Berlin u. Wien 1925. — ENRIQUES, P.: L'eredità nell'uomo. Milano 1924.

FEDERLEY, H.: Die Bedeutung der Zwillingsforschung für die menschliche Erblichkeitslehre. Nord. med. Tidsskr. **1**, 321 (1931). — FISHER, R. A.: Triplet children in Great Britain and Ireland. Proc. roy. Soc. Lond. B **102** (1928). — FISCHER, E.: Versuch einer Genanalyse beim Menschen. Z. Abstammgslehre **65**, 127 (1930).

GAUDENZ, D.: Beiträge zur Biologie zweieiiger Zwillinge an Hand von 142 Sippschaftstafeln aus dem Engadin. Inaug.-Diss. Zürich 1928. — GAUPP, E.: Die normalen Asymmetrien des menschlichen Körpers. Jena 1909. — GINI, C.: Il sesso del punto di vista statistico. Sandron-Palermo 1908. — Sulle leggi della frequenza e delle combinazioni sessuali dei parti plumiri. Atti Soc. med.-chir. Padova **1922**. — Di taluni studi recenti sopra le combinazioni sessuali e la frequenza dei parti plurimi e delle ricerche che suggeriscono. Giorn. Biol. e Med. sper. **1923**. — GLATZEL, H.: Beiträge zur Zwillingspathologie. Z. klin. Med. **116**, 632 (1931). — Der Anteil der Erbanlage und Umwelt an der Variabilität des normalen Blutbildes. Dtsch. Arch. klin. Med. **170**, 4 (1931). — GOEHLERT, V.: Die Zwillinge. Ein Beitrag zur Physiologie des Menschen. Virchows Arch. **76**, 457 (1879). — GOLDSCHMIDT, R.: Mechanismus und Physiologie der Geschlechtsbestimmung. Berlin: Gebrüder Bornträger 1920. — Einführung in die Vererbungswissenschaft. Leipzig: Wilhelm Engelmann 1920. — Physiologische Theorie der Vererbung. Berlin: Julius Springer 1927. — Cytologie des erblichen Gynandromorphismus von *Bombyx mori* L. Biol. Zbl. **48**, 39 (1928). — Zweite Mitteilung über erblichen Gynandromorphismus bei *Bombyx mori* L. Biol. Zbl. **48**, 685 (1928). — Die sexuellen Zwischenstufen. Berlin: Julius Springer 1931. — GRABE, v.:

Über Zwillingsgeburten als Degenerationszeichen. Arch. f. Psychiatr. **1922**. — GROSSER, O.: Vergleichende Anatomie und Entwicklungslehre der Eihäute und der Placenta. Wien: Wilhelm Braumüller 1909. — Entwicklungsgeschichte des Menschen von der Keimzelle bis zur Ausbildung der äußeren Körperform. HALBAN-SEITZ' Biologie und Pathologie des Weibes, Bd. VI, Teil 1. 1925. — Frühentwicklung, Eihautbildung und Placentation des Menschen und der Säugetiere. München: J. F. Bergmann. 1927.

HALBAN: Zur Kenntnis der Zwillingsschwangerschaften. Zbl. Gynäk. **38**, 332 (1914). — HARAI, SEI: Untersuchungen der Fingerleisten von Zwillingen. Z. Morph. u. Anthrop. **30**, 564 (1932). — HECKER: Berichte aus der Münchener Gebäranstalt. Ärztl. Intell.bl. **1860—1880**. — HECKER u. BUHL: Klinik der Geburtskunde. 1860 u. 1864. — HEIDENHAIN, M.: Formen und Kräfte in der lebendigen Natur. Vorträge und Aufsätze über Entwicklungsmechanismus der Organismen, H. 32. Berlin 1923. — Die Spaltungsgesetze der Blätter. Jena: Gustav Fischer 1932. — HENNEBERG, R. u. H. STELZNER: Über das psychische und somatische Verhalten der pyopagen Rosa und Josefa (der „böhmischen" Schwestern). Berl. klin. Wschr. **1903 II**, 36. — HERRMANN, L. u. LANCELOT HOGBEN: The intellectual resemblance of twins. Proc. roy. Soc. Edinburgh **53**, 105 (1933). — HERTWIG, O.: Handbuch der vergleichenden und experimentellen Entwicklungslehre der Wirbeltiere, 1903. — Allgemeine Biologie. Jena: Gustav Fischer 1923. — HINSELMANN, H.: Normales und pathologisches Verhalten der Placenta und des Fruchtwassers. HALBAN-SEITZ' Biologie und Pathologie des Weibes, Bd. 6, Teil 1, S. 241. Berlin-Wien: Urban & Schwarzenberg 1925. — HIRT, L.: Zur Kenntnis der Zwillingsschwangerschaft. Diss. Breslau 1902. — HOEHNE, O.: Die Mehrlingsschwangerschaft und die Mehrlingsgeburt. Lehrbuch der Geburtshilfe von STOECKEL, S. 289. 1920. — HUGENBERGER: Bericht über die Vorkommnisse in dem Hebammeninstitut der Großfürstin Helene Paulowna zu St. Petersburg in den Jahren 1845 bis 1889. Petersburg. med. Z. **4** (1863). — HUTT, F. B.: Bovine Quadruplets, incl. Twins apparently monozygot. J. Hered. **21** (1930).

JENKINS, R. L.: Twin and triplet birth ratios. The interrelations of the frequencies of plural births. J. Hered. 18, 387 (1927). — Twin and triplet Birth Ratios. J. Hered. **20**, 10 (1929). — JORDAN, H. E.: Heredity Lefthandedness, with a Note of Twinning. J. Genet. **4**, 67 (1914/15).

KEIBEL, F. u. F. P. MALL: Handbuch der Entwicklungsgeschichte des Menschen, 2 Bd., S. 111. 1911. — KESZMARSKY, v.: Klinische Mitteilungen aus der geburtshilflich-gynäkologischen Klinik zu Budapest. Stuttgart 1884. — KIFFNER: Stereoröntgenbefunde an Zwillingsplacenten. Arch. Gynäk. **136**, 111 (1929). — KLEIN, P.: Zur Frage der Diagnose der Eineiigkeit bei Zwillingsschwangerschaft. Arch. Gynäk. **130**, 788 (1927). — Zur Diagnose der Eineiigkeit der Zwillingsschwangerschaft. Münch. med. Wschr. **1927 II**, 1396. — KLEINWÄCHTER: Die Lehre von den Zwillingen. Prag 1871. — KLEINE, H. O.: Zur Pathologie der Zwillingsschwangerschaft. (Fehlen einer Nabelschnurarterie als Ursache ungewöhnlicher Entwicklungsunterschiede lebender zweieiiger Zwillinge.) Arch. Gynäk. **143**, 146 (1930). — KLEVINGHAUS, TH.: Über mehrfache Geburten. Diss. Berlin 1868. — KÖHLER: Wiederholte Doppelschwangerschaft bei Uterus bicornis bicollis. Z. Geburtsh. **71**, 506 (1912). — KÖHN, W.: Vererbung und Umwelt nach NEWMAN und MULLERS eineiigen Zwillingen verschiedener Umwelt. Arch. Rassenbiol. **28**, 49 (1934). — KOMAI, TAKU u. GORÔ FUKUOKA: Die Häufigkeit von Mehrlingsgeburten in Japan. Z. Morph. u. Anthrop. **31**, 167 (1935). — KRANZ, H.: Tumoren bei Zwillingen. Z. Abstammgslehre **62**, 173 (1932). Zehnjährige Vierlinge. Z. Ethnol. **64**, 133 (1932). — KRÖNIG: Drillingsschwangerschaft. Real-Enzyklopädie der gesamten Heilkunde von A. EULENBURG, Bd. IV, S. 99. Berlin u. Wien 1908. — Zwillinge. Real-Enzyklopädie der gesamten Heilkunde von A. EULENBURG, S. 15, 707. Berlin u. Wien 1914. — KÜRTEN, H.: Ein 81 jähriges eineiiges Zwillingsbrüderpaar. Arch. Rassenbiol. **28**, 38 (1934).

LASSEN, M. TH.: Nachgeburtsbefunde bei Zwillingen und Ähnlichkeitsdiagnose. II. Mitt. Arch. Gynäk. **147**, 48 (1931). — LEHMANN, W.: Erbuntersuchung an rachitischen Zwillingen. Mschr. Kinderheilk. **62**, 205 (1934/35). — LENZ, F.: Über die krankhaften Erbanlagen des Mannes und die Bestimmung des Geschlechtes beim Menschen. Jena: Gustav Fischer 1912. — Die krankhaften Erbanlagen und die Methoden menschlicher Erblichkeitsforschung. In: Menschliche Erblichkeitslehre und Rassenhygiene von E. BAUR, E. FISCHER, F. LENZ. München: J. F. Lehmann 1923. — Erblichkeitslehre und Rassenhygiene (Eugenik). HALBAN-SEITZ' Biologie und Pathologie des Weibes, Bd. 1, S. 803. Wien u. Berlin: Urban & Schwarzenberg 1924. — Erblichkeitslehre im allgemeinen und beim Menschen im besonderen. Handbuch der normalen und pathologischen Physiologie, Teil 17, S. 901. 1926. — Zur genetischen Deutung von Zwillingsbefunden. Z. Abstammgslehre **62**, 153 (1932). — Zur Frage der Ursache von Zwillingsgeburten. Arch. Rassenbiol. **27**, 311 (1933). — Inwieweit kann man aus den Zwillingsbefunden auf Erbbedingtheit oder Umwelteinflüsse schließen. Dtsch. med. Wschr. **1935 I**, 873. — LENZ, F. u. O. v. VERSCHUER: Zur Bestimmung des Anteils von Erbanlage und Umwelt an der Variabilität. Arch. Rassenbiol. **20**, 425. — LICHTENSTERN: Über das Vorkommen und die Bedeutung der supranumerären Brüste und Brustwarzen. Virchows Arch. **1878.** — LOEB, FR.: Statistisches über Mehrlingsgeburten in Deutschland im Jahre 1909. Mschr. Geburtsh. **35**, 351 (1912). — LUDWIG, E.: Über die Verteilung der Erbmasse unter eineiige Zwillinge. Schweiz. med. Wschr. **1927 I**, 1041. — LUXENBURGER, H.: Leistungen und Aussichten der menschlichen Mehrlingsforschung für die Medizin. Z. Abstammgslehre **61**, 223 (1932).

MACARTHUR, F. W.: Genetics of Quintuplets. J. Hered. **29** (1938). —MACARTHUR, F. W. and A. R. DAFOC: Genetics of Quintuplets. J. Hered. **30** (1939). — MACARTHUR, F. W. and N. H. C. FORD: Univ. Toronto studies. Child development Series, Nr 11. Toronto 1937. — MANGOLD, O.: Hauptprobleme der Entwicklungsmechanik. Verh. dtsch. zool. Ges. **50** (1925). — Die Bedeutung der Keimblätter in der Entwicklung. Naturwiss. **13**, 11 (1925). — MARCHAND: Ungleiche eineiige Zwillinge. Münch. med. Wschr. **1919 I**, 149. — MARGOLIS, H. M. and V. EISENSTEIN: Twins as biologic controls in the study of human constitutions. An additional approach to the study of clinical medicine. Ann. int. Med. **6**, 1389 (1933). — MARTIN, R.: Lehrbuch der Anthropologie, Bd. 1, 2. Aufl. Jena 1928. — MARTIUS, FR.: Konstitution und Vererbung in ihren Beziehungen zur Pathologie. Berlin: Julius Springer 1914. — MATHES, P.: Die Konstitutionstypen des Weibes, insbesondere der intersexuelle Typus. HALBAN-SEITZ' Biologie und Pathologie des Weibes, Bd. 3. 1924. — MAYER, A.: Die Bedeutung der Konstitution für die Frauenheilkunde. VEIT-STOECKELs Handbuch der Gynäkologie, Bd. **3**, Teil **3**, S. 279. 1927. — MEYER, CH.: Zur Vererbung der Zwillingsschwangerschaft. Arch. Rassenbiol. **26**, 387 (1932). — MEYER, H.: Zur Biologie der Zwillinge. Z. Geburtsh. **79**, 287 (1917). — MEYER, H. CL.: Zur Frage der Ursache von Zwillingsgeburten. Stellungnahme zu der Kritik von LENZ. Arch. Rassenbiol. **27**, 317 (1933). — MEYER, R.: Zwei Fälle von eineiigen Drillingen. Dtsch. med. Wschr. **1922 II**, 1663. — Eineiige Zwillingsplacenta mit einseitiger extrachorialer Lappenbildung und velamentöser Nabelschnurinsertion. Dtsch. med. Wschr. **1922 II**. — MILLER, N.: Über homologe Zwillinge. Jb. Kinderheilk. **36**, 333 (1893). — MIRABEAU: Über Drillingsgeburten. Münch. med. Abh. Arbeiten der kgl. Univ.-Frauenklinik, S. 49. 1894.

NEUHÄUSER, P.: Über Zwillingsschwangerschaften. Inaug.-Diss. München 1913. — NEWMAN, H. H.: The biology of twins. Univ. Chicago Press. **1922.** — Studies of human Twins. II. Asymmetry Reversal or Minor-imagining in identical Twins. Biol. Bull. Mar. biol. Labor. Wood's Hole **55**, 298 (1928). — NEWMAN, H. H.: F. M. FREEMAN and K. J. HOLZINGER: Twins, A Study of Heredity and Environement. Chicago 1937. — NIJHOFF: Fünflinge mit ihrer Nachgeburt. Zbl. Gynäk. **90**, 750 (1904). — NORDALM, W.: Die Zwillingsgeburten der Leipziger Klinik und Poliklinik. Diss. Leipzig 1901.

OLIVER, J.: The Heredity Tendency to Twinning. Eugenics Rev. **1912.** — OREL, H.: Über die Häufigkeit eineiiger Zwillinge. Arch. Gynäk. **129**, 719—725 (1927). — ORGLER, A.: Beobachtungen an Zwillingen. V. Mitteilung: Eineiige Zwillinge. Jb. Kinderheilk. **143**, 193 (1934). — Über Zwillingsbeobachtungen. Internat. Z. Individ.psychol. **10**, 353 (1932). — Über Erbgleichheit eineiiger Zwillinge. Med. Klin. **1935 I**, 541.

PATELLANI: Die mehrfachen Schwangerschaften, die Extrauteringraviditäten und die Entwicklungsanomalien der weiblichen Geschlechtsorgane vom anthropogenetischen Gesichtspunkt aus betrachtet. Z. Geburtsh. **35**, 373 (1896). — PAULSEN: Beobachtungen an eineiigen Zwillingen. Arch. Rassenbiol. **17**, 165 (1925). — PEIPER: Stammbaum einer Zwillingsfamilie. Klin. Wschr. **1923 II**, 1651. — PETRI, E.: Untersuchungen zur Erbbedingtheit der Menarche. Z. Morph. u. Anthrop. **1933.** — POLL, H.: Zwillinge in Dichtung und Wirklichkeit. Berlin: Julius Springer 1930. — POWERS, W. J. S. and T. A. PEPPARD: The correlation of the atypical Asymetries of the body. Z. Anat. **2**, 11, 77 (1925). — PRINZING, F.: Die örtlichen Verschiedenheiten der Zwillingshäufigkeit und deren Ursachen. Z. Geburtsh. **60**, 420 (1907). — Die Häufigkeit der eineiigen Zwillinge nach dem Alter der Mutter und nach der Geburtenfolge. Z. Geburtsh. **61**, 296 (1908). — PUECH: Des accouchements multiples en France et dans les principales contrées de l'Europe. Ann. Hyg. publ. et Méd. lég. **49** (1875). — PUSCH-HANSEN: Lehrbuch der allgemeinen Tierzucht, 7.—9. Aufl. Stuttgart 1922.

QUELPRUD, TH.: Über Zwillingsohren. Z. Ethnol. **64**, 130 (1932).

REICHLE, H. S.: The diagnosis of monoövular Twinning. Biol. Bull. Mar. biol. Labor. Wood's Hole **16**, 313 (1929). — The diagnosis of the type of twinning. I. Dermatoglyphics. Biol. Bull. Mar. biol. Labor. Wood's Hole **56**, 164 (1929). — REUSS: Zur Lehre von den Zwillingen. Arch. Gynäk. **4**, 120 (1872). — RÖSSLE: Aussprachebemerkungen. Arch. Frauenkde u. Konstit.forsch. **18**, 106 (1932). — ROHLFS, D.: Die Eiigkeitsdiagnose aus der Ähnlichkeit bei neugeborenen Zwillingen. Arch. Gynäk. **133**, 841 (1928). — ROHR: Eineiige Zwillinge. Z. Kinderheilk. **26**, H. 6 (1920). — ROSENBERGER: Monoamniotische Zwillinge mit Verknotung der Nabelschnur. Zbl. Gynäk. **1922**, 1851. — ROSENFELD, S.: Zur Frage der vererblichen Anlage zu Mehrlingsgeburten. Z. Geburtsh. **50**, 30 (1903). — ROUTIL, R.: Die anthropologische Diagnose der Zwillinge Z. I. Statistische Daten über das Zwillingspaar Z. Z. Neur. **143**, 367 (1933). — RUMPE: Über einige Unterschiede zwischen eineiigen und zweieiigen

Zwillingen. Z. Geburtsh. **22**, 344 (1891). — RUPPIN: Die Zwillings- und Drillingsgeburten in Preußen im letzten Jahrzehnt. Dtsch. med. Wschr. **1901 I**, 38.

SANDERS, J.: Similarities in Triplets. J. Hered. **23**, 224 (1932). — SCHATZ, F.: Eine besondere Art von einseitiger Polyhydramnie mit anderseitiger Oligohydramnie bei eineiigen Zwillingen. Arch. Gynäk. **19**, 329 (1882). — Die Gefäßverbindungen der Placentarkreisläufe eineiiger Zwillinge, ihre Entwicklung und ihre Folgen. Arch. Gynäk. **19**, **24**, **27**, **29**, **30**, **53**, **55**, **58**, **60** (1882—1900). — SCHIFF, F. u. O. v. VERSCHUER: Serologische Untersuchungen an Zwillingen. II. Mitt. Z. Morph. u. Anthrop. **32**, 244 (1933). — SCHOKKING, C. PH.: Uitbreiding van het tweelingonderzoek in Nederland. Inaug.-Diss. Leiden 1931. — SCHULTZE, B. S.: Über Zwillingsschwangerschaft. Slg klin. Vortr. **34**, 305 (1872). — Über Zwillingsschwangerschaft. Slg klin. Vortr. **32** (1872). — SCHULTZ, A. H.: Fetal growth of man and other Primates Quart. Rev. Biol. **1**, 465 (1926). — SCHWALBE, E.: Die Doppelbildungen. 2. Teil der Morphologie der Mißbildungen des Menschen und der Tiere. Jena 1907. — SEEGERT, P.: Zur Zwillingsstatistik und Diagnose. Z. Geburtsh **49**, 206 (1903). — SIEMENS, C.: Die allgemeinen Ergebnisse der menschlichen Mehrlingsforschung. Z. Abstammgslehre **62**, 206 (1932). — SIEMENS, H. W.: Einführung in die allgemeine Konstitutions- und Vererbungspathologie. Berlin: Julius Springer 1923. — Die Zwillingspathologie. Ihre Bedeutung, ihre Methodik, ihre bisherigen Ergebnisse. Berlin: Julius Springer 1924. — Entgegnungen auf die vorstehenden Bemerkungen J. BAUERS zur Zwillingspathologie. Klin. Wschr. **1924 II**, 1223. — Über die Eineiigkeitsdiagnose der Zwillinge aus den Eihäuten und aus dem dermatologischen Befund. Verh. dtsch. Ges. Vererbgswiss. **1924**, 122. — Die Diagnose der Eineiigkeit in geburtshilflicher und dermatologischer Betrachtung. Arch. Gynäk. **126**, 623 (1926 IV). — Studien über die Leistungsfähigkeit meiner dermatologischen Methoden zur Diagnose der Eineiigkeit. Virchows Arch. **263**, 666 (1927). — Zur Diagnose der Eineiigkeit oder Zweieiigkeit der Zwillinge. Med. Klin. **1927 II**, 1367. — Zur Diagnose der Eineiigkeit. Bemerkungen zu der Arbeit von Dr. P. KLEIN. Arch. Gynäk. **133**, 284 (1928). — Die allgemeinen Ergebnisse der menschlichen Erblichkeitsforschung. Arch. Frauenkde u. Konstit.forsch. **17**, 265 (1932). — SIPPEL, A.: Heterotope Zwillingsschwangerschaft in Uterus und Tube. Dtsch. med. Wschr. **1922 II** 1202. — SOBOTTA, J.: Neuere Anschauungen über die Entstehung der Doppel- (Miß-) bildungen mit besonderer Berücksichtigung der menschlichen Zwillingsgeburten. Würzburg. Abh. **1**, 85 (1901). — Eineiige Zwillinge und Doppelmißbildungen des Menschen im Lichte neuerer Forschungsergebnisse der Säugetierembryologie. Stud. Path. Entw. **1**, 394 (1914). — SPEE, Graf F.: Anatomie und Physiologie der Schwangerschaft. DÖDERLEINS Handbuch der Geburtshilfe, Bd. 1, S. 2. 1924. — SPEMANN, H. u. H. FALKENBERG: Über asymmetrische Entwicklung und Situs inversus viscerum bei Zwillingen und Doppelbildungen. Arch. Entw.mechan. **45**, 371 (1919). — SPEYER, TH. v.: Die mehrfachen Geburten in ihren erblichen Beziehungen. Inaug.-Diss. Basel 1894. — SPICKERNAGEL, W.: Über ungleiches Haarpigment bei sicher eineiigen Zwillingen. Klin. Wschr. **1925 I**, 1168. — SSOBOLEWA, G. W.: Die Resultate einer Untersuchung von 105 Zwillingen in Moskau. Russ. Eugen. J. **4**, 3 (1926). — STEINER, F.: Nachgeburtsbefunde bei Mehrlingen und Ähnlichkeitsdiagnose. III. Mitteilung. Arch. Gynäk. **159**, 509 (1935). — STIASSNY, S.: Zur Diagnose der Zwillingsschwangerschaft. Zbl. Gynäk. **45**, 42, 1541 (1921 **II**). — STOCKS, A. W.: Sterility in Twin-Sisters. Lancet **1861**. — STOECKEL: Über Teilungsvorgänge in Primordialeiern bei einer Erwachsenen. Arch. mikrosp. Anat. **53** 357 (1899). — STØREN, E.: Om arvelighedsforholdene ved flerfødsler. Tidsskr. norske Laegefor. **1901**. — STRASSMANN, P.: Die mehrfache Schwangerschaft. WINCKELS Handbuch der Geburtshilfe, Bd. 1. 1904. — Die anthropologische Bedeutung der Mehrlinge. Z. Ethnol. **40** (1908). — STREETER, G. E.: Bildung eineiiger Zwillinge. Bull. Hopkins Hosp. **30**, 342. Ref. Zbl. Gynäk. **47**, 1368 (1920). — SZENDI, BALAZS: Neue Gesichtspunkte auf dem Gebiete der Zwillingsforschung. Orv. Hetil. (ung.) **1936**, 364, 389.

TAUBER: Über 100 Fälle von Zwillingsschwangerschaft und -geburten. Inaug.-Diss. Jena 1916. — THOMAS, E.: Innersekretorische Drüsen bei Feten und Kindern. Handbuch der inneren Sekretion von M. HIRSCH, Bd. 2, S. 1291. 1929. — THOMAS, FR.: Über homologe Zwillinge. Inaug.-Diss. Marburg 1919. — TIETZE, W.: Gleichzeitiges Vorkommen nichterblicher Krankheiten bei eineiigen Zwillingen. Chirurg **7**, 641 (1935). — TIRELLI, M.: Le corate con gemelli monocoriali nei mam nu ferè pluriparè. Arch. Entw.mechan. **125**, 50 (1932). — TORGGLER: Bericht über die Tätigkeit der geburtshilflich-gynäkologischen Klinik zu Innsbruck 1881—1887. Prag 1888. — TRAUTNER: Über monoamniotische Zwillinge. Inaug.-Diss. Erlangen 1918. — TSCHIRDEWAHN: Demonstration von Zwillingsschwangerschaft bei Uterus bicornis bicollis cum vagina dupl. Zbl. Gynäk. **45**, 1581 (1921). — TÜSCHER, H.: Zur Frage der Entscheidung über die Ein- oder Zweieiigkeit bei bichorischen biamniotischen Zwillingen mit Gefäßanastanosten in der Placenta. Erbarzt **10**, 148 (1936).

VARIOT, G. et PAPILLAULT: Observations sur deux enfants jumeaux malés, uniovulaires. Extrême ressemblance des traits du visage et de l'ensemble de l'organisme, dissemblance des fonctions locomotrices avant l'instauration de la marche bipède. Progrès méd. **17**, 617 (1927). — VASALLI: Caso di gravidanza sesquigemellare. Jber. Gynäk. **2**, 44 (1889). —

VERSCHUER, O. v.: Die Umweltwirkung auf die anthropologischen Merkmale nach Untersuchungen an eineiigen Zwillingen. Arch. Rassenbiol. **17**, 149 (1925). — Z. Abstammgslehre **37** 119 (1924). — Ein Fall von Monochorie bei zweieiigen Zwillingen. Münch. med. Wschr. **1925 I**, 184. — Grundlegende Fragen der vererbungsbiologischen Zwillingsforschung. Münch. med. Wschr. **1926 II**, 1562. — Die vererbungsbiologische Zwillingsforschung. Ihre biologische Grundlagen. Erg. inn. Med. **31**, 35 (1927). — Die Ähnlichkeitsdiagnose der Eineiigkeit von Zwillingen. Anthrop. Anz. **5** (1928). — Zur Frage der Asymmetrie des menschlichen Körpers. Z. Morph. u. Anthrop. **27** (1928). — Zwillingsforschung und Vererbung beim Menschen. Züchtungskde **5** (1930). — Erbuntersuchungen an tuberkulösen Zwillingen. Med. Klin. **1930, I**, 1023. — Ergebnisse der Zwillingsforschung. Verh. Ges. phys. Anthrop. **6**, 1 (1931). — Die biologischen Grundlagen der menschlichen Mehrlingsforschung. Z. Abstammgslehre **61**, 147 (1932). — Die häufigste Geburtsstunde von Zwillingen. Eugenik **3**, 2 (1933). — Zur Erbbiologie der Fingerleisten, zugleich ein Beitrag zur Zwillingsforschung. Verh. dtsch. Ges. Vererbgswiss, **1934** u. Z. Abstammungslehre **67**, 299, (1933). — Zur Frage der Ursachen von Zwillingsgeburten. Schlußwort. Arch. Rassenbiol. **27**, 315 (1933). — Allgemeine Erbpathologie. Dresden: Theodor Steinkopff 1937. — Neue Ergebnisse der Zwillingsforschung. Arch. Gynäk. **156**, 362 (1933). — Allgemeine Erbpathologie. Verh. dtsch. Ges. inn. Med. **35** (1934). — Die heutige Erblehre. Verh. dtsch. Ges. Kinderheilk. **24**, 111 (1934). — VERSCHUER, O. v. u. F. SCHIFF: Serologische Untersuchungen an Zwillingen. Klin. Wschr. **1931 I**, 723. — VOGT, E.: Die arteriellen Gefäßverbindungen eineiiger Zwillinge im Röntgenbilde. Fortschr. Röntgenstr. **24**, 102 (1916). — VORTISCH: Afrikanische Sechslinge. Münch. med. Wschr. **1903 II**, 1639.

WAGENSEIL, F.: Zwei Mitteilungen über die erbbiologische Bedeutung der eineiigen Mehrlinge. Z. Konstit.lehre **15**, 632 (1930). — WAGNER, G. A.: Zur Diagnose der Eineiigkeit oder Zweieiigkeit der Zwillinge. Med. Klin. **1927 I**, 936; **II**, 1367. — Diskussionsbemerkung: „Neue Ergebnisse der Zwillingsforschung." Arch. Gynäk. **156** (1933). — WEBER, A.: Beiträge zur Lehre von den Zwillingen. Inaug.-Diss. Marburg 1904. — WEBER, F.: Die mehrfache Schwangerschaft. DÖDERLEINS Handbuch der Geburtshilfe, Bd. 1. 1924. — WEBER, P.: Die mehrfache Schwangerschaft. DÖDERLEINS Handbuch der Geburtshilfe, Bd. 3, S. 198. 1920. — WEHEFRITZ, E.: Über die Vererbung der Zwillingsschwangerschaft. Z. Konstit.lehre **11**, 554 (1925). — WEINBERG, W.: Beiträge zur Physiologie und Pathologie der Mehrlingsgeburten beim Menschen. Arch. f. (Anat. u.) Physiol. 88, 346 (1901). — Probleme der Mehrlingsgeburtenstatistik. Z. Geburtsh. **47** (1902). — Neue Beiträge zur Lehre von den Zwillingen. Z. Geburtsh. **48, 94** (1902). — Zur Bedeutung der Mehrlingsgeburten für die Frage der Bestimmung des Geschlechts. Arch. Rassenbiol. **6** (1909). — Über Vererbungsgesetze beim Menschen. Z. Abstammgslehre **1**, 377 (1909). — Anlage zur Mehrlingsgeburt beim Menschen und ihre Vererbung. Arch. Rassenbiol. **1909**. — Über Methoden der Vererbungsforschung beim Menschen. Berl. klin. Wschr. **1912 I**, 14, 15. — Über Methoden und Fehlerquellen der Untersuchung auf MENDELsche Zahlen beim Menschen. Arch. Rassenbiol. **9**, 165 (1912). — Auslesewirkungen bei biologisch-statistischen Problemen. Arch. Rassenbiol. **10, 417** (1913). — Zur Methodik der Vererbungsstatistik mit besonderer Berücksichtigung des Gebietes der Psychiatrie. Münch. med. Wschr. **1922 I**, 748. — Vererbung und Außenfaktoren bei menschlichen Zwillingen. Ber. 3. Jverslg dtsch. Ges. Vererbgslehre 1923. — Zur Theorie und Methodik der Vererbungsstatistik. Ber. 3. Jverslg dtsch. Ges. Vererbgslehre 1923. — Zur Berechnung der Häufigkeit eineiiger Zwillinge. Arch. Gynäk. **133**, 289 (1926). — Vererbung bei eineiigen Zwillingsgeburten des Menschen. Z. Abstammgslehre, Suppl. **2**, 1537 (1928). — Zur Frage der Zwillingsvererbung. Z. Konstit.lehre **14** (1928). — Zur Berechnung der Häufigkeit eineiiger Zwillinge. Arch. Gynäk. **133**, 289 (1928). — Zur Statistik der Zwillingsvererbung. Z. Abstammgslehre **54** (1930). — Zwillingsentstehung und Geburtenfolge nebst kurzer Stellungnahme zu anderen Fragen der Zwillingslehre. Z. Abstammgslehre **65**, 314 (1932). — Gedanken zur Messung der Manifestationshäufigkeit der erblichen Anlagen und zur Beurteilung der Erblichkeit überhaupt. Genetica ('s-Gravenhage) **16**, 360 (1934). — WEITZ, W.: Studien an eineiigen Zwillingen. Z. klin. Med. **101**, 105 (1924). — WELPONER, E.: Klinischer Bericht der Geburtshilfe. Klinik des Professors G. BRAUN in dem Jahre 1874 und 1875. Wien. med. Presse **1877/78**. — WENINGER, J.: Die anthropologische Diagnose der Zwillinge Z. II. Die morphologischen Beobachtungen des Kopfes, Gesichtes und Körpers. Z. Neur. **143**, 373 (1933). — Die anthropologische Diagnose der Zwillinge Z. III. Die Papillarmuster der Fingerbeeren, das Leistenrelief der Palma und die Handlinien des Zwillingspaares A. und B.Z. Z. Neur. **143**, 377 (1933). — WERTH, TH.: Die mehrfache Geburt. MÜLLERS Handbuch der Geburtshilfe, Bd. 1, S. 455. 1888. — WIEDERSHEIM: Der Bau des Menschen als Zeugnis für seine Vergangenheit. 1893. — WINCKEL: Die Königl. Frauenklinik zu München und deren Erlebnisse 1884—1890. Leipzig 1892.

ZIETSCHMANN, O.: Das Wesen der eineiigen Zwillinge und der dazu gehörigen Eihäute. Dtsch. tierärztl. Wschr. **1932 I**, 27. — ZONDEK: B.: Über Zwillingsschwangerschaft. Z. Geburtsh. **86**, 432 (1923).

Vererbung und Disposition bei Infektionskrankheiten.

Von R. Degkwitz und H. Kirchmair, Hamburg.

Mit 3 Abbildungen.

Einleitung.

Die Begriffe Konstitution und Disposition sind durchaus nicht neu, wenn auch ihre Bedeutung im Verlauf der Geschichte der Medizin eine Umwertung erfahren mußte. Ein weiter Weg führt von der alten Medizin, die für das Entstehen von Krankheiten die ausschließliche Wichtigkeit der Konstitution lehrte, über die Ära Kochs, nach dessen Entdeckung nur der Bacillus für das Auftreten einer Krankheit verantwortlich gemacht wurde, bis zur Gegenwart, wo wir beide Ansichten miteinander vereinen können, ohne einer von ihr ein Vorrecht zuzubilligen.

Hippokrates lehrte, daß die richtige Mischung der 4 Kardinalsäfte Schleim, Blut, gelbe Galle und schwarze Galle zu den vier Temperamenten führe, die wiederum zu verschiedenen, aber stets ganz bestimmten Krankheiten disponierten. Der Begriff einer Konstitutionspathologie allerdings wurde dann erst später von Galen geprägt. Die alte Medizin unterschied ferner die *Disposition (Diathese)* als eine Bereitschaft zu Krankheiten, ohne selbst eine Krankheit zu sein, weiter das *Pathos* als einen Kampf zwischen Krankheitsursache und dem von der Krankheit befallenen Organismus, also das krankhafte Geschehen als solches, und schließlich die Krankheit — *Nosos* — im Gegensatz zur Gesundheit. Diese Krankheit war nach Plato etwas „Autonomes", d. h. sie ist in die Menschheit eingedrungen und führt nun dort eine selbständige Existenz. Diese Ansichten der Alten haben sich mit geringen Abwandlungen bis in den Anfang des letzten Jahrhunderts gehalten. Obwohl Morgagni schon vor langer Zeit die lokale Begrenztheit vieler Krankheiten zeigen konnte und gelehrt hatte, beherrschten Rokitanskis Humoralpathologie und Krasenlehre die ganze Medizin. Das änderte sich mit dem Beginn der bakteriologischen Ära und es erschienen fast sämtliche früheren Vorstellungen vom Wesen der Krankheiten als fehlerhaft; wenn auch Robert Koch betonte, daß beim Zustandekommen von Krankheiten erworbene oder vererbte Krankheitsbereitschaft (Disposition) eine nicht zu unterschätzende Rolle spielen. Nach der Überwindung extremistischer, rein bakteriologischer Anschauungen führte die Vereinigung alter Erfahrungen mit neuen Entdeckungen zu Beginn unseres Jahrhunderts zu einer neuen kombinierten Auffassung des Krankheitsgeschehens: Zur Lehre von den Hormonen, den inkretorischen Organen und damit zur Anerkennung bestimmter konstitutioneller Typen durch eine besondere Funktion der Drüsen mit innerer Sekretion, zum Wiederaufleben der Vererbungsforschung und endlich zu Umstellung des ganzen medizinischen Denkens in dem Sinne, daß man in äußeren Krankheitsfaktoren nicht mehr die souveräne Krankheitsursache erblickte, sondern auch innere Krankheitsfaktoren, erworbene und ererbte, für die Reaktion eines Individuums und seine Abwehrfähigkeit mit verantwortlich machte.

Für eine Krankheit kommt also nicht *eine* Ursache allein in Frage, vielmehr ist die Annahme einer großen Zahl von Bedingungen unentbehrlich. Für eine ganz bestimmte Krankheit ist eine ganz bestimmte Disposition notwendig, d. h. im Organismus bestimmen gewisse auslösende Faktoren bei gleichzeitiger Anwesenheit der äußeren Ursache die Krankheit bzw. deren Verlauf und Ausgang. Die Disposition für eine Krankheit ist also etwas Negatives, ein Mangel an Abwehrkraft des Organismus gegen äußere Noxen. Es kann sich bei der Disposition nun um sogenannte Gruppendispositionen handeln, z. B. Alter, Geschlecht, Rasse, Wohngegend, Beruf usw. Weiter ist die Disposition abhängig von der angeborenen Immunität, d. h. von der angeborenen Fähigkeit, Immunkörper zu bilden, von Besonderheiten bestimmter Organe, vom Zustand der äußeren Schutzapparate gegen Infektionen (Haut, Schleimhäute, Pigmentierung), weiter von einer Erschöpfung des Organismus und einem damit verbundenen Darniederliegen seiner Abwehrkräfte und schließlich von vorangegangenen Krankheiten, die eine Anergie gegenüber weiteren Infektionen bewirkt haben.

Es handelt sich nun für uns darum, diejenigen individuellen Merkmale und Eigenschaften des Organismus aufzufinden, zu beschreiben und näher zu erforschen, die für eine ganz bestimmte individuelle Krankheitsdisposition verantwortlich zu machen sind. Ein besonderes Interesse findet in diesem Zusammenhang die Zwillingsforschung, da wir in den eineiigen Zwillingen Individuen vor uns haben, die in ihrem gesamten Chromosomenbestand und damit natürlich auch in der durch das Keimplasma übertragenen individuellen Disposition zu gewissen Erkrankungen völlig übereinstimmen.

Für das Zustandekommen von Infektionskrankheiten müssen also drei Klassen von Ursachen zusammenwirken, und zwar:

1. Das Vorhandensein des (pathogenen) Mikroorganismus,
2. die momentane Körperbeschaffenheit und
3. die ererbte Krankheitsdisposition.

Von der Beschaffenheit der beiden letzten Ursachengruppen hängt es ab, ob beim Eindringen pathogener Mikroorganismen oder ihrer Toxine in den menschlichen Organismus gar keine Reaktion oder aber eine Reaktion ohne subjektives Krankheitsgefühl, oder aber schließlich eine oberschwellige lokale oder allgemeine Reaktion: eine Infektionskrankheit, eintritt.

I. Infektionskrankheiten, hervorgerufen durch absolut pathogene Keime.

In einer Betrachtung, die sich mit der Vererbung und Disposition zu Infektionskrankheiten beschäftigt, können spezifische, regelmäßig eine Immunität hinterlassende und durch absolut pathogene Krankheitserreger hervorgerufene Infektionskrankheiten nur insofern berücksichtigt werden, als nach den Ursachen geforscht werden muß, wann ein Mensch ausnahmsweise nicht erkrankt, obwohl er im Verlauf seines Lebens mehrfach infiziert wurde, und unter welchen Umständen die andere Regel durchbrochen wird und auf die Erkrankung keine Dauerimmunität folgt.

1. Pocken.

Die *Pocken* gelten für blande, noch nicht mit dem Pockenvirus in Kontakt gekommene Menschen jedes Lebensalters als absolut pathogen (Degkwitz, Hegler u. a.); de Rudder errechnet einen Kontagionsindex (eine Erkrankungsbereitschaft) von 95% für die typische Krankheitsform. Abortive Fälle sollen bei richtigen Pockenepidemien „höchstens ganz vereinzelt“ vorgekommen sein. Es bleiben daher nur sehr wenige pockenfeste Menschen übrig. Als im Jahre 1707 auf Island die Pocken eingeschleppt wurden, starben 18000 von

50000 Einwohnern. Nach Jochmann und Hegler beträgt die angeborene Immunität gegenüber spontaner Variola 1—7,6%; unter diese Immunen würden Morgagni, Diemenbrook und andere Ärzte fallen, die sich rühmten, trotz Verkehr mit Pockenkranken niemals erkrankt zu sein.

Alter und Geschlecht. Im übrigen zeigen alle Lebensalter die gleiche Empfänglichkeit; es wurden schon bei einem 4 Monate alten Embryo Blattern beobachtet (nach Jochmann-Hegler). Bei der Seltenheit pockenunempfänglicher Menschen konnte kein Einfluß des Geschlechts auf die Erkrankungsbereitschaft nachgewiesen werden. Temporär soll man bei Frauen zur Zeit der Menstruation und Gravidität eine höhere Disposition feststellen. Eine auffällige Unempfänglichkeit gegenüber dem Pockenvirus haben nach Hegler Masern-, Scharlach- und Typhuskranke auf der Höhe der Krankheit.

Wiedererkrankung. Das Überstehen der Pocken hinterläßt in den allermeisten Fällen eine lebenslängliche Immunität; es sind aber Fälle beobachtet, in denen Menschen zwei-, ja sogar dreimal im Leben an Pocken erkrankten (Jochmann-Hegler). Bei Vaccinations- und Revaccinationsversuchen verhalten sich einzelne Personen refraktär; nach L. Pfeiffer beträgt die Zahl der dreimal erfolglos Vaccinierten 0,08% der Erstgeimpften und 0,77% der Revaccinierten. Nach de Rudder gibt es Familien mit besonderer Resistenz der Pockenvaccine gegenüber; konstitutionelle oder dispositionelle Eigentümlichkeiten solcher Familien sind aber nicht bekannt.

In der natürlichen Disposition sollen bei den verschiedenen Rassen gewisse Unterschiede bestehen und z. B. wiederholte Erkrankungen an Pocken bei den Negern nicht selten vorkommen (Paschen).

2. Masern.

Die Krankheitsbereitschaft für *Masern* ist eine fast absolute, und abortive Fälle jenseits des 6. Lebensmonats sind selten. Die Masernimmunität hält sich auch ohne jeden späteren Kontakt mit dem Erreger lebenslänglich.

Eine „temporäre Resistenz“ dem Masernvirus gegenüber ist nach de Rudder wahrscheinlich. Das intrauterine Überstehen von Masern, wie es beobachtet wurde, hinterläßt eine aktive Immunität.

Immunität. Die wenigen, trotz mehrfacher Infektionsgelegenheit nicht Erkrankenden rekrutieren sich im wesentlichen aus Säuglingen in den ersten 6—7 Lebensmonaten, die über einen passiven, von ihrer Mutter stammenden Schutz verfügen. Diese passive Immunität ist bis zum 3. Lebensmonat eine absolute und verschwindet individuell verschieden schnell bis zum 6.—7. Lebensmonat. Tritt aber der seltene Fall ein, daß die Mutter ungemasert ist, so fehlt die Immunität beim Neugeborenen. Nach Herrmann erwiesen sich von je 100 Kindern, die in einem bestimmten Lebensmonat einer Maserninfektion ausgesetzt waren, als immun:

im 1. Lebensmonat	100	im 4. Lebensmonat	90	im 7. Lebensmonat	34
„ 2. „	100	„ 5. „	75	„ 8. „	12
„ 3. „	95	„ 6. „	55	„ 9. „	2

Weitz gibt auf Grund seiner Zwillingsuntersuchungen an, daß die Immunität gegen Masern von erblichen Einflüssen abhängen kann, und kommt zu dem Schluß, daß eine absolute Immunität wahrscheinlich ist, aber doch wohl öfter eine erbliche größere oder geringere Resistenz gegenüber der Maserninfektion vorkomme, die sich bei der großen Seltenheit dauernd Resistenter aber nur insoweit auswirken könne, daß nicht schon der erste Infekt unweigerlich zur Erkrankung führt, sondern daß dazu bestimmte, allerdings sehr häufig gegebene Bedingungen gehören.

Den zahlenmäßigen Rückgang der Masern in den letzten Jahren, das spärlichere Auftreten von Komplikationen und das Absinken der Sterblichkeit glaubt ZISCHINSKY durch eine Umwandlung des Masernvirus von obligatorischer zu fakultativer Pathogenität erklären zu können.

Familie. Für eine familiär gesteigerte Disposition würde die Tatsache sprechen, daß bei mehreren Familienmitgliedern zwei- und dreimalige Masernerkrankungen beobachtet wurden. HEGLER warnt davor, Fälle von angeblich zweimaliger Masernerkrankung anders als mit größter Vorsicht zu verwerten, sah aber selbst im Laufe der Jahrzehnte einige ganz sichere. MATHILDE SALZMANN stellte die in der Literatur niedergelegten Fälle wiederholter Masern zusammen: Danach sah BAILLIE bei 4 Geschwistern eine Zweiterkrankung nach einem halben Jahr, bei vier weiteren Geschwistern nach einem Vierteljahr. CHAUFFARD beobachtete Wiedererkrankung bei 5 Geschwistern. CROUCHER kann berichten, daß eines seiner Kinder die Masern zweimal, ein anderes sogar dreimal überstanden habe; der gleiche Autor gibt an, daß 3 Geschwister dreimal Masern und dreimal Scharlach überstanden. HENNING beschreibt einen Fall dreimaliger Erkrankung einer Frau, deren Sohn zweimal die Masern bekam. KASSOWITZ behandelte 3 Kinder einer Familie öfters an Masern. SENATOR beobachtete wiederholtes Vorkommen der Erkrankung bei Mutter und Tochter und bei 2 Brudersöhnen dieser Frau. In einer Familie von 6 Personen sah GINTRAC viermal eine Wiedererkrankung; LEVESTRE konnte das gleiche bei 4 Geschwistern dreimal feststellen. TROJANOWSKI berichtet, daß beide Eltern eines wiedererkrankten Knaben zweimal Masern gehabt hätten; derselbe Autor beobachtete einmal bei Vater und Sohn zweimalige Erkrankung. Aus diesen hier zusammengestellten Beobachtungen zieht SALZMANN den Schluß, daß die Unfähigkeit, sich aktiv zu immunisieren (oder die Immunität längere Zeit zu halten), eine familiär erbliche Eigentümlichkeit sei. 1925 beschrieb DE RUDDER einen Fall von Wiedererkrankung, HOFFA 1933 4 Fälle (zit. nach HEGLER).

3. Keuchhusten.

Für *Keuchhusten* soll der Kontagionsindex 70% sein, und 20—30 von 100 Fällen sollen abortiv verlaufen.

Die Disposition des Menschen für die Erkrankung an Keuchhusten ist eine allgemeine und vom Alter unabhängige. Selbst bei Neugeborenen führt ein Infekt zur Erkrankung, wie das von JOCHMANN, uns und einer Reihe anderer Autoren bei 3 Wochen alten Kindern beobachtet wurde. Abortiverkrankungen sieht man am häufigsten bei jungen Säuglingen und bei Erwachsenen. Wenn in Städten aufgewachsene Erwachsene an Keuchhusten erkranken, ist nicht leicht zu unterscheiden, ob sie früher schon eine Abortiverkrankung überstanden haben, die eine unzulängliche Immunität hinterließ, oder ob es sich um eine konstitutionelle, ausnahmsweise geringe Disposition für die Erkrankung handelt.

Die aktive Immunität hält — von wenigen Ausnahmen abgesehen — lebenslänglich. Während der ersten 3—4 Lebensmonate scheint der Säugling *im allgemeinen* durch eine von der immunen Mutter diaplacentar übertragene passive Immunität vor Pertussisinfektion geschützt zu sein, doch gibt es von dieser Regel viel mehr Ausnahmen als bei Masern (s. oben).

Keuchhusten kommt bei allen Rassen der Erde vor, verläuft aber meist in den nördlichen Ländern schwerer als im Süden (HEGLER). Diese Erscheinung hat jedoch aller Wahrscheinlichkeit nach nichts mit Rasseneigentümlichkeiten zu tun, sondern ist auf die klimabedingte Neigung zu Katarrhen der Luftwege zurückzuführen, von deren Schwere die des Keuchhustens wesentlich abhängt.

Nach JOCHMANN gibt es bei der Pertussiserkrankung keine Bevorzugung des Geschlechts; unter 745 Fällen hielten sich beide Geschlechter die Waage.

Bei den bisher beschriebenen Erkrankungen handelt es sich um *Viruskrankheiten* — wobei allerdings beim Keuchhusten diese Frage noch nicht restlos entschieden ist —, die im Unterschied zu bakteriellen Erkrankungen regelmäßig eine absolute Immunität hinterlassen. Viruserkrankungen sind auch die *Parotitis epidemica* und die *Rubeolen.* Sie unterscheiden sich aber von der ersten Gruppe dadurch, daß sie wohl eine Dauerimmunität hinterlassen und Wiedererkrankungen selten sind, daß aber im Gegensatz zu jenen nicht jeder Erstinfektion so gut wie regelmäßig eine Erkrankung folgt, sondern eine relativ hohe Zahl von Menschen trotz wiederholter Infektionsgelegenheit überhaupt nicht an ihnen erkrankt. Worin die Resistenz besteht, ist nicht sicher bekannt.

4. Parotitis epidemica.

Die Disposition für die *Parotitis epidemica* ist nicht annähernd so hoch wie bei den klassischen Viruskrankheiten des Menschen (Masern, Pocken, Windpocken), aber doch wesentlich höher als für die Poliomyelitis acuta anterior. Das Bestehen einer Erbbedingtheit der geringeren oder höheren Empfänglichkeit ist nach den Zwillingsbefunden von v. VERSCHUER durchaus zu bejahen (siehe Tabelle 4, S. 1058).

Alter. An Mumps erkrankt bei gegebener Infektionsgelegenheit nach GUNDERSEN der höchste Anteil nach dem 4. und 5. bis zum 30. Lebensjahr. Unter 4 Jahren soll die Erkrankung seltener sein. Der Gipfel der Empfänglichkeit soll nach HEGLER zwischen dem 6. und 15. Jahr liegen.

Nach GUNDERSEN erkranken jenseits der Pubertät mehr Männer als Frauen.

Das Überstehen der Parotitis epidemica hinterläßt eine echte Immunität. Bei den in Städten relativ seltenen Erkrankungen Erwachsener ist aber zu unterscheiden, ob ihre Resistenz auf eine klinisch unterschwellige frühere Erkrankung oder auf eine angeborene Resistenz zurückzuführen ist. Wiedererkrankungen an Mumps sind höchst selten beobachtet worden (DEGKWITZ, HEGLER).

Zwillinge. Daß erbliche Komponenten bei der Empfänglichkeit eine Rolle spielen, scheint sich auch aus den Zwillingsuntersuchungen von PADDOCK (zit. nach WEITZ) zu ergeben. PADDOCK beobachtete nämlich das konkordante Auftreten der relativ seltenen primären *Mumpsmeningitis* bei eineiigen Zwillingen.

Einer der 5 Jahre alten EZ (eineiigen Zwillinge) wurde von seiner mumpskranken Schwester angesteckt und erkrankte an einer Meningitis, die nach zwei Lumbalpunktionen ausheilte. Er selbst infizierte eine andere Schwester und diese seinen Zwillingsbruder, der mit den gleichen Erscheinungen wie er reagierte. Den beiden Zwillingsbrüdern fehlten jegliche Symptome von seiten der Speicheldrüsen. Im Anschluß an die Erkrankung des Bruders bekam dann noch eine dritte Schwester einen ganz typischen Mumps.

Daß das Virus bei dem Zwillingspaar die Speicheldrüsen verschonte und die Meningen befiel, wird mit einer Abhängigkeit von erblichen Faktoren erklärt.

5. Rubeolen.

Auch für die *Rubeolen* ist die Empfänglichkeit nicht so groß wie für die Masern. Am empfänglichsten sind Kinder im Alter von 2—10 Jahren. Selten ist die Erkrankung im 1. Lebensjahr und im hohen Lebensalter. Es wurde aber sogar eine intrauterine Infektion beobachtet: einige Tage nach der Geburt bekam das Neugeborene einer rötelkranken Mutter ein typisches Exanthem (SCHOLL).

Einmaliges Überstehen der Krankheit bringt im allgemeinen dauernde Immunität (HEGLER).

Von 16 subcutan mit Röteln infizierten Kindern blieben 10 gesund (HIRO und TASAKA); das würde für eine sehr verschiedene Disposition sprechen.

Erbliche und konstitutionelle Einflüsse sind bei den Röteln deswegen schwer zu erkennen, weil bei einer so leichten Erkrankung wie den Rubeolen nicht von der Hand gewiesen werden kann, daß der Erreger ebenso kontagiös wie z. B. das Masernvirus ist und daß alle, zumal im Milieu der Großstadt, infiziert werden, daß aber die Reaktion: Erreger-Organismus bei etwa der Hälfte der Fälle unterschwellig verläuft.

II. Infektionskrankheiten, hervorgerufen durch fakultativ pathogene Keime.

Das Hauptfeld für unsere Betrachtungen stellen Krankheiten dar, die von fakultativ pathogenen Keimen hervorgerufen werden. Unter ihnen wären solche zu unterscheiden, die imstande sind, den Menschen gegen Wiedererkrankung zu immunisieren, und solche, die das nicht vermögen. In der ersten Gruppe handelt es sich um Diphtherie-, Scharlach-, Poliomyelitis acuta anterior-, Typhus- und Paratyphuserreger, in der zweiten um Erreger der Lappenpneumonie, des Erysipels, der Ruhr und der Meningokokkenerkrankungen. In beiden Krankheitsgruppen soll nun für die einzelnen Krankheiten erörtert werden, welche Art Menschen an ihnen erkrankt, bei welchen es zu besonders schweren Krankheitsabläufen und bei welchen es zu Komplikationen *sensu strictiore* kommt. Für die erste Gruppe wäre dann noch zu besprechen, bei welchen Menschen es zu überhaupt keiner Immunität oder nur zu einer flüchtigen, unzulänglichen kommt, und in der zweiten, ob und unter welchen Umständen ausnahmsweise nach einer Ersterkrankung eine Dauerimmunität auftritt.

1. Diphtherie.

Die Disposition für die Erkrankung an *Diphtherie* ist zu normalen Zeiten gering. GOTTSTEIN gibt die Erkrankungsbereitschaft mit 10—20% an; die Häufigkeit abortiver Fälle ist unbekannt, wird aber im allgemeinen als groß angesehen.

Erreger. Der Erreger ist praktisch ubiquitär (DEGKWITZ), d. h. er kommt hinreichend häufig vor, um namentlich in der Großstadt jeden Menschen mit ihm in Kontakt zu bringen und ihm damit Gelegenheit zur Erkrankung zu geben. Für den Stadtmenschen gibt es keine Möglichkeit, der Infektion zu entgehen. ZINGHER nennt die Diphtheriebacillen im Milieu der Stadt „constantly present“. HEGLER lehnt die Ubiquität ab.

Nach unseren bisherigen Erfahrungen wird also jeder Mensch an Diphtherie erkranken, soweit er dazu von sich aus bereit — disponiert — ist und soweit der Diphtheriebacillus ausreichend virulent ist. Die bekannte Erscheinung, daß in bestimmten Beobachtungsgebieten jahrzehnte-, ja jahrhundertelang keine Diphtherieerkrankungen beobachtet wurden, könnte also auf langdauernde Virulenzsenkungen der Diphtheriebacillen zurückführbar sein. Daß die Diphtheriebacillen ohne bisher ersichtliche Ursache Virulenzschwankungen aufweisen, hat SIEGL nachgewiesen. Ob aber bei einer an sich ausreichenden Virulenz des Erregers eine Erkrankung entsteht, entscheidet offenbar noch ein dispositioneller Faktor X (HAMBURGER), der möglicherweise das Maß der individuellen Abwehrkräfte darstellt, wenngleich solche bis heute noch nicht nachweisbar sind. Nach HAMBURGER tritt bei günstigem Faktor trotz Antitoxinmangel keine Erkrankung ein; bei ungünstigem Faktor jedoch kommt es zur Erkrankung, und zwar um so leichter, je weniger Antitoxin vorhanden ist und je weniger schnell es gebildet werden kann. Hinsichtlich dieser letztgenannten Eigenschaften unterscheidet der Autor *eu-*, *meso-* und *dysergische* Menschen.

Verschiedentlich wurde auf eine Pathomorphose der Diphtheriebacillen hingewiesen. So konnte von BAMBERGER und LACHTROP für Hamburg der auch andernorts beobachtete bedeutende Rückgang an Kehlkopfdiphtherie bestätigt werden, der durch eine echte Pathomorphose der Diphtherie, bedingt durch Wandlung der Diphtheriebacillen, erklärt wird.

Ein Zusammenhang zwischen Diphtherieerkrankung und Bacillentyp konnte nicht bestätigt werden (KŁABUKOWSKA, BIELING und OELRICHS).

Jahreszeit. Der stets beobachtete Wintergipfel der Diphtherie ist ein dispositioneller. In verschiedenen Lebensaltern (0—5, 5—10, 10—15) ist die jahreszeitliche Beeinflußbarkeit des Menschen hinsichtlich Erkrankungsbereitschaft eine verschiedene. Das spricht dafür, daß der Wintergipfel durch Änderung der Disposition des Menschen und nicht durch Änderung der Erregervirulenz zustande kommt. Zu dem gleichen Ergebnis kommt GALLENKAMP in einer größeren Untersuchung (7005 Fälle).

HÄSSLER konnte feststellen, daß während der Wintermonate bei 15 Personen der Antitoxintiter des Blutes nicht absank, so daß der Wintergipfel andere Gründe haben muß.

Wie die älteren Autoren (HEUBNER, FEER, v. ROMBERG), so glauben auch GOTSCHLICH und GUNDEL an eine Dispositionssteigerung für Diphtherie im Winter durch Erkältungskrankheiten der oberen Luftwege. Diese Erklärung bekräftigt GUNDEL damit, daß nach der Marinestatistik an Bord beide Erkrankungsgruppen, Diphtherie und Katarrhe, nur etwa halb so häufig vorkommen wie an Land.

Nach DE RUDDER kommen nun aber in Jahren mit Diphtheriehäufung keineswegs regelmäßig auch Häufungen von Erkältungskrankheiten vor; ebenso sind in den Anamnesen Diphtheriekranker Erkältungskatarrhe durchaus nicht auffallend häufig.

Konstitution. Zusammengenommen spricht vieles dafür, daß die Disposition des Menschen für die Diphtherieerkrankung zeitlichen Schwankungen unterliegt, daß der Mensch zeitweise seiner Umgebung mit niedriger Reizschwelle gegenübersteht und daß dies in der gemäßigten Zone im Winter häufiger der Fall ist als während der besseren Jahreszeit. Dem entspricht, daß die Diphtherie in Klimaten, in denen selten katarrhalische Erkrankungen der oberen Schleimhäute beobachtet werden, ohne Rücksicht auf die Rasse der dort lebenden Menschen selten ist.

Konstitutionsanomalien, Überernährung oder Unterernährung, exsudative Diathese sowie Asthenie schaffen sicher neben anderem auch eine vermehrte Disposition für die Diphtherie (SECKEL) und sollen namentlich bei der Entstehung maligner Fälle eine gewisse Rolle spielen (OPITZ).

Eine Einteilung untersuchter Kinder nach PIRQUET nahm VEJNAR vor, um dann bei den 5 Gruppen die SCHICK-Reaktion durchzuführen. Die Gruppen sind:

I. Kinder in sehr gutem Allgemeinzustand.
II. Normale Kinder.
III. Unternormale Kinder.
IV. Ausgesprochen asthenische Kinder.
V. Schwer asthenische bis kachektische Kinder.

Das Resultat dieser SCHICK-Reaktionen bei 271 Kindern, fast alle im Alter von 8—16 Jahren, war bei den genannten Gruppen:

I.	25	Kinder, davon	SCHICK-positiv	20	Kinder	(80,0%)
II.	35	,,	,,	24	,,	(68,5%)
III.	84	,,	,,	52	,,	(61,9%)
IV.	91	,,	,,	59	,,	(64,8%)
V.	36	,,	,,	30	,,	(83,3%)

Auffallend ist hierbei der allgemein hohe Prozentsatz der SCHICK-positiven Fälle überhaupt, ebenso auch die Tatsache, daß der Prozentsatz der positiven Fälle bei den leicht unternormalen Kindern am niedrigsten ist und nach *beiden* Seiten merklich ansteigt.

Alter. Die Empfänglichkeit für Diphtherie ist im ersten Lebensjahr gering und im Alter von 2—6 Jahren am größten. Bei den verschiedenen „Epidemien" sind die Erkrankungszahlen nicht immer übereinstimmend. HERZUM beobachtet bei 841 Fällen, daß das Alter von 7—9 Jahren am stärksten betroffen war. Nach DOULL erkranken bei Kontakt von 100 Empfänglichen:

im 1.	Lebensjahr	7,1
„ 2.—12.	„	27—30
„ 15.—20.	„	20,5
nach dem 20.	„	11,7

KLING fand bei 49840 Fällen eine Häufung der Erkrankungen im 5. bis 7. Lebensjahr.

Eine starke Empfänglichkeit des Schulalters gibt auch HOF an und findet ebenso wie MEIER, daß die erste Diphtheriewelle in Deutschland seit 1928 ihren Ausgang vom Schulalter genommen hat. Im früheren Kindesalter zeigt sich nur eine sehr viel geringere Verbreitung der Seuche. Diese neue, in den vergangenen 50 Jahren nicht beobachtete Altersverteilung der Diphtherie erklärt MEIER als vermutlich durch die veränderte Umweltsgestaltung des Kindes bedingt.

REICHE stellt an Hand einer ausführlichen Statistik über die Altersklassenbeteiligung anstaltsbehandelter Diphtheriefälle fest, daß zwischen dem 5. und 10. Lebensjahr der Gipfel der Empfänglichkeit lag und daß die in den letzten Jahren bereits häufig beobachteten malignen Diphtheriefälle bevorzugt in der gleichen Altersklasse vorkommen. Früher seien die ersten Lebensjahre am stärksten betroffen gewesen. REICHE glaubt dabei an eine gesteigerte individuelle Empfänglichkeit, die elektiv diese Altersstufe betroffen habe.

Daß sich der Kontagionsindex in verschiedenem Lebensalter ändert, zeigte DOULL, allerdings ohne Angabe des Geschlechts der Untersuchten. Es erkranken danach auf Grund von Diphtheriekontakt von je 100 Empfänglichen (SCHICK-positiven) der Altersstufen

0— 1	Jahr	7,1
2—12	Jahre	27—30
15—20	„	20,5
über 20	„	11,7

Dadurch wird das gleiche, was oben schon gesagt wurde, erhärtet und von einer anderen Seite gezeigt, daß die größte Erkrankungshäufigkeit im Schulalter liegt.

Geschlecht. Durchweg verhalten sich die Geschlechter bei Gelegenheit zur Infektion ziemlich gleich (SCHWARZ: 50,12% Knaben, 49,88% Mädchen; FACHINI), in der Präpubertät überwiegt nach DOULL das weibliche Geschlecht.

SUGAYA beobachtete bei 271 Fällen in Formosa — ebenso auch LORENZ in Wien bei Erkrankungen und Todesfällen —, daß die Zahl der erkrankten Knaben größer ist als die der Mädchen; die Unterschiede sind aber nicht groß genug, um den Fehler zu kleiner Zahlen auszuschalten.

Bei Untergliederung der Erkrankungsfälle beider Geschlechter in verschiedene Altersklassen fanden SCHWARZ und FACHINI in Mailand, daß bei den Jüngsten, den 1—2jährigen Diphtheriekranken, ein Knabenüberschuß von 43% bestand, der sich ganz stetig mit zunehmendem Alter verringerte und schließlich bei

15- und Mehrjährigen einen Mädchenüberschuß von 114% erreichte. Auf 100 Mädchen kamen an Knaben in den verschiedenen Altersklassen:

unter 2 Jahren	143
von 2—4 „	125
„ 4—9 „	101
„ 9—15 „	67
„ 15 und mehr Jahren	41

Die beiden Autoren haben das Geschlechtsverhältnis auch in Zeiten besonders geringer Diphtheriemorbidität (1910—1912) und gehäufter Erkrankung (1920—1921 und 1920—1932) untersucht und in allen Fällen bei zunehmendem Alter die gleiche Abwandlung des Knabenüberschusses in einen Mädchenüberschuß gefunden.

Immunitätsverhältnisse. Die diphtherischen Erkrankungen hinterlassen eine Immunität; als Zeichen dafür tritt im Blute von Rekonvaleszenten ein spezifisches Antitoxin auf, das fähig ist, empfängliche Individuen vor Vergiftung mit lebenden Diphtheriebacillen oder auch mit Toxin zu schützen. Eine dauernde Immunität — und damit ein Schutz gegen Wiedererkrankungen — hängt nun davon ab, ob ein Mensch in der Lage ist, einen genügend hohen Blutantitoxintiter zu erreichen und diesen auf der notwendigen Höhe zu halten oder im Bedarfsfall rasch die notwendige Menge zu bilden.

Bei Versuchen mit der aktiven Immunisierung gegen Diphtherie sind die konstitutionell bedingten Unterschiede der Antitoxinbildung zu Tage getreten (v. PFAUNDLER und ZOELCH, H. SCHMIDT, WERNICKE u. a.). Hierher gehört auch die Feststellung von SORDELLI und GLENNY, daß besonders diejenigen Pferde sich für die Gewinnung hochwertiger antitoxischer Sera eignen, die einen hohen natürlichen Antitoxingehalt haben.

NEILL weist darauf hin, daß manche Menschen einen besonders hohen Antitoxingehalt im Blut haben und daß bei diesen der hohe Titer über lange Zeit beständig ist. Er nimmt an, daß dies eine ganz charakteristische Eigenschaft der betreffenden Person ist, wobei diese Menschen außerdem noch offenbar die Fähigkeit haben, bei Bedarf relativ schnell neues Antitoxin zu bilden. Da aber seiner Meinung nach in jeder Bevölkerung auch konstitutionell schlechte Antitoxinbildner vorhanden sind und diese im wesentlichen die Diphtheriekranken stellen, müsse die übliche Diphtherieschutzimpfung praktisch wirkungslos bleiben, da sie gerade diesen Individuen keinen genügenden Schutz verschaffen könne (ZRODOWSKI und HALAPINE); die Situation würde nach einer allgemeinen Impfung gerade so sein wie vorher, daß nämlich die guten Antitoxinbildner prompt Antitoxin bilden und immun bleiben, während die schlechten trotz der Impfung kein Antitoxin bilden und erkranken. Der Erfolg hat allerdings dieser Auffassung Unrecht gegeben.

Über eine Antitoxinauswertung nach JENSEN bei Kindern im Alter von 1—7 Jahren, die mittels Anatoxin gegen Diphtherie geimpft waren, berichten ZAJDEL und JAKOBKIEWICZ, daß die kleinen Kinder sich schlechter immunisieren als die älteren. Nach ihrer Ansicht ist die Anwesenheit von „Normalantitoxin" bis zu einem gewissen Grade Ausdruck der Fähigkeit, gut Antikörper bilden zu können. Ein Antitoxintiter von 0,03 bedingt nicht immer negativen SCHICK-Test. Es gibt Kinder, die trotz höheren Titers positiv reagieren und umgekehrt. Kinder, die wenig Antitoxin besitzen und gleichwohl SCHICK-negativ sind, bilden ebensogut Antikörper wie solche, deren Haut normal reagiert.

Die Diphtherieantitoxinbestimmungen im Nabelschnurblut des Neugeborenen ergaben bei über 70% aller untersuchten Fälle mehr als 0,02 Antitoxineinheiten im Kubikzentimeter Blut. Diese Kinder können als praktisch diphtherieimmun bezeichnet werden. Vergleichende Untersuchungen des Nabelschnurblutes und des mütterlichen Blutes zeigten weiter, daß beim neugeborenen Kinde wesentlich größere Antitoxinmengen als im Blute der Mutter vorhanden sind. Diese Unterschiede beruhen nach MAGARA nicht auf einer „elektiven Permeabilität“ der Placenta, sondern sind vielmehr auf das Vorhandensein verschiedener Stoffe zurückzuführen, die imstande sind, die Diphtherieantikörper des mütterlichen Blutes zu binden.

Im Gegensatz zu den Befunden bei nichtgraviden Frauen führt nach MAGARA die aktive Immunisierung mittels Injektionen von Anatoxin bei Schwangeren zu bedeutend stärkerer Antikörperbildung. Bei den Kindern derart vorbehandelter Frauen sinkt der auffallend hohe Antitoxinspiegel im Blut wesentlich langsamer ab als bei Kindern nicht vorbehandelter Mütter.

Die Immunität gegen die Diphtherie ist nicht so zuverlässig wie die gegen die Masern oder Pocken, so daß auch häufiger Wiedererkrankungen zu beobachten sind. Die größte Untersuchung darüber stammt von FELDMAN, der unter 6372 Diphtheriefällen in Hamburg (1918—1935) 665 Fälle = 10,4% von Wiedererkrankung laut Anamnese feststellte. Bei 161 Fällen = 7,3% wurde die Zweiterkrankung bakteriologisch und klinisch sichergestellt. Zwischen der Schwere des Krankheitsverlaufes bei erster und zweiter Diphtherieerkrankung des gleichen Patienten bestehen keine gesetzmäßigen Zusammenhänge. Es finden sich in dem erwähnten Material noch ein Fall von dreifacher und zwei Fälle von vierfacher Erkrankung an Diphtherie. Als wesentliches Ergebnis muß weiter betont werden, daß im Alter von 4—5 Jahren selten Wiedererkrankungen auftreten, häufig dagegen *nach der Pubertät* (60% der Fälle von Wiedererkrankung nach dem 15. Lebensjahr!), was vielleicht mit Reifungsvorgängen im Organismus zu erklären ist.

Bacillenträger. Der Diphtheriebacillus als sozusagen banaler Keim ist als „ubiquitär“ auch unter der gesunden Stadtbevölkerung weit verbreitet (DEGKWITZ) und braucht durchaus nicht immer zu einer diphtherischen Erkrankung zu führen. Zahlreiche Untersuchungen haben ergeben, daß auch unter niemals selbst an Diphtherie Erkrankten sich Bacillenträger ohne nachweislichen Kontakt mit einem Diphtheriekranken in einem erheblichen, wenn auch stark schwankenden Prozentsatz finden lassen (KOBER, CONRADI, HAIDVOGL und JOANNON, DE RUDDER, MISHINS u. a.) KÖÖGARDAL fand bei einer Untersuchung von 1964 Kindern aus Revaler Schulen und Kinderheimen 140 Diphtheriebacillenträger = 7,13%. Unter den jüngeren Kindern war die Zahl beträchtlich höher als bei den älteren. Dagegen erwiesen sich nach JOFFE u. a. unter 7325 Personen (darunter 5123 Kinder) in Leningrad nur 2,5% als Bacillenträger. Das Bacillenträgertum verteilte sich auf die verschiedenen Altersgruppen wie folgt:

Kinder von 0—7 Jahren	3,6%	Bacillenträger
Schulkinder	1,7%	„
Erwachsene	1,8%	„

Wieder muß also festgestellt werden, daß auch bei dieser Untersuchung mit zunehmendem Alter der Kinder die Zahl der Bacillenträger abnimmt. In verschiedenen Jahren schwankt die Zahl sehr: für die Altersstufe von 0—7 Jahren ergibt sich

1926	5%	Bacillenträger
1928/29	11%	„
1933	3,6%	„

Diese Kurve stimmt mit der Erkrankungskurve durchaus überein. PIEPER und MARCUSE kamen bei früheren Untersuchungen zu gegensätzlichen Ergebnissen. JOFFE untersuchte weiter den Zusammenhang zwischen Bacillenträgertum einerseits und Lebensbedingungen usw. andererseits. Dabei ergaben sich folgende Resultate:

Bei Kindern in der Familie . . . . 1,5% Bacillenträger
„ „ in Heimen . . . . 2,3% „
„ „ in Krankenanstalten . . . . 4,5% „
„ „ in Tuberkulose- bzw. Luesabteilungen . . 10,2% „

LIPPMANN berichtete, daß innerhalb eines Vierteljahres bei fast der Hälfte des 250 Kopf starken Personals des Hamburger Krankenhauses St. Georg Diphtheriebacillen gefunden wurden, aber nur fünf an Diphtherie erkrankten.

Eine hohe Zahl von Bacillenträgern fand GORTER in Leiden. Dort erkrankten 27 von 411 Schülern einer Schule an Diphtherie, worauf die Schule für 6 Wochen geschlossen wurde. 60 der Kinder waren Bacillenträger, und 271 hatten einen positiven SCHICK. Nach 3 Wochen hatte sich die Zahl der Bacillenträger nicht vermindert, aber nur ein einziger Fall von Ansteckung bei Geschwistern und Spielkameraden kam vor.

Der Anteil der Keimträger an der Gesamtbevölkerung in diphtheriefreien Zeiten wird mit 1—3% angegeben, um dann bei Krankheitshäufungen um das Drei- und Vierfache, gelegentlich bis zum Zehnfachen anzusteigen (DEGKWITZ). In 2jähriger Beobachtungszeit fanden KAISER und LODE bei Schulkindern in Innsbruck, daß nur 2%, in Linz bei kürzerer Beobachtungszeit, daß nur 30% der Kinder dauernd frei von Diphtheriebacillen geblieben waren; von dem Gros war jedes Kind eine gewisse Zeit Bacillenträger.

Es müssen also neben der „stillen Feiung" („unterschwellige Reaktion") noch andere — *konstitutionelle, eventuell hereditäre* — Momente zur Erklärung der Immunität gegen Diphtherie herangezogen werden. Es ist anzunehmen, daß neben den weiter oben angeführten dispositionellen Momenten für den Erwerb einer Diphtherieerkrankung auch im Erbgut verankerte eine Rolle spielen.

Das Milieu hat zweifelsohne eine große Bedeutung für den Zeitpunkt und die Stärke der aktiven Immunisierung durch einen oder mehrere unterschwellig verlaufende Infektionen. ZINGHER berechnete den Milieueinfluß an New Yorker Schulen; die Ergebnisse sind in der folgenden Tabelle zusammengefaßt:

Tabelle 1. (Nach ZINGHER.)

Milieu	Zahl der Kinder	SCHICK-negativ bei Schuleintritt %	SCHICK-negativ bei Schulaustritt %
Stadtkind, arm .	36 619	53,4	83,4
Stadtkind, reich.	11 405	24,8	63,7
ländlich	766	11,2	26,7

Was HOF mit „Reisedisposition" erklärt, wird wahrscheinlich auch auf das verschiedene Milieu und die damit verbundene verschiedene stumme Feiung zurückzuführen sein. Er beobachtete nämlich, daß in einem Ferienheim von 170 Kindern, das zu gleichen Teilen mit einheimischen und mit Rheinlandkindern belegt war, 9 einheimische und 23 auswärtige Kinder erkrankten.

SCHRUMPF macht den Zeitpunkt der durch unterschwellig verlaufende Infektion hervorgerufenen Immunisierung ebenfalls von den Milieuverhältnissen abhängig. Durch das Milieu ist ferner die häufig stärkere Beteiligung an Diphtherieerkrankungen des weiblichen Geschlechts zu erklären (JOCHMANN-HEGLER), da ja im ganzen gesehen keine Geschlechtsunterschiede in bezug auf die Empfänlichkeit nachzuweisen waren.

Beziehungen zu anderen Krankheiten. Ohne Zweifel wird die Schwere der Verlaufsform einer Diphtherie durch vorangegangene Krankheiten — Tuberkulose, Lues u. a. — ungünstig beeinflußt (MOGGI). Bei malignen Fällen will MOGGI in 33,5% eine Rachitis und auffallend häufig einen besonders zarten Körperbau beobachtet haben, wobei die Frage völlig offen bleibt, welche kausalen Beziehungen bestehen! Unserer Meinung nach ist das nicht der Fall.

Vom Zusammenhang mit Scharlacherkrankung berichtet ZINGHER, der unter 223 Scharlachkranken 65,9% Diphtherieempfängliche findet. SEETE (nach DE RUDDER) fand unter 500 Scharlachpatienten „diphtherieempfänglich" mittels des SCHICK-Testes:

im Alter von 1—2 Jahren	100%	im Alter von 6— 8 Jahren	58%
„ „ „ 2—4 „	78%	„ „ „ 8—15 „	56%
„ „ „ 4—6 „	59%	„ „ über 15 „	37,5%

Eine Beziehung zwischen den beiden Krankheiten in dem Sinne, daß etwa die Empfänglichkeit für Scharlach mit der gegenüber Diphtherie gekoppelt sei, läßt sich aber aus diesen Zahlen nicht ablesen.

Um den im Erbgut verankerten Momenten auf die Spur zu kommen und einen Zusammenhang zwischen anderen konstitutionellen Eigentümlichkeiten eines Individuums oder einer Gemeinschaft festzustellen, wurden schon zahlreiche Untersuchungen gemacht, die noch nicht zu positiven und greifbaren Resultaten geführt haben und zum Teil nur aus sehr allgemein gehaltenen Feststellungen bestehen. MACDONALD fand in Glasgow bei Blonden einen geringeren Widerstand gegen Diphtherie, was mit GÜNTHER übereinstimmen würde, der angibt, daß die Schleimhäute Blonder empfindlicher sind. DYKES fand einen größeren Widerstand Brauner gegen Diphtherieinfektion, was wiederum in gleicher Richtung liegt.

Blutgruppen. Seit der Entdeckung der Blutgruppen durch LANDSTEINER ist man immer wieder bemüht, einen Zusammenhang zwischen Blutgruppenzugehörigkeit und Einzeldisposition nachzuweisen. So glaubte HIRSZFELD feststellen zu können, daß sich die Unfähigkeit einer Antitoxinbildung an die Blutgruppe gebunden vererbe. Weiter nahm HIRSZFELD an, daß der positive bzw. negative Ausfall der SCHICK-Reaktion von Erbfaktoren abhänge, die irgendwie an die Blutgruppe A und B bzw. ihre Allele gekoppelt seien. Diese Koppelung wird von LENZ und Mitarbeitern abgelehnt, während kaum ein Zweifel besteht, daß die Fähigkeit zur besseren oder schlechteren Antitoxinbildung erbbedingt ist (ROSLING, SECKEL).

Über die Korrelation zwischen Blutgruppe und Diphtheriedisposition machen die verschiedenen Autoren recht verschiedene Angaben. ROSLING stellte fest, daß die Blutgruppe A häufiger von Diphtherie befallen werde, daß aber die Gruppe B zu postdiphtherischen Lähmungen und Herzkomplikationen neige. Durchaus im Gegensatz dazu steht die Feststellung von SMERLING, daß die Blutgruppe B für Diphtherie besonders empfänglich sei. An einem ziemlich kleinen Material von nur 53 Diphtheriekranken konstatierte SEJMBACH eine leichte Bevorzugung der Gruppen A und AB hinsichtlich schwerer Erkrankungen. In einer weiteren Arbeit mit 44 Fällen zeigt sich nach SEJMBACH ein schwaches Überwiegen der Gruppe 0 in bezug auf Crouphäufigkeit; schwerer Verlauf häufiger bei A und AB, Lähmungen bei AB. Geringere Fähigkeit, nach überstandener Diphtherie Antikörper zu bilden, haben nach NOWAK und SEJMBACH die Angehörigen der Gruppe A. Eine nennenswerte Bevorzugung einer Blutgruppe in der Empfänglichkeit konnte NOWAK nicht feststellen, wohl aber fand er bei 384 Kindern im Alter von 0—15 Jahren, daß die Zahl der SCHICK-Negativen in der Gruppe 0 etwas größer zu sein scheint als in Blutgruppe A und B.

Nach TAMAKI, KOMINE und NIKEI zeigt die Entwicklung der Immunität durch Anatoxinbehandlung, beurteilt nach den Blutgruppen der Träger, die Reihenfolge 0, B, AB, A. Die 1, 2, 3 und 6 Monate nach der Anatoxinbehandlung positiv Reagierenden wurden erneut geimpft und wiederum ausgetestet. Dabei waren abermals positiv: 50% der Gruppe 0, 40% der Gruppe B, 33,3% A und 30% AB. Die positiv reagierenden Impflinge der Blutgruppen 0 und B erwiesen sich als schwer umstimmbar, die der Gruppen A und AB leichter. Nach WELLS war bei 83 Eskimos ein Zusammenhang zwischen SCHICK-Test und Blutgruppe nicht nachweisbar.

KIRCHMAIR konnte bei seinen Untersuchungen über die Disposition zu diphtherischen Erkrankungen keinen Anhaltspunkt für einen Zusammenhang zwischen Blutgruppe und Erkrankungswahrscheinlichkeit finden. Die Abweichungen von der normalen Verteilung der Blutgruppen innerhalb einer Gemeinschaft werden sich wohl zumeist durch die Fehler bei zu kleinen Zahlen erklären lassen; es sollte nach Möglichkeit keine vergleichende statistische Arbeit ohne die notwendige Bestimmung des mittleren Fehlers veröffentlicht werden — es würden dann sicher viel weniger Arbeiten dieser Art erscheinen.

Einen statistisch echten Unterschied konnte KIRCHMAIR zwischen Diphtherieempfänglichen und Diphtherieresistenten in bezug auf die Papillarmusterverteilung nachweisen.

Rassen. Nach HEGLER sind die Neger ebenso für Diphtherie empfänglich wie Weiße. Nach BLACK ist in den Vereinigten Staaten die Diphtheriemorbidität und -mortalität bei Negern etwas niedriger als bei Weißen. Eine Ausnahme macht nur das erste Lebensjahr, wo die Morbidität der Neger höher ist. Die Letalität der Neger erscheint statistisch höher als die der Weißen. Der SCHICK-Test bei Kindern von Weißen und Negern gleicher Altersstufe und annähernd gleichen Milieus zeigte keine nennenswerten Rassenunterschiede, eine Tatsache, die wieder besonders auf das Milieu hinweist. Die gelegentlich von Impfungen festgestellte Antitoxinbildungsfähigkeit erwies sich bei Negern wenig höher als bei Weißen; der Autor selbst macht jedoch bei dieser Angabe die Einschränkung, daß diese Befunde noch der Nachprüfung bedürfen. Bacillenträger finden sich in beiden Rassen gleich häufig.

Nach DOULL sind bei den weißen Rassen Morbidität und Mortalität stets höher als bei den Negern, dagegen ist nach seinen Untersuchungen der Prozentsatz von Bacillenträgern und von Immunen (SCHICK-negativen) in beiden Rassen annähernd gleich.

Da im tropischen Afrika bei den Eingeborenen Erkrankungen an Diphtherie fehlen, hat FISCHER im Süden des Schutzgebietes (Kondeland und Ubena) bei einer größeren Anzahl von Negern verschiedener Altersstufen den SCHICK-Test angestellt. Von 283 Fällen gaben nur drei — also etwa 1% — eine positive SCHICK-Reaktion. Der gleiche Autor fand ferner bei 83 Sera einen hohen Antitoxintiter, der in 73% der Fälle den zur Erzielung einer Immunität erforderlichen Antitoxingehalt von $^1/_{20}$ Einheit im Kubikzentimeter erreichte oder übertraf. Das für Ostafrika zu bestätigende Fehlen von Diphtherieerkrankungen konnte FISCHER also dadurch erklären, daß, wenn die Immunität auch nicht absolut, so doch die Zahl der Empfänglichen recht gering ist.

Isolierte Diphtheriefälle unter der schwarzen Bevölkerung Südafrikas beobachteten GRASSET und PERROT-GENTIL, was gleichfalls nicht mit der Ansicht einer natürlichen Immunität der schwarzen Rasse übereinstimmt. Sie untersuchten 276 Neger (170 männliche und 106 weibliche) aus Portugiesisch-Ostafrika im Alter von 4 Monaten bis 66 Jahren. Davon hatten 17 = 6,16% eine positive SCHICK-Reaktion. Bei Schwarzen und Mischlingen von Johannesburg im Alter von 8 Monaten bis zu 100 Jahren (206 männliche und 81 weibliche) wiesen 30 = 10,45% (männlich 11,64%, weiblich 7,41%) eine positive SCHICK-Reaktion auf.

WELLS und HEINBECHER stellten bei den Eskimos eine etwas höhere Empfänglichkeit für Diphtherie fest als in Gegenden, wo eine klinische Diphtherie allgemein vorkommt.

Bay-Schmith (zit. nach de Rudder) hat 684 Eskimos nach Schick getestet; von diesen stammte etwa die Hälfte aus der völlig abgeschlossenen Siedlung Kap Farwel, die andere Hälfte aus dem nicht so abgeschlossenen Julianakaab. Beide Gruppen zeigten keine nennenswerten Verschiedenheiten im Ausfall der Reaktion.

Auf den Philippinen fand Gomez, obwohl in Manila die Diphtherie äußerst selten ist, bei Vornahme des Schick-Testes Ziffern, wie sie Zingher in Internaten New Yorks beobachtet hatte: danach waren unter den Einjährigen 33% Schick-negativ, unter den 8—11jährigen 96,9%.

Eine Untersuchung von Einwohnern des französischen Mandatgebietes Syrien (Parr, Goodale und Krischner) zeigte, daß die dortigen Eingeborenen einen sehr hohen Anteil Schick-Negative aufweisen.

Auf Java sind alle dort wohnenden Rassen nach Krischner für Diphtherie empfänglich. Die Krankheit ist durchaus nicht selten, verläuft aber im allgemeinen gutartig. Es treten jedoch — abgesehen von den bei den Eingeborenen nicht seltenen Todesfällen — vielfach postdiphtherische Lähmungen auf. Wie in Europa werden auch auf Java in der Hauptsache Kinder unter 15 Jahren befallen. Der Vollständigkeit halber sei erwähnt, daß die gezüchteten Diphtheriestämme sich in keiner Weise von den europäischen und amerikanischen unterscheiden.

Eine statistische Bearbeitung Katos von 479 Diphtheriefällen der Kinderklinik in Kioto ergab, daß die Ergebnisse sich im wesentlichen mit den europäischen Erfahrungen decken.

Familie. An Hand einer Gottsteinschen Statistik führte Angerer nach einer Methode von Riebesell eine Berechnung durch, wie sich eine bestimmte Zahl von Diphtheriefällen auf eine bestimmte Zahl von Menschen verteilt. Dabei zeigte sich die epidemiologisch äußerst beachtenswerte Tatsache, daß „die Diphtherieerkrankungen innerhalb dieser Beobachtungszeit sich zufallsmäßig auf die Schulklassen verteilen, wie etwa fallende Regentropfen auf Pflastersteine.“ Das ist ein weiterer Nachweis für die Existenz konstitutionell und dispositionell verschieden veranlagter Menschen. Die Statistiken Gottsteins sowie auch die von Eigenbrodt (1893) wiesen aber gleichzeitig auf eine Familiendisposition zur Diphtherieerkrankung hin. Es wurde eine Häufung von schweren Fällen und Todesfällen beobachtet. 1878 beobachtete Eigenbrodt schon folgendes: In Darmstadt erkrankten kurz nacheinander 5 oder 6 Kinder des Großherzogs, ferner das Herzogspaar selbst. Im Jahre darauf starb ein Vetter der Kinder in Berlin an Diphtherie. Weder von den Pflegerinnen noch vom sonstigen Personal ist jemand erkrankt. Andere Autoren berichten über ganz ähnliche Beobachtungen und machen für die Erkrankung eine Familiendisposition verantwortlich (Mackenzie, Wagner, Jacobi, Almquist). Von weiteren Autoren wurde außerdem für Croup eine besondere familiäre Disposition angenommen (Bretonneau, Bondet, Revillod, Millet).

1913 untersuchte Spirig 14 Familien in einem von einer Diphtherieepidemie heimgesuchten abgeschlossenen Schweizer Gebirgstal. Zum Vergleich mit diesen 14 Familien, in denen mehrere Kinder erkrankt waren, zog er zehn kinderreiche Familien heran, deren Kinder gesund geblieben waren. In allen Familien forschte Spirig auf frühere Erkrankungen in den Sippen. Dabei fand sich bei den Verwandten der erkrankten Kinder bis zur Generation der Großeltern eine Erkrankungsziffer von 10% und eine Mortalitätsziffer von 5%; während die Verwandten der Gesundgebliebenen eine Erkrankungsziffer von knapp 2% aufwiesen und keinen einzigen Todesfall.

Pfaundler und Zoelch sprechen von einer „habituellen oder konstitutionellen (mitunter familiären) Feiuntüchtigkeit gegenüber Diphtherie.“

Als Beispiel führen sie folgenden Fall an: Trotz Schutzimpfung stirbt ein 13jähriges Mädchen $^3/_4$ Jahre nach der Impfung an einer schweren Diphtherie. Eine Untersuchung der Eltern ergab nur 0,01 bis 0,02 Antitoxineinheiten im Blut für den Kubikzentimeter. Ein Bruder des Vaters erkrankte mit 24 Jahren an schwerer Diphtherie, die älteste Schwester machte mit 6 Jahren eine Diphtherie mit nachfolgender ziemlich schwerer Lähmung durch und wurde ein Jahr später, als sie mit maligner Diphtherie in eine Klinik kam, nahezu antitoxinfrei gefunden. Das zweite Geschwister hat wahrscheinlich gleichzeitig mit dem ersten eine unterschwellige Diphtherie durchgemacht, da bei ihr eine Herzschädigung auftrat. Ein Jahr später wurde sie wieder als nahezu antitoxinfrei befunden.

HOFMEIER berichtet aus seiner Erfahrung am Hygienischen Institut der Universität Frankfurt, daß dort einige Familien bekannt waren, bei denen immer wieder eine Diphtherie vorkam. In einer der Familien war ein Kind im Verlaufe weniger Jahre fünf- oder sechsmal an Diphtherie erkrankt, andere Mitglieder der Familie zwei- und dreimal.

Von FELDMANs Untersuchungen wurde schon weiter oben berichtet. Einen weiteren Beitrag zur Frage der mehrfachen familiären Erkrankung liefert LOUISE HOLL. Sie fand in Köln bei 110 Familien mit im ganzen 443 Kindern — jede Familie mit mindestens 2 Kindern und mit mindestens 2 Diphtheriefällen —, daß 255 an Diphtherie erkrankten. Dabei wurden in 29 Familien sämtliche Kinder krank,

in 18 Familien je 2 = 36 Kinder
„ 4 „ „ 3 = 12 „
„ 7 „ „ 4 = 28 „

Von den übrigen Kindern — 367 aus 81 Familien — erkrankten 179. Ein Fall von starker familiärer Häufung von Zweiterkrankung bei allen 4 Kindern einer Familie wurde beobachtet. Familiäre Häufung toxischer (maligner) Fälle war selten; gewöhnlich war der Verlauf bei den Familienmitgliedern recht verschieden schwer.

WILKE berichtet über 82 Geschwistererkrankungen in 686 Familien mit 2—7 Kindern; er fand unter 1948 Kindern etwa 4% Geschwistererkrankungen.

WEITZ gibt das Ergebnis einer Umfrage bei den württembergischen Ärzten, die 618 Ärzte mit 1688 Kindern erfaßt, in folgender Tabelle wieder:

Tabelle 2. Diphtherieerkrankungen bei württembergischen Ärzten. (Nach WEITZ.)

	Zahl der Familien	Zahl der Kinder	Zahl der kranken Kinder	Prozentzahl der kranken Kinder
Beide Eltern gesund . .	345	954	81	8,49
Ein Elter krank	224	586	90	15,40
Beide Eltern krank . . .	49	148	29	19,59

Den Unterschied in der Krankheitshäufung kann man nach WEITZ nicht durch Ansteckung erklären. Nur dreimal trat der Fall ein, daß eins der Eltern gleichzeitig mit dem Kinde erkrankte. Auch eine Verschiedenheit des Altersaufbaues der beiden Gruppen Eltern und Kinder reicht nach dem genannten Autor nicht zur Erklärung aus, sondern der Unterschied kann nur durch eine erbliche Verschiedenheit der Immunität gegenüber der Diphtherie bedingt sein.

VOIGT berichtete über eine Familie, in der es gleichzeitig bei 5 von den 6 Geschwistern — außer zu Scharlach — zu verschieden schweren Diphtherieerkrankungen kam. Auffallend war weiter, daß bei allen Erkrankten ausgeprägte Serumexantheme und bei vier der Geschwister Lähmungen auftraten.

MOGGI kann berichten, daß 19mal mehr als ein Kind derselben Familie an Diphtherie erkrankt war. Eine Familie lieferte im Laufe der Jahre 6 Kinder mit Diphtherie ein, davon drei maligne Fälle. Eine deutliche familiäre Anfälligkeit zeigt sich bei einer Familie, die durch 4 Generationen verfolgt werden kann. Nach Moggi scheint die individuelle Unfähigkeit, lokalen und allgemeinen Widerstand gegen die Diphtherieerreger zu leisten, konstitutionell, familiär oder durch vorangegangene Erkrankungen bedingt zu sein. In diesen Fällen kommt es dann infolge der unzulänglichen lokalen Gegenwehr in wenigen Stunden zu einer Produktion großer Toxinmengen und ihrer schnellen Verankerung im Gewebe, so daß auch große Serumdosen unwirksam bleiben müssen.

Seckel untersuchte die Frage der familiären Häufung an 300 Fällen schwerer Diphtherie, darunter 141 toxischen. Nach seiner Beobachtung erfolgen wiederholte Diphtherieerkrankungen oder Geschwisterfälle bei der schweren Diphtherie

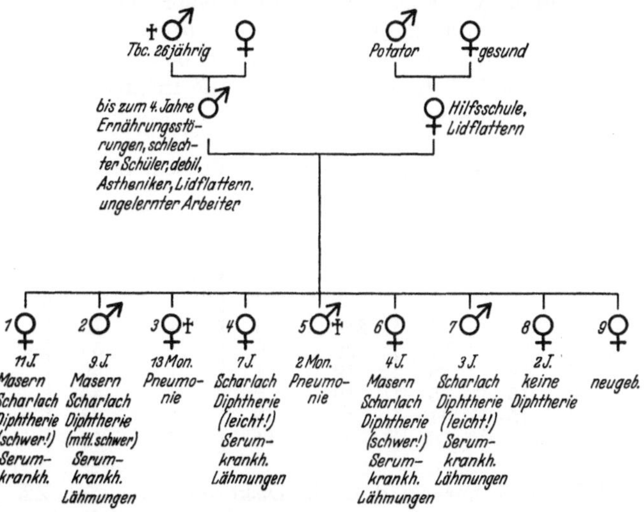

Abb. 1. Familie B. (Nach Voigt.)

durchaus nicht häufiger als bei der Diphtherie überhaupt. Dagegen erschien ihm eine familiäre Hinfälligkeit gegenüber der Diphtherie offensichtlich. Auffallend war ein hoher Prozentsatz „exsudativ-lymphatischer Kinder" (60%).

Nach einer Mitteilung von Phillips starben innerhalb weniger Wochen Vater und 15jähriger Sohn an Diphtherie; 2 Töchter mit 9 bzw. 7 Jahren machten gleichzeitig eine schwere Diphtherie durch.

Voigt konnte in der schon oben erwähnten Arbeit eine Sippe angeben, die neben einer Häufung von Infektionskrankheiten und Serumexanthemen auch vermehrte postdiphtherische Lähmungen aufweist. Voigt sieht als Grund dieser besonderen Diathese eine besondere Erbanlage.

Tabelle 3. (Nach Hirszfeld und Brohmann.)

		Eltern		
		Schick + +	Schick + —	Schick — —
Kinder	Schick +	14 93,3%	36 56,2%	67 29,4%
	Schick —	1 6,7%	28 43,8%	161 70,6%
Summe der Kinder		15	64	228

Schon Zingher, v. Groer, Rist und Weiss hatten darauf hingewiesen, daß Kinder der gleichen Familie vielfach gleiches Verhalten gegenüber der Schick-Reaktion zeigten. Aber erst Hirszfeld und seine Mitarbeiter gingen systematisch an diese Frage heran. Die Ergebnisse einer Untersuchung von Hirszfeld und Brohmann sind in vorstehender Tabelle 3 zusammengestellt.

Die Familienbefunde mit dem SCHICK-Test müssen dahin verstanden werden, daß die Immunität nicht direkt vererbt wird, sondern die geringere oder größere Fähigkeit zu einer genügend hohen und genügend raschen Antitoxinbildung. Die *direkte* Erblichkeit einer Immunität bei Diphtherie wird ziemlich allgemein abgelehnt.

Zwillinge. Wesentliche Ergebnisse zur Frage der vererbten Disposition für bestimmte Infektionskrankheiten waren von der Zwillingsforschung (LENZ) zu erwarten, denn wenn es beim Menschen überhaupt Einzeldispositionen für gewisse Krankheiten gibt, so muß eine solche Tatsache bei den Zwillingsuntersuchungen zutage treten. v. VERSCHUER stellte in einer Tabelle die gesammelten Befunde von CURTIUS, GLATZEL, GUTHMANN, SCHOKKING, SIEMENS, v. VERSCHUER, VERSLUYS und WEITZ zusammen. Wir geben diese Tabelle (gekürzt) wieder; es sind darin der Vollständigkeit halber alle Infektionskrankheiten aufgeführt, die wir hier besprechen.

Tabelle 4. (Gekürzt nach v. VERSCHUER.)

	EZ		ZZ		Prozentuale Häufigkeit der Diskordanz		Diskordanz der ZZ, dividiert durch Diskordanz der EZ
	+ +	+ −	+ +	+ −	bei EZ	bei ZZ	
Masern	281	13	214	25	4	10	2,5
Scharlach	29	20	25	30	41	55	1,2
Diphtherie	24	28	19	24	54	56	1,0
Parotitis	15	5	10	8	25	44	1,8
Pneumonie	15	44	10	45	75	82	1,1
Keuchhusten	132	6	92	14	4	13	3,2

Aus der Tabelle geht hervor, daß die Diskordanz bei den ZZ (zweieiigen Zwillingen) durchgehend größer ist als bei den EZ (eineiigen Zwillingen). Dieser Befund läßt den Schluß zu, daß die durch eine erbliche Veranlagung begründete Konstitution für die Empfänglichkeit für Infektionskrankheiten von Bedeutung ist. v. VERSCHUER stellt, mit größter Erbbedingtheit beginnend, folgende Reihe auf: Keuchhusten, Masern, Parotitis, Scharlach, Pneumonie, Diphtherie; er macht dabei aber den Zusatz, daß Keuchhusten und Masern ohne Zweifel durchaus infektionsbedingte Krankheiten sind.

Im gleichen Sinne wie die Befunde von v. VERSCHUER sprechen die Zahlen, die MARIA GEBBING bei etwa 1000 Zwillingspaaren erhielt. Es ergibt sich ganz ähnlich, daß für gewisse Infektionskrankheiten ein mehr oder weniger großer Widerstand gegen den betreffenden Erreger erblich veranlagt ist.

Tabelle 5. (Nach M. GEBBING, gekürzt.)

	EZ		ZZ		PZ		Prozentuale Häufigkeit der Diskordanz bei		Diskordanz der ZZ, dividiert durch Diskordanz der EZ
	+ +	+ −	+ +	+ −	+ +	+ −	EZ	ZZ	
Masern	304	2	318	6	270	6	0,7	1,9	2,9
Scharlach	23	20	16	26	13	29	46,5	61,9	1,3
Diphtherie	30	23	24	39	6	25	43,4	61,9	1,4
Parotitis	57	15	62	18	40	14	20,1	22,4	1,1
Pneumonie	30	58	19	91	20	55	65,9	82,7	1,3
Keuchhusten	214	2	206	10	160	17	0,9	4,6	4,9

WEITZ gibt in ähnlicher Weise die Untersuchungsergebnisse von CAMERER und SCHLEICHER wieder. Auch hier zeigt sich das gleiche Resultat: die Diskordanzhäufigkeit ist bei allen darauf untersuchten Infektionen bei ZZ größer als bei EZ, und zwar bei einigen recht beträchtlich. Zum Zwecke der größeren Genauigkeit wurden in der Tabelle die ZZ in gleichgeschlechtige (hier ZZ genannt) und verschiedengeschlechtige (PZ) getrennt.

Tabelle 6. (Nach CAMERER und SCHLEICHER, gekürzt.)

	EZ		ZZ		PZ		Prozentuale Häufigkeit der Diskordanz bei			Diskordanz der ZZ, dividiert durch Diskordanz der EZ
	+ +	+ —	+ +	+ —	+ +	+ —	EZ	ZZ	PZ	
Masern . . .	281	4	230	16	177	11	1,4	6,5	5,85	4,6
Scharlach .	32	19	28	35	13	17	37,3	55,6	56,7	1,5
Diphtherie .	25	28	14	32	12	20	52,8	69,6	62,5	1,3
Keuchhusten	178	7	149	10	104	10	3,8	6,3	8,8	1,6
Parotitis . .	23	1	17	6	9	5	4,2	26,1	35,7	6,2
Pneumonie .	25	40	16	54	18	35	61,5	77,1	66,0	1,25
Rubeolen . .	8	—	10	7	7	1	0,0	41,2	12,5	—

Würde man auch hier wieder eine Reihe aufstellen, wie dies v. VERSCHUER tat, so ergibt sich mit abnehmender Erbbedingtheit: Parotitis, Masern, Keuchhusten, Scharlach, Diphtherie, Pneumonie, Rubeolen. Das bedeutet allerdings eine gewisse Verschiedenheit gegen die von v. VERSCHUER aufgestellte Reihenfolge, war aber bei der doch naturgemäß anders zusammengesetzten Bevölkerungsgruppe kaum anders zu erwarten, wie es uns überhaupt bedenklich erscheint, die ungeheuer verwickelten Vorgänge, die zu einer Infektionskrankheit führen, in ein eindimensionales System zu bringen und als Zahlenfolge ausdrücken zu wollen.

2. Scharlach.

Die allgemeine Disposition für die klassische *Scharlach*erkrankung als einer fakultativ pathogenen Infektionskrankheit liegt etwa in der gleichen Größenordnung wie die für die Diphtherie (DEGKWITZ). Zweifellos kommt ein Scharlach häufiger vor, als er diagnostiziert wird; viele neben einem Scharlach auftretende „Anginen" wird man als abortive Scharlacherkrankungen deuten müssen. Dafür spricht die mit zunehmendem Alter immer häufiger negativ ausfallende DICK-Probe. Daß man den DICK-Test überhaupt als ein Maß für die Immunität gelten lassen kann, geht aus der folgenden Tabelle hervor, in der die Untersuchungsergebnisse verschiedener Autoren zusammengestellt sind:

Tabelle 7. (Nach DE RUDDER.)

Autor	Stadt	DICK-positive		Schwachpositive und Fragliche		DICK-negative	
		Zahl	in der Folge erkrankt %	Zahl	in der Folge erkrankt %	Zahl	in der Folge erkrankt %
FRITZ	Warschau	4000	0,55	—	—	1700	0
JACOBSOHN	Stockholm	567	6,50	211	1,00	1706	0,2
MORIWAKI	Dairen (China)	1968	4,85	4388	1,32	3426	0,47
BENSON	Nur Menschen in Kontakt mit Scharlach	168	21,40	—	—	97	0

Wie häufig abgeschwächte Scharlachfälle während Epidemien vorkommen, zeigt sich aus der folgenden Tabelle, aus der man ersieht, daß neben den typischen noch etwa bis zu 50% an abgeschwächten — zum Teil ansteckungsfähigen — Scharlacherkrankungen vorkommen.

Tabelle 8. (Nach DE RUDDER.)

Autor	Jahr	Gegend	Zahl der typischen Scharlachfälle	Außerdem beobachtete Zahl der abortiven Fälle
BIEDERT	1886	Dorfepidemie Neunhofen b. Hagenau	45	20 Anginen ohne Exanthem
AXEL JOHANNESSEN	1887	Tredestrand (Norwegen)	128	59 Anginen in der Umgebung
KOBRAK	1920	Berlin	28	13 Anginen und schwächste Exantheme
HANS REITER	1928	Mecklenburg	512 (davon 24,25% schon „atypisch")	95 Fälle mit leichtesten Exanthemen („4. Krankheit") 160 Fälle mit Anginen

Alter. Bei gleicher Infektionsgelegenheit erkranken Kinder im Spiel- und Schulalter häufiger (DEGKWITZ); nach HEGLER ist die Empfänglichkeit für Scharlach bei Kindern vom 6. bis zum 9. Lebensjahr am größten. Aber die individuelle Bereitschaft ist ungeheuer schwankend; mehrfach wurde eine Erkrankung von Ärzten erst nach mehrjähriger Tätigkeit auf Scharlachstationen beobachtet (DEGKWITZ).

Junge Säuglinge erkranken selten. GRAÇOSKI berichtet von 39 Kindern unter 3 Jahren, von denen nur ein einziges DICK-positiv war, und gerade dieses ist verschont geblieben. Aber alle unter 6 Monate alten Kinder blieben gesund. TOMILIN sah an einem Material von 741 Scharlachfällen im Kindesalter nur 33 (4,4%) bis Ende des ersten Lebensjahres und 97 (13%) im Alter von 1—2 Jahren. Bei Kindern bis zu einem Jahr ist nach dem gleichen Autor die Mortalität 44—45%.

Nach ZOELLER sind Säuglinge unter 6 Monaten fast stets DICK-negativ, und zwar auch dann, wenn die Mutter DICK-positiv ist (zit. nach HOFMEIER). Nach TOHVER ergab das Alter von 3—6 Jahren die höchste Morbiditätsziffer.

Geschlecht. Nach MALL und TOMILIN erkranken beide Geschlechter gleich häufig. Aber MALL beobachtete, daß während der Epidemien mehr Angehörige des männlichen Geschlechts erkrankten. Auch war dann der Verlauf der Erkrankung schwerer und die Letalität höher. TOHVER gibt im Widerspruch dazu an, daß das weibliche Geschlecht im allgemeinen stärker beteiligt ist (in Reval); ebenso KLING bei 23991 Fällen.

Menstruation und Gravidität. DIENST und NETER untersuchten, ob eine Beziehung zwischen Scharlacherkrankung und Menstruation bestünde. Ihre statistische Berechnung zeigte, daß dies nicht häufiger vorkam, als der durchschnittlichen Erwartung entspricht. Dagegen führte in einer größeren Anzahl von Fällen der Scharlach zu einem vorzeitigen Auftreten der Menstruation. Als Grund dafür — ebenso für die Tatsache, daß Scharlach in der Schwangerschaft selten, im Wochenbett dagegen häufig vorkommt — werden hormonale Vorgänge angegeben.

Konstitutionsanomalien. Nach CZERNY sind die exsudativ-lymphatischen, pastösen Kinder der Infektionsgefahr besonders ausgesetzt und erkranken viel leichter an der malignen Krankheitsform. Damit wird ein erblicher Faktor für die Ausbildung eines Scharlachs anerkannt, da an der Prägung des exsudativ-lymphatischen Habitus auch Erbfaktoren beteiligt sind.

Allergie. Nach HANHART scheinen Scharlachtodesfälle besonders in Sippen mit allergischer Diathese vorzukommen. BAUER gibt an, daß Kinder mit Status thymico-lymphaticus durch einen Scharlach in kürzester Zeit dahingerafft werden, während sie z. B. nach JAHLEs Beobachtungen eine croupöse Pneumonie genau so wie andere Kinder überstehen.

Eine interessante Beobachtung machte FREY, der über eine Scharlacherkrankung bei einem 28jährigen Manne berichtet, dessen Haut durch vorherige Sonnenbäder zum Teil stark gebräunt war: Das Scharlachexanthem befiel nur die unpigmentierten Hautteile. Nach JOCHMANN-HEGLER ist auffällig, daß Menschen nach Verbrennungen zu Scharlach besonders disponiert sind.

Beziehung zu anderen Krankheiten. Die Beobachtung verschiedener Autoren, daß Diphtheriekranke in sehr hohem Prozentsatz DICK-positiv — also scharlachempfänglich — sind, führt DE RUDDER an:

JOË fand	63,1—72,2%	DICK-positive Diphtheriekranke
BROWN	64,0%	,, ,,
SILCOCK	65,8%	,, ,,
BOKAY	55,2%	,, ,,

POSPISCHILL gibt an, daß Masern, Serumkrankheit und Varicellen zur Scharlacherkrankung disponieren.

Rassen. Der Scharlach ist in den Tropen selten; übereinstimmend wird von allen Autoren eine Rassendisposition angenommen. Nach SCHÜTZ sollen Araber, Inder, Japaner und Neger eine ausgesprochene Immunität, die Bewohner des Kaukasus dagegen eine besondere Anfälligkeit für Scharlach besitzen. ZOELLER berichtet von auffallender Unempfindlichkeit der Anamiten gegen das DICK-Toxin (zit. nach HOFMEIER). FISCHER stellte bei 376 Negern des Tanganjikaterritoriums die DICK-Probe an. Sie zeigte in nur 1,8% einwandfrei positive Ergebnisse. Die positiven Reaktionen, die somit zum mindesten vorkommen bei der schwarzen Rasse, finden sich nur in den Altersstufen unter 25 Jahren.

SMITS fand auf Java 450 Erwachsene und 150 Kinder bei Eingeborenen nur in 25% DICK-positiv, obwohl Scharlach dort nicht vorkommt. PARR, GOODALE und KRISCHNER konnten durch 714 DICK-Testuntersuchungen des französischen Mandatgebietes Syrien zeigen, daß die dortigen Einwohner gegen das Scharlachtoxin erheblich widerstandsfähig sind. Eine Statistik von 2301 Personen läßt die große Seltenheit von Scharlach erkennen.

FISCHL konnte den Scharlachverlauf von 3 Kindern im Alter von 10, 9 und 5 Jahren von in Prag lebenden chinesischen Eltern beobachten. In allen 3 Fällen sah er nur schwache Ausbreitung des Exanthems bei völligem Fehlen von Schleimhautveränderungen, vor allem auch von Papillenschwellung der Zunge. Es kam dagegen zu starker großlamellöser Schuppung, und zwar nicht nur an Handtellern und Fußsohlen, sondern an der ganzen Körperhaut. Komplikationen traten nicht auf. Die besondere Reaktionsweise auf die skarlatinöse Entzündung scheint nach FISCHL rassenmäßig bedingt zu sein.

Von einer angeborenen Immunität zeugt auch die Beobachtung in der Stadt Thornshaven auf den Färöern, über die WEITZ berichtet. Dort erkrankten im Jahre 1875 von der noch nicht durchgemaserten Einwohnerschaft 99% an Masern, in den Jahren 1873—1875 dagegen nur 38% an Scharlach, obwohl diese Krankheit seit 57 Jahren dort völlig unbekannt war.

Blutgruppe. Ob die Disposition für Scharlach mit einer Blutgruppe gekoppelt ist, wurde mehrfach untersucht. ČERKASOV gelang es bei 663 Fällen im Alter von 1—17 Jahren nicht, irgendwelche Zusammenhänge zwischen Schwere der Erkrankung und Zugehörigkeit zu einer Blutgruppe aufzudecken; Scharlach kam bei allen Blutgruppen gleichermaßen vor. Zu dem gleichen Ergebnis kam KÖRWER an 363 Scharlachfällen. Auch unter den Geschwisterschaften ließ sich die Bevorzugung einer Blutgruppe für Scharlach nicht feststellen. Rubašova und Jacobi fanden bei den Scharlachkranken Moskaus die gleiche Verteilung der Blutgruppen wie bei der gesunden Bevölkerung. Nach ihren Angaben scheinen jedoch Angehörige der Gruppe 0 die Erkrankung besser zu überwinden als die der Gruppe AB. v. Kiss und Teveli bestimmten die Blutgruppen von 172 Scharlachkranken und fanden, daß die Blutgruppe 0 sowohl bezüglich der Häufigkeit der Erkrankung als auch hinsichtlich der Häufung der Komplikationen gegenüber den anderen Blutgruppen bevorzugt ist. Bei Gruppe B waren die Komplikationen sehr selten. Nowak stellte in verschiedenen Untersuchungen fest, daß die Angehörigen der Gruppe 0 am häufigsten unter den Kranken vorkamen, während diejenigen der Gruppe A geringer disponiert erscheinen. Auch stellte sich heraus, daß Individuen der Blutgruppe 0 sich viel schwerer aktiv gegen Scharlach immunisieren lassen als die der Gruppe A.

Tabelle 9.

	Kinderzahl	Kinder an Scharlach erkrankt
Beide Eltern Scharlach .	8	6
Ein Elter an Scharlach erkrankt (17 Paare) . .	61	27
Beide Eltern nie an Scharlach erkrankt (27 Paare)	95	41

Vossschulte und Ziegler zeigten an 133 Scharlachfällen, daß unter diesen die Gruppe A weniger oft (24,2% A), die Gruppe 0 gleich oft wie in der Durchschnittsbevölkerung vorhanden war. Auch war bei ihnen in der Gruppe A die Zahl der Komplikationen geringer.

Bernecker fand in Köln bei 500 Scharlachkranken im Alter von 9 Monaten bis zu 13 Jahren, daß die gefundenen Blutgruppenwerte fast völlig mit den normalen Vergleichszahlen der Kölner Bevölkerung übereinstimmten. Somit ergibt sich nach dieser Autorin, daß die Empfänglichkeit für Scharlach wie auch das Eintreten von Komplikationen nicht gehäuft an eine Blutgruppe gebunden ist.

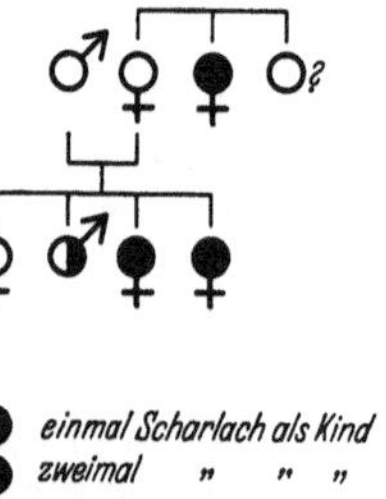

Abb. 2. Mangelnder Schutz gegen Scharlach. (Nach Agnes Bluhm aus Baur-Fischer-Lenz.)

Familie. Hegler und auch Lenz berichten von gehäuften Erkrankungen an Scharlach in Familien. Über die Beobachtung von Croucher, der 3 Geschwister mit dreimaligen Masern und dreimaligem Scharlach sah, berichteten wir schon (s. S. 1045). Fischer stellte in Familien mit mindestens einem scharlachkranken Kind familienanamnestische Erhebungen an, die (zit. nach v. Verschuer) vorstehendes ergaben (s. Tabelle 9).

Daraus und aus weiteren Untersuchungen Fischers ergibt sich, daß die Kinder meist auch an Scharlach erkranken, wenn die Eltern beide einen Scharlach durchgemacht haben. Bei Erkrankung nur eines Elternteiles erkranken die Kinder, die die Blutgruppe des scharlachkranken Elters geerbt haben, häufiger als die mit der Blutgruppe des scharlachnegativen Elters. War bei beiden Eltern ein Scharlach anamnestisch nicht nachweisbar, so kamen dennoch zahlreiche Erkrankungen der Kinder vor.

An Hand einer Sippentafel von Agnes Bluhm zeigt Lenz eine mehrfache Scharlacherkrankung in einer Familie (Abb. 2).

Weitz veranstaltete in Württemberg ebenso wie bei der Diphtherie eine Umfrage bei den Ärzten in bezug auf Familienverhältnisse, Alter, Alter der Ehefrau, Zahl und Alter der Kinder und Vorkommen von Scharlach bei Eltern und Kindern. Es erhielt verwertbare Antworten von 629 Ärzten mit 1681 Kindern:

Tabelle 10. (Nach WEITZ.)

	Zahl der Familien	Zahl der Kinder	Zahl der kranken Kinder	%-Zahl der kranken Kinder
Beide Eltern gesund	353	903	102	11,3
Ein Elter krank .	223	618	100	16,1
Beide Eltern krank	53	160	52	32,5

Nach WEITZ kann für das häufigere Befallensein von Kindern, die ein oder zwei kranke Eltern haben, nicht der Altersaufbau der Gruppen oder eine direkte Ansteckung verantwortlich gemacht werden, sondern nur eine erblich bedingte größere oder geringere Immunität.

Zwei Scharlachfälle in einer Familie beobachteten GIBSON und HOBSON, die beide in 2 bzw. 3 Tagen unter den schwersten Erscheinungen zum Tode führten, obwohl sich die Kinder in einem guten, kräftigen Allgemeinzustand befanden.

HIRSZFELD und Mitarbeiter stellten bei 55 Familien mit 167 Kindern den DICK-Test an. Die Ergebnisse finden sich in folgender Tabelle:

Tabelle 11. (Nach HIRSZFELD und Mitarbeitern.)

	13 Familien Beide Eltern +	29 Familien Ein Elter +	13 Familien Beide Eltern —
Kinder DICK-positiv . . .	32 (100%)	55 (64,7%)	19 (38%)
Kinder DICK-negativ . . .	—	30 (35,3%)	31 (62%)
Gesamtzahl der Kinder . .	32	85	50

Aus der Tabelle geht mit großer Deutlichkeit die Abhängigkeit der Reaktion bei den Kindern von der der Eltern hervor. Nach WEITZ scheint sich die positive Reaktion recessiv der negativen gegenüber zu verhalten.

JOCHMANN sah in 2 Familien alle 4 Kinder an Scharlach sterben.

Wiedererkrankung. WOHLENBERG sah bei einem 11jährigen Jungen einen zweimaligen Scharlach; KELLEKER konnte sogar über eine 29jährige Patientin mit fünf durchweg sichergestellten Scharlacherkrankungen im Laufe von 16 Jahren berichten.

Komplikationen. Außer dem reinen Scharlach interessieren uns in diesem Zusammenhang auch die Komplikationen, und zwar inwieweit sie gehäuft und familiär auftreten. BERGH fand unter 2319 Scharlachfällen 244 Patienten mit Otitis media suppurativa, die auf beide Geschlechter gleichmäßig verteilt vorkamen. Der Prozentsatz der Otitisfälle zeigt eine stetige Abnahme von 41,5% im 2. Lebensjahr auf 10,7% im 10. Lebensjahr. Die sog. „frühen" Otitiden überwiegen im 1.—5. Lebensjahr, die „späten" im 6.—10. Lebensjahr. SCHAEFER konnte bei 109 Otitiden von 216 Scharlachpatienten keinen Einfluß familiärer erblicher Disposition feststellen. DE RUDDER kommt dagegen zu anderen Ergebnissen. Bei Untersuchung des paarweisen Auftretens bzw. Nichtauftretens gleicher Scharlachkomplikationen unter 118 Geschwisterpaaren aus insgesamt 753 Scharlachfällen findet er folgende Resultate:

Tabelle 12.

Art der Komplikationen	Zahl der Geschwisterpaare übereinstimmenden Verlaufes mit Komplikation	Zahl der Geschwisterpaare übereinstimmenden Verlaufes ohne Komplikation	Gleiche Paare beobachtet %	Gleiche Paare berechnet nach Zufallserwartung %	Differenz zwischen Beobachtung und Erwartung in %
Lymphadenitis	111	91	86,44	67,01	+ 19,43
Otitis	5	97	86,44	70,23	+ 16,21
Nephritis	4	102	89,83	79,36	+ 10,47

Danach kommt die Scharlachnephritis überzufällig vor; eine noch stärkere Familiarität aber — eine erbliche Beeinflussung also — zeigen die Lymphadenitis und die Otitis.

Auch Opitz gibt eine Familiendisposition zur Scharlachnephritis an.

Tabelle 13. Scharlachnephritis bei Geschwistern. (Nach Weitz.)

Zahl der scharlachkranken Geschwister ● komplizierende Nierenentzündung	Spieler	Mathies	Bode
○○	42 (38)	114 (104)	123 (105)
○●	17 (26)	28 (48)	97 (133)
●●	9 (4)	15 (5)	62 (44)
○○○	5 (4)	24 (19)	26 (18)
○○●	3 (4)	7 (15)	12 (25)
○●●	1 (2)	4 (4)	12 (11)
●●●	1 (0)	3 (0)	6 (2)
○○○○	2	6	7
○○○●	—	2	5
○○●●	1	2	3
○●●●	3	2	1
●●●●	—	2	0
○○○○○	—	2	1
○○○●●	—	0	2
○○●●●	—	0	1
○○○○○○	—	2	0
○○○●●●	—	1	1
○○○○○○○	—	1	0
○○○●●●●●	—	0	1

Weitz gibt die Erfahrungen von Spieler, Mathies und Bode in einer Tabelle wieder; die Zahlen bedeuten darin die Häufigkeit der Beobachtungen der verschiedenen Autoren. Die Erwartung nach dem Zufall ist in Klammern beigefügt.

Stets sind die Zahlen der gesunden und der völlig erkrankten Geschwisterschaften größer, als man nach dem Zufall erwarten durfte. Daraus muß man nach Weitz auf eine familiäre vermehrte oder verminderte Neigung zu Scharlachnephritis schließen.

Lenz gibt eine Sippentafel mit gehäufter Scharlachnephritis in einer Familie an. Die 4 Kinder im Alter von 14, 12, 10 und 5 Jahren erkranken etwa zu gleicher Zeit an Nephritis. Nur das jüngste Mädchen bekommt einen echten Scharlach mit Exanthem. Die Mutter machte mit 10 Jahren, der Vater mit 11 Jahren eine Nephritis nach Scharlach durch; die Mutter erkrankte später während einer Schwangerschaft ebenfalls an Nephritis. Für die Kinder erschwerend, für uns interessant und lehrreich ist die Tatsache, daß Vater und Mutter Geschwisterkinder sind.

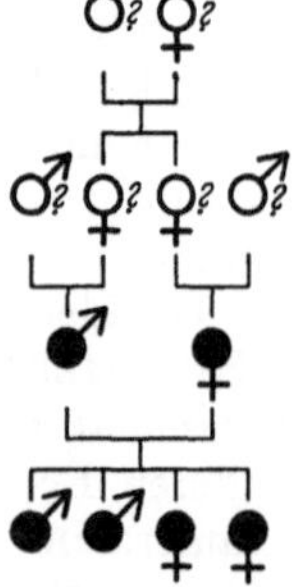
Abb. 3. Gehäufte Scharlachnephritis. (Nach Lenz.)

Schuricht berichtet, daß während einer Epidemie 7 von 11 Geschwistern an Scharlach erkrankt sind; von diesen 7 bekamen 6 eine Nephritis, davon wieder 3 eine Urämie, und zwar trat diese bei allen am gleichen Tage auf.

Im Widerspruch zu den genannten Autoren steht die Feststellung Pallme Königs, der bei 3 Gruppen von je etwa 25 Fällen keine familiäre Disposition nachweisen konnte.

3. Poliomyelitis acuta anterior.

Die Disposition für die Erkrankung an *Poliomyelitis acuta anterior* ist gering. Nach Degkwitz erkranken auch bei den sog. Epidemien in zivilisierten Ländern kaum mehr als 10—20 unter 10000 Individuen. Die Zahl der Erkrankten wird sich aber kaum genau angeben lassen, da in der Umgebung Kranker stets viele abortive Fälle wie auch Keimträger vorkommen. de Rudder gibt auf 100 typische Poliomyelitisfälle mit Lähmungen 800—900 abortive an, die aber noch durchaus erkennbar waren. Kirchmair konnte in Hadersleben eine noch größere Differenz zwischen schweren Fällen (mit Lähmungen) und leichten sehen. Keimträger sind sehr häufig; Collier fand sie in 30% der Untersuchten, in Schweden wurden unter 17 gesunden Personen in 6 Familien, in denen ein Krankheitsfall vorgekommen war, mittels Affenversuches 12 Virusträger festgestellt. Eine weitgehende Feiung findet trotz niedriger Erkrankungsziffer statt, denn die Bevölkerung erscheint nach Epidemien durchweg aktiv immunisiert (WERNSTEDT).

Nach PAUL wird die Disposition zur Erkrankung durch Tonsillektomie und endokrine Störungen erhöht.

Stadt und Land. Stets ist die Landbevölkerung im Nachteil gegenüber der Stadtbevölkerung, die durch die Wohnungsverhältnisse in engeren Kontakt kommt. So erklären sich für Stadt und Land die verschiedenen Erkrankungsziffern; in allen Altersklassen wird auf dem Lande die Morbidität eine höhere sein. In den Städten sind die kleinen Kinder mehr befallen, auf dem Lande das mittlere Lebensalter.

Immunität. Die Poliomyelitis acuta anterior hinterläßt eine Immunität. Wiedererkrankungen sind nur äußerst vereinzelt beobachtet worden. JÜRGENS berichtet von einem Kinde in einer Landgemeinde, das im Abstand von 4 Jahren zweimal an Kinderlähmung inmitten einer großen, gesundgebliebenen Kinderschar erkrankte. Eine zweimalige Erkrankung an Poliomyelitis bei demselben Patienten in zeitlichem Abstand von 24 Jahren beobachtete TESDAL.

Immun sind nach MEULI Menschen, die die Erkrankung mit oder ohne Erscheinungen durchgemacht haben. KRAMER prüfte mit dem Neutralisationstest, daß Kinder von immunen Müttern bis zum Ende des ersten Lebensjahres ebenfalls immun sind. Mit zunehmendem Lebensalter wächst der Prozentsatz an Immunen, um dann bei Erwachsenen in Großstädten etwa 90% zu betragen. Nach NISSEN ist anzunehmen, daß manche Personen sehr schnell eine Immunität erwerben können.

Nach JUNGEBLUT und ENGLE ist die Immunität nicht durch einen einzelnen Faktor bedingt, sondern durch eine Konstellation von Faktoren, wobei das konstitutionelle Moment eine ausschlaggebende Rolle spielen soll. Die Autoren zweifeln daran, daß die angenommene unterschwellige Reaktion auf den Infekt den Anlaß zu einer späteren Immunität gibt, weil diese Annahme sowohl für den einzelnen Menschen wie auch für ganze Bezirke nicht allen epidemiologischen Beobachtungen gerecht würde. Nach der Ansicht dieser Autoren kann das Virus nicht ausschließlich für die Immunisierung verantwortlich gemacht werden. In diesem Sinne soll nach ihrer Ansicht die Beobachtung sprechen, daß Frauen in der ersten Hälfte der Gravidität und auch neugeborene Kinder im allgemeinen nicht an Kinderlähmung erkranken. Mit Hypophysen- oder Follikulinpräparaten behandelte Affen sollen Poliomyelitis-resistent sein.

Hier wollen wir auch noch eine Vermutung AYCOCKS angeben, der meint, daß der jahreszeitlich wechselnde Jodgehalt der Schilddrüse auf den Menschen dispositionell einwirke und so ein verschiedener Immunitätsgrad zu erklären sei.

Dagegen findet GARD eine Parallelität zwischen Regenhöhe und Erkrankungshäufigkeit.

Alter. Nach TAPIA befanden sich unter 112 Fällen in der Mehrzahl (75%) Kinder unter 2 Jahren; das gleiche stellt SORRENTINO fest, der angibt, daß das Alter von 6 Monaten bis zu 2 Jahren besonders gefährdet scheint. ROHMER u. a. finden bei jüngeren Kindern die Erkrankung häufiger, bei Kindern von 6 bis 12 Jahren schwerer. Bei 587 Erkrankungen mit 70 Todesfällen findet KRAHN die größte Morbidität im vorschulpflichtigen, die geringste im Erwachsenenalter. Die Letalität dagegen war im Erwachsenenalter mit 30% am größten und im vorschulpflichtigen Alter mit 9,14% am geringsten. TERBURGH berichtet von 507 Fällen, die meisten Erkrankten waren bis 4 Jahre alt mit einem Gipfel im 3. Lebensjahr (105 Fälle). WICKMANN sieht unter 2759 Poliomyelitiskranken 1083 Kinder bis zu 3 Jahren. Nach BAJO war das 2. Lebensjahr am häufigsten befallen (61 Fälle); TEYSCHL sah in den Jahren 1930—1931 74 Fälle, davon waren 24 jünger als 3 und 58 jünger als 6 Jahre. Bei 62 Fällen REHS war die

Altersverteilung folgendermaßen: 50% waren 0—3 Jahre alt, 20% waren 3 bis 6 Jahre, 19% waren 6—15 Jahre und nur 11% über 15 Jahre alt. In KATZMANNS Statistik finden sich 44 Kinder (58%) im Alter von 2—5 Jahren. KIRCHMAIR und BLIXENKRONE MØLLER sahen in Dänemark etwa 600 Poliomyelitiskranke im Alter von 3 Monaten bis zu 51 Jahren. Die Gesamtstatistik Dänemarks 1934—1935 berichtet von 3938 eingehenden Befunden. Das bevorzugte Alter lag zwischen 6 und 15 Jahren, doch waren etwa 33% der Fälle bereits älter als 16 Jahre, was im Vergleich zu früheren Epidemien recht hoch erscheint. Nach PETÉNYI kommen die meisten Erkrankungen vor dem 7. Lebensjahre vor.

Geschlecht. Über die Disposition männlicher oder weiblicher Individuen liegt eine Reihe von Untersuchungsergebnissen vor, die zum Teil einander widersprechen. HALLIDAY findet zwei weibliche auf drei männliche Kranke, ein — wie er sagt — bei allen das Nervensystem befallenden Infektionen identisches Verhältnis. Das gleiche Ergebnis hat KATZMANN für das Hamburger Material mit 48 männlichen zu 27 weiblichen Kranken. SORRENTINO gibt an, daß das männliche Geschlecht stärker als das weibliche betroffen ist, und CROUCH findet bei 64 Kranken ein Verhältnis von vier männlichen zu drei weiblichen. LEEGAARD (nach JOCHMANN-HEGLER) berechnet aus 3290 Fällen in Norwegen 55,5% auf Männer und 44,5% auf Frauen.

Etwa gleiche Beteiligung der Geschlechter sahen TERBURGH (507 Fälle), ROHMER u. a. (338 Fälle), LIMPER (34 Fälle) und KIRCHMAIR und BLIXENKRONE MØLLER (600 Fälle). LINDSTÄDT dagegen berichtet von einer größeren Häufigkeit der Poliomyelitis (177 Fälle) beim weiblichen Geschlecht als beim männlichen mit dem Verhältnis 99:78.

Anthropometrische Untersuchungen. DRAPER versuchte, aus anthropometrischen Daten, Skeletverhältnissen, Gebißeigentümlichkeiten und Pigmentanomalien eine Disposition für die Erkrankung an Poliomyelitis zu erkennen. Eine bald darauf angestellte Untersuchung von LEVINE, NEAL und PARK konnte die Befunde nicht bestätigen. Bei derartigen Bestimmungen — namentlich in dem Rassengemisch der Vereinigten Staaten — wird man stets auf große Schwierigkeiten stoßen, ein einheitliches und somit vergleichbares Menschenmaterial zu erhalten.

Nach THELANDER und PRYOR sollen poliomyelitische Kinder häufiger einen hohen und schmalen Gaumen haben als Resistente.

KIRCHMAIR und BLIXENKRONE MØLLER stellten in Dänemark eine größere Gefährdung bei gemischten und dunklen Typen als bei Blonden fest.

Blutgruppen. An den Blutgruppen konnten JUNGEBLUT und SMITH, MADSEN, SHAW, THELANDER und KILGAREFF, JENSEN, KIRCHMAIR und BLIXENKRONE MØLLER, ERB, DOYLE und HEAL keine Unterschiede zwischen Erkrankten und der ortsüblichen Normalverteilung feststellen.

GROOTEN und KOSSOVITCH fanden bei 78 (!) Kindern folgende Verteilung: 56,4% A, 14,5% B, 0% AB und 29,1% 0. Weiterhin untersuchten sie 8 elsässische Familien mit insgesamt 28 Kindern, wobei sie die Feststellung machten, daß die Kinder der Gruppe 0 in diesen Familien widerstandsfähiger waren als diejenigen, die der Gruppe A angehörten. Die mittleren Fehler sind aber bei diesen kleinen Zahlen so groß, daß die beobachteten Abweichungen von der Norm keine echten statistischen Unterschiede darstellen.

Echte Differenzen gegenüber der Normalverteilung fanden dagegen H. und W. BLOTEVOGEL in Hannover bei 366 Fällen mit bleibenden schweren Lähmungen. Sie erhielten eine starke Zunahme von 0 bei den Kranken mit 53,02 ($\pm$2,6 %) gegenüber 41,4 ($\pm$0,83%) bei der gesunden Bevölkerung Hannovers und eine Abnahme von A mit 34,7 ($\pm$2,56%) gegen 43,4 ($\pm$0,82%).

Ebenso fanden H. und W. BLOTEVOGEL in Hannover gesicherte Unterschiede im Papillarmuster gegenüber der Normalverteilung, was KIRCHMAIR und BLIXENKRONE MØLLER in Dänemark nicht gelang.

4. Typhus abdominalis.

Die Gründe für eine verschiedene Disposition zum *Typhus abdominalis* sind nicht klar. Je jünger die Kinder sind, um so mehr unterscheidet sich der Typhus von dem klassischen Erwachsenentyphus. Diesseits der Pubertät ist ein deutlicher Einfluß des Alters auf die Disposition zu Typhuserkrankungen nicht erkennbar (DEGKWITZ). Je jünger die Kinder sind, desto leichter verläuft der Typhus und um so seltener wird er auch diagnostiziert. Nach JOCHMANN-HEGLER erkranken besonders jugendliche Personen im Alter von 15—35 Jahren, im höheren Alter wird die Krankheit dann seltener. Kräftige Individuen erkranken häufiger als schwächliche und kranke, was nach HEGLER damit zu erklären ist, daß jene draußen im Lebenskampf eher einer Infektion ausgesetzt sind. Aus dem gleichen Grunde überwiegt nach SCHOTTMÜLLER die Morbidität beim männlichen Geschlecht. Eine starke Bevorzugung des männlichen Geschlechts finden auch CARRAU und ETCHELAR.

JOCHMANN-HEGLER geben die Geschlechtsverteilung bei 920 Typhuswirten mit 28,3% ♂ und 71,7% ♀ an.

WOLTER fand eine Abhängigkeit des Typhus von den mit den Klimaschwankungen in $17^1/_2$jährigen Perioden einhergehenden Schwankungen des Grundwasserspiegels.

Nach einer Typhuserkrankung ist der Mensch in der Regel gegen eine Wiedererkrankung geschützt; tritt eine solche dennoch auf, dann nur in leichter Form.

5. Pneumonie.

Wegen der Ubiquität und der geringen Pathogenität des Pneumococcus müssen dispositionelle und konstitutionelle Faktoren eine große Rolle spielen, wenn eine Pneumonie entstehen soll.

Das Alter spielt bekanntlich eine wesentliche Rolle, im Säuglings- und Kleinkindesalter herrscht die Bronchopneumonie vor, später die Lappenpneumonie.

Zur Zeit ist der Pneumonietod der häufigste Kleinkinder- und Säuglingstod. DEGKWITZ betrachtet als Ursachen für diese Altersdisposition die „normalen" funktionellen und anatomischen Eigentümlichkeiten des frühen Kindesalters und trennt diese in *allgemeine*, die zu „unspezifischen Infektionskrankheiten durch fakultativ pathogene Keime" disponieren, und *lokale*, die in diesem Alter häufiger als später aus banalen Infektionen der Luftwege Pneumonien entstehen lassen.

Bei den Kindern spielt zu dieser Zeit des raschen Wachstums die Ernährung eine große Rolle: eine Fehlernährung ist sofort an einer Einbuße der Abwehrkräfte gegenüber fakultativ pathogenen Keimen zu erkennen. Ferner sind die Schleimhäute Fehlernährter funktionell unterwertig und können daher die physiologische Keimflora nicht in ihrer Rolle als harmlose Parasiten halten.

Eine Rachitis schweren Grades bildet stets eine Komplikation; sind die Rippen so stark erweicht, daß sie beim Versuch einer verstärkten Inspiration dem äußeren Luftdruck nachgeben, wird für diese Kinder die Prognose infaust.

Wegen der mangelhaften Durchlüftbarkeit der Lungen und der Unfähigkeit, tief zu inspirieren und stark zu exspirieren, ist der Mensch im hohen Lebensalter wegen der Altersstarre der Rippen ebenfalls besonders für die Pneumonie disponiert.

Nach LEHMANN ist in der Stadt die Sterblichkeit etwas höher als auf dem Lande. Hierbei tritt die höchste Sterblichkeit im Alter bis zu einem Jahr auf, wobei nach JESSEN, PRINZING, ROESLE u. a. die Sterblichkeit der Knaben größer ist als die der Mädchen.

SCHUNTERMANN ist der Ansicht, daß vorhergegangene Graviditäten für eine erhöhte relative Letalität des weiblichen Geschlechts bei den Erwachsenen mitverantwortlich gemacht werden müssen. Nach LEHMANN starben unter 650 Fällen 6,4% Männer und 9,5% Frauen an der Lungenentzündung.

Das Auftreten und die Letalität der Pneumonie unterliegen regionären Schwankungen. So spielt auch die Jahreszeit eine nicht unerhebliche Rolle; in den ersten 4 Monaten des Jahres werden die höchsten Erkrankungszahlen beobachtet (SCHUNTERMANN).

Familie. Familiäre Häufung der Lungenentzündung wurde verschiedentlich beschrieben. So sah HERRMANN in einer Familie mit 8 Kindern im Laufe der Jahre sieben an Pneumonie zugrunde gehen, davon fünf in den ersten Lebenswochen (zit. nach LENZ). PAULSEN (zit. nach WEITZ) sah Großvater, Vater und 2 Söhne an Pneumonie der linken Lungenseite erkranken. Ebenso berichtet PEARL über eine Familie mit 13 Kindern, die alle an Pneumonie erkrankt waren, zum Teil mehrmals; eines der Kinder hatte außerdem eine Lungentuberkulose, ein anderes war tuberkuloseverdächtig. Nach JÜRGENS erkrankten 4 von 5 Kindern einer Familie im Laufe weniger Tage an lobärer Pneumonie und drei davon starben.

Zwillinge. CAMERER und SCHLEICHER stellten durch eine Rundfrage bei Württemberger Ärzten die Erkrankungshäufigkeit von ein- und zweieiigen Zwillingen fest und hatten folgendes Ergebnis:

65 EZ waren 25mal konkordant und
70 ZZ waren 16mal konkordant

erkrankt. Zu einem ähnlichen Ergebnis kommt v. VERSCHUER mit den Zahlen:

69 EZ waren 15mal konkordant und
55 ZZ waren 10mal konkordant

erkrankt.

CURTIUS und KORKHAUS untersuchten 52 EZ, 36 gleichgeschlechtige ZZ und 10 PZ. Sie fanden dabei, daß bezüglich der Atmungsorgane die Lungenzeichnung bei EZ ähnlicher als bei ZZ (63:18%) war, die pathologischen Lungenbefunde bei EZ viel seltener diskordant (1:43) als bei ZZ (9:28) waren, also die Erblichkeit allem Anschein nach beim Zustandekommen von Lungenaffektionen eine wesentliche Rolle spielt.

SCHAEFER beschreibt ein Zwillingspaar mit gleichen Todesursachen bei fast völliger Übereinstimmung der Sektionsbefunde. Beide sind an einer Grippepneumonie gestorben; es finden sich in diesem Falle im übrigen ganz analoge Gewichts- und Längenverhältnisse. Der Autor folgert aus seinen Zwillingsuntersuchungen, daß die erblichen Verhältnisse von viel größerer Wichtigkeit als die Virulenz und Masse der in den Körper eingedrungenen Krankheitserreger ist.

6. Erysipel.

Die Ursachen für die verschiedene Disposition zum Erysipel sind unbekannt (DEGKWITZ); aber bei weitem nicht jeder Mensch ist für den Rotlauf disponiert, sonst müßten Erkrankungen des Pflegepersonals und Hausinfektionen viel häufiger vorkommen. LENHARTZ (zit. nach WEITZ) meint, daß die wichtige Rolle einer individuellen Disposition aus der oft zu beobachtenden Rezidivneigung abzuleiten ist. LENHARTZ hält es für nicht unwahrscheinlich, daß ab und zu diese Disposition vererbt wird. Dabei bezieht er sich auf Mitteilungen von ROGER und SCHWALBE, wonach in 3 Generationen einer Familie habituelles Vorkommen des Erysipels zu beobachten war.

Nach MISCHKE sind Frühgeburten besonders gefährdet; ebenso bilden sekundäre Erysipele bei bereits anderweitig geschädigten infizierten Kindern eine Gefahr. Von geringem Einfluß scheint die Brusternährung zu sein.

DE TONI findet gleichmäßige Morbidität bei beiden Geschlechtern, aber ein Überwiegen der Mortalität bei den Mädchen mit 100:62,5%, ein Unterschied, der sich jedoch mit zunehmendem Alter ausgleicht (Hamburger Statistik 1889 bis 1908).

Nach HEGLER hinterläßt das Überstehen des Erysipels keine Immunität, vielmehr bleibt eine gesteigerte Anfälligkeit für wiederholte Erkrankung zurück.

7. Ruhr.

Für die Ruhr ist die Disposition relativ hoch. Von jungen Kindern erkranken bei gleicher Infektionsgelegenheit beinahe die Hälfte (DEGKWITZ). Die Ruhr tritt überall dort auf, wo viele Menschen dicht zusammenleben und zeigt sowohl unter diesen Umständen als auch unter gewöhnlichen Umweltsverhältnissen einen Sommergipfel. Befallen werden in erster Linie schwache Individuen. Darüber hinaus ist nichts über dispositionelle oder konstitutionelle Faktoren bekannt, die krankheitsbereit oder -resistent machen.

8. Meningokokkenerkrankungen.

Die Disposition für schwere Meningokokkenerkrankungen ist gering. Wie häufig leichte Meningokokkenkatarrhe des Respirationstraktes vorkommen, ist noch nicht recht bekannt. Einflüsse des Alters, des sozialen Milieus und der Jahreszeit sind zu erkennen (DEGKWITZ). Vorwiegend erkranken Säuglinge und Kleinkinder in übervölkerten Wohnungen und während der ungünstigen Jahreszeit.

HOYNE und MCENERY konnten trotz des infektiösen Charakters der epidemischen Meningitis nur recht selten familiäre Häufung finden.

POPE und WHITE beobachteten bei 200 Fällen, daß im Gegensatz zu anderen Angaben das männliche Geschlecht fast doppelt so häufig erkrankt wie das weibliche, während die Todesfälle ganz gleichmäßig verteilt sind.

LEONOV findet an 190 auf ihre Zugehörigkeit zu bekannten Konstitutionstypen untersuchten Kranken, daß 86 pathologischen Konstitutionstypen angehören. Weitere 229 Fälle wurden nach ihren Habitusformen gruppiert. An dem Ergebnis war bemerkenswert, daß Menschen mit den Zeichen des Status asthenicus die höchsten und exsudative Diathetiker die zweithöchste Anzahl der Erkrankten stellten. Die höchsten absoluten Mortalitätszahlen haben Menschen mit Zeichen der exsudativen Diathese, Menschen im Status lymphaticus die höchsten prozentualen (von 9 Fällen 5 gestorben). Den günstigsten Verlauf sah LEONOV bei Asthenikern.

Kinder mit anscheinend harmlosen Nasopharyngitiden sind nach HEGLER am meisten empfänglich.

Schrifttum.

I. Bücher.

BARTEL, J.: Status thymicolymphaticus und Status hypoplasticus. Berlin-Wien: Franz Deuticke 1912. — BARZ, ELMA: Über das Auftreten der Diphtherie in Frankfurt a. M. in den Jahren 1929—1935. Bleicherode a. H.: Carl Nieft 1937. — BAUER, JULIUS: Vorlesungen über allgemeine Konstitutions- und Vererbungslehre. Berlin: Julius Springer 1921. — Die konstitutionelle Disposition zu inneren Krankheiten. Berlin: Julius Springer 1924. — BAUR, E. u. M. HARTMANN: Handbuch der Vererbungswissenschaft. Berlin: Gebrüder Bornträger. Seit 1927 in Lieferungen. — BIRK, W.: Vermeidbare Kinderkrankheiten. Stuttgart: Ferdinand Enke 1936. — BOEHM, H.: Erbkunde. Berlin: Carl Heymann 1935. — BÖHNING, FRIEDA: Diphtherie und Konstitution. Leipzig: Georg Thieme

1937. — BRAUN, HOFMEIER u. HOLZHAUSEN: Die Vererbungsfrage in der Lehre von der Immunität gegen Infektionskrankheiten. Handbuch der pathogenen Mikroorganismen, Bd. 1. 1929. — BRETONNEAU: Die Diphtherie (1826). Berlin: Julius Springer 1927. — BRÜNING u. SCHWALBE: Handbuch der allgemeinen Pathologie und pathologischen Anatomie des Kindesalters, Bd. 1. Wiesbaden: J. F. Bergmann 1912.

CURTIUS, F. u. R. SIEBECK: Konstitution und Vererbung in der inneren Medizin. Berlin 1935.

DEGKWITZ: Akute Infektionskrankheiten des Kindesalters. Lehrbuch der Kinderheilkunde. Berlin: Julius Springer 1933. — Die Diphtherie. Kurz gefaßtes Handbuch, herausgeg. von F. HAMBURGER. Berlin u. Wien: Urban & Schwarzenberg 1937. — DOERR, R.: Die Lehre von den Infektionskrankheiten in allgemeiner Darstellung. Lehrbuch der inneren Medizin. Berlin: Julius Springer 1934. — DOERR, R. u. C. HALLAUER: Handbuch der Virusforschung. Wien: Julius Springer 1938.

Epidemische Kinderlähmung. Tagung, veranstaltet von der Ärztegesellschaft des Kt. Bern usw. Bern u. Leipzig: Paul Haupt 1938.

FEER, EMIL: Lehrbuch der Kinderheilkunde, 12. verb. Aufl. Jena: Gustav Fischer 1938.

GOTTSTEIN, ADOLF: Allgemeine Epidemiologie. Leipzig: Wigand 1897. — Epidemiologie. Grundbegriffe und Ergebnisse. Leipzig u. Wien: Franz Deuticke 1937. — GÜNTHER, HANS F. K.: Rassenkunde des deutschen Volkes. München: J. F. Lehmann 1934. — GUNDEL, MAX: Die ansteckenden Krankheiten. Leipzig: Georg Thieme. — GUNDERSEN, EDV.: Parotitis epidemica (Mumps), deren Auftreten in Norwegen 1834—1934. Eine epidemiologische Studie. Oslo: Johannes Bjørnstad A.S. 1934.

HAHN, M.: Natürliche Immunität. Handbuch der pathogenen Mikroorganismen, Bd. I, S. 663. 1929. — HEGLER: Praktikum der wichtigsten Infektionskrankheiten. Leipzig: Georg Thieme 1934. — HIRSZFELD, L.: Konstitutionsserologie und Blutgruppenforschung. Berlin: Julius Springer 1928. — HOFMEIER: Die Bedeutung der Erbanlagen für die Kinderheilkunde. Stuttgart: Ferdinand Enke 1938.

JOCHMANN u. HEGLER: Lehrbuch der Infektionskrankheiten. Berlin: Julius Springer 1924. — JÖNSSON, BIRGER: Zur Epidemiologie der Kinderlähmung. Eine statistische Analyse. Stockholm: Esselte, Aktiebolag. 1938. — JOHANNSEN, W.: Elemente der exakten Erblichkeitslehre. Jena: Gustav Fischer 1909. — JÜRGENS, G.: Grundlagen der Epidemiologie. Leipzig: Johann Ambrosius Barth 1936. — JUST, G.: Die Vererbung. Breslau: Ferdinand Hirt 1927.

Lehrbuch der inneren Medizin, 2 Bde. Berlin: Julius Springer 1931. — LENZ, FRITZ: In BAUR-FISCHER-LENZ: Menschliche Erblehre. München: J. F. Lehmann 1937. Bd. 1. — LOTZE, R.: Zwillinge. Öhringen: Ferdinand Rau 1937.

MARTIUS, FR.: Konstitution und Vererbung. Berlin: Julius Springer. — MÜLLER, P. TH.: Vorlesungen über allgemeine Epidemiologie. Jena 1914.

NAEGELI, O.: Blutkrankheiten und Blutdiagnostik. Berlin: Julius Springer 1923. — Allgemeine Konstitutionslehre. Berlin: Julius Springer 1934. — NOBEL, EDMUND, W. KORNFELD, H. RONALD u. R. WAGNER: Innere Sekretion und Konstitution im Kindesalter. Wien: Wilhelm Maudrich 1937.

OPITZ, H.: Vererbung, Konstitution und Umwelt im Kindesalter. Aus W. JAENSCH: Konstitutions- und Erbbiologie in der Praxis der Medizin. Leipzig: Johann Ambrosius Barth 1934.

PFAUNDLER, V. u. SCHLOSSMANN: Handbuch der Kinderheilkunde. Berlin: F. C. W. Vogel 1931. — PLATE, L.: Vererbungslehre, 2 Bde. Jena: Gustav Fischer 1932 u. 1933.

RIETSCHEL, H.: Atlas und Lehrbuch der Kinderheilkunde. München: J. F. Lehmann 1925. — RUDDER, B. DE: Die akuten Zivilisationsseuchen. Leipzig: Georg Thieme 1934. — RUDDER, DE: Rasse und Infektionskrankheiten. Aus „Rasse und Krankheit", herausgeg. von J. SCHOTTKY. München: J. F. Lehmann 1937. — Grundriß einer Meteorobiologie des Menschen. Berlin: Julius Springer 1938.

SCHICK: Diphtherie. Handbuch der Kinderkrankheiten von PFAUNDLER-SCHLOSSMANN, Bd. 2. — SCHIFF, F.: Person und Infekt. „Biologie der Person" von BRUGSCH-LEVY. Berlin 1926. — SCHLOSSBERGER, H.: Immunität. Handbuch der normalen und pathologischen Physiologie, Bd. 13. Berlin: Julius Springer 1929. — SCHÜTZ: Die Epidemiologie der Masern. Jena 1925. — SCHULZ, B.: Methodik der menschlichen Erbforschung. Leipzig: Georg Thieme 1936. — SIEBECK, R.: Erbpathologie innerer Krankheiten. In H. ASSMANN, Lehrbuch der inneren Medizin. Berlin: Julius Springer 1936. — SIEMENS, H. W.: Einführung in die allgemeine Konstitutions- und Vererbungspathologie. Berlin: Julius Springer 1921. — SZONTAGH, F. v.: Über Disposition. Berlin 1918.

TENDELOO, N. PH.: Konstellationspathologie und Erblichkeit. Berlin: Julius Springer 1921.

VERSCHUER, O. v.: Erbpathologie, 2. neubearb. Aufl. Dresden u. Leipzig: Theodor Steinkopff 1937. — WEITZ, WILHELM: Die Vererbung innerer Krankheiten. Stuttgart: Ferdinand Enke 1936. — WILHELM, E.: Spezielle Konstitutions-Pathologie und Therapie. Stuttgart: Bika 1936.

WETZEL, G. u. PETER KARL: Charakteristik der wichtigsten Entwicklungsstadien des Kindes. Handbuch der Anatomie des Kindes. München: J. F. Bergmann 1938. — WOLTER, FRIEDRICH: Die Entstehungsursachen der Pforzheimer Typhusepidemie von 1919. PETTENKOFER-Gedenkschrift, Bd. 10. München: J. F. Lehmann 1930. — Seuchenentstehung und Klimaforschung. Stuttgart u. Leipzig: Hippokrates 1936.

ZISCHINSKY, HERMANN: Die akuten Infektionskrankheiten im Säuglingsalter. Berlin: S. Karger 1936.

II. Berichte aus Zeitschriften.

ABEL: Die Typhussterblichkeit des männlichen und weiblichen Geschlechtes in Preußen vor und nach dem Weltkriege. Z. Hyg. **103**, 223 (1924). — ALBRECHT, W.: Die Bedeutung der Erbmasse bei Infektionen der Schleimhäute und die Methoden ihrer Erforschung. Ber. Biol. **5**, 586 (1927). — ALDRICH, C. A.: Clinical observations on grippe as seen in pediatric practice. Report on 1146 cases. J. of Pediatr. **11** (1937). — ANDERSEN, OLUF: Über angeborene Vaccine-Immunität. Z. Immun.forsch. **90**, 459 (1937). — ANDREWES, C. H.: Immunity in influenza: The bearing of recent research work. — ANGERER, KARL v.: Berechnungen über die Ausbreitung der Diphtherie in Schule und Haus. Arch. Hyg. **111**, 38—42 (1933). — Aussprache. Dtsch. Ges. Kinderheilk. Würzburg, Sitzg 22.—25. Juli 1936. — An unusual outbreak of measles in Hawaii, 1936/37. Publ. Health Rep. **1937**, 1851. — ASCHER, L.: Zur Endemiologie von Scharlach und Diphtherie. Acta med. scand. (Stockh.) **94**, 167 (1938). — AYCOCK, W. LLOYD: A study of the significance of geographie and seasonal variations in the incidence of poliomyelitis. J. prevent. Med. **3**, 245—278 (1929). — Exposure as a factor in the age distribution of measles, diphtheria and poliomyelitis. Amer. J. publ. Health **24**, 433—437 (1934).

BAJO, CARLO: La malattia di HEINE-MEDIN in provincia di Pavia nel triennio 1927—28—29. Clin. pediatr. **13**, 799—832 (1931). — BAMBERGER, PH. u. H. LACHTROP: Über den Rückgang der Erkrankungshäufigkeit an Kehlkopfdiphtherie. (Ein Beitrag zur Pathomorphose der Diphtherie.) Z. Kinderheilk. **58**, 346—357 (1936). — BAY-SCHMITH: Versuche über die SCHICKsche Reaktion bei Eskimos in Grönland. Klin. Wschr. **1929 I**. — BENEDIKT, H.: Heredodegeneration und postdiphtherische Lähmung. Dtsch. Z. Nervenheilk. **46**, 492 (1913). — Die Typhusepidemien im Sommer 1925. Veröff. Med.verw. **1926**. — BERGER, ADALBERTO: Sull'influenza della ricchezza di pigmento nelle malattie infective. Pediatr. Riv. **40**, 547—551 (1932). — BERGH, EBBE: Über die akute eitrige Otitis bei Scharlach. Sv. Läkartidn. **1930 II**, 1409—1415, 1439—1451, 1469—1476. — BERGMAN, ROLF: La diphtérie à Stockholm: Etude d'hygiène sociale. Acta paediatr. (Stockh.) **24**, 280 (1939). — BERNECKER, LISELOTTE: Die Blutgruppenverteilung bei Scharlachkranken. Mschr. Kinderheilk. **66**, 391—396 (1936). — BIELING u. OELRICHS: Diphtheriebacilleninfektion mit verschiedenen Diphtheriebacillenstämmen. Zbl. Bakter. I Orig. **137** (1936). — BIRK, W.: Über familiäre Erkrankungen. Mschr. Kinderheilk. **62** (1934). — BLACK, J. B.: A comparative study of susceptibility to diphtheria in the white and negro races. Amer. J. Hyg. **19**, 734—748 (1934). — BLAUROCK, GÜNTER: Infektionskrankheiten. Mschr. Kinderheilk. **67**, 301 (1936). — BLOTEVOGEL, H. u. W.: Blutgruppe und Daktylogramm als Konstitutionsmerkmale der Poliomyelitiskranken. Z. Kinderheilk. **56**, H. 2 (1934). — BODE: Zur Frage der familiären Disposition bei der Scharlachnephritis. Jb. Kinderheilk. **79**, 438 (1914). — BÖHNING, FRIDA: Beobachtungen bei Masern. Arch. Kinderheilk. **113** (1938). — BONELL, WALTER: Beiträge zur Frage des Geschlechtsverhältnisses bei Kinderkrankheiten. Z. Kinderheilk. **57** (1935). — BORGSTRÖM, C. A.: Poliomyelitis acuta anterior bei Zwillingen. Finska Läk.sällsk. Hdl. **81**, 33 (1938). — BORMANN, L. v.: Scharlach-Übersichtsreferat. Mschr. Kinderheilk. **76**, 107 (1938). — BOSIK, L.: Zur Frage über den Einfluß der Erblichkeit und der Umwelt in der Physiologie und Pathologie des Kindesalters. Arb. med.-biol. Wiss. Forsch.-Inst. Maxim Gorki **3** (1934). — BRANDER, T.: Über die Zwillingsforschung und ihre Berührungspunkte mit der Kinderheilkunde. Acta paediatr. (Stockh.) **21** (1937). — Über die Bedeutung des unternormalen Geburtsgewichtes für die weitere körperliche und geistige Entwicklung der Zwillinge. Z. menschl. Vererbgslehre **21** (1937). — Kann die Konstitution durch Frühgeburt verändert werden? Z. menschl. Vererbgslehre **22**, 50 (1938). — BRANDT, W.: Die Bedeutung des Raum- und Zeitfaktors für die Beurteilung der Konstitution eines Organismus. Zbl. Gynäk. **1926**, Nr 40. — BRINCK, OSWALD: DICK-Reaktionen und Immunitätsverhältnisse bei Scharlach. Ugeskr. Laeg. (dän.) **1936**, 689, 690. — BRINCKER, J. A. H.: A historical, epidemiological and aetiological study of measles (morbilli; rubeola). Proc. roy. Soc. Med. **31**, 807 (1938). — BROCHES, DANIEL: Ein Beitrag zur Pathomorphose der Diphtherieerkrankung. Diss. Hamburg 1936. — BRUGSCH, TH.: Konstitution und

Infektion. Berl. klin. Wschr. **1918 I**, 517. — BRYHNI, HAAKON: Poliomyelitis in Byneset 1905—1913. Nord. hyg. Tidskr. **18** (1937). — BÜHLER, E. u. F. LENZ: Über die Frage der Erblichkeit der Disposition bzw. Immunität bei Kinderkrankheiten. Z. Abstammgslehre **73**, H. 3/4. — BUINING: Die Vererbung der Blutgruppen. Klin. Wschr. **1932 I**, 202.

CAMERER, J. W. u. R. SCHLEICHER: Die Bedeutung der Erbveranlagungen für die Entstehung einiger häufig vorkommender Krankheiten nach Anamnesen von 1500 Zwillingspaaren. Erbarzt **1935**. — CARRAU, ANTONIO u. RITO ETCHELAR: Über die Epidemie von Kindertyphus im Hospital „Dr. P. Visca" im Jahre 1930. Arch. Pediatr. Uruguay **2**, 471—478 (1931). — ČERKASOV, A.: Blutgruppen bei Scharlachkranken. Vrač. Delo (russ.) **12**, 1418—1420 (1929). — COOPER, CARL: Die Bedeutung der Familiarität für den Pädiater. Mschr. Kinderheilk. **54**, 316—320 (1932). — COSACK, GERT: Über die Abwehrbereitschaft des jungen Säuglings, zugleich eine kritische Betrachtung der Erysipeltherapie. Jb. Kinderheilk. **149**, 53 (1937). — COSHING, H. B.: German measles or rubella. Canad. med. Assoc. J. **38** (1938). — CROUCH, J. H.: An epidemiological study of poliomyelitis in Montana in 1928. J. prevent. Med. **3**, 457—464 (1929). — CURTIUS, FRIEDRICH u. GUSTAV KORKHAUS: Klinische Zwillingsstudien. Z. Konstit.lehre **15**, 229—267 (1930).

DAUER, C. C.: Studies on the epidemiology of poliomyelitis. Publ. Health Rep. **1938**, 1033. — DEGKWITZ, R.: Akute Infektionskrankheiten im Kindesalter. Klin. Wschr. **1925 I**. — Diphtherieprobleme. Klin. Wschr. **1926 I**. — Über die maligne toxische Diphtherie. Med. Welt **1937 I**. — Über die Freiluftbehandlung der kindlichen Bronchopneumonie. Münch. med. Wschr. **1937 II**. — DIENST u. E. NETER: Scharlach und Menstruation. Zugleich ein Beitrag zur Frage der Beziehungen zwischen Scharlach und hormonalen Vorgängen. Münch. med. Wschr. **1934 I**, 597, 598. — DJOURICHITCH, MILOUTINE: Les cas de poliomyélite en Yougoslavie. Bull. mens. Off. internat. Hyg. Publ. **29** (1937). — DOBROKHOTOVA, A. J. u. M. SCHICHLJANNIKOVA: Über die Besonderheiten des Scharlachverlaufes im Kindesalter. Pediatria **1938**, 150. — DOERR, R.: Die erblichen Grundlagen für Infektionen und Infektionskrankheiten. Z. Hyg. **119**, 635 (1937). — DOULL, JAMES A.: Factors influencing selective distribution in diphtheria. J. prevent. Med. **4**, 371—404 (1930). — DRAPER, GEORGE: The nature of the human factor in infantile paralysis. Amer. J. med. Sci. **184**, 111—118 (1932).

ECKSTEIN, ERICH: Die zwillingsbiologische Vererbungsregel und ihre Bedeutung für die menschliche Hygiene. Öff. Gesdh.dienst **4**, A 377—A 386 (1938). — EDENS, ERNST: Die Konstitution als Krankheitsgrundlage. Klin. Wschr. **1938 I**, 433. — EIGENBRODT: Über den Einfluß der Familiendisposition auf die Verbreitung der Diphtherie. Dtsch. Vjschr. öff. Gesdh.pfl. **25**, 3 (1893). — ERB, J. H., H. S. DOYLE and F. C. HEAL: Blood groups in poliomyelitis. Canad. publ. Health J. **29**, 441 (1938). — EXCHAQUET, L.: La poliomyélite dans le canton de Vaud en 1937. (Quelques particularités épidimiologiques et cliniques locales.) Rev. Méd. **55**, 189 (1938).

FELDMAN, SIDNEY: Die Häufigkeit der zweimaligen Erkrankung an Diphtherie. Z. Kinderheilk. **58** (1936). — FINKELSTEIN, L.: Über die Ansteckung durch Meningokokken. Sovet. Pediatr. **8**, 44—51 u. franz. Zusammenfassung S. 163 (1936). — FISCHER, EUGEN: Versuch einer Genanalyse des Menschen. Dtsch. Ges. Vererbgswiss., Ber. 7. Jverslg Leipzig: Gebr. Bornträger 1930. — FISCHER, OTTO: Zur Frage der Scharlachimmunität fremder Rassen. Münch. med. Wschr. **1930 II**, 1749. — Untersuchungen zur Frage der Diphtherie-Immunität der schwarzen Rasse. Z. Immun.forsch. **74**, 244—248 (1932). — FISCHL, RUDOLF: Haben sich Krankheitsbild und Infektiosität der Masern geändert? Dtsch. med. Wschr. **1929 II**, 1540, 1541. — Der Verlauf des Scharlachs bei drei chinesischen Kindern. Wien. med. Wschr. **1936 II**, 762—764. — FORBES, DUNCAN: School exclusion in infectious disease. J. roy. sanit. Inst. **59**, 559 (1939). — FREY, JOACHIM: Hautpigmentation und Scharlachexanthem. Dtsch. med. Wschr. **1934 II**, 1204, 1205. — FRIEDEMANN, M.: Epidemiologische Fragen im Lichte der neueren Forschung. Jkurse ärztl. Fortbildg, Abt. **1926**. — Die Epidemiologie der infektiösen Kinderkrankheiten. Z. ärztl. Fortbildg **1928**, 545. — Das Scharlachproblem. Klin. Wschr. **1928 II**, 2227, 2335.

GAJZÁGÓ, D. u. O. GÖTTCKE: Kann man den Keuchhusten zweimal bekommen? Mschr. Kinderheilk. **70**, 64 (1937). — GALLENKAMP, FR.: Zur Frage der dispositionellen Bedingtheit des „Wintergipfels der Diphtherie". Z. Kinderheilk. **58**, H. 5 (1937). — GARD, SVEN: Nouvelles recherches sur l'épidemiologie de la poliomyélite. Bull. mens. Off. internat. Hyg. Publ. **30**, 933 (1938). — GEAR, H. S.: Epidemiological notes on scarlet fever in China. Chin. med. J. **51**, 203 (1937). — GEBBING, MARIA: Interne und neurologische Zwillingsstudien. Dtsch. Arch. klin. Med. **178** (1936). — GEGENBAUER, VIKTOR: Die Altersverteilung der Diphtherie- und Scharlachfälle in Wien. Wien. klin. Wschr. **1937 II**, 1004. — GEHRCKE, BARBARA: Ein Beitrag zur Scharlachimmunität des Säuglings. Diss. Hamburg 1937. — GERBASI, M.: Sui fenomeni immunitari nella difterite. Pediatr. Riv. **47**, 201 (1939). — GIBSON, A. G. and F. G. HOBSON: Haemorrhagic purpura following scarlet fever. Report of two cases in one family. Lancet **1932 I**, 509—511. — GORTER, E.: Sur l'épidemiologie de la diphtérie. À propos du rôle des porteurs de germe et des infections larvées. Ann. Méd. **29**, 530—534 (1931). — GORUSCHINA, A. A.: Zur Frage des Scharlachverlaufes bei Vaccinierten. Pediatria **1938**, 160. — GOTSCHLICH, E.: Kommen und Gehen der Epidemien. Naturwiss. **1928**, 45—47. — GOTTLIEB, ERIK: Über sogenannte Rezidive von Scharlach. Ugeskr. Laeg. (dän.) **1936**, 1054—58. — GOTTSCHICK, J.: Die Zwillingsmethode und ihre Anwendbarkeit in der menschlichen Erb- und Rassenforschung. Arch. Rassenbiol. **31**, 187—210 (1937). — Die beiden Hauptfragen der Zwillingsbiologie. Arch. Rassenbiol. **31** (1937). — GOTTSTEIN, ADOLF: Rechnende Epidemiologie. Erg. Hyg. **10**, 189—270 (1929). — GRACOSKI, S., E. HURMUZACHE et CORNELEAC: Quelque considérations sur une épidémie de scarlatine à la Crèche de la clinique infantile (10. janv. — 16. févr. 1933). Bull. Soc. Pédiatr. Iasi **4**, 24—30 (1933). — GRASSET, E. et A. PERRET-GENTIL: La réaction de SCHICK dans l'appréciation de l'immunité antidiphtérique des Noirs de l'Afrique du Sud. C. r. Soc. Biol. Paris **113**, 1457—1460 (1933). — GRENET, H. et L. GUILLEMOT: Statistique des bronchopneumonies infantiles (1. octobre 1927—30 juillet 1928). Bull. Soc. Pédiatr. Paris **27**, 89—92 (1929). — GROOTEN, O. et N. KOSSOVITCH: Sur les groupes sanguins chez les enfant poliomyélitiques. C. r. Soc. Biol. Paris **105**, 428, 429 (1930).

HÄSSLER, E.: Beruht der Wintergipfel der Diphtherie auf einer Senkung der spezifischen Immunität? Dtsch. med. Wschr. **1938 I**, 637. — HAGEDOORN-VORSTHEUVEL LA BRAND, A. C.: Der Einfluß ererbter Faktoren bei Infektionskrankheiten. Mschr. Kindergeneesk. **3** (holl.) 213—222 (1934). — HALLDÉN, GUSTAV A.: Über die Widerstandskraft gegen Pocken bei Geimpften und Nichtgeimpften. Hygiea (Stockh.) **99**, 490 (1937). — HALLIDAY, JAMES L.: The epidemiology of poliomyelitis. Glasgow med. J. **115**, 121—134 (1931). — HAMBURGER, FRANZ: Über die Entstehung der Diphtheriekrankheit. Münch. med. Wschr. **1930 I**, 1049—1054. — HEGLER, C.: Zur Epidemiologie des Scharlachs. Festschrift NOCHT, 1937. — HELLER, KARL: Über Säugungsimmunität beim Menschen. Ann. paediatr. (Basel) **152**, 210 (1939). — HERRMAN, CH.: Multiple deaths in newborn of one family. Arch. of Pediatr. **1916**. — The relation of sexual maturity to serological resistance to infection. Arch. of Pediatr. **49** (1932). — HERZUM, HERBERT: Beobachtungen bei den letztjährigen Aussiger Diphtherieepidemien. Med. Klin. **1932 II**, 1670—1672. — HIRO, Y. u. S. TASAKA: Die Röteln sind eine Viruskrankheit. Mschr. Kinderheilk. **76**, 328 (1938). — HIRSZFELD, HANNA: Probleme des Konstitutionalismus bei Infektionskrankheiten des Kindesalters. Med. doświadcz. i spol. **21**, 429 (1936). — HIRSZFELD u. BROCKMAN: Untersuchungen über Vererbung der Disposition bei Infektionskrankheiten, speziell bei Diphtherie. Klin. Wschr. **1924 I**. — HIRSZFELD, H., I. HIRSZFELD and BROCKMAN: On the susceptibility to diphtheria with reference to the inheritance of blood groups. J. of Immun. **9**, 6 (1924). — HIS, W.: Geschichtliches und Diathesen in der inneren Medizin. Verh. dtsch. Kongr. inn. Med. **1911**. — HÖRING, F. O.: Endokrine Krankheiten und Infektionsresistenz. Erg. inn. Med. **52**, 336 (1937). — HOF, WALTER: Erfahrungen aus der Diphtheriewelle der letzten Monate. Kinderärztl. Prax. **6**, 293—300 (1935). — HOFMEIER, KURT: Vererbung und Immunität. Klin. Wschr. **1937 I**, 329. — Konstitution und Infektionskrankheiten. Kinderärztl. Prax. **9**, 20, 67 (1938). — Zur Erblichkeit der Disposition zu infektiösen Krankheiten des Nervensystems, insbesondere zur epidemischen Kinderlähme. Erbarzt **11** (1938). — Über die erbliche Bedingtheit infektiöser Erkrankungen des Nervensystems. 46. Tagg dtsch. Ges. Kinderheilk. Wiesbaden, Sitzg 26.—27. März 1938. — Über die erbliche Bedingtheit infektiöser Erkrankungen des Nervensystems. Mschr. Kinderheilk. **75**, 89 (1938). — HOLL, LUISE: Untersuchungen über Diphtherieerkrankungen in der Familie. Mschr. Kinderheilk. **60**, 264—268 (1934). — HOTTINGER, A. u. E. LORENZ: Zur Frage der Altersbeteiligung bei Diphtherie. Klin. Wschr. **1932 II**, 1335—1337. — HOYNE, ARCHIBALD and E. T. MCENERY: Multiple cases of epidemic meningitis in the same family. Arch. of Pediatr. **46**, 699—702 (1929). — HUBENSACK, EBERHARD: Zur Klinik der Spätexantheme nach Scharlach. Mschr. Kinderheilk. **59**, 1—17 (1933).

JENSEN, CLAUS: Die Poliomyelitisepidemie in Dänemark. Nord. med. Tidskr. **1935**, 1193—1206. — JOFFE, W. J. u. a.: Laboratoriumsdaten und experimentelle Ergebnisse als Beitrag zum Diphtherieproblem. VI. Mitt. Zur Frage des Keimträgertums. Trudy Leningrad. Inst. Epid. i Bakter. Pasteur **1**, 174—189 (1935) u. deutsche Zusammenfassung S. 340, 341. — JOPPICH, GERHARD: Vererbung und Zwillingsforschung. Mschr. Kinderheilk. **67**, 166 (1936). — JÜRGENS, H.: Beitrag zur Frage der unspezifischen Diphtherieresistenz. Diss. Greifswald 1932. — JUNGEBLUT, CLAUS W.: Das Empfänglichkeitsproblem bei der Kinderlähmung. Schweiz. med. Wschr. **1935 I**, 560—563. — JUNGEBLUT, CLAUS W. and EARL T. ENGLE: Resistance to poliomyelitis. The relative importance of physiologic and immunologic factors. J. amer. med. Assoc. **99**, 2091—2097 (1932). — JUNGEBLUT, C. W. and L. W. SMITH: Blood grouping in poliomyelitis, its relation to suspectibility and the neutralizing property of convalescent sera. J. of Immun. **23**, 35—47 (1932). — JUSATZ, H. J.: Über das rhythmische Auftreten von Grippeepidemien und die Möglichkeit einer epidemiologischen Prognose. Z. Hyg. **121** (1938).

KATO, SHIZUO: Statistische Beobachtung der Diphtherie. Mitt. med. Akad. Kioto **12**, 335—374 (1934) u. deutsche Zusammenfassung S. 633—636. — KATZMANN, SIEGFRIED: 10 Jahre Poliom. acuta anterior. Inaug.-Diss. Basel 1937. — KELLEKER, W. H.: Apparent recurrences of scarlet fever. Brit. med. J. **1929**, Nr. 3569, 986, 987. — KELLER, W.: Immunbiologie. Mschr. Kinderheilk. **67**, 179 (1936). — KINDERMANN, V.: Die Seuchenkurve der Diphtherie in Böhmen. Dtsch. Arch. tschechoslov. Republ. **1**, 13—15, 24—30 (1938). — KIRCHMAIR, HEINRICH: Über die Beziehungen zwischen Papillarmuster und der Disposition zu diphtherischen Erkrankungen. Z. Kinderheilk. **58**, H. 3 (1936). — KIRCHMAIR, H. u. M. BLIXENKRONE MØLLER: Blutgruppe und Daktylogramm von Poliomyelitiskranken in Hadersleben (Dänemark) 1934. Z. Kinderheilk. **57** (1935). — KIRSCHNER, I.: Die Bakteriologie und Pathologie der Diphtherie in Niederländisch-Indien. Geneesk. Tijdschr. Nederl.-Indië **69**, 249—273 (1929). — KISS, PAUL V. u. ZOLTAN TEVELI: Blutgruppe und Scharlach. Jb. Kinderheilk. **127** (1930). — KISSKALT, K.: Die zahlenmäßige Erfassung der Krankheitsdisposition. Forschn u. Fortschr. **1927**. — Die Disposition als Funktion der Schädigungsdosis. Münch. med. Wschr. **1927 I**. — KISSKALT u. STOPPENBRINK: Die Alterssterblichkeit an Pocken. Z. Hyg. **90**, 478 (1920). — KŁABUKOWSKA, MARIA: Stimmt der Verlauf der Diphtherie mit dem Typus des Diphtheriebacillus überein? Pedjatr. polska **16**, 319—324 (1936). — KLEINSCHMIDT, H.: Zur Epidemiologie der Streptokokkenerkrankungen. Mschr. Kinderheilk. **77** (1939). — KLÍMA, J.: Une épidémie localisée de scarlatine. Trav. Inst. Hyg. Publ. Etat tchécoslov. **8** (1937). — KLING, KARL: Scharlach und Diphtherie in Niederösterreich. Wien. klin. Wschr. **1938 II**, 780. — KLOTZ, M.: Rückblick auf die Diphtherie-Erkrankungen der letzten Jahre in Lübeck. Mschr. Kinderheilk. **77** (1939). — KNAUER, HANS: Ist das Krankheitsbild der sogenannten „malignen Diphtherie" allein durch die Diphtheriebacillen bedingt. Med. Klin. **1937 I**, 289. — KOLB, L.: Blutgruppen- und Krankheitsvererbung. Wien. klin. Wschr. **1927 II**, 1475. — KOLMER, JOHN A. and ANNA M. RULE: Antibody in relation to immunity in acute poliomyelitis. J. of Immun. **31**, 119 (1936). — KÖÖGARDAL, ED.: Diphtherie und Diphtheriebacillenträger in den Schulen und Kinderheimen Revals. Eesti Arst **10**, 526—535 (1931). — KÖRWER, HERMANN: Blutgruppe und Scharlach. Jb. Kinderheilk. **136**, 59—70 (1932). — KOLMER, JOHN A.: Susceptibility and immunity in relation to vaccination in acute anterior poliomyelitis. J. amer. med. Assoc. **105**, 1956—1963 (1935). — KONJUS, E.: Zur Klinik der Grippe bei Säuglingen in einer geschlossenen Anstalt. Ž. Izuč. rann. det. Vozr. (russ.) **10**, 332—341 (1930) u. deutsche Zusammenfassung S. 411, 412. — KRAHN, H.: Die spinale Kinderlähmung im Freistaat Sachsen in den Jahren 1923 bis 1927 unter besonderer Berücksichtigung der Epidemie im Jahre 1927. Arch. Hyg. **101**, 65—80 (1929). — KRAMER, S. D.: Immunity to poliomyelitis in the general population. Probable mechanism of production. J. amer. med. Assoc. **99**, 1048—1050, 1056, 1057 (1932). — KRASUSKY, W. S.: KRETSCHMERS konstitutionelle Typen im Schulalter. Arch. Kinderheilk. **82**, H. 1 (1927). — KÜNSTLER, MARGHERITA: Note cliniche sulla poliomielite anteriore acuta nel Lazio negli anni 1935—36. Clin. pediatr. **20**, 720 (1938).

LAHR, HANNI: Zur Frage zeitlich verschiedener Anfälligkeit gegenüber unspezifischen Infekten nach Diphtherie. (Univ.-Kinderklinik Frankfurt a. M.) Z. Kinderheilk. **58**, 232—235 (1936). — LANGE, BRUNO: Experimentelle Beiträge zur Frage der Disposition und ihrer Bedeutung für Entstehung und Verlauf von Seuchen. Dtsch. med. Wschr. **1925 II**. — Natürliche Resistenz und spezifische Immunität in ihrer Bedeutung für die Infektionskrankheiten des Menschen. Jkurse ärztl. Fortbildg, Oktober **1930**. — LANGE, J.: Über die Grenzen der Umweltbeeinflußbarkeit erblicher Merkmale beim Menschen. Z. Abstammgslehre **73** (1937). — Forschgen u. Fortschr. **13** (1937). — LAVERGNE, V. DE et E. H. ACCOYER: Le facteur humoral dans l'anergie morbilleuse. Bull. Soc. méd. Hôp. Paris III **52**, 1420 (1936). — LEAKE, J. P.: Poliomyelitis. Present knowledge and its bearing on control. J. amer. med. Assoc. **107**, 1094 (1936). — LEHMANN, W.: Die Vererbung der Immunität. Med. Klin. **1937 I**. — LEJMBACH, ZOFJA: Diphtherie und Blutgruppen. Pedjatr. polska **13**, 86—92 (1933) u. franz. Zusammenfassung S. 92—93. — LEJMBACH, SOPHIE: Recherches sur les rapports de la diphtérie avec les groupes sanguins. Scritti med. in onore R. Jemma **1**, 675—681 (1934). — LENTZ: Die Auslesekrankheiten. Berl. klin. Wschr. **1921 II**. — LEONOV, V.: Zur Frage der Beziehungen zwischen den konstitutionellen Eigentümlichkeiten des kindlichen Organismus und der epidemischen Meningitis. Ž. Izuč. rann. det. Vozr. **9**, 395—400 (1929). — Ž. Izuč. rann. det. Vozr. **9**, 493—498 (1929) und deutsche Zusammenfassung S. 584. — LEVEN: Erblichkeit der Tastfiguren und Erbverschiedenheit der Eineier. Dtsch. med. Wschr. **1927 II**. — LEVINE, MILTON I., JOSEPHINE B. NEAL and WILLIAM H. PARK: Relation of physical characteristics to susceptibility to anterior poliomyelitis. J. amer. med. Assoc. **100**, 160—162 (1933). — LIEBENAM, L.: Die Bedeutung der Erbbiologie für den Kinderarzt. Arch. Kinderheilk. **112** (1937). — LIEBERMEISTER, G.: Über Allergie und Immunität bei Infektionskrankheiten. Zbl. Path. **68**, Erg.-H. (1937). — LIMPER, M. A., H. E. THELANDER and E. B. SHAW: Poliomyelitis in adults: Report of 60 cases. J. prevent. Med. **5**, 475—489 (1931). — LINDSTÄDT, RUTH:

Epidemisches Auftreten der akuten Kinderlähmung (HEINE-MEDIN) in Ostpreußen. Z. Kinderheilk. **47**, 372—395 (1929). — LORENZ, E.: Zur Epidemiologie der Diphtherie. Wien. med. Wschr. **1932 II**, 1401, 1402. — LUCAS, JULIUS: Beitrag zur Statistik der Pneumonie im Kindesalter. Gesdh.fürs. Kindesalt. **6**, 93—103 (1931). — LÜBBE, THIES: Die Änderung des Krankheitsbildes (Pathomorphose) der Diphtherie im Laufe der letzten 15 Jahre. Diss. Hamburg 1937. — LUXENBURGER, HANS: Leistungen und Aussichten der menschlichen Mehrlingsforschung für die Medizin. Z. Abstammgslehre **61**, 223—260 (1922).

MACCIOTTA, C.: Le condizioni di infettabilità e di resistenza immunitaria alla difterite nelle varie età ed i limiti della vaccinazione antidifterica. Boll. Soc. ital. Pediatr. **1**, 828—839 (1932). — MACDONALD: Pigmentation of the Hair and Eyes of Children suffering from the Acute Fever. Biometrika (Lond.) 8, 13 (1911/12). — MADSEN, TH. u. a.: BLOOD grouping and poliomyelitis. Report based on 1118 cases in the 1934 epidemic in Denmark. J. of Immun. **30**, 213—219 (1936). — MAI, HERMANN: Theoretische und praktische Erkenntnisse über die Kinderlähmung, besonders auch auf Grund der Beobachtungen in München. Öff. Gesdh.dienst **5**, A 1—A 18 (1939). — MAJARA, MASANAO: On natural and immune antitoxin of diphtheria in the new-born and sucklings. Jap. J. of exper. Med. **14**, 355—370 (1936). — MAKAROVA-TARASEVIČ, J.: Zur Familienepidemiologie der Diphtherie. Ž. Mikrobiol. (russ.) **5**, 194—199. — MALL, WALTER: Epidemiologisches über den Scharlach in Basel und in der Schweiz in den Jahren 1901—1930. Diss. Basel 1933. — MARQUE, ALBERTO M.: Über HEINE-MEDINsche Krankheit. Semana méd. **1936 II**, 1537. — MATHIES: Gibt es für Scharlach und seine Komplikationen eine familiäre Disposition? Jb. Kinderheilk. **78**, 116 (1913). — MAZZEO, A.: Fattori costituzionali e malattie infettive. Pediatr. Riv. **41**, 442—445 (1933). — Measles in London 1935—1936. Lancet **1938 II**, 1431. — MEIER, ERNST: Die Altersverteilung der neuen Diphtheriewelle. Reichsgesdh.bl. **1935**, 24—26. — MEULI, HANS: Die epidemische Kinderlähmung. Schweiz. med. Wschr. **1936 I**, 565—569. — MEYER, S.: Über geschlechtsbedingte Unterschiede im Ablauf von Infektionskrankheiten. Klin. Wschr. **1926 II**, 1791. — MISCHKE, HILDEGARD: Das Erysipel im Säuglingsalter mit besonderer Berücksichtigung der Prognose und Therapie. Kinderärztl. Prax. **6**, 263—272 (1935). — MOGGI, DINO: Morbilità e mortalità per difterite e fattori individuali. Riv. Clin. pediatr. **31**, 1055—1075 (1933). — MOLDAVAN: Die Familienepidemiologie bei der Diphtherie. Seuchenbekämpfg **3**, 188 (1926). — MOMMSEN, H.: Keuchhusten. Mschr. Kinderheilk. **66**, 226 (1936). — MONCRIEFF, ALAN: Epidemic (lethargic) encephalitis in a very young infant. Lancet **1929 II**, 496, 497. — MORES, A.: Epidemiologische und klinische Bemerkungen zur Poliomyelitisepidemie 1936 in der Slowakei. Bratislav. lék. Listy **17**, 281, 348 (1937). — MORO: Haben sich Krankheitsbild und Infektiosität der Masern geändert? Dtsch. med. Wschr. **1922 II**, 1623, 1624. — MOROSOW, A.: Recherches sur l'immunité contre la variole. Bull. mens. Off. internat. Hyg. Publ. **30**, 725 (1938).

NEILL, JAMES M. a. o.: The individual as a factor in antidiphtheria immunity. Amer. J. Hyg. **21**, 571—587 (1935). — NEUFELD, F.: Über die verschiedene Empfänglichkeit junger und erwachsener Individuen für Infektion und ihre Ursachen. Z. Hyg. **103**, H. 2 (1924). — NISSEN, N. I.: Studien über nichtparalytische Poliomyelitis. Ugeskr. Laeg. **1935**, 371—386. — Comparative features of epidemic and endemic poliomyelitis in Denmark. Endemic appearence of poliomyelitis in Copenhagen 1934. Acta med. scand. (Stockh.) 88, 72—96 (1936). — NORDENSKIÖLD, ANNA: Die Kinderlähmung im mittleren Bokuslän im Jahre 1936. Sv. Läkartidn. **1937**. — NOWAK, HERBERT: Besteht ein Unterschied in der Diphtherieempfänglichkeit bei den Angehörigen der verschiedenen Blutgruppen? Mschr. Kinderheilk. **51**, 257—272 (1931). — Über Blutgruppen und konstitutionelle Disposition zu Infektionskrankheiten. Wien. med. Wschr. **1932 II**, 1405, 1406. — Über Blutgruppen und die Empfänglichkeit für Diphtherie und Scharlach. Z. Rassenphysiol. **6**, 136—157 (1933).

OPITZ, H.: Alte und neue Diphtherieprobleme. Kinderärztl. Prax. **7**, 25—34 (1936).

PALLME KÖNIG, GEORG: Besteht eine erblich faßbare Schwäche der Niere für die Nephritis als Scharlachkomplikation? Diss. Hamburg 1936. — PARR, GOODALE and KRISCHNER: The epidemiology of diphtheria and scarlet fever in the subtropics with special reference to the Syrian states and French mandate. J. prevent. Med. **4**, 39—48 (1930). — PAUL, JOHN R.: Über neuere Studien zur Epidemiologie der Poliomyelitis in den Vereinigten Staaten. Münch. med. Wschr. **1938 I**, 430. — PELLER: Über Geschlechtsdisposition zu Infektionskrankheiten. Z. Konstit.lehre **11**, 460 (1925). — PETÉNYI, GÉZA: Die Poliomyelitis. Therapia (Budapest) 8, 363—370 (1931). — PETERSEN, WILLIAM F. and ALVIN MAYNE: Scarlet fever and the meteorological environment. A clinical interpretation and statistical analysis of Chicago records, 1934—1935. Arch. of Pediatr. **55**, 682 (1938). — PETTE, H.: Poliomyelitis. Med. Welt **1939 I**, 71. — PEYRER, KARL: Grippestatistik und Wetter. Arch. Kinderheilk. **111**, 8 (1937). — PFAUNDLER, M. v.: Über Wesen und Behandlung der Diathesen im Kindesalter. Verh. 28. dtsch. Kongr. inn. Med. Wiesbaden **1911**. — PFAUNDLER u. SEHR: Über Syntropie bei Krankheiten. Z. Kinderheilk. **30**, H. 1/2 (1921). — PHILLIPS, I. B.: Virulent diphtheria affecting four members of the same family.

Brit. med. J. **1929**, Nr 3549, 68. — Poliomyelitis in Dänemark 1934—1935. Ugeskr. Laeg. **1935**, 837—841. — PICKEN, R. M. F.: Change in the age of mortality from diphtheria. Lancet **1937 I**, 1445. — PIÑERO, GARCÍA, PEDRO P.: Epidemiologie und Verhütung der HEINE-MEDINschen Krankheit. Semana méd. **1937 II**, 61—85 (Lit.). — POHLEN, KURT: Der jahreszeitlich epidemiologische Stamm der Kinderlähmungserkrankung im Deutschen Reich um die Mitte des Jahres 1936. Dtsch. med. Wschr. **1936 II**, 1254. — POPE: Studies on the epidemiology of scarlet fever. Amer. J. Hyg. **1921**, 389. — POPE, S. ALTON and JOHN I. WHITE: An epidemiological and bacteriological study of epidemic meningitis in Chicago. J. prevent. Med. **3**, 63—76 (1929.) — PROHÁZKA, J. et E. V. VANÍČEK: L'influence de la saison sur l'évolution de l'immunité contre la diphtérie chez les enfants. Trav. Inst. Hyg. publ. Etat tchécoslov. **7**, 154 (1936). — PROKOPOWICZ-WIERZBOWSKA, M.: Epidemiologische Beobachtungen im Verlaufe einer Scharlachendemie. Pedjatr. polska **18**, 159 (1938).

REGENBOGEN, EBERHARD: Lungenkrankheiten und Vererbung. Dtsch. med. Wschr. **1937 I**. — REH, TH.: L'épidémie de poliomyélite de Haute-Savoie-(Faucigny-Le Chablais)-Genève. Étude épidémiologique. Rev. méd. Suisse rom. **52**, 129—139 (1932). — REICHE, F.: Die Altersdisposition zur Diphtherie. Med. Klin. **1932 I**, 73—75. — REIMAN, ARNOLD: Die Lungenentzündungen in der Kinderklinik zu Tartu. Esti Arst **11**, 131—141 (1932). — REITER, HANS: Studien über das Infektionsproblem. Z. Immunforsch. **46** (1926). — Bedeutung stummer Infektion und stummer Immunität für die Epidemiologie des Scharlachs. Z. Hyg. **109**, H. 2 (1928). — REUSS, A.: Konstitution und Kondition in ihren Auswirkungen auf die Gesundheit der Kinder. Wien. med. Wschr. **1934 I**, 8—11. — RIBADEAU-DUMAS, I. et CHABRUN: Étude clinique et expérimentale de la diphtérie chez l'enfant en bas âge. Ann. Méd. **24**, 473—512 (1929). — RIETSCHEL, HANS: Über Infektionskrankheiten im Säuglingsalter. Med. Klin. **1937 II**. — RITALA, A. M.: Über die Vererbung der Konstitution der Eltern auf das neugeborene Kind. Acta Soc. Medic. fenn. Duodecim B **23**, Nr 20 (1935). — RÖSSLE: Die innere (oder anatomische) Ähnlichkeit blutsverwandter Personen. Verh. dtsch. path. Ges., 29. Tagg **1936**. — ROHMER, RAYMOND MEYER, PHÉLIZOT, TASSOVATZ, VALETTE et WILLEMIN: Observations cliniques et thérapeutiques, faites pendant l'épidémie de poliomyélite d'Alsace en 1930. Rev. franç. Pédiatr. **7**, 257—307 (1931). — ROHR, F.: Über eineiige Zwillinge. Z. Kinderheilk. **26**, 304 (1920). — ROMINGER, S.: Über Scharlachempfänglichkeit. Münch. med. Wschr. **1919 I**, 437. — ROSLING: Untersuchungen über Diphtherie-Disposition und -Immunität. Bibl. Laeg. (dän.) **120**, 749—761 (1928). — Über den Einfluß der Blutgruppe und des Geschlechtes auf das Vorkommen und den Verlauf der Diphtherie usw. Acta path. scand. (København.) **6** (1929). — Das Verhalten der SCHICKschen Reaktion bei Diphtheriepatienten vor, während und nach der Krankheit. Z. Immun.forsch. **60** (1937). — RUBAŠOVA, K. u. E. JACOBI: Familiäre Bestimmungen von Blutgruppen im Zusammenhang mit der DICKschen Reaktion bei Scharlach. Pediatr. (russ.) **11**, Nr 4, 369—379 (1927). — RUDDER, B. DE: Die Einwirkung der erblichen Dispositionen bei den ansteckenden Krankheiten. Mschr. Kinderheilk. **48**, 91—104 (1930). — Die Familiarität postinfektiöser Komplikationen. (Eine methodische Bemerkung.) 44. Tagg dtsch. Ges. Kinderheilk. Braunschweig, Sitzg 13.—14. Sept. 1934. — Infektionsanfälligkeit und Konstitution. Gesdh. u. Erziehg **47**, 312—318 (1934). — Die Familiarität postinfektiöser Komplikationen. Mschr. Kinderheilk. **62**, 180 (1934). — Myalgia acuta epidemica (Bornholmer Krankheit) und epidemische Poliomyelitis. (Gemeinsame Züge ihrer Klinik und Epidemiologie.) Klin. Wschr. **1937 I**, 585. — Jahreszeit und Wetter in der Biologie des Menschen. Naturwiss. **1938**, 672. — Erblichkeitsfragen bei akuten Infektionskrankheiten. Fortschr. Erbpath. u. Rassenhyg. **1**, 135 (1938). — Zur Frage einer Familiarität des Diphtherieverlaufes. Z. Kinderheilk. **59**, 431 (1938). — RUDDER, B. DE u. CLAUS DITZEN: Steigert Schulbesuch die Diphtherie-Erkrankungswahrscheinlichkeit? Zugleich über einen epidemiologischen „Index der Abweichung von der Zufallserwartung". Z. Kinderheilk. **60** (1939). — RUDDER, DE u. F. GALLENKAMP: Die dispositionelle Bedingtheit des „Wintergipfels" der Diphtherie. (Univ.-Kinderklinik Frankfurt a. M.) Balneologe **3**, 464—467 (1936). — RUDDER, B. DE G. A. PETERSEN: Steigert körperliche Anstrengung die Disposition zu epidemischer Kinderlähme? (Eine epidemiologische Betrachtung.) Klin. Wschr. **1938 I**, 699.

SALFELD, HANS u. MANFRED WEICHSEL: Poliomyelitis im Lichte der heutigen Virusforschung. Schweiz. med. Wschr. **1937 II**, 713. — SALZMANN, MATHILDE: Über wiederholte Masern. Z. Kinderheilk. **24**, 205 (1920). — SCHAEFER, ELSE: Über den Einfluß familiärer Disposition auf die Häufigkeit der Ohrkomplikation im Verlauf des Scharlachs. Diss. Hamburg 1936. — SCHAEFER, WILHELM: Übereinstimmende pathologisch-anatomische Befunde als Beitrag zur Zwillingspathologie. Endokrionol. **7**, 268—275 (1930). — SCHIPPER, HEINRICH: Über Kindersterblichkeit an den Infektionskrankheiten Keuchhusten, Masern, Scharlach und Diphtherie in der Provinz Schlesien. Diss. Bonn 1938. — SCHIRMER, WALTER: Über den Einfluß geschlechtsgebundener Erbanlagen auf die Säuglingssterblichkeit. Arch. Rassenbiol. **21**, 353 (1929). — SCHIPPERS, J. C.: Über den Geschlechtseinfluß auf die Krankheitsentstehung. Mschr. Kindergeneesk. **3** (1934). — Sur l'influence du sexe dans la pathogénie des maladies. Rev. franç. Pédiatr. **11** (1935). — SCHLICHTEGROLL, RICHARD: Statistische Untersuchungen über die Diphtherieerkrankungen in Hamburg-Eppendorf während der Jahre 1927/30. Diss. Hamburg 1937. — SCHRUMPF: Eine Untersuchung über die Empfänglichkeit für Diphtherie in Landgemeinden. Norsk. Mag. Laegevidensk. **90** (1929). — SCHÜTZ u. FISCHER: Die Sterblichkeit an Infektionskrankheiten bei den Säuglingen. Z. Hyg. **102**, 313 (1924). — SCHULTZ, WERNER: Zur Pathogenese des Scharlachs in scharlachfreier Umgebung. Münch. med. Wschr. **1938 II**, 1140. — SCHUNTERMANN, C. E.: Lungenentzündung. Immunität usw. **4**, H. 1/3 (1933). — SCHURICHT, F.: Die Frage der familiären Disposition zu Komplikationen bei Scharlach. Kinderärztl. Prax. **1936**, 539. — SCHWARZ, M.: Körperbau und Schleimhautcharakter. Z. menschl. Vererbgslehre **21**, H. 1 (1937). — SCHWARZ, WILLY: Sulle variazioni stagionali della morbilità e mortalità difteriche. Boll. Soc. ital. Pediatr. **3**, 437—440 (1934). — SCHWARZ, WILLY e GIUSEPPE FACHINI: Indagine clinico-statistica ed epidemiologica su 9000 casi di difterite. Arch. ital. Pediatr. **3**, 259—333 (1935). — SECKEL, H.: Über konstitutionelle Disposition zu schwerer Diphtherie. Jb. Kinderheilk. **145**, 117—134 (1935). — SHATONOF, FRED: Verlauf und Therapie der Encephalitis im Kindesalter. Inaug.-Diss. Hamburg 1937. — SHAW, E. B., H. E. THELANDER and K. KILGARIFF: Blood grouping in poliomyelitis. J. of Pediatr. **1**, 346—348 (1932). — SIEMENS, H. W.: Über erbliche und nichterbliche Disposition. Berl. klin. Wschr. **1919 I**, 313. — Über die Begriffe Konstitution und Disposition. Dtsch. med. Wschr. **1919 I**, 339. — SIEVEKING: Die Typhusmortalität der männlichen und weiblichen Bevölkerung Hamburgs vor und nach dem Kriege. Z. Hyg. **109** (1929). — Situation épidémiologique de la diphtérie et vaccination dans les divers pays. Bull. mens. Off. internat. Hyg. Publ. **28**, Suppl. Nr 2, 1—100 (1936). — SIEVEKING, G. HERMAN: Die Gefährdung des Kindesalters durch Keuchhusten, Masern, Diphtherie in Hamburg während der letzten 60 Jahre. Öff. Gsdh.dienst **2**, B 380 (1936). — SNEYDER, LAURENCE: Studies in human inheritance. The linkage relations of the bloodgroups. Z. Immun.forsch. **49**, H. 5 (1926). — SOETERS, J. M.: Eine Epidemie der HEINE-MEDINschen Krankheit in Gilze-Rijen im Sommer 1936. Mschr. Kindergeneesk. **7**, 29 (1937). — SORRENTINO, CATELLO: Contributo statistico-clinico alla conoscenza della malattia di HEINE-MEDIN. Pediatr. Riv. **37**, 225—236 (1929). — STENDER, A.: Erfahrungen über Poliomyelitis aus den Jahren 1931 bis 1936. Klin. Wschr. **1937 II**, 1209. — STRØM, AXEL: Die Diphtherie in Norwegen in den Jahren 1881—1930. Norsk. Mag. Laegevidensk. **98**, 329 (1937). — SUGAYA, SHINJI: Untersuchungen der Diphtherie in Formosa. Letzter Teil. Klinische und statistische Betrachtungen. J. med. Assoc. Formosa (jap.) **35**, 120—139 (1936) und deutsche Zusammenfassung S. 140. — SUGIYAMA, BUICHI: Statistical observation of the cases of diphtheria. Orient. J. Dis. Infants **21**, Nr 2 (1937).

TAILLENS, J.: Sur l'épidémiologie, la sémiologie, le diagnostic et le prognostic de la paralysie infantile. Rev. méd. Suisse rom. **57**, 561 (1937). — TAMAKI, S., S. KOMINE and H. NIHEI: Persistence of immunity conferred by diphtheria anatoxin immunisation and the relation of immunity to blood types. Kitasato Arch. of exper. Med. **13**, 15 bis 25 (1936). — TAPIA, MANUEL: Klinische Studien über die Madrider Poliomyelitisepidemie 1929. Archivos Neurobiol. **10**, 292—326 (1930). — TERBURGH, J. TH.: Die Epidemiologie der Poliomyelitis in Holland. Nederl. Tijdschr. Geneesk. **1930 II**, 3528—3543. — Generationskurven von Diphtherie in Holland. Nederl. Tijdschr. Geneesk. **1938**, 499. — TERNI, CAMILLO: Eredo-immunità nella difterite. Boll. Soc. ital. Pediatr. **1**, 708—715, 721—730 (1932). — TESCHINSKY, ARNO: Epidemiologische Studien über Diphtherie. Dtsch. med. Wschr. **1937 I**, 1010. — TESDAL, MARTIN: Zweimalige Erkrankung an Poliomyelitis bei demselben Patienten im zeitlichen Abstand von 24 Jahren. Norsk Mag. Laegevidensk. **95**, 978—982 (1934). — TEVELI, ZOLTAN: Die Diphtherieempfänglichkeit der Scharlachkranken. Arch. Kinderheilk. **110**, 87 (1937). — TEVELI, ZOLTÁN u. KATALIN FEJES: Diphtherieimmunität und Blutantitoxin. Arch. Kinderheilk. **110**, H. 2 (1937). — TEYSCHL, O.: Epidemische Kinderlähmung. Čas. lék. česk. **1931 II**, 1796—1800. — THELANDER, H. E. and HELEN B. PRYOR: Anthropometric and anthroposcopic studies of poliomyelitis. Arch. of Pediatr. **50**, 749—767 (1933). — THOENES, F.: Ernährung und Infektionsresistenz. Jkurse ärztl. Fortbildg **28**, 1 (1937). — TOENNIESSEN, E.: Vererbungsforschung und innere Medizin. Erg. inn. Med. **17**, 399 (1919). — TOHVER, SALME: Über Charakter und Verbreitung des Scharlachs in Reval 1920—1930. Eesti Arst **11**, 166—174 (1932). — TOMILIN, A.: Scharlach im frühen Kindesalter. Pediatr. (russ.) **14**, 416—423 (1930). — DE TONI, GIOVANNI: Erisipela e sepsi streptococciche nel neonato e nel lattante: Considerazioni cliniche e terapeutiche. Atti 15. Congr. ital. Pediatr. **1934**, 421—426, 499—522. — TOOMEY, JOHN A.: Second attacs on poliomyelitis. Report of a case. Amer. J. Dis. Childr. **56**, 969 (1938). — TOP, FRANKLIN H.: Measles in Detroit, 1935. I. Factors influencing the secondary attack rate among susceptibles at risk. Amer. J. publ. Health **28**, 935 (1938). — TORRANCE, CALVIN C.: The relation between vitamin A metabolism and susceptibility to diphtheria toxin. Amer. J. Hyg. **18**, 375—392 (1933). — DE TROI, ANTONIO: Dati statistici sulla frequenza della pneumonite nell'infanzia. Boll. Soc. ital. Pediatr. **3**, 645, 646 (1934). — TROU, GEORGES:

Les récidives de la diphtérie. Presse méd. **1937 I**, 336. — TUCH: Über familiäre Häufung der Scharlachnephritis. Jb. Kinderheilk. **28** (1888).

ULLRICH, O.: Über die Altersdiposition zu den akuten kindlichen Infektionskrankheiten. Med. Klin. **1929 I**, 663—665. — Konstitution und Kinderkrankheiten. Arch. Kinderheilk. **105** (1935).

VEJNAR, JOS.: Über Immunität gegen Diphtherie und Allgemeinzustand. Čas. lék. Česk. **1936**, 773, 774 u. franz. Zusammenfassung S. 774, 775. — VERSCHUER, O. v.: Ergebnisse der Zwillingsforschung. Verh. Ges. phys. Anthrop. **6**. — VOIGT, WERNER: Familiäre Häufung von Infektionskrankheiten, Serumexanthemen und postdiphtherischen Lähmungen. Klin. Wschr. **1936 I**, 665—667. — VOSBERG, J.: Die familiäre Disposition zu Scharlachnachkrankheiten. Diss. Greifswald 1934. — VOSSSCHULTE, A. u. K. ZIEGLER: Zur Frage Blutgruppe und Scharlach. Dtsch. med. Wschr. **1935 I**, 262, 263. — Zur Frage Blutgruppe und Scharlach. Dtsch. med. Wschr. **1937 I**.

WARNOWSKY: Beziehung der Blutgruppen zu Krankheiten. Dtsch. med. Wschr. **1926 II**, 1917. — WEBER, R. u. EDM. SCHMID: Zur Klinik und Differentialdiagnose der Poliomyelitis. Beobachtungen an der Berner Epidemie 1937. Schweiz. med. Wschr. **1938 II**, 1289. — WEISS. S.: Die Kinderheilkunde im Dienste der Familienforschung und der Vererbungswissenschaft. Wien. klin. Wschr. **1926 II**. — WEITZ, WILHELM: Studien an eineiigen Zwillingen. Z. klin. Med. **101** (1925). — Über Vererbungsfragen in der menschlichen Pathologie. Klin. Wschr. **1926 I**, 153, 195. — Über die Bedeutung der Erblichkeit bei der Entstehung des Scharlachs, der Diphtherie und der Appendicitis. Erbarzt **1936**, Nr 3. — WELLISCH: Stand und Ergebnisse der Blutgruppenforschung. Münch. med. Wschr. **1936 I**, 1124. — WELLS, J. RALPH and PETER HEINBECKER: Further studies on immunity to diphtheria among central and polar eskimos. Proc. Soc. exper. Biol. a. Med. **29**, 1028, 1030 (1932). — WESTHEIMER, JULIUS: Über Frühgeburt und konstitutionelle Minderwertigkeit. Zbl. Gynäk. **1926**, Nr 40. — WILKE, ALFRED: Statistische Untersuchungen über Geschwistererkrankungen bei Rachendiphtherie. Diss. Hamburg 1937. — WÖHLISCH, EDGAR: Die neuere Entwicklung der Lehre von den Blut- und Zellgruppen. Kinderärztl. Prax. **7** (1936). — WOHLENBERG, W.: Über zweimalige Erkrankung an Scharlach. Med. Klin. **1931 II**, 1173, 1174. — WOLDRICH, A.: Probleme der Diphtherie-Immunität. Münch. med. Wschr. **1938 II**, 1881. — WOLTER, FRIEDRICH: Die Bedeutung der neuesten Ergebnisse der bakteriologischen Diphtherieforschung für die Epidemiologie der Diphtherie. Klin. Wschr. **1937 I**, 500. — Bornholmer Krankheit (Myalgia epidemica) und epidemische Kinderlähmung. Klin. Wschr. **1937 II**. — Das epidemische Auftreten der malignen Diphtherie seit 1926 vom bakteriologischen und vom epidemiologischen Standpunkt. Klin. Wschr. **1938 I**. — Unter welchen örtlichen und zeitlichen Bedingungen steigert körperliche Anstrengung die Disposition zu epidemischer Kinderlähme? Klin. Wschr. **1938 II**, 1226. — WULFF, FERD. u. HELGE PETERSEN: Einige epidemiologische Untersuchungen über die Kinderlähmung im Jahre 1937 im Amtskreis Kopenhagen und in Frederiksberg. Einige Bemerkungen über den Einfluß der Wetterverhältnisse auf das Auftreten der Poliomyelitis. Bibl. Laeg. (dän.) **130**, 307 (1938). — WURZINGER: Über Konstitutionstypen im Kindesalter. Ber. Biol. **4**, H. 3/4 (1926).

ZAJDEL, R. et J. JAKOBKIEWICZ: L'influence de l'âge et des facteurs constitutionels sur l'immunisation des enfants contre la diphthérie. Rev. d'Hyg. **58**, 427—434 (1936). — ZDRODOWSKI et C. HALAPINE: Études biologiques et immunologiques sur la diphtérie. Rev. d'Immunol. **2**, 221—253 (1936). — ZISCHINSKY, HERMANN: Die akuten Infektionskrankheiten im frühen Säuglingsalter. Jb. Kinderheilk. **148**, 1, 113 (1936). — Einige Bemerkungen über die Masern der letzten Jahre. Kinderärztl. Prax. **8**, 337 (1937). — Einige Bemerkungen über Fälle mehrmaliger Erkrankung an Keuchhusten. Wien. klin. Wschr. **1938 I**, 584. — ZOELLER, RIBADEAU-DUMAS et CHABRUN: Recherches sur la réaction de DICK chez la mère et le nourrisson. C. r. Soc. Biol. Paris **101**, 426, 427 (1936).

Erbpathologie der Geschwülste.

Genetik der Krebsgeschwülste der Tiere.

Von **Friedrich Kröning**, Berlin.

Mit 18 Abbildungen.

I. Einleitung.

Als das Wesentliche einer Krebsgeschwulst ist das von dem Ursprungsgewebe unabhängige selbständige Wachstum und der selbständige Stoffwechsel anzusehen. Ob der Stoffwechsel die Ursache für das unabhängige Wachstum ist oder umgekehrt das Wachstum die Ursache für den andersartigen Stoffwechsel, kann hier nicht erörtert werden. Außer durch den Stoffwechsel und durch das Wachstum scheinen alle Tumorzellen durch ihre Kurzlebigkeit gegenüber den Stromazellen und gegenüber den Ursprungszellen ausgezeichnet zu sein, wie die in-vitro-Züchtungen übereinstimmend ergeben haben (s. A. Fischer, Margaret R. Lewis und L. C. Strong). Dagegen sind die Geschwulstzellen nicht durch einen bestimmten aberranten Chromosomenbestand oder durch ein oder mehrere abnorme Chromosomen ausgezeichnet (Winge 1927, Goldschmidt und Fischer 1929). Vielmehr weisen neuere Untersuchungen eindeutig darauf hin, daß die Abweichungen im Chromosomenbestand der Tumorzellen, die unzweifelhaft typisch für die Geschwülste sind, erstens nicht unbedingt vorhanden zu sein brauchen, zum andern in ein und demselben Tumor ganz verschiedenartig sind, nie ist überdies eine für einen Fall spezifische Abnormität nachgewiesen (Andres 1932a und b, Levine 1929, Margaret R. Lewis und L. C. Strong 1934). Die Chromosomenabnormitäten der Tumorzellen sind vorläufig schwer zu verstehen und nicht zu erklären.

Bei den Tieren sind wie beim Menschen Tumoren in allen Geweben gefunden. Die von den Epithelgeweben (Ektoderm und Entoderm) abstammenden Tumoren werden allgemein als *Carcinome,* die vom Bindegewebe (Mesenchym) abstammenden als *Sarkome* bezeichnet. Die Einteilung ist jedoch nicht streng. Es gibt auch „Misch"-Geschwülste, die als Carcino-Sarkome bezeichnet werden. Bei dieser Einteilung der „Krebs"-Geschwülste ist eigentlich Voraussetzung, daß sie nicht nur ein *unabhängiges* Wachstum haben, sondern auch *bösartig* sind. Es gibt indes zahlreiche *gutartige* Tumoren. Bei gewissen Einteilungen — besonders von Klinikern — wird daher das Hauptgewicht auf bösartig oder gutartig gelegt. Vielfach auch werden — besonders von Histopathologen — rein histogenetische Einteilungsprinzipien zugrunde gelegt (s. Fischer-Wasels 1927, „Allgemeine Geschwulstlehre"). Vom genetischen Standpunkt ist weder die Histogenese, noch die Wachstumsform entscheidend. Es werden daher im folgenden mit „Geschwulst" oder „Tumor" alle Geschwülste verstanden, unabhängig von dem Gewebe, aus dem sie entstanden sind, unabhängig davon, wo sie lokalisiert sind, und unabhängig davon, ob sie bösartig oder gutartig sind. Nur in Sonderfällen werden Tumorlokalisation, Wuchsform und Histogenese zu berücksichtigen sein.

Tumoren sind bei allen Wirbeltierklassen gefunden worden (für Fische s. K. TAKAHASHI 1929). Nur von dem Lanzettfischchen *Branchiostoma (Amphioxus)* sind noch keine beschrieben. Sie sind indes nicht auf die Wirbeltiere beschränkt. Sie finden sich auch bei Wirbellosen. Natürlich ist die histologische Struktur entsprechend der andersartigen Normalhistologie eine für die jeweilige Tierklasse spezifische (s. z. B. für Mollusken SMITH 1934 und J. SZABO und MARGIT SZABO 1934), so daß der nur mit der menschlichen Histopathologie Vertraute sie nicht als „echte" Tumoren gelten lassen will, der nur mit der Normalhistologie bei Wirbellosen vertraute Zoologe sie häufig nicht als solche erkennt. Von den bei Wirbellosen gefundenen Geschwülsten sind nur zwei Fälle bei *Drosophila* genetisch von größerer Bedeutung, auf die zurückzukommen sein wird, die überdies das Vorkommen echter maligner Tumoren — sogar mit Metastasen — bei Wirbellosen unter Beweis stellen.

II. Das Vorkommen der Tumoren bei den Wirbeltieren.

Die Häufigkeit des Vorkommens der Geschwülste bei den verschiedenen Klassen, Ordnungen, Familien und Arten der Wirbeltiere ist offenbar für diese Verwandtschaftsgruppen verschieden. Von wildlebenden Tieren liegen naturgemäß nur gelegentliche Einzelbefunde vor, die sich für eine Berechnung der Häufigkeit der Tumoren nicht verwerten lassen. Dagegen liegt eine recht gute Statistik über die in dem Zoologischen Garten von Philadelphia gehaltenen und verstorbenen Säuger und Vögel vor (RATCLIFFE 1933), die zumindest für die Säugetiere recht aufschlußreich ist (Tabelle 1).

Tabelle 1. Anzahlen und Prozentsätze von Tumorträgern und von Tumoren bei 3136 im Zoologischen Garten von Philadelphia verstorbenen und autopsierten Säugetieren. (Nach RATCLIFFE 1933.)

Ordnung	Anzahl der Autopsien	Anzahl der Tumortiere	Anzahl der gefundenen Tumoren	Tumortiere %	Tumoren %
1. Rodentia	431	24	26	5,56 ± 1,13	6,03 ± 1,15
2. Carnivora	763	33	36	4,32 ± 0,73	4,72 ± 0,77
3. Marsupialia	373	9	9	2,41 ± 0,80	2,41 ± 0,79
4. Unguluta	598	11	11	1,84 ± 0,55	1,84 ± 0,56
5. Primates	971	8	10	0,82 ± 0,28	1,03 ± 0,32

Danach sind Tumoren besonders häufig bei den Raubtieren (4,7%) und bei den Nagetieren (6,0%), seltener bei den Huftieren (1,8%) und den Beuteltieren (2,4%), sie finden sich am seltensten bei den Affen (1,0%). Diese Unterschiede sind zum Teil statistisch gesichert. Es ist die Möglichkeit nicht auszuschließen, daß die in der Gefangenschaft gehaltenen Tiere in der Natur andere Prozentsätze aufweisen. Auch könnten die Unterschiede zwischen den verschiedenen Tiergruppen durch verschiedene, die Tumorraten der Ordnungen verschieden stark beeinflussende Tumornoxen bedingt sein. Nach DOBBERSTEIN (1937) finden sich aber unter den Haussäugetieren ähnliche relative Zahlen: bei Hund und Katze (Raubtiere) in 4—5% Tumoren, beim Pferd (Huftier) nur in 0,5—0,8%. Diese Zahlen stehen in guter Übereinstimmung mit den vorstehenden.

Am besten analysiert sind naturgemäß die Laboratoriumssäugetiere: Kaninchen, Meerschweinchen, Ratte und Maus. Es ist vor allem sehr auffällig, daß das *Meerschweinchen äußerst selten Tumoren* aufweist (A. MAURY 1931, A. PEYRON 1931, WM. WOGLOM 1935, KRÖNING und WEPLER 1939). Soweit es sich überschauen läßt, sind bis 1938 nur 10 epitheliale und 10 nichtepitheliale

Tumoren beschrieben. An zweiter Stelle folgt das *Kaninchen,* bei dem nach FARDEAU (1931) bisher 73 Spontangeschwülste bekannt geworden sind. Bei der Ratte finden sich nach übereinstimmenden Angaben aus den verschiedenen Instituten und Laboratorien Tumoren in einigen Prozent. CURTIS, BULLOCK und DUNNING (1931) beschreiben in 7 Inzuchtstämmen bei 31868 Ratten 426 Tumortiere (1,3%) mit 452 (1,4%) Tumoren. Bei der Maus ist der Anteil der mit Geschwülsten behafteten Individuen am höchsten. Noch weniger als bei der Ratte ist es indes möglich, *bestimmte* Prozentsätze anzugeben, da die in den Laboratorien gezogenen Mäuse, auch wenn es sich nicht gerade um Inzuchtstämme handelt, einen charakteristischen Hundertsatz von Geschwülsten aufweisen, je nach der genetischen Konstitution der Tiere und nach der Haltung.

Die *Art*unterschiede von Ratte und Maus sind mindestens zum Teil (s. u.) durch genetische Verschiedenheiten in Form einer unterschiedlichen *„allgemeinen Krebsdisposition"* bzw. Krebsbereitschaft bedingt. Die Unterschiede zwischen dem Kaninchen und dem Meerschweinchen und gegenüber den Muriden sind als *Familien*unterschiede zu werten und offenbar auch zum Teil genetisch bedingt wie die *Ordnungs*unterschiede zwischen Raubtieren, Nagetieren, Huftieren, Beuteltieren und Affen.

Parallel zu den Verschiedenheiten in der spontanen Tumorrate: Meerschweinchen < Kaninchen < Ratte < Maus, geht im ganzen auch die *Induzierbarkeit von Tumoren durch krebserzeugende Stoffe.* Nach C. C. TWORT und S. M. TWORT (1930) gelingt die Erzeugung gutartiger Hautgeschwülste mit Mineralölen bei diesen Tierarten in der gleichen Reihenfolge. In bezug auf die Reaktionshäufigkeit mit bösartigen Hauttumoren gilt die Folge: Meerschweinchen < Ratte < Maus < Kaninchen. Der Satz: „Wir halten das Epithel des Kaninchens für 1000000mal empfindlicher als das des Meerschweinchens" (l. s. S. 495), gibt einen ungefähren Anhalt dafür, wie groß die Unterschiede in bezug auf die Entwicklung gutartiger Hautgeschwülste nach Mineralölpinselungen zwischen Meerschweinchen (s. auch MIESCHER 1935) und Kaninchen sind. Sie sind bei der Maus demgegenüber nur um etwa 100mal, bei der Ratte schon 3000mal so groß wie beim Kaninchen. Danach scheint wohl sicher, daß es bei den einzelnen Tierformen tatsächlich eine genetisch bedingte, verschieden starke, *allgemeine Krebsbereitschaft für Tumoren aus inneren Ursachen und für tumorinduzierende Noxen* gibt.

Neben dieser allgemeinen Krebsbereitschaft besteht indes noch eine besondere in bezug auf die Bereitschaft für einen bestimmten Tumortyp, eine *„Gewebsdisposition"*. Bei den einzelnen Tierarten und höheren Verwandtschaftsgruppen treten die epithelialen Tumoren (Carcinome) und nichtepithelialen Tumoren (Sarkome) in ganz unterschiedlicher Häufigkeit auf. Unter den im Zoologischen Garten von Philadelphia verstorbenen Arten wies die Häufigkeit des Vorkommens epithelialer Tumoren bei den Säugerordnungen folgende Reihenfolge auf (Tabelle 2): Affen > Beuteltiere > Raubtiere >

Tabelle 2. Häufigkeit der Epithelgeschwülste und der Bindegewebsgeschwülste der an Tumoren verstorbenen Tiere aus dem Zoologischen Garten in Philadelphia. (Nach RATCLIFFE.)

Ordnung	Anzahl gefundener Tumoren	Anzahl		Prozentsätze	
		epithelialer Tumoren	nicht-epithelialer Tumoren	epithelialer Tumoren	nicht-epithelialer Tumoren
1. Primates	10	9	1	90	10
2. Marsupialia	9	8	1	88,8	11,1
3. Carnivora	36	29	7	80,6	19,4
4. Rodentia	26	18	8	69,3	30,7
5. Ungulata	11	7	4	63,7	36,3

Nagetiere > Huftiere. Die Sarkome treten in umgekehrter Reihenfolge auf. Nach TEUTSCHLÄNDER (1920) sind entsprechend beim Pferd Sarkome ungleich häufiger als beim Hund, der besonders häufig Carcinome hat. Unter den Laboratoriumstieren ist die spontane Tumorrate beim Kaninchen und beim Meerschweinchen für eine sichere Entscheidung zu gering, ob bei ihnen Sarkome oder Carcinome häufiger sind. Dagegen ist ohne Zweifel die Ratte ein typisches „Sarkomtier", die Maus ein „Carcinomtier" (TEUTSCHLÄNDER). So fanden CURTIS, BULLOCK und DUNNING (1931) bei den 426 Ratten mit Spontantumoren mit insgesamt 452 Tumoren 185 (40,9%) Sarkome und 19 (4,2%) Carcinome sowie 30 (6,6%) Plattenepithelcarcinome, die übrigen waren anderer Histologie.

Tabelle 3. Häufigkeit einiger Manifestationsorte der Geschwülste in Prozent der insgesamt beobachteten Geschwülste bei Pferd, Rind und Hund. (Nach DOBBERSTEIN.)

	Pferd	Rind	Hund
Mamma . . .	1,99	—	19,87
Niere	8,86	7,11	1,13
Ovar	1,26	7,11	0,49
Hoden	2,54	0,75	2,46
Mundhöhle . .	3,96	1,49	2,30
Magen	5,24	5,99	0,33
Darm	2,54	5,24	0,49
Leber	1,44	9,36	4,93
Lunge	4,16	5,99	4,11
Haut	7,59	10,11	36,62

Von der Maus sind demgegenüber die Angaben ganz übereinstimmend, daß vor allem epitheliale Geschwülste vorkommen, Bindegewebstumoren sind bei der Maus recht selten. Auch auf carcinogene Stoffe reagiert die Maus leicht mit Epithelialtumoren, die Ratte schlecht oder gar nicht. Dagegen ist es bei der Ratte verhältnismäßig leicht, Bindegewebstumoren zu induzieren (s. u.).

Tabelle 4. Prozentsätze der Tumoren verschiedener Organe bei der Maus. (Nach M. SLYE.)

Organ	Tumoren %	Anzahl der Autopsien	Anzahl der Tumoren
Lunge	2,67	6 000	160
Leber	0,45	13 000	58
Magen	0,20	2 000	4
Hoden	0,15	19 000	28
Ovar	0,06	39 000	22
Thyreoidea . .	0,04	61 700	23

Außer der „allgemeinen Krebsdisposition" und der „verschiedenen Gewebsdisposition" ist innerhalb der verschiedenen Verwandtschaftsgruppen noch eine verschiedene Häufigkeit der Geschwülste in bezug auf die Lokalisation festzustellen, also eine „*Organdisposition*". Die Zahlen der in Gefangenschaft gehaltenen und an Tumoren verstorbenen Wildtiere sind zu gering, um sie auswerten zu können. Auffällig ist lediglich die Häufigkeit der Geschwülste des Magen-Darmtractus und des Urogenitalapparates gegenüber den anderen Organen, insbesondere der Haut. Für die Haustiere sei eine Zusammenstellung von DOBBERSTEIN gegeben (Tabelle 3), die zeigt, wie ungleich häufig bei Pferd, Rind und Hund verschiedene Organe erkranken.

Tabelle 5. Prozentsätze der Tumoren verschiedener Organe bei der Ratte. (Nach CURTIS, BULLOCK und DUNNING.)

Organe	Tumoren %	Anzahl der Tumoren
Mamma . . .	0,22	69
Lunge	0,05	16
Magen	0,03	8
Hoden + Ovar	0,025	7
Leber	0,02	6

Von den Laboratoriumstieren genaue Zahlen zu geben, ist wiederum deswegen schwierig, weil die meisten Angaben von solchen gewonnen sind, die, wie sich häufig später herausstellte, auf erblicher Grundlage einen mehr oder minder spezifischen Tumor entwickelten. Die Angaben von SLYE (1914—1935) (Tabelle 4) für die Maus sind daher nur als für ihre Zuchten spezifisch anzusehen, allerdings mit der Erweiterung, daß auch von anderer Seite ähnliche relative Zahlen beobachtet sind.

Die bei der Maus weitaus häufigsten Tumoren, die Mammargeschwülste, sind in der Tabelle 4 nicht mit aufgeführt, da darüber aus erblich nichtbelasteten Stämmen keine Angaben vorliegen. Bei der Ratte fanden CURTIS, BULLOCK und DUNNING (1931) (Tabelle 5) keine Tumoren der Thyreoidea, ihre Befunde für die anderen, auch von M. SLYE besonders beobachteten Organe sind ganz andere (Tabelle 4).

Die herkömmliche Unterscheidung zwischen einer „*allgemeinen Krebsbereitschaft*" oder „*Krebsdisposition*", einer bestimmten „*Gewebsdisposition*" und einer bestimmten „*Organdisposition*" für die verschiedenen Tierarten und höheren Verwandtschaftsgrade ist wesentlich für die Wahl eines Versuchstieres bei Krebsversuchen, die auf die Verhältnisse beim Menschen Bezug nehmen sollen. Sie muß stets beachtet werden, wenn Schlüsse vom Tier auf den Menschen gezogen werden. Sie ist vom genetischen Standpunkt leicht und wohl auch ausreichend mit der innerhalb der Verwandtschaftsgruppen variierenden genetischen Konstitution erklärt. Die Fundierung dieser Erklärung bedarf indes noch eines erheblich größeren Materials, als es bis jetzt vorliegt.

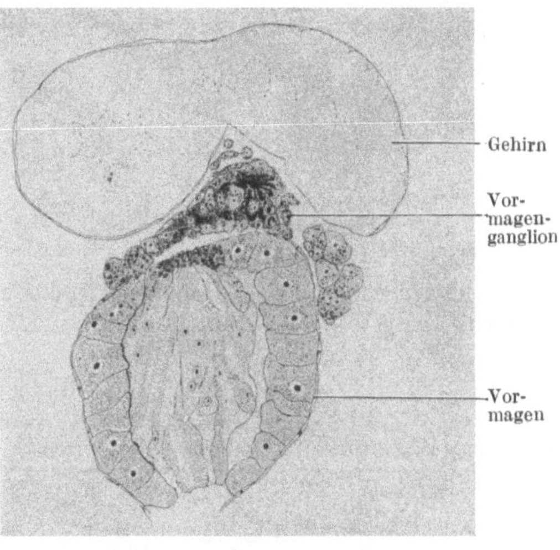

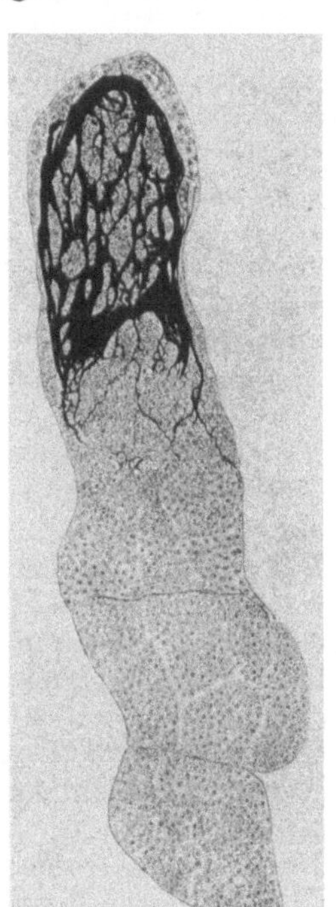

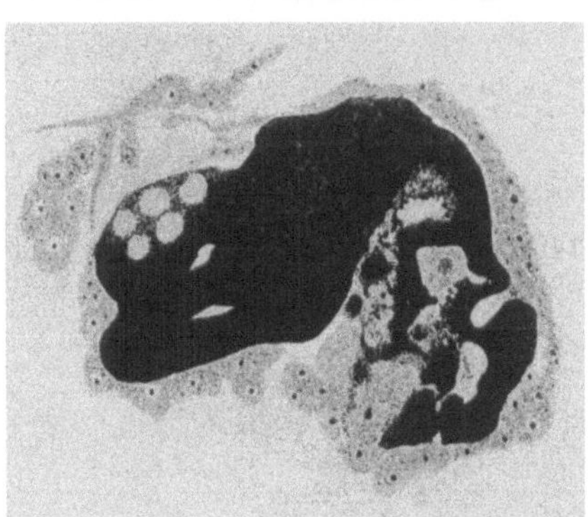

Abb. 1a—c. a Die thorakalen Imaginalscheiben einer *Drosophila*-Larve mit einem l_7-Tumor in der vorderen (im Bilde oberen) Imaginalscheibe. b Längsschnitt durch den vorderen Körperabschnitt einer Drosophilalarve mit einem kleinen Tumor im Vormagenganglion. c Älterer Tumor im Vormagenganglion. (Nach STARK.)

III. Die Drosophila-Tumoren.

MARY B. STARK (1918) beschrieb einen im X-Chromosom bei Locus 0,1 — zwischen den bekannten Genen für gelbe Körperfarbe (y = yellow) und weißäugig (w = white) — gelegenen Letalfaktor l_7, der die männlichen Larven infolge eines bei ihnen manifest werdenden Tumors zum Absterben bringt.

Anscheinend sterben alle Männchen, die das Letalgen besitzen. Homozygote Weibchen waren daher nicht herzustellen. Das l_7-Tumorgen wird also bei den Männchen hundertprozentig realisiert, bei heterozygoten Weibchen dagegen nie.

Der Tumor nimmt seinen Ursprung von den thorakalen Imaginalscheiben

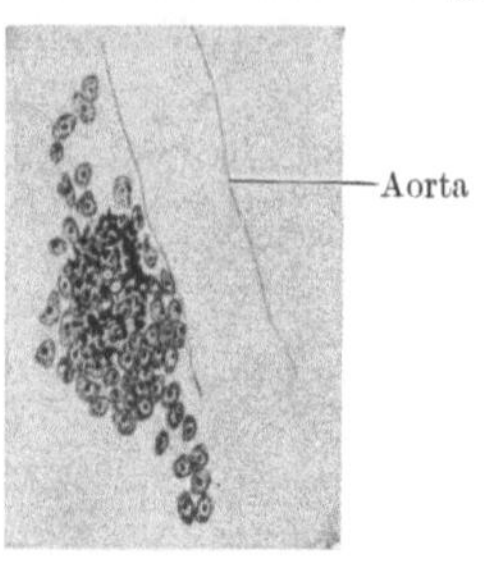

Abb. 2. Metastase des l_7-Tumors in der Aortenwand. (Nach STARK.)

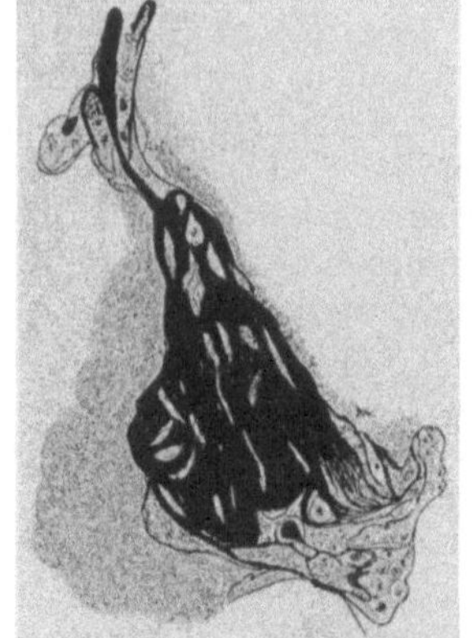

Abb. 3. Ein nach Injektion einer Tumorzellensuspension in LOCKEscher Lösung bei einer erwachsenen Fliege angegangenes Transplantat. (Nach STARK.)

(Abb. 1a), oder er ist im Ganglion des Vormagens (Abb. 1b und 1c) lokalisiert, auch die imaginalen Zellen der Speicheldrüsen der Imagines sowie die Nervenzellen des Perikardialplexus können ihn entwickeln. Die Tumorzellen sind meist mehr oder minder stark mit Melaninen beladen (s. Abb. 1). Die Geschwülste metastasieren, am häufigsten finden sich die Metastasen in der Dorsalaorta oder ihr dicht angelagert (Abb. 2).

Tabelle 6. Transplantation einer Tumorzellensuspension des l_7-Tumors in LOCKEscher Lösung in erwachsene Fliegen. Den Kontrollen wurde nur LOCKEsche Lösung injiziert. (Nach STARK.)

	Anzahl der Transplantationen	Anzahl der Todesfälle infolge der Operation	Anzahl der Todesfälle infolge der Tumortransplantationen	Überlebende
Versuche . .	182	40 (36,69%)	60 (63,3%)	0
Kontrollen .	?	28	0	42

Der Tumor ist auf Larven und auf erwachsene Fliegen transplantabel (Abb. 3 und Tabelle 6). Er bringt die Transplantatträger spätestens eine Woche nach der Implantation zum Absterben. Die Geschwulst ist aber auch auf andere Insektenlarven übertragbar, sogar auf Käferlarven, also Vertreter einer anderen *Insektenordnung*. Systematisch sind diese beiden Insektengruppen den Raubtieren, Nagetieren, Affen und Huftieren unter den Säugern vergleichbar. STARKs erfolgreiche Experimente mit der Larve des Mehlwurms (*Tenebrio molitor* L.) (Tabelle 7) unterscheiden sich in diesem Punkte wesentlich von den Transplantationsversuchen mit Säugetiergeschwülsten.

Tabelle 7. Transplantation des *Drosophila*-Tumors auf Larven des Mehlkäfers (*Tenebrio*). (Nach STARK.)

	Todesfälle infolge Operation in %	Todesfälle infolge Tumortransplantation in %
Injektion LOCKEscher Lösung .	25,9	0
Injektion von Normalzellen in LOCKEscher Lösung	62,5	0
Injektion von Tumorzellen in LOCKEscher Lösung	15,0	22,5

In dem geschilderten Tumorstamm trat später noch eine neue, ebenfalls melanotische Geschwulst bei den Larven auf, die durch ein recessives Gen im

III. Chromosom (Locus 25 ±) bedingt war. Sie erscheint, da sie autosomal und nicht letal ist, sowohl bei ♂♂ als bei ♀♀. Sie bringt die Larven nicht zum Absterben, diese metamorphosieren vielmehr normal. Das Tumorwachstum sistiert sogar bei den Imagines (Abb. 4). Nicht einmal die Lebensdauer der Erwachsenen ist vermindert. Insofern ist er also gutartig, seine Bezeichnung ist daher „benign“ (be_{III}). Histologisch ist er dem Letaltumor ähnlich (Abb. 4e und f). Dagegen geht er nicht von den Imaginalscheiben aus, sondern

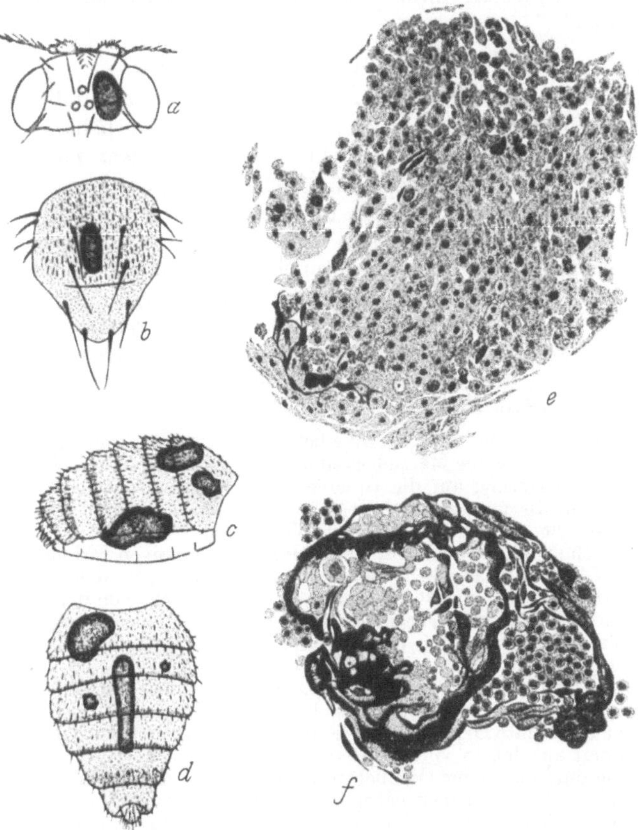

Abb. 4a–f. Der be_{III}-Tumor von Drosophila bei Imagines, in d eine Metastase in der dorsalen Aorta; e und f Histologie des Tumors. (Nach STARK.)

von unter der Hypodermis gelegenen, von dieser aber abstammenden Zellen. Bei 180 genauer untersuchten Larven fand er sich bei 97 im 12., bei 72 im 13. Larvalsegment. Bei den Imagines ist seine Lage sehr variabel. Er metastasiert meist in die Aorta (s. Abb. 4d). Er ist auf andere Larven transplantabel. Von 40 Implantationen gingen indes nur 2 (5%) an. Diese metamorphosierten aber mit dem Tumor, ihre Weiterzucht mißlang jedoch. Auch die Larven, denen der Tumor operativ entfernt war, können sich weiter entwickeln, sie gaben, als Imagines unter sich gepaart, Nachkommen, die wieder die Geschwulst hatten.

Die Geschwulst braucht nicht immer manifest zu werden, wenn ein Tier das $benign_{III}$-Gen homozygot besitzt. Seine Penetranz ist beeinflußbar durch andere Gene, von denen eines im IV. Chromosom, ein anderes im II. Chromosom lokalisiert ist (BRIDGES und MORGAN). Die genaue histologische Untersuchung der *Drosophila*-Tumoren, insbesondere derjenigen früher Larvenstadien (STARK

1938) ergab, daß sie meistens aus ruhenden embryonalen Zellen entstehen. Solche Embryonalzellen werden bei der Entwicklung der Insekten häufiger, sogar noch bei den Imagines angetroffen.

Die beiden *Drosophila*-Tumoren sind einmal beachtenswert, weil sie das Vorkommen echter Geschwülste auch bei Wirbellosen klar und sicher beweisen. Zum anderen sind sie die beiden einzigen Geschwülste im Tierreich, die sicher durch Einzelgene bedingt sind. Endlich sind die sie bedingenden Faktoren jeweils einem bestimmten Chromosom und in diesem einem bestimmten Genlocus zugeordnet.

IV. Schmetterlingstumoren.

Im Anschluß an die *Drosophila*-Tumoren sei ein Einzelfall vom Auftreten von Geschwülsten bei der Schmetterlingsgattung *Pygaera* behandelt. FEDERLEY (1936) fand in einer bestimmten Zucht der Art *Pygaera pigra*, daß nur die Weibchen überlebten, daß dagegen sämtliche Männchen starben. Auch, als er die Weibchen dieser Zuchten wieder mit Männchen aus anderen Zuchten und mit Männchen der nahe verwandten Art *Pygaera curtula* paarte, schlüpften wieder nur Weibchen, während die Männchen auf den Larvenstadien zugrunde gingen. Die Untersuchung dieser männlichen Larven ergab, daß sie ektodermale Tumoren in verschiedenen Geweben und Organen hatten. Am häufigsten fanden sich Tumoren frei schwebend in der Hämolymphe, ferner im ektodermalen Endteil des Darmes, in den Ganglien, in der Hypodermis, in den Endothelien des dorsalen Blutgefäßes und im Muskelgewebe.

Bei den Schmetterlingen sind die Weibchen heterogamet, sie besitzen ein XY-Geschlechtschromosomenpaar, die Männchen sind homogamet, sie haben ein XX-Geschlechtschromosomenpaar. In bezug auf die Geschlechtschromosomen zeigen die Schmetterlinge (und die Vögel) also die umgekehrten Verhältnisse wie alle anderen Tiere, bei denen das männliche Geschlecht heterogamet, das weibliche homogamet ist. Daher könnten die Tumoren durch einen im X-Chromosomen gelegenen recessiven Erbfaktor bedingt sein, der nur bei XX-Tieren (Männchen) realisiert würde, dagegen nicht bei XY-Weibchen. Nun stammt aber natürlich ein X-Chromosom eines Männchens von der Mutter, das andere vom Vater. Die Väter der tumorkranken Männchen stammten aber aus solchen Zuchten, die nie Tumoren aufwiesen. Somit entfällt diese Erklärungsmöglichkeit, es entfallen auch andere Erklärungsmöglichkeiten, die die tumorbedingenden Gene im Y-Chromosom oder in einem Autosom vermuten. FEDERLEY nimmt daher an, daß die Tumoren vielleicht Abkömmlinge der Richtungskörper sind, die sich bei den Insekten vielfach selbständig weiter teilen und sogar bestimmte Organe bilden können. Er lokalisiert das Tumorgen im X-Chromosom und nimmt an, daß in solchen Eiern, bei denen sich in den drei Richtungskörpern 2 X- und 1 Y-Chromosom finden (Weibchen liefernde Eier), der Erbfaktor nicht realisierbar ist, daß dagegen in den Männchen gebenden Eiern mit 2 Y- und 1 X-Chromosom in den Richtungskörpern, diese Richtungskörper verschmeltzen und sich weiter entwickeln und die Tumoren liefern. Diese Erklärung ist nicht sehr befriedigend, vor allem deswegen, weil sich in vielen ektodermalen Geweben die Geschwülste fanden, aber nie in den entodermalen Körperpartien, und nicht recht einzusehen ist, warum die sich weiter teilenden Richtungskörper nicht auch einmal dorthin verschleppt werden sollten.

Leider war eine nähere Analyse dieses zweifelsohne sehr interessanten Einzelfalles nicht möglich, da die Zucht abhanden kam.

V. Genetisch bedingte Tumoren bei Fischgattungsbastarden.

Die Fischgattungen *Platypoecilus* und *Xiphophorus* (aus der Ordnung *Cypronodontes*, Zahnkarpfen) sind nahe verwandt. Der Systematiker stellt sie nicht nur zu derselben Familie, sondern auch in die gleiche Unterfamilie. Kreuzungsversuche haben ergeben, daß die Bastardierung mehrerer Arten möglich ist. Von *Platypoecilus maculatus* (GÜNTHER) und *Xiphophorus helleri* (HECKEL), dem Schwertfisch, sind sogar die Bastarde fertil und lassen sich sowohl unter sich gepaart weiterziehen (F_2) als auch bei der Rückkreuzung mit beiden Elternarten. HAEUSSLER (1928) und wenig später KOSSWIG (1929) beschrieben bei den F_1-Bastarden das Auftreten von melanotischen Geschwülsten, aber nur, wenn bestimmte Farbrassen von *Platypoecilus* benutzt wurden. Nicht jede dieser Bastardierungen erzeugte also Melanome. Wenig später als die beiden genannten Autoren berichtete GORDON (1931) über die gleiche Erscheinung.

Nach den nun vorliegenden Daten ergibt sich folgendes: Bei *Platypoecilus* gibt es eine Reihe von Chromatophoren in der Haut und in der Cutis, die jeweils von bestimmten Genen determiniert werden. Hier interessieren von diesen Chromatophoren lediglich die Macromelanophoren und Micromelanophoren. Erstere werden bedingt durch den dominanten, geschlechtsgebundenen Faktor Sp (Spotted = getüpfelt gescheckt), letztere durch den dominanten, autosomalen

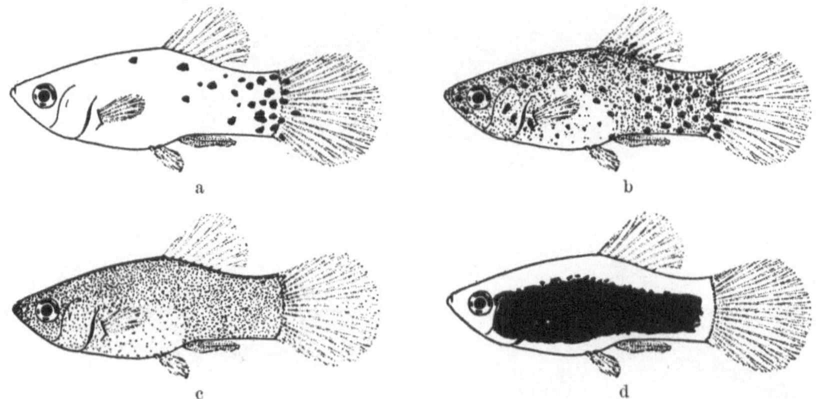

Abb. 5a—d. Farbrassen von *Platypoecilus maculatus*. (Nach GORDON.) a Spotted (Sp). b Stippled Spotted (St Sp). c Stippled (St). d Nigra (N).

Faktor St (Stippled = versprengt gescheckt). Ein Fisch Sp st st zeigt phänotypisch eine Anzahl größerer Farbtüpfel, die durch die Anwesenheit von Macromelanophoren charakterisiert sind, vornehmlich in der hinteren Körperregion (Abb. 5a). Ein Fisch sp sp St weist über den Körper versprengt viele kleine gefärbte Partien, die durch die Anwesenheit von Micromelanophoren gekennzeichnet sind, auf (Abb. 5c). Ein Tier Sp St (Abb. 5b) zeigt außer den Micromelanophoren mehr Macromelanophoren als ein Tier von der Formel Sp st st (Abb. 5a). Diese Übertreibung der Merkmalsverwirklichung („Exaggeration" der angloamerikanischen Literatur) ist also durch die zusätzliche Anwesenheit des Gens St zu dem Gen Sp bedingt. Wird außer dem Gen Sp noch das Gen N (Nigra = schwarzer Seitenfleck, geschlechtsgebunden) in einen Fisch eingeführt (Abb. 5d), resultiert ein Tier, bei dem die durch die Macromelanophoren bedingten Farbflecke auf den Seiten des Fisches zu einem großen Fleck zusammenfließen.

Kreuzt man *Platypoecilus*-Tiere mit den Genen Sp und bzw. oder N und bzw. oder St mit *Xiphophorus* (s. Abb. 6A und B), so sind die Bastarde stärker pigmentiert als die Ausgangsrassen von *Platypoecilus*. Abb. 6a, b, c lassen erkennen, daß die Bastarde statt kleiner über dem Körper verteilter Farbtüpfel (entsprechend dem Genotyp Sp) wesentlich größere Farbflecken aufweisen: sie zeigen eine ausgesprochene Melanose. Diese artet bei einem Teil der Tiere (s. Abb. 6a, b, c) zu typischen Melanomen aus. Schnittuntersuchungen zeigen, daß sie ein ausgesprochen expansives Wachstum haben, in die benachbarten Gewebe infiltrierend wachsen und diese zerstören. Sie sind also ausgesprochen maligne, wenn auch Metastasen bisher nicht beobachtet wurden.

Kreuzt man die Bastarde mit dem *Platypoecilus*-Elter zurück, so ist diese Rückkreuzungsgeneration nicht mehr melanotisch. Es treten auch keine Tumoren auf. Kreuzt man die Bastarde mit dem *Xiphophorus*-Elter zurück, so

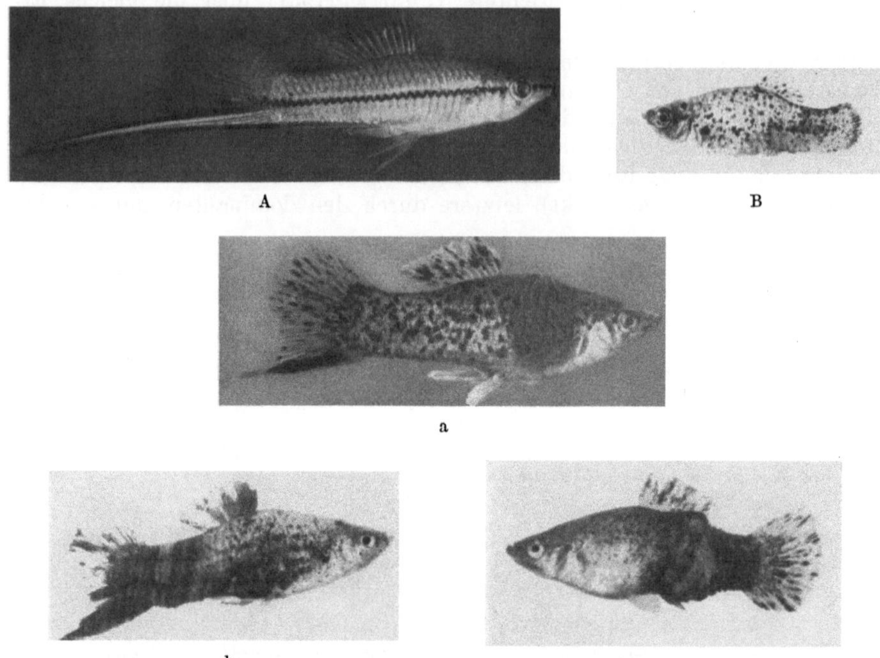

Abb. 6 A—B und a—c. A Männchen von *Xiphophorus Helleri*. B Weibchen von *Platypoecilus maculatus* mit dem Gen Sp. a, b, c Bastarde aus ♀ A × ♂ B. a Mit einem Tumor auf der rechten Körperseite, hinter dem Kopfabschnitt. b Mit einem kleinen Tumor auf der ventralen Schwanzseite. c Mit einem großen Tumor auf der linken Körperseite (nach von KOSSWIG zur Verfügung gestellten Originalphotos).

treten besonders stark melanotische Tiere auf, die besonders häufig zur Tumorbildung neigen (Abb. 7). Die F_2-Generation zeigt also Übergänge von normal gefärbten bis zu stark melanotischen Exemplaren. Aus diesen und aus anderen,

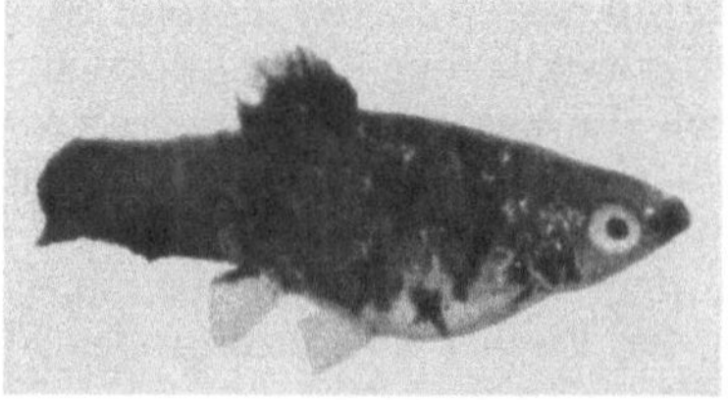

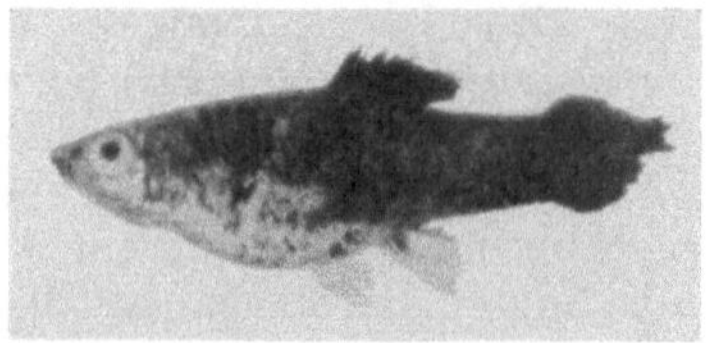

Abb. 7. 2 Tiere aus der Rückkreuzungsgeneration von F_1-Bastarden aus *Xiphophorus* × *Platypoecilus* Sp mit dem *Xiphophorus*-Elter. Bei dem linken Tier fehlt die Schwanzflosse infolge eines Melanoms, auch bei dem rechten Tier ist ein starker Tumor in der Schwanzregion zu erkennen (nach von KOSSWIG zur Verfügung gestellten Originalphotos).

hier nicht angeführten Kreuzungen läßt sich dartun, daß die zur Melanose und bis zur Tumorbildung führende Merkmalsübertreibung der Gene Sp, N und St bedingt ist durch vom *Xiphophorus*-Elter in die Kreuzung eingebrachte Modifikationsgene. Die genaue Anzahl der beteiligten Modifikatoren ist nicht bestimmt. Nach KOSSWIG und GORDON sind es indes wahrscheinlich mehr als zwei.

Neuerdings berichten BREIDER (1938, 1939) und GORDON (1938) unabhängig voneinander, daß sie schon bei Neugeborenen und bei Jungfischen, die noch keine Woche alt waren, Melanosen beobachten konnten. Beide Autoren haben außerdem nicht nur nach Kreuzung von *Platypoecilus maculatus* mit dem Schwertfisch Tumoren und Hypermelanosen gefunden, sondern auch bei der Kreuzung mit mehreren anderen *Platypoecilus*-Arten. BREIDER endlich fand Geschwulstbildungen bei *Platypoecilus maculatus* ohne Kreuzung mit *Xiphophorus*, wenn das dominante Farbgen Fuliginosus (Fu) homozygot vorhanden war. FuFu-Tiere sind fast über den ganzen Körper dunkel pigmentiert.

Überdies konnte BREIDER zeigen, daß die Geschwulstbildung nicht an das Vorhandensein von Macromelanophoren mit schwarzem oder braunem Pigment gebunden ist. Es gibt auch phänotypisch rein rote Genkombinationen, die trotzdem Geschwülste aufweisen. Ja, wenn man einen „Albinofaktor" — ob dieser „Albinofaktor" mit dem der Vögel und Säugetiere identisch oder nur gleichwirkend ist, bleibe dahingestellt — des Schwertfisches in die Kreuzung einbezieht, kann man sogar fast pigmentlose Fische mit Geschwülsten herstellen. Diese zeigen, daß es nicht die Pigmentbildung als solche ist, die für die Tumoren verantwortlich ist, sondern eine starke Vermehrung der das Pigment normalerweise enthaltenden Zellen, der Pigmentträger.

Eine genauere Analyse der Phänogenetik der Geschwülste bei den Gattungsbastarden von *Platypoecilus* und *Xiphophorus* hat uns in gemeinsamen Untersuchungen mit BREIDER davon überzeugt, daß nicht alle Tumoren, die bei diesen Bastarden auftreten, als echte Geschwülste aufgefaßt werden können. Anfangsstadien sind lediglich durch eine mehr oder minder starke Vermehrung der Pigmentträger ausgezeichnet. Solche *Hypermelanose* breitet sich zum Teil einfach auf die darunter gelegenen Gewebe, besonders auf die Bindegewebsstränge und auf die Muskulatur aus. Auch GORDON (1938) fand ähnliches bei den Geschwülsten der Jungfische. Wir sahen dann, wie auf weiteren Entwicklungsstadien die Vermehrung der Pigmentträger so stark wurde, daß sich örtliche Anhäufungen der Pigmentträger bildeten, die über die Körperoberfläche hinausragten und als mehr oder minder dicke *Melanome* imponierten. Das Wachstum dieser Melanome kann einerseits die Epidermis und die in ihr lagernden Schuppen zerstören, indem sie diese einfach verdrängen. Andererseits wachsen die Melanome penetrierend in das darunter gelegene Gewebe und die darunter gelegenen Organe ein. Metastasen finden sich jedoch nicht. Diese treten erst auf, wenn die Melanophoren zu sarkomartigen Zellen abändern. Solche *Melanosarkome* sind die Endformen der Geschwulstbildungen. Allerdings geht der Fisch meist schon an den Melanomen zugrunde. Echte, bösartige, zur Metastasenbildung befähigte Melanosarkome als Endstadien der Geschwülste sind selten.

VI. Die Mammatumorstämme der Maus.

Wenn man eine weibliche Maus mit einem Mammatumor vor dem Auftreten der Geschwulst zur Fortpflanzung bringt, so findet man meist auch unter den Nachkommen Tiere mit dem gleichen Tumor. Züchtet man diese konsequent in Bruder-Schwester-Inzucht weiter, so gelingt es unschwer, „erbreine" Stämme zu erhalten, in denen ein bestimmter Prozentsatz der Weibchen Mammatumoren entwickelt.

Durch streng durchgeführte Bruder-Schwester-Inzucht werden die Mitglieder eines Stammes in aufeinanderfolgenden Generationen immer erbgleicher. Nimmt doch der Prozentsatz derjenigen Gene, die in einer bestimmten Inzuchtgeneration in heterozygotem Zustand vorhanden sind mit jeder folgenden Bruder-Schwester-Inzuchtgeneration um 19,1% (WRIGHT 1921, 1933) ab. Der Anteil homozygoter Faktoren nimmt entsprechend zu. Es gelingt auch bei Säugetieren durch Bruder-Schwester-Inzucht, wenn sie konsequent und hinreichend lange betrieben wird, in allen Genen homozygote Tiere zu erzielen, und zwar in praktisch beliebiger Anzahl, wenn man von den neu auftretenden Mutationen absieht. Gerade unter den Mäusetumorstämmen sind mehrere, die 40—80 Bruder-Schwester-Inzuchtgenerationen hinter sich haben. Sie bieten die Gewähr, daß die Einzeltiere in allen Erbfaktoren homozygot sind, daß sie also eineiigen Zwillingen völlig entsprechen.

Bei diesen Mammatumorstämmen bekommen trotz völlig gleichen Genotyps nicht alle Mäuse im Laufe des Lebens einen Krebs. Es sind zwar einige wenige Stämme beschrieben, deren Weibchen zu 100% einen Mammatumor entwickeln, sie sind selten. Meist liegt der Prozentsatz zwischen 0% und 100%, er ist bei gleicher Haltung und Fütterung konstant. Weibchen *mit* Tumoren und solche *ohne* Tumoren haben unter ihren Nachkommen den gleichen, dem Tumorstamm eigenen Prozentsatz tumorkranker Nachkommen. Die Männchen erkranken nie. Daraus erhellt, wie ungemein wichtig und ausschlaggebend die erbreinen Inzuchtstämme gerade für die Tumorforschung sind.

Da Haltung und Fütterung von Einfluß auf die Tumorrate sind, sind nur Stämme aus demselben Laboratorium unmittelbar vergleichbar. Dazu sei auf die 3 Stämme D, A und Z des *Jackson Laboratory* in *Bar Harbor* von C. C. Little und seinen Mitarbeitern zurückgegriffen (Murray 1934, Bittner 1935a und b, Bittner und Murray 1936). Der Stamm D [oder db nach den Farbgenen d = dilute (verdünnt) und b = braun] wird seit 1909 in Bruder-Schwester-Inzucht gezogen, der Stamm A (ein Albinostamm) seit 1921 und der Stamm Z (oder C_3H), ein aguti (wildfarbener) Stamm, seit 1918. Von Stamm A werden zwei Unterstämme gehalten mit verschiedener Fütterungsweise (s. unten), ihre Bezeichnungen sind A—RO und A—FC.

Tabelle 8. Todesalter der an Krebs und aus anderer Ursache verstorbenen Tiere der Mammatumorstämme D, A—RO, A—FC und Z. (Nach Bittner.)

Stamm	Mittleres Alter der Tumortiere	Mittleres Alter der Nichtkrebstiere
D	10,6 ± 0,05	9,5 ± 0,06
A—RO	12,3 ± 0,13	9,1 ± 0,19
A—FC	11,5 ± 0,12	9,6 ± 0,47
Z	10,7 ± 0,16	8,8 ± 0,19

Das mittlere Todesalter der Krebstiere und krebsfreien Tiere zeigt Tabelle 8. Die Unterschiede zwischen dem Todesalter der Nichtkrebstiere aus den Stämmen D und Z einerseits und den beiden Unterstämmen des Stammes A sind statistisch gesichert. Dagegen ist nur der Unterschied in dem Todesalter der Krebstiere von Stamm Z gegenüber D und A—RO statistisch gesichert und der von D gegenüber A—RO. Krebstiere haben danach und nach allen anderen vorliegenden Beobachtungen ein höheres Alter als Nichtkrebstiere. Vergleicht man mit diesen Daten die Kurvenscharen der Abb. 8, so erkennt man, daß besonders bei Stamm D häufig Carcinome im frühen Alter auftreten, während Spätkrebse bei D selten sind, obwohl D ein relativ hohes mittleres Krebsalter hat (s. Tabelle 8). Mehr als durch die Mittelwerte aus den Sterbedaten der Krebstiere sind also die Stämme charakterisiert durch die jeweiligen Kurven des zeitlichen Auftretens der Tumoren. Das hat dazu geführt, daß Murray ein anderes Maß für die Beziehung von Krebs und Auftreten in einem bestimmten Alter wählt, das er als „Krebserwartung" („the expectation of cancer", Murray 1934, S. 587) bezeichnet. Er berechnet für jede Altersperiode, d. i. für jeden Monat, einmal den gesamten Bestand der weiblichen Mäuse, und zweitens diejenigen, die in der betreffenden Periode und in den folgenden an Krebs eingehen. Als Maß für seine Krebserwartung nimmt er den Prozentsatz der letzteren von den ersteren. So liegen seinen Untersuchungen über den D-Stamm aus der Altersperiode von 3,5 Monaten (= Anfang 3. bis Anfang 4. Monat), bei der erstmalig im D-Stamm Tumoren manifest wurden, 2251 Mäuse zugrunde, von denen 1318 (58,6%) in der Folge an Krebs starben. Bei 4,5 Monaten waren die entsprechenden Zahlen 2239 — 1314 — 58,7% usw. Alle diese Zahlen für die 4 Stämme geben die Kurvenscharen der Abb. 9. Groß ist hier die Ähnlichkeit in dem Kurvenverlauf der Stämme D und A—RO. Nicht nur, daß von 4,5 bis 16,5 Monaten eine andauernde, in der Größe praktisch sich gleichbleibende

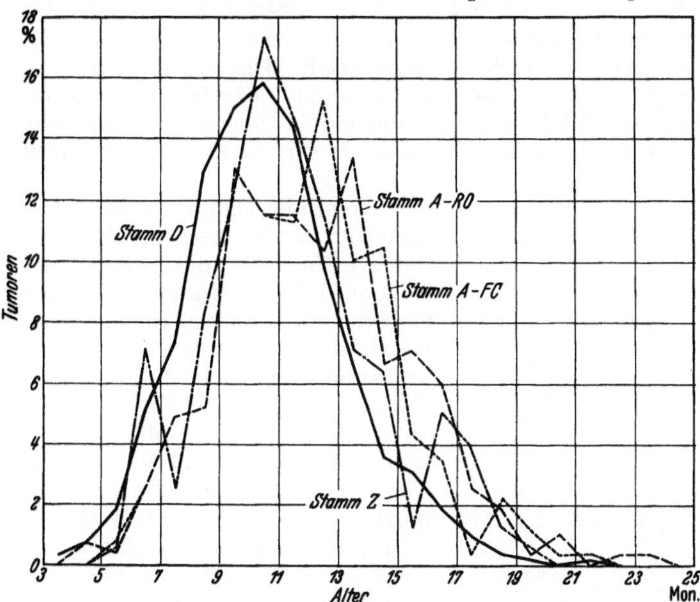

Abb. 8. Das Alter der Mäuse beim Auftreten der Tumoren in den Mammatumorstämmen des JACKSON Laboratory. ——— Stamm D. — — — Stamm A—RO, · · · · Stamm A—FC, — · — · Stamm Z. (Nach MURRAY und BITTNER.)

Zunahme in der Krebsfrequenz zu beobachten ist, auch der anschließende Abfall bis 19,5 bzw. 20,5 Monaten ist recht ähnlich, ebenso wie die anschließende Zunahme auf 100%. Demgegenüber hat der Stamm Z von 4,5 Monaten bis

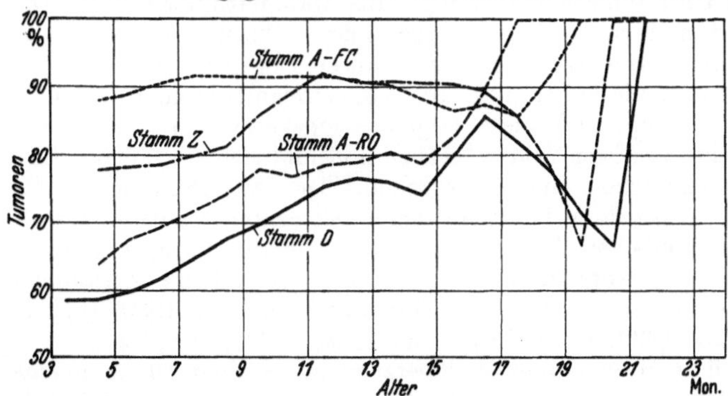

Abb. 9. Die Krebserwartung in den verschiedenen Altersperioden bei den Mammatumorstämmen des JACKSON Laboratory. ——— Stamm D, — — — Stamm A—RO, · · · · Stamm A—FC, — · — · Stamm Z. (Nach MURRAY und BITTNER.)

11,5 Monaten eine ansteigende Tumorrate, die dann bis 16,5 Monaten konstant bleibt, um bei 17,5 Monaten auf 100% zu steigen. Wiederum ein anderes Bild bietet der Stamm A—FC. Bei ihm ist die Krebshäufigkeit von 4,5 bis 13,5 Monaten praktisch gleich hoch, dann folgt ein geringer Abfall bis 17,5 Monate und dann eine im Verhältnis zu den 3 anderen Stämmen relativ weniger steile Zunahme auf 100%. Diese Kurven für die Krebserwartung in den verschiedenen Lebensaltern charakterisieren das Auftreten des Carcinoms besser als irgendwelche anderen Kurven und Zahlenangaben. Es erhellt wohl auch aus diesen Beobachtungen, daß die Krebsfrequenz in den verschiedenen Stämmen:

Stamm D	— 58,6%	Stamm A—FC	— 88,0%
Stamm A—RO	— 63,9%	Stamm Z	— 78,0%

die tatsächlichen Verhältnisse über den zeitlichen Ablauf des Auftretens der Geschwülste überhaupt nicht wiederspiegeln. Dieser Ablauf aber ist überaus kennzeichnend für die einzelnen Tumorstämme, jedenfalls mehr als die Prozentzahlen. Die Unterscheidung von Stämmen mit „hohen" und „niederen" Tumorraten besagt wenig, wenn man den Zeitfaktor nicht beachtet und nicht in Rechnung setzt.

Gegenüber tumorarmen Stämmen haben die Mäuse der Stämme mit hoher Mammatumorfrequenz mit ansteigendem Alter einen deutlichen Abfall im Hämoglobingehalt des Blutes (s. Abb. 10) (STRONG 1936a, STRONG und FRANCIS 1937, FRANCIS und STRONG 1938). Dies ist nicht der einzig nachweisbare Unterschied zwischen Krebsstämmen und krebsfreien Stämmen. FEKETE fand nämlich noch einen weiteren Unterschied zwischen Mäusen aus Mammatumorstämmen und aus tumorfreien Stämmen. Während die einzelnen Teile des Brustdrüsenapparates nichtsäugender Weibchen histologisch völlig gleich sind, ist bei säugenden Weibchen aus Mammatumorstämmen immer ein Teil der Brustdrüsen nicht an der Lactation beteiligt. An diesen Stellen findet keine Milchsekretion statt. Dies sind aber gerade diejenigen Partien, in denen sich die Geschwülste finden. Sie nehmen also ihren Ursprung aus solchen Geweben, die eigentümlicherweise bei der Laktation gar nicht zur Funktion kommen. Auch im endokrinen System sind Unterschiede bei Mäusen aus Mammatumorstämmen und tumorfreien bzw. tumorarmen Stämmen gefunden. CRAMER und HORNING fanden, daß das Nebennierenmark bei Tumormäusen Degenerationskerne von brauner Färbung enthält, die bei Mäusen aus tumorfreien Stämmen fehlen. Außerdem konnten sie dartun, daß diese Degenerationskerne bei Stämmen mit hoher Tumorrate sich häufiger finden, größer sind und sich sowohl bei den Weibchen als bei den Männchen finden, während Tiere aus Stämmen mit geringerer Geschwulstfrequenz diese Degenerationsstellen seltener aufweisen und sie überdies auf die Weibchen beschränkt sind. Für die übrigen Beziehungen der Hormone auf die Entstehung der Tumoren sei auf die Zusammenfassungen von LACASSAGNE (1939), FREKSA (1939) und GARDNER (1939) (vgl. auch BAGG und HAGOPIAN 1939, sowie LOEB und KIRTZ 1939) verwiesen.

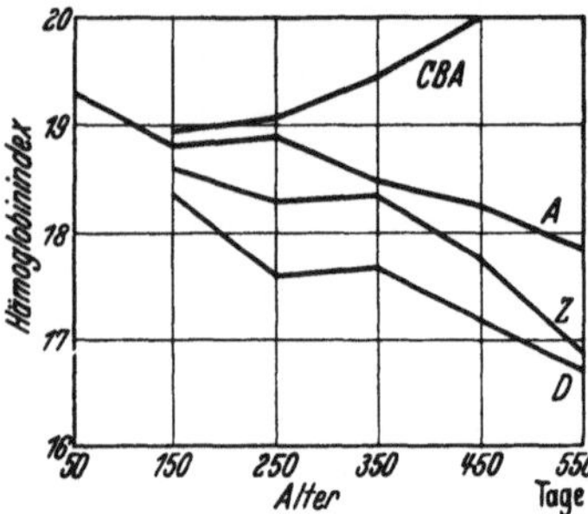

Abb. 10. Abnahme des Hämoglobingehalts des Blutes mit dem Alter der Mäuse bei 3 tumorreichen Stämmen A, Z und D im Vergleich zu dem Hämoglobingehalt des Blutes der Tiere eines tumorarmen Stammes (CBA). (Nach STRONG.)

Der Abfall im Hämoglobingehalt setzt nicht mit dem Auftreten eines Tumors ein. Er findet sich bei den Tumorstämmen der Maus sowohl bei den Tieren, die einen Krebs bekommen, als bei den krebsfreien Tieren. Bei den Krebsmäusen ist er also unter Umständen nachweisbar, bevor eine Geschwulst realisiert ist. STRONG (1938) gelang es, theoretisch den Zeitpunkt zu bestimmen, wenn ein Tumor tatsächlich auftritt. Er ist offenbar 3—4 Wochen bereits vorhanden, bevor er palpabel ist. Mit dem Einsetzen des Geschwulstwachstums geht dagegen eine Änderung im elektrischen Potential verschiedener Stellen der Körperoberfläche der Mäuse unmittelbar einher (BURR, SMITH und STRONG 1938, BURR, STRONG und SMITH 1938). Der Eintritt der Änderung entspricht vielleicht dem Manifestwerden des Tumors, wie unter anderem auch Versuche über Tumorinduktion mittels Methylcholanthren zeigen. Unabhängig von dieser Änderung im elektrischen Potential verschiedener Körperoberflächenpartien fand sich übrigens auch ein Unterschied zwischen Mäusen aus Tumorstämmen und tumorfreien Stämmen in der Stärke der elektrischen Spannung verschiedener Körperpartien.

Sehr eingehend sind für die 4 Stämme D, Z, A—FC und A—RO die Zuchtdaten in bezug auf ihre Beziehung zu der Tumorfrequenz untersucht. Die Wurfgröße, die von Stamm zu Stamm verschieden ist und naturgemäß auch bei den Weibchen der einzelnen Stämme variiert, sowie der Prozentsatz der Jugendsterblichkeit während der Säugezeit haben keine Beziehung zur Geschwulstrate. Auch das Alter der Mutter bei der ersten Geburt ist ohne Beziehung hierzu.

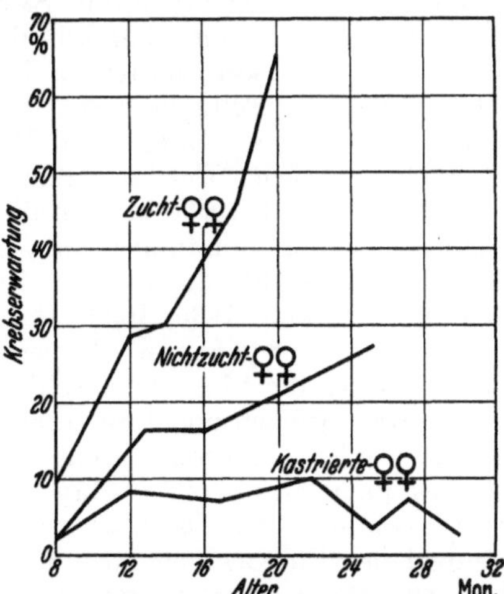

Abb. 11. Die Krebserwartung von Zuchtweibchen vom 8. Monat ab, von im Alter von 8 Monaten von den Männchen isolierten Weibchen und von im Alter von 8 Monaten kastrierten Weibchen im D-Mäusestamm. (Nach MURRAY.)

Dagegen ist der Prozentsatz der Tumoren bei Zuchtweibchen gegenüber virginell gehaltenen Tieren verschieden. Hier sei auch gleich eingeschaltet, daß die Ovariektomie die Tumorrate wesentlich beeinflußt. MURRAY (1936) teilte im Alter von 8 Monaten aus dem D-Stamm bis dahin zur Zucht verwandte Weibchen in 3 Partien: die einen wurden in der Folge weiter zur Zucht verwandt, die anderen wurden von den Zuchtmännchen isoliert, die dritten kastriert. Abb. 11 zeigt, daß bei den Zuchtweibchen die Krebserwartung nach diesem Zeitpunkt konstant zunimmt, bei den nicht mehr zur Zucht verwendeten Tieren viel weniger zunimmt und bei den kastrierten Tieren konstant bleibt. Parallel mit dieser unterschiedlichen Krebsrate ändert sich das mittlere Lebensalter der Mäuse der 3 Gruppen (Abb. 12). Die Kastraten leben nach der Operation länger als die Nichtzuchtweibchen, diese wiederum länger als die Zuchtweibchen. Mithin sind einmal Trächtigkeit und Säugen von Einfluß auf das Lebensalter, zum anderen auf die Tumorrate, mit anderen Worten, die Tumorrate wird beeinflußt durch den Status der Milchdrüsen, besser durch ihre physiologische Tätigkeit. Diese andererseits wird — wie wir ja auch aus anderen Versuchen wissen — kontrolliert durch die Ovartätigkeit. Dementsprechend haben frühe Kastrationen (im Alter von 4—6 Wochen) und von Lebensbeginn an virginell gehaltene Weibchen (s. auch SUNTZEFF, BURNS und MOSKOP, 1937 u. a.) eine noch weiter herabgesetzte Tumorrate als die Weibchen in den eben zitierten Versuchen.

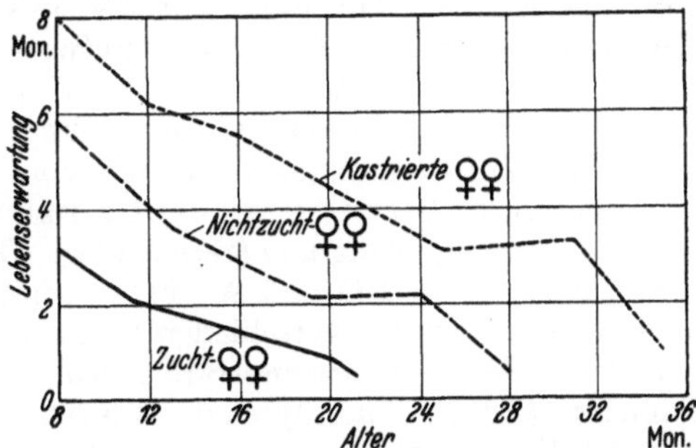

Abb. 12. Die Lebenserwartung von Zuchtweibchen vom 8. Monat ab, von im Alter von 8 Monaten von den Männchen isolierten Weibchen und von im Alter von 8 Monaten kastrierten Weibchen im D-Mäusestamm. (Nach MURRAY.)

Werden Männchen im Alter von 4—6 Wochen kastriert (MURRAY, s. auch für andere Tumorstämme CORI 1926 und LATHROP und LOEB 1916), so werden auch bei ihnen keine Tumoren manifest. Nur MURRAY erhielt unter 251 kastrierten Männchen einmal einen Mammatumor. MURRAY ging indes weiter, indem er 210 ♂♂ kastrierte, ihnen aber subcutan ein Ovar von einer Schwester implantierte. Davon bekamen 38 ♂♂ (18,09%) einen Tumor, und zwar annähernd in dem gleichen Alter wie virginelle ♀♀. LACASSAGNE (1933, 1936), BURROWS (1935) u. a. (s. auch GARDNER, SMITH, ALLEN und STRONG 1936) injizierten jugendlichen Männchen schon von den ersten Lebenstagen ab große Follikulindosen, ohne die Tiere vorher zu kastrieren, und erhielten ähnlichen Erfolg. Gibt man solche Follikulindosen von Jugend an virginell gehaltenen Tumorweibchen (SUNTZEFF, BURNS und MOSKOP, 1937), so steigt die Tumorfrequenz wieder beträchtlich. Da das Follikulin des Ovars den Brunftzyklus mitdeterminiert und da dieser erblich bedingt ist, bestand die Möglichkeit, daß die Weibchen aus Mammatumorstämmen einen anderen Geschlechtszyklus hatten als aus anderen Stämmen. Dies ist aber nicht der Fall (SUNTZEFF, BURNS, MOSKOP und LOEB 1935, 1936; BONSER 1935).

In allen bisher genannten Experimenten ist primär die hormonale Gonadentätigkeit durch die Eingriffe sowohl bei den virginell gehaltenen Tieren als auch bei den Kastrationen und Implantationen als auch durch die Hormoninjektionen variiert worden. Ihrerseits beeinflußte die hormonale Ovarfunktion die Tätigkeit des Mammarapparates. Man hat andererseits *direkt die Mammardrüsen zu beeinflussen versucht.* Dazu sei vorweggenommen, daß sich histologisch weder während der Entwicklung noch im Bau der fertigen Drüsen zwischen Weibchen aus Mammatumorstämmen und solchen aus Stämmen, in denen keine Mammartumoren auftreten, irgendwelche Unterschiede ergeben haben (GARDNER und STRONG 1935), wenn man von den oben genannten Befunden FEKETES über während der Lactation ruhende Mammapartien absieht. Bindet man aber 10 Tage alten weiblichen Mäusen die Zitzen einer Seite ab — FEKETE und GREEN (1936) wählten die rechte Seite bei 49 weiblichen Mäusen des D-Stammes —, so bilden sich besonders häufig an dieser Seite die Geschwülste aus. 40 der Mäuse von FEKETE und GREEN entwickelten Mammargeschwülste, davon 15 Tiere ausschließlich auf der rechten (operierten) Seite, nur 3 dagegen ausschließlich auf der linken (nichtoperierten) Seite, während 15 auf beiden Seiten Carcinome aufwiesen (s. auch BAGG und ADAIR 1925 und BOGEN 1935, zitiert bei FEKETE und GREEN). Die Blockierung der Zitzen von Weibchen aus Stämmen ohne, besser mit sehr geringer Tumorrate war ohne Einfluß auf das Auftreten von Mammargeschwülsten.

Außer durch Beeinflussung der Ovarial- und Mammarfunktion ist die *Tumorfrequenz durch die Fütterung beeinflußbar.* Die oben genannten Unterstämme des A-Stammes — A—RO und A—FC — sind nur durch die Art des Futters, das ihnen geboten wurde, verschieden (BITTNER 1935c). Die oben gezeigten Unterschiede in der Gesamttumorrate sowohl als in dem zeitlichen Auftreten der Tumoren (Abb. 8 und 9) sind dadurch bedingt. Beim A—RO-Unterstamm bestand die Grundkost aus gequetschten Haferflocken (Rolled Oats = RO) mit bestimmten Zusätzen, wie Trockenmilch, gemahlenem Trockenfleisch und Salz. Dem A—FC-Unterstamm wurde Purinafuchskuchen (Fox Chow = FC) gegeben, ein Backpräparat aus Mehl, Fleisch, Hanf- und Rübsamen sowie Lebertran (BITTNER 1935). An der Wurfgröße, Wurffolge und an der Sterblichkeit bei der Geburt und in verschiedenen Lebensaltern zeigte BITTNER (1936), daß die Purinanahrung für den A-Stamm ungleich günstiger ist als die Haferflockenkost. Es bekämen danach besonders gut genährte und infolge der Nahrung besonders gut konstitutierte Tiere eher einen Tumor als die anderen! Andererseits aber leben die mit Haferflocken ernährten Tiere länger. Es könnte mithin auch die Lebensverlängerung sich auf die Krebsrate in irgendeiner Weise auswirken, direkt oder indirekt.

Strong (1932, 1934, 1935a, 1936a und b) setzte Mäusen (D-Stamm und A-Stamm) in einem bestimmten Alter zu dem Normalfutter einige Tropfen Wintergreenöl hinzu. Nach dem Einsatz des Zusatzes war die Tumorrate der Versuchstiere wesentlich geringer als die der Kontrollen, erstere entwickelten in einem Versuch 27,8% Tumoren, letztere 75,0%. Dieser Unterschied setzte 8 Wochen nach der Zusatzfütterung ein, bis dahin war die Geschwulstfrequenz die gleiche. Die Zusatzfütterung erhöhte weiterhin die Zeit, die von dem ersten Auftreten der Tumoren bis zum Exitus der Tiere verstrich. Der Krebs wuchs also viel weniger rapid. Histologisch war das Stroma viel stärker entwickelt als bei den Kontrollen (Abb. 13), bei denen das Carcinom viel solider war. Auch ein Zusatz von Thymianöl (Strong 1935b) und von Nelkenöl (Strong 1935c) setzte

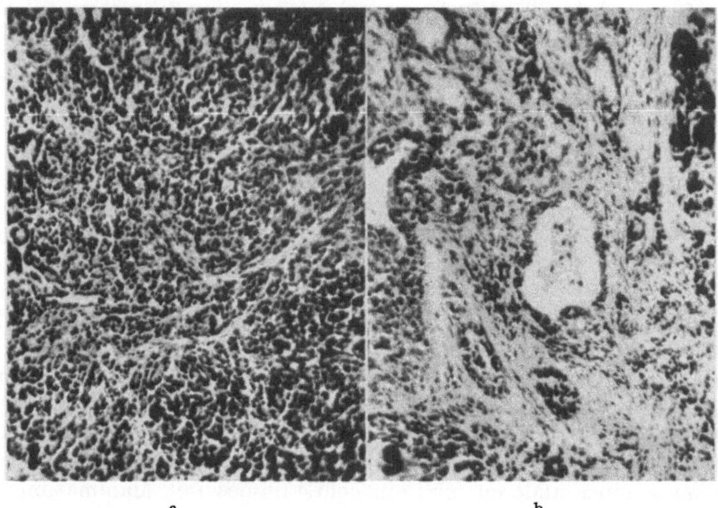

a b

Abb. 13a und b. a Normaler Mammatumor. b Mammatumor mit reicher Stromaentwicklung nach Zusatz von Wintergreenöl zur Grundkost. (Nach Strong.)

die Tumorrate herab. Die 3 zusätzlichen Mittel erhöhten das mittlere Lebensalter der Versuchstiere erheblich. Also auch hier geht eine Lebensverlängerung mit einer Herabsetzung der Tumorrate einher.

Die weitere Suche nach dem wirksamen Bestandteil des Wintergreenöles (Strong 1938, 1939) ergab folgendes:

Methylsalicylat, der Hauptbestandteil dieses Öles, beeinflußt das Tumorwachstum bei A-Mäusen mit Spontantumoren nicht. Auch erwies sich eine Fraktion des Wintergreenöles, deren Siedepunkt oberhalb dem des Methylsalicylates lag, als unwirksam. Dagegen war das Wachstum der Geschwülste stark gehemmt bei solchen Tieren mit Spontantumoren, die eine Fraktion des Öles erhielten, deren Siedepunkt unter dem des Methylsalicylates lag. Als wirksamer Bestandteil dieser Fraktion erwies sich Heptylaldehyd, aber nur, wenn er zweimal bei 152,2—153,2^0 C destilliert war und der Heptylaldehyd nach täglicher Entnahme aus dem betreffenden Fläschchen mit CO_2 überschüttet wurde und das Mittel kalt aufbewahrt wurde. Trotzdem war er nach einem Stehen von mehr als einer Woche unwirksam. Der Heptylaldehyd wurde unmittelbar dem Futter zugesetzt, und zwar kam 1 Tropfen auf 2 g eines täglich verabfolgten Standardfutters. Die Wirkung des Heptylaldehyds setzte erst etwa nach 8tägiger Fütterung der Tiere mit dem Heptylaldehydzusatz ein. Das Tumorwachstum war gegenüber unbehandelten Kontrollen gehemmt. In einer Anzahl von Fällen kam es sogar zu einer fast vollständigen Auflösung der Tumoren, jedenfalls waren die Tumoren bei Versuchsende nicht mehr palpabel. Nach dem Aussetzen der Heptylaldehydkur rezidivierten sie indes und waren eigentümlicherweise gegen eine neue Kur resistent. Die subcutane Injektion unverdünntem Heptylaldehyds erzeugte Nekrosen. In eigenen Versuchen wurde Heptylaldehyd in Sesamöl gelöst, wir bekamen indes danach ebenfalls starke Ulcera, die eine derartige Applikationsart verhinderten. Dagegen war diese Behandlungsart bei Hunden mit Spontantumoren (Strong und Whitney) von bestem Erfolg begleitet. Mehrere der Tumoren zeigten vollständige Regressionen.

Da nach Strong Heptylaldehyd eine sehr wenig stabile Substanz ist, die leicht oxydiert oder polymerisiert wird, setzte er drei Teilen Heptylaldehyd ein Teil Methylsalicylat zu, da im Wintergreenöl vorhandenes Heptylaldehyd sich ja anscheinend nicht verändert und Methylsalicylat der Hauptbestandteil des Wintergreenöles ist. Der Erfolg auf das Tumorwachstum war noch günstiger als die Wirkung des reinen Heptylaldehyds. Bei 45 Mäusen des A-Stammes mit Spontantumoren, die die Mischung von Heptylaldehyd und Methylsalicylat erhielten, ging die Größe der Tumoren bei 20 Mäusen (44,4%) wesentlich zurück. Bei 12 Mäusen (26,6%) verschwanden die Tumoren vollständig, bei 9 von diesen Mäusen zeigten sich auch keine Rezidive, nachdem sie später das Normalfutter erhalten hatten. Der Unterschied im Behandlungserfolg läßt sich damit erklären, daß die Tumoren — es handelte sich indes mit Ausnahme der Hundetumoren stets um Mammatumoren — verschieden reagieren. Solch ein verschiedenes Ansprechen verschiedener Tumoren auf ein und dasselbe Mittel zeigt sich auch bei der Behandlung mit Colchicin

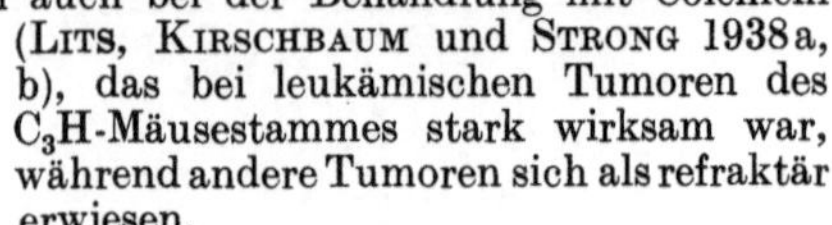

(Lits, Kirschbaum und Strong 1938a, b), das bei leukämischen Tumoren des C_3H-Mäusestammes stark wirksam war, während andere Tumoren sich als refraktär erwiesen.

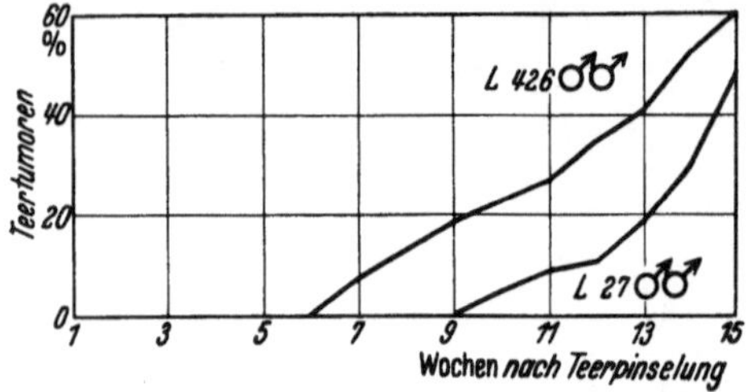

Abb. 14. Häufigkeit von Teertumoren bei Männchen zweier Linien (L 426 und L 27) desselben Mäuseinzuchtstammes. (Nach Kreyberg.)

Diese Versuche über die Beeinflussung des Tumorwachstums durch die genannten chemischen Stoffe sind nicht nur deswegen beachtenswert, weil es hier erstmalig überhaupt gelungen ist, ohne Operation oder Strahlenbehandlung Geschwülste zur Rückbildung zu bringen, sondern sie verdienen gerade das Interesse des Genetikers, weil die Wirksamkeit bei verschiedenem Genotyp der Versuchstiere ganz andersartig ausfallen kann. Wie oben erwähnt, war Methylsalicylat bei den Tumoren der Mäuse des A-Stammes wirkungslos. Dagegen erwies sich Methylsalicylat bei den Geschwülsten des CBA-Stammes, eines anderen Mäuseinzuchtstammes mit Mammatumoren, als eine, das Geschwulstwachstum stark hemmende Substanz, so daß mit Methylsalicylat gefütterte Tumorträger länger überlebten als die Kontrollen (Strong 1939). Außerdem vertragen die CBA-Tiere Methylsalicylat besser als A-Mäuse. Man konnte ihnen davon erheblich größere Dosen geben.

Wie verhalten sich die *Mammatumorstämme gegenüber tumorfreien Stämmen bei der Einwirkung krebsinduzierender Noxen?* Reagieren die Mammatumorstämme leichter? Diese Fragen sind noch nicht restlos geklärt. Ist das einwirkende Mittel stark karzinogen, so kann anscheinend bei lange genug andauernder Einwirkung jede Maus verhältnismäßig rasch zur Krebsbildung veranlaßt werden. Bei weniger stark karzinogenen Stoffen bestehen bei verschiedenen Inzuchtstämmen offenbar Verschiedenheiten. So fand Korteweg (1933), daß Stämme mit niederer Tumorrate eine größere Latenzzeit bis zur Carcinombildung nach Teerpinselung benötigen. Bei anderen Stämmen fand Murray (1933) solche Unterschiede jedoch nicht. Kreyberg baute, von einem Ausgangspärchen ausgehend, zwei Inzuchtlinien auf, von denen die eine (L 426) eine niedere spontane Mammatumorrate hatte, die andere (L 27) eine hohe. Die Linie mit hoher Geschwulstfrequenz bekam eher und häufiger Teercarcinome als die Linie mit niederer spontaner Tumorrate (Abb. 14). Danach ist der allgemeine Eindruck, daß zwar meistens die Mammartumorstämme auch leichter auf karzinogene Stoffe ansprechen, mindestens treten die Geschwülste zeitlich früher auf. Indes sind die Versuche noch nicht ganz überzeugend.

Neuerdings hat Andervont (1938) die Frage an verschiedenen Inzuchtstämmen mit verschieden hohen Raten an Mammatumoren und an Lungentumoren zu entscheiden gesucht. In seinen Versuchen zeigten die einzelnen Stämme eine ganz bestimmte Rangfolge in bezug auf das Erscheinen von Geschwülsten nach subcutaner Injektion tumorinduzierender Substanzen. Diese Reihenfolge war im ganzen unabhängig von der spontanen Mammatumorrate der Stämme. Immerhin zeigte der Stamm mit der höchsten Mammatumorfrequenz (Stamm C_3H = 95—100% Mammatumoren) die größte Empfindlichkeit gegenüber der Injektion tumorerzeugender Kohlenwasserstoffe. Andererseits fand sich bei den Tieren dieses Stammes eine relativ hohe Anzahl von Lungentumoren nach der Behandlung mit tumorinduzierenden Noxen, während dieser Stamm spontan keine Lungentumoren aufweist. Noch höher war allerdings die induzierte Rate an Lungentumoren bei dem A-Stamm, der zugleich die höchste spontane Lungentumorrate aufwies (80—85%). Der A-Stamm zeigt eine mittlere Empfindlichkeit in bezug auf am Applikationsort induzierter Tumoren. Nach diesen Versuchen scheint es also, als ob tatsächlich die Zeit, nach der Geschwülste bei der Applikation von krebserzeugenden Substanzen auftreten, vom Genotyp der Tiere abhängig ist. Dagegen ist sie unabhängig von der spontanen Tumorrate.

Die bisher genannten Beeinflussungen der Tumorrate sind rein modifikatorischer Natur. Das ergibt sich eindeutig aus der Tatsache, daß die Mitglieder der einzelnen Stämme durch die Inzucht erbgleich sind. Die Versuche gleichen völlig den Befunden an den eineiigen Zwillingen des Menschen. Nur sind sie auf ungleich größeren Versuchstieranzahlen fundiert und dadurch wesentlich eindrucksvoller und beweiskräftiger. Neben den Faktoren des äußeren Milieus haben indes genetische Faktoren, also *Faktoren des genotypischen Milieus einen entscheidenden Einfluß auf die Tumorfrequenz.*

Sehr anschaulich demonstrierte LITTLE (1934) die Beziehung von Haar- und Fellfarbe zu der spontanen Tumorrate, indem er seinen D-Stamm mit DUNNs dominantem Gelbstamm kreuzte.

Der D-Stamm hat die Erbfaktoren

a^s = nicht aguti
b = braune Haarfarbe und dunkelbraune Augenfarbe
d = verdünnte Haarfarbe (braun zu „blau" abgewandelt).

Der Gelbstamm hat die Farbgene

A^y = dominant gelb, homozygot letal
a^s = nicht aguti
B = schwarze Haarfarbe, schwarze Augen
b = braune Haarfarbe
D = intensiv ausgefärbt.

Die D-Mäuse haben danach die Erbformel $a^s a^s$ bb dd, die Gelbmäuse haben die Formel A^y a^s Bb DD. In der F_1 kommen 4 Genotypen und 4 Phänotypen vor:

1. A^y a^s Bb Dd = schwarzäugig Gelbe
2. A^y a^s bb Dd = braunäugig Gelbe
3. a^s a^s Bb Dd = Schwarze
4. a^s a^s bb Dd = Braune.

Es wurde auch eine F_2 hergestellt durch Paarung der Genotypen 2 und 4 jeweils untereinander und durch Paarung von 2 mit 4. Auch hier sind ähnliche Genotypen wie in F_1 zu erwarten und wurden auch erhalten.

Die in der F_1 und F_2 auftretenden gleichartigen Farbklassen wurden zusammengefaßt und klassifiziert in 1. gelbe Mäuse und 2. nichtgelbe Mäuse. Erstere bekamen zu 37,6% Mammargeschwülste, letztere zu 54,2% (Tabelle 9). Bei den gelben Mäusen wird der Tumor indes früher realisiert als bei den nichtgelben (Tabelle 10). Tumorfreie Gelbmäuse leben dabei weniger lange als tumorfreie, nichtgelbe Mäuse.

Klassifizierte Little die Mäuse danach, ob sie das Gen d homozygot bzw. D homozygot oder heterozygot hatten, so erhielt er bei den dd-Tieren 37,5% Tumoren, bei den DD- oder Dd-Tieren 49,2%. Dieser Unterschied ist indes gering und nicht statistisch gesichert, er hat sich auch in späteren Versuchen (Murray und Little 1935) nicht wieder verifizieren lassen. Für andere Erbfaktoren, so für das Gen T = Kurzschwänzigkeit, bestand keine Abhängigkeit der Tumorfrequenz von ihnen (Cloudman und Little).

Tabelle 9. Tumorhäufigkeit bei dominant gelben und nichtgelben Mäusen. (Nach Little, aus Kröning.)

Generation	Farbklassen		Differenz	Differenz
	Gelbe ♀♀	Nichtgelbe ♀♀		$m_{Diff.}$
F_1 . . .	38,6 ± 6,4	64,8 ± 6,5	26,2 ± 9,1	2,9
F_2 . . .	37,2 ± 3,9	51,6 ± 3,3	14,4 ± 5,1	2,8
$F_1 + F_2$	37,6 ± 3,4	54,2 ± 3,0	16,6 ± 4,5	3,7

Bei diesen und neuerdings bei allen anderen Kreuzungen, in denen Tiere aus Mammartumorstämmen beteiligt waren, zeigte sich, daß die Tumorrate der F_1-Generation und der folgenden Generationen wesentlich dadurch beeinflußt wurde, ob man Männchen oder Weibchen des Stammes mit hoher Tumorrate zu der Kreuzung verwendete. Die nach dem Geschlecht reziproken Paarungen ergaben ganz unterschiedliche Ergebnisse. Die Tumorrate der F_1 ist höher, wenn die Mutter aus dem Stamm mit hoher Tumorrate, der Vater aus dem Stamm mit niederer Tumorrate stammt, als wenn der Vater aus dem Stamm mit hoher Geschwulstfrequenz, die Mutter aus dem Stamm mit niederer Tumorfrequenz stammt. Von den nunmehr recht zahlreich vorliegenden Ergebnissen (Staff of the Jackson Laboratory 1933, Korteweg 1934, Murray und Little 1935a, 1935b, 1937; Cloudman und Little 1936) sei die Kreuzung des D-Stammes (nur virginelle ♀♀ = 50,84% Tumoren) mit hoher Tumorrate mit dem B-Stamm *ohne* Tumoren herausgegriffen. Die reziproken F_1-Paarungen ergaben (in dieser und in den folgenden Angaben sind nur virginelle Weibchen und nur das Auftreten von Milchdrüsentumoren berücksichtigt!):

Tabelle 10. Auftreten des Tumors in Tagen bei dominant gelben und nichtgelben Mäusen. (Nach Little, aus Kröning.)

Generation	Farbklassen		Differenz in Tagen
	Gelbe ♀♀	Nichtgelbe ♀♀	
F_1 . . .	401	521	101
F_2 . . .	482	564	82

♀D × ♂B = 39,82% Tu, ♀B × ♂D = 6,06% Tu.

Die entsprechenden F_2-Paarungen ergaben:

(♀D × ♂B)² = 35,54% Tu, (♀B × ♂D)² = 5,96% Tu.

Die verschiedenen, bisher veröffentlichten Rückkreuzungen der F_1-Generationen mit einer der Elterngenerationen hatte die Ergebnisse:

♀(♀D × ♂B) × ♂B = 69,5% Tu, ♀(♀B × ♂D) × ♂B = 0,0% Tu,
♀D × ♂(♀B × ♂D) = 65,9% Tu, ♀(♀B × ♂D) × ♂D = 0,0% Tu.

Unzweifelhaft wird in der F_1-Generation die Tumorrate durch den weiblichen P-Elter determiniert, in den F_2-Generationen und in der Rückkreuzung durch den weiblichen P-Großelter.

Wir hätten demnach einen Fall „extrachromosomaler Vererbung" bzw. „plasmatischer Vererbung". Dieser Schluß wird auch von Little und seinen Mitarbeitern gezogen.

Bedenken gegen diese Beweisführung sind folgende: Es treten in der F_1 bei der Paarung ♀B × ♂D und der F_2 dieser F_1-Generation Tumoren auf, die bei *rein plasmatischer Vererbung* nicht auftreten dürfen, da der B-Stamm tumorfrei ist. Diese Abweichung wird von Little und seinen Mitarbeitern dahin interpretiert, daß außer dem Plasma Gene die Tumorrate beeinflussen. Zum andern zeigte BITTNER (1936), daß weibliche Mäuse eines Tumorstammes mit hoher Mammatumorfrequenz (88%), wenn sie während der Saugzeit bei Ammen aus einem Tumorstamm mit geringer Tumorrate (10%) verbleiben, einen viel geringeren Tumorprozentsatz bekommen, als ihnen eigentlich zukommt. So entwickelten 9 Weibchen aus dem Stamme mit zahlreichen Milchdrüsencarcinomen, von Ammen aus dem Stamm mit geringer Tumorrate aufgezogen, nur 3 Geschwülste ($33^1/_3$%). Das sind an sich kleine, nicht beweiskräftige Zahlen. Diese 9 Weibchen wurden aber mit Geschwistermännchen verpaart und hatten 40 weibliche Nachkommen mit abermals nur 14 (34,7%) Brustgeschwülsten. Da BITTNER diese Verhältnisse auch bei der Kreuzung zweier ganz anderer Stämme fand (den eben beschriebenen Stämmen B und D), geben sie Anlaß, die extrachromosomale Vererbung etwas ins Schwanken zu bringen.

Die vorstehend aufgeführten Versuche über die Aufzucht von Jungen aus Mammatumorstämmen durch Ammen aus tumorfreien bzw. tumorarmen sind mittlerweile fortgeführt worden. Der letzte Bericht (BITTNER 1939) bringt die Angaben über die Aufzucht von Mäusen des A-Stammes durch Ammen des C 57-Stammes (= B-Stamm). Der A-Stamm hat eine Tumorrate von 83,6% (Anzahl der beobachteten Weibchen =n= 1093). Weibchen des A-Stammes, die während der Lactationszeit von Ammen des B-Stammes gesäugt waren, brachten dagegen nur 7,4% Tumoren (n = 95). Diese mit Ammen hochgezogenen Weibchen brachten eine weitere Generation, wobei man zwischen solchen Tieren unterscheiden muß, deren Mütter einen Krebs bekamen (das sind also die 7,4% der oben aufgeführten 95 Weibchen) und solche Mütter, die krebsfrei blieben. Erstere hatten 77 Nachkommen mit 66,2% Tumoren, letztere 286 Nachkommen mit 9,8% Geschwülsten. In eigenartiger Weise wurde das Alter der krebsfreien Mäuse durch die Ammenaufzucht beeinflußt. Während im A-Stamm krebsfreie Mäuse ein mittleres Lebensalter von 12,1 Monaten erreichten, lebten krebsfreie Mäuse, die durch B-Ammen gesäugt waren im Mittel 16,3 Monate. Die *krebsfreien* Nachkommen derjenigen dieser Weibchen, die *krebsfrei blieben*, lebten 16,1 Monate und die *krebsfreien* Nachkommen derjenigen dieser Weibchen, die *einen Krebs bekamen*, lebten 15,9 Monate. Die Ammenaufzucht wirkte mithin nicht nur auf die aufgezogenen krebsfreien Tiere lebensverlängernd, sondern auch auf deren krebsfreie Nachkommen. Das Alter der Krebstiere wurde dagegen nicht beeinflußt: bei den tumortragenden A-Mäusen war das mittlere Todesalter 11,1 Monate, bei denen durch Ammen aufgezogenen A-Mäusen mit Krebs 10,4 Monate und bei ihren tumortragenden Nachkommen 11,7 und 12,2 Monate.

Die Kombination der Versuche der Kreuzung von Tieren aus Stämmen mit hoher mit Tieren aus Stämmen mit niederer Tumorrate und die Aufzucht dieser Nachkommenschaft mit Ammen ergab folgendes. Die Paarung der Tiere aus den eben genannten Stämmen A und B ergab, wenn ♀ A × ♂ B gepaart wurde, 95% Tumoren bei der weiblichen Nachkommenschaft (n = 101). Werden solche Tiere jedoch von B-Ammen aufgezogen, so geben sie nur 2% Geschwülste (n = 309). Die reziproke Paarung ♀ B × ♂ A ergibt unter den weiblichen Nachkommen 8% Carcinome (n = 96); werden diese aber von A-Ammen gesäugt, zeigen sich 93% bösartige Geschwülste (n = 184).

Durch diese neuen Daten wird die Wahrscheinlichkeit, daß es sich bei der Vererbung der Mammatumoren der Maus um mütterlichen Erbgang handeln könnte, natürlich stark eingeschränkt. BITTNER spricht daher den mütterlichen Einfluß bei der Ätiologie der Brusttumoren der Maus als einen „Brustkrebs erzeugenden Einfluß" (breast-cancer producing influence) an, der durch die Milch der Weibchen übertragen wird. Der Erbgang ist noch immer nicht befriedigend geklärt.

Man muß für eine Entscheidung offenbar neue Daten herbeischaffen und die Frage nach dem *Erbgang der Mammargeschwülste offen* lassen.

Die genannten Befunde an den Mammartumorstämmen der Maus und die Versuche mit diesen Tumorstämmen ergeben zusammenfassend folgendes: Der histologische Typ des Tumors (Carcinom bzw. Adenocarcinom) ist für jeden Stamm spezifisch. Auch die Lokalisation an der Mamma ist für alle Stämme spezifisch. Hinzugefügt sei, daß auch die Art des Wachstums der Tumoren — Wachstumsgeschwindigkeit, expansives Wachstum, Metastasierung — spezifisch ist. Nicht nur die Häufigkeit als solche, mit der ein Tumor sich in einem bestimmten Stamm findet, ist weiterhin spezifisch, sondern die Häufigkeit des Auftretens in einem bestimmten Alter der Tiere. *Sowohl der Geschwulsttyp als die Lokalisation, als die Wachstumsform, als die Metastasierungsfähigkeit, als das Krebsalter sind erblich bedingt.* Das Merkmal Tumor ist sehr variabel. Die „Tumorgene" oder das „Tumorgen" oder das oder die Tumorgene und ihre Modifikatoren und das „Tumorplasma" sind offenbar Erbfaktoren mit variabler Realisation. Durch äußere und innere Faktoren ist sowohl die Häufigkeit der Manifestation („Penetranz") als die besondere Art der Merkmalsverwirklichung („Expressivität") variabel. Das Merkmal „Mammatumor" zeigt „mütterlichen Erbgang". Eine definitive Klärung des Erbganges steht jedoch noch aus. Eine Interpretation des Erbganges, die darauf hinausläuft, daß *ein* recessives oder *ein* dominantes Gen oder ein oder *einige wenige* Gene den Erbgang determinieren, wie es vor Jahren Maud Slye angegeben hat und wie es neuerdings auch wieder Dobrovolskaja-Zavadskaja behauptet hat, ist nicht möglich. Es erübrigt sich daher auch, auf diese Interpretationen näher einzugehen (s. Little 1928).

VII. Die übrigen Tumorstämme bei Maus und Ratte.

Wie oben erwähnt, ist in den Mammatumorstämmen häufig sowohl die Lokalisation als der Geschwulsttyp streng spezifisch. Als Repräsentant eines solchen Mammatumorstammes kann vor anderen besonders der D-Stamm angesehen werden. In anderen Stämmen ist die Lokalisation und der Geschwulsttyp nicht so einheitlich. Zum Beispiel finden sich in dem A-Stamm neben den Mammartumoren häufig auch primäre *Lungentumoren* (Bittner 1936). Die Häufigkeit, mit der die Lungentumoren in dem A-Stamm vorkommen, zeigt Abb. 15. Sie kann unmittelbar verglichen werden mit der Abb. 9. Die Lungentumoren treten sowohl bei Männchen als bei Weibchen auf. Im Gegensatz zu den Mammartumorweibchen bekommen virginell gehaltene Weibchen häufiger einen Lungentumor als Zuchtweibchen. Bei 18,8% der zur Autopsie gelangten Zuchtweibchen fand sich neben einem primären Mammatumor auch ein primärer Lungentumor. Das histologische Bild eines Lungentumors aus dem A-Stamm ist stets das eines bronchialen Adenocarcinoms. Von Lynch (1925, 1926, 1938) sind Mäusestämme aufgebaut, die ausschließlich Lungentumoren aufweisen. Es handelt sich um drei Stämme: Der Stamm 1194 gibt eine Ausbeute von 5,9% Lungentumoren, der Stamm „Bagg" 39,3% und der Stamm D (nicht identisch mit dem hier wiederholt genannten Stamm D) 66,4%. Bei Kreuzung dieser Stämme war kein mütterlicher Einfluß festzustellen.

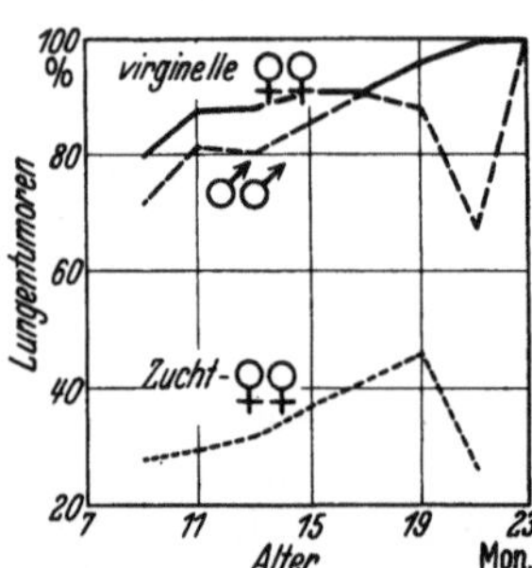

Abb. 15. Die Krebserwartung für *Lungen*tumoren in den verschiedenen Lebensaltern bei den Mäusen des A-Stammes. Die Krebserwartung für Mammatumoren des gleichen Stammes s. Abb. 9. (Nach Bittner.)

In anderen Tumorstämmen, so in dem kurzschwänzigen Stamm von DOBROVOLSKAJA-ZAVADSKAJA finden sich häufig *Bindegewebstumoren*. Man trifft hier, sowohl echte Sarkome als vor allen Dingen Lymphosarkome bzw. Lymphoblastome (L. MERCIER und L. GOSSELIN). Bei anderen Stämmen sind neben den Mammatumoren *erbliche Leukämien* beschrieben worden, die von ABERLE und MACDOWELL als echte Tumoren nachgewiesen sind (s. auch KIRSCHBAUM und STRONG 1939). Diese Geschwulsttypen finden sich in bestimmten Stämmen auch allein. Ihre Manifestationshäufigkeit ist aber durchweg sehr niedrig. Es ist deswegen sehr schwer, solche Stämme wirklich erbrein zu züchten, ohne daß die Tumoren abhanden kommen. Einen schönen Fall des Auftretens von Tumoren, die nicht an der Mamma lokalisiert sind, haben unlängst auch STRONG und SMITH gegeben. Sie finden in ihrem an sich tumorfreien, CBA genannten Stamm in bestimmten Linien bei den Autopsien eine Anzahl gutartiger Lebergeschwülste. Auch ist ein Mäusestamm beschrieben, bei dem sich Knochentumoren finden. Sie werden übrigens bei den Weibchen zu 77,3%, bei den Männchen zu 29,6% realisiert, ein beachtlicher Geschlechtsunterschied. Der gleiche Stamm (Simpson-Stamm) ist noch dadurch ausgezeichnet, daß sich eine ganze Anzahl weiterer Geschwülste — Mammatumoren, Lungentumoren, Epitheliome und Hämangiome — finden (PYBUS und MILLER 1938a, b).

Der Erbgang all dieser Geschwülste ist noch unbekannt (s. u. a. LITTLE, MURRAY und CLOUDMAN 1939). Wir wissen indes, daß der Erbgang nie mütterlich ist. Auch treten diese Geschwülste bei Männchen und Weibchen — meist sogar in annähernd gleicher Häufigkeit — auf.

Von der Ratte sind bisher wenige eigentliche Tumorstämme beschrieben worden. So liegt von CURTIS, BULLOCK und DUNNING über eine Reihe von Inzuchtstämmen eine Untersuchung der bei den Autopsien gefundenen Tumoren vor. Sie läßt erkennen, daß ebenso wie bei der Maus Manifestation und Geschwulsttyp erblich sind. Die Verfasser bezeichnen ihre Stämme nach den Züchtern oder den Orten, von denen sie ihre Ausgangstiere bekommen haben. Sie kennzeichnen die Stämme in bezug auf die Tumoren folgendermaßen: In dem Stamm „Fischer“ finden sich am häufigsten Sarkome der mesenterialen Lymphknoten, der Stamm „August“ ist durch Geschwülste der Milchdrüsen, des Uterus, der Haut und des subcutanen Bindegewebes gekennzeichnet. Im Stamm „Kopenhagen“ finden sich Tumoren der Thymus, die in den anderen Stämmen vermißt werden. Dieser Stamm zeigt dagegen keine Sarkome des Uterus oder der mesenterialen Lymphdrüsen und nur wenig solcher Geschwülste, die für den Stamm „August“ soeben als charakteristisch angegeben sind. Auch hier wissen wir über den Erbgang der Tumoren wenig. Es liegen nur einige, zahlenmäßig geringe Kreuzungen der Stämme untereinander vor. Wie bei den Mammatumorstämmen der Maus, sind die Rattentumorstämme durch das Alter der Tiere beim Auftreten der Geschwulst besonders scharf gekennzeichnet. Gleichfalls ist die Häufigkeit des Auftretens bei den Geschlechtern für jeden Stamm typisch, auch beim gleichen Geschwulsttyp.

Wenn man die Mammatumorstämme der Maus mit den Tumorstämmen, bei denen die Geschwülste eine andere Genese und eine andere Lokalisation haben, vergleicht, so erhellt, daß letztere viel weniger gründlich untersucht sind als erstere. Das Vorkommen eines bestimmten Geschwulsttyps mit stets gleicher Lokalisation bei gewissen Stämmen spricht dafür, daß in den Fällen, in denen mehrere Geschwulsttypen eines oder mehrerer Gewebe und an verschiedenen Orten auftreten, wahrscheinlich verschiedene Gene sowohl für Lokalisation als Geschwulsttyp vorhanden sind. Die Kreuzungen des Mammatumor-Lungentumorstammes A sprechen dafür, daß beide Lokalisationen unabhängig voneinander vererbt werden. Die Kreuzung des D-Stammes mit dem Dobrovolskaja-Zavadskaja-Stamm, in dem sowohl Mammatumoren als Sarkome auftreten, spricht dafür, daß auch der Geschwulsttyp unabhängig vererbt wird. Es hieße aber weit über das Ziel hinausschießen, irgendeine Interpretation des Erbganges für wahrscheinlicher anzusehen als eine andere Interpretation. Diese Frage kann bei den Geschwülsten, die nicht in den Milchdrüsen entstehen, noch viel weniger als geklärt gelten als bei den Mammatumoren.

VIII. Tumorinduktionen und Genetik.

Tumoren lassen sich zur Zeit auf vier verschiedenen Wegen induzieren. Die carcinogenen Mittel sind

1. Parasiten,
2. chemische Stoffe,
3. kurzwellige Strahlen,
4. Virusstoffe.

1. Parasitäre Geschwulstbildungen.

Erstmalig gelang es Fibiger (1919, 1920) durch Infektion von Ratten mit dem *Nematoden Spiroptera (Ganglyonema) neoplastica* Magencarcinome zu erzeugen. Der Wurm macht seine Jugendentwicklung in der Küchenschabe *Periplaneta americana* durch. Er gelangt wahrscheinlich als Ei aus dem Rattenkot mit der Nahrung in den Darm der Küchenschabe und übersteht hier seine ersten Larvenstadien. Wenn die Schaben von einer Ratte gefressen werden, gelangen mit dieser die Larvenstadien in den Darmtractus der Ratte, werden hier geschlechtsreif und bewirken im Vorderdarmabschnitt, vor allem im Magen, echte maligne Carcinome. Der Versuchsausfall bei den Versuchen Fibigers ist ganz eindeutig. Auch seine Untersuchung über die Histogenese der Tumoren sind sehr aufschlußreich. Trotzdem gelang es verschiedentlich nicht, die Versuche an *anderem* Rattenmaterial zu wiederholen (s. Passey, Leese und Knox 1935). Wie wir heute vermuten dürfen, beruht dies Mißlingen bzw. Gelingen darauf, daß die genetische Konstitution der Ratten Fibigers die Carcinombildung zuließ, diejenigen der Nachuntersuchungen dagegen nicht. Andererseits ist nach Untersuchungen Cramers (1938) die Möglichkeit nicht von der Hand zu weisen, daß die von Fibiger als Vorstadien zum Magenkrebs der Ratten beobachteten Magenpapillome durch die Fütterung seiner Versuchstiere mit Weißbrot erzeugt waren. Cramer erzielte nämlich ganz ähnliche Papillome bei Ratten durch vitamin-A-arme Diät. Immerhin fanden Bonne und Sandground (1939) bei Javaaffen durch einen Nematoden bedingte Magengeschwülste, ein Befund, der dem Fibigers sehr ähnelt und doch auf die Möglichkeit hinweist, daß bestimmte parasitische Nematoden des Magens der Säugetiere durch ihre Anwesenheit Krebserzeuger werden könnten.

Dieser Schluß ist begründet durch die Versuche von Curtis, Bullock und Dunning über das Lebercarcinom der Ratten nach Infektion mit der Finne *Cysticercus fasciolaris* des Katzenbandwurmes *Taenia crassicollis*. Die Sarkombildung ist direkt proportional der Zahl der Cystizerken, mit denen die Ratten infiziert werden. Bei der Infektion mit einer Cyste wurden 31,5% Geschwülste gefunden, nach einer Infektion von 48—51 Cysten dagegen 87,5%. Der Zeitpunkt des Auftretens der Tumoren nach der Infektion ist indirekt proportional der Cystizerkenanzahl. Der Korrelationskoffizient ist $r = -0{,}493 \pm 0{,}08$. Auch das Alter der Ratten bei der Infektion ist für die Geschwulstbildung maßgebend. Fand die Infektion im Alter von einem Monat statt, so bildeten im Gesamtmaterial 76% Sarkome, bei einem Infektionsalter von 2 Monaten entstanden 50% Tumoren, bei 3 Monaten 36% und bei 4 Monaten nur 19%. Männchen reagieren leichter auf eine Infektion mit Tumorbildung als Weibchen. *Das Ausmaß dieser Abhängigkeiten ist aber von Inzuchtstamm zu Inzuchtstamm verschieden.* Es wurden 8 Inzuchtstämme mit der gleichen Anzahl Cysticercuscysten infiziert. Es bekamen ganz verschiedene Prozentsätze der Tiere der einzelnen Stämme Geschwülste (Tabelle 11).

Viele dieser Unterschiede zwischen den Stämmen sind statistisch gesichert (s. CURTIS, DUNNING, BULLOCK 1933, S. 908), insbesondere die zwischen den wenig empfindlichen Stämmen 230, Marschall und August und den hochempfindlichen Stämmen Zimmermann, Fischer, Kopenhagen, A × C und 344. Eigentümlicherweise geht dieser unterschiedlichen Empfindlichkeit eine ansteigende mittlere Lebensdauer der Tiere der einzelnen Stämme parallel: die hochempfindlichen Stämme sind wesentlich langlebiger als die weniger empfindlichen. Nur Stamm 344 macht darin eine Ausnahme. Seine mittlere Lebensdauer ist praktisch die der wenig empfindlichen Rattenstämme.

Tabelle 11. Reaktion verschiedener Ratten-Inzuchtstämme auf die Infektion mit gleicher Cystizerkenanzahl. (Nach CURTIS, DUNNING und BULLOCK.)

Stammbezeichnung	Sarkome %
230	25,0
Marschall . . .	37,4
August	37,8
Zimmermann .	56,4
Fischer	60,0
Kopenhagen . .	62,7
A × C	67,2
344	67,2

Beachtlich ist bei dieser Geschwulstentstehung nach parasitärer Infektion, daß die Parasiten als physiologisch in dem Sinne anzusehen sind, als sich auch bei wildlebenden Ratten die Parasiten häufiger finden. Hier sind aber Tumorbildungen sehr selten (BRUMPT 1934). Danach sollte man vermuten, daß es bei geeigneter Auswahl an Versuchstiermaterial gelingen sollte, auch ganz resistente Stämme (vgl. die *Spiroptera*-Versuche) neben den hochempfindlichen zu gewinnen.

2. Chemische Stoffe als Geschwulsterzeuger.

Aus der menschlichen Pathologie war schon lange bekannt, daß bestimmte Stoffe, wie Arsen, Anilin, Teere, Asphalt, Mineralöle u. a., Tumoren zu erzeugen vermögen (s. FISCHER-WASELS 1927). In der Anwendung dieser Stoffe auf Tiere waren erstmalig YAMAGIWA und ICHIKAWA (1921) erfolgreich, als sie bei der Maus mit Teerpinselung Hautkrebs erhielten. Heute ist es mit verfeinerter Technik möglich, auch mittels der anderen Chemikalien Tumoren zu erzeugen, selbst die Induktion eines derartigen Krebses wie des Blasencarcinoms nach Anilininhalation oder Anilininjektion (SCHAER 1930; PERLMANN und STAEHLER, 1933) gelingt. Besondere Triumphe feierten bei der Analyse der chemisch wirkenden carcinogenen Stoffe englische Forscher, denen es einerseits (TWORT und TWORT) gelang, die maligne Wirkung der Mineralöle zu analysieren. Die Malignität dieser Öle geht ganz parallel ihrem Refraktionsindex. Zum anderen konnten COOK und seine Mitarbeiter die Natur der carcinogenen Bestandteile des Teeres weitgehend aufklären. Diese Untersuchungen lassen chemisch eigenartige Beziehungen zu den teilweise bei der Mammartumorbildung so wirksamen östrogenen Stoffen und zu anderen physiologisch wirksamen Stoffen wie Gallensäuren und zum Cholesterin erkennen, daß sie hier nicht ganz übergangen werden können. Für eine eingehendere Darstellung und für die weitere Literatur sei auf K. H. BAUER (1937) verwiesen.

Als Ausgangspunkt der Entdeckung chemisch genau bekannter Stoffe aus höchst siedenden Fraktionen des Teers muß das durch sein Fluorescenzspektrum charakterisierte 1:2-Benzanthracen angesehen werden (I). Es ist nur ganz schwach carcinogen. Es wird durch Einführung von Substituenten in Stellung 5 oder 6 oder beide, z. B. eines weiteren Sechserringes in 5:6-Stellung — 1:2, 5:6-Dibenzanthracen — sehr aktiv (II). Die Anlagerung eines Sechserringes an das Benzanthracen in 1:2-Stellung statt in 5:6-Stellung führt zu dem Dibenzpyren, das nunmehr hochaktiv ist (III). 1:2, 5:6-Dibenzanthracen und 1:2-Dibenzpyren stehen heute als carcinogene Stoffe im Experiment mit an erster Stelle. Von 1:2-Benzanthracen ausgehend, gelangt man durch Anlagerung eines Fünferringes zum Cholanthren (IV) und von diesem durch Anlagerung einer Methylgruppe zum hochwirksamen Methylcholanthren (V). Dieses stellte COOK nun aus den Gallensäuren dar. Nach BUTENANDT (1935) ist nicht unwahrscheinlich, daß dieser Weg auch in vivo möglich ist. Darüber hinaus scheint es BUTENANDT nicht unwahrscheinlich, daß auch Cholesterin, das männliche Keimdrüsenhormon, das weibliche Keimdrüsenhormon sowie die Follikelhormone, die sämtlich bei örtlicher Einwirkung carcinogen unwirksam sind, eine gleichartige oder ähnliche Umwandlung in das Methylcholanthren oder in einen anderen, chemisch verwandten Stoff mit carcinogener Wirkung finden könnten. Um diese Möglichkeit zu zeigen, seien die Formeln dieser Stoffe gegenübergestellt (VI). Sie besitzen sämtlich drei 6-Ringe: das Sterinskelet. Es ist nun neuerdings LACASSAGNE (1936) gelungen, nicht nur mit Follikulin (s. oben S. 1094), sondern auch mit Östron, Equilin und Equilinin bei Männchen aus Mammartumorstämmen Tumoren zu induzieren, indem er diese Stoffe den Männchen in hohen Dosen von Jugend an wöchentlich injizierte. Dadurch gewinnt natürlich die *Möglichkeit*, daß auch im Körper der Tiere diese an sich nicht carcinogenen Stoffe in solche mit krebsbildender Wirkung umgewandelt werden können, an Aussicht.

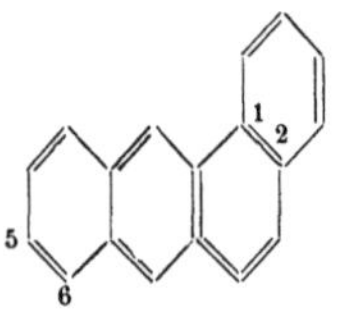

I. 1:2-Benzanthracen.

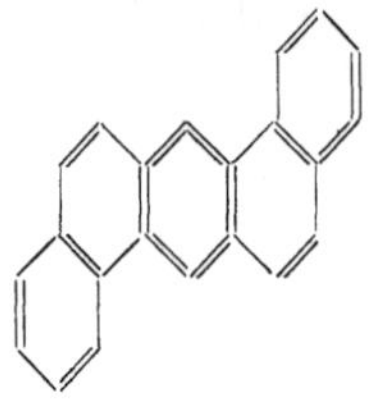

II. 1:2, 5:6-Dibenzanthracen.

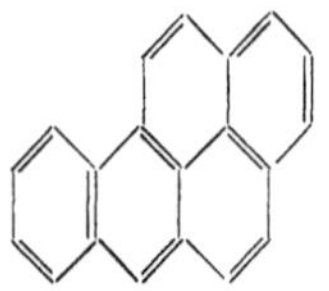

III. 1:2-Dibenzpyren.

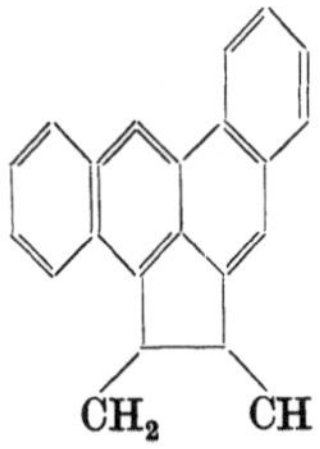

IV. Cholanthren.

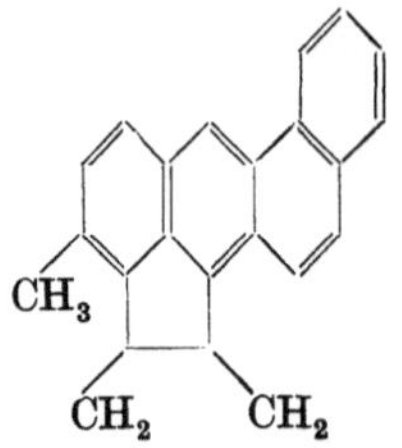

V. Methylcholanthren.

VI.

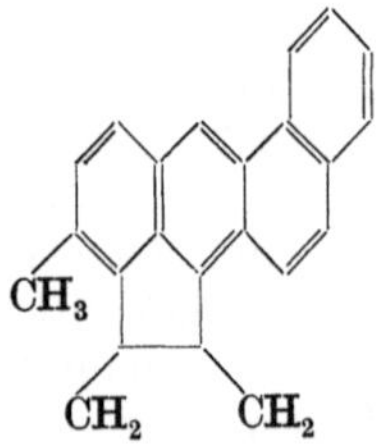

Methylcholanthren.

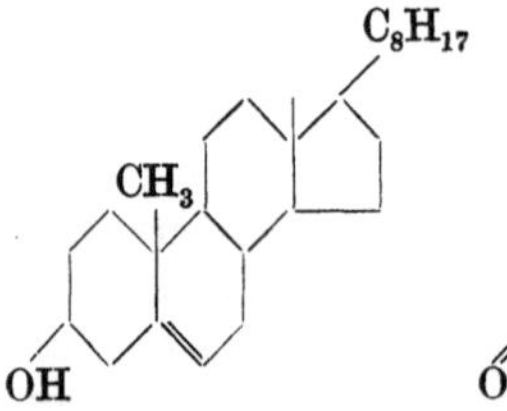

Cholesterin.

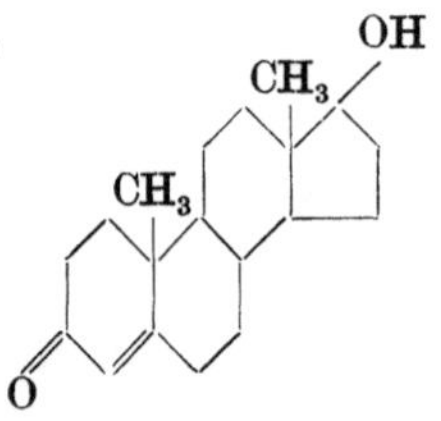

Männliches Keimdrüsenhormon.

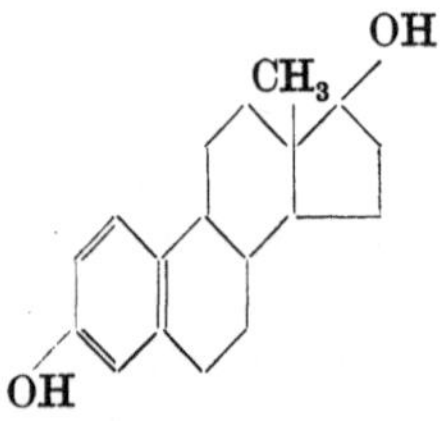

Weibliches Keimdrüsenhormon. Östradiol.

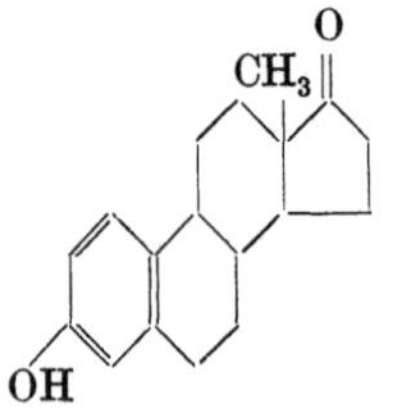

Oestron.

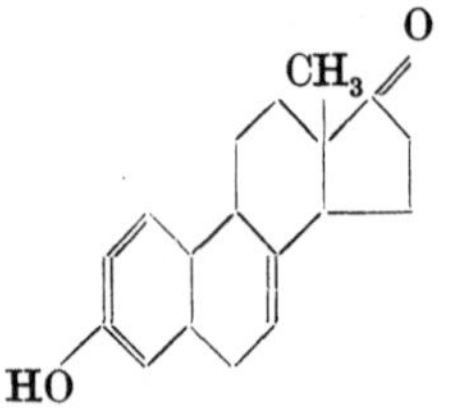

Equilin.

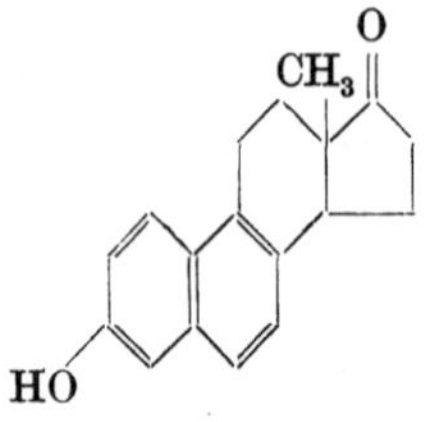

Equilinin.

Vom genetischen Standpunkt ist beachtenswert, daß die verschiedenen carcinogenen Stoffe auf verschiedene Inzuchtstämme und damit auf verschiedene Genotypen verschieden starke krebsbildende Wirkung haben können. Oben wurde bereits erwähnt, daß Follikulin und die anderen gonadotropen Hormone nur bei Männchen aus Mammatumorstämmen wirksam sind, nicht aber bei Männchen aus solchen Stämmen, in denen spontan keine solchen Tumoren vorkommen.

LYNCH (1925, 1926, 1933, 1935) wies nach, daß sich nach Anwendung von Teer und von 1:2, 5:6-Dibenzanthracen erhebliche Unterschiede in der induzierten Tumorrate bei verschiedenen Stämmen ergeben (Tabelle 12). Bei den benutzten Stämmen war zwar die Induktion von Sarkomen statistisch nicht verschieden, indes waren die Unterschiede zwischen den induzierten Lungentumoren teilweise reell. Dies besagt aber, daß durch diese Versuche in bezug auf die Gewebsdisposition einwandfreie Unterschiede bei verschiedenem Genotyp aufgehellt werden. Neuerdings berichtet Miß LYNCH (1938) ausführlicher über die Technik der Teerpinselungen und über deren Wirkung auf Tiere verschiedenen Genotyps und verschiedener Spontantumorrate. Der Stamm 1194, der eine Spontantumorrate von 5,9% Lungentumoren hat, zeigte nach Teerpinselung 84,4% Lungentumoren, beim Stamm D mit 66,4% Lungentumoren erhöhte die Teerpinselung die Tumorfrequenz auf 98,9%. Die Technik der Pinselung war folgende. Während 4 Monate wurden 3mal wöchentlich nacheinander 21 Stellen mit Teer gepinselt. Die Tiere wurden nach weiteren 6 Monaten getötet und auf Lungentumoren histologisch untersucht. In anderen Fällen erhielt sie nach Teerpinselung (s. auch REINHARD und CANDEE 1932) zwar einen gleich hohen Prozentsatz an Tumoren, indes war die *Reaktionszeit, die von der ersten Pinselung bis zum Auftreten der Geschwülste* verstrich, von Stamm zu Stamm verschieden. Dadurch gewinnen die oben genannten Untersuchungen von KREYBERG (1935) und ANDERVONT (1938) mit der Teertumorinduktion bei Mammatumorstämmen an Bedeutung, die dasselbe ergaben.

Tabelle 12. Spontane Tumorrate und induzierte Tumorrate nach 1:2, 5:6-Dibenzanthraceninjektion bei verschiedenen Mäuseinzuchtstämmen. (Nach LYNCH 1935.)

Stamm	Spontane Tumorrate		Induzierte Tumorrate	
	Sarkome %	Lungentumoren %	Sarkome %	Lungentumoren %
Bagg a . .	—	31,8	75,0	89,1
Bagg b . .			89,7	86,2
Yellow . . .	?	—	90,6	33,3
1194	0,31	2,4	90,0	16,7
5	—	4,0	87,9	6,5
62	—	6,0	83,3	0,0

DUNNING, CURTIS und BULLOCK (1936) haben bei 8 ihrer Ratteninzuchtstämme, die bei Besprechung der natürlichen Tumorrate bei Ratten und bei dem *Cysticercus*-Sarkom der Ratte bereits erwähnt wurden, und bei einigen Mäusestämmen nach 1:2, 5:6-Dibenzanthracen- und Benzpyreninjektionen *keine* Stammesunterschiede in dem *Prozentsatz* der Tumoren am Injektionsort gefunden. Vom Applikationsort entfernt wachsende Geschwülste haben DUNNING, CURTIS und BULLOCK nicht beobachtet. Dagegen ist wiederum, wie bei den Versuchen von LYNCH, REINHARD und CANDEE sowie KREYBERG, die Zeit von der ersten Applikation bis zum Auftreten der Tumoren von Stamm zu Stamm verschieden. Nach diesen übereinstimmenden Angaben sollte man keinen Zweifel daran hegen, daß die Reaktionszeiten der Stämme nach Einwirkung von carcinogenen Stoffen verschieden sein können, daß dagegen über den Prozentsatz der mit Tumoren reagierenden Tiere noch weitere Daten erwünscht sind.

Einige andere Befunde von DUNNING, CURTIS und BULLOCK verdienen noch erwähnt zu werden. Die Reaktionshäufigkeit und die Reaktionszeit ist direkt abhängig von der applizierten Dosis und von dem verwandten Stoff (Tabelle 13 und Tabelle 14). Alter und Geschlecht haben keinen Einfluß auf die Reaktionshäufigkeit, das Geschlecht hat auch keinen Einfluß auf die Reaktionszeit. *Junge* Ratten und Mäuse haben aber *längere* Reaktionszeiten als *ältere* Tiere.

Tabelle 13. Mittlere Reaktionszeiten und kürzeste Reaktionszeit nach Injektion von 1:2, 5:6-Dibenzanthracen und Benzpyren bei Ratten und Mäusen. (Nach DUNNING, CURTIS und BULLOCK.)

	Mittlere Reaktionszeiten	Kürzeste Reaktionszeiten
Ratte — Dibenzanthracen	317,0 ± 6,9 Tage	151 Tage
Ratte — Benzpyren . . .	148,4 ± 1,0 ,,	76 ,,
Maus — Benzpyren . . .	106,9 ± 0,6 ,,	63 ,,

Gegenüber diesen Befunden treten die Angaben (TWORT und TWORT 1932), daß verschieden*farbene* Mäuse, aber nicht aus Inzuchtstämmen kommende, unterschiedliche Reaktion zeigen, zurück. Auch für das Kaninchen sind solche Verschiedenheiten behauptet worden. Um etwas Derartiges beweisend zu demonstrieren, müßten ähnliche Kreuzungsversuche mit den Induktionen verbunden werden, wie sie LITTLE (s. oben S. 1097) bei der Beurteilung der spontanen Tumorrate verschiedenfarbiger Mäuse durchgeführt hat. Dagegen verdient wohl die Angabe von SUZUKI (1929) Beachtung, daß bei schwarz-weiß gescheckten Mäusen die weißen Fellpartien leichter reagieren als die schwarzen.

Tabelle 14. Prozentsatz der Ratten, die nach Benzpyreninjektion Tumoren bekamen, in Abhängigkeit von der Anzahl der Applikationsorte, d. h. aber in Abhängigkeit von der Dosis, da an jedem Ort die gleichen Mengen Benzpyren injiziert wurden. (Nach DUNNING, CURTIS und BULLOCK.)

Anzahl der Applikationsorte	Ratten mit Tumoren %	Anzahl der Applikationsorte	Ratten mit Tumoren %
1	80,4	8	87,5
4	85,5	12	100,0

BELLOWS (1931) und ASKANAZY (1931, 1932) gelang die Erzeugung von Geschwulstbildungen bei Ratten durch Injektionen von Tomatensaft in die Leibeshöhle der Tiere. Wiederholungen der Versuche von anderer Seite waren erfolglos. Auch hier dürften vielleicht Reaktionsunterschiede bei verschiedenem Genotyp in Frage kommen. Das Für und Wieder dieser Versuche ist vielfach erörtert, ohne daß ein Resultat erzielt wurde (BRANDT 1933, HAMMER und TERBRÜGGEN 1933, LARINOW, PAVLOWA und SCHABOD 1932, TRANSMILLER 1933, PLONSKIER 1932).

3. Tumorerzeugung durch kurzwellige Strahlen.

Mittels Radium- und Röntgenstrahlen sowie mit Ultraviolettstrahlen gelingt es, Tumoren zu erzeugen (BÉCLÈRE 1934, JONKHOFF 1928, LUEDIN 1934, SCHUERCH und MEHLINGER 1934, 1935, RUSCH und BAUMANN 1939). Irgendeine Abhängigkeit der Wirkung dieser Strahlen vom Genotyp der Versuchstiere wurde bisher indes nicht festgestellt.

4. Tumorerzeugung durch Virusstoffe.

In bestimmten Fällen kann man aus spontanen und aus induzierten Tumoren ultrafiltrierbare Stoffe eliminieren, die einen dem Ausgangstumor gleichen Tumor bilden können (letzte größere Zusammenfassung über diese Tumoren bei ROUS, 1928). Untersuchungen über die Empfindlichkeit verschiedener Stämme — besonders bei Hühnern — liegen zwar vor. Sie sind indes zu wenig beweiskräftig, um jetzt schon näher darauf einzugehen.

5. Tumorerzeugung durch mechanische Reize.

SAUERBRUCH und KNAAKE (1936, 1937) unternahmen erfolgreiche Versuche, durch einfache mechanische Reize bei *kastrierten* Ratten und bei Parabioseratten Tumoren zu erzeugen. An nicht kastrierten Ratten waren nach dem gleichen Reiz keine Erfolge zu verzeichnen. Auch hier steht offen, wieweit ein verschiedener Genotyp die Erfolge beeinflußt.

IX. Genetik der Transplantation der Tumoren.

Wenn man bei *einer* Maus gleichzeitig, aber an verschiedenem Ort auftretende *spontane* Tumoren (STRONG 1929) auf ihre Wachstumsgeschwindigkeit vergleicht, so ergeben sich Verschiedenheiten. Das histologische Bild der Geschwülste kann dabei ganz gleichartig sein. Diese Wachstumsverschiedenheiten bleiben erhalten, wenn man die Tumoren auf Vertreter *erbreiner* Inzuchtstämme transplantiert. Diesen Befund bestätigen DUNNING, CURTIS und BULLOCK (1936)

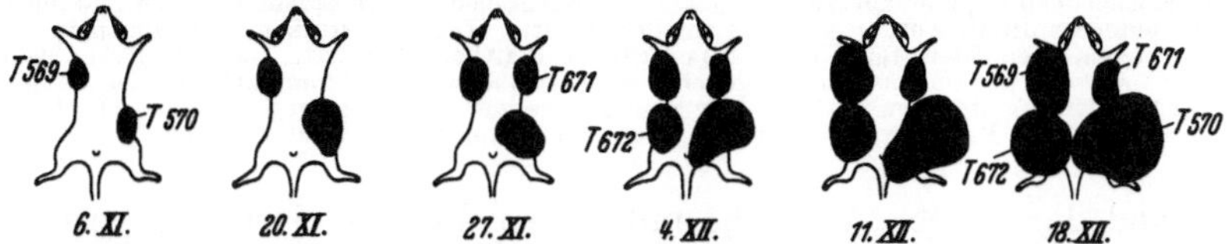

Abb. 16. Unterschiede in der Wachstumsrate bei mehreren gleichzeitig manifesten Tumoren einer Ratte nach Benzpyren-Injektionen. (Nach DUNNING, CURTIS und BULLOCK.)

für *induzierte* Tumoren bei Ratten, indem sie einem Tier an mehreren Körperstellen Benzpyren injizierten und so ebenfalls mehrere bei einem Tier gleichzeitig manifeste Tumoren erhielten und sie auf ihre Wachstumsgeschwindigkeit verglichen.

Abb. 16 zeigt eine Ratte, bei der am 6. November 2 Tumoren (T 569 und T 570) gefunden wurden. Am 27. November trat ein weiterer Tumor (T 671), und endlich am 4. Dezember noch einer (T 672) auf. Von diesen weist der am 27. November aufgefundene Tumor T 671 eine deutlich geringere Wachstumsgeschwindigkeit auf als der zeitlich später aufgetretene Tumor T 672. Auch die gleichzeitig gefundenen und anfangs gleich großen Tumoren T 569 und T 570 haben im Endeffekt am 18. Dezember ganz ungleiche Größen. Diese Unterschiede in den Wachstumsgeschwindigkeiten bleiben also bei Transplantationen erhalten.

Weiterhin beeinflussen bei einem Tier *an verschiedenem Ort* verimpfte Tumoren, wenn solche Versuche an Tieren aus erbreinen Stämmen durchgeführt werden, sich gegenseitig in ihrem Wachstum *nicht*. Man muß dabei nur die Impfstelle für jeden Tumor von Tier zu Tier gleich wählen, denn beim Wechsel des Implantationsortes treten Verschiedenheiten auf (s. DUNNING, CURTIS und BULLOCK).

Wenn man die Versuche an Mäusen aus erbreinen Stämmen durchführt, dann wird auch das Angehen einer Geschwulst durch vorhergehende Implantation mit anderen Geschwülsten *nicht* beeinflußt (BITTNER 1936).

In Versuchen mit Inzuchtstämmen zeigt sich endlich, daß bei den Transplantationen periodisch auftretende Schwankungen in dem Prozentsatz der angehenden Geschwülste *nicht* vorkommen (BITTNER 1932). Transplantationsgeschwülste haben also keine zeitlich schwankende Virulenz in bezug auf die Potenz des Angehens.

Dies sind Tatsachenbefunde, die durch ein noch so großes Zahlenmaterial an Tierkollektiven wechselnder genetischer Konstitution nicht erschüttert werden können. Alle derartigen, aus den letzten Jahren stammenden Ergebnisse mit solchem Tiermaterial — es liegen derartige Befunde in geradezu erschreckend hoher Zahl vor — besagen nur, daß der betreffende Untersucher die Genetik der Tumortransplantation nicht gekannt oder verkannt hat. Die Gesetzmäßigkeiten, die bei Transplantationen von Tumoren gefunden

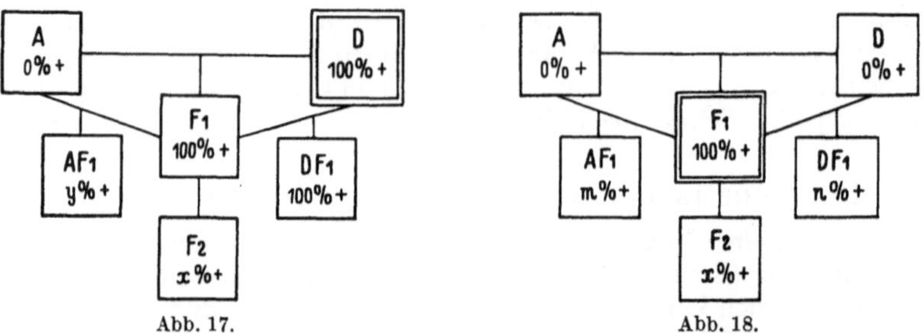

Abb. 17. Abb. 18.

Abb. 17 und 18. A und D sind Inzuchttumorstämme, AF_1 und DF_1 sind die Rückkreuzungsgenerationen der F_1 mit den beiden Elternstämmen. Ist in einem Elternstamm (D = doppelt umrandet) ein Tumor aufgetreten, so treten die in Abb. 17 angegebenen Prozentsätze von positiv reagierenden Tieren bei Transplantation des Tumors auf Tiere der verschiedenen Generationen auf. Für die x-Werte vgl. Tabelle 15. Tritt der Tumor in der F_1-Generation (Abb. 18, umrandet) auf, so gelten für das Angehen der Transplantate in den verschiedenen Generationen nunmehr die in Abb. 18 angegebenen Prozentsätze. Die x-Werte können unabhängig davon, ob der Tumor in dem einen Elternstamm (Abb. 17) oder in der F_1 (Abb. 18) auftritt, die gleichen sein, nämlich dann, wenn das Angehen des Tumors von der gleichen Anzahl dominanter Faktoren abhängig ist. Wenn der Tumor in der F_1 auftrat, gestatteten die Werte für m und n, festzustellen, wieviel der für das Angehen notwendigen Faktoren jeweils von dem einen oder anderen Stamm stammen.

wurden, sind durch viele Versuche mit vielen Tausend Tieren so gründlich fundiert, daß man daran nicht mehr zweifeln kann.

Tabelle 15. Das in der F_2 auftretende Prozentverhältnis negativ:positiv reagierender Tiere (Spalte 1) und das Verhältnis positiv:negativ reagierender Tiere (2) bei der Kreuzung zweier Inzuchtstämme auf einen in einem Elternstamm oder in der F_1 aufgetretenen Tumor. Die 3. Spalte gibt die Anzahl der für das Angehen der Tumoren notwendigen dominanten Erbfaktoren bei den nach Spalte 1 bzw. Spalte 2 gefundenen Zahlenverhältnissen an. (Nach BITTNER.)

Prozentverhältnis negativ : positiv reagierender Tiere	Verhältnis negativ : positiv reagierender Tiere	Anzahl der Faktoren, die für das Angehen notwendig sind
25,00:75,00	0,33:1	1
43,75:56,25	0,78:1	2
57,81:42,19	1,37:1	3
68,36:31,64	2,16:1	4
76,27:23,73	3,21:1	5
82,20:17,80	4,62:1	6
86,65:13,35	6,49:1	7
89,99:10,01	8,99:1	8
92,49: 7,51	12,32:1	9
94,37: 5,63	16,75:1	10
95,78: 4,22	22,68:1	11
96,83: 3,17	30,57:1	12
97,62: 2,38	41,09:1	13
98,17: 1,83	53,78:1	14

Ist die Inzucht in einem Stamm so weit fortgeschritten, daß Erbreinheit erzielt ist, so ist jeder Tumor, der in dem Stamm auftritt, mit absoluter Sicherheit auf alle Tiere dieses Stammes transplantabel oder übertragbar. Das Tumorgewebe nimmt darin gegenüber dem Normalgewebe nach LOEB und KING 1931, 1933 eine gewisse Sonderstellung ein. Demgegenüber konnte STRONG (1936) jedoch zeigen, daß bei seinen Mäusestämmen die Transplantation von Hypophysen und Ovarien von Weibchen auf Männchen denselben Gesetzmäßigkeiten folgt, wie die Transplantation von Tumoren. Transplantiert man einen Tumor von einem Inzuchtstamm auf Tiere eines anderen Inzuchtstammes, so geht er in den weitaus meisten Fällen nicht an. Wenn er jedoch nur in einem Fall angeht, so kann man wieder mit 100%iger Sicherheit damit rechnen, daß er auf alle Tiere dieses Stammes übertragbar ist. Auf die F_1 aus zwei Inzuchtstämmen, bei denen in einem der Stämme ein Tumor aufgetreten ist, ist dieser 100% transplantabel (Abb. 17). Übrigens ließ sich zeigen, daß bei leukämischen Tumoren die *Transplantation einer einzigen Zelle* genügte, um ein Angehen des Tumors zu erzielen (FURTH und KAHN 1938).

Tritt in der F_1 aus der Kreuzung zweier Inzuchtstämme (Abb. 18) eine Spontangeschwulst auf, so ist sie wiederum auf alle F_1-Tiere aus dieser Kreuzung transplantabel, dagegen nicht auf die beiden Ausgangsstämme. Transplantiert man einen in F_1 aufgetretenen oder in einem Elternstamm aufgetretenen Tumor auf Tiere der F_2-Generation, so geht er dort nie zu 100% an (Abb. 17 und 18). Der Prozentsatz, mit dem der Tumor in dieser F_2 angeht, ist indes nicht beliebig. Es werden vielmehr zwar von Fall zu Fall häufig verschiedene, für den Einzelfall aber stets *bestimmte* Prozentsätze positiv und negativ reagierender Tiere gefunden. Von LITTLE, STRONG, BITTNER und CLOUDMAN sind jetzt eine ganze Reihe derartiger Fälle analysiert, die ganz überzeugend zeigen, daß diese Werte stets den in Tabelle 15, 1. Spalte gezeigten Werten entsprechen.

Tabelle 16. Prozentsätze negativ reagierender Tiere in der F_2 und die Anzahl der für das Angehen des betreffenden Tumors notwendigen Faktoren. Die betreffenden Tumoren traten in der F_1 aus den beiden Stämmen A und D auf.

Tumorbezeichnung	Anzahl transplantierter Mäuse	Befund negativ reagierender Tiere in F_2 %	Anzahl dominanter Faktoren, die für das Angehen der Tumoren notwendig sind	Erwartung negativ reagierender Tiere %	Differenz von Erwartung und Befund	Differenz / $m_{Diff.}$
19308 A	1577	90,93 ± 0,72	8	89,99 ± 0,76	0,94 ± 1,04	0,9
19308 B	1577	86,18 ± 0,87	7	86,65 ± 0,86	0,47 ± 1,22	0,39
19308 C	1577	87,32 ± 0,84	7	86,65 ± 0,86	0,67 ± 1,20	0,56
13714 B	273	95,97 ± 1,19	11	95,78 ± 1,21	0,19 ± 1,70	0,11
13714 A	212	95,75 ± 1,38	11	95,78 ± 1,38	0,03 ± 1,95	0,02

Der Prozentsatz positiv reagierender Tiere ist mithin nie höher als 75%, der nächstniedere Wert ist 56,25%, der folgende 42,19% usw. Es kommen *niemals* Zwischenwerte vor, die zwischen den genannten liegen. Diese Zahlenwerte aber wiederum zeigen eindringlich, daß das Angehen eines Tumortransplantates von Erbfaktoren abhängig ist, die der Transplantatträger mitbringt. Diese Erbfaktoren sind eigentümlicherweise stets dominant, ihre Anzahl ist verschieden. Im einfachsten Falle ist das Angehen von der Anwesenheit nur eines dominanten Erbfaktors abhängig, in anderen Fällen ist die Zahl größer. Es sind bis zu 13 für das Angehen einer Geschwulst notwendige Gene beobachtet worden.

Tabelle 17. Prozentsätze negativ reagierender Tiere in der Rückkreuzungsgeneration DF_1 und AF_1 und die Anzahl der Erbfaktoren, die jeweils aus den beiden Elternstämmen stammen. Die betreffenden Tumoren traten in der F_1 auf (vgl. Tabelle 16). (Nach BITTNER.)

Tumorbezeichnung	Anzahl transplantierter Mäuse	Befund negativ reagierender Tiere in der Rückkreuzungsgeneration DF_1	Anzahl dominanter Faktoren aus dem D-Stamm	Anzahl transplantierter Mäuse	Befund negativ reagierender Tiere in der Rückkreuzungsgeneration AF_1	Anzahl dominanter Faktoren aus dem A-Stamm
19308 A	930	85,91 ± 1,13	5	902	96,90 ± 0,56	3
19308 B	1160	80,34 ± 1,17	4	902	93,24 ± 0,83	3
19308 C	1160	79,31 ± 1,19	3 oder 2	902	95,34 ± 0,71	4 oder 5

Als Beispiele für eine derartige Analyse sei auf mehrere Fälle von BITTNER zurückgegriffen, bei denen er die beiden, schon mehrfach genannten Mäusestämme A und D verwandte (Tabelle 16 und Abb. 17 und 18).

Auch in den Rückkreuzungsgenerationen aus der F_1 mit den beiden Elternrassen treten *bestimmte* Prozentsätze negativ und positiv reagierender Tiere auf. Diese Prozentsätze lassen sich in ähnlicher Weise, wie es für die in F_2

auftretenden Prozentsätze gezeigt wurde, so interpretieren, daß eine bestimmte Anzahl der für das Angehen notwendigen Faktoren aus dem einen Stamm, die anderen für das Angehen notwendigen Faktoren aus dem anderen Stamm kommen (Tabelle 17).

Bei dem Tumor 19308 A stammen mithin von den 8 für das Angehen notwendiger Faktoren 5 aus dem D-Stamm und 3 aus dem A-Stamm, für den Tumor 19308 B sind die entsprechenden Zahlen: insgesamt 7, davon aus dem D-Stamm 4, aus dem A-Stamm 3, und für den Tumor 19308 C: insgesamt 7, davon aus dem D-Stamm 3 oder 2, aus dem A-Stamm 4 oder 5.

Tritt in einem Tumorinzuchtstamm oder in der F_1 aus der Kreuzung zweier erbreiner Inzuchtstämme ein Tumor auf, so kann man mithin aus den Prozentsätzen der in F_2 negativ reagierenden Tiere die Gesamtanzahl der für das Angehen notwendigen Faktoren bestimmen. Die Prozentsätze negativ und positiv reagierender Tiere aus den Rückkreuzungsgenerationen der F_1 mit den Elternstämmen geben dafür einen Anhalt, wieviel dieser Faktoren jeweils aus den beiden Elternstämmen in die F_1 eingeführt sind. Diese Feststellung stützt natürlich wesentlich die Annahme, daß eine bestimmte Anzahl dominanter Faktoren für das Angehen von Transplantationsgeschwülsten notwendig sind. Man kann diese Annahme wohl als bewiesen ansehen, wenn solche Faktoren einem bestimmten Genlocus bzw. einem bestimmten Chromosom zugewiesen werden können. Dies ist auch geschehen für bestimmte Tumoren. Strong konnte in einem Fall zeigen, daß einer der für das Angehen eines Tumors notwendigen Faktoren in einem Geschlechtschromosom gelagert ist. Hier ist also zum mindesten der Nachweis geglückt, eines der Gene in einem Geschlechtschromosom zu lokalisieren. Auch Bittner beschrieb einen Fall, in dem einer der Faktoren im X-Chromosom, ein anderer sogar im Y-Chromosom lokalisiert war. Bittner gelang endlich in bestimmten Fällen der Nachweis, daß einer der für das Angehen notwendigen Faktoren mit dem dilute Gen aus dem D-Stamm (s. oben S. 1097) gekoppelt war.

Es handelt sich um die Tumoren 19308 A, 19308 B, 19308 C. Bei ihnen ist jeweils einer der für ihr Angehen notwendigen Faktoren mit dem dilute Gen gekoppelt, es ist offensichtlich immer der gleiche Erbfaktor.

Es sind eine große Anzahl von derartigen Transplantationsversuchen jetzt durchgeführt, die durchweg eindeutige, sichere Ergebnisse hatten. Immerhin werden in den meisten dieser Experimente eine oder mehrere Impfungen beobachtet, die positiv waren in solchen Stämmen, die eigentlich als 100%ig resistent anzusehen waren, oder die negativ waren in solchen Fällen, wo man mit 100%iger Empfänglichkeit rechnen sollte. Man kann solche Ausnahmen in vielen Fällen unzweifelhaft damit erklären, daß die Homozygotie der Stämme noch nicht vollständig war. In anderen Fällen ist es Bittner gelungen, nachzuweisen, daß in einer bestimmten Linie des D-Stammes eine Mutation aufgetreten war, die für die Ausnahme verantwortlich zu machen war.

In wieder anderen Fällen stellte sich heraus, daß ein Tumor, der in einer Reihe von Transplantationspassagen einen bestimmten Prozentsatz negativ reagierender Tiere ergeben hatte, sich *plötzlich* veränderte. Der in der Tabelle 16 genannte Tumor 13714 B ist eine derartige Geschwulst. Sie gab in den ersten Passagen, wie in der Tabelle 16 angegeben, 95,97% negativ reagierender Tiere in der F_2. Nach einer Anzahl von Passagen erhielt Bittner aber nur noch $72{,}67 \pm 2{,}33\%$ negativ reagierender Tiere. Tabelle 15 zeigt, daß nunmehr nur noch 4 oder 5 dominante Faktoren für das Angehen notwendig sind. Es hat mithin eine „plötzliche Änderung" stattgehabt, wie nachher noch zu zeigen sein wird, vielleicht eine „somatische Mutation".

Ähnliche Änderungen sind auch von anderen Autoren (Strong 1926 und Cloudman 1932) beschrieben. Stets war der Mutationsschritt derart, daß nach dem Umschlag weniger Faktoren für das Angehen notwendig waren als vorher. Es ist also nie beobachtet worden, daß die Anzahl der für das Angehen notwendigen Faktoren nachher größer war. Diese Tatsachen machen die in früherer Zeit von den ersten Entdeckern der verimpfbaren Geschwülste aufgestellte Behauptung, daß nach einer Anzahl von Passagen der Tumor von immer zahlreicheren Tieren angenommen wird, verständlich. Steigt doch mit dem Wenigerwerden der Gene die Aussicht, daß sie bei einem Tier vorhanden sind.

Versuche STRONGs haben ergeben, daß auch solche Impftumoren, die seit Jahrzehnten in den verschiedenen Laboratorien gehalten werden, dem Gesetz, daß für ihr Angehen die Anwesenheit bestimmter, von Fall zu Fall verschiedener, aber stets dominanter Erbfaktoren bei dem Implantatträger notwendig sind, unterworfen sind. Die Laboratoriumsgeschwülste machen darin also keine Ausnahme. Überdies konnte STRONG zeigen, daß es mit Hilfe von Selektion und Inzucht möglich ist, aus einem Tierkollektiv Stämme aufzubauen, die für einen beliebigen Impftumor 100%ig resistent bzw. 100%ig transplantabel sind.

Die in Tabelle 16 aufgeführten Tumoren 19308 A, 19308 B und 19308 C sind 3 *bei einem Tier gleichzeitig manifest gewordene Geschwülste*. Bei den Tumoren 13714 A und B handelt es sich um 2 derartige multiple Spontantumoren. Ausdrücklich sei betont, daß es sich nicht um Metastasen handelt. STRONG fand erstmalig bei einem Transplantationsexperiment mit 2 derartigen Tumoren, daß die F_2-Tiere entweder für *beide* Tumoren *empfänglich* waren oder den *einen* Tumor bei der Transplantation *angehen* ließen, den anderen aber nicht oder für *beide* Tumoren *nicht empfänglich* waren. Aus der Nachkommenschaft solcher Tiere baute er Stämme auf, die ganz konstant

1. beide Tumoren ablehnten; die Tiere dieses Stammes besitzen nicht die für das Angehen notwendigen Gene,

2. beiden Tumoren das Angehen erlaubten; die Tiere dieses Stammes besitzen alle die für beide Tumoren notwendigen Erbfaktoren,

3. und 4. den einen Tumor nicht angehen ließen, wohl aber den anderen; sie besitzen also jeweils nur die für das Angehen eines Tumors notwendigen Erbfaktoren.

In solchen Fällen kann die *Anzahl* der Faktoren, die für das Angehen notwendig sind, dieselbe sein. Wenn dann der eine Tumor von einem Tier abgelehnt wird, während der andere Tumor angeht, besagt das, daß *trotz gleicher Zahl die Gene für das Angehen der beiden Tumoren verschieden* sind, d. h. verschiedenen Chromosomen angehören oder verschiedene Genloci haben. Es sind auch solche Tumoren gefunden wie der Tumor 19308 C gegenüber 19308 A und B, bei denen die Anzahlen der für das Angehen notwendigen Faktoren zum Teil verschieden sind (Tabelle 16). Bei den Tumoren 19308 A, B und C und bei anderen gleichartigen Fällen ist nie das Wesentliche die *Anzahl* von Genen, in der sie sich unterscheiden, sondern es sind die *anderen* Erbfaktoren für das Angehen der einzelnen Geschwülste. So haben die 3 Tumoren 19308 anscheinend nur einen, den mit dem dilute Gen gekoppelten Faktor gemein, die übrigen 6 bzw. 7 Gene sind verschieden.

Die Ergebnisse über die Transplantation der Geschwülste bei erbreinen Tierstämmen waren im ganzen außerordentlich einheitlich. Nur in einem Fall konnten Abweichungen gefunden werden (STRONG und HILL 1937, STRONG, GORDON und HILL 1937, STRONG, HILL, PFEIFFER und GORDON 1938). Diese Ausnahme bezog sich darauf, daß eine Ovarialgeschwulst, und zwar ein Granulosazellentumor, nicht 100%ig bei den Tieren eines erbreinen Inzuchtstammes anging, sondern nur zu 100% bei den Männchen, bei den Weibchen dagegen nur zu etwa 18%. Außerdem war die Schnelligkeit des Wachstums des Tumors bei solchen Weibchen, bei dem er anging, sehr viel geringer als bei den Männchen. Wurden nur die Männchen der F_1, der F_2 und der Rückkreuzungsgeneration berücksichtigt, so zeigte sich, daß das Angehen des Tumors von dem Vorhandensein von 4 Genen abhängig sein muß. Bei kastrierten Männchen ging nun der Tumor auch nicht 100%ig an, außerdem war die Wachstumsgeschwindigkeit der Geschwülste bei solchen Männchen, bei denen er anging, ähnlich der wie bei normalen Weibchen. Andererseits wurde das Wachstum der Geschwulst bei Weibchen, wenn sie Injektionen von Serum schwangerer Weibchen erhielten, gefördert, und zwar in gleichem Ausmaß wie bei normalen Männchen. Der Tumor selbst produziert übrigens oestrogene Hormone, wie die Kontrolle der Vaginalabstriche von solchen Weibchen, bei denen er anging, ergab. Das Angehen dieses Ovarialtumors ist mithin abhängig von einem bestimmten physiologischen Zustand, der bei normalen Männchen stets vorhanden ist, dagegen nicht bei normalen Weibchen. Dieser Zustand aber wird durch Hormonwirkungen determiniert. Wir haben also einen Fall von „geschlechtskontrollierter Vererbung", der die Transplantationsergebnisse an anderen Tumoren nicht erschüttert, sondern erweitert und festigt.

X. Krebs als somatische Mutation.

In dem vorhergehenden Kapitel wurde gezeigt, daß das Angehen der Impfgeschwülste von den bei dem Transplantationswirt vorhandenen Erbfaktoren abhängig ist. Das besagt aber, daß *die Tumoren selbst* auch *einen bestimmten Genotyp* aufweisen müssen, der mit dem Genotyp des Transplantatträgers ausbalanciert sein muß, wenn das Transplantat angehen soll.

Wir haben weiterhin gesehen, daß nicht nur in ein und demselben Inzuchtstamm, sondern auch bei ein und demselben Tier eines Inzuchtstammes Tumoren auftreten können, deren Transplantationsfähigkeit von der Anwesenheit verschiedener Erbfaktoren abhängig ist. Mithin müssen die einzelnen *Tumoren*, die in einem Inzuchtstamm oder bei einem Tier auftreten, unter sich *verschiedene genetische Konstitution besitzen.*

Wenn man die Verhältnisse bei mehreren bei einem Tier aufgetretenen Tumoren beachtet, so ergibt sich unter Berücksichtigung des vorhergehenden: Wenn einer von zwei oder von mehreren bei einem Tier aufgetretenen Tumoren die gleiche genetische Konstitution wie das Tumortier hat, so muß der andere Tumor bzw. es müssen die anderen Tumoren eine andere genetische Konstitution haben als das Tier, auf dem sie gewachsen sind.

Wenn ein Organismus in seinem Genbestand irgendeine Veränderung erfährt, so spricht man von einer Mutation. Wir sind somit berechtigt, den *Übergang einer Normalzelle zu einer Geschwulstzelle als Mutation* hinzustellen, wenn man als richtig voraussetzt, daß die Tumoren einen anderen Genotyp haben als die Zellen, aus denen sie entstanden sind.

Dieser wohl erstmalig von Strong aufgestellte Schluß hat sich bisher in allen Experimenten als eine sehr brauchbare Arbeitshypothese erwiesen, deren Erklärungswert sogar Voraussagen in gewissen Versuchen erlaubte. Man hat von verschiedenen Seiten an der Richtigkeit dieses Schlusses gezweifelt, es sind aber bisher keine *Tatsachen* oder *Experimente* bekannt geworden, die ihn in irgendeiner Weise erschüttern könnten. Im Gegenteil, es ist im Laufe der Zeit nur Material herbeigeschafft, das diesen Schluß stützt. Es ist (s. S. 1079) kein Tumor gefunden mit irgendeiner konstanten *Abweichung im Chromosomenbestand.* Man kann demnach also nicht behaupten, daß Boveris Theorie der Krebsentstehung durch non-disjunction eines oder mehrerer Chromosome dadurch gestützt wäre (O. Koehler). Dafür ist die Möglichkeit gegeben, daß *einzelne Gene eine Änderung* erlitten haben, wenn wir uns auch eingestehen müssen, daß wir über die Natur des Mutationsschrittes, der aus einer Normalzelle eine Tumorzelle macht, nichts wissen. Das der Tumorzelle eigene, uneingeschränkte Wachstum, ihr besonderer Stoffwechsel und ihre von der Normalzelle abweichende Form und Gestalt sind Indizien für die Mutationstheorie der Geschwulstentstehung. Gilt doch allgemein der Satz, daß zwei Organismen oder zwei Zellen, die von dem gleichen Organismus oder von der gleichen Zelle ihren Ursprung genommen haben und sich morphologisch und physiologisch weiterhin konstant unterscheiden, durch einen Mutationsschritt in ihrem Genotyp eine Änderung haben erfahren müssen. Auch in der Gewebekultur sind Krebszellen nie zu entdifferenzieren wie es häufig mit anderen Zellen geschieht. Nach jahrelanger Kultur haben sie sogar ihre Eigenarten (Malignität, Wachstum, Metastasierungsfähigkeit) bei neuerlicher Verimpfung bewahrt (A. FISCHER).

Diese Tatsachen haben K. H. BAUER (1927) und WHITMAN veranlaßt, die Mutationstheorie der Geschwulstgenese abzuleiten, ohne daß damals die hier dargelegten experimentellen Grundlagen vorhanden waren. Sie haben mithin aus dem Phänotyp der Geschwulstzelle auf ihren veränderten Genotyp geschlossen. STRONG, LITTLE und ihre Mitarbeiter haben dagegen aus dem Genotyp der Geschwulstzelle auf eine vorher stattgehabte Änderung geschlossen.

Von den Schwierigkeiten, die dem Problem Krebs als somatische Mutation gegenüberstehen, seien erwähnt: Es ist nicht recht einzusehen, warum immer *dominante* Faktoren für das Angehen eines Tumors notwendig sind, aber nie *recessive*. Solch ein „gerichtetes Mutieren“ ist sonst nie bekannt geworden. Wenn Krebszellen nach dem ersten Mutationsschritt abermals mutieren, so gehen sie stets in der Folge bei der Anwesenheit einer geringeren Anzahl dominanter Faktoren an als früher. Auch dies ist eine „gerichtete Mutation“, die sonst nicht vorkommt. Vielleicht wissen wir über die Natur des Mutationsprozesses, der von der Normalzelle zur Krebszelle führt, zu wenig, um diese Schwierigkeiten zu verstehen. Erst wenn es gelingen sollte, die Art des Mutationsschrittes aufzuklären, wird man den Krebs als somatische Mutation als *Tatsache* ansehen dürfen.

Ist die Krebszelle durch somatische Mutation aus einer Normalzelle entstanden, so hätten wir in bezug auf das Problem „Krebs und Vererbung“ die Situation, daß auf Grund einer bestimmten Erbveranlagung die Normalzellen zu somatischen Mutationen schreiten, entweder spontan oder nach Einwirkung tumorinduzierender Noxen. Solche Gene, die den Genotyp zu Mutationen — auch den Genotyp des Somas — veranlassen, sind von *Drosophila* bekannt. Darin eine Schwierigkeit für das Krebsproblem zu sehen — wie es geschehen ist —, ist vom Standpunkt der Genetik verfehlt.

Wir kennen auch von *Drosophila virilis* Erbfaktoren, die an sich häufig mutieren („mutable“ oder „unstable genes“ DEMERECs), und zwar wie beim Übergang der Normalzelle zur Krebszelle in bestimmter Richtung. Überdies zeigen gerade diese Erbfaktoren eine gewisse „Organ-“ bzw. „Gewebsdisposition“, indem die Mutationen in bestimmten Organen bzw. auf verschiedenen Zellstadien der embryonalen Entwicklung ungleich häufig mutieren. Das könnte die Organ- und Gewebsdisposition der Geschwülste verschiedener Arten und Inzuchtstämme der gleichen Art verständlich machen. Endlich sind gerade diese Gene bei den verschiedenen *Drosophila*-Arten ungleich häufig (z. B. *Drosophila virilis* häufig — *Drosophila melanogaster* selten) gefunden worden. Das könnte wesentlich sein für das Problem der „allgemeinen Krebsbereitschaft“.

Die letztgenannten *Möglichkeiten* sind natürlich keine endgültige Lösung des Krebsproblems. Sie können nur die Bahnen andeuten, in denen es *vielleicht* oder nach dem heutigen Wissensstand *wahrscheinlich* ausmündet.

Schrifttum.

1. Einleitung.

Zusammenfassende Darstellungen.

BAUER, K. H.: Fortschritte der experimentellen Krebsforschung. Arch. klin. Chir. **189** (1937).

FICHER-WASELS, B.: Metaplasie und Gewebsmißbildung. Allgemeine Geschwulstlehre, BETHES Handbuch der Physiologie, Bd. XIV/2. 1927.

KOEHLER, O.: Die Frage der Verursachung des Krebses im Lichte der Erbforschung. Dtsch. med. Wschr. **1935 II**. — KRÖNING, F.: Krebs und Vererbung. Wiss. Woche, Frankfurt a. M., Bd. 1. 1934. — Das Krebsproblem vom Standpunkt des Genetikers. Med. Welt **1935**, Nr 43.

LITTLE, C. C.: The present status of our knowledge of heredity and cancer. J. amer. med. Assoc. **106** (1936). — Biology of cancer. Proc. Ann. Congr. Medic. Education, Chicago 1937.

SCHINZ, H. R. u. FR. BUSCHKE: Krebs und Vererbung. Leipzig 1935.

Einzelarbeiten.

ALEXENKO, B. u. A. NATANSOHN: Karyologische Untersuchung der bösartigen Geschwülste. Z. Krebsforsch. **38** (1933). — ANDRES, A.: Chromosomverlagerung in der Krebszelle. Biol. Z. **1** (1932a). — Zellstudien am Menschenkrebs. Z. Zellforsch. **16** (1932b).

FISCHER, A.: Dauerzüchtung reiner Stämme von Carcinomzellen „in vitro". Z. Krebsforsch. **25** (1927). — Biology of the cancer cell. The biology of cancer cells „in vitro". Verh. 1. internat. Kongr. Kampf Krebs **1933**. — Die Biologie der Krebszellen in „vitro". Strahlenther. **59** (1934).

GOLDSCHMIDT, R. u. A. FISCHER: Chromosomenstudien an Carcinomzellen in vitro. Z. Krebsforsch. **30** (1929).

HUSKINS, C. L. and E. MARIE HEARM: Chromosome differences in mice susceptile and resistant to cancer, Nature (Lond.) **1** (1934).

LEVINE, M.: The chromosome-number in cancer tissue of man, of rodent, of bird and in crowngall tissue of plants. J. Canc. Res. **14**, 400—425 (1929). — LEWIS: Normal and malignant cells. Science (N.Y.) **81** (1935). — LEWIS, MARGARET R. and L. C. STRONG: A study of spontaneous tumors of the mouse by the tissue culture method. Amer. J. Canc. **20** (1934). — LUDFORD, R.: Notes on the cytology of cancer cells. J. med. Sci. **1929**, Nr 48.

MACCARTY, W. C.: Has the cancer cell any differential characteristics? Amer. J. Canc. **20** (1934). — MENDELSOHN, W.: The significance of abnormal mitosis in the development of malignancy. Amer. J. Canc. **24** (1935).

SCHAIRER, E.: Kernmessungen und Chromosomenzählungen an menschlichen Geschwülsten. Z. Krebsforsch. **43** (1936). — SMITH, G. M.: A mesenchymal tumor in an oyster (Ostrea virginiea). Amer. J. Canc. **22** (1934). — SZABO, J. u. MARGIT SZABO: Epitheliale Geschwulstbildungen bei einem wirbellosen Tier Limax flavus L. Z. Krebsforsch. **40** (1934).

WINGE, O.: Zytologische Untersuchungen über die Natur maligner Tumoren. Z. Zellforsch. **6** (1927).

2. Das Vorkommen der Tumoren bei den Tieren.

BULLOCK, F. D. and M. R. CURTIS: Spontaneous tumors of the rat. J. Canc. Res. **14** (1930).

CURTIS, M. R., F. D. BULLOCK and W. F. DUNNING: A statistical study of the occurence of spontaneous tumors in a large colony of rats. Amer. J. Canc. **15** (1931).

DOBBERSTEIN, H.: Der Krebs der Haussäugetiere. ADAM-AULERS Neuere Ergebnisse auf dem Gebiete der Krebskrankheiten. Leipzig 1937.

FARDEAU, G.: Les tumeurs spontanées chez le lapin. Travail Inst. Pasteur Paris **1931**.

KRÖNING u. WEPLER: Ein histologisch beachtenswerter Tumor des Meerschweinchens. Z. Krebsforsch. **48** (1939).

MAURY, A.: Les tumeurs chez le cobaye. Revue critique. Travail Inst. Pasteur Paris **1931**. — MIESCHER, G.: Untersuchungen zur Frage des experimentellen Teerkrebses beim Meerschweinchen. Bull. Schweiz. Ver.igg Krebsbekämpfg **2** (1935).

RATCLIFFE, H. L.: Incidence and nature of tumors in captive wild mammals and birds. Amer. J. Canc. **17** (1933).

SLYE, M.: The inheritability of spontaneous tumors of specific organs and of specific types in mice. 6th Rep. Studies in the incidence and inheritability of spontaneous tumors in mice. J. Canc. Res. **1** (1916). — The inheritability of spontaneous tumors of the liver in mice. 7th Rep. J. Canc. Res. **1** (1916). — The relation of pregnancy and reproduction to tumor growth. 12th Rep. J. Canc. Res. **5** (1920). — The relation of inbreeding to tumor production. Studies in the incidence and inheritability of spontaneous tumors in mice. 13th Rep. J. Canc. Res. **5** (1920). — The influence of heredity in determining tumor metastases. J. Canc. Res. **6** (1921). — Biological evidence for the inheritability of cancer in man. 18th Rep. J. Canc. Res. **7** (1922). — The fundamental harmonies and the fundamental differences between spontaneous neoplasms and all experimentally produced tumors. J. Canc. Res. **8** (1924). — The inheritance behavior of cancer as a simple mendelian recessive. J. Canc. Res. **10** (1926). — The relation of heredity to spontaneous thyroid tumors in mice. J. Canc. Res. **11** (1927). — Some observations in the nature of cancer. J. Canc. Res. **11** (1927). — The relation of heredity to cancer. J. Canc. Res. **12** (1928). — The relation of heredity to the occurence of spontaneous leukemia, pseudoleukemia, lymphosarcoma and allied diseases in mice. Amer. J. Canc. **15** (1931). — The relation of heredity to cancer occurence as shown in strain 621. Amer. J. Canc. **15** (1931). — The interrelation between hereditary predisposition and external factors in the causation of cancer. I. Neoplasms in mice at the site of gross traumas. Studies in incidence and inheritability of spontaneous tumors in mice. Ann. Surg. **93** (1931). — The relation of heredity to cancer occurence as shown in strain 73. Studies in the incidence and inheritability of spontaneous tumors in mice. Amer. J. Canc. **18** (1933). — SLYE, M., F. H. HOLMES and H. G. WELLS: Primary sarcome in mice. 8th Rep. J. Canc. Res. **1** (1916). — Studies in the 12th Rep. Primary spontaneous tumors of the testicle and seminal vesicle in mice and other animals. J. Canc. Res. **4** (1919). — Intracranial neoplasms in lower animals. Amer. J. Canc. **15** (1931). — The comperative pathology of carcinoma of the pancreas with report of two cases in mice. XXXIII. Studies in the incidence and inheritability of spontaneous tumors in mice. Amer. J. Canc. **23** (1935).

TAKAHASHI, K.: Studie über Fischgeschwülste. Z. Krebsforsch. **29** (1929). — TEUTSCHLÄNDER: Z. Krebsforsch. **17** (1920). — TWORT, C. C. u. J. M. TWORT: Studien über Krebsentstehung. Krebsbildungsfähigkeit. Z. Krebsforsch. **32** (1930).

WOGLOM: Kritik zu MAURY, 1931. Amer. J. Canc. **23** (1935).

3. Die Drosophila-Tumoren.

BRIDGES, C. B. and T. H. MORGAN: The third chromosome group of mutant characters of Drosophila melanogaster. Publ. Carnegie Inst. **1923**, Nr 327.

STARK, MARY B.: A hereditary tumor in the fruit fly, Drosophila. J. Canc. Res. **3** (1918). — An hereditary tumor. J. of exper. Zool. **27** (1918). — A benign tumor hereditary in Drosophila. Proc. Soc. exper. Biol. a. Med. **17** (1919). — A benign tumor that is hereditary in Drosophila. Proc. nat. Acad. Sci. U.S.A. **5** (1919). — The origin of certain hereditary tumors in Drosophila. Amer. J. Canc. **31** (1938).

4. Schmetterlingstumoren.

FEDERLEY, H.: Sex-limited hereditary cancer in Lepidopterous larvae. Hereditas (Lund) **22** (1936).

5. Genetisch bedingte Tumoren bei Fischgattungsbastarden.

BREIDER, H.: Genmanifestation und genotypisches Milieu. Verh. dtsch. zool. Ges. **1936**. — Die genetischen, histologischen und cytologischen Grundlagen der Geschwulstbildung nach Kreuzung verschiedener Rassen und Arten lebendgebärender Zahnkarpfen. Z. Zellforsch. **28** (1938). — Über die Vorgänge der Kernvermehrung und -degeneration in sarkomatösen Makromelanophoren. Z. Zool. **152** (1939). — Über die Pigmentbildung in den Zellen von Sarkomen albinotischer Gattungsbastarde lebend gebärender Zahnkarpfen. Z. Zool. **152** (1939). — BREIDER, H. u. R. SEELIGER: Die Farbzellen der Gattungen Xiphophorus und Platypoecilus und deren Bastarde. Z. Zool. **151** (1938).

GORDON, M.: Morphology of the heritable color patterns in the mexican Killifish, Platypoecilus. Amer. J. Canc. **15** (1931). — Hereditary basis of Melanosis in hybrid fishes. Amer. J. Canc. **15** (1931). — GORDON, M. and G. M. SMITH: Progressive growth of a heritable melanotic neoplastic disease in fishes from the day of birth. Amer. J. Canc. **34** (1938). — Production of a melanotic neoplastic disease in fishes by selective matings. II. Genetics of geographical species hybrids. Amer. J. Canc. **34** (1938).

HAEUSSLER, G.: Über Melanombildung bei Bastarden von Xiphophorus Helleri und Platypoecilus maculatus var. rubra. Klin. Wschr. **1928 II**. — Über die Melanome der Xiphophorus-Platypoecilus-Bastarde. Z. Krebsforsch. **40** (1934).

KOSSWIG, C.: Über die veränderte Wirkung von Farbgenen des Platypoecilus maculatus in der Gattungskreuzung mit Xiphophorus Helleri. Z. Abstammgslehre **50** (1929). — Das Gen in fremder Erbmasse. Züchter **15** (1929). — Zur Frage melanotischer Geschwulstbildungen. Z. Abstammgslehre **52** (1929). — Melanotische Geschwulstbildungen bei Fischbastarden. Verh. dtsch. zool. Ges. **1929**. — Über Geschwulstbildungen bei Fischbastarden. Z. Abstammgslehre **54** (1931).

REED, H. D. and M. GORDON: The morphology of melanotic over-growths in hybrids of mexican killifishes. Amer. J. Canc. **15** (1931).

6. Die Mammatumorstämme der Maus.

Allen, E., A. W. Diddle, L. C. Strong, T. H. Burford and W. U. Gardner: The estrous cycles of mice during growth of spontaneous mammary tumors and the effects of ovarian follicular and anterior pituitary hormones. Amer. J. Canc. **25** (1935). — Andervont, H. B.: Production of tumors in mice of strains C_3H and Y by Dibenzanthracene and Methylcholanthrene. Publ. Health Rep. **53** (1938). — Pulmonary tumors in mice V. Further studies on the influence of heredity upon spontaneous and induced lung tumors. Publ. Health Rep. **53** (1938). — Susceptibility of mice to spontaneous, induced an transplantable tumors. Publ. Health Rep. **53** (1938). — The incidence of induced subcutaneous and pulmonary tumors and spontaneous mammary tumors in hybrid mice. Publ. Health Rep. **53** (1938).

Bagg, H. J. and Flora Hagopian: The functional activity of the mammary gland of the rat in relation to mammary carcinoma. Amer. J. Canc. **35** (1939). — Bittner, J. J.: The breeding behavior and tumor incidence of an inbred albino strain of mice. Amer. J. Canc. **25** (1935a). — The breeding behavior and tumor incidence of a black agouti stock of mice. Amer. J. Canc. **25** (1935b). — Differences observed in the tumor incidence of an albino strain of mice following a change in diet. Amer. J. Canc. **25** (1935c). — Some Possible Effect of nursing on the mammary gland tumor incidence in mice. Science (N.Y.) **84** (1936). — Differences observed in an inbred albino strain of mice following a change in diet. I. Litter size. Nutrit. Bull. Nr 1, Roscoe B. Jackson Mem. Labor. **1936**. — Differences observed in an inbred albino strain of mice following a change in diet. II. Mortalitiy. Nutrit. Bull. Nr 2, Roscoe B. Jackson Mem. Labor. **1936**. — Tumor incidence in reciprocal F_1 hybrid mice A $\times$ D high tumor stocks. Proc. Soc. exper. Biol. a. Med. **34** (1936). — Relation of nursing to the extra chromosomal theory of breast cancer in mice. Amer. J. Canc. **35** (1939). — Bittner, J. J. and W. S. Murray: Comparative study of four high tumor lines of mice. Amer. Naturalist **70** (1936). — Bonser, Georgiana, M.: Comparison of the normal oestrous cycle and of the response to the administration of oestrin in two strains of mice differing greatly in incidence of spontaneous mammary cancer. J. of Path. **41** (1935). — Burns, E. L., Marian Moskop, V. Suntzeff and Leo Loeb: On the relation between the incidence of mammary cancer and the nature of the sexual cycle in various strains of mice. Amer. J. Canc. **26** (1936). — Burr, H. S., L. C. Strong and G. M. Smith: Bioelectric correlates of methylcholanthrene induced tumors in mice. Yale J. Biol. a. Med. **10** (1938). — Burr, H. S., S. M. Smith and L. C. Strong: Bio-electric properties of cancer-susceptible mice. Amer. J. Canc. **32** (1938). — Burrows, H.: Carcinoma mammae occuring in a male mouse under continued treatment with oestrin. Amer. J. Canc. **24** (1935).

Cloudman, A. M. and C. C. Little: The genetics of tumour formation in mice, in relation to the gene T for brachyura. J. of Genet. **32** (1936). — Cori, F.: The influence of ovariectomy on the spontaneous occurence of mammary tumors in mice. J. Canc. Res. **10** (1926). — Cramer, W. and E. S. Horning: On the association between brown degeneration and the incidence of mammary cancers in inbred strains of mice. Amer. J. Canc. **37** (1939).

Fekete, Elizabeth: A comparative morphological study of the mammary gland in a high and a low tumor strain of mice. Amer. J. Path. **14** (1938). — Fekete, Elizabeth and C. V. Green: The influence of complete blockage of the nipples on the incidence and location of spontaneous mammary tumors in mice. Amer. J. Canc. **25** (1936). — Francis, L. D. and L. C. Strong: Hemoglobin studies on the blood female mice of the CBA strain: effects of age, diet, strain, and reproduction. Amer. J. Physiol. **124** (1938). — Friedrich-Freksa, H.: Sexualhormone und Entstehung bösartiger Geschwülste. Ber. Gynäk. **46** (1939).

Gardner, W. U.: Estrogens in carcinogenesis. Arch. of Path. **27** (1939). — Gardner, W. U., G. W. Smith, E. Allen and L. C. Strong: Cancer of the mammary glands induced in male mice receiving estrogenic hormon. Arch. of Path. **21** (1936). — Gardner, W. U. and L. C. Strong: The normal development of the mammary glands of virgin female mice of ten strains varying in susceptibility to spontaneous neoplasms. Amer. J. Canc. **25** (1935).

Korteweg, R.: Experimentelle Erblichkeitsuntersuchung bei Krebs. Verh. 1. internat. Kongr. Kampf Krebs **2** (1933). — Kreyberg, L.: On the hereditary factor in the development of tar tumours. Verh. 1. internat. Kongr. Kampf Krebs **2** (1933). — On the genetic factor in the development of benign tar tumours in mice. Acta path. scand. (København.) **11** (1934). — Kröning, F.: Krebs und Vererbung. Wiss. Woche Frankfurt a. M., Bd. 1. 1934.

Lacassagne, A.: Influence d'un facteur familial dans la production, par la folliculine, de cancers mammaires chez la souris male. R. Sec. de Biol. **114** (1933). — Hormonal pathenogenesis of adenocarcinomata of the breast. Amer. J. Canc. **27** (1936). — Relationship of hormones and mammary adenocarcinoma in the mouse. Amer. J. Canc. **37** (1939). — Lathrop, A. E. C. and L. Loeb: On the part played by internal secretion in the spontaneous development of tumors. J. Canc. Res. 1 (1916). — LITS, F. I., A. KIRSCHBAUM and L. C. STRONG: Action of colchicine on a transplanted malignant lymphoid neoplasma in mice of the C_3H strain. Amer. J. Canc. **34** (1938). — Action of colchicine on a malignant lymphoid neoplasma in mice of an inbred strain. Proc. Soc. exper. Biol. a. Med. **38** (1938). — LITTLE, C. C.: Evidence that cancer is not a simple mendelian recessive. J. Canc. Res. **12** (1928). — The relation of coat color to the spontaneous incidence of mammary tumors in mice. J. of exper. Med. **59** (1934). — The present status of our knowledge of heredity and cancer. J. amer. med. Assoc. **106** (1936). — The constitutional factor in the incidence of mammary tumors. Amer. J. Canc. **27** (1936). — Biology of cancer. Proc. Ann. Congr. med. Education a. Licensure **1937**. — LOEB, L. and M. M. KIRTZ: The effects of transplants of anterior lobes of the hypophysis on the growth of the mammary gland and on the development of mammary gland carcinoma in various strains of mice. Amer. J. Canc. **36** (1939).

MARSH, M. C.: Spontaneous mammary cancer in mice. J. Canc. Res. **13** (1929). — MOSKOP, MARION, E. L. BURNS, V. SUNTZEFF and L. LOEB: Incidence of mammary cancer and nature of the sexual cycle in various strains of mice. Proc. Soc. exper. Biol. a. Med. **33** (1935). — MURRAY, J. A.: Discussion on experimental production of malignant tumours. Proc. roy. Soc. Lond. B **113** (1933). — MURRAY, W. C.: The breeding behavior of the dilute brown stock of mice. Amer. J. Canc. **20** (1934). — Some effects of ovariectomy during the period of declining reproductive powers in mice. J. of exper. Med. **63** (1936). — MURRAY, W. S. and C. C. LITTLE: Further data on the existence of extra-chromosomal influence on the incidence of mammary tumors in mice. Science (N.Y.) **82** (1935). — The genetics of mammary tumor incidence in mice. Genetics **20** (1935). — Extrachromosomal influence in relation to the incidence of mammary and non-mammary tumors in mice. Amer. J. Canc. **27** (1937).

Staff of the Jackson Laboratory: The existence of non chromosomal influence in the incidence of mammary tumors in mice. Science (N.Y.) (1933). — The constitutional factor in the incidence of mammary tumors. Amer. J. Canc. **27** (1936). — STRONG, L. C.: Possible effect of oil of gaultheria in diet of mice susceptible to spontaneous carcinoma of the breast. I. A Suggestion. Proc. Soc. exper. Biol. a. Med. **30** (1932). — Possible effect of oil of gaultheria in diet of mice susceptile to spontaneous carcinoma of the breast. II. A latent period? Amer. J. Canc. **20** (1934). — Possible effect of oil of gaultheria in diet of mice susceptible to spontaneous carcinoma of the breast. III. A survival time. Amer. J. Canc. **25** (1935a). — Possible effect of oil of thyme on the incidence of spontaneous cancer in mice. Amer. J. Canc. **23** (1935b). — The effect of oil of allspice on the incidence of spontaneous carcinoma in mice. Amer. J. Canc. **25** (1935c). — Hemoglobin in various degrees of susceptibility to spontaneous tumors. Amer. J. Canc. **29** (1936a). — Possible effect of oil of gaultheria in diet of mice susceptible to spontaneous carcinoma of the mammary gland. IV. Effect on growth rate and survival time after onset of malignancy. Amer. J. med. Sci. **192** (1936b). — Possible effect of oil of gaultheria in diet of mice susceptible to spontaneous carcinoma of the mammary gland. V. Growth rate and certain retrogressive changes of tumors after onset of malignancy. Amer. J. Canc. **28** (1936c). — Latent period in growth of spontaneous mammary carcinoma in female mice of the A strain. Arch. of Path. **26** (1938). — Effect of oil of wintergreen on spontaneous tumors of the mammary in mice. VI. The different effect of two fractions obtained by the destillation of the true oil. Amer. J. Canc. **32** (1938). — Liquefaction of spontaneous tumors of the mammary gland in mice by Heptyl Aldehyde. Science (N.Y.) **87** (1938). — The synergistic effect of Heptyl Aldehyde and Methyl Salicylate on spontaneous tumors of the mammery gland in mice. J. Biol. a. Med. **11** (1939). — A differential effect of Methyl Salicylate on the growth of spontaneous tumors in two strains of inbred mice. J. Hered. **30** (1939). — Effect of oil wintergreen on spontaneous tumors of the mammery gland in mice. VII. The liquefaction of spontaneous tumors of the mammary gland in mice by Heptyl Aldehyde. Amer. J. Canc. **35** (1939). — STRONG, L. C. and L. D. FRANCIS: The blood of female mice (breeders) of cancer-susceptible (A) and cancer-resistant (CBA) strains. Arch. of Path. **23** (1937). — STRONG, L. C. and L. F. WHITNEY: The treatment of spontaneous tumors in dogs by the injection of Heptyl Aldehyde. Science (NY). **88** (1938). — SUNTZEFF, V., E. L. BURNS, MARIAN MOSKOP and L. LOEB: On the relation between the incidence of mammary cancer and the nature of the sexual cycle in various strains of mice. II. The relative constancy of the characteristics of the sexual cycle in these strains. Amer. J. Canc. **26** (1936). — The effect of injection of oestrin in the incidence of mammary cancer in various strains of mice. Amer. J. Canc. **27** (1936).

TURREN, L.L. and LEO LOEB: The age incidence of tumours in mice and its inheritance. J. Canc. Res. **13** (1929).

WILLIAMS, A. C., L. E. SILCOX and BELA HALPERT: Carcinoma of the mammary gland in an inbred stock of albino mice. Amer. J. Canc. **24** (1935). — WRIGHT, S.: Systems of matings. Genetics **6** (1931). — Inbreeding and homozygosis. Proc. nat. Acad. Sci. U.S. A **19**, Nr 4 (1933).

7. Die übrigen Tumorstämme bei Maus und Ratte.

Aberle, S. B. de: A study of the hereditary anaemia of mice. Amer. J. Anat. **40** (1927).

Bittner, J. J.: The spontaneous incidence of lung tumors in relation to the incidence of mammary tumors in an inbred strain of albino mice (Strain A). Amer. J. Canc. **27** (1936).

Cholewa, Jos.: Krebskrankheit und Vererbung. Z. Krebsforsch. **37** (1932).

Dobrowolskaja-Zavadskaja: Sur l'hérédité du cancer chez la souris. Verh. 2. internat. Kongr. vergl. Path. **2** (1931). — Heredity of cancer. Radiology **18** (1932). — Les souris anoures et à queue filiforme qui se reproduisent entre elles sans disjonction. C. r. Soc. Biol. Paris **110** (1932). — Le rôle des facteurs heréditaires dans l'origine de cancer. Verh. 1. internat. Kongr. Kampf Krebs **2** (1933). — Heredity of cancer. Amer. J. Canc. **18** (1933). — Über den Erblichkeitsfaktor bei der Entstehung des Krebses. Wschr. Krebsbekämpfg **2** (1934). — Effets produits par le goudrounage de la peau chez les souris génétiquement différentes. C. r. Soc. Biol. Paris **115** (1934). — Heredity of cancer suspectibility in mice. J. Genet. **27** (1935).

Haldane, J. B. S.: The genetics of cancer. Nature (Lond.) **1933 II.**

Kirschbaum, A. and L. C. Strong: Leukemia in the F strain of mice: Observations on cytology, general morphology and transmission. Amer. J. Canc. **37** (1939).

Lathrop, A. E. C. and Leo Loeb: The tumor incidence in later generations of strains with observed tumor rate. J. Canc. Res. **4** (1919). — Little, C. C.: The rôle of heredity in determining the incidence and growth of cancer. Amer. J. Canc. **15** (1931). — Little, C. C., W. S. Murray and A. M. Cloudmann: The genetics of non-epithelian tumor formation in mice. Amer. J. Canc. **36** (1939). — Loeb, Leo: Tumor age and tumor incidence. J. Canc. Res. **6** (1921). — Quantitative relations between the factors causing cancer and the rapidity and frequency of the resulting cancerous transformation. J. Canc. Res. **8** (1924). — Lynch, Clara, J.: The inheritance of suspectibility to lung tumors in mice. J. Canc. Res. **12** (1928). — The influence of heredity upon the incidence of lung tumors in mice. J. of exper. Med. **54** (1931). — Studies on the relation between tumor susceptibility and heredity. VII. Lung tumors in mice with respect to the phenomenen of maternal influence. Amer. J. Canc. **31** (1938).

MacDowell, E. C.: Genetic aspects of mouse leukemia. Amer. J. Canc. **26** (1936). — Mercier, L. et L. Gosselin: Caractéristiques d'une lignée de souris atteintes de lymphosarcome. C. r. Soc. Biol. Paris **119** (1935). — Myamoto, Saidei: Experimentelle Untersuchungen über die Vererbung der Empfänglichkeit für transplantable Mausgeschwülste. I. Über die Ergebnisse meiner Experimente mit dem Maussarkom (Formosa-Stamm). J. med. Assoc. Formosa **33** (1934).

Pybus, F. C. and E. W. Müller: A sex-difference in the incidence of bone tumors in mice. Amer. J. Canc. **34** (1938). — Multiple neoplasma in a sarcoma strain of mice. Amer. J. Canc. **34** (1938).

Strong, L. C.: The nature of susceptibility to cancer in mice. J. Hered. **25** (1934). — Strong, L. C. and G. M. Smith: Benign hepatomas in mice of the CBA strain. 1937.

Tyzzer, E. E.: A series of spontaneous tumours in mice with observations on the influence of heredity on the frequency of their occurence. J. med. Res. **17** (1907). — A study of heredity in relation to the development of tumours in mice. J. med. Res. **17** (1907). — A series of spontaneous tumours in mice, with observations on the influence of heredity on the frequency of their occurence. J. med. Res. **21** (1909). — A study of inheritance in mice with reference to their susceptibility to transferable tumours. J. med. Res. **21** (1909).

8. Tumorinduktionen und Genetik.

Andervont, H. B.: Further studies on the production of dibenzanthracene tumors in pure strain and stock mice. Publ. Health Rep. **50** (1935). — Askanazy, M.: Sarkom der Ratten nach Einwirkung von Außenweltfaktoren. Z. Krebsforsch. **34** (1931). — Kurze Bemerkungen über den weiteren Verlauf der Versuche über Tomatensarkome. Z. Krebsforsch. **36** (1932).

Barry, G. and J. W. Cook: A comparison of the action of some polycyclic aromatic Hydrocarbons in producing tumours of connective tissue. Amer. J. Canc. **20** (1934). — Barry, Cook, Haslewood, Hewett, J. Hieger and Kenneway: Production of Cancer by pure Hydrocarbons. Part III. Proc. roy. Soc. Lond. **117** (1935). — Bauer, K. H.: Fortschritte der experimentellen Krebsforschung. Arch. klin. Chir. **189** (1937). — Beard, H. H., Th. S. Roggers and E. von Haam: Experimental production of malignant tumors in the albino rat by means of ultraviolett rays. Amer. J. Canc. **27** (1937). — Béclère et Antoine: Le rôle des rayons de Roentgen dans la carcinogénèse expérimentale. Schweiz. med. Wschr. **1934 II.** — Bellows, Ch. M.: Über experimentelle Sarkomerzeugung bei Ratten. Z. Krebsforsch. **34** (1931). — Bonser, G. M.: Carcinoma of the male breast in mice induced with oestrin: Effect of a Vitamin-A-deficient diet combined with oestrin treatment. J. of Path. **41** (1935). — Borme, C. and I. H. Sandground: On the pruduction of gastric tumors, bordering on malignancy in Javanese Monkeys through the agency of Nochtia Nochti, a parasitic nematode. Amer. J. Canc. **37** (1937).—BOTTOMLEY, A. C. and C. C. TWORT: The carcinogenicity of chrysene and oleic acid. Amer. J. Canc. **21** (1934). — BOYLAND, E. and H. BURROWS: The experimental production of sarcoma in rats and mice by a colloidal aqueous solution of 1:2:5:6-dibenzanthracene. J. of Path. **41** (1935). — BRANDT, M.: Zur Frage der BELLOWschen Tomatentumoren. Z. Krebsforsch. **39** (1933). — BRUMPT, E.: Reproduction expêrimentale du sarcome hépatique du rat par le cysticerque du Taenia taeniaeformis (= T. crassicollis) du chat. Rareté de cette tumeur chez les rats sauvages de Caracas. (Note prélim.) Ann. de Parasitol. **12** (1934). — BULLOCK, F. D. and M. R. CURTIS: A study of the reactions of the tissues of the rat's liver to the larvae of Taenia crassicolis and the histogenesis of Cysticercus sarcom. J. Canc. Res. **8** (1924). — Types of Cysticercus tumors. J. Canc. Res. **9** (1925). — Further studies on the transplantation of the larvae of Taenia crassicollis and the experimental production of subcutaneous cysticercus sarcomata. J. Canc. Res. **10** (1926). — The cysticercus Carcino-Osteo-Chondro-Sarcoma of the rat liver with multiple cysticercus sarcomata. J. Canc. Res. **14** (1930). — BURROWS, H.: Mesoblastic tumours following intraperitoneal injections of 1:2:5:6-dibenzanthracene in a fathy medium. Proc. roy. Soc. Lond. **111** (1932). — BURROWS, H. and J. W. COOK: Spindle-celled tumours and leucaemia in mice after injection with a water soluble compound of 1:2:5:6-Dibenzanthracene. Amer. J. Canc. **27** (1937). — BUTENANDT, A.: Die Struktur der kanzerogenen Substanzen. ADAM-AULERs Neuere Ergebnisse auf dem Gebiet der Krebskrankheiten. Leipzig 1937.

COOK, J. W.: The production of cancer by pure hydrocarbons. Pt. II. Proc. roy. Soc. Lond. **111** (1932). — The production of cancer by pure chemical compounds. Verh. 1. internat. Kongr. Kampf, Krebs **2** (1933). — COOK, J. W., C. HEWETT and J. HIEGER: Coal tar constituents and cancer. Nature (Lond.) **1932 II**. — The isolation of a cancer-producing hydrocarbon from coal tar. Pt. I—III. J. chem. Soc. Lond. **1933**. — COOK, J. W., J. HIEGER, E. L. KENNEWAY and W. V. MAYNORD: The production of cancer by pure hydrocarbons. Pt. I. Proc. roy. Soc. Lond. **111** (1932). — CURTIS, M. R. and F. D. BULLOCK: Strain and family differences in suspectibility to Cysticercus Sarcoma. J. Canc. Res. **8** (1924). — CURTIS, M. R., W. F. DUNNING and F. D. BULLOCK: Genetic factors in relation to the etiology of malignant tumors. Amer. J. Canc. **17** (1933). — Duration and extent of irritation versus genetic constitution in the etiology of malignant tumors. Amer. J. Canc. **21** (1934).

DUNNING, W. F., M. R. CURTIS and F. D. BULLOCK: The respective rôles of heredity and somatic mutation in the origin of malignancy. Amer. J. Canc. **28** (1936).

FIBIGER, J.: On Spiroptera carcinomata and their relation to true malignant tumors; with some remarks on cancer age. J. Canc. Res. **4** (1919). — Spiropteracarcinom. Z. Krebsforsch. **17** (1920). — FISCHER-WASELS, B.: Allgemeine Geschwulstlehre. BETHEs Handbuch der Physiologie, Bd. 14, 2. Hälfte. 1927. — FURTH, J. and O. B. FURTH: Neoplastic diseases produced in mice by general irradiation with x-rays. I. Incidence and types of neoplasms. Amer. J. Canc. **28** (1936).

HAMMER, E. u. A. TERBRUEGGEN: Zur Frage der Tomatentumoren. Z. Krebsforsch. **38** (1933). — HIEGER, J.: The spectra of cancer-producing tars and oils and of related substances. Biochemic. J. **24** (1930).

JONKHOFF, A. R.: Röntgencarcinom bei Mäusen. Z. Krebsforsch. **26** (1928).

KENNEWAY, E. L.: Further experiments on cancer-producing substances. Biochemic. J. **24** (1930). — KENNEWAY, E. L. and J. HIEGER: Carcinogenic substances and their fluorescence spectra. Brit. med. J. **1930**, Nr 3622. — KREYBERG, L.: On the susceptibility to cancer development in the skin and in the mammary gland in two lines of inbred mice. Amer. J. Canc. **24** (1935).

LACASSAGNE, A.: Essais de production de cancer chez le lapin au moyen du 1-2-5-6-dibenzanthracène. C. r. Soc. Biol. Paris **114** (1933). — A comparative study of the carcinogenic action of certain oestrogenic hormons. Amer. J. Canc. **28** (1936). — LARINOW, L. TH., L. K. PAVLOWA u. L. M. SCHABOD: Über Versuche der Erzeugung eines Tomatentumors. Z. Krebsforsch. **37** (1932). — LOEB, L.: Estrogenic hormones and carcinogenesis. J. Amer. med. Assoc. **104** (1935). — LÜDIN, M.: Knochensarkom nach experimenteller Röntgenbestrahlung. Acta radiol. (Stockh.) **15** (1934). — LYNCH, C. J.: Studies on the relation between tumor suspectibility and heredity. IV. The inheritance of susceptibility to tar-induced tumors in the lungs of mice. J. of exper. Med. **46** (1927). — Strain differences in susceptibility to tar-induced skin tumors in mice. Proc. Soc. exper. Biol. a. Med. **31** (1933). — Susceptibility of mouse strains to lung tumour and sarcoma induced by 1:2:5:6-Dibenzanthracen. Proc. Soc. exper. Biol. a. Med. **33** (1935).

MARCHLEWSKI, TH.: On racial differences in susceptibility to artificial tumours in rabbits and their inheritance. Bull. internat. Acad. pol. Sci. biol. et méd. **1934**, No 3/4. — MORTON, A. A., CH. F. BRAUCH and D. B. CLAPP: The production of cancer by Hydrocarbons other than those of the phenanthren type. Amer. J. Canc. **26** (1930). — MORTON,

A. A., D. B. CLAPP and CH. F. BRAUCH: New cancer-producing hydrocarbons. Science (N.Y.) **1935 II.**

OBERLING, CH., CH. SANNIÉ et M. et P. GUERIN: Recherches sur l'action cancérigène du 1,2-benzopyrine. Bull. Assoc. franç. Étude Canc. **25** (1936). — OKISHIO, M.: Relation between diet and the development of tar cancer. J. jap. path. Soc. **23** (1933). — ORR, J. W.: The effect of interference with the vascular supply on the induction of dibenzanthracene tumors. Brit. J. exper. Path. **16** (1935).

PEACOCK, P. R.: Production of tumours in the fowl by carcinogenic agents: (1) tar; (2) 1:2:5:6-dibenzanthracene-lard. J. of Path. **36** (1933). — PASSEY, R. D., A. LEESE and J. C. KNOX: Spiroptera Cancer and diet deficiency. J. of Path. **40** (1935). — PERLMANN, S. and W. STACHLER: Experimental production of bladder tumors in rabbits by subcutaneous injection of Aniline and Beta-Naphthylamine. Z. Urol. **27** (1933). — PLONSKIER, M.: Über die durch Tomateneinspritzungen erzeugten malignen Rattentumoren. Z. Krebsforsch. **37** (1932).

REINHARD, M. C. and C. F. CANDEE: Influences of sex and heredity on the development of tar tumors. Amer. J. Canc. **16** (1932). — REINHARD, M. C. and A. A. THIBANDEAU: Development of multiple tumours in tarred and radiated animals. Amer. J. Canc. **20** (1934). — REINHARD, M. C., A. A. THIBANDEAU and C. F. CANDER: The development of multiple tumours in tarred and radiated mice. Part II. Amer. J. Canc. **22** (1934). — ROUS, P.: The virus tumors and the problem. Amer. J. Canc. **28** (1928). — RUSCH, H. P. and C. A. BAUMANN: Tumor production in mice with ultraviolet irradiation. Amer. J. Canc. **35** (1939).

SAUERBRUCH, F. u. E. KNAAKE: Die Bedeutung von Sexualstörungen für die Entstehung von Geschwülsten. Z. Krebsforsch. **44** (1936). — Bericht über weitere Ergebnisse experimenteller Tumorforschung. Arch. klin. Chir. **189** (Kongreßber.) (1937). — SCHAER, W.: Experimentelle Erzeugungen von Blasentumoren. Die Wirkung langdauernder Inhalation von aromatischen Amidoverbindungen. Dtsch. Z. Chir. **226** (1930). — SCHUERCH, O. u. E. NEHLINGER: Experimentelle Erzeugung von Knochensarkomen durch Radium beim Kaninchen. Schweiz. med. Wschr. **1934 II.** — Über experimentelle Knochentumoren. Arch. klin. Chir. **183** (1935). — SCHUERCH, O. and A. WINTERSTEIN: Carcinogenic action of aromatic hydrocarbons. Z. physiol. Chem. **236** (1935). — SEELIG, M. G.: Dibenzanthracene 1:2:5:6 as a carcinogenic agent. Amer. J. Canc. **20** (1934). — SEELIG, M. G. and Z. K. KOOPER: A review of the recent literature of tar cancer (1927—1931 inclusive). Amer. J. Canc. **17** (1933). — SHEAR, M. J.: Studies in carcinogenesis. III. Isomeres of cholanthrene and methylcholanthrene. Amer. J. Canc. **28** (1936). — SUZUKI, TETSNO: Experimentelle Studie über die Beziehung der Haarfarbe von Maus und Kaninchen zur Häufigkeit des Teercanceroides. Proc. imp. Acad. Japan **5** (1929).

TRANSMILLER, O.: Zur Frage der Sarkomerzeugung mit Tomatensaft. Z. Krebsforsch. **38** (1933). — TWORT, C. C. and A. C. BOTTOMLEY: The aethiology of breast cancer. Lancet **1932 II.** — TWORT, C. C. and J. D. FULTON: Further experiments on the carcinogenicity of synthetic tars and their fractions. J. of Path. **33** (1930). — Studien über die Konzentration des aktiven carcinogenerregenden Prinzips in Ölen und Teeren. Z. Krebsforsch. **35** (1932). — TWORT, C. C. u. M. R. ING: Untersuchungen über krebserzeugende Agentien. Z. Krebsforsch. **27** (1928). — TWORT, C. C. and R. LYTH: Selection of non-carcinogenic from carcinogenicoils. J. of Hyg. **33** (1933). — TWORT, C. C. and J. M. TWORT: The relative potency of carcinogenic tars and oils. J. of Hyg. **29** (1930). — Cancer susceptibility in relation to colour of mice. J. of Hyg. **32** (1932). — On the prevention of mineral oil and tar dermatitis and cancer. Lancet **1934 I.**

WEITSON, A. F.: Experimental skin tumors in the rat produced by tar. J. of Path. **36** (1933). — WOGLOM, W. H. and L. HERBY: The carcinogenic activity of tar in various dilutions. J. Canc. Res. **13** (1929).

YAMAGIWA u. ISCHIKAWA: Experimentelle Studien über die Pathogenese der Epithelialgeschwülste. Virchows Arch. **233** (1921).

9. Genetik der Transplantation der Tumoren.

BITTNER, J. J.: Quadruple inoculations of an adenocarcinoma. J. Canc. Res. **14** (1930). — A genetic study of the transplantation of tumors arising in hybrid mice. Amer. J. Canc. **15** (1931). — Genetic studies on the transplantation of tumors. II. A sex difference in reaction to a transplanted tumor. Amer. J. Canc. **16** (1932). — Genetic studies on the transplantation of tumors. III. Interpretation of apparent rhythmus. Amer. J. Canc. **16** (1932). — Genetic studies on the transplantation of tumors. IV. Linkage in tumor 19308 A. Amer. J. Canc. **17** (1933). — Genetic studies on the transplantation of tumors. V. Tumor 19308 B. Amer. J. Canc. **17** (1933). — Genetic studies on the transplantation of tumors. VI. Tumor 19308 C. Amer. J. Canc. **17** (1933). — Genetic studies on the transplantation of tumors. VII. Comparative study of Tumors 19308 A, B and C. Amer. J. Canc. **17**

(1933). — Genetic studies on the transplantation of tumors. VIII. The genetic explantation of „Rhythmus of GROWTH“. Amer. J. Canc. **20** (1934). — Linkage in transplantable tumours. J. Genet. **29** (1934). — A review of genetic studies on the transplantation of tumours. J. Genet. **31** (1935). — Studies on concomitant immunity. Amer. J. Canc. **28** (1936).

CLOUDMAN, A. M.: Successful interspecies transplantation of a mouse tumor. Science (N.Y.) **76** (1932). — A genetic analysis of dissimilar carcinomata from the same gland of an individual mouse. Genetics **17** (1932).

FURTH, J. and M. C. KAHN: The transmission of leukemia of mice with a single cell. Amer. J. Canc. **31** (1938).

LITTLE, C. C.: Factors influencing the growth of a transplantable tumor in mice. J. of exper. Zool. **31** (1920). — The bearing of genetic work with transplanted tumors on the genetics of spontaneous tumors in mice. Amer. J. Canc. **22** (1934). — LITTLE, C. C. and L. C. STRONG: Genetic studies on the transplantation of two adenocarcinomata. J. of exper. Zool. **41** (1924). — LOEB, L. and HELEN D. KING: Individuality differentials in strains of inbred rats. Arch. of Path. **12** (1931). — The analysis of the organismal differentials of gray norvay rats and of two mutant races by mean of transplantation. Amer. Naturalist **69** (1935).

STRONG, L. C.: General considerations on the genetic study of cancer. J. Canc. Res. **10** (1926). — On the occurence of mutations within transplantable neoplasms. Genetics **11** (1926). — Nature of Susceptibility to Cancer in mice. J. Hered. **25** (1934). — Genetics of pituitary and ovary grafts. J. Hered. **27** (1936). — STRONG, L. C., W. N. GARDNER and R. T. HILL: Production of estrogenic hormone by a transplantable ovarian carcinoma. Endocrinology **21** (1937). — STRONG, L. C. and R. T. HILL: A sex difference encountered in the transplantation of a carcinoma of the ovary. Science (N. J.) **85** (1937). — STRONG, L. C., R. T. HILL, C. A. PFEIFFER and W. N. GARDNER: Genetic and endocrine studies of a transplantable carcinoma of the ovary. Genetics **23** (1938).

TYZZER, E. E. and C. C. LITTLE: Studies on the inheritance of susceptibility to a transplantable sarcoma (J. w. B.) of the Japanese waltzing mouse. J. Canc. Res. **1** (1926).

10. Krebs als somatische Mutation.

Außer der gesamten, im vorigen Kapitel zitierten Literatur:

BAUER, K. H: Mutationstheorie der Geschwulstentstehung. Berlin 1928. — Die Bedeutung der Vererbungsbiologie für das Geschwulstproblem. Strahlenter. **42** (1931). — BOVERI, TH.: Zur Frage der Entstehung maligner Tumoren. Jena 1914.

KOEHLER, OTTO: Die Bestätigung von BOVERIS Krebstheorie durch amerikanische Erbuntersuchungen über das Adenocarcinom der Mäusebrust. Forsch. u. Fortschr. **12** (1936).

LITTLE, C.: The bearing of genetic work with transplanted tumors on the genetics of spontaneous tumors in mice. Amer. J. Canc. **22** (1934).

STRONG, L. C.: Experimental evidence for the theory that the tumor cell has deviated from a definitive somatic cell by a process analogous to genetic mutation. J. Canc. Res. **13** (1929).

WHITMAN, R. C.: Somatic mutations as a factor in the production of cancer. J. Canc. Res. **4** (1919).

Erbbiologie der Geschwülste des Menschen.

Von K. H. Bauer, Breslau.

Mit 13 Abbildungen.

Vorbemerkungen.

Eine zusammenfassende Übersicht über das Thema „*Geschwulst und Vererbung beim Menschen*" zu geben, bedeutet für einen genetisch geschulten Arzt eine im Prinzip undankbare und speziell für den phänogenetisch ja so uneinheitlichen Krebs beim Menschen eine fast unlösbare Aufgabe. Denn für den Genetiker ist von vornherein klar, daß die menschliche Erbpathologie allein unmöglich eine auch nur annähernde Lösung der Frage bringen kann. Unmöglich deswegen, weil *grundsätzliche Schwierigkeiten*, wie einerseits die Kleinheit der menschlichen Familie, die langsame Generationsfolge, das Ausgeschlossensein des planmäßigen Kreuzungsexperimentes, andererseits die Unsicherheit der Krebsdiagnose, das häufige vorzeitige Absterben wahrscheinlicher Erbträger, die häufige Latenz trotz vorhandener erblicher Belastung, die Vielheit der Krebsarten, das wesentliche Hereinspielen äußerer, nicht-erblicher, die Vielheit noch nicht faßbarer erblicher Krebsfaktoren und endlich die große Variabilität der Realisation von Geschwulstanlagen eine genetisch exakte Analyse beim Menschen von vornherein aussichtslos machen.

Wir müssen daher nicht ohne Resignation erkenntniskritisch davon ausgehen, daß die *Methodik der Krebsvererbungsforschung beim Menschen* von vornherein nur eine *deduktive*, d. h. eine das Besondere des Menschen aus dem Allgemeinen der Krebsvererbung der Versuchstiere ableitende sein kann. Die Induktion, d. h. die vom Besonderen auf die allgemeinen Gesetze schließende Methodik ist der Genetik vorbehalten.

Wenn trotz dieser grundsätzlichen Schwierigkeiten beim Menschen das Thema in Angriff genommen werden soll, so einmal, um gegenüber üppigen Phantastereien, besonders gegenüber voreiligen Analogisierungen mit Krebsvererbungsexperimenten beim Tier die Grenzen unseres heutigen Wissens vor allem über die Krebsvererbung beim Menschen aufzuzeigen, sodann um das bisherige Material, soweit es der Kritik standhält, zusammenzustellen und es in Einklang mit den Ergebnissen der Krebsvererbung beim Tier in Form von Leitsätzen zu einer *vorläufigen Übersicht* über die Gesamtfrage der Krebsvererbung auszugestalten.

Beim Menschen beschränkt sich die Prüfung der Geschwulsterblichkeit grundsätzlich auf die deduktiven Methoden der Statistik, der Stammbaum- und Familienforschung und der Zwillingsuntersuchungen. Für die Frage der Realisation von Krebsanlagen liefert die überaus fleißig durchforschte Krebspathologie des Menschen wichtige Beiträge.

I. Statistische Untersuchungen.

Die Erbanalyse der Geschwülste des Menschen geht aus von der absoluten *Häufigkeit* derselben, zunächst losgelöst von der Frage der erblichen oder nichterblichen Bedingtheit. Tatsächlich ist die Häufigkeit eine sehr hohe, sterben ja durchschnittlich 10% der Männer und 12% der Frauen an Krebsleiden. Man war früher der Ansicht, daß die Geschwülste nur beim Menschen so häufig seien. Es hat sich aber gezeigt (vgl. Abschnitt KRÖNING), daß auch bei Tieren, z. B. bei den Rodentien im Zoologischen Garten, bis zu 6% Tumoren gefunden wurden, wobei zu berücksichtigen ist, daß die gefangengehaltenen Tiere nie so hohe Altersklassen erreichen als vergleichsweise der Mensch. Außerdem ist z. B. bei sehr alten Haustieren, z. B. bei Hunden, nicht nur die Häufigkeit, sondern auch die Vielheit an Krebsen kaum geringer als beim Menschen.

So beginnt die Prüfung mit den Zahlenwerten der Statistik. Die *Statistik* ist natürlich eine für die ganze Krebspathologie sehr wichtige Methode. So werden z. B. die Berufskrebse zunächst durch die Analyse statistischer Daten identifiziert (CRAMER) und dann in Verfolg der Ursachenforschung vermeidbar. Die Statistik gibt weiter wichtige Auskunft über Alters-, Organverteilung, regionäre, soziale Verschiedenheiten, geschlechtsbedingte Häufigkeitswerte usw.

a) Krebshäufigkeit und Altersaufbau der Bevölkerung.

Die in den letzten Jahren oft behauptete *Zunahme der Krebskrankheit* gründet sich auf die rohen Zahlen der Todesursachenstatistik, ohne deren kritische Auswertung im einzelnen. Tatsächlich hat der Krebs in den Statistiken zugenommen. Analysiert man aber die Statistiken genauer, so zeigt es sich bald, daß die Zunahme weder etwas mit gesteigerter Fortzüchtung von Krebsanlagen, noch mit irgendeiner Form von Gegenauslese, noch mit einer Steigerung der Krebsnoxen zu tun hat.

Ein Teil der Zunahme geht sicherlich nicht auf Konto der Zunahme der Krankheit, sondern auf Konto der *Zunahme der richtigen Diagnose.* Einerseits gingen früher tatsächliche Krebstodesfälle häufig unter der fälschlichen Diagnose „Auszehrung", „Altersschwäche", „Arterienverkalkung" u. v. a. m., andererseits werden sie heute unter der erheblich verbesserten Diagnostik (Blutsenkung, Krebsreaktionen, vor allem Röntgendiagnostik innerer Organe! Endoskopien!) häufiger unter der richtigen Diagnose erfaßt. Das bedeutet natürlich nur eine statistisch vorgetäuschte, aber keine reale Zunahme der Krankheit selbst. Mit einer stärkeren erblichen Belastung der Bevölkerung hat sie natürlich nichts zu tun.

Dieser nur statistisch vorgetäuschten steht weiterhin aber eine *wirkliche Zunahme* gegenüber, die nun aber ihrerseits aus ganz natürlichen Ursachen als Folge der *Verlängerung der durchschnittlichen Lebensdauer des Menschen* zu erwarten ist. Dadurch, daß im letzten Jahrhundert die Großseuchen (Pest, Cholera, Pocken) verdrängt und in diesem Jahrhundert die Sterblichkeit der Infektionskrankheiten (bei der Tuberkulose um 40%, der Diphtherie um 60%, beim Typhus um 75%) herabgedrückt worden ist, hat sich die Lebensdauer von 1871 mit 37,01 um über 20 Jahre auf 57,34 Jahre durchschnittlicher Lebensdauer im Jahre 1924 und seitdem auf über 60 Jahre verlängert. Damit erlebt heute der Mensch mit dieser hohen Lebensdauer die Hauptaltersklassen der Krebsneigung und damit oft den Krebs, den er früher überhaupt nicht erlebt haben würde. Der Krebs wird sonach u. a. ein Preis, den viele heutige Kulturmenschen mit für die Erreichung einer gegenüber dem Mittelalter doppelt so langen Lebensdauer zu zahlen haben.

Mit Krebsvererbung könnte dies nur insofern etwas zu tun haben, als der heutige Mensch die Manifestation früher wegen kürzerer Lebensdauer unbemerkt bleibender Krebsanlagen häufiger erlebt als früher, was natürlich bei „Krebsstammbäumen" eine Rolle spielen kann.

Nun hat aber die Krebssterblichkeit nochmals besonders *nach dem Kriege* zugenommen. Für diese Zunahme ist der *veränderte Altersaufbau* der Bevölkerung der kriegführenden Staaten maßgebend. Es ist ja heute allgemein bekannt, daß z. B. bei uns in Deutschland durch die 1,82 Millionen Gefallenen, durch die 3,6 Millionen Geburtenverlust und durch das Sinken der Geburtenzahlen nach dem Kriege sich schwerwiegende Verschiebungen der Altersklassen, eine Minderung der Jahrgänge unter 15 Jahren um 20% und eine Vermehrung der Altersklasse über 65 Jahre um 26% und damit eine starke relative *Überalterung* unserer Bevölkerung entwickelt haben. Da nun einmal der Krebs vorwiegend eine Erkrankung des höheren Alters ist, so wird es verständlich, daß mit der stärkeren Besetzung der hohen Altersklassen die Zahl der Krebstodesfälle nach dem Kriege zunehmen mußte.

Kurzum, die Krebszunahme ist zum Teil eine statistisch vorgetäuschte, zum anderen Teil eine wirkliche. Diese wirkliche Krebszunahme hat aber nichts mit einer „Züchtung von Krebsanlagen" und nichts mit einer fortschreitenden „Krebsverseuchung" des Anlagenbestandes zu tun, vielmehr hat sie ihre natürlichen Ursachen a) in der Verlängerung der durchschnittlichen Lebensdauer des einzelnen, b) in der Überalterung des Volkes im ganzen.

Für diese letztere selbst ist zu erwarten, daß sie sich — Friedenszeiten vorausgesetzt — allmählich mit der Änderung des Aufbaues der Bevölkerung in den nächsten 30—40 Jahren wieder zurückbilden wird.

Dafür aber, ob die *individuelle Krebsgefährdung* wirklich zugenommen hat, gibt es eine eindeutige Probe. Eine echte Zunahme der Krankheit selbst würde nur dann stattgefunden haben, wenn innerhalb der *gleichen* Alterklasse, z. B. zwischen 20 und 30 oder zwischen 50 und 60 die Sterbeziffer gestiegen wäre, denn hier wirkt sich ja weder die Verlängerung der Lebensdauer des einzelnen, noch die „Überalterung" im ganzen aus.

Rechnet man dann entsprechend die Krebstodesfälle auf Jahrzehnte um und stellt z. B. den Todesfällen von 1910 die von 1935 gegenüber, so ergibt sich tatsächlich bei Berücksichtigung der Altersklassen nicht nur keine Zunahme der bösartigen Geschwülste, sondern sogar zum Teil als Erfolg der Krebsbekämpfung ein deutlicher Rückgang bei den Altersklassen von 30—70 Jahren (WOLFF 1935). Eine *Zunahme der individuellen Krebsgefährdung besteht also nicht*!

Absolut genommen ist — wie schon erwähnt — die Sterblichkeit an Krebs mit durchschnittlich 10—12% noch hoch. Sie rangiert aber durchaus nicht an erster Stelle unter den Todesursachen, die nach wie vor die Herz- und Gefäßkrankheiten einnehmen. Was die Krebssterblichkeit so sehr in den Vordergrund stellt, ist nicht so sehr die Zahl als solche, als die sehr viel schwerere *Todesart*. An Herz- und Gefäßkrankheiten sterben nicht nur mehr Menschen, sie sterben auch früher. Dagegen ist die durchschnittliche Lebensdauer der an Krebs Verstorbenen nur wenig geringer als im sonstigen Durchschnitt überhaupt. Das *Durchschnittsalter der Krebskranken* beträgt nach WAUGH und FISCHER (1930) *53,3 Jahre* (für Frauen 50,6 und für Männer 56,5 Jahre) *gegenüber* einer höchsten mittleren *Lebenserwartung von 57,4 Jahren* (BURGDÖRFER). Verkürzt ist also weniger die allgemeine Lebenserwartung der Neugeborenen, als ausschließlich die Lebenserwartung gegenüber den krebsfreien Altersgenossen.

Die statistischen Untersuchungen ergeben also für die Krebshäufigkeit, besonders für deren Zunahme auf Grund des veränderten Altersaufbaus der Bevölkerung eine Reihe von allgemein interessierenden Schlußfolgerungen. Vom Standpunkt der Genetik hat sich jedoch aus der Massenstatistik der Häufigkeit und besonders der der Zunahme irgendein *Beweismittel* dafür, *daß erbliche Krebsanlagen im Anlagenbestand der Bevölkerung heute häufiger vertreten wären als früher,* oder daß sie weniger durch *Auslesevorgänge* ausgemerzt würden oder daß krebsbedingende *Mutationen häufiger* geworden seien, *nicht ergeben*, vielmehr finden *die Verschiebungen der Häufigkeitszahlen* ihre zureichende *Erklärung in* rein äußeren, *bevölkerungsmäßigen Ursachen.*

b) Krebs und Geschlecht.

Erbbiologisch wichtiger ist daher die Frage, ob bei den ausgesprochenen *Geschlechtsdifferenzen der Krebserkrankung* genetische Einflüsse eine wesentliche Rolle spielen.

Die beiden Geschlechter verhalten sich auf nahezu allen Krebsgebieten verschieden, sowohl was das Erkrankungsalter, die Häufigkeitskurve der Altersklassen, die Krebslokalisation, die Mitbeteiligung der Geschlechtsorgane, die Sterblichkeit usw. betrifft.

Das *Durchschnittsalter* der Krebskranken ist bei der Frau 50,6, beim Mann 56,6 Jahre (WAUGH und FISCHER), die Sterblichkeit an Krebs liegt beim Mann durchschnittlich bei 10%, bei der Frau bei 12,5—14%, die Erkrankungskurve beginnt bei der Frau schon mit dem 30. Jahr zu steigen und erreicht den Höhepunkt zwischen 40 und 50, beim Mann erst zwischen 60 und 70 Jahren (BOMANNO 1931).

Die größere *Krebssterblichkeit* der Frau geht fast ausschließlich auf Konto des Krebses der Gebärmutter, der Brustdrüse, der Eierstöcke und der Gallenblase.

Die gleichen Krebse betreffen, was die *Krebslokalisation* anlangt, die beiden Geschlechter ganz verschieden. Wir haben an der Breslauer Chirurgischen Klinik bei der Nachprüfung der endgültigen Heilziffer für den Lippen-, Magen- und Mastdarmkrebs zugleich die Geschlechtsproportionen festgestellt:

Lippenkrebs	168	Fälle	87,0% ♂	13,0% ♀
Magenkrebs	1281	„	71,3% ♂	28,7% ♀
Mastdarmkrebs	569	„	62,9% ♂	37,1% ♀

Für andere Krebsarten gilt nach E. KAUFMANN das gleiche:

Kehlkopfkrebs	103	„	95,1% ♂	4,8% ♀
Speiseröhrenkrebs . .	229	„	87,8% ♂	12,1% ♀
Lungenkrebs	30	„	86,6% ♂	13,4% ♀
umgekehrt:				
Gallenblasenkrebs . .	129	Fälle	13,2% ♂	86,9% ♀

Auch in der *Krebsmorphologie* bestehen große Geschlechtsunterschiede. Schaltet man den Krebs der primären und sekundären Geschlechtsorgane aus, so überwiegen beim männlichen Geschlecht die Krebse der oberen Luft- und Speisewege, sowie der Lungen, beim weiblichen Geschlecht besonders die der Gallenblase. Histologisch überwiegen beim Mann die Pflasterepithelcarcinome — wohl auf Grund stärkerer exogener Reize —, bei der Frau die Drüsencarcinome, was auf innerorganische und körpereigene Krebsursachen hinweisen dürfte.

Es sind bemerkenswert wenig Untersuchungen, die sich genetisch mit der Frage der Ursachen für die verschiedene Krebshäufigkeit der beiden Geschlechter, eine der fundamentalen und zugleich fest gesicherten Tatsachen der Krebspathologie überhaupt, befassen.

Einen ersten Versuch, die Frage einer *geschlechtsabhängigen Vererbung von Carcinomanlagen* zu prüfen, liefert die unter Mithilfe von 115 Medizinstudierenden durchgeführte Untersuchung von 6000 Krebspatienten durch WAALER (1932). Er zeigte, daß die Schwestern gegenüber den Brüdern eine deutlich erhöhte Krebszahl aufweisen. Es werden von ihm zwei erbliche Krebsanlagen, jede mit 16% Häufigkeit, angenommen, von denen die eine bei Männern und Frauen ungefähr gleich wirkt, die andere die deutlich größere Disposition bei Frauen verursachen soll. Die arbeitshypothetische Deutung ist nicht überzeugend, denn WAALER nimmt die Tatsache der höheren Carcinomzahl beim weiblichen Geschlecht als Beweismittel für geschlechtsabhängige Vererbung, während es diese ja erst zu beweisen gilt.

Auch WASSINK (1933) nimmt eine besondere weibliche erbliche Krebsdisposition, die sogar die Krebshäufigkeit bei männlichen Nachkommen beeinflussen könne, an. So erkranken die Söhne von Frauen mit Brust- oder Gebärmutterkrebs im Vergleich zu anderen mütterlichen Krebsformen häufiger an Krebs. Die Schwestern von Brustkrebskranken zeigten die höchste Zahl der Erkrankungen an gleichem Organkrebs. Ebenso war bei den Müttern der an Mammacarcinom Erkrankten häufiger die gleiche Tumorlokalisation nachweisbar als bei Müttern der an anderen Krebsen leidenden Töchter.

Nach den Erfahrungen mit den Mammacarcinom-Stämmen der Maus ist es allerdings sehr fraglich, ob man die besonderen Verhältnisse gerade des Brustkrebses ohne weiteres auch auf andere Krebsarten übertragen darf.

Zu diesen Untersuchungen selbst ist zu sagen, daß, so lobenswert die Inangriffnahme solcher Arbeiten ist, aber andererseits die oft weitgehenden Schlußfolgerungen nicht vertreten werden können. Solche Untersuchungen können eben nur bei großen Zahlen bei entsprechender Fehlerberechnung und — nicht zu vergessen — bei völliger Sicherung der Krebsdiagnose zwingende Schlußfolgerungen zulassen.

Damit soll die Möglichkeit nicht bestritten werden, daß es geschlechtsgebundene Erbanlagen gibt, die wenigstens bei einzelnen Krebsformen eine verschiedene Ausprägung beim männlichen und weiblichen Geschlecht verursachen. Es muß aber gerade nach Analogie der Untersuchungen über die sog. plasmatische Vererbung in bestimmten Fällen von Mammatumoren der Mäuse darauf hingewiesen werden, wie schwierig und klippenreich solche Untersuchungen besonders beim Brustkrebs der Frau sind. Jedenfalls ist *bis jetzt* irgendein *positiver Beweis für eine geschlechtsgebundene oder geschlechtsbegrenzte Vererbung von Geschwulstanlagen beim Menschen nicht erbracht.*

Dafür, daß die auf beide Geschlechter gleich verteilten „Geschwulstanlagen" bei beiden Geschlechtern eine *verschiedene Penetranz und Expressivität* besitzen können, sind die gutartigen *Exostosen* (s. S. 1134) ein gutes Beispiel. Hier werden die Knochengeschwülste beim weiblichen Geschlecht seltener manifest, und wenn sie manifest werden, bleiben sie kleiner und geringer an Zahl. Diese latent Erbkranken manifestieren ihre Anlage oft nur durch ihre Weitervererbung der Anlage vom Großvater auf Enkel.

Das einzige, was sich über die Geschlechtsdifferenz positiv sagen läßt, ist der Nachweis, daß beim Krebs der Frau die ganze *physiologische Evolution der weiblichen Geschlechtsorgane* eine wesentlich *fördernde Rolle für die größere Krebshäufigkeit bei der Frau* spielt. Gebärmutter, Eierstöcke, Brustdrüsen stehen bei der Frau in der Krebshäufigkeit ganz im Vordergrund. Und daß diese Gefährdung ganz an die Funktion und deren große Umstellung in der Gravidität und im Klimakterium gebunden sind, geht eindeutig aus zahlreichen Beobachtungen hervor. So beginnt die Krebskurve bei der Frau schon mit dem Eintritt der vollen Aktivität der Keimdrüsen (PELLER 1936). Sie steigt schon stark mit 30 Jahren an bis zum Klimakterium, und die weitaus größte Häufigkeit der Krebserkrankung der Frau geht praktisch ausschließlich auf Konto des Krebses der Geschlechtsorgane. Umgekehrt fällt mit den Wechseljahren die Krebshäufigkeit der Frau rasch ab (PAULSEN). Nach SCHINZ und SENTI (1932) ist der Krebs der Gebärmutter, Eierstöcke und der Brustdrüsen im 8. Lebensjahrzehnt der Frau nur 3—4 mal so häufig als im 5. Lebensjahrzehnt, im Gegensatz zu allen anderen Krebslokalisationen, bei denen sich in den höheren Altersstufen 10—30mal höhere Sterblichkeitsziffern als zwischen 40 und 50 finden. Die zur Ruhe gekommenen Organe erkranken also unverhältnismäßig selten an Krebs. Nach dem 45. Lebensjahr wirkt sich die höhere Altersgefährdung der Frau nur mehr in der größeren Häufigkeit des Mammacarcinoms aus (Peller 1936).

Soweit sich also überhaupt etwas über die *größere Krebssterblichkeit der Frau* positiv aussagen läßt, so ist es die Feststellung der statistisch beweisbaren Tatsache, daß an dem Plus die *Krebse der Geschlechtsorgane* vornehmlich schuld sind. Für diese wiederum lassen sich aber *körpereigene Krebsnoxen* im Zusammenhang mit der Funktion dieser Organe eher anschuldigen als geschlechtsspezifische Erbanlagen.

Umgekehrt weisen die statistischen Untersuchungen auf die hohe *Bedeutung äußerer Krebsursachen* gerade bei den *beim männlichen Geschlecht* häufigen Krebsen hin. Würde man die Genitalcarcinome unberücksichtigt lassen, so läge die Krebssterblichkeit beim männlichen Geschlecht um 59,3% höher als bei der Frau (Schinz und Senti). Die höhere Exposition des Mannes geht besonders daraus hervor, daß beim Manne diejenigen Organe am meisten betroffen sind, die auch nach den experimentellen Erfahrungen äußeren Krebsnoxen besonders ausgesetzt sind: Lippe, Zunge, Kehlkopf, Lunge, Niere, Harnblase.

In die gleiche Richtung, auf die stärkere Einwirkung der äußeren Noxen beim Manne, weisen vor allem auch die *Berufskrebse.* Es sei in dieser Hinsicht auf die beiden Referate von Staemmler und K. H. Bauer auf dem letzten Pathologenkongreß (Frankfurt 1937) hingewiesen. Es geht aus denselben hervor, daß heute eine ganze Fülle von physikalischen Schädigungen (Wärme, Licht, ultraviolette, Röntgen- und Radiumstrahlen), vor allem aber auch eine Fülle von chemischen Noxen (Anilinstoffe, Arsenderivate, Teerprodukte, cancerogene Kohlenwasserstoffe) bei Arbeitern der Teer-, Paraffin-, Erdölindustrie usw. Krebs hervorrufen können. Die tierexperimentellen Nachprüfungen haben ergeben, daß die Krebserzeugung besonders mit cancerogenen Kohlenwasserstoffen bis zu 100% getrieben werden kann (vgl. K. H. Bauer 1937).

Es geht daraus für den Genetiker hervor, daß das Thema Krebsvererbung keinesfalls einseitig nur unter dem Gesichtswinkel möglicher oder wahrscheinlicher Krebsanlagen betrachtet werden darf, sondern daß immer auch im Auge behalten werden muß, daß es ganz *sicher auch ohne endogene Disposition und ohne erbliche Veranlagung eine Krebsentstehung gibt,* da ja die *Möglichkeit, auf äußere Reize hin mit Krebs zu reagieren, eine Eigenschaft jedes noch lebenden Gewebes* ist.

Faßt man alles, was über Geschlechtsdifferenzen beim Krebs positiv bekannt ist, zusammen, so kommt man zu dem Ergebnis, daß gerade *die auffälligen Geschlechtsunterschiede* beim Lippen-, Kehlkopf-, Speiseröhren-, aber auch beim Lungen-, Magen- und Mastdarmkrebs weitgehend *gegen eine Überschätzung der Rolle der Vererbung* sprechen. Denn wäre wirklich die Vererbung ein ausschlaggebend bestimmender Faktor, so müßten sich — bis auf die Genitalkrebse — sonst die Geschlechter weitgehend gleich verhalten, denn von den Erbträgern des menschlichen Anlagenbestandes, den Chromosomen, sind von den 48 Chromosomen der Körperzellen 47 Chromosomen bei beiden Geschlechtern gleich und nur das 48. Chromosom, das X- bzw. Y-Chromosom, ist verschieden.

Es müßten sich also — bis auf die sicher geschlechtsabhängigen Krebse — die sonstigen Krebse bei beiden Geschlechtern oder zum mindesten ein Teil weitgehend gleich verhalten. In Wirklichkeit verhalten sich alle Krebsarten, die das Gros der menschlichen Krebsformen ausmachen, hinsichtlich der Geschlechter ganz verschieden (s. oben). Die einzigen Krebse, die sich nach Simon in der Summe ihrer verschiedenen Formen sehr weitgehend bei beiden Geschlechtern gleich verhalten, sind die *Sarkome*, aber gerade für die Sarkome liegt bis jetzt beim Menschen auch noch nicht ein einziger Beweis für ihre sicher erbliche Bedingtheit vor.

Es ist also wohl kein Zweifel, daß *die großen Geschlechtsdifferenzen gegen die überragende Bedeutung der chromosomalen Vererbung* und *umgekehrt für eine sehr viel höhere Bedeutung* der sog. Reizkrebse (Lippenkrebs! Speiseröhren-, Lungen-, Magenkrebs! usw.), d. h. also *der äußeren Faktoren* sprechen.

c) Rasse und Krebs.

Genetisch besehen kommt der Frage „Rasse und Krebs" eine grundsätzliche Bedeutung zu, sind ja wirkliche *Rassenunterschiede* biologisch betrachtet *erbliche Unterschiede* und versprechen Aufklärungen über Erbeinflüsse.

Nun darf man aber beim Krebs — weniger denn irgendwo — der Vorstellung erliegen, als bewiesen in der Literatur mitgeteilte Rassenunterschiede wirklich biologische Rassenunterschiede. Denn Verschiedenheiten bei verschiedenen Rassen sind noch lange keine *Rassenunterschiede* und gerade beim Krebs sind Verschiedenheiten *oft ja nur peristatisch*, z. B. durch Ernährung oder Klima oder Berufsschäden bedingt.

Ein krasses Beispiel als Mahnung zur Vorsicht: Wenn z. B. die Einwohner Kaschmirs im Gegensatz zu anderen, beispielsweise indischen Rassen viel Hautkrebs und hier besonders der Bauchhaut bekommen, so hat dies nichts mit Rassenunterschieden zu tun, sondern nur mit der grimmigen Kälte im tibetanischen Hochland, die die Leute mit holzkohlegeheizten Gefäßen auf dem Bauch getragen bekämpfen und so Hautkrebs als Krebs in Verbrennungsnarben bekommen. Selbstverständlich ist hier das peristatische Moment klar, wo es aber unklar ist, darf man nicht daraus auf Rassenunterschiede schließen.

Noch vor 25 Jahren und vielfach auch später (BENEDETTI) galt die Meinung, die *Krebskrankheit* sei *bei den primitiven Völkern* eine große Seltenheit und daher vorkommendenfalls wahrscheinlich als „Kulturkrankheit" aufzufassen. Für diese Behauptung fehlten damals sichere statistische Unterlagen und Sektionsbefunde. Eine geringere Krebshäufigkeit beweist an sich natürlich noch keinen rassenmäßigen Schutz, erreichen ja die primitiven Menschenrassen mit ihrem durchschnittlich niedrigen Lebensalter selten das krebsgefährdete Alter der zivilisierten Völker. Genauere Nachforschungen haben indessen in der Zwischenzeit ergeben, daß maligne Geschwülste bei den Naturvölkern in den entsprechenden Altersklassen ungefähr gleich häufig sind, wie bei uns (v. HANSEMANN 1914, CIOTALA 1928).

Nach HOLMES (1935) ist die Krebssterblichkeit der farbigen Bevölkerung unter 30 Jahren rund doppelt so hoch wie bei den Weißen. Jenseits des 50. Lebensjahres kehrt sich das Verhältnis um. Der Krebs nimmt in den jüngeren Altersklassen der Farbigen stärker zu als unter den jüngeren Weißen.

Am ehesten rassenbiologisch verständlich sind die großen Unterschiede in der *Häufigkeit des Hautkrebses* bei verschiedener Hautfarbe. Übereinstimmung besteht darin, daß Neger sehr selten und auch Gelbe selten genug im Vergleich mit den Weißen Hautcarcinome bekommen. Man darf dies wohl mit dem Lichtschutz des Hautpigmentes in Zusammenhang bringen, um so mehr, als Hautmelanome bei Negern und Gelben 5—10mal so häufig sind als bei Europäern (S. FISCHER).

Der klaren Herausarbeitung von wirklichen Rassenunterschieden stehen große *Schwierigkeiten* entgegen. Wo stehen wirklich völlig getrennte, möglichst unvermischte Rassen gleichzeitig unter gleichen äußeren Bedingungen einander gegenüber? In Nordamerika sind zwar Weiße und Neger getrennt, aber wie verschieden ist ihre Lebensweise, ihr soziales Milieu!

Noch am günstigsten sind die Verhältnisse in *Niederländisch-Indien* (W. FISCHER). Hier stehen sich drei Rassen klar getrennt gegenüber: Weiße (Europäer), Malaien und Chinesen. Hier ist nun ein Vergleichs- und Kontrollmaterial insofern gegeben, als die beiden gelben Rassen unter gleichem Klima, gleicher Ernährung, gleicher sozialer Stufe und gleichem Altersaufbau leben, so daß also bei weitgehend gleicher Umwelt Unterschiede überwiegend rassisch bedingt wären.

Ein Vergleich der Krebshäufigkeit bei den *Malaien* und *Chinesen* des Malaiischen Archipels zeigt ungefähr gleiche Krebshäufigkeit wie bei den Weißen, dagegen fällt das häufige Auftreten von Magenkrebs bei den Chinesen auf, während Malaien fast nie daran erkranken. Umgekehrt zeigen die Malaien bis zu 30% aller Geschwülste die bei uns so seltenen primären Lebercarcinome auf dem Boden der im fernen Osten auch sonst so häufigen Lebercirrhose (CRAMER, BONNE 1933). Bei den Chinesen wurde Carcinom 5mal häufiger als Sarkom gefunden. Neben den sehr häufigen Lebercarcinomen kommen ebenso oft Tumoren des Epipharynx und Oesophagus vor (FISCHER 1936). In einem sehr hohen Prozentsatz fand REMMELTS (1935) bei Chinesinnen Uteruscarcinome. Dieselben Resultate ergeben sich nach NAGAYO für japanische Verhältnisse (1935). CRAMER (1936) weist ferner darauf hin, daß der bei japanischen Frauen so außergewöhnlich häufige Uteruskrebs mit einer ausgesprochenen Seltenheit des Brustkrebses gekoppelt sei.

Über die Krebsverhältnisse bei *Chinesen* sind wir durch W. FISCHER-Rostock (früher Shanghai) unterrichtet. Eine Todesursachenstatistik fehlt aber noch und auch größere Sektionsstatistiken fehlen. Nach klinischen Untersuchungen und besonders nach histologischer Untersuchung von Operationsmaterial ist es sicher, daß besonders der primitive Leberkrebs und das Peniscarcinom ganz unverhältnismäßig häufig sind, während die Genital- und Brustdrüsenkrebse der Frau ungefähr ebenso häufig zu sein scheinen wie in Europa. Dagegen treten manche Krebsformen bei den Chinesen in etwas früherem Alter auf als bei uns, z. B. Uterus- und Mammacarcinome 2—5 Jahre, Peniscarcinome sogar 7 Jahre früher als unserem Durchschnitt entspricht.

Bei den *Japanern* ist nach NAGAYO die Krebssterblichkeit nur halb so groß wie bei uns, wobei gewisse, aber nicht bedeutsame Unterschiede im Altersaufbau sich kaum auswirken. Am häufigsten ist der Magenkrebs, Uteruskrebs ist ungefähr gleich häufig wie in Europa, sehr selten sind Prostata- und Hautkrebs.

Nach Untersuchungen, die verschiedene Länder umfassen, sollen die *Juden* im Orient wesentlich häufiger an Sarkom erkranken; Ovarium und Mamma werden gegenüber dem Uterus, der Darmtrakt im Vergleich zu Magen und Speiseröhre bevorzugt befallen, während das Peniscarcinom (rituelle Beschneidung?) zu fehlen pflegt. Für das im Verhältnis zu Nichtjuden bei Juden ausgesprochen seltene Carcinom des Uterus nehmen WEIR und LITTLE (1934) rassisch gebundene Einflüsse an (vgl. auch PELLER 1931/32). TEILHABER sah bei jüdischen Patientinnen in 19% Myome, aber nur 0,75% Uteruskrebs. Nach dem vorliegenden Material handelt es sich bei den Juden weniger um Unterschiede in der Häufigkeit schlechthin, als vielmehr um Unterschiede in der Lokalisation.

Eine ebenso hohe Sarkomrate wie die Juden im Orient zeigen die *Araber*, während die Zahl bei den Christen in Palästina niedriger als bei den Mohammedanern, aber höher als bei den Christen in Europa sein soll.

Die bis auf den Bilharziakrebs sonst auffällige Seltenheit des Krebses bei den *Ägyptern* will SCHRUMPF-PIERRON (1932) nicht in der Rasse, sondern im

Magnesiumreichtum des Bodens bedingt sehen, weil eine Magnesiumverarmung des Organismus zur Kaliumzunahme als Carcinomursache führen soll. Der Magenkrebs soll um ein Vielfaches seltener und der Speiseröhrenkrebs ganz selten sein. (W. FISCHER). Wahrscheinlicher klingt die Annahme, daß die geringe Krebszahl in Ägypten zum Teil durch die hygienischen Regeln der mohammedanischen Religion (Beschneidung, sexualhygienische Vorschriften, Alkoholverbot) bedingt ist (AFIFI 1934).

WOLFF (1932) fand bei den nordamerikanischen *Negern* bei ungefähr gleich großer Krebssterblichkeit beider Rassen ein auffallend starkes Befallensein der Fortpflanzungsorgane der Frauen (um ein Viertel bis um die Hälfte häufiger!), bei der weißen Rasse in der Hauptsache Leber-, Magen-, Mundhöhlen- und Hautkrebs (Hautfarbe). Eine besondere Häufigkeit des Lebercarcinoms bei den Bantunegern Südafrikas gegenüber dem Überwiegen der Magen-Darmkrebse bei den Europäern stellte STRACHAN (1934) auf Grund autoptischen Beweismaterials fest.

Die Rassendisposition der *Europäer* zum Krebs untersuchten NICEFORO und PITTARD (1926) in den Kolonialländern dieser europäischen Rassen, weil sich dort die Bevölkerung durch Heirat innerhalb der gleichen Rasse in ihrer genischen Konstitution reiner entwickeln kann als in den Stammländern. Das Ergebnis dieser Untersuchungen faßte PITTARD auf dem internationalen Krebskongreß in Madrid (1933) dahingehend zusammen, daß die *nordische* Rasse wesentlich stärker *krebsdisponiert* sei als die mediterrane Rasse. Bei den nordischen Völkern müsse die Krebssterbeziffer (berechnet auf 10000 Lebende) auf 12—14 veranschlagt werden, während sie bei den Spaniern nur 7,0, bei den Japanern 6,8, bei den Italienern nur 6,3 und bei den Indianern nur 6,0 betragen solle. Diese Differenzen wurden in Ländern mit vorwiegend nordischer Kolonistenbevölkerung (Vereinigte Staaten, Canada, Südafrika) und auch in Europa gefunden. W. FISCHER hält diesen Untersuchungen mit Recht entgegen, daß z. B. Schweden eine fast doppelt so hohe Krebssterblichkeit habe als Italien. Wäre daran aber die nordische Rasse bei den Schweden schuld, so müßte die Schweiz mit ihren überwiegend mediterranen und alpinen Rasseanteilen gleichfalls eine niedrigere Krebssterblichkeit haben. Sie ist aber ganz erheblich höher als in Schweden. W. FISCHER schließt mit Recht: „Vorerst ist mir nicht bekannt, daß irgendwo in Europa eindeutig festgestellt wäre, daß die an Krebs Verstorbenen relativ häufiger einer bestimmten Rasse angehörten als einer anderen.“

Eine wichtige Teilfrage ist die nach *rassischen Unterschieden zwischen Carcinom und Sarkom.* Nachdem bei unseren Versuchstieren deutliche Artunterschiede sind (die Ratte als typisches Sarkom-, die Maus als Carcinomtier!), so sind beim Menschen auch Rassenunterschiede denkbar.

Hier liegen viele Behauptungen vor. So hat z. B. PELLER bei histologischen Untersuchungen von Operationspräparaten in Kairo unter den bösartigen Tumoren 21% Sarkome gefunden. Bei Juden in Jerusalem werden 30%, bei Malaien (Operationsmaterial) gleichfalls 30%, für Neger sogar bis zu 50% angegeben. Für Rostock gibt W. FISCHER für Operationspräparate 9,3%, für Sektionen 5,6% an, das bedeutet also, daß bei anderen Rassen bis zu 3—5mal mehr Sarkome beobachtet werden als bei uns.

Alle diese Beobachtungen über *Krebs bei verschiedenen Rassen* geben kein einheitliches Bild, das zum schlüssigen Beweis einer rassisch verschiedenen Krebsdisposition ausreicht. Zunächst einmal ist möglich, daß die zahlenmäßigen Rassenunterschiede nur statistisch vorgetäuscht oder nur durch verschiedene soziale Lage bedingt wären. Jedenfalls muß man allen Zahlen gegenüber skeptisch sein, die nicht zugleich auch den verschiedenen Altersaufbau der verschiedenen Rassen mit berücksichtigen. Die Erfahrungen mit der „Krebszunahme“ nach dem Kriege gibt hier genug zu denken. An sich sind erbliche Rassenunterschiede noch nicht wirklich zwingend bewiesen, nach den Erfahrungen der experimentellen Genetik aber wahrscheinlich. Nur muß man sich hüten, bei diesen Rassen- und damit erblichen Unterschieden nur an Unterschiede hinsichtlich spezifischer Krebs- oder Geschwulstanlagen zu denken, vielmehr können diese Unterschiede mindestens zum Teil durch nicht-krebsspezifische erbliche Rassenunterschiede geweblicher, stoffwechselphysiologischer, immunbiologischer oder serologischer Art bedingt sein. Die Krebshäufigkeit hängt eben nicht nur ab von krebsspezifischen Erbfaktoren, nicht nur von „induzierenden Faktoren“ aus der Umwelteinwirkung, sondern auch von nicht-krebsspezifischen Erbfaktoren der übrigen Erbmasse oder, wie die Genetik sagt, von „Faktoren des genotypischen Milieus“.

Faßt man alles zusammen, so zeigt sich, daß hier bisher wenig verwertbare Unterlagen vorhanden sind. Die Unsicherheit der Todesursachenstatistik, die Fehlerquellen der Materialauslese, das große Fragezeichen der rassischen Zusammensetzung, die Schwierigkeiten in der Berücksichtigung des Altersaufbaus der betreffenden Rassengemische und die große Unsicherheit der Diagnose machen das Material von vornherein fehlerbelastet, ungenau und trügerisch.

Aber selbst wenn zahlenmäßig alles stimmte — was schon sachlich unmöglich ist — so bliebe immer noch die Frage offen: sind die nachgewiesenen Verschiedenheiten des Krebsvorkommens Unterschiede erblicher Natur oder nur Unterschiede hinsichtlich äußerer Schädigungen usw.

Feststeht, daß hinsichtlich der Krebshäufigkeit, besonders bei Berücksichtigung der Alterszusammensetzung, größere Unterschiede der einzelnen Rassen nicht bestehen. Soweit wesentliche Unterschiede bestehen, betreffen sie die Krebslokalisation. Gerade für diese verschiedene Krebslokalisation sind aber vorwiegend äußere Krebsnoxen (Lebensweise, Ernährung, äußere Schäden) verantwortlich zu machen. *Daß* tatsächlich *erbgenetisch Unterschiede für die Krebsverschiedenheiten bei den einzelnen Rassen* verantwortlich zu machen sind, ist exakt jedenfalls noch *nicht bewiesen.* Wo Unterschiede wahrscheinlich auf erbliche Rassenunterschiede bezogen werden können (Hautkrebs bei verschiedenem Pigmentschutz der Haut), sind es nicht krebsspezifische Erbanlagen, die hereinspielen, sondern Erbunterschiede, die primär mit Krebs nicht das Geringste zu tun haben.

So sehen wir, daß zwei erbbiologisch so fundamentale Tatsachen, die Geschlechts- und Rassendifferenzen, noch nicht so weit mit schlüssigem Beweismaterial unterbaut sind, als daß schon von bindenden Beweisen für Erbeinflüsse bei der Krebsentstehung gesprochen werden könnte.

II. Monomer vererbbare Geschwulstkrankheiten.

Wir haben im ersten Kapitel gesehen, daß die Statistik nur höchst vage und nur ganz allgemeine Beweismittel für eine Mitwirkung erblicher Einflüsse bei der Geschwulstentstehung abgibt und daß manches rein zahlenmäßig eher gegen als für eine hohe Bedeutung von Erbeinflüssen spricht.

Die bis jetzt einzig sichere Basis für die Krebsvererbung beim Menschen bildet die Tatsache, daß es tatsächlich einige gutartige und drei bösartige *Geschwulstformen* gibt, die einerseits *mit Sicherheit erblich bedingt*, andererseits ebenso sicher *mendelistisch* nach dem Einfaktorenschema *vererbt* werden, also mit Bestimmtheit nur durch eine einzige krankhafte Erbanlage ausgelöst werden.

Am einfachsten liegen die Verhältnisse bei den durch Gewebsmißbildungen hervorgerufenen gutartigen erblichen Geschwülsten.

a) Gutartige dysontogenetische Geschwülste.

Die Beziehungen zwischen *Mißbildungen und Geschwülsten* sind seit langem bekannt und viel studiert. Es sei z. B. an die Geschwülste erinnert, die sich aus undifferenziert liegengebliebenen embryonalen Geweben („erratischen Gewebsblocks", Askanazy) entwickeln: an die Tumoren in dystopischen Organanlagen (akzessorische Mammae, Nebennieren usw.), an Geschwülste aus aberrierten Gewebskeimen usw.! Rössle hat schon 1920 zahlreiche Beispiele autoptisch sichergestellter Krebse bei gleichzeitigen Organmißbildungen und gleichzeitigen gutartigen Tumoren mitgeteilt. Allerdings fehlt die statistische Nachprüfung, inwieweit rein zufallsmäßig das Zusammentreffen zu erwarten wäre. Schwyter z. B. hat allein in 8 eigenen Fällen das Zusammentreffen von Lungentumor bei gleichzeitigen Lungenmißbildungen beschrieben. Pietrusky hat bei 500 aufeinanderfolgenden Sektionen Untersuchungen über das Auftreten von Geschwülsten und Abnormitäten in der Organform aufgestellt.

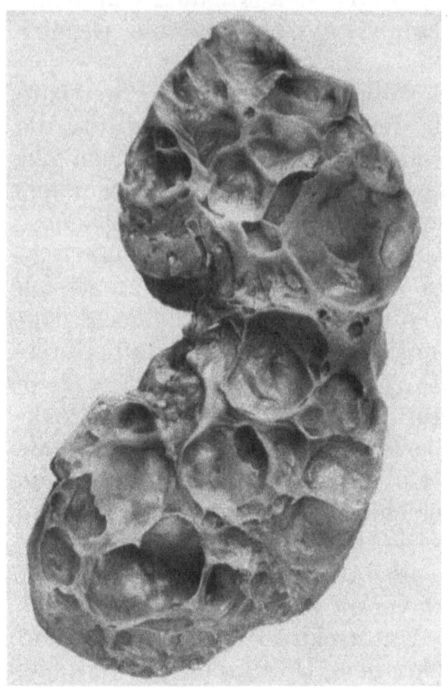

Abb. 1. Polycystische Entartung der Nieren. (Präparat der pathologisch-anatomischen Sammlung der Chirurgischen Universitätsklinik Breslau.)

Doch haben alle diese mit fetalen Entwicklungshemmungen und Mißbildungen zusammenhängenden Geschwülste mehr ein entwicklungsmechanisches als ein genetisches Interesse.

Die Brücke zur Erbbiologie schlägt die Tatsache, daß es sicher erblich bedingte dysontogenetische Geschwülste gibt.

Polycystische Entartung der Nieren. Bei der polycystischen Entartung der Nieren mag man an sich darüber streiten, ob sie strenggenommen hierher gehört oder nicht. Tatsächlich steht das Produkt der dysontogenetischen Störung, die Cystenbildung, in der Mitte zwischen Gewebsmißbildung und Geschwulstbildung. Sie sei aber der Vollständigkeit halber lieber einbezogen als übergangen.

Die Umwandlung der Niere in größere und kleinere Cysten ist eine angeborene erbliche Entwicklungsstörung, die im Gegensatz zur Solitärcyste fast immer doppelseitig auftritt. Einseitiges Auftreten wurde nur in 6—8% der Cystennieren festgestellt. In vielen Fällen weisen gleichzeitig andere Organe cystische Veränderungen auf, Lejar z. B. fand die Leber zu 28,3% beteiligt.

Nicht selten sterben Neugeborene an der cystischen Nierendegeneration. Befindet sich jedoch zwischen den Cysten genügend gut funktionierendes Nierengewebe, so werden die Träger solcher Nieren 50 und 60 Jahre alt. Trotz der kongenitalen Anlage führt die Erkrankung selten vor dem 25. Lebensjahr zur Funktionsunfähigkeit der Nieren. Damit wird die früher anerkannte strenge Unterscheidung zwischen angeborener und erworbener polycystischer Nierenentartung hinfällig. Das Auftreten der klinischen Symptome hängt bei jeder Cystenniere von dem Grad der cystischen Umwandlung und damit vom Funktionszustand des Organs ab.

Bei 0,3% der Sektionsfälle findet Aschoff Cystennieren, andere Angaben schwanken zwischen 0,2—0,4% Häufigkeit. Oft wurde das Zusammentreffen von echten Mißbildungen, wie Hasenscharte, Gaumenspalte, Encephalocele, Hydrocephalus, Verbildung des Urogenitalapparates, Polydaktylie usw. mit Cystennieren beobachtet. Borst beschrieb einen Fall von Cystenniere mit Cystenleber bei einem 7 Monate alten Kinde. Oft werden Aneurysmabildungen, besonders der Hirnarterien, bei diesem Nierenleiden angetroffen.

Bei Neugeborenen mit großen Cystennieren konnte man öfter außer Cystenleber und Cystenpankreas hinteren Hirnhaut- und Hirnbruch, manchmal Störungen der Augenentwicklung und Fehlen des Riechhirns feststellen. Dieses Krankheitsbild bezeichnet Gruber als „Dysencephalia splanchnocystica", dessen Nachweis ihm in der Literatur in über 25 Fällen gelang.

Formalgenetisch besteht die Genauswirkung der polycystischen Entartung der Nieren in einer mangelhaften Verschmelzung der Harnkanälchenanlage. Es handelt sich um eine ausgesprochene *Hemmungsgewebsmißbildung* in dem Sinne, daß die *physiologische Korrelation zwischen den epithelialen und bindegewebigen Elementen der embryonalen Nierenkanälchen gestört* ist.

Die *kausale Genese* dieser geschwulstartigen Fehlbildung liegt in der *Mutation* eines Gens, welches physiologisch die Korrelation ontogenetisch verschiedener Gewebselemente zur Aufgabe hat. Dabei ist die Fehlbildung der Nieren zwar das Hauptsymptom der Genmutation, aber nicht der einzige Effekt der Genauswirkung.

Die *Heredität* der Cystenniere war 1904 nach Dunger in 12 Fällen sichergestellt.

Borelius beobachtete das Leiden bei Vater, Sohn und Neffen, Dunger bei Mutter und Tochter. Nach einer Mitteilung von Höhne erkrankte eine 49jährige Frau an Cystenniere, ihrer Tochter wurde bereits mit 20 Jahren die rechte cystisch degenerierte Niere exstirpiert.

Steiner beobachtete Cystennieren in zwei Familien. Beidemal waren der Vater und der 10jährige Sohn befallen. Im ersten Fall litt die Schwester des Vaters ebenfalls an cystischer Nierenentartung. In der zweiten Familie fand sich die Krankheit bei allen 3 Geschwistern und einem Teil der Kinder.

Cairns (1925) wies die Vererbung der Cystenniere durch 3 Generationen bei 10 von insgesamt 42 Mitgliedern nach (s. Abb. 2). Bis 1924 konnte er in der Literatur 15 Familien mit gehäuftem Vorkommen des Leidens feststellen.

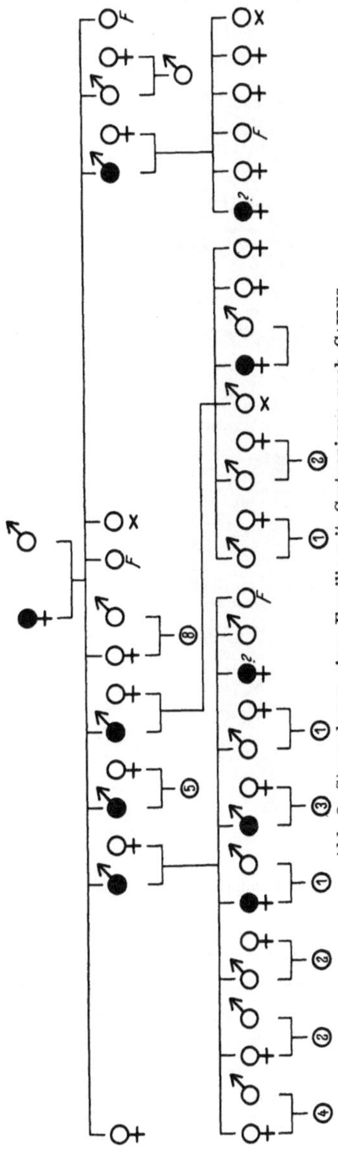

Abb. 2. Stammbaum einer Familie mit Cystennieren nach Cairns.

Ein weiterer guter Stammbaum stammt von Bull. Er wies in 3 Generationen 6 gesicherte Fälle nach.

Crawford berichtet über 15 Fälle von Cystenniere bei 4 Generationen.

Nach einer Beobachtung von Bachrach hinterließ ein an Carcinom verstorbener Mann aus erster Ehe 5 Kinder mit polycystischer Nierendegeneration. Aus der zweiten Ehe litten 4 von 7 Kindern an Cystennieren. Volhard sah das Leiden bei Vater und 2 Töchtern.

Singer beschrieb die Erkrankung bei 5 von 12 Geschwistern, Brückner bei 2 von 7, Berner bei 2 von 5 Geschwistern, Schupmann bei 3 und Meyer bei 2 Geschwistern.

Nichts illustriert den engen Zusammenhang zwischen Geschwulst und Mißbildung und zugleich die erbliche Grundlage sinnfälliger als eine Mitteilung von TEUSCHER[1]. Von 2 Schwestern gebar eine 4 Kinder mit Meningocelen und 2 Kinder mit Cystennieren und Encephalocele. Die andere hatte eine Frühgeburt, gleichfalls mit Meningocele und Cystennieren.

Eine ähnliche Beobachtung stammt von MARQUARDT. Danach zeigten 2 Kinder gesunder Eltern doppelseitige Cystennieren und zugleich histologisch völlig gleichartige Cysten in Leber und Pankreas. Auf Grund einer Zusammenstellung von 26 Familien mit dieser ererbten Mißbildung aus der Weltliteratur bis zum Jahre 1936 und nach dem Studium der Stammbäume der meisten dieser Familien kommt MARQUARDT zu dem Schluß, daß sich die kongenitale Cystenniere bei lebensfähigen Trägern dominant, bei lebensunfähigen Trägern dagegen recessiv vererbt. Wahrscheinlich ist der *Erbgang* dominant mit starker Manifestationsschwankung.

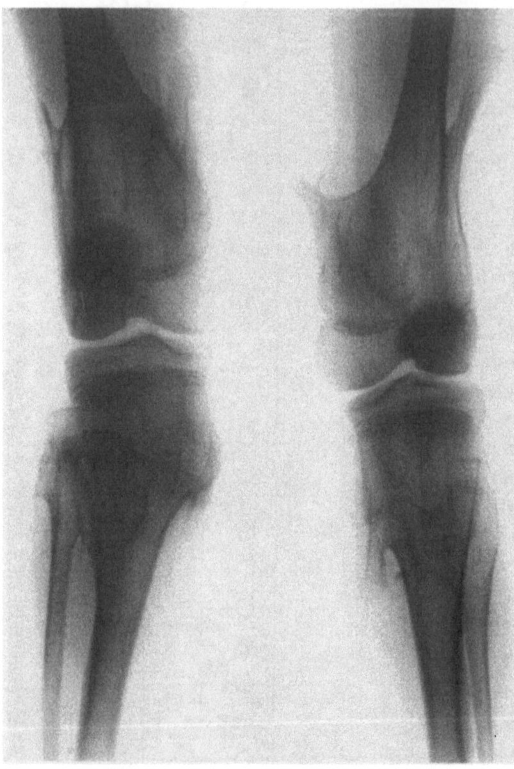

Abb. 3. Verbildung der Kniegelenke bei multiplen Exostosen. (Eigene Beobachtung.)

Exostosen und Enchondrosen. Die Exostosen und Enchondrosen stellen multipel auftretende Knochengeschwülste, die das gesamte Skelet befallen können, dar. Die multiplen cartilaginären Exostosen sind zugleich das Musterbeispiel einer typischen *Systemerkrankung* des Knochensystems, sowie das Paradigma einer *gutartigen erblichen Geschwulstbildung mit großer Variabilität* in bezug auf Form, Größe, Sitz und Symptomatologie der Einzelgeschwülste. Endlich ist die monomer vererbbare Geschwulsterkrankung noch dadurch ausgezeichnet, daß sich die Grundstörung zugleich in Wachstumsstörungen (Verbiegungen, Verkürzungen der Gliedmaßen) äußert (vgl. Abb. 3). Es soll jedoch im Hinblick auf die Besprechung der Exostosen im Kapitel „Stützgewebe beim Menschen" hier nur auf das Bezug genommen werden, was mit der Geschwulstbildung der Exostosen in Zusammenhang steht, während in allen übrigen Fragen auf den betreffenden Abschnitt verwiesen wird.

Als Ursache der Exostosenbildung nahm noch VIRCHOW eine in der fehlerhaften Anlage begründete Wachstumsstörung des intermediären Knorpels an. COHNHEIM beruft sich auf seine Keimversprengungstheorie. v. VOLKMANNS Annahme, verlagerte Knorpelkeime bei der Rachitis seien die Grundlage der Exostosenkrankheit, wurde von PELS-LEUSDEN als zufälliges Zusammentreffen

[1] TEUSCHER: Beitr. path. Anat. 75, 454 (1926).

beider Erkrankungen erklärt. Heute wird als allgemein anerkannte Theorie eine erbbiologisch bedingte Dysplasie des gesamten knochenbildenden Gewebes angenommen („Osteodysplasia exostotica“ K. H. Bauer).

Hinsichtlich der überaus reichen Kasuistik über *Vererbung* von Exostosen zum Teil über viele Generationen hinweg wird auf den Abschnitt „Stützgewebe“ verwiesen.

Beweisend für das erblich bedingte Auftreten der Exostosenkrankheit ist ferner der Nachweis des gleichen Leidens bei eineiigen Zwillingen (Birkenfeld). Bei beiden Zwillingen stimmten die Exostosen in der Größe überein, während Lokalisation und Zahl Verschiedenheiten aufwiesen.

Als *Erbgang* der multiplen Exostosen hat K. H. Bauer mit Sicherheit einfach dominante Vererbung nachgewiesen: in den untersuchten Stammbäumen betrug das Zahlenverhältnis der kranken zu den gesunden Geschwistern 164 : 166.

Die bekannte stärkere Beteiligung des männlichen Geschlechtes kommt in der Proportion von 100 männlichen zu 63 weiblichen Kranken zum Ausdruck. Das stärkere Betroffensein der Männer erklärt sich wahrscheinlich durch die beim männlichen Geschlecht wesentlich stärkere Penetranz der Anlage. Die Exostosen sind beim weiblichen Geschlecht stets geringer ausgeprägt und werden oft erst bei genauer Nachprüfung entdeckt, daher auch das häufige, aber nur scheinbare Überspringen von Generationen.

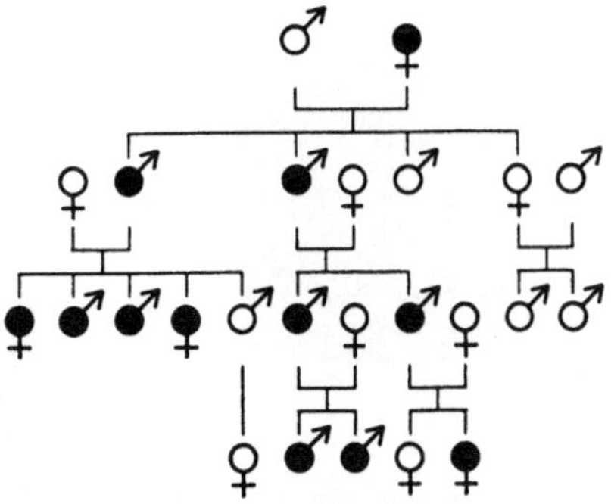

Abb. 4. Stammbaum einer Familie mit multiplen Exostosen. (Eigene Beobachtung.)

Der Nachweis der Erblichkeit bedeutet, daß den multiplen Exostosen letzten Endes die *Mutation eines sonst die normale Periostdifferenzierung regulierenden Erbfaktors* zugrunde liegt. Eine erstmalig aufgetretene Mutation eines Gens in bisher gesunden Familien wird durch die Übertragung der zum erstenmal manifest gewordenen Krankheit auf die Hälfte der Nachkommen bewiesen.

Unter der Wirkung des mutierten Gens bilden sich *formalgenetisch* als erste Entwicklungsstufen der multiplen Exostosen kleinste Knorpelinseln im Periost der gesamten Knorpeloberfläche. Statt zu reifem Knochen kommt es nur zu unreifem Knorpel und damit zu einer *qualitativ abnormen Differenzierung der osteogenetischen Periostschicht im ganzen Knochensystem.* Es ist also das *Periost,* und zwar dessen innere osteogenetische Schicht, der gewebliche Wirkungsbereich des den Exostosen zugrunde liegenden Gens. Das Endost oder die knorpeligen Epiphysen selbst bilden nur sehr selten Exostosen oder Enostosen, es ist also die Auswirkung in der Hauptsache auf den periostalen Anteil der Knochenbildung beschränkt. In diesem Periostüberzug des Knochensystems als dem primären Sitz der Krankheit verdanken die Knochengeschwülste die Entstehung ihrer abnormen *Differenzierung.* Die osteogenetische Schicht liefert neben biologisch bereits unvollkommeneren Knochen (Verbiegungen, Rachitisdisposition, Verkürzungen usw.!) statt jungen periostalen Knochen nur *onto- und phylogenetisch niedriger stehenden Knorpel.* Dieser wahrhaft deplazierte Knorpel wird an Ort und Stelle nicht verbraucht und differenziert sich zu Knorpelgeschwülsten mit zahlreichen sekundären Bildungen um.

In vielen Fällen reift die Knochengeschwulst nachträglich ausgezeichnet aus, was sich in dem feinen Netzwerk des Bälkchensystems entsprechend den zug- und druckmechanischen Bedingungen ausprägt (Abb. 5).

Neben den systematisierten Exostosen, die sich mit wechselnder Zahl und wechselnder Größe über das ganze Knochensystem ausbreiten, gibt es auch *solitäre Exostosen*, die histologisch, mechanisch usw. völlig mit Einzelexostosen bei den generalisierten Formen übereinstimmen. Sie sind auf somatische Mutationen (K. H. BAUER 1923, 1928) zurückzuführen und bilden damit zugleich ein wichtiges Beweismittel für die „Mutationstheorie der Geschwulstentstehung", wie sie in alles bis dahin Bekannte zusammenfassender Form von K. H. BAUER 1928 entwickelt wurde.

Was noch die *Ekchondrosen* anlangt, so besteht zwischen ihnen und den Exostosen nur ein gradueller, kein grundsätzlicher Unterschied. Die Ekchondrosen sind nur die unreifere (daher auch häufiger maligne entartende) Form. Sie tritt daher auch meist schon früher auf. Ekchondrosen und Exostosen können mehr oder minder selbständig einander gegenüberstehen, sie könnten auch am gleichen Individuum nebeneinander vorkommen, beide ineinander übergehen und beide auch wechselweise vererbt werden.

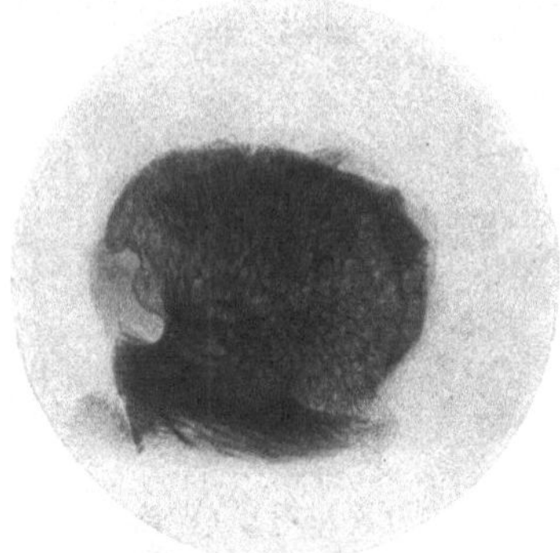

Abb. 5. Ausgereifte Exostose der Scapula. (Eigene Beobachtung.)

Wie wenig andere Beispiele, so zeigt die Exostosenkrankheit die besondere *Polyphänie* der Genauswirkung: zu der Ausbildung von Geschwülsten kommt die Rückwirkung auf die gesamte sonstige Osteogenese des Knochensystems. Die Betreffenden bleiben abnorm klein, ihre Glieder neigen zu Asymmetrien, Verkürzungen, Verbiegungen, sie bekommen mit Abschluß des Wachstums einen charakteristischen Habitus, aber auch ihre Intelligenz, ihre Berufsdisposition, ihr Temperament und ihr Charakter stehen unter dem Zwang jener Genauswirkung. Die Genausprägung beeinflußt die *Vitalität* des Genträgers, wie meine Mitarbeiterin HESSE zeigt, in charakteristischer Weise.

Neurofibromatose. Im Rahmen des Gesamtproblems der Geschwulstvererbung spielt die sog. *Neurofibromatose* (v. RECKLINGHAUSEN) eine besonders wichtige Rolle, nicht nur wegen des generalisierten Charakters gutartiger Geschwülste, sondern vor allem wegen der Polyphänie der krankhaften Erbanlage und ihrer entwicklungsbiologischen und dysontogenetischen Beziehungen und nicht zuletzt wegen der nicht seltenen sarkomatösen Entartung der erbgenetisch bedingten primär gutartigen Geschwülste.

Es handelt sich bei der Neurofibromatose um eine angeborene, vererbbare, von den Nervenscheiden ausgehende systematisierte *Geschwulsterkrankung*, die abgesehen von den „Neurofibromen", vor allem durch multiple Naevusbildungen der Haut, anderweitige Geschwülste, Pigmentanomalien usw. gekennzeichnet ist.

Häufig sind die multiplen Neurinome, abgesehen von den oft Hunderten von weichen Fibromen, mit anderen Anomalien der Haut (Naevi anaemici, „Café au lait"-Flecke) mit Störungen des Knochenwachstums und der Intelligenz kombiniert, die aber auch für sich allein das Bild der Abortivformen beherrschen.

v. RECKLINGHAUSEN erkannte als erster die Beziehung der vielfachen weichen Fibrome der Haut zu den feinen Hautnerven und brachte so das außerordentlich vielgestaltige Krankheitsbild formalgenetisch auf einen Generalnenner.

Nach einer Zusammenstellung von STRUWE und STEUER treten bei den Frühformen der Erkrankung folgende *degenerative Veränderungen* in Erscheinung: an den *Augen* Elephantiasis der Lider, starke Pigmentierungen um Papille und

Macula, markhaltige Nervenfasern, Neurofibrome der Ciliarnerven, Hydrophthalmus, Katarakt; am *Knochensystem* Verlängerungen und Asymmetrien der Extremitäten, Auftreibungen der Knochen mit Periostverdickungen und Osteoporose. Ferner kommen *psychische Veränderungen*, Syringomyelie (Henneberg und Koch, D'Antonia), Muskelatrophie, Morbus Paget usw. vor. Das Zusammentreffen der Recklinghausenschen Krankheit mit diesen zahlreichen Degenerationserscheinungen läßt den Hinweis van den Hoeves auf die nahen Beziehungen der drei Krankheitsbilder v. Hippel-Lindausche Krankheit, tuberöse Sklerose und Neurofibromatose verständlich erscheinen.

Die *Erblichkeit* der Krankheit ist seit langer Zeit bekannt. An dem umfangreichen Material von 447 Kranken mit Neurofibromatose konnte Adrian (1901) in 20% der Fälle sichere Heredität nachweisen. Dabei ergab sich eine Geschlechtsproportion von männlich zu weiblich = 2:1.

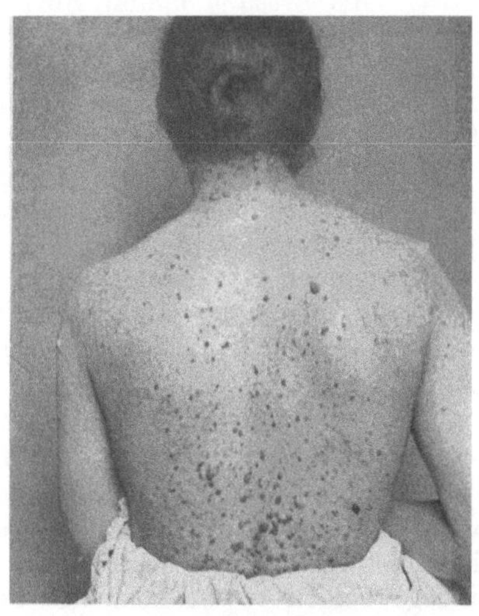

Abb. 6. Hautveränderungen aus Geschwülsten bei Neurofibromatose. (Beobachtung der Chirurgischen Klinik Breslau.)

Nach einer Übersicht von Lange (1906) ließen sich multiple Neurofibrome in 2 Fällen durch 4 Generationen, 9mal durch 3 und 20mal durch 2 Generationen verfolgen; in 12 Fällen traten sie bei Geschwistern auf. In einzelnen Fällen wurde bei den Kindern früheres Erkranken als bei den Eltern und eine Steigerung des Morbus Recklinghausen im degenerativenSinne bei der Deszendenz konstatiert. Matthies berichtet über 4 Familien mit Neurofibromatose. Anläßlich der Mitteilung eines Falles von Neurofibromatose mit Sarcomatosis generalisata wies Aschner auf die bei der Recklinghausenschen Krankheit häufigen Kombinationen mit Elephanthiasis, partiellem Riesenwuchs, Hochwuchs, Akromegalie hin, die alles Ausdruck einer abnorm gesteigerten Wachstumstendenz seien. Die Erkrankung wird deshalb als spezielle phänotypische Erscheinungsform einer allgemeinen blastomatösen Disposition aufgefaßt.

In einer von Struwe und Steuer beschriebenen Recklinghausenschen Familie starb die Mutter an der Krankheit. Von den 8 Kindern erkrankten die ersten 4 ebenfalls an Neurofibromatose. Das 5. Kind wies nur einen kleinen Knoten an der Stirn, das 6. Kind einen Pigmentfleck in der rechten Lendengegend auf.

Über das Zusammentreffen zweier verschiedener Erbleiden innerhalb einer Kindschaft berichten Valentin und Mestern (1934) mit der Schlußfolgerung, daß beide Erbkrankheiten unabhängig voneinander vererbt werden. Die Mutter litt an Neurofibromatose, der Vater an Dysostosis cleidocranialis. Ein Kind blieb völlig frei von beiden Erbleiden, ein zweites erkrankte an Dysostosis cleido-cranialis. Zwei weitere Kinder wiesen beide Erkrankungen nebeneinander auf.

Langer (1936) beobachtete den relativ seltenen Fall eines Neurofibroms der Zunge bei einem Kind, dessen Vater und 4 Brüder von der Recklinghausenschen Krankheit befallen waren. In der Literatur fanden sich nur 12 Fälle von Neurofibromatose mit Zungengeschwulst.

Turner und Gardner beschrieben eine 14köpfige Familie, die in 3 Generationen bei 7 Familienmitgliedern sicher, bei 2 weiteren wahrscheinlich sowohl typische Neurinome und Neurofibrome als auch intrakranielle Durageschwülste aufwiesen.

Einen umfassenden Stammbaum einer Familie über 5 Generationen untersuchten Gardner und Frazier. Von den 217 Mitgliedern waren 38 durch *Neurofibrome des Nervus acusticus* taub. Der Stammbaum dieser Sippe zeigt einwandfrei die einfach dominante Vererbung der Taubheit infolge doppelseitiger Acusticustumoren.

Bei der Untersuchung der Heredität der malignen Form der Neurofibromatose kam Hoekstra zu einer Einteilung der Literaturfälle in 4 Gruppen: Gruppe A umfaßt familiäres Auftreten und familiär gebundene maligne Entartung der Nervengeschwülste. Gruppe B zeigt Fälle mit Vererbung der Neurofibromatose, bei denen maligne Degeneration nur bei einem Familienmitglied vorkam.

Gruppe C enthält nur Familien mit erblicher RECKLINGHAUSENscher Krankheit ohne maligne Entartung. In Gruppe D werden die malignen Fälle ohne nachweisbare Vererbung aufgeführt.

Der Formenreichtum der Neurofibromatose und die große Anzahl der unverheirateten Kranken gestalten die Prüfung der Erblichkeitsverhältnisse schwierig. Eine Häufung von Verwandtenehen ist nicht bekannt geworden. Nach SCHROEDER waren bei 446 Fällen der Literatur 16% der Eltern und 18% der Kinder der Kranken wieder krank. Als Anhaltspunkte für die Erblichkeit der Neurofibromatose gilt das Untersuchungsergebnis von SIEMENS über die Ähnlichkeit in der Zahl der einzelnen Pigmentflecke bei nicht an RECKLINGHAUSENscher Krankheit leidenden Zwillingen, die bei EZ 64 : 100, bei ZZ 5 : 100 betrug. Als *Erbgang* nimmt SIEMENS unregelmäßige Dominanz an. Es wird die Möglichkeit einer Existenz verschiedener Erbstämme offengelassen, da die Erbanlage zum Morbus RECKLINGHAUSEN in verschiedenen Familien verschieden sei (PREISER und DAVENPORT). GROHMANN glaubt, daß neben einem dominanten Hauptgen noch Nebengene von Bedeutung sind.

PEYRON, KOBOZIEFF und ZIMMER (1937) vom Institut Pasteur widmen der Neurofibromatose eine Studie und kommen zu dem Ergebnis, daß die Erkrankung in 3 genetisch verschiedenen Formen auftritt, einer monomer dominanten, einer monomer recessiven und in einer dimeren Form, bei der ein Faktor dominant, der andere nur von modifikatorischer Wirkung wäre.

Die multiplen Degenerationserscheinungen, die der Neurofibromatose bezüglich der Erblichkeit eine besondere Stellung verleihen, werden von SCHINZ und BUSCHKE als eine durch unzweckmäßige Kombination erfolgte „Verwirrung des Keimplasmas“ gedeutet, doch fehlt für diese Annahme jeder Beweis.

Die Neurofibromatose liefert einen wichtigen Beitrag zur umstrittenen Frage einer allgemeinen Geschwulstdisposition (s. S. 1166). Die abnorme Differenzierungsstörung in der Korrelation zwischen den nervösen und mesenchymal-bindegewebigen Gewebselementen bringt es wohl mit sich, daß die *Kombination mit anderen Geschwülsten* ein häufiges Teilsymptom der Neurofibromatose darstellt. So ist die Geschwulstbildung an den Nerven der verschiedensten Art mit Geschwülsten der Hirnhäute, mit Gliomen des Gehirns und Rückenmarks (VEROCAY), mit Neuromen des Auges und der Zunge (WAGEMANN) und anderen Geschwülsten am sympathischen Nervensystem usw. verständlich.

Was nun die *Zwillingsforschung* anlangt, so hat SCHROEDER einen Fall von Diskordanz bei ZZ und LEERS einen Fall von Konkordanz bei höchstwahrscheinlich EZ mitgeteilt, beide hatten zugleich eine cerebrale Manifestation der Krankheit in Form von Pyramiden- und Sensibilitätsstörungen.

Den ersten völlig gesicherten Fall von RECKLINGHAUSENscher Krankheit bei EZ teilt GROHMANN (1939) mit. Die beiden Fälle gaben dem Verfasser willkommene Gelegenheit zur Prüfung der Frage, ob das die Erkrankung bedingende Gen alle Einzelheiten des Krankheitsbildes bestimmt oder ob auch andere Einflüsse wesentlichen Anteil an der Phänogenese des Leidens haben. Es fanden sich gewisse Unterschiede hinsichtlich Verteilung, Größe und Häufigkeit bei allen Hautanomalien, dagegen weitgehende Ähnlichkeit bei den zahlreichen kleinen Naevi und Geschwülstchen. Immerhin überwogen beim einen relativ mehr die in der Haut liegenden Neurinome, beim anderen mehr die Fibrome. Interessant ist die von GROHMANN gegebene, auf LENZ zurückgehende Deutung, daß die Anlage zu RECKLINGHAUSENscher Krankheit am zwanglosesten mit einer „erbbedingten extrem hohen somatischen Mutabilität“ erklärt wurde. Die einzelnen Geschwülste wären dann selbst nicht erbbedingt, auch sicher nicht umweltbedingt, sondern bedingt durch somatische Mutationen.

v. Hippel-Lindausche Krankheit. 1895 stellte v. Hippel zum erstenmal eine auf angeborener Grundlage beruhende Mißbildung im Gefäßsystem der Retina als „Angiomatosis retinae" fest. Das nach ihm benannte Krankheitsbild wurde auf Grund der später dabei häufig angetroffenen Hirn- und sonstigen Organveränderungen (Angiome und Cysten im Kleinhirn, Auge, Rückenmark, Pankreas und Nebennieren, Lindau 1927) von der Angiomatosis retinae zur v. Hippel-Lindauschen Krankheit erweitert (ophthalmologische Literatur s. bei Wardenburg).

In einer Arbeit über Kleinhirncysten bezeichnet Lindau (1926) den dysontogenetischen Symptomenkomplex der capillären Angiome im Kleinhirn, in der Medulla oblongata, im Rückenmark und den Netzhäuten zusammen mit Mißbildungen anderer Organe (Leber, Nieren, Pankreas usw.) als Angiomatosis des Zentralnervensystems. Die Krankheit beruht nach Lindau auf Entwicklungsstörungen im Mesenchym, auf einer „Balancestörung in der Entwicklung des Mesoderms".

Der Zusammenhang zwischen beiden Erkrankungen wurde durch den Nachweis der gleichen Fehlentwicklungen, wie Cystenpankreas, Nierencysten, Hypernephrom usw. sowohl bei der v. Hippelschen Krankheit als auch bei Angiomen in der Wand der Kleinhirncysten noch deutlicher. Unter seinem Material über Kleinhirncysten fand Lindau den ersten Fall von Angiomatosis der Retina kombiniert mit Angiom in der Kleinhirncystenwand. 15 Fälle von „Angiomatosis des Zentralnervensystems" zeigten folgende Zusammensetzung: Angiomatosis retinae wurden in 4 Fällen, Angiome im Kleinhirn in 9 Fällen, in der Medulla oblongata 5mal, Rückenmarksangiom 4mal, äußere Angiome in 2 Fällen festgestellt. Von den übrigen Mißbildungen waren in 8 Fällen Cystenpankreas, 10mal Nierencysten, 6mal Hypernephrom und in 2 Fällen Nebennierentumoren nachweisbar.

In der von Shuback mitgeteilten Beobachtung von Angiomatosis des Zentralnervensystems handelt es sich um je ein capilläres Angiom am Dach des 4. Ventrikels, im unteren Dorsalmark und in der Retina. Außerdem fanden sich Cystenpankreas, Hypernephrome, Nierencysten und Syringomyelie im Bereich des ganzen Rückenmarks.

Einen Fall von Lindauscher Krankheit mit Angiom und Gliom des Gehirns, Syringomyelie, Cystenpankreas und ungewöhnlich starker cystisch-hypernephroider Umwandlung beider Nieren beschrieb Donat (1935). Diese Beobachtung schien erwähnenswert wegen der auffälligen doppelseitigen Häufung der Hypernephroide mit einer Unzahl von besonders großen Hohlräumen, die in der Mehrzahl als echte Cysten anzusprechen waren. Donat fand bei $^2/_3$ von den 32 in der Literatur bekannten Fällen von Lindauscher Krankheit Mißbildungen der Nieren. Rochat fand als erster zugleich ein Großhirnangiom.

Keller (1933) teilte einen Fall von Lindauscher Krankheit mit, der durch die Entwicklung von hyperplastischen Capillarangiomen in einer Cyste des Großhirns bemerkenswert erscheint.

Die Vielzahl der dysontogenetischen Geschwulstbildungen in einem Organismus weist gewissermaßen aus sich selbst heraus auf eine in der Erbmasse bedingte Geschwulstbereitschaft hin.

Familiäres Vorkommen der Angiomatosis retinae wurde von Collins bei Bruder und Schwester, von Griffith bei 2 Schwestern, von Seidel und von Lindau bei 2 Brüdern beobachtet. Bailey und Cushing trafen das Leiden ebenfalls bei Brüdern an. In dem Fall von Rochat und Möller waren Vater, Sohn und Tochter erkrankt. Männer sollen doppelt so häufig wie Frauen befallen werden (Knodel).

Die familiäre Bindung bei der LINDAUschen Erkrankung beschränkt sich auf 20% der bekannten Fälle. BRANDT, KNODEL und ROCHAT konnten in ihren Untersuchungen die Vererbung der Erkrankung durch je drei Generationen nachweisen. Bezüglich des Erbgangs soll nach THOMSEN dominante Vererbung vorliegen.

Tumoren bei tuberöser Sklerose. Am sinnfälligsten sind die Beziehungen zwischen Entwicklungshemmungen, Organmißbildungen und Geschwulstbildung bei der sog. *tuberösen Hirnsklerose.* Bei dieser zu den Gliomatosen des Gehirns rechnenden Gewebsmißbildung des Gehirns gehört es geradezu zum Krankheitsbild, daß zugleich auch Ventrikeltumoren des Herzens, Tumoren der Nieren und der Haut gefunden werden. FISCHER sah bei 58 Fällen 53mal Ventrikel-, 36mal Nierengeschwülste und 22mal verschiedene Hautveränderungen, besonders *Adenoma sebaceum.* Nicht selten sind auch gleichartige Geschwülste in der Netzhaut und an der Papille des Sehnerven (Literatur bei WAARDENBURG), was bei der nahen entwicklungsgeschichtlichen Verwandtschaft zwischen Gehirn und Netzhaut nicht weiter wundernimmt. Die Vererbbarkeit ist durch 3 Generationen durch BERG sichergestellt.

Wichtig sind für die Deutung Frühbefunde bei kleinen Kindern. POLLACK fand bei einem $1^1/_2$jährigen Kind noch allenthalben im Gehirn und Kleinhirn Zellanhäufungen vom Charakter kleiner Tumoren. Der Geschwulstcharakter der Erkrankung verwächst sich erst später und die Sklerose bleibt zurück.

Angeregt durch LENZ gibt GROHMANN ähnlich wie bei der v. RECKLINGHAUSENschen Krankheit auch der tuberösen Sklerose die Deutung, daß der eigenartigen Multiplizität der Tumoren eine primär erbbedingte extrem hohe somatische Mutabilität der Gewebe zugrunde läge. Es ist dies der erste Versuch, diese scheinbar willkürliche Vielheit der Geschwülste auf einen Generalnenner zu bringen. Immer aber bliebe noch die Frage offen, warum andere Gewebe und Organismen von dieser Mutabilität ihrer Zellen verschont blieben.

Aus diesen Beispielen geht hervor, daß es *auf erbgenetischer Grundlage gutartige Geschwulstbildungen* gibt, die sämtlich *in dysontogenetischen und damit angeborenen Gewebsstörungen* ihre Ursache haben. Diese Beispiele spielen theoretisch eine große, weil grundsätzliche Rolle, im Geschehen der Geschwulstentstehung haben sie jedoch schon rein zahlenmäßig nur eine untergeordnete Bedeutung.

Grundsätzlich aber viel bedeutsamer sind die an sich selteneren, in der Theorie der Krebsentstehung aber wichtigen Beispiele monomer vererbbarer Anlagen, die im Verein mit hinzukommenden Außenfaktoren zu Krebs führen.

b) Erbliche „Präcancerosen".

Unter „Präcancerosen" versteht man gewebliche Veränderungen, die als Vorstadien einer malignen Geschwulst auftreten und, sofern genügend lange Zeit verstreicht, erfahrungsgemäß schließlich sehr häufig von Krebs gefolgt sind. Das histologische Bild einer im Augenblick noch benignen Gewebsveränderung beweist also bei solchen Zuständen nicht in jedem Fall die biologische Gutartigkeit auf die Dauer. Der Begriff „Präcancerosen" wird besonders von pathologisch-anatomischer Seite immer wieder verworfen, die Tatsache, daß die Kliniker ihn immer wieder gebrauchen, zeigt, daß er, oft totgesagt, eine erstaunliche Lebenskraft besitzt, einfach aus dem Grunde, weil er einen unbestreitbaren Tatbestand mit einem kurzen Begriff scharf umreißt.

Derartige präcanceröse Zustände sind bei erworbenen pathologischen Veränderungen etwas relativ Häufiges, so z. B. sind Verbrennungsgeschwüre, Ulcera cruris varicosa, Röntgenverbrennungen, chronische Fisteln nach Osteomyelitiden,

Verätzungsnarben, chronische Magengeschwüre, alte Gallensteinleiden, die cystischen Mastopathien usw. ausgesprochen krebsgefährdet und oft ist es nur eine Frage der Lebensdauer, wann schließlich der Krebs entsteht.

Es erscheint daher gegenüber diesen erworbenen präcancerösen Zuständen grundsätzlich wichtig, daß es auch *auf erblicher Basis* solche *Präcancerosen* gibt.

Polyposis intestini. Die Polyposis intestini (s. Abb. 7) ist als systematisierte Erkrankung der Dickdarm-, aber auch Dünndarm- und Magenschleimhaut schon lange bekannt und in jüngster Zeit besonders von SCHMIEDEN und WESTHUES in ihrer Bedeutung erneut gewürdigt worden. Sie gehört an sich zu den familiär und erblich auftretenden gutartigen Geschwülsten (Polypenbildung im ganzen Intestinalkanal). Schon früh beobachtete man die häufige maligne Entartung der Darmpolypen und die daraus sich entwickelnde Darmkrebsbildung.

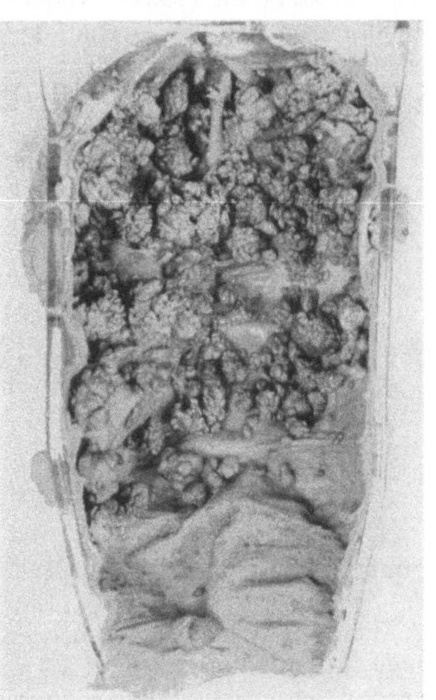
Abb. 7. Polyposis recti. Op. (Präparat der Chirurgischen Universitätsklinik Breslau.)

Die engen Beziehungen zwischen Darmpolypen und Darmcarcinom gehen aus zahlreichen Beobachtungen hervor (LAHM, VAN DYK und OUDENDAL, REICHEL, STEWART u. a.). DUKES berichtet über das Vorkommen von Polyposis und Darmkrebs in 5 Familienstammbäumen über mehrere Generationen. LOCKHART-MUMMERY teilt 3 Familien mit. In einer Familie starben 7 Mitglieder im Alter von 27—54 Jahren.

Der Häufigkeit nach schwanken die Angaben über das familiäre Vorkommen zwischen 10% (SAUERBRUCH) und 50—60% (THORBAKE, WECHSELMANN). Nach Mitteilungen von SCHMIEDEN und WESTHUES, in neuerer Zeit von KENNEDY und WEBER entsteht das Dickdarmcarcinom zu 60% auf der Basis von Polyposis intestini. MCKENNEDY (1937) fand bei der Untersuchung zweier Familien in 3 Generationen 37,7% Polyposis, von diesen Erkrankten starben $33^1/_3$% an Darmkrebs in relativ jungen Jahren.

WEITZ behandelte ein 27jähriges Mädchen wegen Polyposis recti in relativ jugendlichem Alter, deren Bruder, Vater, Großmutter und Halbbruder des Vaters in relativ jugendlichem Alter an Rectumcarcinom gestorben waren.

Die Polyposis ist zugleich die Grundlage für das Auftreten gleichzeitig oder nacheinander auftretender Krebse des Dickdarms beim gleichen Individuum. Verf. operierte eine Frau, bei der zuvor ein Sigmacarcinom operativ entfernt war, später an einem Coloncarcinom, wobei sich im Resektionspräparat gleichzeitig eine Polypenbildung fand. Ein groteskes Beispiel teilt GOETZE (1923) mit: Ein 75jähriger Mann wies neben einem Prostatacarcinom noch 6 (!) primäre Carcinome des Magen-Darmkanals (1 Magen-, 4 Colon-, 1 Rectumcarcinom) bei gleichzeitiger Polyposis adenomatosa des ganzen Intestinaltraktes auf.

Das gehäufte familiäre Auftreten der Darmpolypen wies auf eine erbliche Veranlagung hin. Der Erbgang dieser Krankheit wird durch JÜNGLING weitgehend sichergestellt (s. Abb. 8). Er untersuchte eine Familie mit Polyposis und Rectumcarcinom über 3 Generationen. Die Eltern waren frei von Krebs und Darmerkrankungen. Der Vater starb an Tuberkulose, die Mutter an Altersschwäche. Von ihren 6 Kindern erkrankten 3 n Polyposis und alle 3 starben an Carcinoma recti. Ein 4. Kind hatte gleichfalls Rectumcarcinom, es wurde zweimal deswegen operiert, es hatte aber keine Polyposis (Autopsie!). Von den Nachkommen der 3 an Polyposis Leidenden erkrankten in direkter Erbfolge weitere 7, wahrscheinlich an Polyposis. In der Deszendenz des 4., zweimal an Rectumcarcinom operierten Geschwister traten in den folgenden 2 Generationen (5 Familienmitglieder) keine Polypen des Rectums auf. Die Häufigkeit des Leidens in dieser Familie und die direkte Übertragung auf die folgende Generation lassen auf dominanten Erbgang schließen.

Für die Bedeutung des dispositionellen Faktors spricht eine Beobachtung von SAUERBRUCH (1934). Danach litten 2 Brüder an diffuser Polyposis, die nur in einem Fall zur carcinomatösen Entartung Veranlassung gab. Es ist aber LOCKHARDT-MUMMERY zuzustimmen, daß schließlich bei der Polyposis stets Krebs resultiert, wenn nur der Betreffende lange genug lebt.

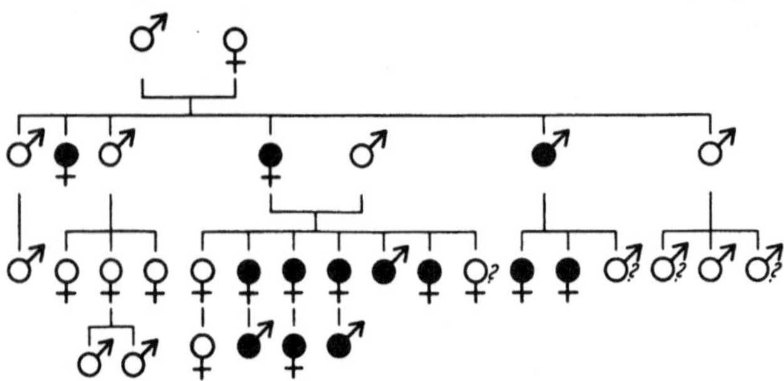

Abb. 8. Stammbaum einer Familie mit Polyposis intestini mit vielfachen sekundären Darmkrebsen nach JÜNGLING.

JÜNGLING faßt die Erkrankung als vererbbare Überempfindlichkeit der Dickdarmschleimhaut auf chemische und mechanische Reize hin auf. SCHMIEDEN sieht das Wesen der Polyposis mit ihren häufigen Dickdarmkrebsen in der erblichen Mißbildung der Zellen, die eine örtliche Gewebsdisposition zur Tumorbildung schafft. Diese präcanceröse Gewebsanaplasie führt über adenomatöse Zwischenstufen unter dem Einfluß chronischer Reize zur malignen Entartung.

Wie viele Erbkrankheiten, so zeigt auch die Polyposis eine große *Variationsbreite* in der Manifestation. Es gibt innerhalb sicherer Polyposissippen Leute, die nur vereinzelte Polypen aufweisen, und andere Fälle, bei denen auch der ganze Dünndarm samt dem Dickdarm, manchmal sogar der Magen mitbetroffen ist (E. KAUFMANN). Es leuchtet ein, daß mit der Zahl und Größe der Polypen die Wahrscheinlichkeit der sekundär malignen Entartung wächst.

Es handelt sich also bei der Polyposis intestini nicht um eine erbliche Anlage zum Darmkrebs selbst, sondern um eine erblich bedingte abnorme Gewebsdifferenzierung des Magendarmepithels, auf deren Boden sich die Polypenbildung im 2.—4. Lebensjahrzehnt als präcanceröse Veränderung entwickelt. Nach dem monohybriden Erbgang ist diese Differenzierungsstörung sicher durch ein einziges Gen bedingt. Biologisch betrachtet liegt bei der Polyposis intestini eine Vererbung minderwertigen Gewebes vor, das durch die Einwirkung körpereigener innerer Faktoren zur Krebsbildung führt. Bei dieser sekundären Krebsumwandlung primär abnorm differenzierten Epithels steigt die Wahrscheinlichkeit der Krebsentstehung unter dem Reiz der vielfachen Entzündungen, Nekrosen und der durch den Darminhalt immer wieder gestörten Regeneration mit der Zahl der oft in die Tausende gehenden Polypen und wird schließlich — entsprechende Zahl und entsprechende Zeitdauer vorausgesetzt — zur Krebsgewißheit.

Xeroderma pigmentosum. Das Xeroderma als typische präcanceröse Erkrankung ist ein erbliches Hautleiden, das auf einer zunächst scheinbar normalen Haut mit einer Dermatitis an unbedeckten Körperstellen im frühen Kindesalter beginnt, allmählich ein buntes Bild durch Teleangiektasien, Pigmentierungen und umschriebene Atrophien aufweist und schließlich über warzenähnliche Gebilde zu meist mehrfachen Hautkrebsen führt. Zum großen Teil erliegen die Betroffenen der Erkrankung schon in jungen Jahren. Selten erreichen sie das reife Alter.

Vereinzelt gelangt die Krankheit auch im späteren Lebensalter zur Manifestation. So berichtet VILANOVA (1933) über einen 68 jährigen Kranken, dessen Vater, sowie ein Bruder des Vaters, zwei seiner Söhne und einige Vettern an Xeroderma pigmentosum erkrankt waren. LAZARESCU sah das Leiden bei einer 70 jährigen Frau auftreten, die einen Vetter 2. Grades zum Mann hatte. Zwei ihrer Söhne erkrankten manifest, bei vier weiteren trat die Krankheit nicht in Erscheinung. In einem anderen Fall wurde das Xeroderma in 3 aufeinanderfolgenden Generationen bei Großvater, Vater und einigen Kindern festgestellt.

Die Regel ist jedoch früher Beginn. So beobachtete SCHLOSSHAUER einen Fall von Xeroderma pigmentosum bei einem 20 jährigen Ackerknecht mit einem Plattenepithelcarcinom der Oberlippe. Die Erkrankung begann angeblich im 6.—7. Lebensjahr, während der 8 jährige Bruder schon seit dem 2. Lebensjahr dasselbe Leiden aufwies.

Den *Erbgang* des Xeroderma analysierten 1925 SIEMENS und KOHN als unregelmäßig *recessiv*. Sie gaben eine Zusammenstellung von 333 Literaturfällen aus 222 Familien, davon verliefen 146 Fälle solitär und 187 familiär in 76 Familien. Entgegen früheren Anschauungen zeigt sich bei einem Zahlenverhältnis von 149 Männern zu 152 Frauen keine Geschlechtsabhängigkeit des Xeroderma pigmentosum. Die Eltern selbst sind stets frei. In einem Drittel der Fälle fand SIEMENS die Geschwister der Kranken mitbefallen. Innerhalb der Geschwisterschaften verhält sich krank zu gesund wie 1 ♂ : 3,4 ♂. Die Konsanguinitätsziffer der Krankheit liegt höher als früher angenommen wurde. In etwa 25% der Fälle wurde Blutsverwandtschaft der Eltern und in 20% Vetternehen 1. Grades nachgewiesen. Die stärkere Häufigkeit des Xeroderma pigmentosum bei den Juden läßt sich nach SIEMENS vielleicht durch die bei Juden größere Häufigkeit der Verwandtenehen erklären.

Größere Stammbäume über mehrere Generationen gibt es nicht, da die Kranken selbst nur selten das fortpflanzungsfähige Alter erreichen oder, wenn sie es ausnahmsweise erreichen, so kommen sie meist nicht zur Fortpflanzung, da sie schon im Gesicht als erblich hautkrank stigmatisiert und entstellt sind.

In Fällen von Fehlen der Konsanguinität der Eltern handelt es sich um das zufällige Zusammentreffen von Heterozygoten. Einen eigenartigen Fall eines gehäuften solchen Zusammentreffens veröffentlicht VELHAGEN. In der von ihm beobachteten Familie heirateten 3 Brüder 3 Schwestern. In einer der neuen Geschwisterreihen erkrankten 2 von 4, in der anderen 3 von 7 Geschwistern, die 3. Ehe hatte 5 gesunde Kinder.

Die betreffende *Erbanlage* zum *Xeroderma* ist nun aber durchaus *nicht eine Anlage zum Krebs* schlechthin, vielmehr bedingt sie primär nur eine morphologisch nicht erfaßbare *chemisch-physikalische Schutzlosigkeit gegenüber dem Licht*, die dann erst sekundär zum Krebs führt.

Die Bedeutung der *Lichtstrahlen* für die Entwicklung des Carcinoms erhellt aus der Tatsache, daß die Gewebsveränderungen des Xeroderma nur an unbekleideten Hautstellen auftreten. MARTENSTEIN konnte zeigen, daß wahrscheinlich die Ultraviolettstrahlung als krebsauslösender Faktor angesehen werden muß. Bei der Prüfung der Hautempfindlichkeit einer Patientin mit Xeroderma pigmentosum auf verschiedene Strahlenarten ergab sich eine ausgeprägte Überempfindlichkeit gegen Ultraviolettstrahlen. Es ist meines Erachtens durchaus die Fiktion erlaubt, wonach der Xerodermakranke im Dunkel oder unter Ultraviolettlichtabschluß gehalten, keinen Krebs bekäme.

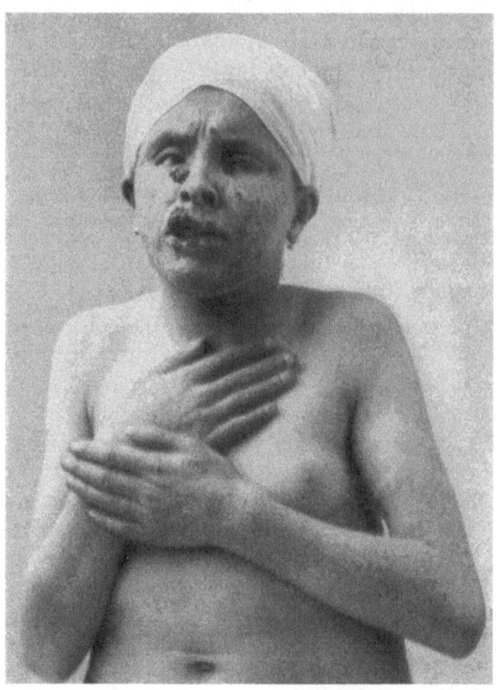

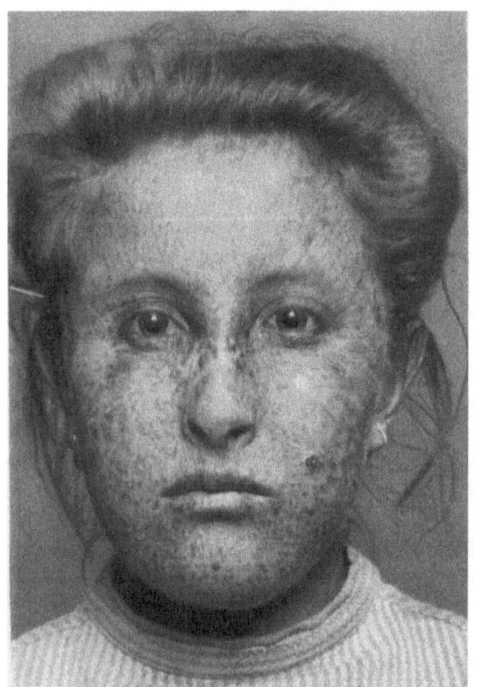

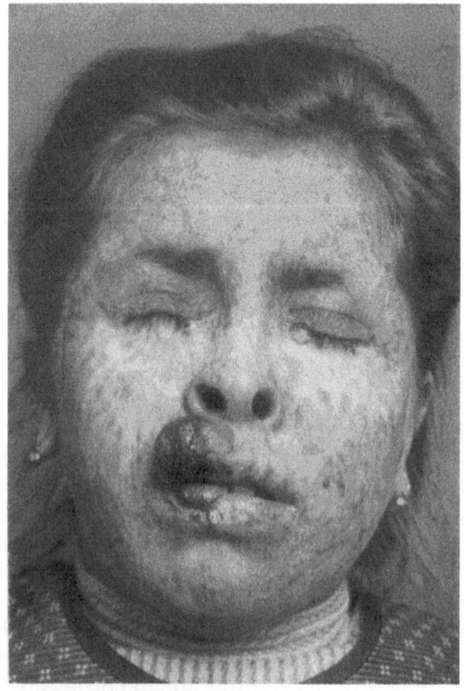

Abb. 9. Drei Geschwister mit Xeroderma pigmentosum mit sekundärer Hautkrebsbildung. (Beobachtung der Chirurgischen Universitätsklinik Breslau.)

Der Hautkrebs beim Xeroderma pigmentosum entsteht also erst sekundär durch die unerläßliche Einwirkung des Lichtes auf der Grundlage einer erblichen Hautanomalie, die sich in einer hochgradigen Strahlenüberempfindlichkeit der Haut für Sonnen- und Tageslicht äußert. Nicht der Krebs an sich ist erblich, sondern die pathologische Reaktionsweise der Haut.

Wie bei der Polyposis intestini handelt es sich auch hier um die Vererbung eines minderwertigen Gewebes, das jedoch erst auf den äußeren Reiz der Belichtung mit maligner Entartung des Xeroderma pigmentosum reagiert. Für die Tumorentstehung ist die erbliche Schutzlosigkeit der Haut gegen Sonnenstrahlen als Erbanlage zwar notwendige Bedingung, bedarf jedoch zur klinischen Manifestation der bösartigen Geschwulst zwangsläufig erst noch des exogenen Faktors der Lichtstrahlung.

Dieses voll sinnfällige Beispiel einer erblichen Hautkrebsbildung zeigt, daß eben *nicht Krebs als Krankheit schlechthin vererbt* wird, sondern *nur* die *gewebliche*

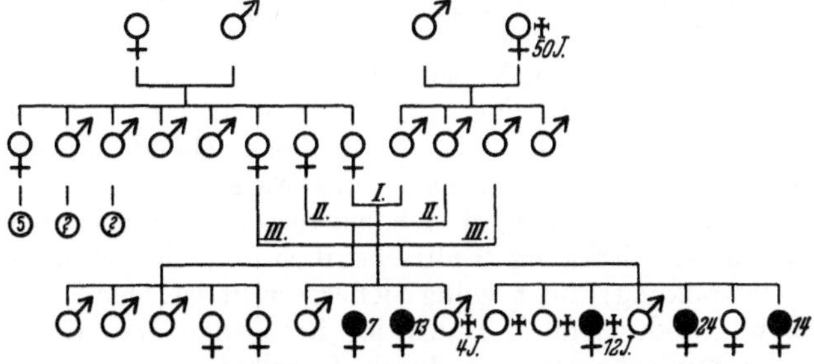

Abb. 10. Stammbaum einer Sippe mit Xeroderma pigmentosum nach VELHAGEN (Heirat zwischen 3 Brüdern und 3 nichtblutsverwandten Schwestern).

Neigung, auf einen auch sonst krebserzeugenden Reiz (Sonnenkrebs!) zwangsläufig mit Krebs zu reagieren.

Neuroblastoma retinae. Das Retinagliom als sarkomatöse Augengeschwulst (Literatur s. bei WAARDENBURG) stellt ein besonders bösartiges, wahrscheinlich einfach dominant erbliches Leiden dar, dessen erste familiäre Beobachtung einer „merkwürdigen Entartung des linken Augapfels bei allen männlichen Kindern einer Familie“ von LERCHE (1821) stammt. Von 7 Geschwistern waren 4 erkrankt.

Die *Kasuistik* ist reich an wichtigen Einzelbeobachtungen:

NEWTON (1902) beobachtete eine Familie mit 16 Kindern, von denen 10 an Netzhautgliom starben. 3 Geschwister waren doppelseitig befallen. Nach einer Mitteilung von FUCHS gingen 2 von 3 Geschwistern in frühem Kindesalter an Gliom der Netzhaut zugrunde. SICHEL beschrieb die Erkrankung bei 4 Kindern einer Familie. Bei 2 von 3 an Netzhautgliom erkrankten Geschwistern trat das Leiden doppelseitig auf (MOHER). Über das Vorkommen von Gliom in 2 aufeinanderfolgenden Generationen berichtet v. GRAEFE.

Nach einer Zusammenstellung LEBERS (1916) waren bis 1911 in der Literatur 25 Familien mit Neuroblastom der Retina bekannt.

Von den 7 Kindern eines Mannes, der als 2jähriges Kind wegen Gliom des rechten Auges operiert worden war, erkrankten das 2. und 3. Kind im Alter von 2 bzw. 5 Monaten an doppelseitigem Netzhautgliom (H. DE GOUVÉA, 1910).

Nach einem Bericht von OWEN (1905) entfernte BOWMAN bei einem erst 5 Monate alten Patienten das gliomkranke linke Auge. Mit 3 Jahren bekam dessen Sohn dieselbe Krankheit. 2 Kinder der Schwester des Vaters litten ebenfalls an Netzhautgliom.

v. HOFFMANN (1908) berichtet über einen interessanten Fall von doppelseitigem Gliom bei einem Knaben, dessen Mutter vor 28 Jahren als 2jähriges Kind vom Vater des Verf. wegen Gliom des rechten Auges enukleiert worden war. Das 2. Kind dieser Frau wies mit 4 Monaten gleichfalls ein doppelseitiges Gliom auf.

In einer ähnlichen von KASPAR mitgeteilten Beobachtung handelt es sich um ein $1^1/_4$jähriges Mädchen mit einem großen Gliom des rechten Auges. 19 Jahre vorher war bei der Mutter des Kindes die Enukleation des linken Auges wegen Glioms ausgeführt worden.

STEINHAUS (1900) beschrieb eine Familie, in der das Neuroblastom der Retina von einem gliomfreien Vater, von dessen 9 Geschwistern 3 ein einseitiges Gliom hatten, auf seine beiden Kinder übertragen wurde.

2 Familien mit erblichem Netzhautgliom beobachtete GRIFFITH (1917). Im ersten Fall war die Mutter im Alter von 9 Monaten wegen Glioms operiert worden. 4 ihrer 6 Kinder waren mit doppelseitigem Gliom behaftet. In der zweiten Familie erkrankten von 4 Kindern 3, bei deren Mutter als Kind ebenfalls ein Gliomauge enukleiert worden war.

In einem Bericht für die Sammelforschung der österreichischen Krebsgesellschadt erwähnte PURTSCHER eine Familie, von deren 11 Kindern 2 Söhne an Gliom der Retina starben. Bei einer gleichfalls erkrankten Schwester bildete sich das Gliom spontan zurück (Befund von Ophthalmologen verifiziert). Das einzige Kind dieser Frau starb wieder an Gliom. Von den anderen gesund gebliebenen Geschwistern erkrankten später 2 ebenfalls an demselben Leiden, das bei dem einen zum Tode führte, während es im anderen Fall zur spontanen Resorption kam. Die Malignität scheint sich also nicht in jedem Fall mit der gleichen Intensität auszuwirken.

WELLS konnte 5 Kinder eines Ehepaares beobachten, die alle an Neuroblastom der Retina litten und bis auf einen Knaben zugrunde gingen, dem nur die Enukleation beider Augen das Leben rettete.

Weitere Fälle mit familiärer Häufung der Retinablastome bei Kindern wurden von POTTEVIN, SURMONT, PECHENARD und PLANTEVIN beschrieben.

Wichtig ist die von BENEDICT gemachte Beobachtung zweier $4^1/_2$jähriger eineiiger weiblicher Zwillinge, beide mit Retinagliomen beider Augen.

MACKLIN veröffentlichte eine bis in neuere Zeit reichende Zusammenstellung von 31 Familien mit Retinagliom, wonach auf etwa 220 Personen 116 Erkrankte bzw. Todesfälle entfallen. Man wird sich bei dieser reichlichen Kasuistik vielleicht wundern, daß der Erbgang (wahrscheinlich einfach dominant mit großer Manifestationsschwankung) nicht völlig sichergestellt ist. Man darf aber nicht vergessen, daß wegen des frühen Todes der Befallenen und wegen der Nichtfortpflanzung der nur sehr wenigen durch Enucleation der Augen geretteten Blinden keine Stammbäume mit mehr als 2 Generationen erscheinen.

Die fast 100%ige Mortalität und der meist schnell erfolgende letale Ausgang im frühen Kindesalter sprechen für eine ungeheure Penetranz der Erbanlage gegenüber allen Umweltbedingungen. Auch beim Neuroblastoma retinae ist nicht die maligne Geschwulst selbst erblich, sondern nur die Anlage zu einer Differenzierungsstörung im Aufbau der Retina. Die entwicklungsgenetische Verwandtschaft der Netzhaut mit dem Gehirn drückt sich darin aus, daß einzelne Kranke Hirngliome bekommen und daran sterben.

Die drei Beispiele bösartiger Geschwülste, bei denen die Vererbung die primär wesentliche Rolle in der Entstehung derselben spielt, zeigen, daß tatsächlich *Vererbung beim Krebs* in diesen Fällen zugleich *unentrinnbares Schicksal gegenüber dem Krebstod* bedeutet. Und dieses Schicksal wirkt um so tragischer, als die in der betreffenden Sippe später Erkrankenden am Krebsleiden der Ersterkrankten ihr eigenes späteres Schicksal in allen Einzelheiten und im unentrinnbaren Endausgang kennen.

Die drei Beispiele sind aber auch rein grundsätzlich in mehrfacher Hinsicht für das ganze Vererbungsproblem wichtig. Sie lehren:

1. Es gibt tatsächlich *einzelne Erbanlagen, deren somatische Auswirkungen zum Krebs führen.*

2. Aber auch in diesen extrem schweren Beispielen ist klar: *nicht die fertige Eigenschaft „Krebs"*, nicht die Krebskrankheit als solche wird vererbt, *vererbt wird nur eine Anlage zu irgendeiner physikalischen Schutzlosigkeit der Haut, zu einer Differenzierungs- bzw. Regenerationsstörung* od. dgl.

3. Die primär *nicht krebsspezifische Anlage* führt sekundär erst durch *das Hinzukommen spezifischer, auch sonst krebserzeugender äußerer Noxen zur Krebsentwicklung. Vererbt wird nur* die besondere Fähigkeit oder *Neigung auf hinzukommende äußere* (oder innere) *Noxen zwangsläufig mit krebsiger Gewebsentartung zu reagieren.*

Vererbt wird also *nur* eine *reaktive Potenz, nicht die Eigenschaft „Krebs"!*

4. Diese in den drei Beispielen verwirklichte *elementarste Form der Vererbung einer Krebsneigung* — dieses Modellbeispiel der Krebsvererbung beim Menschen! — stellt aber im gesamten Krebsgeschehen des Menschen überhaupt *etwas ganz extrem Seltenes* dar.

Denn jenen 3 schon selbst sehr seltenen Krankheiten stehen die Hunderte von Krebsarten der verschiedensten Gewebe, der zahlreichen Organe und im gleichen Organ wieder der verschiedenen Krebsformen gegenüber, und *für* diese sonstigen *mehr als 99,9% der gesamten Krebshäufigkeit läßt sich die Bedingtheit durch einzelne Krebsanlagen* im Sinne einer monomeren Vererbung nicht nur nicht nachweisen, sondern im Gegenteil ohne weiteres *ausschließen.*

Es wäre aber andererseits verkehrt, wenn man nun gleich in den entgegengesetzten Fehler verfiele und jede Mitwirkung von Erbanlagen und besonders von Anlagenkomplexen ableugnen wollte. Wir kommen damit von dem relativ einfachen und eindeutigen Gebiet der monomer vererbbaren Anlagen zur Geschwulstbildung *zur Krebsstatistik* und damit dem Versuch, komplexe Erbeinflüsse zahlenmäßig, und zur *Stammbaumforschung* als dem Versuch, Erbeinflüsse sippenmäßig sicherzustellen.

III. Familien- und Stammbaumforschung.

Bei der *Krebsstatistik* als Beweis für Erbeinflüsse braucht man sich nicht lange aufzuhalten. Denn es ist von vornherein klar, daß beim Krebs — wenn die Statistik sonst schon ihre große Schwierigkeiten hat — die Fallstricke besonders zahlreich sind und daß sie gar bei der Vererbung von Krebs mehr *Fehlerquellen* aufweist, als Beweismittel besitzt. Denn bei der Krebsvererbung beim Menschen sind exakte Zahlen für die Statistik überhaupt nicht zu erhalten. Schon die Anamnesen als primitives Hilfsmittel sind ungewiß und trügerisch. Ferner sind besonders in den früheren und damit abgeschlossenen Generationen die Totenscheine meist von Laien ausgestellt. Aber auch bei der ärztlichen Todesbescheinigung ist in 20—25% die Krebsdiagnose unzutreffend und obduziert werden ja nur ein Bruchteil der Menschen, nach FISCHER-Rostock höchstens 6% der Verstorbenen.

Und wenn schon zahlenmäßig alles stimmt, so sterben ja viele der möglichen Erbträger vorzeitig ab, bei anderen bleibt die Anlage vielleicht latent und endlich ist bei den positiv Krebskranken statistisch ja nie sicher, ob der Krebs wirklich endogen erblich oder exogen erworben ist!

Wir greifen daher aus der großen Zahl solch rein statistischer Untersuchungen nur die zusammenfassenden, die noch am ehesten der Kritik standhalten, heraus.

a) Erblichkeitsuntersuchungen an krebskranken und krebsfreien Individuen.

Ein gewisses Beweismaterial liefern Untersuchungen an Nachkommen und Verwandtschaft krebskranker und nichtkrebskranker Individuen, wie sie z. B. von LITTLE, SANDBERG, DEELMANN, WAALER u. a. angestellt worden sind. Als erster stellte LITTLE (1923) vergleichende Untersuchungen über das Krebsvorkommen bei krebsbelasteten Nachkommen und in der allgemeinen Bevölkerung an. Erfaßt wurden Geschwisterschaften, a) deren Väter, b) deren Mütter Krebs hatten, c) Geschwister, die unter sich wenigstens einen Krebsfall aufzuweisen hatten.

In *Geschwisterschaften bei Krebs des Vaters* kamen auf 1717 Nichtkrebsgeschwister 24 Krebsgeschwister, das bedeutet einen Überschuß von 22,1 Krebsfällen gegenüber 1,9 statistisch zu erwartenden Krebsfällen. In den *Geschwisterschaften bei Krebs der Mutter* kamen auf 1030 Nichtkrebsgeschwister

39 Krebsgeschwister, das bedeutet einen Überschuß von 36,22 beobachteten Krebsfällen gegenüber 2,78 erwarteten Krebsfällen.

In *Geschwisterschaften*, in denen wenigstens *ein Krebsfall* vorkam, kamen auf 2016 Nichtkrebsgeschwister 48 Krebsfälle, das bedeutet einen Überschuß von 42,2 Krebsfällen gegenüber 5,8 erwarteten Fällen. Bei den Geschwistern, deren einer Elter Carcinomträger war, trat Krebs in 2,24%, bei den Nachkommen aus der allgemeinen Bevölkerung nur in 0,61% auf.

Die Resultate sprechen fraglos für die Möglichkeit einer erblichen Krebsveranlagung beim Menschen. Sie ergeben, daß die Krebshäufigkeit außerhalb der statistischen Fehlergrenzen in den durch einen Elter oder Geschwister krebsbelasteten Familien eine größere ist, als es dem Durchschnitt der Bevölkerung entspricht. Die beobachteten Krebsfälle übertrafen die erwarteten. War die Mutter krebskrank und der Vater gesund, so ergab sich eine noch größere Differenz der Krebshäufigkeit.

Diese Untersuchungen sind sehr wichtig, aber doch nicht voll beweiskräftig, da ja immer die Frage familiär wirksamer Krebsnoxen offenbleibt.

In neuerer Zeit untersuchte WAALER (1931) die Erblichkeitsverhältnisse des Krebses an Hand des vom norwegischen Krebskomitee in 20 Jahren gesammelten Materials von 6000 Krebskranken. Er führte ein wichtiges neues Prinzip der statistischen Abgrenzung von erblichen und Umwelteinflüssen beim Krebs in die Krebsforschung ein, indem er seine Untersuchungen auf die Geschwister und die Eltern der Krebskranken und als Vergleichsmaterial auf die Ehegatten der Krebspatienten erstreckte. Die Heranziehung der Ehegatten als Kontrollmaterial ist deswegen so sinnreich, als ohne weiteres unterstellt werden darf, daß die Ehegatten in den der Krebserkrankung vorausgegangenen Jahrzehnten in sehr viel höherem Maße den gleichen Umwelteinflüssen ausgesetzt waren als die meist getrennt lebenden Geschwister, so daß hieraus aus Differenzen der Zahlen auf erbliche Unterschiede geschlossen werden könne. So fand WAALER folgende Häufigkeiten der *Krebstodesfälle bei Geschwistern* von Krebskranken *und bei Ehegatten* im Vergleich mit der allgemeinen Krebsstatistik (Tabelle 1):

Tabelle 1. Prozentuale Häufigkeit der Krebstodesfälle nach WAALER.

		5. Lebensjahrzehnt		6. Lebensjahrzehnt		7. Lebensjahrzehnt	
Krebsstatistik	♂	11		19		22	
	♀		16		22		21
Geschwister von Krebskranken	♂	16		40		27	
	♀		49		45		35
Ehegatten von Krebskranken	♂	10		24		23	
	♀		25		25		18

Aus dieser Übersicht über die prozentuale Häufigkeit geht hervor, daß durchweg Krebs bei den Geschwistern der Krebskranken wesentlich häufiger ist als bei deren Ehegatten, was gegen eine überwiegende Bedeutung der Umwelt- und für die Bedeutung der Erbeinflüsse spricht. Ferner fällt auf, daß die Häufung bei den weiblichen Geschwistern ganz wesentlich größer ist als bei männlichen.

Die statistische Verwertung des umfangreichen Materials lieferte Ergebnisse, die zur Annahme einer erblichen Disposition als Teil der Krebsätiologie neben äußeren Faktoren berechtigen. Es zeigte sich:

1. eine *größere Krebshäufigkeit bei Geschwistern von Krebskranken* als bei deren Ehegatten und in der allgemeinen Bevölkerung, so haben z. B. Schwestern

eines mammacarcinomfreien Ausgangsfalles in 16,5%, Schwestern eines brustkrebskranken Ausgangsfalles 44,7% Krebs, beim Uteruscarcinom sind die entsprechenden Zahlen 8% bzw. 34,5%.

2. ein *höheres Krebsvorkommen bei Geschwistern mit ein oder beiden Krebseltern* als bei den Nachkommen krebsfrei verstorbener Eltern;

3. ein *häufigeres Vorkommen von Krebs bei den Eltern* von Krebspatienten als in der Bevölkerung selbst.

Die Zahlen lassen eine exakte Krebsvererbungsanalyse natürlich noch nicht zu. WAALER selbst nimmt für diese erbliche Disposition zur Krebskrankheit zwei unabhängige Erbfaktoren an, von denen jeder mit 16% Häufigkeit in der Bevölkerung vorkommt. Die eine der Anlagen stehe unter Geschlechtskontrolle und bedinge die größere Krebsdisposition bei der Frau. Der Erbgang selbst bleibt natürlich ungeklärt.

LITTLEs und WAALERs Feststellungen sprechen für die gewisse — wenn auch nicht allein ausschlaggebende — Mitwirkung der erblichen Disposition für die Krebsentstehung, wenigstens für einzelne Organkrebse. Eine ausschlaggebende Bedeutung der Vererbung wird von WAALER ausdrücklich verneint. Er weist betont darauf hin, daß die größere Krebshäufigkeit der Geschwister von Krebskranken allein auch durch die gleichartigen äußeren Verhältnisse einer Familie erklärt werden kann.

Die nächste Frage ist die, ob die massenstatistische Untersuchung mit der primitivsten Methode, der *Erhebung der Anamnese*, einen Anhalt für erbliches Vorkommen ergibt.

SCHINZ hat aus der Literatur für 5808 Einzelfälle die anamnestisch faßbare familiäre Tumorbelastung errechnet und dabei für 917 Fälle = 16% $\pm$ 0,5 einfacher mittlerer Fehler eine anamnestisch positive Belastung gefunden. Viel wird man mit dieser Zahl nicht anfangen können, bedeutet ja bei einer Krebssterblichkeit von 10—12% eine nur anamnestisch erfaßte familiäre Belastung von 16% keinen Beweis für die Erblichkeit als solche.

SANDBERG verglich die Familienanamnese von 2000 Krebskranken mit der von 1696 Gesunden. In der Verwandtschaft Krebskranker betrug die Krebshäufigkeit 24,3%, bei den Kontrollen 11,4%. Von den Eltern Krebskranker waren 16,2% ebenfalls krebskrank, bei den Kontrollen 9,8%.

Eine auf den Brustkrebs, der vielleicht eine gewisse Sonderstellung einnimmt, beschränkte Erhebung von SCHINZ ergab folgende Resultate:

Tabelle 2. Krebsfälle bei den Eltern von Brustkrebskranken.

Material	Krebsvater	Krebsmutter
1292 Mamma-Ca.-Fälle	7,5%	10,0%
1085 Kontrollfälle . .	4,8%	7,0%

Die Vergleichswerte von 4,8 zu 7,5% bzw. 7,0 zu 10,0% ergeben gewiß Unterschiede, aber sie liegen hart an der Grenze des dreifachen mittleren Fehlers. Man wird daher feststellen müssen: groß kann danach der Einfluß der Vererbung auf die Entstehung des Brustkrebses nicht sein, sonst müßten die Unterschiede sehr viel eklatantere sein.

Wie vorsichtig man sein muß, die Anamnese zur Grundlage von Krebserhebungen zu machen, zeigte neuerdings H. HABS. Er sandte Zwillingen, von denen als früheren Klinikpatienten sicher war, daß sie an Krebs gelitten hatten, Fragebögen, nach denen unter anderem nach verschiedenen Krankheiten, darunter auch nach Krebs gefragt wurde. 15% der Befragten verneinten nicht nur die Krebskrankheit, als überhaupt eine Erkrankung des betreffenden Organs!! Einige Zwillinge schrieben sogar ausdrücklich, daß das Organ wie früher, so auch jetzt völlig gesund sei.

b) Die Stammbaumforschung beim Krebs.

Eine exakte Stammbaumforschung hat in der Frage der Krebsvererbung mit einer Reihe großer *Schwierigkeiten* zu rechnen.

Wir gehen zunächst davon aus, daß *familiäre Häufung* von Krebsfällen bei einer Krebshäufigkeit von 10—12% der Todesfälle an sich noch keine Vererbung beweist. BASHFORD hat nachgerechnet, daß allein zufallsbedingt, sofern jenseits des 40. Lebensjahres 10% an Krebs erkranken, in sechsgliedrigen Familien in 11% zwei, in 2% drei oder mehr Mitglieder, bei zehngliedrigen Familien sogar in 8% drei und mehr rein zufallsmäßig an Krebs erkranken müssen.

Nach einer von HABS mitgeteilten Berechnung müßten bei fünfgliedrigen Familien unter 100000 Familien sich 810 befinden, bei denen 3, d. h. mehr als die Hälfte aller Familienangehörigen, bei 45 Familien je 4 von 5 und bei einer Familie sämtliche Mitglieder rein der Wahrscheinlichkeit nach krebskrank seien. Mit anderen Worten: *allein nach dem Walten des Zufalls* sind bei einer Krebssterblichkeit von 10% *Stammbäume mit gehäuften Krebsfällen zu erwarten,* auch ohne daß Vererbung vorliegt.

Zu dieser ersten Schwierigkeit der rein zufallsmäßig bedingten vorgetäuschten „Vererbung“ kommt die zweite große *Schwierigkeit der exakten Materialbeschaffung.*

Die Familienerhebungen und Stammbäume basieren in den älteren Generationen auf den *Todesursachenangaben* der Totenscheine. Wir müssen uns aber klar sein, wie hoch hier die Fehlerzahlen sind. Oft ist es nur „Familienüberlieferung“, oft stammt die „amtliche“ Todesursache von einem Nichtarzt und wenn sie von einem Arzt stammt, so ist sie immer noch beim Krebs in mindestens 20—25% falsch. W. FISCHER, der Rostocker Pathologe, schreibt: „Eine genaue Untersuchung der Sektionsergebnisse, verglichen mit den Angaben auf den amtlichen Totenscheinen, für mehrere Jahre durchgeführt, hat mir in dieser Hinsicht die allerbetrüblichsten Resultate ergeben.“ Wie will man darauf „Vererbungsuntersuchungen“ aufbauen, wo es wie nirgends sonst auf Exaktheit der Zahlen ankommt!

Zu dieser rein zufallsmäßigen familiären Häufung von Krebskranken, die eine Vererbung nur vortäuscht, zu der Schwierigkeit der Beschaffung exakten Materials kommt als dritter störender Faktor die gerade bei der „Krebsvererbung“ so besonders gefährliche *Interessantheitsauslese.* Es braucht nicht näher ausgeführt zu werden, daß Familien mit gehäufter Krebszahl von vornherein eine größere Aussicht haben veröffentlicht zu werden, während niemand auf die Idee kommt, Stammbäume mit seltenen Krebsen zu publizieren. Diese einseitige und deshalb trügerische Auslese oft ausgesprochener Ausnahmefälle kann also gleichfalls Vererbung vortäuschen, wo sie in Wirklichkeit nicht besteht.

Diese Fehlerquelle wäre an sich schon zu umgehen, aber nur dadurch, daß man in mühseligen und zeitraubenden Untersuchungen *auslesefrei* von 50 oder 100 aufeinanderfolgenden Krebskranken deren Stammbäume aufstellte, so daß dem Pro der Stammbäume mit gehäuften Krebsen auch das Contra der krebsarmen Stammbäume als Basis der wissenschaftlichen Auswertung und damit der Wahrheitsfindung gegenübergestellt werden könnte.

Es ist vielleicht kennzeichnend genug für die magische Anziehungskraft der Interessantheitsauslese, daß ein solcher Versuch einer *auslesefreien Stammbaumanalyse* beim Menschen meines Wissens überhaupt noch nicht diskutiert, geschweige denn in Angriff genommen ist[1]. Wie vorsichtig man mit Krebsstammbäumen sein muß, zeigt KÖRBLER (1937) an Familien mit Krebshäufigkeit, wobei aber nichtblutsverwandte Familienmitglieder befallen sind. So heiratete ein Mann nacheinander 2 Frauen. Die erste starb an anderer Ursache, die zweite an Krebs, von den Kindern der nichtkrebskranken Frau erkrankten 2 an Krebs, von den Kindern der krebskranken Frau dagegen keines. Alle Kinder waren von der krebskranken Frau großgezogen.

Zu der Schwierigkeit des rein Zufallsmäßigen, der schwierigen Materialbeschaffung, der einseitigen Auslese kommt als vierte Schwierigkeit noch die *fehlende Abgrenzung exogen entstandener Krebse.* Auch beim besten Stammbaum ist man nie sicher, daß die Personen, die im Stammbaum „schwarz" und damit unter der Fiktion „erblich krebskrank" erscheinen, nun auch wirklich erblich krank sind. Ja, wir könnten umgekehrt sagen: wir kennen heute eine so große Zahl rein durch äußere Einwirkungen erworbener, sicher nicht erblicher Krebse (Krebs der Landmanns- oder Seemannshaut, den Röntgen- bzw. Radiumkrebs, die vielen, vielen Formen von Berufskrebs, die vielen Arten von Reizkrebs usw.), daß sich in solchen großen Stammbäumen auch Kranke finden *müssen*, die dort als „erblich" im wahrsten Sinne des Wortes abgestempelt sind, ohne es in Wirklichkeit zu sein.

Oft genug wird eine solche familiäre Häufung nur der Ausdruck gleicher, gerade in der betreffenden Familie wirksamer Krebsnoxen sein. So könnte man heute z. B. leicht unter den Arbeitern von Schneeberg, Joachimsthal über ganze Generationen hinweg *Stammbäume mit erblichem Lungenkrebs*, also sogar mit spezifischer Lokalisation, spezifischer Struktur, spezifischer Geschlechtsdisposition, weitgehend spezifischer zeitlicher Manifestation aufstellen, wo es sich in Wirklichkeit nur um einen ausschließlich exogen durch Radiumemanation erworbenen Berufskrebs handelt.

Kurzum, die zahlreichen großen, zum Teil grundsätzlichen Schwierigkeiten, die zu erwartende zufallsmäßige Häufung, die Schwierigkeit der exakten Materialbeschaffung, die einseitige Auslese und die fehlende Abgrenzbarkeit gegenüber exogen erworbenem Krebs mahnen bei der *Analyse von Krebsstammbäumen* von vornherein zu großer *Kritik* und zu großer *Vorsicht.*

Krebsstammbäume bei Krebs verschiedener Lokalisation. Immer werden für eine allgemeine erbliche Krebsbereitschaft Stammbäume in Anspruch genommen, in denen Krebse verschiedener Organe abwechselten. Die *Kasuistik* ist nach dieser Richtung ebenso reichhaltig, wie wenig beweiskräftig.

Ein Stammbaum von PEISER zeigt neben der Vererbung von Brustkrebs durch 4 Generationen das Auftreten von einem Magenkrebs, einem Zungenkrebs, außer zwei Mammacarcinomen in der 3. Generation.

In einem Stammbaum von LEYDEN hatten 2 Enkelinnen einer brustkrebskranken Großmutter ebenfalls Brustkrebs, 1 Enkelin litt an Magenkrebs und 1 Enkel hatte Zungenkrebs.

KAISER (1924) teilte eine eigene Beobachtung von familiärem Auftreten verschiedener Krebsformen mit. Von 9 Geschwistern starben 4 an Magenkrebs, 1 an Kehlkopfkrebs, 1 an Krebs der Glandula sublingualis und 1 an Gallenblasenkrebs. Von den 5 Töchtern des Mannes mit Kehlkopfkrebs starben 2 an Magencarcinom, 2 waren magenleidend mit Verdacht auf Carcinom. In der Nachkommenschaft der Magenkrebspatienten zeigt sich eine deutliche Minderwertigkeit des Magens in Form von chronischen Magenleiden mit Carcinomverdacht, in anderen Fällen besteht eine angedeutete Disposition zu Gallenblasenkrebs.

[1] Nach Fertigstellung des Manuskriptes erfahre ich durch H. HABS von noch nicht veröffentlichten Untersuchungen von Frl. GOUDEFROY und Frl. IRMER, die sämtliche Nachkommen von 47 Patienten, bei denen zwischen 1900 und 1904 Krebs autoptisch festgestellt war, ermittelten und 346 über 30 Jahre alte Nachkommen untersuchten. Dieser höchst dankenswerte Versuch auslesefreier Krebsfamilien ergab keinerlei Hinweise für eine allgemein erbliche Krebsdisposition.

Aus derselben Zeit stammt die Mitteilung von Letulle über 6 Krebsfälle in 3 Generationen, wonach zweimal das Ovar, einmal Hoden, einmal Prostata und einmal die Analgegend befallen war.

1930 veröffentlicht Sheppard den Stammbaum einer Familie, in der die Mutter an Brustkrebs starb, der eine der Söhne an Mundhöhlenkrebs, der zweite Sohn an Magencarcinom zugrunde ging. Der noch lebende Sohn leidet an Krebs der Mundhöhle, Adenocarcinom des Rectum mit Lebermetastasen.

Eine Familie Körblers wies in der 2. Generation 2 Magencarcinome bei Männern, 1 Lebercarcinom, 1 Uterus- und 1 Magencarcinom bei Frauen auf. Ein Sohn der an Magenkrebs verstorbenen Frau starb mit 43 Jahren an Carcinoma recti. Alle 3 Töchter der Frau mit Leberkrebs erkrankten an Brustkrebs. 2 Frauen der 4. Generation starben ebenfalls an Brustkrebs.

Im Krebsstammbaum Cholevas (Abb. 11) finden sich in 4 Generationen unter 22 Personen 10 Krebskranke mit Krebs der verschiedenen Organe. In der 2. Generation fand sich aber unter 10 Geschwistern (!) nicht ein Krebs.

Obige Stammbäume bringen über die Feststellung einer familiären Häufung von Krebs hinaus kein positives Ergebnis. Es sind aber auch einzelne *umfassendere Stammbäume* mitgeteilt worden.

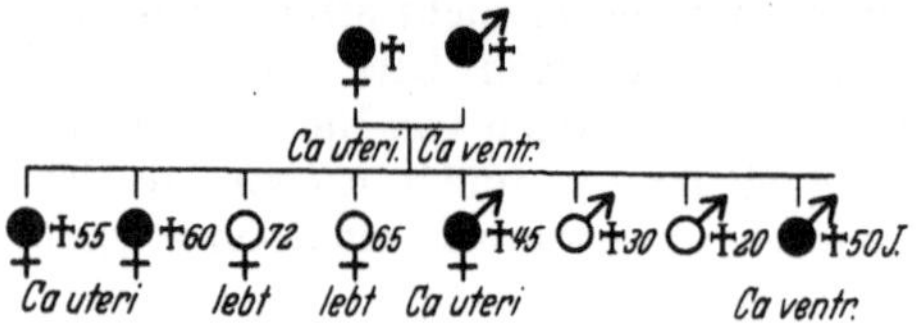

Abb. 11. Krebsstammbaum nach Cholewa.

Warthin verdanken wir einen gut beobachteten Stammbaum einer Krebsfamilie, die in 7 Generationen 146 Individuen mit 28 Krebsfällen = 19,2% aller Familienmitglieder und = 31,8% der 88 Erwachsenen umfaßt. Davon waren 15 Carcinome am Magendarmtrakt, 12 am Uterus, 1 am Ovar lokalisiert. Dabei ist auffällig, daß mit jeder folgenden Generation die Krebsanlage in immer jüngeren Jahren zur Manifestation gelangte und daß die Malignität der Geschwulst in demselben Verhältnis im Wachsen begriffen ist. Man hat in solchen Fällen von einer Antezipation oder Anteposition gesprochen. Biologisch durchsichtig ist dieses eigenartige Phänomen noch nicht. Es ist bei einem solchen Stammbaum ohne weiteres zuzugeben, daß hier ein gewisser Erbeinfluß vorliegen *kann*, es ist aber nicht erwiesen, daß er vorliegen *muß*. Dabei ist noch zu bemerken, daß das rein optische Bild des Stammbaumes insofern täuscht, als allein in der drittuntersten Reihe 26 gesunde Individuen mit summarischen Zahlen, aber nicht einzeln erscheinen.

Gegenüber einer Krebssterblichkeit von 10—12% könnten die 19% des Warthinschen Stammbaumes auch ausschließlich zufallsbedingt und das Ergebnis einer Interessantheitsauslese sein. Jedenfalls gibt die spätere Weiterverfolgung dieser Familie sehr zu denken. Inzwischen wurden nämlich 305 Mitglieder dieser Familie erfaßt (Hauser, Weller 1936). Dabei wurde eine plötzliche starke Abnahme der Krebshäufigkeit in den jüngeren Generationen festgestellt! Sollte diese wirklich nur auf der Ausmerzung der Krebsdisposition infolge der Kinderlosigkeit einer Reihe krebskranker Individuen beruhen? Jedenfalls ist es so, daß bei Hinzuzählen der weiteren Familienmitglieder plötzlich die frühere Krebshäufung der durchschnittlichen Krebshäufigkeit Platz macht.

Mit dem Ziel, den Erbgang der bösartigen Geschwülste festzustellen, untersuchte Samter drei Krebsgeschlechter mit 416 Familienmitgliedern, von denen 52 = 12,5% krebskrank waren. Davon besteht das größte und am genauesten beobachtete Krebsgeschlecht (s. Abb. 12) aus 3 Familien mit 257 Individuen, darunter 32 Krebsfälle.

Trotz der sehr genauen Durchuntersuchung des bisher größten Krebsstammbaums des Schrifttums ergibt die Prüfung des Erbganges überhaupt kein Resultat. Der Krebsprozentsatz von 12,45% ist sicherlich hoch, besonders wenn man die noch lebende Generation mitberücksichtigt. Eine Vererbbarkeit einer Krebsbereitschaft mathematisch strikte zu beweisen, ist aber auch dieser umfassendste Stammbaum nicht in der Lage.

Kurzum, solche *Krebstammbäume* mit Krebsen verschiedener Lokalisation sind, so wichtig der Versuch ihrer Aufstellung erscheint, *kein wissenschaftlich zureichendes Beweismaterial.* Es müssen eben nicht alle Krebskranken einer Krebsfamilie wirklich erblich krebskrank sein. Abgesehen von einer den Gesetzen des Zufalls folgenden Carcinomhäufigkeit dürfte es sich oft um nichterbliche, exogen erworbene Krebse innerhalb der gleichen Familie handeln. Gibt es nicht zu denken, daß ein Untersucher wie WASSINK, der selbst 2250 Krebskranke auf Erblichkeit ihrer Krebse untersucht und selbst bedeutsame familiäre Häufung nachgewiesen hat, die Ursache hierfür nicht in einer echten erblichen Disposition sieht, sondern gerade für die Fälle von Krebs des oralen Beginns des Verdauungstraktes eher an eine familiäre Exposition, an Gewohnheiten, Lebensweise denkt!

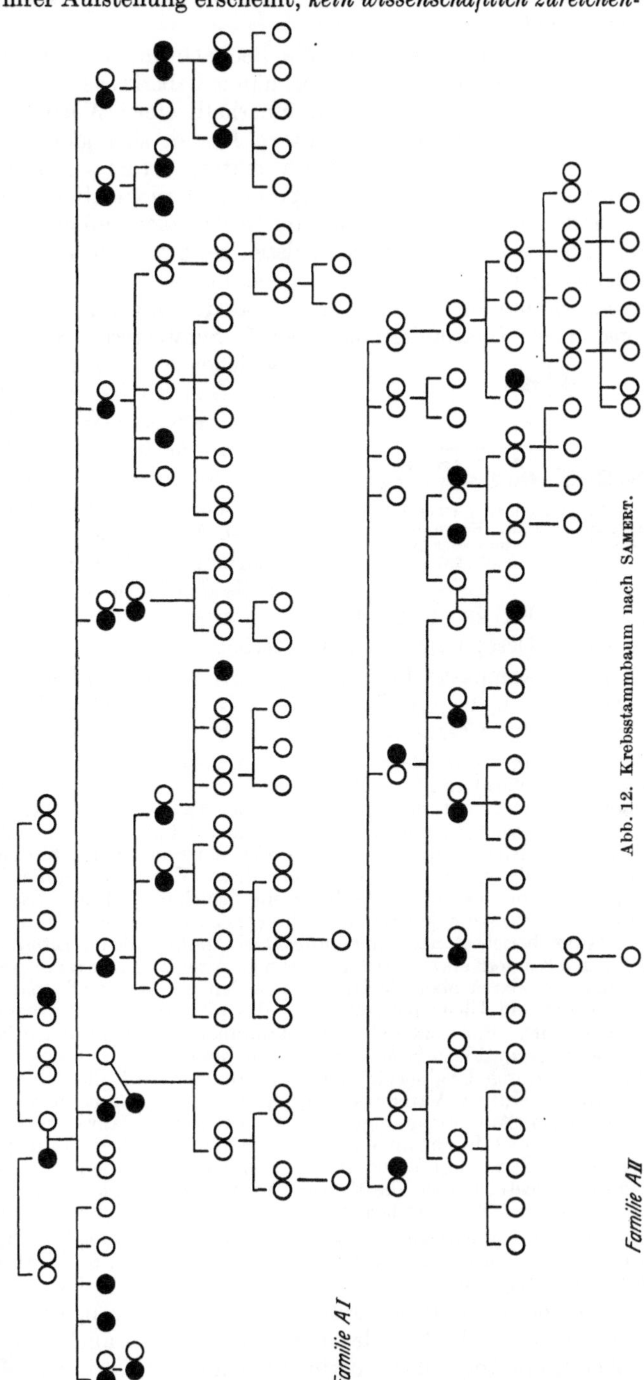

Abb. 12. Krebsstammbaum nach SAMERT.

Krebsstammbäume bei Krebs gleicher Lokalisation. In einem wesentlich höheren Maße als Krebsstammbäume mit Krebs verschiedener Organe und ganz verschiedenen histologischen Bildern sprechen Krebsfälle gleichen feingeweblichen Aufbaus und gleicher Lokalisation unzweifelhaft stärker für eine erblich bedingte Geschwulstdisposition. Doch sind solche an sich sehr beweiskräftigen Fälle, gemessen an der Unzahl von Krebskranken im ganzen etwas Seltenes.

Immerhin bringt schon das *Vorkommen von Geschwülsten,* besonders von an sich seltenen, *bei Geschwistern* gewisse starke Hinweise auf eine erbliche Bedingtheit.

Am beweiskräftigsten ist die Beobachtung von HEDINGER (1915), der den bei uns an sich sehr seltenen primären Leberkrebs bei zwei Schwestern, die im Alter von 71 und 77 Jahren innerhalb einer Woche zur Sektion gelangten, beschrieb. Bei beiden Schwestern fanden sich gleichzeitig noch andere Geschwülste (Psammom der Dura mater, Struma suprarenalis bei der einen, multiple Hautangiome, Hautfibrom und pigmentierter papillärer Naevus bei der anderen). Das Zusammentreffen des ausgesprochen seltenen Primärtumors der Leber mit anderen Geschwülsten bei zwei Schwestern läßt mit hoher Wahrscheinlichkeit eine gleiche endogene Bedingtheit der Tumoren annehmen. Die Kasuistik umfaßt — abgesehen von den Zwillingsgeschwistern (s. S. 1158) — sonst noch Ovarialdermoide bei 3 Schwestern (SIPPEL), kleine Hirncysten gleicher Art bei 2 Brüdern (SEIDEL), Gliome des Gehirns bei 2 Brüdern (HOFFMANN, zit. nach FISCHER-WASELS), seltene embryonale Nephrome bei zwei im Alter von 3 und 5 Jahren verstorbenen zwei Schwestern (FISCHER-WASELS), 2 Coloncarcinome bei 2 Geschwistern, deren Mutter gleichfalls an Coloncarcinom gestorben war (FISCHER-WASELS). Über weitere Fälle gleichartiger Geschwülste bei Geschwistern berichten RAVEN, ROBERTS u. a. SCHINZ sah unter 8 Geschwistern 4 Brüder an einem Oesophaguscarcinom sterben.

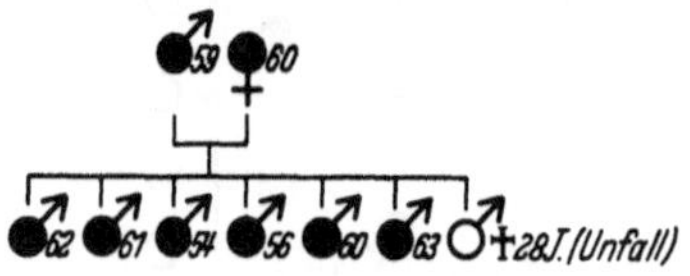

Abb. 13. Stammbaum einer Familie mit Magenkrebs beider Eltern und (bis auf einen Verunglückten) aller Kinder (nach J. PAULSEN).

Das bekannteste Beispiel für *familiäre Krebshäufigkeit überwiegend gleicher Lokalisation* bietet die Familie BROCAs, in der 16 Krebstodesfälle (überwiegend Carcinom des Uterus) in 68 Jahren beobachtet wurden.

In der Familie Napoleon I. starben 5 Angehörige (Napoleon selbst, sein Vater, 1 Bruder und 2 Schwestern) an *Magenkrebs.* Die Diagnose wird jedoch wegen der sehr mangelhaften Unterlagen heute entschieden angezweifelt (FERRARI, KALINNA 1933/34).

LOKEN beschreibt eine Krebsfamilie aus 5 Kindern, 10 Enkelkindern und 19 Urenkeln. Eines der 5 Kinder starb an *Magenkrebs;* ein Sohn heiratete eine Frau, deren Schwester an Magenkrebs starb. Von den 7 aus dieser Ehe stammenden Kindern kamen 3 durch Magencarcinom, eins unter Verdacht eines solchen zu Tode. Nach einer Beobachtung von GRAHAM starben die Mutter, drei ihrer Töchter und ein Sohn an Rectumcarcinom.

BAUER berichtet über eine *Magenkrebsfamilie:* Beide Eltern starben an Magenkrebs, von den 5 Kindern starben schon in frühem Alter 2 an Carcinom des Magens, das dritte Kind an einem unklaren Magenleiden. Die beiden jüngsten sind noch nicht im Carcinomalter, weisen aber ein Ulcus pepticum auf, das als carcinomgefährdete Organminderwertigkeit gedeutet wird. PAULSEN teilt zwei Stammbäume mit, in denen in einem Fall (s. Abb. 13) 6 Kinder der an *Magenkrebs* verstorbenen Eltern auch an Magenkrebs starben (das 7. Kind starb jung durch Unglücksfall), in dem anderen Fall alle 5 Kinder einer an Magenkrebs gestorbenen Mutter (Vater war krebsfrei) an Magenkrebs zugrunde gingen.

In einem Stammbaum von CHOLEWA litt mit 70 Jahren die Mutter an *Uteruscarcinom,* erkrankte mit 71 Jahren an Mammacarcinom und starb ein Jahr später an Mammacarcinom der anderen Seite. Der Vater starb 73jährig an einer Apoplexie. Von 10 Töchtern bekamen 5 ein Uteruscarcinom wie die Mutter. An Rundzellensarkom mit fast genau gleicher Lokalisation und in fast demselben Alter starben eine Frau und ihre beiden Söhne (MANSON).

Über das Vorkommen von *Chorioidalsarkom* in direkter Vererbung durch 3, wahrscheinlich sogar 4 Generationen berichtet DAVENPORT. Trotz Enukleation des Auges erfolgte der Tod in jugendlichem Alter an Metastasen.

Besonderes Interesse verdient der *Brustkrebs,* nicht nur wegen seiner Häufigkeit und der Sicherheit der Diagnose, sondern auch wegen der hier besonders großen Erfahrungen der experimentellen Genetik mit dem Mammakrebs der Maus.

Beim Brustkrebs sind auch die bei der Realisation mit wirksamen äußeren Faktoren leichter übersehbar als bei anderen Krebsen. Mehr noch als bisher wäre nach Analogie bei den Mammacarcinom-Tierstämmen beim Brustkrebs der Frau darauf zu achten, inwieweit Schwangerschaften, Zahl derselben, Aborte, Stillen, Zeitdauer desselben, Mastitiden, Einfluß operativer oder der Röntgenkastration hereinspielten. Auch die gelegentlichen Mammacarcinome beim Mann wären auf allenfallsige erbliche Belastung ihrer As- und Deszendenz zu prüfen. Auf diesem Gebiete wartet noch alles auf die allerdings mühselige Erforschung.

Sehr zu denken gibt bei der hohen Bedeutung des Stillens für die Krebsquote der Brust, daß unter den Geschwülsten der Tiere in der Zusammenstellung von DOBBERSTEIN das Rind keine, das Pferd 1,99% und der Hund 19,87% aller Geschwülste Mammageschwülste aufweisen.

Ein relativ großes *statistisches Material* liegt über den Brustkrebs der Frau vor. WASSINK bearbeitet 660 Fälle. In 207 Familien fand sich mehr als ein Fall. WACHTEL beobachtete ein linksseitiges Mammacarcinom durch 3 Generationen bei 6 Personen. LESCHCZINER sah bei einer Frau und ihren 3 Töchtern Brustkrebs mit Metastasen in den gleichen Organen auftreten. Dazu hatten noch 3 dieser Fälle histologisch den gleichen Bau eines im ganzen beim Mammacarcinom selteneren Gallertkrebses. FISCHER-WASELS fand ein Mammacarcinom bei einer 32jährigen Frau, deren Mutter 44jährig, deren Großmutter mit 62 Jahren an der gleichen Krankheit gestorben war. Man denkt natürlich unwillkürlich an die sogenannte Antezipation, wie sie auch bei Acusticustumoren auffällt. Verfasser kennt eine ähnliche Familie, in der Großmutter, Tochter und Enkelin alle drei im jugendlichen Alter von Anfang der 30er Jahre an Brustkrebs verstorben sind.

Im Anschluß an die Autoren LANE-CLAYPON und WAINWRIGHT hat SCHINZ die elterliche Häufung von 1292 Mammacarcinomfällen verglichen mit derjenigen von 1085 Kontrollfällen. Er fand in 7,5% Krebsväter und in 10,0% Krebsmütter, bei den Kontrollfällen 4,8% bzw. 7,0%. Die Differenz ist nicht groß, immerhin bei den Krebsvätern zweimal, bei den Krebsmüttern dreimal so groß wie ihr einfacher mittlerer Fehler. Wenn auch danach die Differenz zwischen den Mammacarcinom- und den Kontrollfällen nach SCHINZ „sehr wahrscheinlich reell" ist, so ist sie andererseits doch sehr gering.

WAINWRIGHT untersuchte ausgehend von 784 weiblichen Mammacarcinomkranken und 576 Kontrollfällen die Krebshäufigkeit in deren Geschwisterschaften. Auf 195 an anderen Krankheiten verstorbene Brüder Mammacarcinom-Kranker kamen 12 Krebstodesfälle von Brüdern, das sind 6,2%. Auf 160 an anderen Krankheiten gestorbene Schwestern 41 = 25,6% an Krebs, davon 16 = 10% an Brustkrebs verstorbene Schwestern. Diese Zahl liegt nach den Berechnungen von SCHINZ gerade außerhalb des dreifachen mittleren Fehlers der Differenz, ist also reell.

Das bisher vorliegende Material beim Brustkrebs der Frau reicht nicht aus, um selbst für dieses noch günstigste Objekt für Vererbungsforschungen in der Krebsfrage auch nur einigermaßen sichere Schlüsse zu rechtfertigen. Gerade hier bedarf es nicht nur sehr großer Zahlen, sondern auch der statistischen und familiären Mitberücksichtigung der die Tumorquote sicher beeinflussenden sonstigen Faktoren, wie Virginität, Kinderzahl, Stillen, Mastitiden usw.

Stammbäume bei Krebs beider Eltern. Vererbungsbiologisch kommt dem sog. *Cancer á deux* besondere Bedeutung zu. Denkbar sind 3 Möglichkeiten:

a) Beide Krebse sind ausschließlich — evtl. durch die gleiche Krebsnoxe! — *erworben.* Solche Familien dürften nur so viel Krebs unter den Nachkommen haben, als der allgemeinen statistischen Erwartung entspricht.

b) Beide Krebse sind ausschließlich *auf erblicher Basis* entstanden. In diesem Fall müßten unter den Nachkommen über die Erwartung hinaus gehäuft Krebskranke zu erwarten sein.

c) Ein elterlicher Krebs ist exogen, der andere rein endogen bedingt.

Bei der Prüfung der *Kasuistik* ist davon auszugehen, daß hier das Bild von vornherein durch die Interessantheitsauslese verfälscht ist. Bringen wir — ohne Anspruch auf Vollständigkeit — einige „positive Fälle".

KÖRBLER (1934) beschrieb folgende Familie: Vater mit 63 Jahren gestorben an Ca. hepatis, Mutter mit 52 Jahren an Ca. mammae. Älteste Tochter hat mit 36 Jahren Ca. uteri, die jüngere mit 52 Jahren ein Ca. cutis, der Sohn starb mit 32 Jahren an Ca. hepatis.

Im Falle von J. Paulsen (1924) starben Vater und Mutter sowie 6 Kinder an Magenkrebs (s. Abb. 13).

Habs weist gegenüber diesem vielzitierten Stammbaum mit Recht darauf hin, daß aus der Arbeit selbst nicht ersichtlich ist, worauf sich die Diagnose „Krebs" in den einzelnen Fällen stützt.

In einer von Cholewa (1932) mitgeteilten Familie (s. Abb. 11) starb die Mutter an Gebärmutter-, der Vater an Magenkrebs. Von den 8 Kindern sind 2 früh verstorben, von den 5 Töchtern starben 3 wieder an Uteruscarcinom, ein Sohn an Magencarcinom.

Demgegenüber steht eine Arbeit von van Dam (1924), der bei den Nachkommen von 13 Familien mit Cancer à deux keinen einzigen Krebstodesfall beobachtete. Körbler (1937) teilt eine Familie mit, in der der Vater ein Rectumcarcinom, die Mutter ein Augenlidcarcinom hatte. Von den 11 Kindern ist nur eine Tochter an Brustkrebs erkrankt.

Nicht unerwähnt soll bleiben, daß es die Anschauung gibt, daß bei bestimmten Krebsformen der Cancer à deux so gedeutet werden könnte, daß der Krebs vom Mann, z. B. bei Blasenkrebs durch Implantation auf die Frau (Uteruscarcinom) übertragen wird. Körbler (1937) hat in 6 Jahren 22 blasenkrebsleidende Männer behandelt, bei 2 von ihnen ist die Ehefrau kurze Zeit nach der Erkrankung des Mannes an Gebärmutterkrebs („Kontagiosität?") erkrankt. Gegen diese Deutung der Tranplantationsmöglichkeit spricht die Erfahrung der experimentellen Geschwulstforschung, wonach nur ein ganz verschwindender Teil der Spontangeschwülste (vielleicht 1% !) auf andere Individuen übertragbar ist und auch in diesen Fällen braucht es dazu eines reichlichen Zellmaterials.

Alles in allem fehlt aber auch hier noch jedes wirklich beweiskräftige Material. Systematische Untersuchungen wären an sich durchaus möglich, müssen wir ja bei 10% Krebssterblichkeit erwarten, daß in etwa 1% der Ehen der Tod beider Eltern an Krebs erfolgt. Andererseits aber müßten die Untersuchungen, wenn die Nachkommen im Krebsalter sich befinden sollen, weit zurückgehen, was wieder mancherlei Schwierigkeiten hinsichtlich der Sicherheit der Diagnose usw. mit sich bringt. Mit der bisher vorliegenden Kasuistik ist jedenfalls noch nichts anzufangen.

c) Kritik der statistisch gewonnenen Ergebnisse.

Die Statistik gibt für die *Krebspathologie* selbst wertvolle Aufschlüsse, so z. B. über die zunehmende Krebsmanifestation im Alter, über die unterschiedliche Geschlechtsbeteiligung bei den verschiedenen Krebsarten, über den Einfluß des Berufs auf die Krebsentstehung, über die geographische Verbreitung des Krebses und auch über rassenmäßige Unterschiede beim Auftreten der einzelnen Geschwulstformen. Für die Erforschung der *Krebsvererbung* beim Menschen kann die *Statistik* jedoch immer nur *von untergeordnetem Wert* sein, da schon das Ausgangsmaterial uneinheitlich und trügerisch (Anamnesen! Totenscheine!) und da insbesondere eine saubere Trennung äußerer Einflüsse und erblicher Bedingtheiten bei der Massenstatistik unmöglich durchführbar ist. Es ist das auch der Haupteinwand gegenüber den an sich mit großem Fleiß anamnestisch durchgeführten Untersuchungen über familiäre Tumorhäufung bei gleichen und bei verschiedenen Lokalisationen. Es steht eben in solchen Fällen von vornherein die Diagnose in einem hohen Prozentsatz auf unsicheren Füßen und außerdem ist die familiäre Häufung eben nicht abgrenzbar in Häufung durch expositionelle und durch dispositionelle Einflüsse.

Ein weiterer Einwand geht dahin, daß nur zu leicht aus einem hohen Prozentsatz familiärer Häufung auf erbliche Bedingtheit geschlossen wird, wobei der hohe Prozentsatz nur *Ausdruck des Alters* zu sein braucht. Wenn z. B. Wassink bei 126 lippencarcinomkranken Männern 27 Fälle = 21% anderweitigen Krebs in der Verwandtschaft fand, so muß bedacht werden, daß das Lippencarcinom eine ausgesprochene Erkrankung des 6. und 7. Lebensjahrzehntes ist, in denen bei Männern die Krebshäufigkeit selbst schon 20—25% beträgt.

Statistisch beweisen läßt sich nur, daß der Krebs bei den Nachkommen und Verwandten Krebskranker häufiger ist als bei denen Nichtkrebskranker, daß also Erbeinflüsse hereinspielen. Über das Ausmaß dieser Einflüsse, über Zahl oder gar Art der betreffenden Erbfaktoren, über wechselseitiges Zusammenwirken der betreffenden Erbfaktoren oder ihre Beeinflußbarkeit durch äußere Einflüsse vermag die Statistik nichts auszusagen. Man muß den großen Fleiß der Statistiker nur loben, was aber die Abgrenzung des Vererbungseinflusses anlangt, so kommt bei der bloßen Statistik nicht viel heraus. Wenn SCHINZ von der massenstatistischen Untersuchung sagt: „sie beweist nur, daß es sich nicht um Zufall handelt", so könnte ein Skeptiker sagen, daß man das wohl auch nicht a priori annimmt.

So nimmt es nicht wunder, wenn angesichts der ganz besonders großen Schwierigkeiten der Statistik im allgemeinen und der Krebsstatistik im besonderen LUMIÈRE gegen den allein auf die Wiederholung von Krebsen in ein und derselben Familie gegründeten Glauben an die Erblichkeit des Krebses scharf zu Felde zieht, den bisher veröffentlichten Statistiken jede Bedeutung abspricht und energisch feststellt, daß es unbeeinflußt durch Erblichkeit stets Familien geben wird, in denen mehrere Mitglieder der Krankheit zum Opfer fallen allein nach den Gesetzen des Zufalls.

So bleibt, nachdem Statistik und Stammbaumforschung bis jetzt noch nicht zu bindenden Schlüssen berechtigen, als sicherstes Beweismittel die Zwillingsforschung.

IV. Zwillingsforschung und Geschwulstvererbung.

Zur Prüfung der Geschwulstvererbung beim Menschen ist das Zwillingsmaterial weitaus das geeignetste. Die Gegenüberstellung der erbgleichen eineiigen (EZ) mit den erbverschiedenen, sei es gleichgeschlechtlichen zweieiigen (ZZ), sei es verschiedengeschlechtlichen Pärchenzwillingen (PZ) geben von vornherein ein willkommenes Vergleichsmaterial, zumal bei beiden Gruppen im allgemeinen eine weitgehende Gleichheit der Aufwuchsbedingungen in Kindheit und Jugend angenommen werden darf, so daß gefundene Verschiedenheiten zwischen EZ und ZZ weitgehend der Verschiedenheit der erblichen Veranlagung zugeschrieben werden dürfen.

Dieser wichtigen Grundtatsache gegenüber muß aber andererseits berücksichtigt werden, daß bei der Krebsvererbung auch die Zwillingsforschung noch manche *Schwierigkeiten* für klare Schlußfolgerungen hat. So kann z. B. bei der großen Carcinomhäufigkeit Krebs bei Zwillingen ein reines *Zufallsgeschehen* sein, besonders wenn es sich um eine sehr häufige Krebsform handelt. Über den Zufall hinaus könnte Krebs bei Zwillingen ursächlich einheitlich auch Folge *gleicher äußerer Krebsnoxen* sein, zumal ja dann bei den EZ bei gleicher Erbkonstitution der Organismus bei beiden mit einem gleichen Krebs reagieren müßte. Wenn sich aber das Auftreten des gleichen Tumors mit gleicher Lokalisation und im gleichen Alter bei beiden Partnern, die sich ja durch gleiche genische Konstitution auszeichnen, nachweisen läßt, so *spricht* fraglos eine solche *Konkordanz* bei EZ *für eine endogene Disposition* zur Krebserkrankung, besonders, wenn es sich *um seltene bösartige Geschwülste* handelt und wenn gleichzeitig andererseits bei ZZ Diskonkordanz besteht.

Am besten hält man sich bei der Prüfung an die beiden Grenzfälle: Zeigen die EZ völlige Konkordanz, die ZZ völlige Diskordanz, so handelt es sich um eine ausschließlich erbgenetische Bedingtheit und umgekehrt: Besteht kein Unterschied zwischen EZ und ZZ, so handelt es sich um ausschließlich exogene Bedingtheit.

Um die Krebsfrage in bezug auf das Zwillingsmaterial haben sich vor allem WEITZ, KRANZ, SCHINZ und in jüngster Zeit besonders H. HABS verdient gemacht.

a) Konkordante Geschwülste bei Zwillingen.

Über *gutartige Geschwülste* bei Zwillingen liegt im Schrifttum einiges Beobachtungsmaterial vor (s. Tabelle 3). Es ist aber im Verhältnis zu der ungemeinen Verbreitung gutartiger Geschwülste zahlenmäßig sehr gering. Wahrscheinlich liegt dies aber daran, daß solche Fälle im allgemeinen nicht genügend als Anreiz zur Veröffentlichung dienen.

Tabelle 3. Gutartige Geschwülste bei Zwillingen.

Autor	Zwillinge	Geschlecht	Geschwulst
SPANNOCKI (1899)	EZ	♀♀	Uterusmyom
v. SZONTAGH (1918)	EZ	♂♂	Kehlkopfpapillom
BURKHARD (1922)	EZ	♀♀	Fibroadenom der Mamma
STOOKS und BARINGTON (1925) .	EZ?	♂♂	Multiple Exostosen
BIRKENFELD (1930)	EZ	♂♂	Multiple Exostosen
KRANZ (1931)	EZ	♀♀	Fibromatosis mammae
KRANZ (1931)	EZ	♀♀	Uterusmyom
HABS (1938)	EZ	♀♀	Uterusmyom
GROHMANN (1939)	EZ	♂♂	Neurofibrome

Wichtig an dem Material ist, daß mehrfach, so von v. SZONTAGH und von BURKHARD, ausdrücklich vermerkt wird, daß die betreffenden Geschwülste zu gleicher Zeit, unter gleichen Symptomen, im gleichen Organ auftreten und auch histologisch völlig gleichartigen Bau aufwiesen. In anderen Fällen, so z. B. bei Exostosen, war nur die Grundkrankheit gleich, während die Einzelgeschwülste selbst sowohl der Lokalisation wie der Zahl nach stark variierten.

Den 8 Fällen von konkordanten gutartigen Geschwülsten bei EZ stehen 16 Fälle von *Konkordanz von Krebsgeschwülsten* im Schrifttum gegenüber. Davon betreffen 8 Fälle das männliche (s. Tabelle 4) und 9 Fälle das weibliche Geschlecht (s. Tabelle 5).

Tabelle 4. Konkordanter Krebs bei männlichen'eineiigen Zwillingen.

Tumor	Autor	Bemerkungen
Lippen-Ca.	v. VERSCHUER	Mit 47 Jahren beide Rezidiv
Gesichts-Ca.	ROSANOFF (1902)	Beide an der rechten Gesichtshälfte
Medulloblastom d. Kleinhirns	LEAVITT	
Magen-Ca.	WAALER	Beide innerhalb eines Jahres †
Magen-Ca.	KRANZ	Mit Lebermetastasen
Hodensarkom	CHAMPLIN	Beide im rechten Testikel
Magen-Ca.	MILITZER	Im Aufbau gleichartig und symmetrisch
Lippen-Ca.	KRANZ (1932)	

Von den männlichen Fällen haben die einzelnen eine verschiedene Beweiskraft. So sind z. B. die Hautkrebse bei 60 Jahre alten Zwillingsbrüdern (ROSANOFF) nicht unmittelbar beweisend, da ja bei genügender Exposition, z. B. bei Seeleuten, Landwirten, es umgekehrt auffallend wäre, wenn sie bei gleicher genischer Konstitution auf die gleiche äußere Krebsnoxe nicht auch gleich reagierten.

Dagegen ist es bei den Lippenkrebsen schon auffällig, daß dieser sonst ausgesprochene Alterskrebs in den Fällen v. VERSCHUERs 47jährige, im Falle von KRANZ 39- bzw. 41jährige Zwillinge betraf.

Besonders in die Augen springend sind die Beobachtungen über an sich seltene und dann konkordante Geschwülste. So erkrankten nach einer Beschreibung von LEAVITT (1928) eineiige Zwillinge ungefähr im gleichen Alter an Medulloblastom des Kleinhirns und starben mit $6^1/_2$ bzw. $8^1/_2$ Jahren.

Im Falle von CHAMPLIN bekam von zwei eineiigen Brüdern der eine mit 24 Jahren, der andere mit 31 Jahren ein Seminom des rechten Hodens (CHAMPLIN 1930).

Beim *weiblichen Geschlecht* liegen 9 Beobachtungen konkordanter Krebsfälle bei EZ vor (s. Tabelle 5).

Tabelle 5. Konkordanter Krebs bei weiblichen eineiigen Zwillingen.

Tumor	Autor	Bemerkungen
Retinoblastom . . .	BENEDICT	Beide links mit 5 Monaten Zwischenraum entanden gleichzeitig Enucleation. 1. † nach $5^1/_2$ Monaten; 2. † nach 6 Jahren
Gliom der Gehirnbasis	JOUGHIN	
Mamma-Ca..	MCFARLAND u. MEADE	
Choledochus-Ca. . .	KRANZ (1932)	Umfaßt bei beiden Choledochus duod. und Pankreas. 2 Tage nacheinander ++
Ovarial-Ca.	MCFARLAND u. MEADE	
Uterus-Ca.	HALLIDAY-CROOM (1912)	Gleichzeitig erkrankt, bei beiden kombiniert mit Myom
Uterus-Ca.	WEITZ (1924)	2. Exitus an Lebermetastasen aus dem primären Uterus-Ca.
Mamma-Ca..	WILDER u. WANCKWARDT	Betrifft 2 von Drillingen
Uterus-Ca.	H. HABS	

Unter den weiblichen Fällen finden sich die eindrucksvollsten Fälle von Krebsübereinstimmung, die bis jetzt bekannt geworden sind.

So beobachtete BENEDICT (1929) ein homologes linksseitiges *Retinoblastom*, dessen erste Symptome mit 5 Monaten Zwischenraum auftraten. Trotz Enucleation am gleichen Tage und trotz Radiumnachbestrahlung starb das eine Mädchen $5^1/_2$ Monate später an einem intrakraniellen Rezidiv, während das andere noch 6 Jahre nach der Operation am Leben blieb.

Einen gleich seltenen Fall von *Gliom der Gehirnbasis* bei verheirateten Zwillingsschwestern beschrieb JOUGHIN (1928). Die ganz ähnlichen klinischen Erscheinungen traten bei beiden unmittelbar nacheinander auf. Der Tumor war bei der einen mehr nach links, bei der anderen mehr nach rechts lokalisiert.

Über ein im gleichen Jahr aufgetretenes und mit Myom kombiniertes histologisch übereinstimmendes Adenocarcinom des Uterus bei eineiigen Zwillingsschwestern berichtet HALLIDAY-CROOM (1912). Beide hatten am gleichen Tag ihre Menstruation und im gleichen Jahr ihre Menopause bekommen.

Nach einer Mitteilung von WEITZ (1924) erlag die eine von zwei Zwillingsschwestern mit $39^1/_2$ Jahren einem Uteruscarcinom. Die andere starb mit 47 Jahren an Lebermetastasen aus dem primären Uteruscarcinom. 3 Jahre vorher wurde ihr der myomatös degenerierte Uterus exstirpiert, der bei fehlender histologischer Untersuchung sicher ein Carcinom enthielt.

An einem gleichartigen und gleich großen Carcinom des Choledochus erkrankten Zwillinge (64 Jahre alt). Bei beiden begann die Erkrankung innerhalb

6 Wochen und umfaßte in beiden Fällen Duodenum und Pankreas (KRANZ 1931). Sie wurden am gleichen Tage operiert. Sie starben 2 Tage nacheinander. Choledochuscarcinome sind sehr selten.

Von eineiigen Drillingen starben zwei an Mammacarcinom (WILDER und WANCKWARDT).

An konkordanten Geschwülsten bei ZZ sind bis jetzt nur 2 Paare von VERLUYS mitgeteilt: 2 Magencarcinome bei ♂♂ und 2 Mammacarcinome bei ♀♀.

Jene 17 Fälle konkordanter Geschwülste bei eineiigen Zwillingen sind natürlich besonders wichtig, vor allem die Fälle, die wegen ihrer besonderen Seltenheit das bloße Walten des Zufalls ausgeschlossen erscheinen lassen.

Aber für die ausschließliche Erbbedingtheit allein beweiskräftig sind diese Beobachtungen noch nicht, denn sie vermögen nichts auszusagen über die Häufigkeit von Geschwulstanlagen an sich, nichts über die Zahl der beteiligten Erbfaktoren, nichts über den Erbgang, nichts über die Mitwirkung anderer Erbanlagen oder der Gesamterbmasse, insbesondere nichts über die Mitwirkung äußerer Noxen.

Immer bleibt auch gegenüber diesen so wichtigen Fällen noch die Möglichkeit, daß bei gleicher erblicher Reaktionsbereitschaft der identische Krebs Effekt der gleichen äußeren Noxe auf den gleich reagierenden Organismus war. Immer bleibt gerade wegen der hier besonders großen Gefahr der Interessantheitsauslese die Frage nach der Gegenprobe: der Häufigkeit verschiedener Krebsgeschwülste bei EZ, die Frage nach dem Ausmaß der völligen Diskordanz bei EZ und zur Beseitigung des Auslesefehlers die Frage nach auslesefreien Zwillingsserien.

Ganz auffallend ist, wie wenig im Gegensatz zu den hinsichtlich Organ und Gewebsart konkordanten Beobachtungen über *verschiedene Krebse bei EZ* vorliegen. KRANZ (1931) beschrieb EZ, von denen der eine mit 58 Jahren ein Pylorus-, der andere mit 60 Jahren ein Rectumcarcinom bekam. Eine wenn man so will solche *unvollständige Konkordanz* (Gleichheit der Krebserkrankung bei Verschiedenheit von Organ- und Geschwulstart) ist bis jetzt auch 3mal *bei PZ* beobachtet worden. WEITZ beschreibt PZ, bei denen der Bruder an Magencarcinom, die Schwester an Coloncarcinom starb. Bei KRANZ hatte die Schwester ein Mamma-, der Bruder ein Pharynxcarcinom. Im Material von HABS findet sich bei den PZ eine Frau, die mit 68 Jahren ein Uteruscarcinom bekam, während der Zwillingsbruder an einem Prostatacarcinom erkrankte. Von unvollständiger Konkordanz bei ZZ (7 Fälle aus der Literatur) ist S. 1161 die Rede.

Es kommt also gegenüber den 17 konkordanten Fällen jetzt besonders auf die Gegenprobe, auf die Diskordanz bei EZ und auch auf das Vergleichsmaterial der ZZ an.

b) Diskordantes Verhalten der Geschwulstbildung bei Zwillingen.

Bei der Diskordanz in der Geschwulsterkrankung von Zwillingen ist von vornherein klar, daß die Fälle, bei denen nur ein Partner einen Krebs hat, gegenüber den mehr imponierenden konkordanten Zwillingsfällen von vornherein vernachlässigt werden und weniger Aussicht, publiziert zu werden, haben. Die erhaltenen Zahlen sind also sicher Minimalzahlen.

Den 18 sicher besonders ausgelesenen konkordanten EZ stehen also im Schrifttum 26 diskordante EZ gegenüber.

Unter diesen Zwillingspaaren sind einzelne besonders bemerkenswert.

Von den eineiigen diskordanten Zwillingsbrüdern, über die KRANZ berichtet, starb der eine 69jährig an Rectumcarcinom, der andere lebte mit 74 Jahren gesund. Beide hatten bis zum 33. Lebensjahr im gleichen Haus, dann der eine

Tabelle 6. Diskordanter Krebs bei eineiigen Zwillingen.

Autor	Zahl der Paare	1. Partner	2. Partner
PEDERSEN	2	2 krebskrank	2 gesund
WEITZ	6	6 ,,	6 ,,
KRANZ	7	7 ,,	7 ,,
K. H. BAUER	1	1 ,,	1 ,,
VERLUYS	1	1 ,,	1 ,,
WAALER	2	2 ,,	2 ,,
HABS	7	7 ,,	7 ,,
	26 Paare	26 krebskrank	26 gesund

im Nachbarhaus gelebt, beide betrieben das gleiche Maurerhandwerk. Es bestand also Diskordanz trotz Gleichheit der Erbkonstitution und weitgehender Gleichheit der äußeren Lebensbedingungen.

In einem anderen Fall bekam ein Zwilling mit 46 Jahren ein inoperables Magencarcinom, dem er 5 Jahre später erlag. Der andere lebte schon lange von ihm getrennt und war mit 67 Jahren völlig gesund. Im 3. Fall starb der eine Partner mit 31 Jahren an Magenkrebs, während der andere mit 38 Jahren sicher frei von Krebs war. Zwei andere EZ lebten von 40 gemeinsamen Jahren nur $7^1/_2$ Jahre getrennt, davon $3^1/_2$ vor des einen Tode. Sie wohnten vielfach in demselben Hause. Einer starb 39jährig an Lymphosarkom des Mediastinum, der zweite war mit 44 Jahren völlig gesund.

In einem anderen Fall trat bei dem einen Zwilling im Alter von 50 Jahren ein schnellwachsender Hirntumor auf. Bis zur Berichtzeit wies der andere keine Symptome eines ähnlichen Tumors auf.

Zwei Zwillingsschwestern verbrachten fast ihr ganzes Leben zusammen, bis die eine mit 73 Jahren an Blasenkrebs starb, während die andere noch mit 80 Jahren gesund war.

Von einem anderen weiblichen Zwillingspaar ging eine Partnerin mit 19 Jahren durch Metastasen eines Osteosarkoms des linken Unterschenkels zugrunde, die andere, die mit ihr dauernd zusammenlebte, blieb gesund.

Dem Verfasser selbst ist ein Zwillingsbrüderpaar bekannt, bei dem der eine einem Bronchialcarcinom erlag, während der andere bislang viele Jahre frei von Carcinom ist.

Das *Vergleichsmaterial der zweieiigen Zwillinge* umfaßt nur 2 konkordante Fälle von VERLUYS, wo beide gleichgeschlechtliche Zwillinge einmal je ein Magencarcinom (♂♂) und je ein Mammacarcinom (♀♀) hatten. HABS stellt weiter 7 Fälle von ZZ und PZ (letztere sind schon oben erwähnt) zusammen, bei denen dem einen Krebs des einen Partners ein anderer Krebs des anderen Partners entsprach, wo also eine „unvollständige Konkordanz" vorlag.

Diesen 9 mehr oder minder konkordanten Fällen stehen nach einer Zusammenstellung von HABS 22 *diskordante Fälle bei ZZ* (s. Tabelle 7) gegenüber.

Hiezu kommen noch aus dem gleich zu besprechenden auslesefreien Material von HABS noch weitere 19 diskordante Fälle bei ZZ hinzu.

Überblickt man dieses bisherige, nicht auslesefreie Material, so kommt man zu folgenden vorläufigen, hinsichtlich der Schlußfolgerungen jedoch noch trügerischem Ergebnis:

17 konkordanten EZ stehen 26 diskordante ZZ,
2 ,, ZZ ,, 41 ,, ZZ gegenüber.

Es ergibt sich also, daß den 19 völlig konkordanten Zwillingspaaren schon heute 67, darunter 26 eineiige Zwillingspaare gegenüberstehen, bei denen nur der eine Zwilling Krebs hatte, der andere aber nicht.

Tabelle 7. (Nach HABS.)

Nr.	Geschlecht	1. Partner		2. Partner		Autor
		Tumorart	Manifestationsalter	Tumorart	Manifestationsalter	
1	♂♂	Magen-Ca.	? J.	gesund	? J.	VERLUYS (1935)
2	♂♂	Magen-Ca.	61 J. +	gesund	89 J.	WAALER (1931)
3	♂♂	Magen-Ca.	47 J. +	gesund	? J.	WAALER (1931)
4	♂♂	Rectum-Ca.	43 J. +	kein Anhalt für Ca.	74 J. +	WEITZ (nach SCHULTEN 1938)
5	♂♂	Parotis-Ca.	41 J. +	gesund	42 J.	KRANZ (1932)
6	♂♂	Lippen-Ca.	76 J.	kein Anhalt für Ca.	88 J. +	WAALER (1931)
7	♀♀	Mamma-Ca.	40 J.	gesund	59 J.	WAALER (1931)
8	♀♀	Mamma-Ca.	71 J. +	gesund	77 J.	WAALER (1931)
9	♀♀	Mamma-Ca.	50 J. +	gesund	70 J.	WAALER (1931)
10	♀♀	Mamma-Ca.	69 J.	gesund	70 J.	WEITZ (nach SCHULTEN 1938)
11	♀♀	Uterus-Ca.	34 J. op.	gesund	36 J.	KRANZ (1932)
12	♂♀	Magen-Ca.	30 J. +	gesund	54 J.	WAALER (1931)
13	♂♀	Magen-Ca.	61 J. +	gesund	76 J.	WAALER (1931)
14	♂♀	Magen-Ca.	60 J.	gesund	61 J.	WAALER (1931)
15	♂♀	Rectum-Ca.	50 J. +	gesund	70 J.	KRANZ (1932)
16	♂♀	Mamma-Ca.	47 J. +	gesund	63 J.	WAALER (1931)
17	♂♀	Mamma-Ca.	54 J. +	gesund	? J.	WAALER (1931)
18	♂♀	Mamma-Ca.	? J.	gesund	? J.	VERLUYS (1935)
19	♂♀	Mamma-Ca.	63 J. +	gesund	73 J.	WEITZ (nach SCHULTEN 1938)
20	♂♀	Ohr-Ca.	50 J. +	gesund	70 J.	WAALER (1931)
21	♀♀	Uterus-Ca.	47 J. op.	Ovarialtumor 24 J. op.	47 J. gesund	KRANZ (1932)
22	♂♀	Magen-Ca.	36 J. +	Fibrosarkom des Ovars op.	56 J. gesund	WAALER (1931)

Gerade diese diskordanten Fälle von Krebs bei Zwillingen, besonders bei eineiigen, können, ja müssen umgekehrt auch als Beweismittel dafür in Anspruch genommen werden, daß der diskordante Krebs — unbeschadet der Möglichkeit eines Latentbleibens positiv vorhandener Krebsanlagen — auch durch eine überwiegend exogene Krebsentstehung zustande kommen kann.

Schon jetzt ist jedoch klar, daß es zur größeren Beweiskraft für die überwiegend erbliche Bedingtheit des Krebses nicht bloß größerer Serien diskordanter EZ bedürfte, sondern vor allem solcher, die trotz verschiedener äußerer Lebensbedingungen an gleichem Krebs leiden. Das beste Beweismaterial liefert jedoch erst die *Untersuchung auslesefreier Zwillingsserien*, denn erst sie füllt die durch die einseitige Interessantheitsauslese geschaffene Beweislücke aus und gibt allein über das *wahre Konkordanz-Diskordanzverhältnis* Auskunft.

c) Auslesefreie Zwillingsserien Krebskranker.

Die Schwierigkeiten der beiden je nach Konkordanz oder Diskordanz ausgelesenen Serien wie überhaupt den Fehler der einseitigen Interessantheitsauslese vermeidet nur eine auslesefreie Zwillingsserie von Krebskranken, wie sie KRANZ schon anstrebte, aber als erster erst H. HABS[1] in besonders dankenswerten Untersuchungen lieferte.

HABS ermittelte unter 7439 Krebskranken sämtliche 74 Zwillinge und deren Partner. Nach Abzug der 38 Fälle, bei denen jeweils ein Partner früh, d. h.

[1] Für die Liebenswürdigkeit, das Material schon vor der Veröffentlichung zur Verfügung gestellt zu haben, möchte ich Herrn HABS auch an dieser Stelle danken.

vor dem Krebsmanifestationsalter, gestorben war, blieben für die Analysen 36 Zwillinge, von denen 8 weitere vorläufig wegen noch ausstehender Befunde ausschieden, so daß für die Auswertung 28 Zwillingspaare zur Verfügung standen, und zwar 8 eineiige, 9 zweieiige und 11 Pärchenzwillinge (s. Tabelle 8).

Die Tabelle zeigt folgendes Verhalten der einzelnen Gruppen:

Bei den 8 EZ findet sich nur ein Paar, bei dem beide Partner ein Uteruscarcinom hatten, wobei das Erkrankungsalter um 5 Jahre differierte. Bei den übrigen EZ war der andere Partner jeweils gesund.

Bei den 9 EZ bestand in allen Fällen völlige Diskordanz.

Bei den 11 PZ hatte bei 11 krebskranken ersten Partnern 10mal der 2. Partner kein Carcinom, nur bei einem Paar hatte der eine Zwillingsbruder ein Prostatacarcinom, während die Zwillingsschwester ein Uteruscarcinom hatte. HABS selbst sagt mit Recht: „Dieses einmalige Vorkommen kann mit der durchschnittlichen Häufigkeit des Carcinoms in der Bevölkerung völlig zwanglos erklärt werden."

Tabelle 8. Auslesefreie Zwillingsserie von 28 Krebskranken nach H. HABS.

	1. Partner	2. Partner	Fälle
EZ	8 krebskrank	7 gesund 1 krebskrank (konk.)	8 Paare
ZZ	9 ,,	9 gesund	9 ,,
PZ	11 ,,	10 ,, 1 krebskrank	11 ,,
	28 krebskrank	26 gesund 2 krebskrank	28 Paare

Das Ganze ergibt also bei 28 Zwillingsgeschwistern eines sicher krebskranken Zwillings nur 2mal Krebs bei beiden Zwillingsgeschwistern, davon einmal völlig konkordant hinsichtlich des Organs, aber different im Erkrankungsalter.

Man wird angesichts dieser ersten und bis jetzt einzigen auslesefreien Zwillingsserie von Krebskranken nicht behaupten können, daß dieses auslesefreie Material als Beweis für eine stärkere Rolle einer allgemeinen Krebsveranlagung in Anspruch genommen werden kann. Bei einer durchschnittlichen Krebssterblichkeit von 10—12% müßte man bei den insgesamt 28 Zwillingspaaren allein schon rein zufällig gleich viel Fälle erwarten, als beobachtet sind.

Die konkordanten Fälle können nur dafür herangezogen werden, daß bei gleicher genischer Konstitution bei oft hinzukommenden gleichen äußeren Noxen im gleichen Organ Krebse entstehen können, daß also die Erbmasse eine *Rolle bei der Krebslokalisation* spielen kann, ohne daß jedoch dabei etwas über das Wesen dieses lokalisatorischen Momentes ausgesagt ist.

Die sehr viel häufigeren diskordanten Fälle zeigen aber zugleich, daß im allgemeinen auch bei gleicher genischer Konstitution noch äußere oder körpereinene innere Faktoren hinzukommen müssen, wenn bei einem Zwilling, besonders bei EZ, Krebs entstehen, beim anderen Krebs ausbleiben soll.

So werden also in der Tat gerade die *Zwillinge* als wichtigstes erbbiologisches Beweismaterial beim Menschen geradezu zum *Gegenbeweis gegen eine Überschätzung der Rolle der Vererbung* bei der Krebsentstehung und zugleich zu einem wichtigen *Beweismittel für die hohe Bedeutung rein äußerer oder nichterblicher körpereigener innerer Realisationsfaktoren der Krebsentstehung beim Menschen.* Den, der die experimentelle Genetik einigermaßen übersieht, nimmt das nicht wunder, denn wenn schon durch 50 und 80 Bruder-Schwester-Inzuchtgenerationen völlig homozygot gezüchtete Stämme mit reingezüchteter Krebsanlage (z. B. Mammakrebs der Maus) nur selten 100% Krebs ergeben und bei der maximalen Belastung — im brown-dilute-Stamm 42% — krebsfreie Tiere vorkommen, so ist eben auch dieses Material beweisend, daß zum Anlagenkomplex stets realisierende äußere Faktoren hinzukommen müssen.

Außerdem darf nicht übersehen werden, daß uns das Zwillingsmaterial immer nur etwas über die Gesamterbmasse als solche, aber nichts über Zahl, Art und Erbgang der Faktoren aussagt. Es ist eben gegenüber den fälschlicherweise oft verglichenen Inzuchttumorstämmen der große Unterschied, daß eineiige Zwillinge zwar gegenseitig erbgleich, damit aber nicht in all ihren Anlagen homozygot sind, wie das die 50 und mehr Generationen in Bruder-Schwesterverbindung in allen Anlagen reinerbig gezüchteten Inzuchtstämme sind.

Daß man beim Menschen die Rolle der Vererbung bei der Krebsentstehung nicht überschätzen darf, zeigen die sehr viel zahlreicheren diskordanten Fälle und vor allem die HABSschen auslesefreien Serien mit zwingender Beweiskraft.

V. Allgemeine Vererbungsfragen bei Geschwülsten des Menschen.

Bis auf die überaus seltenen monomer vererbbaren „Präcancerosen" der Polyposis, des Xeroderma und des Retinaglioms hat sich gezeigt, daß sowohl die Statistik, wie Stammbaum-, wie Zwillingsforschung Anhaltspunkte für das wichtige Hereinspielen erblicher Faktoren erbracht, andererseits aber gezeigt haben, daß die Rolle der Vererbung — man denke an die auslesefreien Zwillingsserien! — keinesfalls überschätzt werden darf gegenüber dem Heer bekannter äußerer Krebsnoxen und der Zahl meist noch unbekannter körpereigener innerer Krebsschäden.

Man darf nun aber — bei allem Bewußtsein um die großen noch bestehenden Beweislücken — nicht den oft gemachten Fehler begehen und von der Erforschung der Krebsvererbung beim Menschen ertrotzen wollen, was sie — aus den in der Einleitung (s. S. 1122) auseinandergesetzten Gründen — der ganzen Sachlage nach nicht zu leisten vermag.

Wir werden also nicht darum herumkommen, für ein allgemeineres Urteil auch die *Krebsvererbungsexperimente beim Tier* wenigstens in ihren Hauptergebnissen mit heranzuziehen. Ich verweise in dieser Hinsicht auf den ausführlichen Abschnitt „die Genetik der Krebsgeschwülste der Tiere" von KRÖNING, der natürlich nur nach der Seite der Species homo sapiens ergänzt werden soll.

a) Menschliche Krebsvererbung und Genetik der Krebsgeschwülste der Tiere.

Die Tatsache, daß bei allen Wirbeltieren Geschwülste vorkommen, zeigt, daß die *Möglichkeit einer krebsigen Gewebsentartung* fraglos *eine Eigenschaft aller höheren Organismen* praktisch wohl ohne Ausnahme ist. Andererseits aber wird diese *Möglichkeit der Krebsbildung* bei den verschiedenen Organismen *ganz verschieden häufig realisiert.* Besonders fallen hier die *großen Unterschiede der hauptsächlichen Laboratoriumstiere* (Maus, Ratte, Meerschweinchen, Kaninchen) ins Auge.

Die im Tierexperiment angewandte Methodik solcher Krebsvererbungsexperimente (schärste Auslese, strengste Inzucht, planmäßige Kreuzungsexperimente) zeigt von vornherein, daß bei der unmittelbaren *Übertragung der Krebsvererbungsexperimente* beim Tier *auf den Menschen* äußerste *Vorsicht* am Platze ist. Man kann sich in mancherlei Aufsätzen über Krebsvererbung beim Menschen nicht des Eindrucks erwehren, daß manche Autoren der hohen Suggestionskraft der unter den extremsten Versuchsbedingungen erzielten Versuchsergebnisse kritiklos erlegen sind, besonders auch deswegen, weil Vielen ein Urteil darüber, was nicht erwiesen oder bestimmt auf den Menschen nicht übertragbar ist, abgeht.

Es soll daher, gerade weil jene Experimente eine so hohe Achtung, ja Bewunderung abnötigen, vom Standpunkt der menschlichen Krebsvererbung aus auch *geprüft* werden, was wir *nicht wissen* und insbesondere, *was* einer voreiligen *Generalisierung des Urteils entgegensteht.*

Der größte Triumph, der den Genetikern gelungen ist, ist der durch Auslese und Inzucht geglückte Aufbau von *Krebsinzuchtstämmen*, deren Tiere — bis auf neuauftretende Mutationen — in sich als völlig homozygot aufgefaßt werden dürfen und die nun Geschwülste mit konstantem morphologischem Typ, konstanter Organlokalisation, oft in konstanter Häufigkeit liefern. Diese Inzuchtstämme sind als genetisch einheitlich ein wichtiges Versuchsmaterial und zugleich neben den Impftumoren und den durch carcinogene Noxen exogen erzeugten Krebsen eine Hauptquelle zur Beschaffung krebskranker Versuchstiere in theoretisch unbeschränkter Zahl.

Es muß aber gerade den Leuten mit der voreiligen Analogisierung für den Menschen gegenüber festgestellt werden, daß der *Aufbau solcher Tumorstämme bislang nur bei der Maus* und trotz vieler Bemühungen *bei keinem anderen Versuchstier gelungen* ist.

Aber auch *bei der Maus* ist der völlig zweifelsfreie Aufbau solcher Tumorstämme *nur beim Brustdrüsenkrebs*, sonst aber — wenigstens unbestritten — bei keiner anderen Tumorart gelungen! Es wird wohl manchen überrascht haben, daß kein Geringerer als LITTLE auf dem Krebssymposium in Wisconsin nachdrücklich festgestellt hat, daß nur der Brustdrüsenkrebs als sicher erblich angesprochen werden kann, während alle anderen spontanen Gewächse bei Mäusen — es ist eine Unzahl bekannt — andere Ursachen haben.

Von diesem nur bei dieser einen Tumorform — dort allerdings vielfach — gelungenen Versuch, Krebsstämme auf erblicher Basis aufzubauen, ist zu sagen, daß er ausschließlich durch extreme Auslese und schärfste Inzucht zustande gekommen ist, also unter Verhältnissen, die jede unmittelbare *Übertragung* auf menschliche Verhältnisse und besonders *auf den Brustkrebs der Frau ausschließen.*

Und was nun den *Erbgang* dieses Brustdrüsenkrebses der Maus anlangt, so ist für alle Stämme, auch für den seit 30 Jahren rein gezüchteten dilute-brown-Stamm, nur negativ bekannt, daß dieser *Brustdrüsenkrebs sicher nicht auf einen einzigen Erbfaktor* zu beziehen ist. Es ist aber *nicht bekannt, wie viele Erbfaktoren* daran beteiligt sind, geschweige denn gar, daß der *Erbgang* selbst feststünde.

Gerade die extremen Beispiele stärkster erblicher Belastung bei den Brustdrüsenkrebsstämmen zeigen, wie vorsichtig man sein muß, die speziell bei dieser einzigen Tumorart erzielten Ergebnisse zu verallgemeinern und auf den Menschen zu übertragen. Wir kommen noch mehrfach auf die Grenzen der Beweismöglichkeiten des Experimentes zurück, wollen nun aber andererseits noch mehrere Einzelfragen der Krebsvererbung in Angriff nehmen, bei denen die Tierexperimente wichtige Vergleichsmomente liefern.

b) Einfluß des genotypischen Milieus auf die Krebsentstehung.

Eine beim Menschen noch wenig untersuchte Frage ist die, ob andere Erbanlagen physiologischer oder pathologischer Natur einen Einfluß auf das Krebsgeschehen haben.

Beim Versuchstier hat sich gezeigt, daß z. B. im Versuch von LITTLE die Fellfarbe die spontane Tumorrate beeinflussen kann. So bekamen in F_1 und F_2 gelbe Mäuse zu 37,6%, nichtgelbe zu 54,2% Mammageschwülste, jedoch mit dem weiteren wichtigen Unterschied, daß die seltener erkrankenden gelben Mäuse im Erkrankungsfall aber sehr viel früher (Differenz 82 bzw. 101 Tage) als die nichtgelben Tiere an Krebs erkrankten.

Auch beim Menschen ist der Einfluß der *Haut- und Haarfarbe* behauptet (vgl. FETSCHER 1921), statistisch aber nicht genügend gesichert worden. Nach

FETSCHER soll ferner Krebs bei kurzköpfigen Bevölkerungen seltener sein als bei langköpfigen. Auch nehme die Krebsneigung mit dem Pigmentationsgrad zu bzw. ab.

Wichtig ist offenbar eine so wesentlich erblich bestimmte Eigenschaft, wie die *Langlebigkeit.* Im eben erwähnten Versuch LITTLEs war zugleich mit der Differenz der Häufigkeit und des Zeitpunktes auch noch ein wichtiger Unterschied hinsichtlich der Lebensdauer: die geschwulstfrei gebliebenen gelben Mäuse, die seltener, aber auch früher erkranken, waren kurzlebiger als die nichtgelben Tiere.

Beim Menschen wird mehrfach darauf hingewiesen (BENEDETTI, KÖRBLER), daß Krebsträger auffallend häufig von langlebigen Eltern abstammen. KÖRBLER, der diese Beobachtung BENEDETTIs bestätigt, geht sogar soweit, zu behaupten, daß die Langlebigkeit und die Fähigkeit zur Krebsbildung dieselbe Eigenschaft darstellten und in der Erbmasse an dasselbe Gen gebunden seien.

Was physiologische Gene anlangt, so ist ein Unterschied der einzelnen *Blutgruppen* hinsichtlich ihrer Krebshäufigkeit nicht festgestellt.

Von Erbkrankheiten wird oft dem Diabetes, der ja häufig erbgenetisch mitbedingt ist, eine ausgesprochen krebsfördernde Wirkung zugeschrieben (CHOLEWA).

Immer wieder wird betont, daß das Carcinom beim Typus digestivus, der ja wohl auch erbkonstitutionell bedingt ist, häufiger ist als z. B. beim Typus asthenicus (BENEKE, J. BAUER, CHOLEWA). BENEDETTI, der durch anthropometrische Untersuchungen die konstitutionellen Besonderheiten der Krebsträger zu bestimmen suchte, fand, daß die meisten Krebskranken normale oder paranormale Körpermaße aufwiesen. Frauen mit Mamma- oder Uteruscarcinom neigen angeblich mehr zum kurzen Typus, Kranke mit Haut- oder Magencarcinom mehr zum langen Typus hin.

Faßt man das alles zusammen, so kommt man zu dem Ergebnis, daß auch beim Menschen mit der Möglichkeit gerechnet werden muß, daß andere Erbfaktoren, auch solche nicht unmittelbar geschwulstbedingender Art, das Krebsgeschehen beeinflussen; bewiesen ist dies aber noch nicht.

c) Frage einer erblichen Allgemeindisposition zum Krebs.

Eine oft diskutierte Frage ist die einer *erblichen Allgemeindisposition zum Krebs.* Nach den Erfahrungen der experimentell-genetischen Krebsforschung kann man daran denken, ist es ja doch auffallend, daß es bei den verschiedenen Tieren, besonders bei unseren Laboratoriumstieren große Unterschiede bei der spontanen und experimentellen Entstehung von Geschwülsten gibt. Im Abschnitt KRÖNING ist ausführlich die Rede davon, daß, so sehr auch die Geschwulsterkrankung alle Wirbeltierklassen, aber auch Wirbellose betrifft, bei den Laboratoriumssäugetieren, z. B. das Meerschweinchen nur äußerst selten Tumoren aufweist und daß z. B. C. C. TWORT und S. M. TWORT bei der experimentellen Erzeugung von Geschwülsten „das Epithel der Maus für 100mal, das der Ratte 3000mal empfindlicher als das des Kaninchens und das Kaninchen 1000000mal empfindlicher“ halten als die Haut des Meerschweinchens.

Auch *beim Menschen* hat man ausgesprochene „Krebsfamilien“ und Fälle von multiplen Tumoren als Beweis für eine solche allgemeine endogene Krebsbereitschaft angesehen und z. B. von einer *Diathèse neoplastique* (VERNEUIL, zit. nach J. BAUER) gesprochen und J. BAUER und B. ASCHNER, BULKEY, FISCHER-WASELS u. a. widmen dieser „*vererbbaren Krebsdisposition*“ oder „*konstitutionellen Blastomdisposition*“ mehrere Abschnitte und Aufsätze.

Am ehesten läßt sich für eine allgemeine Krebsdisposition die Tatsache ins Feld führen, daß es gelegentlich *primär-multiple Krebsgeschwülste gibt.* Das primär multiple Auftreten von Geschwülsten hat seit BILLROTH (1860), VIRCHOW (1863) immer wieder die Geschwulstforscher angeregt. Der erste, der sich mit der Konstitution von pathologischer Seite befaßte, war RÖSSLE (1920). Er sah im gleichzeitigen Vorkommen von multiplen Geschwülsten den Ausdruck einer besonderen Veranlagung und wegen des gleichzeitigen Vorkommens von bösartigen Geschwülsten neben gutartigen Fehlbildungen und neben Mißbildungen den Beweis für eine besondere Disposition zur Tumorbildung.

Über die *Häufigkeit* primär-multipler Krebse belehrt eine Untersuchung von BURKE: Auf 2033 Sektionen kamen 583 bösartige Geschwülste, von denen wiederum 46 Fälle (= 7,8%) zweifache, ein Fall zugleich 3 verschiedene Krebse aufwiesen. Selbstverständlich ist dabei immer zu bedenken, daß die Zahlen des tatsächlichen Vorkommens gegenüber der Tendenz zu multiplen Krebsen gering sein müssen, weil ja der betreffende Mensch oft an seinem ersten Krebs stirbt, ohne die anderen, zu denen er vielleicht disponiert war, zu erleben.

Eine neue Arbeit von HOLMQUIST und NELSON (1938) aus dem Institut von HENSCHEN-Stockholm geht aus von 4000 Sektionsfällen, die als rassisch ziemlich einheitlich (überwiegend nordisch) angesehen werden. In 55% (!) der Fälle fanden sich überhaupt Geschwülste, von diesen waren 40% (!) multiple, das sind 22,5% aller Sektionen. Von den malignen Geschwülsten waren 1,2% multiple, d. h. 2,2% aller Geschwülste. Daraus geht zugleich hervor, daß die gutartigen Geschwülste wesentlich häufiger multipel auftreten als die bösartigen.

Die Neigung zur Multiplizität nimmt mit dem Alter zu, bei Frauen wesentlich stärker als bei Männern. WARREN und GATES, die alle Fälle primär multipler Krebse aus der Weltliteratur zusammenstellten, fanden eine Häufigkeit von 1,84% aller Krebsfälle. Bei ihren eigenen 1078 Autopsien fanden sie 3,7% Häufigkeit, sie halten diese Zahl für größer, als sich durch Zufall erklären ließe.

Am eindrucksvollsten sind Einzelbeispiele: GOETZE beschrieb 1923 einen Fall eines 75jährigen Mannes, der neben einem Prostatacarcinom noch 6 primäre Krebse des Magen-Darmkanals (1 Magencarcinom, 4 Carcinome des Colon descendens und Colon sigmoideum und 1 Rectumcarcinom) aufwies. Daß es sich hier um eine — allerdings auffallend spät manifestierte — Disposition eines ganzen Organsystems, also um eine systematisierte Multiplizität handelte, geht daraus hervor, daß es sich gleichzeitig noch um adenomatöse Polypen im Magen-Duodenum, Colon und Rectum handelte.

Wichtiger noch als diese weitgehend systematisierten Geschwülste sind die Fälle von primär multiplen Geschwülsten mit ganz verschiedenem Bau derselben, besonders auch die im ganzen seltenen Fälle (51 Fälle sind zusammengestellt von JOLKWER) von gleichzeitigem *Carcinom und Sarkom.*

Allerdings muß mit R. FR. MÜLLER (1930) darauf hingewiesen werden, daß bei der Häufigkeit des Krebses im allgemeinen und der im hohen Alter im besonderen rein *nach dem Zufall* gelegentlich *Multiplizität* erwartet werden muß, ohne daß dies eine erbliche Allgemeindisposition bewiese. Er fand auf 5012 Sektionen Erwachsener 1121 Krebskranke. Unter Berücksichtigung der Altersstufen und der mittleren Krebsdauer ließ sich daraus rein rechnungsmäßig die Wahrscheinlichkeit ableiten, daß 21 dieser Krebskranken nicht systematisierte primäre Multiplizität aufweisen würden. Tatsächlich fanden sich in dem Material 18 Fälle. MÜLLER weist mit Recht darauf hin, daß diese Zahl in ihrer *statistischen Auswertung* ausgesprochen *gegen die Annahme einer besonderen Krebsdisposition* spreche.

Ein weiteres Beweismittel für eine erbliche allgemeine Krebsdisposition wäre *das Auftreten neuer Krebse bei primär Krebsgeheilten.* Es leuchtet ein, daß dann, wenn eine allgemeine und besonders eine ererbte Krebsveranlagung eine besondere Rolle spielte, mit der operativen oder strahlentherapeutischen Beseitigung eines Krebses ja nur ein lokales Symptom beseitigt, die Grundkrankheit, die erbliche Veranlagung zu weiteren Krebsen, aber belassen würde. Es müßte also besonders bei erblicher Bedingtheit einer Allgemeindisposition etwas Häufiges sein, daß primär erfolgreich Krebsgeheilte nachträglich neue anderweitige Krebse bekämen. Meines Wissens ist diese Frage weder in diesem Zusammenhange, noch überhaupt zur Diskussion gestellt, geschweige bearbeitet.

Wie steht es zunächst mit der Größe des zu verwertenden Materials? Im allgemeinen wird die *Zahl der Krebsgeheilten* im Laienpublikum unterschätzt. Der Laie erfährt selbstverständlich jeden Krebstodesfall seiner näheren und ferneren Umgebung. Er erfährt aber aus begreiflichen Gründen nichts über Krebsheilungen. Die Krebskrankheiten laufen ja für den Betroffenen und für die Umgebung unter anderen Diagnosen und wenn einer geheilt ist, so geht das unter der Heilung eines Hautgeschwürs, eines Magen- oder Darmgeschwürs oder dergleichen.

Niemand steht klarer unter dem Eindruck der Heilerfolge der Krebsbehandlung als der Chirurg, weil ja niemand so wie er im Kampf gegen den Krebs eingesetzt ist. Er kann aber andererseits auch allein ein breites Ausgangsmaterial Krebsgeheilter liefern.

In der Breslauer Chirurgischen Klinik hat die Nachprüfung der *Heilergebnisse* der operierten Fälle bei mehreren häufigen Krebsarten folgendes ergeben:

	Zahl der Fälle	Heilung	
		nach 3 Jahren	nach 5 Jahren
Bei *Magenkrebs* . . .	1281	29,1%	20,2%
„ *Mastdarmkrebs* .	569	32,4%	28,9%
„ *Lippenkrebs* . .	151		
	im Stad. I	97,6%	96,8%
	„ „ II	74,4%	75,6%

Bei dem wegen der Frühdiagnose und der leichten Zugänglichkeit besonders günstigen *Hautkrebs* reichen die Heilerfolge nahe an 99% und auch bei dem so häufigen, im Prinzip gleichfalls günstigen *Brustkrebs* der Frau im Stad. I (Tumor noch auf Drüsenkörper beschränkt) gleichfalls 98% Dauerheilung über 5 Jahre. Es ist also kein Zweifel: an Ausgangsmaterial fehlt es nicht.

Wenn nun wirklich eine erbliche Allgemeindisposition beim Krebs eine wichtige Rolle spielte, so müßten wir z. B. bei der großen Zahl brustkrebskranker Frauen bei der Doppelseitigkeit des Organs bei Ausheilung der einen Seite auf der Grundlage der fortbestehenden Veranlagung auch auf der anderen Seite Krebs neu auftreten sehen. Es gibt aber wenig Chirurgen, die auch bei einem Material von vielen Hunderten solcher Fälle bei einer auf der einen Seite an Brustkrebs geheilten Frau sekundär einen neuen Krebs auf der anderen Seite auftreten sehen. Es ist das etwas extrem Seltenes.

In der Literatur haben sich bis jetzt nur 6 Fälle — sie sind schwer auffindbar, da sie nur im Rahmen anderer Fragen entdeckt werden können — gefunden, wo Krebsgeheilte später einen selbständig neuen Krebs bekommen haben.

1906 teilte v. Hochenegg einen Stammbaum mit, in dem eine Tochter einer an Ca. recti verstorbenen Mutter 1896 ein Ca. recti, 1903 ein Ca. coli und 1907 ein Ca. der Blase bekam, an dem sie starb.

Rieder teilte 1925 3 Fälle mit: Im 1. Fall einer 39jährigen Patientin wurde, nachdem 1902 wegen eines Oberschenkelsarkoms das Bein exartikuliert worden war, 1922 ein Ovarial-Ca. festgestellt. Im 2. Fall (60j. ♀): 1912 Resektion eines Adeno-Ca. der Flexura lienalis, 1923 Tod an einem Pyloruscarcinom. Im 3. Fall (41j. ♀): 1904 Rectumamputation wegen Adeno-Ca., 1924 Tod an Magen-Ca.

In einem Fall von CHOLEWA bekam eine Mutter mit 70 Jahren ein Uterus-Ca., mit 71 Jahren ein Mamma-Ca. der einen und mit 72 Jahren ein Mamma-Ca. der anderen (? Metastase ?) Seite.

Bei KÖRBLER (1937) findet sich eine Frau, die 1927 wegen eines Sarkoms der Tibia amputiert wurde und 1935 ein Carcinom des Ovariums bekam. Ihre Schwester hatte mit 27 Jahren ein Sarkom der Fibula.

In einem Fall einer eigenen Beobachtung wurde ein jetzt . . j. Mann 4mal an Zungenkrebs operiert. Es handelte sich sicher — allein schon nach der Lokalisation — wenigstens 2mal um eine Neuerkrankung. Aber auch hier handelte es sich nicht um eine Allgemein-, sondern nur um eine Organdisposition, war ja der Zungenkrebs auf der Grundlage einer Leukoplakie entstanden.

Es wäre höchst erwünscht, wenn dieses allerdings nicht leicht zu beschaffende Material in Zukunft besonders auch auslesefrei berücksichtigt und ausgebaut würde.

Ein wichtiges Beweismaterial für die Frage einer erbgenetisch bedingten allgemeinen Krebsdisposition liefert ferner die *Zwillingsforschung*. Gäbe es jene in der Erbmasse verankerte Allgemeindisposition, so müßten bei EZ mit ihrer identischen Erbmasse entsprechend der Allgemeinveranlagung auch Krebse verschiedener Organe vorkommen. HABS, der kritischste Bearbeiter der Krebsfrage bei Zwillingen, sagt jedoch ausdrücklich: „Eine Folgerung dürfen wir ziehen: nichts spricht für eine erbliche allgemeine Krebsdisposition. Denn konkordantes Vorkommen von Carcinom bei den EZ-Paaren mit Lokalisation des Carcinoms an verschiedenen Organen wurde nicht beobachtet."

Man kann also von der erblichen allgemeinen Krebsdisposition nicht sagen, daß diese Frage einigermaßen über das reine Postulat hinausgewachsen sei, insbesondere ist es sehr schwer, zu klaren Vorstellungen über das Wesen dieser allgemeinen erblichen Krebsbereitschaft zu gelangen. Man könnte höchstens daran denken, daß es eine erblich bedingte erhöhte Mutabilität der somatischen Zellgene als Grundlage einer allgemeinen Krebsbereitschaft gibt, mußte ja wohl die *allgemeine* Krebsbereitschaft in *allen* Zellen des Organismus verankert sein. Es könnte also sein, daß es aus biologischen Gründen tatsächlich „Krebskandidaten" gibt, nur ist es bis jetzt zweifelsfrei wenigstens noch nicht erwiesen und auch WEITZ stellt ausdrücklich fest, daß noch nicht bewiesen ist, daß es tatsächlich eine solche, auf viele Organe und Gewebe sich erstreckende erbliche Disposition zu bösartigen Geschwulsterkrankungen wirklich gibt. Vorläufig sprechen die nicht über die statistische Erwartung hinausgehende primäre Multiplizität, die Seltenheit sekundärer Krebse bei primär Krebsgeheilten und die Ergebnisse der Zwillingsforschung gegen eine größere Bedeutung einer erblichen allgemeinen Krebsdisposition.

d) Erbliche Gewebs- bzw. Organdisposition zum Krebs.

In der Frage einer erblichen Gewebs- und Organdisposition zu Krebs befinden wir uns auf sichererem Boden. Schon die unbestreitbare Tatsache, daß die Ratte ein ausgesprochenes „Sarkomtier", die Maus ein „Carcinomtier" (TEUTSCHLÄNDER) ist, zeigt, daß bei gleichen Noxen die verschiedenen Gewebe bei verschiedenen Arten verschieden reagieren.

Beim Menschen sei auf die Ausführungen über die Beziehungen zwischen erblichen systematisierten Gewebsstörungen (s. S. 1134) oder erblichen Organminderwertigkeiten (Magen-, Uterus-, Mammakrebs, s. S. 1140) und Krebsentstehung hingewiesen.

Gerade die „erblichen Präcancerosen" (Polyposis, Xeroderma, Cystennieren usw.) zeigen, daß es ganze Gewebs- und Organsysteme gibt, die auf erblicher Basis Neigung zu Geschwulstbildung zeigen.

Um dieses Problem auch hinsichtlich der *Organlokalisation* beispielhaft darzutun, sei — da ein gleichartiges Beispiel aus der menschlichen Pathologie nicht zur Verfügung steht — auf ein Untersuchungsergebnis von Miß Lynch zurückgegriffen. Sie erhielt mit der gleichen cancerogenen Substanz 1 : 2,5 : 6 Dibenzanthracen in einem Mäuseinzuchtstamm (Bagg a) 89,1%, im Stamm Yellow 33,3%, im Stamm 62 0,0% Lungentumoren. Dieses Ergebnis zeigt, daß es — unbeschadet der sonstigen hohen cancerogenen Wirkung der exogenen Noxe — auch eine erblich bedingte Organdisposition gibt.

Eine erbliche Organminderwertigkeit spricht bei der Krebsentstehung auch des Menschen häufig mit. So hat Curtius bei 9 von 12 untersuchten Familien, z. B. Unterlippenkrebs bei Neigung zu Herpes labialis bei anderen Familienmitgliedern, Mammacarcinom bei sonstigen Fällen von Mastitis, Magen-Darmcarcinome bei anderweitiger Fülle verschiedener Erkrankungen des Verdauungskanals feststellen können.

Besonders prägnant ist die Organminderwertigkeit als Grundlage der späteren Krebsentstehung beim Magen. So verschieden hoch der Hundertsatz der aus chronischen Magengeschwüren sich entwickelnde Magenkrebs auch eingeschätzt wird, so völlig ist die Übereinstimmung darüber, daß die im Ulcus ventriculi sich äußernde Organminderwertigkeit sich mindestens in 10% der chronischen Ulcera in späterem Magenkrebs manifestiert (vgl. Staemmler).

Vor allem aber sind es die *Zwillingsuntersuchungen*, die, sofern sie überhaupt positiv für eine Krebsvererbung in Anspruch genommen werden können, als Einziges sicher beweisen, daß bei der *Krebslokalisation* die Vererbung eine Rolle spielt. Denn soweit *bei EZ* überhaupt eine Konkordanz des Krebses besteht, besteht diese dann immer in der gleichen *Lokalisation des Krebses im gleichen Organ*.

e) Erbliche Veranlagung und exogen entstehende Krebsformen.

Wie beim Xeroderma erst das Sonnenlicht die eine physikalische Schutzlosigkeit bedingende Erbanlage gewissermaßen ans Licht bringt, so hängt auch im Tierexperiment das *Manifestwerden latenter Krebsanlagen oft von der Wirkung äußerer Faktoren ab*.

Schon das berühmte Beispiel des dilute-brown-Stammes des Brustdrüsenkrebses der Maus zeigt, daß trotz 100%ig gleicher erblicher Belastung der Tiere und trotz sonstiger gleicher genischer Identität aller Versuchstiere die Krebsmanifestation in 42% der Tiere nicht erfolgt und daß in 58% der Tiere äußere Einflüsse hinzukommen müssen, um den erblichen Krebs manifest zu machen.

Aber auch diese 52%ige Krebsmanifestation bei 100%iger erblicher Belastung ist nur konstant bei konstanten Haltungs- und Futterbedingungen. Andererseits ist die Krebsquote von 52% durch viele Außenfaktoren (Änderungen der Säugung, später der Nahrung, des Stillgeschäftes, der inneren Sekretion, sei es durch Kastration, sei es umgekehrt durch Follikulingaben, Einwirkung carcinogener Noxen) in weiten Grenzen variierbar und modifizierbar.

Es zeigen also gerade die klassischen Vererbungsexperimente beim Tier, daß Krebs überhaupt erst im Zusammenwirken mit äußeren Faktoren zur Manifestation gebracht werden kann und daß selbst in den Beispielen extremer erblicher Belastung Außenfaktoren große Bedeutung zuzuschreiben ist.

Auch andere Versuche bestätigen das. Miß Lynch konnte die spontane Häufigkeit an Lungentumoren in einem Stamm von 6,7 auf 22,4%, in einem anderen von 37 auf 85,4% durch Teerung der Tiere aus den Inzuchtstämmen hinauftreiben. Innerhalb der gleichen Spezies hat Kreyberg auf dem Symposium on cancer in *Wisconsin* (1938) mitgeteilt, daß er in 13 Mäusegenerationen eines Stammes mit spontanem Brustdrüsenkrebs bei gleichzeitiger Teerpinselung fand, daß Familien mit hoher Spontantumorquote häufiger und zugleich früher Teerkrebs bekamen.

Bittner zeigte, daß sich die Häufigkeit des Brustkrebses der Maus in Inzuchtstämmen steigern ließ, sobald man schwach krebsbelastete Junge von stark krebsbelasteten Mäuseammen säugen ließ und umgekehrt senken ließ durch den umgekehrten Versuch. Die Häufigkeit der Krebsmanifestation wird also auch durch körpereigene durch die Mutter- bzw. Ammenmilch übertragene physiologische Stoffe erhöht bzw. eingeschränkt.

Auch sonst hat sich gezeigt, daß die Krebsbereitschaft durch *körpereigene Stoffe* (oder deren Fehlen) zum Durchbruch gebracht werden kann. Eine wichtige Rolle spielen hier sicherlich die *innere Sekretion* und *stoffwechselphysiologische Produkte.*

Lacassagne hat hier einen grundlegenden Versuch mit einem Mäusestamm angestellt, dessen Weibchen in einem konstant hohen Prozentsatz Brustkrebs bekamen, die Männchen aber nie. Er spritzte nun bei den Männchen schon von Jugend an in großen Dosen Follikelhormon. Das spärliche Brustdrüsengewebe der Männchen kam zur Proliferation und nun erhielt Lacassagne auch bei den Männchen den gleichen Brustkrebs wie bei den Weibchen, zugleich ein schönes Beispiel dafür, daß latente Anlagenkomplexe auch durch körpereigene Stoffe zur sichtbaren Krebsausprägung gebracht werden können.

Beim *Menschen* selbst ist die Frage der Mitwirkung endogener Anlagen bei der Entstehung exogen ausgelöster Krebse exakt nicht prüfbar, da die Voraussetzung genetisch einheitlichen Versuchsmaterials nicht zu erfüllen ist.

Umgekehrt gibt es bei den *Berufskrebsen* eine ganze Zahl von Krebsnoxen, die weitgehend einheitlich auf große Gruppen von Menschen einwirken. Es sei nur an den Schneeberger Lungenkrebs durch Einatmung von Radiumemanation, an den Anilinkrebs der Anilinarbeiter, den „Teerkrebs" durch mancherlei Teere und Teerprodukte usw. erinnert. Die Schwierigkeit, bei diesen menschlichen, sicher exogen erworbenen Krebsen die Rolle erblicher Unterschiede zu erfassen, liegt darin, daß es bei diesen krebserzeugenden Stoffen auf sehr viel, vom Zufall abhängige, exogene Einzelbedingungen ankommt, ob Krebs entsteht, so daß natürlich die individuelle erbliche Disposition erst an letzter Stelle käme. Es kommt ja bei diesen Noxen nicht nur auf Alter, Zeitdauer der Exposition, Menge und Konzentration der Schädigung, sondern auch auf die individuell ja sicher verschiedene Menge der resorbierten Substanzen an, so daß kaum eine Klärung möglich erscheint.

Wenn in solchen Betrieben nicht alle Exponierten Krebs bekommen, so beweist das bei den Betroffenen ebensowenig eine Krebsdisposition wie bei den Verschontgebliebenen eine erblich bedingte Resistenz. Weitz läßt die Unterschiede allein vom Zufall abhängig sein. Aber selbst wenn man nicht so weit gehen will, so kann man bei der Prüfung der Frage nur sagen: non liquet. Hierüber können auch ganze Buchabschnitte, die der Rolle der Vererbung bei solchen Berufskrebsen gewidmet sind, nicht hinwegtäuschen.

Die Tierversuche zeigen jedenfalls, daß auch bei der Einwirkung des Teers als der stärksten exogenen Krebsnoxe erbliche Faktoren bei der Entstehung des Teercarcinoms einen Einfluß ausüben müssen. Zwischen genetisch verschiedenen Stämmen ergaben sich hinsichtlich der Ansprechbarkeit auf die äußere Noxe deutlich quantitative Unterschiede. Auch hier *entsteht also das Carcinom erst aus dem Wechselspiel von endogen-genetischen und exogen-erworbenen Faktoren.* Die exogene Noxe determiniert nicht in jedem Fall die Auslösung des Geschwulstwachstums, fast immer kommt es auf die Reaktion des Organismus, d. h. auf seine genetische Konstitution an.

FISCHER-WASELS nimmt auf Grund seiner experimentellen Ergebnisse die Auslösung einer „allgemeinen Krebsdisposition" durch den Teer an. Auch später ist diese These oft wiederholt worden. Wenn auch eine „Allgemeinschädigung" zuzugeben ist, so scheint doch andererseits eine durch Teer bedingte und für den Krebs spezifische „Allgemeindisposition" nicht bewiesen. Vielmehr ist der örtlichen Einwirkung der cancerogenen Stoffe die ausschlaggebende Bedeutung zuzuschreiben.

Zusammenfassend läßt sich über die *Beziehungen zwischen exogenen Krebsnoxen und endogenen Krebsanlagen* sagen, daß es sicher Fälle gibt, bei denen nur das eine Extrem der Krebsanlage oder nur das andere Extrem der äußeren Noxe den Krebs erzeugt, daß *in der Regel das Zusammenwirken beider Faktoren für die Entstehung des Krebses maßgebend ist* und daß *der örtlichen äußeren Einwirkung* die größere Bedeutung zukommt und daß die *Vererbung eine geringere Rolle zu spielen scheint.*

Die Berücksichtigung äußerer Faktoren wäre unvollständig, wollte man, wie bisher in diesem Abschnitt, nur der durch äußere Noxen gewissermaßen herausgelockten erblichen Krebsdisposition gedenken. Man muß auch daran denken, daß eine vorhandene erbliche *Krebsveranlagung* umgekehrt *durch äußere Einflüsse auch zurückgedrängt werden* könnte. BITTNER z. B. zeigte, daß das Auftreten von Brustkrebs bei Mäusen dadurch eingeschränkt werden kann, daß die erblich stark krebsbelasteten Jungen einer solchen Zucht mit hoher Tumorquote bald nach ihrer Geburt mit der Muttermilch schwach belasteter Mäusestämme genährt worden. Da sich auch das Umgekehrte erzielen ließ, ist der Schluß gerechtfertigt, daß in der Muttermilch ein auch bei vorhandener Krebsbelastung krebshemmender Faktor übertragen werden kann.

Sicherlich wird auch beim Menschen bei etwa vorhandener krebsbegünstigender Organminderwertigkeit mancher Krebs verhütet, wenn dieses Organ- oder Gewebssystem keinen zusätzlichen Krebsnoxen ausgesetzt wird. Ein Xerodermakranker würde sicherlich bei völligem Schutz gegen ultraviolettes Licht keinen oder erst sehr viel später einen Hautkrebs bekommen. Doch ist sonst in dieser Hinsicht einer wirksamen Zurückdrängung vorhandener Krebsanlagen durch äußere Einflüsse nichts bekannt, so groß auch die Erfolge der Krebsprophylaxe bei den Berufskrebsen sind.

VI. Zusammenfassung: Der heutige Stand unserer Vorstellungen über Krebsvererbung.

Faßt man die grundsätzlichen Ergebnisse der Genetik der Krebsgeschwülste der Tiere und die Erfahrungen beim Menschen zu *Schlußfolgerungen* zusammen, so kommt man nach dem heutigen Stand der Dinge zu folgenden 10 Leitsätzen über die Krebsursachen:

1. Die *Krebskrankheit als solche wird überhaupt nicht vererbt.*

2. Soweit beim Menschen eine *Mitwirkung von Erbanlagen* völlig zweifelsfrei *sichergestellt* ist, handelt es sich im ganzen nur um drei, dazu noch sehr seltene sogenannte *Präcancerosen*, d. h. um die *Vererbung einer Fähigkeit* oder Neigung der Gewebe oder Organe *bei gleichzeitigem Hinzukommen äußerer Einwirkungen mit krebsiger Gewebsentartung* zu reagieren. *Vererbt* wird also auch in diesen gesicherten, aber seltenen Beispielen *nur eine reaktive Potenz, nicht die fertige Eigenschaft Krebs.*

3. Eine *erbliche Allgemeindisposition zum Krebs* ist bis heute *nicht bewiesen,* sie ist nicht einmal wahrscheinlich, da gewichtige Gründe dagegen sprechen. Andererseits spricht manches dafür, daß die *Vererbung eine gewisse Rolle bei der Lokalisation von Geschwülsten* spielt.

4. Darüber hinaus erscheint es möglich und denkbar, daß das zufällige *Zusammentreffen einer ganzen Zahl von Erbanlagen* — beim Hinzukommen äußerer Faktoren — die *Krebsentstehung begünstigt.* Diese *Einzelanlagen solcher Anlagenkomplexe* brauchen aber durchaus *nicht Anlagen zum Krebs selbst* zu sein, vielmehr sind sicher ein Teil dieser Erbanlagen nur *Anlagen für irgendeine zunächst nicht krebsspezifische* chemische oder physikalische *Schutzlosigkeit,* für die *Differenzierungsstörung* oder eine *Stoffwechselabweichung* oder eine *Organminderwertigkeit.*

5. Aber auch selbst wenn dieser Anlagenkomplex von mehreren oder vielen Faktoren zusammen kombiniert ist, muß noch nicht notwendigerweise Krebs entstehen. Die vorhandene *Anlagengarnitur kann* immer noch *durch andere Erbanlagen,* die selbst gar nichts mit Krebs zu tun haben, *an der Ausprägung gehindert* werden. Es kommt also noch wesentlich mit darauf an, in welche sonstige Gesamterbmasse, in welches genotypische Milieu der Anlagenkomplex hineingerät.

6. Endlich kann mancher an sich vorhandene *Anlagenkomplex latent* bleiben, bis er erst *durch grobe äußere Einwirkungen* oder durch kaum merkliche *körpereigene, innere Einwirkungen,* wie Hormonstörungen, Stoffwechselanomalien oder dergleichen zur *Krebsmanifestation gebracht* wird.

7. Gegenüber diesen im ganzen selteneren Formen von Krebsen, bei denen die Vererbung mit herein spielt, ist für die *größere Mehrzahl der Krebsarten* eine wesentliche Mitwirkung der Vererbung abzulehnen und die weit *überwiegende Bedingtheit durch äußere Faktoren* anzunehmen.

8. Diese *äußeren Faktoren* können, wie die sogenannten Reizkrebse zeigen, in jahrelangen Steigerungen und *Störungen der Regeneration* liegen. Sie können aber auch, wie die Berufskrebse ausweisen, in zahlreichen *physikalischen Schädigungen,* wie Hitze, Röntgen-, Radiumstrahlen, ultraviolettem Licht bestehen. Sie können endlich auch, wie die chemischen Berufskrebse zeigen, in einer ganzen Fülle von *chemisch* zum Teil bekannten, wahrscheinlich aber mehr noch unbekannten *Stoffen* ihre Ursache haben.

9. Zu diesen äußeren Krebsnoxen, die von außen her an den Körper herangebracht werden, kommen fraglos noch zahlreiche, meist unbekannte, *im Körper selbst* bei Störungen des Stoffwechsels, der Hormone, der Fermente usw. *entstehende innere Krebsnoxen,* Krebsschäden, auf die wir gerade durch die chemische Verwandtschaft zwischen dem stärkst krebserzeugenden Methylcholanthren und den physiologischen Stoffen des Cholesterins, der Gallensäuren und den Keimdrüsenhormonen hingewiesen werden.

10. Ganz allgemein kann man nach den Erfahrungen mit den Reizkrebsen, Berufskrebsen, mit den großen Unterschieden nahezu aller Krebsarten bei den beiden Geschlechtern, nach den fehlenden überzeugenden Beweisen der Stammbaumforschung, sowie der Statistik, vor allem aber auch nach den Ergebnissen der Zwillingsforschung annehmen, daß *beim Menschen* im allgemeinen *die Rolle der Vererbung,* so unbestritten sie für einzelne Fälle sein mag, *für die große Mehrzahl der Krebsarten meist weit überschätzt* wird.

Nach allem, was wir heute von so vielen äußeren Krebsnoxen wissen, wird der *Krebs* — sehr viel mehr als ein unentrinnbares Fatum der Vererbung — mehr und mehr zu einem *Tribut,* den der Mensch einerseits *für* die gegenüber unseren Altvorderen *erhebliche Verlängerung unseres Lebens,* andererseits den *vielen Schäden der Zivilisation* und auch des Wohllebens zu zahlen hat.

Aber auch diese Feststellung enthält, so schwer sie noch im Augenblick und für den einzelnen sein mag, für die Menschheit als solche auf die Dauer keinen wirklichen Grund zu grundsätzlicher Resignation, denn ebenso wie der *Krebs* in zunehmendem Maße gegenüber früher *heilbar* geworden ist, so wird er in immer steigendem Maße *vermeidbar*, vermeidbar nicht nur im Sinne der Gewerbehygiene beim Berufskrebs, sondern vielleicht auch teilweise vermeidbar im Sinne einer die Entstehung krebserzeugender Stoffe im Organismus berücksichtigenden stoffwechselphysiologischen Diät und Ernährungshygiene, eine Richtung, auf die die nahen chemischen Beziehungen zwischen krebserzeugenden Stoffen und Stoffen des menschlichen Körpers nachdrücklich hinweisen.

Schrifttum.

I. Zusammenfassende Arbeiten.

Adam, C. u. Auler: Neuere Ergebnisse auf dem Gebiete der Krebskrankheiten. Leipzig 1937.

Bauer, K. H.: Mutationstheorie der Geschwulstentstehung. Berlin 1928. — Fortschritte der Vererbungslehre und Geschwulstfrage. Arch. klin. Chir. **152** (1938). — Die Bedeutung der Vererbungsbiologie für das Geschwulstproblem. Strahlenther. **41** (1931). — Borst, M.: Allgemeine Pathologie der malignen Geschwülste. Leipzig 1924.

Fischer-Wasels, B.: Allgemeine Geschwulstlehre. Bethe-Bergmanns Handbuch der normalen und pathologischen Physiologie, Bd. 14, 2. Hälfte. — Vererbung und Krebsforschung. Leipzig 1931.

Kröning, F.: Krebs und Vererbung. Wiss. Woche, Frankf. a. M., Bd. I. Leipzig 1934.

Schinz, H. R. u. Fr. Buschke: Krebs und Vererbung. Leipzig 1935.

Weitz, W.: Die Vererbung innerer Krankheiten. Stuttgart 1936.

II. Einzelarbeiten.

Aebly, J.: Zur Frage der Krebsdisposition und der Vererbung des Krebses. Schweiz. med. Wschr. **1923 II**. — Askanazy, M.: Beiträge zu den Beziehungen zwischen Miß- und Geschwulstbildung anläßlich einer Beobachtung einer eigenartigen Schädelhernie mit Lungengliomen. Arb. path. Inst. Tübingen **1908**.

Bashford, E. F.: Das Krebsproblem. 2. Leyden-Vorlesung. Berlin, 21. Okt. 1912. Dtsch. med. Wschr. **1913 I**. — Bauer, J.: Das Wesen der vererbbaren Krebsdisposition. Beiträge zur klinischen Konstitutionspathologie, XVI. Z. Konstit.lehre **11**, 147 (1925). — Krebs und Vererbung. Wien. klin. Wschr. **1931 I**. — L'hérédité du cancer. Le Cancer **12** (1935). — Benedetti, P.: Il problema della disposizione costituzionale al cancro. 2. Conv. naz. per le Lotta contro il Cancero, 1931. — Benedict, W. L.: Retinoblastoma in homologous eyes of identical twins. Arch. of Ophthalm. **1929**. — Homologous Retinoblastoma in identical Twins. Trans. ophthalm. Soc. U. Kingd. **27**. — Birkenfeld, W.: Zur Erblichkeit der multiplen kartilaginären Exostosen. Dtsch. Z. Chir. **1930**. — Bittner, J. J.: Breast cancer and mother's milk. Relation of nursing to the theory of extra-chromosomal causation of breast cancer in mice. A preliminary report. J. Hered. **28** (1937). — The genetics of cancer in Mice. Quart. Rev. Biol. **13** (1938). — Bonne, C.: The frequency of cancer and its distribution etc. Intern. Kongreß für Krebsbekämpfung, Madrid 1933, Bd. 3 u. Brüssel 1936. — Bulkey, L. D.: Proofs of the constitutional nature of cancer. N. Y. med. J. **114** (1921). — Burke, M.: Multiple primary cancers. Amer. J. Canc. **27** (1936). — Burkhard, H.: Gleichzeitige und gleichartige Geschwulstbildung in der linken Brustdrüse bei Zwillingsschwestern usw. Dtsch. Z. Chir. **1922**.

Cairns, H. W. B.: Heredity in polycystic disease of the Kidneys. Quart. J. Med. **18** (1925). — Champlin, H. W.: Similiar tumors of testis occuring in identical twins. J. amer. med. Assoc. **1930**. — Cholewa, J.: Krebskrankheit und Vererbung. Z. Krebsforsch. **37** (1932). — Cramer, W.: Statistical investigations in campaign against cancer. Amer. J. Canc. **29** (1937). — Curtius, F.: Erbliche Organminderwertigkeit und Krebsentstehung. Mschr. Krebsbekämpfg **3** (1935). — Cushing, H. and P. Bailey: Hemangiomas of Cerebellum and Retina (Lindau's Disease). Arch. Surg. **57** (1928).

Dam, J. van: Erblichkeit bei Krebs. Nederl. Tijdschr. Geneesk. **1924 I**. — Dobbertin, H.: Der Krebs der Haussäugetiere. Neuere Ergebnisse auf dem Gebiete der Krebskrankheiten. Leipzig 1937. — Dobrovolskaia-Zavadskaia, N.: Quelles conditions devrait réunir pour être valable une étude de l'hérédité des cancers dans l'espèce humaine. Bull. Assoc. franç. Étude Canc. **19** (1930). — Dobrovolskaia-Zavadskaia, N. u. N. Samssonow: Über den Erblichkeitsfaktor bei der Entstehung des Krebses. Mschr. Krebsbekämpfg **2** (1934). — Dukes, C.: Multiple intestinal tumours. A family disease. Eugenics Rev. **25** (1934).

Fetscher, R.: Krebs und Krebsvererbung. Arch. soz. Hyg. **7** (1932). — Fischer, W.: Krebs und Rasse. Neuere Ergebnisse auf dem Gebiete der Krebskrankheiten, Leipzig 1937. — Fischer-Wasels, B.: Die allgemeine Geschwulstdisposition. Acta internat. Ver.igg Krebsbekämpfg **1936**, Nr 3. — Bekämpfung der Krebskrankheit durch Erbpflege. Dtsch. Ärztebl.

1934. — Erblichkeit und Geschwulstbildung. Dtsch. med. Wschr. **1933 II**. — FRAENKEL, A.: Zur Frage der Konstitution der Krebskranken. Wien. klin. Wschr. **1905 II**. — FRIBOES, W.: Das Carcinom der Haut mit besonderer Berücksichtigung der Konstitution. Neuere Ergebnisse auf dem Gebiete der Krebskrankheiten. Leipzig 1937.

GOUVEA, H. DE: L'hérédité des gliomes de la rétine. Annales d'Ocul. **143**. — GRIFFITH, A. H.: Hereditary Glioma of Retina. Brit. med. J. **23**. — Brit. J. Ophthalm. **1**. — Trans. ophthalm. Soc. U. Kingd. **37**. — GROHMANN, H.: Zur Erbpathologie der RECKLINGHAUSENschen Krankheit. Erbarzt **1939**, Nr 2.

HABS, H.: Krebs und Vererbung. (Manuskript.) — HALLIDAY-CROOM, J.: Adenocarcinoma complicating Myomata of the Uterus in Twins sisters. J. Obstetr. **1912**. — HEDINGER, E.: Primärer Leberkrebs bei zwei Schwestern. Z. allg. Path. u. path. Anat. **26** (1915). — HIPPEL, E. v.: Über eine sehr seltene Erkrankung der Netzhaut. Graefes Arch. **59** (1904). — HOCHENEGG, J. v.: Med. Klin. **1906 I**. — HOFFMANN jr., M. v.: Bericht über einen interessanten Fall von vererbtem Glioma retinae. Ber. 35. Verslg dtsch. ophthalm. Ges. Heidelberg **15**. — HOLMQVIST, J. u. A. NELSON: Über multiples Auftreten von Geschwülsten und Gewebsmißbildungen. Z. Krebsforsch. **47** (1938).

JOLKWER, W. J.: Über gleichzeitiges Vorkommen multipler Geschwülste differenter Art. Arch. klin. Chir. **155** (1929). — JOUGHIN, I. L.: Coincident Tumor of the Brain in Twins. Arch of Neur. **1928**. — JÜNGLING, O.: Polyposis intestini. Hereditäre Verhältnisse und Beziehungen zum Carcinom. Bruns' Beitr. **143** (1928).

KALK, H.: Magenkrebs vom internistischen Standpunkt. Neuere Ergebnisse auf dem Gebiete der Krebskrankheiten, Leipzig 1937. — KÖNIG, F.: Über das Krebsbereitschaftsproblem vom Standpunkt des Chirurgen. Neuere Ergebnisse auf dem Gebiete der Krebskrankheiten. Leipzig 1937. — KÖRBLER, J.: Vererbung der Krebskrankheit. Z. Krebsforsch. **40** (1934). — Zur Frage der Vererbung und der Kontagiosität bei Krebs. Z. Krebsforsch. **47** (1937). — KRANZ, H.: Tumoren bei Zwillingen. Verh. dtsch. Ges. Vererbgswiss. **1931**. — Tumoren bei Zwillingen. Z. Abstammgslehre **62** (1932). — KRÖNING, FR.: Das Krebsproblem vom Standpunkt des Genetikers. Med. Welt **1935**, Nr 43. — Das Krebsrezidiv vom Standpunkt der Genetik. Z. menschl. Vererbgslehre **21** (1937).

LEAVITT, F. H.: Cerebellar Tumors occuring in identical Twins. Arch of Neur. **1928**. — LEBER, TH.: Über das Netzhautgliom. Münch. med. Wschr. **1911 II**. — Die Krankheiten der Netzhaut. GRAEFE-SAEMISCH' Handbuch der gesamten Augenheilkunde, 2. Aufl. 1916. — LEERS, H.: RECKLINGHAUSENsche Krankheit und cerebrales Syndrom bei einem höchstwahrscheihlich eineiigen Zwillingspaar. Z. menschl. Vererbgslehre **19** (1936). — LINDAU, A.: Zur Frage der Angiomatosis retinae und ihrer Komplikationen. Acta ophthalm. (Københ.) **4** (1927). — LITTLE, C. C.: The inheritance of a predisposition to cancer in man, Eugenics, Genetics and the Family, Vol. 1. 1923. — LOCKHART-MUMMERY, P.: Cancer and heredity. Lancet **1925**. — The origin of cancer. London 1934. — LUCKE, H.: Vererbung ausgedehnter angeborener Anomalien bei einem Fall von RECKLINGHAUSENscher Krankheit mit ausgesprochener familiärer Neigung zu psychischen Störungen und Magencarcinom. Klin. Wschr. **1931 II**. — LUMIÈRE, A.: La croyance à l'hérédité du cancer basée sur la répétition des cas de tumeurs malignes dans une même famille. Bull. Acad. Méd. Paris, III. s. **115** (1936). — LYNCH, CL. J.: Present aspects of cancer in relation to heredity. Verh. 2. internat. Kongr. Kampf Krebs **1** (1936).

MACKLIN, M. TH.: The hereditary factor in human neoplasm. Quart. Rev. Biol. **7** (1932). — Heredity in cancer, and its value as an aid in early diagnosis. Edinburgh med. J., N. s. **42** (1935). — MARTENSTEIN, H.: Experimentelle Untersuchungen über Strahlenempfindlichkeit bei Xeroderma pigmentosum. Arch. f. Dermat. **147** (1924). — MICKE, FR.: L'hérédité mendélienne des tumeurs chez l'homme. Z. Abstammgslehre **46** (1928). — MÜLLER, R. FR.: Über multiple nicht systematisierte Primärcarcinome und ihre Häufigkeit. Z. Krebsforsch. **31** (1930).

NAGAYO: Statistical studies on cancer in Japan, 1933. — NEWTON, D. R. E.: Glioma of Retina. A remarkable Family History. Austral. med. Gaz. **21**. — NICEFORO, A. et E. PITTARD: Considérations sur les rapports présumés entre le cancer et la race, d'après des statistiques anthroprologiques et médicales de quelques pays d'Europe. Publ. de la Soc. des Nations, III, Hygiene 1926.

OEHLER, F.: Über die Erblichkeit der ekto-mesodermalen Blastomatosen unter besonderer Berücksichtigung der familiären Hirntumoren. Arch. f. Psychiatr. **105** (1936). — OWEN, S. A.: Glioma retinae. Roy. London ophthalm. Hosp. Rep. **16**, 3 (1905).

PAULSEN, J.: Konstitution und Krebs. Z. Krebsforsch. **21** (1924). — PEDERSEN, O. u. H. GEYER: Diskordantes Auftreten von Hirntumoren bei erbgleichen Zwillingen. Zbl. Neurochir. **3** (1938). — PELLER: Die Krebssterblichkeit der Juden. Z. Krebsforsch. **34** (1931). — Über die Krebsmorbidität und Sarkomatose bei Juden und Arabern. Internat. Kongreß Krebsbekämpfg Madrid 1933, Bd. 3. — Rasse und Krebs. Ref. Z. Krebsforsch. **41** (1935). — PEYRON, A., N. KOBOZIEFF et L. ZIMMER: Sur l'hérédité de la neurofibromatose. Bull. Assoc. franç. Étude Canc. **26**. — PIETRUSKY, F.: Über das Zusammentreffen von

Gewebsmißbildungen, gutartigen und bösartigen Geschwülsten. Frankf. Z. Path. **28** (1922). — PITTARD: Le cancer et les races humaines. Internat. Kongreß Krebsbekämpfg, Madrid 1933, Bd. 3. — POL: Zwittrigkeit und Geschwulstbildung. Zbl. Path. **35** (1924). — POLLACK: Über die Beziehungen von Entwicklungsstörungen zur Tumorbildung. Klin. Wschr. **1923 I.**

REMMELT: 100 gevallen van baarmoederkranker te Batavia. Geneesk. Tijdschr. Nederl.-Indië **75** (1935). — RIEDER, W.: Bösartige Geschwülste verschiedener Art in gleichzeitigen Abständen bei demselben Kranken. Arch. klin. Chir. **135** (1925). — ROCHAT, G. F.: Großhirnangiom bei der LINDAUschen (v. HIPPELschen) Erkrankung. Klin. Mbl. Augenheilk. **86**. — RÖSSLE, R.: Multiple Tumoren und ihre Bedeutung für die Frage der konstitutionellen Entstehungsbedingungen der Geschwülste. Z. Anat. **5** (1920).

SAMTER, B.: Beiträge zur Kenntnis des erbfamiliären Krebses. Arch. Gynäk. **122** (1924). — SAUERBRUCH, F.: Beitrag zur Polyposis des Dickdarms. Zbl. Chir. **61** (1934). — SCHÄFER, G.: Studie zur Heredität, Konstitution und Disposition der Collumcarcinomkranken. Wschr. Krebsbekämpfg **2** (1934). — SCHINZ, H. R.: Krebssterblichkeit in Zürich. Strahlenther. **1933**. — Krebs und Vererbung beim Menschen. Dtsch. Z. Chir. **247** (1936). — SCHINZ, H. R. u. A. SENTI: Gibt es eine Geschlechtsdisposition beim Krebs des Menschen? Festschr. f. ZANGGER, Teil 2. 1935. — SCHMIEDEN: Präcanceröse Erkrankungen des Darms, insbesondere Polyposis. Arch. klin. Chir. **142** (1926). — SCHROEDER, C. H.: Beitrag zur Vererbung der RECKLINGHAUSENschen Neurofibromatose. Bruns' Beitr. **164** (1936). — SCHWYTER, M.: Über das Zusammentreffen von Tumoren und Mißbildungen der Lungen. Frankf. Z. Path. **36**, H. 1 (1928). — SHUBACK, A.: Über Angiomatosis des Zentralnervensystems. (LINDAUsche Krankheit.) Zbl. Neur. **46**. — SIEMENS, H. W. u. E. KOHN: Xeroderma pigmentosum. Studien über Vererbung von Hautkrankheiten. IX. Z. Abstammgslehre **38** (1925). — SPANNOCKI, T.: Contributo alla ereditarieta dei fibromi dell'utero. Arch. ital. Ginec. **1899**. — STEINHAUS, J.: Zur Kenntnis der Netzhautgliome. Zbl. Path. **11**, 8 (1900). — STRAUSS, O.: Über Krebs und Krebsvererbung. Med. Klin. **1935 I.** — STRUW u. STEUER: Eine Recklinghausen-Familie. Z. Neur. **125** (1930). — SZONTAGH, F. v.: Über Disposition. Berlin 1918.

TEILHABER: Zur Lehre von dem Zusammenhang der sozialen Stellung und der Rasse mit der Entstehung des Uteruscarcinoms. Z. Krebsforsch. **8** (1910). — THORBAKE: Über familiäres Auftreten von Darmpolypen. Dtsch. Z. Chir. **126** (1914). — TURNER, O. A. and W. J. GARDNER: Familiar involement of the nervous system by multiple tumors of the sheaths and enveloping membranes. Hereditary, clinical and pathological study of central and peripheral neurofibromatosis. Amer. J. Canc. **32** (1938).

VELHAGEN, C.: Beitrag zur Kenntnis des Xeroderma pigmentosum. Arch. Augenheilk. **46** (1903).

WAALER, G. H. M.: Über die Erblichkeitsverhältnisse des Krebses auf Grund des vom norwegischen Krebkomitee gesammelten Materials. Norsk. Mag. Laegevidensk. **92** (1931). — WAARDENBURG, P. J.: Das menschliche Auge und seine Erbanlagen. Haag 1932. — WACHTEL, H.: Zur Frage der Erblichkeit des Krebses. Münch. med. Wschr. **1924 I.** — WARREN, S. and O. GATES: Multiple primary malignant tumors. A survey of the literature and an statistical study. Amer. J. Canc. **16** (1932). — WARTHIN, A. S.: Heredity with reference to cancer. Arch. int. Med. **12** (1913). — The further study of a cancer family. J. Canc. Res. **9** (1925). — The nature of cancer susceptibility in human families. J. Canc. Res. **12** (1928). — Heredity of carcinoma in man. Ann. int. Med. **4** (1931). — WASSINK, W. F.: La question de l'hérédité dans le développement du cancer. Verh. 1. internat. Kongreß Kampf Krebs **2** (1933). — Cancer et hérédité. Genetica ('s-Gravenhage) **17** (1935). — WASSINK, W. F. et C. PH. VAN RAAMSDONK: L'hérédité du cancer. Neoplasmes **2** (1923). — WEITZ, W.: Studien an eineiigen Zwillingen. Z. inn. Med. **101** (1924). — Über die Erblichkeit des Krebses. Wschr. Krebsbekämpfg **1** (1933). — WELLS, H. G.: Der Einfluß der Erblichkeit beim Krebs. J. amer. med. Assoc. **81**, Nr 12/13 (1923).

A symposium on cancer. Adr. by L. KREYBERG, C. C. LITTLE, M. TH. MACKLIN, E. ALLEN, H. B. ANDERVONT, J. EWING, F. FAILLA, H. COUTARD, W. H. LEWIS, ST. P. REIMANN, J. B. MURPHY u. E. NOVAK. Univ. of Wisconsin Press **1938**.

Namenverzeichnis.

Die in *Schrägschrift* gedruckten Zahlen verweisen auf die Schrifttumsverzeichnisse.

Sachverzeichnis.